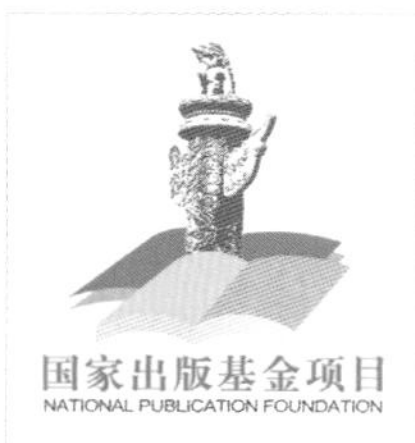

"十四五"时期国家重点出版物
出版专项规划项目

第5版

坎贝尔儿童物理治疗

Campbell's Physical Therapy for Children

编　著

〔加〕罗伯特·J. 帕利萨诺（Robert J. Palisano）
〔美〕马　戈·N. 奥林（Margo N. Orlin）
〔美〕约瑟夫·施赖伯（Joseph Schreiber）

主　译　魏国荣

主　审　陈文华

ELSEVIER

北京科学技术出版社

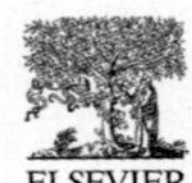

Elsevier (Singapore) Pte Ltd.
3 Killiney Road, #08-01 Winsland House I, Singapore 239519
Tel: (65) 6349-0200; Fax: (65) 6733-1817

Campbell's Physical Therapy for Children, 5/E

ISBN-13: 978-0-323-39018-7

This Translation of Campbell's Physical Therapy for Children, 5/E by Robert J. Palisano, Margo N. Orlin and Joseph Schreiber was undertaken by Beijing Science & Technology Publishing Co., Ltd. and is published by arrangement with Elsevier (Singapore) Pte Ltd.
Campbell's Physical Therapy for Children, 5/E by Robert J. Palisano, Margo N. Orlin and Joseph Schreiber由北京科学技术出版社有限公司进行翻译，并根据北京科学技术出版社有限公司与爱思唯尔（新加坡）私人有限公司的协议约定出版。

坎贝尔儿童物理治疗：第5版（魏国荣　主译）
ISBN 978-7-5714-1535-8

著作权合同登记号　图字：01–2021–5590 号

图书在版编目（CIP）数据

坎贝尔儿童物理治疗：第 5 版 /（加）罗伯特 · J. 帕利萨诺（Robert J. Palisano），（美）马戈 · N. 奥林（Margo N. Orlin），（美）约瑟夫 · 施赖伯（Joseph Schreiber）编著；魏国荣主译 . — 北京：北京科学技术出版社，2022.12
书名原文：Campbell's Physical Therapy for Children, 5E
ISBN 978–7–5714–1535–8

Ⅰ. ①坎… Ⅱ. ①罗… ②马… ③约… ④魏… Ⅲ. ①小儿疾病 – 康复 – 物理疗法 Ⅳ. ①R720.9

中国版本图书馆CIP数据核字（2021）第227541号

责任编辑：于庆兰
责任印制：吕　越
图文制作：北京永诚天地艺术设计有限公司
出 版 人：曾庆宇
出版发行：北京科学技术出版社
社　　址：北京西直门南大街16号
邮政编码：100035
电　　话：0086–10–66135495（总编室）
0086–10–66113227（发行部）
ISBN 978–7–5714–1535–8

网　　址：www.bkydw.cn
印　　刷：北京捷迅佳彩印刷有限公司
开　　本：889 mm × 1194 mm　1/16
字　　数：1775千字
印　　张：58.75
版　　次：2022年12月第1版
印　　次：2022年12月第1次印刷

定　　价：698.00元

译者名单

主　审

陈文华　上海市第一人民医院

主　译

魏国荣　河北医科大学 / 北京春晖博爱公益基金会

总策划

刘合建　上海杉达学院

副主译

张树新　上海杉达学院
张雨平　中国人民解放军陆军军医大学第二附属医院
顾秋燕　南通市妇幼保健院
李文藻　中国人民解放军陆军军医大学第二附属医院

译　者

纪任欣　上海杉达学院
廖麟荣　广东医科大学附属东莞第一医院
宋琳琳　杭州医学院
侯玲英　广州医科大学附属第五医院
齐丽娜　华北理工大学
窦　娜　华北理工大学
艾婧文　河北师范大学
李红霞　陕西省康复医院
黎　萍　吉林大学第二医院
孙丽佳　北京市西城区我们的家园残疾人服务中心
秦　伦　北京大学第一医院
王韩洁　香港理工大学
孙文江　上海市第一人民医院
徐丽萍　上海市第一人民医院
顾　韡　深圳市复米健康科技有限公司
康晓东　四川省八一康复中心（四川省康复医院）
严善钟　上海市第一人民医院
张蓓华　同济大学附属养志康复医院
余　波　上海市第一人民医院
陈晓燕　成都市妇女儿童中心医院
鲍　捷　苏州大学
胡荣庆　深圳职业技术大学医护学院
李剑华　上海杉达学院
彭光阳　黄冈平安康复医院
靳晓坤　香港注册职业治疗师
单　玲　吉林大学第一医院
连理枝　南京市鼓楼区新之源社会工作服务中心
薛　婷　苏州工业园区仁爱学校
段周瑛　上海市第一人民医院
［乌兹］库尔巴诺夫·巴布尔（Kurbanov Bobirbek，子琦）Neurolife 国际儿童康复中心
刘　芸　昆明市儿童医院
王　臣　浙江康复医院
王国红　长沙市妇幼保健院
张冬梅　南京医科大学附属苏州医院
黄浩宇　昆明市儿童医院
张铭龙　贵州中医药大学第一附属医院

秘　书

王国红　王　臣　黄浩宇

致 Suzann K. Campbell 和 126 位作者:

是你们的不懈努力使本书第 5 版得以成功面世!

前言

本书的亮点在哪里？首先最重要的是将最新的科研结果与知识应用于临床，强调临床推理和临床决策，合理提供以家庭为中心的服务，包括服务的可行性和必要性、目标、预后与结局、服务强度与干预计划。全书始终如一地强调临床推理和循证实践，其中第 1 篇是循证实践的框架，包括国际功能残疾和健康分类（International Classification of Functioning, Disability, and Health, ICF）、物理治疗实践指南、循证策略、证据评估标准。全书每一章都包含了背景和前景信息。

我们相信，儿童和家长的关注点、优先项、愿望是治疗实践的重要组成。因此，每一章不只是讨论直接干预，同时强调儿童和家长的目标、各专业之间的沟通和协作、残疾儿童家长表达未来需求的重要性，也着重强调儿童康复治疗的阶段性，包括婴儿期、幼儿期、学龄期、青春期及向成人期的过渡。

专业人员的特点就是能够将最新的研究成果有效地应用于临床。自本书的第 1 版出版以来，儿童康复治疗界涌现出大量的相关研究。每一章的作者都对此进行了广泛的检索、评价、整理并对相关技术进行实践。本书第 2 ~ 4 章包含有真实案例分享及介绍如何将理论与实践结合。此外，通过案例展示家长和儿童的优势、喜好、环境因素等，治疗师将治疗技术与这些客观因素进行有机结合，充分展示了临床推理及临床决策的过程。

第 5 版每章的内容均有所更新，此外还增加了第 2 章“评估”、第 16 章“儿科肿瘤”、第 24 章“儿童自闭症谱系障碍”。第 3 章整合了之前的两个章节，并将应用扩展到了实践；第 15 章扩展了关于脑震荡的内容。

第 5 版的第 1 篇“理解儿童的运动表现”，为读者提供物理治疗实践的基础知识，包括循证实践决策、评估、运动发育和运动控制、运动学习、儿童肌肉骨骼系统的发育和适应、儿童和青少年期的体能训练；第 2 ~ 4 篇，共 22 章，包括儿童肌骨、心肺、神经肌肉系统疾病的物理治疗。每一章都按两个主线呈现：背景信息（该健康状况的相关知识、医疗及药物管理）和前景信息（循证物理治疗推荐）。其中的概括内容多用图表表示。第 5 篇，“特殊状况和特殊支持”，包括新生儿重症监护病房（neonatal intensive care unit，NICU）、早期干预、教育环境、向成人期的过渡和辅助技术等。全书每章参考文献具有横向联系，以确保内容的整体性及连贯性，读者可自行参阅。

罗伯特 · J. 帕利萨诺（Robert J. Palisano），PT，SCD，FAPTA
美国宾夕法尼亚州费城德雷塞尔大学

（魏国荣　译）

致谢

特别向 Suzann K. Campbell 和参与《坎尔贝儿童物理治疗》其中一个或多个版次的 126 位作者致谢。正是由于 Suzann 的远见卓识，从第 1 版至第 5 版此书始终以坎贝尔（Campbell）命名。本书是一本强调综合的、循证的儿童物理治疗的专业书，应会引导儿童物理治疗师不断追求最佳实践。Suzann K. Campbell 的优美的文字仍然在第 5 版中呈现！难以置信，从本书第 1 版发行到现在已经过了二十多年。本书成功的关键在于每一位作者的专业性，特别是第 5 版的 73 位作者，包括临床专家、专业领军者、教育家和科研工作者，他们具有优秀的领导力和专业能力，他们无私奉献，利用无数个日夜伏案写作，以确保每个章节都可以高质量地呈现给读者。本书内容既有专业的深度又有专业的广度。相信《坎贝尔儿童物理治疗》将使儿童物理治疗师、教育者及相关学生的专业发展更丰富，使全球范围内的儿童治疗师受益。

我特别感激 Margo Orlin 和 Joe Schreiber 两位副主编，是他们的合作精神和创新能力使第 5 版的编辑过程顺利完成。一部 34 章的巨著，一定是集体智慧的结晶！我们也特别向 Elsevier 出版团队致谢，特别是 Kathy Falk、Courtney Sprehe、Rich Barber，他们善于倾听并极具耐心，使得本书第 5 版最终可以完美地呈现给读者。

罗伯特 · J. 帕利萨诺

（魏国荣　译）

编者名单

Jennifer L. Agnew, BHK, BScPT
Physiotherapist
Respiratory Medicine Division
Hospital for Sick Children
Lecturer
Physical Therapy
University of Toronto
Toronto, Ontario
Canada

Yvette Blanchard, PT, ScD, PCS
Professor
Physical Therapy
Sacred Heart University
Fairfield, Connecticut

Brenda Sposato Bonfiglio, MEBME, ATP
Clinical Assistant Professor
Disability and Human Development
University of Illinois at Chicago
Chicago, Illinois

Suzann K. Campbell, PT, PhD, FAPTA
Professor Emerita
Physical Therapy
University of Illinois at Chicago
Managing Partner
Infant Motor Performance Scales, LLC
Chicago, Illinois

Tricia Catalino, PT, DSc, PCS
Assistant Professor
School of Physical Therapy
Touro University Nevada
Henderson, Nevada

Lisa Chiarello, PT, PhD, PCS, FAPTA
Professor
Physical Therapy and Rehabilitation Sciences
Drexel University
Philadelphia, Pennsylvania

Nancy Cicirello, PT, MPH, EdD
Professor Emerita
School of Physical Therapy
Pacific University
Hillsboro, Oregon

Colleen Coulter, PT, DPT, PhD, MS, PCS
PT IV
Orthotics and Prosthetics
Children's Healthcare of Atlanta
Adjunct Assistant Professor of Rehabilitation Medicine
Division of Physical Therapy
Emory University
Atlanta, Georgia

Robin Lee Dole, PT, DPT, EdD, PCS
Professor of Physical Therapy and Director
Institute for Physical Therapy Education
Widener University
Associate Dean
School of Human Service Professions
Widener University
Chester, Pennsylvania
President
Physical Therapy Consultation and Services
Mount Royal, Pennsylvania

Maureen Donohoe, PT, DPT, PCS
Physical Therapy Clinical Specialist
Therapeutic Services
Nemours/ Alfred I. duPont Hospital for Children
Wilmington, Delaware

Antonette Doty, PT, PhD, PCS
School-Based Physical Therapist
Portage County Educational Service Center
Ravenna, Ohio
Adjunct Faculty
Physical Therapy
Walsh University
North Canton, Ohio

Susan V. Duff, PT, EdD, OTR/L, CHT
Adjunct Associate Professor
Physical Therapy
Thomas Jefferson University
Philadelphia, Pennsylvania
Associate Professor
Physical Therapy
Chapman University
Irvine, California

Helene M. Dumas, PT, MS
Manager
Research Center
Franciscan Hospital for Children
Boston, Massachusetts

Stacey Dusing, PhD, PT, PCS
Associate Professor
Physical Therapy
Virginia Commonwealth University
Director
Motor Development Lab
Virginia Commonwealth University
Associate Professor
Pediatrics
Children's Hospital of Richmond at VCU
Richmond, Virginia

Susan Effgen, PT, PhD, FAPTA
Professor
Rehabilitation Sciences
University of Kentucky
Lexington, Kentucky

Heidi Friedman, PT, DPT, PCS
Senior Physical Therapist
Rehabilitation
Ann and Robert H. Lurie Children's Hospital of Chicago
Chicago, Illinois
Physical Therapist
Outpatient Rehabilitation
Joe DiMaggio Children's Hospital
Hollywood, Florida

Brian Giavedoni, BSc, MBA, CP, LP
Senior Prosthetist, Assistant Manager
Limb Deficiency Program, Orthotics & Prosthetics
Children's Healthcare of Atlanta
Atlanta, Georgia

Allan M. Glanzman, PT, DPT, PCS
Clinical Specialist PT IV
Department of Physical Therapy
The Children's Hospital of Philadelphia
Philadelphia, Pennsylvania

Andrew M. Gordon, BA, MS, PhD
Professor of Movement Sciences
Movement Science Program Coordinator
Teachers College, Columbia University
New York, New York

Suzanne Green, BS
Senior Physical Therapist
Rehabilitation
Ann and Robert H. Lurie Children's Hospital of Chicago
Chicago, Illinois

Regina T. Harbourne, PhD, PT
Assistant Professor
Physical Therapy, Rangos School of Health Sciences
Duquesne University
Pittsburgh, Pennsylvania

Krystal Hay, PT, DPT
Physical Therapist
Clinical Therapies
Nationwide Children's Hospital
Pediatric Physical Therapy Resident
Nisonger Center
Columbus, Ohio

Paul J.M. Helders Sr., MSc, PhD
Professor Emeritus
Clinical Health Sciences
Utrecht University
Former Director and Medical Physiologist
Child Development and Exercise Center
University Medical Center and Children's Hospital
Utrecht, the Netherlands

Kathleen Hinderer, PhD, MS, MPT, PT
Michigan Abilities Center
Physical Therapy, Hippotherapy
Ann Arbor, Michigan

Steven Hinderer, PT, MD
Associate Professor and Residency Program Director
Department of Physical Medicine and Rehabilitation - Oakwood
Wayne State University School of Medicine
Dearborn, Michigan

Jamie M. Holloway, PT, DPT, PCS
Pre-Doctoral Research Fellow
Departments of Physical & Occupational Therapy
University of Alabama at Birmingham
Birmingham, Alabama

Betsy Howell, PT, MS
Physical Therapist
Physical Medicine and Rehabilitation
University of Michigan Medical Center
Ann Arbor, Michigan

Mary Wills Jesse, PT, DHS, OCS
Clinical Specialist
Rehabilitation
Decatur Memorial Hospital
Decatur, Illinois

Therese Johnston, PT, PhD, MBA
Associate Professor
Physical Therapy
Thomas Jefferson University
Philadelphia, Pennsylvania

Maria Jones, PhD, PT
Associate Professor
Rehabilitation Sciences
University of Oklahoma Health Sciences Center
Oklahoma City, Oklahoma

Marcia K. Kaminker, PT, DPT, MS, PCS
Physical Therapist
Department of Student Services
South Brunswick School District
South Brunswick, New Jersey

Sandra L. Kaplan, PT, DPT, PhD
Professor and Director of Post-Professional Education
Department of Rehabilitation and Movement Sciences, Programs in Physical Therapy
Rutgers, The State University of New Jersey
Newark, New Jersey

Michal Katz-Leurer, PhD
Faculty of Medicine
Department of Physical Therapy
Tel Aviv University
Ramat Aviv, Israel

M. Kathleen Kelly, PhD, PT
Associate Professor and Vice Chair
Department of Physical Therapy
University of Pittsburgh
Pittsburgh, Pennsylvania

Christin Krey, PT, MPT
Physical Therapist
Department of Rehabilitation
Shriners Hospital for Children
Philadelphia, Pennsylvania

Amanda Kusler, BS, DPT
Physical Therapy
Children's Hospital of Philadelphia
Philadelphia, Pennsylvania

Toby Long, PhD
Professor
Pediatrics
Associate Director
Center for Child and Human Development
Georgetown University
Washington, D.C.

Linda Pax Lowes, PT, PhD
Center for Gene Therapy
Nationwide Children's Hospital
Columbus, Ohio

Kathryn Lucas, PT, DPT, SCS, CSCS
Physical Therapist II
Occupational Therapy and Physical Therapy
Cincinnati Children's Hospital Medical Center
Cincinnati, Ohio

Richard Magill, PhD, EdM, BS
Visiting Professor
Biobehavioral Sciences
Teachers College, Columbia University
Adjunct Professor
Physical Therapy
New York University
New York, New York

Victoria Marchese, PT, PhD
Associate Professor
Physical Therapy and Rehabilitation Science
University of Maryland, School of Medicine
Baltimore, Maryland

Mary Massery, PT, DPT, DSc
Owner
Massery Physical Therapy
Glenview, Illinois

Melissa Maule, MPT, DPT
Physical Therapist
Mid-Shore Special Education Consortium
Easton, Maryland

Irene McEwen, PT, PhD, DPT
Professor Emerita
Rehabilitation Sciences
University of Oklahoma Health Sciences Center
Oklahoma City, Oklahoma

Beth McManus, PT, MPH, ScD
Assistant Professor
Health Systems, Management, and Policy
Colorado School of Public Health
Methodologist
Children's Outcomes Research Program
University of Colorado
Aurora, Colorado

Mary Meiser, BS, MS
Physical Therapist
Mid-Shore Special Education Consortium
Easton, Maryland

Cheryl Missiuna, PhD, OTReg (Ont)
Professor
School of Rehabilitation Science
McMaster University
Hamilton, Ontario, Canada

G. Stephen Morris, PT, PhD, FACSM
President, Oncology Section, APTA
Associate Professor
Wingate University
Department of Physical Therapy
Wingate, North Carolina

Margo N. Orlin, PT, PhD, FAPTA
Associate Professor
Physical Therapy and Rehabilitation Sciences
Drexel University
Philadelphia, Pennsylvania

Roberta Kuchler O'Shea, PT, DPT, PhD
Professor
Physical Therapy
Governors State University
University Park, Illinois

Blythe Owen, HBSc, MScPT
Physiotherapist
Rehabilitation Services
The Hospital for Sick Children
Lecturer
Physical Therapy, Faculty of Medicine
University of Toronto
Toronto, Ontario, Canada

Robert J. Palisano, PT, ScD, FAPTA
Distinguished Professor
Physical Therapy and Rehabilitation Sciences
Drexel University
Philadelphia, Pennsylvania
Scientist
CanChild Centre for Childhood Disability Research
McMaster University
Hamilton, Ontario, Canada

Mark Paterno, PT, PhD, MBA, SCS, ATC
Associate Professor
Division of Sports Medicine, Department of Pediatrics
Cincinnati Children's Hospital Medical Center
Cincinnati, Ohio

Nancy Pollock, MSc, BSc
Associate Clinical Professor
School of Rehabilitation Science
McMaster University
Hamilton, Ontario, Canada

Catherine Quatman-Yates, DPT, PhD
Assistant Professor
Sports Medicine
Physical Therapist III
Occupational and Physical Therapy
Cincinnati Children's Hospital Medical Center
Cincinnati, Ohio

Lisa Rivard, PT, MSc, PhD(c)
School of Rehabilitation Science
McMaster University
Hamilton, Ontario, Canada

Hemda Rotem, PT
Senior Physical Therapist
Alyn Pediatric and Adolescent Rehabilitation Hospital
Jerusalem, Israel

Barbara Sargent, PhD, PT, PCS
Assistant Professor of Clinical Physical Therapy
Division of Biokinesiology and Physical Therapy
University of Southern California
Los Angeles, California

Laura Schmitt, BA, MPT, PhD
Assistant Professor of Physical Therapy
School of Health and Rehabilitation Sciences
The Ohio State University
Columbus, Ohio

Joseph Schreiber, PT, PhD
Professor and Program Director
Physical Therapy Program
Chatham University
Pittsburgh, Pennsylvania

Jennifer Siemon, BHSc, MSc(OT)
Coordinator, Behavioural Supports Ontario
Hamilton Health Sciences
Hamilton, Ontario, Canada

David Shurtleff, MD
Professor Emeritus
Pediatrics, Division of Congenital Defects
Children's Hospital and Medical Center
University of Washington
Seattle, Washington

Meg Stanger, MS, PT, PCS
Manager of Physical Therapy and Occupational Therapy
Children's Hospital of Pittsburgh of UPMC
Pittsburgh, Pennsylvania

Jean Stout, PT, MS
Research Physical Therapist
James R. Gage Center for Gait and Motion Analysis
Gillette Children's Specialty Healthcare
St. Paul, Minnesota

Wayne A. Stuberg, PT, PhD, FAPTA, PCS
Professor and Associate Director
Munroe-Meyer Institute for Genetics and Rehabilitation
University of Nebraska Medical Center
Omaha, Nebraska

Lorrie Sylvester, PT, PhD
Clinical Assistant Professor
Rehabilitation Sciences
University of Oklahoma Health Sciences Center, College of Allied Health
Oklahoma City, Oklahoma

Tim Takken, PhD
Child Development & Exercise Center
University Medical Center and Children's Hospital
Utrecht, the Netherlands

Chris D. Tapley, MSPT
Physical Therapy Clinical Specialist
Department of Physical Medicine and Rehabilitation, Occupational and Physical Therapy Division
University of Michigan C.S. Mott Children's Hospital
Ann Arbor, Michigan

Christina Calhoun Thielen, MSPT
Clinical Research Project Manager
School of Health Professions
Thomas Jefferson University
Philadelphia, Pennsylvania

Kristin M. Thomas, PT, DPT
Physical Therapist
Center for Cancer and Blood Disorders
Children's Hospital Colorado
Aurora, Colorado

Janjaap van der Net, PhD, BSc
Associate Professor
Child Development and Exercise
University Children's Hospital, UMC at Utrecht
Associate Professor
Clinical Health Sciences
Utrecht University
Utrecht, the Netherlands

Darl Vander Linden, PT, PhD
Professor
Physical Therapy
Eastern Washington University
Spokane, Washington

William O. Walker, Jr., MD
Chief, Division of Developmental Medicine
Pediatrics
University of Washington School of Medicine/Seattle Children's Hospital
Seattle, Washington

Marilyn Wright, BScPT, MEd, MSc
Physical Therapy Discipline Lead
McMaster Children's Hospital
Hamilton Health Sciences
Assistant Clinical Professor
School of Rehabilitation Sciences
McMaster University
Hamilton, Ontario, Canada

目录

第 1 篇
理解儿童的运动表现

第 1 章　儿童物理治疗的循证决策

Joseph Schreiber, Robert J. Palisano

儿童物理治疗师每天都需要做出多项复杂而困难的临床决策，包括确定执业范围和治疗需求是否一致，选择干预技术及策略来吸引和激励儿童，确定治疗的频率和持续时间（包括何时停止治疗、何时选择结局评估及对结果进行解释）。在儿童物理治疗中，为了在某一特定时间点为儿童个体确定最佳治疗方案，儿童物理治疗师与家庭成员和儿童之间的有效协作是决策的一个基本内容。我们应该依据什么对儿童及其家庭做出这些重要决策呢？有证据表明，物理治疗师的临床决策主要基于从专业准入教育、继续教育及同行那里获得的知识[4,6,25,27,53,54,38,24]。在以往的工作中这种对专业技术知识的依赖对我们有很大帮助，因此在当今的医疗环境中，我们期待物理治疗师也能将现有的最佳研究证据整合到有效而可靠的临床决策中，并且做出有条理的、一致的决策。本章提出了几个总体框架，包括《国际功能、残疾和健康分类》（International Classification of Functioning, Disability and Health, ICF）、美国物理治疗协会（American Physical Therapy Association, APTA）的《物理治疗师实践指南》（Guide to Physical Therapy）、循证实践及有效而且高效的知识获取、分析和整合策略，旨在为儿童物理治疗师提供最佳临床决策的指导。我们将这些框架整合到一个综合的、有证据支持的决策模型中，力争使儿童及其家庭获得最佳的结局。

国际功能、残疾和健康分类（ICF）

指导临床决策的一个重要框架是 ICF（世界卫生组织发布[55]），它可以帮助我们确定儿童及其家庭的优势和需求，还会考虑到家庭和社区 / 环境因素，包括家庭资源及服务的可用性和可及性。建立 ICF 的目的是为认识和研究健康及与健康相关的状态、结果和决定因素提供科学依据。同时，使用 ICF 的框架模型，也是为残疾人、医疗提供者、研究人员与政策制定者之间的交流提供通用的语言。ICF 强调的是“健康的组成成分”而不是“疾病的后果”（即参与而不是残疾），还强调环境和个人因素是健康的重要决定因素。ICF 模型可在世界卫生组织网站上查询（www.who.int/classifications/icf/en）。2007 年世界卫生组织出版了 ICF-CY（ICF 的儿童和青少年版本）[56]。ICF-CY 与 ICF 基本相同，但为了反映从出生到 18 岁的儿童和青少年的发育与生长环境，对涉及健康、个人和环境因素中的部分代码进行了调整，添加了新的代码。2012 年 WHO 通过了一项决议，将 ICF-CY 并入了 ICF。第 3 版《物理治疗师实践指南》中已纳入了 ICF 框架[2]，本书也贯穿使用 ICF 框架。

ICF 框架示意图如图 1.1 所示。ICF 由两部分组成。第 1 部分是功能与残疾，包括健康的 3 个组成部分：身体功能和结构、活动以及参与。第 2 部分，环境因素，包括影响上述健康组成成分的环境和个人因素。例如，活动（如行走能力）与参与（如在学校与同学一起去吃午饭的能力）的影响可能会受到环境（如从教室到餐厅的距离与走这段距离的时间）与个人因素（儿童走路的动机）的影响。ICF 模型中的双向箭头包含了所有可能的关系。应用 ICF 时的挑战是确定与儿童个体及其家庭最相关的关系。

*身体功能*是指身体系统的生理和心理功能。生理功能包括呼吸、视觉、感觉、肌肉功能和运动。心理功能包括注意力、记忆、情感、思维和语言。*身体结构*是指身体的解剖部位，如大脑、器官、骨骼、韧带、肌肉和肌腱。*障碍*是指身体功能和结构方面的问题。障碍的例子包括计划和执行运动的能力受限、感官信息处理不当、心肺耐力降低、感觉缺失、肌肉无力、平衡差、骨骼畸形和关节挛缩等。*活动*是指个体的某项任务或行动的表现。活动代表了身体功能的协

调运用，其复杂性也各不相同。活动的例子包括保持和改变身体姿势、四处移动、举起和搬运物体、手的精细使用和自理。*活动受限*是指在执行与年龄相适应的任务或行动时遇到困难。*参与*就是置身于生活情景中。大多数儿童都参与到家庭生活、学校、社团和组织活动及与朋友的社会关系中；参与是高度个性化的，对一个儿童重要的事情可能对另一个儿童影响不大。*参与受限*是指在参与生活情境中存在问题。*环境因素*构成了人们生活和行为的生理、社会和态度环境。*个人因素*是指个人生活及生存的特定背景（这些背景不是健康状况或紊乱的一部分），这些因素可能包括性别、人种 / 种族、年龄、健康状况、生活方式、习惯、应对方式及过去和现在的经历[55]。图 1.1 和专栏 1.1 列出了要将 ICF 应用于临床决策时需要考虑的因素。

组成健康的 3 个部分中的每一个及环境因素，ICF 列出了不同领域的及领域内的类别、记录存在的问题和严重性的限定。例如，移动属于活动和参与的领域，而步行和交通是在移动的类别中。研究者开发了与特定健康状况最相关的核心类别集，包括脑性瘫痪和自闭症（http://icf-research-branch.org）。

我们以一个粗大运动功能分级（Gross Motor Function Classification System level）为Ⅱ级的痉挛型双瘫的脑性瘫痪儿童为例来阐明 ICF 在临床决策中的应用（图 1.2）。

患儿神经肌肉和肌肉骨骼系统的障碍包括腘绳肌和腓肠肌的肌肉延展性降低、肌力和肌耐力下降和平衡差。患儿的活动受限包括在斜坡上行走、在人群中行走及攀爬活动场所设备时困难。在学校，当患儿从公共汽车站走到教室时，偶尔会跌倒。尽管患儿有好几个朋友，也喜欢体育活动，但课间活动和体育课受到限制。可能导致参与受限的环境因素包括：老师们担心患儿会受伤；患儿的教室位于学校的尽头，离操场最远；校园地形不平；学生们挤在操场活动设备上等。

在应用 ICF 框架时，除了找出障碍、活动受限和参与受限等限制或妨碍患儿做他想做或需要做的事情的因素之外，还应该鼓励治疗师鉴别患儿能做什么，即有什么优势。这时的挑战在于因果关系的假设。例如，学生在课间活动和上体育课时，参与受限的可能原因是什么？指导患儿练习在不同的环境中行走和在操场设备上攀爬（运动技能学习）能提高参与度吗？Novak 等人（2013）对脑性瘫痪儿童的干预措施做了系统综述，证明在自然环境中提供以目标为导向的干预措施是有效的[36]。环境方面的考虑因素包括和老师合作讨论患儿的安全问题，以及对操场设备进行改造的可行性。在制订干预计划时需要考虑的个人因素，例如，患儿对节省体力（如被送到操场）、改造操场设备及成人提供支持的意见。特别需要指出的是，在图 1.2 中描述的仅仅是假设的相互作用。从

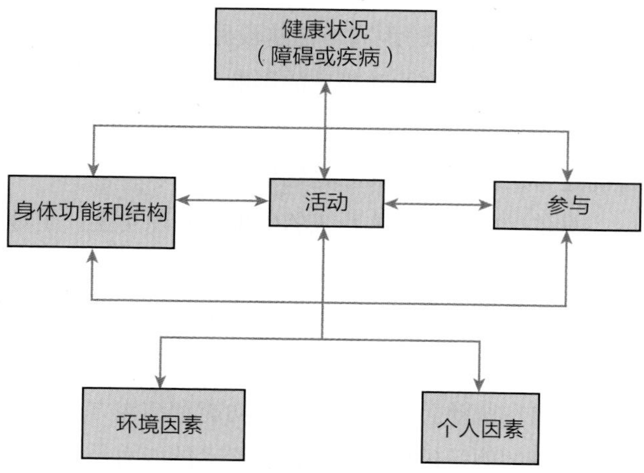

图 1.1 国际功能、残疾和健康分类（ICF）各组成部分之间的相互作用（Courtesy of the World Health Organization: *International classification of functioning, disability and health*. Geneva, Switzerland: WHO; 2002.）

专栏 1.1 将 ICF 作为临床决策框架时需考虑的因素

身体功能和结构
并非所有的障碍都能通过物理治疗得到改善
并非所有的障碍都会导致活动受限和参与受限
将障碍与活动受限和参与受限联系起来
障碍是通过检查和评估身体功能和结构确定的

活动
将活动受限与参与受限联系起来
活动受限可导致继发性障碍
活动通常通过常模参照和标准参照的评估来衡量

参与
反映儿童和家庭的观点
是否依赖情境（环境和个人因素）
是否是与健康相关的生活质量的一个方面
是否由儿童和父母的自我报告来衡量
是否通过在自然环境中的观察及父母和儿童的自我报告来衡量

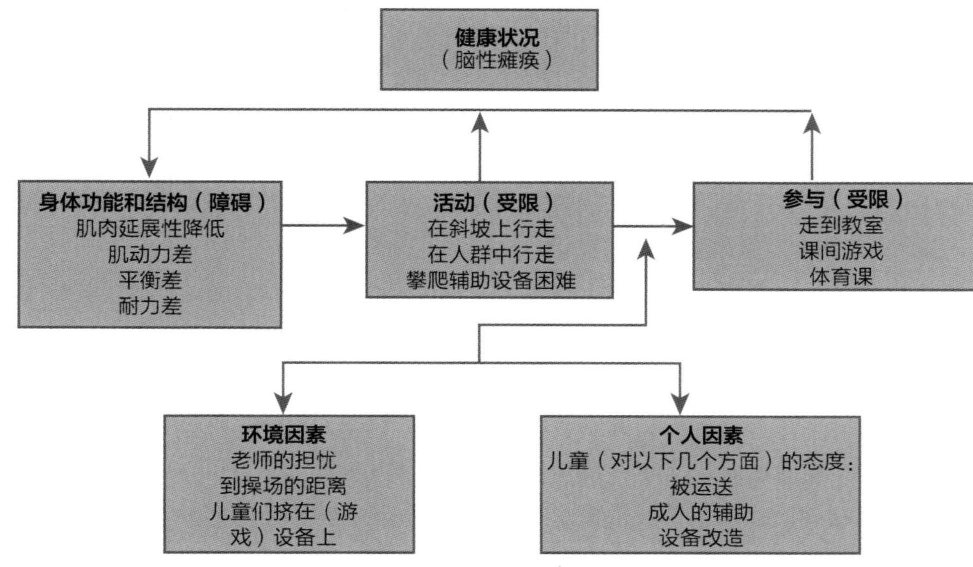

图 1.2　国际功能、残疾和健康分类（ICF）在临床决策中的应用实例

参与和活动受限到障碍的箭头表示继发性障碍。

APTA 的《物理治疗师实践指南》（第 3 版）

《物理治疗师实践指南》（第 3 版）为患者 / 客户管理提供了一个了解临床决策制订过程的框架[2]。本章出版时，APTA 会员可免费在线获取指南第 3 版，其他用户可通过付费订阅。本指南第 2 版（2001）不仅是为物理治疗师，也是为卫生保健政策制定者、管理者、管理型治疗提供者、第三方付款人和其他专业人员设计的一种资源。指南第 3 版主要是针对物理治疗师和物理治疗师助理（physical therapist assistants）的实践指南。指南的术语已修改并与 ICF 一致，在检查中添加了症状回顾（review of symptoms）。早期版本中的物理治疗师首选实践模式（Preferred Physical Therapist Practice Patterns）已被删除。指南第 3 版中包括对以下内容的描述：①在不同的实践环境中，物理治疗师和物理治疗师助理的角色，包括在预防和促进健康、保健和健身方面的作用；②标准化术语；③将临床决策过程的发生作为患者和客户管理的一部分，包括侧重使用各种测试和测量来进行检查和评估的过程，以及干预措施的选择；④结局评估。

患者 / 客户管理模式

指南第 3 版中介绍的患者 / 客户管理模式旨在通过系统和全面的决策方法来达到效果最大化。该模式包括 6 个要素：检查、评估、诊断、预后、干预和结局。这些要素构成整个章节的框架。

检查

在提供任何干预之前，物理治疗师都需要进行检查。检查包括了解病史、系统回顾，以及选择测试和评估方法。病史是对儿童过去和现在健康状况的描述，这是通过对儿童和照护者的访谈及对医疗和教育记录的回顾而获得的。作为病史的一部分，物理治疗师须确定儿童和家庭的期望及物理治疗的预期结果。加拿大作业表现量表（Canadian Occupational Performance Measure）是记录和量化家庭期望的一种有用的方法[36]。然后，物理治疗师依据检查和评估数据来考虑这些期望和结果是否现实。

系统回顾是一个简短的筛查，目的是帮助聚焦后续检查，并确定是否存在可能需要咨询或转介给其他医疗提供者的健康问题。系统回顾对于管理那些直接获得物理治疗服务的客户至关重要。在分析病史和系统回顾的信息后，物理治疗师会更仔细地检查儿童，选择测试和评估方法，以获得足够的数据进行评价，确定诊断和预后，并选择适当的干预措施。

评估

评估是一个过程，即物理治疗师根据从检查中收集的信息来判断患儿的状态。评估是指为了确定物理治疗师实践范围内的诊断和预后，包括物理治疗管理的目的及治疗计划，且对检查结果进行分析和解释的过程。评估的过程包括判断身体功能和结构的障碍、活动受限、参与受限以及环境和个人因素影响之间的关系。我们鼓励治疗师将儿童、家庭和社区的优势作为评估内容的一部分。在年龄、家庭和社区的优势及资源上建立以优势为基础、以能力为重点的干预措施[44]。

诊断

适用于物理治疗师实践的诊断定义正在逐步发展。指南第 3 版指出："物理治疗师用诊断的概念来识别健康状况对系统层面（尤其是运动系统）和整个人体层面功能的影响。物理治疗师使用一个系统化的过程（有时称为鉴别诊断），将个体划分到一个诊断类别。"[2] 诊断的目的是明确个体达到所需功能水平（实现目标）的能力，以及判断是否可以通过物理治疗来实现这些能力。因此，物理治疗师可能需要从医生和其他专业人员那里获得额外的信息（包括诊断）。

预后

对患者 / 客户管理者来说最大的挑战也许是确定个体儿童或青少年达到期望干预目标的可能性。预后是指对功能改善的最佳水平和达到该水平所需提供的服务次数（干预的频率和持续时间）进行预测。医疗卫生管理的一个趋势是根据具体的功能问题提供周期性的治疗服务。这种方法与那些传统上发育障碍儿童可根据医学诊断获得持续服务补偿的方法明显不同。

如果检查和评估支持儿童需要物理治疗，治疗师的下一个重要决策就是治疗计划：应该实施什么样的干预措施，多久实施一次，持续多久。目前，指导服务量决策的研究证据有限。结局是因实施治疗计划而产生的预期变化。预期的结局应该是可测量的、有时间限制的。治疗的结局包括身体状况、全面的健康和体能的变化，以及儿童临床实践中的新兴领域。

干预

干预是物理治疗师与患者 / 客户，以及在适当的时候与其他参与患者 / 客户治疗的人员之间的有目的、有技能的互动。在对儿童的干预过程中，使用各种各样的物理治疗规程和技术，让儿童和家庭获得符合儿童诊断和预后的目标和结局。物理治疗干预包括三个部分：①协作、沟通和记录；②患者 / 客户指导；③有计划的干预。

协作、沟通和记录。为了确保儿童得到适当、协调、全面和符合成本效益的照护，并有效融入或重新融入家庭、社区和工作（职业 / 学校 / 游戏），应该为所有儿童及其家庭提供这些服务。服务可能包括：①个案管理；②与家庭和其他专业人员协作治疗；③出院计划；④教育计划；⑤病例研讨；⑥患者 / 客户的文件管理。残疾儿童可以在从公立学校到私人工作室或康复机构，再到矫形、外科和辅助技术的专科门诊的各种机构中得到管理。在这些机构中的治疗师经常会认为他们的服务缺乏协作性，或因在医务人员、教师和家庭之间缺乏有效和及时的信息共享而感到沮丧。

患者 / 客户相关指导。为了向患者 / 客户提供儿童当前状况、治疗计划及当前或未来向家庭、工作或社区角色过渡的有关信息，应该向所有家庭提供患者 / 客户相关指导服务。指导方法包括示范、模拟、语言、书面或视频教学；以及定期复查家庭计划并对其重新评估。在此过程中必须考虑家庭成员的教育背景、需求和学习方式。作为以家庭为中心的服务的一部分，治疗师应与儿童及家庭协作，确定如何将功能性运动的练习和实践融入日常生活活动和作息中。

有计划的干预。在指南第 3 版中，物理治疗师干预分为 9 类：

患者或客户指导（用于每位患者和客户）
气道廓清技术
辅助技术
物理因子治疗
自理及家庭、工作、社区、社交和公民生活的功能培训
皮肤修复与保护技术
手法治疗技术
运动功能训练
运动疗法

密切监测儿童对干预的反应，并酌情修改干预计划。在本书中，作者根据儿童的年龄和健康状况，为具体的、有计划的干预提供了研究和最佳实践支持的建议。

临床结局

临床结局是实施治疗计划的结果，它表明了干预措施对功能（身体功能和结构、活动和参与）的影响。临床结局对于评估个体儿童的物理治疗效果，评价卫生保健组织或教育系统内的服务和项目至关重要。我们将在第 2 章讨论结局评估，并在有关肌肉骨骼、神经和心肺疾病儿童管理的章节中提供建议。

循证实践

循证实践是儿童物理治疗的标准。循证物理治疗实践的定义是："关于患者 / 客户物理治疗管理公开而周到的临床决策，它将现有的最佳证据与临床判断、患者 / 客户的偏好和价值观结合起来，并进一步考虑提供物理治疗服务更大的社会背景，以优化患者 / 客户的结局和生活质量。"[26] 这种开放和周到的临床决策模式意味着一个可辩护的、透明的和反映性的过程，要求临床工作者了解并能够有效地与患者 / 客户和照护者共享最佳可用证据。

儿童物理治疗师需要终身学习以了解当前的最佳证据，因此我们需要不断地获取和整合知识。影响这些过程的挑战和障碍可能有很多，包括明显的时间限制、缺乏对证据的认识、对研究结果的解释和应用的信心不足、对实践指南建议有异议，以及存在经济、行政和跨专业等限制[11,38,41,48]。此外，尽管有了新知识，但治疗师对现有的实践行为或习惯的固守也可能限制实践的改变[16,43,47]。

背景和前景信息

有效获取新知识的重要的第一步，发生在与儿童和家庭互动的过程中和互动之后。当涉及需要寻求解决问题和担忧的最佳行动方案时，自然会有问题出现，这些问题也可能与儿童健康状况或所处年龄阶段有关。确定是否需要背景或前景信息是处理这些问题并指导后续研究策略的一种方法。背景信息通常与特定的疾病诊断有关，可能包括这个疾病的病理学、病理生理学、病因学、预后及自然演变，以及医学和药理学管理。背景信息也可能包括人体解剖学、生理学、肌动学和神经学等。收集背景信息反映了从业人员希望理解患者 / 客户的健康状况、问题或需求。新手、缺乏经验的人及某些具备特定条件的专家更有必要去搜集这些信息。那些有兴趣确保自己获取的知识和理解是最新的且经验丰富的临床工作者来说，背景信息也很有用[26,18]。

要搜索和获取背景信息，有许多不同类型的资源可用，包括咨询同行或临床实践领导者、参与继续教育课程、查阅教科书、利用网络资源、非正式和正式的服务及与同事和同行进行实践 / 研讨会[50]。相关研究论文的引言部分通常包含了与背景问题相关的信息[26]。政府机构、专业学会和患者倡议团体会经常审查这类信息，并以书面和电子文件形式向医务人员和消费者发布。为了加强本书的组织结构，并支持读者有效收集知识，书中关注健康状况的章节由"背景信息"和"前景信息"组成。每个背景信息部分包括病理学、病理生理学、病因学、预后和自然演变、医学和药理学管理，以及与特定儿童健康状况相关的所有背景信息。

临床工作者可能会频繁地寻找前景信息，这是由于对存在特定运动困难或诊断的儿童进行物理治疗管理时需要不断地获取新的知识。前景信息可以帮助从业人员识别、选择、实施与解释最合适的诊断及预后测试与评估。此外，不断构建前景信息可确保临床工作者了解最有效的干预策略和程序，并在此基础上与家庭照护者和患者 / 客户进行最佳的合作，以确定对个体儿童进行最合适的干预。在掌握了特定健康状况的背景知识后，收集这类知识可能对临床工作者更有帮助[18,26]。在本书中，每个前景信息部分包括了以下各方面的循证建议：物理治疗检查策略、诊断及预后的最佳测试和评估，以及物理治疗干预计划（包括程序化干预、协调和沟通，及患者 / 客户 / 家庭照护者指导）。背景和前景信息适当地包含了婴儿和儿童成长并成为青少年和成人的整个生命周期的变化信息。

陈述性知识与程序性知识

确定是否需要额外的陈述性知识和程序性知识是处理临床问题和知识收集的一个相关方法。陈述性知识是"知道什么"。例如，能够说出各个腕骨的名称、能描述唐氏综合征青少年的典型特征、向学生或初级物理治疗师解释一系列石膏固定的过程。这些都是陈述性知识的例子。程序性知识包括知道如何以及何时应该应用哪种程序、方法、理论、方式或措施等。对于儿童物理治疗师来说，这可能包括实施标准化的测试程序、在步态训练期间调整辅助程度以及激励儿童完成具有挑战性任务的策略[1]。学生和初级物理治疗师通常知道事实和概念，但不知道如何或何时应用它们。相反，临床工作者可能能够执行程序性任务，但不能够清楚地理解他们在做什么及为什么这样做[1]。

专栏 1.2 使用 PICO 格式书写的临床问题示例

对于（P）发育性协调障碍儿童，（I）认知运动学习是否会比（C）感觉统合更有效地改善（O）运动功能?

对于（P）偏瘫儿童，（I）双手协同疗法是否比（C）限制性诱导运动疗法更有效地改善（O）手臂和手部的运动功能?

对于（P）有斜颈症的婴儿，什么（I）物理治疗干预措施可以改善（O）头部和颈部的排列和运动范围?

对于（P）进行性假肥大性肌营养不良（Duchenne muscular dystrophy，DMD）的儿童，（I）抗阻运动对（O）保持行走能力有效吗?

对于（P）早产儿的父母，（I）在新生儿重症监护室的支持、教育和指导是否会提高（O）他们在出院后处理和照顾婴儿的信心和技能?

获取知识的循证资源

如前所述，对实践的反复思考往往能让我们确定需要解决的临床问题。如果这个问题需要获得前景信息，那么为了有利于集中搜索，我们需要以下重要的步骤：即将临床问题设定为 PICO 模型，它包括 4 个元素：P（patient，患者）、I（intervention，干预措施）、C（comparison intervention，干预措施对照）、O（outcome，临床结局）。专栏 1.2 中包括了 PICO 问题（或 PIO 问题，只研究一种干预）。

一旦提炼出了问题，6S 模型就是一种能增强知识收集效率以解决问题的方法（图 1.3）[8]。这一模型反映了过去 10 年中创造并使用“预先评估”资源的演变过程，这些能帮助我们随时获得高质量的研究。预先评估的资源可以提高搜索和分析研究证据的效率，因为它们历经筛选后，只包括那些高质量的研究。此外为确保证据是最新的，需定期更新资源[8]。6S 模型能帮助我们收集有关健康状况的背景信息。对于前景信息，决策者应该使用 PICO 问题，从金字塔最高层开始搜索证据，而不是从金字塔底部开始搜索，这样能搜索到最综合的证据形式，因为底部代表的是最不综合的证据形式。只有在更高层次没有证据存在的情况下，才有必要向金字塔的较低层次移动[42]。

金字塔顶部是计算机化的决策支持系统，它把来自特定客户（个人、团体或人群）的信息与适用的最佳可用证据相匹配，为医务人员管理特定患者提供建议[8]。理想情况下，决策支持应该作为日常工作流程的一部分，自动提供决策制定的时间和地点，

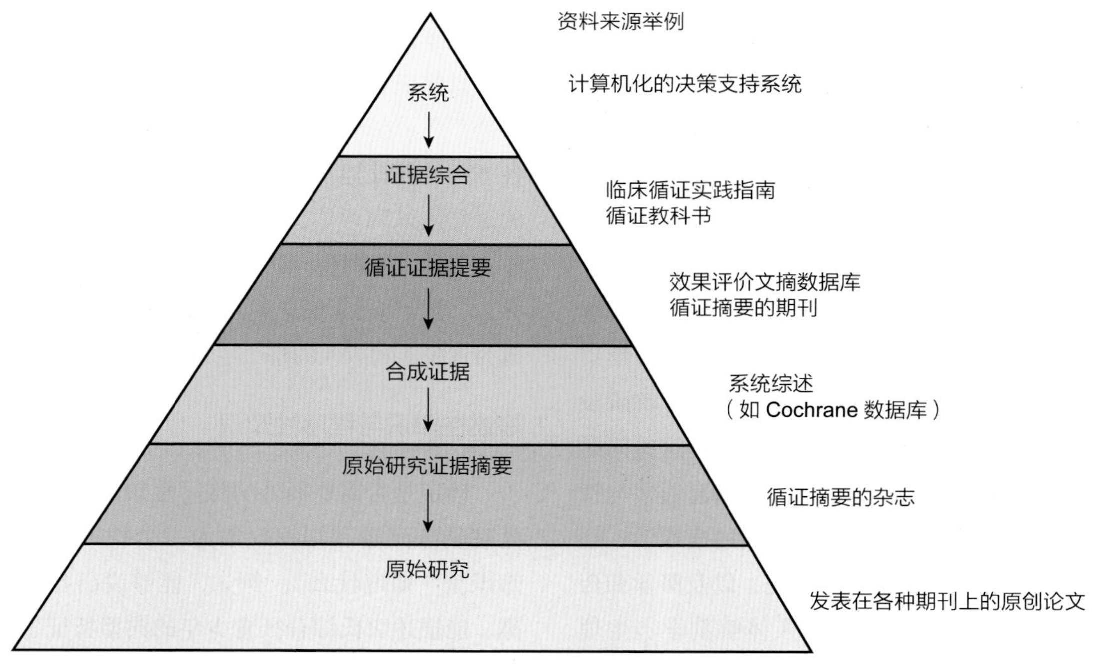

图 1.3 6S 循证医学模型［引自 Dicenso A，Bayley L，Haynes RB：Accessing pre-appraised evidence: fine-tuning the 5S model into a 6S model. *Evid Based Nurs*12(4):99-101, 2009.］

并带有具体可行的建议。该系统是循证决策的理想资源，因为它们包含了有关特定客户或群体情况的所有研究证据，不仅与个别客户的记录相关联，与现有相关研究文献概要相关联，还直接与原始研究和（或）综述相关联[42]。尽管目前人们正在努力开发系统数据，但预计在近期这些数据并不是那么容易获得[42]。

6S 模型金字塔的第 2 层是证据综合，它整合了较低层次的最佳可用证据，尽可能多地利用证据合成（如系统综述），为特定健康状况的管理选择提供全面的证据[22]。例如，循证临床实践指南（clinical practice guidelines, CPG）和电子版教科书，要获得它们很容易（如通过互联网），并且更新也更容易，这能提供某种程度的被动决策支持。美国国家实践技术指南库（National Guidelines Clearinghouse, NGC）是著名的循证临床实践指南来源（http://guideline.gov）。NGC 是美国医疗研究与质量局（Agency for Healthcare Research and Quality, AHRQ）的一项倡议，是临床实践指南的一个资源库。为减少治疗上的毫无根据的改变，APTA 与儿童部（Section on Pediatrics, SOP）等多个部门合作，积极支持制定临床实践指南。例如，2013 年发表在《儿童物理治疗》（*Pediatric Physical Therapy*）期刊上的关于先天性肌性斜颈的 CPG[28]，也可通过 NGC 网站获得。

临床工作者们获得 CPG 和其他循证资源库文件时，应确保它们符合以下标准[15]：

- 基于对现有证据的系统综述
- 由专家和主要受影响群体代表组成的一个知识渊博、多学科的小组发展形成
- 酌情考虑重要的患者亚组和病患偏好
- 基于一个明确和透明的过程，最大限度地减少扭曲、偏见和利益冲突
- 明确说明替代治疗方案与健康结局之间的逻辑关系，并对证据质量和推荐强度进行分级
- 在重要的新证据支持修改建议时，应酌情重新审议和修订

评价临床实践指南的另一个资源是临床指南研究与评估系统Ⅱ（Appraisal of Guidelines for Research and Evaluation, AGREE Ⅱ）协作组。这个协作组包括来自丹麦、芬兰、法国、德国、意大利、荷兰、西班牙、瑞士、英国、加拿大、新西兰和美国的成员。AGREE Ⅱ是一个评估地方、区域、国家或国际组织及政府制定的临床实践指南的可靠性及有效性的工具，可供物理治疗师在决定是否实施实践指南或路径中的推荐意见时使用。该工具提供了指导性问题和响应量表（response scale），以评估一个指南的范围和目的、参与开发的人员合理性、开发的严谨性、建议的陈述清晰性、适用性及编辑的独立性。相关工具和培训手册可在 AGREE 网站（http://www.agreetrust.org）上获得。

6S 模型金字塔的下一个层次是循证证据提要，它是系统综述或 Meta 分析的简洁描述，旨在为干预提供适当数量的证据（不太多也不太少）[22]。理想情况下，这些概要描述了研究问题、研究群体、研究结果、疗效评估或一系列证据中的其他结果。这些概要经常会讨论证据合成的方法学质量，以及研究结果与健康实践、项目开发和政策的相关性。由于许多忙碌的医务人员没有时间浏览详细的系统综述，高质量系统综述结果的总结概要常可以提供充分的信息来支持临床行动，例如，英国国家卫生研究院审查传播中心（Centre for Review Dissemination, CRD）的效果评价文摘数据库（Database of Abstract of Reviews of Effectiveness，DARE），DARE 通过系统地识别和描述系统综述、评估其质量并突出其相对优势和弱点来帮助决策者[42]。

金字塔的第 3 层中，合成证据是系统综述和 Meta 分析的同义词，并且可以在同行评审的期刊中找到。合成证据是使用明确和严格的方法，将多个单项研究的结果结合起来，提供一套统一的研究结果[22,42]。Cochrane 数据库（www.thechranelibrary.com/）收藏了有关卫生保健干预措施和一些诊断测试有效性的合成证据资料，也包括 DARE 系统综述的数据库[8]。

一个组织良好的系统综述会分析所有的相关研究，以确定得到综合的证据。这个过程包括：①一个集中的临床问题；②确定系统综述中纳入研究的标准；③全面的文献检索；④这个系统综述中每项研究的内部有效性（方法学质量）的评价；⑤说明结果是如何分析的；⑥以加强临床实践应用的方式来解释研究结果[10]。和研究报告一样，治疗师必须对系统综述进行评论。一项系统综述的质量取决于包括在其中

的每一项研究的质量。Meta 分析是两个或多个研究报告结果的数学综合，它可以对使用可靠的有效措施的研究进行 Meta 分析，并报告某种推论统计（如 *t* 检验、方差分析）。效应值、优势比和加权平均差是应用于 Meta 分析中的统计学范例。

效应值是指实验组和对照组受试者之间的受关注结果的平均差异。效应值的最基本测量方式是 d 指数（d-index）。d 指数是组间平均差除以共同标准差。Cohen[5] 为了解释 d 指数，提供了以下指导原则：d=0.2 表示小效应，d=0.5 表示中等效应，d=0.8 表示大效应。图 1.4 和表 1.1 显示了实验组和对照组受试者在所选效应大小的得分重叠情况。分数的分布重叠对临床决策具有重要意义。实验组受试者测量结果的平均分显著高于对照组，这并不意味着实验组的所有受试者甚至大多数受试者的结果都比对照组的受试者好。如表 1.1 所示，即使是大效应值（0.80），实验组和对照组受试者的得分也有 53% 的重叠。因此，当将证据应用于个体儿童的临床决策时，治疗师并不能确定该儿童的临床结局。

森林分布图（Forest Plot Diagram）是用图形方式呈现系统综述的结果。结果可以表示为效应值、加权平均差或优势比，但解释是相同的。图 1.5 说明了对 4 个随机对照试验进行 Meta 分析的森林分布图。优势比表示每项研究和 Meta 分析的结果。优势比以 0.10 到 10.0 的标尺表示，1.00 是无效线。在图表上

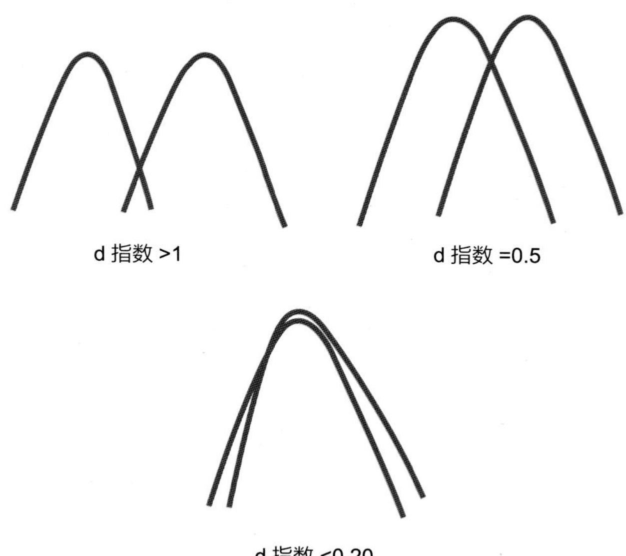

图 1.4 小、中、大效应值中实验组和对照组受试者得分分布（未按比例绘制插图）

表 1.1 基于 Cohen 准则的效应值说明 [5]

d 指数	说明	分数重叠百分率 [a]
0.00	无作用	100%
0.20	小	85%
0.50	中	67%
0.80	大	53%
1.70		25%

注：[a] 实验组和对照组受试者个体得分重叠。

每一条水平线表示一项研究。直线中间的垂直线标记的是优势比，最左边和最右边的菱形表示 95% 置信区间的边界。如果一条水平线与无效线交叉，则优势比未显著大于 1（*P*>0.05）。当水平线在无效线右侧时，优势比显著大于 1（*p*>0.05）。在图 1.5 中，只有一项研究的优势比显著大于 1（最顶端的那项研究）。其余三项研究的水平线与无效线交叉，表明优势比未显著大于 1。底部较粗的水平线是 4 项研究的总优势比。总的优势比为 0.90（*p*>0.05），表明接受实验性干预措施的受试者与未接受实验性干预措施的受试者（对照组）相比，改善的可能性不大。Miser[34] 认为 2.0 或更高的优势比代表强烈的干预效应。优势比为 2.0 表明接受干预的受试者测量结果得到改善的可能性要比未接受干预的受试者高 2 倍。

教育工作者和研究人员对就罹患发育疾病儿童的研究进行系统综述和 Meta 分析的必要性做出了反应。简单的医学索引搜索显示，将“脑性瘫痪”和“发育协调障碍”分别与“系统综述”相结合，2010 年至 2015 年发表了 14 篇关于脑性瘫痪儿童研究的系统综述，还有 5 篇关于发育性协调障碍儿童研究的综述，这对儿童物理治疗实践是有应用价值的。在大多数数据库中，搜索可以仅限于系统综述。这是一个很好的策略，能够确定是否已经有人就关注的临床问题发表了系统综述。

6S 模型金字塔的第 5 层是原始研究证据摘要。一项研究证据概要可提供一个关于高质量研究的简短但足够详细的总结，可以为临床实践提供参考 [8]。这些概要还常常包括对研究结果的临床适用性的简要评论。可以从 *Rehab*+ 获取这些概要的相关资源，这是麦克马斯特大学（McMaster University）循证实践倡议的一部分，也是证据更新（Evidence Update）的

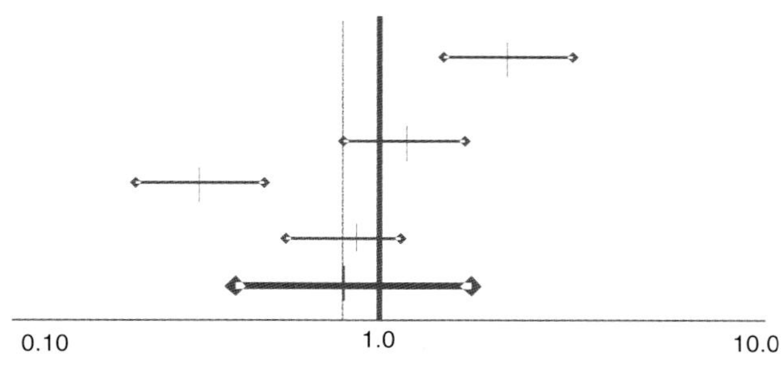

图 1.5　使用优势比的 Meta 分析图

一个子集。*Rehab+* 提供了 130 种临床期刊的精选摘要。每个注册 *Rehab+* 的人都会收到电子邮件提醒，其中包含文章摘要的链接、文章的相关性和新闻价值评级。此外，《物理治疗》(*Physical Therapy*) 和《儿童物理治疗》(*Pediatric Physical Therapy*) 杂志都有一个"概要"评论，这些期刊上的许多临床研究文章都有这样的评论。在这个评论中有这个研究的一些相关问题和回答。医务人员的最后一个可能资源是通过系统的评估和文本记录过程来创建他们自己的概要。在临床问题及相关类型的研究的基础上，有多种资源可帮助医务人员完成这一过程[18]。批判性评价主题（critically appraised topic, CAT）是一份 1 页或 2 页的研究总结，其中包括对临床实践的启示，即"临床最重要的结论"。这种格式旨在促进研究向实践的转化[10]。

如果更高层次的证据不存在，那么寻找证据的最后一站就是个案研究（Individual Studies），也是金字塔的最底层。发表在同行评审期刊中的个案研究是最常见的可用证据形式。电子数据库是查找同行评审期刊中的个案研究的最有效方法。电子数据库为成千上万同行评审期刊提供参考书目，并能通过互联网从个人计算机中搜索。除完整的参考文献外，数据库还提供了摘要的链接，已发表文章的全文链接也越来越多。许多期刊在印刷出版前就提供在线阅读文章的机会。专栏 1.3 总结了几个常用的电子数据库。为了帮助读者进行高效和成功的搜索，每个数据库都提供了教程。通常，PICO 问题提供了引导初始搜索的关键字和短语。每个关键字可以单独使用或组合使用，根据数据库的不同，可以通过扩展或缩小搜索焦点的方式进行调整。

与 6S 模型金字塔的其他较高层次的要求一样，

专栏 1.3　电子数据库

物理治疗循证数据库（PEDro）	http://www.pedro.org.au/
PubMed	http://www.ncbi.nlm.nih.gov/pubmed/
美国国家指南库	http://www.guideline.gov/
Cochrane 系统综述数据库	http://community.cochrane.org editorial-and-publishing-policy -resource/cochrane-database -systematic-reviews-cdsr
谷歌学术搜索	https://scholar.google.com/
护理及相关健康文献累积索引（CINAHL）	https://health.ebsco.com/products/the-cinahl-database

物理治疗师必须运用批判性分析技能来确定个案研究证据的强度和质量，并确定这些证据是否是改变临床实践的理由。例如，Harris[20] 提出了几个发人深省的问题，供专业人士在分析干预措施的科学价值时自问（如果对其中一个或多个问题的回答是否定的，即是一个警示，表明该干预措施不是基于证据而形成）。

干预所依据的理论是否与当前的知识一致？
是否确定了干预的目标人群？
干预的目标和结果是否与目标人群的需要一致？
是否确定了干预的潜在不利影响？
整体证据是否受到批判？
干预的倡导者是否愿意讨论其局限性？

如果满足这些标准，则可以使用许多策略来进一步评估任何证据的强度和质量。

个案研究的评价

应用来自个案研究的研究证据的首要问题是，研究结果是否普遍适用于没有参加该研究的儿童，以及是否适用于考虑进行干预的特定儿童，这些都是复杂的问题。为了帮助从业人员进行决策，研究者们开发了用于评估研究证据的强度、方法学质量（研究进展如何）和推荐等级的系统。

证据的强度

Sackett 提出的证据等级框架，由英国牛津大学循证医学中心（Centre for Evidence-Based Medicine, CEBM）于 2009 年（http://www.cebm.net）修订，并于 2011 年再次修订（牛津证据等级 2；http://www.cebm.net），通常用于报告关于预后、诊断、鉴别诊

断/症状患病率、干预及经济与决策分析的研究证据强度[46]。利用CEBM的证据等级（2009年）来评价治疗干预的证据强度时，随机对照试验（randomized controlled trials, RCTs）的系统综述提供的是最强的证据（1a），而高质量的个案RCT提供1b的证据。使用观察性设计（也称为非实验性设计）进行的研究证据强度等级为2级或3级。4级证据与病例系列（多病例报告）和低质量观察设计研究有关。第5级证据是基于专家意见、一般科学知识或基础科学的研究。

随机对照试验是一种提供有效性证据的实验设计（在随机和对照条件下提供干预的结果）。分组时随机分配是区分RCT和观察式设计的特征，受试者进入实验组或对照组的机会相等。理论上，RCT对可能影响干预结果的未测量变量进行了随机分配控制。因此，RCT提供了实验干预（自变量）和结果（应变量）之间因果关系的最有力证据。RCT的另一个显著特征是入选标准通常是限制性的，使研究可获得没有特征的样本，如排除可能对结果产生不利影响的并发症。干预的参数由研究人员指定，拟以相同的方式把干预提供给所有受试者。

尽管RCT提供了干预措施与临床结局之间因果关系的最有力证据，但对于有发育障碍的儿童来说，试验成本高昂且具有挑战性。为了坚持实验设计的严格性，通常需要在与多数实践环境不同的条件下进行干预。因此，在尝试应用随机对照试验的结果时，治疗师必须考虑受试者的特征是否能推广应用到他们自己的病例数量上，以及在他们的实践环境中进行干预是否可行。实用性临床试验（practical clinical trial）旨在融合疗效研究和有效性研究的优点。实用性临床试验也具有随机分组的特点，但它的干预在临床上是可行的，受试者来自不同的人群和实践环境，临床结局的评估也是广泛而多样的[52]。

观察性设计能够提供有效性证据（在更为典型的临床实践条件下提供的干预措施）。例如，队列研究、病例对照研究和病例系列研究都是观察性设计。队列设计属于2级证据，有时被称为准实验设计。受试者不随机分配到实验组或对照组，另外受试者入选标准和干预措施受研究者控制的程度通常不如RCT那样严格。没有对照组或研究人员没有指定干预措施，或两者都没有的观察性设计属于3级证据。总之，一项实用性临床试验是指一项前瞻性队列研究，其目的在于分析患者之间的差异及对关注结局的干预措施[13]。

临床实践改进（Clinical practice improvement, CPI）方法学是一种观察性研究，旨在确定与临床结局及临床结局决定性因素相关的具体干预策略和程序[23]。Horn认为，随机对照试验的目的是研究一种单独的计划性干预，而不是结合了策略和程序而成的一个典型的物理治疗干预措施。在临床实践改进中，人们创建标准化的表格来记录干预策略和程序，以及每项活动所花费的时间，还收集了可能影响临床结局的变量数据。变量可能包括儿童特征（年龄、病情的严重程度、兴趣、认知和沟通）、家庭特征（家庭动态、兴趣、资源、支持），以及身体、社会和态度环境的特征。多变量统计分析可用于记录与有利的临床结局相关的干预措施，以及决定临床结局的儿童、家庭和环境的变量。这类信息对物理治疗师很有吸引力，因为它可以为决策过程提供参考。尽管在实践环境中实施临床实践改进是可行的，但多变量分析需要大量的受试者。

CEBM证据等级2与原框架中1级和2级的定义有所不同，即除去子类别（即1a、1b），减少技术用语，并且承认具有“显著效果”的“低水平”研究能比“高水平”研究提供更有力的证据。将单病例随机对照试验（*n*-of-1）纳入1级证据是与原框架相比的一个显著变化，该框架没有涉及单个受试者的研究设计。*n*-of-1试验与单个受试者设计相似，每个受试者都是他或她自己的对照。关于如何进行*n*-of-1试验的描述通常比发表在《儿童物理治疗》上的针对单个受试者设计的试验更严格，而且在临床实践中可能不太可行[29]。

在单个受试者设计中，会在起点、干预和随访阶段反复评估结局。分析受试者本身在各阶段之间的变量。这与小组设计形成对比，在小组设计中，主要是分析受试者之间的变异性。单个受试者设计是实验性的，因此，研究结果可以为受试者提供具有因果关系的证据。但是，研究结果不应推广到其他儿童身上。跨受试者和跨实践环境复制关于单个受试者的研究设计可以提供推广的初步证据。证据等级2中未涉及*n*-of-1试验结果的推广问题。

质性和混合方法研究

质性和混合方法的调查研究已应用于护理和作业治疗，在物理治疗中也越来越多地开始应用[19]。质性研究非常适合应用于理解与有效沟通、协作、记录，以及与儿童和家庭有关的指导等相关的过程，这是物理治疗师干预的组成部分。客户（如儿童和家庭）、临床工作者和管理者的经验和价值观是医疗服务研究中不可或缺的组成部分，但临床研究中往往缺少这些内容。在 CEBM 的证据等级中没有涉及质性研究。

现象学研究和扎根理论是医学研究中常用的两种质性方法，两者都关注对所研究人群的生活经历的理解。主题或理论来源于对研究对象所处的社会环境的数据分析，这与基于研究者先入为主的假设的实验性和定量性研究形成了对比。参与式行动研究是一种质性方法，为了解决特定的问题或事件，需要客户、临床工作者和研究人员的协作。儿童、家庭和临床工作者是参与者或合作研究者，他们提供要解决的问题或事件、计划实践的可行性，并以可用的格式传播信息。因此，消费者和临床工作者的偏好和价值观被纳入研究的设计和实施中。Schreiber 等人[48]与儿童物理治疗师合作，利用参与性行动研究确定实施循证实践的策略。

质性方法不同于实验性研究使用的方法，特别是在样本量方面。数据收集通常包括访谈和焦点小组，并进行逐字记录和转抄。访谈包含中立的、开放式的问题，然后是提示和后续问题，以鼓励参与者表达。其他数据收集方法包括观察和查找人工资料，如医疗记录和临床文件记载。数据分析是一个重复的过程。有明确的可信度和可靠性的规程，更能确保新主题或治疗代表了研究参与者们的观点和生活经验。Creswell[7] 的教科书对质性研究提供了更全面的解释。

康复研究中越来越多地应用到结合了定量和质性方法的混合方法设计[39]。根据研究目的，质性维度可以先于或晚于定量阶段。在结局研究中，干预后的访谈有助于理解儿童、父母和治疗师如何经历干预，以及干预措施是否可行和可接受。

尽管病例报告本身不是一项研究设计，但它是一种交流实践知识的有用手段，包括对一个新的、有趣或独特的病例的深入描述，以及对临床决策的启示。病例报告还可以描述服务协调的创新方法、服务提供方法及与实践环境密切相关的问题。McEwen[33] 为临床工作者们编写出版了一本优秀的病例报告手册。

个案研究的方法学质量

在由英国牛津循证医学中心（CEBM）开发的研究证据强度评级系统中，方法学质量不是主要考虑因素。方法学质量高的队列设计与方法学质量低的 RCT 相比，谁的证据强度更大存在争议。在评价 RCT 的方法学质量时，物理治疗循证数据库（Physiotheray Evidence Database，PEDro）量表（http://www.pedro.org.au/）被广泛使用。其中关于内部有效性的 10 项标准（如随机分配入组，分组分配是否对受试者、治疗师和评估者设盲）和结果解释（如组间统计学比较、意向治疗分析）被评为“是”或“否”。PEDro 量表得分≥ 5 或≥ 6 被认为是方法学质量足够[35]。Maher 等人[31] 报告称，在 PEDro 量表中评判可靠性时，每个标准从“一般”到“充足”不等，在总分上从“一般”到“好”不等。Macedo 等人[30] 在 10 项标准中，有 8 项发现了内容和结构有效性证据，另外 2 项是“所有治疗师都设盲”和“所有评估者都设盲”。强烈鼓励作者报告系统综述中包含每项研究的方法学质量，并排除方法学质量差的研究。为了改进 RCT 和观察性研究结果的报告，研究者们分别编制了 CONSORT（http://www.consort-statement.org/）和 STROBE（http://www.strobe-statement.org/）声明。为确保知晓研究的方法学优势和局限性，许多同行评审的期刊要求作者在提交稿件时应完成各自的检查表。意向治疗分析是评价方法学质量的一个标准，对结果的解释具有重要意义。纳入临床试验但未完成干预的受试者将纳入统计分析（可能会减小效应值）。如果由于受试者对分组或对益处或进展的认知不足等有关原因导致其未完成研究，而未把所有的受试者都纳入统计分析，就会产生偏倚，从而影响到随机分组的意图。

推荐等级

一旦获得了新的知识，就可以应用 GRADE 系统（Grading of Recommendation, Development and Evaluation）。这是一个帮助临床工作者确定是否有必要改变实践方案的工具[17]。该系统的一个重要优势是，它包括明确的、全面的评级标准，用于降级和升级证据质量。为了实现透明性和简易性，GRADE将证据质量分为4个级别：高、中、低和极低。高质量证据表明进一步的研究不太可能改变其对效果判断的置信度，而低质量证据表示进一步的研究很可能对其效果判断的置信度产生重要影响，并可能改变效果判断。随机对照试验的证据可能一开始是高质量证据，但证据置信度可能由于一些原因而降低，包括研究局限性、结果的不一致性、证据的间接性、不精确性和报告偏倚等。观察性研究一开始是低质量等级，但如果治疗效果的程度非常大或有证据表明存在剂量–反应关系，则可能有必要上调分级[17]。

GRADE系统的另一个重要方面是它明确地将证据质量和推荐强度分开。推荐强度有两个等级：强和弱。当由高质量证据支持的干预措施的预期效果明显大于不良效果或者没有明确的不良效果时，引导强推荐。此外，当取舍不太确定时（要么是因为证据质量不高，要么是因为证据表明可取和不可取的效果接近平衡），就引导弱推荐。影响推荐强度的其他因素包括患者价值观和偏好的不确定性，以及干预措施是否代表明智地使用资源的不确定性[17]。在GRADE中，“强推荐”意味着所有或几乎所有知情人士均会对干预手段的选择做出推荐或反对（做或不做）；“弱建议”意味着大多数知情人士会选择建议的行动方案，但有相当一部分人不会（可能做或可能不做）[3]。

为了对物理治疗和作业治疗干预措施提出建议，Novak[37]提出了一个证据警报交通灯分级系统（Evidence Alert Traffic Light Grading System）。这个系统根据证据的数量和质量，提出了三种建议：绿灯行——高质量证据；使用这种方法。黄灯等一等——低质量或相互冲突的证据，需仔细评估结果以确保目标的实现。红灯停——高质量证据表明干预无效，不要使用这种方法[37]。

知识转化

如果儿童物理治疗实践的某一特定方面受到GRADE的强推荐，所有的儿童物理治疗师都应该努力将这一点融入循证决策过程中。相反，如果有强推荐不使用特定干预措施，也应将其纳入证据知情决策过程。如果发生上述这两种情况中的任何一种，需要对常规实践进行大改变，无论是在个人层面还是在一个医务人员群体中，实施这一改变都可能是具有挑战性的。

最近出现的知识转化（knowledge translation, KT）概念是应对这一挑战的策略。知识转化是指一个动态和重复的过程，包括知识的合成、传播、交流和合乎道德的应用以改善健康，提供更有效的卫生服务和产品，并加强医疗卫生体系建设[40]。Graham[14]等人开发了从知识到行动过程的示意图（图1.6）。漏斗象征知识创新，圆圈代表与知识应用（行动）相关的活动和过程[14]。因此，活动和过程的循环可能与临床工作者及其他试图改变自己或同事的实践行为的人更直接相关。为了说明如何实施这一行动周期，表1.2列出了最近在一个儿童门诊机构实施的KT项目的每个阶段的相关活动[49]。该项目的结果表明，一个全面的KT方法可以有效地支持门诊机构儿童物理治疗师的行为改变[49]。

循证临床决策

最终，针对个体儿童和家庭的临床决策是由证据知情决策（evidence-informed decision）模型指导的[21]。该模型由Haynes等人改编[21]，并修改应用于儿童物理治疗中，如图1.7所示。尽管循证实践（evidence-based practice）这个术语更为常见（并在本章标题中使用），但对证据构成的看法有差异。最初的证据指的是研究，因此在图1.7所示的模型依据“知情证据”理念并贯穿全文，是为了强调除研究外，还有其他影响决策制定的因素。本章前述的所有决策框架都有助于此模型的最佳应用。当出现临床问题时，决策过程必须包含确定儿童和家庭的优势和需要。包括在损伤、活动和参与水平上进行系统的数据收集，以及识别关键的个人和环境因素。这些数据的收集可能发生在物理治疗检查的病史询问、系统回顾或测试评估部分，或在患者/客户管理干预期间对结果进行持续评估的过程中。使用有效和可靠的测试和评估是数据收集过程的一个重要方面。

临床工作者还必须确定解决一个临床问题所需要的一切额外的背景和前景信息，以及是否必须获得附加的陈述性和程序性知识。如果需要前景信息，实践

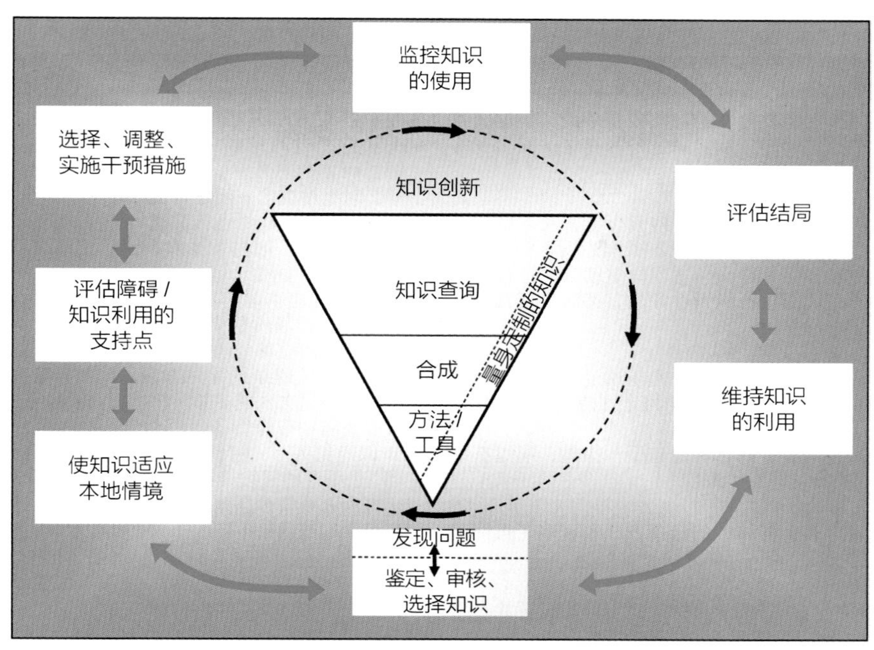

图 1.6　从知识到行动的过程［改编自 Graham I，Logan J，Harrison MB et al.: Lost in Knowledge Translation: Time for a Map? *J Contin Educ Health Prof* 26(1):13-24, 2006.］

者应该使用 6S 模型和 GRADE 系统来寻找、收集和评估研究证据，以便形成临床建议。在这一点上，分享的结局检查或评估发现及提供的 GRADE 建议中应该包含治疗师的实践知识，并且对于个体儿童，应整合儿童和家庭的个人偏好和价值观，及时做出最佳决定。Haynes 等人发表声明“证据本身并不能做出决定，但人可以”[21]。这句话反映了为了让儿童和家庭达到最佳的参与水平，物理治疗师在转化研究和将研究应用于循证临床决策中时起到的整合作用。

在循证据知情决策中植入实践知识，即是临床推理，其概念是指在特定时间点为个体患者决定适当措施的过程。知识被视为一个起点，而不是一个严格的行动计划。作为个性化临床决策过程的一部分，在从一般实践指南转向特定情况下的要求中，治疗师需要进行判断和改进[32]。Mattingly 表明，判断和即兴发挥通常由治疗师所掌握的知识来指导[32]。因此，治疗师实践知识的一部分反映在隐性思维过程中，这些过程被转化为观察及与儿童和家庭互动的习惯性方式。我们应该鼓励儿童物理治疗师努力更好地理解他们的思维过程，不仅是为了提高他们自身的专业发展，也为了更好地为患者服务，对物理治疗专业的学生进行更有效的教育。循证决策反映了儿童物理治疗工作的维度和复杂性，了解如何使儿童与家庭的优势与偏好、研究证据和实践知识达到最好地整合，这对实施循证决策至关重要。专栏 1.4 描述了循证临床决策。

总结

儿童物理治疗师在日常工作中，要不断地做出艰难的、复杂的临床决策。过去，这些决策主要取决于治疗师的临床经验和实践知识。人们一直在努力将研

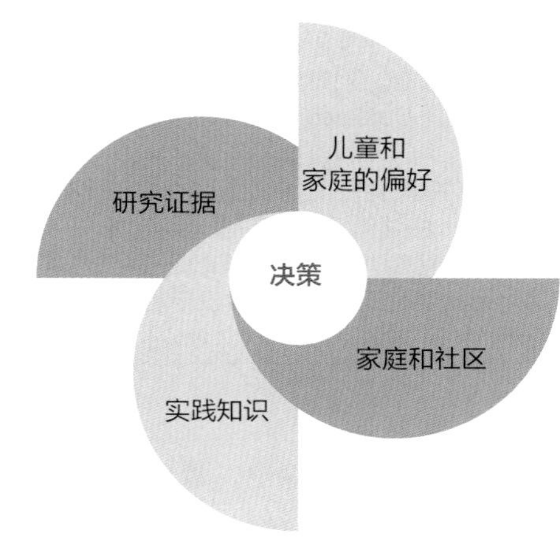

图 1.7　证据知情决策模型［改编自 Haynes RB，Devereaux PJ，Guyatt GH：Clinical expertise in the era of evidence-based medicine and patient choice. *Evid Based Med* 7(2):36-38, 2002.］

表 1.2 知识转化实例

知识到行动循环阶段	方案实施[49]
发现问题：群体或个体发现需要关注的问题或有争论的问题，或群体或个体开始意识到的问题，然后确定是否存在从知识到实践的缺口需要用已确定的知识来填补	主要利益攸关方认为，物理治疗师之间关于门诊物理治疗服务频率和持续时间的临床决策并不一致，这是一个重大的临床问题，而提高对儿童临床结局评估结果的选择、管理、解释和分享，对于解决这一问题至关重要
识别、审查、选择知识，适应本地情境：搜索可能解决问题的知识（背景）或研究（前景），这通常包括在数据库搜索相关的临床实践指南、系统综述和研究论文、适当的继续教育课程和可靠的网络资源。对所有证据进行批判性评估，然后判定其对待解决问题的有效性和适用性	为了确定实践机构的适当测试/评估方法，高级职员和部门管理员应相互协作。通过数据库搜索确定证据的强度及每个结局评估方法的恰当使用 请注意，"适应本地情境"也被纳入干预阶段，在该阶段，工作人员在其工作场所积极练习结局评估方法，并在适当情况下调整测试，以适应每个诊所工作场所的限制
评估知识利用中的障碍，把它作为目标，希望通过干预策略克服或减少这些障碍；同时为了解决障碍，应确定支持或促进因素。	工作人员对关键结局评估方法的施测和解释缺乏了解；电子病历配置；测试方法的获取/评估材料和设备；4个独立卫星诊所的可变空间和布局
根据确定的障碍和受限，选择、调整和实施干预措施；通过有计划和有重点的干预，更有可能发生改变	由知识经纪人[45]主持，在每个卫星诊所进行2小时的工作坊培训；1小时的后续培训；关键结局评估方法的所有相关信息的复印件和在线资源手册（包括视频演示）；关于实践改变的在线讨论板和定期通信更新
监控知识的使用，以确定其在群体中的传播方式和程度，可用于确定干预措施是否充分或是否需要额外的干预措施	后续培训；员工必须在讨论区发帖；知识经纪人、部门主管和员工之间的非正式持续互动；监测与关键结局评估有关的电子病历数据；纳入员工年度目标
评估结局确定对患者/客户、临床工作者和/或各系统的健康和幸福状态的影响	与关键结局评估相关的知识评估；对知识和表现的自我报告评估；通过电子病历审查干预前后测试/评估方法的使用频率
维持知识的利用	项目实施后10个月的随访数据收集

专栏 1.4 循证临床决策

临床问题

DeMarco 是一名被诊断为脑性瘫痪的 5 岁儿童，粗大运动功能分级系统（Gross Motor Function Classification, GMFCS）II 级。在过去的两年里，他一直接受门诊物理治疗（每周 2 次）。他将于秋季上幼儿园。临床问题是 DeMarco 是否会从今年夏天的强化（4 周，每周 5 次）门诊物理治疗试验中获益，使他在幼儿园课堂上的参与能力得到最大限度的提高。

儿童和家庭的优势、需求和偏好

最近的再评估数据表明，DeMarco 的粗大运动功能和活动水平任务表现有所改善，但他的步行速度和上下楼梯的能力远远落后于同龄人。

DeMarco 愿意并且能够参加每周物理治疗期间的强化训练活动。

家长担心 DeMarco 会与同龄人越来越疏远，所以尽一切可能帮助他在社区和学校取得社交和学业上的成功。DeMarco 的母亲在候诊室里看到一本关于强化训练计划的小册子，询问 DeMarco 是否可以选择这样做。但她表示有些担心，由于工作和家庭的责任，每周 5 天送 DeMarco 到门诊就诊会很困难。

研究证据

确定了 2 个研究文献概要[9,12]。低质量的证据和无不良事件证据提示，对 DeMarco 的强化门诊治疗是弱推荐。

综合证据表明，最可能有效的干预策略是任务导向训练/功能性训练、采用运动学习的方法为儿童设定目标活动的特定任务实践，以及用于提高体能的训练[36]。

家庭和社区

这家人住在城市附近的一所房子里，浴室和卧室在二楼。附近有两个公园，步行可达，家人经常去这些公园。DeMarco 有个妹妹，3 岁 2 个月。

在秋天，DeMarco 需要坐校车去家附近的学校。学校建筑是无障碍的，所有幼儿园的活动都在一层。幼儿要在园内待一整天，一天中有 2 节单独的运动/自由玩耍课程，在学校体育馆或操场上。

实践知识

DeMarco 的物理治疗师在过去的 9 个月里一直在和他合作，并具有与他一起实施强化训练计划的知识和技能。她已经工作 11 年，并被委员会认证为儿童临床专家。她在给其他类似儿童的强化干预中取得了一些成功，但最近有一名儿童在参加这个项目后没有取得任何有意义的改善。

信息共享和决策制定

综合证据表明，当以量身定制和互动的方式呈现研究证据时，患者更可能理解[51]。因此，DeMarco 的物理治疗师准备了一份只有一页内容的文档，总结了他目前的状态和近期的进展情况，以及一份针对强化物理治疗项目的证据摘要。总结指出，目前尚无证据支持在进行强化训练后会改变儿童参与水平的结果，而且总体建议是弱推荐。此外，还包括了几个潜在的不良事件。

经过一些思考和讨论，家长决定继续 DeMarco 每周 2 次的门诊项目，以后再重新考虑强化项目。

究的循证依据纳入临床决策中，最近开发的一些旨在提高这一过程的效率和有效性的总体框架使医务人员受益匪浅。对实践的深思熟虑会引发一些问题，这些问题将指导人们如何不断获取知识，并对新知识进行批判性分析，是否适合及在何种程度上适合将这些新知识纳入临床决策和推荐中。PICO 模型可用于构建临床问题。数据库和其他基于网络的资源使医务人员能够有效地获得最高级别的证据。6S 系统、CEBM 证据水平、GRADE 证据水平与推荐级别，以及 KT 策略有助于确定证据是否值得在实践中进行更改，然后实施该更改。最后，临床推理策略促使儿童物理治疗师有效地将新知识、实践经验、患儿和家庭偏好、患儿及其家庭成员的临床表现整合为一个最佳的、协作的、共享的决策之中，从而为患儿带来很好的临床结局。

（廖麟荣　译，张雨平　审）

参考文献（注：星号表示推荐阅读材料）

1. Ambrose S, Bridges M, DiPietro M, Lovett M, Norman M: *How learning works: 7 research-based principles for smart teaching*, San Francisco, 2010, Josey-Bass.
2. *American Physical Therapy Association: guide to physical therapist practice 3.0*, [website]. Available from: URL: http://guidetoptpractice.apta.org/, 2014.*
3. Andrews J, Schunemann H, Oxman A, et al.: GRADE guidelines: 15. Going from evidence to recommendation—determinants of a recommendation's direction and strength, *J Clin Epidemiol* 66:726–735, 2013.*
4. Carr J, Mungovan S, Shepherd R, et al.: Physiotherapy in stroke rehabilitation: bases for Australian physiotherapists' choice of treatment, *Physiother Theory Pract* 10:201–209, 1994.
5. Cohen J: *Statistical power analyses for the behavioral sciences*, ed 2, Hillsdale, NY, 1988, Lawrence Erlbaum Associates.
6. Connolly B, Lupinnaci M, Bush A: Changes in attitudes and perceptions about research in physical therapy among professional physical therapist students and new graduates, *Phys Ther* 81:1127–1134, 2001.
7. Creswell J: *Qualitative inquiry & research design: choosing among five approaches*, ed 3, Los Angeles, 2013, Sage.
8. DiCenso A, Bayley L, Haynes RB: Accessing pre-appraised evidence: fine-tuning the 5S model into a 6S model, *Evid Based Nurs* 12:99–101, 2009.*
9. Fact Sheet: *Intensity of service in an outpatient setting for children with chronic conditions*, Alexandria, VA, 2012, Section on Pediatrics, American Physical Therapy Association.
10. Fetters L, Figueiredo E, Keane-Miller D, McSweeney D, Tsao C: Critically appraised topics, *Pediatr Phys Ther* 16:19–21, 2004.
11. Fletcher S: *Chairman's Summary of the Conference. Paper presented at: Continuing education in the health professions: improving healthcare through lifelong learning*, Bermuda, New York. 2008.
12. Gannotti M, Christy J, Heathcock J, Kolobe T: A path model for evaluating dosing parameters for children with cerebral palsy, *Phys Ther* 94:411–421, 2014.
13. Glasgow R, Magid D, Beck A, Ritzwoller D, Estabrooks P: Practical clinical trials for translating research to practice: design and measurement recommendations, *Med Care* 43:551–557, 2005.
14. Graham I, Logan JB, Harrison M, et al.: Lost in Knowledge Translation: time for a map? *J Cont Ed Health Prof* 26:13–24, 2006.
15. Graham R, Mancher M, Wolman D, Greenfield S, Steinberg E, editors: *Clinical practice guidelines we can trust*, Washington, DC, 2011, National Academies Press.
16. Grol R, Wensing M: What drives change? Barriers to and incentives for achieving evidence based practice, *Med J Aust* 180:S57, 2004.
17. Guyatt G, Oxman AD, Vist G, et al.: GRADE: an emerging consensus on rating quality of evidence and strength of recommendations, *Br Med J* 336:924–926, 2008.
18. Hack L, Gwyer J: *Evidence into Practice: integrating judgment, values, and research*, Philadelphia, PA, 2013, FA Davis.*
19. Hammel K, Carpenter C: *Evidence-based practice in rehabilitation: informing practice through qualitative research*, Edinburgh, 2004, Elsevier.
20. Harris S: How should treatments be critiqued for scientific merit? *Phys Ther* 76:175–181, 1996.
21. Haynes B, Devereaux P, Guyatt G: Physicians' and patients' choices in evidence-based practice, *Br Med J* 324:1350, 2002.
22. Haynes B: Of Studies, Synthesis, Synopses, Summaries and Sys the 5 S's evolution of Information services for evidence-based healthcare decisions, *Evid Based Nurs* 10:6–7, 2007.
23. Horn S: *Clinical practice improvement methodology: implementation and evaluation*, New York: Faulkner & Gray, 1997.
24. Iles R, Davidson M: Evidence based practice: a survey of physiotherapists' current practice, *Physiother Res Int* 11:93–103, 2006.
25. Jette D, Bacon K, Batty C, et al.: Evidence-based practice: beliefs, attitudes, knowledge, and behaviors of physical therapists, *Phys Ther* 83:786–805, 2003.
26. Jewell D: *Guide to evidence-based physical therapist practice*, ed 3, Burlington, MA, 2015, Jones & Bartlett Learning.
27. Kamwendo K: What do Swedish physiotherapists feel about research? A survey of perceptions, attitudes, intentions, and engagement, *Physiother Res Int* 7:23–34, 2002.
28. Kaplan S, Coulter C, Fetters L: Physical therapy management of congenital muscular torticollis: an evidence-based clinical practice guideline, *Pediatr Phys Ther* 25:348–394, 2013.
29. Lillie E, Patay B, Diamant J, Issell B, Topol E, Schork M: The n-of-1 clinical trial: the ultimate strategy for individualizing medicine? *Personalized Med* 8:161–173, 2011.
30. Macedo L, Elkins M, Maher C, Modeley A, Herbert R, Sherrington C: There was evidence of convergent and construct validity of Physiotherapy Evidence Database quality scale for physiotherapy trials, *J Clin Epidemiol* 63:920–925, 2010.
31. Maher C, Sherrington C, Herbert R, Moseley A, Elkins M: Reliability of the PEDro scale for rating quality of randomized controlled trials, *Phys Ther* 83:713–721, 2003.
32. Mattingly C: What is clinical reasoning? *Am J Occup Ther* 45:979–986, 1991.
33. McEwen I: *Writing case reports: a how-to manual for clinicians*, ed 3, Alexandria, VA, 2009, APTA.*
34. Miser W: Applying a meta-analysis to daily clinical practice. In Geyman J, Deyo R, Ramsey D, editors: *Evidence-based clinical practice: concepts and procedures*, Waltham, MA, 2000, Butterworth-Heinemann, pp 57–64.
35. Moseley A, Herbert R, Maher C, Sherrington C, Elikins M: Reported quality of randomized controlled trials of physiotherapy interventions has improved over time, *J Clin Epidemiol* 64:594–601, 2011.
36. Novak I, Mcintyre S, Morgan S, et al.: A systematic review of interventions for children with cerebral palsy: state of the evidence, *Develop Med Child Neur* 55:885–910, 2013.
37. Novak I: Evidence to practice commentary: the evidence alert traffic light grading system, *Phys Occup Ther Pediatr* 32:256–259, 2012.*
38. Rappolt S, Tassone M: How rehabilitation therapists gather, evaluate, and implement new knowledge, *J Contin Educ Health Prof* 22:170–180, 2002.
39. Rauscher L, Greenfield B: Advancements in contemporary physical therapy research: use of mixed methods designs, *Phys Ther* 89:91–100, 2009.
40. Research CIoH: About knowledge translation. Available from: URL: http://www.cihr-irsc.gc.ca/e/29418.html.
41. Retsas A: Barriers to using research evidence in nursing practice, *J Adv Nur* 31:599–606, 2000.
42. Robeson P, Dobbins M, DeCorby K, Tirilis D: Facilitating access to pre-processed research evidence in public health, *BMC Public Health* 10:1–10, 2010.
43. Rochette A, Korner-Bitensky N, Thomas A: Changing clinicians' habits: is this the hidden challenge to increasing best practices? *Disabil Rehabil* 31:1790–1794, 2009.*
44. Rosenbaum PL, King S, Law M, King G, Evans J, et al.: Family-

centered service: a conceptual framework and research review, *Physical and Occupational Therapy in Pediatrics* 18(1):1–20, 1998.

45. Russell D, Rivard L, Walter S, et al.: Using knowledge brokers to facilitate the uptake of pediatric measurement tools into clinical practice: a beforeafter intervention study, *Implementation Sci* 5:1–17, 2010.
46. Sackett D, Straus S, Richardson W, Rosenberg W, Haynes R: Levels of evidence and grades of recommendations. *Evidence-based medicine: how to practice and teach EBM*, Edinburgh, 2000, Churchill-Livingstone, pp 173–176.
47. Salbach N, Jaglal S, Korner-Bitensky N, Rappolt S, Davis D: Practitioner and organizational barriers to evidence based practice of physical therapists for people with stroke, *Phys Ther* 87:1284–1303, 2007.
48. Schreiber J, Stern P, Marchetti G, Provident I: Strategies to promote evidence-based practice in pediatric physical therapy: a formative evaluation pilot project, *Phys Ther* 89:918–933, 2009.*
49. Schreiber J, Marchetti G, Racicot B, Kaminski E: The use of a knowledge translation program to increase use of standardized outcome measures in an outpatient pediatric physical therapy clinic: administrative case report, *Phys Ther* 95:613–629, 2015.*
50. Thomson-O'Brien MA, Moreland J: Evidence-based information circle, *Physiother Can* 50:171–205, 1998.
51. Trevena L, Davey H, Barratt A, Butow P, Caldwell P: A systematic review on communicating with patients about evidence, *J Eval Clin Pract* 12:13–23, 2006.*
52. Tunis S, Stryer D, Clancy C: Practical clinical trials: increasing the value of clinical research for decision making in clinical and health policy, *JAMA* 290:1624–1632, 2003.
53. Turner P, Whitfield T: Physiotherapists' use of evidence based practice: a cross-national study, *Physiother Res Int* 2:17–29, 1997.
54. Turner P, Whitfield T: Physiotherapists' reasons for selection of treatment techniques: a cross-national survey, *Physiother Theory Pract* 15:235–246, 1999.
55. World Health Organization: *International classification of function, disability, and health*, Geneva, Switzerland, 2001, WHO.*
56. World Health Organization: *International classification of function, disability, and health: children and youth version*, Geneva, Switzerland, 2007, WHO.

第 2 章 评估

Robin Lee Dole, Joseph Schreiber

引言

儿童物理治疗师（pediatric physical therapists）每天都要做出大量的临床决策，这些决策应以标准化的结局评估得到的信息作为指导。对儿童个体和家庭的准确可靠的数据进行收集，是做出以下各方面最佳决策所必需的，如儿童是否能接受服务的资格判断、干预策略、制定有意义且适当的目标，以及提供服务的强度和持续时间等。为了鼓励和支持协作性决策，这些数据应该与儿童和家庭共享。来自多个儿童的数据汇总还可以帮助我们判断该项目是否有效，以及是否需要对实践进行系统性改变作出决策。

尽管可用于临床决策指导的结局评估方法有很多种，但儿童物理治疗师们对标准化结局评估的选择、实施和解释并没有充分的信心[30,37,67]。这种信心的缺乏是由于缺乏时间来学习和实施测试，同时对评估方法和原理的知识理解有限及培训不足等障碍造成的[41,66]。本章的目的是指导临床工作者（clinicians）如何在儿童物理治疗实践中有效地使用测试和评估。本章将提供有关测试原理和心理测量学的信息，这些信息是临床工作者在选择、实施、解释适当的测试和评估及分享评估结果中的关键部分。本章还将提供多种单项和多项的测试和评估方法，这有助于明确儿童的身体结构和功能障碍、活动受限和参与受限。此外，还特别强调在日常工作中，我们可以使用哪些方法来提高测试和评估的可行性。

美国物理治疗协会（American Physical Therapy Associations, APTA）的“物理治疗实践中的测试和评估标准”（Standards for Tests and Measurements in Physical Therapy Practice）规定：评估是“匹配给对象、事件或人的数字，或是根据规则将对象、事件或人分到不同的类别”[65]。测试和评估是收集可靠而有效的信息的手段，这些信息可以从细胞水平到个人水平，是关于个人运动相关功能的能力和表现的。为特定儿童选择适合的测试和评估方法，取决于儿童和家庭的目标、测试的目的，以及测试的心理测量特性和临床应用[3]。

结局是指实施治疗计划的实际结果，这些治疗计划对功能是有影响的。结局评估能在病理、身体功能和身体结构的层面上体现出治疗期间个体化干预的成功。针对活动和参与的结局评估显示了物理治疗在帮助患者实现确定目标方面的价值，这些目标是可测量的、功能驱动的、有时间限制的，并且体现了治疗计划的预期结果[3]。标准化的结局评估手册应基于概念框架，记录这个评估方法的开发过程，并对其应用和评分过程进行正式说明。它们被应用于一个特定的环境中（如疾病、患者特征、设施等），并已经在同行评审的论坛中进行了报道、评论和证明[61]。在本文中，“结局评估”一词与“测试和评估”及“标准化结局评估”是同义。

测试的目的是儿童物理治疗师在选择结局评估方法时的一个关键考虑因素。例如，对一些儿童而言，有必要确定他是否具有接受物理治疗或其他医疗服务的资格。这个决定通常是在将儿童的表现与同龄儿童进行比较的基础上形成的，因此需要使用一种具有识别能力的，有常模参照的结局评估方法（norm-referenced outcome measure）。常模参照的结局评估分数通常以百分位等级或 Z 值来表示，因此，与同龄人相比，它能识别出在特定技能方面存在迟缓的儿童。

其他情况是有的儿童已经确定获得了医疗服务的资格，那么测试的重点就是要确定与儿童和家庭的目标有关的基线表现水平。然后随着时间的推移，对儿童重新测试，以确定已发生的任何变化，以及目标是否实现。在这种情况下，标准参考的结局评估是最合适的。标准参考的结局评估方法得分通常表示为百分比或原始分数，或者比例分。同样重要的是，这类结局评估随着儿童的变化而有所不同，因此对干预效果的评价具有敏感性。

除了确定服务资格和准确评估儿童随时间而发生的变化外，儿童物理治疗师还使用结局评估方法来预测未来的表现。这些测试的结果可帮助临床工作者预测儿童和家庭的需求，并可为临床决策提供关键支持，这些决策涉及工作安排、干预计划、目标设定、环境适应、支具和矫形手术、适应性装置、儿童和家庭教育需求等。例如，有证据表明婴儿运动表现测试（Test of Infant Motor Performance, TIMP）[14,33] 可以预测儿童学龄前 Peabody 发育性粗大运动量表（Peabody Developmental Gross Motor Scale, PDMS-2）[56] 的得分，以及学龄期的布尼动作熟练度测试（Bruininks-Oseretsky Test of Motor Proficiency-2，BOT-2）[10] 的得分 [23,40]。因此，临床工作者可能认为 TIMP 得分较低的婴儿由于运动技能不佳，其活动和参与受限的风险更高。研究者们根据粗大运动功能评估（Gross Motor Function Measure, GMFM-66）的得分，建立了脑性瘫痪患儿的运动发育曲线 [26]。这些发育曲线帮助临床工作者和家庭评估儿童未来的运动能力，包括可能获得多少独立性 [63]。为了确定可否将特定的结局评估方法用于预测目的，临床工作者需要查阅文献和测试手册。

作为项目评估和医疗服务研究的一部分，结局评估可以用于促进最小化数据集和评分聚合（minimal data sets and score aggregation）。这些评估方法通常是基于自我（或父母 / 照护者）的报告，它们不同于那些基于表现的评估方法，而是基于儿童对特定技能或任务的表现 [3]。例如，患者报告的结局评估信息系统（Patient Reported Outcome Measurement Information System, PROMIS）就是一个可能以这种方式使用的结局评估方法，这是一个经过心理测量学验证的动态系统，用于评估患者报告的结局。PROMIS 计划是美国国家卫生研究院（National Institutes of Health, NIH）目标的一部分，它是为了开发一些系统来支持 NIH 资助的研究，包括所有研究所和研究中心支持的研究。PROMIS 评估涵盖了身体、心理和社会，可用于所有的慢性疾病。APTA 也开发了一个类似的评估方法，称为“门诊患者物理治疗的运动评估记录”（Outpatient Physical Therapy Improvement in Movement Assessment Log，OPTIMAL），该方法结合了患者对物理治疗主要目标的认同。此外，针对患者在进行特定活动时的感知困难和信心进行的 OPTIMAL 评分，可以帮助物理治疗师对患者的损伤及限制的严重程度做出临床判断 [4]。还可能用患者报告的结局评估来改善治疗质量和疾病转归，为有效性比较研究提供以患者为中心的评估，并为跟踪随访疾病转归的不同专业人员和医疗系统提供一个共同的度量标准 [12]。

评估原则

常模参照的结局评估和标准参照的结局评估对比

由于评分和解释不同，标准化测试或评估分为两种主要类型，即常模参照（norm referenced）和标准参照（criterion referenced）[11]。当使用标准化结局评估的目的是将儿童与参照组进行对比时，常模参照测试能提供这种比较，如将儿童与同龄人对比。当治疗师想知道儿童在特定的知识、技能或能力上表现如何时，标准参照的测试是最合适的。当需要了解儿童是否等于、低于或高于与他们年龄相符的预期表现时，就需要常模参照测试 [59]。这种测试通常用于确定儿童是否应获得医疗服务的资格。这样的资格标准要求儿童的分数与其同龄人相比，低于某一界值（cut-off score）。例如，在美国，根据《残疾人教育法案》（Individual with Disability Education Act）C 部分，儿童获得早期干预服务资格的一种情况就是，其表现远低于该年龄的平均水平。某些测试和评估可能将标准定义为低于该年龄平均值两个标准差以上的分数 [62]。

如果一名儿童有已知的残疾，且在知识、技能和能力方面的缺陷已经明确，或已经得到了欲掌握一套特定技能的干预资格，那么标准参照测试可能是有益的。当测试目的为评估一名儿童的某种知识、技能或能力的表现在一段特定的时间内是否发生了变化时，标准参照测试是一个合适的选择 [11]。例如，一名治疗师想要记录一名接受治疗的儿童功能性移动技能的变化。

常模参照测试对知识、技能和能力随时间的变化表现得也很敏感，但必须记住，这些测试的分数总是以常模组做参照，而在儿科实践中常模组的参照通常是按年龄划分的。在某种情况下，治疗师希望患儿在运动技能方面追赶上同龄的儿童，那么做出这种判断的适合方式可能是该患儿在常模参照测试中的分数变化。如果患儿一开始评分就低于同龄儿童的平均水平，后续的测试显示在标准分的表现上并没有变化，这表明患儿虽然没能在年龄期望值的追赶上取得进步，但他是按“步骤”发展的。也就是说这名患儿虽然没能追赶上同龄人，但仍然有继续发展的能力。这就需要来自标准参照评估的数据来记录儿童在某些重要技能方面是否取得了进步，而不是用同龄儿童的期望值做参考。

测试方法的开发

简要讨论一下标准化测试是如何构建的，这有助于说明常模参照和标准参照的结局评估之间的差别。如果读者想对测试的开发进行更全面的了解，推荐参考《教育和心理测试标准》(*Standards for Education and Psychological Testing*)[2] 和《测试开发手册》(*Handbook of Test Development*)[20]。一种评估被认为是常模参照的，是因为开发者试图创建一个对足够多项目进行的评估，以便能全方位获取某一特定的知识、技能或能力表现，再提供常模组儿童如何获取这些知识、技能和能力的比较。为了记录与各种人口统计变量相关的全部表现，测试开发人员会尽量获得足够大样本量的常模组。这些变量可能包括年龄、性别、种族、人种、文化和功能水平等。常模组的得分由高到低排列，以便根据儿童的年龄确定平均表现(在本例中)[11]。

选择标准参照评估项目，是因为这些项目在需要评估的领域有很好的代表性。例如，对于一个标准参照的粗大运动功能评估，测试开发人员可能对特定年龄所获得的技能不太感兴趣，而更关心影响翻身、爬行、侧行、站立、行走和跑步等功能性移动技能的各种因素。与年龄相关的标准参照评估可以通过标准设置来实现，在这里个人对某个成就的预期年龄信息的判断是来自标准，而不是与常模组进行比较[22]。常模参照和标准参照的评估结果都可以用诊断、预测或评价的方式来进行解释，但只有常模参照的评估方法才能用于以下情况：将患儿的表现与同龄人群进行比较，或者通过参照标准曲线的分数、产生标准分、*t* 值、*Z* 值和百分位等级，来确定该患儿与同龄儿童之间的差异(图 2.1)[11]。

心理测量特性

标准化的结局评估在实施、评分和解释中有一套详细的标准。遵守这些标准可以使评分或结果的稳定性大大提高。施测人员内部的稳定性被称为组内信度(intrarater reliability)，而跨多个施测人员的稳定性被称为组间信度(interrater reliability)。测试的准确获取和评估其关注领域的能力即为心理测量属性中的效度部分。在考虑开发一个测试时，信度和效度的概念有多层次的复杂性。如果需要更深入地讨论这些概念，请读者参考《临床研究基础：实践应用》(*Foundations of Clinical Research: Application to Practice*)[59]。对于标准化结局评估的使用者而言，当被测试的对象与评估标准化过程中使用的参照组或用于开发和验证测试的人群最相似时，可确保测试或评估得到有效使用。按粗大运动功能评估 -66 项版本(GMFM-66)开发人员的说法[26]，GMFM-66 只适用于被诊断为脑性瘫痪的儿童。测试开发人员之所以发布这个注意事项，是因为在发表该文章时，GMFM -66 已经经过验证，只适用于这个人群，并且该评估方法还包括了粗大运动曲线，在儿童的粗大运动功能分级(Gross Motor Function Classification Scale Level, GMFCS)的基础上，可以帮助预测儿童的运动技能[68]。所以重要的是，我们需要了解一个人的临床情况是否符合这个测试的设计和目的，还需要了解这个测试所针对的人群。

测试有效性的另一个临床考虑因素是测试的实施方式。标准化的结局评估应该按设定来实施，包括严格遵循测试说明、使用指定的材料、提供测试要求许可的示范和尝试次数等，这一点至关重要[35]。对标准化测试规范的改变会降低从获得的评分中做出判断的准确性，这些分数既可用于与参照组比较，也可用于检测同一个人随时间推移的表现变化。治疗师可能会觉得有时候对测试的规则进行调整很有必要，因为他们相信患儿的真实能力可以通过这样的调整而被发现，或者由于测试方法的限制，患儿的诊断或共病影响了患儿的真实表现。临床上解决这个问题的一个方法是：先按照测试规范实施测试，包括恰当地进行评分。如果治疗师想知道经过一些形式的改良或在一些额外的尝试中，这名儿童在同一个项目的表现如何，可在这个项目的标准化测试或管理完成后，提供改良测试的机会，但在儿童的表现评分和解释中不应包括这一改良项目的表现。从改良测试中收集到的信息不太能反映这名儿童在标准化评估中的表现如何，相比之下，更能表明这名儿童对干预的反应，或确定适当策略的方法，以应对儿童在特定技能或能力方面的挑战。这里需要注意的是，不要从测试中选取特定的项目在治疗中反复练习，或将这些项目作为衡量成功的治疗目标。在与常模人群或特定技能标准进行比较时，这种做法可能会降低评估方法在评估儿童表现方面的有效性。加拿大残疾儿童研究中心（CanChild Centre for Childhood Disability Research）提供的《服务提供者的临床评估实用指南》（Clinical Measurement Practical Guidelines for Service Providers）（www.canchild.ca）是一个对临床工作者有用的资源，可以帮助他们了解这些问题及其对临床结局评估有效使用的影响 [29]。

为了预测病情或诊断，在筛选结局评估方法时，特异性、敏感性、阳性预测值和阴性预测值等性能及似然比（likelihood ratios）是选择和解释评估方法时需要考虑的重要因素。有两种有助于理解特异性和敏感性的重要助记方法：一是 SpPIN，特异性（真阳性率）高的评估表明阳性测试结果将明确病情或诊断；二是 SnNOUT，测试的敏感性（真阴性率）高表明阴性的测试结果将排除这种情况或诊断 [20]。理想情况下，用于预测远期结局的评估应具有可接受的特异性和敏感性；然而，一个评估方法的用途不同，对这些属性重要性的解释也有所不同。例如，临床工作者使用筛查评估来帮助判断那些可能在以后被诊断为运动障碍或脑性瘫痪的儿童时，他们可能愿意接受较低水平的特异性，但希望有更高水平的敏感性。过度识别儿童将来可能出现运动障碍（高假阳性率，1– 特异性）而对他们进行早期干预，与错误地排除大量有可能发展为脑性瘫痪的儿童（高假阴性率，1– 敏感性）而未予识别和早期干预相比，前者的风险更能让人接受 [59]。当然，发生这种情况的风险很低，因为这意味着，当临床上的最佳实践是使用多个临床信息

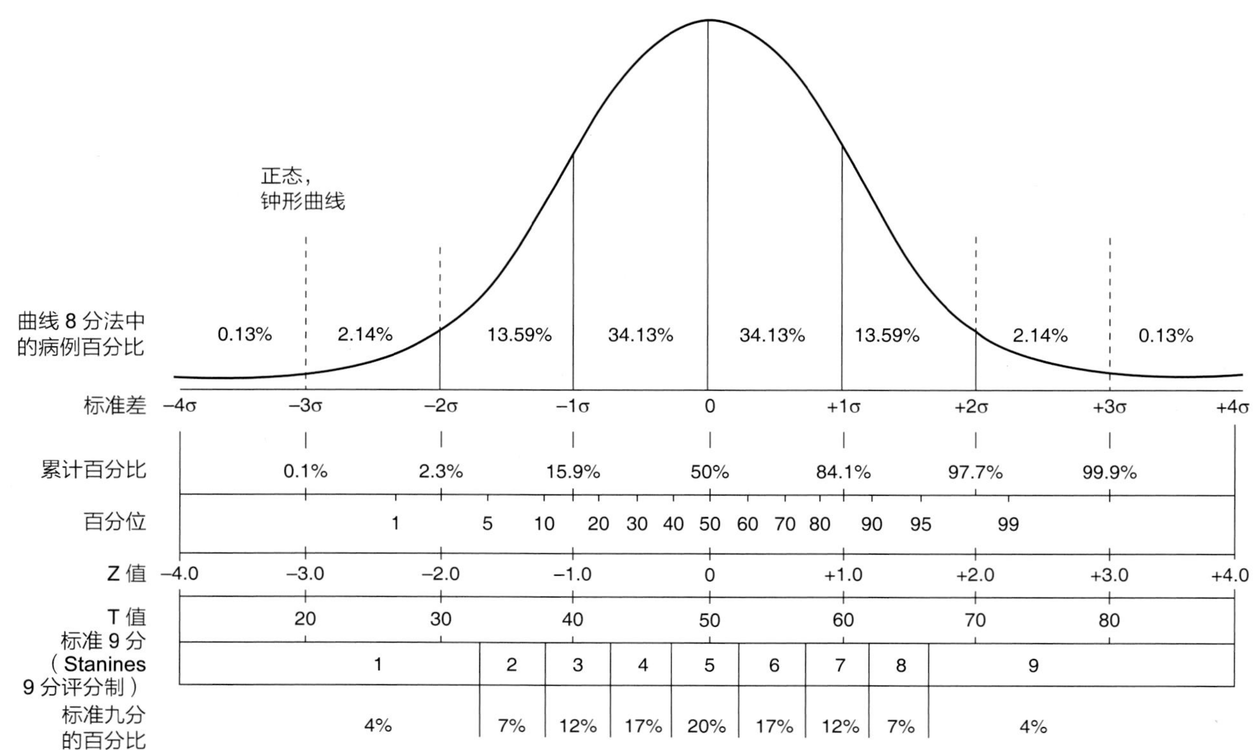

图 2.1 正态分布

来源进行决策时，临床工作者只使用单个测试的分数来识别一种情况或诊断。此外还有一种潜在的风险，有些婴儿可能目前没有达到发育差异的界值，但仍可能存在迟发风险，因此也需要进行早期识别和干预。

阳性预测值和阴性预测值提供了一种测试的可行性估计，可以实际确定测试呈阳性或阴性的儿童是否有预想的诊断或疾病。阳性和阴性似然比表明在预测性测试中呈阳性或阴性后，儿童有某种特定诊断或疾病的可能性有多大[59]。我们将在本章中分析和解释一个病例，对这些概念进行进一步的讨论。

计算机和计算机辅助评估

随着计算机技术的进步，现有的儿童结局评估和新的结局评估方法开始选用更复杂的测试实施和解释。计算机辅助评分是标准化测试时使用的一种方法。在这种情况下，评估人员将测量所得的原始分输入到一个软件程序中，该软件程序会计算出标准分、比例分、Z 值、百分位数等级、置信区间、项目图或其他相关数据等用于解释。这种分析软件特别适用于常模参照的评估方法，有助于减少在解读和解释特定测试或评估方法的评分表时出现人为误差的可能性[69]。一些软件包还可以打印报告，其中提供了对测试的描述、一个数据表格以及对数据的初步分析。读者们应注意，此类报告仅仅是基于所提供的数据得出，因此缺乏额外的临床数据和对真实表现的印象，而这些临床数据和印象只能由实施测试或评估的治疗师提供。例如，第 2 版 Peabody 运动发育量表（Peabody Developmental Motor Scales-2，PDMS-2）[56] 和 BOT-2[10] 就是用计算机辅助评分的常用评估方法。

计算机适应性测试的构建方式是将需要完成的项目数量最小化，以便获得与整个测试所获得的分数相当的准确分数。因此，此测试需要“适应”被测试者的反应和表现[11]。所有评估项目均按难度等级排序，第一个项目的难度处于中等水平。从第一项开始，根据被测试者对测试项目的反应或表现来选择项目进行施测和评分，根据情况增加或降低难度级别。这些评估的另一个优点是，会产生基于计算机的评分和对数据的初级解释。美国军方（United States military）大力支持计算机适应性测试的发展。自 1996 年以来，该方法一直应用于军队职业能力倾向测验[11]。计算机适应性测试也已经应用于常用的儿科评估中。例如，儿童残疾评估量表的计算机适应性测试（Pediatric Evaluation of Disability Inventory, Computer Adaptive Test, PEDI-CAT），它采集了儿童日常活动、移动能力、交流 / 认知和责任 4 个领域的功能[27]。测试开发人员表示，PEDI-CAT 适用于所有年龄在 1～21 岁之间的群体，并且适用于所有环境。测试可以由父母或照护者报告完成，也可以由熟悉儿童的临床工作者完成。PEDI-CAT 产生常模标准分（百分位数和 t 分数）和标准参照的比例分用于分析。精确版本以最快的方式提供精确的分数，并提供每个能区最少数量的测试项目，而全面版本则为每个能区提供更多的测试项目，以确保各个能区的项目数量更加平衡。如果需要生成项目图，就需要用全面版本。项目图按难度等级排序显示测试项目，有助于结果解释和制订治疗计划[27]。

计算机技术在测试中的另一个有趣的应用是粗大运动活动评估（Gross Motor Activity Estimator, GMAE），它可以和 GMFM-66 结合使用[26]。GMFM-66 是一种标准参照的评估方法，因此，它得到的分数事实上被认为是有序的。分数按顺序排列，较高的数字代表更好的表现，但是分数之间的间隔不一定是等距离的[68]。GMAE 对来自 GMFM-66 的分数进行了处理，将这些分数转换为等距量表。所以，有间距的分数与有顺序的分数，解释可以不同。当两个分数之间的距离相等时，就可以对它们进行统计分析，并对不同个体之间的分数进行比较[59,68]。

分析和解释

在选择测试和评估方法时，治疗师应该考虑他们的测试目的（要做出什么样的决定？）、要收集的数据类型（做出这个决定需要什么信息？）以及用什么方法来收集数据（收集信息的最佳方式是什么：通过观察、直接评估儿童的表现，还是通过儿童自己或照护者的报告？）。测试目的和结局评估方法的选择和实施将直接影响临床决策中结果的分析和解释。我们鼓励治疗师酌情考虑收集国际功能分类（International Classification of Functioning, ICF）的所有级别的数据[77a]。

筛查和预测

当测试目的是检测某一疾病或诊断无论现在或将来的可能性时，都需要一个经过验证的可用于筛查或预测的标准化评估。这些评估方法应该有强敏感性、特异性、阳性预测值和阴性预测值以及似然比等相关心理测量学指标的报道。量表的这些特性在以下几个方面发挥了作用：选择适当的测试以诊断或排除一个疾病；通过对测试结果的解释而形成决策；对决策的强度和质量进行评估。

Spittle 等[71]研究了两种与运动相关的结局评估方法的预测能力——阿尔伯塔婴儿运动量表（Alberta Infant Motor Scale, AIMS）[1]与神经感觉运动发育评估（Neuro-Sensory Motor Developmental Assessment, NSMDA）[48]。这些工具用于检查 4 月龄、8 月龄和 12 月龄（校正年龄）的早产儿，以及由儿科医生确定并经物理治疗师确认的预测儿童远期被确诊脑性瘫痪的可能。研究人员还对结局进行了审核，以确定这两个量表是否有能力识别运动障碍，这些运动障碍是根据 4 岁（校正年龄）时的儿童运动评估量表（Movement Assessment Battery for Children，MABC-2）表现来判断的[46]。这两个结局评估方法在识别 4 岁时根据 MABC-2 评估确定的运动障碍和脑性瘫痪诊断的特异性都很高（88%~95%）。预测 MABC-2 中运动障碍的敏感性较低（根据使用的临界值，其敏感性在 38%~56% 之间），而对预测远期脑性瘫痪的诊断敏感性非常高（4 月龄时为 83%，8 月龄和 12 月龄时为 100%）。回想一下前文中关于敏感性和特异性的讨论，这些量表对鉴别脑性瘫痪和后期的运动障碍具有高度特异性，那么阳性测试结果可正确鉴别出患有这种疾病或障碍的儿童。这些量表对预测远期的脑性瘫痪诊断也非常敏感，那么阴性试验结果也能正确地识别出没有脑性瘫痪的儿童。MABC-2 的敏感性较低，这令人担心可能会有儿童被漏诊。但大家必须考虑到，使用 MABC-2 作为诊断工具可能存在局限性，这是因为所有测试都有局限性。因此，该研究的作者提醒：假阳性确有发生，所以在随访有运动障碍高风险的儿童时，进行连续的结局评估非常重要。

阳性预测值和阴性预测值（PPV 和 NPV），阳性似然比（+LR）和阴性似然比（–LR）及诊断准确性亦有报道。由于 PPV 和 NPV 的意义需考虑到所研究疾病的患病率，因此这些特性为筛查评估的临床应用提供了参考[59]。在 Spittle 等[71]的例子中，AIMS 和 NSMDA 的 NPV 在预测婴儿远期无运动障碍（经 MABC-2 测试）和 4 岁时未诊断脑性瘫痪（cerebral palsy，CP）的概率很高（82%~100%）。而 PPV 在预测婴儿远期经 MABC-2 所确定的运动障碍的概率是 54% ~ 73%，高于预测婴儿在 4 岁时诊断为 CP 的概率（32%~45%）。该研究分析了 82 名儿童的数据，其中只有 6 名最终被诊断为 CP。其中有刚刚超过 1/4 的儿童在 MABC-2 测试中低于第 15 百分位，确定为运动障碍。在 4 月龄、8 月龄和（或）12 月龄的 AIMS 和 NSMDA 测试为迟缓的婴儿来预测远期 CP 诊断时，PPV 较低，这可能是由于被试婴儿中 CP 患病率较低造成的。阳性预测值回答了这样一个问题：如果儿童在预测测试中被确定为某一种疾病阳性，那么他们实际患有该疾病的概率有多大？然而，在预测性测试的研究中，如果这个疾病在一般人群中的患病率较低（在这个例子中 CP 和确诊为 CP 的儿童总数量很低）时，不管测试的敏感性和特异性有多好，其阳性预测值也会是低的。在本研究中，似然比（LR）与患病率无关，它提供的是一个评估方法在诊断能力的确定效力方面的信息。计算阳性和阴性的似然比时需考虑敏感性、特异性、真假阳性率（LR+）和真假阴性率（LR–）[59]，在讨论的这个例子中，发现诊断 CP 的 LR+ 为 11.3，表明在 4 月龄时评估出的有障碍的婴儿，在 4 岁时诊断为 CP 的可能性是 4 月龄没被评估为有障碍的婴儿的 11.3 倍[71]。

确定差异

测试和评估可用于确定儿童是否有运动障碍的过程中，也可帮助确定特定的诊断，或确定儿童是否有获得服务的资格。例如，运动技能或损伤的评估可作为发育性协调障碍（developmental coordination disorder，DCD）的诊断证据并确定差异。发育协调障碍问卷（Developmental Coordination Disorder Questionnaire, DCDQ ‘07）是一种标准参照的评估方法，通过父母的报告收集儿童的信息，筛选与 DCD 相关的特征[76]。此外，其他常模参照的、对运动任务表现的直接评估方法，如 MABC-2 或 BOT-2，也可帮助识别出那些在运动表现的各领域低于同龄人的儿童，而患有 DCD 的儿童在这些领域通常是有困难的 [8]。这些评估还能帮助确定儿童是否符合第 5 版《精神障碍诊断与统计手册》（*Diagnostic and Statistical Manual of Mental Disorders*, 5th edition，DSM-5）中 DCD 的诊断标准 [5,7]。当所做的决定与区分、诊断、鉴别或通过筛查判定资格及确认诊断有关时，我们就需要能够区分有无障碍的结局评估方法 [70,74]。家长报告的评估方法有助于捕捉家长的观点，并可能有助于确定儿童的典型表现，而直接评估有助于确定和量化哪些技能可能有问题，以便进行诊断，并为后期的对比建立一个表现基线。前面描述的适用于筛查和预测评估的心理测量学特性同样也适用于以诊断或鉴别为目的的评估方法 [59]。

Missiuna 和其同事们 [45] 研究了一种“分阶段”方法来鉴别患有 DCD 的儿童，包括采用一种家长报告的评估（DCDQ’07）和一种儿童报告的评估［儿童对体力活动的自我感觉和偏好量表（Children’s Self Perception of Adequacy in and Predilection for Physical Activity Scale, CSAPPA）］[32] 对 3000 多名儿童进行 DCD 的初级筛查。第二阶段只对那些 DCDQ ‘07 或 CSAPPA 分数低于第 5 百分位（作为可能患有 DCD 的指标）的儿童进行进一步测试。他们中还包括已知患有注意力缺陷和多动症（ADD/ADHD）的儿童，不管他们在第一阶段筛查中的分数如何，因为这些疾病与 DCD 的共病患很高。在第二阶段，使用康纳父母评分量表（Conner’s Parent Rating Scales, CPRS）[16] 来确认是否存在 ADD/ADHD。第二阶段还包括 MABC 对运动障碍的直接评估、卡夫曼简明智力测验 2（Kaufman Brief Intelligence Test，KBIT-2）对认知技能的评估 [36]，以及用结构化的家庭访谈来评估运动技能受损对自理和学业活动的影响。这些评估和程序中的每一项都与 DSM-5 中规定的 DCD 诊断标准之一相关联。确定符合 DCD 诊断标准的儿童应该有运动障碍，证据包括 MABC 得分低于第 15 百分位，智力正常（KBIT-2 评分 >70）且父母确认其运动障碍对日常活动有影响。结果显示，初级筛查中被诊断为可能患有 DCD 的儿童中，有近 30% 在第二阶段没有表现出明显的运动障碍；而在筛查过程中未被诊断出的儿童中，约有 16% 后来被诊断出患有 DCD。因此，筛查过程并不是完全没有错误，而只是应该被当作识别差异或诊断的评估系统的一部分。Missiuna 和其同事们 [45] 研究的这种分“阶段”方法也说明了从多种评估和角度来收集信息对临床决策的重要性。

评估变化

如果我们感兴趣的是一个儿童在特定时间内的表现是否发生了变化，无论是跟踪儿童的进步速度，还是评估特定干预的有效性，都可以通过分析干预前后的测试结果来识别变化。一种评估方法检测这类变化的能力通常称为“它对改变的反应性”（responsiveness to change）[28]。要确定一次施测到另一次施测的分数变化是不是足够大到可以反映出真正的变化，重要的是要知道这个评估方法的最小可检测变化（minimal detectable change，MDC）或反映真正的变化的最小数量变化，而不是那些可以解释为评估或测试误差的改变 [45]。人们使用统计学方法来确定 MDC，最常见的报道是置信区间的应用。MDC90 反映的是计算中使用了 90% 置信区间（*Z* 值为 1.65），MDC95 反映使用了 95% 置信区间（*Z* 值为 1.96）。MDC 计算还要考虑评估方法的重测信度和标准误差的协同因素 [28]。评估方法的标准误差是反映用某一特定评估的观测得分来估计真实得分的变异或误差。在计算 90% 或 95% 置信区间时，评估方法的标准误差是计算的一个组成部分。如果一个评估方法的两次测评得分变化超过了 MDC 的得分变化，那么从统计学上就可以得出结论：MDC 之外的变化量即是真实的变化。治疗师应查阅有关的文献，以获取实践中常用的结局评估方法的可获得的 MDC 值报告。

另一个评估变化的方法是以有没有临床意义作为变化的基线。最小临床重要差异（minimal clinical important difference，MCID）的定义是从相关个体（如患者或医生）的角度来看有意义的最小变化量。确定 MCID 方法有很多种，因此将其作为有意义变化的评价存在一些问题。校标法（anchor-based method）确定了那些被定义为有改进的平均变化。分布法（distribution-based method）通常考虑效果的大小。在文献中，单个评估方法可以有多个 MCID 报告，因此在应用该分析时，考虑用于确定 MCID 的方法是至关重要的，因为它可以是诊断、设置和人群特异性的工具[17]。

Iyer、Haley、Watkins 和 Dumas[34] 回顾了 53 名儿童住院患者的康复图表，欲建立最初版本的 PEDI 的 MCID[57]。他们采用校标法，比较患者的入院和出院总结，得出了临床工作者认为重要的平均得分变化。每位临床工作者分别用 0~15 厘米视觉模拟评分（visual analog scale，VAS）和 15 点李克特评分（Likert scale）对每位受试者的改善程度进行评分。两种量表都有极端值，从最差（李克特量表值为 –7）到最好（李克特量表值为 +7），中间值（李克特量表值为 0）表示没有变化。这项研究的结果确定，PEDI 量表的 11 分变化可以被当作康复机构住院患者重要的最小变化。Haley 和 Fragala-Pinkham[28] 报道的相同评估方法（PEDI）的 MDC90 为 5.1 分的评分变化。超出误差的最小的变化分值（MDC90 为 5.1 分）比导致临床重要变化的分值（MCID 11 分）小，所以这个变化应该是有意义的。需要注意的是，MCID 可能依赖于基线，这表示如果一名儿童的基准分数较低，那他可能只需要有比基线分数较高的儿童更少的变化，就能让父母、临床工作者或患者认为是有意义的[75]。关于 MDC 的一个警告是，在量表的各个级别，评估误差可能是不一致的。评估方法的标准误差是 90% 置信区间的一个组成部分，因此也是 MDC90 的一部分。如果评估方法对量表的每一分或每一级的标准误差都有报道，则可能有助于消除这种担忧[28]。

本章的专家咨询案例研究将举例说明，如何应用结局评估对身体系统，ICF 的功能、活动和参与水平进行分析和解释。

选择

儿童物理治疗师面临的一个艰难挑战是如何选择合适的测试和评估方法。如上所述，这种选择必须基于测试的目的以及儿童和家庭的目标。通过病史和物理治疗检查过程的系统回顾可以缩小检查的重点范围，并指导临床工作者优先选择测试和评估方法以获得数据，为儿童和家庭一起进行临床决策提供信息。ICF 为这些数据收集过程提供了一个组织框架。本章病例中的测试和评估表（表 2.1 ~ 2.4）是基于 ICF 而组织的，分为残疾、单个任务、多项目活动和多项目参与的结局评估。使用一种特定的测试能提供适合临床情况的相关信息，以及支持准确分析和解释的信息。许多测试的链接也包括在病例中，便于读者获得更详细的信息，指导读者对测试进行选择和解释。

在选择测试和评估时，还需要考虑的是选择个性化的结局评估。儿童物理治疗师需要定期写下个性化的结果，作为衡量儿童和家庭目标进展的一种方式。这些结果可能处于 ICF 的任何级别，并且都应该与父母和儿童在活动与参与级别中确定的目标相关。表 2.4 中多项目参与水平的测试和评估包含的加拿大作业表现评估（Canadian Occupational Performance Measure，COPM）[72] 和目标达成量表（Goal Attainment Scaling，GAS）[38,39]，都可以更精确地评估这些结局的表现改变。COPM 要求儿童和（或）家庭以 0 ~ 10 分制对个性化结果的满意度和表现进行排名。使用 GAS 时，每个个性化的结果被列为 5 个达成水平：预期级别、2 个不太好的结果和 2 个好的结果。此外，对于多个结果，可以计算 T 值，评分 >50 表示表现优于预期。在专家咨询的病例研究中也包括了怎样将 COPM 和 GAS 结合到临床决策中的例子。

报告和结果分享

在实践中使用结局评估时，治疗师的一项关键职责是有义务通过多种沟通方法向各种利益相关者报告和分享结果。治疗师可能会以书面形式正式报告结果，这些报告作为文件的一部分，可能会与其他专业人士、家庭成员和照护者、第三方支付者以及（适合的）儿童共享。在早期干预、学校、医院或诊所的小组会议上，经常会要求治疗师进行口头报告。不管什么时候报告和分享结果，治疗师都应遵守物理治疗实践中测试和评估标准确定的测试使用者职责，包括合理地使用所有相关和可用的数据来作出决策，认识测试和评估的局限性，确定测试方案或条件的任何违规之处等[65]。作为日常的最佳实践，治疗师提供和分享的信息应该是那些将要听到或阅读报告的人能理解的，这样才利于作出合作的决策[77]。报告应包括所实施的结局评估的信息、概括评估结果的表格或说明，以及在儿童和家庭的需要和目标范围内对结果的解释。Trevena、Barratt、Davey、Butow 和 Caldwell[73] 发现，形式多样的沟通工具（口头的、书面的、视频的、提供服务的、基于电脑的）会增加患者的知识和理解，而结构化的、定制的和（或）互动的工具更有可能做到这一点。此外，我们还需要考虑到一些结局评估可能会提供年龄当量作为测试结果分析的一个组成部分。治疗师应避免使用年龄当量作为分析元素和决策依据，因为年龄当量有很大的局限性，包括这些得分虽然有序但并不是有标准间距的，它们是基于原始分而不是标准分或者比例分，因此这些数据有可能有价值偏倚，很容易被儿童、家庭和照护者误解[44]。

病例示范：检查数据的分析和解释

为了说明如何使用结局评估来支持循证和协作的临床决策，本节将介绍两个独立的临床病例。第一个是 Sophia，我们关注她的早期生命阶段，包括从新生儿重症监护病房开始到早期干预和小学阶段。第二个是 Jacob，侧重于使用结局评估来提供临床建议，包括干预、治疗环节和转介给其他医疗提供者等。Jacob 这个病例的年龄跨度为 4 岁 8 个月到 14 岁，该病例中的许多结局评估方法也适用于青少年和成年人。

病例 1：Sophia

Sophia 是在孕龄（gestational age，GA）30 周时经急诊剖宫产出生，重 3 磅（约 1360 克）。她在新生儿重症监护室（neonatal intensive care unit，NICU）住院 8 周，第 1 周接受了机械通气治疗。第 14 天超声检查显示Ⅱ级脑室内出血（intraventricular hemorrhage, IVH）。NICU 研究小组在 Sophia 校正胎龄 34 周（postmenstrual age, PMA）时用 GM[21,60] 对其进行评估时，首次发现了她可能存在神经运动障碍的迹象。这项评估要求测试人员接受正式培训，遵循特定规程，通过视频观察婴儿动作并对这些动作进行分类（http://general-movements-trust.info/）。为了能早期确定可能具有的远期运动障碍风险，Sophia 的团队还应用了婴儿运动表现测试（Test of Infant Motor Performance，TIMP）作为评估项目的一部分[13,14,33,40]。TIMP 评估的是与姿势和运动相关的婴儿功能性运动行为，可用于校正胎龄 34 周至校正年龄 4 月龄的婴儿[14]。在 6 月龄和 12 月龄的 NICU 随访期间，使用阿尔伯塔婴儿运动量表对 Sophia 的发育进展做了进一步追踪[58]。后来还使用了 PDMS-2 提供的信息，这是一个针对粗大、精细运动发育的多项目评估，用于证实或确认 4 岁前存在的运动障碍（表 2.1）[14,24]。

筛查和预测

Sophia 后续发展为运动障碍的可能性有多大？应该提供干预吗？

资格的确定

Sophia 的发育与她这个年龄应有的表现之间的差异是否足够让她开始或者继续接受早期干预服务？

根据她所在州（美国）对《残疾人教育法案》（Disabilities Education Act）的解释，Sophia 可能有资格获得早期干预服务，因为她有早产这个高危因素。即使她不是早产，根据她的发育状况，Sophia 也可获得资格，而发育状况则需要通过标准化的结局评估或临床工作者的临床意见来获得[62]。一个有针对性的评估小组在她家中与家人会面，并进行了第 2 版 Battelle 发育清单（Battelle Developmental Inventory, 2nd edition，BDI-2）评估，这是一种考察各相关领域的发育状况的综合评估（表 2.2）[49]。

评价随时间的变化

Sophia 的运动功能是如何随着时间变化的？干预的结果是什么？

当 Sophia 达到入学年龄并进入小学时，她被正式诊断为脑性瘫痪，粗大运动功能分级Ⅱ级[54]。在这个诊断的基础上，根据《残疾人教育法案》，她有资格接受特殊教育和相关服务。她的运动功能仍然低于年龄预期，这直接影响了她在学校的参与度。在她的小学阶段的与运动功能相关的评估结果见表 2.3。

病例 2：Jacob

Jacob 是一个 4 岁 8 个月大的男孩，被诊断为唐氏综合征（Down syndrome, DS）。由于担心在未来 12 个月内他的粗大运动技能会影响到他在幼儿园的学习，他被送到了他所在幼儿园的物理治疗师那里接受门诊物理治疗。他的父母认为提高跑步、跳跃和安

表 2.1 Sophia 在 NICU 和出院后随访中的各种评估

年龄	评估方法	总体结果	分析和解释
34 周龄（PMA）	GM	痉挛同步（CS）	早产期间出现这种运动模式与后期诊断为运动障碍的高风险有关，包括脑瘫[9,19,51]
36 周龄（PMA）	TIMP	35 （95% CI 17 ~ 53） *Z* 值：–0.93	3 月龄（CA）时的 TIMP 可预测 12 月龄（CA）时 AIMS 的运动发育 TIMP 的标准测量误差（SEM）为 9[18]；TIMP 评分的 95% CI 为 +/ –18（1.96 × SEM）
2 月龄（CA）	TIMP	60 （95% CI 42 ~ 78） *Z* 值：–1.83	对于 2 月龄和 4 月龄的评分，即使 95% CI 的范围很宽，但 *Z* 值 < –0. 5 是 TIMP 预测能力的建议界值[13,14]
4 月龄（CA）	TIMP	90 （95% CI 72 ~ 108） *Z* 值：–1.88	尽管她的分数随着时间的推移有所提高，但有证据表明她的进步并没有跟上预期的发育进程 有充足的证据支持提出转介并继续进行干预和随访
6 月龄（CA）	AIMS	20 （95% CI 18.5 ~ 21.5） 百分位：P5 ~ P10 *Z* 值：–1.5	4 月龄（界值为 P10）和 8 月龄（界值为 P5）时 AIMS 可有效预测 18 月龄时运动能力较差的婴儿[18] TIMP 的预测效度研究中使用 12 月龄时 AIMS 得分 <P5 作为运动障碍的指标[13]
12 月龄（CA）	AIMS	43 （95% CI 41.75 ~ 44.25） 百分位：低于 P5 *Z* 值：–2.12	Sophia 在 TIMP 上的表现提示，她可能会在 12 月龄的 AIMS 测试中表现出运动障碍，这一点的确得到了证实。以后持续的证据支持应该对她进行干预，经过进一步调查，诊断她为运动障碍。可能是由于她无法保持发育的进度，随着时间的推移，*Z* 值在下降
2 岁（CA）	PDMS–2 （TMQ）	79 （95% CI 73 ~ 85） 百分位：P8 *Z* 值：–1.40	Sophia 的表现差于同龄儿童，*Z* 值为 –1.4，这表明她的成绩与同龄儿童的平均成绩相差 1.4 个标准差，相当于第 8 百分位（即 92% 的儿童在这个年龄的表现比她好）
4 岁（CA）	PDMS–2 （TMQ）	66 （95% CI 60 ~ 72） 百分位：P1 *Z* 值：–2.27	与同龄人相比，她的表现在 2 ~ 4 岁明显下降了（24 ~ 35 月龄和 48~59 月龄的 SEM=3；95% CI=1.96 × SEM）。这两个置信区间没有重叠，所以我们可以确定，这种表现差异不是由于潜在的误差或评估的可变性造成的 她的表现较她的同龄人差，并有资格接受治疗服务。如果 *Z* 值低于 –1.5 是接受服务的临界值，尽管她在 2 岁时表现很好（*Z* 值 = –1.4），但她的治疗师可以使用 95% CI（下限 73 的 *Z* 值是 –1.8）进行判断

注：除非另有文献报道，用于计算 95% CI 的 *Z* 值、百分位数和 SEM 可在相关评估手册中找到。
AIMS，阿尔伯塔婴儿运动量表；GM，全身自发性运动评估法；PDMS-2，Peabody 运动发育量表（第 2 版）；TIMP，婴儿运动表现测试；TMQ，总运动商。

全有效地上下楼梯的能力是首要目标。在初步检查中所收集的测试和评估见表 2.4 ~ 2.7。

临床决策：强调父母的目标，治疗以 6 个月为一阶段。

表 2.8 ~ 2.10 显示了在最初治疗阶段内收集的评估信息。

在这期间（6 ~ 8 岁）收集的测量数据见表 2.11 ~ 2.13

决定继续提供咨询服务的水平是基于现有评分与既往表现评分的比较，以及在适当情况下与 DS 的常模进行比较。重要的是继续和家庭一起就目标而合作，并确定社区资源和健康方面的选择。

在这段治疗期间（14 岁）收集的评估信息见表 2.14 ~ 2.16

这个类别反映了在一个 6 周的治疗期中，进行营养咨询的转介，关注与健康相关的目标，为上高中做准备的决定。

表 2.2　Sophia 2 次 Battelle 发育清单 -2（BDI-2）结果，间隔 1 年

年龄	BDI-2 领域	原始分	标准分	百分位等级	Z 值	分析和解释
10 月龄（7.5CA）	适应性	0	55	0.1	–3.00	Sophia 所在的州（美国）规定获得早期干预（EI）资格的标准为：一个能区低于 –2 SD，或者两个能区低于 –1.5 SD；她的运动表现已经达到标准，在适应功能方面也有明显的缺陷 *Z* 值反映的是离均值有多少个 SD 的数量（见图 2.1）
	个人 – 社会	31	100	50	0.00	
	沟通	24	89	23	–0.73	
	运动	24	69	2	–2.07	
	认知	26	90	25	–0.67	
	总分	105	80	9	–1.33	
22 月龄（19.5 CA）	适应性	21	75	5	–1.67	Sophia 接受了为期 12 个月的干预；适应功能有所提高；但需注意她有了新的缺陷，特别是在沟通能区，需要进行额外的评估；与年龄相比，她的运动技能没有提高，但她获得了一些技能 Sophia 仍然符合 EI 的资格，并将继续得到额外的服务
	个人 – 社会	36	80	9	–1.33	
	沟通	30	63	1	–2.47	
	运动	60	71	3	–1.93	
	认知	30	77	6	–1.53	
	总分	177	67	1	–2.20	

表 2.3　Sophia 小学阶段的结局评估结果

年龄	总体结果	分析和解释
4 岁 PDMS-2 （TMQ） 5 岁 PDMS-2 （TMQ）	66 （95% CI 60 ~ 72） 百分位：P1 *Z* 值：–2.27 70 （95% CI 68 ~ 74） 百分位：P2 *Z* 值：–2	3 月龄时 TIMP 的界值，*Z* 值 < –0.5 能正确地识别出 87% 的 4 岁时 PDMS-2 评估 *Z* 值低于 –2 而被归类为运动障碍的儿童 [40] Sophia 的表现远差于同龄人（4 岁和 5 岁时 *Z* 评分低于 –2） 与同龄人相比，她在 4 ~ 5 岁之间的表现没有下降，但也可能没有明显的改善；她与同龄的其他儿童保持着同样的发育速度，但并没有“追赶上”同龄人。 采用文献报道的 SEM（TMQ 48 ~ 59 月龄 =3，60 ~ 71 月龄 =2）计算 95% 置信区间（1.96 × SEM）；由于 4 岁和 5 岁的 95%CI 范围有重叠，Sophia 的真实得分有可能落在重叠范围内，所以这些分数在统计学上并没有差异
4 岁 GMFM-66 使用 GMAE 6 岁 GMFM-66 使用 GMAE 8 岁 GMFM-66 使用 GMAE	54 百分位：P50 60 百分位：P45 61 百分位：P25	使用 GMAE 将 GMFM-66 分数转换为区间分数 GMFM-66 的表现可以在 CP 患儿的生长曲线上标记出来 [64]；百分位数可能随时间而变化，并不能反映能力的真实变化；GMFM-66 评分的变化是更合适的运动能力评估，因为这里百分位的比较是将 Sophia 和其他同龄的 GMFCS Ⅱ级儿童做比较 [31]。注意，这些百分位等级与 Sophia 的其他报告不同，因为其他的报告是将她与没有运动障碍的同龄儿童进行比较的 在 GMFCS Ⅱ级儿童中，GMFM-66 有大影响尺度的 MCID 为 1.5 分 [52]；4 ~ 6 岁的 6 分变化超过了 MCID，与其他Ⅱ级同龄人相比，她的百分位从第 50 百分位移到第 45 百分位；有人可能会说，这种变化虽然在临床上是重要的，但也表明这个儿童与同龄的 CP 患儿保持同步——考虑到她的诊断和 GMFCS 水平，仍然非常接近“平均”预期水平。 6 ~ 8 岁 GMFM-66 1 分的变化并没有超过 MCID，与其他 GMFCS Ⅱ级的同龄人相比，Sophia 实际上似乎已经失去了一些优势，从第 45 百分位下降到了第 25 百分位
8 岁 PEDI-CAT 10 岁 PEDI-CAT 12 岁 PEDI-CAT	日常活动： • T 分：40 • 百分位：P18 移动： • T 分：30 • 百分位：低于 P5 日常活动： • T 分：45 • 百分位：P32 移动： • T 分：30 • 百分位：低于 P5 日常活动： • T 分：50 • 百分位：P50 移动： • T 分：35 • 百分位：P7	从小学到中学，一直应用 PEDI-CAT 追踪 Sophia 的日常活动和移动领域 需注意，关于她与同龄人比较的日常功能活动中技能的进步，她的 T 分数从 40 分（低于均值 –1SD，不到该年龄的第 20 百分位）提高到了 50 分（在该年龄平均预期表现的第 50 百分位） 虽然 Sophia 的日常活动得到了明显的改善，但在 8~10 岁之间，她的活动能力相对稳定，T 值从 30 分到 35 分，显示了运动从均值低于 –2 SD 到均值低于 –1.5 SD 的变化 PEDI-CAT 使用手册指出 [27]，T 值在 70 ~ 30 之间代表在均值 ±2SD 之间，并且在平均年龄预期水平之内。在确定是否应该获得服务资格时，可以也应该使用 T 分数或百分位数来帮助决策 Sophia 较早经历了青春期的快速成长，自从进入青春前期，她就面临着控制体重的挑战。她还经历了整体活动水平的下降（久坐时间的增加，因为她变得更专注于课业学习，而参与娱乐活动更少）。这些因素在解释她的分数时都需要考虑。她的移动能力没有下降，反而随着时间的推移保持稳定或略有增加，这可能是因为她为了保持她的整体健康和活动能力，继续参与了干预和家庭活动项目

注：除非另有文献报道，用于计算 95% CI 的 *Z* 值、百分位数和 SEM 可在评估手册中找到。

GMAE，粗大运动活动评估；GMFM-66，粗大运功功能评估（66 项版本）；PDMS-2，Peabody 运动发育量表（第 2 版）；PEDI-CAT，儿童残疾评估量表计算机自适应测试；TMQ，总运动商。

表 2.4 Jacob 的残疾水平基线数据

	基线得分	解释
肌力 – 测力计（Quad Muscle Strength-Dynamoneter）(N)	49	远远低于与年龄和性别匹配的常模标准[6]
身高（cm）	95	P50
体重（kg）	12.5	P25
BMI	13.8	P10

注：百分位数是基于 DS 儿童人口[47]。

表 2.5 Jacob 的基线——单个任务活动水平数据

	基线得分	解释
5× 由坐到站（秒）	14	
5× 蹬台阶（秒）	30	
6 分钟步行测试（m）	由于行为和认知的限制而拒绝	N/A
立定跳远（cm）	不能	N/A
30 码（约 27 m）跑步速度（秒）	16 秒	缓慢、不成熟、杂乱无章的模式；同龄人的常模标准大约是 7 秒[43]
计时上下楼梯测试（秒）	9 级楼梯 32 秒（1.78 秒 / 级） 上楼梯时采用间歇性交替模式，下楼梯时采用扶住扶手加速模式	8 ~ 14 岁的平均值 =0.58 秒 / 级[79]
计时起立 – 行走测试（秒）	13.5 秒	同龄儿童常模 =6.59 ± 1.36 秒[50] 在 GMFM 的 E 维度得分在 50% ~ 69% 的 DS 儿童常模标准 =11.24 ± 2.47 秒[50]

表 2.6 Jacob 的基线——多个任务水平数据

	基线得分	解释
GMFM88	73%*	低于同龄儿童表现和诊断（标准）[55]
儿童平衡量表	34	低于同年龄同性别儿童均值的 –2SD[25]

注：GMFM 分数可以确定，Jacob 有 34% 的可能性在 5 岁时能够从楼梯的底部走上楼梯至少两步（双足交替，无支持），有 41% 的可能性在 5 岁时学会向前跳［至少 2 英寸（约 5cm），双足同时］[55]。

表 2.7 Jacob 初始阶段的治疗——目标达成量表信息

目标	–2 分	–1 分	0 分	+1 分	+2 分
将 TUDS 提高到 1.4 秒 / 级（总时间）	1.77（32 秒）	1.6（29 秒）	1.4（25.2 秒）	1.25（22.5 秒）	1（18 秒）
把 30 码的跑步速度提高到 12 秒	16	14	12	10	8
将立定跳远提高 2 cm	不能	双脚离地并落地	2 cm	4 cm	6 cm

注：TUDS，计时上下楼梯测试。

表 2.8 Jacob 初始阶段的治疗——残疾水平

	基线	6 月分数	解释
股四头肌肌力 – 测力计（N）	49	53	仍然远低于同年龄和性别匹配的常模标准[6]
身高（cm）	95	97	P50
体重（kg）	12.5	13	P25
BMI	13.8	13.8	P10

注：百分位数是基于 DS 儿童人口[47]。

表 2.9 Jacob 初始阶段的治疗——单个任务活动

	基线得分	每周 1 次的分数						6 个月后得分	解释
5× 由坐到站（秒）	14	15	21	17	19	16	15	15	这个结果没有变化
5× 蹬台阶（秒）	30	27	26	28	24	22	19	18	大约改进了 30%，在该任务中反映了运动控制的进步
6 分钟步行测试（m）	由于行为和认知的限制而拒绝								
立定跳远（cm）	不能	0	0	0	0	3	3	4	实现这一技能；需要不断的实践来完善和改进 GAS 分：+1
30 码跑步速度（秒）	16 秒	16	17	16	15	15	14	13	大约提高 20%；但与同龄人相比，速度仍然很慢 [43] GAS 分：–1
计时上下楼梯测试（秒）	9 级楼梯 32 秒（1.78 秒 / 级）上楼梯时采用间歇性交替模式，下楼梯时采用扶住扶手加速模式	32	31	27	28	31	27	23	大约提高 28% GAS 分：+1
计时起立 – 行走测试（秒）	13.5 秒	13.5	12	13.1	11.4	12	11	10.8	大约 20% 的改进； 提高约 2.07 秒，超过了 MCID；在当前年龄、诊断和粗大运动功能分级的水平上，得分在正常范围内 [50]

表 2.10 Jacob 初始阶段的治疗——多个任务活动

	基线得分	6 月分数	解释
GMFM88	73%*	84%	有超过 MCID 的显著改进 [52]，达到诊断该疾病的同龄儿童分数 [55]——合理决定停止 PT 干预，改为基于社区和适龄儿童的项目的 GM 技能（如 TOP 足球、游泳俱乐部）
儿童平衡量表	34	44	CP 患儿的 MCID=3.66 ~ 5.83[15]。30% 的改善，似乎代表有意义的改变；然而，分数与同年龄同性别的均值 –1.5SD 相近 [25]

注：* 目标能区的改善［上下楼梯、跑步、跳跃；GAS T 评分 =54.57（评分 > 50 视为优于预期的变化）］，随着 GMFM 和儿童平衡量表得分的提高，支持改变 Jacob 的咨询服务水平。并提供数据给家庭与学校的 PT 共享；家庭很乐意让儿童参与社区活动以及适合其年龄的体能和娱乐活动（在社区附近玩耍、社区游泳俱乐部、TOP 足球）。

表 2.11 Jacob 6~8 岁——残疾水平

	基线得分：6 岁	基线得分：8 岁	解释
股四头肌肌力 – 测力计（N）	79	90	有提高，但仍低于同年龄同性别的 2 个标准差 [6]
身高（cm）	110	120	第 50 百分位
体重（kg）	17.5	22.5	第 25 百分位
BMI	13.8	14	第 10 百分位

注：百分位数是基于 DS 儿童人口 [47]

表 2.12 Jacob 6~8 岁——单个任务活动

	基线得分：6 岁	基线得分：8 岁	解释
5× 由坐到站（秒）	15	14	由于有持续的改善和参与适当年龄的家庭和社区体能及娱乐活动，他目前的表现不再需要 PT 干预
5× 蹬台阶（秒）	16	13	
6 分钟步行测试（m）	400	440	
立定跳远（cm）	20	50	
30 码跑步速度（秒）	11	10	
计时上下楼梯测试（秒）	18	14	
计时起立 – 行走测试（秒）	9.8	8.5	

表 2.13 Jacob 6~8 岁——多个任务

	基线得分：6 岁	基线得分：8 岁	解释
GMFM88	80	90	达到该年龄和该诊断的预期水平表现，且不断进步，因此没有必要再进行治疗
儿童平衡量表	48	55	持续改善；6 岁时的得分仍然比同年龄同性别儿童的平均水平低 2 个标准差；8 岁时的得分是 7 岁以上正常发育儿童的平均值 [25]

表 2.14 Jacob 14 岁——损伤层面

	基线得分	解释	6 周分数	解释
股四头肌肌力 – 测力计（N）	150	有提高，但低于同年龄同性别标准 2 个标准差 [6]	152	治疗的重点是有氧健身；继续监测腿部肌肉力量，并鼓励将阻力练习纳入正在进行的健身 / 锻炼计划中
身高（cm）	155	BMI 处于该年龄、性别和诊断的第 90 百分位 [47]。为解决这一缺陷，PT 干预是适当的；并开始向营养学家转诊。	155	BMI 保持在第 90 百分位，但患者和家人愿意采用定期健身和改善营养的方法；并每 6 个月随访监测 [47]
体重（kg）	66		66	
BMI	27.4		27.4	

表 2.15 Jacob 14 岁——单项任务活动

	基线得分	解释	2 周 1 次的得分			6 周后得分	解释
5× 由坐到站（秒）	—	—	—			—	—
5× 蹬台阶（秒）	13	与之前的分数相似	12	12	13	12	本阶段治疗的重点是有氧健身，与 Jacob 和他的家人合作建立一个可持续的健身计划
6 分钟步行测试（m）	420（Jacob 在这次行走总结时报告 OMNI RPE[31] 为 9）	距离减少（与前几年相比），高 OMNI RPE 表明需要关注有氧运动	425	435	450	455（OMNI-RPE=7）	平稳进步，增加了 30m，OMNI-RPE 减少表示改善有意义
立定跳远（cm）	55	技能已经停滞不前，但这不是这段治疗期间的重点	55	54	55	53	技能已经停滞不前，但这不是这段治疗期间的重点
30 码跑步速度（秒）	9.8	由于疲劳而受限	9.9	12	11.5	9	有约 20% 的改善，可能是由于耐力的提高；由于这个任务的动机前后不一致，因此表现有可变性
计时上下楼梯测试（秒）	14	受限于运动控制，特别是下楼时	13	13	12	10	这是 Jacob 及其家人确定的作为此阶段治疗重点的一个目标领域；提高这一技能对安全进入同龄人的高中是必要的
计时起立 – 行走测试（秒）	8.5	同龄人的标准 =4.99 ± 0.87 秒 在 GMFM 维度 E 得分为第 70 ~ 90 百分位的唐氏综合征儿童的得分 =9.42 ± 1.15 秒 [50]	8.7	9	8.5	8.5	这不是这阶段治疗的重点

表 2.16 Jacob 14 岁——多项目活动及参与

	基线得分和解释	6 周得分和解释
GMFM88	—	—
儿童平衡量表	—	—
加拿大作业表现测量（Canadian Occupational Performance Measure，COPM）	优先级 • 更好的上下楼梯，满意度 =2/10 表现 =3/10 • 更好的体能，满意度 =2/10 表现 =1/10 • 更快的跑步速度，满意度 =2/10 表现 =3/10 • 总体满意度 =2 • 总表现 =2.3	• 更好的上下楼梯满意度 =5/10 表现 =6/10 • 更好的体能满意度 =3/10 表现 =6/10 • 更快的跑步速度满意度 =4/10 表现 =5/10 • 总体满意度 =4 （满意度提高≥ 2 表示有意义的改变） • 总表现 =5.4 （满意度提高≥ 2 表示有意义的改变）[42]
儿童活动量表（Activities Scale for Kids，ASK）[78]	70 不参加团体运动或其他社区娱乐活动	85 由于与 Jacob 和他的照护者协作选择了参与社区活动，所以取得了一些改善

注：在 6 周的干预计划之后，COPM 和 ASK 的改善证明了恢复咨询服务水平的合理性。

（张雨平 译，廖麟荣 审）

参考文献

1. Alberta Infant Motor Scale: Available from: URL: http://www.albertainfant motorscale.com/.
2. American Educational Research Association: *Standards for educational and psychological testing*, Washington, DC, 2014, American Educational Research Association.
3. American Physical Therapy Association: guide to physical therapist practice 3.0. Available from: URL: http://guidetoptpractice.apta.org/.
4. American Physical Therapy Association: OPTIMAL 1.1 Data collection instrument. Available from: URL: http://www.apta.org/OPTIMAL/.
5. American Psychiatric Association: *Diagnostic and statistical manual of mental disorders*, ed 5, Washington, DC, 2013, American Psychiatric Association.
6. Backman E, Odenrick P, Henriksson K, Ledin T: Isometric muscle force and anthropometric values in normal children aged between 3.5 and 15 years, *Scand J Rehabil Med* 1:105–114, 1982.
7. Barnett A: is there a "movement thermometer" for developmental coordination disorder? Curr Dev Disord Rep 20141:132–139.
8. Barnhart R, Davenport M, Epps S, Nordquist V: Developmental coordination disorder, *Phys Ther* 83:722–731, 2003.
9. Bosanquet M, Copeland L, Ware R, Boyd R: A systematic review of tests to predict cerebral palsy in young children, *Dev Med Child Neurol* 55:418–426, 2013.
10. BOT 2: Bruininks-Oseretsky Test of Motor Proficiency, Second Edition. Available from: URL: http://www.pearsonclinical.com/therapy/products/100000648/bruininks-oseretsky-test-of-motor-proficiency-second-editionbot-2.html.
11. Brennan R, editor: *Educational measurement (American Council on Education/Oryx Press Series on Higher Education)*, Lanham, 2006, Maryland: rowan & Littlefield Publishers.
12. Broderick J, DeWitt E, Rothrock N, Crane P, Forrest C: Advances in patient-reported outcomes: the NIH PROMIS measures, *EGEMS* 1:1–7, 2013.
13. Campbell S, Kolobe T, Wright B, Linacre J: Validity of the Test of Infant Motor Performance for prediction of 6-, 9-, and 12-month scores on the Alberta Infant Motor Scale, *Dev Med Child Neurol* 44:263–272, 2002.
14. Campbell S: *The Test of Infant Motor Performance. Test user's manual version 3.0 for the TIMP Version 5*, Chicago, 2012, Infant Motor Performance Scales. LLC.
15. Chen CL, Wu KP, Liu WY, Cheng HY, Shen IH, Lin KC: Validity and clinometric properties of the Spinal Alignment and Range of Motion Measure in children with cerebral palsy, *Dev Med Child Neurol* 55:745–750, 2013.
16. Connors 3 Rating Scales. Available from: URL: http://addwarehouse.com/shopsite_sc/store/html/conners-3-manual.html.
17. Copay A, Suback B, Glassman S, Polly D, Schuler T: Understanding the minimum clinically important difference: a review of concepts and methods, *Spine* 7:541–546, 2007.
18. Darrah J, Piper M, Watt M: Assessment of gross motor skills of at-risk infants: predictive validity of the Alberta Infant Motor Scale, *Dev Med Child Neurol* 40:485–491, 1998.
19. Darsaklis V, Snider L, Majnemer A, Mazer B: Predictive validity of Prechtl's Method on the Qualitative Assessment of General Movements: a systematic review of the evidence, *Dev Med Child Neurol* 53:896–906, 2011.
20. Downing S, Haladyna T: *Handbook of test development*, New York, 2006, Routledge.
21. Einspieler C, Prechtl H: Prechtl's assessment of general movements: a diagnostic tool for the functional assessment of the young nervous system, *Ment Retard Dev D R* 11:61–67, 2005.
22. Fein M: *Test development: fundamentals for certification and evaluation*, Alexandria, VA, 2012, ASTD Press.
23. Flegel J, Kolobe T: Predictive validity of the Test of Infant Motor Performance as measured by the Bruininks-Oseretsky Test of Motor Proficiency at school age, *Phys Ther* 82:762–771, 2002.
24. Folio M, Fewell R: *Peabody Developmental Motor Scales*, ed 2, Austin, TX, 2000, Pro-Ed Publishers.
25. Franjoine MR, Darr N, Held SL, Kott K, Young BL: The performance of children developing typically on the pediatric balance scale, *Pediatr Phys Ther* 22:350–359, 2010.
26. Gross Motor Function Measure: Available from: URL: https://canchild. ca/en/resources/44-gross-motor-function-measure-gmfm.
27. Haley S, Coster W, Dumas H, Fragala-Pinkham M, Moed R: *Evaluation of Disability Inventory Computer Adaptive Test: development, standardization and administration manual*, Boston, 2012, Health and Disability Research Institute.
28. Haley S, Fragala-Pinkham M: Interpreting change scores of tests and measures used in physical therapy, *Phys Ther* 86:735–743, 2006.
29. Hanna S, Russell D, Bartlett D, Kertoy M, Rosenbaum P, Swinton M: *Clinical measurement practical guidelines for service providers*, 2005. Available from: URL: http://www.canchild.ca/en/canchildresources/resources/ClinicalMeasurement.pdf.
30. Hanna S, Russell D, Bartlett D, Kertoy M, Rosenbaum P, Wynn K: Measurement practices in pediatric rehabilitation: a survey of physical therapists, occupational therapists, and speech-language pathologists in Ontario, *Phys Occup Ther Pediatr* 27:25–42, 2007.
31. Hanna SE, Bartlett DJ, Rivard LM, Russell DJ: Reference curves for the Gross Motor Function Measure: percentiles for clinical description and tracking over time among children with cerebral palsy, *Phys Ther* 88:596–607, 2008.
32. Hay J, Hawes R, Faught B: Evaluation of a screening instrument for developmental coordination disorder, *J Adolesc Health* 34:308–313, 2004.
33. IMPS: infant Motor Performance Scales. Available from: URL: http://thetimp.com/.
34. Iyer L, Haley S, Watkins M, Dumas H: Establishing minimal clinically important differences for scores on the Pediatric Evaluation of Disability Inventory for inpatient rehabilitation, *Phys Ther* 83:888–898, 2003.
35. Jette D, Halbert J, Iverson C, Miceli E, Shah P: Use of standardized outcome measures in physical therapy practice: perceptions and applications, *Phys Ther* 89:125–133, 2009.
36. Kaufman Brief Intelligence Test, Second Edition (KBIT-2). Available from: URL: http://www.pearsonclinical.com/psychology/products/100000390/kaufman-brief-intelligence-test-second-edition-kbit-2.html.
37. Ketelaar M, Russell D, Gorter JW: The challenge of moving evidencebased measures into clinical practice: lessons in knowledge translation, *Phys Occup Ther Pediatr* 28:191–206, 2008.
38. King GA, McDougall J, Palisano RJ, Gritzan J, Tucker M: Goal attainment scaling: its use in evaluating pediatric therapy programs, *Phys Occup Ther Pediatr* 19:31–52, 1999.
39. Kiresuk T, Sherman R: Goal attainment scaling: a general method for evaluating comprehensive community mental health programs, *Ment Health J* 4:443–453, 1968.
40. Kolobe T, Bulanda M, Susman L: Predicting motor outcome at preschool age for infants tested at 7, 30, 60, and 90 days after term age using the Test of Infant Motor Performance, *Phys Ther* 84:1144–1156, 2004.
41. Law M, King G, Russell D, MacKinnon E, Hurley P, Murphy C: Measuring outcomes in children's rehabilitation: a decision protocol, *Arch Phys Med Rehab* 80:629–636, 1999.
42. Law M, Majnemer A, McColl M, Bosch J, Hanna S, Wilkins S: Home and community occupational therapy for children and youth: a before and after study, *Can J Occupat Ther* 53:289–297, 2005.
43. Malina R, Bouchard C, Bar-Or O: *Growth, maturation, and physical activity*, ed 2, Champaign, IL, 2004, Human Kinetics.
44. Maloney E, Larrivee L: Limitations of age-equivalent scores in reporting the results of norm-referenced tests, *Cont Iss Comm Sci Dis* 34:86–93, 2007.
45. Missiuma C, Cairney J, Pollock N, et al.: A staged approach for identifying children with developmental coordination disorder from the population, *Res Dev Disabil* 32:549–559, 2011.
46. Movement Assessment Battery for Children-Second Edition (Movement ABC-2). Available from: URL: http://www.pearsonclinical.com/therapy/products/100000433/movement-

assessment-battery-for-children-secondedition-movement-abc-2.html.

47. Myrelid A, Gustafsson J, Ollars B, Anneren G: Growth charts for Down syndrome from birth to 18 years of age, *Arch Dis Child* 87:97–103, 2002.
48. NSMDA: Physiotherapy assessment for infants & young children. Available from: URL: http://nsmda.com.au/.
49. Newborg J: *Battelle Developmental Inventory*, ed 2, Itasca, IL, 2005, Riverside Publishing.
50. Nicolini-Panisson RD, Donadio MV: Normative values for the Timed 'Up and Go' test in children and adolescents and validation for individuals with Down syndrome, *Dev Med Child Neurol* 56:490–497, 2014.
51. Øerg GK, Jacobsen BK, Jøgensen L: *Predictive value of general movement assessment for cerebral palsy in routine clinical practice*, *Phys Ther*, 95:1489–1495, 2015.
52. Oeffinger D, Bagley A, Rogers S, et al.: Outcome tools used for ambulatory children with cerebral palsy: responsiveness and minimum clinically important differences, *Dev Med Child Neurol* 50:918–925, 2008.
53. Reference deleted in proofs for 53.
54. Palisano RJ, Rosenbaum P, Bartlett D, Livingstone R: *Gross Motor Function Classification System—expanded and revised*, Hamilton, Ontario, 2007, CanChild Centre for Childhood Disability Research, McMaster University.
55. Palisano RJ, Walter SD, Russell DJ, et al.: Gross motor function of children with down syndrome: creation of motor growth curves, *Arch Phys Med Rehabil* 82:494–500, 2001.
56. Peabody Developmental Motor Scales, Second Edition (PDMS-2): Available from: URL: http://www.pearsonclinical.com/therapy/products/100000249/peabody-developmental-motor-scales-second-editionpdms-2.html.
57. Pediatric Evaluation of Disability Inventory. Available from: URL: http://www.pearsonclinical.com/childhood/products/100000505/pediatricevaluation-of-disability-inventory-pedi.html.
58. Piper M, Darrah J: *Motor assessment of the developing infant*, Philadelphia, 1994, WB Saunders.
59. Portney L, Watkins M: *Foundations for clinical research: applications to practice*, ed 3, New Jersey, 2009, Pearson/ Prentice Hall.
60. Prechtl H: Qualitative changes of spontaneous movements in fetus and preterm infant are a marker of neurological dysfunction, *Early Hum Dev* 23:151–158, 1990.
61. Riddle D, Stratford P: *Is this change real? Interpreting patient outcomes in physical therapy*, Philadelphia, 2013, FA Davis.
62. Ringwalt S: Summary table of states' and territories' definitions of /criteria for IDEA Part C eligibility, *Early Childhood Technical Assistance Center*, 2015. Available from: URL: http://ectacenter.org/topics/earlyid/partcelig.asp.
63. Rosenbaum P, Walter S,SH, et al.: Prognosis for gross motor function in Cerebral Palsy: creation of motor development curves, *JAMA* 288: 1357–1363, 2002.
64. Rosenbaum P, Walter SD, Hanna S, et al.: Prognosis for gross motor function in Cerebral Palsy: creation of motor development curves, *JAMA* 288:1357–1363, 2002.
65. Rothstein J, Campbell S, Echternach J, Jette A, Knecht H, Rose S: Standards for tests and measurements in physical therapy practice, *Phys Ther* 71:589–622, 1991.
66. Russek L, Wooden M, Ekedahl S, Bush A: Attitudes toward standardized data collection, *Phys Ther* 77:714–729, 1997.
67. Russell D, Rivard L, Walter S, et al.: Using knowledge brokers to facilitate the uptake of pediatric measurement tools into clinical practice: a before-after intervention study, *Implement Sci* 5:1–17, 2010.
68. Russell D, Rosenbaum P, Wright M: *Gross Motor Function Measure (GMFM-66 and GMFM-88) user's manual*, London, 2013, MacKeith Press.
69. Sampson J: *Computer-assisted testing in counseling and therapy*, ERIC Digest, 1995. Available from: URL: https://www.counseling.org/resources/library/ERIC%20Digests/95-26.pdf.
70. Spironello C, Hay J, Missiuma C, Faught E, Cairney J: Concurrent and construct validation of the short form of the Bruininks-Oseretsky Test of Motor Proficiency and the Movement-ABC when administered under field conditions: implications for screening, *Child Care Health Dev* 36:499–507, 2010.
71. Spittle A, Lee K, Spencer-Smith M, Lorefice M, Anderson P, Doyle L: Accuracy of two motor assessments during the first year of life in preterm infants for predicting motor outcome at preschool age, *PLoS One* 10(5):e0125854, 2015.
72. The Canadian Occupational Performance Measure. Available from: URL: http://www.thecopm.ca/.
73. Trevena LJ, Davey HM, Barratt A, Butow P, Caldwell P: A systematic review on communicating with patients about evidence, *J Eval Clin Pract* 12:13–23, 2006.
74. Venetsanou F, Kambas A, Elinoudis T, Fatouros I, Giannakidou D, Kourtessis T: Movement Assessment Battery for Children test be the "gold standard" for the motor assessment of children with developmental coordination disorder? *Res Dev Disabil* 31:1–10, 2011.
75. Wang Y, Hart D, Stratford P, Mioduski J: Baseline dependency of minimal clinically important improvement, *Phys Ther* 91:675–688, 2011.
76. Wilson B, Crawford S, Green D, Roberts G, Aylott A, Kaplan B: Psychometric properties of the Revised Developmental Coordination Disorder Questionnaire, *Phys Occupat Ther Pediatric* 29:182–202, 2009.
77. Workgroup on Principles and Practices in Natural Environments: *OSEP TA Community of Practice: part C Settings. Agreed upon mission and key principles for providing early intervention services in natural environments*, 2008. Available from: URL: http://ectacenter.org/~pdfs/topics/families/ Finalmissionandprinciples3_11_08.pdf.

77a. World Health Organization: *International classification of functioning, disability and health: ICF*, Geneva, Switzerland, 2001, World Health Organization.

78. Young N, Williams I, Yoshida K, Wright J: Measurement properties of the Activities Scale for Kids, *J Clin Epidemiol* 53:125–137, 2000.
79. Zaino CA, Marchese VG, Westcott SL: Timed up and down stairs test: preliminary reliability and validity of a new measure of functional mobility, *Pediatr Phys Ther* 16:90–98, 2004.

推荐阅读

Copay A, Suback B, Glassman S, Polly D, Schuler T: Understanding the minimum clinically important difference: a review of concepts and methods, *Spine* 7:541–546, 2007.

Haley S, Fragala-Pinkham M: Interpreting change scores of tests and measures used in physical therapy, *Phys Ther* 86:735–743, 2006.

Hanna S, Russell D, Bartlett D, Kertoy M, Rosenbaum P, Swinton M: *Clinical Measurement Practical Guidelines for Service Providers*, 2005. Available from URL: http://www.canchild.ca/en/canchildresources/resources/ClinicalMeasurement.pdf.

Hanna S, Russell D, Bartlett D, Kertoy M, Rosenbaum P, Wynn K: Measurement practices in pediatric rehabilitation: a survey of physical therapists, occupational therapists, and speech-language pathologists in Ontario, *Phys Occup Ther Pediatr* 27:25–42, 2007.

Oeffinger D, Bagley A, Rogers S, et al.: Outcome tools used for ambulatory children with cerebral palsy: responsiveness and minimum clinically important differences, *Dev Med Child Neurol* 50:918–925, 2008.

Palisano RJ, Walter SD, Russell DJ, et al.: Gross motor function of children with down syndrome: creation of motor growth curves, *Arch Phys Med Rehabil* 82:494–500, 2001.

Rosenbaum P, Walter S,SH, et al.: Prognosis for gross motor function in Cerebral Palsy: creation of motor development curves, *JAMA* 288:1357–1363, 2002.

Russell D, Rivard L, Walter S, et al. Using knowledge brokers to facilitate the uptake of pediatric measurement tools into clinical practice: a before-after intervention study, *Implement Sci* 5:1–17.

Trevena LJ, Davey HM, Barratt A, Butow P, Caldwell P: A systematic review on communicating with patients about evidence, 2010, *J Eval Clin Pract* 12:13–23, 2006.

第 3 章 运动发育和运动控制

Suzann K. Campbell, Regina T. Harbourne, Stacey Dusing

“发育可以被看作是一个具有个体特点的、优选的、非强制性的，同时具有不同程度的稳定和不稳定性的不断变化着的行为状态，而不是一个在结构上一成不变的各个阶段逐步提升的预定序列。”

Esther Thelen, p77, Mind as Motion, 1995[313]

运动表达了我们的需求、偏好、欲望、成功，它是我们与环境互动的方式之一。作为物理治疗师，我们经常被问到有关早期运动的问题，这些问题以“什么时候”为核心词：我的孩子什么时候可以走路？我的孩子什么时候可以自己坐起来？或者，随着时间的推移，这个问题可能会从关心时间的问题改为绝对问题：我的孩子能学会骑自行车吗？实际上，作为运动专家，物理治疗师必须掌握比关于运动发育里程碑发生的时间更多的知识。我们的问题需要集中在“如何（How）”这个核心上，这样我们就可以解释一个孩子如何学会坐、爬行、站立和行走。了解技能是如何产生的对我们有三个好处。首先，我们的预测会变得更加准确。了解随时间而发生的变化的成因，会进一步提高我们对何时发生下一个变化进行预估的能力。其次，了解技能是如何产生的，使治疗师能够分析出儿童能力的不足之处，从而制定出填补这一不足的计划。最后，了解有助于技能提升的多个变量，可以在设计适合于个别儿童的干预措施方面实现多样性。本章中，我们将详细探讨何时（When）、如何（How）、为什么（Why），以及发展什么运动技能（What），以达到理解如何帮助有运动需求的儿童获得有效的物理治疗的最终目标。

要理解运动发育，需要把运动放到特定的环境之中。运动技能不是在真空中发育的；运动的发育取决于儿童的个体因素（生理、气质、认知）和环境因素。环境包括：直接的微系统环境（microsystem environment）（母体内、家人、家庭、周围环境、同龄人）、外部系统环境（exosystem environment）（家族、邻里、学校），以及宏观系统环境（macrosystem environment）（社区、社会体制、文化）[42]。因此，儿童物理治疗师必须考虑到行为建立的影响层面，我们必须明白，并非所有的行为都会在环境中表现出来。例如，一个害羞的儿童可能不愿意在陌生的医疗环境中展示她跳或踢球的能力，尽管她在自家后院可以熟练而愉快地展示这些技能。一个饥饿的婴儿在测试过程中向后弓背，拒绝某个玩具，但一旦生理需求得到了满足，他就能很容易地独坐并专注地玩同样的玩具。在“不在地板上玩耍”的文化环境中长大的婴儿即使他的伸肌并没有问题，可能也不会表现出俯卧位的一些技能。所有这些个人、环境和文化因素都会导致运动技能发育的广泛多样性，以及整个儿童时期获取运动控制能力的差异性。

虽然大量证据支持运动技能发育存在一般发育趋势（图 3.1），但也有强证据显示，儿童在功能性运动技能的习得上有很大的差异。是什么导致了这种差异呢？治疗师在治疗计划中如何利用发育系统的灵活性和适应性来建立技能呢？在本章中，首先，我们需要理解发育性变化的理论基础，关注那些随着时间的推移和儿童发育研究的进展而被检验、接受、摈弃或修正过的观点，以及其历史影响。其次，我们会讨论现有的治疗性运动干预框架，该框架包含了多种被认为会影响儿童发育变化或影响儿童“如何”发育的外在因素。我们循着这些外在因素，详细分析影响儿童运动技能的内部因素：那些重要的运动控制领域内的变量，这些变量用于确定儿童发育过程中选择策略时“为什么”这个问题。再次，我们将更详细地描述具体的运动技能习得：发育的内容及时间。最后，我们将提供不同年龄阶段儿童的发育示范案例，包括“如

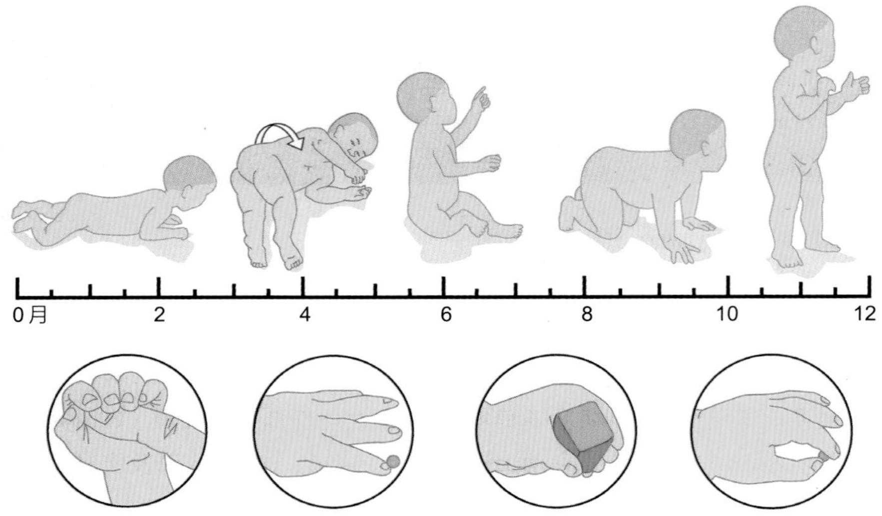

图 3.1　部分粗大运动及精细运动里程碑的发育时间轴（绘自 courtesy Ricardo Solis, Costa Rica.）

何做”“做什么”“为什么”，以及“何时做”等内容作为指南参考，以便在治疗实践过程中拥有丰富的发育性的视野，同时根据个别儿童及其生活环境的需要调整实践。

理论背景：理解运动技能如何，以及为什么会随着时间变化的基本原理

当我们观察到一个孩子获得了一个新的技能时，我们要问“他是如何获得的”，或者当我们在尝试制订一个促进运动发育的治疗计划时，我们要问“为什么他不能熟练掌握某项任务”，对儿童发育理论的理解有助于我们对这些问题有更深层次的认识。理论驱动着我们思考问题的方式，同时扩展了我们寻找问题、解决方案的空间。在本章中，我们将讨论一些主要的理论观点，这些观点帮助我们以综合的方式来思考发育过程。重要的是，发育理论有些是来源于运动领域以外的贡献者。事实上，许多发育研究来自心理学家和其他领域的学者，他们关注认知和语言的发育，以及运动技能如何有助于学习 [5]。早期的理论专家将运动和运动技能作为研究发育所有领域的主要手段。通过运动，儿童可以表达他 / 她对世界的了解（认知）、他 / 她如何影响世界（适应技能）、如何交流思想（语言），以及如何与他人联系（社会 / 情感）。因此，运动技能揭示的不仅仅是肌肉骨骼系统的发育信息。运动还揭示了有关儿童的全面性发育信息，以及其他领域在循环和不断变化的关系中对运动技能的影响。

Thelen 和同事 [317] 围绕着三种世界观总结了一些主要的发育变化的理论：①神经 – 成熟理论；②认知理论；③动态系统理论。每一种理论都有其历史贡献，同时这也揭示了改变固有观念在对加速新知识的拓展及这些知识随后在临床上的解释和应用方式中具有的强大作用 [19,80,313,314]。本章中将简要地回顾这些理论，表 3.1 概括了它们的主要特征。

神经 – 成熟理论

神经 – 成熟理论（neural-maturationist theories）的观点是由 Arnold Gesell[123,124,125,126,127,128]、Shirley[285] 等人开创的。这种观点认为，个体发育行为是“生物的一种内在属性，神经成熟导致预定模式的展现，这些模式可以被环境影响，但不会从根本上被环境改变” [317]。按照这种观点，功能性行为随着神经系统的成熟而出现，越复杂的行为越能反映神经系统活动中更高层次的活动。因此，这一理论依赖于神经控制结构的等级成熟的假设。把神经 – 成熟理论观点的核心概念再深入一点，就会发现这个观点主要关注儿童和儿童的神经系统。人们甚至可以将这个想法扩展到个体的遗传背景。因此，这种起源于 20 世纪初的观点，试图对生物进行归纳和分类，并使用线性的方式对生物体未来的样子给予预测。这些来自发育学家的神经 – 成熟观点与当时发现的神经系统控制运动的方式有关，以及由此导致的行为的变化与神经系统的变

表 3.1 发育理论的对比

	神经 – 成熟理论	认知：行为	认知：piaget	运动学习理论	动态系统理论
“里程碑”观点	运动发育的里程碑随着 CNS 的成熟而出现	里程碑只是对行为的经验性描述	表示平衡和不平衡的交替周期	无特定的发育里程碑，运动学习的里程碑包括：认知阶段、关联阶段、自主阶段	表面上的发育里程碑实际上是一种相对稳定的状态，产生于多个系统的自我组织和突现特性，每个系统都以自己的持续速率在发育
发育的驱动力	发育随着屈肌和伸肌优势及对称和不对称的交替而螺旋上升，这取决于中枢神经系统的成熟度	发育在个体与环境的互动中产生	发育是通过认知 – 神经结构和环境活动机会间的相互作用产生	试错练习导致运动程序的发育	个体的发育是由于生物体认识到环境的可获得性，并选择（自我组织的）可用范围内对任务最适当的反应
发育的基石	反射	对环境刺激的巴甫洛夫反应和可操作性反应	首先的行动是反射，随后是自主运动	一般运动程序，再现模式和再认模式是发育中学习的基石	多个系统合作：每个系统各自的发育速度及自我激励的对环境的探索

注：CNS（central nervous system），中枢神经系统。

化相互关联。

与此同时，神经元细胞染色技术的使用使神经 – 成熟理论取得了显著的进展，因为它揭示了运动控制系统的结构。

“结构 – 功能”概念和运动控制的成熟理论是神经元学说的两种理论产物。解剖学家使用染色技术发现：结构特征区分了神经系统内部和区域之间的神经元亚群，并且在发育过程中发生了神经形态学上的变化。大量形态学的发现引发了一种观点，即由神经系统的结构组织来决定其行为功能（结构 – 功能）。生理学家通过研究产生单一运动的独立的神经系统反应，如牵张反射，即肌肉受到自身感受器的刺激而迅速收缩，这为行为的结构 – 功能控制提供了证据。通过对猫、狗和猴脊髓反射功能的大量研究，Sherrington 也赞成行为是按照等级来进行组织的观点，简单的反射（由感受器、神经中枢和效应器组成）是神经整合的基本功能单位 [284]。此外，他提出运动行为是兴奋性活动和抑制性活动在突触叠加后，简单反射［如反射链（reflx chaining）］的复合协调产物。Sherrington 的反射链概念在 20 世纪上半叶的生理学研究中占据主导地位，这导致生理学家在解释行为时很少注意到运动控制的其他观点 [121]。

结构 – 功能组织和反射链在运动发育研究中被普遍采用，因为刺激诱发的行为与神经通路的解剖变化之间存在时间上的联系 [174]。早期的研究确定了一个新的行为出现的时候，同时发生了神经解剖学的变化，但并没有考虑其他变量，如环境强化或经验 [314] 是否促进了行为的变化。因此，科学家们提出，神经成熟过程中某些可预测的变化会引起行为变化 [165,226]，这为成熟理论奠定了基础。与此同时，等级反射链理论的发展包括这样一个概念，即反射行为是动物系统发育起源的表现，这就导致了使用系统发育这个术语来说明生命第一年内的基本技能和早期运动技能，如翻身和爬行 [174]。这些观念合并为一种观点，即原始行为是由系统发育较早的神经结构控制的，这些运动最终会消失或被后来分化的系统发育较晚的神经结构所抑制 [319]。这些观点表明，运动控制的发育主要是内部神经发育的反映。在 20 世纪后半叶，这些神经 – 成熟观点似乎很少或根本没有受到科学上的挑战，也许是因为发育学专业的学生很少注意到当时出现的神经生物学研究的其他方向的研究 [121]。

除了 Sherrington，像 Gesell 这样的成熟主义者也受到了达尔文 [223]（进化论、自然选择）和 Coghill[72]（全身运动将从本质上被分化为特定的行为）的影响。这些影响促使 Gesell 对行为自然发生过程进行详细描述和对行为与神经系统成熟之间的关系进行研究 [314]。因此，神经 – 成熟理论模型反映了一种观念，即儿童的神经系统驱动了行为的变化，忽略了任何外部环境作用的考虑。

Gesell 的观点和研究结果导致了对儿童运动发育里程碑和其他已经获得或将不断获得的适应性行为的

重要测试的发展，这对发育迟缓或异常行为诊断领域的实践产生了巨大的影响[80,314]。几乎所有后续开发的测试都包含了源自Gesell测试的条目框架。目前发育测试中出现的条目示例：观察4月龄儿童仰卧位，头保持中立位，4月龄儿童将吊环拉到嘴边；5月龄时在拉–坐起动作中的头部控制。Gesell强调并相信发育里程碑是生物学的指令。但是，他最终观察到，儿童之间确实存在个体差异，并在他的职业生涯即将结束时，开始认识到环境因素在发育中的作用，特别是环境因素对认知发育的影响。尽管有这种认识，他却从未完全解决环境的作用和他坚持的神经–成熟理论是推动发育的主导力量这两者之间的矛盾。

儿童物理治疗最初是基于神经–成熟理论模型发展起来的。因此，人们把重点放在检查反射发育的阶段和运动里程碑方面，并将此作为神经成熟水平不断提高的反映[167]。反射和运动发育里程碑的检查实际上一直成为临床神经学检查的主要工具[266]。对特定刺激的反射性反应存在或缺失成为决定是否有必要进行进一步测试或者对可疑的神经问题进行可能的随访干预的决策工具[303]。早期儿童中枢神经系统疾病的功能障碍的治疗策略是围绕抑制原始反射来组织的，因为原始反射持续存在将产生活动受限。在抑制原始反射的同时还伴随着促进直立反应和平衡反应，这两者被认为是熟练自主运动行为发育的潜在协调结构。这样的治疗策略通常假设了只要得到抑制和促进，功能性结果自然会随之而来。然而，用检查反射来预测未来功能效用是有限的，自发性运动的评估在功能评价和预测中则更为准确[234]。

早期用于分析和治疗运动迟缓或功能障碍的儿童物理治疗策略均源自神经–成熟理论模型，包括Bobath疗法、Rood疗法和Ayres感觉统合训练[322]。认识这些治疗策略影响的关键在于它们将治疗关注点集中在儿童运动的模式方面，从而形成了对“原始的”“异常的”运动与正常运动的对照和分类。异常运动模式被解释为来自不成熟或较低（更原始）水平的神经系统的过度影响。虽然我们这里的目的不是描述治疗方法，但一个例子可以阐明早期成熟主义理论对选择治疗策略的影响。想象一下，一名9月龄的婴儿由于独坐和伸手拿玩具的功能发育迟缓而接受评估，评估者注意到婴儿的不对称姿势，当头部转向右侧时，右侧上肢同时伸直（2月龄左右的婴儿拥有的明显的紧张性反射）。这可能被解释为低水平的脑干对婴儿运动的不适当影响，阻碍了儿童独坐和够物的能力（这被认为是神经系统“更高级”技能）。干预可能是尝试帮助婴儿通过辅具或体位来避免或抑制不对称的姿势，并保持更多的中立位姿势，以激发或刺激“更高级”的运动控制。这些较高级的神经系统将抑制不对称性姿势，从而允许婴儿随着时间的推移发展独坐和够物技能。从神经–成熟理论的观点来看，运动里程碑将按顺序出现，因此在“更早期”的技能（如坐和爬行）出现之前，不会出现站立或行走等技能。当我们简要回顾其他理论观点来说明理论对治疗干预的影响时，我们以同一个案例来讨论。

大约与Gesell同一时期，另外一名学者Skinner[217]也在推广他的行为主义理论。这一理论与Gesell的观点相反，因为Skinner假设：环境可以通过正强化或负强化来改变行为。他认为驱动力来自儿童的外部，而不是儿童内在的神经系统变化。这种行为方法代表了这样一种观点，即对孩子的外部影响推动了行为的改变，而发育不受遗传或成熟的影响，即“天性”所预先决定的。从行为的角度来看，如果一名儿童的行为以某种方式得到了正强化，那么这个儿童就会重复这个动作或行为。同样，如果行为引起负强化，则该行为不太可能被重复。因此，随着时间推移，会因为环境正向或负向的强化某种特定的行为而发生行为塑造。Skinner的行为方法是目前用于自闭症患儿的行为改变治疗方法的基础[88]。行为主义的方法显然不属于神经–成熟理论的范畴，它可以被看作是一种“学习”的方法，它似乎属于认知的范畴。然而，行为主义学家们并没有特别地相信认知系统或神经系统，而是指出行为可以被塑造，但却没有指出塑造过程背后的机制。因此，行为主义学家们突破了成熟理论阵营的界限，同时也注意到行为上的变化。但只是注意到了在某种程度上导致了变化的外部驱动力，却没有直接解决其产生变化的机制。

另一个打破成熟主义理论界限的人是Myrtle McGraw，她一直被认为是成熟理论学派的支持者。然而，她在20世纪30年代发展了一个运动发育理论，其中包含了现代动态系统方法中许多理解运动技能发育的基本要素，因为她实际上同时考虑了儿童的成熟及环境和经验的影响[19,80,226]。因此，她超越了Gesell的成熟主义观点和Skinner的行为主义观点。McGraw是一位心理学家，她最为著名的研究是关于密集纵向干预的效果。这个研究涉及对一对20日龄儿童的双胞胎男孩Johnny和Jimmy中较弱的Johnny进行干预。她的研究是在成熟理论（以Gesell为代表）和行为理论（以Skinner为代表）之间的先天–后天争论达到顶峰时进行的。总之，她的研究表明，在出生后的第一年，每天对儿童新发育出的技能进行长达7小时的训练，并不会加快运动发育的速度。然而，她的轶事（非正式）评论表明，双胞胎中接受训练的一个比另一个只是得到常规照护而没有与人互动且每天大部分时间都在婴儿床上、运动和探索被局限于婴儿床内的同胞兄弟有更好的运动协调性。

McGraw的工作曾经被认为是支持神经成熟理论的，即环境对儿童发育的影响很小。但是，在Johnny出生后的第二年，McGraw为他（曾经在第一年接受训练的双胞胎中的一个）提供了一个更富有挑战性的刺激环境，以及大量的练习机会（每天3小时），以发展不太可能出现在2岁以下儿童中的运动技能，如轮滑、攀爬70°斜坡、从高的台阶跳下等。在这些条件下，Johnny在体格生长、解决困难的运动控制情况方面表现出色，甚至获得了在定期测试中都拒绝尝试的技能。McGraw还注意到，Johnny在执行任务时表现出非凡的毅力，并且他在开始执行任务之前会对形势进行全面的视觉审查。此外，这对双胞胎40岁时的影像资料显示，与Jimmy相比，在出生后最初2年中接受了集中训练的Johnny，其体格和运动的优雅协调方面更出色。体验新的运动技能及解决问题，增强了曾经接受过训练的双胞胎之一的体格发育，并且技能的提高一直会持续到成年。

虽然对两个个案的分析结果不能致使运动发育的法则被确定下来，但McGraw的研究清楚地表明，我们对那些很少受到刺激以充分发挥早期运动技能发育潜力的幼儿的内在可能性知之甚少。通过类比可以假设，我们对治疗策略如何影响运动障碍改善的理解仍然是肤浅的。

McGraw还描述了发育的不平衡性，在这种不平衡性中，一个特定的行为模式有一个“开始、潜伏、完善和衰退”的时期[226]。她对重要运动模式的内在发展过程的纵向研究结果发表于1945年，时至今日，它仍然是有价值的。基于每天的观察，她经常看到一个运动模式在成为婴儿稳定的技能之前，只出现一两次，然后就消失了。最初趋于稳定时，这种活动似乎会是用力过度和夸张的。此外，她指出：“当儿童开始控制一种模式或模式的某一方面时，活动本身就成为其重复的动机”[226]。因此，在出生后早期，为了运动而运动是一种功能性活动。一般来说被归到动态系统理论阵营的Adolph及其同事[7]对婴儿发育进行的每日观察证实，在稳定的新模式出现之前，动作技能的多个日常转变已经存在。例如，一个婴儿可能在一天内尝试不同的爬行方式（向前腹爬、俯卧打转、膝手支撑摇摆和向前扑），甚至从一个模式转换到另一个模式[7]。

McGraw认为，一个稳定的运动模式可能会消失，转化为儿童全部技能的一部分，取而代之的是一些快速发展的新行为。最终，“消失”的运动将重新出现，并以最省力的形式被利用。她是最早注意到运动行为存在正常回退（normal regression）的人之一，也是最早认识到神经和行为发育具有双向性的发育心理学家之一[19,27,237,256]。一个行为也可以与其他行为相整合，形成一个复杂的活动。因此，McGraw指出在不同的成熟阶段，一个行为的发育过程可能看起来很不一样。例如，在早期的行走技能练习中，一个有了行走能力的婴儿可能暂时会更多地使用双手扶物走[74]。而另一个婴儿学会了走路，在一个具有认知挑战性的任务中，即使爬行是一个更有效的选择时，他可能也会坚持用脚行走[21]。尽管McGraw讨论了发育方面的回退现象及对新技能的正常使用，但最近的研究表明，复杂的认知、感知和运动相互作用，可能解释了儿童不断重新配置资源的原因。在技能习得期间儿童改变着自身资源的配置，可能导致某一特定技能的明显暂时回退或持续使用[20]。

因为McGraw注意到了在许多发育运动模式中的这些不同特征，她认为时断时续、突然出现和回退，以及正在出现、发育和回退模式的重叠，是坚定的发育原则，发育中的“抓拍”（如运动里程碑测试）不能充分反映发育的基本过程[19]。Adolph及其同事[7]目前的工作证实了这一观点。McGraw坚信有敏感期（她实际上使用了“关键期”一词，但后来后悔了，因为在生物学中，这个词被解释为“要么用它，要么永远失去它”），在这期间干预可以对发育行为模式产生最大的影响[14]。在敏感期，某些经历对发育有特别重要的影响，虽然这些影响可能随着以后的经历而改变[43]。McGraw认为，最易受运动影响的时期是一种行为模式进入最快发展阶段的时期。延迟并不意味着干预不能再影响行为模式（关键期的概念），而是由于受到其他正在进行的发育项目的干扰，包括身体结构随生长的变化，会降低干预的有效性。众所周知，McGraw在各种运动里程碑中详细介绍了技能的发育进程，如俯卧位发育、坐位发育和站立/行走，直到今天这些介绍仍被用来描述发育的顺序。然而，尽管McGraw对环境如何改变运动发育的过程很有见地，但她在讨论这些运动过程时未将支撑面或任何外部环境（包括重力）加以讨论。因此，对她今天所作贡献的解释集中在动作的顺序上，而没有重视那些支撑面和塑造动作技能发展的环境。

综上所述，神经成熟论者的观点为我们提供了运动里程碑的详细描述，或者描述了“什么（What）”技能改变，以及“什么时候（When）”改变。这些知识对于确定儿童是否是以一种典型的方式随着时间的推移而进步是有用的。然而，要理解运动技能变化的“如何（How）”和“为什么（Why）”，并提供适合的干预，我们必须深入研究发育的其他方面。在下一节中，认知理论将讲述运动技能与其他发育领域相互作用的故事，这是向提供有效的促进发育的方法迈出的重要一步，也是确定技能为什么会以典型方式进展的关键。

认知理论

运动是可观察到的行为，这促使早期发育研究人员关注发育性运动里程碑（Gesell, Shirley, McGraw），并将特定行为和运动表现归纳定位到发育时间的某一节点。也许是因为这些运动技能被精确地映射到了时间上，当发育研究人员专注于认知、感知、社会和动机等其他“无形”技能时，其他因素对运动习得的影响被忽略了[246,348]。在本节中，我们将回顾两种类型的认知理论。第一种是专门针对儿童基本运动技能或系统功能的发育（例如，翻身、坐、走）。第二种是运动学习理论，旨在解释年龄较大的儿童或成人的新的熟练运动的基础，即个体发育技能（例如，骑自行车、打棒球、打篮球）。这两种观点都有助于建立一个全面的知识基础和理论观点。此外，两者都说明了认知和运动在功能性活动中的交集。

认知发育理论

也许对认知发育理论（developmental congnitive theories）最重要的贡献者是Jean Piaget（1896—1980）[246]。Piaget观察了处于特定环境中的婴儿，并通过观察他们的动作来探究他们的想法。他开创了发育“阶段”的概念，将婴儿的外显行为与婴儿可用的认知结构阶段联系起来。他的重点是通过观察婴儿与外界物体的互动来理解他们是如何思考的。虽然运动本身支持他记录的任务与认知发育相关，但却没有描述运动技能与认知之间的关联度。Piaget描述了认知发育的4个阶段。第一阶段是感知运动阶段（0~2岁）；第二阶段是前运算阶段（2~7岁）；第三阶段是具体运算阶段（7~11岁）；第四阶段是形式运算阶段（11岁以上）。每个阶段都有子阶段来描述儿童理解（处理信息过程）的连续结构。因为“运动”的影响，物理治疗师可能主要关注到感知运动阶段，但了解整个儿童期认知变化的过程有助于整合所有年龄段的运动技能是“如何”习得的。

在感知运动阶段，反射性模式在出生后第一个月较明显，然后是1～4月龄的初级循环反应，即婴儿围绕自己身体的简单运动。接下来称为次级循环反应（4~8月龄），侧重于婴儿对自身运动效果的重复兴趣。这是重复运动的阶段，如拍打和摇晃。并且，由于婴儿被自己的运动效果所吸引，他或她可能会摇动或拍打一切，无论这个物体是否是为这个目的而存在的。在8～12月龄，婴儿开始转向有意的、目标导向的行为，并发展出客体永存的概念，即知道一个物体即使看不见，它仍然是存在的。

Piaget认为，用当前占主导地位的感知运动图式作用于世界（同化）的经验经常遇到阻力，因为研究对象不容易适应当前的图式（例如，当手只是会抓揉或摇晃时，拿起松软的曲奇饼干而不捏碎它就与当前的图式不匹配）[246]。儿童当前的感知运动功能与被处理对象的反应之间的这种不协调导致不平衡，通过儿童的坚持，逐渐适应物体的属性，激发兴趣，从而推动发育的进步。在这个过程中，儿童最终会发展出不同的握饼干的方法，从而改变了认知结构。同样的例子可以应用于许多运动技能。当婴儿在 2 岁有稳定的用手偏好时，他们坚持使用优势手来使用工具，即便这可能不是最有效的方法 [77]。刚学会爬行的婴儿不顾一切地从斜坡滑下，速度快得让等在坡底的妈妈无法作出适当反应 [1]。当他们获得更多的爬行经验时，在危险斜坡上的失败促使婴儿意外地使用不同但成功的模式（婴儿从以前的活动中已经知道的模式），如向后滑下坡或坐着滑下。然后，另一种方法就变成了儿童故意选择的方法，即以一种预期的方式在他们认为有风险的情况下滑滑梯。发育的理论并不能很好地解释诸如学习上面描述的斜坡之类的转变，这些理论认为，儿童可以立即感知环境的可获得性并对其采取行动 [104,105,247,311]，但 Piaget 认识到了这种类型的功能，并将其纳入他的同化原则里 [109]。这一原则指出，当认知结构发展出一种特定的图式时，它会不加区别地应用于环境中的物体，将其与现有的认知结构相同化。Piaget 还提出，反复尝试同化不恰当对象的经验会导致对其特性的逐渐适应，以及导致新行为和新认知结构的出现。

Piaget 在认知结构发育方面的大量工作构成了当今使用的测试和研究典范的基础。一些示例是搜索隐藏的物体（客体永存性）和拉开布去拿玩具（方法 – 结果概念）[16]。然而，适应和同化原则并没有连续性地应用于干预范例。研究人员现在开始梳理和理解认知变化和运动发育之间的相互依赖关系，这是儿童治疗师需要理解的重要互动 [212]。

理论应用：回想一下 9 月龄的婴儿，他在独坐和伸手拿玩具方面表现出发育延迟并伴有姿势不对称。从认知理论的角度来看，这个婴儿缺乏通过她的感觉运动系统来探索世界的能力，这阻碍了她发展到下一个阶段——同化（作用于世界上的物体）。治疗师可能会提供各种各样的感官体验，鼓励婴儿与环境互动，治疗师认为这将带来下一个层次的与世界互动的运动——摆弄物体。或者，治疗师可以尝试通过提供直接的、手把手的身体指导，让儿童参与到以运动为基础的与物体的互动中来，向儿童展示一种与世界互动的策略，并鼓励儿童从同化阶段过渡到适应阶段。

另一位认知阵营的理论家 Lev Vygotsky 提供了学习的社会文化方面的联系。Vygotsky[347] 倡导发展性学习的社会支架（social scaffolding）这一重要概念，预示了社会互动作为儿童学习动力的必要性 [347]。他强调，社会力量是会影响儿童的思维方式的，这是基于他们与群体中更有经验的成员的互动。他的理论的核心是“最近发展区”的构建，在这个区域中，父母支持孩子在连续的和略高级水平上完成技能 [348]。这种社会支架在认知和运动中、社交和情感中，逐渐建立了儿童的技能。因此，在 9 月龄伴有坐和够物发育迟缓的婴儿示例中，成人照顾者构成了该情景的一个关键特征。成人提供模仿行动模型，通过面部表情和声音给予鼓励社交的暗示，以及给予参与共同游戏体验的最终奖励，都会将儿童的行为推向新的水平。当然，随着儿童年龄的增长并遇到更具挑战性的功能任务，这些有驱动功能的同类型社会经验也适用于兄弟姐妹、大家庭、同学、朋友和更远的社区。

运动学习认知理论

虽然本书第 4 章对运动学习认知理论（motor learning cognitive theory）进行了深入的讨论，但运动技能变化的“学习”肯定属于儿童发育的范畴。通常，发育中的婴儿每天要走 9000 步，在家庭和社区的许多不同的地面上行走 [4]。这种大量的实践允许婴儿从他们的经验中学习。虽然“学习”一词在许多发育理论中并未被看作是关键的组成部分，但即使在 Gesell、Skinner 和 McGraw 的神经成熟理论方法中，也隐含着学习。“学习”一词，定义为“通过练习、实践、被教导或体验某事获得知识或技能的活动或过程”（Merriam Webster 在线词典），可以以多种方式应用于发育过程，包括逐渐获得运动技能。“学习”的定义被一些人用来暗指一个严格的认知过程，但获取和改进技能的实际机制可能涉及没有明确认知的过程。例如，Thorndike 等早期神经科学研究人员扩展了反应链的概念，以解决运动技能是如何学习的，在效果法则中，他建议，当我们重复得到鼓励的行动时，技能就会出现，当考虑 Skinner、McGraw 和 Piaget 的观点时，这个想法听起来可能比较熟悉 [277]。Fitts 和 Posner[108] 提出，运动学习的最初是认知，然后是关联阶段，将各组成部分连接成一个协调的整体，最终形成一个自主的或自动的阶段，释放认知过程，如注意力。

重复动作的重要性是图式理论的组成部分。图式理论是运动学习理论最被广泛接受的理论之一。图式理论提出，运动技能习得是对某一类特定动作进行评估、纠正和更新记忆轨迹规则的学习[275]。这个理论将学习特定运动或任务的概念扩展到更广泛和抽象的事物，这是一套规则。在该理论方法中将预想的运动类型作为目标导向的活动是有意义的，如在儿童试图击球或学习击中目标的活动中。这些高级技能经常用于检查图式理论原则的示例或任务。因此，婴儿的早期技能，如学习翻身或爬行没有被考虑，部分原因是这些早期技能被认为是发育性的，而不是婴儿的具体目标导向任务。从这个角度来说，早期发育技能（翻身、坐等）可能是一般运动项目的示例，这些技能将在更高级别的技能中加以完善。

图式理论假定存在三种构想：一般运动程序和两种类型的记忆痕迹，即再现模式和再认模式。一般运动程序被松散地定义为一组指令，它们负责组织运动中的不变或基本的组件。再现模式被定义为过去运动参数、过去初始条件及其产生的运动结果之间的关系的记忆。再认模式被定义为过去运动参数、过去初始条件及其产生的感官结果之间的关系的记忆。从理论上说，再现模式的作用是建立常规运动程序的运动参数（如力或速度）与给定初始条件下的运动结果之间的关系的规则，这些初始条件可用于在预期条件下计划类似的运动。再认模式根据初始条件，将感觉结果与运动结果进行比较，形成第二套规则。第二套规则可用于预测初始条件下类似运动结果的预期感官结果。预期的感官结果被建议作为感知记忆痕迹来评估新的运动。当运动发生得太快（抽搐样的），无法在运动过程中通过反馈（即开环）进行校正时，理论上运动过后一个前馈运动命令会被同预期的感官结果进行比较。图式理论认为，启动运动的初始前馈指令连接预期的感官结果。如果这些预期的感官结果与运动结束时的实际感官信息不匹配，则下一次尝试将利用信息来纠正错误运动。通过这种方式，图式作为实践的功能被建立和优化。

理论应用：回忆一下9月龄的婴儿，独坐发育迟缓，以不对称的姿势伸手去拿玩具。从基于运动控制的运动学习角度来看，这个婴儿还没有发展出独坐的运动模式。治疗将侧重于提供充足的坐位尝试的机会，同时尽可能少地提供支持，同时鼓励对称性。干预和鼓励婴儿尝试独坐，并期待在坐位控制上出现一些变化。理想的假设应该是婴儿练习坐姿和够物建立在他或她已经拥有的运动程序，如在头部控制基础之上，并通过坐位的尝试练习发展一个新的运动程序。然而，在运动学习理论中，环境（包括婴儿独坐的动机、房间、旁边的玩具或兄弟姐妹的位置）不会被考虑在内。

图式理论并不试图解释一般运动程序的建立，也不试图将它们归因为特定的神经结构。运动程序（motor program）这个术语由来自不同学科背景的研究人员以各种方式使用，这可能有助于解释为什么对于运动计划的构成没有共识达成[268,283]。在运动学习文献中，通常引用运动程序来解释复杂运动模式的固化特征，这种特征在运动参数或环境改变时持续存在[366]。例如，我们在写名字时存在一个通用运动程序，其指令包括在不同的条件下利用不同的工具、不同的运动参数甚至不同的肌群来签名[258]。运动学习文献也认为运动程序能够产生复杂的运动而不需要同时反馈，如在实施局部麻醉或止血后拿取目标物，以及在反馈之前完成的冲击运动（ballistic movements）[276]。尽管在各种情况下，运动程序都被视为学习的指令集，但我们可以看到这个想法与反射是多么的相似，因为它侧重于不需要大量时间进行处理且可以立即被“提取”来快速访问和易于管理多个自由度和有限的资源的运动模式。然而，与反射不同，运动程序意味着学习或能力升级。

根据最近的运动学习研究，通用运动程序的定义和存在被认为已经过时[283]。相反，一个并非不变的“可扩展的反应结构”（scalable response structure）被认为是更合适的结构[283]。其概念是，我们拥有的不是“内存状态”（运动程序），而是有一个“处理机制”（可扩展的反应结构），它提供可以根据当前条件进行改变的基本运动。观察婴儿行走发育中面临各种障碍（如斜坡、悬崖和桥梁）的研究支持这个观点，并提倡“学会学习”的过程或持续现场解决问题的过程[2,3]。

虽然运动程序可以证明更高级别行为的观念正

在受到挑战，但也许基本的联系还是存在的。在神经生物学中，“运动程序”被称为“模式发生器”，并被视为遗传继承的指令集，控制与生俱来的行为（如交配、防御和运动）的固有特征[200]。神经生物学中关于一般运动程序存在的一些最有力的论据涉及动物在没有反馈的情况下执行功能性运动能力的案例[203,250,304,310]。运动指令的存储位置尚未确定，但一些研究者指出感觉运动皮质[12]、初级运动皮质[163]和小脑[202,272]负责运动学习，前额叶、[120,281]基底神经节[280]和皮层下区域[304]用于运动记忆和规划，脊髓也被认为是运动模式神经回路中的一部分[229]。

随着理论被检验，结果揭示了它们的不足，澄清了我们理解的界限，并引发了新的问题。与成熟主义理论相比，学习理论认为，运动技能的发展是反复练习尝试解决问题的结果，目的是掌握和安排目标导向的行动单元。认知理论为“什么发育”“何时发育”提供了额外的信息，并开始回答技能“如何”发育。下一部分的内容提供构建模块的其他系统，以便更深入地了解功能性运动技能是如何构建的。

动态系统理论

动态系统理论（dynamic systems）从根本上背离了以前的理论。先前的任何一个理论虽然都承认发育受多重影响，但是都有力地说明了发展进程中主要驱动力的存在。对于神经成熟学家来说，神经系统驱动着变化；对于认知理论家来说，思维，无论是通过先天学习过程，还是通过社会框架的外部影响，都驱动了发育过程；对于运动学习理论，反复练习及试错改进了预定运动程序。但在动态系统理论认为，并不存在单一的影响发育的驱动力。多个系统参与产生技能变化，主要驱动力在各个系统之间流畅地转换，从而产生新行为。因此，肌肉骨骼系统、环境、社会影响、生理需求或许多其他系统相互作用以产生行为，任何系统都可以引发改变发育轨迹或转变为新层次的表现。

动态系统理论中的任何驱动影响或因素都被称为控制参数，这些影响或因素可能会随时间而变化。例如，如果腿部重量增加过快或体重增加快于相应肌群肌力的增加，则儿童的迈步运动可能会停止[316]。伴随着发育，身高的增加可能会促进儿童能够以交替迈步的方式上楼梯，因为儿童的腿长达到了长度与步高比的关键点。虽然肌力是能够上楼梯的关键组成部分，但肌力可能不是控制参数，因为它取决于儿童的身高或楼梯的高度，所以控制参数可能是下肢的高度 / 长度。从不同的角度来看，控制参数可以是台阶高度，这是影响儿童的外部因素。这是动态系统理论的关键点：不同的系统或参数动态地相互作用，使生物体适应其环境背景和正在从事的任务。

随着多系统影响发育变化的观点的发展，作为动态系统理论的一部分，发育中的非线性概念对以不变的顺序出现的可预测的线性里程碑的概念提出了挑战。技能获取的正常年龄范围很广，这暗示里程碑成就是非线性的。非线性，我们的意思是，在可预测的时间表上运动技能的习得不是一成不变的。运动里程碑显示的技能出现时间是具有明显个体差异的单个样本的平均数据。虽然在不同文化和不同时代之间有一种普遍的技能习得模式（例如，翻身能力出现在坐之前，独坐出现在步行之前），这种模式从宏观上看会出现。通过微观检查，研究人员发现婴儿通过使用不同的策略和不同的时长进入新的行为状态。个体内部和个人间存在差异性，它可能与正常参照测试中出现的发育顺序一致，但无法解释新行为在单个儿童中是如何出现的。动态系统理论认为，在一个位置上适用于建立技能水平的因素不会自动转移到另一个位置[22]。例如，Karen Adolph 及其同事的一项研究表明，婴儿在获得斜坡上行走的经验之前，不会利用在斜坡上爬行的经验来改变他们在斜坡上行走的方法。支持面不同，新行动所需的力量和关节不同，以及对环境的感知不同，要求儿童“重新学习”斜坡（环境）对任务（行走）的影响。当身体姿势发生变化时，大量的多样性的练习、试错和问题的解决被认为涉及熟练导航的转换。婴儿学习以新的姿势走过新的支持面（如斜坡的例子）说明了一种技能发育和转移的系统方法 ，因为环境在技能随时间的变化中起着与婴儿运动技能一样强大的作用。在这种理论中神经系统的成熟不是唯一的驱动力，而是与所有其他系统动态的交互作用。

Adolph 的研究支持动态系统选择主义者的观点，即婴儿从解决日常问题的经验中学到什么（有关选择主义理论的更多内容，请参阅下一部分）。她的研究方式为年幼婴儿提供了新的行走技能——通过改变斜坡和间隙来解决。每次向婴儿展示斜坡的新方式都代表一种选择：采用目前首选的运动模式，选择替代（可能更安全）的运动模式，或者避免这种情况，尝试绕道或只是坐下来，等待看护者来帮忙。值得注意的是，具有中等风险的后两种跨越斜坡方式很少被选择；婴儿似乎以目标为导向，而不是以安全为导向。他们的选择是基于：首先是视觉信息，如果仍然不确定，采用触觉和本体感觉信息。这个选择通常是他们的首选运动模式（步行），直到他们有了几周的经验并能掌握，通常意外地发现，已经熟悉的运动策略（爬行）更安全或更成功。当他们获得爬行或行走的经验时，他们会做出更快的选择；经过几周的练习，简短一瞥就足以做出决定了。然而，在他们的能力边界附近（在不跌倒的情况下不太可能成功的斜坡），他们似乎对自己的运动能力知之甚少，而是根据他们渴望回到照料者身边的愿望做出决策，并根据视觉或触觉信息快速判断是否行动。失败（如跌倒）并不能决定婴儿是否会选择进行后续的尝试，因此，在基于成功或不成功结果的尝试之间，他们似乎学到很少。Adolph 总结说，虽然婴儿并不总是可以正确地预估自己的运动能力以解决眼前的问题，但是他们有用感觉输入来选择运动动作的能力。他们选择行动而不是避免具有挑战性的情况，这表明动机对实现目标的影响。在能力的边缘，婴儿不进行试错学习，而是继续依靠他们的视觉 – 触觉来分析是否进行危险的行为。然而，当有用的运动协同作用偶然发生时，他们似乎认识到这种模式的适用性，并在随后的尝试中将其用作一般首选的运动模式的替代，这种运动模式在特定情况下使用起来风险更大。Goldfield[131] 总结 Adolph[1] 的发现指出："没有经验的婴儿往往不可阻挡地被目标吸引，而不是停在一个选择点，他们显然没有注意到这个目标是否能达成。反之，有经验的婴儿探索了目标的可达成性后会变得过于保守，因为关于斜坡是否可爬上从表面上看是困难的；也就是说，有经验的婴儿会选择减速、停止和改变方向的方法。"因此，婴儿似乎以视觉方式生成信息，如果选择去做就使用他们首选的运动模式，然后随着时间的推移，因意外或借助丰富的经验通过各种表面，婴儿开始从各种可能的选择中去挑选最有效的方法来穿越危险的地形。必须得出结论，适应性运动（即为手头的任务选择最适当的方法）需要探索性运动来获得信息并从一系列可用的协同运动中做出选择 [1]。

Adolph 的研究再次强调，运动行为的进步取决于在有机会面临具有挑战性的新行动时，有各种运动模式可供选择。因此，残疾儿童通常运动策略有限，他们缺乏多种运动经验以至于在运动发育方面受到限制，并且即使他们对目标有浓厚的兴趣，但在快速判断是否能成功完成运动任务的可能性方面的感知能力仍有限。

理论应用：利用动态系统理论观点，对 9 月龄的婴儿独坐和够物能力发育迟缓的情况进行分析，以确定影响其够物策略最多的控制参数。物理环境可能是要分析的第一个因素，而要拿取的物体的距离可能是他策略中的一个决定性因素。如果将物体放在靠近他身体的位置就会得出一个成功的策略，那么增加练习同时稍微改变物体的位置将是第一个建议。儿童可以犯错误，但假定他最终会发现适合他身体参数的策略。不要期望立即取得成功，因为建立新策略需要不断尝试。

神经元群选择理论

神经元群选择理论（neuronal group selectven theory）或神经达尔文主义（neural Darwinism），是一个流行的理论，范围涵盖许多学科，包括心理学、发育生物学和生理学 [94]。这个理论很有用，因为它有助于解释大脑与行为的关系。简单地说，该理论利用 Edelman 先前在免疫学方面的工作作为理解神经系统功能的框架，其基础是局部事件和局部反馈可以创建一个复杂的适应系统。由于该理论在发育时期融合了多个系统、适应和动态变化，因此将其纳入动态系统理论的总标题。

Edelman 认为，将大脑描述为类似于具有硬件（神经元）和软件（运动程序）的计算机的模型的说法与大脑的实际操作仅具有表面相似之处。他假设神经系统与免疫系统更类似，因为免疫系统必须制造武器来攻击以前从未遇到的传染性病原体。因此，像免疫系统一样，神经系统必须不断解决新问题。Edelman 的神经元群选择理论有三个基本原则。这些原则描述了大脑解剖学在发育过程中是如何产生的，经验如何为加强解剖结构中的某些反应模式做出选择，以及大脑图谱是如何通过一个被称为再入的过程产生独特的个体行为功能的。Sporns 和 Edelman 进一步描述了这样一个系统如何在具有多重自由度的有机体中解决管理运动的问题 [298]。

在 Edelman 的理论中，来自整个大脑和整个神经系统的各种映射的神经元群结合在一起产生一种特定的行为。这些行为对于发生这种行为的个人是独一无二的，因为个体经验对其发育的影响导致神经映射的变化。多个映射中使用的神经元群的组合允许产生一个运动，该运动精确地针对环境需求的功能表现，但个人处理感觉输入的能力和他或她的区域神经元映射是独有的。这种具有分散式功能的神经元群选择系统需要一系列可变操作，以便提供适应性，也就是说，各种应对环境需求及内部变化（如增长）的方法必须可用。

神经元群选择理论并不认为预先存在的程序是由神经系统执行的；相反，动态环路被创建，它不断地将运动和姿势与多种和任务相关的感觉信号相匹配。功能基于信号的统计概率，而不是基于编码信号或预制程序。Edelman 进一步推测，该系统具有生物“价值”，这种生物“价值”是物种特定的，并根据经验驱动选择性地加强突触活动 [94]。这些价值通过整体映射活动与大脑边缘系统之间的联系来影响适应过程，从而满足生物体的内稳态需求。例如，在神经元群选择理论的计算机模型中，Oztop 及其同事 [238] 加入了一个变量，该变量被作者标记为“抓握的乐趣”，该变量模拟了婴儿通过成功习得稳定抓握而收到的感觉反馈，这反过来加强了未来抓握策略的选择。在视觉系统的计算机模型中，有一个设定的“值”，该值在“视野”的中心更喜欢有光的条件，而不是无光的条件（类似于人类通过进化产生的光条件），最初“手臂”的非定向运动被塑造成以物体为目标的运动 [94]。如果人们认识到，新生儿拥有一种主要的技能，包括将手移到嘴边、寻找光线并对视野中移动的物体做出转头或伸出手臂的反应，那么就不难理解神经元群选择理论，它可以解释学习成功够物渐进过程。事实上，新生儿会把手伸进光束中，[327] 而早期够物更可能从抓取移动的物体开始，[345] 这些表明新生儿存在潜在的先天价值系统。Oztop 及其同事的研究创建了第一个成功的学习抓握过程的计算模型 [238]。

通过个体使用运动来驱动大脑可塑性的神经元地图可能会出错。例如，Byl 和其同事报道说，使用肌肉和触觉 – 运动受体的同步激活来训练和强化猴子执行固定运动数千次，发育出了退化的初级感觉皮质映射 [48]。与手功能相关的皮质区域的神经元对手部几乎任何部位（甚至手背）的刺激都有反应，Byl 和其同事将这种情况描述为感觉皮质正常组织的应答模式的去分化。他们认为，这种动物模型可能反映人类伴有局限性肌张力障碍的重复性劳损的过程，该发现支持使用感觉运动再训练方法来治疗这种疾病以重新区分大脑皮质的感觉映射。如果我们考虑有中枢神经系统功能障碍的婴儿使用的受限和重复的动作，就不难想象他们也存在分化不良的感觉皮质的可能性。理解和治疗这类问题的关键是认识到映射的形成是以感觉和运动系统的同时活动为基础并连接到大脑不同区域的。我们从我们所做的任务中学习（训练大脑选择）。固定的活动导致大脑映射的差异化程度低，而学习使用各种灵活的模式来完成常见任务，则会导致丰富、复杂的大脑组织适应环境需求和伴随成长带来的内部变化。因此，神经元群选择理论提供了一个模板用于理解运动技能“如何”随着时间的推移而建立，以及它们如何被废弃或降级。

心智体验概念

另一个符合动态系统理论和神经元群选择理论的概念是心智体验概念（embodied mind concept）。因为大脑的功能是可塑的，并且对通过运动获得的经验和信息有反应，因此认为心智通过身体在环境中被构建的观点被定义为体验。对婴儿研究的证据表明，心智是可以被体验的，这意味着我们所知道的和我们的身体所完成的任务之间存在着强烈的联系 [50,290]。从本质上讲，对环境采取行动和收集有关世界如何运转的信息之间的相互作用创造了智力。对整个生命历程的其他研究证实，运动可以建构大脑并增加大脑体积 [346]。心智体验概念既包括行动也包括感知，两者都是构建大脑所必需的。研究人员还根据机器人和神经网络领域的发育来研究运动控制模型的使用。这两种方法都力求纳入感知和行动来解释运动控制。机器人模型基于感知和运动的物理特性，为已知的神经和生物力学关系赋予数值来解释运动结果。例如，当一个儿童开始探索上肢的运动时，他会遇到物体并提取有关这些物体的信息，如材质、硬度和形状。儿童可能会抓住物体并挥动它，来获得关于其重量和把该物体带入可视范围所需的上肢力量的知识。通过这种方式，儿童的身体构建大脑以处理和理解更多关于身体和物体的信息。想象一下，如果儿童不能伸手拿取和操作物体，则缺乏丰富的体验。目前，在智能机器人领域，人们有兴趣使用一种称为计算神经学的新方法来模拟动态系统原理。该方法不仅试图考虑机器人的神经和生物力学元素，还考虑环境背景和在此环境的行动过程中可能出现的任何新现象[69,220,363]。神经网络模型基于这样的假设：神经细胞之间不存在简单、可预测的关系来解释运动，而是由它们复杂的相互作用现象产生运动结果。因此，神经网络主要侧重于指定细胞和网络属性的数组，这些属性可能控制神经元群在给定条件下如何自我组装。机器人实际上利用婴儿学习的概念和心智体验框架来推进机器人和计算中的人工智能[290]。

在动态系统理论和心智体验模型中，运动控制功能没有被设想在较高的层次上，而是抛弃以前使用的原始行为和控制中心；相反，许多不同级别的神经系统在运动行为的产生中相互配合。通常情况下，无法识别任何特定行为的单一活跃部位；更确切地说，行为是各种子系统合作的一个紧急属性，任务特征组织了响应[24,318]。也就是说，任务的特征导致具有分布式功能的神经系统从目前可用的各种选项中进行选择，以组合与任务相关的操作。

理论应用：对于 9 月龄的婴儿，神经元群选择理论增加了让婴儿找到自己独特的解决功能问题方案的环境理由。这可以通过多种方式解释，事实上，神经元群选择理论被相反的干预策略的团体用作干预方法的理由。此外，那些利用 NDT 的人采用神经元群选择理论作为支持干预的理论，阻止“异常”运动模式并以各种方式鼓励“正常”运动模式。这种理由基本上支持神经成熟等级方法示例中相同的治疗活动。与这一观点相反，神经元群选择理论还可用于支持允许发现个人特有运动的干预策略，即使运动可能看起来异常。第二种解释更符合神经元群选择理论的基本理论。在第二种解释中，治疗师会允许不对称的动作，但会添加支持和环境线索，这些支持和环境线索会延续基本的价值驱动行为，同时从单一策略中引出不断变化的差异，在动作、感官信息和儿童利用自己的解决方案完成任务之间建立起适应性和长期的联系（而不是对正常动作模式的先入为主的概念）。

感知行为理论

由 Gibson[131] 等人表述和研究的感知行为理论（perception action therapy）侧重于自生运动（self-generated movement）与儿童培养技能的周期性模式对环境特性的理解之间的关系。如果没有由此产生的感知，任何行动都无法执行，如果没有行动，什么也都感知不到。因此，运动在我们知道和能够感知的事物中起着核心作用。以早期为例，一个婴儿看到他面前有一个立方体，但是直到它被触摸，此立方体都是一个只能被感知侧面或背面的二维正方体，只有婴儿必须改变他的身体方向或移动立方体才可以看到立方体的所有侧面。任何目睹婴儿抓住新物体的人都会为婴儿转动、凝视、啃咬、触摸物体并着迷于探索物体细节特征的方式而高兴。由于每个行动都允许有新的感知，因此可以引发进一步的探索来扩大这种感知。事实上，Soska 和其同事的研究表明，婴儿在可以调动运动来移动和处理物体之前，并不了解物体的空间特性（如从背面与前面识别玩具）[292]。因此，感知与行动密切相关，应在治疗干预中利用这一联系，以提升运动能力和理解运动与世界运作方式之间联系的能力。从感知行为的角度来看，重点是建立对功能可见性的感知，允许发现新的行动来告知和建立对新选择的看法。

理论应用：在坐位下姿势不对称、够取能力差的儿童的案例中，治疗师需要一些时间来探索和理解儿童使用的策略。如果儿童在够取过程中可以使用非对称性紧张性颈反射（asymmetrical tonic neck reflex，ATNR），治疗师将从那里开始，使用一个可以移动的玩具，如一个有声音且有纹理的小球让儿童来探索。治疗师应鼓励儿童手、上肢或头部姿势的微小、渐进的改变（儿童发起的），允许他建立感知球的“圆度”所需的许多动作和姿势的变化，提供所选表面和重力的可获得性，以辅助或抑制运动。

生态学理论

生态学理论（ecological theory）与感知行为理论密切相关，但是从更广阔的角度来审视不同物种的行为及环境的多个层面。从这个理论演变而来的一些想法与我们对前瞻性控制的理解有关：换句话说，如何根据我们对世界空间配置和移动媒介的理解来规划运动。

生态学理论包括 Bronfenbrenner 关于不同环境会对儿童产生影响的观点[42]。该理论试图解释一个活跃、不断发育的人类与他或她当下和远期环境的不断变化的特性之间的共同进步和相互适应。这个理论还涉及生态感知和 Gibson[130] 的观点，感知是在儿童体验环境的过程中形成的（而不是与生俱来）。但更重要的是，生态学理论提出了一种启示性的概念，在我们的环境中某种事物提供了一种行动刺激或某种类型的行动或运动刺激。因为我们是在环境中进化的，生态理论认为功能源于我们的身体和世界上的事物的属性之间的关系。

理论应用：生态学理论为什么对儿童治疗师很重要？以我们早先的个案为例，一个 9 月龄婴儿，姿势不对称，坐和够物困难。与设法减少“原始”或较低级别反射影响的等级方法不同，生态学方法将审查婴儿可获得的帮助及目前婴儿与这些帮助的关系。假设婴儿被放置在一张有平靠背、平桌板和安全带的高椅子上，靠背防止其后倒，平桌板使婴儿笔直地倚靠在上面，这可以帮助婴儿稳定头部并向一侧凝视。生态学方法利用替代建立支持来维持 / 迫使婴儿保持中立位，在婴儿面前放置一个倾斜的、有弧度的支持面以提供或吸引婴儿前倾，减少椅子后背的支撑。前支持面也提供了一个稳定的基底，在重力的协助下，帮助婴儿双臂支撑体重，并学习在新的方向上借力以稳定头部和凝视。通过这种方式，婴儿发现并感知到身体结构的不同新功能。

理论总结

总之，运动学习、运动控制和运动发育理论试图解释复杂和不断变化的运动行为，而理论也并非静态概念。理论术语源于不同的研究领域，如果没有深入研究，它们往往晦涩难懂。与运动发育相关的运动控制没有统一的理论，在提出的广义理论立场中，存在着一些重叠的原则。这有可能是受以下事实的影响：我们可以用不同的方式控制我们的运动，这取决于我们需要的运动类型。例如，周期性重复的运动（如步行）可能与学习一套外部规则（如弹钢琴）而获得的技能不同，并且可能不会在进化的基础上发展[191]。然而，理论指导研究，并且在评估和确定运动功能障碍儿童的干预措施时，指导我们解决问题。

虽然没有一个理论可以统领儿童康复治疗领域，但动态系统、神经元群选择、感知行为、运动学习和生态学理论的混合主导着新的干预方法。这种混合的理论方法支持使用婴儿自发运动和婴儿导向的运动、早期运动经验和多重复，并重视所有有助于获得新技能的系统。

理论应用：以 9 月龄伴有运动不对称且正在学习独坐的婴儿为例。从各种基于动态理论的混合方法来看，治疗师可能会向婴儿提供感兴趣的玩具，同时通过改变座椅表面（或成人的大腿）和玩具的位置来鼓励她将重心落到她目前舒适的范围之外，当一只手去够物时，增加另一只手臂的持重。除了提供获得新的感知信息和新的运动技能的机会外，通过婴儿导向的游戏以多变的方式重复，那么随着时间的推移，完成这项任务的经验会改变神经投射。这将促进婴儿制定多种运动策略，以应对多变的任务需求。在下一节中，我们将介绍基于既往研究演变而来的理论框架，以帮助治疗师建立一个能满足需求且基于循证的干预方法。

当今的发育性干预框架

在动态系统的框架下，通常最新的理论方法似乎与最新的研究结果相兼容。与动态系统策略保持一致，治疗师需要同时考虑在每个儿童发育中内在因素和外在因素的作用。每个儿童都有不同的因素对他或她的特定发育过程造成影响。虽然“正常”发育过程中存在广泛的个体差异，但物理治疗师在评估儿童发育中的内在因素和外在因素发挥的影响方面，不仅需要考虑在什么时间发生什么样的发育变化，也要明确有关技能“如何”和“为什么”能够获取的相关问题。

利用动态系统理论来促进物理治疗的理论与实践仍然处于起步阶段，至今仍然没有广泛疗效的研究报告（Blauw-Hospers et al., 2007; Morgan et al., 2015），但是已经很清楚，这种模式将治疗师的注意力集中在促进功能活动和参与的治疗过程的一些重要方面[32,227]。这些方面包括：①在子系统中寻找出导致运动行为受限的因素，如挛缩或无力，从而达到减少损伤的相关治疗目标；②创造一种环境以支持或补偿有助于运动控制发展的系统中较弱（限制程度）的组成部分，以达到促进活动和参与的治疗目标；③注意建立一个有意义和功能性的环境，特别是能保障儿童在家庭和社区中有实践任务机会的治疗环境，并在目标设定、活动构建、社会鼓励及高强度训练中，高度重视与家长和家庭的互动；④充分利用那些可以促进儿童探索出各种运动模式的活动，这些活动可能适合某项任务；⑤搜索控制参数，如运动的速度或肌肉力量，通过干预来控制这些参数，以利于实现治疗目标，特别是在儿童的行为仍不太稳定的发育敏感期[104,105,157]；⑥大量训练（高频次）以促进儿童发育（Spittle et al., 2015）[297]。因此，必须鼓励和培训父母及照护者如何提供多样和多变的以儿童为导向的训练，这是提高儿童运动技能所需要的。在这里，我们将介绍一些影响儿童发育因素的案例。每个因素的影响在不同儿童之间和同一个儿童的不同发育时期内都会有所不同，这将推动儿童发育进程，因为我们将动态系统策略中的所有组成部分都纳入考量和实践。

神经系统外部因素

在现有的发育观点中，神经系统外在因素对行为的出现有显著作用。这些因素可能限制、也可能是促进发育的速率，这取决于系统内在的其他因素，也取决于发育时间。

人体测量学、体重与营养

运动在发育过程中的产生是由运动过程中身体结构与环境的相互作用决定的。儿童或儿童身体部位的重量可能是影响功能运动的因素之一。体重和运动相互影响的一个示例就是婴儿踏步现象。通常在标准测试条件下，出生 1～2 个月之后的婴儿踏步运动不会轻易被引出，而且长期以来这种现象被解释为是由于大脑中枢发育的过程（高级中枢控制），更高级的运动中枢成熟后导致低级中枢支配的行为消失[226]。然而，踏步频率的下降与体重的快速增加有关，这表明身体质量的变化可能导致婴儿踏步现象的“消失”。两条证据支持这一假设。第一，当把婴儿置于其胸部高度的水中时，踏步速率和幅度都会比在平地时增加[315]。第二，如果在婴儿出生后 4 周，在其足踝处增加相当于他出生后 5 周和 6 周增加的体重重量，那么与没有增加负重的情况相比，婴儿的踏步速率和幅度都有所下降[315]。因此，浮力似乎减弱了体重和重力对踏步的抑制效应，而负重增加了抑制效果。此外，婴儿体重增加不仅会影响踏步等行为，通常也会影响运动发育的进展。超重的婴儿更有可能出现运动发育迟缓[289]，而被归类为超重的儿童比正常体重的同龄人更有可能出现运动和智力发育迟缓[57]。此外，早产儿在 3 月龄和 6 月龄时皮下脂肪的增加与婴儿成熟后运动技能的更大进步相关，因此他们的发育在此阶段也会受益于皮下脂肪的增加[186]。因此，体重是影响运动技能发育的一个因素。与体重增加相关，营养也是一个重要因素，关键营养素在全面发育中起着一定的作用。例如，铁缺乏对婴儿运动技能的习得有负面影响[282]。早期生活中的碘化物和铁缺乏与大脑发育受损有关，影响认知和运动技能，而且这些可能是不可逆的[252]。

肌肉骨骼系统因素

4 岁以下的儿童中，一些生物力学因素会限制可能的运动选择。最值得注意的是，在出生后第一年，由于头部较大而且四肢较短，婴儿的身体重心高于任何其他年龄时的重心，这需要颈部和躯干上部肌肉组织产生和调整巨大的力量，以对抗头部位移产生的力。同样，在正常发育的儿童中，下肢的骨骼排列在 2～10 岁之间变化显著[30]。婴儿生长的过程不是匀速的，也不是一个连续的过程；有生长陡增的阶段，随后是生长缓慢的阶段[201]。这些生长陡增可能扰乱了婴儿对新兴运动技能的使用，也增加或减少了协调方面的困难。开始拉起站立和行走的婴儿必须能产生足够的力量来提升和保持身体对抗重力的能力，从而逐渐改变髋关节的对线。这是儿童的运动经验与发育中的肌肉骨骼系统之间的相互作用，它将导致关节、骨骼对线的调整。

运动技能发育中的文化差异 / 影响

在美国所有诊所使用的里程碑图表主要来自欧洲文化背景，并且从 Gesell 和 McGraw 的原创研究发展而来（参见理论部分）。

这些时间表从有限的文化范围反映了儿童的发育。婴幼儿的发育实践因文化而异，这些育儿经历提供了不同数量的特定运动技能的实践[166]。在某些文化中，包括非洲和加勒比的一些地区，对婴幼儿进行特定的训练，包括练习坐姿和直立姿势，以及迈步和行走。例如，关于独坐，喀麦隆（非洲西部国家）的婴儿通常 5 月龄时就坐得很好，他们的父母可以把他们放在无人看管的地方[187,188]。在美国，没有父母会认为，5 月龄甚至 7 月龄的孩子被放置在独坐的位置是安全的。因此，在我们使用源于美国和西欧文化背景下的标准化测试时，发育里程碑指南中的 7 月龄可以独坐，必须是建立在对我们自己的主要文化经历的理解之上[34]。

“仰卧位睡眠”项目于 1994 年启动，旨在减少婴儿猝死综合征（sudden infant death syndrome，SIDS）的数量，现在称为“安全睡眠”计划[271]。该计划鼓励父母在婴儿睡眠时将其置于仰卧位，可以使婴儿猝死综合征的发生率降低 50%。然而，由于这些育儿方式的改变，被怀疑会导致婴儿发育里程碑事件出现延迟[216]。此事例表明，努力改变婴儿睡眠体位可能会影响运动的发育。总体而言，运动技能似乎没有因为仰卧位睡眠计划而有所变化[82]。然而，由于仰卧位睡眠计划，扁头畸形已显著增加，并且其发生的时间也提前了[40]。

有些文化中，婴儿期会使用某些限制性的体位，如襁褓法。其中一种做法是塔吉克斯坦使用的 Ghavora。婴儿被紧紧地束缚在仰卧位，随着年龄的增长，他们每天有更多的时间脱离限制。与西方标准相比，这些婴儿运动技能会出现延迟，大约 1 岁时才会独坐，2 岁左右开始步行[187]。总体而言，文化习俗可能会改变婴儿实现运动里程碑的轨迹，但这些实践似乎不会产生长期后果。与文化有关的期望也可能影响婴儿发育[195]。儿童治疗师应在育儿实践和处理中注意到这些差异，并在儿童的评估和干预中考虑不同的文化背景。

任务需求

对于儿童来说外在的任务需求也可以被视为不同的运动控制变量。任务需求可能包括任何能够促进或以某种方式改变运动的变量，包括生物力学要求、意义、可预测性或与给定运动环境相关的任何其他变量。来自大脑几个感觉运动中心的生理记录表明，大脑中参与任务的区域是根据特定任务内容而定的[78,129,52]。任务需求形成运动策略。例如，当一个人滑倒时，他或她的回应选择（跨步 / 扶住 / 跌倒）可能取决于他或她想要完成的任务（携带托盘 / 踏上自动扶梯 / 在游泳池中玩耍）[44,171]。任务需求还可能导致反射的启动。例如，如果下肢处于步行周期中的摆动相，对脚施以有害刺激可能会产生屈肌收缩反应，但如果下肢处于支撑相，则产生伸肌“接触”反应[270]。有证据表明，任务的意义可能会加强或掩盖运动表现[332]。通过比较儿童完成相对抽象的任务（例如，尽可能重复旋前和旋后）与具体任务（例如，摇拨浪鼓，一项需要上肢重复执行旋前旋后的任务）的表现来证明任务的意义。脑性瘫痪（cerebal palsy，CP）儿童在具体指令下比在抽象指令下完成更长的运动距离[332]。总之，任务需求正如我们所考虑的所有其他变量一样，似乎在控制运动方面起着至关重要的作用。根据外在因素情况，一组指定的集中生成的运动指令可能导致多个可能的行为结果。

对于那些使用运动学习理论或基于动态理论的治疗师来说，对任务需求深思熟虑的分析可以对完成任务的最低要求产生更深刻的理解，以及一系列关于患者为什么不能完成任务的假设。分析还有助于确定如何修改和减少任务需求，以便儿童能够成功完成调整后的任务。

儿童内在因素（与神经系统相关）

儿童从出生起就有自己的个性和目标。婴儿首先表现出对食物、照护和睡眠的需求，表达了他们的目标。有些婴儿要求很高，而另一些婴儿则要求较少。婴儿被驱使去移动和控制自己的身体，通常是为了到达一个目的地、在嘴里含安抚奶嘴、翻身去拿玩具或坐起来，以便他们可以从不同的有利位置看世界。婴儿实现运动相关目标的内在动力会影响发育。在本节中，我们将讨论儿童身体内部有关影响功能运动的神经肌肉控制子系统。这些因素可以归类为运动控制成分或神经系统的控制策略，以协调身体的多个自由度，在环境中发挥作用，朝向功能性运动。

认知和行为因素

认知因素包括依赖意识和潜意识过程的变量，如推理、记忆或对最优表现的判断。这些变量包括觉醒度、动机、预期或反馈策略，以及选择性地使用反馈、练习和记忆。觉醒度中的变量可能会修改任何其他控制变量，如模式的生成[316]，甚至是一个行为是否需要被执行[35]。动机可以对运动的控制做出多重贡献，从而促进运动的发育。在某些情况下，动机可能主要起到激发活动的作用，而在其他情况下，动机可能决定随后的运动形式[136]。例如，有人建议，在伸手够取移动目标时手的运动路径比够取静止目标时更伸展，因为婴儿或儿童更想要拿取移动目标并与之接触[340]。认知相关变量可能随技能的掌握而出现并提供帮助。年龄在 13 ~ 14 月龄且只有几周站立经验的幼儿，当站在不同的支撑面上或受到各种障碍的挑战时，可以有选择地确定何时使用手部辅助来保持姿势稳定[2]。与行动相关的认知过程对于获取运动环境的空间图示（记忆）也很重要，这在婴儿期的早期预期行为中是明显的（例如，在躲猫猫游戏中头部和眼睛的预期转动），在患有唐氏综合征的儿童中该现象是延迟或缺失的[11]。

预测姿势要求和及时选择预测策略的认知过程，也称为前馈策略（feedforward strategies），它是一种选择性的预期行为形式，其特征是将运动调整时间锁定在自主运动上[222]。通常，当我们成为运动任务的专家时，我们学会识别那些在预测运动执行过程中环境会如何变化的最可靠的感官信息，并且我们学会忽略不太有用的线索。同时，我们学会预测我们的运动将如何改变我们与一个或多或少预定的环境之间的关系，因此确定任务的姿势要求。在控制姿势中，预测策略致力于减少平衡干扰，也可能有助于完成所需的运动。在其他行为中，预测策略会减少对监控反馈和在初始动作执行后进行纠正的注意力分配。例如，在成人中，当被要求提踵（从跖行姿势到趾行姿势）时，踝背伸肌会比踝跖屈肌早近 200 毫秒被激活，目的是保证在提踵姿势开始之前，足底的压力中心（center of pressure，COP）要向前移动足够的距离[170]。虽然预测策略通常不是有意识的认知过程，但它们涉及潜意识预期过程，这些过程对于在感知运动任务期间尽量减少运动错误至关重要，有时需要大量的训练，如在舞者中观察到的预见性姿势调整（anticipatory postural adjustments，APA）[228]。事实上，有人认为，预测策略是后天习得的，它们在稳定的条件下是相对固定的，它们在不太固定的情况下只有从过去的运动经验中学习才能适应[222]。在全身运动开始之前的姿势调整[231]、上肢运动开始前的姿势调整[170]、手抓握并接触物体前的手的形状和运动方向[178]，以及根据环境的时序要求计算身体运动的策略中，都观察到预测策略[334]。准备抓取过程的发育，在 4 月龄的婴儿身上就已经出现，预期策略在 9 月龄的婴儿中也可被观察到[113,334]，当婴儿即将从仰卧位被拉坐或抱起时，颈部和躯干肌肉的姿势调整[16]和在预测物体轨迹时进行的凝视调整就证明了这一点（van der Meer et al., 1994）[328]。这些预测策略是随着时间的推移，通过经验和环境的积极参与而构建的。监测运动的注意力也被视为一个变量，可以改良以完善运动技能。有人建议，在发育过程中，儿童最初以抛物线式（ballistic manner）执行新的运动而忽略反馈，然后转向相反的极端，试图处理过多的反馈，最后学会有选择地关注反馈。在本章后面的“够物”部分中介绍了 Hay[154]建议的一个过渡的示例，并在够物发育的专家咨询视频中展示。人们普遍认为，一旦儿童（或成人）学会有选择地关注反馈，就可以在运动执行过程中将更多的注意力（或心理处理）分配给读取环境，并预测环境变化和运动结果[192]。与学习相关的其他认知变量，如实践的形式和数量及记忆的作用，将在第 4 章运动学习中进行讨论。

感觉因素

婴儿出生时具有功能性视觉、前庭觉、听觉和躯体觉。然而，使用感官信息可能需要实践，并且是特定于环境的。因此，婴儿观察和追踪玩具的能力可能取决于他的位置，他有多少支持，以及他以前对这种技能的练习。从动态系统的角度来看，感觉系统在发育中与所有其他发育中的系统具有同等的作用。从运动控制的角度来看，感觉系统会影响我们控制姿势和响应任务需求的能力。在本节中，我们将简要回顾重要感觉系统在正常发育中的作用。

视觉。眼球运动和视觉之间的关系在出生前就存在，自发的胎儿眼动与大脑额叶和大脑视觉网络有关 [279]。从出生时视觉就开始影响多个系统的发育，包括：与人及物的互动、认知、动机和姿势控制。婴儿有能力在出生后的最初几个小时内视追踪物体或人的面部，并定向声音来源。看一张脸并开始与照护者互动的机会可以培养早期的社交技能。向婴儿展示玩具，婴儿甚至在开始伸手去拿之前，会在玩具出现时改变他们的动作 [28]。视觉可以驱动复杂的运动，如当婴儿看到玩具刚好在伸手不能拿到的位置时，便转移到另一个位置获得玩具。在运动方面，主要研究视觉在姿势中的作用。

视觉也许是最强大的感官系统，具有调节姿势、反馈校正和选择预测姿势策略的功能 [47,153,207,305]。Gibson[130] 是第一个将本体感觉功能归因于视觉的人，他提出当来自视野的光线照射视网膜时，与运动相关的光线变化会产生由大脑识别的“光流模式（optical flow patterns）”，以确定头部和身体相对于周围环境的位置。有人认为，在盲人身上观察到的大幅度的姿势摇摆是由于缺乏这种光流信息 [206]，尽管从出生起就失明的个体与有视力的个体相比，在姿势调整方面几乎没有差异 [230]。这可能是由于姿势系统在发育过程中的动态适应能力。光流模式可以唤起儿童和成人的剧烈姿势反应。儿童在发育早期，甚至在行走之前，就开始表现出对光流模式独特的姿势反应 [47,207,305]。然后，他们经历几个视觉依赖期，因为他们首先发育坐位和站立位控制。表 3.2 概述了这一发育过程。如果儿童在发育过程中缺乏视觉信息，他们看上去可能无法将姿势的摇摆降低到与有视力儿童相同的程度 [251,253]。Prechtl 及其同事建议，视觉系统对本体感觉和前庭系统有校准作用，当这个作用在先天失明的儿童中缺失时，可能导致姿势控制的早期差异 [253]。

在站立和行走中，视觉对婴儿和儿童的姿势和控制有非常重要的作用。与最近学会走路的有视觉的婴儿相比，没有视觉的婴儿在受到干扰时表现出更多的腓肠肌反应。然而，不能独立跨步的同龄婴儿在没有视觉的情况下肌肉反应没有任何变化 [305]。在一系列经典研究中，Lee 和 Lishman 证明，当一个成年人站在由三面墙和天花板构成的封闭空间内时，与静态视觉条件下相比，面向人的墙壁向前或向后移动（中心墙，图 3.2）将触发更大的摇摆幅度（sway，S）：一个所谓的“活动房间”模式 [208]。当姿势任务变得更加困难（如单腿站立），并且视觉刺激沿着

表 3.2　典型姿势控制发育：感觉系统

组成部分	年龄	技能 / 行为
视觉	4 ~ 6 天至 2 月龄	在支持坐位下的逼近视觉刺激（looming visual stimulation）后，颈部肌肉随之被激活 [362]
	5 ~ 13 月龄	在活动房间中对逼近视觉刺激的姿势反应的缩放 [26]
	5 月龄	站立位对逼近视觉刺激的姿势反应 [117]
	13 ~ 17 月龄，以及 <7 月龄的行走经验	在活动房间容易跌倒 [47]
	2~10 岁	在活动房间、活动平台上，减少跌倒和对闭眼条件的反应感觉组织测试 [111,305,358]
躯体感觉	>6 月龄	利用躯体感觉输入可以控制头部和坐位平衡 [207,287]
	4~6 岁	在 SOT 中开始具备在站立位使用躯体感觉输入来处理感觉冲突的能力 [287]
	4~10 岁	4 岁时能在不同幅度的视觉和躯体感觉刺激下调整；10 岁时能在视觉输入和躯体感觉输入之间调整 [287]
	7~10 岁	在 SOT 时，在感觉冲突中具备像成人一样使用躯体感觉输入来平衡的能力 [118,287]
前庭觉	7 ~ 10 岁	在 SOT 时，在感觉冲突中具备像成人一样使用前庭觉输入来平衡的能力 [67,359]
	12 ~ 16 岁	在 SOT 时，在感觉冲突中具备像成人一样的平衡的能力 [295,300]

注：SOT（sensory organization test），感觉组织测试。

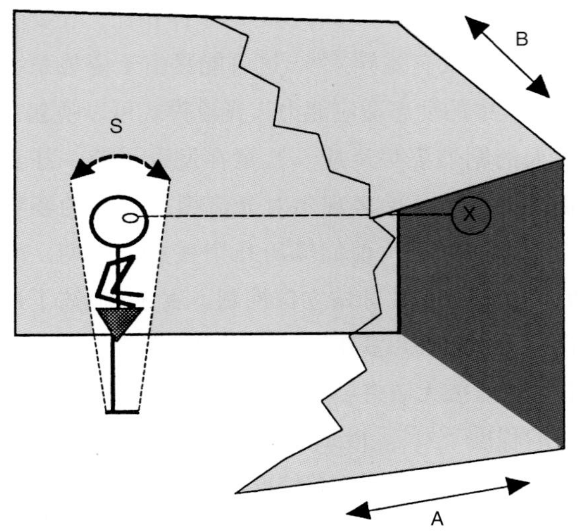

图 3.2 主体被放置在由三面墙和天花板构成的半封闭的房间的中心，该天花板可沿 A 或 B 方向滑动。当主体面对墙 X 时，方向 A 的空间运动会产生逼近视觉刺激，并触发前后平面中摇摆量（S）的增加。当出现逼近视觉刺激时，年幼的儿童可能会向稳定极限（虚线）摇摆，但当视觉刺激侧向移动（方向 B）时，则不会（改编自 Lee DN, Aronson E: Visual proprio- ceptive control of standing in human infants. *Percept Psycho-phys* 15:529-532, 1974.）

前后（amterior-posterior，AP）视轴移动［称为逼近视觉刺激（A）］，则效果更大，如果沿着视轴切向移动，［从一侧到另一侧（B）］，则效果最小。通常，如果主体面向中心墙，当墙体缓慢地向主体移动时，则主体将向后摇摆；如果墙远离主体，主体将向前摇摆。但是，如果整个墙体从主体的左侧向右侧移动，则检测到的姿势变化很小或没有（反之亦然）。在临床和研究中，Nashner 及其同事首先建议将感觉组织测试（sensory organization test, SOT）用于评估受试者对视觉、前庭觉和本体感觉反馈的反应，视觉部分利用“活动房间”或“视觉环绕”以引起姿势反应（图 3.3）[111]。

视觉与稳定性有关，也与对稳定性的感知有关。在年轻的步行者中，地面和重心之间的实际距离很小，导致姿势摇摆的频率要高得多，相对的运动弧比后期大得多[260,323]。因此，年龄较小的儿童比年龄较大的儿童及成人摇摆得更快、更接近其稳定性极限。虽然年幼的儿童可以产生成人般的肌肉协同作用，在

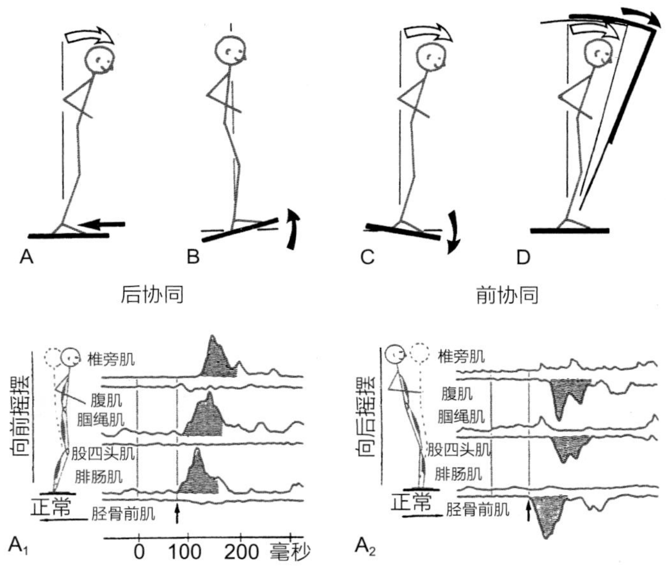

图 3.3 当儿童站在一个可移动的平台上，然后平台以固定速率和持续时间（计算机驱动）向后移动时，儿童向前摇摆，后协同作用随着时间按照从远端到近端的顺序被激活，以重新调整头部和躯干的支撑基础（A1）。相反，平台向前移动时产生后向的摇摆，仍然通过从远端到近端的顺序激活肌肉协同作用来纠正（A2）。在所示的两种情况下，都提供正常的视觉、前庭觉和躯体感觉输入。如果平台快速旋转以产生踝背伸（B）或跖屈（未显示），则视觉和前庭觉输入在整个扰动过程中保持相对稳定，而躯体感觉接收器则记录位移。但是，如果平台以相同的方向快速旋转并伴有同步的摇摆（C），则躯体感觉输入保持相对稳定，因为足踝角度在干扰过程中几乎不变，而前庭觉和视觉接收器则记录姿势摇摆。在测试过程中，关于摇摆的视觉信息可以通过闭眼或将在头部周围放置一个圆顶来改变，从而提供稳定的视野（D）。如果在平台转移期间视觉稳定，如（A），视觉输入将与正常的前庭觉和躯体感觉信息冲突。如果在平台旋转期间视觉稳定，如（B），视觉和前庭觉输入将与躯体感觉信息发生冲突。最后，如果在平台旋转同时伴有正常摇摆期间视觉稳定（C），视觉和躯体感觉输入将与正常前庭觉信息相冲突（改编自 Nashner LM, Shumway-Cook A, Marin O: Stance posture control in select groups of children with cerebral palsy: deficits in sensory organization and muscular coordination. Exp Brain Res 49:393-409, 1983; and Horak FB, Nashner LM: Central programming of postural movements: adaptation to altered support-surface configu- rations. *J Neurophysiol* 55:1369-1381, 1986.）

后期进行类似成人的姿势矫正，但鉴于上述生物力学约束，成人般的反应对于恢复直立姿势可能太慢。婴儿学习具有挑战性的姿势时表现出频繁的跌倒，无论是坐[152]还是站立[8]，但这似乎不会阻止其尝试继续进行直立活动。在自我实现和目光导向的尝试中跌倒可能有助于校准姿势调整和了解儿童自己的动态稳定参数。因此，视力有助于个体儿童系统学习合适的姿势控制。

前庭觉和躯体感觉系统变量。前庭系统被激活并推动姿势活动来调节头部控制和感受重力，以防止在出生后第一年早期的复杂的姿势控制任务期间，躯干缓慢发生偏移[58,169,172]。躯体感觉系统主要触发与身体定位和矫正相关的姿势活动。当头部和身体运动同时发生时，正如许多功能性动作中常见的，两种感觉系统会根据不同的头部 / 身体位置，适当地影响运动结果。躯体感觉输入的位置（即体重 – 支持结构及是否使用手来支持或平衡身体）也极大地影响姿势肌活动的反应或预期的干扰[179,257]。关于前庭觉和躯体感觉系统在姿势控制中作用的进一步详细信息请参阅下文姿势运动控制部分。

影响发育的运动控制变量

当今运动控制研究的重点是多个变量有助于运动的启动和执行。因此，一般认为，要理解运动是如何控制的，必须能够识别哪些变量是重要的，并确定它们在运动过程中是如何相互作用的。了解这些信息对于专注评估和干预有运动功能障碍的儿童非常重要。但是，运动控制研究的挑战之一是，为了研究一个变量的作用，其他变量必须保持不变，这不能代表自然发育过程。因此，在考虑运动控制在发育中的作用时，必须用现有的动态系统发育理论加以解释。

我们现在转向涉及大龄的儿童的理论，他们已经掌握了基本的运动和技能。本节确定一些当前运动控制中的假设，然后是与技能发育相关的运动控制变量和研究。尽管我们分别描述每个变量，但我们鼓励读者思考每个变量的作用及影响发育的变量之间的相互关系。有关其他的运动控制理论和背景，我们鼓励读者查看 Shumway-Cook 和 Woollacott（2017）的相关著作《运动控制：将科研转化为临床实践》（*Motor Control*：*Transtating Research into Clinical Practice*，北京科学技术出版社引进出版）[286]。

运动控制假说

虽然与发育有关，但许多有关运动控制的研究是由成人和大龄儿童康复需求所驱动的，而不是研究典型发育过程中如何产生新技能。此外，存在许多运动控制理论，但没有统一的理论。相反，每种理论对运动控制的假设都试图鉴别特定运动类型的控制变量。简而言之，我们将讨论一些与儿童康复和发育最相关的运动控制理论。

运动控制的一个普遍观点是，运动协同效应是神经系统控制协调多节段的身体内固有的多重自由度的解决方案[25]。研究支持这一假设，因为在青蛙的自然踢腿[79]和人的动作如蹲、行走和上下台阶的动作中，发现协同效应相对较少[302]。尽管协同效应（如屈肌和伸肌协同）长期以来一直被视为脊神经回路中固有的神经元模式，但目前的观点表明，运动协同效应可以是特定于环境的，并且高度个性化[193]，并且可以在获得协调期间发生变化[53]。

当前的运动控制假设试图鉴别特定运动类型的控制变量。中枢模式发生器（central pattern generators，CPG）被认为是执行协调、有节奏的运动，如运动、咀嚼、梳理毛发（如抓挠）和呼吸所需的基本神经组织和功能，并且已在动物模型中被明确确定[221]。CPG 通常被定义为位于脊髓或脑干中的神经元间的网络，对运动神经元进行选择和排序而不依赖下行或周围神经输入。然而，在正常条件下，来自选择脊髓上区的神经输入如脑干网状核，会激活 CPG 和外周传入、脊髓固有区域和其他脊髓上区并调节 CPG 的输出，同时根据运动情境调整行为。对无脊椎动物的研究表明，CPG 甚至可以改变自己的配置（即内在调节），以产生与相同或不同行为相关的多个模式[190]。CPG 还可以调节它们接收到的输入信息，抑制潜在的破坏性反射活动，如当肢体在站立位满负荷运动时，屈肌收缩反射的感知激活［关于模式发生器的进一步综述（Guertin and Steuer, 2009）］[139]。越来越多的关于胎儿、早产儿、足月儿、年幼婴儿的持续踏步行为研究，也支持早期运动受 CPG 支配的观点[36]。为证实中枢模式发生器存在于人类运动中，已经围绕成人脊髓损伤和截瘫的运动康复做了研究[89,215]。对患有脑性瘫痪[81,353]、唐氏综合征[321,360]和脊髓损伤[18]的婴儿和儿童进行的研究也表明：个体在不使用其他辅助设备时，在减重跑步机上有更快速移动的能力；在更小的年龄开始行走，以及在直立行走方面表现出一定的天赋。新的研究正在通过功能磁共振成像[84,245]记录皮质活动的变化和周围神经系统的延迟 / 瞬时反射的变化。然而，利用 CPG 的潜力进行成功的干预证据尚未出现，如为患有 CP 的儿童进行跑步机训练。

为了更好地理解目前应用于儿童的运动控制理论，我们对姿势控制、够物和移动功能控制进行了描述。

姿势控制

姿势控制是通过感觉（如视觉、前庭觉和躯体感觉系统）、肌肉骨骼和运动控制系统的协同交互实现的，从而达到姿势定向和稳定性的行为目标[168,170]。尽管三个感觉系统中的每一个都被认为是对静态和动态姿势进行最佳控制的关键，但每个系统都可以在一定程度上代偿其他两个系统，并且每个系统的相对重要性似乎随环境或任务要求而变化[170,288]。

前庭觉和躯体感觉系统有助于婴儿或幼儿在坐位[148,159]和站立位[308]时随着前后移动，产生躯干和下肢定向的适当反应。常用的测试方法和腿部反应如图 3.3 所示。前庭觉和躯体感觉系统很可能在婴儿期参与这些姿势反应，因为即使婴儿被蒙上眼睛也会产生定向适当的肌肉反应[358]。不同的反应也可以归因于视力的可用性，因为当视线被遮挡时，与视力可用的婴儿相比，坐位时视轴前后位移后可产生更可靠的诱发前庭觉和感觉的颈部反应[358]。早期这些干扰被认为是直立定向和姿势技能的先天构建模块。然而，尚不清楚这些对干扰的早期反应如何与主动、自我发起的运动相关。表 3.2 概述了与使用这些系统进行姿势控制有关的发育信息。

姿势控制的实现通常从强调平衡矫正或反应性姿势调整（reactive postural adjustments，RPA）的闭链或感觉反馈方面来描述。然而，适应性姿势控制也采用开链或姿势预调整（anticipatory postural adjustments，APA）。这些预测策略的作用是尽量减少运动启动时产生的潜在姿势干扰，并协助实现所需的运动。

由于婴幼儿在外在环境中受到重力的影响，他们必须学会控制自己的身体并回应特定的任务要求。在出生后的最初几年中，可以观察到儿童几种常见的姿势控制策略，许多人称之为姿势反应或反射。当婴儿或儿童移动他或她的头，以保持他或她的眼睛在水平位置时，就会发生翻正反应（righting reacting）。虽然在任务中这种反应有一个共同的目标，但运动并不是刻板定型的。当婴儿从俯卧位向坐位转移时，当躯干通过多种姿势移动时，婴儿会将头部定向到水平位，这就是所谓的头部翻正反应。头部位置的控制对于凝视的稳定性和对环境的定向至关重要。然而，它不是反射性的，因为这种反应不是模式化的，很容易被随意运动打断，并且可能因不同的试验或不同的儿童而不同。当重心移出支持面时，可以观察到平衡反应。在经典的平衡反应中，躯干承重侧伸展，非承重侧侧向屈曲。上肢和下肢也经常在非承重侧外展。虽然这可能是经典的描述，但在日常反应中平衡反应很少显示经典模式，因为它们不是刻板运动或典型的反应 – 刺激反射。因此，视觉、前庭觉和本体感觉系统的发育，以及活动任务或环境的选择，将适应观察到的平衡反应的程度。平衡反应既可以是对外部刺激的反应，如在光滑的表面上失去平衡，也可以是对运动的准备，如单肢负重姿势。如果儿童在回应外部刺激时无法维持其平衡，则保护性反应导致儿童出现跨步、伸手向下或抓取动作以维持平衡。一旦儿童有一种姿势的经验并可以确定他们的稳定性极限在哪里时，这种类型的 RPA 就存在于儿童功能中。在婴儿、儿童和成人中可以观察到翻正反应、平衡反应和保护反应，并且通常与一个人在给定的支持面内控制其重心的经验量和运动速度有关。例如，儿童在平坦的表面上玩玩具时可以保持站立良好，且无须平衡或保护反应。然而，当被要求在动态表面上完成同样的任务时，儿童试图获得平衡时可能会观察到平衡反应，当儿童重心转移过快且无法保持平衡时可能观察到保护反应。

值得一提的是研究人员未能在对 RPA 的姿势运动反应中找到明显的发育序列[244]。这可能反映了一个事实，即复杂的神经肌肉反应在发育早期就可用，而儿童选择最有利的策略的能力仍在发展[93]。此外，正在考虑的任务要求和直接环境是任何姿势反应的关键决定因素。婴儿在坐位时表现出缓慢和多变的反应性肌肉应答，在发育过程中会加速并变得更加一致 [143,156,309]。RPA 在站立位的发育过程是可变的，一些 4 ~ 6 岁的儿童的潜伏期增加，7 ~ 10 岁出现成人样的反应 [287]。有人建议，4 ~ 6 岁儿童站立时观察到的更大变异性可能反映一个过渡期，即在控制姿势方面视力变得不那么重要而躯体感觉信息变得更加重要 [286,287]。在这个过渡期内，儿童可能试图处理过多的信息，而不是有选择性地关注最相关的感觉信息，就像其他类型的运动技能习得所建议的那样。儿童也可能试图处理过多的信息来作为应对预期的环境变化能力的一种策略 [192]。然而，关于儿童肌肉反应模式变化另一种可能的解释是在实验室测试期间行为变量的变化，如烦躁、疲劳、忧虑和好奇 [148,161]。最后，几项研究指出，反应性姿势回应取决于任务，该观点支持第二发育阶段的想法 [64,156]。有关详细的发育信息，请参阅表 3.3。

从仰卧位和坐位够物时，可以观察到婴儿的预测活动 [325]。最近对婴儿预测姿势控制的研究表明了探索活动的多样性在最佳姿势控制发育过程中的重要性 [92]。活动的可变性过小和可变性过大都可能不利于灵活和适应性控制发育 [149]。5 名婴儿从在支持面上用手臂支撑坐立到他们可以自由坐着用手臂玩耍的过程，验证了婴儿的坐姿发育过程 [150]。分析表明，随着坐姿平衡的改善，婴儿首先从不稳定状态转移到自由度约束期（即更加稳定地使用非常一致的不变运动协调模式）。然后，婴儿进入释放自由度或使用更多可变运动协调模式的时期，这表明这是一个复杂的控制发育链。在仰卧位够物和中立位头部控制的发育过程中，也观察到了类似的早期姿势变化模式，随后是姿势摇摆的限制 [93]。Harbourne 和 Stergiou 假设，在选择运动协调模式时，可变性的增加反映了个性化的特定方案可用于解决特定的个性化问题 [150]。

Chen 和其同事纵向地研究了 9 名婴儿从 6 月龄到 9 月龄的站位平衡的发育情况，包括在测力板上支撑站立和无支撑站立 [65]。他们发现了与速率有关的儿童姿势摇摆变化。摇摆向着较低的频率、较慢的速度、较低的可变程度发展，但婴儿在发育时没有表现出整体上较低的摇摆幅度。据推测，这是由于儿童不仅控制摇摆从而保持直立，而且还通过摇摆来探索稳定极限并了解姿势控制。在婴儿接受测试期间，他们还经历了感觉运动控制机制的生长和发育 [65]。

总体而言，发育研究表明，姿势预调整（APA）的发展、完善和调节随着运动经验的积累而改善。有关 APA 的详情，请参见表 3.3。1 ~ 10 岁儿童的反馈调整（干扰 – 触发校正）和前馈姿势控制重叠表明，它们是发育过程中并行出现的两个不同的过程。

够物

够物是婴儿期最早出现的运动技能之一，并且为他们的运动控制和与环境的互动提供了一个早期窗口。表 3.4 总结了够物的发育。越来越多的研究表明，新生儿的手臂运动，如挥动运动，是在出生后第一年出现的够物发育成熟的基础。新生儿以半斜靠的姿势支撑，在回应目标移动时表现出的基本的手眼协调 [344,329]。当 1 ~ 19 周的婴儿面前呈现一个缓慢移动的物体时，他们表现出对物体的兴趣。在出生后最初几个月里，手臂的准备够物或挥动是由视觉引导的，通常类似于早期的功能性够物。随着婴儿对观察物体越来越感兴趣，视觉注意力可能会在不经意间短暂压制婴儿的够物尝试，大约持续时间是 1 ~ 4 周 [23,342]。视觉功能可以引起手够物，但在早期手够物中并不引导手的轨迹或帮助手的定向 [204,213,355]。事实上，婴儿似乎不需要有关双手的视觉来启动或接触及抓住物体 [71]。这些发现似乎表明，年幼的婴儿开始够物时使用抛物线式的策略来使手瞄准目标，然后切换到反馈策略（视觉、本体觉，或两者兼有）以做出校正，一旦接触到物体便产生抓取动作 [71]。在 4 ~ 5 月龄时 [71,355]，婴儿开始调整他们的视线，预测一个物体将发生的运动轨迹 [328]。

在出生后 12 ~ 36 周期间，出现了够物形式的若干重大变化，这表明新的控制策略的发育 [340]。成熟够物的特点是有 1 ~ 2 个运动单位，这意味着成熟的够物有 1 个或 2 个加速和减速阶段。第一单元的功能是将手移动至目标距离的 70% ~ 80%，持续时间相对较长，第二个单元的功能是将手导向目标物，持续时间相对较短 [178]。在出生后 19 ~ 31 周，婴儿逐步调整够物来拿取移动物体，将运动单元的数量从每次够物平均 4 个运动单元减少到 2 个运动单元 [340]。运动单元的顺序也进行了完善。在年幼婴儿中，当每次

表 3.3 典型的姿势控制发育：运动系统

构成	年龄	技能 / 行为
反应性姿势调整（RAP）		
坐		
	3 ~ 5 月龄	单一姿势肌群被激活或拮抗肌激活，而不是可识别的 RPA 序列 [141]
	5 ~ 6 月龄	激活方向特定的运动协调模式（与儿童跌倒侧相反的主动肌） 缓慢和可变的时序（近端到远端模式的收缩和反转） 对任务 – 特定的环境适应能力差 [41,161]
	7 ~ 10 月龄	逐渐减少方向特定的运动协调模式的时间变化（激活腿部、躯干、颈部肌肉）[141]
	9 月龄 ~ 3 岁	固定使用方向特定运动协调模式，有些采用共同收缩 在支持面上有良好的骨盆肌肉调节，以适应任务 – 特定条件（Hadders-Algra et al., 1998）[141,144]
	3 岁	多变的方向特定运动协调模式 减少共同收缩和使用颈部肌肉，以改善姿势控制的变化（Hadders-Algra et al., 1998）[144]
站立		
	7 ~ 8 月龄	牵拉站立的婴儿开始表现出踝关节策略 [141,309]
	10 ~ 12 月龄	成人样的反应性姿势调整及粗略的方向特定运动协调模式（Hedberg et al., 2007）[309]
	12 ~ 16 月龄	更加一致的方向特定运动协调模式，虽然起始潜伏期较长 [141]
	3 个月的行走经验	代偿性的跨步平衡反应出现 [267]
	4 ~ 6 岁	运动协调模式的变化性增加（可能是由于生长突增或感觉整合的改变）（Shumway-Cook and Woollacott, 2007）[111]
	7 ~ 10 岁	成人样使用方向特定的运动协调模式（Shumway-Cook and Woollacott, 2007）
姿势预调整（APA）		
坐位运动		
	6 ~ 8 月龄	在坐位下抬起上臂之前在躯干肌群出现 APA（van der Fits et al., 1998）[325] 能够适应不同的坐姿和够物运动速度
	12 ~ 15 月龄	一致的 APA，尤其在颈部肌群（van der Fits et al., 1998）
	2 ~ 11 岁	和成人相比，11 岁时 APA 多变且不完整 [326]
站立位运动		
	10 ~ 17 月龄	在 10 ~ 13 月龄婴儿中，腓肠肌的 APA 活动（抵消上肢的够物和牵拉动作） 在 16 ~ 17 月龄婴儿中，APA 更加一致并且具有时间特异性 [356]
	3 ~ 5 岁	APA 反应变化，具有不成熟和成人化的活动 [278] 压力中心的前移出现在站立位抬起上肢之前，但这些前移的协调性较差（Raich and Hays, 1990）[155]
	4 ~ 6 岁	APA 被记录在以下任务中：类似拉操作杆的运动 [115] 自由落臂；上举手臂 [55,159,160] APA 可能从对运动的支持功能转变为姿势稳定性的代偿功能
	6 ~ 8 岁	在够物运动中出现更连续、更系统、更和谐的 APA 与 9 ~ 12 岁的儿童相比，APA 显示出更大的肌肉协调模式的变化 [351]
	9 ~ 10 岁	一些儿童在进入趾尖站立前，APA 表现不足 [140] 只有当姿势控制干扰达到“危险”极限时，才会出现 APA [155] 在站立和够物过程中 APA 变化较小 [351] 在负重和非负重情况下的腕部够物任务中 APA 的调制
	12 岁	向前抬腿的 APA 与成人相似，都受分段加速（慢速和快速运动）和感觉环境（睁眼 vs 闭眼）的影响 [239]
起步过程中的运动		
	1 ~ 17 月龄的行走经验	缺乏有经验的步行者使用的步态启动，APA 涉及横向而不是后向 COP 转移，并使用上半身和下半身进行转移 [13]
	1 ~ 2.5 岁	在步态启动过程中，对干扰（将肢体向后拉）做出可变的 APA 反应（Woollacott and Assaiante, 2002） APA（后向 COP 转移）存在，但与向前踏步的速度不协调 [205]
	4 ~ 6 岁	在步态启动时，与成人一样的 APA 模式的胫骨前肌活动和后向 COP 转移 [218] 在步态启动过程中，APA（减少潜伏期，增加肌肉的幅度以对抗推倒）对干扰（将肢体往后拉）的反应（Woollacott and Assaiante, 2002） 具有 4 ~ 5 年的步行经验，姿势控制运动协调模式向远端移动，有能力在步行中控制重力与腿部肌肉（Breniere and Bril, 1998）
	6 ~ 8 岁	APA 存在（后向 COP 转移）与向前踏步的速度相协调 [205]

注：COP（center of pressure），压力中心。

表 3.4　年龄相关的够物能力发育

年龄	技能 / 行为
新生儿期	上肢的运动似乎是有目的（van der Meer et al., 1995）和时空结构的（von Hofsten and Rönnqvist, 1993） 够物是视觉上的触发，而不是引导（von Hofsten, 1982） 手在上肢向前伸展时通常是张开的
7 周龄	够物频率短暂下降 婴儿似乎对观察物体更感兴趣 手更容易握拳（von Hofsten, 1984）
12 周龄	够物频率增加 手为够物做准备（von Hofsten, 1984; Bhat and Galloway, 2006） 婴儿获得通过视觉确定实际够物距离的能力（Field, 1977）
12 ~ 18 周龄	获得够物时瞄准的技巧（von Hofsten and Rönnqvist, 1993） 在多达 90% 的试验中，婴儿都能接触到移动的物体 在 15 ~ 18 周龄之间，接触从单纯的触摸转变为捕捉移动的物体（von Hofsten, 1979）
19 周龄	够物包括更多成人中可见的运动单位 够物的路线并不是直的（von Hofsten, 1991）
31 周龄	第一运动单元较长，功能作为运输单元与成人类似 够物的路线更直（von Hofsten, 1991）
5 ~ 9 月龄	当接触静止物体时，够物路线和运动单元具有可变性（Fetters and Todd, 1987）

够物的移动单元超过 2 个时，转移单元可以作为中间运动单元之一出现，而不是第一个。在 19 周龄的婴儿中，转移单元仅为够物过程前半段的第一个运动单元，上肢伸展的平均距离为 80 cm，而在 31 周龄时，它是够物过程前 84% 的第一个运动单元，伸展距离为 137 cm。最后，手的运动轨迹随着年龄增长逐渐变直，这表明到 31 周龄时，婴儿改进的空间规划能力有助于瞄准技能的进步，因为在第一个运动单元中，手现在以更高效的方式向目标移动，需要较少的后续单位来校正错误 [340]。在图 3.4 中注意 9 月龄婴儿和成人在够物过程中运动轨迹和运动单元的不同。

够物经验经常被发现与婴儿的年龄有关。但是，在一系列调查手臂在有和没有玩具存在情况下的运动变化的研究中，结果显示当玩具存在时婴儿会改变他们的自主手臂运动，这比够物出现早了几个月 [28]。在这些健康婴儿的协调性运动模式中，可以根据他们的够物经验，而不仅仅是他们的年龄，来确定到达够物前运动的明确阶段。Carvalho 发现，与同龄够物技能较熟练的婴儿相比，能力较差的婴儿够物尝试较少，导致练习够物次数较少 [55]。因此，年龄本身并不能很好地衡量够物的能力，而必须考虑够物经验。

影响婴儿够物能力改善的另一个因素是姿势控

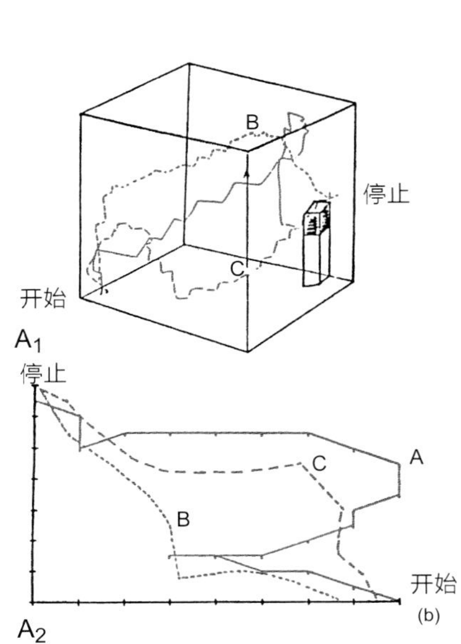

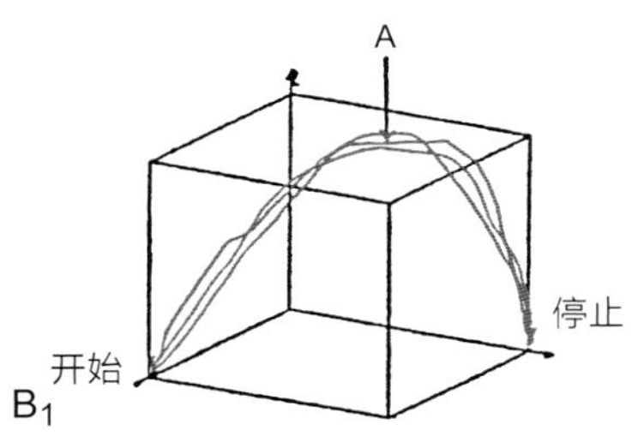

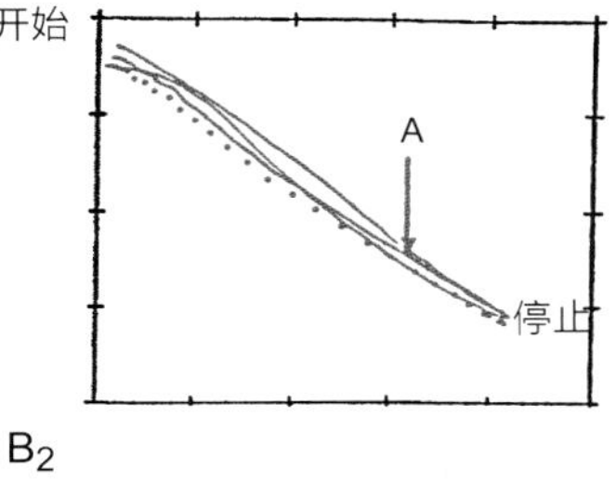

图 3.4　当伸手拿静止物体时，婴儿表现出的够物具有多个运动单元，持续时间相似。侧视图（A1）和俯视图（A2）显示了 9 月龄婴儿的三种够物过程。请注意，从侧视图（B1）和俯视图（B2）中可见，与成人的表现相比，婴儿的在够物内和够物之间存在不规则现象（改编自 Fet- ters L, Todd J: Quantitative assessment of infant reaching movements. *J Mot Behav* 19:147-166, 1987. Reprinted with permission of the Helen Dwight Reid Educational Foundation. Published by Heldref Publications, 1319 Eighteenth St., NW, Washington, DC 20036-1802. Copyright © 1987.）

制 [84]。随着仰卧位姿势控制在 12 ~ 24 周龄之间的逐渐改善，够物运动单元数量减少，手的位移路线长度变短，以及第一个运动单元的长度和持续时间的增加已被证明是相互关联的 [102]。对准备够物的 APA 的研究表明，在婴儿成功够物之前和在够物开始时，存在有组织的肌肉激活模式 [85,325]。肌肉激活模式在 6 月龄时变化较小，具有“自上而下”或由头至尾的时间顺序募集模式的婴儿比使用组织性较差的肌肉激活模式的婴儿成功够物的概率更大 [85]。虽然年龄、经验、姿势和发育延迟会影响够物的能力，但任务要求或任务外在因素也可能导致够物策略的改变。

在 5 ~ 9 月龄，当手接近目标以校正手的路径轨迹错误时，婴儿开始在够物结束时使用视觉信息 [336]。在 5 月龄之前，他们在够物过程中很少注意手，但此后，如果有关手的视觉被遮挡，就像婴儿伸手去接触一个虚拟（镜像）物体时，够物表现会频繁中断 [204]。虽然在儿童期孩子会一如既往地良好使用冲击式够物策略，但在 6 ~ 7 月龄时视觉反馈的缺失便会损害够物技能的发展 [204,355]。

在出生后第一年，手臂和手在够物期间的肢体间协调是以多变为特点的。在对一名婴儿 3 ~ 52 周龄的纵向研究中，双手够物实例表明，与主动侧上肢相比，配合侧上肢似乎与更多的动力学变量、更大的肢体稳定性和更快的够物速度有关。这些发现使研究者得出结论，婴儿双手够物占主导地位，直到在 6 ~ 7 月龄时，学会以不同方式控制配合侧上肢 [76]。上肢在够物期间的联合程度似乎也取决于所需的双手合作的复杂性（任务要求），即一只手是否可以保持相对被动，或者必须产生互补的运动模式，如当用一只手把盒子盖拿起时，另一只手从中拿出一个玩具 [100]。互补的双手够物技能出现在 9 ~ 10 月龄 [101]。

最近一项将患有唐氏综合征的成人与健康成人和儿童进行比较的研究发现，唐氏综合征患者在划圈任务中表现出成人样的稳定的双手协调 [262]。相比之下，他们的单手能力不太协调，这与研究中被观察的儿童相似。这表明唐氏综合征患者具有较为成熟的双手够物和精细运动技能及不太成熟的单手能力。这可能是由于在双手活动期间使用身体的两侧改善了姿势控制，但这还有待于实验检查。

物体属性对抓握的影响已经得到了很好的记录（见下一节），但物体的属性也影响着婴儿的够物策略 [75]。6 ~ 9 月龄的婴儿往往有首选的够物策略，但他们可能能够根据任务要求改变这种运动策略。在一项研究中，Corbetta 和 Snap-Childs 比较了 6 ~ 9 月龄的婴儿对小球、大球和大绒球的够物和抓握策略，描述了婴儿使用感觉运动信息来改变自己首选的够物策略的能力 [75]。年龄较大的婴儿比年幼的婴儿更善于根据任务要求改变单手和双手之间的够物策略。此外，操作物体为婴儿提供了比视力更多的线索，引起够物策略方面发生更合适的变化 [75]。

对婴儿的够物研究通常以坐位进行，但几个研究小组比较了在婴儿仰卧位、直腰坐和拱背坐姿势的够物发育情况。对比在早期 12 ~ 19 周龄时的仰卧位和直腰坐，发现姿势对 20 ~ 27 周龄的够物能力或质量影响不大。然而，小年龄组的婴儿表现出的够物和抓握较少，而且他们的仰卧位运动质量较差 [273]。研究文献中一致的发现是，年幼、经验不足的够物者比那些经验更丰富、年龄较长的儿童更容易受身体位置变化的影响 [54,55,273]。Carvalho 和其同事认为，经验更丰富的够物者在两个不同身体位置的够物表现的相似性表明系统对新的约束的适应性，这些在适应性较差、缺乏经验的婴儿中是观察不到的 [55]。

运动控制

对人类婴儿和动物发育中的迈步动作和行走进行了广泛的研究。当婴儿发育出更成人化的运动模式时，动物研究加深了我们对行走控制系统的理解。

与其他动物相比，胎儿的踏步运动、早产儿早期踏步、有节律的婴儿踢腿运动表现为胚胎发育期间人类运动的基本迈步过程的发育提供了理论基础 [36]。出生时婴儿就具有一些移动潜力的观点引出了一个问题，即这种潜力是否在早期的胎儿发育中就已建立。这一点可以再次与动物研究进行比较。关于人类胎儿运动的超声检查研究表明，单独的踢腿在胚胎第 9 周期间开始，而交替的踢腿运动，类似于新生儿的迈步动作，据报道开始于胚胎第 14 周在子宫内的姿势变化（“向后翻滚”）[87]。因此，人类胎儿似乎在妊娠期的前半部分表现出迈步，与鸡胚胎在自发运动期间存在有组织的肌电图（electromyography，EMG）表现和运动学特征的胚胎期大致相同 [37,62]。

鉴于在妊娠 34 周出生的低风险早产儿表现出与足月新生儿相似的有序运动模式，而且与足月新生儿不同的特征似乎可归因于在运动过程中出现的动态相互作用[122,158,180,181,344]，人类胎儿和鸡胚胎之间的相似性似乎是合理的（图 3.5）。换言之，人类的运动神经基础可能在神经形成期间建立，与在其他动物中出现的情况一样[37,46]。

对新生动物和人类婴儿有节奏的、类似移动的腿部运动的研究也发现有一些相似之处。当被支撑在跑步机上时，婴儿进行重复性腿部运动表现出来的几个运动学特征类似于成人的运动行为[315,320,361]。虽然 6 ~ 12 月龄的婴儿在产生与跑台速度同步的持续交替步骤模式时变得更加可靠，但即使是 10 天以下的新生儿偶尔也会表现出这些特征[361]。新生儿迈步与早期在跑步机上迈步有许多相似特征。最值得注意的是，髋关节、膝关节和踝关节在摆动相同步屈曲，并在支撑相同步伸展；迈步伴随着非特定的 EMG 模式；在摆动相和支撑相之间的过渡中，没有足跟着地和蹬离动作[110]。这些特征也出现在婴儿出生后 1 ~ 3 个月内踢腿的运动中，这进一步表明一些控制踏步的机制在出生时已经在起作用[182,183]。

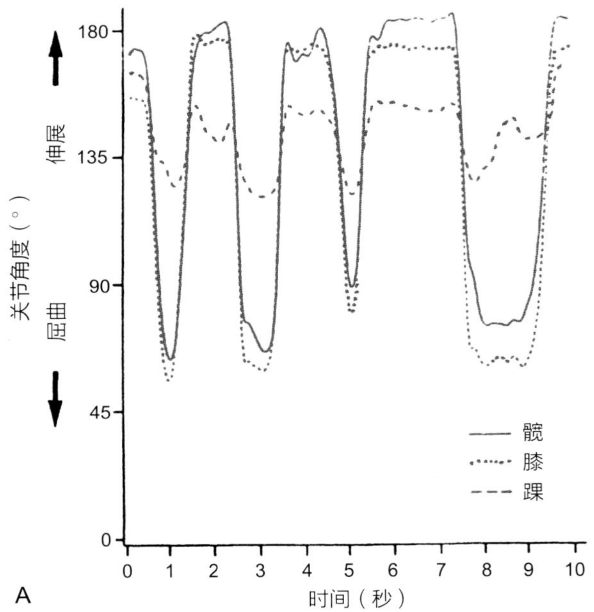

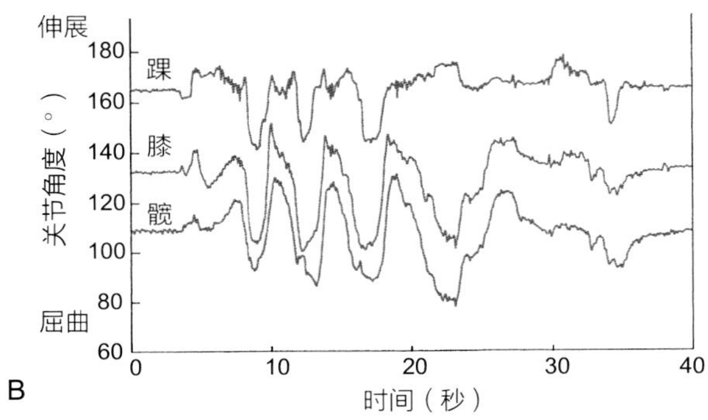

图 3.5 运动学分析表明，下肢运动在发育的早期就已经有组织了。当早产儿在校正孕 40 周开始一系列踢腿动作时，髋关节的交替屈曲和伸展与膝关节和踝关节在同一方向的运动是同步的（A），与第 9 天胎龄的小鸡胚胎在鸡蛋中的自发踢腿运动作相似（B）（改编自 Heriza, CB. Comparison of leg movements in preterm infants at term with healthy full-term infants. *Phys Ther* 68:1687-1693, 1988.）

直到最近，人们还认为通常在 EMG 记录中可以观察到婴儿运动缺乏像成人一样的特征。未能观察成人般的 EMG 模式通常归因于在骶尾神经平面上下行通路髓鞘化晚[307]，皮质结构的成熟晚[110]，或周围神经的髓鞘化形成晚[306]。然而，对跑步机运动的研究显示，10 天大的婴儿偶尔会产生以拮抗肌交替激活为特征的迈步，而同步激活的程度随实践而减少[361]。屈肌和伸肌活跃的相对持续时间也随着跑步机速度的变化而变化，其方式与成人相似。此外，已经证明，4 ~ 12 月龄的步行前的婴儿，在辅助下在跑步机上行走时，如果给予单侧腿部干扰，可以做出成人般的肢体间协调反应[240,241]。在以往对步行前的婴儿和早期步行者的研究中，未能观察到成人般的 EMG 运动模式可能是适应性策略掩盖了这种潜力的结果。例如，婴儿可能同步激活拮抗肌来增加关节紧张和稳定肢体姿势，作为对支持和转移身体重量的姿势控制不足或力量生成控制不足的补偿[38,236]。此外，测试条件掩盖了产生成人般运动的 EMG 模式的可能性，即辅助下的站立位或仰卧位的抗重力运动可能改变了任务要求[320]，需要不同的 EMG 模式。相反，测试条件可能缺乏表达运动 EMG 模式的关键特征。例如，猫的肢体运动速度有助于形成某些 EMG 模式[364]。

尽管运动的基本特征是由脊柱介导的这一观点得到了广泛支持[46,173]，但一些人认为，独特的人类步态特征是脊髓神经网络随着高级中枢的成熟转变而出现的[110]。具体来说，有人认为，在新生儿迈步期间观察到的交替屈曲和伸展的基本模式与运动的发育持续存在，但成熟的感觉运动输入抑制踝关节伸肌运动神经元的激活，以允许在站立开始时足跟接触地面。

此外，脑性瘫痪儿童缺乏足跟着地动作被认为是因为脑损伤影响了脊髓神经网络的上位运动控制中心的发育[110]。为进一步支持这一观点，Luo 和其同事对早产儿与类似群体足月儿进行对比研究，比较他们在跑步机上进行辅助行走的能力[214]。有助于整个群体早期达到独立行走的因素包括较高百分比的交替迈步模式、髋关节/膝关节联合运动的减少，以及髋关节/踝关节在摆动相的耦合和支撑相肢体间对称的增加。少数早产儿被归类为“步行迟缓者”，作者提出，那些存在脑室周围白质软化的婴儿，即神经控制缺陷和（或）慢性肺病［或与肌肉无力和（或）大脑缺氧相关的神经缺陷］会影响协调，并延缓运动的发育。

相反，许多研究人员现在推测步态的属性，如足跟着地（heel strike），不需要由更高的神经中枢具体控制，因为它们可能产生于许多练习单元在不同类型的运动探索时的惯性相互作用和身体各部分之间的相关反馈[31,63,68,145,164,176,199]。例如，当猫以相对快的速度行走时，缝匠肌会产生两次爆发模式，一次在支撑相末期，一次在摆动相末期。但第二次爆发在较慢的行走速度下不会持续发生。运动学和动力学分析表明，在更快的行走速度下，摆动相末期功能的爆发可抵消膝关节伸肌力量，但这不是必需的，因此不会在较慢的速度下发生募集，因为膝关节屈肌的弹性足以对抗这些力量。在成人中，在步行–跑步过渡期间检查肌肉动作表明，跑步过程与步行过程相比，与摆动相有关的踝关节、膝关节和髋关节屈肌激活程度较低，与支撑相有关的踝关节、膝关节、髋关节伸肌激活程度更高[255]。这显示在快速行走的摆动相中，下肢屈肌的用力感加强可能会触发运动模式从步行模式转变为跑步模式。

有关足跟着地或步态的其他属性相关的肌肉活动是由中枢神经指挥的，还是运动探索和运动依赖反馈的突显特性，最近有了更多与婴儿行走发育相关的集中研究。一项对一个左侧脑室内出血Ⅲ/Ⅳ级的早产儿进行跑步机训练的研究表明，该婴儿经4个月的训练后，双脚最初着地位置由足趾接触转变为全足底或足跟着地[33]。这种改进的运动模式在跑步机训练结束后持续了一段时间，然后又恢复到以前的模式。这一发现可能表明，在早期地面运动期间通常达到的绝对速度或速率变化不足以使婴儿在步行周期中表现出成人样的踝关节控制。然而，当利用跑步机给予较高的速度以刺激行走模式时，即使婴儿有早期脑损伤，适当的足跟着地模式也会出现。从对婴儿早期行走发育的研究来看，结果表明，婴儿的行走模式与 EMG 控制[63]、净关节力矩控制[146]及前后和内外振动的联合似乎以非线性方式出现，需要感知和行动的循环来自我组织和稳定[198]。

由于婴儿足部不成熟的形态特征与支撑面相互作用，在独立行走能力建立之后才能观察到足跟着地。鉴于足部在出生后第一年或更长时间内发生相当大的结构变化，可以想象，足部的初始生物力学特征并不适合小月龄婴儿启动足跟着地或蹬离（push-off）动作。最近的研究也表明足/足踝的力量起到一定的作用。Vereijken 和其同事研究了独立行走前6月龄婴儿的体重控制[333]。他们使婴儿在足踝、腰或肩部负重，观察婴儿步态的变化。在此期间，足踝负重对步态的影响最大，导致迈步模式持续变慢和变短。这被假设是因为不成熟的足踝力量和控制造成的。

Stout 在第34章步态的发育与分析（专家咨询）中描述了步态的细节。

综上所述，在步行的最初几个月中，爬行逐渐被放弃，步态中的足跟着地逐渐发育，允许更快的行走和更大的步幅。随着年龄增长，行走的体验更多，步长会变长、步宽变窄（反映支持面的缩小）、前行曲线更直（反映对前进路径的控制越来越强），并且更加稳定[7]。步行实践比年龄和步行经验的持续时间更有力地预测步行技能的提高[8]。

发育的细节：何时获得和获得何种技能

由于大量研究人员已经证实，儿童的行为因任务和环境的特点而异[15,22,211]，因此很明显，运动技能看上去单一不变的发育顺序是由早期调查人员（如 Gesell）所选择的特定任务而人为创造的。然而，关于儿童何时获得各种技能的信息在物理治疗和其他领域仍然很重要，有关运动里程碑的年龄和表现阶段的信息可作为运动表现发育迟缓的诊断依据。因此，本部分内容阐述了粗大和精细运动发育的可观察“阶段”，这些阶段代表了发育里程碑在实现直立姿势、移动性和操作的目标：环境的基本要素的掌握和控制。当婴儿获得并完善这些主要的发育运动技能时，它们被融入功能活动中，如自我照顾、进食和游戏。本节还将简要讨论儿童后期运动发育的重要里程碑。

12 ~ 18 月龄的主要粗大运动包括实现长时间保持直立的头部姿势，获得俯卧位肘支撑姿势，从仰卧位翻身至俯卧位、独坐、腹爬、获得手 – 膝姿势，从坐位到四点位和俯卧位移动，手 – 膝位爬行，拉起站立，扶物侧行，爬上和爬下楼梯，独站和独走[17]。随着每个体位或技能的实现，进一步的发育将需要完善这些体位的姿势控制及从一个位置到另一个位置的快速、省力的转换能力。表 3.5 比较了美国印第安纳州、宾夕法尼亚州和纽约市[22]及来自 5 个国家（包括加纳、印度、挪威、阿曼和美国）的儿童样本的结果（WHO multi- center growth study, 2006）[352]。早期完成的里程碑的范围比后来的里程碑的范围要窄，而且两项研究都没有关注性别差异。然而，值得注意的是，运动技能的实现顺序可能有很大的个体差异。Berger 及其同事发现，64% 的样本使用从腹爬到下楼梯的 8 种技能获得顺序中的 1 种，但在整个样本中，有 57 个不同的获得顺序被记录下来[22]。

发育：出生后第一年

本节中描述的运动技能可能是儿科物理治疗师最关注的。改变体位、够物和获取物品及在环境中移动是所有动物生存和自我保护所需的（所有动物的基础）技能。因此，如果儿童在预期时间内没有获得这些技能，或难以发挥这些功能，或出生后第一年的运动范围受限，首先可能导致探索和技能的发展受限，这时可以确定儿童物理治疗干预是必要的。此外，早期运动延迟、运动策略减少或运动质量改变可能预示未来其他发育领域的问题。例如，自闭症儿童经常表现出在沟通或社交技能延迟之前的运动技能延迟[29,233]。患有发育性协调障碍（developmental coordination disorder，DCD）的儿童，通常直到学龄前才被诊断，但在婴儿期可能表现出早期运动技能异常[296]。

早期新生儿运动

当胎儿开始将手放到口中、脚对脚及蹬 / 推子宫壁时，运动技能的获取就开始了。使用实时超声成像可观察到子宫内胎儿可进行手到口的活动，触摸自己身体的其他部位，以及探索子宫壁的活动，当然，所有运动都是没有视觉指导的[294]。第一次运动通常是明显的且引起整个身体移动，并且大约在孕 7 周首先出现侧屈运动[86]。独立的手臂和腿部运动大约从孕 9 周开始，呼吸运动最早在孕 10 周出现。胎儿用双手探索自己的身体、脐带和子宫壁[294]。但是，运动存在个体差异，同时任何的特定运动模式发生的时间点都存在差异。随着胎儿的发育，运动量增加使胎儿在活动高峰时平均每天有 30% 的时间在运动[86]。胎儿从孕 26 ~ 30 周以后可用的运动空间受到限制，胎儿运动减少及完整的位置变化很少[248]。因此，子宫内液体介质的环境条件也在胎儿大小和空间允许的

表 3.5 来自两项研究的粗大运动里程碑的平均年龄和实现范围

	BERGER 等，2007（*N*=732）美国		世界卫生组织生长研究 2006（*N* =816）（加纳、印度、挪威、安曼及美国）	
	平均年龄（月）	范围（月）	平均年龄（月）	第 1，第 99 百分位（月）
独坐			6.0	3.8, 9.2
腹爬	6.8	2.7 ~ 11.7		
辅助站立			7.6	4.8, 11.4
手 – 膝位爬行	8.1	4.6 ~ 12.7	8.5	5.2, 13.5
扶物侧行	9.3	4.3 ~ 14.1		
辅助前行			9.2	5.9, 13.7
爬上楼梯	11.0	6.1 ~ 19.1		
独站			11.0	6.9, 16.9
独走	11.9	8.2 ~ 16.8	12.1	8.2, 17.6
爬下楼梯	12.5	7.0 ~ 20.0		

情况下为胎儿提供了运动的便利，但在妊娠后期限制了其运动。子宫内运动不仅对婴儿出生后的活动结果有影响，而且还提供神经反馈，这似乎有助于使运动保持持续。例如，大鼠实验中，用细线将大鼠双腿绑在一起会改变其踢腿模式，即从交替变为同步踢腿。当线被移除时，同步踢腿仍然在继续，这表明了胎儿神经系统存在某种学习或适应[264]。此外，肌肉骨骼系统依赖胎儿的运动来充分塑造关节；早期胎儿运动的缺乏与先天性关节畸形有相关性[90]。

全身性的和多样性的运动在胎儿和婴儿中普遍存在，甚至在目标导向运动明显出现之前就出现[293]。事实上，专注于胎儿早期多样性运动的观察测试对于预测婴儿出生后的脑性瘫痪诊断非常有用[253]。这是因为运动多样性的缺乏或运动缺乏在婴儿期并不常见。健康足月分娩后，婴儿的运动将继续，并非常类似于其在子宫内的运动。在子宫外的环境中，婴儿必须学会改变自己的运动以应对重力并接受新的感觉反馈的大量涌现。婴儿身体进行许多小的转移和摆动，从而改变和转变其身体负重面（即使婴儿无法以直立姿势支撑自己）。这为新兴功能选择运动策略提供了广泛的可能性[93]。婴儿通过他们的主动运动获得姿势控制的经验并学会处理感觉刺激。

新生儿和婴儿反射

婴儿出生时能够主动选择他们的运动模式。然而，一些刻板运动，通常被称为原始反射或新生儿反射，可以在新生儿和年幼婴儿中被引出。在新生儿中，反射的存在或缺乏可能有助于估计其胎龄[91]。神经成熟理论专家认为，随着皮质结构控制主动运动，早期反射会减弱。从动态系统的观点来看，随年龄的增加，婴儿引出反射的难度的增加是由多个系统引起的。体重增加、与环境的接触增加、神经成熟及对身体部分的控制增加都会影响反射的表现。反射的持久性超出正常范围，可能表示系统没有典型发育。因此，许多物理治疗师和医生在检查时会评估原始反射。一些最常见的原始反射如觅食反射、足握持反射和手握持反射及踏步反射。紧张性反射包括非对称性紧张性颈反射（assymmetric tonic neck reflex，ATNR）和对称性紧张性颈反射（symmetric tonic neck reflex，STNR），许多有神经功能障碍的儿童，迷路反射也持续呈现阳性。上述关于姿势控制的简要回顾中讨论了姿势控制反应（有时被称为反射），虽然这些会在物理治疗评估中记录，但按照当今运动控制的理论，物理治疗的目的并不是整合反射，而是重视主动运动的多样性及其功能，这些应该被视为儿童发展运动技能的重要影响因素。

功能性头部控制

作为头部控制不可或缺的组成部分，眼部控制在早期发育中应被考虑。眼球运动出现早，往往有助于运动的出现。考虑到在孩子出生时就出现了视线移动，甚至在头部控制完成之前就可以靠目光移动表现出对外界的兴趣，因此任何希望提高运动技能的人都应该对眼球运动多加注意。但是现实中，关心发育技能培养的物理治疗师很少关注儿童注视及追视的能力，而这是形成更高层次技能的必要基础。在仰卧位，或有头部支撑的倾斜位置，通常可以通过把婴儿的视线定向吸引到移动物体上来，从而引出头部转向任意一侧的能力。追视通常是在身体快速运动之前出现[263]。稳定的追视在出生后第6周出现，到第14周成人化。追视的能力有助于认知和运动的进步发展。例如，婴儿学坐时花费较长的时间看着物体，可能是因为他们正在分配出更多的大脑资源来参与姿势控制[151]。

出生时，当婴儿被辅助支撑在直立姿势时，他们已有能力从完全屈曲或完全伸展中抬头。然而，他们通常不能维持一个稳定的垂直的头部位置超过一两秒钟。大约2月龄时，婴儿在被支撑的坐位下可以将头部保持在冠状面中立位，但通常看起来他们像是在向下看自己的脚，使眼睛的方向保持在水平面以下约30°的位置，如图3.6所示（Campbell SK, Kolobe TH, Osten E, Girolami G, Lenke M, unpublished research, 1992.）。婴儿通常不能在直立位置转动无支撑的头部。如果可以诱使婴儿将头部提升到垂直位置，通常可以看到其头部摇晃并无法保持稳定的抬头姿势。颈部屈肌和伸肌的精细控制通常出现在出生后第3个月，此时头部可以在垂直位置长期稳定并可以跟随视觉刺激自由转动头部，尽管有时会短暂地摇晃和失去控制。这种发展进程是提高姿势控制和体验及使用感官信息（如视觉关注环境线索）的产物。有证据表明，早期视野内刺激物丰富时，婴儿能够提前 2 周获得头部保持中立位的能力 [93]。在出生后最初几个月，环境的复杂性为运动行为的发育提供了支持。

当头部稳定控制在直立位置时，婴儿通常可以进行头部和躯干活动，这样，当被放置在俯卧位时，婴儿通过抬起头部和伸展胸椎，同时使双臂前伸，呈俯卧位肘支撑姿势（图 3.7）。考虑到这个年龄的婴儿头部相对于身体其他部分的重量较大，腿部和骨盆的姿势稳定功能必须为同时伸展颈部和躯干及手臂提供稳定的支撑基础。Green 及其同事证明，俯卧位和仰卧位的发育进程与身体重心逐渐向尾端方向移动有关 [138]。

在此阶段，在俯卧肘支撑位仍然难以协调地将头部转向任意一侧，而侧向头部矫正也仍然不完善。然而，到出生后第 3 个月或第 4 个月末，头部与有组织的躯干和下肢伸展相结合，已基本完善了在空间中保持稳定位的能力，适合进一步眼－头－手控制和独坐发育（图 3.8）。Bushnell 和 Boudreau 认为，稳定的头部是从运动信息（物体相对于其周围环境或自身的运动）中初步感知视深度的先决条件，这种能力在 3 月龄时出现 [4]，到 4～5 月龄时逐步稳定，两侧视力协调捕捉环境信息，视深度知觉就发展起来了。

与头部定位功能控制的获得相适应的是手臂控制的重要发展，它们也与定位有关，如 0～2 月龄

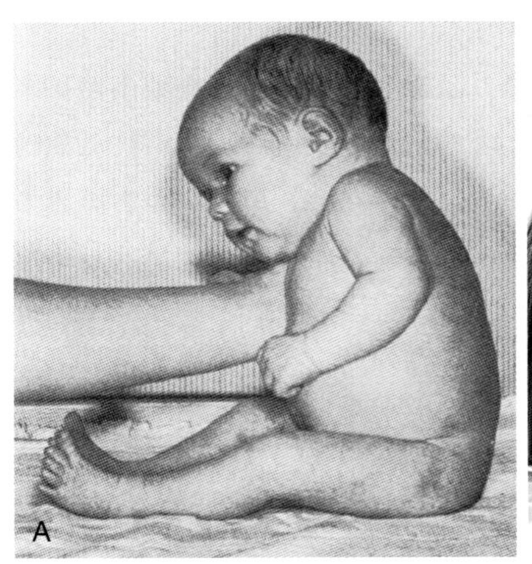

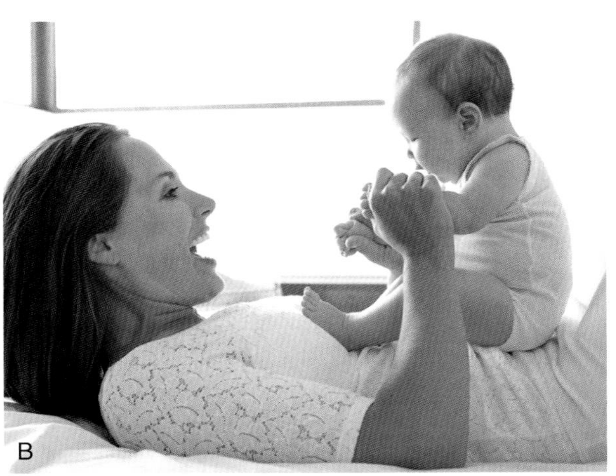

图 3.6 早期头部控制的特点是能够将头部稳定在冠状面中立位，但视线在垂直方向向下倾斜。（A）在婴儿躯干部给予辅助，以便达到头部控制。（B）婴儿通过手臂从母亲那里获得支持，以稳定其上部躯干；她也从和母亲的互动和鼓励中得到支持，她母亲的脸可能是婴儿首选的关注对象。请注意两个图片中略带弧度的躯干，这表明婴儿在此位置缺少主动的躯干伸展，而是依赖来自家长的外部支持［（A）引自 van Blankenstein M, Welbergen UR, de Haas, JH: Le développement du nourrisson: Sa première année en 130 photographies. Paris: Presses Universitaires de France; 1962. p 26;（B）引自 iStock.com.］

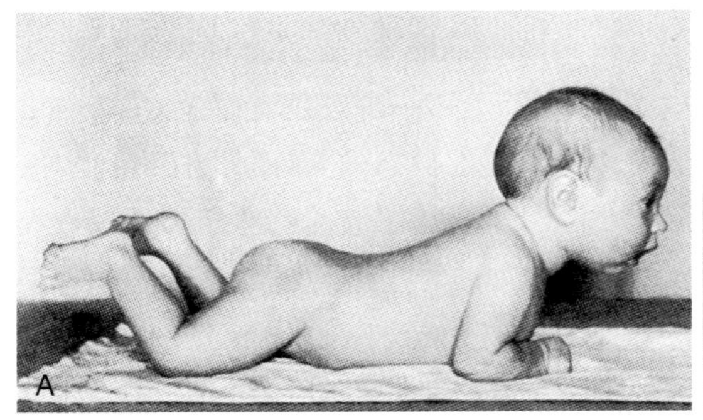

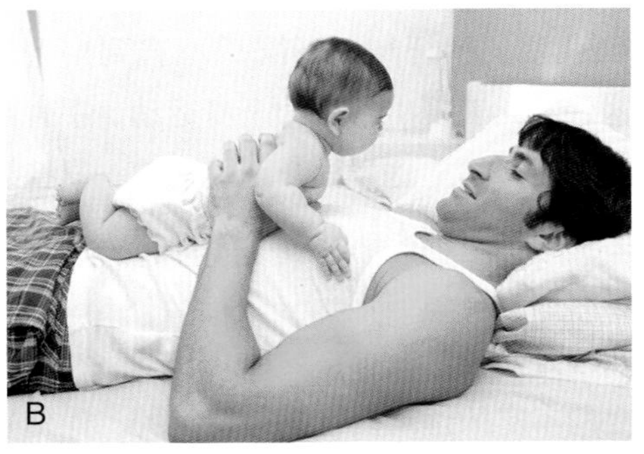

图 3.7 俯卧位肘支撑姿势的早期阶段：稳定的颈部伸展，肘部靠近躯干，髋关节和膝关节屈曲。（A）可以看到婴儿背部曲线的曲度比图 3.8 或 3.9 中要小。还要注意的是，婴儿仍然存在明显的髋关节屈曲，这导致支撑面的反作用力向头侧倾斜。（B）父亲协助婴儿将重心向尾端转移以便其更好地抬起头，父亲和婴儿的面对面互动也鼓励了婴儿抬头［（A）引自 van Blankenstein M, Welbergen UR, de Haas JH: Le développement du nour- risson: Sa première année en 130 photographies. Paris: Presses Universitaires de France; 1962. p 25;（B）引自 Shutterstock.com.］

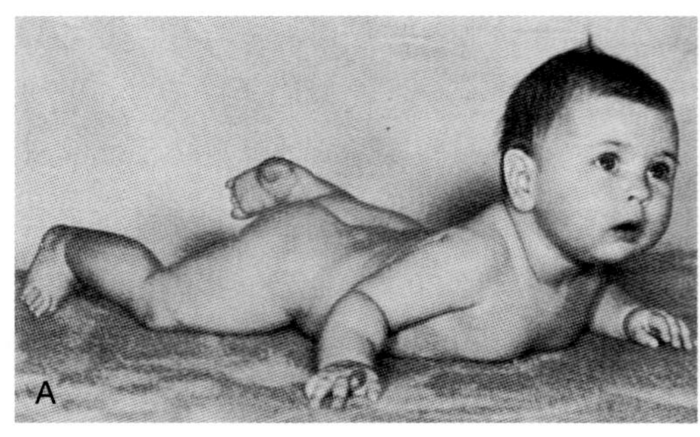

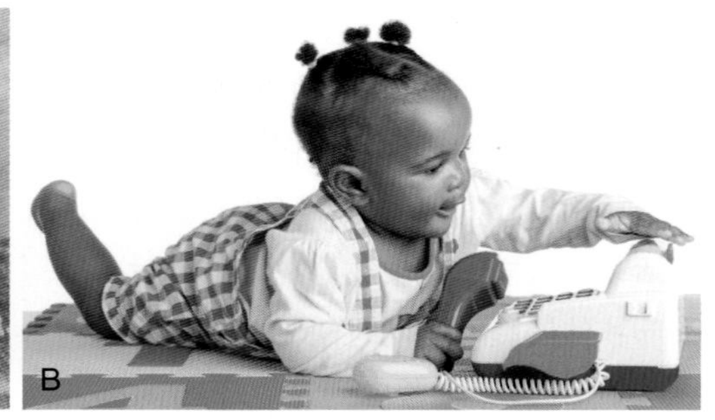

图 3.8 俯卧位肘支撑姿势的高级阶段，头部和上肢自由运动，下肢伸展。（A）请注意，婴儿的上肢可以自由运动是因为上部躯干和头部的重心比图 3.7 中更加向尾端转移。因此，如（B）所示，处于这种技能水平的婴儿开始将重心向身体一侧转移，并在俯卧位伸手操作玩具［（A）引自 van Blankenstein M, Welbergen UR, de Haas JH: Le développement du nourrisson: Sa première année en 130 photographies. Paris: Presses Universitaires de France; 1962. p 34；（B）引自 iStock.com. ］

的婴儿，俯卧位姿势能有效引出手到口的行为，而 3～4 月龄的婴儿，这种行为更频繁地在侧卧位被引出[265]。在出生后 2～3 个月，上肢和躯干的大量运动改变了他们先前的扭动质量[254]。整个身体会出现小的不安运动，上肢和下肢在运动过程中可能会出现摆动，而腿或手臂首次出现抛物线式的挥动和拍打[142]。例如，如果当婴儿在仰卧位时双腿屈曲到胸部，然后放松，双腿可能会伸展，致足跟冲击支撑面，或者当兴奋时婴儿可能会在空中做大的手臂挥舞运动。肩部拮抗肌的相互活动是执行这些冲击式运动能力的基础[142]。Ferrari 及其同事指出了这些自主运动发育性变化的重要性，证明了它们预示着目标导向达到的出现，并指出它们不会出现在注定会被诊断为 CP 的儿童身上[103]。痉挛性中枢神经系统功能障碍的儿童也多呈现活动范围受限，其特点是多肢体活动同时发生，这被称为痉挛性同步（cramped synchrony），通常运动往往单调且重复。不随意运动型的脑性瘫痪儿童的特征与此不同[95]。直到出生后第 2 个月，这些婴儿表现出不良的全身运动、手臂画圈运动和手指伸展运动。这样异常的运动将一直持续到出生后 5 个月，此时他们缺乏上下肢向中线移动的情况与之前出现的异常运动相关。

值得注意的是，通常发育中的婴儿在清醒和警觉时有大量多变的丰富的运动。运动是持续的，伴随着小的重心改变和持续对环境中不同事物或不同方向的定向（orienting）。这种不断的自我生成的运动丰富了感觉信息库，婴儿可以从中了解特定运动的结果并建立起关于其周围世界的认知。

坐位及向移动的过渡

婴儿从出生起的坐位就需要由照护者和器具提供支撑。考虑到坐的功能支持日常活动的时间量，如吃饭、玩耍、操作物体，或者只是看和思考，照护者常鼓励孩子坐着就并不奇怪了。从 4 月龄或 5 月龄始，婴儿在被照护者安置在坐位后，会伸展上肢以“支撑”体重。在保持支撑坐姿之前，许多婴儿在有辅助支持、倾斜姿势时，如坐在婴儿座椅或父母的腿上，就开始尝试向着更加垂直的坐姿而运动。因此，以探索环境信息为目的的头部定向和上肢位置的摆放似乎驱动婴儿转向坐姿体位。初始获得双手支撑下的独坐能力与在俯卧位伸展头部和躯干的能力同时发生，使下肢和骨盆成为支撑面（图 3.9）。此时，婴儿在仰卧位使用上肢或移动头部的同时还能够控制骨盆和下肢，这表明婴儿有能力稳定身体节段，以抵消运动引起的身体内部的作用力[138]。

Harbourne 和 Stergiou 分 3 个阶段描述了独坐的发育[150]。第一阶段是支撑坐（prop sitting）阶段，婴儿开始在静态的支持面上探索身体各节段的能力（主要是躯干和头部）。此时下肢保持在充分地外展、外旋和屈曲的“盘腿坐”姿势。在这一姿势，婴儿表现出许多“摇摆”的躯干运动，这似乎是在试图控制骨盆、脊柱和头部等的多个节段的自由度。肌电图显示，当婴儿被放置在支撑坐姿时，没有单一的姿势运动控制模式，婴儿需要经历一个反复试错和纠错的过程以找到成功控制姿势的策略，而在这个过程中他或她将使用多样的肌肉协同作用（肌肉按固定时间序列

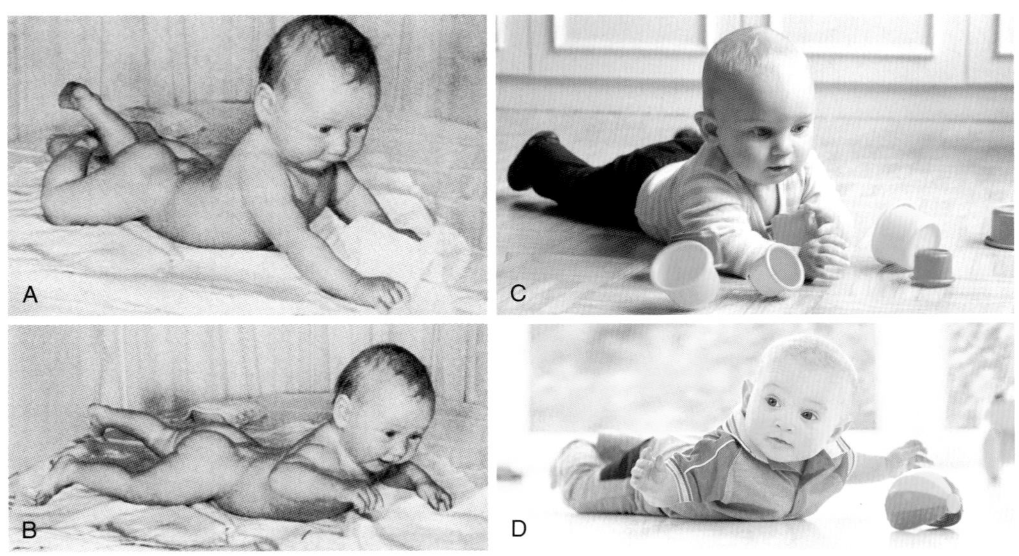

图 3.9　在最高级的俯卧位姿势阶段，手臂和腿在稳定的躯干上自由活动。这种体位对躯干和髋关节伸展的熟练控制允许婴儿利用手臂将身体高高抬起（A），或者以"超人"姿势将躯干上部、手臂和腿从支持面抬高（B）。（C～D）这种新出现的提高重心和减小支持面的能力，使婴儿能够专注于与玩具接触并对环境有更多的视觉关注［（A～B）引自 van Blankenstein M, Welbergen UR, de Haas JH: Le développement du nourrisson: Sa première année en 130 photographies. Paris: Presses Universitaires de France; 1962. p 37;（C～D）引自 iStock.com.］

收缩）[148]。处于这种坐姿阶段的婴儿可能会试图抬起手臂够物，但这种努力会破坏其手臂、躯干和下肢形成的三角支撑的稳定性，而且此时够物看起来像原始的拍打动作（primitive batting），其手臂抬起高度不会超过肩部的水平。

通常，在大约 5 月龄时，婴儿进展到坐位的第二阶段：即不用手臂支撑的短时间独坐（一两分钟），但婴儿在进行持续活动如操作物体或环顾房间时缺乏维持姿势的技能（图 3.10）。坐姿在这个时候是相当多变的，因为婴儿试图控制从骨盆到处于静态的腿部的稳定。躯干运动往往发生在幅度较大的重心位移时，这时婴儿试图控制他或她的身体中心，即使迅速转头的动作也会导致他们失去平衡。由于运动失误非常频繁且不可避免会跌倒，因此在这个阶段，父母经常用枕头围住婴儿。然而，婴儿持续在其稳定极限内和在其极限范围之外够物，并在每个新的够物挑战中跌倒和学习[152]。够物虽然可以延伸到儿童腿部边界以外的区域和超过肩部高度的水平，但是目前仍与躯干和骨盆运动紧密联系，因为婴儿需要稳固这些部位的关节自由度从而获取稳定，以完成对周围环境的探索。在坐姿的这个阶段，双手的够物较少，因为婴儿会试图用一侧手臂来稳定身体，同时用另一侧手臂够物。然而，一旦物体接近其身体中心，婴儿将再次开启双手探索模式。

在出生后第一年，6～7 月龄时，大部分婴儿可达到独坐的能力。在坐姿的第三阶段，婴儿不再需要被枕头包围并且可以长时间坐着而不会跌倒，并且可以向所有方向够物，甚至可以伸向头部上方，并且没有过度的躯干运动，除非此时躯干运动是为了扩大够物范围。婴儿可以成功地用一只手拿着物体而另一只手来操作物体，尽管同时保持坐位和操作物体可能仍然是一个挑战。用手指探索缝隙和戳碎屑预示着婴儿开始具有人类机体特有的精细的、选择性的末端控制。俯卧位时强有力的伸展和重心向尾端转移使婴儿手臂和头部有明显的操作自由。Bushnell 和 Boudreau 认为，通过操作感知物体特征的能力，使得婴儿获得来自物体整体的结构感知[45]。尽管这是手臂控制方面的精细动作发育，但此时坐位下的婴儿缺乏将躯干在稳定的支撑面上自由活动或旋转所必需的骨盆和下肢的精细运动控制。然而，下肢不再被固定在盘腿坐的姿势上，并且婴儿表现出多变的腿部姿势，但不一定是对称的。婴儿可以调整腿部以适应身体重心的转移，如当婴儿伸手够取的物品远离他或她的支持面时。这个阶段的肌电图显示，坐姿的第一阶段或第二阶段展示出的众多、广泛、多变的策略已被整理成婴儿"首选"或选定的策略，目的是为应对任何干扰而

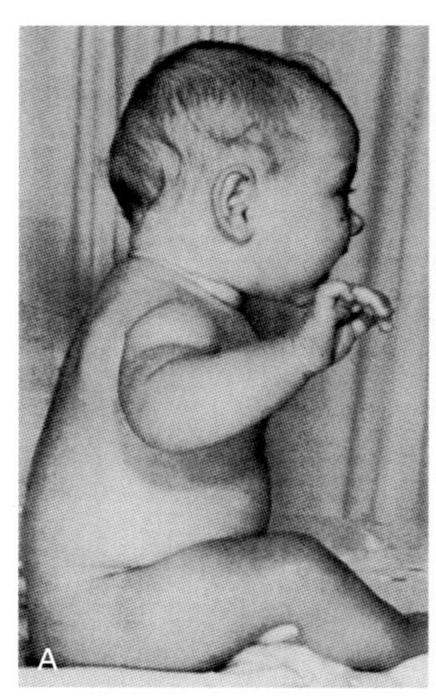

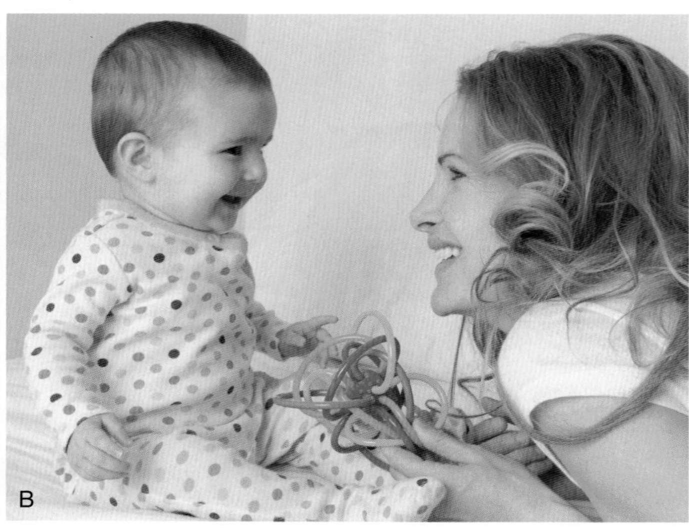

图 3.10 独立坐姿的早期阶段，手臂用于保持平衡。（A）婴儿以“高警戒（high guard）”姿势举起手臂，以稳定躯干和头部；请注意，躯干没有图 3.6 所示那么弯曲了。（B）婴儿表现出他有能力凝视母亲、与母亲进行互动，并有潜力伸手去拿玩具，因为此时不需要双臂来保持稳定［（A）引自 van Blankenstein M, Welbergen UR, de Haas JH: Le développement du nourrisson: Sa première année en 130 photographies. Paris: Presses Universitaires de France; 1962. p. 39;（B）引自 iStock.com. ］

选择合适的反应[143,148]。肌电图还显示，当婴儿开始向前伸手寻找玩具时，为了调整平衡做准备，他们在激活手臂肌肉之前首先激活腘绳肌和躯干伸肌。因此，婴儿在以往几个月的失败和尝试中已经学会了一种预期的姿势控制：激活适当的肌肉，为有效的手够物和探索提供保障。坐位时明显的骨盆控制在以下情况中均有所体现：从仰卧位向俯卧位的节段性翻身（图 3.11），在俯卧位以腹部为支撑轴的“旋转”（pivoting），以及在仰卧位用腿和脚玩耍。

在坐姿发育的最后阶段，婴儿的上肢、躯干和腿部运动有很大的变化。正是在这段时间里，从坐位到俯卧位的体位转换开始出现，即婴儿身体向前倾斜，用一侧手臂伸手抓物而另一侧手臂做支撑[132]。摇摆运动、单侧伸手抓握，以及头部和躯干向各个方向定向的能力提高，似乎与从坐到爬的转移同时发生。这种多种因素的联合发展符合动态系统理论观点，因为多个系统有助于新的运动模式的组织[133]。

上肢使用：抓握和操作物体

到目前为止，我们已经讨论了在探索性运动控制中使用躯干和下肢控制的问题，但上肢对运动探索也至关重要。从胎儿期的手到手、手到口、手到躯干中心部位的运动，都是手的发展过程。胎儿通过控制上肢和手来了解世界和自己的身体。出生后，婴儿必须学会在新的环境中控制上肢和手的活动，这包括应对重力的影响、视觉和听觉的刺激，以及与更多不同的物体互动的需求。

虽然姿势控制、力量、视觉敏锐度、认知和动机都在够物和抓握的发育中起着一定的作用，但在这里我们将专注介绍上肢的控制。上肢控制可以分为三个部分：够物、操作物体和预期抓握。够物已经在前面关于运动控制的部分中涉及，在这里我们将详细讨论它在手的使用方面的作用。

如前所述，婴儿最初的上肢运动目标是将手带向物体或带向他或她的口部。然而，手与目标的互动是感知发育的真正驱动力，而不单单是够取物品。在 1~5 月龄的自发运动中，可以观察到婴儿早期的抓握行为[350]。在这些自发运动中可以观察到婴儿张开和握紧自己的手，并抓住他们的衣服和在手附近的其他物品。在 2~4 月龄时，握拳减少而近精确和精确的抓握出现[112]。在正常发育的儿童中，自我导向的抓握和自我探索在 4 月龄时增加[350]。这些早期的抓握行为可以提供经验，并帮助婴儿在长大后学会预期抓握。

婴儿在前 5 个月使用 4 种抓握模式，包括全掌抓握、前精确抓握（使用拇指和示指或中指的一侧抓

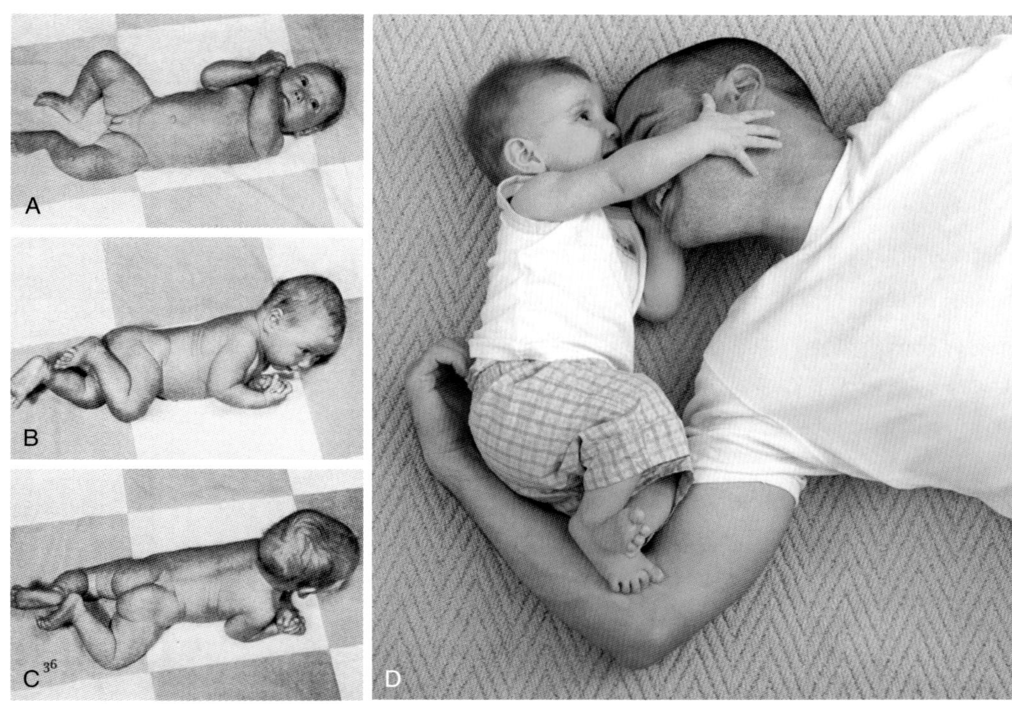

图 3.11 从仰卧位翻身至俯卧位并有头部矫正。(A~C)这组照片展示了婴儿头部的矫正，以及在翻身过程中将头部从床面抬起，以保持头部竖直。(D)这张照片展示了目标导向的翻身：即翻身与人或物体互动，作为一种移动手段。注意婴儿如何向父亲伸手，这将帮助翻身运动及提供与他人和环境的重要互动。[(A~C)引自 van Blankenstein M, Welbergen UR, de Haas JH: Le développement du nourrisson: Sa première année en 130 photographies. Paris: Presses Universitaires de France; 1962. p 36;(D)引自 ThinkStock.com.]

握)、精确抓握物体，以及自主抓握自己的身体或衣服来探索物体和自己的身体[350]。虽然 Karniol 表示婴儿通过自发的操作物体的各阶段是固定的[189]，但 Thelen[311]、Thelen 及其同事[318]、Oztop 及其同事[238]以及 Keshner 及其同事[194]的研究假设认为，尽管当采用一系列标准化的任务测试时，手部功能性的发育是有规律的、具有固定的顺序，但每个婴儿可能使用的是其独特的协调模式和运动。每个婴儿的模式都是以特定的操作目标来发育的，这个目标受婴儿身体结构、经验及神经和身体成熟度的个体差异限制。Karniol 指出父母和其他为婴儿选择玩具的人有两个重要功能：①通过提供适合新出现的技能的物品来帮助婴儿掌握每个阶段的能力；②通过提供对当前操作能力有反应的物体，促进婴儿控制能力的发展[189]。

因此，从动态系统的角度来看，这里介绍的 Karniol 所描述的操作物体阶段现在被认为是灵活的和重叠的[189]。它们通常从旋转(角位移)到平移(与物体本身平行的移动)到振动(平移或旋转的快速周期性运动)。后期阶段包括这些活动和双手活动的组合[39]。在出生后 7~13 个月的阶段内，影响管理多个对象的技能的一个因素是利手[197]。具有稳定利手的婴儿在出现多个对象时使用更复杂的活动序列。由于任务的特征会构造出婴儿的独特反应，因此父母在提供支持发育的机会方面发挥着重要作用。

阶段 1，旋转持物——2 月龄。随着头部稳定性和视觉感知的改善，握持物体成为一种有意的行为。直接进入婴儿接触范围内的物体首先被握持，然后(3~4 月龄)被翻转握持。Karniol 指出，通过这一行动婴儿学习到物体可以被握持，其外观可以通过翻转被改变[189]。

阶段 2，翻转抓握到的物品——3 月龄。这个阶段典型的活动是在俯卧位伸手去抓物体并把它带到口中。物体可能是被翻转的。婴儿通过这些类型的动作所学到的是，他或她可以翻转物体以便观察或将其送到口中，但是不可能伸手抓取比手臂长度更远的物体。

阶段 3，摇晃(摇动)持物——4 月龄。在这个阶段，婴儿学习到，他们可以通过快速屈曲和伸展手臂发出有趣的声音并可以通过保持静止使声音停止。如果物体不产生声音，则在被丢掉之前可能会进行翻转和检查，但是视觉注意并不是这项活动的主要部分。

阶段4，双手持有两个物体——4.5月龄。婴儿可以一手握住一个物体，另一只手摇动拿着的另一个物体；婴儿因此知道，同时做多件事是可能的（图3.12）。

阶段5，双手握住单个物体——4.5月龄。首次使用双手稳定地握持一个物体，如瓶子，但会迅速发展到握住（并经常翻转物体）需要双手才能抓握的大物体。这些动作能让婴儿学会两只手比一只手更能稳定和翻转物体，也能让婴儿握住大的物体。

阶段6，手与手之间传递物体——4.5～6月龄。传递之后通常用另一只手对物体重复操作；婴儿因此知道，右手可以做的任何事情，左手同样也可以做。

阶段7，单个物体的协调操作，其中一只手握持物体，而另一只手操作或敲击物体——5～6.5月龄。此类活动的一个典型示例是一只手拿着一个玩具，另一只手摆弄它（图3.13）。握持导致物体的位移，之后

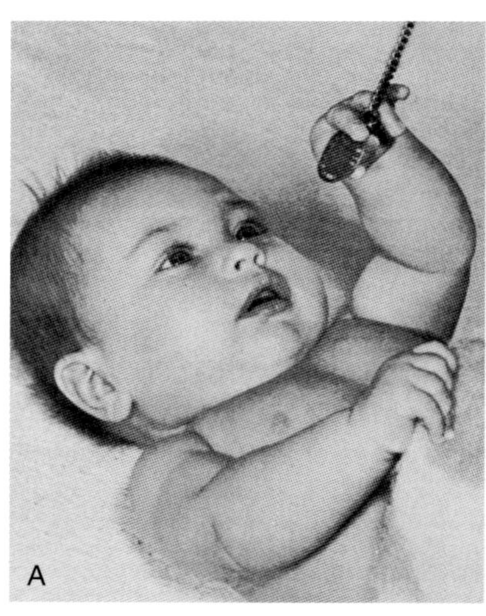

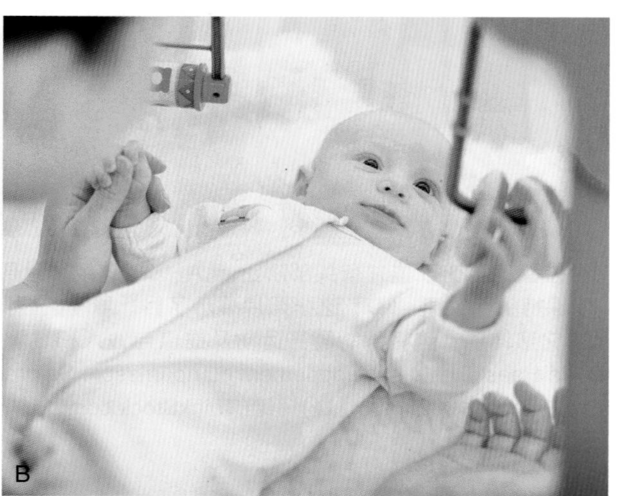

图3.12 双手握持两个物体。（A）一只手抓着毯子，另一只手伸手拿钥匙链（Karniol阶段4）[160]。两张图片都显示了婴儿的双手握持动作，但（B）母亲在婴儿的视野内。重要的是，在如此的情境中，婴儿开始体验共同关注，即注意到物体也注意到母亲，婴儿在母亲和物体之间来回观望，并对母亲的反应做出回应，这是交流的一个关键步骤［（A）引自van Blankenstein M, Welbergen UR, de Haas JH: Le développement du nourrisson: Sa première année en 130 photographies. Paris: Presses Universitaires de France; 1962. p 91;（B）引自iStock.com.］

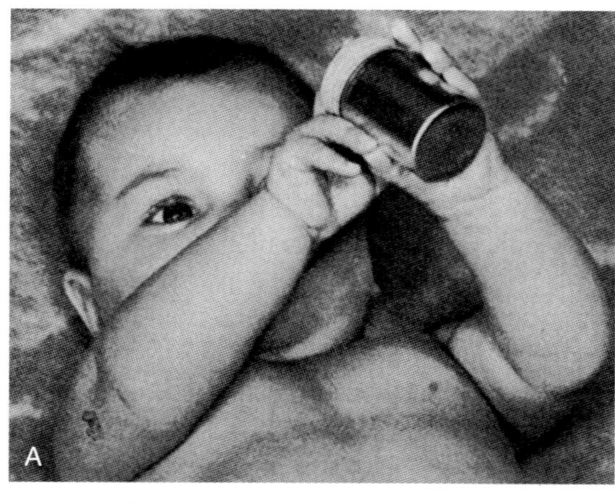

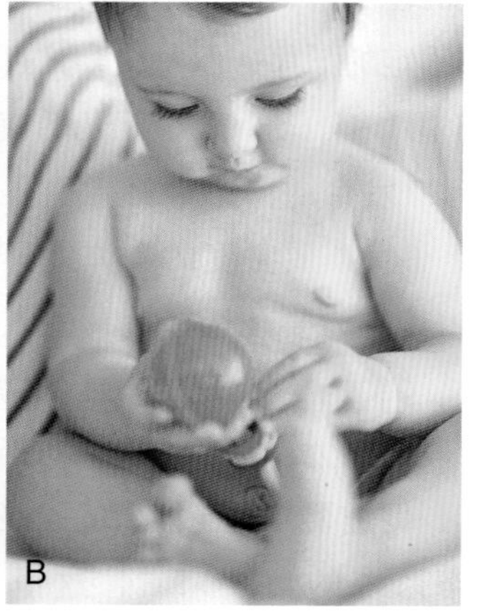

图3.13 单个物体协调操作：用一只手握住玩具，而另一只手戳玩具（Karniol阶段7）（A）[160]。注意，在这两张图片中，婴儿的视觉凝视和聚焦都放在玩具和手上，因为当婴儿学会熟练地操作物体时，手眼协调就显现出来。（B）婴儿发现了玩具中一个有趣的部分，可以滑动并着手探索滑动运动［（A）引自van Blankenstein M, Welbergen UR, de Haas JH: Le développement du nourrisson: Sa première année en 130 photographies. Paris: Presses Univer- sitaires de France; 1962. p. 93;（B）引自iStock.com.］

出现握持物体的手的翻转调整。通过这些活动婴儿学会两只手比一只手能做更多的事情，而且敲击物体会产生声响。这个年龄段的婴儿往往是单手够物，够物是空间依赖而不是物体依赖，直到 6 ~ 8 月龄，婴儿才能一次伸手拿两个物体。

阶段 8，两个物体的协调操作，如将两个方块一起敲击——6 ~ 8.5 月龄。通过这些活动，婴儿学会通过将一个物体向另一个物体移动来产生有趣的效果。

阶段 9，使物体变形——7 ~ 8.5 月龄。在这个阶段，婴儿了解到，通过撕开、弯曲、挤压或拉开物体，有可能改变物体的外观或声音。

阶段 10，器械性顺序操作——7.5 ~ 9.5 月龄。这些活动包括按顺序使用双手实现目标导向的功能，这样婴儿就知道协调使用双手会产生预期的结果。例如，婴儿可以一只手打开盒子，另一只手取出里面的物体。

抓握过程中手的预控制

除了伸手或抓住放在他们面前的物体外，婴儿还必须学会用预控制来准备他们的手以抓住物体并学会抓握铅笔等较小的物体。Case-Smith 及其同事指出，物体的特征（如大小不同及存在可移动部件）会导致在抓握与物体特征相适应的物体时立即使用不同的抓握方法 [56]。例如，与操作小球相比，婴儿在操作带有可移动部件的玩具时可能表现出更成熟的抓握模式，即使婴儿似乎也有能力识别不同物体提供的操作负担，他们也在环境中对物品有更偏好的操作模式。最近，Barrett 和 Needham 发现，11 月龄和 13 月龄的婴儿使用物体形状的视觉信息抓握一个不对称的物体比抓握对称的物体更加偏离其身体中心 [15]。

与物体操作发育一样，可以描述一种对婴儿的能力和任务中的约束都灵活通用的发育模式。正如在步行和爬行实验中所示，我们看到婴儿在使用感觉输入来决定运动行动的选择方面具有广泛的能力，尽管他们并不总是正确地了解他们关于解决手头任务的运动能力 [8]。他们选择行动而不是避免挑战性困难或不进行试错学习，而是继续依靠他们的视觉 – 触觉分析来判断是否执行具有挑战性的行为。虽然呈现典型的起始年龄，但在抓握过程中预控制的描述是可变的，就像许多其他运动技能随任务经验而变化一样。

在功能性够物刚开始时，婴儿不愿意接触放置在其够物边缘的物体 [106]。在 5 月龄，他们在接触物体之前，或者在接触开始之时就将手朝向物体，并且在操作过程中根据物体大小来调整手的形状。在这个年龄段，婴儿主要依靠与物体的接触来定位并成功地抓住物体，但是在接下来的 3 个月中，婴儿开始使用视觉信息来预测接触并将手转向物体 [213,15]。

当成年人伸手抓住物体时，示指和拇指之间的距离在够物开始时会根据物体大小进行设置 [177]。在够物过程中，同样也观察到了 9 ~ 13 月龄的婴儿的手部姿势对物体大小的预期 [344]，这表明婴儿在视觉信息的基础上，学会快速对物体大小、位置和距离进行预编程。9 月龄以上婴儿的抓握继续表现出一些不成熟的特征，其中之一是当婴儿面对各种大小不同的物体时，手张开的范围相对受限 [210]。

婴儿的手可能以夸张的姿势张开。婴儿可能将使劲张开手作为一种策略，用以补偿有限的预估抓取物体任务要求的能力 [344]。此外，婴儿这种夸张的手张开姿势可能是由于手相对于物体的尺寸较小 [59,60]。在抓握过程中施加的力、抓握的持续时间和位移阶段也被证明遵循相同的体比例（body-scaled）关系。这些发现支持了一种观点，即成熟的抓握和移位最终控制在与身体尺寸和物体感知有关的动作中。

移动

在出生后大约 7 月龄时，婴儿开始通过空间探索运动和发展运动，不需要其他人的辅助来保持体位。当婴儿探索他们身体的参数和环境的承受能力时新的运动出现。环境中有许多可能的移动模式，而且并非所有儿童都选择相同的策略。一些婴儿以“匍匐前进”的方式将腹部拖在地板上，而其他婴儿则在坐位下交替使用臀部和下肢向前滑行和四点支撑爬行。其他婴儿爬行使用上下肢相互交替的模式。至少有 18 种不同的爬行“风格”被记录下来，有些婴儿在移动过程中要使用其中的几种 [6]。

环境影响爬行的模式。通常腹爬的婴儿，如果他或她试图在炎热、潮湿的天气只穿尿布爬行，当摩擦力阻止其将腹部在地板上拖拽时，他或她可能会被迫用手和膝爬行。虽然有多种形式的爬行，一般而言，婴儿在有足够的控制让他们的腹部离开地面后不久，就开始以肢体的对角线模式运动 [119]。控制下躯干和骨盆，结合之前实现的上半身技能，为以下体位和姿势提供新的移动能力：俯卧位（图3.14）、腹爬及四点支撑爬（图3.15）、拉起站立、从仰卧移动到四点位和坐位、从坐位向下移动到手膝位和俯卧位（图3.16）。每项活动的内在能力从先前具有强烈的中线对称姿势控制中重新解放出来，同时持续不断地细化以躯干为轴心的旋转能力。

晃动预示着向新的阶段的发育。在开始四点支撑爬行之前四肢的摇晃[6]，及在开始沿着家具走之前的

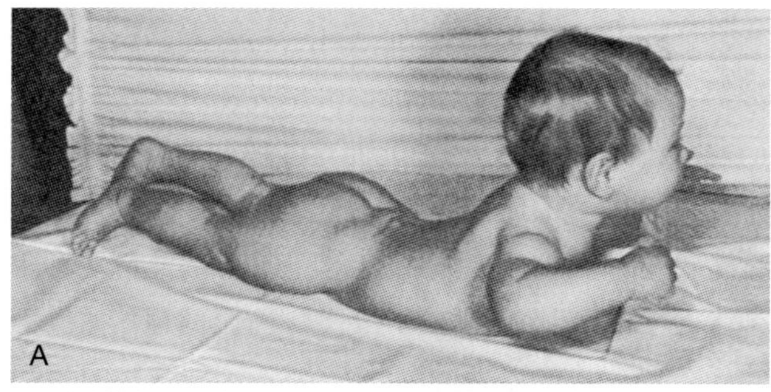

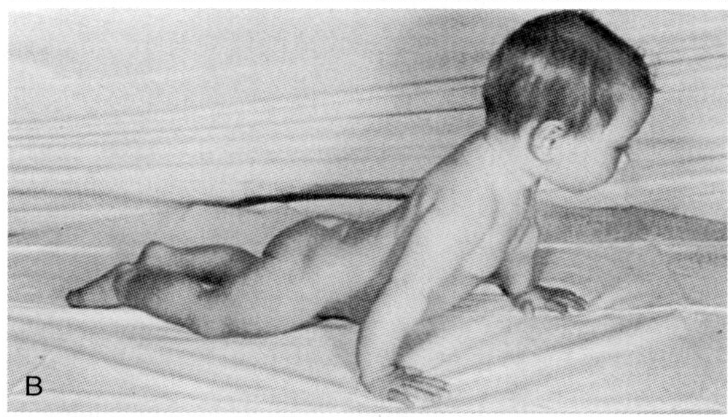

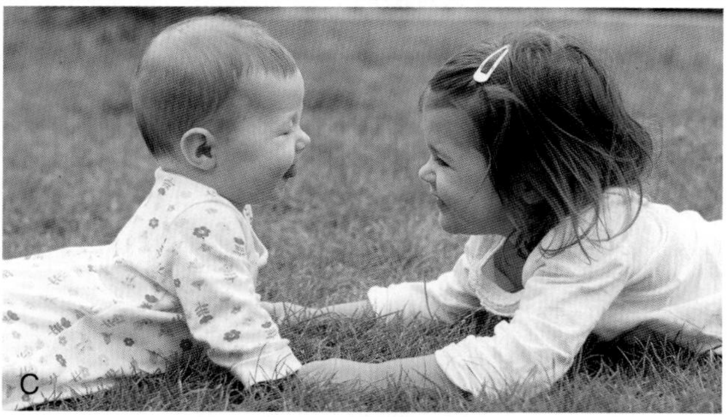

图3.14 （A～B）在俯卧位的动态玩耍包括："飞行姿势"和伸展手臂做俯卧撑、躯干有力伸展、肩胛骨后缩。这些类型的动作通常是四个体位摇摆的直接前奏。（C）这种能够推起并离开支撑面的能力使婴儿能够与兄弟姐妹进行对视并且促进未来互动交流的能力［（A～B）引自 van Blankenstein M, Welbergen UR, de Haas JH: Le développement du nourrisson: Sa premièr eanné en 130 photographies. Paris: Presses Universitaires de France; 1962. p47;（C）引自 iStock.com.］

扶持站立，都是自我诱导行为的例子。这些例子似乎是功能性技能的重要前兆。这些重复的动作可能是婴儿在新的位置校准控制身体质量所需的力的一种方式，或者是一种感知自我产生的动作结果的过程。

一旦婴儿获得了站立和沿着家具扶走的能力，下肢和脚就会朝着完善的选择性控制方向发育，因为躯干和骨盆是允许下肢自由活动越来越可靠的支撑。在四点位爬行中，骨盆旋转以允许髋关节屈曲和伸展活动的交替，而爬行速度增加是因为身体同一侧的上肢和下肢可以同时离开支撑面。儿童可以在站立位降低身体（图3.17）；"熊爬"时，踝关节屈曲，髋关节屈曲，膝关节部分伸展（图3.18）；在平均11月龄时爬上楼梯，几周后爬下楼梯，但通常是以后退的方式爬下[22]；在9～15月龄时独立站立和行走（图3.19）。作为发育过程中典型回退的一个示例，步行的早期阶段常伴随着双手够物，随着平衡控制的改善，双手够物的频率再次下降[74]。Chen 和其同事还指出，学习走路会影响婴儿的坐姿，因为感觉运动控制姿势的内部模型适应了新出现的双足行为[66]。在行走之前或开始时，坐位的姿势摇摆增加，这与新的运动行为总是出现于稳定性差的时期的观点一致。

1岁以后的运动发育

学龄前功能性运动技能和活动水平

现在，我们结合实际使用的粗大运动功能和精细运动功能的信息来描述学龄前儿童的功能性技能。幼儿的人体测量学特征与婴儿不同。幼儿的体重每年增加约5磅（约2.27kg），身高增加2.5英寸（约6.5cm），后者主要由于下肢的生长引起[73]。在2～2.5岁之间达到成人身高的50%。该阶段，儿童走得很好（虽然步长仍然较短，而且很受约束），同时通过跑步、独立上下楼梯和从台阶上跳下来享受运动的乐趣[10]。

2岁的儿童可以踢球，可以操作一个推式玩具，到2.5岁，儿童可以用脚尖走路、双脚跳跃、单脚站立及用手臂投掷和接球。快跑可能会出现，但只能使用优势脚在前[261]。更实际的乐趣是独立穿衣（2岁可穿单件衣服，2.5岁可脱鞋子和袜子）和用勺子吃饭且很少溢出[10]。食物偏好在2.5岁左右可能成为一

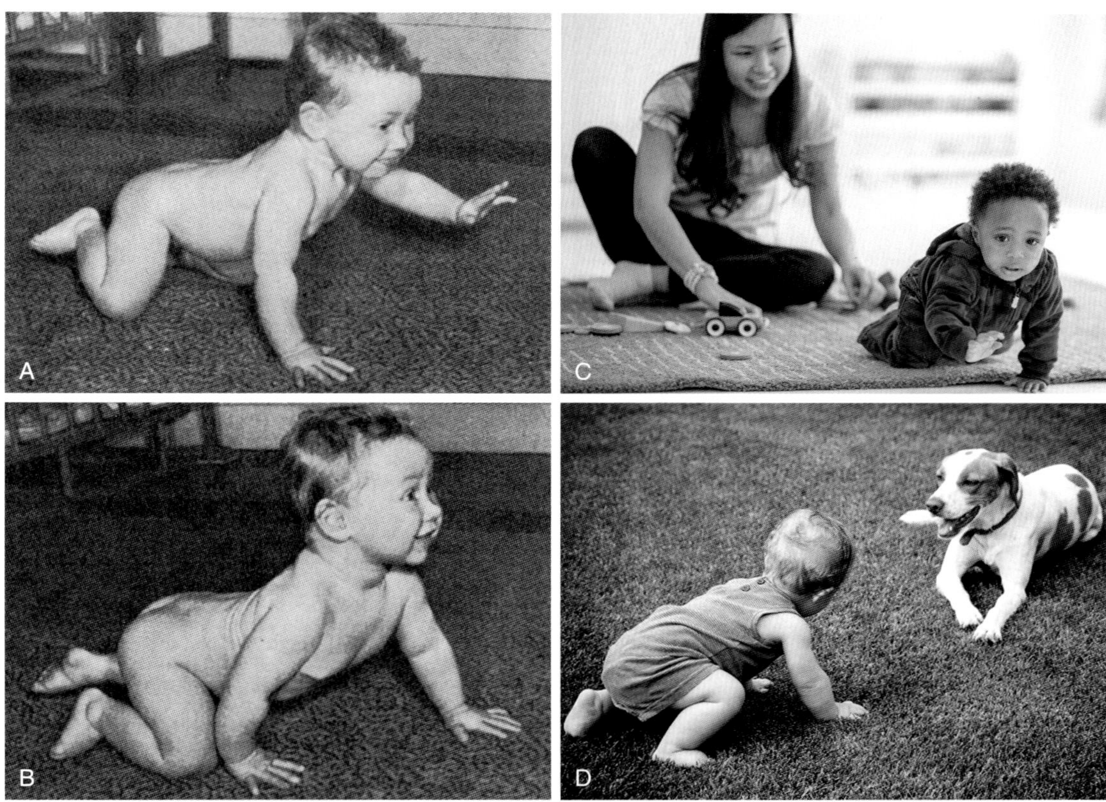

图 3.15　手膝爬。（A ~ B）当上下肢交替屈曲时，躯干和头部协调伸展。（C ~ D）这种新发现的移动能力允许儿童对人、物体、地面甚至宠物进行更多的探索和社交活动，从而获得充足的学习环境［（A ~ B）引自 van Blankenstein M, Welbergen UR, de Haas JH: Le développement du nourrisson: Sa première anneé en 130 photographies. Paris: Presses Univer- sitaires de France; 1962. p 53;（C ~ D）引自 iStock.com.］

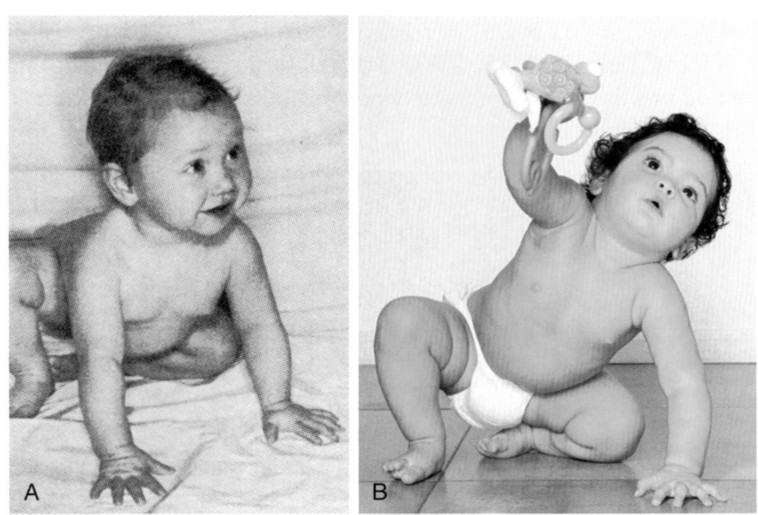

图 3.16　（A）婴儿通过一侧下肢从坐位至四点位。婴儿经常从坐位转移到爬行又回到坐位，一般通过摇动一侧下肢，上肢抓住或推离地面。（B）当婴儿想要通过展示在爬行时找到的玩具与父母互动或为了接触某个物体而迅速离开坐位时，这种转移会派上用场［（A）引自 van Blankenstein M, Welbergen UR, de Haas JH: Le développement du nourrisson: Sa première année en 130 photographies. Paris: Presses Universitaires de France; 1962. p 57;（B）引自 Shutterstock.com.］

个敏感的话题；然而，幼儿对其冲动的控制正在逐渐发育[73]。

Roberton 和 Halverson 假设了以下足部运动模式进一步发育的时间序列：走、跑、单脚跳、跳下或弹跳及快跑（顺序不确定，但一般在 2 ~ 2.5 岁）；使用优势脚单腿跳跃（在 3 岁之前），然后是非优势脚

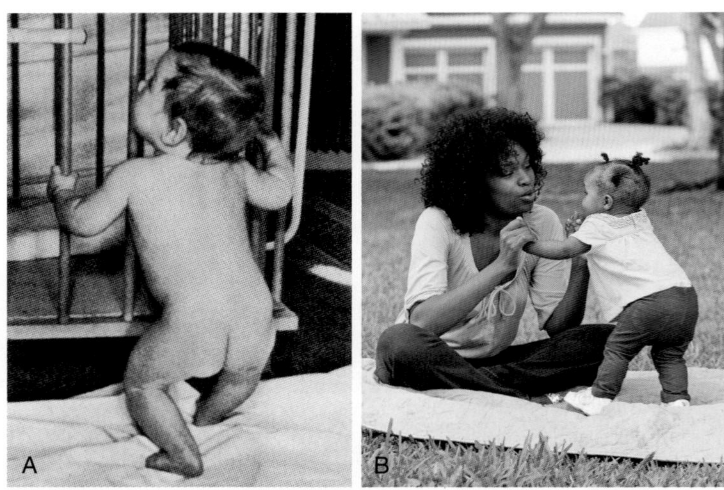

图 3.17　有控制地从站立到返回地面。这种运动需要提供一个稳定的物体（A）或与成人的互动（B）以便从站立位降低身体。从站立位有控制地下降通常出现在具有支撑下拉起站立的能力之后［（A）引自 van Blankenstein M, Welbergen UR, de Haas JH: Le développement du nour- risson: Sa première année en 130 photographies. Paris: Presses Universitaires de France; 1962. p 57;（B）引自 iStock.com.］

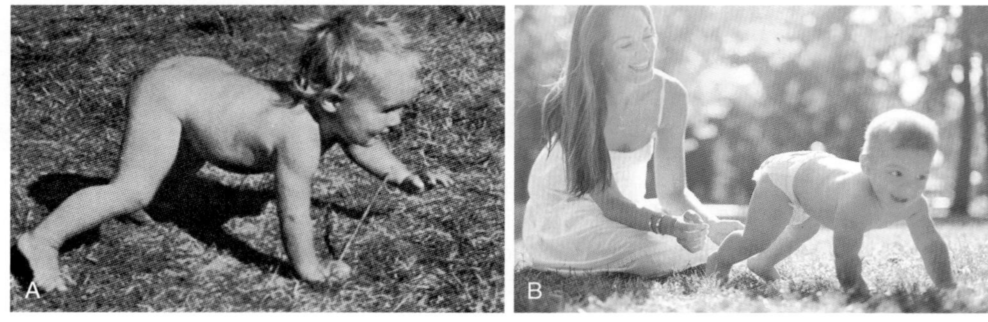

图 3.18　使用手和脚的“熊爬”。（A）与在手膝位的爬行类似，当表面粗糙或摩擦增大时，通常使用这种姿势。（B）儿童显然喜欢与家人一起郊游，并且会根据自己的舒适程度调整移动方式［（A）引自 van Blankenstein M, Welbergen UR, de Haas JH: Le développement du nourrisson: Sa première année en 130 photographies. Paris: Presses Universitaires de France; 1962. p 54;（B）引自 iStock.com.］

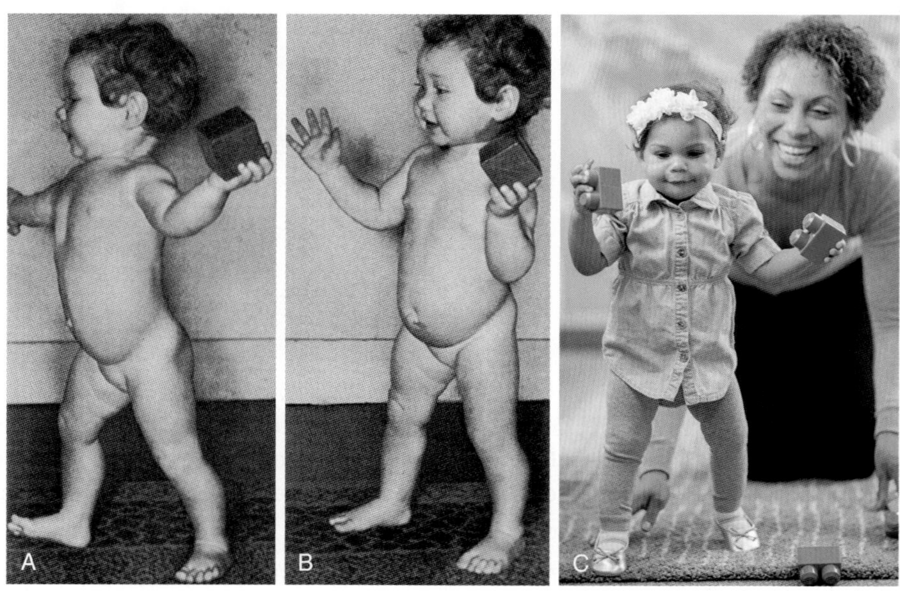

图 3.19　（A～B）婴儿使用宽基步态和“高警戒”姿势行走并携带玩具。（C）早期行走的动机是父母的鼓励和能够携带物品靠近和远离他人的能力［（A～B）引自 van Blankenstein M, Welbergen UR, de Haas JH: Le développement du nourrisson: Sa première année en 130 photographies. Paris: Presses Universitaires de France; 1962. p 64–65;（C）引自 iStock.com.］

跳[261]。虽然有些儿童在 4 岁前可以蹦蹦跳跳，但很多儿童在 7 岁时才达到熟练程度。有节奏的跳跃运动更加困难并且直到小学时才出现，它可用于许多舞蹈形式。

3 岁的儿童在上楼梯时可以轻而易举地交替双脚，能很好地控制运动速度，并愉快地骑三轮车[10]。跳跃可能会出现，尽管它往往是优势脚的瞬间单脚跳[154]。然而，令人惊讶的是，到 3.5 岁，儿童的行为可能看起来不那么安全，身体行动不那么协调，经常绊倒并表现出对跌倒的恐惧[10]。在堆积木时，手可能表现出过度辨距不良的状态。尽管如此，典型的 3 岁儿童可以很好地自己吃饭，可以单手拿着一个杯子。

在 3.5 岁，在规定的用餐时间内吃完饭可能再次成为困难的任务，因为食物必须以某种方式放在盘子里并且必须分开。穿衣过程也是如此，儿童对套头衫特别地反感。典型的 3 岁儿童可以穿裤子、袜子和鞋子，但系纽扣可能很困难。几乎所有的 3 岁儿童在白天都可以不出现排尿意外，并且当身体技能和参加如厕训练的情感意愿结合在一起时，排便训练就可以建立起来[73]。延迟满足的能力正在发展，并且在幼儿努力获得自主性的同时继续间歇性地寻求被他们牢固依恋的照护者的安慰。

尽管有这些共性，学龄前儿童依然表现出各种不同的个人行为风格[73]。约 10% 的儿童被认为“有困难”，因为活动水平增加，负面情绪增加同时适应性缺乏。另有 15% 的儿童被描述为“慢热（slow to warm up）”，因为他们需要很长时间才能适应新的情况。

Ames 和其同事将典型的 4 岁儿童描述为精力过剩[10]。各个领域的行为都是疯狂的，自信和吹嘘似乎没完没了。4 岁的儿童可以一步一阶下楼，只用手抓，学习使用溜冰鞋或小自行车（但请记住，McGraw 的实验表明，这些技能可以更早被习得）。儿童特别喜欢体力活动，尤其是跑步、跳跃和攀爬。4 岁的儿童可以系大纽扣和鞋带，除了切割外，可以独立吃饭，可以边吃边说，中国儿童平均在 4.6 岁时用筷子吃完一餐的一半[357]。除了系鞋带或区分衣服的正反面外[10]，大多数儿童可以自己洗手和脸、刷牙，以及独立穿衣和脱衣。

学龄早期

5 岁的儿童往往比精力旺盛的 4 岁儿童更加遵守规矩[9]。儿童在 5 岁开始学习躲闪，可以蹦蹦跳跳地走、可以跳远约 60 厘米、安全地攀爬、跳绳及做些杂耍[261]。确立了惯用手，可以完成举手过肩的投掷[10]。研究表明，大多数儿童在 12～13 月龄时优势手就已经稳定了[101]。5 岁儿童喜欢帮助做家务、用积木建房子。独立进食，包括使用餐刀切大块肉类，此时儿童在椅子上的磨蹭和扭动可能会令父母感到痛苦。给自己穿衣服带来的挑战已经过去，所以 5 岁的儿童可以独立穿衣（通常只有系鞋带或扣上困难的纽扣时需要帮助），总的来说，脱衣服通常比穿衣服容易。

6 岁时，儿童经常“拖、拽、挖、跳、爬、推、拉”[10]。6 岁儿童似乎在有意识地练习保持平衡，会攀爬、爬上爬下及在房间里随意跳动。他们荡摆得太高，建得太高，并尝试超过他们能力范围的活动。在室内，笨拙的动作可能导致意外发生，并且儿童似乎比前一年协调性差了。尽管进食技巧很好，但从椅子上摔下来或打翻盛满水的玻璃杯的情况并不少见。

虽然儿童可能在 6 岁开始骑自行车，但由于设备、位置及儿童或家庭兴趣等因素，获得这一技能的年龄存在很大差异。即使儿童在这个年龄学习骑自行车，直到 12～14 岁时，儿童在复杂的移动环境（如交通路口）中，对自我与物体的认知仍达不到成人水平[137]。

由于美国人群中肥胖症的流行，人们将儿童活动水平作为一项健康指标的关注度有所增强。在一项对 24 所学前班 493 名 3～5 岁儿童的活动水平的研究中发现，在使用记录儿童体力活动的观察系统 – 学龄前版本（Observational System for Recording Physical Activity in Children-Preschool Version）进行的观察中，只有不到 3% 的被观察者达到中度到剧烈的体力活动水平[242]。儿童在 80% 以上的观察时间内久坐不动。男孩比女孩更活跃，年龄小的男孩比年龄较大的男孩更活跃。一项重要发现是，学龄前儿童的活动水平各不相同，这突出表明了环境变量对儿童积极的生活方式的重要性。

年长儿童运动技能的发育过程

在学龄前和小学时期儿童发育的各种运动技能中，每个身体部位在整体协调结构内都有自己的发育轨迹。一个部位的技能水平可能与另一个部位不同，尽管所有部位都趋向于在早期处于原始水平，或掌握后才向高级水平发展[261]。当任务需求发生变化（增加高度、距离或精度要求）或疲劳时，一个身体部位的动作技能水平可能会倒退，而另一个部位则继续以高技能水平执行。因此，任务要求再次被认为对确定运动反应特性有影响。对于单脚跳和其他技能，如接住、投掷和跳跃，Roberton 和 Halverson 提供了每个关键身体部位在任务内发育过程中的详细分析和图示，并指导如何进行详细观察以分类身体部分的技能水平，以及提出指导儿童技能学习的建议[261]。

物理治疗师会发现这些信息有助于为轻度躯体残疾或运动灵活性低的儿童制订干预计划。例如，当儿童学会投掷时，躯干经历类似的发育阶段，而这些可见于早期发育性运动活动。躯干起初是被动运动，然后逐渐在稳定四肢的功能中起作用，最后主动参与力传导。跳跃从以下落和接住为主要特征的功能活动转变为有目标的飞跃和落地，每个部分都增加力量和速度或减震来使动作更优雅和独具风格。

虽然许多运动发育测试包括评估单脚跳技能，但大多数治疗师可能不会认为这是一个特别的功能性活动，因为儿童很少自发地单脚跳[261]。然而，体育老师认为单脚跳是一项重要的发育技能，因为在一些场合中经常需要单脚跳，如在突然停止时控制动量、处理意外干扰以保持平衡及有趣的游戏活动（如跳绳）。单脚跳也是一个很好的活动，用来描述最终获得熟练行动的各种策略的发展。

熟练的单脚跳需要支撑腿有计划地蹬离地面及摆动腿给予动力。初始预跳尝试涉及支撑腿的伸展，因为儿童试图利用非支撑腿抬高来起跳。然而，第一个成功的策略通常是快速地屈曲髋关节和膝关节，将支撑腿下拉靠近地板并快速起跳（实际上会失去平衡且腿会弯曲），而摆动腿保持不动。在下一个技能水平，支撑腿再次伸展，但相对于起跳点范围有限，出现更早。在熟练的单脚跳中，摆动腿起跳，支撑腿的伸展发生较晚；因此，动作成为“起跳，悬空，伸展”[261]。就像婴儿学习下坡一样，儿童通过练习来学习如何控制他们的内在动力，以产生达到预期目标的有效运动[1]。

运动和游乐场游戏成为学龄儿童运动活动中越来越重要的部分，这使复杂的协调动作成为可能。然而，儿童运动技能的发育速度具有个性特征，有些无疑是与生俱来的，有些是基于文化特点和家庭对发展体育技能的兴趣。例如，McGraw 的研究表明，幼儿可以发展通常被认为不合适的运动技能，这主要是由于安全因素。此外，研究还支持了这样一种观点，即非裔美国儿童相对于白人儿童在小学时拥有更卓越的运动技能，特别是布鲁林克斯–奥瑟雷茨基运动能力测试（Bruininks Oseretsky test）中的速度和敏捷度技能[70,249]。大多数作者会根据儿童及家庭的社会经济状况和育儿策略的不同来解释这些差异[51]。

学龄期儿童的够物策略

对年长儿童的研究表明，从9月龄到大约7岁儿童够物策略变化很小，7岁似乎是一个获得成人够物策略的过渡期。5岁儿童继续使用与年龄较大的婴儿一样的冲击式策略，而7岁儿童则不断以闭环策略监测自身运动以控制够物活动。在9～11岁之间，儿童开始结合这些策略以提高他们的运动效率和减少所需的注意力[154,192]。够物策略的这些变化似乎与儿童在够物期间如何利用感觉信息来引导和调整手臂姿势的发育变化相吻合。根据这些研究，儿童理解和利用感觉信息并进行矫正的能力至少在11岁前是持续发展的[154,196]。

目前对轻度至中度运动功能障碍儿童的笨拙表现的一种看法是，感觉或注意力问题阻碍了这些儿童在够物时识别或选择性倾向最相关的信息的能力[99,219,274,365]。例如，对8～10岁有轻度神经功能障碍（neurologic dysfunction，DCD）的儿童在重复敲击两个按钮时移动手部的路径的研究表明，这些儿童必须不断监测和纠正他们的行动。普遍认为，使用这种闭环策略几乎没有机会处理信息以执行预期调整和最小化所需的纠错量。与年龄匹配的对照组相比，在每一次够物中轻度神经功能障碍的儿童似乎动用更多的运动单元。第一运动单元不太可能是最长的单元或实现最大加速度的单元，并且每个单元往往包含更多不规则的加速度[274]。当被要求从起点到达固定目标够物时，8 ~ 10 岁患有 DCD 的儿童比一般同龄人要欠准确，因为他们在够物的减速阶段花费的时间较少[291]。当视觉环境被操作（够物开始后视觉被移除或仅目标与手可见）时，患有 DCD 的组似乎没有利用可用的视觉信息[330]。同样，当患有 DCD 的儿童被要求伸手去拿有 / 没有视觉干扰（棱镜）的目标时，他们手的移动路径比对照组更长、更曲折，这表明他们对改变的视觉的反应与典型的发育中的儿童不同[365]。

在不同的任务中，用可预测的路径手动追踪连续的移动刺激（同步定时任务），有运动协调功能障碍（6 岁和 11 岁）的儿童比同年龄的对照组慢[330]。在加速阶段，他们的运动距离比对照组儿童的运动距离更多变，他们的追踪运动更延迟，并且他们进行了更多的尝试同时伴随明显欠佳的注意力。作为一种适应策略，7 岁轻度脑功能障碍的儿童通过规划手的轨迹并沿着其轨迹进一步拦截移动目标，以此来给自己更多的时间应付效率较低的够物技能[116]。当这些儿童遇到不可预测的追踪任务时，他们比同年龄的对照组更难处理这项任务，也许是因为他们无法确定代偿策略[99,331]。

正如在发育过程中对婴儿的建议一样，姿势控制也可能影响患有 DCD 的儿童的够物行为。Johnston 及其同事记录了 8 ~ 10 岁的患有或没有患有 DCD 儿童在目标导向的够物运动中肩部和躯干肌肉的姿势预调整（APA）差异[185]。与正常发育的儿童相比，患有 DCD 的儿童在够物时表现出更长的反应时间和运动时间。从姿势性肌肉的观点来看，DCD 组更早使用肩关节启动和激活躯干后侧肌群，并且比躯干前侧肌肉的典型激活更晚。Johnston 和其同事假设，姿势性肌肉运动时间的改变会影响够物运动的速度和质量[185]。患有脊髓脊膜膨出的儿童经常有非典型的姿势控制和感觉缺陷，对类似任务会使用不同的策略。这类儿童没有改变他们的运动时间，同时表现出明显下降的准确率[235]。改变的姿势运动是否是主要问题的一部分，还是通过必要的感觉整合来完成困难任务的代偿，还有待确定。

总之，在婴幼儿期，那些有助于控制够物这一技能发育的变量和过程与姿势及运动发育相关的变量是类似的。在每一种情况下，如果提供最佳条件，在低月龄婴儿中都可以观察到控制的基本方面，这表明在非常年幼的时候就可以为建立功能性技能打下基础。但是，这些早期技能中的每一项都经历着重要的转变，因为儿童学会了感知任务需求，监控自己的动作，预测动作对给定环境的潜在后果，并为有效的动作执行制订预期策略。如下节所示，这些变量也有助于抓握控制的发育。

学龄前儿童和学龄期儿童精确抓握和负荷力量控制的发育

一旦儿童的手与物体接触，他或她必须协调抓握的力和摩擦力（负荷）来抓住和拿起该物体[184]。成人同步协调这些力量，而婴儿和幼儿按顺序协调这些力量[113]。为了定量检查抓握控制，鼓励婴儿拿起一个带“力传感器”的玩具以测量相对的拇指和示指的抓握力及将物体从桌子上拿起所需的负荷。在预负荷阶段（刚刚接触物体），8 月龄的婴儿先用一根手指接触物体，产生的抓握力潜伏期明显长于 18 月龄或更大的婴儿。婴儿和幼儿也倾向于向下按压物体，在反转力的方向之前产生负荷力以成功地将物体从桌子上拿起。婴儿和幼儿在启动负荷力之前，会产生很大一部分抓握力，通常是成人抓握力的 2 倍。在负荷阶段，他们通常在这两个记录中表现出多个峰值力量。相比之下，成人以省力、同步和几乎线性的方式调整抓握力和负荷力的增加，并且只有在接近负荷中点时有一个峰值[113]。这些发现表明，成人抓握的平稳执行是预测物体重量的结果，以便选择适当的目标力量并随时间而改变[184]。这种对需要的抓握力进行调整以精确抓握来拿起、握持和放回的预期，在成人中已被证明与可预测的刺激体验相关[354]。这种集合的经验称为中央集（central set），似乎会影响自主和触发快速抓握力调整的反应，并在一定程度上在干扰发生之前进行调整，其方式类似于中央集对下肢 RPA 平台干扰的影响。这表明，在运动控制中，可能有一个普遍的规则来管理预期过程。

关于控制抓握力的研究与本章反复出现的主题一致：婴儿似乎拥有在发育早期执行熟练的运动模式的神经基础，但这种观点并没有充分的证据[113,114,115]。首先，这些研究表明，到 6 ~ 8 月龄时，婴儿可以产生精确抓握所需的每个动作，到 12 月龄时，婴儿可以偶尔组合所有模式以产生成人般的力的模式，但不同尝试之间有相当大的可变性[59]。这些研究还表明，婴儿和幼儿使用的力量远远超过需求，这是运动发育研究中的常见发现[192]。2 岁的儿童能够根据同一物体反复拿起时的摩擦力或潜在滑动程度调整抓握力和负荷力，但当摩擦系数在试验过程中随机化时，他们无法有效调整抓握力和负荷力。因此，通过足够的实践，他们可以规划更成人化的表现，但如果面对不确定性，他们会不知道如何根据以往有限的经验来判断。

当正常的 6 ~ 8 岁儿童被要求反复抓住和拿起 200g 的物体时，他们像成人一样，几乎以同步的方式启动，以单个最大峰值线性增加抓握力和负荷力。相比之下，患有 CP（双瘫或偏瘫）和自闭症的儿童往往依次启动力量，这与正常发育的幼儿一样[83,96]。具体来说，似乎至少有一些患有 CP 和自闭症的儿童能够产生必要的力量，但他们很难选择或执行有效的抓握策略。现有数据表明，这些儿童在动态和静态阶段都难以调整力的时序和大小，他们往往在拿起物体之前，先在物体上施加向下压的力。当这些儿童被要求抓住和拿起两个不同重量的物体时，在非随机和随机实验中，他们也很难根据物体的重量调整力的大小[97]，如果给予他们足够数量的练习机会，他们可以预测和衡量抓握力参数[98,299]并学习更精确的等长控制力（握力），但不能达到同龄正常儿童发育的程度[324]。患有 CP 的儿童可能也难以稳定他们的注视能力，有效地使用可用的视觉信息[209]。Goodgold-Edwards 先前提出，鉴于抓握控制的正常获取需要长时间的发育期[113,114]，这些儿童也很可能没有足够和多样的实践利用现有信息来制订有效的策略[134]。

抓握控制的发育继续发生在童年后期。对握的力度和时序控制的精细细节的检查表明，7 ~ 8 岁的儿童仍然没有表现出典型的类似成人技能的手指力量成分[175]。到 12 岁时，儿童双手手指等长收缩力产生的控制模式和精度接近成人，同步（双手在同一时间捏一个称重单元设备）和非同步（一只手先捏，然后另一只手再捏）激活[147]。在协调抓握和拿起物体时，幼儿执行以多峰值的抓握力和负荷力为特征的抓握，并且直到大约 8 岁仍不能执行像成人一样的以平稳、同时增加和减少这些力为特征的抓握[113]。过渡到顺畅的单峰力模式可能部分是由于预期策略的逐步改进[114]。抓握力和负荷力的变化率似乎持续改变，直到 8 ~ 15 岁，这取决于重量的出现顺序，这表明预期技能直到这个年龄范围的某个点才会达到成人水平[135]。

总之，本章中列举的研究指出，抓握是与许多不同方面的感觉运动控制有关的复杂技能。在出生后第 1 年可以观察到：基本技能、生物力学、经验和其他环境相关变量可能有助于运动控制的快速变化。即使在技能的早期练习中，婴儿可能会建立改变他们技能的信息数据库，因为他们越来越热衷于丰富自己的经历。在当今运动控制领域的研究者中，可能拥有最大共识的观点之一是：运动执行的所有方面，包括基本的生理学、生物力学、知觉处理及策略的发展必须在不同的运动环境下被仔细检查，以更好地理解在正常发育中和在出现问题时儿童运动控制是如何获得的。

游戏在发育中的作用

有关儿童活动记忆的研究或能够明确地回忆起他们观察或创建的活动，有助于考虑如何组织治疗性活动来提升那些所经历的事情的记忆。Ratner 和 Foley 重新浏览了关于活动记忆的文献并建议：①如果活动有一个明确的结果，儿童会对活动有更好的记忆；②活动中的行动在逻辑上是有序的，因此在整个活动中的因果关系是明显的；③儿童在开始活动之前（不仅仅是心理上的现象）就开始计划活动中的行动或被要求记住发生了什么[259]。根据线索的类型，幼儿并不总是能从外部记忆线索中获益，至少要在 3 岁或更大年龄时才会如此。

儿童的行为显示，至少在 2 岁时，他们有意识地、口头地预测活动的展开和结果，甚至在执行一些被禁止的行动时告诉自己“不，不”。这时，对不存在的物体的想象游戏出现了，并且在行动的结果不是他们所期望的时候表现出惊讶。游戏为儿童提供了自愿实践意图的机会，并学习计划和结果之间的差异。在 20 月龄时，儿童可以朝着一个具体的目标努力，如用积木搭一栋房子、展示检查行为、修正错误及确认目标的成功实现。当提供回忆支持时，重复一项活动通常加深了关于这项活动的记忆，并且即使是 4～6 月龄的婴儿也可以被证明在实验中对事件有一些回顾性的处理，这表明他们注意到了以前没有注意到的活动的属性。被允许演示所发生的事情的学龄前儿童对某一活动的回忆要远远多于仅仅通过口头回忆的儿童。治疗师应该考虑他们治疗的儿童的心理年龄，以便创造治疗性活动，使残疾儿童有机会发展认知技能，如计划和活动记忆，以便他们进行运动并减少损伤。

当功能性内容作为一种学习工具时，运动活动也可被视为具有阶段性特征。体力性游戏（如与力量有关的身体部位游戏）有 3 个发育性阶段 [243]。在婴儿期，婴儿从事的是被 Thelen 称为有节奏的固定模式的或重复性的大肌肉运动，且没有任何明显的目的，包括身体晃动、踢脚和摇晃腿 [312]。全身性的、自我运动的游戏也被称为“巡视（peragration）”，而 Adolph 认为这种活动是获得知识的最直接途径：婴儿投入其中并从中获得重要信息。这些行为在出生后第 1 年的中期达到峰值，在 6 月龄时的 1 小时观察中，有 40% 的行为是由这种游戏组成的 [243]。

第 2 个阶段被称为运动游戏（exercise play），开始于出生后第 1 年末 [243]。这些游戏可以是独自进行的，也可以与他人一起，从幼儿期到学龄前阶段逐渐增加，然后在学龄阶段减少。在儿童保育机构观察到大约 7% 的这种行为。锻炼游戏包括跑步、追逐和攀爬。有身体障碍的儿童可能需要改变参与方式，特别是在和其他儿童一起时。

身体活动游戏的第 3 阶段是“混战（rough-and tumble play）”性游戏，如摔跤、踢及空翻，通常这种类型的游戏第 1 次出现是在与父母的互动中，通常是父亲。该类型的游戏在学龄前和小学时期增加，并且在青春期前达到峰值。巡视性游戏没有性别差异，但是男性比女性进行更多的运动游戏和混战性游戏。

体力活动游戏的功能性益处可以是即时的或延迟的。Pellegrini 和 Smith 指出，婴儿的有节律的活动有助于快速提高特定运动模式的控制，这是 Edelman 研究的主要内容。通过主动的自我产生的身体运动，婴儿制造干扰来促进平衡能力的发育，以使他们逐渐学会适应和计划；这些游戏也为知觉系统的发展提供了有趣的视觉和可能的听觉场景。力量和耐力也通过这些游戏得到发展。Pellegrini 和 Smith 认为运动游戏的功能特别有助于肌肉分化，及发展力量和耐力。第 6 章提供了与健康有关的更多体能信息，它可能起源于早期的游戏行为。Pellegrini 和 Smith 通过对幼年期的动物研究指出，幼年期是一个敏感的发展阶段（回想一下 McGraw、Johnny 和 Jimmy 的实验及他们各自在成年后的体质）。游戏可能也对认知有好处，因为它能让人从注意力集中的活动中得到休息，从而形成分布式练习并创造一个增强的激励水平，有助于之后的心理活动的参与。从这个角度看，休息不仅仅是例行公事中毫无意义的过程。

Pellegrini 和 Smith 假设无规则的游戏起着社会作用，尤其是对于男孩，与建立和维护社会团体（女孩被认为比男孩更多地使用语言技能）的主导地位有关 [243]。作为一个附带产生的结果，儿童也可能使用无规则的游戏作为一种编码和解码社会信号的方式。例如，在早期与父母的无规则游戏中，儿童学习到这是“游戏”而不是侵害。Rosenbaum 认为，这种对运动活动的看法有一个问题，即我们在干预治疗时应该追逐怎样的目标 [269]。提供机会去“移动”比专注提高步行能力更重要吗？儿童是否受益于改良的娱乐活动（如根据社交技能和认知功能的骑马）或运动技能本身？在无规则游戏中“受保护”的残疾儿童，在自尊和解码社会信号的能力方面会缺失什么？这种差异甚至在婴儿阶段就开始了，因为早产儿不太可能像其他婴儿一样被纳入社区中心或其他家庭的游戏聚会活动，部分原因是担心患病。对于接受早期干预服务的儿童，这种孤立可能会被目前为 0～3 岁儿童提供的家庭康复项目进一步强化。

运动发育的多因素示例：整合所有因素

在本章总结部分中，我们提供了不同关键年龄的关于功能性活动和多系统合作以成功完成动作的示例。作为物理治疗师，我们对多个系统相互作用的理解，有助于我们建立促进儿童新行为出现的观念。我们需要非常关注出生后第 1 年，因为在此期间儿童的身体发生了快速的变化。

Nate 是一个 3 月龄的婴儿，他饿的时候，表现出有需求的迹象。他的运动系统通过向他母亲的胸部晃动和扭动来发挥作用，而他的眼睛凝视并开始寻求沟通，并通过观望和发出声音得到母亲的注意。由于他的母亲帮助他获得食物，口腔系统的早期控制和早期够物 / 抓握定向帮助他吃到食物。吸吮和吞咽协调运动使成功地进食成为可能，这导致他的运动系统平静下来并开始了解他的运动努力如何产生积极的社会和生理的回报。想象有运动障碍的婴儿的经历与这种典型的运动体验有何不同，以及如果婴儿缺乏运动，运动系统与其他系统之间的联系会如何改变。或者，用奶瓶喂养代替母乳喂养的婴儿可能有不同表达需求的运动策略，解决问题的过程帮助了运动技能的发展。

Katie 是一个 6 月龄的婴儿，她对物体的兴趣让她的父母大吃一惊。她的运动系统允许她用手和脚持续地接触物体，她的视觉系统可以快速注意到新的物体和她视野中物体的细节。她逐渐发育的视觉能力、社交和认知技能引起成人与她一起参与对有兴趣物体的活动，这预示着共同关注这个重要技能，这是语言和随后的讲话能力出现的前兆。她甚至可以为得到一个够物范围之外的玩具或被拿走的玩具发出声音。高度变化的探索的运动技能与她的认知技能相互作用，开始解决问题和记忆熟悉的事物。她很容易开心，因为她喜欢重复动作，如敲打玩具，操作新的物体似乎迷住了她。想象一下，减少运动会如何限制 Katie 的探索和学习策略。或者，考虑环境对这个儿童的强烈影响。如果没有探索的机会（各种物体、支撑面、场合）和相关运动，可能会对认知和感知觉产生影响。

Sam 9 个月大了，他听到另一个房间的电话铃声。现在通过爬行移动，他可以寻找铃声的来源。他预计母亲将开始说话，因为他记得电话铃响后会发生什么，他知道她在另一个房间，因为她刚离开他的房间。他现在有物体恒存的概念，所以他明白他的母亲仍然存在，即使她走出他的视线；当他能移动自己并找到消失在门后的人和物体时，这个概念就形成了。他拥有社交技巧，这使他与家人和朋友亲密联系在一起，当他看到母亲时，他拖着新的玩具爬向母亲，希望得到对于这个物体的共同关注。当他发现他的母亲坐在沙发上时，他拉着沙发使自己站起并骄傲地向她展示玩具，带着喜悦的尖叫声和咿咿呀呀的声音。他母亲给玩具命名，回答“你找到了一辆车！”并且他们通过视觉、触觉和语言交流。这种丰富的学习经历将会因移动能力受限而减少。

Sally 是一个 12 月龄的婴儿，她想把一箱玩具从客厅带到她的房间。她已经用了几周做这件事，她发现空闲的手臂是携带物体的一个强大工具。现在，她可以轻松地在平面上行走，因为她每天练习步行数百步，而且步行模式非常自由，除非她遇到变化的表面。她知道去往她房间的路线，因为她的记忆力和空间技能都较之前提高了，这与她最近几个月的巡视和探索房子有关。她可以将手臂围绕物体（例如，一小桶玩具）定向并且她有姿势控制能力来保持直立以应对负载增加的重量和体积。她有视觉和预期控制能力以避免碰到门框，认知技能使这项技能概念化。当遇到家里的狗阻挡道路时，她大声呼叫，通过引起父母的注意来解决这个问题。通过结合环境和相关因素，Sally 开始学习控制事物；她的运动发育允许她的技能不断增长和继续学习。

总结

运动发育理论是随着时间而演变的，但目前的观点表明，发育是多个生理系统成熟的复杂结果，并与环境对儿童的要求和任务等经历相关。本章结合运动控制理论描述了发育的原则，为理解面临运动问题的儿童的需求时提供可参考的信息。本章及后面各章提供的信息将使儿童物理治疗师能够应用的最新概念和研究，为患者——残疾儿童及其家庭提供更合理的治疗。

（宋琳琳 译，段周瑛 审）

参考文献

1. Adolph KE: Learning in the development of infant locomotion, *Monogr Soc Res Child Dev* 62(3):1–140, 1997.
2. Adolph KE: Learning to move, *Curr Dir Psycholo Sci* 17(3):213–218, 2008.
3. Adolph KE, Berger SE: Learning and development in infant locomotion, *Prog Brain Res* 164:237–255, 2007.
4. Adolph KE, Berger SE: Motor development, *Handbook of child psychology*, 2006.
5. Adolph KE, Robinson SR: Motor development. In Lerner RM, series editor; Liben L, Muller U, volume editors: *Handbook of child psychology and developmental science, Vol. 2: Cognitive processes*, ed, New York, 2015, Wiley, pp 114–157.
6. Adolph KE, Vereijken B, Denny MA: Learning to crawl, *Child Dev* 69(5):1299–1312, 1998.
7. Adolph KE, Robinson SR, Young JW, Gill-Alvarez F: What is the

shape of developmental change? *Psychol Rev* 115:527–543, 2008.
8. Adolph KE, Cole WG, Komati M, Garciaguirre JS, Badaly D, Lingeman JM, Sotsky RB: How do you learn to walk? Thousands of steps and dozens of falls per day, *Psychol Sci* 23(11):1387–1394, 2012.
9. Adolph KE, Berger SE: Physical and motor development. In Bornstein MH, Lamb ME, editors: *Developmental science: an advanced textbook*, ed 7, New York, 2015, Psychology Press/Taylor Francis, pp 261–333.
10. Ames LB, Gillespie C, Haines J, Ilg FL: *The Gesell Institute's child from one to six: evaluating the behavior of the preschool child*, New York, 1979, Harper Row.
11. Aruin AS, Almeida GL: A coactivation strategy in anticipatory postural adjustments in persons with Down syndrome, *Motor Control* 1:178–191, 1997.
12. Asanuma H, Keller A: Neuronal mechanisms of motor learning in mammals, *Neuroreport* 2:217–224, 1991.
13. Assaiante C, Woollacott M, Amblard B: Development of postural adjustment during gait initiation: kinematic and EMG analysis, *J Mot Behav* 32:211–226, 2000.
14. Bailey Jr DB, Bruer JT, Symons FJ, Lichtman JW: *Critical thinking about critical periods*, Baltimore, 2001, Paul H. Brookes.
15. Barrett TM, Needham A: Developmental differences in infants' use of an object's shape to grasp it securely, *Dev Psychobiol* 50:97–106, 2008.
16. Bayley N: *Bayley II*, San Antonio, TX, 1993, Psychological Corporation.
17. Bayley N: *Bayley scales of infant and toddler development*, San Antonio, TX, 2006, Psychological Corporation.
18. Behrman AL, Nair PM, Bowden MG, et al.: Locomotor training restores walking in a nonambulatory child with chronic, severe, incomplete cervical spinal cord injury, *Phys Ther* 88(5):580–590, 2008.
19. Bergenn VW, Dalton TC, Lipsitt LP, McGraw MB: A growth scientist, *Dev Psychol* 28:381–395, 1992.
20. Berger SE: Demands on finite cognitive capacity cause infants' perseverative errors, *Infancy* 5:217–238, 2004.
21. Berger SE: Locomotor expertise predicts infants' perseverative errors, *Dev Psychol* 46:326, 2010.
22. Berger SE, Theuring C, Adolph KE: How and when infants learn to climb stairs, *Infant Behav Dev* 30:36–49, 2007.
23. Bergmeier SA: An investigation of reaching in the neonate, *Pediatr Phys Ther* 4:3–11, 1992.
24. Bernardis P, Bello A, Pettenati P, Stefanini S, Gentilucci M: Manual actions affect vocalizations of infants, *Exp Brain Res*, January 9, 2008. Epub 10.1007/s00221-007-1256-x.
25. Bernstein N: *The coordination and regulation of movements*, London, 1967, Pergamon.
26. Bertenthal BI, Rose JL, Bai DL: Perception-action coupling in the development of visual control of posture, *J Exp Psychol Hum Percept and Perform* 23(6):1631–1643, 1997.
27. Bevor TG: *Regressions in mental development: basic phenomena and theories*, Hillsdale, NJ, 1982, Lawrence Erlbaum Associates.
28. Bhat AN, Galloway JC: Toy-oriented changes during early arm movements: hand kinematics, *Infant Behav Dev* 29(3):358–372, 2006.
29. Bhat AN, Landa RJ, Galloway JC: Current perspectives on motor functioning in infants, children, and adults with autism spectrum disorders, *Phys Ther* 91:1116–1129, 2011.
30. Birkenmaier C, Jorysz G, Jansson V, Heimkes B: Normal development of the hip: a geometrical analysis based on planimetric radiography, *J Pediatr Orthop B* 19(1):1–8, 2010.
31. Black D, Chang CL, Kubo M, Holt K, Ulrich B: Developmental trajectory of dynamic resource utilization during walking: toddlers with and without Down syndrome, *Hum Mov Sci* 28(1):141–154, 2009.
32. Blauw-Hospers CH, de Graaf-Peters VB, Dirks T, Bos AF, Hadders-Algra M: Does early intervention in infants at high risk for a developmental motor disorder improve motor and cognitive development? *Neurosci Biobehav Rev* 31(8):1201–1212, 2007.
33. Bodkin AW, Baxter RS, Heriza CB: Treadmill training for an infant born preterm with a grade III intraventricular hemorrhage, *Phys Ther* 83:1107–1118, 2003.
34. Bornstein MH, Putnick DL, Lansford JE, Deater-Deckard K, Bradley RH: A developmental analysis of caregiving modalities across infancy in 38 low-and middle-income countries, *Child Dev* 86(5):1571–1587, 2015.
35. Bradley NS: What are the principles of motor development? In Forssberg H, Hirschfeld H, editors: *Movement disorders in children medicine and sport science*, Vol. 36. Basel, 1992, Karger, pp 41–49.
36. Bradley NS: Connecting the dots between animal and human studies of locomotion. Focus on "Infants adapt their stepping to repeated trip-inducing stimuli." *J Neurophysiol* 90:2088–2089, 2003.
37. Bradley NS, Bekoff A: Development of coordinated movement in chicks: i. Temporal analysis of hindlimb muscle synergies at embryonic days 9 and 10, *Dev Psychobiol* 23:763–782, 1990.
38. Bradley NS, Smith JL: Neuromuscular patterns of stereotypic hindlimb behaviors in the first two postnatal months. I. Stepping in normal kittens, *Dev Brain Res* 38:37–52, 1988.
39. Brakke K, Fragaszy DM, Simpson K, Hoy E, Cummins-Sebree S: The production of bimanual percussion in 12- to 24-month-old children, *Hum Mov Sci* 30:2–15, 2007.
40. Branch LG, Kesty K, Krebs E, Wright L, Leger S, David LR: Deformational plagiocephaly and craniosynostosis: trends in diagnosis and treatment after the "Back to Sleep" campaign, *J Craniofac Surg* 26(1):147–150, 2015.
41. Brogen E, Hadders-Algra M, Forssberg H: Postural control in sitting children with cerebral palsy, *Neuroscience and Biobehavioral Reviews* 22:591–596, 1998.
42. Bronfenbrenner U: Ecology of the family as a context for human development: research perspectives, *Dev Psychol* 22(6):723, 1986.
43. Bruer JT: A critical and sensitive period primer. In Bailey Jr DB, Bruer JT, Symons FJ, Lichtman JW, editors: *Critical thinking about critical periods*, Baltimore, 2001, Paul H. Brookes, pp 3–26.
44. Burleigh A, Horak F: Influence of instruction, prediction, and afferent sensory information on the postural organization of step initiation, *Journal of Neurophysiology* 75:1619–1627, 1996.
45. Bushnell EW, Boudreau JP: Motor development and the mind: the potential role of motor abilities as a determinant of aspects of perceptual development, *Child Dev* 64:1005–1021, 1993.
46. Butt SJ, Lebret JM, Kiehn O: Organization of left-right coordination in the mammalian locomotor network, *Brain Research and Brain Research Review* 40:107–117, 2002.
47. Butterworth G, Hicks L: Visual proprioception and postural stability in infancy. A developmental study, *Perception* 6(3):255–262, 1977.
48. Byl NN, Merzenich MM, Cheung S, Bedenbaugh P, Nagarajan SS, Jenkins WM: A primate model for studying focal dystonia and repetitive strain injury: effects on the primary somatosensory cortex, *Phys Ther* 77:269–284, 1997.
49. Campbell SK, Kolobe TH, Osten E, Girolami G, Lenke M: *Unpublished research*, 1992.
50. Campos D, Santos DC, Gonçlves VM, et al.: Agreement between scales for screening and diagnosis of motor development at 6 months, *J Pediatr (Rio J)* 82:470–474, 2006.
51. Capute AJ, Shapiro BK, Palmer FB, Ross A, Wachtel RC: Normal gross motor development: the influences of race, sex and socio-economic status, *Dev Med Child Neurol* 27(5):635–643, 1985.
52. Carbonnell L, Hasbroucq T, Grapperon J, Vidal F: Response selection and motor areas: a behavioural and electrophysiological study, *Clinical Neurophysiology* 115(9):2164–2174, 2004.
53. Carson RG, Riek S: Changes in muscle recruitment patterns during skill acquisition, *Experimental Brain Research* 138:71–87, 2001.
54. Carvalho RP, Tudella E, Savelsbergh GJ: Spatio-temporal parameters in infant's reaching movements are influenced by body orientation, *Infant Behav Dev* 30(1):26–35, 2007.
55. Carvalho RP, Tudella E, Caljouw SR, et al.: Early control of

reaching: effects of experience and body orientation, *Infant Behav Dev* 31(1):23–33, 2008.
56. Case-Smith J, Bigsby R, Clutter J: Perceptual-motor coupling in the development of grasp, *American Journal of Occupational Therapy* 52:102–110, 1998.
57. Cataldo R, Huang J, Calixte R, Wong AT, Bianchi-Hayes J, Pati S: Effects of overweight and obesity on motor and mental development in infants and toddlers, *Pediatr Obes*, 2015 Oct 21. http://dx.doi.org/10.1111/ijpo.12077. [Epub ahead of print].
58. Cenciarini M, Peterka RJ: Stimulus-dependent changes in the vestibular contribution to human postural control, *J Neurophysiol* 95(5):2733–2750, 2006.
59. Cesari P, Newell KM: The scaling of human grip configurations, *J Exp Psychol Hum Percept Perform* 25:927–935, 1999.
60. Cesari P, Newell KM: The body scaling of grip configurations in children aged 6-12 years, *Dev Psychobiol* 36:301–310, 2000.
61. Cesari P, Newell KM: Scaling the components of prehension, *Motor Control* 6:347–365, 2002.
62. Chambers SH, Bradley NS, Orosz MD: Kinematic analysis of wing and leg movements for type I motility in E9 chick embryos, *Exp Brain Res* 103:218–226, 1995.
63. Chang CL, Kubo M, Ulrich BD: Emergence of neuromuscular patterns during walking in toddlers with typical development and with Down syndrome, *Hum Mov Sci* 28(2):283–296, 2009.
64. Chen J, Woollacott MH: Lower extremity kinetics for balance control in children with cerebral palsy, *J Mot Behav* 39(4):306–316, 2007.
65. Chen LC, Metcalfe JS, Chang TY, Jeka JJ, Clark JE: The development of infant upright posture: sway less or sway differently? *Experimental Brain Research* 186:293–303, 2008.
66. Chen LC, Metcalfe JS, Jeka JJ, Clark JE: Two steps forward and one back: learning to walk affects infants' sitting posture, *Infant Behav Dev* 30:16–25, 2007.
67. Cherng RJ, Chen JJ, Su FC: Vestibular system in performance of standing balance of children and young adults under altered sensory conditions, *Percept Mot Skills* 92(3 Pt 2):1167–1179, 2001.
68. Cheron G, Bengoetxea A, Bouillot E, Lacquaniti F, Dan B: Early emergence of temporal coordination of lower limb segments elevation angles in human locomotion, *Neurosci Letters* 308:123–127, 2001.
69. Chiel H, Beer AR: The brain has a body: adaptive behavior emerges from interactions of nervous system, body and environment, *Trends Neurosci* 20:553–557, 1997.
70. Cintas HM: Cross-cultural variation in infant motor development, *Phys Occupat Ther Pediatr* 8(4):1–20, 1988.
71. Clifton RK, Muir DW, Ashmead DH, Clarkson MG: Is visually guided reaching in early infancy a myth? *Child Dev* 64:1099–1110, 1993.
72. Coghill GE: *Anatomy and the problem of behaviour*, Cambridge University Press, 2015 (original publication 1929).
73. Colson ER, Dworkin PH: Toddler development, *Pediatr Rev* 18:255–259, 1997.
74. Corbetta D, Bojczyk KE: Infants return to two-handed reaching when they are learning to walk, *J Mot Behav* 34:83–95, 2002.
75. Corbetta D, Snapp-Childs W: Seeing and touching: the role of sensory-motor experience on the development of infant reaching, *Infant Behav Dev* 32(1):44–58, 2009.
76. Corbetta D, Thelen E: Shifting patterns of interlimb coordination in infants' reaching: a case study. In Swinnen SP, Heuer H, Massion J, Casaer P, editors: *Interlimb coordination: neural dynamical and cognitive constraints*, San Diego, CA, 1994, Academic Press, pp 413–438.
77. Cox RFA, Smitsman AW: Action planning in young children's tool use, *Dev Sci* 9:628–641, 2006.
78. Crutcher MD, Alexander GE: Movement-related neuronal activity selectively coding either direction or muscle pattern in 3 motor areas of the monkey, *Journal of Neurophysiology* 64:151–163, 1990.
79. d' Avella A, Saltiel P, Bizzi E: Combinations of muscle synergies in the construction of a natural motor behavior, *Nature Neuroscience* 6:300–308, 2003.
80. Dalton TC: Arnold Gesell and the maturation controversy, *Integrat Physiol Behav Sci* 40:182–204, 2005.
81. Damiano DL, DeJong SL: A systematic review of the effectiveness of treadmill training and body weight support in pediatric rehabilitation, *J Neurol Phys Ther* 33(1):27–44, 2009.
82. Darrah J, Bartlett D, Maguire TO, Avison WR, Lacaze-Masmonteil T: Have infant gross motor abilities changed in 20 years? A re-evaluation of the Alberta Infant Motor Scale normative values, *Dev Med Child Neurol* 56(9):877–881, 2014.
83. David FJ, Baranek GT, Giuliani CA, et al.: A pilot study: coordination of precision grip in children and adolescents with high functioning autism, *Pediatr Phys Ther* 21(2):205–211, 2009.
84. de Bode S, Mathern GW, Bookheimer S, Dobkin B: Locomotor training remodels fMRI sensorimotor cortical activations in children after cerebral hemispherectomy, *Neurorehabil Neural Repair* 21(6):497–508, 2007.
85. de Graaf-Peters VB, Bakker H, van Eykern LA, et al.: Postural adjustments and reaching in 4- and 6-month-old infants: an EMG and kinematical study, *Experimental Brain Research* 181(4):647–656, 2007.
86. De Vries JIP, Fong BF: Normal fetal motility: an overview, *Ultrasound Obstet Gynecol* 27(6):701–711, 2006.
87. de Vries JIP, Visser GHA, Prechtl HFR: The emergence of fetal behavior: i. Qualitative aspects, *Early Human Development* 7:301–322, 1982.
88. Dillenburger K, Keenan M: None of the As in ABA stand for autism: dispelling the myths, *J Intellect Dev Disabil* 34(2):193–195, 2009.
89. Dobkin BH: Motor rehabilitation after stroke, traumatic brain, and spinal cord injury: common denominators within recent clinical trials, *Curr Opin Neurol* 22:563–569, 2009.
90. Drachman DB, Sokoloff L: The role of movement in embryonic joint development, *Dev Biol* 14(3):401–420, 1966.
91. Dubowitz LM, Dubowitz V, Palmer P, Verghote M: A new approach to the neurological assessment of the preterm and full-term newborn infant, *Brain and Development* 2(1):3–14, 1980.
92. Dusing SC, Harbourne RT: Variability in postural control during infancy: implications for development, assessment, and intervention, *Phys Ther* 90(12):38–49, 2010.
93. Dusing SC, Thacker LR, Stergiou N, Galloway JC: Early complexity supports development of motor behaviors in the first months of life, *Dev Psychobiol* 55(4):404–414, 2013.
94. Edelman GM: *Bright air brilliant fire: on the matter of the mind*, New York, 1992, Basic Books.
95. Einspieler C, Cioni G, Paolicelli PB, et al.: The early markers for later dyskinetic cerebral palsy are different from those for spastic cerebral palsy, *Neuropediatrics* 33:73–78, 2002.
96. Eliasson AC, Gordon AM, Forssberg H: Basic co-ordination of manipulative forces of children with cerebral palsy, *Dev Med Child Neurol* 33:661–670, 1991.
97. Eliasson AC, Gordon AM, Forssberg H: Impaired anticipatory control of isometric forces during grasping by children with cerebral palsy, *Dev Med Child Neurol* 34:216–225, 1992.
98. Eliasson AC, Gordon AM, Forssberg H: Tactile control of isometric fingertip forces during grasping in children with cerebral palsy, *Dev Med Child Neurol* 37:72–84, 1995.
99. Estil LB, Ingvaldsen RP, Whiting HT: Spatial and temporal constraints on performance in children with movement co-ordination problems, *Exp Brain Res* 147:153–161, 2002.
100. Fagard J: The development of bimanual coordination. In Bard C, Fleury M, Hay L, editors: *Development of eye-hand coordination across the life span*, Columbia, SC, 1990, University of South Carolina Press, pp 262–282.
101. Fagard J, Pezé A: Age changes in interlimb coupling and the development of bimanual coordination, *J Mot Behav* 29:199–208, 1997.
102. Fallang B, Saugstad OD, Hadders-Algra M: Goal directed

reaching and postural control in supine position in healthy infants, *Behav Brain Res* 115:9–18, 2000.
103. Ferrari F, Cioni G, Prechtl HRF: Qualitative changes of general movements in preterm infants with brain lesions, *Early Hum Dev* 23:193–231, 1990.
104. Fetters L: Foundations for therapeutic intervention. In Campbell SK, editor: *Pediatric neurologic physical therapy*, New York, 1991, Churchill Livingstone, pp 19–32.
105. Fetters L: Cerebral palsy: contemporary treatment concepts. In Lister MJ, editor: *Contemporary management of motor control problems: proceedings of the II STEP Conference*, Alexandria, VA, 1991, Foundation for Physical Therapy, pp 219–224.
106. Fetters L, Todd J: Quantitative assessment of infant reaching movements, *J Mot Behav* 19:147–166, 1987.
107. Field J: Coordination of vision and prehension in young infants, *Child Dev* 48:97–103, 1977.
108. Fitts PM, Posner MI: *Human performance*, Belmont, CA, 1967, Brooks/ Cole.
109. Flavell JH: *The developmental psychology of Jean Piaget*, Princeton, NJ, 1963, VanNostrand.
110. Forssberg H: Ontogeny of human locomotor control. I. Infant stepping, supported locomotion and transition to independent locomotion, *Exp Brain Res* 57:480–493, 1985.
111. Forssberg H, Nashner LM: Ontogenetic development of postural control in man: adaptation to altered support and visual conditions during stance, *J Neurosci* 2(5):545–552, 1982.
112. Forssberg H, Eliasson AC, Kinoshita H, Johansson RS, Westling G: Development of human precision grip. I. Basic coordination of force, *Exp Brain Res* 85:451–457, 1991.
113. Forssberg H, Eliasson AC, Kinoshita H, Johansson RS, Westling G: Development of human precision grip. I. Basic coordination of force, *Exp Brain Res* 85:451–457, 1991.
114. Forssberg H, Eliasson AC, Kinoshita H, Westling G, Johansson RS: Development of human precision grip. IV. Tactile adaptation of isometric finger forces to the frictional condition, *Exp Brain Res* 104:323–330, 1995.
115. Forssberg H, Kinoshita H, Eliasson AC, Johansson RS, Westling G, Gordon AM: Development of human precision grip. II. Anticipatory control of isometric forces targeted for object's weight, *Exp Brain Res* 90:393–398, 1992.
116. Forsstr□ A, von Hofsten C: Visually directed reaching of children with motor impairments, *Dev Med Child Neurol* 24:653–661, 1982.
117. Foster EC, Sveistrup H, Woollacott MH: Transitions in visual proprioception: a cross-sectional developmental study of the effect of visual flow on postural control, *J Mot Behav* 28:101–112, 1996.
118. Foudriat BA, Di Fabio RP, Anderson JH: Sensory organization of balance responses in children 3-6 years of age: a normative study with diagnostic implications, *Int J Pediatr Otorhinolaryngol* 27(3):255–271, 1993.
119. Freedland RL, Bertenthal BI: Developmental changes in interlimb coordination: transition to hands-and-knees crawling, *Psychol Sci* 5(1):26–32, 1994.
120. Fuster JM: Executive frontal functions, *Exp Brain Res* 133:66–70, 2000.
121. Gallistel CR: *The organization of action: a new synthesis*, Hillsdale, NJ, 1980, Lawrence Erlbaum Associates.
122. Geerdink JJ, Hopkins B, Beek WJ, Heriza CB: The organization of leg movements in preterm and full-term infants after term age, *Dev Psychobiol* 29:335–351, 1996.
123. Gesell A: *Infancy and human growth*, New York, 1928, Macmillan.
124. Gesell A: *The mental growth of the pre-school child: a psychological outline of normal development from birth to the sixth year including a system of developmental diagnosis*, New York, 1928, Macmillan.
125. Gesell A: *The embryology of behavior*, New York, 1945, Harper Row.
126. Gesell A, Thompson H, Amatruda CS: *Infant behavior: its genesis and growth*, New York, 1934, McGraw-Hill.
127. Gesell A, Amatruda CS, Castner BM, Thompson H: *Biographies of child development: the mental growth careers of eighty-four infants and children*, New York, 1975, Arno Press.
128. Gesell A, Halverson HM, Thompson H, Ilg FL, Castner BM, Ames LB, Amatruda CS: *The first five years of life*, New York, 1940, Harper Row.
129. Ghez C: Voluntary movements. In Kandel ER, Schwartz JH, Jessell TM, editors: *Principles of neuroscience*, ed 3, New York, 1991, Elsevier, pp 609–625.
130. Gibson JJ: *The senses considered as perceptual systems*, Boston, 1966, Houghton-Mifflin.
131. Goldfield EC: Toward a developmental ecological psychology, *Monogr Soc Res Child Dev* 62(3):152–158, 1997.
132. Goldfield EC: Transition from rocking to crawling: postural constraints on infant movement, *Dev Psychol* 25(6):913, 1989.
133. Goldfield EC, Wolff P: A dynamical systems perspective on infant action and its development, *Theor Infant Dev* 1:3–26, 2004.
134. Goodgold-Edwards SA: Cognitive strategies during coincident timing tasks, *Phys Ther* 71:236–243, 1991.
135. Gordon AM, Forssberg H, Iwasaki N: Formation and lateralization of internal representations underlying motor commands during precision grip, *Neuropsychologia* 32:555–568, 1994.
136. Gottlieb J, Balan P, Oristaglio J, Suzuki M: Parietal control of attentional guidance: the significance of sensory motivational and motor factors, *Neurobiol Learn Mem* 91(2):121–128, 2009.
137. Grechkin TY, Chihak BJ, Cremer JF, Kearney JK, Plumert JM: Perceiving and acting on complex affordances: how children and adults bicycle across two lanes of opposing traffic, *J Exp Psychol Hum Percept Perform* 39:23–36, 2013.
138. Green EM, Mulcahy CM, Pountney TE: An investigation into the development of early postural control, *Dev Med Child Neurol* 37:437–448, 1995.
139. Guertin PA, Steuer I: Key central pattern generators of the spinal cord. A review, *J Neurosci Res* 87(11):2399–2405, 2009.
140. Haas G, Diener HC, Rapp H, Dichgans J: Development of feedback and feedforward control of upright stance, *Dev Med Child Neurol* 31:481–488, 1989.
141. Hadders-Algra M: Development of postural control during the first 18 months of life, *Neural Plasticity* 12:99–108, 2005.
142. Hadders-Algra M, Prechtl HFR: Developmental course of general movements in early infancy. I. Descriptive analysis of change in form, *Early Hum Dev* 28:201–213, 1992.
143. Hadders-Algra M, Brogren E, Forssberg H: Ontogeny of postural adjustments during sitting in infancy: variation, selection and modulation, *J Physiol* 493:273–288, 1996.
144. Hadders-Algra M, Brogren E, Forssberg H: Postural adjustment during sitting at preschool age; presence of a transient toddling phase, *Dev Med Child Neurol* 40(7):436–447, 1998.
145. Hallemans A, Dhanis L, De Clercq D, Aerts P: Changes in mechanical control of movement during the first 5 months of independent walking: a longitudinal study, *J Mot Behav* 39(3):227–238, 2007.
146. Hallemans A, Dhanis L, De Clercq D, Aerts P: Changes in mechanical control of movement during the first 5 months of independent walking: a longitudinal study, *J Mot Behav* 39(3):227–238, 2007.
147. Harabst KB, Lazarus JA, Whitall J: Accuracy of dynamic isometric force production: the influence of age and bimanual activation patterns, *Motor Control* 4:232–256, 2000.
148. Harbourne RT, Giuliani C, Mac Neela J: A kinematic and electromyographic analysis of the development of sitting posture in infants, *Dev Psychobiol* 26:51–64, 1993.
149. Harbourne RT, Stergiou N: Movement variability and the use of nonlinear tools: principles to guide physical therapist practice, *Phys Ther* 89(3):267–282, 2009.
150. Harbourne RT, Stergiou N: Nonlinear analysis of the development of sitting postural control, *Dev Psychobiol* 42(4):368–377, 2003.
151. Harbourne RT, Ryalls B, Stergiou N: Sitting and looking: a

comparison of stability and visual exploration in infants with typical development and infants with motor delay, *Phys Occupat Ther Pediatr* 34(2):197–212, 2014.
152. Harbourne RT, Lobo MA, Karst GM, Galloway JC: Sit happens: does sitting development perturb reaching development or vice versa? *Infant Behav Dev* 36(3):438–450, 2013.
153. Hatzitaki V, Zisi V, Kollias I, Kioumourtzoglou E: Perceptual-motor contributions to static and dynamic balance control in children, *J Mot Behav* 34:161–170, 2002.
154. Hay L: Spatial-temporal analysis of movements in children: motor programs versus feedback in the development of reaching, *J Mot Behav* 11:188–200, 1979.
155. Hay L, Redon C: Development of postural adaptation to arm raising, *Exp Brain Res* 139:224–232, 2001.
156. Hedberg A, Forssberg H, Hadders-Algra M: Postural adjustments due to external perturbations during sitting in 1-month-old infants: evidence for the innate origin of direction specificity, *Exp Brain Res* 157:10–17, 2004.
157. Heriza C: Motor development: traditional and contemporary theories. In Lister MJ, editor: *Contemporary management of motor control problems: proceedings of the II STEP Conference*, Alexandria, VA, 1991, Foundation for Physical Therapy, pp 99–106.
158. Heriza CB: Comparison of leg movements in preterm infants at term with healthy full-term infants, *Phys Ther* 68:1687–1693, 1988.
159. Hirschfeld H, Forssberg H: Phase-dependent modulations of anticipatory postural activity during human locomotion, *Journal of Neurophysiology* 66(1):12–19, 1991.
160. Hirschfeld H, Forssberg H: Phase-dependent modulations of anticipatory postural adjustments during locomotion in children, *J Neurophysiol* 68:542–550, 1992.
161. Hirschfeld H, Forssberg H: Epigenetic development of postural responses for sitting during infancy, *Exp Brain Res* 97:528–540, 1994.
162. Hodapp M, Vry J, Mall V, Faist M: Changes in soleus H-reflex modulation after treadmill training in children with cerebral palsy, *Brain* 132 (Pt 1):37–44, 2009.
163. Holdefer RN, Miller LE: Primary motor cortical neurons encode functional muscle synergies, *Exp Brain Res* 146:233–243, 2002.
164. Holt KG, Saltzman E, Ho CL, Ulrich BD: Scaling of dynamics in the earliest stages of walking, *Phys Ther* 87(11):1458–1467, 2007.
165. Hooker D: *Evidence of prenatal function of the central nervous system in man*, New York, 1958, American Museum of Natural History.
166. Hopkins B, Westra T: Maternal expectations of their infants's development: some cultural differences, *Dev Med Child Neurol* 31:384–390, 1989.
167. Horak FB: Assumptions underlying motor control for neurologic rehabilitation. In Lister MJ, editor: *Contemporary management of motor control problems: proceedings of the II STEP Conference*, Alexandria, VA, 1991, Foundation for Physical Therapy, pp 11–27.
168. Horak FB: Postural orientation and equilibrium: what do we need to know about neural control of balance to prevent falls? Review, *Age Ageing* 35(Suppl 2):ii7–ii11, 2006.
169. Horak FB: Postural compensation for vestibular loss, *Review. Ann N Y Acad Sci* 1164:76–81, 2009.
170. Horak FB, MacPherson JM: Postural orientation and equilibrium. In Rowell LB, Sheperd JT, editors: *Handbook of physiology Section 12 exercise: regulation and integration of multiple systems*, New York, 1996, Oxford University Press, pp 255–292.
171. Horak FB, Nashner LM: Central programming of postural movements: adaptation to altered support-surface configurations, *J Neurophysiol* 55:1369–1381, 1986.
172. Horak FB, Buchanan J, Creath R, Jeka J: Vestibulospinal control of posture, *Adv Exp Med Biol* 508:139–145, 2002.
173. Hultborn H, Nielsen JB: Spinal control of locomotion—from cat to man, *Acta Physiol (Oxf)* 189(2):111–121, 2007.
174. Humphrey T: Some correlations between the appearance of human reflexes and the development of the nervous system, *Prog Brain Res* 4:93–135, 1964.
175. Inui N, Katsura Y: Development of force control and timing in a finger-tapping sequence with an attenuated-force tap, *Motor Control* 6:333–346, 2002.
176. Ivanenko YP, Dominici N, Lacquaniti F: Development of independent walking in toddlers, *Exerc Sport Sci Rev* 35(2):67–73, 2007.
177. Jakobson LS, Goodale MA: Factors affecting higher-order movement planning: a kinematic analysis of human prehension, *Experimental Brain Research* 86:199–208, 1991.
178. Jeannerod M: Intersegmental coordination during reaching at natural visual objects in infancy. In Long J, Baddeley A, editors: *Attention and performance IX*, Hillsdale, NJ, 1981, Lawrence Erlbaum Associates, pp 153–168.
179. Jeka JJ, Lackner JR: Fingertip contact influences human postural control, *Exp Brain Res* 100:495–502, 1994.
180. Jeng SF, Chen LC, Yau KI: Kinematic analysis of kicking movements in preterm infants with very low birth weight and full-term infants, *Phys Ther* 82:148–159, 2002.
181. Jeng SF, Yau KI, Chen LC, et al.: Alberta infant motor scale: reliability and validity when used on preterm infants in Taiwan, *Phys Ther* 80(2):168–178, 2000.
182. Jensen JL, Thelen E, Ulrich BD, Schneider K, Zernicke RF: Adaptive dynamics of the leg movement patterns of human infants: III. Age-related differences in limb control, *J Mot Behav* 27:366–374, 1995.
183. Jensen JL, Ulrich BD, Thelen E, Schneider K, Zernicke RF: Adaptive dynamics of the leg movement patterns of human infants: I. The effects of posture on spontaneous kicking, *J Mot Behav* 26:303–312, 1994.
184. Johansson RS, Westling G: Coordinated isometric muscle commands adequately and erroneously programmed for the weight during lifting task with precision grip, *Exp Brain Res* 71:59–71, 1988.
185. Johnston LM, Burns YR, Brauer SG, Richardson CA: Differences in postural control and movement performance during goal directed reaching in children with developmental coordination disorder, *Hum Mov Sci* 21:583–601, 2002.
186. Kanazawa H, et al.: Subcutaneous fat accumulation in early infancy is more strongly associated with motor development and delay than muscle growth, *Acta Paediatr* 103(6):e262–e267, 2014.
187. Karasik LB, Robinson S, et al.: Baby in a bind: traditional cradling practices and infant motor development, *Dev Psychobiol* 57:S19, 2015.
188. Karasik LB, Tamis-LeMonda CS, Adolph KE, Bornstein MH: Places and postures: a cross-cultural comparison of sitting in 5-month-olds, *J Cross Cult Psycho* 46:1023–1038, 2015.
189. Karniol R: The role of manual manipulative stages in the infant's acquisition of perceived control over objects, *Dev Rev* 9:205–233, 1989.
190. Katz PS, Frost WN: Intrinsic neuromodulation: altering neuronal circuits from within, *Trends Neurosc* 19:54–61, 1996.
191. Keele SW: Replies to J. J. Summers: has ecological psychology delivered what it promised? Commentary 1, programming or planning conceptions of motor control speak to different phenomena than dynamical systems conceptions. In Piek JP, editor: *Motor behavior and human skill*, Champaign, IL, 1998, Human Kinetics, pp 403–440.
192. Keogh J, Sugden D: *Movement skill development*, New York, 1985, Macmillan.
193. Keshner EA: Equilibrium and automatic postural reactions as indicators and facilitators in the treatment of balance disorders. In *Touch: topics in pediatrics (Lesson 4)*, Alexandria, VA, 1990, American Physical Therapy Association, pp 1–17.
194. Keshner EA, Campbell D, Katz R, Peterson BW: Neck muscle activation patterns in humans during isometric head stabilization, *Exp Brain Res* 75:335–364, 1989.

195. Kolobe TH: Childrearing practices and developmental expectations for Mexican-American mothers and the developmental status of their infants, *Phys Ther* 84(5):439–453, 2004.
196. Konczak J, Jansen-Osmann P, Kalveram KT: Development of force adaptation during childhood, *J Mot Behav* 35:41–52, 2003.
197. Kotwica KA, Ferre CL, Michel GF: Relation of stable hand-use preferences to the development of skill for managing multiple objects from 7 to 13 months of age, *Dev Psychobiol* 50:519–529, 2008.
198. Kubo M, Ulrich BD: Early stage of walking: development of control in mediolateral and anteroposterior directions, *J Mot Behav* 38(3):229–237, 2006.
199. Kuo AD: The six determinants of gait and the inverted pendulum analogy: a dynamic walking perspective, *Hum Mov Sci* 26(4):617–656, 2007.
200. Kupfermann I: Localization of higher cognitive and affective functions: the association cortices. In Kandel ER, Schwartz JH, Jessell TM, editors: *Principles of neuroscience*, ed 3, New York, 1991, Elsevier, pp 823–838.
201. Lampl M, Johnson ML: Infant growth in length follows prolonged sleep and increased naps, *Sleep* 34(5):641, 2011.
202. Lang CE, Bastian AJ: Cerebellar subjects show impaired adaptation of anticipatory EMG during catching, *Journal of Neurophysiology* 82(5):2108–2119, 1999.
203. Lashley KS: The accuracy of movement in the absence of excitation from the moving organ, *Am J Physiol* 43:169–194, 1917.
204. Lasky RE: The effect of visual feedback of the hand on the reaching and retrieval behavior of young infants, *Child Dev* 48:112–117, 1977.
205. Ledebt A, Blandine B, Breniere Y: The build-up of anticipatory behavior, *Exp Brain Res* 120:9–17, 1998.
206. Lee DN: The optic flow-field: the foundation of vision, *Philos Trans R Soc Lond B Biol Sci* 290:169–179, 1980.
207. Lee DN, Aronson E: Visual proprioceptive control of standing in human infants, *Percept Psychophys* 15:529–532, 1974.
208. Lee DN, Lishman JR: Visual proprioceptive control of stance, *J Hum Mov Stud* 1:87–95, 1975.
209. Lee DN, Daniel BM, Turnbull J, Cook ML: Basic perceptuo-motor dysfunctions in cerebral palsy. In Jeannerod M, editor: *Attention and performance XIII*, Hillsdale, NJ, 1990, Lawrence Erlbaum Associates, pp 583–603.
210. Lee HM, Bhat A, Scholz JP, Galloway JC: Toy-oriented changes during early arm movements IV: shoulder-elbow coordination, *Infant Behav Dev* 31(3):447–469, 2008.
211. Lee M-H, Yeou-Teh L, Newell KM: Longitudinal expressions of infant's prehension as a function of object properties, *Infant Behav Dev* 29(4):481–493, 2006.
212. Lobo MA, Harbourne RT, Dusing SC, McCoy SW: Grounding early intervention: physical therapy cannot just be about motor skills anymore, *Phys Ther* 93(1):94–103, 2013.
213. Lockman JJ, Ashmead DH, Bushnell EW: The development of anticipatory hand orientation during infancy, *J Exp Child Psychol* 37:176–186, 1984.
214. Luo HJ, Chen PS, Hsieh WS, et al.: Associations of supported treadmill stepping with walking attainment in preterm and full-term infants, *Phys Ther* 89(11):1215–1225, 2009.
215. MacKay-Lyons M: Central pattern generation of locomotion: a review of the evidence, *Phys Ther* 82:69–83, 2002.
216. Majnemer A, Barr RG: Influence of supine sleep positioning on early motor milestone acquisition, *Dev Med Child Neurol* 47(06):370–376, 2005.
217. Malone JC, James William, Skinner BF: Behaviorism, reinforcement, and interest, *Behaviorism* 140–151, 1975.
218. Malouin F, Richards CL: Preparatory adjustments during gait initiation in 4 6-year-old children, *Gait Posture* 11:239–253, 2000.
219. Mandich A, Buckolz E, Polatajko H: Children with developmental coordination disorder (DCD) and their ability to disengage ongoing attentional focus: more on inhibitory function, *Brain and Cognition* 51(3):346–356, 2003.
220. Marchal-Crespo L, Reinkensmeyer DJ: Review of control strategies for robotic movement training after neurologic injury, *J Neuroeng Rehabil* 6:20, 2009.
221. Marder E, Rehm KJ: Development of central pattern generating circuits, *Curr Opin Neurobiol* 15(1):86–93, 2005.
222. Massion J: Movement, posture and equilibrium: interaction and coordination, *Prog Neurobiol* 38:35–56, 1992.
223. Mayr E: Darwin's influence on modern thought, *Sci Am* 283(1):66–71, 2000.
224. McCarty ME, et al.: How infants use vision for grasping objects, *Child Dev* 72(4):973–987, 2001.
225. McComas J, Dulberg C, Latter J: Children's memory for locations visited: importance of movement and choice, *J Mot Behav* 29:223–229, 1997.
226. McGraw MB: *The neuromuscular maturation of the human infant*, New York, 1945, Hafner Press.
227. Morgan C, Novak I, Dale RC, Badawi N: Optimising motor learning in infants at high risk of cerebral palsy: a pilot study, *BMC Pediatr* 15(1):30, 2015.
228. Mouchnino L, Aurenty R, Massion J, Pedotti A: Coordinated control of posture and equilibrium during leg movement. In Brandt T, Paulus W, Bles W, et al.: *Disorders of posture and gait*, Stuttgart, 1990, Georg Thieme, pp 68–71.
229. Mui JW, Willis KL, Hao ZZ, Berkowitz A: Distributions of active spinal cord neurons during swimming and scratching motor patterns, *J Comp Physiol A Neuroethol Sens Neural Behav Physiol* 198:877–889, 2012.
230. Nakata H, Kyonosuke Y: Automatic postural response systems in individuals with congenital total blindness, *Gait Posture* 14(1):36–43, 2001.
231. Nashner LM, Forssberg H: Phase-dependent organization of postural adjustments associated with arm movements while walking, *J Neurophysiol* 55:1382–1394, 1986.
232. Newell KM, McDonald PV, Baillargeon R: Body scale and infant grip configurations, *Dev Psychobiol* 26:195–205, 1993.
233. Nickel LR, et al.: Posture development in infants at heightened versus low risk for autism spectrum disorders, *Infancy* 18(5):639–661, 2013.
234. Noble Y, Boyd R: Neonatal assessments for the preterm infant up to 4 months corrected age: a systematic review, *Dev Med Child Neurol* 54(2):129–139, 2012.
235. Norrlin S, Dahl M, Röblad B: Control of reaching movements in children and young adults with myelomeningocele, *Dev Med Child Neurol* 46(1):28–33, 2004.
236. Okamoto T, Okamoto K: Electromyographic characteristics at the onset of independent walking in infancy, *Electromyogr Clin Neurophysiol* 41:33–41, 2001.
237. Oppenheim RW: Ontogenetic adaptations and retrogressive processes in the development of the nervous system and behavior: a neuroembryological perspective. In Connolly K, Prechtl HFR, editors: *Maturation and development: biological and psychological perspectives*, Philadelphia, 1981, JB Lippincott, pp 73–109.
238. Oztop E, Bradley NS, Arbib MA: Infant grasp learning: a computational model, *Exp Brain Res* 180:480–503, 2004.
239. Palluel E, Ceyte H, Olivier I, Nougier V: Anticipatory postural adjustments associated with a forward leg raising in children: effects of age, segmental acceleration and sensory context, *Clin Neurophysiol* 119(11):2546–2554, 2008.
240. Pang MY, Yang JF: Sensory gating for the initiation of the swing phase in different directions of human infant stepping, *Journal of Neuroscience* 22:5734–5740, 2002.
241. Pang MY, Lam T, Yang JF: Infants adapt their stepping to repeated trip-inducing stimuli, *J Neurophysiol* 90:2731–2740, 2003.
242. Pate RR, McIver K, Dowda M, Brown WH, Addy C: Directly observed physical activity levels in preschool children, *J Sch Health* 78:438–444, 2008.
243. Pellegrini AD, Smith PK: Physical activity play: the nature and

function of a neglected aspect of play, *Child Dev* 69:577–598, 1998.

244. Perham H, Smick JE, Hallum A, Nordstrom T: Development of the lateral equilibrium reaction in stance, *Dev Med Child Neurol* 29:758–765, 1987.
245. Phillips JP, Sullivan KJ, Burtner PA, Caprihan A, Provost B, Bernitsky-Beddingfield A: Ankle dorsiflexion fMRI in children with cerebral palsy undergoing intensive body-weight-supported treadmill training: a pilot study, *Dev Med Child Neurol* 49(1):39–44, 2007.
246. Piaget J: *The origins of intelligence in children*, New York, 1952, International Universities Press.
247. Pick Jr HL, Gibson EJ: Learning to perceive and perceiving to learn, *Dev Psychol* 28:787–794, 1992.
248. Piontelli A: *Development of normal fetal movements*, New York, 2014, Springer.
249. Plimpton CE, Regimbal C: Differences in motor proficiency according to gender and race, *Perceptual and Motor Skills* 74:399–402, 1992.
250. Polit A, Bizzi E: Characteristics of motor programs underlying arm movements in monkeys, *J Neurophysiol* 42:183–194, 1979.
251. Portfors-Yeomans CV, Riach CL: Frequency characteristics of postural control of children with and without visual impairment, *Dev Med Child Neurol* 37:456–463, 1995.
252. Prado EL, Dewey KG: Nutrition and brain development in early life, *Nutr Rev* 72(4):267–284, 2014.
253. Prechtl HFR, Cioni G, Einspieler C, Bos AF, Ferrari F: Role of vision on early motor development: lessons from the blind, *Dev Med Child Neurol* 43:198–201, 2001.
254. Prechtl HFR, Heinz FR: General movement assessment as a method of developmental neurology: new paradigms and their consequences The 1999 Ronnie MacKeith Lecture, *Dev Med Child Neurol* 43(12):836–842, 2001.
255. Prilutsky BI, Gregor RJ: Swing- and support-related muscle actions differentially trigger human walk-run and run-walk transitions, *J Exp Biol* 204:2277–2287, 2001.
256. Provost B: Normal development from birth to 4 months: extended use of the NBAS-K. Part II, *Phys Occupat Ther Pediatri* 1(3):19–34, 1981.
257. Rabin E, DiZio P, Ventura J, Lackner JR: Influences of arm proprioception and degrees of freedom on postural control with light touch feedback, *J Neurophysiol* 99:595–604, 2008.
258. Raibert MH: *Motor control and learning by the state-space. Tech. Rep. AITR-439*, Cambridge, MA, 1977, Massachusetts Institute of Technology. Artificial Intelligence Laboratory.
259. Ratner HH, Foley MA: A unifying framework for the development of children's activity memory, *Adv Child Dev Behav* 25:33–105, 1994.
260. Riach CL, Hayes KC: Maturation of postural sway in young children, *Dev Med Child Neurol* 29(5):650–658, 1987.
261. Roberton MA, Halverson LE: *Developing children: their changing movement. A guide for teachers*, Philadelphia, 1984, Lea Febiger.
262. Robertson Ringenbach SD, Chua R, Maraj BK, Kao JC, Weeks DJ: Bimanual coordination dynamics in adults with Down syndrome, *Motor Control* 6:388–407, 2002.
263. Robertson SS, Johnson SL, Masnick AM, Weiss SL: Robust coupling of body movement and gaze in young infants, *Dev Psychobiol* 49:208–215, 2007.
264. Robinson SR, Kleven GA, Brumley MR: Prenatal development of interlimb motor learning in the rat fetus, *Infancy* 13:204–228, 2008.
265. Rocha NA, Silva FP, Tudella E: The impact of object size and rigidity on infant reaching, *Infant Behav Devt* 29:251–261, 2006.
266. Romeo DMM, et al.: Neuromotor development in infants with cerebral palsy investigated by the Hammersmith Infant Neurological Examination during the first year of age, *Eur J Paediatr Neurol* 12(1):24–31, 2008.
267. Roncesvalles NC, Woollacott MH, Jensen JL: Development of compensatory stepping skills in children, *J Mot Behav* 32:100–111, 2000.
268. Rosenbaum DA: *Human motor control*, San Diego, CA, 1991, Academic Press.
269. Rosenbaum P: Physical activity play in children with disabilities: a neglected opportunity for research? *Child Dev* 69:607–608, 1998.
270. Rossignol S, Drew T: Phasic modulation of reflexes during rhythmic activity. In Grillner S, Stein PSG, Stuart DG, Forssberg H, Herman RM, editors: *Neurobiology of vertebrate locomotion*, London, 1986, Macmillan, pp 517–534.
271. Safe to Sleep: Website. Available at: https://www.nichd.nih.gov/sts/Pages/ default.aspx.
272. Sanes JN, Dimitrov B, Hallett M: Motor learning in patients with cerebellar dysfunction, *Brain* 113:103–120, 1990.
273. Savelsbergh GJ, van der Kamp J: The effect of body orientation to gravity on early infant reaching, *J Exp Child Psychol* 58(3):510–528, 1994.
274. Schellekens JMH, Scholten CA, Kalverboer AF: Visually guided hand movements in children with minor neurological dysfunction: response time and movement organization, *J Child Psychol Psychiatry* 24:89–102, 1983.
275. Schmidt RA: A schema theory of discrete motor skill learning, *Psychol Rev* 82:225–260, 1975.
276. Schmidt RA, Lee TD: *Motor control and learning: a behavioral emphasis*, ed 3, Champaign, IL, 1998, Human Kinetics.
277. Schmidt RA, Lee TD: *Motor control and learning: a behavioral emphasis*, Champaign, IL, 2005, Human Kinetics.
278. Schmitz C, Martin N, Assaiante C: Building anticipatory postural adjustment during childhood: a kinematic and electromyographic analysis of unloading in children from 4 to 8 years of age, *Exp Brain Res* 142:354–364, 2002.
279. Schöf V, et al.: The relationship between eye movement and vision develops before birth, *Frontiers in human neuroscience* 8, 2014.
280. Seidler RD, Bernard JA, Burutolu TB, et al.: Motor control and aging: links to age-related brain structural, functional, and biochemical effects, *Neurosci Biobehav Rev* 34:721–733, 2010.
281. Seitz RJ, Stephan KM, Binkofski F: Control of action as mediated by the human frontal lobe, *Exp Brain Res* 133:71–80, 2000.
282. Shafir T, et al.: "Iron deficiency and infant motor development." *Early Hum Dev* 84(7):479–485, 2008.
283. Shea CH, Wulf G: Schema theory: a critical appraisal and reevaluation, *J Mot Behav* 37(2):85–101, 2005.
284. Sherrington CS: *The integrative action of the nervous system*, New Haven, 1947, Yale University Press (original work published 1906).
285. Shirley MM: *The first two years: a study of twenty-five babies. Vol. I. Postural and locomotor development*, Minneapolis, MN, 1931, University of Minnesota Press.
286. Shumway-Cook A, Woollacott MH: *Motor control: translating research into clinical practice*, ed 4, Philadelphia, 2011, Lippincott, Williams, Watkins.
287. Shumway-Cook A, Woollacott M: The growth of stability: postural control from a development perspective, *J Mot Behav* 17:131–147, 1985.
288. Shumway-Cook A, Woollacott M: *Motor control theory and practical applications*, Baltimore, 2001, Lippincott Williams Wilkins.
289. Slining M, et al.: Infant overweight is associated with delayed motor development, *J Pediatr* 157(1):20–25, 2010.
290. Smith L, Gasser M: The development of embodied cognition: six lessons from babies, *Artif Life* 11(1-2):13–29, 2005.
291. Smyth MM, Anderson HI, Churchill A: Visual information and the control of reaching in children: a comparison between children with and without developmental coordination disorder, *J Mot Behav* 33:306–320, 2001.
292. Soska KC, Adolph KE, Johnson SP: Systems in development: motor skill acquisition facilitates three-dimensional object completion, *Dev Psychol* 46(1):129, 2010.
293. Sparling JW, editor: *Concepts in fetal movement research*, New

York, 1993, Haworth Press.
294. Sparling JW, Van Tol J, Chescheir NC: Fetal and neonatal hand movement, *Phys Ther* 79(1):24–39, 1999.
295. Sparto PJ, Furman JM, Redfern MS: Head sway response to optic flow: effect of age is more important than the presence of unilateral vestibular hypofunction, *J Vestib Res* 16(3):137–145, 2006.
296. Spittle AJ, Orton J: Cerebral palsy and developmental coordination disorder in children born preterm, *Semin Fetal and Neonatal Med* 19(2):84–89, 2014.
297. Spittle A, Orton J, Anderson PJ, Boyd R, Doyle LW: Early developmental intervention programmes provided post hospital discharge to prevent motor and cognitive impairment in preterm infants, *Cochrane Database Syst Rev* 11:CD005495, 2015.
298. Sporns O, Edelman GM: Solving Bernstein's problem: a proposal for the development of coordinated movement by selection, *Child Dev* 64:960–981, 1993.
299. Steenbergen B, Hulstijn W, Lemmens IHL, Meulenbroek RGJ: The timing of prehensile movements in subjects with cerebral palsy, *Dev Med Child Neurol* 40:108–114, 1998.
300. Stendl R, Kunz K, Schrott-Fischer A, Sholtz AW: Effect of age and sex on maturation of sensory systems and balance control, *Dev Med Child Neurol* 48:477–482, 2006.
301. Stoffregen TA, Adolph K, Thelen E, Gorday KM, Sheng YY: Toddlers' postural adaptations to different support surfaces, *Motor Control* 1:119–137, 1997.
302. St-Onge N, Feldman AG: Interjoint coordination in lower limbs during different movements in humans, *Exp Brain Res* 148:139–149, 2003.
303. Sullivan MC, et al.: Refining neurobehavioral assessment of the high-risk infant using the NICU Network Neurobehavioral Scale, *J Obst Gynecol Neonatal Nurs* 41(1):17–23, 2012.
304. Summers JJ, Anson JG: Current status of the motor program: revisited, *Hum Mov Sci* 28(5):566–577, 2009.
305. Sundermier L, Woollacott MH: The influence of vision on the automatic postural muscle responses of newly standing and newly walking infants, *Exp Brain Res* 120:537–540, 1998.
306. Sutherland DH, Olshen RA, Biden EN, Wyatt MP: The development of mature walking, *Clin Developmental Med* 104/105:1–227, 1988.
307. Sutherland DH, Olshen R, Cooper L, Woo SL: The development of mature gait, *J Bone Joint Surg* 62:336–353, 1980.
308. Sveistrup H, Schneiberg S, McKinley PA, et al.: Head, arm and trunk coordination during reaching in children, *Exp Brain Res* 188(2):237–247, 2008.
309. Sveistrup H, Woollacott MH: Longitudinal development of the automatic postural response in infants, *J Mot Behav* 28:58–70, 1996.
310. Taub E, Berman AJ: Movement and learning in the absence of sensory feedback. In Freedman SJ, editor: *The neuropsychology of spatially oriented behavior*, Homewood, IL, 1968, Dorsey Press, pp 173–192.
311. Thelen E: Coupling perception and action in the development of skill: a dynamic approach. In Bloch H, Bertenthal BI, editors: *Sensory-motor organization and development in infancy and early childhood*, Dordrecht, Netherlands, 1990, Kluwer Academic, pp 39–56.
312. Thelen E: Motor development. A new synthesis, *Am Psychol* 50:79–95, 1995.
313. Thelen E: Time-scale dynamics and the development of an embodied cognition. In Port RF, vanGelder T, editors: *Mind as motion: explorations in the dynamics of cognition*, Cambridge, MA, 1995, MIT Press, pp 69–100.
314. Thelen E, Adolph KE, Gesell AL: The paradox of nature and nurture, *Dev Psychol* 28:368–380, 1992.
315. Thelen E, Fisher DM, Ridley-Johnson R: The relationship between physical growth and a newborn reflex, *Infant Behavior Development* 7:479–493, 1984.
316. Thelen E, Fisher DM, Ridley-Johnson R, Griffin NJ: Effects of body build and arousal on newborn infant stepping, *Dev Psychobiol* 15:447–453, 1982.
317. Thelen E, Ulrich BD, Jensen JL: The developmental origins of locomotion. In Woollacott MH, Shumway-Cook A, editors: *Development of posture and gait across the life span*, Columbia, SC, 1989, University of South Carolina Press, pp 23–47.
318. Thelen E, Corbetta D, Kamm K, Spencer JP, Schneider K, Zernicke RF: The transition to reaching: mapping intention and intrinsic dynamics, *Child Dev* 64(4):1058–1098, 1993.
319. Touwen BCL: Primitive reflexes—Conceptual or semantic problem? *Clin Developmental Med* 94:115–125, 1984.
320. Ulrich BD, Jensen JL, Thelen E, Schneider K, Zernicke RF: Adaptive dynamics of the leg movement patterns of human infants: II. Treadmill stepping in infants and adults, *J Mot Behav* 26:313–332, 1994.
321. Ulrich DA, Ulrich BD, Angulo-Kinzler RM, Yun J: Treadmill training of infants with Down syndrome: evidence-based developmental outcomes, *Pediatrics* 108:E84, 2001.
322. Umphred DA, Byl N, Lazaro RT, Roller ML: Chapter 9 Interventions for clients with movement. In Umphred DA, et al, editors: *Neurological rehabilitation*, ed 6, St. Louis, 2013, Elsevier Health Sciences, p 191.
323. Usui N, Maekawa K, Hirasawa Y: Development of the upright postural sway of children, *Dev Med Child Neurol* 37:985–996, 1995.
324. Valvano J, Newell KM: Practice of a precision isometric grip-force task by children with spastic cerebral palsy, *Dev Med Child Neurol* 40:464–473, 1998.
325. van der Fits IB, Hadders-Algra M: The development of postural response patterns during reaching in healthy infants, *Neurosci Biobehav Rev* 22(4):521–526, 1998.
326. van der Heide JC, Otten B, van Eykern LA, Hadders-Algra M: Development of postural adjustments during reaching in sitting children, *Exp Brain Res* 151(1):32–45, 2003.
327. van der Meer AL: Keeping the arm in the limelight: advanced visual control of arm movements in neonates, *Eur J Paediatr Neurol* 1(4):103–108, 1997.
328. van der Meer ALH, van der Weel FR, Lee DN: Prospective control in catching by infants, *Perception* 23:287–302, 1994.
329. van der Meer ALH, van der Weel FR, Lee DN: The functional significance of arm movements in neonates, *Science* 267:693–695, 1995.
330. van der Meulen JHP, Vandergon JJD, Gielen CCA, Gooskens RHJ, Willemse J: Visuomotor performance of normal and clumsy children. 1. Fast goal-directed arm-movements with and without visual feedback, *Dev Med Child Neurol* 33:40–54, 1991.
331. van der Meulen JHP, Vandergon JJD, Gielen CCA, Gooskens RHJ, Willemse J: Visuomotor performance of normal and clumsy children. 2. Arm-tracking with and without visual feedback, *Dev Med Child Neurol* 33:118–129, 1991.
332. van der Weel FR, van der Meer ALH, Lee DH: Effect of task on movement control in cerebral palsy: implications for assessment and therapy, *Dev Med Child Neurol* 33:419–426, 1991.
333. Vereijken B, Pedersen AV, Storksen JH: Early independent walking: a longitudinal study of load perturbation effects, *Dev Psychobiol* 51(4):374–383, 2009.
334. Viviani P, Mounoud P: Perceptuomotor compatibility in pursuit tracking of two-dimensional movements, *J Mot Behav* 22:407–443, 1990.
335. von Hofsten C: Development of visually guided reaching: the approach phase, *J Hum Move Studies* 5:160–178, 1979.
336. Reference deleted in proofs.
337. von Hofsten C: Eye-hand coordination in the newborn, *Dev Psychol* 18:450–461, 1982.
338. von Hofsten C: Developmental changes in the organization of prereaching movements, *Dev Psychol* 20:378–388, 1984.
339. Reference deleted in proofs.
340. von Hofsten C: Structuring of early reaching movements: a longitudinal study, *J Mot Behav* 23:280–292, 1991.

341. Von Hofsten C: Action in development, *Dev Sci* 10:54–60, 2007.
342. von Hofsten C, Fazel-Zandy S: Development of visually guided hand orientation in reaching, *J Exp Child Psychol* 38:208–219, 1984.
343. von Hofsten C, Rönqvist L: Preparation for grasping an object: a developmental study, *J Exp Psychol Hum Percept Perform* 14:610–621, 1988.
344. von Hofsten C, Rönqvist L: The structuring of neonatal arm movements, *Child Dev* 64:1046–1057, 1993.
345. von Hofsten C, Vishton P, Spelke ES, Feng Q, Rosander K: Predictive action in infancy: tracking and reaching for moving objects, *Cognition* 67(3):255–285, 1998.
346. Voss MW, et al.: Exercise, brain, and cognition across the life span, *J Appl Physiol* 111(5):1505–1513, 2011.
347. Vygotsky LS: The instrumental method in psychology. In Wertsch JV, editor: *The concept of activity in Soviet psychology*, Armonk, NY, 1981, ME Sharpe.
348. Vygotsky LS: Interaction between learning and development, *Readings Dev Child* 23:34–41, 1978.
349. Reference deleted in proofs.
350. Wallace PS, Whishaw IQ: Independent digit movements and precision grip patterns in 1-5-month-old human infants: hand-babbling, including vacuous then self-directed hand and digit movements, precedes targeted reaching, *Neuropsychologia* 41(14):1912–1918, 2003.
351. Westcott SL, Zaino CA: Comparison and development of postural muscle activity in children during stand and reach from firm and compliant surfaces, *Soc Neurosci Abstr* 23:1565, 1997.
352. WHO Multicentre Growth Reference Study Group: WHO motor development study: windows of achievement for six gross motor development milestones, *Acta Paediatrica* (Suppl 450) 86–95, 2006.
353. Willoughby KL, Dodd KJ, Shields N: A systematic review of the effectiveness of treadmill training for children with cerebral palsy, *Disabil Rehabil* 31(24):1971–1979, 2009.
354. Winstein CJ, Horak FB, Fisher BE: Influence of central set on anticipatory and triggered grip-force adjustments, *Exp Brain Res* 130:298–308, 2000.
355. Wishart JG, Bower TGR, Dunked J: Reaching in the dark, *Perception* 7:507–512, 1978.
356. Witherington DC, von Hofsten C, Rosander K, Robinette A, Woollacott MH, Bertenthal BI: The development of anticipatory postural adjustments in infancy, *Infancy* 3:495–517, 2002.
357. Wong S, Chan K, Wong V, Wong W: Use of chopsticks in Chinese children, *Child Care Health Dev* 28:157–161, 2002.
358. Woollacott M, Debu B, Mowatt M: Neuromuscular control of posture in the infant and child, *J Mot Behav* 19:167–186, 1987.
359. Woollacott MH, Shumway-Cook A: Changes in posture control across the life span: a systems approach, *Phys Ther* 70(12):799–807, 1990.
360. Wu J, Looper J, Ulrich BD, Ulrich DA, Angulo-Barroso RM: Exploring effects of different treadmill interventions on walking onset and gait patterns in infants with Down syndrome, *Dev Med Child Neurol* 49(11):839–845, 2007.
361. Yang JF, Stephens MJ, Vishram R: Transient disturbances to one limb produce coordinated, bilateral responses during infant stepping, *J Neurophysiol* 79:2329–2337, 1998.
362. Yonas A, Bechtold AG, Frankel D, Gordon FR, McRoberts G, Norcia A, Sternfels S: Development of sensitivity to information for impending collision, *Percept Psychophys* 21:97–104, 1977.
363. Zentgraf K, Green N, Munzert J, et al.: How are actions physically implemented? *Prog Brain Res* 174:303–318, 2009.
364. Zernicke RF, Smith JS: Biomechanical insights into neural control of movement. In Rowell LB, Sheperd JT, editors: *Handbook of physiology section 12 exercise: regulation and integration of multiple systems*, New York, 1996, Oxford University Press, pp 293–330.
365. Zoia S, Castiello U, Blason L, et al.: Reaching in children with and without developmental coordination disorder under normal and perturbed vision, *Dev Neuropsychol* 27(2):257–273, 2005.
366. Zwicker JG1, Harris SR: A reflection on motor learning theory in pediatric occupational therapy practice, *Can J Occup Ther* 76:29–37, 2009.

推荐阅读

Adolph KE, Robinson SR: Motor development. In Lerner RM, series editor; Liben L, Muller U, volume editors: Handbook of child psychology and developmental science: vol. 2: cognitive processes. ed 7, New York: Wiley, 2015. pp 114–157.

Berger SE: Locomotor expertise predicts infants' perseverative errors, Dev Psychol 46:326, 2010.

Corbetta D, Snapp-Childs W: Seeing and touching: the role of sensory-motor experience on the development of infant reaching, Infant Behav Dev 32(1):44–58, 2009.

De Vries JIP, Fong BF: Normal fetal motility: an overview, Ultrasound Obstet Gynecol 27(6):701–711, 2006.

Dusing SC, Harbourne RT: Variability in postural control during infancy: implications for development, assessment, and intervention, Phys Ther 90(12):1838–1849, 2010.

Lobo MA, Harbourne RT, Dusing SC, McCoy SW: Grounding early intervention: physical therapy cannot just be about motor skills anymore, Phys Ther 93(1):94–103, 2013.

Smith L, Gasser M: The development of embodied cognition: six lessons from babies, Artif Life 11(1-2):13–29, 2005.

Spittle A, Orton J, Anderson PJ, Boyd R, Doyle LW: Early developmental intervention programmes provided post hospital discharge to prevent motor and cognitive impairment in preterm infants, Cochrane Database Syst Rev 11:CD005495, 2015.

Thelen E: Motor development. A new synthesis, Am Psychol 50:79–95, 1995.

Von Hofsten C: Action in development, Dev Sci 10:54–60, 2007.

Woollacott M, Assaiante C: Developmental changes in compensatory responses to unexpected resistance of leg lift during gait initiation, Experimental brain research 144(3):385–396, 2002.

第 4 章 运动学习方法在儿童康复中的应用

Andrew M. Gordon, Richard Magill

物理治疗师越来越多地认识到，儿童运动功能的有效训练需要运动学习。儿童需要成为积极的学习者，以解决问题的方式在身体受限的情况下完成特定的任务[2]。这种以任务为导向的方式正逐渐成为成人康复的主要治疗方法[20]。然而，残疾儿童与成人康复一个很重要的差异是，儿童不是重获功能，因此他们对如何完成任务没有运动印象。相反，他们的学习必须在发育的背景下进行，因此必须首先学习适龄的技能。这样的学习可以看成是由个体、任务（如技能或活动）和儿童执行任务时的环境共同组成的三元组合的一部分。

本章节首先讨论这个三元组合在成人运动学习中的应用，以及来源于普通成人研究的相关运动学习原则。具体而言，我们将讨论运动技能的分类，包括与技能发展相关的分类、通过运动学习获得的知识类型、学习的不同类型和阶段、指导方法、反馈类型和频率、训练计划的类型、整体或部分训练的多样性和特异性，以及心理训练。这一信息为训练儿童运动技能提供了重要的理论基础和实践背景。遗憾的是，目前仍然缺乏与正常发育儿童运动学习相关的良好研究。我们回顾了与儿童运动学习相关的知识，以及儿童运动学习与成人运动学习之间的区别。我们将讨论儿童信息处理能力、信息存储 / 记忆能力不足带来的影响、反馈的意义以及实践练习的类型和数量，并将展示技巧是在大量的、长时间的实践训练中形成的。我们将继续讨论有关儿童康复中运动学习方面的有限研究，重点关注最常见的儿童身体残疾类型——脑性瘫痪（cerebral palsy, CP）。与旧的观念相反，我们认为 CP 的病程不是静态的，其运动功能是可以随着发育和实践而改善的。我们提供了一些例子来说明训练强度是如何影响学习的，同时提供了一些以强度、任务为导向的方法（例如，限制性诱导方法和双侧训练）的模型，以及关于如何利用任务和环境来优化运动学习的信息。我们描述了个性化训练的重要性，并依照神经科学文献提供了如何利用和最大化神经可塑性的重要线索。其中的一个事实是，当任务对执行者有意义时，神经可塑性就会增强。这越来越意味着可以使用视频游戏来维持显著性和动机，并可用于特定的运动损伤。研究表明，游戏情境下的运动学习是对现实世界中显著的任务导向活动的重要补充，而不是替代。最后，我们讨论了现有知识和儿童康复研究项目之间的差距，即儿童康复研究项目需要将运动学习充分地融入到实践中这一方向努力。

运动学习原则

解决治疗师与患者互动中出现的许多复杂问题的一种方法是，考虑在互动过程中必须做出的决策所依据的原则。与这种情况相关的一套原则涉及物理康复的学习过程。在最初接受物理治疗师的服务时，患者不仅表现出特定的运动技巧和局限性，而且还展现出未来的运动目标。故治疗师所面临的是决定患者行动计划的需求，该计划能使患者在个体能力有局限的情况下达到可实现的目标。该计划还隐含了对学习过程的理解，因为它们与运动技能的学习或再学习有关。因此，本章的这一部分所提供的基础，是治疗师可以在此基础上确立这些学习过程的知识，并将这些知识应用于制订和实施有效的干预策略。

基本假设

对运动技能学习的综合影响

当一个人试图学习或重新学习一项运动技能时，至少有三组特征会影响这一过程：个人、任务（即技能或活动），以及个人执行任务时的环境因素

（图4.1）。这些特征相互作用，不仅影响运动技能的学习和表现，而且还影响治疗干预策略的有效性。对于物理治疗师来说，这种交互方式应该支持这样一种观点，即在制订干预措施时，不可能存在“一体适用”的情况。正如治疗师敏锐地意识到的那样，患者（模型中的“人”部分）的能力和局限性存在个体差异。此外，针对儿童的干预计划过程还必须结合所发展的技能或活动的具体特点，以及实施这些技能的环境背景。

运动技能类别和分类标准

由于运动技能本身在学习和再学习过程中发挥着重要的作用，因此了解影响这一过程的运动技能的关键特征是很重要的。目前已开发了一些分类和分类学方案，以鉴别运动技能不同或相似的特征[102]。其中与物理治疗最相关的分类方法是由美国哥伦比亚大学教育学院的A.M. Gentile研发的，这种分类方法的观点是，运动技能的某些特征可将人的注意力及运动控制需求分为不同的类型和数量[57]。完整的分类由四个一般技能特征之间的相互关系组成。与其讨论所有这些类别，我们不如只考虑与本章学习目的最相关的四种技能特征中的三个。

前两个特征与环境因素有关（如执行技能的地点和情形的所有组成部分，如支撑面、目标和他人）。第一个特征与技能的调节条件是静止的还是动态的有关。Gentile将调节条件定义为特定环境下的某些特性，这些特性限定了实现技能目标所需的运动特征（注意Gentile使用的术语是行动目标）[57]。因为一个人可以通过不同的运动特征来实现特定的技能目标，而调控条件规定了在特定的情况下实现技能目标所需要的运动特征。例如，与从一个地点步行到另一个地点相关的调节条件包括儿童行走的路面情况及行走路径上的物体或他人。这些环境特征通过改变一个人从一个地方走到另一个地方时的特定动作来影响他或她的步行方式。例如，想一想，当你走在水泥人行道、沙滩、移动的公共汽车或跑步机上时，你的动作会有何不同。再想一想，当你独自行走时，你的动作与当你走在一条拥挤的人行道上，并且人行道上的人正以不同的行走速度去往不同的方向时，又有何不同。正如这些例子所示，技能执行环境的调节条件对行走行为的影响方式是大不相同的，这取决于调节条件的具体特征以及调节条件是静止的还是运动的。调节条件是稳定时的技能通常被称为封闭技能（closed skills），而调节条件是变化的技能则通常被称为开放技能（open skills）。

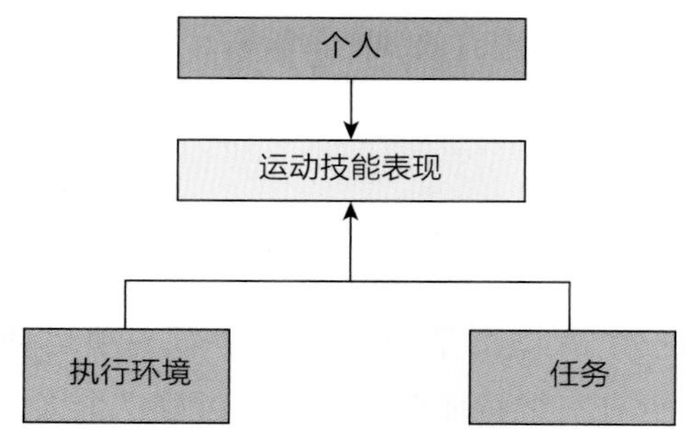

图4.1　影响学习和运动技能的三个影响因素

运动技能的第二个特征是在连续重复执行技能时，调节条件是相同的还是不同的。Gentile将这种特性称为试验间变异性（intertrial rariabiaty）[57]。如果连续重复时的调节条件是相同的，则该技能没有试验间变异性。例如，当每一步的高度都相同时，要登上一系列的台阶，就需要重复执行上台阶的动作，并且每次重复动作的调节条件都相同。相反，如果连续重复时的调节条件不同，则该技能被归类为具有试验间变异性。例如，当我们喝一杯水的时候，每次连续饮用（即重复）都会从玻璃杯中喝掉一些水，这意味着每次尝试时玻璃杯中的水量会发生变化。虽然登台阶技巧和喝水技能是相似的，因为它们都是封闭技能，但它们在连续重复该技能时对执行者的要求是不同的。没有试验间变异性的技能（登台阶）要求受试者简单地重复每次试验的动作特征，而具有试验间变异性的技能（从杯子里喝水）要求受试者在每次重复时调整特定的运动特征。

第三个特征是在执行技能时是否要操控某个对象。同样的运动技能，只要简单地添加或移除一个作为操控需求的一部分对象，就能给儿童带来截然不同的注意力和运动控制要求。举个例子，想一想在人行道上行走时，携带或不携带书包对注意力和运动控制的要求有何不同。

Gentile根据每种技能的复杂性来安排分类[57]。她根据技能执行过程中对人所要求的注意力和对运动控制的多少的要求来定义复杂性。最简单的技能，即没有试验间变异性和操作对象的封闭技能，所涉及的这些要求也是最少的。技能复杂性随着试验间变异性或操作对象的增加而增加。由于分类学是鉴定一项技能的复杂程度的系统基础，它对物理治疗师具有实用价值。分类法的其中一个用途是作为评估患者移动能力和受限水平的指南。另一个用途则是用于系统性地选择一系列活动，以提高儿童的功能性能力。

学习过程中获得的知识类型

运动技能的学习可获得两种类型的知识：显性的（有时称为陈述性的或“做什么”）和隐性的（有时称为程序性的或“如何做”）[56,57]。这些类型的知识通常是根据一个人口头描述知识的准确性来评估的。例如，如果你被要求提供你知道如何系鞋带的证据，你可以口头描述你是怎么做的，或者你可以身体力行来演示系鞋带这个活动。口头描述表明对系鞋带的技能有清楚的了解，但是如果你在语言描述上存在困难，那么听者就无法得出你知道如何系鞋带的结论。你的知识可能是隐性的，因此很难用语言来描述。这一隐含的系鞋带的技能则只能通过亲身实践演示出来。虽然一些理论学家通常将如何执行一项运动技能的知识视为隐性的或程序性的，但这一观点过于狭隘，以致于无法对运动技能学习背后的知识架构进行完整的理解。事实上，运动技能包括显性和隐性知识的习得。一些研究者争辩显性知识的习得先于隐性知识的习得[160]；另一些人则主张这两种类型的知识是同时习得的[56,160]，只不过某些技能特征是显性习得的，而有些则是隐性习得的。来自物体旋转实验的明确证据显示，它们是相互独立的。受试者在一次或两次连续举起的过程中通过不对称地分配指尖负荷来学习如何抓握并举起一个外观对称，但实际上质量分布不均的物体[6,131,132]。这涉及要学习产生一个与外部力矩方向相反的补偿力矩，从而防止物体滚动。然而，尽管受试者清楚地知道物体在旋转后会出现新质心（center of mass，CM）位置，但正如口头提示所断定的，他们仍未能形成补偿力矩而最终可能导致物体滚动[6,131,132,170]。有趣的是，在重复的物体旋转和举起过程中，受试者会通过调整手指在垂直轴上的位置（例如，当质心位于左侧时，拇指低于示指）但不减少切向力，来减少物体的滚动[170]。因此，显性知识只影响抓握运动学的调整，而不影响抓握动力学的调整。关于这些类型的知识及它们与技能学习过程的关系，还有很多需要了解的地方，但是正如本章后面所探讨的，获得的知识类型对治疗师与患者互动的几个方面都有影响。

学习的阶段

运动技能学习过程的一个重要特征是，人们在学习过程中会经历不同的阶段或时期。虽然已经提出了几个模型来识别和描述这些阶段[102]，但我们在这里讨论其中与物理治疗特别相关的一个阶段。Gentile 提出了一个包含两个阶段的技能学习模型[54,55,57]。第一个阶段，Gentile 称之为初级阶段，涉及学习者在实现技能的功能目标时，试图取得某种程度的成功。为做到这一点，这个人发展出了与技能的调节条件相匹配的运动特征。此外，他还获得了一项基本的运动协调模式，以能合理成功地实现技能的功能目标，这意味着目标的实现情况在反复尝试中是不一致的。在初始阶段，学习者产生的运动特征往往与调节条件的要求相匹配，但有时也不匹配。因此，这个阶段的特点是既有成功也有失败的尝试。最终，学习者会发展出一种运动协调模式，尽管这种模式相当粗糙和低效，但它可以实现一定数量的技能目标。正如 Gentile 所描述的，“尽管学习者现在对有效方法有了一个大致的概念，但他或她并不熟练。行动目标不能持续完成且行动也缺乏效率”。因此，初级阶段的一个重要部分是学习者主动变换以明确合适的运动来实现行动目标。

在第二阶段，也就是 Gentile 所说的“后期阶段”，学习者需要具备三个一般特征：①能使在最初阶段获得的动作模式适应任何涉及该技能表现情境的具体要求的能力；②在每次尝试执行该技能时，能实现该技能的功能目标的一致性；③执行效率，即将执行技能的能量消耗降低到“省力（economy of effort）”的水平。

第二阶段的一个显著特征是学习目标取决于所学习的技能是封闭的还是开放的。如 Gentile 所说的，封闭技能需要在第一阶段获得基本动作协调模式的固定性。这意味着学习者必须改进这种模式，以便用很少的（如果有的话）有意识的努力和最少的体力能持续地实现行动目标。相比之下，开放技能需要满足Gentile所说的在第一阶段获得的基本动作协调模式的多样性。这意味着该运动模式需要适应开放技能执行过程中千变万化的空间和时间特性。

Gentile学习阶段模型的另一个特点是在两个阶段中外显学习过程和内隐学习过程的参与[56]。虽然这两种学习过程在两个阶段中都发生，但在每一阶段都有一种类型占主导地位。在初级阶段，外显学习过程占主导地位，而在后期阶段，内隐学习过程占主导地位。在学习过程中哪种学习过程占主导地位是以每个阶段所获得的技能特点为基础的。例如，Gentile提出，在初级阶段，学习者将会获得有关影响实现技能目标所需运动调节条件的相关知识。而执行者必须学习的这些条件和动作是通过外显学习过程获得的。与此相反，执行一项技能所涉及的力量的产生动力是通过内隐学习过程获得的，并会在学习的后期阶段占据主导地位。

关于实践条件的考虑

概述：从临床到日常训练

物理治疗师让儿童参与特定类型的训练，因为他们希望这些训练最终能让患者在日常生活中发挥作用。在运动学习的研究中，这种临床 – 日常 – 环境的关系被称为泛化或学习迁移[102]。因为这种泛化能力是物理治疗实践的一个基本目标，所以考虑影响它的因素很重要。

长期以来的观点是，泛化是由于所涉及的技能或执行该技能的环境之间的相似性造成的。随着技能或环境之间相似性的增加，会出现更多的泛化。因此，可首先考虑技能的相似性。如果你分析技能的动作组成部分或评估该技能的运动目标，你会发现相似点和不同点。例如，伸手去抓住一个物体可能会涉及多种不同的技能，这些技能会根据被抓物体的特征和它的预期用途而明显不同，但在所需的许多动作方面是相似的。一项技能或活动的执行环境也必须被视为是影响泛化的因素，尤其是当泛化涉及在临床和日常生活环境中执行一项技能或活动时。同样，当这两种环境之间的相似度增加时，会出现更多的泛化。泛化产生的另一个原因与这两种情况所需的认知过程的相似性有关。实践情境的认知需求与最终情境越相似，就越有可能泛化。例如，如果最终的情景需要较高程度的解决问题的能力，即当一个孩子需要在一个拥挤的房间中穿过人群打开门离开时，就需要较高的解决问题的能力，那么实际情况也需要类似的困难程度来练习解决问题。儿童通常在他们的日常环境中，遇到许多解决问题的情况。这说明在治疗环境中，包括类似的情况对提高物理治疗效果是有益的。

从逻辑上说，当患者日常生活环境的所有特征都被纳入到干预策略中时，无论这些干预措施在哪里实施，从临床环境到儿童日常生活环境的技能表现的泛化量最大。这一概括性观点对物理治疗实践的两个启示是：在临床中应模拟患者日常生活环境以及在患者自己家中或工作场所中模拟表现功能性日常生活技能。

演示说明如何执行一项技能：示范和口授

如果你想教孩子一项技能或活动，你会怎么做呢？在任何运动技能学习的情形下，学习者需要知道他或她需要做什么来执行活动。这些指示可以像口头描述一样简单，如“我想让你沿地板上的这条线走到那张桌子那里”或者“我想让你拿起这枚硬币，把它放进罐子里”。这种类型的指导对孩子练习已经掌握的运动技能很有效。但是，如果这个人尚未掌握该技能或活动，或者不知道该如何执行，那么必须提供其他类型的指导。治疗师提供指导的两种最常见的方式是，通过直接演示技能或活动（示范）及口头描述如何执行技能或活动。然而我们对这两种形式的指导了解多少呢？

示范。有时也称之为建模，示范是交流如何执行技能或活动的一种有效方法。当某项技能或活动涉及儿童以前从未经历过的许多协调性动作或是必须按特定先后顺序进行的动作时，抑或他或她在遵循较长的关于某个动作的口头描述指令方面有困难时，这种方法尤其有效。在示范了一项复杂的活动之后，通常会观察儿童在第一次尝试该活动时的大致表现。为什么会这样？大多数研究人员都认为，观察另一个人的行为涉及大脑中镜像神经元的部分[84,140]。当人们观察正在进行的活动时，这些镜像神经元会被视觉激活。此外，当对某项活动进行观察时，视觉系统会检测到该活动特殊的运动相关特征，这些特征不会从活动的一种表现变化到另一种。这些特性详细地说明了活动表现中的协调性运动模式。例如，如果你观察别人走路和跑步时，很容易区分每种技能，因为每种技能都有独特的协调运动模式。记录该活动的镜像神经元和检测与该活动相关的特定运动模式的视觉神经元的组合，使观察者能够形成一种蓝图，以此蓝图为依据，他或她自己可以尝试执行该活动。

研究人员还发现，初学者可以从观察其他初学者的行为中获益[102]。这种有益的学习效果似乎来自观察者在观看其他初学者练习活动时参与的认知问题解决的活动。这意味着观察者不仅看到了该做什么，也看到了不该做什么。实现这种演示方法的一种策略是对儿童进行配对或分组，其中一名或一组儿童练习活动，而剩余的则观察活动。经过一定数量或一定时间的实践尝试之后，交换角色，之前的执行者变成观察者。这与进行强化治疗的理念是一致的，如下所述，在小组中或日间训练营环境中进行诱导性运动治疗[25,38,61]。

口授。如何执行一项活动的另一种指导方法是口授。虽然有证据支持口授的应用价值，但仍然有两个重要因素值得考虑。一个因素是给出的指令量必须在人的记忆能力和思考能力的范围内。一般来说，这意味着指令的数量应该少，表述应该简洁，尤其是对理解能力有限的儿童或其他患者更应该注意表述的方式。

另一个因素是在执行活动时口头指令会将人们的注意力集中在哪里。研究人员比较了将注意力集中在动作本身（即内部聚焦，如在你把脚放在台阶上之前，要确保你的大腿与地板平行）和把注意力集中在我们想要的运动结果上（即外部聚焦，如确保把脚放在台阶上）这两种不同情形的效果。一般来说，外部聚焦会产生更好的学习效果，也就是说，当人们的注意力聚焦于预期的运动结果时（有关这项研究的综述，请参见 Wulf et al.[167]）。在巴西进行的一项研究表明，通过外部聚焦的指令来引导孩子执行任务会更有益[47]。在这项研究中，6 ~ 10 岁的儿童均学习一项动态平衡任务——Pedalo（由德国开发；有关该设备的照片，请参见 Totsika and Wulf[152] 中的图 1）。该装置由两个轮式平台组成，每个平台上都有一个踏板，可以交替推动上部平台向前和向下移动（就像踩自行车的踏板一样）。典型的表现评价指标是在指定距离内移动所用的时间。内部聚焦指令引导孩子将脚向前推，以移动脚蹬地；外部聚焦指令则引导孩子们把注意力集中在推动他们站立的平台上。结果表明，那些在外部聚焦指令下引导的孩子学习效果更好。

我们通常认为口头指令是描述如何执行一项技能或活动的词语。但另一种使用语言指令的方法是描述一个想象中的视觉图像，以帮助人们确定如何执行这项技能。这种类型的图像涉及在脑海中描绘技能或活动是怎样做的，而不是抽象的描述技能。例如，用两条腿跳跃的基本运动涉及一系列复杂的动作，这些动作必须在空间和时间上相互协调良好。对这一系列动作的口头描述可能会使孩子不知所措。虽然演示跳跃动作是提供执行信息的另一种方法，但是直接告诉孩子像兔子一样移动，从一个地方移动到另一个地方，可以给孩子呈现如何完成跳跃的隐喻图像（有关在物理治疗中使用隐喻图像的精彩讨论，请参阅 Dickstein and Deutsch.[34]）

在实践中提出反馈意见。当一个人练习一项技能或活动时，他或她通常会部分正确或部分错误地完成这些技能 / 活动。治疗师可以通过提供反馈信息来告知患者关于这些方面的表现情况。虽然反馈这个术语的使用方式多种多样，但在这里我们用它来表示孩子在完成一项活动期间或之后，治疗师们反馈给孩子的表现情况的基本信息（有时称为外部或外在反馈，以此来区别源于自身各种感官系统的反馈，如视觉、听觉、触觉反馈）[102]。

治疗师提供的反馈结果可以作为技能执行情况的评价指标［例如，还差 2 英寸（约 5cm）才能够着杯子］或导致此表现结果的运动特征（例如，手臂伸展再多一些，才可以够到杯子）。运动学习研究人员通常把这两种反馈分别称为结果信息（knowleclge of results，KR）和表现信息（knowledge of performace，KP）。

反馈在运动技能学习过程中扮演两种角色。一种是促进技能目标的实现。由于反馈提供了在执行一项技能时所取得的成功程度的信息（例如，通过反馈我们可以知道不正确的是什么或做的正确的部分有哪些），学习者可以确定他或她目前所做的是否合适，以及他或她应该做哪些不一样的事情以成功地执行该技能。通过这种方式，反馈可以帮助人们更快或更容易地实现技能目标。反馈的第二个作用是激励。反馈可以激励儿童继续朝着特定的目标努力。在这个角色中，儿童通过反馈可以将自己的表现与特定的目标进行比较[26]，然后便可以决定是继续追求这个目标，还是改变这个目标，又或者停止执行目前的这项活动。

关于技能表现错误和正确的反馈。一个经常争论的问题是，反馈所传达的技能表现信息应该是涉及执行技能或活动中错误方面的，还是正确方面的。人们的共识似乎是，这两种类型的信息都是有价值的，因为每一种信息都与反馈的不同作用有关。研究证据一直显示对错误信息反馈能更有效地促进技能学习，尤其是在学习的初始阶段，而对正确信息的反馈则具有激励作用，能及时告知他或她正在朝着正确的方向学习技能或活动，从而鼓励人们不断地尝试[102]。

选择技能或活动部分进行反馈。在治疗过程中，当儿童在执行一项技能或活动时，毫无疑问会犯很多错误。治疗师面临的挑战是要确定应该对哪些错误进行反馈。第一步是告知儿童反馈只涉及个人表现的一个方面或一个部分。其基本原理与我们早些时候讨论的该给儿童提供多少信息量的指令的观点相关，该观点强调有必要将提供的反馈信息量限制在儿童的记忆和注意力所能达到的极限范围内。为了简化决定给予儿童多少反馈的过程，我们建议治疗师只关注儿童表现的一个方面或一个部分[102]。

治疗师应该专注于实现技能目标最关键的那部分技能。例如，如果一个儿童试图跨过一个物体，这项技能最关键的部分就是观察这个物体。如果儿童不观察物体，治疗师应提供反馈来纠正这个错误。需要被纠正的其他错误都应基于成功实现技能目标，并按优先顺序排列来逐步纠正。

给予反馈的频率。治疗师希望患者在每次尝试完成一项技能后，甚至在执行过程中，都能给出纠正错误的反馈，这种情况并不罕见。然而，研究表明，在每次练习期间或之后给出的纠正错误的反馈（称为100%频率），对于帮助患者学习运动技能并不是最佳选择。相反，少于100%的反馈频率可以优化技能学习，至少在健康的成人中是这样[102]。与接受错误纠正反馈的频率较低时相比，100%频率的主要问题是，它使患者处于一个完全不同的、效率较低的学习过程中。根据指导假设[133,161]，学习者使用反馈来指导表现并取得成功，这一过程发展得很快。但这种指导也有消极的一面。练习中获得的收益取决于反馈的有效性，因此当反馈不可用时，表现会更差。实际上，反馈在这里变成了阻碍。相反，当反馈次数比每次练习都要少时，学习者就会在试验中尝试更积极的学习策略。对儿童物理治疗师来说，一个值得关注的问题是，反馈频率在多大程度上适用于儿童。正如本章稍后讨论的，一些研究表明，有关反馈频率的结论在成人与儿童之间有差别。

虽然运动学习的研究者们还没有确定给予纠错反馈的最佳频率，但他们已经报告了各种各样的方法，使纠错反馈频率低于100%[102]。一种是渐退法（fading technique），它随着学习技能的进步，系统地将频率从高降到低。另一种方法称为自我选择法（self-selection technique），涉及患者只有在他或她要求时才接受反馈。有趣的是，研究表明，当允许初学者在需要的时候请求纠错反馈时，他们以低于100%的频率请求纠错反馈。另一种方法涉及在练习过程中穿插激励和纠错反馈。但是，研究还尚未确定分配这两种类型反馈的最佳比例。

实践结构

除了为每个儿童选择特定的活动之外，物理治疗师的决策还包括安排这些活动的顺序。日程安排不仅涉及治疗期间的活动，而且还涉及从第一个疗程到最后一个疗程要完成的活动。特定的运动学习原理可以指导治疗师制订计划表。

实践多样性。实践结构的一个特征是学习者在实践过程中经历的变化，这些变化增加了将来获得成功的机会。这包括技能或活动本身的变化，以及实践活动环境的变化。在运动学习文献中，将这些变化称为实践多样性[102]。运动技能学习理论的一个共同特征是，他们强调从实践多样性中获得的学习和技能收益。学习者从促进运动和情境变化的实践经验中获得的最大好处是，提高了将来执行一项技能或活动的能力。这意味着学习者不仅获得了执行所练习的技能或活动的能力，而且还具有适应能力，以适应他或她可能实际中需要经历的环境条件。

实践多样性可通过各种方式将其包含在实践环节中。一种是通过直接要求儿童执行一项技能的多种变体，而这些变体需要不同的运动模式或顺序来实现相同的动作目标。例如，考虑儿童在日常活动中如何移动以达到伸手、抓握和从杯子中喝到水的目的。仅仅因为杯子的位置或形状，人们可能需要使用不同的运动策略来实现此目标，或者当杯子完全装满或几乎变空时，也将需要不同的运动策略。在实践过程中纳入多样性的另一种方法是修改执行技能或活动的环境的特征。使用相同的伸手 – 抓握 – 喝水的例子，可以通过使用不同类型和大小的杯子（例如，带吸管盖的杯子、一个或两个手柄以及一根吸管的杯子）或杯子中不同类型的内容物来改变环境特征。在物理治疗过程中增加实践多样性的一种方法是让儿童参与运动探索，一些学者将其称为发现学习。这种学习运动技能的好处已经在许多针对婴幼儿的研究中得到证实，尤其是 Adolph[2] 和 Thelen[147] 及其同事的研究。

组织实践差异性。当治疗过程包括技能、活动、执行背景的变化时，治疗师需要确定如何组织或安排这些变化。是否应该在足够的时间或足够数量的实践试验下对每个变体进行单独的实践，以使该儿童表现出所需的改进水平。还是应该以一种在每次活动中都经历所有变化的方式来实践每个变化的条件。比较这些组织方案的研究一致表明，在学习收益方面，后一种方法比前一种方法更具优势 [102]。

运动学习研究比较了不同的实践多样性时间表，证明了情境干扰（contextual interference，CI）效应。情境干扰一词指的是干扰（如记忆或执行中断），这种干扰源于实践环节中技能或活动的变化 [102,103]。CI 效应是指实践期间 CI 的数量越多，学习效果越好。就可变的练习时间表而言，这种效应转化为在实践环节中涉及更多技能或活动变化的计划，这比涉及变化更少的计划能带来更好的学习效果。最常见的比较模块化的实践计划和随机的实践计划，是在 CI 框架内组织的实践计划类型的两个极端 [103]。通过让学习者参与每项技能或活动变化的非重复的练习试验（或时间消耗量），模块化的实践计划创造了最低的 CI。相反，通过让学习者在整个实践过程中以随机顺序执行所有的技能或活动变化，随机的实践计划创造了最高的 CI。

CI 效应的一个重要特征是，在实践和转换测试（即与某些实践中的体验有所不同的性能测试）之间进行比较时，技能或活动的性能在质上有所不同。通常，人们在模块化的实践时间表中练习时会表现出更好的技能或活动。但是，当在实践过程中遵循随机练习计划的人表现出优异的成绩时，在转移测试中则会出现相反的结果。

尽管物理康复界内部对 CI 效应在康复环境中的适用性存在争议，但值得关注的是，在这些环境中的研究偏少，通常仅限于比较模块化的和随机化的计划表。许多可供选择的的实践计划表变化会引起不同数量的 CI。不幸的是，对这些计划表的研究还远远不够，还不足以确定临床情况的具体应用范围。另一种显示儿童学习益处的计划表包括随着实践的进行，系统地增加 CI 的数量。这意味着早期实践涉及封闭式练习，但是随着实践的深入，会引入较小的模块，直到技能水平较高时才使用随机的计划表（参见 Saemi 及其同事的研究示例）[127]。

实践特异性。较早的关于学习泛化的讨论强调了实践条件与未来表现情况之间相似度的重要性。这种关系通常被称为实践特异性，它强调了在实践和未来执行情况下，对可比较条件的需要。实践特异性的假说是人类最古老的学习原则之一，其起源可以追溯到 20 世纪初 [141,150]。自那时起，运动学习研究者已经积累了足够的证据，证明实践特异性特别适用于实践的感觉 / 知觉特征和未来的表现情境。根据 Proteau 的观点，运动技能学习是特定于实践期间可用的感觉 / 知觉信息的来源。这个结论与视觉反馈的有效性特别相关。当它可用时，由于人们需要使用和依赖视觉反馈，它可以成为设置实践时的一个潜在的问题。例如，使用镜子作为视觉反馈的来源，可以帮助人们以特定的方式学会移动，但这也会导致依赖镜子来执行技能或活动。当镜子不可用时，技能通常比镜子可用时差。实际上，来自镜子的视觉反馈会成为我们在实践中学习的一部分 [100]。

实践特异性和实践多样性的假设可能看起来不一致，但这两点实际上是互补的。这两种假设都提出，实践条件可以在实践和未来的表现情况中对特定条件的可用性产生依赖：实践中的条件越具体，则人们对这些条件的可用性就越依赖。两种假设都表明，在实践中改变条件可以打破这种潜在的依赖性。

集中和分散式实践

另一个实践结构问题涉及在每次治疗当中和治疗

之间投入各种活动的时间量。其中包括：每个治疗阶段的长度，每个阶段内每个活动的参与量，以及阶段内和阶段之间活动间的休息时间。这些问题中的每个都可以通过决定是使用集中实践条件还是分散式实践条件来解决。集中和分散是指一个人在实践之间及实践期间积极练习和休息的时间。对于这些术语，研究人员尚未针对时间量或试验次数建立客观定义。因此，这些术语是根据其使用的环境在操作上定义的。与分散实践相比，集中实践需要更长时间的主动练习和更少的休息时间 [102]。

集中和分散式实践的应用与训练时间的长短和阶段的分布有关，也就是说，如果将特定量的时间（或练习次数）用于实践一项技能或活动，则是安排较长持续时间、较少次数的练习更好，还是较短持续时间、较多次数的练习更好呢？在物理治疗环境中，此问题通常可以通过医疗保健管理和财务系统施加的限制来解答。但是，当治疗师可以设置这些限制时，将根据运动学习研究的证据做出决定。总的原则是，时间较短且次数更多的练习优于时间较长且次数更少的练习。

集中和分散式实践的第二个应用和不同试验之间的休息间隔时间有关。例如，如果一个儿童应该进行一项重复 10 次的活动，那么患者应该在两次重复之间休息多长时间，才能使受益最大化？这个问题的答案并不像确定练习的时长和不同练习阶段的分布那样简单。尽管传统观点认为分散式实践优于集中实践，但研究表明，分散式实践仅对学习连续技能（如步行、骑车和游泳）更好，而集中实践则对学习不连续的技能更好，如伸手、抓握和肢体定位（如关节活动范围内的活动）。影响这种技能效果的一个因素是疲劳的作用。集中实践会给连续技能带来比不连续技能更多的疲劳问题 [99]。

整体与部分实践

物理治疗师在治疗过程中必须做出的另一个决定是，让患者在一开始就完整地练习一项技能或活动，还是只练习一部分。例如，如果儿童需要学习起床并坐在轮椅上，那么该儿童应该首先练习完整顺序的整个移动过程，还是应该先尝试单独练习一个动作？回答这个问题的一种方法是根据技能复杂性和组织特征来进行分析。正如 Naylor 和 Briggs 首先提出的，复杂性指的是技能的各个部分的数量，以及练习者所需要的注意力的多少 [109]。复杂性随着注意力需求的增加而增加。技能的组织是由技能各部分的时间和空间关系决定的。运动技能中在时间和空间关系上相对独立的部分被认为组织性较低。相反，在时间上和空间上相互依赖的部分间的技能关系具有较高的组织性。根据 Naylor 和 Briggs 的“复杂性 – 组织”模型，复杂度低、组织性高的技能应该作为整体技能来练习，而复杂度高、组织度低的技能应该作为部分技能来练习 [109]。要将这个模型应用到物理治疗的技能和活动中，在确定儿童最初应该整体或部分练习技能或活动之前，需要确定每个技能的复杂性和组织程度。

接受物理治疗的患者所必须练习的大多数技能和活动都相对复杂，这意味着在整体上练习这些技能之前，应先对其进行部分练习。现在的问题是，哪些部分应单独练习，哪些部分应组合练习？答案取决于各部分的组织特征。在时间和空间上相互关联的部分应作为技能中的自然单位分在同一组。例如，研究表明，伸手拿杯子和拿杯子喝水过程中伸展手臂和抓取部分在时间和空间上相关，这表明该技能的这两个部分的组织性很高 [81]。建议将这两个部分作为技能的一个自然单元一起练习。

促使人们练习各个部位的常见策略被称为部分渐进式方法。部分渐进式方法不是让人们在执行整个技能之前分别练习一项技能的每个部分，而是要逐步增加部分序列的长度来练习该技能。分开练习第一部分，直到达到一定程度的成功为止，然后添加第二部分，以便将第一部分和第二部分作为一个单元练习。然后逐步添加每个部分，直到执行整个技能为止。

降低技能难度。对于某些技能或活动，我们可能更希望降低技能难度并练习整个技能的改良状态，而不是逐个练习技能。这种练习技能的方法至少涉及两个步骤。第一步是练习技能的简化版本，然后练习实际技能而不进行修改。在这两个步骤之间是否需要进行其他修改取决于技能或活动及学习它的人的情况。研究表明，几种策略可以有效地降低技能难度，并且可以用作初始的练习经验 [102]。每种策略都与一项技能或活动的特征有关，这使其很难执行。此外，每种策略都允许人们练习其基本动作协调方式，以简化技能或活动表现，这在学习的初始阶段是必不可少的。

以下三种策略可以满足这些要求：①将技能正常执行的速度降低到更关注运动方式的速度；②降低在执行技能或活动时必须操纵的物体的难度（例如，在澳大利亚进行的一项调查研究表明，6～8 岁儿童在学习了网球正手击球技能后，与使用常规大型成人球拍相比，使用较小的球拍更能提高击球技术和表现[16]）；③降低技能对注意力的要求，如通过使用体重支持系统来执行步态技能。其他降低技能复杂性和难度的有效方法包括使用虚拟现实模拟器。尽管物理治疗师增加了对这些设备的使用，但仍缺乏对其使用有效性的研究。

默练

默练（mental practice）是指在没有明显的身体运动的情况下对一项技能进行的认知或心理演练。进行默练时，人们可能考虑技能或活动的认知或程序方面，或者他们可能会参与视觉或运动觉意象，在其中他们看到或感觉到自己实际上在执行技能或活动。有关在运动技能学习中使用默练的研究已经被证实其在促进成人习得技能方面的有效性，并已作为执行一项技能或活动之前的准备手段。将默练与技能或活动的实际身体练习相结合对习得技能的帮助是有效。在一些研究中，包括默练在内，可以减少 25%～50% 的身体练习需求[7]。这意味着 50 项默练与 50 项默练相结合对学习技能的效果与 100 项实际练习一样有效。大量研究报告证实了默练在康复中的有效性[102,111,142]。

作为技能或活动表现准备的一种手段，默练包括在实际执行一项技能之前的几分钟或几秒钟内，从视觉和运动觉上想象该技能的表现。在身体康复训练中的一个例子是儿童必须学习从坐姿到站姿的转移。儿童在坐位时通过视觉上看到并在运动觉上感觉自己执行该技能所需的整个动作序列。在进行了这种简短的默练体验之后，儿童便会进行肢体训练。

为什么默练能有效地提升运动技能学习和表现呢？研究人员提出并提供了证据来支持多种假说。一种是神经肌肉假说，该假说指出运动技能表现的成像或可视化会在参与该技能的神经和肌肉组织中产生电活动[35]。尽管可以通过肌电图（EMG）来测量该活动，但是其强度水平并未达到产生可观察到的运动所需的肌肉活动的强度。脑部活动假说涉及内部活动的类似概念，该概念模仿实际执行该技能时发生的活动。根据大脑成像研究结果的假说，当一个人想象移动身体部位时，大脑活动类似于实际身体移动时发生的活动[116]。第三个假说被称为认知假说，它提出默练会使人参与某种类型的认知过程，在这个过程中，人们执行动作技能之前、之中和之后都进行这种活动[102]。这些过程可能包括认知活动，如决策或制订纠错策略。总之，支持这三种对默练有效性解释的研究证据共同确定了默练在物理治疗中可以发挥潜在的作用。

正常发育儿童的运动学习

儿童以惊人的效率学习运动技能。功能活动（如爬行、行走、抓握、操纵），随着各种认知和社交技能的产生，发展出越来越复杂、娴熟的行为学习技能和游戏。儿童不仅反复进行运动学习，而且在发育过程中，随着身体的变化，他们的认知和身体结构也会发生变化。因此，在运动的发展中学习与其年龄相符的技能是非常重要的。一个重要的方面是，学习是在个体的运动探索中产生的，变化和错误是其重要的特征。此外，这种学习是通过大量的重复来实现的，在练习和失败中进行密集的重复是儿童发育时期运动学习的关键特征[2]。

许多先前讨论过的成人研究中得出的原则在儿童中也是成立的。虽然关于儿童运动学习的研究很少，但重要的是要注意学习者的性质和能力可能有很大不同，因此了解成人和儿童之间的运动学习差异非常重要[148]。在本节中，我们描述了儿童和成人运动学习的主要区别，并讨论了上述原则中有多少可能适用于或可能不适用于儿童。

儿童不是“微型”的成人

也许儿童和成人之间最主要的区别与身体结构的不同有关，这种成长变化既提供了学习的能力，也迫使儿童随着身体的变化而重新学习。例如，只有在具备适当的力量和平衡能力后，才能学会走路[147]。精细抓握也只有在手指功能发展后才会出现，这取决于皮质脊髓束的成熟[59]。这并不是说学习和发展纯粹是由成熟驱动的。相反，它可能是表观遗传学，身体和神经元结构的成熟及环境的暗示和实践相互影响并

引导发展的 [48]，就像个人、任务和环境影响成人学习一样。此外，随着身体重量和肢体长度的变化，产生熟练动作所需的动力学也会发生变化。因此，必须计划学习活动，并在儿童成长过程中持续进行学习活动（见第 3 章），并且在一个时间点的运动学习可能不会直接转移到另一个时间点。

同样重要的是，处理和储存信息的能力不断提高。成人有惊人的认知处理能力，但这些能力是在整个发育过程中缓慢出现的。据了解，与成人相比，儿童的信息处理能力有所不足 [119,148]。这限制了他们处理信息的数量和类型。儿童处理此类信息的速度较慢，并且选择性注意力较低。有限的处理和对象识别能力会影响他们复制图像的能力 [96]。儿童和成人的注意力集中程度 [90,104]、空间工作记忆 [135]、口头学习和记忆程度各不相同 [29]，这意味着儿童能够处理的信息数量（如反馈）和他们处理这些信息的速度可能有限，因此到目前为止所讨论的许多运动学习的原则可能需要根据这些情况进行调整。

反馈进度

这些差异也可能使某些成人学习原则的适用性受到质疑。事实上，在许多情况下，儿童的学习确实完全不同于成人。可以想象，儿童反馈处理速度较慢可能会导致信息超载，从而影响学习。因此，与成人一样，他们将受益于前面所述的间歇性反馈。然而，相比之下，已经有研究发现在每次试验之后减少反馈比提供反馈对儿童更不利 [144]。图 4.2 说明了这种影响，图 4.2 显示了成人（图 4.2A）和儿童（图 4.2B）手臂运动任务获取和维持情况的不同。具体来说，无论反馈是否减少，在成人中，任务获取过程表现的准确度是相似的。相反，儿童反馈的减少导致了更多的错误。这可能是由于注意力下降，但这也可能与以下事实有关：儿童易犯错误和儿童运动的多变性 [12]。随着准确性要求的提高，错误可能会不成比例地增加 [97]。众所周知，儿童在运动过程中更多地依赖于实时调整，而反馈的增加可能有助于校准这些调整 [46,136]。儿童可能需要更多的反馈来更新内部表现，这可能需要与信息处理相互作用。

关于反馈减少的早期研究表明，儿童反馈减少与成人有相似之处，即随着学习的进展，反馈减少是有益的 [52,136]。最近的证据可能表明，超过临界点的反馈减弱实际上可能对儿童的学习有害 [144]。在年龄或技能上可能存在一个关键点，在这个关键点上反馈减少，会让儿童受到干扰，并且反馈可能需要以更加缓慢的速度撤走。在没有结果指导的情况下，通过反馈最佳信息，可以使儿童的实践更加有效 [108]。因此，治疗师面临的一个关键挑战是监控反馈是如何影响表现的，并相应地修改频率。然而，即使在特定患者中，最佳反馈频率可能也会有所不同，这取决于所学习的任务。

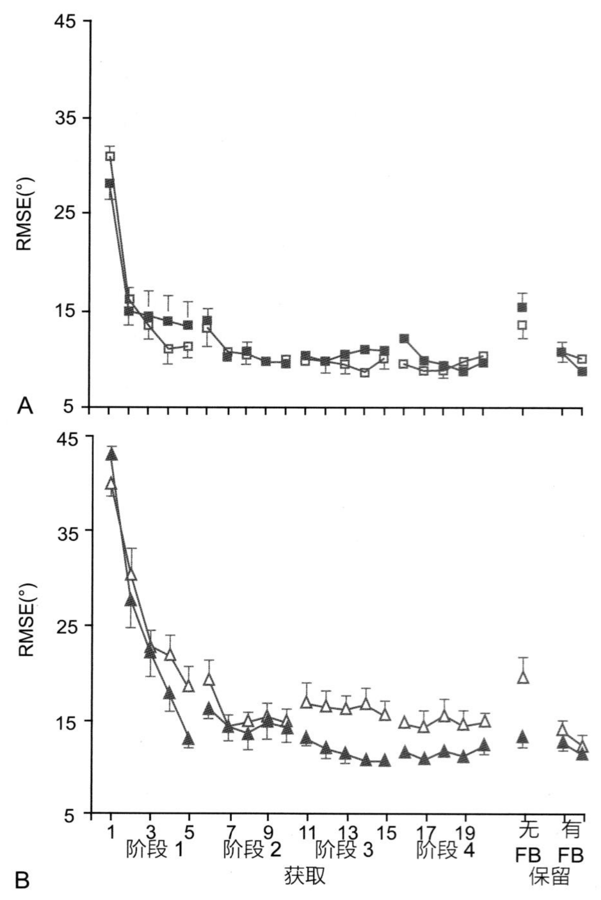

图 4.2 图中显示的是成人（A）和儿童（B）在获取、保留（无反馈）和再获取（有反馈）阶段的均方根误差（RMSE）及标准误（SE）。实心三角符号表示提供全部的试验反馈；空心三角符号表示 62% 的试验反馈（改编自 Sullivan KJ, Kantak SS, Burtner PA: Motor learning in children: feedback effects on skill acquisition. *Phys Ther* 88:720-732, 2008.）

训练计划的类型

调节语境（前后连接）的练习在儿童和成人之间可能也需要有所不同。一些证据表明，儿童和成人一样，随机练习更有利于其学习 [88] 和记忆 [71,199]。然而，对于某些任务和年龄组来说，封闭或混合练习可能更好 [70,108]。还有其他的研究表明，练习计划之间没有区别 [37,87]。对于年幼或者技能较差的学习者来说，针对复杂的任务，封闭式练习可能更好 [76]。在这种情况下，由于信息处理较少和较慢，随机的练习计划可能会使他们的系统承载太多的信息。然而，在随机练习中发现，小学阶段的儿童书写记忆力更好 [143]。当练习计划随着练习的进行而系统地增加 CI 的量时，小学生在不同的距离进行过臂投掷的学习效果最好 [127]。这意味着早期练习包括封闭式练习，随着练习的继续，会引入较小的区块，直到技能水平较高时进行随机练习计划。因此，最有益的练习计划类型实际上可能取决于年龄、任务复杂性和技能水平 [88,168]。

学习需要相当长的时间和实践

一个重要的考虑因素是，与许多发表的研究所使用的实验室任务不同，复杂的功能性运动技能不能在短时间内学会。即使是成人，专业打字员、棋手、音乐家和运动员也要长期进行大量练习以获得技能。爬行的婴儿每天练习保持平衡超过 5 个小时，相当于爬行约 3000 步 [1]。同样，刚学会走路的儿童每天大约走 14 000 步，相当于 46 个足球场的长度，同时经历 100 次跌倒 [3]。因此，在婴儿发展运动技能的过程中，数十万次的练习分散在数周或数月内进行。这些婴儿和儿童进行的自然实践并不总是相同的（受阻的），实际上，在一段较长的时间里，会经历各种各样的事件、地点和表面。这可以被认为是随机练习的夸张版本。因此，这种随机体验可能会构建新的解决方案，劝阻儿童不要依赖简单的刺激反应学习，而是促进儿童“学会学习” [112,74]，这种一般化策略将促进儿童感知运动系统内学习的广泛迁移（例如，在各种表面上行走），以及感知它们之间的细微差别（行走与爬行）。在发展这种技能的过程中，学习之间的休息是间歇性的。因为在大多数情况下，治疗师不能和患者长时间持续在一起，这将涉及家庭的干预策略，应该在家庭环境中进行实践。其中一个例子是使用积极解决问题的策略 [144]。因此，家庭照护者的参与是持续学习的重要组成部分。

儿科康复中的运动学习

尽管许多儿科康复集中在运动技能的学习上，但对身体或神经系统导致残疾的儿童学习过程知之甚少。在这种情况下，运动学习所涉及的物理限制及潜在的感官损伤进一步复杂化，这些损伤可能会减少反馈并影响运动系统内部的更新。

在一项正常发育的儿童和偏瘫型脑性瘫痪儿童运动学习的研究中，儿童被分配到 100% 反馈组或减少（62%）反馈亚组，他们练习了 200 次具有特定时空参数的离散手臂运动任务试验 [18]，偏瘫型脑性瘫痪儿童使用了他们受影响较小的手。所有组的儿童在准确性和一致性方面都有所提高。尽管正常发育的儿童表现出了比预期更高的准确性，但是在所有阶段中，那些接受 100% 反馈的儿童比接受 62% 反馈的儿童犯错次数明显更少。相比之下，尽管 100% 反馈组始终表现出较小的误差，但与脑性瘫痪儿童的反馈亚组之间没有发现统计学上的显著差异。因此，脑性瘫痪儿童在用较少参与的手学习新技能时，使用反馈的方式与正常发育的儿童相似，但他们表现出较低的准确性和一致性。

就有效的康复方法而言，对脑性瘫痪儿童实行的所有方法回顾显示，只有 6 种方法具有良好的证据水平支持 [112,113]。首先，它们都涉及参与者的积极运动，使用运动学习方法进行康复 [20]。这种方法使用环境来引出期望的运动行为，并要求积极解决问题。其次，这需要很多个小时的密集训练。

本章后文提供了身体或神经障碍儿童学习的例子，重点是脑性瘫痪，这是最常见的儿童神经障碍类型，也是大多数儿童运动学习研究的重点。

熟能生巧

脑性瘫痪是一种运动和姿势的发育障碍，导致活动受限和运动技能缺陷（见第 19 章）。脑性瘫痪是由于发育中的胎儿或婴儿大脑的非进行性损伤，它是儿科最常见的身体残疾。痉挛型偏瘫是最常见的亚型，其特征是主要影响身体一侧的运动损伤，占新病例的 30% ~ 40% [77]。在 20 世纪的大部分时间里，运动损伤，尤其是上肢（upper extremity，UE）运动损伤，被认为是静态的，几乎没有康复的潜力。因此，治疗目标主要是为了尽量减少损伤（如减少痉挛，防止挛缩）。事实上，早在20世纪90年代，就有研究表明患有脑性瘫痪的人可以通过视觉跟踪或生物反馈减少不必要的活动或痉挛[110,114]，但他们几乎没有能力学习合适的运动指令。早期对抓握力控制的研究强化了这一观点，表明患有脑性瘫痪的儿童仍保留婴儿的协调策略[59]。然而，随后的研究提供了两种不同的证据，证明这些损伤不是静态的，而是随着充分的练习可改善的。

首先，对脑性瘫痪儿童的发育研究表明，运动功能在发育过程中确实有所改善。例如，粗大运动功能已被证明随着脑性瘫痪患儿年龄的增长而改善[124]，手的功能也得到了发展。例如，Holmefur和其同事研究了偏瘫型脑性瘫痪儿童的双侧上肢使用的纵向发展[79]，对儿童进行了4～5年的辅助手评估（assistive hand assessment，AHA），这是一种基于Rasch的测量方法，描述了受影响的上肢如何在双侧活动中被用作隐性辅助。研究人员发现，患儿双手熟练程度在发育过程中有所提高，但发育速率和随后的平台期取决于18月龄时的初始评分（图4.3A）。儿童早期双手功能好的偏瘫儿童比双手功能差的偏瘫儿童发展双手技能更快，更早达到极限。值得注意的是，在CP患儿中，程度较轻的患儿在使用双手的发展上与粗大运动活动的发展是不同步的[124]。在一项从6～8

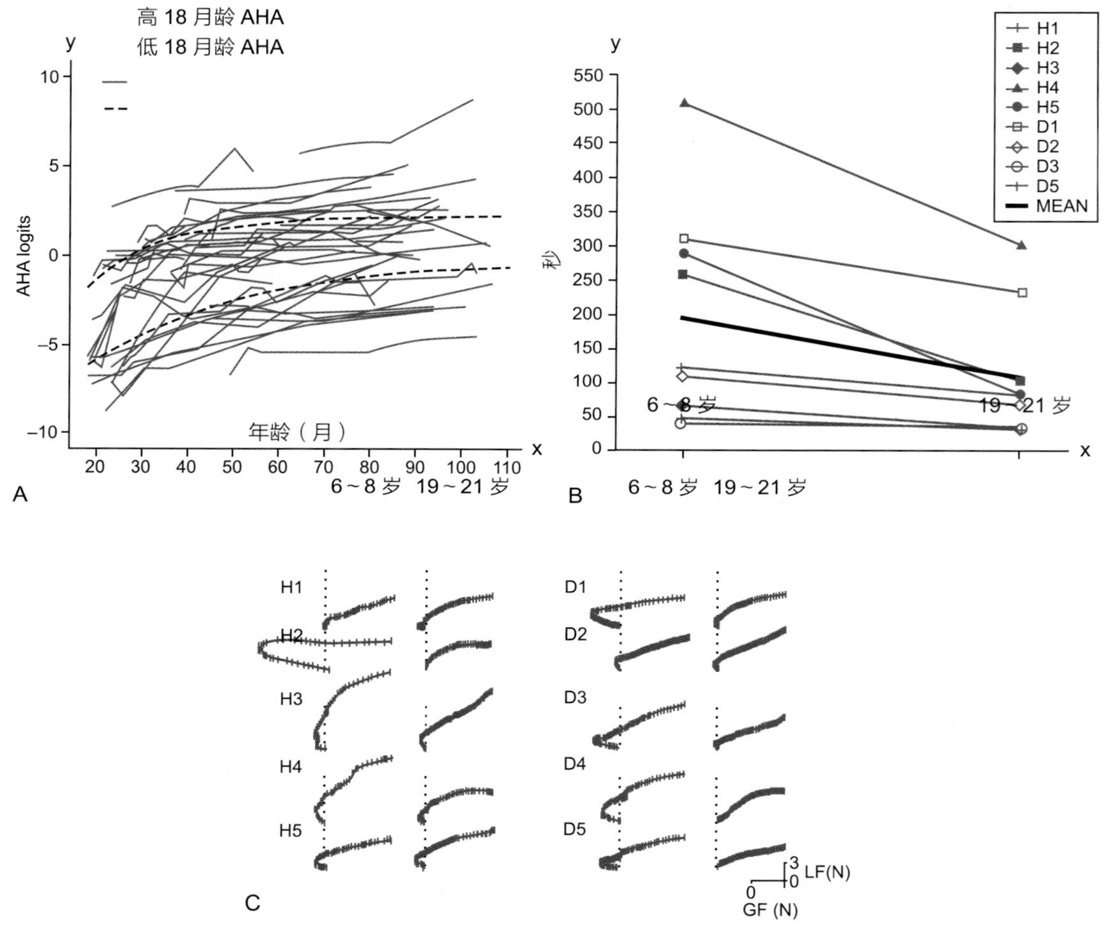

图4.3　A，观察和预测辅助手评估（AHA）的发展。18月龄脑性瘫痪儿童的AHA评分有高（*n*=27）有低（*n*=16）（高于或低于3 logit）。较高的分数意味着双手的表现更好。B，受试者完成手功能Jebsen-Taylor测试中6个计时项目（不包括书写）的时间，以及第1次（6~8岁）和第2次（19~21岁）所收集数据的平均值（粗线）。更快的时间对应更好的手功能。C，6~8岁（左）和19~21岁（右）受试者的平均握力/负荷－力轨迹（A，偏瘫受试者；B，双瘫受试者）。x轴为负荷力（LF），y轴为握力（GF）。线越直表示两种力同时增加。D，diplegic双瘫；H，偏瘫（A，引自Holmefur M, et al.: Longitudinal development of hand function in children with unilateral cerebral palsy, *Dev Med Child Neurol* 52:352–357, 2010; B和C，引自Eliasson AC, Forssberg H, Hung YC, Gordon AM: Development of hand function and precision grip control in individuals with cerebral palsy: a 13-year follow-up study, Pediatrics 118:e1226-1236, 2006.）

岁开始的 13 年随访研究中，发现 CP 患儿的手功能随着年龄的增长而改善 [39]。具体来说，所有患儿完成 Jebsen-Taylor 手功能测试项目的时间都表明功能有改善，在抓握过程中握力协调也得到了改善（图 4.3B）。因此，尽管这两种一般类型的技能发展和达到稳定状态的方式不同，但粗大运动功能和精细运动功能都得到了发展。

其次，CP 患儿的运动功能不是静态的证据还来自对扩展练习效果的系统研究，这些研究表明患儿的运动表现确实可以随着练习而改善 [89]。在一项研究中，CP 患儿被要求反复举起一个给定重量的物体 25 次 [63]。尽管 CP 患儿的运动学习比正常发育的儿童要慢得多，但是这种扩展的练习可以部分缓解在抓握过程中精细的操纵能力和力量调节方面的障碍。这表明，最初的功能受损至少部分是由于使用不当造成的，并且先前记录的许多运动控制障碍可能是由于未提供足够的练习（例如，捕获到的是运动学习的早期阶段而不是运动控制能力）。同样，实践证明，动手操作可以改善技能 [38]。在 CP 儿童的姿势控制中也已记录了强化训练的这种好处 [137]。值得注意的是，这些发现表明，强化训练可能会提供改善机会的窗口。越来越多的人认识到，仅减少不想要的肌紧张（即通过使用肉毒毒素）并不能改善功能 [121]，以功能或任务为导向的方法及具有足够强度的身体调节有可能改善 CP 患儿的运动功能 [4,69,91,159]。与成人不同，CP 儿童可能会从具体的指导中受益，而不是从运动结果信息中受益 [158]。在这种情况下，运动学习可能需要提供有关技能的知识及实现目标的认知策略的更好水平的认真反馈 [151]。因此，不仅是练习动作，还要练习嵌入任务中的动作。训练的确切剂量是未知的，这是未来训练研究的重点 [94]。

总之，这些证据与传统的临床假设矛盾，CP 的运动障碍不是静止的。随着实践和发育，CP 儿童的上肢表现可能会改善。更重要的是，这意味着手功能尤其适合治疗。

那么哪种类型的练习计划最适合 CP 患儿的运动学习？经过数次封闭的训练计划后，CP 患儿在延迟 5 天后仍能够对等长握力进行分级（使用在线视觉反馈）[157]。即使在单次长时间的封闭练习中，患有偏瘫性脑性瘫痪的儿童根据新物体的重量和质地调整指尖力量的能力有所提高 [63]。但与健康成人相似，与随机练习相比，CP 患儿在封闭练习下可以更好地提升抓握新物体时的力量缩放 [37]。但是，两种练习计划都导致了相似的保留（图 4.4）。这些发现表明，患有 CP 的儿童可以形成并保留新鲜事物的内在表现，以进行预期控制，而与所采用的练习时间表的类型无关。但是，应注意，力量缩放是一种参数学习的形式，而不是学习新技能（如如何掌握）的一种形式。从这个意义上讲，这些发现与以下假设相符：随机练习不会比参数学习的封闭练习更具优势 [103]。因此，尽管随机或混合练习在很大程度上类似于自然主义学习，但在该人群中，尚不清楚一种练习形式是否比另一种练习 [13] 形式更有益。然而，很明显，练习的强度在康复中很重要。重要的一点是，常规和惯用的治疗方案可能不足以提供这种强度。例如，一项针对成人脑卒中后偏瘫的物理疗法和作业疗法的研究表明，观察到的上肢运动重复次数相对较少 [98]。尽管尚不知道儿科治疗中会发生多少次重复，但可以想象，鉴于需要保持儿童的兴趣和注意力，这一数字会更少。实际上，一项关于强化约束诱导运动疗法的研究表明，少于 60% 的 4 ~ 8 岁的儿童每天执行 6 小时的任务，甚至比看起来的还要少，因为该数字并不反映试验之间的时间和根据需要将注意力转移到其他地方所花费的时间。有趣的是，与需要大量重新定向的儿童相比，需要较少重新定向注意力的儿童改善程度更大。接下来，我们考虑提供密集训练计划的模型。

任务导向性训练

与传统的侧重于损伤残疾水平（ICF 框架下的身体功能 / 结构）的神经肌肉再训练方法不同，任务导向性训练是一种自上而下的方法，侧重于活动障碍（即脑性瘫痪的一个重要方面），而不是对损伤的补救或运动模式的矫正。以任务为导向的训练被视为一种以目标为导向的运动再学习康复方法 [20,154,162]。该方法基于运动学习和控制的综合模型及行为神经科学，其中行为神经科学着重于患者的参与和技能的获取。还有重要的一点是之前的存在的问题可以得到解决。任务和运动技能训练的相关行为需求可能导致大脑皮质重组 [118]。为了达到最佳效果，以任务为导向的训练必须具有一定的难度，必须逐步加强行为的需

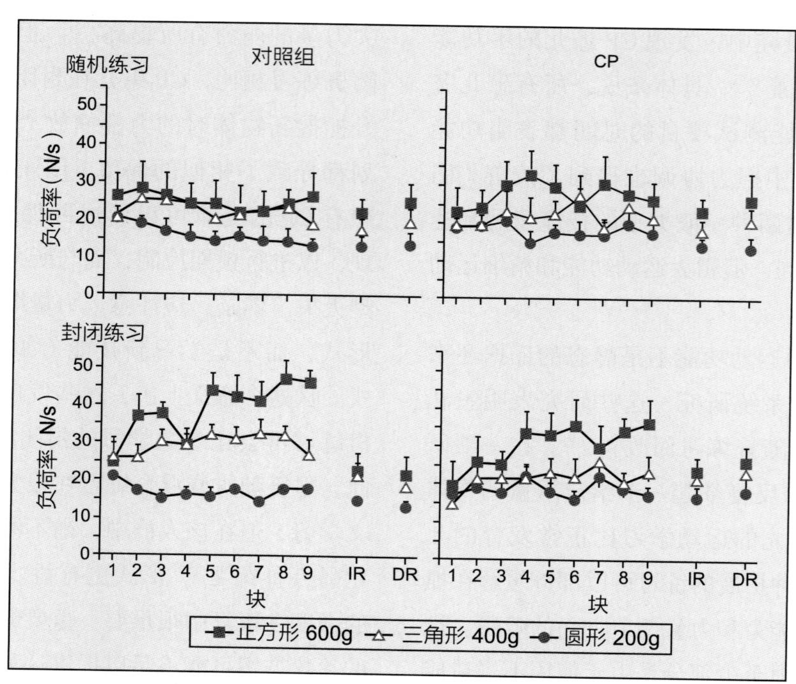

图 4.4 对照组儿童（左）和偏瘫型脑性瘫痪儿童（右）在举圆柱体（圆形）、椎体（三角形）和立方体（正方形）过程中，在获得、立即保留（immediate retention, IR）和延迟保留（delayed retention, DR）的 9 个区块上的平均负荷力率（SEM）的平均标准误差。插图显示了立即保留的第一次试验和延迟保留的第一次试验的平均值（SEM）。封闭练习能更好地获得力量等级，但两种不同类型的练习的保留度相似（引自 Duff SV, Gordon AM: Learning of grasp control in children with hemiplegic cerebral palsy. *Dev Med Child Neurol* 45:746-757, 2003.）

求，并且必须包含主动参与。动物技能训练显示了大脑神经的可塑性，而非技能训练则没有[93]。任务还必须对参与者具有吸引力，将个人、任务、环境这三个元素组合。实际上，除非考虑到训练的特点性质，否则强度和结果之间可能没有太多关系[164]。所以，至少可以认为完成任务的时间可能不如体验这个训练过程重要。

在一项试验中，对 55 名 CP 患儿进行了随机试验，实验组进行功能性物理治疗，而对照组的治疗则基于运动正常化的原则［包括神经发育疗法（neura developmental treatment，NDT）和 Vojta 疗法的某些方面］[91]。实验组治疗模型包括建立功能目标、在有意义的环境中重复针对运动功能障碍进行练习及主动解决问题，此外照护人员要参与目标设定、临床治疗方案的决策和将治疗融入日常生活中（即前面描述的运动学习原则）[126]。

标准环境下的运动能力是通过粗大运动评定量表（Gross Motor Function Measure，GMFM）进行评估的。GMFM 是一个针对 CP 患儿的标准观察性评估量表，用于测量运动功能的变化，包括卧位和翻身、坐、爬行和跪、站立和行走、跑步和跳跃。儿童日常生活活动能力则使用儿科残疾评估量表（Pediatric Evaluation of Disability Inventory，PEDI）进行评估[73]。PEDI 是一种通过与家长进行结构化访谈，获取并分析其信息从而做出判断的方法。PEDI 有三个评估领域：日常活动、移动能力和沟通能力。日常活动包括如厕、刷牙、穿衣等。

评估都是在训练计划实施 6 个月、12 个月和 18 个月后进行。研究人员发现，在改善大肌肉基本运动能力方面，组间没有太大差异[91]，然而在日常生活功能需求的表现中，发现功能性治疗组患儿的表现比常规方法治疗组患儿的表现进步更大。因此，任务导向性训练可以提高日常生活活动（ADL）能力。

对 CP 患儿实行功能性训练的有效性已经被许多研究人员证实并用不同的专业术语进行了描述[4,69,159]。如跑步机训练是其中一种功能性训练形式，它着重于运动行为的集中练习，其对唐氏综合征患儿有确切效果，但目前尚不清楚此方法是否适用于

CP 和其他儿科疾病 [30,107]。

尽管关于任务导向性训练方法的证据还在不断积累中，但其他方法如 NDT 的证据更加有限。美国脑性瘫痪与发育医学会的一份报告指出，截至 2001 年，还没有一致支持 NDT 有效性的证据存在 [19]。在此应该指出的是 NDT 已经超越了在第二次世界大战后不久由 Bobath 引入的原始概念，并且近来年 NDT 方法似乎也包含了一些运动学习的原则。

前面所述的以任务为导向的方法的例子强调了运动学习原则的重要性，如强度、特异性和任务显著性。接下来我们会提供几个当代以任务为导向的训练方法的例子，这些方法主要集中在将上肢纳入运动学习，这可以被认为是使用依赖性的训练，因为它促使儿童参与活动，需要使用更受影响的肢体。

限制性诱导疗法

该疗法丰富的理论架构来自于基础科学（包括神经科学和运动学习），这些基础学科是基于强化实践的康复模型的基础应用。例如，长期以来人们注意到单侧病变或失去传入神经的猴子会忽视使用受累的一侧肢体，但如果未受累的一侧肢体受到约束它们则会去使用受累的一侧肢体，而这种限制使用的方式确实会使受累的一侧肢体功能得到改善 [145,153]。强制使用传入神经阻滞或受损的肢体，“残留（掩盖）能力”可能会重新出现这一想法推动了基于人类实践的强化疗法的发展。这一研究始于 20 世纪 80 年代由 Wlof 和其同事对偏瘫性脑卒中成人患者做的限制性使用的研究 [151,163]。随后，Taub 和其同事通过利用行为心理学（塑造）的原理增加了 6 小时的结构化活动 [146]。塑造包括通过逐步接近运动目标或根据患者的能力对任务难度进行分级 [117,138]，分步骤接近运动目标。它类似于本章前文描述的部分练习。积极干预涉及限制和结构化训练，逐步演变为限制性诱导运动疗法（constraint-induced movement trerapy，CIMT）。限制性诱导运动疗法可以被视为一种特殊的以任务为导向的训练，因为个体、任务和环境三者得到了广泛应用，尽管手臂功能性的使用比技能得到了更好的提升。这在卒中后的成人患者中已经获得强有力的证明 [165,166]。虽然这项研究结果很容易被误解，认为限制是至关重要的，但重要的是要注意最佳效果取决于目前为止所描述的运动学习原则的使用。举一个偏瘫动物的例子 [50]，对偏瘫的猫来说，其运动皮质的一个半球被 γ-氨基丁酸（GABA）的受体激活剂暂时灭活，对猫未受损的肢体进行限制，不进行任何训练，或是每天训练 1 小时，每周 5 天，持续 4 周。一个重要的发现是，只有接受技能训练的猫，其功能和突触可塑性才会正常化，因此，训练的作用成分很重要。

限制性诱导疗法治疗偏瘫儿童

要在儿童中使用 CIMT，必须改变整体方法，重点关注儿童能长期保持兴趣的活动上，因为儿童不像成人那样那么容易被激励进行日常生活活动或持续一段时间进行部分实践活动。通常，限制的时间必须随着限制类型的改变而改变。在研究中参与者的年龄（6 月龄到 18 岁）、纳入标准、治疗时间和强度（从常规护理计划到成人 CIMT 模型）、限制（手套、吊带和石膏）和结果测量方面存在差异 [22,40,78]。尽管这些方法上存在差异 [42]，但近年来的所有这些研究都报告了积极的结果 [8,129]。

重要的一点是，CIMT 不应被认为是一种一次性疗法，受累的单侧肢体受到尽可能多的限制（如使用石膏），而且不管年龄如何，都尽可能提供高的强度。虽然方法多样，但没有证据证明哪种限制更有效，但舒适安全应该是限制选择的关键因素 [42]。此外，研究人员还注意到，儿童仅每天 2 小时、每周训练 3 次即可获得单侧肢体功能的改善。最重要的是，CIMT 的重复剂量已经被证明具有累加效应（图 4.5）[24]。这表明维持潜在的侵入性计划和限制是没有任何优势的，相反，可以通过反复、强度较低的方法来实施 CIMT。综上所述，CIMT 只是一种以任务为导向，诱导强化训练（使用依赖训练）的方法。它可被视为儿童长期康复照护的一部分。

CIMT 运用了许多运动学习原理，其中包括部分和整体练习方法、修改任务以确保成功、主动解决问题、优化练习、反馈计划及在日常环境中将学习推广到表现。

尽管 CIMT 很有前景，但在将其应用于儿童时需要注意一些概念上的问题。首先，CIMT 的发展是为了克服成人偏瘫患者的习得性失用，并且促进技能的

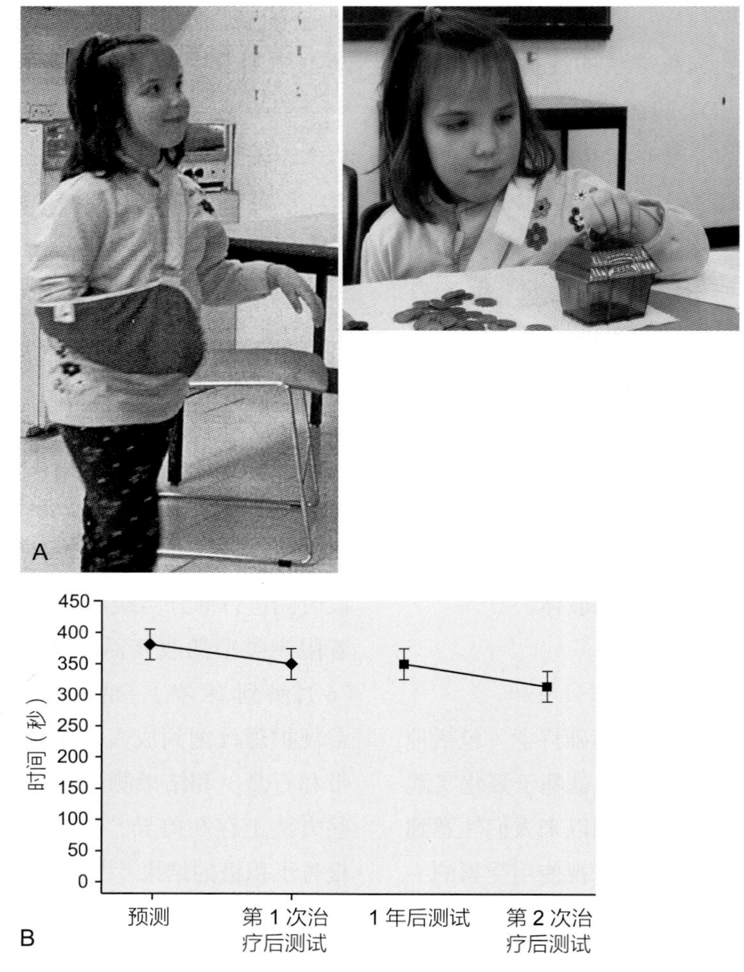

图 4.5 A 图中，受影响较小的上肢被棉布绷带限制，而受影响较大的上肢练习将硬币放入存钱罐。B 图中 8 名儿童接受 2 周的 CIMT 治疗；CIMT 治疗 12 个月后和第 2 次 CIMT 治疗后完成 Jebsen-Taylor 手功能测试的 6 个计时项目（写作除外）的平均标准误差（SEM）。更快的时间对应更好的表现。完成每个项目的最长允许时间上限为 120 秒，因此得分上限为 720 秒（B 改编自 Charles JR, Gordon AM: *A repeated course of constraint-induced movement therapy results in further improvement, Dev Med Child Neurol* 49:770-773, 2007.）

使用。这些成人失去了他们的上肢功能，并且通常有强动机来重新获得先前的学习功能行为。相比之下，儿童必须克服发育障碍，因此他们可能在许多任务中从未学会如何有效地使用受累的四肢，并且可能需要初次学习如何使用它。因此，治疗必须着眼于发育，并且必须考虑先前描述的运动学习原理。

其次，限制儿童受影响较小的肢体（尤其是使用石膏），可能会对其造成身体和心理上潜在的伤害，因此不能以与成人相同的强度对年幼或严重残障的儿童进行限制。必须记住，儿童受影响较少的那侧肢体仍在发育中。神经解剖学证据表明，脊髓皮质的细化和维持依赖于运动。在早期发育的关键期，限制一侧肢体的使用会降低它的分布、分支密度以及突触前束的密度[64,105,166]。这表明，如果过早地长时间限制，则可能会对受损程度较小的上肢造成很大的损害。因此，需要对儿童的治疗方案进行大幅度的修改。

最后，CIMT 侧重的是单手功能障碍，这对功能独立性和生活质量没有太大影响，因为偏瘫儿童具有一只功能良好的手[139]。在受到限制的情况下，将患侧手作为优势手进行训练可能会提高手的灵巧度，但缺乏训练的特异性，因为限制一旦解除，儿童还不知如何使用双手协作。例如，在双手活动中作为非优势手的辅助手。偏瘫儿童的双手时空协调能力存在障碍[65,165]，并且在整体运动规划上也存在障碍[141]。CIMT 不能解决这些问题，因此推广该方法可能并不是最佳选择。

解除限制：双侧训练

双侧上肢控制能力的发展是依赖两个脑半球之间运动竞争的结果，较活跃的一侧胜过较不活跃（受损）的一侧[44,104]。单侧脑损伤后两个脑半球的平衡发展可能有助于恢复运动功能，并且可能会在初级运动皮质中建立更正常的皮质脊髓束和运动代表区[51]。做到这点的一种方法是应用非侵入性脑刺激（noninvasive brain stimulation，NIBS），如重复性经颅磁刺激（transcranial magnetic stimulation，TMS）和经颅直流电刺激（transcranial directcurrent stimulation，DCS）。这些方法可用于抑制同侧通路的激活，并增强对侧通路的激活。这些方法在成人脑卒中康复中大有前途[49]，甚至可以促进运动学习[122]。在儿童治疗中，支持 NIBS 的证据非常有限。

从功能的角度来看，具体实践的原则表明，平衡两侧脑半球活动并且实现更好的双手控制的最佳方式是直接练习双手的运动协调。双手运动训练对脑卒中后的成人可能有效[21,123]。开发了一种适合儿童的任务导向性的强化功能训练，即双侧强化疗法（hand-arm bimanual intensive therapy，HABIT），旨在提高在双手任务期间使用上肢运动的数量和质量[23]。HABIT 是一种高度结构化的训练方式，长期用于儿科康复，保留了儿童 CIMT 的两个主要要素（强化的结构化实践和儿童友好）[23]。与 CIMT 类似，这种方法可以让儿童每天进行双手活动 6 小时，持续 10 ~ 15 天。然而，值得注意的是，这种方法没有使用身体限制，而是通过改造环境来激发双手运动。与其他在物理治疗和作业治疗中经常使用的功能训练方法类似，HABIT 涉及以任务为导向的训练，以实现有意义的目标。然而，它与这些方法的不同之处在于，它的强度更大，练习更有条理，而且儿童解决问题的时候更关注上肢在运动结束时的表现，不一定试图使运动正常化。

HABIT 的初始随机对照试验是在 20 例年龄 3.5 ~ 14 岁的患有偏瘫性脑性瘫痪的患儿中进行的。接受 HABIT 的儿童在“辅助手评估”中得分得到了提高，而未治疗的对照组则没有。接受 HABIT 的儿童使用上肢的频率增加，通过分析打开抽屉任务的运动学确定的双手运动协调表明[83]，接受 HABIT 后的儿童改善了四肢运动的时间协调。目标训练对单手运动或双手运动性能没有显著影响，但确实驱动了为了提高目标性能所需的运动学习。此后，进行的更广泛的随机试验中，对 CIMT 和 HABIT 及双手训练的其他变化进行了比较，所有这些研究都显示在单手运动能力和双手运动表现上的改善[32,45,162,67,228]。乍一看，这意味着缺乏训练的特异性，因为这两种方法都可以实现单手和双手运动功能的改进[14]。然而，后续研究表明，儿童和照护者确定的目标中有 85% 的动作本质上是需要双手运动的，并且双手训练（HABIT）在实现这些目标方面具有更佳的效果。其次，对打开抽屉任务的运动学分析表明，患儿在接受 HABIT 之后，两只手的时空协调方面有了更大的改善。需要注意的是，尽管尚未测试，但 CIMT 可能适用于相同的逻辑：单手运动协调和运动范围有较大改善。虽然这些方法有许多类似的方面。并且可以根据需要进行组合，但每种方法可能会有不同的响应者。例如，有人提出，在发育早期进行大脑重组的儿童，其大脑的一侧控制双手（同侧皮质脊髓投射到脊髓神经）的反应程度似乎比正常儿童较低[42,95]。尽管如此，CIMT 和双手训练不是一次性的疗法，可以在一段时间内对某一特定的个体进行实施。

应该注意的是，先前所述的基于运动学习的强化方法费用较高，逻辑上有挑战性，并且不太可能适合所有患有 CP 的儿童（如年龄较小的儿童）。在替代环境中提供的分布更广泛的模型可能更适合某些儿童和家庭。CIMT 和 HABIT 都证明，如果在学校环境中每天仅提供 2 小时，都可以比基于 NDT 的疗法获得更大的改善[53]。当在家庭环境中提供时，CIMT 和双手训练都显示出了效果[130]。但是，这不应该被视为替代专业人员提供的疗法的方法，其成功很可能取决于这些专业人员的质量培训和监督。

双下肢

应当指出的是，所有证据充分的方法都针对 CP 儿童的上肢，尚无证据支持针对下肢的特定方法[113]。然而，对双侧训练的适应，包括下肢（hand-arm bimanual intensive training including the lower extremities，HABIT-ILE）的双侧双向强化训练，已被证明是有希望改善功能的[10]。这种方法同时运用了上肢和下肢，前提是这两个部位通常在日常活动中一起使用。采用交叉设计，儿童最初被随机分配到 90 小时的 HABIT-ILE 训练的试验组和在比利时提供的常规护理对照组。后者主要侧重于运动模式的规范化（即 NDT 或类似方法）。然后，两个小组进行交换以接受另一种疗法。结果发现，HABIT-ILE 组的儿童最初在上肢和下肢功能上都有显著改善，而在常规护理对照组中则没有发生这种变化。当对照组转到 HABIT-ILE 训练时，则表现出功能上的改善。

运动活动的显著性

鉴于任务突出的重要性（尤其是涉及长时间工作的训练），为了使康复保持有效，它必须不断发展，以包含有意义和令人愉快的活动，包括视频游戏。儿童平均每周要玩 8 个小时的视频游戏[27]。在视频 / 虚拟环境中，由于个人的运动障碍（如虚弱、活动范围受限），他们可能会出现在现实世界中无法实现的动作。因此，这种可能性会产生新颖而有趣的结果，并可能增强功能性训练的学习效果，因此有可能为适当的努力提供正向的 KR。视频游戏平台，游戏机和软件的选择应考虑：①练习者的初始能力；②目标的特定运动障碍；③治疗是针对一侧或双侧上肢；④在动作难度方面取得进步的能力；⑤执行者的年龄和兴趣。尽管虚拟现实和视频游戏的使用确实在康复中获得了发展，但目前尚缺乏证据证明视频游戏本身具有功效。像 HABIT 和 CIMT 一样，它只是进行任务导向训练的一种方式，对保持动机和提供奖励可能具有潜在的好处。本章前面已显示这对于运动学习和增强可塑性很重要。

目前有两种基于视频或虚拟现实（virtualreality，VR）的训练方法纳入儿科康复中[16]。第一种方法是针对特定缺陷或特定动作的游戏，这对于通过将所需运动的增益转换为作为反馈提供的虚拟动作来获得成功的动作可能特别有用。因此，可以通过创建需要这种动作的游戏，并再次调整显示动作所需的增益，来针对特定的运动障碍（如手腕伸展）。这种方法是有希望的，将来可能会成为未来儿童康复的重要组成部分。但是，要想取得成功，这些形式的小儿康复必须遵循先前所述的原则（尤其是显著性原则）。同时，一个很大的限制是构建和编程设备的费用，这些设备既有趣又灵活，并且可以通过适当地改进来进行训练以保持足够的挑战。此类活动可以解决各种年龄段的一系列运动障碍。在临床环境中，开发、测试和实施之间通常会存在相当大的延迟。尽管随着机器人辅助疗法的普及，所采用的任务（通常是中心任务，参与者必须将屏幕上的光标沿直线移动到同心布置的目标）通常仍然无用，因此无法有效地最大化运动能力学习和泛化。许多机器人辅助设备都专注于纠正运动模式（提供模板），在某些情况下，还可以被动地移动肢体。当然，这些技术确实有希望，并且将越来越多地成为治疗服务的一部分或补充。但是，为了使这些方法起作用，他们需要涉及自主运动，参与者的身心努力，高强度的训练及包括解决问题在内的多变性练习，同时对参与者继续有意义。

第二种方法是使用或修改市售的康复游戏系统（如日本京都南区的任天堂 Nintendo Wii/Wii-Fit；华盛顿州雷德蒙德的 Microsoft Kinect）。尽管市售的运动捕捉 VR 系统是专门为康复而量身定制的，但其因成本问题可能会限制其大规模应用。因此，商业化的主流游戏具有明显的优势，那就是游戏开发商会不断对其进行更新，以保持儿童的兴趣并为大多数儿童所熟悉。此外，与现有的康复设备和游戏的多样性相比，商业化游戏在最初的使用投资最少。然而，一个主要的限制是，这些设备的创建并不是为了激发残疾儿童的特定动作，并且可能没有足够敏感的传感器将细微的动作转化为游戏表现的提高。在自由游戏过程中，儿童可能会选择那些只需要一侧（非偏瘫的）上肢就可以执行的游戏或游戏机，或者只需要对受累的上肢进行最少（稳定性）运动的游戏或游戏机。

矛盾的是，由于儿童通常在家里玩电子游戏，而简单的持续游戏行为可能对改善运动既无益且不够具体，还不足以引起运动变化和游戏能力的提高。因此，治疗师必须有创造性地选择游戏来针对特定的运动障碍，并在游戏过程中激发儿童对运动的学习兴趣。必须考虑如何使用每侧上肢的规则，以及动作难度超越游戏速度和准确性要求的挑战（例如，增加腕部负重以提高上肢力量，通过让儿童在玩耍时坐在瑜伽球上来挑战平衡）。鉴于这些局限性，游戏应被视为对现实世界中以任务为导向的重要活动的补充，而不是替代。

注意事项

值得注意的是，绝大多数成人和儿童的运动学习研究都是在严格控制的实验室环境中进行的。这使得研究人员可以找出那些可能影响运动学习的重要因素，但同时也有一定的局限性，因为我们并不能完整地知道训练的哪些方面转移到了功能性的复杂任务学习中。成人运动学习的重点是利用技术来研究中心任务或达到扰动研究，在这种情况下，受试者需要学习新的运动技能。这样的范式对于研究受试者如何在新的条件下调整习得的动作模式是有用的，但我们不知道它们是如何告知我们去学习复杂的、熟练的任务，尤其是在身体条件受到限制的儿童患者中。

虽然训练方案强调了强化训练，但需要注意的是，仅练习运动技能可能会削弱康复的潜力，特别是对正在发育的婴儿。建议关注 4 个互相关联的方面，以广泛提升未来的能力，并满足早期干预的目标，最大限度地提升儿童的学习潜力：①基于文化 / 社会背景下的感知 – 运动体验形成认知；②通过早期行为的探索促进发育；③探索机会有限的婴儿和儿童面临广泛发育障碍的风险；④针对探索行为的早期干预可能对提高运动能力有效。这一基本原理构成了在发育早期使用灵活的辅助器具的依据 [82]。此外，通过对动作的观察和有力的动作体验，婴儿将逐渐发展出更复杂的动作理解能力 [75]。

最后，应该强调的是，干预措施必须以家庭为中心。这种方法强调每个家庭都是独一无二的，家庭是孩子生活中的永恒，家庭成员是孩子能力和需求方面的有效引导者。因此，家庭与专业康复人员协同合作，根据儿童情况和家庭所能接受的治疗，作出明智的决定。其中一种方法，应对和照护有特殊需要的婴儿（coping with and caring for infants with special needs，COPCA），这是一个以家庭为中心的项目，它鼓励处于平等伙伴关系中的家庭成员发现自己的策略，并自行决定优先事项和干预措施 [36]。

总结

本章描述了由个体、任务和儿童执行任务的环境组成的三元组合。我们讨论了从成人和儿童的研究中得出的相关运动学习原则，其中大部分受试者并没有残疾。这包括了与技能发展相关的运动技能分类、在运动学习中获得的知识类型、运动学习的不同类型和阶段、指导方法、反馈类型和频率、训练计划的类型、整体和部分实践的可变性和特异性，以及心理实践的好处。我们强调了儿童和成人在运动学习方面的重要差异。我们讨论了信息处理能力和处理 / 记忆能力下降对儿童造成的影响、反馈的影响，以及练习的类型和数量。我们发现，技能是在大量的长时间的练习中产生的。我们证明，尽管有许多相似之处，但儿童的学习方式可能与成人的学习方式不太一样。要消除这些差异，还需要进行更多的研究。

在康复背景下，我们应该了解，与成人不同，儿童的学习必须发生在发育的背景下。在这个背景下，儿童首先要学习与其年龄相符的技能。我们证明了训练强度的重要性，提供强化的、以任务为导向的训练方法，如限制性诱导运动疗法和双侧训练，并讨论了如何将任务和环境作为三元组合的一部分来优化学习。我们展示了个性化训练的重要性，并从神经科学文献中提供了有关如何利用和最大化神经可塑性的重要线索。特别是，我们发现当任务对执行者有意义时，神经可塑性会增强。最后，我们提供了一个针对特定运动障碍的视频游戏任务的例子。我们讨论了现有知识的局限性，并预测了儿科康复研究的方向，以充分结合运动学习的实践。

尽管现在有相当多的证据证明运动学习方法的有效性，但运动学习方法在儿科康复中的应用仍然普及较慢。虽然治疗师可能会在他们的治疗方案中悄悄应用运动学习原理，但需要明确这些应用原理来确定方法的有效性。未来几年，儿童治疗师面临的一个挑战将是确定本章所描述的运动学习原理如何与成人研究的结果相区别，并消除这些差异。虽然训练的强度是一个变量，但在今后以任务为导向的训练方法中，它必然会成为一个重要因素，并且对确定干预计划至关重要 [134]。

（侯玲英　译，窦　娜　审）

参考文献

1. Aarts PB, et al.: The Pirate group intervention protocol: description

and a case report of a modified constraint-induced movement therapy combined with bimanual training for young children with unilateral spastic cerebral palsy, *Occup Ther Int* 19:76–87, 2012.
2. Adolph KE: Learning to move, *Curr Dir Psychol Sci* 17:213–218, 2012.
3. Adolph KE, et al.: How do you learn to walk? Thousands of steps and dozens of falls per day, *Psychol Sci* 23:1387–1394, 2012.
4. Ahl LE, et al.: Functional therapy for children with cerebral palsy: an ecological approach, *Dev Med Child Neurol* 47:613–619, 2004.
5. Al-Oraibi S, Eliasson AC: Implementation of constraint-induced movement therapy for young children with unilateral cerebral palsy in Jordan: a home-based model, *Disabil Rehabil* 33:2006–2012, 2011.
6. Albert F, et al.: Sensorimotor memory of object weight distribution during multidigit grasp, *Neurosci Lett* 463:188–193, 2009.
7. Allami N, et al.: Visuo-motor learning with combination of different rates of motor imagery and physical practice, *Exp Brain Res* 184:105–113, 2008.
8. Andersen J, et al.: Intensive upper extremity training for children with hemiplegia: from science to practice, *Sem Pediatr* 20:100–105, 2013.
9. Anttila H, et al.: Effectiveness of physical therapy interventions for children with cerebral palsy: a systematic review, *BMC Pediatr* 24:8–14, 2008.
10. Bleyenheuft Y, Gordon AM: Precision grip in congenital and acquired hemiparesis: similarities in impairments and implications for neurorehabilitation, *Front Hum Neurosci* 8:459, 2014.
11. Bleyenheuft Y, et al.: Hand and arm bimanual intensive therapy including lower extremity (HABIT-ILE) in children with unilateral spastic cerebral palsy: a randomized trial, *Neurorehabil Neural Repair* 29:645–657, 2015.
12. Bo J, Contreras-Vidal, et al.: Effects of increased complexity of visuo-motor transformations on children's arm movements, *Hum Mov Sci* 25:553–567, 2006.
13. Bower E, et al.: A randomised controlled trial of different intensities of physiotherapy and different goal-setting procedures in 44 children with cerebral palsy, *Dev Med Child Neurol* 38:226–237, 1996.
14. Brandã MB, et al.: Functional impact of constraint-therapy and bimanual training in children with cerebral palsy, *Am J Occup Ther* 66:320–329, 2012.
15. Brandao M, et al.: Comparison of structured skill and unstructured practice during intensive bimanual training in children with unilateral spastic cerebral palsy, *Neurorehabil Neural Repair* 28:452–461, 2014.
16. Buszard T, et al.: Modifying equipment in early skill development: a tennis perspective, *Res Q Exerc Sport* 85:218–225, 2014.
17. Bryan WL, Harter N: Studies on the telegraphic language: the acquisition of a hierarchy of habits, *Psychol Rev* 6:345–375, 1899.
18. Burtner PA, et al.: Motor learning in children with hemiplegic cerebral palsy: feedback effects on skill acquisition, *Dev Med Child Neurol* 56:259–266, 2014.
19. Butler C, Darrah J: Effects of neurodevelopmental treatment (NDT) for cerebral palsy: an AACPDM evidence report, *Dev Med Child Neurol* 43:778–790, 2001.
20. Carr J, Shephert RB: A motor learning model for stroke rehabilitation, *Physiotherapy* 75:372–380, 1989.
21. Cauraugh JH, et al.: Upper extremity improvements in chronic stroke: coupled bilateral load training, *Restor Neurol Neurosci* 27:17–25, 2009.
22. Charles J, Gordon AM: A critical review of constraint-induced movement therapy and forced use in children with hemiplegia, *Neural Plasticit* 12:245–261, 2005.
23. Charles J, Gordon AM: Development of hand-arm bimanual intensive training (HABIT) for improving bimanual coordination in children with hemiplegic cerebral palsy, *Dev Med Child Neurol* 48:931–936, 2006.
24. Charles JR, Gordon AM: A repeated course of constraint-induced movement therapy results in further improvement, *Dev Med Child Neurol* 49:770–773, 2007.
25. Charles J, et al.: Efficacy of a child-friendly form of constraint-induced movement therapy in hemiplegic cerebral palsy: a randomized control trial, *Dev Med Child Neurol* 48:635–642, 2006.
26. Chiviakowsky S, Drews R: Effects of generic versus non-generic feedback on motor learning in children, *PLoS One* 9:e88989, 2014.
27. Cummings HM, Vandewater EA: Relation of adolescent video game play to time spent in other activities, *Arch Pediatr Adolesc Med* 161:684–689, 2007.
28. Cohen-Holzer M, et al.: The effect of combining daily restraint with bimanual intensive therapy in children with hemiparetic cerebral palsy: a self-control study, *NeuroRehabilitation* 29:29–36, 2011.
29. Czernochowski D, et al.: Age-related differences in familiarity and recollection: ERP evidence from a recognition memory study in children and young adults, *Cogn Affect Behav Neurosci* 5:417–433, 2005.
30. Damiano DL, DeJong SL: A systematic review of the effectiveness of treadmill training and body weight support in pediatric rehabilitation, *J Neurol Phys Ther* 33:27–44, 2009.
31. Dede C: Immersive interfaces for engagement and learning, *Science* 323:66–69, 2009.
32. Deppe W, et al.: Modified constraint-induced movement therapy versus intensive bimanual training for children with hemiplegia - a randomized controlled trial, *Clin Rehabil* 27:909–920, 2013.
33. Deutsch JE, et al.: Use of a low-cost, commercially available gaming console (Wii) for rehabilitation of an adolescent with cerebral palsy, *Phys Ther* 88:1196–1207, 2008.
34. Dickstein R, Deutsch JE: Motor imagery in physical therapy, *Phys Ther* 87:942–953, 2007.
35. Dickstein R, et al.: EMG activity in selected target muscles during imagery rising on tiptoes in healthy adults and poststroke hemiparetic patients, *J Mot Behav* 37:475–483, 2005.
36. Dirks T, Hadders Algra M: the role of the family in intervention of infants at high risk of cerebral palsy: a systematic analysis, *Dev Med Child Neurol* 53(Suppl 4):62–67, 2011.
37. Duff SV, Gordon AM: Learning of grasp control in children with hemiplegic cerebral palsy, *Dev Med Child Neurol* 45:746–757, 2003.
38. Eliasson AC, et al.: Clinical experience of constraint induced movement therapy in adolescents with hemiplegic cerebral palsy: a day camp model, *Dev Med Child Neurol* 45:357–359, 2003.
39. Eliasson AC, et al.: Development of hand function and precision grip control in individuals with cerebral palsy: a 13-year follow-up study, *Pediatrics* 118:e1226–e1236, 2006.
40. Eliasson AC, Gordon AM: Constraint-induced movement therapy for children with hemiplegia. In Eliasson AC, Burtner P, editors: *Improving hand function in children with cerebral palsy: theory, evidence and intervention: clinics in developmental medicine*, London, 2008, MacKeith Press, pp 308–319.
41. Eliasson AC, et al.: Effects of constraint-induced movement therapy in young children with hemiplegic cerebral palsy: an adapted model, *Dev Med Child Neurol* 47:266–275, 2005.
42. Eliasson AC, et al.: Guidelines for future research in constraint-induced movement therapy for children with unilateral cerebral palsy: an expert consensus, *Dev Med Child Neurol* 56:125–137, 2014.
43. Ericsson KA, Charness N: Expert performance: its structure and acquisition, *Am Psychologist* 49:725–747, 1994.
44. Eyre JA: Corticospinal tract development and its plasticity after perinatal injury, *Neurosci Biobehav Rev* 31:1136–1149, 2007.
45. Facchin P, et al.: Multisite trial comparing the efficacy of constraint-induced movement therapy with that of bimanual intensive training in children with hemiplegic cerebral palsy: postintervention results, *Am J Phys Med Rehab* 90:539–553, 2011.
46. Ferrel-Chapus C, et al.: Visuomanual coordination in childhood: adaptation to visual distortion, *Exp Brain Res* 144:506–517, 2002.
47. Flores FS, et al.: Benefits of external focus instructions on the learning of a balance task in children of different ages, *Int J Sport Psychol* 46:311–320, 2015.

48. Forssberg H: Neural control of human motor development, *Curr Opin Neurobiol* 9:676–682, 1999.
49. Fregni F, Pascual-Leone A: Technology insight: noninvasive brain stimulation in neurology-perspectives on the therapeutic potential of rTMS and tDCS, *Nat Clin Pract Neurol* 3:383–393, 2007.
50. Friel K, et al.: Using motor behavior during an early critical period to restore skilled limb movement after damage to the corticospinal system during development, *J Neurosci* 23:9265–9276, 2012.
51. Friel KM, Martin JH: Bilateral activity-dependent interactions in the developing corticospinal system, *J Neurosci* 27:11083–11090, 2007.
52. Gallagher JD, Thomas JR: Effects of varying post-KR intervals upon children's motor performance, *J Mot Behav* 12:41–56, 1980.
53. Gelkop N, et al.: Efficacy of constraint-induced movement therapy and bimanual training in children with hemiplegic cerebral palsy in an educational setting, *Phys Occup Ther Pediatr* 35:24–39, 2015.
54. Gentile AM: A working model of skill acquisition with application to teaching, *Quest Monograph* 17:3–23, 1972.
55. Gentile AM: Skill acquisition: action, movement, and neuromotor processes. In Carr JH, et al., editors: *Movement science: foundations for physical therapy in rehabilitation*, Rockville, MD, 1987, Aspen, pp 93–154.
56. Gentile AM: Implicit and explicit processes during acquisition of functional skills, *Scand J Occup Ther* 5:7–16, 1998.
57. Gentile AM: Skill acquisition: action, movement, and neuromotor processes. In Carr JH, Shepherd RB, editors: *Movement science: foundations for physical therapy in rehabilitation*, ed 2, Rockville, MD, 2000, Aspen, pp 111–187.
58. Gillick BT, et al.: Primed low-frequency repetitive transcranial magnetic stimulation and constraint-induced movement therapy in pediatric hemiparesis: a randomized controlled trial, *Dev Med Child Neurol* 56:44–52, 2014.
59. Gordon AM: Development of hand motor control. In Kalverboer AF, Gramsbergen A, editors: *Handbook of brain and behaviour in human development*, Dordrecht, 2001, Kluwer Academic, pp 513–537.
60. Gordon AM, et al.: Efficacy of a hand-arm bimanual intensive therapy (HABIT) for children with hemiplegic cerebral palsy: a randomized control trial, *Dev Med Child Neurol* 49:830–838, 2007.
61. Gordon AM, et al.: Methods of constraint-induced movement therapy for children with hemiplegic cerebral palsy: development of a child-friendly intervention for improving upper extremity function, *Arch Phys Med Rehabil* 86:837–844, 2005.
62. Gordon AM, et al.: Both constraint-induced movement therapy and bimanual training lead to improved performance of upper extremity function in children with hemiplegia, *Dev Med Child Neurol* 50:957–958, 2008.
63. Gordon AM, Duff SV: Fingertip forces during object manipulation in children with hemiplegic cerebral palsy. I: anticipatory scaling, *Dev Med Child Neurol* 41:166–175, 1999.
64. Gordon AM, Friel K: Intensive training of upper extremity function in children with cerebral palsy. In Hermsdoerfer J, Nowak DA, editors: *Sensorimotor control of grasping: physiology and pathophysiology*, New York, 2008, Cambridge University Press, pp 438–457.
65. Gordon AM, Steenbergen B: Bimanual coordination in children with cerebral palsy. In Eliasson AC, Burtner P, editors: *Improving hand function in children with cerebral palsy: theory, evidence and intervention: clinics in developmental medicine*, London, 2008, MacKeith Press, pp 160–175.
66. Gordon AM, Okita SY: Augmenting pediatric constraint-induced movement therapy and bimanual training with video gaming, *Technol Disabil* 22:179–191, 2010.
67. Gordon AM, et al.: Bimanual training and constraint-induced movement therapy in children with hemiplegic cerebral palsy: a randomized trial, *Neurorehabili Neural Repair* 25:692–702, 2011.
68. Gordon AM: To constrain or not to constrain, and other stories of intensive upper extremity training for children with unilateral cerebral palsy, *Dev Med Child Neurol* 53(S4):56–61, 2011.
69. Gorter H, et al.: Changes in endurance and walking ability through functional physical training in children with cerebral palsy, *Pediatr Phys Ther* 21:31–37, 2009.
70. Granda J, et al.: Effects of different practice conditions on acquisition, retention, and transfer of soccer skills by 9-year-old schoolchildren, *Percept Mot Skills* 106:447–460, 2008.
71. Granda J, Medina MM: Practice schedule and acquisition, retention and transfer of a throwing task in 6 year old children, *Percept Mot Skills* 96:1015–1024, 2003.
72. Green D, et al.: A multi-site study of functional outcomes following a themed approach to hand-arm bimanual intensive therapy (HABIT) for children with hemiplegia, *Dev Med Child Neurol* 55:527–533, 2013.
73. Haley SM, et al.: *Pediatric evaluation of disability inventory (PEDI)*, Boston, MA, 1992, New England Medical Center Hospitals.
74. Harlow HF: The formation of learning sets, *Psychol Rev* 56:51–65, 1949.
75. Hunnius S, Bekkering H: What are you doing? How active and observational experience shape infants' action understanding, *Philos Trans R Soc Lond B Biol Sci* 369:20130490, 2014.
76. Herbert EP, et al.: A comparison of three practice schedules along the contextual interference continuum, *Res Q Exerc Sport* 68:357–361, 1996.
77. Himmelmann K, et al.: The changing panorama of cerebral palsy in Sweden, IX. Prevalence and origin in the birth-year period 1995-1998, *Acta Paediatrica* 94:287–294, 2005.
78. Hoare B, et al.: Constraint-induced movement therapy in the treatment of the upper limb in children with hemiplegic cerebral palsy: a Cochrane systematic review, *Clin Rehabil* 21:675–685, 2007.
79. Holmefur M, et al.: Longitudinal development of hand function in children with unilateral cerebral palsy, *Dev Med Child Neurol* 52:352–357, 2010.
80. Howle JM: *Neuro-developmental treatment approach: theoretical foundations and principles of clinical practice*, Laguna Beach, CA, 2003, Neuro-Developmental Treatment Association.
81. Hu Y, et al.: A model of coupling between grip aperture and hand transport during human prehension, *Exp Brain Res* 167:301–304, 2005.
82. Huang HH, et al.: Modified toy cars for mobility and socialization: case report of a child with cerebral palsy, *Pediatr Phys Ther* 26:76–84, 2014.
83. Hung YC, et al.: Bimanual coordination during a goal-directed task in children with hemiplegic cerebral palsy, *Dev Med Child Neurol* 46:746–753, 2004.
84. Iacoboni M, Mazziotta JC: Mirror neuron system: basic findings and clinical applications, *Ann Neurol* 62:213–218, 2007.
85. Islam M, et al.: Is outcome of constraint-induced movement therapy in unilateral cerebral palsy dependent on corticomotor projection pattern and brain lesion characteristics? *Dev Med Child Neurol* 56:252–258, 2014.
86. Hung Y-C, et al.: The effect of training specificity on bimanual coordination in children with hemiplegia, *Res Dev Disabil* 32:2724–2731, 2011.
87. Jarus T, Goverover Y: Effects of contextual interference and age on acquisition, retention and transfer of motor skills, *Percept Mot Skills* 88:437–447, 1999.
88. Jarus T, Gutman T: Effects of cognitive processes and task complexity on acquisition, retention, and transfer of motor skills, *Can J Occup Ther* 68:280–289, 2001.
89. Kantak SS, et al.: Motor learning in children with cerebral palsy: implications for rehabilitation. In Eliasson AC, Burtner P, editors: *Improving hand function in children with cerebral palsy: theory, evidence and intervention. Clinics in developmental medicine*, London, 2008, MacKeith Press, pp 260–275.
90. Karatekin C, et al.: Regulation of cognitive resources during sustained attention and working memory in 10-year-olds and adults, *Psychophysiology* 44:128–144, 2007.

91. Ketelaar M, et al.: Effects of a functional therapy program on motor abilities of children with cerebral palsy, *Phys Ther* 81:1534–1545, 2001.
92. Kirton A, et al.: Cortical excitability and interhemispheric inhibition after subcortical pediatric stroke: plastic organization and effects of rTMS, *Clin Neurophysiol* 121:1922–1929, 2010.
93. Kleim JA, et al.: Functional reorganization of the rat motor cortex following motor skill learning, *J Neurophysiol* 80:3321–3325, 1998.
94. Kolobe TH, et al.: Research Summit III proceedings on dosing in children with an injured brain or cerebral palsy, *Phys Ther* 94:907–920, 2014.
95. Kuhnke N, et al.: Do patients with congenital hemiparesis and ipsilateral corticospinal projections respond differently to constraint-induced movement therapy? *Dev Med Child Neurol* 50:898–903, 2008.
96. Lagers-van Haselen GC, et al.: Copying strategies for patterns by children and adults, *Percept Mot Skills*, 603-615, 2007.
97. Lambert J, Bard C: Acquisition of visual manual skills and improvement of information processing capabilities in 6 to 10 year-old children performing a 2D pointing task, *Neurosci Lett* 377:1–6, 2005.
98. Lang CE, et al.: Counting repetitions: an observational study of outpatient therapy for people with hemiparesis post-stroke, *J Neurol Phys Ther* 31:3–10, 2007.
99. Lee TD, Genovese ED: Distribution of practice in motor skill acquisition: different effects for discrete and continuous tasks, *Res Q Exerc Sport* 59:277–287, 1989.
100. Lynch JA, et al.: Effect on performance of learning a Pilates skill with or without a mirror, *J Bodyw Mov Ther* 13:283–290, 2008.
101. Magill RA: Augmented feedback in motor skill acquisition. In Singer RN, et al., editors: *Handbook of research on sport psychology*, New York, 2001, John Wiley & Sons, pp 86–114.
102. Magill RA, Anderson DA: *Motor learning and control: concepts and applications*, ed 10, New York, 2014, McGraw-Hill.
103. Magill RA, Hall KG: A review of the contextual interference effect in motor skill acquisition, *Hum Mov Sci* 9:241–289, 1990.
104. Mantyla T, et al.: Time monitoring and executive functioning in children and adults, *J Exp Child Psychol* 96:1–19, 2007.
105. Martin JH, et al.: Corticospinal system development depends on motor experience, *J Neurosci* 24:2122–2132, 2004.
106. Martin JH, et al.: Activity- and use-dependent plasticity of the developing corticospinal system, *Neurosci Biobehav Rev* 31:1125–1135, 2007.
107. Mutlu A, et al.: Treadmill training with partial body-weight support in children with cerebral palsy: a systematic review, *Dev Med Child Neurol* 51:268–275, 2009.
108. Naka M: Repeated writing facilitates children's memory for pseudocharacters and foreign letters, *Mem Cognit* 26:804–809, 1998.
109. Naylor J, Briggs G: Effects of task complexity and task organization on the relative efficiency of part and whole training methods, *J Exp Psychol* 65:217–244, 1963.
110. Neilson PD, et al.: Control of isometric muscle activity in cerebral palsy, *Dev Med Child Neurol* 32:778–788, 1990.
111. Nilsen DM, Gillen G, Gordon AM: Use of mental practice to improve upper limb recovery post-stroke: a systematic review, *Am J Occup Ther* 64(5):695–708, 2010.
112. Novak I, et al.: A systematic review of interventions for children with cerebral palsy: state of the evidence, *Dev Med Child Neurol* 55:885–910, 2013.
113. Novak I: Evidence-based diagnosis, health care, and rehabilitation for children with cerebral palsy, *J Child Neurol* 29:1141–1156, 2014.
114. O'Dwyer NJ, Neilson PD: Voluntary muscle control in normal and athetoid dysarthric speakers, *Brain* 111:877–899, 1988.
115. Ostendorf CG, Wolf SL: Effect of forced use of the upper extremity of a hemiplegic patient on changes in function: a single-case design, *Phys Ther* 61:1022–1028, 1981.
116. Page SJ, et al.: Cortical plasticity following motor learning during mental practice in stroke, *Neurorehabil Neural Repair* 23:382–388, 2009.
117. Panyan MC: *How to use shaping*, Lawrence, KS, 1980, H & H Enterprises.
118. Plautz EJ, et al.: Effects of repetitive motor training on movement representations in adult squirrel monkeys: role of use versus learning, *Neurobiol Learn Mem* 74:27–55, 2000.
119. Pollock BJ, Lee TD: Dissociated contextual interference effects in children and adults, *Percept Mot Skills* 84:851–858, 1997.
120. Proteau L: On the specificity of learning and the role of visual information for movement control. In Proteau L, Elliott D, editors: *Vision and motor control*, Amsterdam, 1992, North-Holland, pp 67–103.
121. Rameckers EA, et al.: Botulinum toxin-a in children with congenital spastic hemiplegia does not improve upper extremity motor-related function over rehabilitation alone: a randomized controlled trial, *Neurorehabil Neural Repair* 23:218–225, 2009.
122. Reis J, et al.: Noninvasive cortical stimulation enhances motor skill acquisition over multiple days through an effect on consolidation, *Proc Natl Acad Sci U S A* 106:1590–1595, 2009.
123. Rose DK, Winstein CJ: Bimanual training after stroke: are two hands better than one? *Top Stroke Rehabil* 11:20–30, 2004.
124. Rosenbaum PL, et al.: Prognosis for gross motor function in cerebral palsy: creation of motor development curves, *JAMA* 288:1357–1363, 2002.
125. Rosenbaum P: Family and quality of life: key elements in intervention in children with cerebral palsy, *Devel Med Child Neurol* 53(Suppl 4):68–70, 2011.
126. Russell D, et al.: *Manual for the gross motor function measure*, Hamilton, Ontario, Canada, 1993, McMaster University.
127. Saemi E, et al.: Practicing along the contextual interference continuum: a comparison of three practice schedules in an elementary physical education setting, *Kinesiology* 44:191–198, 2012.
128. Sakzewski L, et al.: Randomized trial of constraint-induced movement therapy and bimanual training on activity outcomes for children with congenital hemiplegia, *Dev Med Child Neurol* 53:313–320, 2011.
129. Sakzewski L, et al.: The state of the evidence for intensive upper limb therapy approaches for children with unilateral cerebral palsy, *J Child Neurol* 11:1077–1090, 2014.
130. Sakzewski L, et al.: Randomized comparison trial of density and context of upper limb intensive group versus individualized occupational therapy for children with unilateral cerebral palsy, *Dev Med Child Neurol* 57:539–547, 2015.
131. Salimi I, et al.: Selective use of visual information signaling objects' center of mass for anticipatory control of manipulative fingertip forces, *Exp Brain Res* 150:9–18, 2003.
132. Salimi I, et al.: Specificity of internal representations underlying grasping, *J Neurophysiol* 84:2390–2397, 2000.
133. Salmoni AW, et al.: Knowledge of results and motor learning: a review and reappraisal, *Psychol Bull* 95:355–386, 1984.
134. Schertz M, Gordon AM: Changing the model: a call for re-examination of intervention approaches & translational research in children with developmental disabilities, *Dev Med Child Neurol* 51:6–7, 2009.
135. Schumann-Hengsteler R: Children's and adults' visuospatial memory: the game concentration, *J Genet Psychol* 157:77–92, 1996.
136. Shapiro DC: Knowledge of results and motor learning in preschool children, *Res Q* 48:154–158, 1977.
137. Shumway-Cook A, et al.: Effect of balance training on recovery of stability in children with cerebral palsy, *Dev Med Child Neurol* 45:591–602, 2003.
138. Skinner B: *The technology of teaching*, New York, 1968, Appleton-Century-Crofts.
139. Sköd A, et al.: Performing bimanual activities: the experiences of young persons with hemiplegic cerebral palsy, *Am J Occup Ther*

58:416–425, 2004.
140. Small SL, et al.: The mirror neuron system and the treatment of stroke, *Dev Psychobiol* 54:293–310, 2012.
141. Steenbergen B, et al.: Motor planning in congenital hemiplegia, *Disabil Res* 29:13–23, 2007.
142. Steenbergen B, et al.: Motor imagery training in hemiplegic cerebral palsy: a potentially useful therapeutic tool for rehabilitation, *Dev Med Child Neurol* 51:690–696, 2009.
143. Ste-Marie DM, et al.: High levels of contextual interference enhance handwriting skill acquisition, *J Mot Behav* 36:115–126, 2004.
144. Sullivan KJ, et al.: Motor learning in children: feedback effects on skill acquisition, *Phys Ther* 88:720–732, 2008.
145. Taub E, Shee LP: *Somatosensory deafferentation research with monkeys: implications for rehabilitation medicine*, Baltimore/London, 1980, Williams & Wilkins.
146. Taub E, Wolf SL: Constraint-induced (CI) movement techniques to facilitate upper extremity use in stroke patients, *Top Stroke Rehabil* 3:38–61, 1997.
147. Thelen E: Motor development: a new synthesis, *Am Psychol* 50:79–95, 1995.
148. Thomas JR: Children's control, learning, and performance of motor skills, *Res Q Exerc Sport* 71:9, 2000.
149. Thorndike EL: *Educational psychology: briefer course*, New York, 1914, Columbia University Press.
150. Thorndike EL, Woodworth RS: The influence of improvement in one mental function upon the efficiency of other functions, *Psychol Rev* 8:247–261, 1901.
151. Thorpe DE, Valvano J: The effects of knowledge of performance and cognitive strategies on motor skill learning in children with cerebral palsy, *Pediatr Phys Ther* 14:2–15, 2002.
152. Totsika V, Wulf G: The influence of external and internal foci of attention on transfer to novel situations and skills, *Res Q Exerc Sport* 74:220–225, 2003.
153. Tower SS: Pyramidal lesion in the monkey, *Brain (London)* 63:36, 1940.
154. Trombly C: Clinical practice guidelines for post-stroke rehabilitation and occupational therapy practice, *Am J Occup Ther* 49:711–714, 1995.
155. Ulrich DA, et al.: Effects of intensity of treadmill training on developmental outcomes and stepping in infants with Down syndrome: a randomized trial, *Phys Ther* 88:114–122, 2008.
156. Utley A, Steenbergen B: Discrete bimanual co-ordination in children and young adolescents with hemiparetic cerebral palsy: recent findings, implications and future research directions, *Pediatr Rehabil* 9:127–136, 2006.
157. Valvano J, Newell KM: Practice of a precision isometric grip-force task by children with spastic cerebral palsy, *Dev Med Child Neurol* 40:464–473, 1998.
158. van der Weel FR, et al.: Effect of task on movement control in cerebral palsy: implications for assessment and therapy, *Dev Med Child Neurol* 33:419–426, 1991.
159. Verschuren O, et al.: Relation between physical fitness and gross motor capacity in children and adolescents with cerebral palsy, *Dev Med Child Neurol* 51:866–871, 2009.
160. Willingham DB: A neuropsychological theory of motor skill learning, *Psychol Rev* 105:558–584, 1998.
161. Winstein CJ, Schmidt RA: Reduced frequency of knowledge of results enhances motor skill learning, *J Exp Psychol* 16:677–691, 1990.
162. Winstein CJ, Wolf SL: Task-oriented training to promote upper extremity recovery. In Stein J, et al., editors: *Stroke recovery and rehabilitation*, New York, 2009, Demos Medical.
163. Wolf SL, et al.: Forced use of hemiplegic upper extremities to reverse the effect of learned nonuse among chronic stroke and head-injured patients, *Exp Neurol* 104:125–132, 1989.
164. Wolf SL, et al.: The Excite trial: relationship of intensity of constraint induced movement therapy to improvement in the Wolf motor function test, *Restor Neurol Neurosci* 25:549–562, 2007.
165. Wolf SL, et al.: Effect of constraint-induced movement therapy on upper extremity function 3 to 9 months after stroke: the EXCITE randomized clinical trial, *JAMA* 296:2095–2104, 2006.
166. Wolf SL, et al.: Retention of upper limb function in stroke survivors who have received constraint-induced movement therapy: the EXCITE randomised trial, *Lancet Neurol* 7:33–40, 2008.
167. Wulf G, et al.: External focus instructions reduce postural stability in individuals with Parkinson disease, *Phys Ther* 89:162–168, 2009.
168. Wulf G, Shea CH: Principles derived from the study of simple skills do not generalize to complex skill learning, *Psychonomic Bull Rev* 9:185–211, 2002.
169. Yan JH, et al.: Developmental differences in children's ballistic aiming movements of the arm, *Percept Mot Skills* 96:589–598, 2002.
170. Zhang W, et al.: Manipulation after object rotation reveals independent sensorimotor memory representations of digit positions and forces, *J Neurophysiol* 103:2953–2964, 2010.

推荐阅读

Eliasson AC, et al.: Guidelines for future research in constraint-induced movement therapy for children with unilateral cerebral palsy: an expert consensus, *Dev Med Child Neurol* 56:125–137, 2014.

Gillick BT, et al.: Primed low-frequency repetitive transcranial magnetic stimulation and constraint-induced movement therapy in pediatric hemiparesis: a randomized controlled trial, *Dev Med Child Neurol* 56:44–52, 2014.

Gordon AM: To constrain or not to constrain, and other stories of intensive upper extremity training for children with unilateral cerebral palsy, *Dev Med Child Neurol* 53(S4):56–61, 2011.

Magill RA, Anderson DA: *Motor learning and control: concepts and applications*, ed 10, New York, 2014, McGraw-Hill.

Martin JH, et al.: Activity- and use-dependent plasticity of the developing corticospinal system, *Neurosci Biobehav Rev* 31:1125–1135, 2007.

Novak I, et al.: A systematic review of interventions for children with cerebral palsy: state of the evidence, *Dev Med Child Neurol* 55:885–910, 2013.

Wolf SL, et al.: Effect of constraint-induced movement therapy on upper extremity function 3 to 9 months after stroke: the EXCITE randomized clinical trial, *JAMA* 296:2095–2104, 2006.

第 5 章 肌肉骨骼系统发育和适应

Linda Pax Lowes, Krystal Hay

在儿童物理治疗师的日常治疗对象中，很多儿童肌肉骨骼系统的生长和发育会受到临床条件的直接或间接影响。肌肉骨骼系统具有一种非凡的能力，可以适应身体的要求，或代偿身体缺失部分的需求。病理条件可能对系统的任何组成部分的结构和功能产生不利影响，还可能导致损伤。例如，由先天性畸形、病情发展或异常生长引起的骨骼异常往往会破坏肌肉正常的长度 / 张力比例，从而引发疾病。同样的，病理性的肌肉［如杜氏肌营养不良（Duchenne muscular dystrophy，DMD）］往往导致代偿和以关节挛缩为代表的障碍。正常的适应过程如果没有达到增强功能的效果，就会导致患者功能损害、活动和参与受限。

肌肉骨骼系统和神经系统也是紧密相关的。神经损伤，如脑性瘫痪（CP）经常导致肌肉萎缩和关节挛缩。关于脑性瘫痪的完整讨论见第 19 章。神经发育异常、运动（肌肉）的募集不足或紊乱、自主控制功能受损、交互抑制功能受损、肌梭位置改变、神经回路异常强化等[105]神经功能障碍可导致脑性瘫痪患者功能减退。除神经系统变化外，脑性瘫痪患者还可伴有肌肉组织改变和骨生长异常。久而久之，快缩型肌纤维发生选择性萎缩，肌球蛋白表达产生改变，肌纤维长度和横截面积改变，长度 – 张力曲线变化，弹性降低，最终表现为肌肉组织发育不良[105]。所以，脑性瘫痪曾经被认为是一种单纯的神经功能损伤，但现在被确定是一种多系统疾病。

相反，当一个神经系统完整的人，因骨折这种肌肉骨骼损伤而被石膏固定肢体时，由于这种获得性的活动范围受限，肌肉兴奋的时间和顺序会在石膏移除后发生变化。为了防止或纠正身体的损伤，改善功能和参与日常生活活动，通常采用治疗性的干预以促进肌肉骨骼适应性。因此，熟悉肌肉骨骼系统的正常生长发育和肌肉骨骼系统的适应原则对于理解干预措施的有效性是至关重要的。本章内容将描述：①肌肉和骨骼的生长发育；②肌肉和骨骼的适应性，包括旨在促进预期适应的选择性干预措施的效果。

肌肉的发育

在脊椎动物胚胎的发育中，沿着神经管的两侧形成两团中胚层细胞，称为体细胞。体细胞最终分化为真皮（生皮节）、骨骼肌（生肌节）和脊椎（生骨节）。由于生骨节在其他两种结构之前就已经有了区别，所以生皮节和生肌节合称为生皮肌节。祖细胞（可分化成多种类型的细胞）从真皮层肌组的背内侧唇迁移并分化成初级或次级肌管[9]。初级肌管在妊娠 5~7 周时可首次观察到，大多数最终分化为 I 型（慢缩型）肌纤维。三种类型的快缩型肌纤维［快收缩氧化糖酵解纤维（2A）、快收缩糖酵解纤维（2B）和快收缩中间体（fast-twitch intermediate）（2X）］主要由次级肌管发育而来，可以在妊娠 30 周左右观察到[131]。肌纤维是由肌动蛋白和肌球蛋白组成的长圆柱形多核细胞，肌动蛋白和肌球蛋白肌原纤维作为肌节重复存在，肌节是细胞的基本功能单位，形成骨骼肌的纹状外观。

一个运动单位由运动神经元和它所支配的肌纤维组成，开始于神经肌肉接头，初级肌管最先受到神经元支配。妊娠 8 周时，乙酰胆碱受体在肌小管膜内分布[63]。与此同时，来自不同体细胞（前体细胞）的多个运动轴突支配着发育中的终板。这些早期的运动单位为胎儿最早的运动提供了基础，这一点可以在胎儿肋间肌的活动中观察到。从孕期第 18 周到出生后几个月突触消减（synaptic elimination）出现，直到每一个神经肌肉接头仅由一个轴突支配为止[30]。突触消减发生在中枢和周围神经系统，并且被认为会受到身体活动的影响[30]。每根肌肉纤维上轴突的成人模式（adult pattern）允许在执行一项任务时可重复和可预测地增加力量。而胎儿的肌肉从最初由几条轴突支配到后来经历消减而发育成仅有一条轴突支配的原因尚无定论，但似乎并不是为了确保每一根肌纤维都被激活。在部分失神经支配的动物肌肉中，仅存的几根肌纤维仍在进行突触消减，从而进一步缩小了运动单位的大小。

在妊娠期的后半段，肌纤维的数量和大小迅速增加，所以大多数骨骼肌纤维在出生时就已发育，这就表明早产儿的肌肉与足月儿不同。这也得到了一项队列研究的支持，在其他混杂变量也有影响的情况下，出生体重与成年后的力量之间有很强的相关性[83]。婴儿到 1 岁时，剩余的肌纤维发育完成，接下来，新的肌纤维的产生有赖于细胞分裂或成肌细胞分化成次级肌管[106]。生长过程中，肌肉的长度和横截面积随着肌纤维中肌节的增加而增加[106]。它们的最终大小受多因素调控：血液供应、神经支配、营养、性别、基因和运动。成熟的骨骼肌由大量多核纤维构成，然而，多核纤维旁是静止的卫星细胞。卫星细胞是单核细胞，属于肌原细胞（成肌细胞），在应激或损伤时增殖，帮助肌肉再生。所以，卫星细胞在修复受损肌纤维后具有再生的能力。在杜氏肌营养不良等疾病中，肌肉退化的速度大大超过卫星细胞修复肌肉组织和自我再生的速度。这种不平衡耗尽了卫星细胞的供给，而肌纤维也不能持续再生，逐渐导致肌肉萎缩[73]。

正常肌肉肌腱单元的结构与功能

正常肌肉肌腱单元（muscle-tendon unit，MTU）由肌纤维、肌纤维内的两个细胞架系统（肌外肌聚体和肌内肌聚体）、肌腹内外的支持性结缔组织（肌内膜、肌束膜和肌外膜）和肌腱的致密规则结缔组织组成，这些结缔组织将肌肉与骨骼连接起来。MTU 产生的总肌肉力量受许多因素的影响，包括肌肉纤维的大小、运动单位动作电位的发生率、募集和去募集模式、肌肉结构、牵引角度、力臂和肌肉长度的变化。肌腱连接处的膜通常呈折叠状，可减少膜应力。当失用性肌萎缩发生时，该折叠量减少，因此膜应力加大，这很可能是造成萎缩的肌肉持续撕裂的原因[131]。

肌肉被动长度 – 张力曲线是根据肌肉从静息长度拉伸到最大长度所产生的肌肉张力建立的。曲线初始升高的部分（曲线的左侧）表示静息长度，曲线的终点（曲线的右侧）表示最大长度（图 5.1）。肌肉活性成分产生的力主要取决于肌动蛋白和肌球蛋白丝的重叠量。单块肌肉的最大等长收缩肌力产生于肌肉静息长度附近（由于肌动蛋白和肌球蛋白丝的重叠达到最佳状态），它随着肌肉相对于静息长度的伸长或缩短而减小。这种力 – 长度关系构成了肌丝滑行理论的基础[172]。MTU 活性成分产生的力还取决于中枢和周围神经系统的完整性、兴奋 – 收缩耦合机制和骨骼肌的横截面积。完全放松的骨骼肌［如中枢神经系统（central nervous system，CNS）不完全或没有人为刺激出现时］不存在主动张力。

被动抗阻或称作静息肌张力，是随着肌肉的延长呈指数增长的。当静息肌肉被动拉伸时，MTU 的被动成分产生的力来源于三种机制：①拉伸肌动蛋白和肌球蛋白丝之间稳定的交联（cross-links）；②在外肌层和内肌层内拉伸蛋白质（系列弹性成分）；③肌肉结缔组织变形（平行弹性成分）。完全放松的肌肉在被动牵伸过程中会感觉到阻力的原因就在此。现有研究表明，细胞内外成分是导致被动僵硬的原因。许多蛋白质在肌肉僵硬中起作用，但确切的机制尚不清楚。

相比之下，由致密结缔组织组成的肌腱与伸展的 MTU 的整体被动长度 – 张力曲线联系不大。致密结缔组织的硬度非常高，因此不太可能伸展。僵硬程度

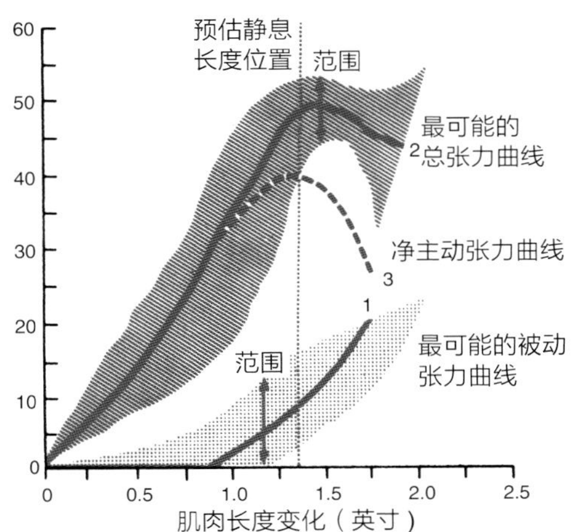

图 5.1　经典骨骼肌长度 – 张力曲线，总张力减去被动张力可得出净主动张力值（引自 Astrand P, Rodahl K, Dahl HA, et al: *Textbook of work physiology*, ed 4, Champaign, IL, 2003, Human Kinetics.）

可以用被动活动阻力与关节角度的变化之比来表示。

结蛋白是一种中等大小的胞外肌聚体细胞骨架蛋白，有助于降低肌肉的被动硬度，它是形成Z线的中间蛋白丝的主要亚单位。结蛋白将Z线与许多细胞器相连，并从Z线纵向延伸至肌节外的Z线[172]。在这种纵向移动的影响下，结蛋白随着肌节的伸展而延长。动物实验表明，当去除结蛋白后，肌肉逐渐纤维化，肌肉硬度急剧增加[102]。除本文讨论的蛋白质外，肌节中还存在许多其他蛋白质。而肌营养不良大多来源于肌节蛋白的缺乏或病理变化[157]。

肌纤维的适应性

肌纤维类型易受内外因素的影响。在正常肌肉中，肌纤维类型随机分布呈镶嵌状，纤维大小基本一致。患病情况下，这种模式会发生改变，常见于成人。而评估儿童的肌肉成分是十分困难的，因为除非借助手术去获得样本，否则需要对儿童进行选择性活检，这就会导致样本量较小，造成了各报告之间缺乏共识。考虑到这一局限性，本文提供以下信息：痉挛是临床常见的功能障碍，在以往，这种过度的僵硬几乎完全归因于过度活跃的牵张反射。目前更广泛的关注焦点在于：①肌纤维大小的改变和纤维类型的分布；②细胞外基质的增多；③肌细胞的增多；④细胞外基质力学性能较差[48]。深筋膜角（筋膜与深腱膜形成的角度）也与硬度有关。一般认为脑性瘫痪儿童腓肠肌和股直肌肌束长度较同龄儿童的肌束长度有所缩短，但数据存在一定的歧义[98,107,137]。据推测，肌肉缩短与此角度有关。

尽管脑性瘫痪患儿肌肉组织病理学报告存在不一致（很可能是因为样本量小），但研究人员认为痉挛肌肉与正常肌肉之间的差异很大[48,50,114,123,138,139]。对痉挛肌肉的研究报告显示，脑性瘫痪儿童肌肉总量比正常发育的同龄人要小[57]。在肌张力高的幼年小鼠动物实验中发现，其纵向肌肉的生长速度仅为骨骼生长速度的55%，而预期则为100%[180]。为了与骨骼的生长保持一致，痉挛肌肉的肌节需伸展到必要的长度。这是脑性瘫痪患儿肌肉无力和挛缩的重要原因。生长速度降低导致串联的肌节数量低于预期，并导致每个肌节被过度拉长[98]。这使肌肉活动远超最佳长度－张力曲线，而使肌力大大降低。肌节越长，关节挛缩程度越严重。较长的肌节还使肌节应力增加，损伤骨骼肌。反过来，重复的应力性损伤会显著增加骨骼肌的胶原蛋白含量和纤维化，从而增加肌肉硬度。当干预纠正踝关节跖屈挛缩时，需重点考虑这个因素。当治疗师持续延长肌肉的同时，必须认识到肌节可能被拉伸而造成更大的机械性缺陷，从而加重肌无力[98]。所以在考虑牵伸跟腱的同时，还应考虑到脑性瘫痪患儿肌肉的病理变化。许多脑性瘫痪患儿的肌腱已经比正常发育的儿童更长，腓肠肌更短。肌腱延长可增加脑性瘫痪患儿的活动范围，但也可能会降低其肌肉力量，因为肌肉的机械性能下降了。

Ⅰ型和Ⅱ型纤维不同程度的萎缩和肥大，与肌肉群、脑性瘫痪的严重程度和儿童年龄有关[24,48,50,88,123]。Moreau 等人[107]的研究表明，与正常儿童相比，脑性瘫痪患儿肌肉的横截面积、厚度和肌束长度都有所下降。Booth[17]在年龄较大的脑性瘫痪患儿中发现了过量的胶原蛋白和纤维组织，并认为两者对肌肉功能的损害是不可逆转的，目前尚不清楚能否对其进行预防，相关临床应用有待进一步研究。其中 Rose 等人[127]的研究发现，以Ⅰ型纤维为主的痉挛性双瘫患儿在行走过程中消耗的能量更多、肌电图（EMG）活动时间比以Ⅱ型纤维为主的痉挛性双瘫患儿更长。现有研究证实了有针对性的训练项目可以改变成人的纤维类型组成[37,43,70]。我们需要针对儿童的研究，以确定我们能否改变患儿的肌肉组成，进而改善功能。

肌肉肌腱单元中力量和长度的适应性

研究人员利用长度－张力曲线来观测肌肉的组织学和组织化学变化，它们与肌肉的长度和硬度有关。干预后，曲线的位置和斜率可能发生变化，表明肌肉长度或硬度发生变化。例如，曲线向左移动表示肌肉较短，向右移动表示肌肉较长。曲线越陡表明肌肉柔韧性越低（僵硬）。

研究表明，短期固定会造成股四头肌力量和横截面积的显著损失[41,164]。1周以内的石膏固定会导致肌肉体积减少3.5%~10%，力量降低9%~13%[41,148]。固定14天后，肌肉体积减少8%~20%，力量降低20%~23%。据报道[148,164]，仅仅固定2~3周，肌力就可降低10%~47%[65,111]。自发活动2周后，仍残存

11% 的肌力不足。与石膏固定相似，卧床休息 28 天或更长时间也会导致肌肉力量下降和体积减少 [14]。

虽然被固定肌肉的力量、静息长度的变化与肌节的丢失有关，但被动僵硬则归因于结缔组织的改变 [54,173]。在缩短位置固定的早期，羟脯氨酸浓度的增加与肌肉的总体积有关，表明结缔组织增加。肌外膜胶原纤维与肌纤维轴的成角减小 [71]，这导致运动单位被动伸长的张力更大，也就是硬度增加。被动长度 – 张力曲线向左平移，变陡，表明在缩短的位置固定后，肌肉变短变硬（图 5.2）。

相反，动物研究表明，将肌肉固定在拉长的位置会增加肌节的数量，从而增加肌肉的长度 [153]。动物肌节会在 4 周内恢复到原来的数目，肌节数量增加后，肌肉重量、蛋白合成都会提高 [142]。与缩短位置固定相似的是，肌节的变化主要发生在肌肉纤维末端，这似乎是最灵敏的区域，因为大多数新生动物的生长都始于此 [174]，而在缩短位置肌节长度可以维持肌动蛋白丝和肌球蛋白丝的最佳重叠状态。从动物研究中不难总结，肌节在缩短位置固定的变化（40% 的损失）比在拉长位置固定的变化（19% 的增加）更加显著 [153]。

与成人对照组（即非固定肌肉）相比，固定在拉长位置的成人肌肉的主动和被动长度 – 张力曲线向右移动（表明它们被延长）。然而在幼年小鼠中，两种固定方式都会导致肌肉总长度减少，并伴有肌腱长度增加 [173]。这导致长度 – 张力曲线向左移动，表明强度减小 [173]（图 5.3）。有证据表明，与成年动物相比，幼年动物的肌腱更容易伸长。可以把这一点利用到增加关节活动范围的治疗当中。

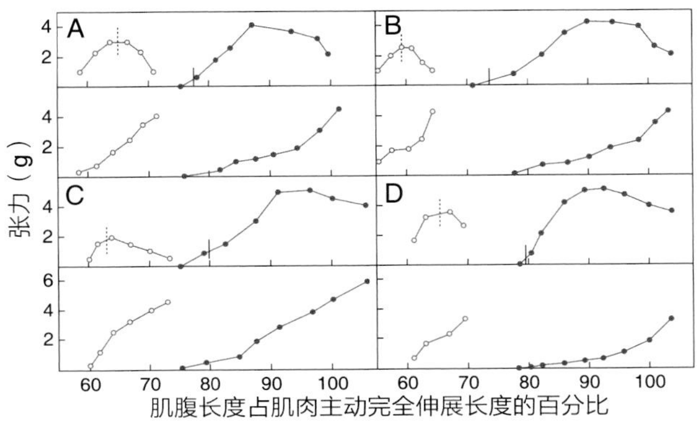

图 5.2　固定在缩短位置（红色）的新生肌肉（A～D）及其对照组（蓝色）的长度 – 张力曲线［引自 Williams PE, Goldspink G: Changes in sarcomere length and physiologic properties in immobilized muscle. *J Anat* 127（Pt 3): 459–468, 1978.］

注射 A 型肉毒毒素（BoNT-A）可抑制神经肌肉接头乙酰胆碱的释放，导致被注射的肌肉部分被制动 [108]。注射部位的神经末梢不会退化，但神经递质释放的阻断是不可逆的。与物理制动相似，这种化学制动会导致肌节长度增加，肌力减少 [156]。神经末梢的侧枝芽可使肌肉重新恢复，在注射后 8～12 周左右，侧枝发芽达到高峰。此后，神经肌肉接头的原始功能恢复，神经元的突触消减开始。这个过程类似于出生后发育过程中的突触消减。在动物中，突触消减的速度取决于肌肉运动量 [32]。如果人类的肌肉也有类似的反应，这就可以解释为什么持续石膏固定联合注射肉毒毒素的效果并不明显 [75]。

骨骼和关节结构

像肌肉组织一样，骨骼和关节组织由胚胎的中胚层发育而来（图 5.4），间充质细胞形成骨骼模板。骨的形成有两个不同的过程：①软骨内骨化；②膜内骨化。除锁骨、下颌骨和颅骨外，所有骨骼都由软骨内骨化（endochondral ossification）形成 [106]。在胚胎早期，胶原纤维和弹性纤维沉积在间质模型上，形成

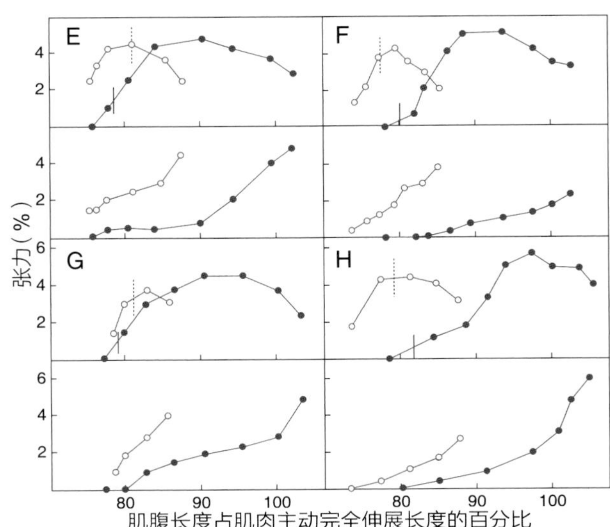

图 5.3　幼年动物固定在拉长位置（红色）的新生肌肉（E～H）及其对照组（蓝色）的长度 – 张力曲线［引自 Williams PE, Goldspink G: Changes in sarcomere length and physiologic properties in immobilized muscle. *J Anat* 127(Pt 3): 459–468, 1978.］

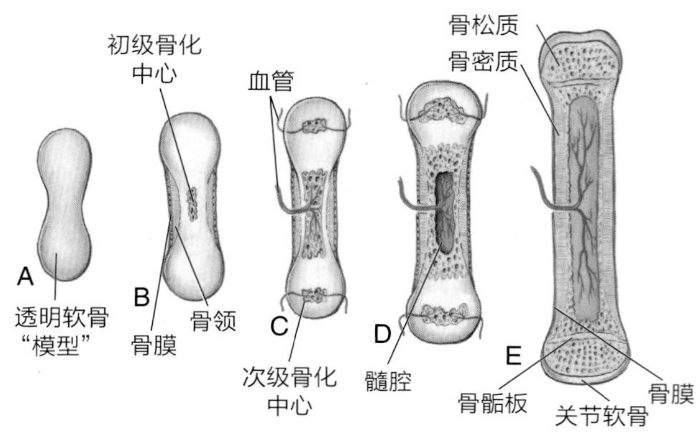

图 5.4 骨生长进程示意图（引自 Applegate E: *The anatomy and physiology learning system*, ed 4, St. Louis, 2011, Saunders.）

软骨模型。骨矿物质沉积在这些新模型上，并通过骨化过程逐渐取代软骨。膜内骨化直接发生在间充质模型中，间充质细胞分化为成骨细胞，形成一种骨样组织的基质。伴随着磷酸钙的沉积，该组织就逐渐形成骨[124]。主要骨化过程通常在骨干或骨体中心进行，开始于胚胎末期（胎龄 8 周）[106]。

骨骼在妊娠期间的发育是最快的。到出生时，骨干不会发生变化。然而，如果婴儿早产，可能引发骨质疏松。早产儿胎龄越小，其骨骼脆性越高，所以必须对这类新生儿提供及时的治疗。出生后，位于骨干和骨骺之间的骺板不断地沿着骨干生长和骨化，使长骨不断加长。

骨的宽度是通过附加性生长而增加的，新骨在骨表面上积累。为了防止骨骼变得太厚而过重，骨骼内侧的成骨细胞会在新骨形成时被重新吸收，因此骨干只会增加厚度和密度而不产生过多的重量。

随着软骨模型的形成，关节也逐渐成形。在软骨模型之间的特定区域中，带状间质分化形成关节。关节的基本结构是在妊娠的第 6～7 周形成的，但最终形状是在整个儿童早期的运动和压力的影响下发育形成[106]。关节形成与运动之间的关系可以从臂丛神经受损患儿的实例中窥见一斑。Pearl 等人[117]检查了 84 名年龄在 7 月龄至 13.5 岁之间的患有围生期臂丛神经损伤且伴有肩部内旋挛缩的儿童，发现 61% 的患儿有严重的盂肱关节畸形，包括扁平关节盂、双凹的肱骨盂、假肱骨盂和扁平、椭圆形肱骨头。关节的变形使肩内旋肌群不受拮抗，其产生的机械力对肩关节的发育有深远影响。

髋关节发育是胎儿期变化的另一个很好的例子。在胎龄 12 周时，髋臼非常深，股骨头非常圆且覆盖良好（图 5.5）[121]。随着胎儿月龄的增长，髋臼的相对深度随着股骨头半圆形弧度的增加而减小。胎儿出生时，髋臼很浅，覆盖不到股骨头的一半。此时的髋关节的相对不稳定有利于胎儿顺利地通过产道。由于髋臼浅，股骨头扁平，颈干角度大，前倾量大，因此在妊娠晚期髋关节尤其容易受到外力影响造成脱位[121]。

如果儿童在单臀位分娩（即髋关节屈曲和膝关节伸展），髋关节脱位的风险最大[150]。极度的髋关节屈曲同时伴随膝关节伸展，可能会使腘绳肌将股骨头向下拉，牵拉柔软的髋关节囊。出生后，当婴儿以髋关节伸展位换尿布时，髂腰肌的上提作用很可能引发股骨头脱臼[150]。

在出生后的生长过程中，关节挤压和运动所产生的力有助于髋臼深度的增加，10 岁时可达到成人股骨头覆盖的水平[8]，股骨头也变得更圆，但不会达到胎儿早期那种程度。表 5.1 列出了儿童从出生到 5 岁之间髋关节活动范围变化的参考值。

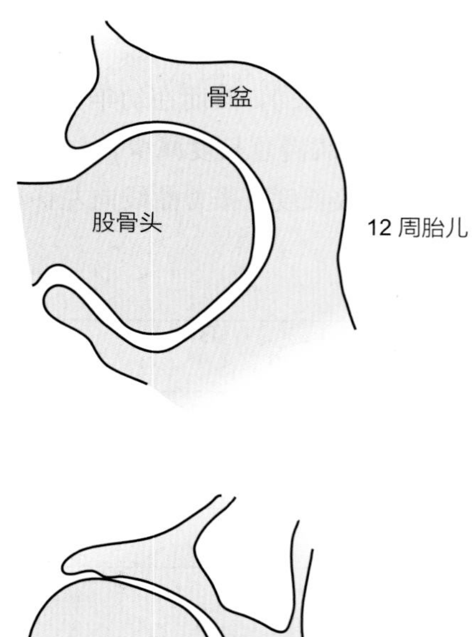

图 5.5 胎儿和新生儿髋关节示意图，说明髋臼覆盖股骨头的范围的变化。12 周胎儿的髋臼覆盖范围很广，而新生儿髋臼覆盖范围减少

表 5.1　足月儿（从出生到 5 岁）下肢关节活动范围的中心参考值（单位：°）

	出生	6 周	6 月	1 岁	3 岁	5 岁
髋关节伸展限制	34.2	19	7	7	7	7
髋关节外展	55			59	59	54
髋关节内收	6.4			30	31	24
髋关节外旋	90	48	53	58	56	39
髋关节内旋	33	24	24	38	39	34
腘窝角	27		11	0	0	0

注：引自 Long TM, Cintas HL, editors: *Handbook of pediatric physical therapy*, Baltimore, MD, 1995, Williams & Wilkins.

骨骼适应性

虽然畸形会发生在整个生长过程中，但在幼年阶段（产前和产后），骨骼是最脆弱的，同时也是生长速度最快的[22]。胎儿的体位会导致各种畸形，尤其是发生在妊娠末期的畸形，此时子宫内的空间不足以满足胎儿的体型。其中羊水减少、多胞胎、紧绷的子宫和腹壁产生的过度压力等这些在很大程度上限制胎儿的活动空间，这些因素都会增加产前畸形的风险。相关畸形包括先天性斜颈、斜头畸形（头部不对称）和髋关节发育不良[39,84]。

骨发育初期，骨形态可以通过骨功能适应的过程来改变，即利用旧骨或未成熟骨的吸收和新骨的形成来确定骨的形态。骨骼结构能适应施加在骨骼上的机械力[129]。在不同的情况下，负荷和应力（或每块骨的受力）对骨的影响是不同的。

纵向（平行于生长方向）负荷会导致骨骼压缩或拉伸。无论哪种类型的负荷，间歇施加适当的力，如负重或拉伸肌肉，都会刺激骨骼生长。Hueter-Volkmann 原理描述了骨对过度用力的反应，并指出过度的静负荷会导致骨量减少，这可能会损害骨的完整性和力量[124]。

与骨骺板平行的剪切力使骨骼扭转或扭曲。骨骺板周围的软骨细胞柱以扭曲的方式排列以抵消剪切力。而关节周围肌肉正常拉伸产生的剪切力会引发长骨的正常扭转变化。例如，在出生时，胫骨显示出 0° ~ 5° 的向内侧扭转，但到成年时变成 25° 左右的外侧扭转[87]。

正常的力能够塑造骨骼，而不对称的力也能造成骨骼不对称生长，这都是生长板垂直于力的方向排列而造成的，这十分有助于骨折的愈合，因为骨骼能够通过"挠曲漂移（flexure drift）"的过程来矫正某种程度的错位。这种重塑机制是这样进行的，在弯曲的骨壁上反复施加应力，使骨表面向凹面改变，最终使弯曲的骨骼变直[87]。骨质从凸面被重新吸收并置于凹面上，这是股骨和胫骨在膝关节冠状面发育的正常过程。婴儿出生时双膝呈弓形（膝内翻），但在 1 ~ 2 岁时逐渐伸直到达中立位，然后膝关节的角度向膝外翻方向发展，在 2 ~ 4 岁时达到顶峰[130]。此后，膝外翻角度逐渐减小（图 5.6）。最后所形成的膝关节角度因种族和性别差异而略有不同[2,20]。研究报告虽有差异，但大体上，青春期的高加索女孩胫骨外翻角度在 0°~5.8° 之间，男孩在外翻 5° 到内翻 5° 之间。相比之下，Cheng 等人[28]发现，中国儿童（无性别差异）在未成年时其内翻角度不到 5°。儿童治疗师应该知道，2 ~ 6 岁之间的膝内翻需要转诊给矫形外科专家。

通过手术吻合或张力带对胫骨近端骺板进行不对称的人工加压，可以纠正这些畸形[72]。对腿不等长的儿童，可将手术钉钉在较长的腿的骺板两侧，以减缓其生长，直到较短的腿赶上[51]。骨外固定和单侧肢体延长装置利用张力促进骨骼生长。我们可利用此装置切掉较短腿的骨皮质，并在骨骼的切割段逐渐增加牵引力，从而在切骨两端之间发生成骨作用。

股骨的正常发育变化说明了肌肉系统对骨骼的影响。要理解这些变化，需要讨论倾角（version）和扭转（torsion）这两个术语。扭转是指长骨中正常的扭转量（图 5.7）。股骨扭转是沿着股骨头、股骨颈和股骨髁分别画一条轴线和另一条轴线形成的角度。为了直观地观察这个角度，可以将股骨和股骨髁的后表

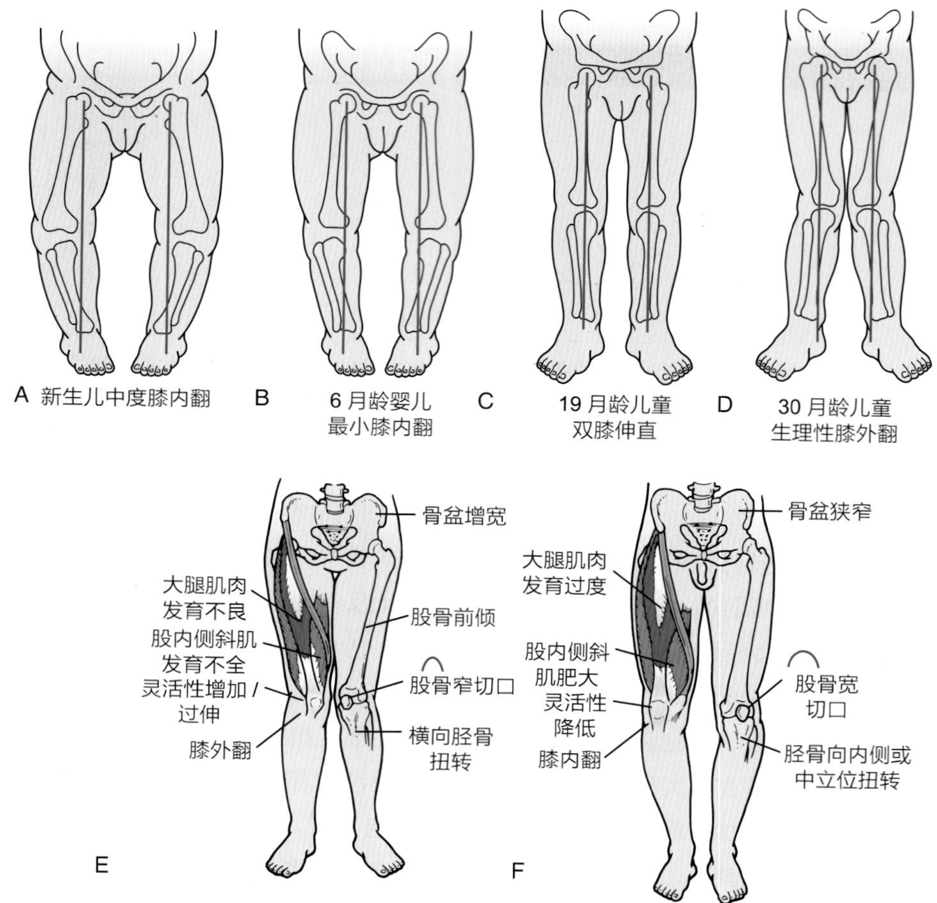

图5.6 A～D：不同年龄段的婴幼儿下肢排列的生理演变。E～F演示了青少年女性（E）和青少年男性（F）之间的对比。（A～D，引自Herring JA: *Tachdjian's pediatric orthopaedics: from the Texas Scottish Rite Hospital for Children Tachdjian's pediatric orthopaedics, ed 5,* Philadelphia, 2014, Saunders; E和F，重绘自Griffin LY: *Rehabilitation of the injured knee,* ed 2, St. Louis, 1995, Mosby.）

面画在一个水平面上，如桌子上。当抬头看髋部时，你会注意到股骨的头部和颈部与桌子呈大约15°的角度向上倾斜，这是扭转角。

当股骨头和股骨颈在相对于股骨髁的水平面上向前旋转时，发生前扭转。如果股骨的头部和颈部向后旋转，则称股骨处于后扭转状态。股骨在出生时有30°～40°的最大前扭转量[143]。扭转角在婴儿出生后第1年迅速下降，在1～8岁之间下降速度减慢，然后在青春期再次迅速下降，14～16岁时趋于平稳，下降到16°[143]。股骨通过生长、肌肉运动、髋关节外翻角度的减少和髋关节屈曲挛缩的减轻来达到“解扭（untwist）”的目的。股骨头、股骨颈和大转子区域具有柔韧的软骨，附着在坚硬的骨性骨干上。伴随婴儿的发育，在附着点附近正常的扭转力会降低股骨的前扭转。Bleck[12]推测，股骨在出生时有30°～40°的最大前扭转量。如果髋关节的主动运动很少或者行动迟缓，就像我们经常在脑性瘫痪患儿身上观察到的那样，他们的股骨扭转量不会像正常的同龄人一样减少。

倾角指的是区段相对于平面的位置。股骨前倾角指的是股骨头相对于髋臼的位置（见图5.7）。当骨盆呈仰卧位时，股骨头和股骨长轴相对于骨盆后部在前平面上形成的角度就是倾角量。前倾将股骨头向前置于髋臼内从而使大腿外旋。相反，股骨头位于髋臼的后方时使大腿内旋。新生儿出生时股骨头会有40°～60°的前倾。这个角度在8～10岁时减少至15°～20°，成年时缩减至12°。新生儿出现的髋关节外旋姿势是由于股骨头前倾程度高。外旋姿势造成新生儿前倾（60°）大于前扭转（30°）[165]。

胎儿过度或持续的股骨颈前倾可导致内八字脚（in-toed gait pattern）。随着年龄的增长，髋关节外旋减轻，足趾内旋变得明显。大多数患有持续性胎儿前

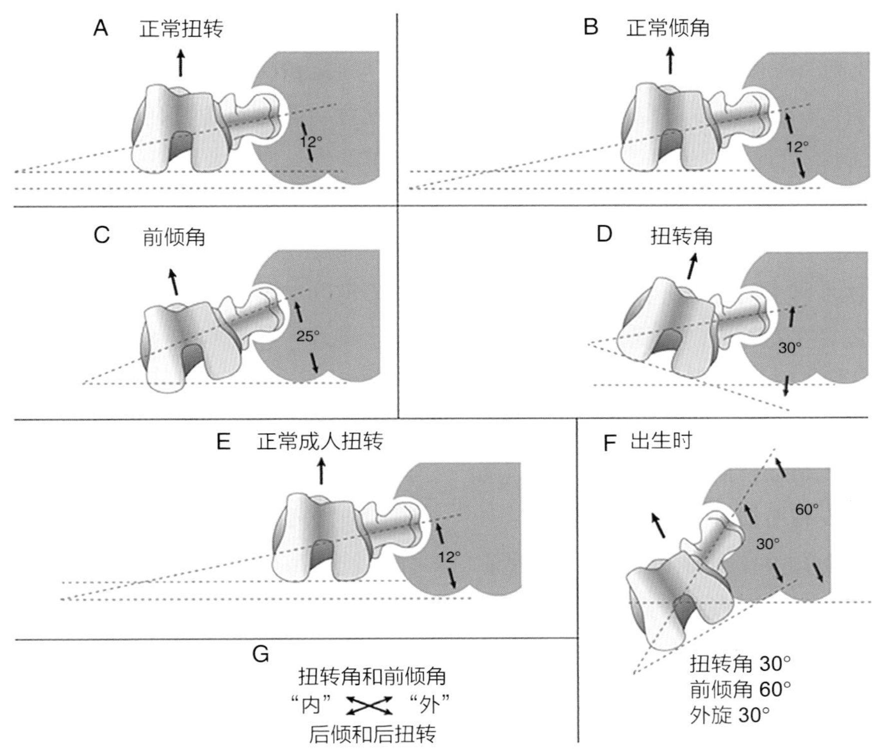

图 5.7　股骨倾角和扭转示意图（引自 Effgen, SK: *Meeting the physical therapy needs of children,* ed 2, Philadelphia, 2013, FA Davis Company.）

扭转的健康儿童在 10 岁时髋关节会自动复位，病情得到改善。其中不到 1% 的儿童在 10 岁前由于不能完全消除前扭转而需要治疗。而对于脑性瘫痪患儿来说，持续存在的胎儿期的股骨前扭转是导致髋关节不稳定的一个因素。本章后文将更详细地讨论。

非典型性压力，如肥胖或痉挛的压力，可使股骨和髋关节部分变形。肥胖儿童由于发育中的股骨头过重，导致股骨头扁平和骨骺滑脱的风险增加。由于髋关节周围痉挛肌肉的不对称牵拉，痉挛的儿童有发生髋关节半脱位或脱位的危险 [179]。Buckley 等人 [19] 研究发现，33 名痉挛儿童的髋臼不稳定，与对照组相比，实验组髋臼都明显较浅，脑性瘫痪患儿的髋部最浅。

一项对脑性瘫痪患者进行 5 年监测的研究结果显示，髋关节的明显移位（迁移率 >30%）与粗大运动功能直接相关，根据粗大运动功能分级系统（gross motor function classification system，GMFCS）进行分级，GMFCS 分级为 Ⅰ =10（3%），Ⅱ =40（13%），Ⅲ =53（43%），Ⅳ =96（59%），Ⅴ =115（64%）[79]。行走能力为髋关节的正常发育提供了必要的力量。

失用会延迟二次骨化并造成骨的重吸收，从而对骨骼产生不利影响。由于脑性瘫痪、骨髓增生异常或先天性多关节挛缩等疾病导致活动水平降低的儿童，由于骨骼的失用性萎缩，骨折的风险更大。

仅诊断为脑性瘫痪并不会增加儿童骨折的风险。儿童 GMFCS Ⅰ ~ Ⅲ级的风险与正常发育儿童相似 [68,157]。GMFCS Ⅳ级或Ⅴ级脑性瘫痪患儿的骨折风险则比健康儿童高出 2 倍。研究人员试图预测哪些患有脑性瘫痪的儿童最容易骨折。服用抗癫痫药物治疗的 GMFCS Ⅳ级和Ⅴ级的患者骨折的风险增加了 2 倍（*P*=0.004）。年龄较小的儿童和未使用站立辅助器械的儿童发生无创伤骨折的风险显著增加：调整发病率比（adjusted incidence rate ratio，AIRR）分别为 4.16（*P*=0.011）和 3.66（*P*=0.010）。而胃造瘘饲管的使用产生了相反的结果。据报道，外伤导致的骨折风险降低，但无外伤的骨折风险增加（分别为 AIRR 0.10、*P*=0.003 和 4.36、*P*=0.012）[45,157]。

假设骨折风险增加是由于失用性的脱矿质作用。这种现象可以很快发生。一项研究发现，骨折或手术后仅 4 ~ 6 周内，非负重固定后骨矿化率下降 34%[152]。在血友病、HIV[6]、白血病 [25] 等慢性病中也观察到骨矿化减少 [168]。有症状的癫痫 [134,135]、长期使用糖皮质激素[100]、生长激素缺乏、脊髓脊膜膨出[86]和特发性脊柱侧凸等慢性疾病中也可见骨质矿化程度下降[67]。同样，骨密度不足也会伴随消化系统疾病，如腹腔疾病、[21]、克罗恩病[58]和肠易激综合征。尽管文献有时不一致，但已有文献记载了促进健康骨骼矿化的方法。

对骨骼健康的饮食需求的全面分析不在本章的讨论范围之内。建议读者在对补充内容提出建议之前，先阅读最新的文献[119]。脑性瘫痪患儿骨折风险则比健康儿童高出2倍[64]。正常发育的儿童进行持续的冲击性运动后，骨密度增加，而参加非负重运动（如游泳）的儿童骨密度没有增加[34,64]。

父母或许可以帮助脊髓脊膜膨出的患儿改善骨矿化，这要求父母帮助儿童练习直立行走，在家庭跑步机上每天连续走10分钟，每周5天，坚持12个月。尽管结果在统计学上并不显著，但足以令人鼓舞，值得进一步研究[86]。

有证据表明，负重训练可以改善脑性瘫痪患儿[45,92,170]的骨密度，促进髋部塑形。众所周知，与行动迟缓的同龄人相比，行动方便的脑性瘫痪患儿骨密度更高[175,176]。在一项基于人群的研究中，对于GMFCS评级为Ⅳ级和Ⅴ级的脑性瘫痪患儿，站立架的使用可以降低骨折的风险[157]。Paleg等人[114]的综述结论为，每周5天的站立训练（60～90分/天）对骨密度有积极影响；髋关节稳定性（双侧髋外展30°～60°范围内，60分/天）；髋关节、膝关节和踝关节的运动范围（45～60分/天）。

间歇负重运动对髋关节塑形最有利[35,147]。间歇负重运动可以通过使用跑步机或步态训练器进行部分负重行走来完成，站立架的选择也非常重要。Kecskemethy等人[76]测量了使用支架的儿童利用支架承重的百分比，范围是37%~100%。如果目标是负重，那么让儿童在站立时能够承受的重量达到最大是合理的。作者提出，将Rifton仰卧支架（Rifton设备；PO Box 260, Rifton, New York, 12471-0260）的角度设置为70°为最佳[9]。对于患有神经肌肉疾病的幼儿来说，负重是物理治疗干预的重要组成部分，这种疾病会延迟站立姿势的发展。关节软骨的形成、生长和完整性是由骨表面之间的压缩力和运动刺激作用的结果，所以间歇性关节负重有利于生成健康、厚实的软骨。

年龄和饮食也会影响骨骼质量和强度。儿童在青春发育期最容易发生前臂远端骨折[5,125]。儿童身高和体重的生长速度大于桡骨干骺端皮质骨强度的生长速度，当青少年跌倒伸出手臂时，会使骨骼处于机械性劣势而受伤[125]。肥胖儿童的骨密度比正常儿童高，但不足以支撑他们的体重。因此，肥胖儿童上肢骨折发生率高于体重较轻的同龄人[40,169]。儿童前臂骨折的发生率一直在上升，这是由骨组织脆弱、饮食结构变化（即较高的软饮料消费和较低的钙摄入量）及高风险的身体活动，如滑冰或滑板等导致的[31,80]。

肌肉或骨骼系统的变化具有交互作用。掌握这两个系统对每个系统的发展和最终结果有影响，了解这些系统何时最易产生改变，有助于治疗师设计有效的治疗方案，把控治疗程序。

异常肌肉骨骼发育的长期影响

在许多与发育迟缓相关的神经系统疾病或遗传性疾病中，初始症状是不会进展的，但伴随这些疾病的肌肉骨骼损伤通常随着儿童的成长而恶化。脑性瘫痪的成人经常出现各种肌肉骨骼问题，如脊柱侧凸、髋关节脱位、颈椎脱位、挛缩、关节炎、高位髌骨、过用综合征、神经卡压和骨折[151]。这里讨论的是常见发育性肌肉骨骼病变的例子。有关上述特定条件的更多信息，请参阅本部分后续章节。

你已经了解，髋关节在出生时是不稳定的，但是经过正常的发育变化，稳定性得到增加。这都是肌肉牵拉和负重共同作用的结果。脑性瘫痪儿童通常有行走迟缓、关节活动度受限和异常的肌肉牵伸/痉挛等功能障碍，髋关节半脱位和脱位是痉挛性脑性瘫痪患儿的常见问题。在一份监测报告中，大于30%的转移百分比在GMFCS Ⅰ级中发生率最低，并且在Ⅳ级上升甚至超过80%（Ⅱ级=15%，Ⅲ级=40%，Ⅳ级=70%）[178]。适当的ROM使髋关节在髋臼内移动到一个稳定的、覆盖良好的位置。脑性瘫痪患儿髋关节外展受限，髋关节屈曲挛缩，这两种情况都不利于髋关节的稳定性。维持髋关节稳定性的关键ROM值为至少30°的髋关节外展，并避免髋关节屈曲挛缩20°～25°或更大范围[104]。

各种特发性疾病的特点是软骨内成骨障碍。其中许多病症的发生率正在增加，而儿童肥胖率的增加也是原因之一[27]。有关这些骨科疾病的详细讨论，请参阅第 14 章。儿童股骨头缺血性坏死（Legg-Calvé-Perthes，LCP）是一种髋关节疾病，包括反复发作的暂时性髋关节滑膜炎，常见于 3～12 岁之间的男孩[62]。滑膜炎导致关节压力增加，阻断了股骨颈向上的血流，进而引发疼痛、髋关节外展和内旋范围减少，以及一种不典型的步态模式，其中患者有跛行和 Trendelenburg 征阳性。大约 50% 被诊断为 LCP 的男孩在成年后会发展成髋关节炎[62]。

股骨头骨骺滑脱（slipped capital femoral epiphysis，SCFE）发生在 12～15 岁的青少年中，此时股骨近端骨骺生长板薄弱。肥胖儿童研究中的受试者股骨前倾角减少，这种姿势，加上体重的增加，会使作用于未成熟髋关节的机械剪切力增加[27]。SCFE 患者通常有一种避痛步态和腹股沟疼痛，所以治疗时尽量减少移动，保持 ROM，以及预防退行性关节炎。SCFE 和 LCP 病是儿童疾病，也是日后发生骨关节炎和残疾的危险因素。

下肢旋转和对位对线问题是儿童常见的下肢畸形。旋转问题包括足内翻和足外翻。足内翻是由跖内收、股骨上端过度前倾、胫骨内扭转或三者的任何组合引起的。因此，外翻是由与内翻相反的因素引起的。胫骨内扭转在新生儿中是一种正常现象，但如果不加以纠正，可能会对步行产生不良影响。外固定（casting）可以纠正跖骨内收，但是对于股骨前倾和胫骨扭转的保守治疗尚未证实其有效性。诸如膝内翻和膝外翻等角度问题也是常见的下肢异常。膝内翻可能导致一种进行性畸形——胫骨内翻（Blount's disease），表现为膝下近侧干骺端内翻畸形和胫骨内旋。胫骨内翻导致胫骨近端骨骺内侧部分由于下方生理的生长障碍而发生不可逆转的病理改变[27,175]。

高位髌骨是指髌骨在股骨上的位置高于预期位置。它经常在青春期早期表现为膝前痛，并随着年龄的增长而加重。这在膝关节弯曲行走的人身上很常见，如脑性瘫痪成人或股四头肌活动过度的人[77]。股四头肌和股直肌保持足够的长度可能有助于预防高位髌骨。由于髌骨升高，股四头肌的力量受损，膝关节末端伸展困难。行走、爬楼梯或从椅子上站起来等活动中疼痛和无力会造成患者功能障碍。

对于继发性疾病的原因和预防的深度研究有助于指导发育性障碍儿童的康复治疗。儿童治疗师是实施宣教的最佳人选，要教育父母和儿童终身关注肌肉骨骼问题，如肌力下降和 ROM 受限。在适当的时候，应该教导青少年关注自己的体格和心肺健康。儿童物理治疗师的另一个角色是教育他们的骨科物理治疗师同仁，让他们了解被忽视的脑性瘫痪、骨髓发育不良和其他发育障碍的成人群体中的肌肉骨骼问题。

评估和疗效

对身体残疾的治疗干预的基本目标包括通过预防或纠正由潜在病理条件或病理条件上叠加的正常生理适应所导致的身体结构和功能，加强对日常活动和生活角色的参与。一种假设是，如果损伤得到预防或纠正，活动和参与就会增强。一项研究发现，股直肌的大小、膝伸肌和踝伸肌的力量与功能同《国际功能、残疾和健康分类——儿童和青年》的参与部分的内容之间存在适度的相关性[82]。但是，需要进行更多的研究来寻找原因。达到 ROM 和肌力的功能水平是治疗干预的基本目标。因此，准确评估 ROM 和肌力是物理治疗检查过程的重要组成部分。

ROM 检查

报道显示，用于检查关节或多个关节的 ROM 的方法和仪器有很多，包括简单的视觉评估、各种量角器和测角仪的使用、静态照片的测量、使用计算机运动分析系统的复杂方法及智能手机应用程序。然而，对于大多数物理治疗师来说，通用测角仪（即全圆手动测角仪）仍然是临床实践中最通用和广泛使用的仪器。

设备在物理治疗的各个方面发挥着更大的作用，包括测量活动范围。使用智能手机或平板电脑应用程序测量 ROM 时，请务必检验应用程序的可靠性和有效性，这必须由开发人员在每次软件升级时重新确定。到目前为止，大多数应用程序还没有经过儿童受试者的验证，也没有用于动态情境，如在步态中使用视频测量关节角度[103]。

与关节活动范围测量可靠性相关的是：①对比测量值之间的时间间隔；②使用多个仪器。影响 ROM 测量可靠性和有效性的因素很多。这些因素包括应用程序的一致性、关节活动之间及身体区域的结构和功能之间的差异、被动测量与主动测量、评分者内部测量（由一名检查者进行多次测量）与评分者间测量（由2名或2名以上检查者进行多次测量）、ROM的日常变化及不同病理情况的日常变化[53]。

Pandya和其同事[115]研究了150名杜氏肌营养不良（DMD）儿童的7个上下肢关节的受限性，并报道称评分者内部的信度较高[分类内相关系数（intraclass correlation coefficient，ICC）范围0.81～0.91]，但由于关节间的可靠性差异较大，因此组间的信度较低（ICC范围0.25～0.91）。报道的脑性瘫痪儿童测角的信度差异很大。研究人员一致认为，为了确保信度，必须采用谨慎的标准化程序，并且随着时间的推移，ROM中的误差 ±10° 可能是由测量误差引起的[60,81,99]。

对髋关节进行可靠的ROM测量是相对困难的。Bartlett[7]等人比较了15例痉挛性双瘫患儿、15例脑膜脊髓膨出患儿和15例无明显病理情况患儿的4种髋关节伸展测量方法[俯卧位伸展试验、托马斯（Thomas）试验、Mundale技术和骨盆－股骨角法]。他们报告说，托马斯试验是最不可靠的，尤其难以应用于痉挛性双瘫。在脑膜脊髓膨出组中，Mundale技术的可靠性最低。此外，骨盆－股骨角法比其他方法更费时，也更不准确。考虑到测量的方便性和可靠性，他们建议对脑性瘫痪和脑膜脊髓膨出患者进行俯卧髋关节伸展试验，并建议将托马斯试验作为非痉挛患者的替代试验。

实施俯卧位髋关节伸展试验时，儿童俯卧于治疗床上，对侧腿悬在治疗床边缘。此体位下的腰椎曲线是平直的，检查者将骨盆保持在髂后上棘的水平，将患侧下肢置于髋关节伸展位，直到骨盆开始向前移动。此时，测量股骨和桌面之间的角度，反映髋关节屈曲挛缩的程度。此试验的局限性在于，对于体型大的儿童很难进行测试，因为治疗师需要在握住测量仪进行测量的同时握住被测量者的腿。

物理治疗师致力于改善儿童的ROM受限，但需进一步探究功能改善的底线。在Lowes等人[90]的一项研究中，肌力和ROM受限是平衡和功能活动的准确预测因子。需要后续的研究来决定日常生活是否需要临界的ROM值。换句话说，ROM的改善能否确保活动水平的提高？

肌力检查

准确的肌力检查对于判断肌力减弱和记录干预导致的肌力变化非常重要。有关肌力检查的更多信息，请参见第2章。肌力检查的方法颇多，包括传统的徒手肌肉测试（manual muscle testing，MMT）、各种手持测力仪[16]和等速测力台等[78,128]。MMT是最通用和最广泛的肌力检查方法，但文献表明，手持测力仪的测量结果更精确，对肌力的微小变化更为敏感[15]。等速测力系统对成人肌力进行量化是有效的，但很难调整其零部件以适应儿童的体型。另一个难点是将肌力的测量标准化，以解释体型和年龄的差异。

治疗师还必须考虑不同力量测定方法在不同患者群体中的可靠性。肌力检查的可靠性可随着一天的时间变化而变化，特别是对于一天结束时感到疲劳的患者，以及儿童的热情程度、测试环境、测试者和儿童之间的融洽关系等。儿童必须能够理解指令，并遵循指令，以确保准确可靠的肌力检查。有一些正常发育的2岁儿童，使用手持测力计可测出一致的肌力[52]。在另一个智力障碍儿童的样本中，评分内和评分间的可靠性系数均大于0.90[149]，尽管结果令人鼓舞，但治疗师应认识到个别患者能力的差异。与关节角度测量相同的，确定标准化的测试程序对于力量测定的可靠性来说是极其必要的。手持式测力仪的标准化测试位置见表5.2。采用两个测量值的平均值而不是最大值也可以有效提高患有肌肉疾病和脑性瘫痪的儿童的肌力检查的可靠性[163]。

文献指出，使用MMT[47]、等速测力计[141]、手持式测力计[146]及电子测力计对DMD儿童进行肌力检查可得出一致的结果[44]。对患有脊髓脊膜膨出（9～17岁）[94]或唐氏综合征（7～15岁）[101]的儿童使用手持测力仪可得到高度可靠的结果。与其他一些患者相比，力量测定对于脑性瘫痪患儿的测定结果相对多变，但Damian的[36]综述表明，力量测定仍然是一种有用的临床工具。手持测力仪和等速测试在慢速测试中都能得到相同的结果[3,10,33,36,90,149,155,163]。除了能够客观地测量痉挛肌肉主动收缩的力量外，现在还可以结合多种技术客观地评估潜在的肌张力升高程度。

表 5.2　手持式测力仪的标准化测试位置

肌群 患者体位	肢体位置	手动稳定的身体部分	仪器放置
腕屈肌仰卧位	双臂在身体两侧，肘关节屈曲 90，前臂中立旋后，腕关节中立位屈曲	上臂和前臂	手伸肌表面近掌指关节
腕伸肌仰卧位	同腕屈肌	同腕关节屈曲	手屈肌表面掌指关节近端
肘屈曲仰卧位	同腕屈肌	上臂	前臂桡侧表面近腕关节
肘伸肌仰卧位	同腕屈肌	上臂	前臂尺侧表面近腕关节
肩内旋肌仰卧位	同腕屈肌	上臂	前臂屈肌表面近腕关节
肩外旋肌仰卧位	同腕屈肌	上臂	前臂伸肌表面近腕关节
肩伸肌仰卧位	肩关节屈曲 90°，呈中性水平内收	肩	手臂伸肌表面近肘关节
肩屈肌仰卧位	同肩伸肌	肩	手臂屈肌表面近肘关节
肩内收肌仰卧位	肘关节伸展，肩关节外展 45°	躯干	手臂内侧表面近肘关节
肩外展肌仰卧位	同肩内收肌	躯干	手臂外侧表面近肘关节
踝跖屈肌仰卧位	髋和膝关节伸展	下肢远端关节	足底跖趾关节附近
踝背伸（屈）肌仰卧位	同踝跖屈肌	踝跖屈	足背跖趾关节附近
膝屈肌坐位	膝和髋关节屈曲 90°	大腿	腿部后表面近踝关节
膝伸肌坐位	膝和髋关节屈曲 90°	大腿	腿部前表面近踝关节
髋屈肌仰卧位	髋关节屈曲 90°，膝关节放松	躯干	大腿伸肌表面近膝关节
髋伸肌仰卧位	同髋屈肌	躯干	大腿屈肌表面近膝关节
髋内收肌仰卧位	膝关节伸展、髋关节中立位外展	对侧下肢	大腿外侧表面近膝关节
髋外展肌仰卧位	膝关节伸展、髋关节中立位外展	对侧下肢	大腿内侧表面近膝关节

注：改编自 Bohannon R: Test-retest reliability of hand-held dynamometry during a single session of strength assessment, *Phys Ther* 66:206-209, 1986.

肌肉骨骼系统干预的影响

加强锻炼对特定儿科疾病的影响的客观证据越来越多。对患有 DMD 和其他退化性肌肉疾病的儿童的运动建议已经开始改变。由 DMD 领域专家圆桌会议讨论得出的一份报告表明，动物实验验证的次极量向心肌肉收缩对 DMD 儿童力量的增长没有消极影响但可能价值有限 [95]。（关于 DMD 的详细讨论，见第 12 章）。干预中应避免离心收缩，因为离心收缩对肌肉的损伤最大。“不用即废”（No Use Is Disuse），单车运动方案表明，次剂量固定单车或手臂测力器运动是安全的，可能有助于降低疾病发生率 [69]。关于适当的运动类型、强度和持续时间是否安全，以及运动是否能有效地改变该病的自然历史等问题，仍有待解决。

两篇关于脑性瘫痪儿童干预的综述文章表明，尽管力量训练的数据不完整，但它们似乎不仅有利于基本力量，还有利于功能转换和步态改善。此外，抗阻训练方案并没有显示对痉挛程度有负面影响 [36]。文献显示，力量训练应该是力量缺陷儿童干预计划的一个组成部分，我们鼓励临床医生继续记录力量变化与儿童活动和参与程度变化之间的关系。

A 型肉毒毒素［Botulinum toxin（BoNT-A）］注射通常被认为可以降低痉挛程度和增加 ROM。Strobl 等人的文章表明，是否采用 A 型肉毒毒素注射取决于肌张力的增高程度是否影响功能的改善 [145]。僵硬可能是由于肌肉萎缩或肌张力增高同时作用形成的。作者建议，使用 BoNT-A 的标准不应过多依赖对单个肌肉的评估，而应重视一般功能障碍的评估。在 BoNT-A 的使用中，一般的功能和发育的评估结果比对损伤的评估（如 Ashworth 量表、改良 Tardieu 量表及 ROM 等）更为重要。因此，必须明确治疗的康复目标，并以适当的评估方法去评价结果，而不是只评估注射肌肉的局部效果。作者建议，只有当痉挛肌肉限制了下一个发育里程碑的实现或使儿童面临关节挛缩的风险时，才给发育中的儿童肉注射。控制痉挛对于幼儿来说可能是一种更利于正常肌肉发育的方法，继而也能促成能量的有效消耗，更好地参与日常生活活动。然而，也必须考虑多次注射的副作用。在对10名接受过多次Bont-A注射的脑性瘫痪受试者的研究中，6名受试者在Bont-A术后4个月至3年内发现内侧腓肠肌神经源性萎缩[161]，Ⅰ型纤维减少，Ⅱ型纤维相对占优，这与注射次数显著相关[161]。

关节活动受限是儿童物理治疗师经常关注的问题。我们已经讨论了许多可能导致运动功能丧失的痉挛肌肉的结构变化。这份《脑性瘫痪患儿下肢痉挛的肉毒毒素评估、干预和注射后护理》(*Botudinum toxin assessment, intervention and after-care for lower limb cpasticity in children with cerebral palsy*)的国际共识声明的结论是，没有足够的证据确定联合使用BoNT-A和系列石膏治疗是否能改善预后[89]。两项Ⅱ类研究显示，当BoNT-A与石膏固定联合使用时，粗大运动功能测试步行区域、痉挛、步幅、踝关节运动学、被动ROM和背伸力量均有所改善。相比之下，Kay[75]的一项研究显示，系列石膏治疗联合使用BoNT-A时，可使痉挛、挛缩和马蹄足步态提前6个月复发。对于这种结果的一种解释是，作为治疗师，我们需要加强拮抗肌群训练以达到平衡。当BoNT-A与系列石膏联合治疗时，肌肉无法得到强化训练。

被动和主动缓慢静态牵伸练习也经常用于解决ROM受限的问题。De Deyne[38]认为，在健康非神经性受损肌肉中，肌肉对牵伸的适应性来自生物力学、神经学和分子机制的综合作用。有报道称，伴随着短时间的持续牵伸，ROM的短期改善的时间通常不超过30秒，这可能是由于肌肉的黏滞性。

对神经功能受损的肌肉进行牵伸的证据目前不明确。尽管牵伸运动在脑性瘫痪儿童的治疗中得到了广泛的应用，但人们对其在活动和参与中的有效性和影响知之甚少。回顾已发表的文献报道，没有足够的证据支持/反驳徒手牵伸可以拉长肌肉、减少痉挛或改善步态[74,118,171]。牵伸痉挛肌的证据中存在的局限性包括ROM的改善程度较低[49,74]、之前提到的测量痉挛肌ROM的可靠性差，以及对ICF涉及的活动和参与部分的功能有限[74,118,171]。

然而，Tardieu[154]的一项经典研究支持长时间的肌肉牵伸。研究发现，每天牵伸6小时，未观察到渐进性挛缩，但如果每天牵伸少于2小时，则挛缩会继续进展。这表明，通过使用夜间或休息夹板进行持续牵伸对于改善ROM有帮助。

系列石膏治疗是肌肉得到长时间拉伸的另一种方法。从2014年的文献[162]中可发现，有初步证据表明，系列石膏治疗对非神经功能受损的特发性足趾步行患者的被动踝关节背伸和步态运动学具有有益的影响。保守治疗（包括系列石膏治疗和物理治疗）后这些积极作用的持续时间很短，可达1年。

目前还没有足够的证据支持给脑性瘫痪患儿使用系列石膏治疗有效[11]。一些研究表明，系列石膏治疗可以改善ROM和步态，但也有人担心会引发继发性障碍。注射BoNT-A对神经完好的肌肉与系列石膏治疗也没有帮助。一项对神经功能障碍患者使用系列石膏治疗联合BoNT-A注射的研究表明，系列石膏治疗联合BoNT-A注射对改善ROM的效果比单独注射的效果更好[56]，尽管联合使用BoNT-A的效果仍然没有定论。对神经功能受损的肌肉，使用系列石膏治疗可以改善患者转移时的持重，减轻疼痛，增强佩戴依从性和耐受矫正器的能力。

骨骼的形状和大小在快速生长期间最容易发生变化，因此，不良的力量，以及适当的纠正力量在儿童期影响最大。在胎儿期或产后早期发生的许多畸形在婴儿中比在年龄更大儿童中更容易矫正。例如，发育性髋关节脱位在1岁以前使用Pavlik吊带治疗往往是轻而易举的[23,144,167]。然而，如果在12个月后才诊断出髋关节脱位，就需要手术治疗。同样，在婴儿期应用石膏固定治疗儿童远端关节畸形也非常有效[143]。

如果儿童是扁平足，许多父母会寻求物理治疗师的意见。姿势性扁平足是一种在负重过程中足内侧纵弓塌陷，但在体重减轻时恢复的情况（详细信息见第14章）。大多数婴儿出生时会有姿势性扁平足。足弓发育从2~6岁开始，到12~13岁结构成熟。据报道，2~6岁儿童中姿势性扁平足的患病率在21%~57%之间。大约85%的扁平足患者随着年龄的增长而改善，而大约15%的人保持着平坦的足弓。如果一个正常发育的儿童有姿势性的扁平足，正在产生疼痛或步态异常，这可能是由于跟腱紧张造成的[59]。包括韧带松弛、肥胖、旋转畸形、胫骨影响、病理性胫骨内翻、马蹄足、外胫侧籽骨和跗骨融合等在内的危险因素，都需要进一步的足部评估。姿势性扁平足的治疗，如矫形鞋和鞋垫的使用是有争议的，并没有很好的研究[93]。在推荐长期的使用扁平足矫形鞋和鞋垫之前，重要的是要记住，软骨需要运动才能存活和自我修复，而长期固定的关节往往会变得僵硬。

这就引出了一个问题：对于肌张力低的儿童，如何处理无症状的姿势性扁平足。Martin[96] 研究了 14 名年龄在 3.5 ~ 8 岁之间的唐氏综合征儿童。使用髁上矫形器（supramalleolar orthoses，SMO）可观察到粗大运动功能测试和 Bruininks-Oseretsky 运动熟练度测试的显著改善，而这些测试的改善不完全归因于成熟。在运动步态分析过程中，唐氏综合征患儿的扁平足表现出踝关节力矩的改变和足蹬离时的功率降低[55]。这表明该患儿的步态模式效率较低。

踝下（踝关节以下）支撑为唐氏综合征患儿提供了更为中立位的足部排列，行走时减少了足趾向外的位置，提供了更为可控的行走方式，但速度没有改变[133]。

一般来说，在儿童中使用支具的作用在以下 5 个主要方面得到了支持：①预防畸形；②纠正畸形；③提高支撑面的稳定性；④促进活动能力的发展；⑤提高步态的效率。但仍需要更多的证据来确定什么年龄或发育功能水平的支撑是最有效的。然而，矫形器可能导致继发性畸形和失用性萎缩。Lusskin[91] 报告了 2 例脊髓灰质炎引发下肢瘫痪的儿童病例研究。2 名儿童都有明显的胫腓骨扭转，并在膝—踝—足矫形器的支撑下膝和足都被固定在向前的位置。结果，踝关节和足部的旋转力使这些儿童出现严重的中足内偏和后足内翻。

活动动作中的周围压缩力（circumferential compressive forces）和运动限制会干扰正常的肌肉骨骼生长。儿童物理治疗师有重要的责任去理解、记录并重新评估辅助设备对成长中的儿童的影响。当我们试图利用干预去解决一个问题时，可能会在不经意间造成另一个问题。

运动使压缩力可以分散到整个关节表面，而不是局限在一个特定的区域。将负重活动与运动结合起来，将为关节创造更理想的环境。因为骨骼和相关关节的重塑最容易发生在生命的最初几年，如髋臼的形状在儿童 3 岁时就被相当好地定型了[120]，早期负重活动干预可能对关节的形状和功能有重大影响。为了帮助关节塑型，按实际年龄和非发育年龄在确定何时开始负重活动时可能更重要。

为了提高髋关节的稳定性，Paleg 等人[114] 建议，粗大运动迟缓超过 25 个百分位的儿童应该在矫正月龄的 9 ~ 10 个月左右开始支持站立训练，因为正常儿童在这个年龄就开始被拉着直立。髋臼的形状可能不适合走路，但髋关节可能更稳定。随着时间的推移，这种早期站立可能有助于预防或减轻髋关节脱位的严重程度。对于迟缓程度较轻的儿童，多进行负重运动可能有助于形成正常的髋臼形状，这可能有助于改善步态，降低成年后患骨关节炎的风险。在使用器械时，必须要仔细评估儿童的姿势。

跑步机训练作为一种为唐氏综合征、脊髓损伤和脑性瘫痪患儿提供运动和负重机会的干预手段越来越受欢迎。父母对婴儿每天进行 8 分钟步行训练（5 天 / 周），唐氏综合征儿童的步行能力得到提升[158,159]。在一项随机对照研究中，30 名儿童接受了常规的物理治疗，但其中一半儿童也接受了室内跑步机训练。实验组较对照组提前 60 天表现出站立的能力，在帮助下行走的能力比对照组早出现 73 天，独立行走能力比对照组早出现 101 天。尽管跑步机训练对唐氏综合征儿童的疗效已有文献记载，但 20 月龄和 24 月龄时步行的功能益处有时仍存在争议。

一项于 2011 年[160] 完成的文献综述表明，由于缺乏大型、精心设计的临床试验来支持跑步机训练对脑性瘫痪患儿的有效性，因此有效项目的证据并不具有决定性。这种不一致可能是来源于干预方案的设计。治疗强度、频率和持续时间对跑步机计划的成功至关重要。传统的运动训练指南明确建议，为了提高身体素质，训练必须每周至少进行 3 次，并必须持续 8 周或更长时间。一些小型研究报告了步态、力量和功能的改善[26,29,109]。跑步机训练可以在部分负重（partial-weight-bearing，PWB）环境中进行，治疗师使用包括安全带、上方支撑和电动跑步机设备。PWB 环境的目的是允许儿童在有机会长时间行走时控制重心、姿势和平衡，这有助于增强耐力。Richards 等人对 4 名年龄在 1.7 ~ 2.3 岁之间、不能独立行走的脑性瘫痪患儿进行了为期 17 周的多病例可行性研究。在每周 4 次 45 分钟的治疗过程中，用 20% ~ 30% 的时间在 PWB 跑步机上。支撑力范围为体重的 40%、20% 和 0%，速度范围为 0.07 ~ 0.70 m/s。随着支撑力在整个研究过程中的降低，跑步机速度的增加，在训练结束时，2 名儿童能独立行走，1 名儿童可以利用辅助装置行走。尽管有文章指出 PWB 疗法对脑性瘫痪的潜在益处，但仍需要更多的研究来确定频率、持续时间和患者选择的最佳方案。

总结

本章回顾了肌肉骨骼系统的正常生长和发育，重点是肌肉和骨骼的适应性与儿童物理治疗师遇到的病理条件。正常肌肉肌腱单元的微观和宏观结构和功能，以及力量和长度对施加的物理变化（如制动和去神经支配）的适应，已经在使用侵入性研究方法的非人类研究中得到了很好的证明。使用非侵入性研究方法的人类研究结果表明，人类肌肉肌腱单元经历了与动物相似的适应过程。肌肉骨骼适应性的临床证据支持这些研究结果。

处于发育期的儿童，肌肉肌腱单元的异常变化会对骨骼系统施加压力，导致骨骼畸形。儿童物理治疗师应定期评估身体损伤，并制订旨在促进肌肉骨骼适应的治疗干预措施。为了记录与特定儿科疾病相关的治疗效果，鼓励治疗师在特定干预措施中使用 ROM 和肌力的客观测量，以便将肌肉骨骼损伤的变化与活动水平和参与程度相关联。此外，还需要进一步的研究来检验力量训练和牵伸治疗方案的有效性，以及它们与其他方法的相互关系，如外科手术、石膏固定和药物干预。新研究技术的应用，如等速测力和肌电图，可以客观地测量与神经肌肉疾病有关的损伤，以及干预措施的效果。其他的对照研究将加强使用物理疗法改善活动及参与的科学理论基础。

（齐丽娜　译，艾婧文　审）

参考文献

1. Ackman JD, Russman BS, Thomas SS, et al.: Comparing botulinum toxin A with casting for treatment of dynamic equinus in children with cerebral palsy, *Dev Med Child Neurol* 47:620–627, 2005.
2. Arazi M, Ogun TC, Memik R: Normal development of the tibiofemoral angle in children: a clinical study of 590 normal subjects from 3 to 17 years of age, *J Pediatr Orthop* 21:264–267, 2001.
3. Ayalon M, Ben-Sira D, Hutzler Y, Gilad T: Reliability of isokinetic strength measurements of the knee in children with cerebral palsy, *Dev Med Child Neurol* 42:398–402, 2000.
4. Reference deleted in proofs.
5. Bailey DA, et al.: Epidemiology of fractures of the distal end of the radius in children as associated with growth, *J Bone Joint Surg Am* 71:1225–1230, 1989.
6. Barnes C, et al.: Reduced bone density among children with severe hemophilia, *Pediatrics* 114:e177–e181, 2004.
7. Bartlett M, Wolf L, Shurtleff D, Stahell L: Hip flexion contractures: a comparison of measurement methods, *Arch Phys Med Rehabil* 66:620–625, 1985.
8. Beals RK, et al.: Developmental changes in the femur and acetabulum in spastic paraplegia and diplegia, *Dev Med Child Neurol* 11:303–313,1969.
9. Bentzinger CF, Wang YX, Rudnicki MA: Building muscle: molecular regulation of myogenesis, *Cold Spring Harb Perspect Biol* 4, 2012.
10. Berg-Emons RJ, Baak MA, Barbanson DC, et al.: Reliability of tests to determine peak aerobic power, anaerobic power and isokinetic muscle strength in children with spastic cerebral palsy, *Dev Med Child Neurol* 38:1117–1125, 1996.
11. Blackmore A, et al.: A systematic review of the effects of casting on equinus in children with cerebral palsy: an evidence report of the AACPDM, *Dev Med Child Neurol* 49:781–790, 2007.
12. Bleck EE, Michael KAB: *Children's orthopaedics and fractures*, Springer Science & Business Media, 2010.
13. Reference deleted in proofs.
14. Bloomfield SA: Changes in musculoskeletal structure and function with prolonged bed rest, *Med Sci Sports Exerc* 29:197–206, 1997.
15. Bohannon RW: Measurement, nature, and implications of skeletal muscle strength in patients with neurological disorders, *Clin Biomech (Bristol, Avon)* 10:283–292, 1995.
16. Bohannon RW, Andrews AW: Inter-rater reliability of hand-held dynamometer, *Phys Ther* 67:931–933, 1987.
17. Booth CM, et al.: Collagen accumulation in muscles of children with cerebral palsy and correlation with severity of spasticity, *Dev Med Child Neurol* 43:314–320, 2001.
18. Bottos M, Benedetti MG, Salucci P, et al.: Botulinum toxin with and without casting in ambulant children with spastic diplegia: a clinical and functional assessment, *Dev Med Child Neurol Nov* 45:758–762,2003.
19. Buckley SL, et al.: The acetabulum in congenital and neuromuscular hip instability, *J Pediatr Orthop* 11:498–501, 1991.
20. Cahuzac JP, Sales de Gauzy D, Vardon J: Development of the clinical tibiofemoral angle in normal adolescents: a study of 427 normal subjects from 10 to 16 years of age, *J Bone Joint Surg Am Br* 77:729–732,1995.
21. Capriles VD, Martini LA, Areas JA: Metabolic osteopathy in celiac disease: importance of a gluten-free diet, *Nutr Rev* 67:599–606, 2009.
22. Carter DR, Orr TE, Fyhrie DP, Schurman DJ: Influences of mechanical stress on prenatal and postnatal skeletal development, *Clin Orthop Relat Res* 237–250, 1987.
23. Cashman J, Round J, Taylor G, Clarke N: The natural history of developmental dysplasia of the hip after early supervised treatment in the Pavlik harness: a prospective, longitudinal follow-up, *J Bone Joint Surg Br* 84:418–425, 2002.
24. Castle ME, Reyman TA, Schneider M: Pathology of spastic muscle in cerebral palsy, *Clin Orthop Relat Res* 142:223–233, 1979.

25. Cazanave C, Dupon M, Lavignolle-Aurillac V, et al.: Reduced bone mineral density in HIV-infected patients: prevalence and associated factors, *AIDS* 22:395–402, 2008.
26. Cernak K, Stevens V, Price R, Shumway-Cook A: Locomotor training using body-weight support on a treadmill in conjunction with ongoing physical therapy in a child with severe cerebellar ataxia, *Phys Ther* 88:88–97, 2008.
27. Chan G, Chen CT: Musculoskeletal effects of obesity, *Curr Opin Pediatr* 21:65–70, 2009.
28. Cheng JC, Chan PS, Chiang SC, Hui PW: Angular and rotational profile of the lower limb in 2,630 Chinese children, *J Pediatr Orthop* 11:154–161, 1991.
29. Cherng R-J, Liu C-F, Lau T-W, Hong R-B: Effect of treadmill training with body weight support on gait and gross motor function in children with spastic cerebral palsy, *Am J Phys Med Rehabil* 86:548–555,2007.
30. Chung WS, Barres BA: The role of glial cells in synapse elimination, *Curr Opin Neurobiol* 22:438–445, 2012.
31. Cooper C, Dennison EM, Leufkens HGM, et al.: Epidemiology of childhood fractures in Britain: a study using the general practice research database, *J Bone Miner Res* 19:1976–1981, 2004.
32. Costanzo EM, Barry JA, Ribchester RR: Competition at silent synapses in reinnervated skeletal muscle, *Nat Neurosci* 3:694–700, 2003.
33. Crompton J, Galea MP, Phillips B: Hand-held dynamometry for muscle strength measurement in children with cerebral palsy, *Dev Med Child Neurol* 49:106, 2007.
34. Czeczelewski J, Dlugolecka B, Czeczelewska E, Raczynska B: Intakes of selected nutrients, bone mineralisation and density of adolescent female swimmers over a three-year period, *Biol Sport* 30:17–20, 2013.
35. Damcott M, Blochlinger S, Foulds R: Effects of passive versus dynamic loading interventions on bone health in children who are nonambulatory, *Pediatr Phys Ther* 25:248–255, 2013.
36. Damiano DL, Dodd K, Taylor NF: Should we be testing and training muscle strength in cerebral palsy? *Dev Med Child Neurol* 44:68–72, 2002.
37. Dastmalchi M, Alexanderson H, Loell I, et al.: Effect of physical training on the proportion of slow-twitch type I muscle fibers, a novel nonimmune-mediated mechanism for muscle impairment in polymyositis or dermatomyositis, *Arthritis Care Res* 57:1303–1310, 2007.
38. De Deyne PG: Application of passive stretch and its implications for muscle fibers, *Phys Ther* 81:819–827, 2001.
39. De Hundt M, Vlemmix F, Bais J, et al.: Risk factors for developmental dysplasia of the hip: a meta-analysis, *Eur J Obstet Gynecol Reprod Biol* 165:8–17, 2012.
40. Dimitri P, Wales JK, Bishop N: Fat and bone in children: differential effects of obesity on bone size and mass according to fracture history, *J Bone Miner Res* 25:527–536, 2010.
41. Dirks ML, Wall BT, Snijders T, et al.: Neuromuscular electrical stimulation prevents muscle disuse atrophy during leg immobilization in humans, *Acta Physiol (Oxf)* 210 :628–641, 2014.
42. Dodd KJ, Taylor NF, Damiano DL: A systematic review of the effectiveness of strength-training programs for people with cerebral palsy, *Arch Phys Med Rehabil* 83:1157–1164, 2002.
43. Esbjönsson Liljedahl M, Holm I, Sylvén C, Jansson E: Different responses of skeletal muscle following sprint training in men and women, *Europ J Appl Physiol* 74:375–383, 1996.
44. Escolar D, Henricson E, Mayhew J, et al.: Clinical evaluator reliability for quantitative and manual muscle testing measures of strength in children, *Muscle Nerve* 24:787–793, 2001.
45. Fehlings D, Switzer L, Agarwal P, et al.: Informing evidence-based clinical practice guidelines for children with cerebral palsy at risk of osteoporosis: a systematic review, *Dev Med Child Neurol* 54:106–116, 2012.
46. Fladby T, Jansen JKS: Postnatal loss of synaptic terminals in the partially denervated mouse soleus muscle, *Acta Physiol Scand* 129:239–246, 1987.
47. Florence JM, Pandya S, King WM, et al.: Clinical trials in Duchenne dystrophy standardization and reliability of evaluation procedures, *Phys Ther* 64:41–45, 1984.
48. Foran JRH, Steinman S, Barash I, et al.: Structural and mechanical alterations in spastic skeletal muscle, *Dev Med Child Neurol* 47:713–717,2005.
49. Franki I, Desloovere K, De Cat J, et al.: The evidence-base for basic physical therapy techniques targeting lower limb function in children with cerebral palsy: a systematic review using the International Classification of Functioning, Disability and Health as a conceptual framework, *J Rehabil Med* 44:385–395, 2012.
50. Fridén J, Lieber RL: Spastic muscle cells are shorter and stiffer than normal cells, *Muscle Nerve* 27:157–164, 2003.
51. Friend L, Widmann RF: Advances in management of limb length discrepancy and lower limb deformity, *Curr Opin Pediatri* 20:46–51,2003.
52. Gajdosik CG: Ability of very young children to produce reliable isometric force measurements, *Pediatric Phys Ther* 17:251–257, 2005.
53. Gajdosik RL, Bohannon RW: Clinical measurement of range of motion review of goniometry emphasizing reliability and validity, *Phys Ther* 67:1867–1872, 1987.
54. Gajdosik RL: Passive extensibility of skeletal muscle: review of the literature with clinical implications, *Clin Biomech (Bristol, Avon)* 16:87–101,2001.
55. Galli M, Cimolin V, Pau M, et al.: Relationship between flat foot condition and gait pattern alterations in children with Down syndrome, *J Intellect Disabil Res* 58:269–276, 2014.
56. Glanzman AM, Kim H, Swaminathan K, Beck T: Efficacy of botulinum toxin A, serial casting, and combined treatment for spastic equinus: a retrospective analysis, *Dev Med Child Neurol* 46:807–811, 2004.
57. Gough M, Shortland AP: Could muscle deformity in children with spastic cerebral palsy be related to an impairment of muscle growth and altered adaptation? *Dev Med Child Neurol* 54:495–499, 2012.
58. Harpavat M, et al.: Altered bone mass in children at diagnosis of Crohn disease: a pilot study, *J Pediatr Gastroenterol Nutr* 40:295–300, 2005.
59. Harris EJ: The oblique talus deformity. What is it, and what is its clinical significance in the scheme of pronatory deformities? *Clin Podiatr Med Surg* 17:419–442, 2000.
60. Harris SR, Smith LH, Krukowski L: Goniometric reliability for a child with spastic quadriplegia, *J Pediatr Orthop* 5:348–351, 1985.
61. Heath CH, Staheli LT: Normal limits of knee angle in white children— genu varum and genu valgum, *J Pediatr Orthop* 13:259–262, 1993.
62. Heesakkers N, van Kempen R, Feith R, et al.: The long-term prognosis of Legg-Calvé-Perthes disease: a historical prospective study with a median follow-up of forty one years, *Int Orthop* 39:859–863, 2015.
63. Hesselmans LFGM, Jennekens FGI, Van Den Oord CJM, et al.: Development of innervation of skeletal muscle fibers in man: relation to acetylcholine receptors, *Anat Rec* 236:553–562, 1993.
64. Hind K, Burrows M: Weight-bearing exercise and bone mineral accrual in children and adolescents: a review of controlled trials, *Bone* 40:14–27,2007.
65. Hortobagyi T, Dempsey L, Fraser D, et al.: Changes in muscle strength, muscle fibre size and myofibrillar gene expression after immobilization and retraining in humans, *J Physiol* 524(Pt 1):293–304, 2000.
66. Hough JP, Boyd RN, Keating JL: Systematic review of interventions for low bone mineral density in children with cerebral palsy, *Pediatrics* 125:e670–e678, 2010.
67. Hung VWY, et al.: Osteopenia: a new prognostic factor of curve progression in adolescent idiopathic scoliosis, *J Bone Joint Surg Am* 87:2709–2716, 2005.
68. Ihkkan KY, Yalcin E: Changes in skeletal maturation and mineralization in children with cerebral palsy and evaluation of related factors, *J Child Neurol* 16:425–430, 2001.

69. Jansen M, de Groot IJ, van Alfen N, Geurts AC: Physical training in boys with Duchenne muscular dystrophy: the protocol of the No Use is Disuse study, *BMC Pediatr* 10:55, 2010.
70. Jansson E, Esbjörnsson M, Holm I, Jacobs I: Increase in the proportion of fast-twitch muscle fibres by sprint training in males, *Acta Physiol Scand* 140:359–363, 1990.
71. Jarvinen TA, Jozsa L, Kannus P, et al.: Organization and distribution of intramuscular connective tissue in normal and immobilized skeletal muscles: an immunohistochemical, polarization and scanning electron microscopic study, *J Muscle Res Cell Motil* 23:245–254, 2002.
72. Jelinek E, Bittersohl B, Martiny F, et al.: The 8-plate versus physeal stapling for temporary hemiepiphyseodesis correcting genu valgum and genu varum: a retrospective analysis of thirty five patients, *Int Orthop* 36:599–605, 2012.
73. Jiang C, Wen Y, Kuroda K, et al.: Notch signaling deficiency underlies age-dependent depletion of satellite cells in muscular dystrophy, *Dis Model Mech* 7:997–1004, 2014.
74. Katalinic OM, Harvey LA, Herbert RD: Effectiveness of stretch for the treatment and prevention of contractures in people with neurological conditions: a systematic review, *Phys Ther* 91:11–24, 2011.
75. Kay RM, Rethlefsen SA, Fern-Buneo A, et al.: Botulinum toxin as an adjunct to serial casting treatment in children with cerebral palsy, *J Bone Joint Surg Am* 86-A:2377–2384, 2004.
76. Kecskemethy HH, Herman D, May R, et al.: Quantifying weight bearing while in passive standers and a comparison of standers, *Dev Med Child Neurol* 50:520–523, 2008.
77. Kedem P, Scher DM: Evaluation and management of crouch gait, *Curr Opin Pediatr* 28:55–59, 2016.
78. Kendall FP, et al.: *Muscles: testing and function, with posture and pain*, Baltimore, MD, 2005, Lippincott Williams & Wilkins.
79. Kentish M, Snapen Wynter M, et al.: Five-year outcome of statewide hip surveillance of children and adolescents with cerebral palsy, *J Pediatr Rehab Med* 413:205–217, 2011.
80. Khosla S, Melton III LJ, Dekutoski MB, et al.: Incidence of childhood distal forearm fractures over 30 years: a population-based study, *JAMA* 290:1479–1485, 2003.
81. Kilgour G, McNair P, Stott NS: Intrarater reliability of lower limb sagittal range-of-motion measures in children with spastic diplegia, *Dev Med Child Neurol* 45:391–399, 2003.
82. Ko I-H, Kim J-H, Lee B-H: Relationships between lower limb muscle architecture and activities and participation of children with cerebral palsy, *J Exerc Rehabil* 9:368, 2013.
83. Kuh D, Bassey J, Hardy R, et al.: Birth weight, childhood size, and muscle strength in adult life: evidence from a birth cohort study, *Am J Epidemiol* 156:627–633, 2002.
84. Kuo AA, Tritasavit S, Graham JM: Congenital muscular torticollis and positional plagiocephaly, *Pediatr Rev* 35:79–87, 2014. quiz 87.
85. Reference deleted in proofs.
86. Lee DK, Muraszko K, Ulrich BD: Bone mineral content in infants with myelomeningocele, with and without treadmill stepping practice, *Pediatr Phys Ther* 28:24–32, 2016.
87. LeVeau BF, Bernhardt DB: Developmental biomechanics: effect of forces on the growth, development, and maintenance of the human body, *Phys Ther* 64:1874–1882, 1984.
88. Lieber RL, Steinman S, Barash IA, Chambers H: Structural and functional changes in spastic skeletal muscle, *Muscle Nerve* 29:615–627, 2004.
89. Love S, Novak I, Kentish M, et al.: Botulinum toxin assessment, intervention and after-care for lower limb spasticity in children with cerebral palsy: international consensus statement, *Eur J Neurol* 17:9–37, 2010.
90. Lowes LP, Westcott SL, Palisano RJ, et al.: Muscle force and range of motion as predictors of standing balance in children with cerebral palsy, *Phys Occup Ther Pediatr* 24:57–77, 2004.
91. Lusskin R: The influence of errors in bracing upon deformity of the lower extremity, *Arch Phys Med Rehabil* 47:520, 1966.
92. Macias-Merlo L, Bagur-Calafat C, Girabent-Farres M, et al.: Effects of the standing program with hip abduction on hip acetabular development in children with spastic diplegia cerebral palsy, *Disabil Rehabil* 38:1075–1081, 2016.
93. MacKenzie AJ, Rome K, Evans AM: The efficacy of nonsurgical interventions for pediatric flexible flat foot: a critical review, *J Pediatr Orthop* 32:830–834, 2012.
94. Mahony K, Hunt A, Daley D, et al.: Inter-tester reliability and precision of manual muscle testing and hand-held dynamometry in lower limb muscles of children with spina bifida, *Phys Occup Ther Pediatr* 29:44–59, 2009.
95. Markert CD, Case LE, Carter GT, et al.: Exercise and Duchenne muscular dystrophy: where we have been and where we need to go, *Muscle Nerve* 45:746–751, 2012.
96. Martin K: Effects of supramalleolar orthoses on postural stability in children with Down syndrome, *Dev Med Child Neurol* 46:406–411, 2004.
97. Mathewson MA, Chambers HG, Girard PJ, et al.: Stiff muscle fibers in calf muscles of patients with cerebral palsy lead to high passive muscle stiffness, *J Orthop Res* 32:1667–1674, 2014.
98. Mathewson MA, Ward SR, Chambers HG, Lieber RL: High resolution muscle measurements provide insights into equinus contractures in patients with cerebral palsy, *J Orthop Res* 33:33–39, 2015.
99. McDowell BC, Hewitt V, Nurse A, et al.: The variability of goniometric measurements in ambulatory children with spastic cerebral palsy, *Gait Posture* 12:114–121, 2000.
100. McMillan HJ, Darras BT, Kang PB: Autoimmune neuromuscular disorders in childhood, *Curr Treat Options Neurol* 13:590–607, 2011.
101. Mercer VS, Lewis CL: Hip abductor and knee extensor muscle strength of children with and without Down syndrome, *Pediatr Phys Ther* 13:18–26, 2001.
102. Meyer GA, Lieber RL: Skeletal muscle fibrosis develops in response to desmin deletion, *Am J Physiol Cell Physiol* 302:C1609–C1620, 2012.
103. Milani P, Coccetta CA, Rabini A, et al.: Mobile smartphone applications for body position measurement in rehabilitation: a review of goniometric tools, *PM&R* 6:1038–1043, 2014.
104. Miller F, Cardoso Dias R, Dabney KW, et al.: Soft-tissue release for spastic hip subluxation in cerebral palsy, *J Pediatr Orthop* 17:571–584, 1997.
105. Mockford M, Caulton JM: The pathophysiological basis of weakness in children with cerebral palsy, *Pediatr Phys Ther* 22:222–233, 2010.
106. Moore KL: Musculoskeletal system. In Keith L, et al.: *Before we are born: essentials of embryology and birth defects*, ed 9, Philadelphia, 2013, Saunders/ Elsevier, pp 225–249.
107. Moreau NG, Teefey SA, Damiano DL: In vivo muscle architecture and size of the rectus femoris and vastus lateralis in children and adolescents with cerebral palsy, *Dev Med Child Neurol* 51:800–806, 2009.
108. Münchau A, Bhatia KP: Uses of botulinum toxin injection in medicine today, *BMJ* 320:161–165, 2000.
109. Mutlu A, Krosschell K, Spira DG: Treadmill training with partial bodyweight support in children with cerebral palsy: a systematic review, *Dev Med Child Neurol* 51:268–275, 2009.
110. Reference deleted in proofs.
111. Nedergaard A, Jespersen JG, Pingel J, et al.: Effects of 2 weeks lower limb immobilization and two separate rehabilitation regimens on gastrocnemius muscle protein turnover signaling and normalization genes, *BMC Res Notes* 5:166, 2012.
112. Novak I, Mcintyre S, Morgan C, et al.: A systematic review of interventions for children with cerebral palsy: state of the evidence, *Dev Med Child Neurol* 55:885–910, 2013.
113. Reference deleted in proofs.
114. Paleg GS, Smith BA, Glickman LB: Systematic review and evidence-based clinical recommendations for dosing of pediatric supported standing programs, *Pediatr Phys Ther* 25:232–247, 2013.

115. Pandya S, Florence JM, King WM, et al.: Reliability of goniometric measurements in patients with Duchenne muscular dystrophy, *Phys Ther* 65:1339–1342, 1985.
116. Park E-Y, Kim W-H: Meta-analysis of the effect of strengthening interventions in individuals with cerebral palsy, *Res Dev Disabil* 35:239–249, 2014.
117. Pearl ML, et al.: Comparison of arthroscopic findings with magnetic resonance imaging and arthrography in children with glenohumeral deformities secondary to brachial plexus birth palsy, *J Bone Joint Surg Am* 85:890–898, 2003.
118. Pin T, Dyke P, Chan M: The effectiveness of passive stretching in children with cerebral palsy, *Dev Med Child Neurol* 48:855–862, 2006.
119. Price CT, Langford JR, Liporace FA: Essential nutrients for bone health and a review of their availability in the average North American diet, *Open Orthop J* 6:143–149, 2012.
120. Rális Z, McKibbin B: Changes in shape of the human hip joint during its development and their relation to its stability, *J Bone Joint Surg Br* 55:780–785, 1973.
121. Ralis Z, McKibbin B: Changes in shape of the human hip joint during its development and their relation to stability, *J Bone Joint Surg Br* 55:780–785, 1973.
122. Rameckers EAA, Janssen-Potten YJM, Essers IMM, Smeets RJEM: Efficacy of upper limb strengthening in children with cerebral palsy: a critical review, *Res Devdisabil* 36:87–101, 2015.
123. Ranatunga KW: Skeletal muscle stiffness and contracture in children with spastic cerebral palsy, *J Physiol* 589(Pt 11):2665, 2011.
124. Rauch F: Bone growth in length and width: the Yin and Yang of bone stability, *J Musculoskelet Neuronal Interact* 5:194–201, 2005.
125. Rauch F, et al.: The development of metaphyseal cortex-implications for distal radius fractures during growth, *J Bone Miner Res* 16:1547–1555, 2001.
126. Richards CL, Malouin F, Dumas F, et al.: Early and intensive treadmill locomotor training for young children with cerebral palsy: a feasibility study, *Pediatr Phys Ther* 9:158–165, 1997.
127. Rose J, et al.: Muscle pathology and clinical measures of disability in children with cerebral palsy, *J Orthop Res* 12:758–768, 1994.
128. Rothstein JM, Rose SJ: Muscle mutability. Part 2, adaptation to drugs, metabolic factors, and aging, *Phys Ther* 62:1788–1798, 1982.
129. Ruff C, Holt B, Trinkaus E: Who's afraid of the big bad Wolff? "Wolff's law" and bone functional adaptation, *Am J Phys Anthropol* 129:484–498, 2006.
130. Sass P, Hassan G: Lower extremity abnormalities in children, *Am Fam Physician* 68:461–468, 2003.
131. Schiaffino S, Reggiani C: Fiber types in mammalian skeletal muscles, *Physiol Rev* 91:1447–1531, 2011.
132. Schmidt S, Mellstrom D, Norjavaara E, et al.: Longitudinal assessment of bone mineral density in children and adolescents with inflammatory bowel disease, *J Pediatr Gastroenterol Nutr* 55:511–518, 2012.
133. Selby-Silverstein L, Hillstrom HJ, Palisano RJ: The effect of foot orthoses on standing foot posture and gait of young children with Down syndrome, *NeuroRehabilitation* 16:183–193, 2000.
134. Sheth RD, Hermann BP: Bone in idiopathic and symptomatic epilepsy, *Epilepsy Res* 78:71–76, 2008.
135. Sheth RD, et al.: Gender differences in bone mineral density in epilepsy, *Epilepsia* 49:125–131, 2008.
136. Shih Y-F, Chen C-Y, Chen W-Y, Lin H-C: Lower extremity kinematics in children with and without flexible flatfoot: a comparative study, *BMC Musculoskel Disord* 13:31, 2012.
137. Shortland AP: In vivo gastrocnemius muscle fascicle length in children with and without diplegic cerebral palsy, *Dev Med Child Neurol* 50:339–340, 2008.
138. Singer BJ, Dunne JW, Singer KP, Allison GT: Velocity dependent passive plantarflexor resistive torque in patients with acquired brain injury, *Clin Biomech (Bristol, Avon)* 18:157–165, 2003.
139. Smith LR, Lee KS, Ward SR, et al.: Hamstring contractures in children with spastic cerebral palsy result from a stiffer extracellular matrix and increased in vivo sarcomere length, *J Physiol* 589(Pt 10):2625–2639, 2011.
140. Smith LR, Lee KS, Ward SR, et al.: Hamstring contractures in children with spastic cerebral palsy result from a stiffer extracellular matrix and increased in vivo sarcomere length, *J Physiol* 589:2625–2639, 2011.
141. Sokolov R, Irwin B, Dressendorfer R, Bernauer E: Exercise performance in 6-to 11-year old boys with Duchenne muscular dystrophy, *Arch Phys Med Rehabil* 58:195–201, 1977.
142. Spector SA, Simard CP, Fournier M, et al.: Architectural alterations of rat hind-limb skeletal muscles immobilized at different lengths, *Exp Neurol* 76:94–110, 1982.
143. Staheli LT: *Fundamentals of pediatric orthopedics*, Philadelphia, PA, 2008, Lippincott Williams & Wilkins.
144. Stevenson RD, Conaway M, Barrington JW, et al.: Fracture rate in children with cerebral palsy, *Dev Neurorehabil* 9:396–403, 2006.
145. Strobl W, Theologis T, Brunner R, et al.: Best clinical practice in botulinum toxin treatment for children with cerebral palsy, *Toxins* 7:1629–1648, 2015.
146. Stuberg WA, Metcalf W: Reliability of quantitative muscle testing in healthy children and in children with Duchenne muscular dystrophy using a hand-held dynamometer, *Phys Ther* 68:977–982, 1988.
147. Stuberg WA: Considerations related to weight-bearing programs in children with developmental disabilities, *Phys Ther* 72:35–40, 1992.
148. Suetta C, Frandsen U, Jensen L, et al.: Aging affects the transcriptional regulation of human skeletal muscle disuse atrophy, *PLoS One* 7:e51238, 2012.
149. Surburg PR, Suomi R, Poppy WK: Validity and reliability of a handheld dynamometer with two populations, *J Orthop Sports Phys Ther* 16:229–234, 1992.
150. Suzuki S, Yamamuro T: Correlation of fetal posture and congenital dislocation of the hip, *Acta Orthop Scand* 57:81–84, 1986.
151. Svien LR, Berg P, Stephenson C: Issues in aging with cerebral palsy, *Top Geriatr Rehabil* 24:26–40, 2008.
152. Szalay EA, Harriman D, Eastlund B, Mercer D: Quantifying postoperative bone loss in children, *J Pediatr Orthop* 28:320–323, 2008.
153. Tabary J, Tabary C, Tardieu C, et al.: Physiological and structural changes in the cat's soleus muscle due to immobilization at different lengths by plaster casts, *J Physiol* 224:231–244, 1972.
154. Tardieu C, Lespargot A, Tabary C, Bret MD: For how long must the soleus muscle be stretched each day to prevent contracture? *Dev Med Child Neurol* 30:3–10, 1988.
155. Taylor NF, Dodd KJ, Graham HK: Test-retest reliability of hand-held dynamometric strength testing in young people with cerebral palsy, *Arch Phys Med Rehabil* 85:77–80, 2004.
156. Turkoglu AN, Huijing PA, Yucesoy CA: Mechanical principles of effects of botulinum toxin on muscle length-force characteristics: an assessment by finite element modeling, *J Biomechan* 47:1565–1571, 2014.
157. Uddenfeldt Wort U, Nordmark E, Wagner P, et al.: Fractures in children with cerebral palsy: a total population study, *Dev Med Child Neurol* 55:821–826, 2013.
158. Ulrich DA, Lloyd MC, Tiernan CW, et al.: Effects of intensity of treadmill training on developmental outcomes and stepping in infants with Down syndrome: a randomized trial, *Phys Ther* 88:114–122, 2008.
159. Ulrich DA, Ulrich BD, Angulo-Kinzler RM, Yun J: Treadmill training of infants with Down syndrome: evidence-based developmental outcomes, *Pediatrics* 108:e84–e84, 2001.
160. Valentin-Gudiol M, Mattern-Baxter K, Girabent-Farrés M, et al.: Treadmill interventions with partial body weight support in children under six years of age at risk of neuromotor delay, *Cochrane Database Syst Rev CD009242*, 2011.
161. Valentine J, Stannage K, Fabian V, et al.: Muscle histopathology

in children with spastic cerebral palsy receiving botulinum toxin type A, *Muscle Nerve* 53:407–414, 2016.

162. van Kuijk AA, Kosters R, Vugts M, Geurts AC: Treatment for idiopathic toe walking: a systematic review of the literature, *J Rehabil Med* 46:945–957, 2014.
163. Van Vulpen L, De Groot S, Becher J, et al.: Feasibility and test-retest reliability of measuring lower-limb strength in young children with cerebral palsy, *Eur J Phys Rehabil Med* 49:803–813, 2013.
164. Wall BT, Snijders T, Senden JM, et al.: Disuse impairs the muscle protein synthetic response to protein ingestion in healthy men, *J Clin Endocrinol Metab* 98:4872–4881, 2013.
165. Wallach DM, Davidson RS: Pediatric lower limb disorders. In Dormans JP, editor: *Pediatric orthopaedics: core knowledge in orthopaedics*, Philadelphia, 2005, Elsevier Mosby.
166. Reference deleted in proofs.
167. Weinstein SL, Flynn JM: *Lovell and Winter's pediatric orthopaedics*, Philadelphia, PA, 2013, Lippincott Williams & Wilkins.
168. White J, et al.: Potential benefits of physical activity for children with acute lymphoblastic leukaemia, *Pediatr Rehabil* 8:53–58, 2005.
169. Surburg PR, Suomi R, Poppy WK: Validity and reliability of a handheld dynamometer with two populations, *J Orthop Sports Phys Ther* 16(5):229–234, 1992.
170. Whittaker S, Tomlinson R: Question 2: do standing frames and other related physical therapies reduce the risk of fractures in children with cerebral palsy? *Arch Dis Child* 100:1181–1183, 2015.
171. Wiart L, Darrah J, Kembhavi G: Stretching with children with cerebral palsy: what do we know and where are we going? *Pediatr Phys Ther* 20:173–178, 2008.
172. Williams CD, Salcedo MK, Irving TC, et al.: The length-tension curve in muscle depends on lattice spacing, *Proc Biol Sci* 280:20130697, 2013.
173. Williams PE, Goldspink G: Changes in sarcomere length and physiological properties in immobilized muscle, *J Anat* 127(Pt 3):459, 1978.
174. Williams PE, Goldspink G: Longitudinal growth of striated muscle fibres, *J Cell Sci* 9:751–767, 1971.
175. Wills M: Orthopedic complications of childhood obesity, *Pediatr Phys Ther* 16:230–235, 2004.
176. Wilmshurst S, Ward K, Adams J, et al.: Mobility status and bone density in cerebral palsy, *Arch Dis Child* 75:164–165, 1996.
177. Wren TA, Cheatwood AP, Rethlefsen SA, et al.: Achilles tendon length and medial gastrocnemius architecture in children with cerebral palsy and equinus gait, *J Pediatr Orthop* 30:479–484, 2010.
178. Wynter M, Gibson N, Kentish M, et al.: The consensus statement on hip surveillance for children with cerebral palsy: Australian standards of care, *J Pediatr Rehabil Med* 4:183, 2011.
179. Young N, Wright J, Lam T, et al.: Windswept hip deformity in spastic quadriplegic cerebral palsy, *Pediatr Phys Ther* 10:94–100, 1998.
180. Ziv I, Blackburn N, Rang M, Koreska J: Muscle growth in normal and spastic mice, *Dev Med Child Neurol* 26:94–99, 1984.

推荐阅读

Castle ME, Reyman TA, Schneider M: Pathology of spastic muscle in cerebral palsy, *Clin Orthop Relat Res* 142:223–233, 1979.

Dodd KJ, Taylor NF, Damiano DL: A systematic review of the effectiveness of strength-training programs for people with cerebral palsy, *Arch Phys Med Rehabil* 83:1157–1164, 2002.

Gajdosik CG: Ability of very young children to produce reliable isometric force measurements, *Pediatr Phys Ther* 17:251–257, 2005.

Gajdosik RL, Bohannon RW: Clinical measurement of range of motion review of goniometry emphasizing reliability and validity, *Phys Ther* 67:1867–1872, 1987.

Katalinic OM, Harvey LA, Herbert RD: Effectiveness of stretch for the treatment and prevention of contractures in people with neurological conditions: a systematic review, *Phys Ther* 91:11–24, 2011.

Kuh D, Bassey J, Hardy R, et al.: Birth weight, childhood size, and muscle strength in adult life: evidence from a birth cohort study, *Am J Epidemiol* 156:627–633, 2002.

LeVeau BF, Bernhardt DB: Developmental biomechanics: effect of forces on the growth, development, and maintenance of the human body, *Phys Ther* 64:1874–1882, 1984.

Lowes LP, Westcott SL, Palisano RJ, et al.: Muscle force and range of motion as predictors of standing balance in children with cerebral palsy, *Phys Occup Ther Pediatr* 24:57–77, 2004.

Münchau A, Bhatia KP: Uses of botulinum toxin injection in medicine today, *BMJ* 320:161–165, 2000.

Stuberg WA: Considerations related to weight-bearing programs in children with developmental disabilities, *Phys Ther* 72:35–40, 1992.

第 6 章 儿童和青少年期的体能

Jean Stout

《国际功能、残疾和健康分类》(ICF)指出健康是实现参与的一个重要保障[280]。根据世界卫生组织报道，每年因健康状况造成的失能多达 5 亿，这一统计数据包括儿童。体能是保持身体健康和促进健康的重要方面，是物理治疗实施的基础[5]，体能是包含在 ICF 框架结构内的[207]。作为制订训练计划和为残障儿童提供治疗的临床工作者，我们一定要重视体能和健康促进在训练和治疗中的意义。这是一项重大责任，因为我们可以对儿童发育过程中的训练方式产生重大影响。我们同时也治疗缺乏运动能力的儿童，体能成为儿童物理治疗实践的前沿，其重点是预防[207]。研究峰会专门讨论儿童体能、脑性瘫痪(CP)儿童的继发性残疾的预防、确定执业范围及体能活动和训练对成年后的重要性，体现整个物理治疗行业对这一主题的关注和重视[95,242]。已有证据显示，儿童终身体力活动习惯将会对成年后的身体健康和疾病预防产生直接和间接的影响[36,79,112]。与此同时，有关健康标准的研究发现，仅有为数不多的儿童体力活动达标[36]。

对于正常发育的儿童来说，体能的定义是什么？残疾儿童的体能标准是否不同？我们如何帮助那些因残疾导致功能受限的残障儿童提高体能？本章旨在说明这些问题，并对下述问题进行阐述：①不同年龄健康儿童的体能和心肺运动反应；②体能的构成(心肺耐力、肌力与耐力、柔韧性、身体成分)(表 6.1)；③健康儿童的各项体质指标标准；④训练和治疗对各项身体素质的影响；⑤各类特殊人群的体能评估；⑥规划指南。本章还包括对当前体能测试的综述。

健康、体力活动和体能

体能训练很难定义，因为它不能直接测量。通常来说，体能包含 2 个方面：与健康相关的体能和传统意义上的运动体能。运动体能包括与运动表现、灵活性和协调性相关的身体能力，而与健康相关的体能包括与日常功能和保持健康相关的能力。体力活动能够提高身体素质和促进身体健康，因此与健康紧密相关，但这并不同义。体力活动指的是一个人的运动量。体力活动并不代表任何具有健康意义的生理指标。研究表明，在成人中，有规律的体力活动与心血管健康和降低死亡风险存在正相关[176]。而体力活动缺乏继而导致肥胖高发，体力活动不足也成为儿童青少年肥胖的主要危险因素[45,145,157]。目前的共识是，体力活动和体能是相互关联的，而二者对健康的影响

表 6.1 与健康相关的体能组成部分以及对健康促进和疾病预防重要性的基本原理

组成部分	基本原理
心肺耐力	提高体力工作能力
	减少疲劳
	降低患冠心病风险
	益于生长发育
肌力和耐力	提高举重和搬运能力
	降低腰痛风险
	益于保持良好姿势
	益于生长发育
柔韧性	增强屈体和扭转的能力
	降低腰痛的风险
	益于生长发育
身体成分	降低高血压的风险
	降低患冠心病的风险
	降低患糖尿病的风险
	益于生长和发育

注：引自 Pate PR, Shephard RJ: Characteristics of physical fitness in youth. In Gisolfi CV, Lamb DR, editors: *Perspectives in exercise science and sports medicine: youth, exercise, and sport,* vol 2, Indianapolis, IN, 1989, Benchmark Press.[187]

是不同的。体力活动可以同时提高体能和促进健康。但健康水平的提高可能是由于体能的改善导致的生理变化引起的[36]，它们关系密切，但对健康的意义不同[62,273]。体力活动给健康带来的重大益处与体能并没有关系[108,16]。比如，定期锻炼对骨骼健康和降低骨质疏松症风险具有重要意义；骨质疏松症与健康有关，但与体能的组成无关。

关于儿童健康和体能需要有多少体力活动尚不明确。Strong 和他的同事的研究证实了体力活动对学生健康和行为结果的影响，并提供了必要运动量的指南[233]。美国卫生和公共服务部率先发布了《美国体力活动指南》(Physical Activity Guidelines for Americans)，其中一章是关于儿童和青少年的[193,250]。像全美橄榄球联盟和体质健康测评系统(NFL PLAY 60 FITNESSGRAM)合作项目等一些新的项目致力于促进青少年体力活动和体能[12]。

多少体力活动才算足够？这个问题很难回答，因为它与许多因素有关。评估和探讨体力活动对学龄前儿童发育的影响更具有挑战性[77]。正在进行的研究，如澳大利亚 LOOK 项目(the longitudinal Lifestyle Of Our Kids, LOOK)，这是一项针对儿童生活方式的队列研究，正在探讨体力活动从多早的时期开始对健康和发育产生积极影响，这个也许有助于回答上述问题[240]。

体力活动有益于体能和身体健康，这一主题已成为美国卫生与公共服务部制订计划的重点。早在 1985 年，美国疾病控制与预防中心(Centers for Disease Control and Prevention，CDC)就提出了针对青年至老年人的特殊运动计划，以达到特定的健康训练目标，力求实现最佳的健康效益。发展终身体力活动模式是儿童的特有目标之一[112]。1990 年，发布了儿童青少年健康促进和疾病预防的联邦重点规划文件(Healthy Children 2000)[246]。最初，概述了 8 个目标，以提高儿童青少年的体力活动和训练水平，目标实现时间是 2000 年。每隔 10 年，通过健康人群计划(Healthy People Initiative)，卫生和公共服务部制定下一轮健康促进和疾病预防的国家目标，其中包括了体能。2020 健康人群计划(Health People 2020)将保持体能作为体力活动目标的一部分，但在目标标题中没有提及体能(http://www.healthypeople.gov/2020/topics-objectives/topic/physical-activity/objectives)[249]。

在实现目标方面进展缓慢。2000 年制定的许多目标都延续至 2010 年的目标中，而 2010 年制定的大部分目标仍然保留至 2020 年中。从 2010 年的目标中去除的中小学生目标已经恢复。2020 健康人群计划(专栏 6.1)包括 11 项体力活动和体能目标。2030 年的目标计划还没有开始。

体力活动作为实现体能的途径，正如体力活动与促进健康和预防疾病的关系一样令人惊讶。当前美国健康人民目标的部分内容与体能相关，但提升身体素质所需的体力活动强度与获得健康益处所需的体力活动强度可能不同。不管强度如何，体能和健康的改善都是从体力活动开始的。一项对 10~11 岁的儿童的研究发现，体力活动的量值和强度是血管健康和功能的最佳预测指标[114]。关于儿童时期的体力活动和体能对成年时期的体质、健康和疾病预防的影响的证据是交叉融合的[36,79,92,123,133,154]，但是基于促进健康和疾病预防的目标，所有直接或间接的有助于正常儿童终身体力活动和健身的习惯，对残障儿童也应同样适用。体能的概念变得更加重要，因为当一个人成年后变得不爱活动，或活动水平下降，有可能导致功能丧失、损伤或两者兼而有之。

体能的定义

如前所述，健康相关的体能是一种状态，其特征是：①充满活力地进行日常活动的能力；②与运动能力衰退疾病(即体力活动不足)早期发展风险有关的特征和能力[186]。体能是多元的，特征和能力的结合有助于体能，它们之间的相互作用创造了真正的健康。每个方面都有独特的、独立的特征或能力，与其他组成部分没有高度关联。随着健康相关训练概念被认可，已确定了 4 个基本组成部分：心肺耐力、肌力和耐力、柔韧性和身体成分。专栏 6.1 给出了这些参数对于日常活动能力、健康促进和疾病预防方面的重要性及提高体能的基本原理。成分之间的低相关性证实了成分之间的相对独立性。在这些组成部分的 60 个可能的相关系数中，只有 6 个大于 0.35[204,206]。美国医学会青少年健康评估研究所(Institute of Medicine Committee on Fitness Measures and Health Outcomes in Youth)推荐的概念框架也强调了健康组

专栏 6.1　健康人民 2020：目标：体力活动（PA）

目标：通过日常体力活动来改善健康、体质和生活质量

儿童和青少年的目标

PA-3（保留但修改自 Health People 2010）：增加当前体力活动（有氧运动和肌肉力量）达到指南要求的青少年比例

目标：31.6%；基线：28.7% 的青少年符合有氧运动指南

没有针对青少年肌肉力量活动指南

PA-4（保留自 Health People 2010）：提高全国公立和私立学校对所有学生进行日常体育教育的比例

目标：4.2%；基线：小学 3.8%

目标：8.6%；基线：初中 7.8%

目标：2.3%；基线：高中 2.1%

PA-5（保留自 Health People 2010）：增加参与学校日常体育课的青少年比例

目标：36.6%；基线：33.3%

PA-6（Health People 2020 新增）：增加美国小学的定期课间休息。

目标：17 个州；基线：7 州

目标：62.8% 的学区：基线：57.1%

PA-7（保留自 Health People 2010）：增加要求或建议小学开设大课间的学区的比例

目标：67.7%；基线：61.5%

PA-8（保留但修改自 Health People 2010）：增加达到屏幕时间指南的儿童和青少年的比例

8.1 增加 0～2 岁幼童工作日不看电视或视频的比例

目标：44.7%；基线：40.6%

8.2 增加 2 岁～12 年级儿童青少年每天看电视、看视频、玩游戏时间不超过 2 小时的比例

目标：83.2%；基线：2～5 岁儿童 75.6%

目标：86.8%；基线：6～14 岁儿童 78.9%

目标：73.9%；基线：9～12 年级 67.2% 的青少年

8.3 增加 2 岁～12 年级的儿童青少年每天在校外使用电脑或玩电脑游戏（用于非学校工作）不超过 2 小时的比例

没有目标；基线：2～5 岁儿童 97.4%

目标：100%；基线：6～14 岁儿童 93.3%

目标：82.6%；基线：9～12 年级 75.1% 的青少年

PA-9（Health People 2020 新增）：增加许可在儿童保健方面使用体力活动的州的数目

目标：35 个州；基线：25 个州要求在儿童看护活动中提供大肌肉或大肌肉运动活动、发育和 / 或设备

目标：13 个州；基线 3 个州要求儿童在托儿所进行中高强度体力活动

目标：11 个州；基线 1 个州要求儿童每天进行若干分钟的体力活动，或按看护时间长短进行体力活动

PA-10（保留自 Health People 2010）：增加国家公立和私立学校在正常学时以外为所有人提供体育活动场所和设施的比例（即在上课前后、周末、暑假和其他假期）

目标：31.7%；基线：28.8%

PA-11（Health People 2020 新增）：增加诊所中与体力活动相关的咨询或教育诊疗的比例。

目标：8.7%；基线 7.9%

PA-13.2（保留但修改自 Health People 2010）：增加 5~15 岁儿童青少年 1 英里（约 1.6 km）内步行上学比例

PA-14.2（保留但修改自 Health People 2010）：增加 5~15 岁儿童青少年 2 英里（约 3.2 km）内骑车上学的比例

PA-15（Health People 2020 新增）：增加建筑环境的立法政策，以保障建设开展和进行体育活动的设施

注：引自 U.S.Department of Health and Human Services，http://www.healthypeople.gov/2020/topics-bjectives/topic/physical-activity/objectives_5078. Retrieved November 15,2015.

成部分、影响因素和健康特征在以下领域之间的相互作用：心血管 / 呼吸健康、代谢健康和肥胖、精神和认知健康、肌肉骨骼健康和不良反应 [185]。

心肺对运动的反应

与成人一样，儿童对运动的心肺反应（单个事件或重复运动）包括心血管和呼吸系统的生理变化以及代谢效应。然而，对儿童来说，生理变化的差异与生长发育水平有关。生理功能取决于心肌、骨骼和骨骼肌的生长。心血管、肺、代谢和肌肉骨骼系统的成熟和效率的提高也很重要。从 6～12 岁，儿童的体力活动能力在数值上增加了约 8 倍，部分原因是成长和成熟 [1]。儿童的绝对运动能力可能低于成人，但相对运动能力相似。

任何运动，无论对于儿童还是成人，都会产生身体的能量消耗。肌肉收缩和运动的能量取决于细胞水平上腺苷三磷酸（adenosine triphosphate, ATP）的分解。静息肌肉中只有少量 ATP，一旦开始收缩并要持续收缩，就需要额外的能力来源。ATP 有三个来源：①磷酸肌酸；②糖酵解；③三羧酸或克雷布斯（Krebs）循环。详细描述这些机制超出了本章的范围。读者可以参考运动生理学教科书 [40]。

磷酸肌酸和糖酵解作为 ATP 的来源，被称为无氧代谢，因为它们不需要氧气。磷酸肌酸存在于肌细胞的肌浆中。在分解过程中，它释放出一个高能磷酸键，可以与腺苷二磷酸（adenosine diphosphate, ADP）结合生成 ATP。

$$磷酸肌酸 + Pi + 能量 \quad (1)$$

$$ADP + Pi + 能量 \Rightarrow ATP \quad (2)$$

磷酸肌酸分解产生 ATP 将为 10~15 秒的运动提供足够的能量。糖酵解是另一种无氧代谢途径，分解葡萄糖产生丙酮酸或乳酸和 ATP。这种反应发生在细胞质中。糖酵解和磷酸肌酸分解是无氧代谢功能的途径，可以为肌肉收缩供能 40~50 秒。三羧酸循环产生能量的过程需要氧的参与，被称为有氧代谢。持续运动需要氧供应和有氧代谢。大多数（如果不是全

部的话）运动同时动用有氧和无氧代谢来供应腺苷三磷酸，但通常任务对其中一种途径的依赖程度要高于另一种。由于必须使用有氧途径来维持运动，所以使用最大有氧能力指数来反映有氧能量所提供的最高代谢率。最常见的指标是最大摄氧量（VO_{2max}），即单位时间内可消耗的最高氧气量。肌肉供氧由菲克方程（Fick equation）描述：摄氧量（VO_2）等于心排血量（cardiac output, CO）乘以动脉血氧含量（CaO_2）和混合静脉血氧含量（CvO_2）之间的差，或者

$$VO_2=CO（CaO_2-CvO_2）$$

由于CO是心率和每搏输出量的乘积，因此以下关系也是如此：

VO_2= 心率 × 每搏输出量 × 动静脉（血流量）× O_2 差异

为了增加 VO_2，必须增加这些因素中的一个或多个。在运动期间，CO通过心率和每搏输出量的增加而升高。肌肉的血流量增加会增加动静脉血氧含量的差异。

传统上 VO_{2max} 意味着，尽管进一步运动，但氧气摄取已达到平稳状态。并不是所有的儿童在最大运动试验到疲劳时都表现出摄氧的平稳状态。儿科运动科学现在将最大摄氧量定义为 VO_2 峰值，以表示最大摄氧量可能还没有达到平稳状态 [7,8]。因为之前的文献通常将最大摄氧量称为 VO_{2max}，不管是否达到平稳状态，这种说法可以用于避免混淆。

在整个儿童期，VO_{2max} 从5岁时的约1L/min增加到青春期时的3~4L/min[8]。这些变化是心血管、肺、代谢和肌肉骨骼系统成熟的结果。随着儿童的成长，心肺系统和肌肉骨骼系统被整合在一起，因此无论身体大小，运动时的氧流动都能最佳地满足肌肉细胞的能量需求 [52]。

心排血量

与成人一样，儿童的CO在运动开始时或从较低水平的运动过渡到较高水平时升高。CO可以通过增加每搏输出量或心率来增加。儿童的CO与成人相似，尽管5岁时的每搏输出量约为成人的25%[102]。每搏输出量与左心室大小成正比 [208]。在各级运动中男孩的每搏输出量略高于女孩 [17]。儿童的CO水平与成人类似，因为整个儿童期的心率都是较高的。儿童的最大心率为195~215次/分之间变化，并随着成熟逐年减少0.7~0.8次/分 [39]。

动静脉血氧差异与血红蛋白浓度

休息时，儿童动脉和静脉血氧含量的差异与成人相同 [8,230]。研究表明，运动后儿童肌肉血流量比年轻成人高，导致动静脉血氧含量的差异更大 [129]。更大的肌肉血流量有助于增加氧输送到运动肌肉，从而减少混合静脉血的氧含量。

儿童的血红蛋白浓度一般低于成人，这影响儿童血液中的氧输送能力。研究表明，在组织水平上，儿童有更强的能力把氧从血红蛋白中分离出来，并且携氧能力比成人强，部分补偿了血红蛋白浓度低的问题 [8]。

动脉血压

儿童的运动血压低于成人，这一发现与较低的心排血量和每搏输出量相符。由于血管较短，外周血管阻力较低，儿童血压也可能降低 [17]。

通气量

通气量是肺和周围空气之间的空气交换速率，单位为L/min。从绝对意义上说，通气量随着年龄的增长而增加。在最大活动时，儿童和成人在标准体重下的通气量是相同的 [17]。在亚极量运动水平时，儿童的通气量较高，随年龄增长而降低，这表明儿童的通气储备低于成人。研究表明，儿童的通气效率不如成人（即与成人比，儿童需要更多的空气来提供1L氧气）[17]。每分钟通气量与神经信号等许多因素有关，并且取决于习惯。健康儿童青少年的通气量与最大摄氧量无关 [8]。

肺活量

5岁儿童的肺活量约为成人的20%，并随年龄增长而增加。它与身高、体型相关，特别是身高 [102]，并且未发现其是限制运动表现的因素。

呼吸速率

儿童在极量运动和亚极量运动时的呼吸频率均高于成人。呼吸速率高弥补了肺容积降低；呼吸速率随

着肺容积的增加而降低[17]。

血乳酸

儿童的血液和肌肉的乳酸水平低于成人。虽未证实，乳酸的产生与睾酮和男孩性成熟有关。儿童乳酸产量低会限制糖酵解能力，从而导致无氧能力降低[8,9,73]。

表6.2总结了儿童和成人的各项心肺变量的比较。生长和成熟对这些变量的大小起着至关重要的作用。尽管成人和儿童的体型不同（由于体型小，人们可能认为儿童的氧气输送效率较低），但心肺系统和肌肉骨骼系统之间的高度协作功能实现了最佳的氧输送。

体适能测试回顾

自第一部美国国家青少年体质设备问世以来，已经超过50年了[4]。当时美国非常重视青年人的运动能力，从而为服兵役做准备，从20世纪70年代开始，体适能测试从健康相关训练转变为公共卫生的重点。美国国家儿童和青少年健康研究Ⅰ期和Ⅱ期[203-206]（National Children and Youth Fitness Study Tests Ⅰ and Ⅱ，NCYFS Ⅰ and Ⅱ）是30年来衡量全美儿童青少年健康水平的权威结果。21世纪初，美国学校体适能测试的普及率约为65%[122,173]。该领域的研究如全国与地区体适能水平的比较，有关测试方案、设备的综述比比皆是[28,97,185]。美国青少年体质健康测评系统（Fitness Gram/Activity Gram）[53,169]是目前唯一全美推广的青少年体质测试项目，美国青年健身计划（Presidential Youth Fitness Program，PYFP）取代了美国青年健身挑战测试（Presidents Challenge Youth Fitness Test）[198]，采用了FitnessGram作为其评估方法。总之，美国青少年体质健康测评系统和美国青年健身挑战测试在过去半个世纪成为许多科学决策的重要依据[174]。与前述项目同时开发的第三个项目，美国最佳体能教育项目（Physical Best Program）[103]，已经停止了评估[173,174]。每项测试都代表了健康相关的素质能力，大多数测试结果具有可靠性，健康相关的体质指标的有效性先前已经阐述[116,185]。

表6.2 儿童心肺功能变量与运动反应

功能	儿童与成人相比	性别差异
心率（极量运动，亚极量运动）	较高	男＝女（最大心率），女＞男（次最大心率）
每搏输出量（极量运动，亚极量运动）	较低	男＞女
心排血量（极量运动，亚极量运动）	较低，相似	
动静脉差（亚极量运动）	相似	
活跃肌肉的血流量	较高	男＝女
血压	较低	
血红蛋白浓度	较低	
通气量/千克体重（极量运动）	相似	
通气量/千克体重（亚极量运动）	较高	
呼吸速率（极量运动，亚极量运动）	较高	
潮气量和肺活量（极量运动）	较低	
潮气量和肺活量（亚极量运动）	较低	
血乳酸水平（极量运动，亚极量运动）	相似/较低；较低	男＞女（青春期后）

注：引自Bar-Or O: *Pediatric sports medicine for the practitioner*, New York, 1963, Springer-Verlag.

美国最佳体能教育计划

该项目最初是一项兼顾体质测量和“促进健康预防疾病”教育的项目，由美国休闲体育、舞蹈及健康联盟（American Alliance for Health, Physical Education, Recreation, and Dance，AAHPERD）创立。2014年，AAHPERD更名为健康和体育教育协会（Society of Health and Physical Educators，SHAPE），以推广美国健康和体育教育协会（SHAPE America）活动。“Physical Best”作为一项综合的体能训练教育项目，依然被体育教育工作者使用（http://www.shapeamerica.org/prodev/workshops/physicalbest）。

美国青少年体质健康测评项目（FitnessGram Program）

这是一组使用规范的参考标准来反映体质水平对健康的重要性的测评项目。该项目由Cooper有氧运动研究所开发。自问世以来，已经修订了3次，最近一次修订是在2010年[53,169]。该测试手册中，提供了体质测试指标的参考标准中具有可靠性和有效性的证据，并已独立出版，还介绍了参考标准的发展和修订的科学方法。使用ROC（receiver operator characterustic）曲线对心肺素质和身体成分进行分析，并于2011年在《美国预防医学杂志》（*American Journal of Preventive Medicine*）的增刊发表[172]。

美国国家儿童和青少年健康研究Ⅰ期和Ⅱ期

这些测试用于进行的全国性的研究中，以评估美国儿童青少年当时的体能水平[203-206]。直到2012年，进行美国国家健康与营养调查（National Health and Nutrition Examination Survey, NHANES）时，全国青少年体质调查（National Youth Fitness Survey）开始进行[37]，这些测试是评估青少年健康水平的唯一方法，也是目前大多数健康测试的基础。由美国疾病预防和健康促进部（US Office of Disease Prevention and Health Promotion）发起的这项研究其成果已成为提升健康水平的科学参照。美国国家儿童和青少年健康研究Ⅰ期（NCYFS Ⅰ）对10~18岁儿童青少年按照“性别–年级”和“性别–年龄”编制了参考标准，NCYFS Ⅱ期为6~9岁儿童制定了同样信息，并为测试管理人员制定了培训程序，对身体成分测量可靠性进行相关性分析的估值为0.99，并建立了小学生长跑和VO_{2max}同时效度[117]。

美国青年健身计划（替代美国青年健身挑战测试）

2013年，美国青年健身计划（PYFP）取代了美国青年健身挑战测试（http://www.presidentschallen-ge.org/challenge/pyfp.shtml）[198]。它是由美国青年健身、运动和营养委员会，业余体育联盟，美国休闲体育、舞蹈及健康联盟（现称SHAPE America）、Cooper研究所和CDC共同参与启动的一个新目标，即促进青年健康，而不是衡量表现。使用FitnessGram评估PYFP内的适应性。PYFP是一个促进健康、体力活动和教育的综合项目模式，其目标是引导青少年终身积极参与。在美国开展体质测试的州中，美国青年健身挑战测试是最常见的测试项目[173]。因此，目标的变化可能会在全国范围内立即产生大规模影响。关于PYFP和FitnessGram体质测试的发展过程前文已述[185,196]。

Brockport 体能测试

2014年，该项目通过对残障青少年进行健康测试，修订了相关参考标准[276]，从而为测试管理员提供了个性化测试的选项，满足健康相关和体能提升的不同测试需求。该测试建立在FitnessGram的框架之上，包括Cooper研究所注册的“健康体能区”（Healthy Fitness Zone）的概念[169]。测试的目标人群包括视力障碍、智力残疾、脑性瘫痪、脊髓损伤和截肢等人群。测试的有效性和可靠性已另行报告[277]。美国青少年健身计划已采用Brockport体能测试（BPFT）作为其对特殊青少年的测试部分。

测试比较

所有测试项目都是测量健康相关的素质，这些项目包括心肺耐力、肌力和耐力（现在有时被称为肌肉骨骼素质）、身体成分和柔韧性。不同测试在使用的参考标准上有所不同。测试要么常模参照（与参加相同测试的美国全国儿童样本的表现进行比较），要么标准参照（与符合体质的预设标准进行比较）。效标参照标准独立于其他儿童在相同项目上的表现。FitnessGram是唯一的效标参照测试。关于常模参照和效标参照评价的结果的解释准则已经出台[185]。

体能的组成部分

如前所述，与健康相关的素质包括心肺耐力、肌力和耐力、柔韧性和身体成分。每个测试指标均按以下程序制定。

- 指标的标准度量
- 实验室测量
- 按年龄划分和标准的发展方面
- 测试项目及其对于标准测量的有效性
- 由FitnessGram根据年龄确定的标准，计算机将体质测试结果转化成评分，重点关注健康水平
- 与体力活动紧密相关的身体素质对训练的反应
- 对残障儿童的评估

心肺耐力

测量标准

使用最广泛的心肺耐力测试是最大摄氧量（VO_{2max}）。这对评估心血管和呼吸系统的功能具有重要意义，因为组织的供氧取决于这些系统的效率和容量。最大摄氧量是人体在肌肉训练时，消耗氧气量的最大值[130]。它反映了人体肌肉运动消耗氧气的极限，并作为生理有氧适能的基本标志[208]。心肺耐力非常重要，以至于许多人把身体健康视为心肺耐力的同义词。

实验室测量

实验室测量技术包括采用渐进运动模式运动至力竭时，使用特定设备测量最大摄氧量，这种方法被称为最大摄氧量的直接测定。间接测定法通过亚极量运动预测最大摄氧量。儿童心肺运动试验的直接和间接测量方法可参考系统综述[29]。

直接测定法。测功器是一种在特定条件下测量做功能力的装置，通常可用的有功率自行车和跑台。功率自行车相对经济和便捷，与跑台相比，它可以锻炼的肌肉数量较少。使用功率自行车，常会因局部疲劳（主要是膝伸肌）导致测试提前终止。研究数据显示，功率自行车测得的 VO_{2max} 值比跑台低 5%~30%[17,39,130]。对于儿童来说，功率自行车所要求的协调性和节奏有时难以达到。对于残障人士，特别是平衡或协调受损人群，跑台和功率自行车测试难以实施。

儿童可以使用多种直接测定方案。最常见的方案是每隔 1~3 分钟不断地增加阻力、倾斜度、速度或高度，直到儿童不能再坚持运动。在中止运动的研究中显示（有时使用），每次连续的运动递增负荷间存在中断。表 6.3 给出了一些常见的直接测定方案的例子。在递增负荷试验中达到最大摄氧量的主要标准是，负荷增加但不伴随摄氧量的增加［通常为 2ml/（kg・min）或更高］[130]。然而 Astrand[9] 发现，尽管次要标准的证据表明已经达到力竭，但所有接受测试的儿童中有 5% 未能达到 VO_2 的高平稳期。在随后的研究中，这一发现也促使采用 VO_2 峰值来描述儿童的体能。

尽管难以确定达到最大摄氧量的标准，但研究表

表 6.3 直接测试的全面方案

布鲁斯跑步机方案			
阶段	速度（m/h）	等级（%）	持续时间（min）
1	1.7	10	3
2	2.5	12	3
3	3.4	14	3
4	4.2	16	3
5	5.0	18	3
6	5.5	20	3
7	6.0	22	3
McMaster 渐进式连续循环测试			
身高（cm）	初始负荷（watts）	递增负荷（watts）	持续时间（min）
<119.9	12.5	12.5	2
120 ~ 139.9	12.5	25	2
140 ~ 159.9	25	25	2
>160	25	25（女） 50（男）	2

注：引自 Bar-Or O: Appendix II: procedures for exercise testing in children. In Bar-Or O, editor: *Pediatric sports medicine for the practitioner*, New York, 1983, Springer-Verlag.

明，儿童直接测定法的可靠性很高。据报道，跑台上步行－慢跑、跑步和步行时 VO_{2max} 的变异系数分别为 3%、5% 和 8%[188]。据报道，在功率自行车上运动至力竭的儿童的平均变异系数为 4.5%[272]。

间接测定法。间接测定法利用亚极量运动间接预测 VO_{2max}，儿童不需运动到体能极限。1 个或多个阶段的心率是最常用于推导 VO_{2max} 的变量。儿童的台阶试验通常是亚极量运动测试，用恢复心率预测 VO_{2max}。有证据表明特定台阶高度的台阶试验能可靠地预测 VO_{2max}。然而不容忽视的是，用亚极量运动预测 VO_{2max} 存在一定的局限性[282]。表 6.4 给出了测试方案的示例。

W_{170} 是用于预测亚极量运动测试中做功的指标。在不同的工作负荷下获得 2 个或多个心率测量值，然后心率上升至 170 次 / 分。这个最初由 Wahlund 描述[263] 的指数是基于这样一个假设，即心率在 170 次 / 分或更低时与功率呈线性关系。为了误差最小化，进行了 2 次以上的心率测量，其中一次尽可能接近 170 次 / 分。

最近，人们提倡、使用并验证了最大功率（在功

表6.4 间接测试的方案

ADAMS 亚极量运动渐进连续循环试验 *			
体重（kg）	阶段1（watts）	阶段2（watts）	阶段3（watts）
30	16.5	33.0	50.0
30 ~ 39.9	16.5	50.0	83.0
40 ~ 59.9	16.5	50.0	100.0
>60	16.5	83.0	133.0
阶段持续时间 =6/min 用 W_{170} 进行评价			
改良3分钟台阶试验 [†]			
阶段	持续时间（分）	登阶速率（阶/分）	
1	3	22	
2	3	26	
3	3	30	
台阶高度取决于身高 使用恢复心率进行评价			

注：* 引自 Baro-r O 附录 Il:procedures for exercise testing in children。In Bar-or O, editor:*Pediatirc spotrts medicine for the practitioner*,New York,1983,Springer-Verlag；

† 引自 Francis K, Culpeper M: Height adjusted, rate specific single stage, step test for predicting maximal oxygen consumption, *South Med J* 82:602-606, 1989

率自行车上的极量运动试验期间测量的）作为直接测量 VO_{2max} 的替代指标，这种方法适用于有肥胖和正常的儿童[66]。

心肺耐力的发育

最大摄氧量（VO_{2max} 或 VO_{2peak}）已被广泛研究和记录。许多综述将功率自行车和跑台数据结合起来，这使人们对这一概念的理解变得模糊[8]。随着年龄的增长，儿童的 VO_{2max} 也在增加，男孩的 VO_{2max} 略高于女孩[8,130,209,221]。男孩和女孩在幼儿时期的初始差异约为 10%，到 14 岁时增加到 25%，16 岁时超过 50%。最常见的解释是男孩肌肉质量的增加及在剧烈运动中所花费的时间的增加。总的来说，6 岁儿童的体力活动能力至 12 岁时增加了约 8 倍。有关 6 岁以下儿童的 VO_{2max} 的数据很少[1,208]。

相对于体重而言，6 岁与 16 岁男孩 VO_{2max} 的差异只有 1%［6 岁时为 52.8 ml/（kg · min），16 岁时为 53.5 ml/（kg · min）］，而同一年龄段女孩的 VO_{2max} 下降了 12%［6 岁时为 52 ml/（kg · min），16 岁时为 40.5 ml/（kg · min）］[8,130,221]。VO_{2max} 值与瘦体重高度相关，女孩的 VO_{2max} 在 10 岁左右开始下降，当女孩皮下脂肪量增加时，身体成分发生变化。当参照瘦体重来测量 VO_{2max} 时，性别之间的数值差异消失了[39]。尽管传统的 VO_{2max} 或 VO_{2peak} 标准化与身体成分有关，但这些比率仍然取决于身体大小，这一解释令人困惑[7,271]。

尽管心脏、肺和骨骼肌体积的增加是导致儿童最大摄氧量增加的主要原因，但证据表明，还会受到其他因素的影响。比较不同年龄、相同体重或身高的同性别青少年时，VO_{2max} 与年龄的正向关系仍然存在[231]，这可能是由于心血管、肺、血液和肌肉骨骼系统的功能变化会导致 VO_{2max} 随年龄增长而提高。然而，52 岁的 Cooper 和他的同事们认为，身体系统的功能部件是整合在一起的，这样才能在整个生长过程中优化有氧能力。当评估心血管对运动的反应与体表面积的关系时，青少年与成人的测量结果并没有本质上的不同[262]。

现场测量

在这一领域，最常用的心肺耐力的测量方法是不同模式或长度的长跑。之前回顾的所有体质测试都进行了长跑测试，通常是 1 英里（约 1.6 km）跑。场地测试期间，VO_{2max} 的重测信度已被证明在 0.60~0.95 之间[54,212]。小学生 9 分钟和 12 分钟跑步测试的 VO_{2max} 结构效度和同时效度已被证实[117,211]。常用 1 英里跑 / 走的成绩预测的 VO_{2peak}[55]，但一项研究发现，这个方程系统地低估了耐力训练儿童的 VO_{2peak}。这表明，此类儿童不宜采用推算法[48]。剔除体重影响的预测模型也显示出良好的参考性，与测量的 VO_{2peak} 一致[43]。

渐进式有氧心肺耐力跑（Progressive Aerobic Cardiovascular Endurance Run，PACER）（图 6.1）在 FitnessGram 测试中，与 1 英里走 / 跑测试交替使用。有氧运动的表现是通过一系列运动强度不断增加的 7 × 20 m 跑来评估的。PACER 的有效性和可靠性在对高中生测试中与 1 英里走 / 跑相似[24]。根据修订的有氧能力标准，现在有了《新版最低健康体能范围》（*New minimum Healthy Fit Zones*）[169,268]。通过重复测量检验，PACER 测得的有氧能力成绩在 12 个月呈现波动，可能是运动强度和运动活动类型变化的结

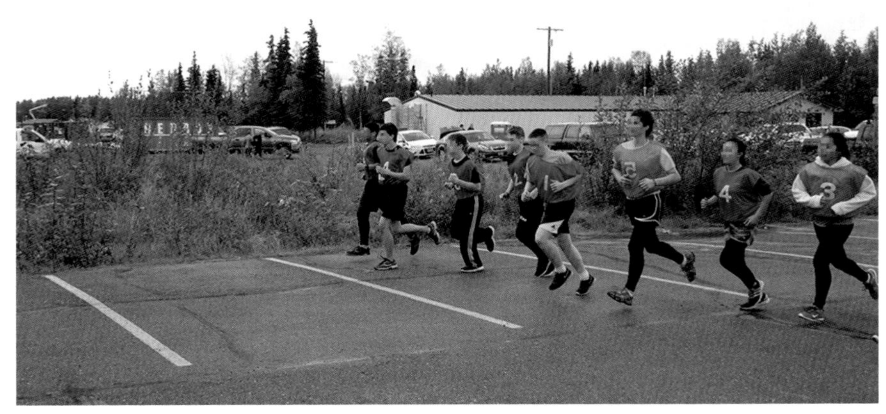

图 6.1　高中生参加 20m 往返跑 PACER 测试（渐进式有氧心肺耐力跑）(Sgt. Brain Ragin 拍摄)

果[44]。目前 PACER 与 1 英里跑距离对有氧能力的评测已完成交叉验证[33]。

根据年龄确定标准

标准是根据一组儿童在同一测试中（常模参照标准）的表现，或与健康的既定标准（标准参照标准）相比较，对儿童的表现进行排序来确定的。标准参照独立于符合标准的人口比例。根据常模参照的排名并不一定代表理想的健康水平或表现。然而，标准参照的局限是，它们有些片面性。虽然目前体能训练测试中使用的标准各不相同[56]。但是标准参照仍然是当今最被接受的。

FitnessGram 修订了有氧活动的标准[269]。新标准参考了作用曲线特征，这是建立临床阈值的必需程序[270]。这与当前强调把体质与功能性健康联系起来的观点是一致的。开发新标准的过程还包括场地测试的验证，以及用新、旧标准对学生进行分类[268]。表 6.5 按年龄列出了走 / 跑标准的比较。

体力活动

与心肺耐力发展高度相关的活动有拳击、跑步、划船、游泳、越野滑雪和自行车。这些活动的共同特点是对心肺系统的长期、持续的全身耐力的需求。

训练反应

关于青春期前最大有氧能力是否受运动影响的争论一直存在。研究结果各不相同。研究表明，通过运动儿童有氧能力有所提高（频率、强度和持续时间）与成人相似。心肺功能适应的结果包括心率降低、每搏输出量增加、肌耐力提高和呼吸速率降低[17,261]。本章后面将更具体地侧重于讲述体能与训练。

表 6.5　1 英里（约 1.6 km）步行 / 跑步标准

年龄	参照标准 *		FitnessGram 定速装置：步行者最少跑 20 m	
	男	女	男	女
5			§	§
6			§	§
7			§	§
8			§	§
9			§	§
10	40.2	40.2	17	17
11	40.2	40.2	20	20
12	40.3	40.1	23	23
13	41.4	39.7	29	25
14	42.5	39.4	36	27
15	43.6	39.1	42	30
16	44.1	38.9	47	32
17	44.2	38.8	50	35
>17	44.3	38.6	54	38

注：* 参考标准以 FitnessGram 设定的以 ml/（kg · min）为单位的摄氧量。报告的值是 Health Fitness Zone 的最小值。

渐进式有氧心肺耐力跑（PACER）需要完成 20 m 圈数。根据 2014 年修订标准，报告次数是 Health Fitness Zone 的最少次数。

改编自 Ross JG, Cooper Institute: *FITNESSGRAM ®/ ACTIVITYGRAM test administration manual*, updated ed 4, Champaign IL, 2010, Human Kinetics.

对残疾儿童心肺耐力的评估

与非残疾儿童相比，残疾儿童经常表现出运动能力下降或受限。这可能是由于参与活动受到限制导致的失用，或者是限制运动相关功能的特定病理因素。不管原因是什么，残疾儿童经常会进入活动受限的恶性循环中，从而导致运动能力和活动水平进一步下降。

限制心肺耐力的病理生理因素有时可通过它影响的菲克方程的特定成分来分离，这提供了一种全面的方法，即可以根据受疾病影响最大的体质成分（图 6.2）对疾病进行分类。研究表明，最大摄氧量不仅受到心肺系统等中心机制限制，还受到血流控制、肌肉兴奋性、局部疲劳和酶活性等外周机制限制 [214,234]。当考虑残疾儿童的 VO_{2max} 的受限或减少时，必须考虑到中心机制和外周机制的限制。

脑性瘫痪。直接测定的脑性瘫痪儿童和青少年的最大有氧能力比对照组低 10%～30%。测量结果已经被证明是可靠的 [14,139,253]。与中枢性心肺机制相比，与神经肌肉疾病本身相关的外周机制似乎更有可能导致肺活量下降，尽管这一点尚未得到证实。

采用次级心率间接评估青少年的有氧能力准确率降低了 50%[150]。然而，较低的做功导致 CP 患儿的次级心率异常高，使得次级心率不能很好地预测其最大有氧功率 [18]。一般来说，亚极量运动测试结果显示，非健康人群的有氧水平较低 [9]。许多研究表明，心率与摄氧量呈线性关系，因此心率是一个很好的预测指标，或作为临床摄氧量的替代指标 [201,202]。然而，它不是测量最大摄氧能力的方法，因此也不是评估心肺健康的替代方法。

CP 儿童运动后肌肉的血流量增加，但在正常发育的健康儿童中未见 [151]。成年脑损伤患者的痉挛肌在运动过程中表现为血流量低于正常值 [134]。成人脑损伤患者在运动后的血流速度是否会发生变化尚不清楚。一种解释是慢性脑性瘫痪患者血流量增加是由于痉挛程度的下降。与正常发育的儿童相比，CP 儿童在中断训练后最大摄氧能力的下降更为迅速 [18]。

各种残疾儿童的心肺健康的功能评估正变得越来越普遍。北美儿童骨科学会开发了一份旨在评估儿童肌肉骨骼状况的功能结果的问卷 [58]。这份问卷中有关于儿童完成 1 英里（约 1.6 km）和 3 英里（约 4.8 km）步行的能力的问题。随着越来越多的照顾残疾儿童的专业人士将这一评估和其他类似的评估纳入日常实践，将发掘更多的有助于评估心肺健康的方法。6 分钟步行测试已被用于 CP 儿童的亚极量能力测试，有报道对 10~17 岁 CP 患儿使用长跑来进行现场有氧能力测试 [278]。

Brockport 体质测试推荐目标有氧运动测试（target aerobic movement test，TAMT）来测量 CP 患儿的有氧运动 [276]。它还可测量年轻人的有氧能力以及他们

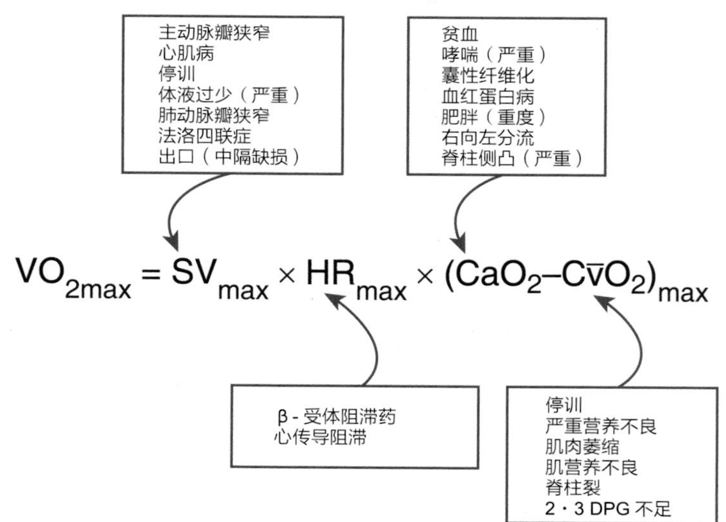

图 6.2 最大摄氧能力（VO_{2max}）与病理。给出了菲克方程和影响其变量和降低 VO_{2max} 的特定逻辑条件（引自 Bar-Or O，editor：*Pediatric sports medicine for the practitioner,* New York,1983,Spring-Verlag）

在推荐的目标心率及以上运动 15 分钟的能力。测试的活动可能包括游泳、跳舞、跑步或其他有氧运动。该测试可用于不同功能水平的 CP 儿童。PACER 和 1 英里跑步也被使用。有关 CP 的更多信息请参见第 19 章。

少年特发性关节炎。据报道，与正常发育的儿童相比，通过（功率）自行车测量的类风湿关节炎儿童的最大有氧能力要低 25%~30%[251]。关节疾病严重程度与有氧能力无相关性，但与病程有关[192,237]。一项随机对照试验表明，运动项目是安全的，不会加速疾病恶化[223]。建议在开展碰撞 / 接触运动前，进行 $C_1 \sim C_2$ 不稳定性的放射学筛查[192]。儿童进行极量运动的持续时间较短，其心率峰值较低，工作频率低于正常水平。从运动肌肉中摄取的氧气不足或流向运动肌肉的血液流量过低，被认为是这一人群活动水平下降的原因[18,21]。有关少年特发性关节炎的更多信息见第 7 章。

脊柱侧凸。胸部畸形、肺体积缩小和体力活动减少被认为是导致重度脊柱侧凸儿童最大有氧能力降低的原因。与处于相同峰值通气水平的健康人相比，脊柱侧凸人群的心肺运动测试中的 VO_{2peak} 有所降低[71]。由于功能性活动受限会伴有慢性退化[229]。第 8 章将提供更多关于脊柱侧凸的信息。

智力障碍。大多数研究表明，有智力障碍的人比没有智力障碍的同龄人显示出更低的 VO_{2max}；然而有研究显示，残疾程度相同的个体也存在显著差异。可能存在与测试智障人士有关的技术问题，在建立可靠和有效的信息方面造成了困难。跑台测试似乎是最可靠的测试形式，尽管 VO_{2max} 分数较低，但非唐氏综合征的智障人士显示出与非残疾人士类似的年龄相关趋势和变化（即随着年龄的增长而下降）[23]。可以为有智力障碍和其他障碍的个人进行有氧能力的场地测试和替代测试[276]。有关智障儿童的更多信息，请参见第 18 章。

超重儿童。据全国健康与营养调查（National Health and Nutrition Examination survey，2011—2012）统计，2~19 岁儿童超重患病率为 16.9%，肥胖患病率为 31.8%[180]。虽然肥胖在传统意义上不被认为是一种残疾，但这群年轻人的公共健康问题值得特别注意。使用 1 英里走 / 跑测试对肥胖青少年进行的心肺耐力场地测试表明，他们的表现低于非肥胖同龄人的常规水平[160]。只有 34% 的男孩和 38% 的女孩达到 FitnessGram 中的 1 英里走 / 跑的健康适能区（Healthy Fitness Zone），而在非肥胖的男孩和女孩中，这一比例分别为 73% 和 61%。根据 1 英里走 / 跑的能力估算 VO_{2max} 的结果表明，VO_{2max} 也有类似的结果。然而证据表明，预测方程或亚极量运动测试得出的 VO_{2max} 值在极量运动测试中高估了实际的 VO_{2max}[10]。这表明，处于健康适能区内的肥胖青少年的比例实际上可能更低。肥胖青少年的种族差异也有报道，黑人青少年的 VO_{2max} 和血红蛋白显著低于白人青少年，但在最大心率和换气比值方面没有差异[6]。

肌肉力量和耐力

体能的第二部分是肌肉力量和耐力。运动需要力量，力量的大小直接影响运动的效果。力量对于最佳姿势和降低腰痛的风险也很重要，这是体能的标准，也是身体健康的组成部分。与心肺耐力相似，肌肉骨骼健康与成人健康状况之间也存在着正向关系[89,121]。然而，抗疲劳躯干肌肉（躯干伸肌和躯干屈肌）与健康的腰部功能之间的理论联系，比肌肉力量和灵活性与腰痛的发生或复发之间的研究证据更有力[194]。越来越多的证据显示，儿童和成人的骨骼肌健康状况的改善与整体健康水平的提高有关[195,264,273]。目前还没有确定健康的肌力或肌耐力界值。

肌力、肌耐力和爆发力三者不是同义词。肌力是指肌肉收缩时产生的最大力量。肌耐力是肌肉执行工作的能力，是肌力组成部分。爆发力是指在一定时间内释放最大力的能力。当速度增加或时间减少（为了获得最大的肌肉力量），爆发力增加。由于肌耐力和爆发力都是建立在肌力的基础上的，所以肌力是这里讨论的重点。

实验室测量

实验室用测力法进行肌力的测量。测试包括等长测试、等速测试和单 / 多次最大等张测试。大多数测量是针对特定的肌肉进行的，然后根据结果推断出全身的力量。但推算法的有效性有待验证[195]。同样，实验室和场地测试骨骼肌的健康标准的可靠性和有效性方面也存在不足，肌力和健康风险因子之间的科学联系有待证实[195]。然而，肌力的测量与所使用的测力计类型有关，这是限制制定统一标准的重要因素[30]。最常用的测量方法有握力、肘关节屈伸力、膝关节屈伸力和跖屈力。

儿童和青少年等速肌力测试是一个相对较新的研究领域。由于儿童肌肉协调能力和神经肌肉成熟程度的差异，等速肌力测试的可靠性呈现出独特优势。经验证，变异系数为 5%~11%。在控制条件下[30]，儿童在 6~7 岁时表现出持续的最大自主收缩能力。3~7 岁的儿童肌力的比较研究（上肢和下肢的肌力和速度）现已公布。由于样本量有限和可靠数据的缺乏，很难对等速肌力发展的年龄和性别差异做出定论。此外，体重和肌肉横截面积似乎与等速肌力呈正相关。3~11 岁之间的性别差异最小。13 岁以后，男孩比女孩在肌肉测试中有更强的等速力量[15,239]。

发育和年龄标准

握力。是儿童上肢肌力测量中最常用的方法。但是，由于肌力的绝对值与所用的测力计类型及测试姿势高度相关，使得研究结果难以比较。一般来说，3 岁儿童单手平均握力约 5kg，17 岁时男孩增长到 45kg，女孩增长到 30kg。7 岁儿童的双手握力均值为 25kg，到 17 岁时男孩平均为 95kg，女孩平均为 50kg[30,156]。在青春期，男孩的肌力急剧增长。这一发现在生长发育队列研究中得到证实，在身高增速峰值的年龄段，肌力增速峰值或肌力峰值也会出现。等长收缩肌力的最大增长约发生在其 1 年后[239]。整个儿童期力量发育的绝对阈值制定偏大。Pearson 相关分析显示，个体发育成熟的时间越晚，成年期的静态力量水平越高。

肘关节屈曲和伸展。肘关节屈曲等速测试在儿童和青少年时期均大于肘关节等速伸展结果，且随着年龄的增长，二者之间的差异逐渐增大[279]。一项为期 3 年的队列研究表明，男孩在 13 岁时的伸展 / 屈曲力量比约为 0.85，到 15 岁时下降到 0.75。女孩的比例较低，从 13 岁时的 0.75 到 15 岁时下降到 0.66。

膝关节屈曲和伸展。膝关节屈曲和伸展的等速肌力在儿童时期也有增加。为了更好地理解膝关节的功能，研究人员提倡评估协作肌群的比值，而不是单纯地评估某一个值[63]。离心 / 向心比代表了膝关节相关功能、损伤风险和膝关节稳定性。现有的儿童研究数据表明，在快速运动中，青春期前儿童产生由离心到向心的转变能力较低。不论年龄大小，女孩的向心活动能力较低，这可能使她们更容易出现损伤[64]。

躯干和颈部的屈曲和伸展。很少有数据可用作儿童躯干力量的实验室测力标准。在不同的速度下，研究人员测量 2 组青春期前儿童躯干屈曲和伸展等速肌力值（平均年龄 11.9 岁），一组有背痛，另一组无背痛[168]，其结果与成人的研究结果相似，伸肌和屈肌的峰值扭矩都随着速度的增加而减小。男性的屈肌和伸肌峰值扭矩高于女性。

儿童、青少年和青年的颈部等速肌力的数据也是必要的[138]。颈部肌力的成熟随着年龄的增长而增长，并建立一个二级多项式。头围与肌肉力量的不匹配可能与青春期前儿童易受伤害有关。例如，一个 8 岁儿童的平均头围是成人的 91%，但力量只有成人的 50%。

诱发反应。在实验室中评估肌肉功能的第二种方法是电刺激诱发。该方法反映了肌肉收缩特点，以及如何产生力量。有关于儿童的这方面的研究数据很少。

肌肉力量和耐力的发育

第 5 章描述了肌肉骨骼系统的发育。力量的发展依赖于发育成熟，并受许多因素的影响，如肌肉的横截面积[239]。从儿童早期到 13~14 岁，无论男女，肌力的绝对值都随年龄的增长呈线性增长。在生长过程中，肌力的增加与肌肉质量的增加密切相关。从 3 岁开始，男孩的肌力大于女孩，并且拥有更大的肌肉绝对量和相对量（每千克体重对应一千克肌肉）[30,239]。这是因儿童中期以后女孩体内脂肪比例较高造成的，一定程度上导致青春期前相对力量（每千克体重）的性别差异——这种差异与心肺耐力的趋势类似[91,180]。Rarick 和 Thompson[200] 的研究表明，男孩在儿童期每单位横截面积肌肉的力量比女孩强壮 11%~13%。到成年时达到 20%[161]。力量的相关因素和决定因素包括年龄、体重、肌肉体积、肌纤维类型和大小、肌肉收缩性能和生物力学等。

在青春期，肌力的发展明显加速，尤其是男孩。对 10~16 岁的男孩进行纵向追踪后发现，他们的肌力每年增长 23%。肌肉质量的增长峰值出现在体重增加的峰值期间和之后，而最大肌力的发育出现在身高和体重增长的峰值速度之后，这表明肌肉组织首先在质量上增长，然后在力量上增长[153,239]。一般来说，女孩在体重增长达到峰值之前，肌力发展达到峰值。从童年到成年，男性的总肌肉质量增加了 5 倍以上，女性的总肌肉质量增加了 3.5 倍。

青春期肌力发育的性别差异，一定程度上是由激素浓度的差异造成的，尤其是睾酮。除了雄性激素外，其他激素也有重要作用。然而到目前为止，还没有研究表明，随着年龄的增长，儿童内分泌功能的变化与肌肉大小和肌力强弱有关。

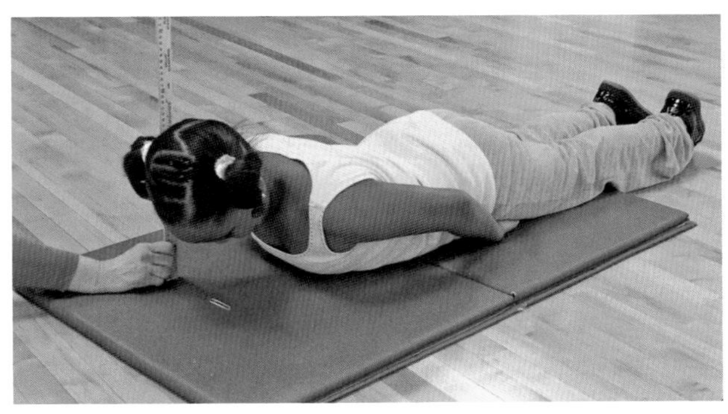

图 6.3 FitnessGram 中的躯干提升测试（经许可引自 Cooper Institute, Dallas Texas.）

现场测量

肌力被认为是体能的重要组成部分，然而，最低训练的标准及骨骼肌训练与健康之间的联系是最不明确的。一些人认为，这一领域最紧迫的研究是了解哪些肌肉骨骼训练测试可以直接地与健康风险因素相关[194]。现场肌力测试通常需要身体的一部分或全部进行抗重力运动。常见的肌肉力量测试有屈臂悬吊或 90° 俯卧撑和卷腹。卷腹已经取代仰卧起坐成为常见的测试项目。FitnessGram 还包括背部肌力的躯干提升测试（图 6.3）。腹部肌力与耐力和肩带力量之间的相关性作为衡量力量素质的绝对标准还没有很好地建立。Plowman 发布了卷腹、仰卧起坐、躯干伸展测试、上肢和肩部测试的信度和效度的数据，结果可信度高。有些研究，如躯干伸展，缺少儿童测试的数据[194]。

卷腹 / 仰卧起坐。卷腹表现（图 6.4）与腹部肌力和耐力之间的关系尚不明确。目前还不清楚腹部肌力与仰卧起坐次数之间的关系。卷腹的重测信度在 FitnessGram 参考手册中有详细描述[194]。最近一次针对年轻人的系列研究是在 2001 年进行的，其可靠性介于 0.75~0.89 之间[190]。

引体向上 / 屈臂悬吊 /90° 俯卧撑。FitnessGram 推荐的上肢肌力和耐力测试是 90° 俯卧撑，每 3 秒重复一次[194]。屈臂悬吊（图 6.5）或引体向上是可选的。这三项测试是不可互换的。该场地测试之间的相关性高低不等。由于这些测试还没有被确定为肌力或耐力测量的明确衡量标准，因此同时效度尚未建立。有关儿童的研究非常少。

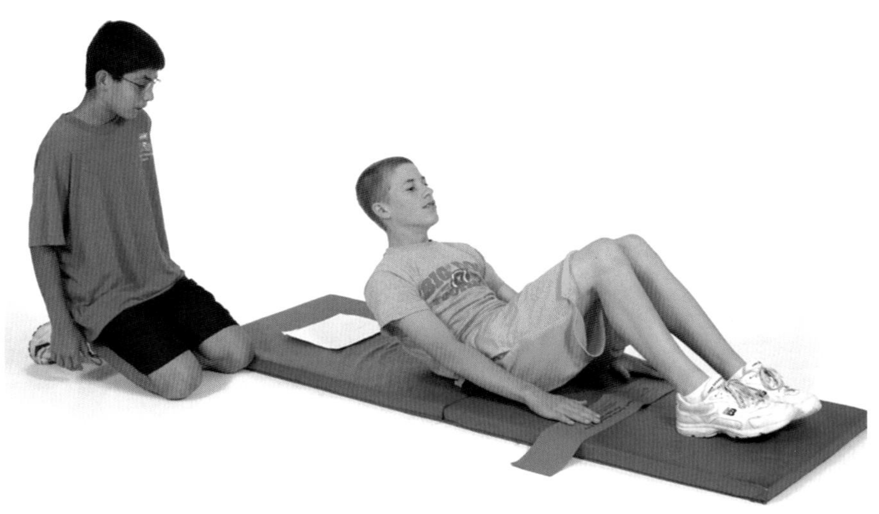

图 6.4 FitnessGram 中的卷腹测试（经许可引自 Cooper Institute, Dallas Texas.）

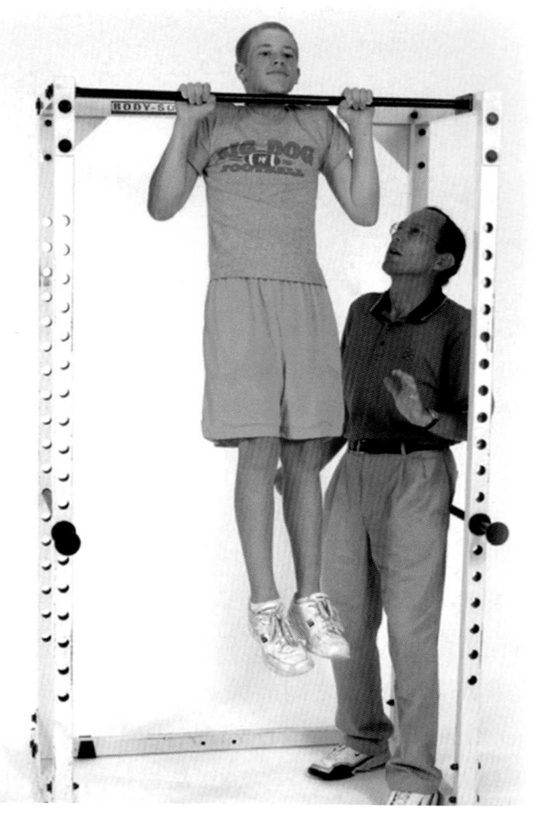

图 6.5 FitnessGram 中的屈臂悬吊测试（经许可引自 Cooper Institute, Dallas Texas.）

年龄标准

FitnessGram 项目按年龄划分的评价标准见表 6.6。

性别差异常始于青春期，但当标准不同时，每个项目的时间略有不同。第一次出现性别差异的是改良的引体向上的标准，出现在 8~9 岁，然后是 90° 俯卧撑标准，出现在 10~11 岁，屈肘悬吊标准在 11~12 岁，最后出现在 12~13 岁性别差异的是卷腹标准。每种项目中，男孩的标准都高于女孩。唯一没有性别差异的测试项目是躯干提升。

体力活动

与肌力强度相关的活动有体操、跳高、短跑、举重和摔跤。肌肉耐力与自行车、花样滑冰和中长跑有关。

训练反应

训练引起的肌力增加受许多因素的影响，包括动机提升、协调性的改善、肌肉横截面积中收缩蛋白数量增加以及肌肉肥大 [105]。通过青春期前和青春期后

表 6.6 力量测试标准

年龄（岁）	卷腹		改良引体向上（完成数量）		屈臂悬吊（秒）		90° 俯卧撑（完成数量）		躯干提升（英寸）*	
	女	男	女	男	女	男	女	男	女	男
5	≥ 2	≥ 2	≥ 2	≥ 2	≥ 2	≥ 2	≥ 3	≥ 3	6 ~ 12	6 ~ 12
6	≥ 2	≥ 2	≥ 2	≥ 2	≥ 2	≥ 2	≥ 3	≥ 3	6 ~ 12	6 ~ 12
7	≥ 4	≥ 4	≥ 3	≥ 3	≥ 3	≥ 3	≥ 4	≥ 4	6 ~ 12	6 ~ 12
8	≥ 6	≥ 6	≥ 4	≥ 4	≥ 3	≥ 3	≥ 5	≥ 5	6 ~ 12	6 ~ 12
9	≥ 9	≥ 9	≥ 4	≥ 5	≥ 4	≥ 4	≥ 6	≥ 6	6 ~ 12	6 ~ 12
10	≥ 12	≥ 12	≥ 4	≥ 5	≥ 4	≥ 4	≥ 7	≥ 7	9 ~ 12	9 ~ 12
11	≥ 15	≥ 15	≥ 4	≥ 6	≥ 6	≥ 6	≥ 7	≥ 8	9 ~ 12	9 ~ 12
12	≥ 18	≥ 18	≥ 4	≥ 7	≥ 7	≥ 10	≥ 7	≥ 10	9 ~ 12	9 ~ 12
13	≥ 18	≥ 21	≥ 4	≥ 8	≥ 8	≥ 12	≥ 7	≥ 12	9 ~ 12	9 ~ 12
14	≥ 18	≥ 24	≥ 4	≥ 9	≥ 8	≥ 15	≥ 7	≥ 14	9 ~ 12	9 ~ 12
15	≥ 18	≥ 24	≥ 4	≥ 10	≥ 8	≥ 15	≥ 7	≥ 16	9 ~ 12	9 ~ 12
16	≥ 18	≥ 24	≥ 4	≥ 12	≥ 8	≥ 15	≥ 7	≥ 18	9 ~ 12	9 ~ 12
17	≥ 18	≥ 24	≥ 4	≥ 14	≥ 8	≥ 15	≥ 7	≥ 18	9 ~ 12	9 ~ 12
17+	≥ 18	≥ 24	≥ 4	≥ 14	≥ 8	≥ 15	≥ 7	≥ 18	9 ~ 12	9 ~ 12

注：*1 英寸≈ 2.5cm。

数据引自 Cooper Institute：*FITNESSGRAMtest administration manual,* updated ed 4, Champaign IL, 2010, Human kinetics.

的训练，儿童可以获得力量和肌肉质量的增加。青春期前儿童的力量改善通常归因于训练的神经适应和运动单位的激活，而不止肌肉横截面积的增加 [87,105]，但两者都发挥了作用。研究表明，青春期前的男孩进行 12 周的抗阻训练，可以有效地提高单位体积肌肉产生的肌力和爆发力 [72]。力量训练过程中的神经适应性已经被证实，经过 8 周的力量训练，肌电图振幅和最大等速肌力显示提高 [184]。由于肌肉活动变化幅度通常小于观察到的力量增加，所以人们假定，改进的运动协调是肌力增加的一个因素，特别是在复杂的多关节运动中 [25]。因此，青春期前儿童的神经肌肉成熟是力量增加的重要因素，不应低估。

多年来，关于儿童和青少年力量训练项目的安全性和有效性一直存在争议。美国儿科学会运动医学和健身指导委员会（American Academy of Pediatrics Council on Sports Medicineand Fitness）[3] 与英国力量和适应协会（United Kingdom Strength and Conditioning Association）[144] 的国际共识声明可供查阅。国际共识声明已获美国儿科学会授权。

评估残疾儿童的肌力和耐力

肌力和耐力是步行、拿举重物和执行大多数日常功能的关键健康成分。残疾儿童肌肉力量不足是临床工作者试图改善（或维持）最大功能的重点。然而，还要记住，临床测量的力量并不仅仅是肌肉产生力量的能力。临床测量的力量是肌肉力量产生关节运动的有效性。这包括肌肉产生力量的能力和适当的骨骼排列。在残疾儿童中，力量不足是由于肌肉无法产生爆发力、骨骼排列异常或两者兼而有之。

肌营养不良。与健康儿童相比，杜氏肌营养不良症（Duchenne muscular dystrophy，DMD）患儿的肌力呈退行性变化 [141]。肌力不随着生长而增长。研究显示，16 岁 DMD 儿童的绝对力量与正常的 5 岁儿童相似。

在这一人群中，使用定量肌力测试（quantitative muscle testing, QMT）比 MMT 具有更好的可靠性 [162]。队列研究显示 7.5 岁前男孩的 QMT 肌力增加，此后快速下降。年均变化与健康对照组有显著差异 [141]。

DMD 患儿的肌耐力（长期保持静态或有节律收缩的能力）也会受到影响。Hosking 和其同事进行的测试中，92% 的患儿头离地 45° 时的力量得分低于第 5 百分位。Wingate 无氧自行车试验结果表明，DMD 患儿肌肉峰值功率和平均输出功率均显著低于正常水平 [21]。这项试验对各种神经肌肉和肌肉疾病具有较好的重测信度 [243]。关于 DMD 和其他肌肉疾病的更多信息见第 12 章。

脑性瘫痪。脑性瘫痪儿童力量不足很常见，痉挛型 CP 患儿下肢肌群的力量也不足 [274]。痉挛型双瘫儿童的肌力相当于同龄儿童肌力的 16%~71%，这与肌力的测试方法有关。臀大肌和比目鱼肌显示出最大的力量不足。偏瘫侧的肌力为同龄儿童的 22% ~ 79%，臀大肌和胫骨前肌是最弱的肌肉。CP 患儿的力量是研究的热点，目前正在进行一项为期 12 周的功能性无氧和力量训练的随机对照试验，观察其对步行功能和粗大运动能力的治疗作用。

通过计算机步态分析可以观测到 CP 患儿的关节力矩和动力产生不足 [100,183]。这些测量结果为 CP 在功能性环境中力量下降提供了间接证据，因为力量是力矩和动力的先决条件。踝关节背伸肌在支撑相末期产生的力量为人体向前运动提供了一个关键的动力来源。CP 患儿在支撑相末期的力量产生常常不足，有时，不合时宜的力量产生会导致步行期间的过度但非必要的能量消耗 [99]（图 6.6）。

CP 患儿肌耐力也会下降。在 Wingate 无氧试验中，CP 患儿的平均表现比正常发育的同龄人低 30%~60%[14,21]。该测试在这一人群中显示出中度可靠性 [13]。

为 CP 患儿改良的上肢和下肢力量的测试可在 Brockport 体质测试手册中找到 [276]。根据国际脑性瘫痪运动与休闲协会使用的分类系统（Cerebrat Palsy International Sports and Recreation），提出改良建议 [49]。

儿童肥胖。超重（≥ 95% 体重指数）的儿童的腹部和上肢肌力的（仰卧起坐和改良引体向上或屈臂悬吊）场地测试表现较差。超重儿童无法通过上肢力量测试的比例是正常儿童的 3 倍，无法通过腹部力量测试的比例是正常儿童的 1.5 倍 [126]。生物力学方面的负面影响有：①增加了身体体积，需要移动脂肪组织，这是一个惰性的负荷；②由于较大的躯干质量导致机械功和惯性力矩增加，从而削弱了力的产生；③躯干受到向下的重力。在某些测试中，所有因素都

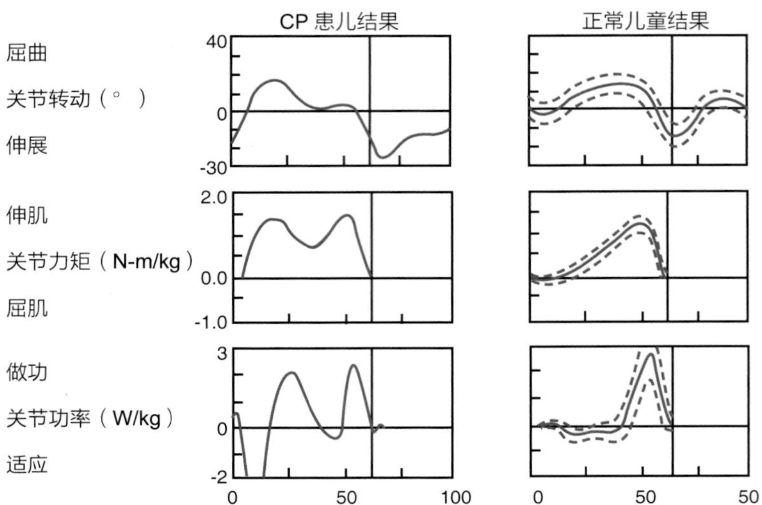

图 6.6 比较脑性瘫痪患儿与正常儿童的矢状面关节旋转（运动学）、关节力矩和爆发力（动力学）。儿童的关节力矩是双相的，做功图显示的是 2 次力量发生而非 1 次。第一次发力是不正常的，其作用导致重心向上，而不是向前，这是非必要的能量消耗（引自 Gage JR: *Gait analysis in cerebral palsy*,London,1991，MacKeith Press.）

可能导致肌肉力量和耐力表现变差 [91]。在不同研究中，肥胖与肌力呈反比关系 [38,91,115]。据报道，肥胖人群的骨骼肌问题的发生率不断增加 [67,131,238]。

柔韧性

如何对柔韧性进行分级评价及其对体能的重要性一直存在不一致和争议。与最初的分类保持一致，医学研究所（Institute of Medicine）的报告将柔韧性作为独立的部分，但 FitnessGram 将其与肌力、耐力一起归属于肌肉素质 [185,194]。证据支持柔韧性是体质的一项特有指标 [76]。根据医学研究所的报告，柔韧性的定义是“身体组织的固有属性，包括肌肉和结缔组织，它取决于关节或一组关节在不受损伤的情况下可以达到的活动范围 [185]”。这与训练结果之间的关系很难清楚地证明，但柔韧性作为体能的重要组成部分，与以后生活中肌肉骨骼损伤有关，特别是腰痛和姿势不良 [249]。这些联系已经在成人中进行了研究，但是在年轻人中柔韧性的联系还没有建立。因此，医学研究所委员会不建议在全国青少年体质调查中进行柔韧性测试。Plowman 把柔韧性是否应该纳入体能测试作为与肌肉素质测试相关的十大紧迫问题之一 [195]。

过去，柔韧的肌肉允许适当的骨盆旋转，减少椎间盘压迫，避免肌肉过度伸展。腰部、腿部和肩部的柔韧性有助于预防受伤。脊柱活动受限会影响日常生活活动，如穿衣、转身和驾驶。背部活动受限也会导致行走异常。

标准测量

关节活动范围（ROM）是柔韧性的一个标准测量方法。虽然对成人的 ROM 标准已经建立起来，并且可以在许多教科书中找到，但是儿童 ROM 与身高变化的关系的研究 [178] 是很少的。儿童上肢 ROM 数据没有被很好地记录，典型的测量工具是万能量角仪。第 5 章对测量方法的可靠性进行了综述。

实验室测量和柔韧性发育

肢体活动范围。下肢被动 ROM 测量已在新生儿、婴儿和学步儿童中进行了描述 [75,191,267]。新生儿表现出髋关节和膝关节屈肌的伸展性差，腘窝角度增加，与子宫内屈曲姿势一致。在出生后最初几个月婴儿 ROM 逐渐增加。髋关节外展和旋转范围也与成人不同。见第 5 章中关于新生儿 ROM 值的信息。

很少甚至没有关于儿童 ROM 的研究报道。我所在实验室对 140 名 2~18 岁儿童下肢 ROM 测量的数据显示，一些关节的 ROM 在整个儿童时期存在变化，而另一些关节相对稳定（表 6.7）。使用 Pearson 相关性进行的重测信度为 0.95，内部信度为 0.90。结果显示，存在年龄和性别差异，女性在各个年龄段都表现出更好的柔韧性。女性腘绳肌的柔韧性更好，在

表 6.7　儿童 ROM 测量方法

平均运动幅度（°）	2～5 岁		6～12 岁		13～19 岁	
	男	女	男	女	男	女
直腿抬高	70	75	65	75	60	70
腘窝角（单侧）[*]	15	10	30	25	40	25
外展 [†]	60	60	50	55	45	50
内旋 [‡]	45	50	50	55	45	45
股骨前倾 [§]	10	15	7	7	0	0

注：* 仰卧位，对侧腿伸直，与地面垂直位的角度。

† 在髋部伸展位测量。

‡ 俯卧位。

§ 侧卧位。

数据引自 James R. Gage，Center for Gait and Motion Analysis，Gillette Children's Specifialty Healthcare，St Paul, MN.

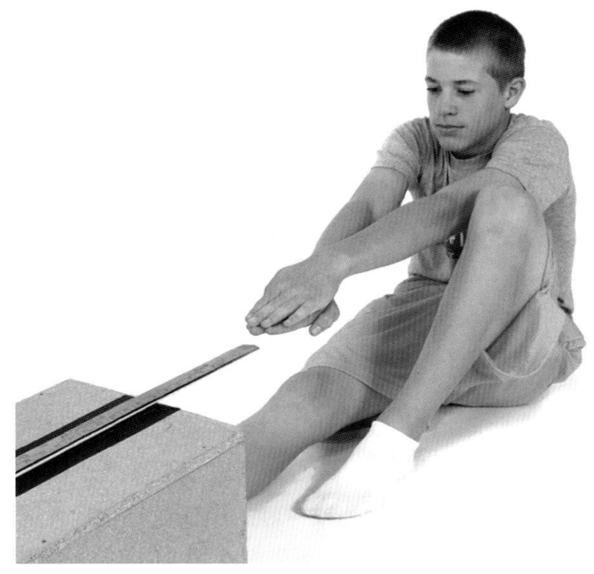

图 6.7　FitnessGram 改良坐位体前屈测试（经许可引自 Cooper Institute，Dallas Texas.）

青少年时期的直腿抬高和腘窝角度测量中尤为明显。

姿势和脊柱活动性。在儿童和青少年中都需要测量脊柱活动度 [109,170]。方法是在脊柱标准化运动前、后，用卷尺测量骨与地面标记的距离。该测量技术与脊柱前屈的 X 线片的测量同样有效 [152,170]。在整个儿童期和青春期，脊柱前屈度数似乎保持相对稳定，但从青春期到成年早期，侧屈角度随年龄增长而增加。在 5～9 岁年龄组中，女孩的前屈和侧屈的柔韧性都明显好于男孩 [109]。

强调与健康相关的活动因素时，姿势与体能的关系并不常被提及。先前讨论了姿势与健康关系的研究，包括姿势对躯干力量的重要性，以及失衡、背痛、头痛、足部疼痛和骨骼畸形的可能性 [51,124]。姿势的每个方面都可能对儿童的行动能力产生影响，但在成年后表现得明显，因为损伤可能导致进一步的残疾和功能丧失。

现场测量

在体质测试中测量柔韧性的测试是坐位体前屈测试，或者最近的改良坐位体前屈测试——测量腿后侧肌腱和下背部柔韧性。这个测试的方法是，儿童长坐位，起始位置是背部直，髋关节屈 90°（肩关节屈曲 90°，肘部伸展），然后测量躯干向前弯曲的距离。没有测试可评估下背部的柔韧性。FitnessGram 中使用的改良坐位体前屈测试（图 6.7）与传统的坐位体前屈测试相似，不同之处在于测量时只伸直一侧腿（对侧腿弯曲，对侧脚平放在地板上）。坐位体前屈测试的重测信度的组内相关性较高；系数为 0.94~0.99[110,118,152]。Jackson 和 Baker[118] 评估了坐位体前屈测试在腘绳肌、下背部、上背部和整体背部柔韧性方面的有效性。研究发现，腘绳肌柔韧性与用屈肌计测量直腿抬高有中度的相关性（0.64）。然而在 Macrae 和 Wright[152] 开发的测试方案中，观察标准化脊柱运动前后骨标志点的距离变化（组内相关性），与下背部柔韧性的相关性比较（0.28）要低。上背部和整体柔韧性与坐位体前屈评分无关。对坐位体前屈测试及改良坐位体前屈测试相关效度提出了质疑 [47,50,110]。尽管这两项测试都与腘绳肌柔韧性有关，但髋部和下背部柔韧性也有助于完成这项测试 [50]。在所有年龄段中，女孩通常比男孩表现出更好的柔韧性。

年龄标准

FitnessGram 项目中 5~17 岁的男孩的改良坐位体前屈（单腿伸直）的测试标准是 8 英寸（1 英寸≈2.5cm）。女孩的标准是 9 英寸（5～10 岁）、10 英寸（11～14 岁）和 11.5 英寸（15～18 岁）[169]。

体力活动

需要高度柔韧性的活动如花样滑冰、体操、跳远（田径）和柔道。伸展运动是所有运动项目的重要组成部分，在剧烈运动前应进行热身，减少受伤的可能性。伸展运动能增加肌肉的血流量，提高肌肉和肌腱的机械效益，以及降低肌肉的黏滞性 [17]。降低结缔组织牵张阻力可提高肌肉的对外做功效率，这些研究的大部分对象是成人，但同样的原则也适用于儿童 [19,132,283]。

残障儿童柔韧性评估

临床工作者在为患有肌肉骨骼疾病的儿童进行康复治疗时，保持柔韧性或 ROM 非常重要。几乎所有推荐物理治疗的肌肉骨骼或神经肌肉疾病都包括柔韧性缺失的治疗。CP、少年类风湿关节炎、肌营养不良或长骨骨折都是常见的例子。

第 5 章讨论了改善儿童 ROM 的测量和干预效果。儿童和成人痉挛患者 ROM 测量可靠性的挑战已被充分证明 [35,81,125,164]。在成人中也发现存在类似的问题。由于保持柔韧性是大多数针对残疾儿童的物理治疗项目的一个重要组成部分，因此需要更可靠的评估 ROM 的方法。

针对患有视力障碍、智力缺陷和唐氏综合征的儿童，已推出了保护性坐姿测试，并建议对测试方法进行改良 [276]。

肥胖儿童。超重儿童（≥ 95% 身体质量指数）的现场柔韧性测试（背部保护坐姿和伸展测试），与正常体重或低体重的同龄儿童相比，结果表现是相似的 [126]。在青少年测试中有同样的结果 [91]。

身体成分

“身体成分（body composition）”是指水、蛋白质、脂肪、矿物质或构成体重的成分的身体总含量 [65,104]。主要成分是肌肉、骨骼和脂肪，以及器官、皮肤和神经组织。身体成分对健康相关的体能的影响主要有两个方面：①作为去脂体重主要组成部分的骨骼肌、骨骼和液体，对功能活动的表现至关重要；②脂肪过多（即肥胖）与许多健康风险有关，包括冠状动脉疾病、高血压和糖尿病等。肥胖对儿童现在和未来健康的影响是无法估量的。全球儿童青少年肥胖的患病率正在不断上升。仅在美国，超重儿童的比例从 1988—1994 年的 10% 上升到 1999—2000 年的 14.4%，2002 年则上升到 16.5%[261]。对儿童超过超重阈值的程度进行的分析发现，超重儿童体重增加的速度比非超重儿童体重增加的速率快 [120]。Healthy Children 2000 将超重儿童回归合理的体重作为明确目标，但实际上并未达到 [246,247]。Healthy People 2020 将青少年营养健康作为重点领域 [248]，但目前的营养行为与预期的目标之间仍然存在很大的差距。

实验室测量

身体成分测量的目的，无论是在实验室还是在现场，都是为了获得无脂肪或瘦体重的测量。化学分析法是唯一直接测量身体成分的方法 [128]。因为昂贵且不方便操作，实验室的测量标准也来自间接测量。大多数标准来自公式和成分模型，这些公式和成分模型假定脂肪和瘦体重是一定的，由于婴儿和儿童在整个童年时期的身体成分是变化的，而不是恒定的，因此在评估儿童的身体成分方面遇到了问题 [34,111,147,227]。使用成人标准会导致对身体脂肪的高估或低估，这与测量方法有关 [34]。当前所有的方法对儿童使用都有一定的局限性，但都已使用。对于儿童来说，尚缺乏金标准。

密度测量法。通常被称为水下法或静水称重法，通过将一个人的实际体重除以他完全浸入水中时体重的减少量来确定一个人的密度。假设脂肪和瘦体重的密度是恒定的，当知道整个身体的密度时，就可以计算出一个人的脂肪和瘦体重的质量。虽然它被认为是成人身体成分测定的金标准，但是由于需要在水中浸泡，因此不适用于儿童。

总水量法。由于中性脂肪不与水结合，所以身体总水分的测量可估计身体非脂肪的部分。口服稳定的氢或氧同位素，然后通过测量来确定身体中的水分。

生物电阻抗法。这种方法的原理是，电流阻抗的大小随无脂肪组织的多少而变化。测量微弱的电流通过人体的阻抗。现在有了便携式设备更易于临床和现场使用。

双能 X 线吸收测定法。利用双能 X 线吸收测量仪（dual-energy X-ray absorptiometry，DXA），测量人体对两种低剂量 X 线的吸收差异，这些比率用于预测总体重、瘦体重和骨密度，并迅速成为人体成分测定的参考标准。尽管其用途广泛，但由于软件计算和测量仪器的可变性，以及儿童在成长过程中身体成分的持续变化，DXA 还没有达到足够的可重复性，不能被认为是儿科研究的金标准 [140,222]。儿童和青少年的 DXA 和生物电阻抗法测量之间的对比验证表明，这两种方法不能互换，但为身体脂肪率评估提供了有效补充。当对年龄较小的儿童进行测量时，DXA 的可重复性较差 [78,142]。

身体成分

研究人员观察了 6 月龄婴儿的体脂百分比和身体成分，以便更好地理解对日后肥胖的预测。研究发现，胎儿在子宫内最后 3 个月的生长模式会影响其 6 月龄时的脂肪率和身体成分 [11]。从胎儿期发育到青春期，身体成分一直在变化。这种变化的部分原因是由于矿物质的增加和脂肪组织的水合作用而导致的化学成熟 [227]。化学成熟发生在青春期以后，身体组成部分之间的比例稳定下来，直到生命的最后几十年 [34,147]。

身体成分的 4 个主要部分是水、蛋白质、矿物质和脂肪。参考模型描述了这些成分在不同年龄儿童中的身体组成 [93,94,111,285]。这些参考模型的合成图及随男性儿童生长的变化如图 6.8 所示。

- 水分：妊娠 24 周时，胎儿体内水分约占体重的 89%，40 周时降至 75%[227]。到 4 月龄时，含水量稳定在 60%~65% 之间，并一直保持到青春期。
- 蛋白质含量：蛋白质含量占体重的比例从出生时的约 13% 增加到 10 岁时的 15%~17%。
- 矿物质含量：人体矿物质含量从出生的 3% 上升到 18 岁的 5%
- 脂肪含量：在婴儿期和儿童期，脂肪是身体成分中变化最大的指标。脂肪含量从体重 1 kg 时的 2.5% 增加到妊娠中末期的 12%，此后不断增加 [227]。从出生到 6 月龄，身体脂肪的平均比例从 12% 上升到 25%。在儿童早期，随着肌肉质量的增加，脂肪含量在体重中所占的比例下降。性别差异在儿童早期就存在；女孩的脂肪含量比男孩高。6~8 岁时，男孩的平均脂肪含量为 13%~15%，女孩为 16%~18%[148]。女孩的脂肪含量在青春期增加明显，在 14~16 岁时脂肪平均含量为 21%~23%。

在整个儿童期，身体成分的每个指标均存在性别差异，并在青春期时差异变大。青春期的主要变化包括水的比例下降和骨矿物质的比例增加 [111,149]。这些与年龄和性别相关的显著变化与身体脂肪的变化有关 [135]。

现场测试

身体成分测量通常是通过测量皮褶厚度来完成的。测量方法的有效性令人怀疑，就像实验室方法的有效性受到质疑一样。主要的问题是，皮肤的测

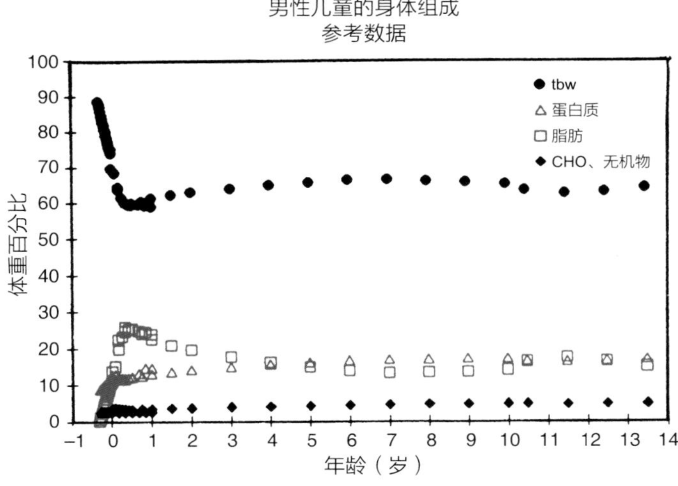

图 6.8　正常男性儿童的身体组成随年龄的变化情况。来自参考资料中描述的胎儿、婴儿、9 岁男童、出生至 10 岁儿童和青春期男性的数据。CHO（carbohydrcote），碳水化合物；tbw（total body water），身体总水量（经许可引自 Spady DW: *Normal body composition of infants and children*, 98th Ross Laboratoties Conference on Pediatric Research, 98:67-73,1989.Ross Products Division, Abbott Laboratories, Columbus, OH. 1989 Ross Products Division, Abbott Laboratories）

量是建立在体表测量和所有儿童身体密度是恒定的假设基础上的[146]。对这项测量方法的有效性的另外两个质疑是：①使用皮褶厚度意味着皮下脂肪层反映了人体脂肪的总量；②所选择的测量部位反映平均厚度。这些假设可能并不正确[128]。虽然，研究人员还没有发现不同部位的皮肤厚度分布有较大的偏差[149,225]。

尽管存在争议，但几乎所有与健康有关的体质测试中，身体成分的测量都是重要部分。同时效度已被证实。皮褶厚度测量值与密度法或光谱分析法之间的相关性为0.70~0.85，具有中高度的一致性[103]。

测量皮褶厚度的典型部位是肱三头肌、肩胛下区和小腿。通常这些区域以某种组合方式测量。根据皮褶厚度测量估计体脂率的方法是指测量皮肤厚度，然后将皮褶厚度转换为体脂率。读者可从其他来源获得更详细的信息[46,147,1801]。对于成人来说，通过皮褶厚度测量来估计身体肥胖的错误率为3%~5%[146]。

FitnessGram 修订了身体成分标准[269]。新标准的设计，就像前面讲的有氧训练新标准一样，按照临床阈值的特定程序采用受试者的特征曲线来制定[137]。这符合当前倡导地把体质与功能健康结果相结合。制定新标准的过程还包括场地测试的验证，以及用新、旧标准对学生进行分类。

虽然皮褶厚度和生物电阻抗是评估身体成分的首选方法，但使用体质指数（body mass index，BMI）已变得更为普遍。体重指数的主要局限性是缺乏脂肪和肌肉的辨别[197]。当将受试者放入风险类别时，使用BMI评定身体脂肪率的准确率为87%~89%[136]。

年龄标准

FitnessGram 健康适能区域内的体脂范围的标准值，因年龄和性别而异[169]。男孩在5岁时的值为8%~19%，17岁以上的值为6%~22%。女孩在5~17岁间的值从9%~20%上升到17岁以上的16%~30%。男孩高于25%和女孩高于35%被认为存在相关疾病风险。

训练反应

单一的训练计划也许会影响身体成分。如果要发生变化，运动的类型必须包括高强度和高能耗。适宜的运动包括游泳、跑步和举重训练。系统训练对成人身体成分的影响证据尚不确凿。关于儿童的证据很少，但现有的资料表明，在进行特定运动训练时，肥胖的比例可以降低，但当训练停止时，这一比例会再次上升。通过组织肥胖和非肥胖儿童进行系统的体育活动，发现身体成分的改变比骨密度的变化小[108,167]。

评估残疾儿童的身体成分

早产儿。临床工作者在工作中会治疗许多因早产导致残疾的儿童，早产会影响身体成分[228]。与体重相近的胎儿相比，早产儿的总脂肪量较高，身体总水量较低。这些成分上的差异可能是由于过早在子宫外存活需要增加身体脂肪以调节体温。

生长过程中身体成分改变造成的影响还没有被研究过，也没有在经历新生儿并发症的早产儿身上研究过。早产也许会影响整个童年和成年期的身体成分。前面讲到的婴儿生长模式变化影响6个月时的脂肪质量百分比，这可能只是影响到早产儿，但并没有被研究过[11]。

脑性瘫痪。对于脑性瘫痪的个体来说[107,179,255]，身体成分测量的重要性已经讲过了[255]。由于长期失用，脑性瘫痪患儿下肢皮肤松弛部位的皮下脂肪可能会增加。最近的研究提倡使用脑性瘫痪特异性方程进行临床评估[107,179]。

在测定非脂肪质量方面，各种方法之间的相关性很高（包括DXA）；在测定脂肪量和脂肪率时，相关性中等[143,179]。所有相关研究的受试者人数都相对较少，包括不同类型和功能水平的脑性瘫痪患儿，脑性瘫痪类型和功能水平都是影响身体成分的重要变量[179]。

脊髓脊膜膨出。患有各种形式脊柱裂的儿童肥胖的风险几十年来一直是临床工作者关注的问题[113]。与正常发育的同龄人相比，脊髓脊膜膨出的儿童多表现为身材小、非脂肪量减少和体脂率增加[16,175]。全身体脂率的增加主要与下肢脂肪过多有关。

采用皮褶厚度法和BMI进行评价，该病症青少年肥胖比例为29%~35%[41,42,252]。不能运动的患儿比能够运动的患儿的体脂率高。然而，BMI并没有显示出与体育活动的显著相关。

肌营养不良。采用 DXA 将 DMD 患儿的局部和全身身体成分与正常发育儿童进行比较[224]。正如前文所述，DMD 患儿瘦体重值较低，体脂率较高，这两项指标都显示出部位差异。DMD 患儿躯干和下肢的瘦体重的差异与正常儿童无统计学差异。研究发现，正常儿童瘦体重与局部最大等长收缩力量有很好的相关性，但 DMD 个体相关性较差[163,224]。

适应和训练

体能组成部分是否受训练影响，是一个重要的问题，特别是对那些为残疾儿童制订训练计划的临床工作人员来说。Bar-Or[19] 区分了适应和训练这两个容易混淆的术语。身体适应被定义为一种过程，通过在特定的时间内反复运动，引起身体各组织和系统在形态学和功能上发生的变化。这些组织和系统包括骨骼肌、心肌、脂肪组织、骨骼、肌腱、韧带、中枢神经系统和内分泌系统。Bar-Or 认为适应是常规训练对所有体能组成部分的影响。相比之下，训练是一种特定的运动，旨在促进某一特定类型活动的表现运动。在本章中，我们将讨论训练与特定的体质成分间的关系，以及残疾儿童对运动的整体适应。

儿童的体质成分和训练

成人由于训练和适应产生的许多生理变化在儿童的生长发育过程中也会发生。这些自然的变化使得研究适应和训练的效果变得困难。训练人员感兴趣的体质指标是心肺耐力和力量素质。

心肺耐力

儿童最大有氧能力或 VO_{2max} 是否可以通过心肺训练来提高，一直存在争议[19,130]。除了在生长发育过程中自然发生增长外，评估训练效果的其他问题还包括：活动的季节差异性、难以确保在测试过程中真正达到 VO_{2max}，以及儿童已经处于较高的运动水平。

早在 1985 年，Krahenbuhl 等人[130] 就发现，8~14 岁的儿童在接受常规强度训练后，最大有氧能力可以显著提高。一项关于基于学校计划的回顾性研究继续证明了先前提到的积极影响，尤其是在青春期[68]。这些项目的长期影响是未知的，只有一项研究使用了 VO_{2max} 的直接测量[46]。耐力运动似乎比间歇运动更有效。普通体育课程并不能有效地提高 VO_{2max}。有效的运动包括跑步、骑自行车和游泳，心肺耐力水平增长率为 8%~10%。研究表明，尽管经过 1~9 周的训练后，长跑成绩有所提高，但 VO_{2max} 几乎没有变化[19]。

心肺耐力的训练对青少年的效果似乎与成人相似。表 6.8 列出了训练后心肺系统的功能和形态学变化。训练效果通常包括增加心肌量、每搏输出量、通气量和呼吸肌耐力。

肌力和耐力

肌力是体质的一个组成部分，可以受训练的影响，特别是对青春期或青春期后的儿童。抗阻训练（resistance strength training，RST）是指通过反复抵抗阻力来提高肌肉力量的训练。对青春期前儿童进行抗阻训练，存在以下争议：①儿童是否能提升力量和肌肉量；②儿童是否能提高运动成绩；③儿童在参加此类训练时是否更容易受伤。尽管存在争议，但 RST 已被证明能增加所有年龄段的肌肉主动收缩的力量，降低运动损伤的风险，并可能对心血管健康、身体成分和骨密度等重要健康指标产生积极效应[32,82,87]。

此外，据报道，RST 的肌肉损伤风险并不比

表 6.8　训练时儿童心肺功能的指标和变化

功能指标	训练后变化
心容积	增加
血量	增加
总血红蛋白量	略微增加
每搏输出量（极量运动，亚极量运动）	增加
心排血量（极量运动，亚极量运动）	增加，无变化，或者降低
动静脉差（亚极量运动）	无变化
血液流向运动的肌肉	无变化
通气 / 千克体重（极量运动）	增加
通气 / 千克体重（亚极量运动）	降低
呼吸速率（亚极量运动）	降低
潮气量（极量运动）	增加
呼吸肌耐力	增加

注：引自 Bar-Or O: Physiologic responses to exercise in healthy children. In Bar-Or O, editor：*Pediatric sports medicine for the practitioner*. New York，1983.

儿童青少年参加的其他体育和娱乐活动高[87]。就像在任何运动项目中一样，通过合理设计和选择适宜设备，可以将风险降到最低。这些建议可以从美国儿科学会运动医学和健康理事会（http://rics.aappublications.org/cgi/ content /abstract/121/4/835）、美国体能协会（http://www.nsca-lift.org/publications/posstatements. shtml）[87] 等机构获得[155]。

如前所述，随着人体生长，肌力、肌肉量及肌纤维中的肌节数目也会增加[153,156]。据估计，在6~14岁，由生长产生的肌力增强约为每年1.5kg。与肌肉适应相一致，神经适应对协调性和运动学习产生影响。例如，研究发现，青春前期的儿童通过训练获得的自主力量的增加与青春期后儿童或成人出现的肌肉质量增加或肥大无关[31,155,213]。改善运动单位激活和神经适应性（包括更适当地收缩协同肌和抑制拮抗肌，以及改善原动肌的运动单位募集顺序和激活频率）对成人和儿童的训练效果具有同样重要的意义。有人认为，在训练的早期阶段，神经适应在运动水平改变中起主导作用，在训练的后期阶段肌肉适应起主要作用[31,213]（图6.9）。

一项可靠的科学证据表明，只要RST具有足够的强度、体积和持续时间，儿童青少年在生长发育的过程中，肌肉力量显著增长[84-87,244]。把训练引起的力量变化以百分比表示时发现，儿童比成人显示出更大的力量增长。在最大自主收缩过程中，尽管绝对力量和肌肉大小不同，但儿童每单位肌肉横截面积所产生的力与成人相同。经过8周的RST与技能训练，心肺耐力也有所提高。抗阻训练项目能改变肌腱的弹性，从而降低损伤风险[266]。

训练原则

有效训练计划的原则包括针对性，运动强度、频率和持续时间。对儿童的原则基本上与对成人的原则相同。

特异性

运动训练对身体影响与所进行的运动类型和所涉及的组织有关。例如，心肌组织受长跑影响，但不受RST的影响。收缩的类型（等长、等张或等速）、重复的次数、肌肉收缩的速度及锻炼的特定肌肉都会影响力量训练的结果。不同的运动形式对不同体质项目产生益处。

强度

要想达到体能训练的效果需要一定运动强度。强度常以个人最大强度的百分比表示，因为相同的活动量对两个不同个体来说，代表不同的强度级别。例如，以与正常发育儿童相同的速度行走，脑

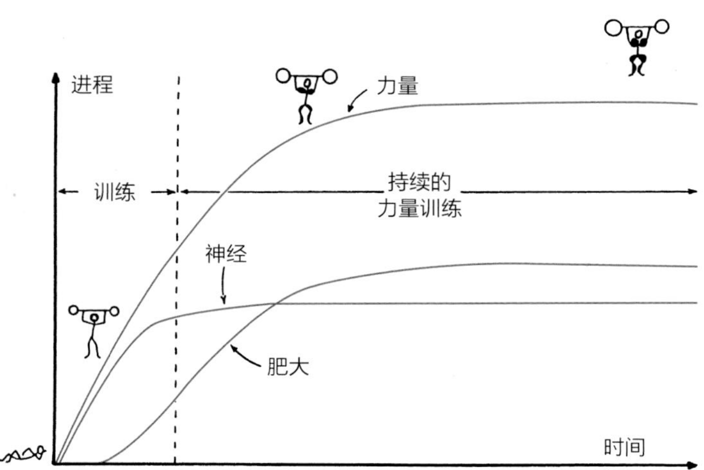

图6.9 在力量训练中神经和肌肉适应的相互作用。在训练的早期阶段，神经适应起着最重要的作用，其效应可以持续几周。肌肉的适应主要发生在后期，与肌肉量的增加有关（引自Sale DG: Strength training in children. In Gisolfi CV, Lamb DR, editors: *Perspectives in exercise science and sports medicine: youth, exercise, and sports*, vol 2,Indianapolis,1989,Benchmark Press.）

性瘫痪患儿可能消耗的氧是正常儿童的 2 倍，因此作为同一种运动形式的步行对脑性瘫痪患儿来说更为剧烈。以平均速度行走的 6~12 岁儿童平均消耗约为 25% VO_{2max}；对于脑性瘫痪患儿，耗氧量可能到 75%~90%VO_{2max} [57]。

强度阈值是指运动强度低于该阈值时，很少或没有观察到训练或适应效果 [17]。成人产生训练效果所需的摄氧量强度阈值是 VO_{2max} 的 60%~70%。强度阈值大约是最大自主收缩的 60%~65%。力量训练中的超负荷原则与运动强度阈值有关。超负荷是指需要相当大的主观努力才能完成的任务。目前还没有关于儿童强度阈值的具体数据，但人们认为阈值与成人等同。各种残疾儿童的强度阈值是否与非残疾儿童相同也尚不清楚。

频率

训练的最佳频率取决于项目的类型，且频率与训练的强度和时间有关。一般来说，每周 2 ~ 3 次为宜，但不要连续几天 [3,19,87]。

持续时间

任何项目，无论是治疗项目还是健身项目，都需要一定的时间才能看到效果。有效的健身计划至少持续 6~8 周。训练最佳持续时间取决于项目的类型。一般来说，这个过程应该包括 10 分钟的热身运动，15~30 分钟高于运动阈值的训练，以及 5~7 分钟的整理运动。热身运动对提高儿童的有氧和无氧运动能力具有重要作用 [3,19,87]。热身运动应包括：①提高体温的运动；②伸展运动；③针对运动任务的运动。美国儿科学会建议，儿童力量训练方案应包括为身体各部分提供力量训练的活动，以确保均衡发展 [3]。

在力量训练中，持续运动时间有时与达到的最大负荷有关。通常有两种方法：重复短暂的最大收缩或重复亚极量最大收缩直至疲劳。

进展

一项训练计划必须是循序渐进的，并不断完善。可能需要增加强度阈值、运动时间、运动期间重复的次数或运动的频率。上述所有指标都单独、共同地对运动计划的进展有所促进。

残疾儿童的体能训练

脑性瘫痪

随着脑性瘫痪患儿进入青春期，功能的一个重要方面是保持行走的能力。青春前期脑性瘫痪患儿（6 ~ 12 岁）在行走过程中摄氧量是正常儿童以相同速度行走的 2 倍多 [232]。伴随青春期体重和肥胖增加，而肌肉力量没有增加，那么最大有氧能力就会下降，行走就会变得越来越困难。质量的增长是立方函数（体积），力量的增长是平方函数（横截面积）。如前所述，肌肉首先增加质量，然后再增加力量 [153]。在青少年快速生长期，体重增加的速度比力量增加的速度快。对于正常发育的儿童，这个过程没有明显的功能缺失或丧失，但对于脑性瘫痪患儿，功能丧失有时是因为力量的增长速度不足以支持肌肉质量的增长速度。对脑性瘫痪青少年进行物理治疗的一个主要目标，就是在快速生长期保持行走的能力。如果儿童在进入生长高峰期时具有最大的力量和有氧能力，那么其功能也可能处于最佳状态。脑性瘫痪患儿的适应能力不仅在青春期过渡期间使其最大限度地发挥潜力，而且在青春前期儿童和学龄儿童中也发挥了重要作用。

为脑性瘫痪患儿提供适应训练的最终目标与所有儿童的目标相似——促进生活习惯和身体健康。此外，脑性瘫痪患儿在青春期和成年期常面临能力退化，缺乏必要的运动能力的儿童可能无法在粗大运动活动中实现自己的最大潜能。人们发现日常体育活动与步行消耗的能量成反比 [158]。

Verschuren 和其同事通过体能场地测试来评估大肌肉的运动能力，发现与运动能力相关的素质指标和功能肌肉力量与粗大运动能力的相关性高于有氧能力 [259]，支持了此前研究结果，即短期肌肉力量或无氧能力比有氧能力更好地衡量脑性瘫痪患儿的粗大运动能力。

运动强度是脑性瘫痪患儿心肺健康的一个重要方面，与正常发育的儿童相似。研究表明，花更多时间进行高强度体力活动（加速度计测量 > 3410 计数 / 分钟）的儿童心肺功能更强 [210]。目前的指南建议，儿童每天进行 60 分钟中高强度体力活动，对高强度体力活动的唯一建议是：“高强度体力活动每周至少进行 3 次”[281]。脑性瘫痪患儿在适当的体育活动下，可以达到体力活动指南的要求，但可能仍表现出较低的心肺健康水平。一项对脑性瘫痪和其他残障儿童的高强度训练计划的临床试验正在进行中[286]。运动处方对增加或改善体能训练的影响是显而易见的——要改善心肺健康之外的健康益处，必须包括剧烈运动。为脑性瘫痪等残疾儿童制订运动处方的临床实验变得越来越普遍，其目标不仅是促进健康，而且是减少 / 预测未来的健康风险，并为选择性外科手术做准备。

除了提高和改善心肺健康外，力量训练对脑性瘫痪儿童和青少年的也具有很多益处。Damiano 等人的研究提升了人们对抗阻训练的认识——步行和粗大运动能力评分改善的同时，痉挛减轻了[59-61]。一篇系统综述，对 20 项脑性瘫痪患儿运动项目进行分析，被评估的 20 项研究中，其中 5 项随机对照试验为训练治疗提供最佳设计方案[69,70,189,245,254]。有证据支持渐进抗阻训练可以提高脑性瘫痪患儿产生力的能力的观点[260]。此前的研究中，有氧能力、无氧能力和肌力训练相结合的功能性训练显示出 22% 的力量增长[258]。然而，训练期间所获得的益处在后续工作中只得到部分维持[254,258]。最近对渐进式抗阻训练项目的研究表明，力量有所提高，但步行能力没有改善[216,217]。情景化的力量训练是改善步行或其他功能必不可少的因素。

有证据表明，无论是定期的体育课还是习惯性的运动都不足以引起脑性瘫痪患儿的适应性变化[27,74]。运动训练强度必须增加到超过习惯锻炼水平。运动训练的持续时间应超过 6 周；为期 6 周的训练结果并不显著。在大多数研究中，靶心率通常维持 15~30 分钟。较长持续时间的研究计划已经被报道[216]。依据儿童的能力设计运动方案，如骑自行车、游泳、跑步和慢跑。即使不强调高强度体力活动在适应方案中的重要性，但减少久坐行为也势在必行[257]。体力活动指南和现场试验随时可用[14,139,259]。

囊性纤维化

对患有囊性纤维化（cystic fibrosis，CF）的儿童和青少年的研究结果表明，在 3~5 个月的时间里，有氧训练对 VO_{2max}、肌肉耐力和肺功能都有改善[181,284]。运用慢跑、骑自行车、游泳、举重和不同持续时间的健美操及各种运动进行组合。结果显示，住院患者经过 4~6 周的运动康复训练计划后，在力量、平衡和亚极量有氧运动能力方面有显著提高[106]。越来越多的研究证实，运动和运动训练计划是提高 CF 患者有氧运动能力、力量素质和肺功能的有效方法[1,27,182,215,219]。

体能训练除了对身体健康产生积极的影响外，在疾病治疗中也有临床益处[20,106]，如可以帮助增加咳痰和清除肺分泌物的能力[192]。

必须密切关注运动对 CF 儿童和其他临床人群的影响，以减少或避免潜在的有害影响。需要特别关注 CF 患者的情况是脱水（特别是高热情况下）和血氧饱和度下降[192]。有关 CF 管理的更多信息，请参见第 26 章。

肌营养不良

运动在 DMD 中的作用仍然存在争议，主要是由于缺乏证据。Markert 等人总结了研究运动效应潜在机制的基本方法和结果指标[159]。

人们似乎一致认为，低中度抗阻和有氧训练有助于减缓退行性肌病[2,218,235,236,256]。为贝克肌营养不良（Becker muscular dystrophy）患者制订的一项训练计划显示，在不损伤患者肌肉结构或机械损伤的情况下，患者的有氧能力得到了改善[235]。对这一人群进行的随机对照试验中，辅助自行车训练对男孩是可行和安全的[119]。心肺运动测试可以为运动和功能轻度障碍的参与者在进行中高强度运动时提供有效限制[22]。当然还有很多问题有待证实。

肥胖儿童

虽然在本章已经讲过，但值得关注的是有效训练和特定项目干预肥胖儿童证据。研究表明，抗阻训练是安全的，能对身体成分、肌力和爆发力产生积极而显著的效应[26,165,220,226,265]。多数研究证实，8 周的训练就可以达到显著效果。大多数抗阻训练或有氧运动项目对 VO_{2peak} 没有显著影响[26,265]。和其他领域一样，需要更好的随机对照试验来验证。

总结

这一章基于体能和疾病预防，为正常发育儿童的身体健康和适应提供参考，综述了体质的组成部分、如何进行测试及它们对运动的影响。了解身体健康、体力活动和体能对于理解残疾状况对这些变量的影响是有价值的，与健康相关的体质指标对于降低每个儿童未来的健康风险是重要的，不管是否存在残疾。青春前期的体质水平对残疾儿童来说更为重要，因为残疾可能会持续到青春期和成年。运动方案的设计（强度、频率和持续时间）应考虑到对体能的最低要求，并纳入治疗目标。应制订训练计划，满足生长期所必需的日常活动能量消耗。要达到这一目标，除了常规治疗或体育课，可能还需要额外的锻炼。作为儿科物理治疗师，我们的目标是，尽可能确保我们的患者以适合健康成人的健康水平度过他们的童年。这一目标在多大程度上能够满足特定人群和残疾水平的需要，需有待进一步研究。

对于健康人，也需要很多研究来验证。现在信度和效度的研究必须继续基于标准化评估，以此确定最适水平。研究必须在实验室和场地测试建立可靠、有效和普遍的标准。根据我们对健康相关素质的认识，仍然强调儿童期体力活动对成年期体能具有至关重要的作用。

对残疾人群有益的研究才刚刚开展，由于对非残疾儿童的研究基础不足，为特殊儿童制定健身标准需要更多的工作。一个有待解决的问题是，一类残疾儿童的体质标准是否适用于其他类型或所有特殊儿童。为其他目的开发测试和测量工具的经验表明，它们不适用。像脑性瘫痪这样的残疾儿童是否更适合步行，他们消耗的能量相当于一个非残疾人士的多少倍的能量？不同残疾儿童的体质改善阈值和目标区域是否与正常发育儿童相同？如何最好地为特殊儿童设计特定运动和训练计划？在青春期前就开始的训练项目是否有助于在青春期和之后保持健康？什么样的生理和行为因素限制了儿童改善健康变量或锻炼的能力？多少运动是有害的？术前力量项目对术后肌力恢复有何影响？诸如此类的问题只是我们探索之旅的开始。

（窦 娜 译，侯玲英 审）

参考文献

1. Adams FH: Factors affecting the working capacity of children and adolescents. In Rarick GL, editor: *Physical activity: human growth and development*, New York, 1973, Academic Press, pp 89–90.
2. Ansved T: Muscular dystrophies: the influence of physical conditioning on disease evolution, *Curr Opin Clin Nutr Metab Care* 6:455–459, 2003.
3. American Academy of Pediatrics Council on Sports Medicine and Fitness: Strength training by children and adolescents: policy statement, *Pediatrics* 121:835–840, 2008.
4. American Association for Health, Physical Education, and Recreation: *AAHPER youth fitness test manual*, Washington, DC, 1958, American Association for Health, Physical Education, and Recreation.
5. American Physical Therapy Association: *Guide to physical therapist practice 3.0*. Alexandria, VA, American Physical Therapy Association. Available at: http://guidetoptpractice.apta.org. Accessed November 14, 2015.
6. Andreacci JL, et al.: Comparison of maximal oxygen consumption between obese black and white adolescents, *Pediatr Res* 58:478–482, 2005.
7. Armstrong N: Aerobic fitness and physical activity in children, *Pediatr Exerc Sci* 25:548–560, 2013.
8. Armstrong N, Welsman JR, et al.: Development of aerobic fitness during childhood and adolescence, *Pediatr Exerc Sci* 12:128–149, 2000.
9. Astrand PO: *Experimental studies of physical working capacity in relation to sex and age*, Copenhagen, 1952, Ejnar Munksgaard.
10. Aucouturier J, et al.: Determination of the maximal fat oxidation point in obese children and adolescents: validity of methods to assess maximal aerobic power, *Eur J Appl Physiol* 105:325–331, 2009.
11. Ay L, et al.: Fetal and postnatal growth and body composition at 6 months of age, *J Clin Endocrinol Metab* 94:2023–2030, 2009.
12. Bai Y, et al.: Prevalence of youth fitness in the United States: baseline results from the NFL PLAY 60 FITNESSGRAM partnership project, *J Pediatr* 167:662–668, 2015.
13. Balemans AC, et al.: Systematic review of the clinimetric properties of laboratory- and field-based aerobic and anaerobic fitness measures in children with cerebral palsy, *Arch Phys Med Rehabil* 94:287–301, 2013.
14. Balemans AC, et al.: Maximal aerobic and anaerobic exercise responses in children with cerebral palsy, *Med Sci Sports Exerc* 45:561–568, 2013.
15. Baltzopoulos V, Kellis E: Isokinetic strength during childhood and adolescence. In Van Praagh E, editor: *Pediatric anaerobic performance*, Champaign, IL, 1998, Human Kinetics, pp 225–240.
16. Bandini LG, et al.: Body composition and energy expenditure in adolescents with cerebral palsy or myelodysplasia, *Pediatr Res* 29:70–77, 1991.
17. Bar-Or O: Appendix II: procedures for exercise testing in children. In Bar-Or O, editor: *Pediatric sports medicine for the practitioner*, New York, 1983. Springer-Verlag, pp 315–341.
18. Bar-Or O: Neuromuscular diseases. In Bar-Or O, editor: *Pediatric sports medicine for the practitioner*, New York, 1983, Springer-Verlag, pp 227–249.
19. Bar-Or O: Physiologic responses to exercise in healthy children. In Bar-Or O, editor: *Pediatric sports medicine for the practitioner*, New York, 1983. Springer-Verlag, pp 1–65.
20. Bar-Or O: Physical conditioning in children with cardiorespiratory disease, *Exerc Sport Sci Rev* 13:305–334, 1985.
21. Bar-Or O: Pathophysiological factors which limit the exercise capacity of the sick child, *Med Sci Sports Exerc* 18:276–282, 1986.
22. Bartels B, et al.: Cardiopulmonary exercise testing in children and adolescents with dystrophinopathies: a pilot study, *Pediatr Phys Ther* 27:227–234, 2015.
23. Baynard T, et al.: Age-related changes in aerobic capacity in

individuals with mental retardation: a 20-year review, *Med Sci Sports Exerc* 40:1984–1989, 2008.
24. Beets MW, Pitetti KH: Criterion-referenced reliability and equivalency between the PACER and the 1-mile run/walk for high school students, *J Phys Activ Health* 3(Suppl 2):S21–S33, 2006.
25. Behringer M, et al.: Effects of strength training on motor performance skills in children and adolescents: a meta-analysis, *Pediatr Exerc Sci* 23:186–206, 2011.
26. Benson AC, et al.: The effect of high-intensity progressive resistance training on adiposity in children: a randomized controlled trial, *Int J Obes* 32:1016–1027, 2008.
27. Berg K: Effect of physical training of school children with cerebral palsy, *Acta Paediatr Scand Suppl* 204:27–33, 1970.
28. Bianco A, et al.: A systematic review to determine reliability and usefulness of the field-based test batteries for the assessment of physical fitness in adolescents: the ASSO project, *Int J Occup Med Environ Health* 28:445–478, 2015.
29. Blais S, et al.: A systematic review of reference values in pediatric cardiopulmonary exercise testing, *Pediatr Cardiol* 36:1553–1564, 2015.
30. Blimkie CJR: Age and sex associated variation in strength during childhood: anthropometric, morphologic, neurologic, biomechanical, endocrinologic, genetic, and physical activity correlates. In Gisolfi CV, Lamb DR, editors: *Perspectives in exercise science and sports medicine: youth, exercise, and sport*, vol. 2. Indianapolis, IN, 1989, Benchmark Press, pp 99–163.
31. Blimkie CJR, et al.: Effects of 10 weeks of resistance training on strength development in prepubertal boys. In Osteid S, Carlsen KH, editors: *Children and exercise XIII*, Champaign, IL, 1989, Human Kinetics, pp 183–197.
32. Blimkie CJR, Sale DG: Strength development and trainability during childhood. In Van Praagh E, editor: *Pediatric anaerobic performance*, Champaign, IL, 1998, Human Kinetics, pp 193–224.
33. Boiarskaia EA, et al.: Cross-validation of an equating method linking aerobic FITNESSGRAM field tests, *Am J Prev Med* 41:S124–S130, 2011.
34. Boileau RA, et al.: Problems associated with determining body composition in maturing youngsters. In Brown EW, Branta CF, editors: *Competitive sports for children and youth: an overview of research and issues*, Champaign, IL, 1988, Human Kinetics, pp 3–16.
35. Boone DC, et al.: Reliability of goniometric measurements, *Phys Ther* 58:1355–1360, 1978.
36. Boreham C, Riddoch C: The physical activity, fitness and health of children, *J Sports Sci* 19:915–929, 2001.
37. Borrud L, et al.: National Health and Nutrition Examination Survey: national youth fitness survey plan, operations, and analysis, *Vital Health Stat* 2(163):1–24, 2014.
38. Bovet P, et al.: Strong inverse association between physical fitness and overweight in adolescents: a large school-based survey, *Int J Behav Nutr Phys Act* 4:24, 2007.
39. Braden DS, Strong WB: Cardiovascular responses to exercise in childhood, *Am J Dis Child* 144:1255–1260, 1990.
40. Brooks GA, et al.: *Exercise physiology: human bioenergetics and its applications*, ed 4, New York, 2004, McGraw-Hill.
41. Buffart LM, et al.: Triad of physical activity, aerobic fitness, and obesity in adolescents and young adults in myelomeningocele, *J Rehabil Med* 40:70–75, 2008.
42. Buffart LM, et al.: Health-related fitness of adolescents and young adults with myelomeningocele, *Eur J Appl Physiol* 103:181–188, 2008.
43. Burns RD, et al.: Development of an aerobic capacity prediction model from one-mile run/walk performance in adolescents aged 13-16 years, *J Sports Sci* 34:18–26, 2016.
44. Butterfield SA, Lehnhrad RA: Aerobic performance by children in grades 4 to 8: a repeated-measures study, *Percept Mot Skills* 107:775–790, 2008.
45. Caballero B: The global epidemic of obesity: an overview, *Epidemiol Rev* 29:1–5, 2007.
46. Carrel AL, et al.: Improvement in fitness, body composition, and insulin sensitivity in overweight children in a school-based exercise program: a randomized controlled study, *Arch Pediatr Adolesc Med* 159:963–968, 2005.
47. Castro-Pinero J, et al.: Criterion-related validity of the sit-and-reach test and the modified sit-and-reach test for estimating hamstring flexibility in children and adolescents aged 6-17 years, *Inter J Sports Med* 30:658–662, 2009.
48. Castro-Pinero J, et al.: Criterion-related validity of the one-mile run/walk test in children aged 8-17 years, *J Sports Sci* 27:405–413, 2009.
49. Cerebral Palsy International Sports and Recreation Association: *CPISRA handbook*, ed 5, Netherlands, 1993, Heteren. Author.
50. Chillon P, et al.: Hip flexibility is the main determinant of the back-saver sit-and-reach test in adolescents, *J Sports Sci* 28:641–648, 2010.
51. Clarke HH: Posture, *Phys Fitness Res Digest* 9:1–23, 1979.
52. Cooper DM, et al.: Growth-related changes in oxygen uptake and heart rate during progressive exercise in children, *Pediatr Res* 18:845–851, 1984.
53. Cooper Institute: *FG10: addendum to the FITNESSGRAM & ACTIVITYGRAM test administration manual*, Dallas, TX, 2013, Cooper Institute.
54. Cunningham DA, et al.: Reliability and reproducibility of maximal oxygen uptake in children, *Med Sci Sports* 9:104–108, 1977.
55. Cureton KJ, et al.: A generalized equation for prediction of VO2peak from 1-mile run/walk performance, *Med Sci Sports Exerc* 27:445–451, 1995.
56. Cureton KJ, Warren GL: Criterion-referenced standards for youth health-related fitness tests: a tutorial, *Res Q Exerc Sport* 61:7–19, 1990.
57. Dallmeijer AJ, Brehm MA: Physical strain of comfortable walking in children with mild cerebral palsy, *Disabil Rehabil* 33:1351–1357, 2011.
58. Daltroy LH, et al.: The POSNA pediatric musculoskeletal functional health questionnaire: report on reliability, validity, and sensitivity to change, *J Pediatr Orthop* 18:561–571, 1998.
59. Damiano DL, Abel MF: Functional outcomes of strength training in spastic cerebral palsy, *Arch Phys Med Rehabil* 79:119–125, 1998.
60. Damiano DL, et al.: Effects of quadriceps muscle strengthening on crouch gait in children with spastic diplegia, *Phys Ther* 75:668–671, 1995.
61. Damiano DL, et al.: Muscle response to heavy resistance exercise in children with spastic cerebral palsy, *Dev Med Child Neurol* 37:731–739, 1995.
62. DeFina LF, et al.: Physical activity versus cardiorespiratory fitness: two (partly) distinct components of cardiovascular health, *Progress Cardiovasc Dis* 57:324–329, 2015.
63. De Ste Croix M: Advances in paediatric strength assessment: changing our perspective on strength development, *J Sports Sci Medicine* 6:292–304, 2007.
64. De Ste Croix M, et al.: Functional eccentric-concentric ratio of knee extensors and flexors in pre-puberal children, teenagers and adult males and females, *Inter J Sports Med* 28:768–772, 2007.
65. Dell RB: Comparison of densitometric methods applicable to infants and small children for studying body composition, *Ross Laboratories Conference on Pediatric Research* 98:22–30, 1989.
66. Dencker M, et al.: Maximal oxygen uptake versus maximal power output in children, *J Sports Sci* 26:1397–1402, 2008.
67. de Sa Pinto AL, et al.: Musculoskeletal findings in obese children, *J Paediatr Child Health* 42:341–344, 2006.
68. Dobbins M, et al.: School-based physical activity programs for promoting physical activity and fitness in children and adolescents aged 6-18 (Review), *Cochrane Database Syst Rev 21:CD007651*, 2009.
69. Dodd KJ, et al.: A randomized clinical trial of strength in young people with cerebral palsy, *Dev Med Child Neurol* 45:652–657, 2003.
70. Dodd KJ, et al.: Strength training can have unexpected effects on

the self-concept of children with cerebral palsy, *Pediatr Phys Ther* 16:99–105, 2004.

71. dos Santos Alves VL, et al.: Impact of a physical rehabilitation program on respiratory function of adolescents with adolescent idiopathic scoliosis, *Chest* 130:500–505, 2006.
72. dos Santos Cunha G, et al.: Physiological adaptations to resistance training in prepubertal boys, *Res Q Exerc Sport* 86:172–181, 2015.
73. Dotan R, et al.: Child-adult differences in muscle activation: a review, *Pediatr Exerc Sci* 24:2–21, 2012.
74. Dresen MHW: Physical and psychological effects of training on handicapped children. In Binkhorst RA, et al, editors: *Children and exercise XI*, Champaign, IL, 1985, Human Kinetics, pp 203–209.
75. Drews J, et al.: Range of motion of the joints of the lower extremities of newborns, *Phys Occup Ther Pediatr* 4:49–62, 1984.
76. Dumith SC, et al.: Physical fitness measures among children and adolescents: are they all necessary? *J Sports Med Phys Fitness* 52:181–189, 2012.
77. Dwyer GM, et al.: The challenge of understanding and assessing physical activity in preschool-age children: thinking beyond the framework of intensity, duration, and frequency of activity, *J Sci Med Sport* 12:534–536, 2009.
78. Eisenmann JC, et al.: Assessing body composition among 3- to 8- year old children: anthropometry, BIA, and DXA, *Obes Res* 12:1633–1640, 2004.
79. Eisenmann JC, et al.: Relationship between adolescent fitness and fatness and cardiovascular disease risk factors in adulthood: the Aerobics Center Longitudinal Study (ACLS), *Am Heart J* 149:46–53, 2005.
80. Ekblom B, Lundberg A: Effect of training on adolescents with severe motor handicaps, *Acta Paediatr Scand* 57:17–23, 1968.
81. Ekstrand J, et al.: Lower extremity goniometric measurements: a study to determine their reliability, *Arch Phys Med Rehabil* 63:171–175, 1982.
82. Faigenbaum A: Strength training for children and adolescents, *Clin J Sports Med* 19:593–619, 2000.
83. Faigenbaum A, et al.: Benefits of strength and skill-based training during primary school physical education, *J Strength Cond Res* 29:1255–1262, 2015.
84. Faigenbaum A, et al.: The effects of different resistance training protocols on upper body strength and endurance development in children, *J Strength Cond Res* 15:459–465, 2001.
85. Faigenbaum A, et al.: Comparison of 1 day and 2 days per week of resistance training in children, *Res Q Exerc Sport* 73:416–424, 2002.
86. Faigenbaum A, et al.: Early muscular fitness adaptations in children in response to two different strength training regimens, *Pediatr Exerc Sci* 17:2337–2348, 2005.
87. Faigenbaum AD, et al.: Youth resistance training: updated position statement paper from the National Strength and Conditioning Association, *J Strength Cond Res* 23(Suppl 5):S60–S79, 2009.
88. Faust MS: Somatic development of adolescent girls, *Soc Res Child Dev* 42:1–90, 1977.
89. FitzGerald SJ, et al.: Muscular fitness and all cause mortality: prospective observations, *J Phys Activ Health* 1:7–18, 2004.
90. Florini JR: Hormonal control of muscle growth, *Muscle Nerve* 10:577–598. 1987.
91. Fogelholm M, et al.: Physical fitness in adolescents with normal weight and overweight, *Scand J Med Sci Sports* 18:162–170, 2008.
92. Foley S, et al.: Measures of childhood fitness and body mass index are associated with bone mass in adulthood: a 20-year prospective study, *J Bone Miner Res* 23:994–1001, 2008.
93. Fomon SJ: Body composition of the male reference infant during the first year of life, *Pediatrics* 40:863–867, 1967.
94. Fomon SJ, et al.: Body composition of reference children from birth to age 10 years, *Am J Clin Nutr* 35:1169–1173, 1982.
95. Fowler EG, et al.: Promotion of physical fitness and prevention of secondary conditions for children with cerebral palsy: section on Pediatrics Research Summit Proceedings, *Phys Ther* 87:1495–1507, 2007.
96. Francis K, Feinstein R: A simple height-specific and rate-specific step test for children, *South Med J* 84:169–174, 1991.
97. Freedson PS, et al.: Status of field-based fitness testing in children and youth, *Prev Med* 31:S77–S85, 2000.
98. Fry AC, et al.: Muscular strength and power in 3- to 7-year-old children, *Pediatr Exerc Sci* 27:345–354, 2015.
99. Gage JR: *Gait analysis in cerebral palsy*, London, 1991, MacKeith Press.
100. Gage JR, Stout JL: Gait analysis: kinematics, kinetics, electromyography, oxygen consumption, and pedobarography. In Gage JR, et al., editors: *The identification and treatment of gait problems in cerebral palsy*, London, 2009. MacKeith Press, pp 260–284.
101. Gillett JG, et al.: FAST CP: protocol of a randomized controlled trial of the efficacy of a 12-week combined functional anaerobic and strength training programme on muscle properties and mechanical gait deficiencies in adolescents and young adults with spastic-type cerebral palsy, *BMJ Open* 5:e008059, 2015.
102. Godfrey S: Growth and development of the cardiopulmonary response to exercise. In Davis JA, Dobbing J, editors: *Scientific foundations in paediatrics*, London, 1981, William Heinemann Medical Books, pp 450–460.
103. Going S: Physical best: body composition in the assessment of youth fitness, *J Phys Educ Recreation Dance* 59:32–36, 1988.
104. Going SB, et al.: Body composition assessment. In Plowman SA, Meredith MD, editors: *FITNESSGRAM/Activitygram reference guide (pp. Internet resource)*, Dallas, TX, 2013, Cooper Institute.
105. Granacher U, et al.: Effects and mechanisms of strength training in children, *Inter J Sports Med* 35:357–364, 2011.
106. Gruber W, et al.: Health-related fitness and trainability in children with cystic fibrosis, *Pediatr Pulmonol* 43:953–964, 2008.
107. Gurka MJ, et al.: Assessment and correction of skinfold equations in estimating body fat in children with cerebral palsy, *Dev Med Child Neurol* 52:e35–e41, 2010.
108. Gutin B, et al.: Effects of exercise on cardiovascular fitness, total body composition, and visceral adiposity of obese adolescents, *Am J Clin Nutr* 75:818–826, 2002.
109. Haley SM, et al.: Spinal mobility in young children: a normative study, *Phys Ther* 66:1697–1703, 1986.
110. Hartman JG, Looney M: Norm-referenced and criterion-referenced reliability and validity of the back-saver sit-and-reach, *Meas Phys Educ Exerc Sci* 7:71–87, 2003.
111. Haschke F: Body composition during adolescence, *Ross Laboratories Conference on Pediatric Research* 98:76–82, 1989.
112. Haskell WL, et al.: Physical activity: health outcomes and importance for public health policy, *Prev Med* 49:280–282, 2009.
113. Hayes-Allen MC, Tring FC: Obesity: another hazard for spina bifida children, *Br J Prevent Soc Med* 27:192–196, 1973.
114. Hopkins ND, et al.: Relationships between measures of physical fitness, physical activity, body composition and vascular function in children, *Atherosclerosis* 204:244–249, 2009.
115. Huang YC, Malina RM: BMI and health-related fitness in Taiwanese youth 9-18 years, *Med Sci Sports Exerc* 39:701–708, 2007.
116. Jackson AS: The evolution and validity of health-related fitness, *Quest* 58:160–175, 2006.
117. Jackson AS, Coleman AE: Validation of distance run tests for elementary school children, *Res Q* 47:86–94, 1976.
118. Jackson AW, Baker AA: The relationship of the sit and reach test to criterion measures of hamstring and back flexibility in young females, *Res Q Exerc Sport* 57:183–186, 1986.
119. Jansen M, et al.: Assisted bicycle training delays functional deterioration in boys with Duchenne muscular dystrophy: the randomized controlled trial "No use is disuse," *Neurorehabil Neural Repair* 27:816–827, 2004.
120. Jolliffe D: Extent of overweight among US children and adolescents from 1971-2000, *Int J Obes* 28:4–9, 2004.
121. Jurca R, et al.: Association of muscular strength with incidence of metabolic syndrome in men, *Med Sci Sports Exerc* 37:1845–1855, 2005.

122. Keating XD, Silverman S: Teachers' use of fitness tests in school-based physical education programs, *Meas Phys Educ Exerc Sci* 8:145–165, 2004.
123. Kelly RK, et al.: Factors affecting blood pressure from childhood to adulthood: the Childhood Determinants of Adult Health Study, *J Pediatr* 167:1422–1428.e2, 2015.
124. Kendall HO, Kendall FP: *Posture and pain*, Baltimore, 1952, Williams & Wilkins, p 104.
125. Kilgour G, et al.: Intrarater reliability of lower limb sagittal range-of- motion measures in children with spastic diplegia, *Dev Med Child Neurol* 45:391–399, 2003.
126. Kim J, et al.: Relationship of physical fitness to prevalence and incidence of overweight among school children, *Obes Res* 13:1246–1254, 2005.
127. Klijn PH, et al.: Effects of anaerobic training in children with cystic fibrosis, *Chest* 125:1299–1305, 2004.
128. Klish WJ: The "gold standard," *Ross Laboratories Conference on Pediatric Research* 98:4–7, 1989.
129. Koch G: Muscle blood flow after ischemic work during bicycle ergometer work in boys aged 12, *Acta Paediatr Belg* 28(Suppl):29–39, 1974.
130. Krahenbuhl GS: Developmental aspects of maximal aerobic power in children, *Exerc Sport Sci Rev* 13:503–538, 1985.
131. Krul M, et al.: Musculoskeletal problems in obese and overweight children, *Ann Fam Med* 7:352–356, 2009.
132. Kuland DN, Tottossy M: Warm-up strength and power, *Clin Sports Med* 4:137–158, 1985.
133. Kvaavik E, et al.: Physical fitness and physical activity at age 13 as predictors of cardiovascular disease risk factors at ages 15, 25, 33, and 40 years: extended follow-up of the Oslo Youth Study, *Pediatrics* 123:e80–e86, 2009.
134. Landin S, et al.: Muscle metabolism during exercise in hemiparetic patients, *Clin Sci Mol Med* 53:257–269, 1977.
135. Laurson KR, et al.: Body fat percentile curves for U.S. children and adolescents, *Am J Prev Med* 41:S87–S92, 2011.
136. Laurson KR, et al.: Body mass index standards based on agreement with health-related body fat, *Am J Prev Med* 41:S100–S105, 2011.
137. Laurson KR, et al.: Development of youth percent body fat standards using receiver operating characteristic curves, *Am J Prev Med* 41:S93–S99, 2011.
138. Lavallee AV, et al.: Developmental biomechanics of neck musculature, *J Biomech* 46:527–534, 2013.
139. Lennon N, et al.: The clinimetric properties of aerobic and anaerobic fitness measures in adults with cerebral palsy: a systematic review of the literature, *Res Dev Disabil* 45-46:316–328, 2015.
140. Leonard CM, et al.: Reproducibility of DXA measurements of bone mineral density and body composition in children, *Pediatr Radiol* 39:148–154, 2009.
141. Lerario A, et al.: Quantitative muscle strength assessment in Duchenne muscular dystrophy: longitudinal study and correlation with functional measures, *BMC Neurol* 12:91, 2012.
142. Lim JS, et al.: Cross calibration of multi-frequency bioelectric impedance analysis with eight-point electrodes and dual-energy x-ray absorptiometry for assessment of body composition in healthy children ages 6-18 years, *Pediatr Int* 51:263–268, 2009.
143. Liu LF, et al.: Determination of body composition in children with cerebral palsy: bioelectrical impedance analysis and anthropometry vs. dual-energy x-ray absorptiometry, *J Ame Dietetics Assoc* 105:794–797, 2005.
144. Lloyd RS, et al.: Position statement on youth resistance training: the 2014 International consensus, *Br J Sports Med* 48:498–505, 2014.
145. Lobstein T, et al.: editors: Obesity in children and young people: a crisis in public health: report to the World Health Organization, *Obesity Rev* 5(Suppl 1):4–104, 2004.
146. Lohman TG: Measurement of body composition in children, *J Phys Educ Recreation Dance* 53:67–70, 1982.
147. Lohman TG: Applicability of body composition techniques and constants for children and youth, *Exerc Sport Sci Rev* 14:325–357, 1986.
148. Lohman TG: The use of skinfold to estimate body fatness on children and youth, *J Phys Educ Recreation Dance* 58:98–102, 1987.
149. Lohman TG, et al.: Bone mineral measurements and their relation to body density in children, youth, and adults, *Hum Biol* 56:667–679, 1984.
150. Lundberg A, et al.: The effect of physical training on school children with cerebral palsy, *Acta Paediatr Scand* 56:182–188, 1967.
151. Lundberg A, Pernow B: The effect of physical training on oxygen utilization and lactate formation in the exercising muscle of adolescents with motor handicaps, *Scand J Clin Lab Invest* 26:89–96, 1970.
152. Macrae I, Wright V: Measurement of back movement, *Ann Rheum Dis* 52:584–589, 1969.
153. Malina RM: Growth of muscle and muscle mass. In Falkner F, Tanner JM, editors: *Human growth: a comprehensive treatise: postnatal growth*, vol. 2. New York, 1986, Plenum Press, pp 77–99.
154. Malina RM: Physical activity and fitness: pathways from childhood to adulthood, *Am J Hum Biol* 13:162–172, 2001.
155. Malina RM: Weight training in youth-growth, maturation, and safety: an evidenced base review, *Clin J Sports Med* 16:478–487, 2006.
156. Malina RM, et al.: *Growth, maturation, and physical activity*, Champaign, IL, 2004, Human Kinetics.
157. Malina RM, Little BB: Physical activity: the present in the context of the past, *Am J Hum Biol* 20:373–391, 2008.
158. Maltais DB, et al.: Physical activity level is associated with the O2 cost of walking in cerebral palsy, *Med Sci Sports Exerc* 37:347–353, 2005.
159. Markert CD, et al.: Exercise and Duchenne muscular dystrophy: toward evidence-based exercise prescription, *Muscle Nerve* 43:464–478, 2011.
160. Mastrangelo MA, et al.: Cardiovascular fitness in obese versus nonobese 8-11-year-old boys and girls, *Res Q Exerc Sport* 79:356–362, 2008.
161. Maughan RJ, et al.: Strength and cross-sectional area of human skeletal muscle, *J Physiol* 338:37–49, 1983.
162. Mayhew JE, et al.: Reliable surrogate outcome measures in multicenter clinical trials of Duchenne muscular dystrophy, *Muscle Nerve* 35:36–42, 2007.
163. McDonald CM, et al.: Body composition and water compartment measurements in boys with Duchenne muscular dystrophy, *Am J Phys Med Rehabil* 84:483–491, 2005.
164. McDowell BC, et al.: The variability of goniometric measures in ambulatory children with spastic cerebral palsy, *Gait Posture* 12:114–121, 2000.
165. McGuigan MR, et al.: Eight weeks of resistance training can significantly alter body composition in children who are overweight or obese, *J Strength Cond Res* 23:80–85, 2009.
166. McKay H, Smith E: Winning the battle against childhood physical inactivity: the key to bone strength? *J Bone Miner Res* 23:980–985, 2008.
167. McWhannell N, et al.: The effect of a 9-week physical activity programme on bone and body composition of children aged 10-11 years: an exploratory trial, *Inter J Sports Med* 29:941–947, 2008.
168. Merati G, et al.: Trunk muscular strength in pre-pubertal children with and without back pain, *Pediatr Rehabil* 7:97–103, 2004.
169. Meredith M, Welk GJ, editors: *FITNESSGRAM®-ACTIVITYGRAM test administration manual,* updated ed 4, developed by Cooper Institute (Dallas, TX), Champaign, IL, 2010, Human Kinetics.
170. Moran HM, et al.: Spinal mobility of the adolescent, *Rheumatol Rehabil* 18:181–185, 1979.
171. Moritani T, DeVries HA: Neural factors versus hypertrophy in the time course of muscle strength gain, *Am J Phys Med* 58:115–130,

1979.
172. FITNESSGRAM: development of criterion-referenced standards for aerobic capacity and body composition, Morrow JR, et al.: *Am J Prev Med* 41:S63–S142, 2001.
173. Morrow Jr JR, et al.: Prevalence and correlates of physical fitness testing in U.S. schools-2000, *Res Q Exerc Sport* 79:141–148, 2008.
174. Morrow Jr JR, et al.: 1958-2008: 50 years of youth fitness testing in the United States, *Res Q Exerc Sport* 80:1–11, 2009.
175. Mueske NM, et al.: Fat distribution in children and adolescents with myelomeningocele, *Dev Med Child Neurol* 57:273–278, 2015.
176. Myers J, et al.: Exercise capacity and mortality among men referred for exercise testing, *N Engl J Med* 346:793–801, 2002.
177. Neumark-Sztainer D, et al.: Overweight status and eating patterns among adolescents: where do youths stand in comparison with the Healthy People 2010 objectives? *Am J Public Health* 92:844–851, 2002.
178. Norkin CC, White DJ: *Measurement of joint motion: a guide to goniometry*, ed 3, Philadelphia, 2003, FA Davis.
179. Oeffinger DJ, et al.: Accuracy of skinfold and bioelectrical impedance assessments of body fat percentage in ambulatory individuals with cerebral palsy, *Dev Med Child Neurol* 56:475–481, 2014.
180. Ogden CL, et al.: Prevalence of childhood and adult obesity in the United States, 2011-2012, *JAMA* 311:806–814, 2014.
181. Orenstein DM, et al.: Exercise conditioning and cardiopulmonary physical fitness in cystic fibrosis: the effects of a three-month supervised running program, *Chest* 80:392–398, 1981.
182. Orenstein DM, Higgins LW: Update on the role of exercise in cystic fibrosis, *Curr Opin Pulmonol Med* 11:519–523, 2005.
183. Ounpuu S: Patterns of gait pathology. In Gage JR, editor: *The treatment of gait problems in cerebral palsy*, London, 2004, MacKeith Press, pp 217–237.
184. Ozmun JC, et al.: Neuromuscular adaptations following prepubescent strength training, *Med Sci Sports Exerc* 26:510–514, 1994.
185. Pate R, et al.: Committee on Fitness Measures and Health Outcome in Youth: *fitness measures and heath outcome in youth, Institute of Medicine*, Washington, DC, 2012, The National Academies Press.
186. Pate RR: A new definition of youth fitness, *Physician Sports Med* 11:77–83, 1983.
187. Pate RR, Shephard RJ: Characteristics of physical fitness in youth. In Gisolfi CV, Lamb DR, editors: *Perspectives in exercise science and sports medicine: youth, exercise, and sport*, vol. 2. Indianapolis, IN, 1989, Benchmark Press, pp 1–45.
188. Paterson DH, Cunningham DA: Maximal oxygen uptake in children: comparison of treadmill protocols at various speeds, *Can J Appl Sport Sci* 3:188, 1978.
189. Patikas M, et al: Effects of a post-operative strength-training program on the walking ability of children with cerebral palsy: a randomized controlled trial, *Arch Phys Med Rehabil* 87:619–626.
190. Patterson P, et al.: Psychometric properties of child-and-teacher-reported curl-up scores in children ages 10-12 years, *Res Q Exerc Sport* 72:117–124, 2001.
191. Phelps E, et al.: Normal ranges of hip motion of infants between 9 and 24 months of age, *Dev Med Child Neurol* 27:785–792, 1985.
192. Philpott JF, et al.: Physical activity recommendations for children with severe chronic health conditions: juvenile idiopathic arthritis, hemophilia, asthma, and cystic fibrosis, *Clin J Sports Med* 20:167–172, 2010.
193. Physical Activity Guidelines Advisory Committee: Physical Activity Guidelines advisory committee report, 2008, *Nutri Rev* 67:114–120, 2008.
194. Plowman SA: Muscular strength, endurance and flexibility assessments. In Plowman SA, Meredith MD, editors: *FITNESSGRAM/Activitygram reference guide*, ed 4, Dallas, TX, 2013, Cooper Institute, pp 8–55, [pp. (Internet Resource) 8-1].
195. Plowman SA: Top ten research questions related to musculoskeletal fitness testing in children and adolescents, *Res Q Exerc Sport* 85:174–187, 2014.
196. Plowman SA, et al.: The history of FITNESSGRAM®M, *J Phys Activ Health* 3(S2):S5–S20, 2006.
197. Prentice AM, Jebb SA: Beyond body mass index, *Obesity Rev* 2:141–147, 2001.
198. Presidential Youth Fitness Program (PYFP): From https://www.presidentschallenge.org/challenge/pyfp.shtml, 2013. Retrieved November 15. 2015.
199. Ramsay J, et al.: Strength training effects in prepubescent boys, *Med Sci Sports Exerc* 22:605–614, 1990.
200. Rarick GL, Thompson JAJ: Roentgenographic measures of leg size and ankle extensor strength of 7 year old children, *Res Q* 27:321–332, 1956.
201. Rose J, et al.: Energy expenditure index of walking for normal children and children with cerebral palsy, *Dev Med Child Neurol* 32:333–340, 1990.
202. Rose J, et al.: Cost of walking in normal children and in those with cerebral palsy: comparison of heart rate and oxygen uptake, *Paediatr Orthop* 9:276–279, 1989.
203. Ross JG, et al.: The National Youth and Fitness Study I: new standards for fitness measurement, *J Phys Educ Recreation Dance* 56:62–66, 1985.
204. Ross JG, Gilbert GG: The National Children and Youth Fitness Study: a summary of findings, *J Phys Educ Recreation Dance* 56:45–50, 1985.
205. Ross JG, Pate RR: The National Children and Youth Fitness Study II: a summary of findings, *J Phys Educ Recreation Dance* 58:51–56, 1987.
206. Ross JG, et al.: The National Children and Youth Fitness Study II: new health related fitness norms, *J Phys Educ Recreation Dance* 58:66–70, 1987.
207. Rowland JL, et al.: The role of pediatric physical therapy practice in health promotion and fitness for youth with disabilities, *Pediatr Phys Ther* 27:2–15, 2015.
208. Rowland TW: Evolution of maximal oxygen uptake in children, *Med Sport Sci* 50:200–209, 2007.
209. Rutenfranz J, et al.: The relationship between changing body height and growth related changes in maximal aerobic power, *Eur J Appl Physiol* 60:282–287, 1990.
210. Ryan JM, et al.: Associations of sedentary behavior, physical activity, blood pressure, and anthropometric measures with cardiorespiratory fitness in children with cerebral palsy, *PLoS One* 10:e0123267, 2015.
211. Safrit MJ: Criterion-referenced measurement: validity. In Safrit MJ, Wood TM, editors: *Measurement concepts in physical education and exercise science*, Champaign, IL, 1989, Human Kinetics, pp 119–135.
212. Safrit MJ: The validity and reliability of fitness tests for children: a review, *Pediatr Exerc Sci* 2:9–28, 1990.
213. Sale DG: Strength training in children. In Gisolfi CV, Lamb DR, editors: *Perspectives in exercise science and sports medicine: youth, exercise, and sport*, vol. 2. Indianapolis IN, 1989, Benchmark Press, pp 165–222.
214. Saltin B, Strange S: Maximal oxygen uptake: old and new arguments for a cardiovascular limitation, *Med Sci Sports Exerc* 24:30–37, 1992.
215. Schneiderman-Walker J, et al.: A randomized controlled trial of a 3-year home exercise program in cystic fibrosis, *J Pediatr* 136:304–310, 2000.
216. Scholtes VA, et al.: Lower limb strength training in children with cerebral palsy: a randomized controlled trial protocol for functional strength training based on progressive resistance exercise principles, *BMC Pediatr* 8:41–51, 2008.
217. Scholtes VA, et al.: Effectiveness of a functional progressive resistance exercise training on walking ability in children with cerebral palsy: a randomized controlled trial, *Res Dev Disabil* 33:181–188, 2012.
218. Scott OM, et al.: Effect of exercise in Duchenne muscular

dystrophy, *Physiotherapy* 67:174–176, 1981.
219. Selvadurai HC, et al.: Randomized controlled study of in-hospital exercise training programs in children with cystic fibrosis, *Pediatr Pulmonol* 33:194–200, 2002.
220. Sgro M, et al.: The effect of duration of resistance training interventions in children who are overweight or obese, *J Strength Cond Res* 23:1263–1270. 2009.
221. Shvartz E, Reibold RC: Aerobic fitness norms for males and females aged 6 to 75 years: a review, *Aviat Space Environ Med* 61:3–11, 1990.
222. Shypailo RJ, et al.: DXA: can it be used as a criterion reference for body fat measurements in children? *Obesity* 16:457–462, 2008.
223. Singh-Grewal D, et al.: The effects of vigorous exercise training on physical function in children with arthritis: a randomized controlled, single-blinded trial, *Arthritis Rheum* 57:1202–1210, 2007.
224. Skalsky AJ, et al.: Assessment of regional body composition with dual-energy X-ray absorptiometry in Duchenne muscular dystrophy: correlation of regional lean mass and quantitative strength, *Muscle Nerve* 39:647–651, 2009.
225. Slaughter MH, et al.: Influence of maturation on relationship of skinfolds to body density: a cross-sectional study, *Hum Biol* 56:681–689, 1984.
226. Sothern MS, et al.: Safety, feasibility, and efficacy of a resistance training program in preadolescent obese children, *Am J Med Sci* 319:370–375, 2000.
227. Spady DW: Normal body composition of infants and children, *Ross Laboratories Conference on Pediatric Research* 98:67–73, 1989.
228. Spady DW, et al.: A description of the changing composition of the growing premature infant, *J Pediatr Gastroenterol Nutr* 6:730–738, 1986.
229. Sperandio EF, et al.: Functional aerobic capacity limitation in adolescent idiopathic scoliosis, *Spine J* 14:2366–2372, 2014.
230. Sproul A, Simpson E: Stroke volume and related hemodynamic data in normal children, *Pediatrics* 33:912–916, 1964.
231. Sprynarova S, Reisenauer R: Body dimensions and physiological indicators of physical fitness during adolescence. In Shephard RJ, Lavallee H, editors: *Physical fitness assessment*, Springfield, IL, 1978, Charles C Thomas, pp 32–37.
232. Stout JL, Koop SE: Energy expenditure in cerebral palsy. In Gage JR, editor: *The treatment of gait problems in cerebral palsy*, London, 2004, MacKeith Press, pp 146–164.
233. Strong WB, et al.: Evidence based physical activity for school-age youth, *J Pediatr* 146:732–737, 2005.
234. Sutton JR: VO2max: new concepts on an old theme, *Med Sci Sports Exerc* 24:26–29, 1992.
235. Sveen ML, et al.: Endurance training improves fitness in patients with Becker muscular dystrophy, *Brain* 131:2824–2831, 2008.
236. Sveen ML, et al.: Endurance training: an effective and safe treatment for patients with LGMD2I, *Neurology* 68:59–61, 2007.
237. Takken T, et al.: Aerobic fitness in children with juvenile idiopathic arthritis: a systematic review, *J Rheumatol* 29:2643–2647, 2002.
238. Taylor ED, et al.: Orthopaedic complications of overweight in children and adolescents, *Pediatrics* 117:2167–2174, 2006.
239. Taeymans J, et al.: Developmental changes and predictability of static strength in individuals of different maturity: a 30-year longitudinal study, *J Sports Sci* 27:833–841, 2009.
240. Telford RD, et al.: The lifestyle of our kids (LOOK) project: outline of methods, *J Sci Med Sport* 12:156–163, 2009.
241. Thompson P, et al.: Test-retest reliability of the 10-metre fast walk test and 6-minute walk test in ambulatory school-aged children with cerebral palsy, *Dev Med Child Neurol* 50:370–376, 2008.
242. Thorpe D: The role of fitness in health and disease: status of adults with cerebral palsy, *Dev Med Child Neurol* 51(Suppl 4):52–58, 2009.
243. Tirosh E, et al.: New muscle power test in neuromuscular disease, *Am J Dis Child* 144:1083–1087, 1990.
244. Tsolakis C, et al.: Strength adaptations and hormonal responses to resistance training and detraining in preadolescent males, *J Strength Cond Res* 18:625–629, 2004.
245. Unger M, et al.: Strength training in adolescent learners with cerebral palsy, *Clin Rehabil* 20, 469–467, 2006.
246. United States Department of Health and Human Services: *Healthy Children 2000: national health promotion and disease prevention objectives related to mothers, infants, children, adolescents, and youth*, Washington, DC, 1990, Public Health Service.
247. United States Department of Health and Human Services: *Healthy People 2000. progress report for physical activity and fitness*, Washington, DC, 1995. Public Health Service.
248. United States Department of Health and Health and Health and Human Services: *Nutrition and weight status objectives*, 2009. Retrieved from: http://www.healthypeople.gov/2020/topics-objectives/topic/nutrition-and-weight-status/objectives. Accessed January 25, 2016.
249. United States Department of Health and Health and Health and Human Services: *Physical activity objectives*, 2009. Retrieved from: http://www.healthypeople.gov/2020/topics-objectives/topic/physical-activity/ objectives. Accessed November 15, 2015.
250. United States Department of Health and Human Services: *Physical activity guidelines for Americans*, Washington, DC, 2008, United States Department of Health and Human Services.
251. van Brussel M, et al.: Aerobic and anaerobic exercise capacity in children with juvenile idiopathic arthritis, *Arthritis Rheum* 57:891–897, 2007.
252. van den Berg-Emons HJG, et al.: Body fat, fitness, and everyday physical activity in adolescents and young adults with myelomeningocele, *J Rehabil Med* 35:271–275, 2003.
253. van den Berg-Emons RJG, et al.: Reliability of tests to determine peak aerobic power, anaerobic power, and isokinetic muscle strength in children with spastic cerebral palsy, *Dev Med Child Neurol* 38:1117–1125, 1996.
254. van den Berg-Emons RJG, et al.: Physical training of school children with spastic cerebral palsy: effects on daily activity, fat mass, and fitness, *Int J Rehabil Res* 21:179–191, 1998.
255. van den Berg-Emons RJG, et al.: Are skinfold measurements suitable to compare body fat between children with spastic cerebral palsy and healthy controls? *Dev Med Child Neurol* 40:335–339, 1998.
256. van der Kooi EL, et al.: Strength training and aerobic exercise training for muscle disease (Review), *Cochrane Database Syst Rev*, 2005. CD003907.
257. Verschuren O, et al.: Health-enhancing physical activity in children with cerebral palsy: more of the same is not enough, *Phys Ther* 94:297–305, 2014. 265.
258. Verschuren O, et al.: Exercise training program in children and adolescents with cerebral palsy: a randomized controlled trial, *Arch Pediatr Adolesc Med* 161:1075–1081, 2007.
259. Verschuren O, et al.: Identification of a core set of exercise tests for children and adoescents with cerebral palsy: a Delphi survey of researchers and clinicians, *Dev Med Child Neurol* 53:449–456, 2011.
260. Verschuren O, et al.: Exercise programs for children with cerebral palsy: a systematic review of the literature, *Am J Phys Med Rehabil* 87:404–417, 2008.
261. Vincent SD, et al.: Activity levels and body mass index of children in the United States, Sweden, and Australia, *Med Sci Sports Exerc* 35:1367–1373, 2003.
262. Vinet A, et al.: Cardiovascular responses to progressive cycle exercise in healthy children and adults, *Inter J Sports Med* 23:242–246, 2002.
263. Wahlund H: Determination of the physical working capacity, *Acta Med Scand Suppl* 215:5–108, 1948.
264. Warburton DER, et al.: The effects of changes in musculoskeletal fitness on health, *Can J Appl Physiol* 26:161–216, 2001.
265. Watts K, et al.: Exercise training in obese children and

adolescents: current concepts, *Sports Med* 35:375–392, 2005.
266. Waugh CM, et al.: Effects of resistance training on tendon mechanical properties and rapid force production in prepubertal children, *J Appl Physiol* 117:257–266, 2014.
267. Waugh KG: Measurement of hip, knee, and ankle joints in newborns, *Phys Ther* 63:1616–1621, 1983.
268. Welk GJ, et al.: Field evaluation of the new FITNESSGRAM criterion-referenced standards, *Am J Prev Med* 41:S131–S142, 2011.
269. Welk GJ, et al.: Development of new criterion-reference fitness standards in the FITNESSGRAM Program: rationale and conceptual overview, *Am J Prev Med* 41:S63–S67, 2011.
270. Welk GJ, et al.: Development of youth aerobic-capacity standards using receiver operating characteristic curves, *Am J Prev Med* 41:S111–S116, 2011.
271. Welsman JR, Armstrong N: Statistical techniques for interpreting body size-related exercise performance during growth, *Pediatr Exerc Sci* 12:112–127, 2000.
272. Welsman J, et al.: Reliability of peak VO2 and maximal cardiac output assessed through thoracic bioimpedance in children, *Eur J Appl Physiol* 94:228–234, 2005.
273. Westcott WL: Resistance training is medicine: effects of strength training on health, *Curr Sports Med Rep* 11:209–216, 2012.
274. Wiley ME, Damiano DL: Lower extremity strength profiles in spastic cerebral palsy, *Dev Med Child Neurol* 40:100–107, 1998.
275. Reference deleted in proofs.
276. Winnick JP, Short FX: *The Brockport Physical Fitness Test Manual: a health-related assessment for youngsters with disabilities*, Champaign, IL, 2014. Human Kinetics.
277. Winnick JP, Short FX: Brockport Physical Fitness test development, *Adapt Phys Activ Q* 22:315–417, 2005.
278. Winnick JP, Short FX: *Physical fitness testing of the disabled: project UNIQUE*, Champaign, IL, 1985, Human Kinetics, pp 101–104.
279. Wood LE, et al.: Isokinetic elbow torque development in children, *Inter J Sports Med* 29:466–470, 2008.
280. World Health Organization: *International classification of functioning, disability and health*, Geneva, 2001, World Health Organization.
281. World Health Organization: *Global strategy on diet, physical activity and health: physical activity and young people*, . Retrieved from: http:// www.who.int/dietphysicalactivity/factsheet_young_people/en/, 2015. Accessed on January 31, 2016.
282. Wyndham C: Submaximal test for estimating maximal oxygen intake, *Can Med Assoc J* 96:736–742, 1976.
283. Yamashita T, et al.: Effect of muscle stretching on the activity of neuromuscular transmission, *Med Sci Sports Exerc* 24:80–84, 1992.
284. Zach MS, et al.: Cystic fibrosis: physical exercise vs chest physiotherapy, *Arch Dis Child* 57:587–589, 1982.
285. Ziegler EE, et al.: Body composition of the reference fetus, *Growth* 40:329–334, 1976.
286. Zwinkels M, et al.: Sport-2-Stay-Fit study: health effects of after-school sport participation in children and adolescents with a chronic disease or physical disability, *BMC Sports Sci Med Rehabil* 7:22, 2015.

推荐阅读

Armstrong N, Welsman JR: Development of aerobic fitness during childhood and adolescence, *Pediatr Exerc Sci* 12:128–149, 2000.

Bai Y, et al.: Prevalence of youth fitness in the United States: baseline results from the NFL PLAY 60 FITNESSGRAM partnership project, *J Pediatr* 167:662–668, 2015.

Balemans AC, et al.: Systematic review of the clinimetric properties of laboratoryand field-based aerobic and anaerobic fitness measures in children with cerebral palsy, *Arch Phys Med Rehabil* 94:287–301, 2013.

Balemans AC, et al.: Maximal aerobic and anaerobic exercise responses in children with cerebral palsy, *Med Sci Sports Exerc* 45:561–568, 2013.

Bianco A, et al.: A systematic review to determine reliability and usefulness of the field-based test batteries for the assessment of physical fitness in adolescents: the ASSO project, *Int J Occup Med Environ Health* 28:445–478, 2015.

Blais S, et al.: A systematic review of reference values in pediatric cardiopulmonary exercise testing, *Pediatr Cardiol* 36:1553–1564, 2015.

De Ste Croix M: Advances in paediatric strength assessment: changing our perspective on strength development, *J Sports Sci Med* 6:292–304, 2007.

Fowler EG, et al.: Promotion of physical fitness and prevention of secondary conditions for children with cerebral palsy: section on Pediatrics Research Summit Proceedings, *Phys Ther* 87:1495–1507, 2007.

Granacher U, et al.: Effects and mechanisms of strength training in children, *Inter J Sports Med* 35:357–364, 2011.

Jansen M, et al.: Assisted bicycle training delays functional deterioration in boys with Duchenne muscular dystrophy: the randomized controlled trial "No use is disuse," *Neurorehabil Neural Repair* 27:816–827, 2013.

Lloyd RS, et al.: Position statement on youth resistance training: the 2014 International consensus, *Br J Sports Med* 48:498–505, 2014.

Meredith M, Welk GJ, editors: *FITNESSGRAM-ACTIVITYGRAM test administration manual,* updated ed 4, developed by Cooper Institute (Dallas, TX), Champaign, IL, 2010, Human Kinetics.

Pate R, Oria M, Pillsbury L, editors: Committee on Fitness Measures and Health Outcome in Youth: *fitness measures and heath outcome in youth, Institute of Medicine*, Washington, DC, 2012, The National Academies Press.

Philpott JF, et al.: Physical activity recommendations for children with severe chronic health conditions: juvenile idiopathic arthritis, hemophilia, asthma, and cystic fibrosis, *Clin J Sports Med* 20:167–172, 2010.

Plowman SA, Meredith MD, editors: *Fitnessgram/Activitygram reference guide*, ed 4, Dallas, TX, 2013, Cooper Institute.

Presidential Youth Fitness Program (PYFP). Retrieved November 15, 2015, from: https://www.presidentschallenge.org/challenge/pyfp.shtml.

Rowland JL, et al.: The role of pediatric physical therapy practice in health promotion and fitness for youth with disabilities, *Pediatr Phys Ther* 27:2–15, 2015.

Ryan JM, et al.: Associations of sedentary behavior, physical activity, blood pressure, and anthropometric measures with cardiorespiratory fitness in children with cerebral palsy, *PLoS One* 10:e0123267, 2015.

Singh-Grewal D, et al.: The effects of vigorous exercise training on physical function in children with arthritis: a randomized controlled, single-blinded trial, *Arthritis Rheum* 57:1202–1210, 2007.

Verschuren O, et al.: Identification of a core set of exercise tests for children and adoescents with cerebral palsy: a Delphi survey of researchers and clinicians, *Dev Med Child Neurol* 53:449–456, 2011.

Waugh CM, et al.: Effects of resistance training on tendon mechanical properties and rapid force production in prepubertal children, *J Appl Physiol* 117:257–266, 2014.

Westcott WL: Resistance training is medicine: effects of strength training on health, *Curr Sports Med Rep* 11:209–216, 2012.

Winnick JP, Short FX: *The Brockport Physical Fitness Test Manual: a health-related assessment for youngsters with disabilities*, Champaign, IL, 2014, Human Kinetics.

Zwinkels M, et al.: Sport-2-Stay-Fit study: health effects of after-school sport participation in children and adolescents with a chronic disease or physical disability, *BMC Sports Sci Med Rehabil* 7:22, 2015.

第 2 篇
肌肉骨骼系统疾病的管理

第7章 少年特发性关节炎

Janjaap van der Net, Paul J.M. Helders, Sr., Tim Takken

儿童慢性关节炎可能由多种疾病中的任何一种引起，其中少年特发性关节炎（juvenile idiopathic arthritis, JIA）最为常见。少年特发性关节炎会引起关节肿胀、疼痛及关节活动受限，进而严重影响儿童的活动。专栏7.1列举了少年特发性关节炎的常见临床表现。其他可能导致少年特发性关节炎的情况包括少年银屑病关节炎（juvenile psoriatic arthritis, JPsA）、少年强直性脊柱炎（juvenile ankylosing spondylitis, JAS），以及其他附着点炎症相关的关节炎（enthesitis-related arthritis）。关节炎也可能是少年硬皮病、系统性红斑狼疮及少年皮肌炎。

这一章节将对少年特发性关节炎所引起的身体功能障碍、结构损害、活动受限及参与限制的情况进行描述，并且介绍物理治疗师作为风湿病治疗团队中一员，如何对儿童关节炎患者进行检查、评估及干预。本章将会对适合JIA使用的疗效评估工具、学校和休闲活动的相关问题、手术方案和相关的治疗方法进行讨论。也将展示如何治疗管理一位患有JIA的儿童的案例。

治疗师的职责

物理治疗师是儿科风湿病治疗团队中的必要成员，除物理治疗师外，团队还包含儿科风湿病专家、护士、作业治疗师、眼科医生及儿科医生。其他儿科专家，包括皮肤科医生、心脏专家、骨科专家、心理学和社会工作者，在需要时提供专业咨询。完整病史询问后，物理治疗师需要对患者进行完整的检查，以确定因疾病引起的身体结构和功能的障碍，以及需要采取的物理治疗手段，且判断其导致的活动和参与受限的水平。基于评估的内容，物理治疗师可以根据解决问题的先后顺序制订出干预方案来降低功能受限的程度，防止或将继发性问题发生概率控制到最低限度，并且提高儿童的活动和参与水平（表7.1）。治疗师与家长和儿童一起制订一项"关节健康及自我管理"的计划，其中包括均衡的休息和训练，并且为儿童的（课外）活动提供指南，并且与学校人员一起商议确保儿童充分参与教育活动。

治疗师的职责会根据疾病所处时期和病程及所在的照护机构而产生相应的变化；通常儿童的照护需要不止一位物理治疗师参与。物理治疗师在儿科风湿专科中心需要执行首次评估、设定治疗目标，制订"关节健康及自我管理"计划，并在日常就诊中监控儿童的功能状况。居家、在校或社区的物理治疗师通常可以直接为儿童提供相应服务。接受治疗的频率会根据儿童的身体状况、费用等情况及治疗师的工作时间而调整。网络化技术的逐渐广泛应用，其中也包括物理治疗，可以用来弥补资源不足或来提升健康服务的水平，如网络咨询和网络健康监控或网络学习项目。

专栏7.1 少年特发性关节炎的原发性症状和继发性症状

原发性症状
关节肿胀、疼痛、僵硬
晨僵
肌肉萎缩，肌力不足，肌耐力差
急性或慢性虹膜睫状体炎（常见于少关节型JIA）
系统性症状（系统性JIA患者可能症状严重，多关节型JIA患者症状可能为轻到中度）

继发症状
关节活动受限，软组织挛缩
疲劳
有氧能力减弱，运动耐受力下降
生长异常（局部和整体）
骨量减少，骨质疏松（长期使用可的松会增加风险）
日常活动困难
活动/参与受限的可能

原发和继发症状
步态异常

表 7.1 JIA 干预手段

评估结果	ICF 水平	干预	参考文献
身体功能			
晨僵	功能	任何运动，特别是关节伸展方向和双关节肌牵伸	无
关节活动范围	功能	任何轻度活动，特别是关节伸展方向和双关节肌牵伸	无
肌力	功能	等张和等速肌力训练	Sandstedt E, 2013
有氧能力（健康相关）	功能	有氧训练	Takken et al., 2003
无氧能力	功能	无氧训练	Klijn PH, (2004)
疼痛行为	功能	放松：太极或气功	Stephens (2008)
步态	功能	鞋垫［软的或旋后的，retrocapital 支持（注：常置于第二跖骨底的一种支持物）］或鞋底外侧支持	无
身体活动与参与			
粗大和精细运动表现	活动	运动和健身房活动；游戏（适应性的）	无
学校功能（书写）	活动	加粗的铅笔、漂珠铅笔；键盘或书写板	无
行走	活动	北欧式健走（双手持杖，配合行走的一种行走训练方式）	无

背景信息

诊断及分类

有三个系统适用于少年关节炎的诊断及分类：美国风湿病协会（American College of Rheumatology, ACR）对少年类风湿关节炎（juvenile rheumatoid arthritis, JRA）的评判标准[8]、欧洲风湿病防治联盟（European League Against Rheumatism, EULAR）对少年慢性关节炎（juvenile chronic arthritis, JCA）的评判标准[19]，国际风湿病学会联盟（International League of Associations for Rheumatology，ILAR）对少年特发性关节炎（JIA）的评定标准[71]。这一章节将使用 ILAR 的评定标准。三个系统均根据疾病表现所归纳得出；然而，随着对 JIA 表现的深入了解，逐渐产生新的分类[72]。JIA 不单指某一疾病，而是一个涵盖了所有在 16 岁前发病，且病程持续 6 周以上的不明病因的关节炎的医学术语[72]。因此，该术语表明了排除性诊断。由于缺少对 JIA 的明确实验室试验诊断，所以主要是临床诊断，又或是到疾病明确展现时才可诊断。表 7.2 列举了不同疾病类型的特征：系统性关节炎（systemic arthritis, sJIA）、少关节型关节炎、多关节型关节炎（polyarthritis, polyJIA）、附着点炎症相关的关节炎和银屑病关节炎。所有疾病通过前 6 个月的临床体征和症状判断。

少关节型关节炎的发病概率占 JIA 的 27%～56%，发病人群主要是 2～4 岁的女孩[72]。疾病体征包括 4 个或少于 4 个关节的轻度炎症，主要发生于膝关节，其次为踝关节和肘关节（图 7.1）。髋关节和手部小关节也常受累。关节呈现肿胀，可能发热，但不常出现疼痛。系统性症状如皮疹和高热并不常见，但大约 30% 的儿童会患虹膜睫状体炎，眼部的无症状炎症可能会导致功能性失明。在诊断时必须由眼科医生对这些儿童的双眼进行检查，并且根据患病风险分别在每 3 个月、4 个月、6 个月或 12 个月对患者重复检查。可以使用全身性或局部性皮质类固醇药物来控制炎症。

多关节型关节炎（图 7.2），分为类风湿因子（rheumatoid factor，RF）阳性和类风湿因子阴性，指 5 个及以上关节的关节炎，占 JIA 患者中的 2%～28%，其中主要为女童。类风湿因子阳性早期发病高峰期在 2～4 岁之间，较晚的发病高峰期在 6～12 岁之间。类风湿因子阴性发病期在儿童期的后期及青春期[72]。疾病通常发病缓慢，逐渐累及多个关节。关节炎症呈对称性，影响双侧的大、小关节，也可能累及颈椎和颞下颌关节。关节肿胀发热，但少见发红。系统性症状通常较轻，包括低热及轻度到中度的肝脾大和淋巴结肿大。大约 19% 的患儿会患虹膜睫状体炎。类风湿因子阳性患者多为儿童期的后期或青春期的女性患者，与成人类风湿关节炎的病程相似。患者可能在肘关节、胫骨嵴和手指出现类风湿结节，也有

表 7.2　国际风湿病学会联盟对少年特发性关节炎患者的发病率、发病年龄和性别分布的统计

	频率[a]	发病年龄	性别比率
系统性关节炎	4% ~ 17%	整个儿童期	F > M
少关节型关节炎	27% ~ 56%	儿童早期；峰值在 2 ~ 4 岁	F >>> M
类风湿因子阳性多关节型关节炎	2% ~ 7%	儿童后期或青春期	F >> M
类风湿因子阴性多关节型关节炎	11% ~ 28%	双相分布；早峰期在 2 ~ 4 岁，之后的峰期在 6 ~ 12 岁	F >> M
附着点炎症相关的关节炎	3% ~ 11%	儿童后期或青春期	M >> F
银屑病关节炎	2% ~ 11%	双相分布；早峰期在 2 ~ 4 岁，之后的峰期在 9 ~ 11 岁	F > M
无特异性关节炎	11% ~ 21%	未知	未知

注：[a] 报告的频率是指所有少年特发性关节炎的百分比。F，女性；M，男性。

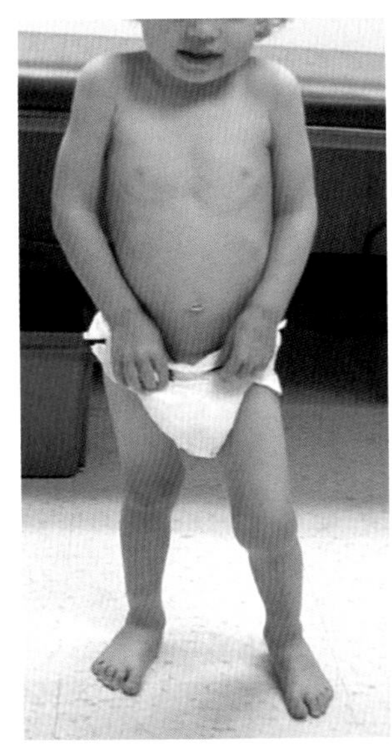

图 7.1　少关节型 JIA 使一名 2 岁女孩左膝肿胀和左膝屈曲挛缩（引自 Zitelli BJ, McIntire SC, Nowalk AJ: *Zitelli and Davis' atlas ofpediatric physical diagnosis*. 6th ed. Philadelphia, Saunders; 2012.）

可能在疾病的早期出现侵蚀性滑膜炎。类风湿因子阴性患者中少见结节，受累关节较少。关节炎症可持续发生并导致关节骨量减少、肌肉萎缩、力量下降、关节挛缩及生长紊乱。

系统性 JIA 占所有关节炎患者的 4% ~ 17%。这一类疾病常见于男孩，女孩无特殊发病年龄。诊断的要点是每日或每 2 日高热达到或超过 39℃（102.2℉）且至少持续 2 周，高热间隙体温迅速降到正常或低于正常值。发热常伴有躯干或肢体的典型的一过性皮疹（离散性红斑），也可能在面部、手掌或足底出现（图 7.3）。其他系统性体征包括胸膜炎、心包炎、心肌炎、肝脾大和淋巴结肿大。系统疾病可能先于关节炎几个月或几年出现。发热、皮疹和心包炎通常在初次发病期后消退，但在关节炎恶化期可能复发[12,69,72]。

发病率及患病率

儿童慢性关节炎并不少见。世界范围内对于本病的发病率和患病率有不同的报道，因此并不知道准确的发病率。根据工业化国家对 2.25 亿 18 岁以下人口的估计，发病率在 11 700 ~ 22 500 之间，患病率在 186 750 ~ 900 000 之间[11]。整个人群和女性发病的高峰年龄为 1 ~ 3 岁，主要为少关节型 JIA 和多关节型 JIA[86]。男孩中有 2 个高发期，一个是在 2 岁出现的多关节型 JIA，另一个是在 8 ~ 10 岁部分出现的少年强直性脊柱炎。女性幼年型关节炎的患病人数是男性的 2 倍。女性少关节型关节炎的患病人数与男性的比例为 3：1（虹膜睫状体炎的患者是 5：1），多关节型关节炎的女性与男性比例为 2.8：1[11]。

病因与发病机制

JIA 的病因和发病机制尚未明确，但可能与基因和环境因素相关。目前流行的理论是，它是一种自身免疫性炎症性疾病，在有遗传倾向的宿主体内，由外部触发而激活自身免疫产生。病毒或细菌感染通常先于疾病发作。感染在遗传易感人群中引发 JIA 的观点很令人关注，但尚未完全阐明[72]。身体创伤可能与发病有关，但可能只影响已发生炎症的关节。发病类型和疾病进程的差异，女孩的发病率更高，除了系统性 JIA 外，所有患者的发病高峰年龄范围相对较窄，广泛的免疫异常，以上所有情况表明 JIA 可能不是一种单一疾病。每种病原载体会导致不同的发病类型。

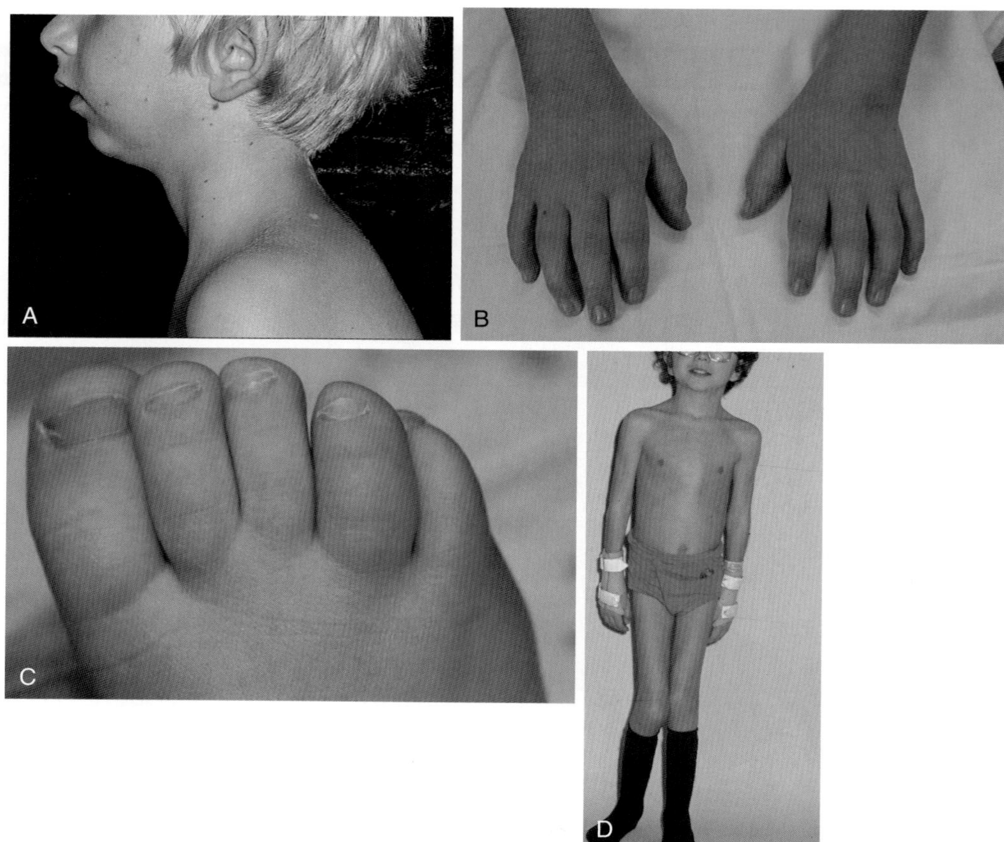

图7.2 多关节型JIA的表现。(A)全身发病后约5年下颌发育不良。颈部短而略弯曲。(B)多关节型JIA影响手和腕的小关节。(C)在患有银屑病的JIA患者中发现有指趾炎。(D)严重的多关节型疾病[(A)引自Hochberg MC: *Rheumatology*. 6th ed. Philadelphia: Mosby; 2015;(B)引自Denman G, Jandial S, Foster H: Diagnosing arthritis in children, Paediatr Child Health 25:541-548, 2015;(C)Image courtesy of © UMB Medica/RheumatologyNetwork.com;(D)引自Kanski JJ, Bowling B: *Clinical ophthalmology: a systematic approach*. 7th ed. Edinburgh, Saunders; 2011.]

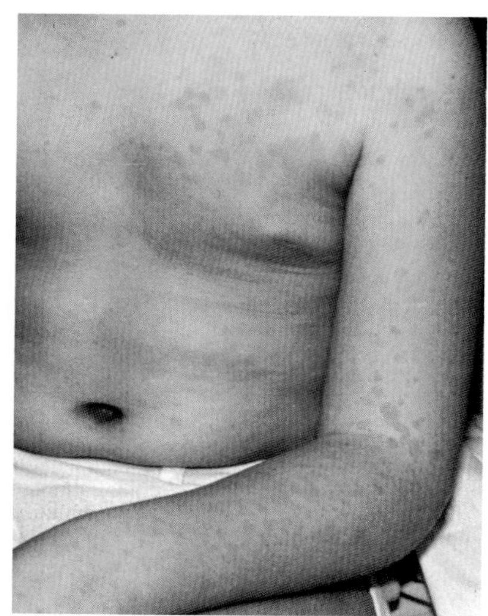

图7.3 一名3岁系统性发病的JIA男孩发生典型的皮疹。皮疹呈鲑鱼色、黄斑样和非瘙痒性。个别病变是暂时性的，在躯干和四肢成片出现，并且经过诸如搔抓之类的轻微创伤后呈线性分布(Koebner现象)(引自Petty RE, Laxer RM, Lindsley CB, et al., editors: *Textbook of pediatric rheumatology*. 7th ed. Philadelphia, Elsevier; 2016.)

不同的病原载体与宿主相互作用时可能会导致临床表现模式的差异。

免疫系统在炎症发病机制和持续炎症反应中的明显作用表现在免疫改变、免疫异常调节和产生细胞因子方面。T细胞异常和滑膜炎症的病理学为细胞介导的发病机制。多种自身抗体和免疫复合物存在及补体的激活提示体液异常。遗传易感性对JIA的重要性尚不完全清楚。许多可疑的易感基因位于染色体6的主要组织相容性复合体(major histocompatibility complex, MHC)区域，但发病机制可能涉及多个基因的相互作用。最近的研究表明，人类白细胞抗原(human leukocyte antigen, HLA)的特异性与各种类型JIA之间可能具相关性，与年龄相关的特定风险因素和保护作用与每种发病类型和一些疾病的亚型发病过程相关[64]。

药物管理

JIA 的药物治疗目标是缓解疾病和（或）控制关节炎，从而预防关节遭受侵蚀并治疗关节外症状[73]。患有严重或持续性疾病的儿童，在疾病的早期有时需要结合细致安排的强化性药物治疗。通常临床试验中经常使用一组由 6 个结果变量组成的核心变量来确定受试者对药物治疗的反应[24]。这包括医生对疾病的整体评估、父母 / 患者总体健康状况的评估、功能能力、关节炎累及的关节数量、活动受限的关节数量和红细胞沉降率（erythrocyte sedimentation rate, ESR）。阳性临床反应被定义为 6 个变量中至少 3 个变量比基线水平至少提高 30%，同时，其他变量中没有 1 个变量的恶化超过 30%。

目前关于药物处方在世界和全国范围内的共识由儿童关节炎和风湿病研究联盟（Child Arthritis and Rheumatology, CARRA）每年公布。这些被称为治疗计划共识（consensus treatment plans, CTP），可在 CARRA 的网站上获得。由于新型治疗药物正在以越来越快的速度进入临床实践，因此有必要回顾实际的共识声明，如 CARRA 所提供的共识。因此，在这里简要介绍一些通用的治疗原则。参考文献和网站为开具处方提供了信息辅助和指南[76]。非甾体抗炎药（nonsteroidal anti-inflammatory drugs, NSAIDs）如奈普生、托美汀和布洛芬，仍然是使用最广泛的一线治疗药物。最常见的副作用是刺激胃肠，但 NSAID 对环加氧化酶 2（cyclo-oxygenase 2, COX-2）的选择性抑制作用环可能会限制这一情况的出现。氨甲蝶呤（methotrexate, MTX）是治疗 polyJIA 和 sJIA 最常用的抗风湿药物（disease-modifying antirheumatic drug, DMARD）（图 7.4）[73]。通常每周口服 1 次 MTX，但如果疗效不佳或口服药物产生不良反应（包括胃肠不适），则给予皮下注射。虽然儿童服用 MTX 少见肝脏毒性反应，但需要医生定期检查血细胞计数和肝酶。虽然有关儿童长期使用 MTX 的健康风险的数据尚未公布，但预计为零。

对氨甲蝶呤没有预后不良反应的的患者可以接受生物药物的治疗，这种药物以肿瘤坏死因子（tumor necrosis factor，TNF）为靶点，TNF 是一种导致多种炎症的细胞因子[60]。这些药物包括依那西普、英夫

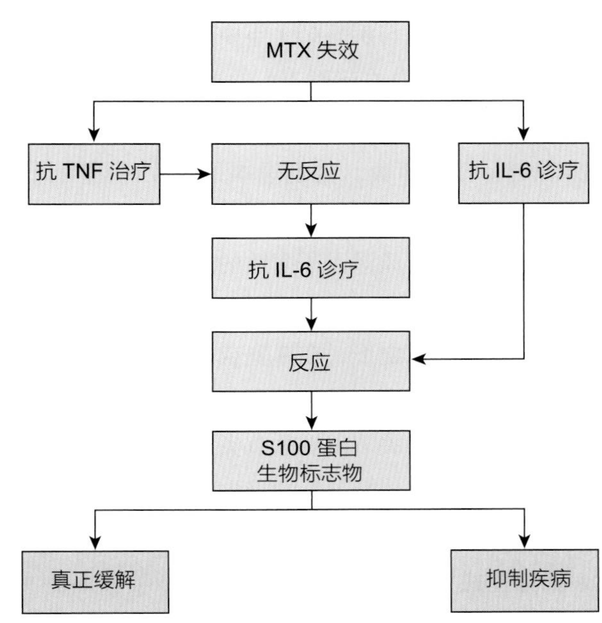

图 7.4　JIA 患者的治疗选择包括 MTX 及靶向 TNF 或 IL-6 受体的生物制剂。在达到临床缓解后，S100 蛋白和其他生物标志物可以帮助区分“真正”缓解和抑制疾病（引自 Prakken B, Martini A: Paediatric rheumatology in 2014: digging deeper for greater precision and moreimpact in JIA. *Nat Rev Rheumatol* 11:70-72, 2015.）

利昔单抗和阿达木单抗，但目前还有更多的药物进入市场。系统性糖皮质激素可作为儿童用药，主要用于那些对其他疗法没有反应的系统性 JIA 患者。虽然类固醇具有强效的抗炎作用，但它们不会改变疾病进程和持续时间。长期口服类固醇的严重不良反应包括医源性库欣综合征、肌病、生长障碍、骨质疏松和骨折、糖尿病、肥胖和感染易感性增加。对于类固醇药物依赖的顽固性关节炎的患儿，可以使用环孢菌素 A 或环磷酰胺取得治疗效果[76]。关节腔内注射长效皮质类固醇药物可以成功治疗关节严重炎症和肿胀[76]。一项研究发现，下肢关节内注射类固醇可降低下肢长度差异的发生率，下肢不等长是导致 JIA 患儿步态和姿势异常的主要原因[81]。

预后

对于 JIA 疗效的评估出现了不一致和矛盾的研究结果。过去 10 年的研究表明，只有 40% ~ 60% 的患者在随访期间疾病稳定或有所缓解。尽管大多数患者长期患病，但在过去几十年的文献中已发现他们的功能有明显改善[28,73]。系统性 JIA 和多关节型 JIA 患者

的关节和功能不良与疾病第 1 年中髋关节受累和多关节炎症有关[83]。少关节型 JIA 的患儿在关节和功能方面的预后最佳，但在疾病期间可产生挛缩，并在后期出现退行性关节炎。他们患眼部炎症的风险仍很高。5% ~ 10% 的患者病程较长，在前 6 个月后累及多个关节。那些类风湿因子阳性的患儿与类风湿因子阴性的多关节型 JIA 的患儿病程相似，病程持续且功能预后较差。相比之下，在 9 岁或以上发病的男孩通常预后较好，他们的 *HLA-B27* 基因呈阳性，并且主要在髋关节和骶髂关节出现关节炎。

关于 JIA 长期功能预后的报告有所差异，可能是由不同研究方法所导致。这些报告可追溯的年代久远，治疗范式发生了重大变化[73]。

身体功能和结构

关节结构和功能

炎症的主要症状是肿胀、关节末端应力疼痛、关节僵硬和关节活动范围受限。关节周围肿胀可能因关节腔内积液、滑膜肥大、软组织水肿或关节周围腱鞘炎引起。由于炎症区域的血供增加，可能导致骨性过度增长使骨关节处的骨性标志增大。肿胀和保护性肌肉痉挛引起疼痛。这种肌肉痉挛是肌肉收缩性畸形，与常见的挛缩概念不同，这里的畸形是指关节周围软组织的形态变化。不活动性僵硬最常见的症状是睡眠醒来时（也称为"晨僵"）和长时间保持坐位之后，这是该病的一个常见指征。

慢性炎症导致关节结构和功能异常。关节滑液增多会牵拉到关节囊及邻近结构并减弱其功能，导致韧带松弛和关节不稳。滑膜的大量过度生长，称为血管翳，可以扩散并侵入关节软骨，将炎性酶释放进滑液。有些患者的关节软骨和软骨下骨质侵蚀导致关节表面不规则，影响关节的排列、吻合度和稳定性[11]。早期 X 线片显示关节周围肿胀，关节间隙扩大，近关节骨质减少和骨膜新骨[74]。拍摄影像时将关节置于生理应力位（如功能检查位）可以对关节周围软组织的状况有更明确的了解（如可在腕骨的平移时观察到腕骨韧带的松弛）[33]。病程持续的情况下会出现整体矿物质丢失、关节软骨变薄和脱落，边缘侵蚀和产生骨赘[11]。营养缺乏、体重低和体力活动减少可能导致骨密度降低并易发生骨折。也可因长期使用系统性皮质类固醇而加剧此状况[56]。关节挛缩通常由关节内粘连和周围肌腱纤维化所引起。

治疗师应该了解 JIA 中可能出现的关节受限模式及其对功能的潜在影响（表 7.3）。关节炎可能发生在任何关节，但大关节最常受到影响。髋关节炎出现在 30% ~ 50% 的儿童关节炎中，大多为系统性 JIA 和多关节型 JIA[83]。髋部疾病的早期症状可能包括下肢不等长，腹股沟、臀部、大腿内侧和膝部疼痛，以及臀中肌跛行步态。儿童可以通过增加腰椎前凸来代偿髋关节轻度屈曲挛缩。少关节型 JIA 患儿可能会因膝关节屈曲挛缩和下肢不等长而引起髋关节活动范围降低。膝关节是少关节型 JIA 中最常受累的关节，但也出现在其他疾病中。屈曲挛缩可能由关节肿胀、关节制动、腘绳肌痉挛、阔筋膜张肌短缩而引起。慢性滑膜炎并伴有内侧股骨髁过度生长会导致膝外翻畸形，也会因为髂胫束（iliotibial band, ITB）过紧而加重（见图 7.2）。踝关节炎出现在所有疾病类型中，但多关节型 JIA 则更易出现小关节受累。最初问题可能为踝关节背伸和跖屈活动范围丢失并出现跖骨痛。过长的病程会出现跖趾关节半脱位、蹈外翻、蹈趾屈曲、槌状趾和明显的足趾交叠。距下关节的关节炎可能引起后足及前足外翻（图 7.5），尽管一些儿童出现跟骨内翻和高足弓畸形。但两者都分别导致足尖内偏或足尖外偏的异常步态。

颈椎和颞下颌关节常被累及。颈部受累的早期迹象包括颈后部疼痛和僵硬，颈部后伸、旋转及侧屈活动范围下降或肩关节上抬受限。寰枢椎半脱位可出现在疾病早期，增加儿童外伤及手术插管发生损伤的风险。有时会出现颈椎强直，且在手术过程中出现类似的问题。

颞下颌关节受累表现为咀嚼食物困难，张口活动受限及耳部区域的疼痛。颞下颌关节的长期受累将导致下颌过度生长或小颌畸形（下颌骨生长不足）或闭口困难，甚至喉部的关节和声带区域也会受到影响，导致声音嘶哑。

肩关节旋转、屈曲和外展活动受限可能出现在盂肱关节关节炎及肩锁关节、胸锁关节和胸骨柄关节的关节炎中。肘关节屈曲挛缩发生较早，可能伴有前臂旋后受限。腕关节关节炎和手部小关节关节

表 7.3　少年特发性关节炎引起的关节和软组织受限以及临床适应性改变[a][2,4,17,46,105]

临床表现	受限 / 适应性改变
颈椎	
常见于多关节型 JIA 和系统性 JIA 炎症，狭窄，然后融合，首先发现于 C2-C3，但可能发展至整个颈椎节段 椎体发育不良 齿状突不稳定（较成人 RA 少见）	颈椎伸展、旋转以及侧屈活动性丧失 双侧不对称会出现斜颈 插管麻醉[b] 通过眼睛的运动或旋转身体弥补颈部活动度不足
颞下颌关节	
常见于多关节型 JIA；少见于少关节型 JIA；常伴随颈椎病 如果单侧发病，下颌不对称 下颌骨发育不良（小颌畸形）；牙齿咬合错位	张口受限；咀嚼疼痛；可能需接受牙齿矫正 若颈椎受到累及，会引起更多功能受限 伸展受限
肩关节复合体	
常见于多关节型 JIA 肱骨头过度发育，形状不规律，关节窝浅 可能发生半脱位	盂肱关节主动外展活动度减少，内旋受限最严重；屈曲受限，胸肌和肩胛回缩肌群紧张；肘关节和腕关节受到累及时会产生更多功能障碍。
肘关节	
出现在病程早期[b] 出现在所有的类型中；在多关节型 JIA 和系统性 JIA 中出现双侧对称受限，而在少关节型 JIA 中出现双侧不对称受限[b] 桡骨头过度生长，限制了 ROM 近端桡尺关节受到累及[b] 尺神经可能受到卡压	早期伸展活动度受到影响，最终肘关节屈曲和前臂屈曲受限 起初前臂旋后受限通过肩关节活动度代偿；伸展受限 >45° 会限制从椅子上推起的动作 腕关节受累时会加重前臂旋前和旋后的受限情况
腕关节	
出现在各种类型中；早期开始受到影响；在多关节 JIA 和系统性 JIA 中出现双侧对称受限，在少关节型 JIA 中只有单侧受限[b] 加速腕骨成熟 尺骨发育不良；尺骨长度不足，可能移向背侧 桡腕和腕骨间融合 屈肌腱肌腱炎；少见腕管综合征；但可能发生在病程的后期	伸腕关节活动度快速减少；伸肌力量弱；屈曲挛缩模式，掌侧半脱位 屈肌痉挛使腕关节处于屈曲尺偏 老年发病或类风湿因子阳性关节炎合并多关节型 JIA，倾向于出现桡偏畸形 桡尺远端关节的障碍降低了前臂旋前和旋后 ROM
手	
骨骺提前愈合和生长异常 屈肌腱腱鞘炎可能很严重 前期容易出现少关节型 JIA，后期容易出现多关节型 JIA 和系统性 JIA 掌指关节和腕掌关节半脱位畸形	较远端指骨间关节，近端指骨间关节（特别是第 4 近端指骨间关节）更容易发生挛缩 掌指关节屈曲丧失（特别是第 2 指）；掌指关节无法过伸 握力明显下降 纽扣畸形 < 鹅颈畸形
胸腰椎	
并不常见 JIA 激素注射可能引起骨质疏松、椎体变形、轻度压缩骨折	颈部和肩关节受累及出现驼背 腰椎前凸 2° 至髋关节屈曲挛缩；脊柱侧凸 2° 至双侧下肢不对称 压缩骨折引起疼痛[b]
髋关节	
股骨头过度发育 骨质疏松 转子生长发生变化 髋臼浅，股骨颈角度↓，特别是负重受限 内收肌紧张加重股骨头外侧半脱位 可能出现髋关节内旋和缺血性坏死 导致 ROM ↓和功能异常的主要原因 多关节型 JIA 和系统性 JIA 在后几年发病 滑膜炎缓解后可能出现关节软骨退行性改变，发生纤维化	屈曲挛缩，可能被腰椎前凸掩盖 可能在腹股沟、臀部、大腿内侧和膝关节区域出现疼痛[b] 早期内旋和外展活动范围丧失 2° 至发生疼痛，同时屈肌和内收肌痉挛 可能站立时疼痛明显 臀中肌无力可能出现臀中肌步态 对侧髋关节、膝关节和腰椎可能出现继发性畸形 修复关节软骨后活动度和负重得到改善
膝关节	
各类型关节炎中最为常见 单侧病变使单侧股骨头远端过度生长可能导致双腿长度差异 腘绳肌和髂胫束紧张加重膝外翻 胫骨后侧半脱位 2° 导致关节延长 膝关节屈曲挛缩受累或过度矫正	屈曲挛缩发展十分迅速 股四头肌萎缩迅速；粘连降低了髌骨灵活性 关节屈曲和骨质疏松使患者跌倒。股骨骨折的风险增加 屈曲活动度减少（通常只到 90°） 继发性髋关节屈曲挛缩

续表

临床表现	受限 / 适应性改变
踝 / 足	
生长变化引起跗骨的骨性改变，发生融合 踝关节炎或膝关节外翻 2° 引起后足外翻 / 内翻 跖趾关节半脱位 踇外翻 因骨骺闭合过早，趾骨间关节发生生长变化	早期内、外翻活动受限 后期背伸和跖屈活动受限，尤其是步行受限 步态改变，跖趾关节过伸影响足趾离地 趾骨间关节互相交叠，特别是伴有踇外翻时

注：[a] 数据摘自 Ansell, 1992; Atwood, 1989; Cassidy and Petty, 1990; Emery, 1993; Libby et al., 1991; Reed and Wilmot, 1991; Rhodes, 1991; White, 1990; and Cassidy JT, Petty RE: Juvenile rheumatoid arthritis. In Cassidy JT, Petty RE, editors: *Textbook of pediatric rheumatology*. 4th ed. Philadelphia: WB Saunders; 2001。

[b] 描述的特征是 JIA 的特征。

改编自 Wright FV, Smith E: Physical therapy management of the child and adolescent with juvenile rheumatoid arthritis. In Walker JM, Helewa A, editors: *Physical therapy in arthritis*. Philadelphia: WB Saunders; 1996。

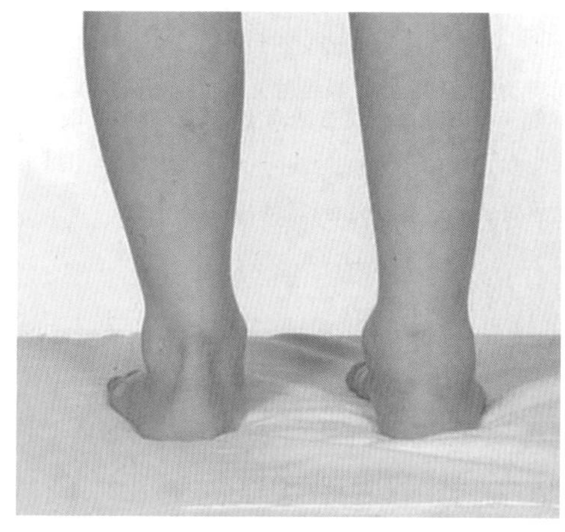

图 7.5 一种常见的足部畸形是后足外翻伴有旋前（引自 Foster HE, Wyllie R: Chronic arthritis in childrenand adolescents. *Medicine* 34:391-395, 2006.）

炎常见于多关节型 JIA 患者中。受累的模式和程度与疾病类型、患儿年龄和疾病发作时骨骺的成熟度有关。腕关节排列异常与患儿发病早期的尺骨半脱位和发育不全及尺侧偏相关。12 岁及之后发病的患儿表现出典型的成人模式和桡侧偏。掌指关节（metacarpophalangeal, MCP）和近端指骨间关节（proximal interphalangeal, PIP）也会受到滑膜炎的直接影响，或邻近关节炎症或腱鞘炎症的间接影响。

肌肉结构和功能

疾病的不同阶段会表现出肌肉结构和功能的不同。

在疾病的急性期，受累关节周围的肌肉组织将出现痉挛和肌张力增高，也称为挛缩畸形。

在疾病的亚急性期和慢性期，肌肉萎缩和肌力下降更加明显，特别是在受累关节附近。这也可能发生在远端关节，且在关节炎缓解后长期出现 [10,24,35]。导致肌肉结构和功能改变的因素包括同化激素水平的改变、炎症细胞因子的产生和静息能量代谢水平升高 [48]，蛋白质代谢异常 [34]，疼痛和肿胀抑制运动单元和失用。早期发病和长期的关节炎病程可能会对肌肉发育产生负面影响 [103]。

身体活动水平的降低也可限制全身肌肉柔韧性，可通过坐位够物测试测得。

生长障碍和姿势不良

线性生长的延迟与疾病活跃期的延长有关，并且会因为长期使用系统性类固醇而加剧。如果疾病缓解且骨骺仍未闭合则可能出现生长加速。青春期和第二性征的出现可能会延迟。骨质疏松主要发生在四肢骨，可能是由于骨质形成不足、骨转换率低和骨形成受抑制而导致 [9,11]。这些情况可能增加骨折风险。疾病早期出现的炎性关节周围的血液供应增加可能导致骨化中心加速生长，导致骨质过度生长。下肢长度差异通常由单侧膝关节炎引起。报道中指出，腕关节炎中出现的尺骨和桡骨的生长差异会导致关节不稳和功能丧失 [65]。生长板也可能过早闭合。这种情况可能广泛且对称地出现在多关节型 JIA 患儿的手足处，或只出现在一只手指上 [11]。小颌畸形可能由颞下颌关节炎引起。

治疗师应该观察儿童坐位和站立位时的姿势对位对线。髋关节和膝关节屈曲挛缩、膝外翻和足部畸形会影响儿童站立位时的姿态。患有不对称颈椎关节炎的儿童可能会出现斜颈。下肢不等长的儿童可能发展为功能性脊柱侧凸。站立位时在短的下肢下放置有厚度的小物块，使骨盆恢复至水平的方法可以用来确诊或排除特发性脊柱侧凸。

体能：与健康和表现相关的体质

众所周知，儿童体能受到许多慢性疾病的影响，JIA 也在其中[96]。体能包括很多不同的部分，即健康相关体质［摄氧量峰值（VO_{2peak}）］和表现相关的体质（肌力、无氧能力）。通常在功率自行车上进行逐级递增的实验并用气体分析仪对 JIA 患儿的 VO_{2peak} 进行测定[89]，但也有研究人员使用跑台对 JIA 患儿进行评定[42]。

大量证据表明，JIA 儿童和青少年的 VO_{2peak} 低于健康同龄人。关于 JIA 的最新研究显示，年龄在 6.7 ~ 18 岁之间，VO_{2peak}（L/min 为单位）和体重相对 VO_{2peak}［VO_{2peak}/kg 以 ml/（kg · min）为单位］在健康儿童中分别为 69.8% 和 74.8%，而在 JIA 青少年中分别为 83% 和 80%[53,97]。这些观察验证了之前 meta 分析的结果显示，JIA 患儿的每千克体重 VO_{2peak} 比健康对照组或参考值低 21.8%[89]。

Giannini 和 Protas[25,26] 也发现 JIA 患儿的最大做功量（受试者可以在自行车测功计上产生的瓦特数）、最大运动心率（peak exercise heart rate，HRpeak）和运动时间明显低于相应年龄、性别和体型的健康对照组。一项未发表的研究通过对 98 例 JIA 患儿（Takken et al.）观察发现，患有 JIA 的儿童平均每分钟的心率为 182 ± 14.7 次，而健康儿童的平均每分钟心率为 193 ± 7 次。一些患有 JIA 的儿童因疲劳和/或肌肉骨骼不适的原因，而非心肺功能的限制而停止了运动测试。此外，JIA 受试者在进行亚极量训练期间的心率和 VO_{2peak} 较高，这表明他们在常规活动中的有氧能力百分比高于对照受试者[15]。

有氧能力受损似乎与关节疾病的严重程度关系不显著，但可能是由于症状而引起的活动不足，特别是在长期关节炎患儿中[25,26]。导致机械效益低下的生理因素，包括贫血、肌肉萎缩、全身无力和僵硬，也可能限制儿童的表现。

活动和参与受限

自我照护与参与

JIA 对儿童活动的影响与以下因素相关：疾病的程度和疾病活动性持续时间、儿童的发育阶段、恢复能力和个人独立活动的愿望，以及父母和其他人对儿童的期望。运动活动的变化很可能是儿童行为改变的第一个显著特征。例如，学步儿童手腕受累的第一个迹象可能是手掌不完全或代偿的支撑（如在四点支撑时），限制了其在地板上游戏活动期间的爬行能力。手腕受累的另一个迹象可能是手掌支撑时，不使用整个手掌持重，而仅使用手指，即利用掌指关节的过度伸展能力进行支撑（可能后期对关节功能产生不利影响）。另一个早期影响活动的典型案例是对刚刚学会走路的儿童的步态的改变，膝关节炎导致他们从正常步行变为拖着脚走。少关节型 JIA 患儿可能很少表现出功能受限，但是严重的患儿的日常生活活动（activities of daily living，ADL）可能需要辅助，而其他同龄的儿童已可以独立完成。他们可能难以站立和在地板上坐下，在上下床、进出浴缸之间进行体位转换，难以上下台阶和远距离步行。即使轻度患儿也可能在某些自我护理工作中有依赖，特别是如果父母提供不必要的帮助。如果父母不鼓励他们进行具有代表性的童年活动，如骑自行车、攀爬游乐场设备或其他游戏，儿童可能无法充分发育出熟练的粗大运动[63]。大多数父母感到困惑，因为他们将 JIA 与成人类风湿关节炎混淆。研究表明，学龄前儿童表现出更多的运动能力延迟，而学龄早期儿童在活动和参与发育方面面临更多的延迟[99]。这项横断面研究中并未指出这些发育延迟是否只是短暂存在，但临床观察显示儿童的适应能力可以帮助他们克服身体上的困难。

儿童和家庭提供和利用辅助性服务的程度和质量也会影响儿童的参与。许多学习有障碍的患儿并未接受风湿病小组提供的相关服务[57]。由于晨僵和经常因病缺勤或因就诊而迟到的情况，可能会导致儿童错过学习和与同学的社交活动的时间。儿童可能会因为无法与同学一起参加活动而感到被孤立。疾病症状的日常波动也可能影响儿童的情绪和协作能力[78]。患有 JIA 的青少年可能会因身体受限而导致缺少与同龄人相当的独立生活水平，且需要医疗护理。

前景信息

身体结构及功能

物理治疗检查

当检查 JIA 患儿时，物理治疗师必须考虑疾病所处阶段。在急性期，儿童出现大量的功能受限，引发代偿性运动行为，当疾病得到充分控制时代偿性运动会发生变化或消失。需要明白物理治疗的干预方法将在疾病部分控制或未控制的儿童中受到严重阻碍。急性期（儿科）风湿病学家和物理治疗师之间的定期沟通至关重要。

JIA 的物理治疗检查方法必须考虑儿童的年龄，疾病发作前的运动发育状况及认知发育水平和情绪。首先通过收集有关儿童活动和参与的状况，治疗师能够将体格检查的重点放在可能导致活动或参与受限的功能损害上。监测关节活动状况及其完整性非常重要，因为关节活动范围的丧失可能是关节损伤的第一个迹象，并且可能预示着功能下降的风险增加。表 7.4 列出了结局测量工具，通过定量的数据为干预方法和评估的变化进行指导。新一代的 JIA 疗效评估办法已被提出。由“综合结果测量”和“多维度结果测量”组成——即少年关节炎疾病活动评分（Juvenile Arthrifis Disease Activify Score，JADAS）[9] 和少年关节炎多维评估报告（Juvenle Arthritis Multidimeusional Assessment Report，JAMAR）[22]。JADAS 是一项对疾病活动多（4）水平上对疗效进行评估方法。它统计“受累关节”“医生和父母整体评估”和“红细胞沉降率”，并使用这些数据来确定一个综合评分。JAMAR 是父母或儿童自我报告的评估手段。它从“健康”“疼痛”“功能状态”“与健康相关的生活质量”“晨僵”“疾病活跃程度”“疾病状态和病程”“关节疾病”“关节外症状”“药物的副作用”“治疗依从性”和“对疾病结果的满意度”这几个维度进行评估，并将这些转化为一个整体评分。这些新效果评估工具的重要性在于它们能够快速可靠地监测疾病状态和疾病结果，与物理治疗师也相关。

疼痛检查

疼痛是引起 JIA 患儿活动受限的原因之一，也是儿童对疾病适应的提示。炎症和一些医疗流程可能导致急性疼痛。然而引起慢性疼痛的原因尚不清楚，但可能部分是由于软组织受限和肌肉失衡导致活动时关节承受异常负荷。年龄较大的儿童，特别是那些刚诊断为 JIA 的儿童，比年幼的儿童或患有长期疾病的儿童疼痛更严重，这表明疼痛感知与年龄增加相关，与疾病的严重程度或持续时间相关性较小[30]。疼痛的评估应该持续进行，包括疼痛史，4 岁以上儿童的自我报告、家长报告和行为观察。JIA 的疼痛行为包括支撑、防护、摩擦、僵硬和屈曲[40]。幼儿自我报告工具包括 Wong-Baker 表情评定量表[108] 和 Oucher 量表[7]。儿童也可以使用不同的颜色在身体结构图上标记出疼痛强度（图 7.6）。7 岁以上的儿童可以使用水平数字评定量表或视觉模拟评分（visual analog scale，VAS）。疼痛 – 视觉模拟评分表（Pain-VAS）也是儿童健康评估问卷（Childhood Health Assessment Questionnaire，CHAQ）的一部分。Varni / Thompson 儿童疼痛问卷（Pediatric Pain Questiennaire，PPQ）[94] 则是对父母和儿童进行了综合评估。

关节和肌肉检查

在检查关节时，物理治疗师必须考虑疾病所处的阶段：急性、亚急性和慢性。关节在疾病的每个阶段都会有典型表现。该疾病的急性期或早期主要是表现为关节炎症、关节积液（可以感觉到液体在关节内移动），韧带松弛和关节不稳定（当关节远端部分沿轴运动时可以感觉到）。在亚急性和慢性阶段，炎症期延长（超过 3 个月），由于滑膜肥大（面团感）导致关节肿胀和影响关节完整性，如正常关节生理活动丧失、关节软骨侵蚀、关节对线不齐。关节检查时，应特别注意这些典型的疾病表现。

关节肿胀计数（joint count for swelling，JC-S）和关节活动受限计数（joint counts for limited of motion, JC-LOM）可在简笔画上以记录疾病和关节受限情况（图 7.8）。图 7.7 展现了两种检验关节积液的办法，通过观察液体从一个区域流至另一区域引出凸起症状。为了检测膝关节的积液，通过向上按压以清

表 7.4 JIA 的治疗评估

治疗结果	ICF 等级	测量工具	参考文献
疾病活动			
受累关节活动程度	残损	ACR 关节问卷	Guzman et al., 1995
晨僵	残损	僵硬出现和维持时间	Wright et al., 1996
整体评分	残损	外科医生用 VAS 评分	Ruperto et al., 1999
关节活动范围 （AROM 或 PROM）	残损	JC-LOM (ASS) pEPM-ROM GROM/10 关节 GROMS	Klepper et al., 1992; Len et al., 1999; Epps et al., 2002
肌肉力量	残损	MMT 手持测力器 等速测力器	Dunn, 1993; Wessel et al., 1999; Giannini & P, 1993
握力	残损	改良的血压计或手持测力器	Dunn, 1993
有氧能力	残损	实验室测量 VO_{2peak} 标准走或跑测试	Takken et al., 2002 Klepper et al., 1992; Takken et al., 2001
无氧能力	残损	实验室测量 （Wingate 无氧测试） 50m 冲刺	van Brussel et al., 2008 Fan & Wessel, 1998
	残损 / 活动	体力活动监控	Henderson et al., 1995
步态			
步态特点	残损	观察	
时间 / 距离的参数和运动参数	残损	足印分析 设备辅助的步态分析试验	Wright et al., 1996 Lechner et al., 1987
粗大和精细运动	活动	发展测试	Morrison et al., 1991; Van der Net et al., 2008
学校功能	活动 活动 / 参与	学校清单 学校功能筛查	Szer & Wright, 2000 Coster et al., 1998
疼痛行为	活动 残损	观察 儿童自我汇报	Lechner et al., 1995 Beyer et al., 1992; Wong & Baker, 1998; Hester et al., 1990; Thompson & Varni, 1986
	活动 / 参与	儿童自我汇报	Varni et al., 1996
身体功能			
家长 / 儿童汇报	活动	CHAQ JAFAR JASI	Singh et al., 1994 Howe et al., 1991 Wright et al., 1992
表现			
表现	参与	COPM	Law et al., 2005
生活质量	活动	JAFAS	Lovell et al., 1989
家长 / 儿童汇报	残损 / 活动 参与	JAQQ PedsQL QOML scale	Duffy et al., 1997 Varni et al., 2002 Feldman et al., 2000

注：ACR（American College of Rheumatology），美国风湿病协会；CHAQ（Childhood Health Assessment Questionnaire）；儿童健康评估问卷；COPM（Canadian Occupational Performance Measure）加拿大作业表现量表；GROMS（Global Range of Motion Scale），全身关节活动范围评分；ICF（International Classifcation of Functioning, Disability, and Health），国际健康、功能与残障分类；JAFAR（Juvenile Arthritis Functional Assessment ReportJuvenile），少年关节炎功能评估报告；JAFAS（Juvenile Arthritis Functional Assessment Scale），少年关节炎功能评定量表；JAQQ（Juvenile Arthritis Quality of Life Questionnaire），少年关节炎生活质量问卷；JASI（Juvenile Arthritis Functional Status Index），少年关节炎功能评估指数；JC-LOM［(AS) Joint Count–Limitation of Motion, Articular Severity Score］，关节活动受限计数、关节严重程度评分；MMT（manual muscle test），徒手肌力测试；PedsQL（Pediatric Quality of Life Questionnaire）儿童生活质量问卷；pEPM-ROM（Paediatric Escola Paulista de Medicina–Range of Motion Scale），儿童关节活动范围量表；QOML（Quality of MyLife Scale），生活质量量表；VAS（visual analog scale），视觉模拟评分；VO_{2peak}（peak oxygen uptake）峰值摄氧量。

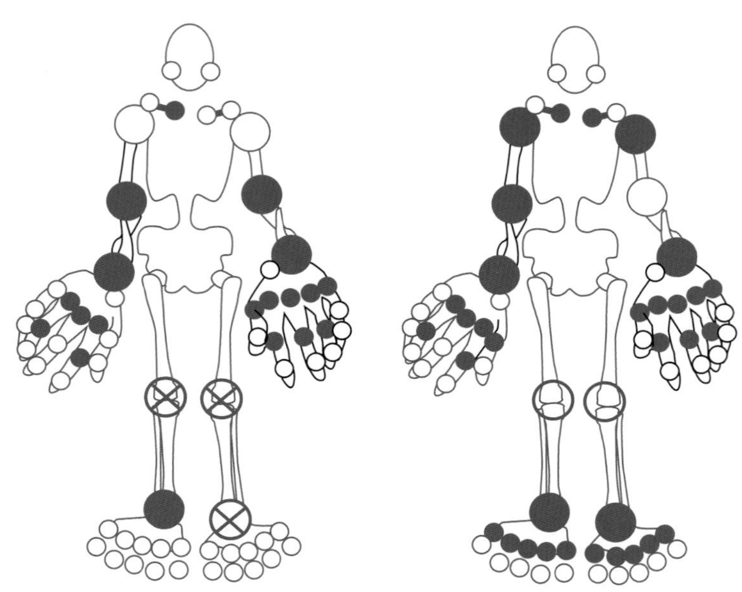

图 7.6 患有多关节疾病儿童活动关节计数举例。有 38 个活动关节。左图显示有 22 个关节渗出（•）或软组织肿胀（X）。右图显示关节有压力性疼痛或压痛（•）（引自 Wright FV, Smith E: Physical therapy managementof the child and adolescent with juvenile rheumatoid arthritis. In Walker JM, Helewa A, editors: *Physical therapy in arthritis*. Philadelphia: WB Saunders; 1996. p 215.）

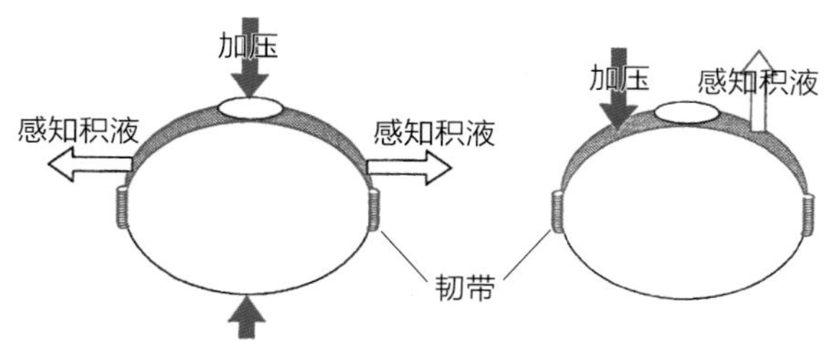

图 7.7 检测关节积液的两种方法（引自 Smythe HA, Helewa A: Assessment of joint disease. In Walker JM, Helewa A, editors: *Physical therapy in arthritis*. Philadelphia: WB Saunders; 1996. p 133.）

空髌骨内侧的滑膜囊，然后通过向上或向下按压外侧边界使其重新填充。

关节活动可以通过观察儿童在各种活动中的一系列动作来评估，但是量角器测量对于记录受限的关节活动是必要的[31]。JC-LOM 的两个标准化测量是关节严重度评分表（Articular Sverity Score, ASS）和全身关节活动范围评分表（Global Range of Motion Score, GROMS）。ASS 评估每个关节的整体活动范围（ROM），左右平均值，5 分制（0= 无 LOM；1=25%LOM；2=50%LOM；3=75%LOM；4= 关节僵硬）。相比之下，GROMS 为全身关节功能进行评分。根据专家的意见对各关节功能重要性进行评分，权重从 0（最不重要）到 5（必要）。检查者记录左、右侧关节活动范围的平均度数。计算测量值与规范数值的比率为关节运动评分。总 GROMS 计算为所有运动的总和乘以 100 并除以运动次数（表 7.5）。

10–关节简要版本的 GROMS 用来对原始 GROMS 加权为 5（基本）的关节运动进行评估。使用相同的方法计算总分作为完整量表。儿童关节活动量表（Pediatric Escola Paulista de Medicina ROM scale, pEPM-ROM）[54] 也包括 10 个必要的关节活动，但使用预定的节点进行评分（0= 全活动范围；3= 严重限制）。身体每侧的总分（0 ~ 3）是所有关节分数综合除以 10。每个量表应与其他对 JIA 疾病状态和功能的评估手段效度相一致[18]。pEPM-ROM 具备良好的重测信度和测试者间信度[54]。继续测试 10-关节 GROMS。虽然精简的 JC-LOM 节省了检查时间，但对于广泛发病的关节炎或受累关节不足 10 个的患者并不合适。

挛缩或“挛缩畸形”可能导致关节周围肌肉延展性下降。这可以通过“坐位够物”进行测试，即在功能位下对下肢、躯干背侧和上肢肌肉及各个关节进行评估。在后一种情况下，需要按照之前描述的步骤如 Kendall 法，对肌肉长度进行测量。

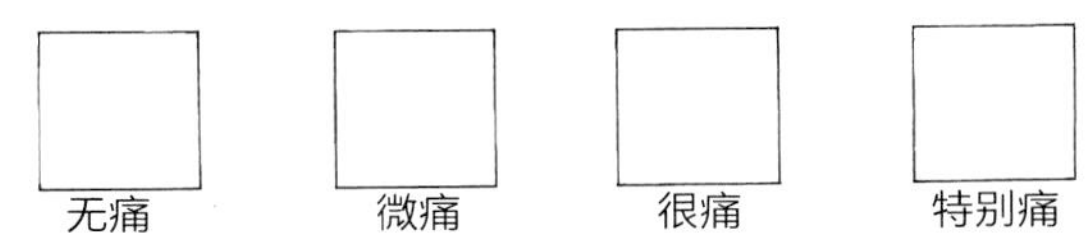

选取你想用的颜色表达“无痛”“微痛”“很痛”和“特别痛”，并涂在方框内。之后使用这些颜色来表达你当前的感觉。在不痛的部位涂上代表“无痛”的颜色。如果你有疼痛，请用对应的颜色告知我们你的疼痛程度

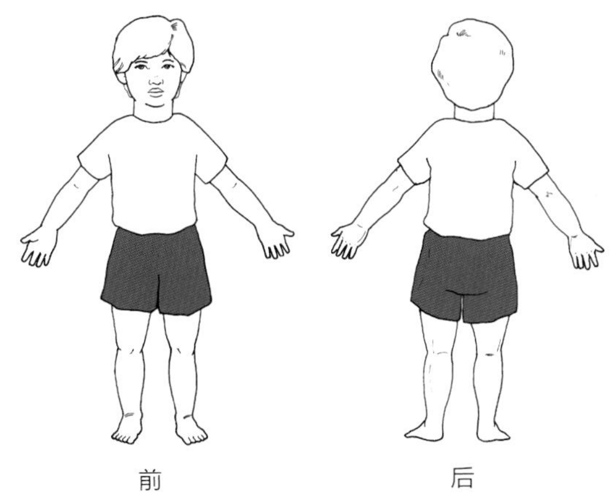

图 7.8　通过儿童身体图谱上的颜色进行疼痛评估。疼痛的强度与 4 种不同的颜色相对应

体能检查

许多中心没有设备进行呼吸气体分析来测量 VO_{2peak}。由于最大做功量（peak work load，W_{peak}）和 VO_{2peak}（r=0.95，P <0.0001）之间极好的相关性，可在自行车的逐级负荷递增试验中测定 W_{peak} 来替代 VO_{2peak}，这点曾在 92 名 JIA 患儿中进行了观察（Takken et al.，未发表观察结果）。可以使用以下等式从 W_{peak}、体重和性别预测 VO_{2peak}：

VO_2（L/min）=0.308+0.146 × 性别（0= 女性，1= 男性）+ 0.005 × 重量（kg）+ 0.008 × W（峰值）（W）

活动

与表现相关的体能检查

与表现相关的体能包括肌肉力量和无氧能力。肌肉力量不足包括髋伸肌群和外展肌群、膝伸肌、跖屈肌、肩关节外展和屈曲肌群、肘屈肌、腕伸肌和抓握肌群的力量下降。应在疾病发作时检查肌肉的体积、力量和耐力，并定期监控。双侧测量周径是量化肌肉体积不对称的方法。通过观察适龄的运动任务或 ADL 的表现，估测低龄儿童的功能性肌肉力量。对于较大年龄的儿童，可以使用徒手肌力测试等长肌力，特别当儿童肢体抵抗阻力会出现疼痛时。使用手持式或等速测力计或改良血压计 [104] 可对关节炎患儿进行可靠的测评。

JIA 患儿进行肌肉力量测定时，使用手持式测力计“中断”方法在某些情况下患者可能会表现出打软的情况，这可能是疼痛而不是肌肉力量不足所致 [107]。

当没有关节炎症或损伤的迹象时，可以进行动态功能性肌群检查。使用儿童可以举起的最大重量在全关节活动范围内重复 10 ~ 15 次［6 ~ 10 次最大重复次数（repetition maxtmum，RM）］，通常足以建立起肌力的基线并监测其变化 [49]。对于运动时有疼痛的患儿的替代测量方法，是在整个关节活动范围内的不同角度进行等长肌力测量。肌肉耐力可以通过让儿童在使用 6 ~ 10RM 的特定百分比（60% ~ 80%）的情况下进行尽可能多的重复活动而进行测定。在肌力测定之前应该进行低强度热身活动。

一项研究表明肌肉力量不足可能导致关节炎患儿的活动受限。Fan 和同事 [21] 发现，JIA 女性患儿中，50m 跑步时间与儿童健康评估问卷（CHAQ）下肢评分之间存在显著关系。

2 项关于 JIA 儿童和青少年无氧能力的研究显示 JIA 患儿的无氧能力明显较差 [53,97]。无氧能力降低到与有氧能力（VO_2）相当的程度。此前研究发现，18 名 7 ~ 14 岁的 JIA 患儿的无氧能力降低与 CHAQ 评分显著相关 [93]。这并不奇怪，因为儿童典型的体力活动行为是有休息时间间隔的短时间剧烈活动，这在本质上是无氧的 [6]。鉴于 JIA 青少年患者的无氧能力明显存在相似的不足，无氧能量系统的运动训练（如高强度间歇训练）可能与有氧训练有相同的效果。但是，这种训练方式尚未研究过。

另一种广泛应用的与表现相关的测试是 6 分钟步行测试（6-minute walk test，6MWT）。在这个测试中，儿童必须在 6 分钟内通过步行（不是跑步）走尽可能长的距离。该试验可用于不同的患者群体，如 JIA、脊柱裂、脑性瘫痪和血友病 [32,79,95]。Lelieveld 等人发现 JIA 患儿的步行距离与 VO_{2peak} 之间的相关性较低 [52]。此外，Paap 等人发现在 6MWT 期间，JIA 患儿的 HR_{peak} 和 VO_{2peak} 达到峰值的 80% ~ 85%，表明这是一项用于测量 JIA 患儿功能运动能力的亚极

表 7.5 计算除腰椎和胸椎外的所有关节运动的 GROMS[a]

关节运动	A 测量	B 标准	C A + B	D 方式	E C × D
颈椎伸展	30	45	0.66	4	2.64
颈椎旋转	60	80	0.75	4	3
肩关节屈曲	142.5	180	0.79	4	3.16
肩关节外展	180	180	1.00	4	4
肩关节 ER	85	85	1.00	3	3
肩关节 IR	70	70	1.00	3	3
肘关节伸展	145	145	1.00	3	3
肘关节屈曲	145	145	1.00	5	5
R/U 旋后	90	90	1.00	4	4
R/U 旋前	90	90	1.00	4	4
腕关节屈曲	67.5	90	0.75	3	2.25
腕关节伸展	27.5	90	0.31	5	1.55
MCP (2 ~ 5)	68.75	90	0.76	5	3.8
PIP (2 ~ 5)	72.5	100	0.73	5	3.65
DIP (2 ~ 5)	47.5	90	0.53	4	2.12
拇指屈曲	20	70	0.29	5	1.45
拇指伸展	30	50	0.60	5	3
拇指 DIP 1	30	90	0.33	2	0.66
髋关节屈曲	135	135	1.00	5	5
髋关节伸展	150	155	0.97	5	4.85
髋关节外展	50	50	1.00	4	4
髋关节 IR	15	45	0.33	2	0.66
髋关节 ER	40	45	0.88	4	3.52
膝关节屈曲	145	145	1.00	5	5
膝关节伸展	145	145	1.00	5	5
踝关节背伸	20	20	1.00	4	4
踝关节跖屈	50	55	0.91	4	3.64

注：引自 Epps H, Hurley M, Utley M: Development and evaluation of a single value score to assess global range of motion in juvenile idiopathic arthritis. *Arthritis Care Res* 47:398, 2002.

获得 John Wiley & Sons、子公司 Wiley- liss Inc 转载许可。

[a] GROMS（Global Range of Motion Scale），全身关节活动范围评分表。

Mode=weighted value for joint movement based upon experts' opinion of its functional importance. 根据专家对关节功能重要性的意见，计算关节运动的加权值。

ER（external rotation），外旋；IR（internal rotation），内旋；MCP（metacarpophalangeal），掌指关节；PIP（proximal interphalangeal），近端指骨间关节；DIP（distal interphalangeal），远端指骨间关节；R/U（radio-ulnar），桡－尺关节。

量运动试验[68]。此外，这些数据表明，6MWT 结束时的运动强度可用于 JIA 患儿有氧运动训练期间运动强度的设定，因为此强度足以提高心肺健康水平。

活动和参与

活动和参与的检查

使用几种标准化的工具测试儿童的活动。CHAQ 是为测定 1 ~ 19 岁儿童身体功能而设定，包括 30 个活动，分为 8 类[82]。受试者（9 岁及以上的儿童或家长）在过去 1 周根据儿童完成每个项目的难易程度进行评分（0，没有任何困难；1，有一些困难；2，有很大困难；3，无法完成）。如果儿童因为太小而难以完成测试则被评为“不适用”。每个分类中得分最高的项目决定了该分类的得分。如果儿童需要辅助装置或其他人帮助完成任务，则该类别的分数至少为 2。残疾指数（Disability Index，DI），由 8 个类别的平均得分计算得出，范围是 0 ~ 3。分数越高表示残疾越严重。CHAQ 还包括一个关于晨僵出现和持续时间的问题，以及使用 VAS 评定疼痛强度和一般健康状况。最近，CHAQ 进行了修订和扩展，增加了 8 个体力要求较高的项目，以应对风湿病患儿对积极生活方式的挑战[50]。

其他旨在测量身体功能问卷包括少年关节炎功能评估指数（Juvenile Arthritis Functional Assessment，JASI）[110] 和少年关节炎功能评估报告（Juvenile Arthritis Functional Assessment Report，JAFAR）[37]。学校检查表可用于检查与学校有关的问题[87]。学校功能评估也可能有用[14]（详见第 2 章）。另外有两种工具可用于测量 JIA 患儿的身体功能和生活质量（quality of life，QOL），分别是少年关节炎生活质量问卷（Juvenile Arthritis Quality of Life Questionnaire，JAQQ）[16] 和儿童生活质量问卷（Pediatric Quality of Life Inventory，PedsQL）[101]。唯一用于测定儿童实际表现的工具是幼年关节炎功能评定量表（Jurenile Arthritis Functional Assessment Scale，JAFAS）。在完成 10 项任务时，对儿童进行观察并记录完成时间。如果完成任务的时间等于或小于标准时间，则得分为 0；如果时间超过标准，则得分为 1；如果儿童不能执行任务，则得分为 2。测试需要 10 分钟，只需要极少的简单设备[59]。

物理治疗措施

急性期的物理治疗重点不同于亚急性期和慢性期。在急性期，治疗重点是维持和保持关节功能；在亚急性期和慢性期，重点是恢复和补偿功能和活动。

物理治疗的总体目标是通过维持或改善功能并为儿童和家庭提供教育和支持来恢复和优化儿童的活动、参与和身体健康。专栏 7.2 说明了 JIA 的物理治疗干预措施。干预针对每个儿童的身体、认知和社会发展情况，还必须考虑家庭的文化背景。身体活动和分级运动对于控制疾病的影响和维持最佳健康状态至关重要。在温水池中锻炼可以借助水的浮力更容易活动，特别推荐用于关节疾病的急性炎症阶段。大多数患有轻度至中度 JIA 的儿童可以进行普通地面上的活动。

坚持治疗方案极为重要。家庭训练计划可能是必要的，但往往是父母和儿童之间冲突的根源。让儿童对训练计划有一定的控制力，如选择训练的时间和地点，可以提高依从性。年龄较大的儿童可以与父母和治疗师合作设定目标和计划干预方案。

身体功能和结构

关节健康管理

用于管理关节健康的物理治疗措施包括冷疗、运动和使用夹板。关节炎的治疗中不使用浅表或深层热疗。研究表明，当使用这些方式时，关节内炎症增加[66,67]。儿童不可使用超声波和短波透热疗法。Wiltink 等人的研究[106] 表明，这些方式可能会损害软骨，导致软骨骨化和上皮细胞的增殖。

均衡的休息和训练对于管理 JIA 的关节健康和功能非常重要。参加团体水上或陆上运动的儿童疼痛减轻[5,23,44,91]。充足的睡眠有助于减轻晨僵和疼痛。据观察，睡眠时间碎片与疾病症状有关，可能会破坏白天的表现[85]。定制的夹板可以支撑关节，可以保留功能，并可以在夜间缓解疼痛。

当 ROM 训练用于保持关节运动和软组织延伸性时，优选考虑主动 ROM 训练。一些研究表明，被动活动炎性关节会引起促炎肽物质 P[61] 释放的增加，导致更多的疼痛和炎症。儿童还可以学习那些与游戏相结合的，可以同时促进几个关节的活动的运动模式。

应用被动矫正时需仔细考虑产生的生物力学的对位对线。应采取预防措施，避免引起半脱位或使关节承受过度负荷。

肌力

少量证据指出肌力训练对 JIA 的有效作用。最近一项关于 JIA 患者进行肌力训练的随机对照试验中提出了一个训练方案[77]。12 周的髋伸肌群和膝伸肌群训练后，在随访中发现膝伸肌的力量得到了维持。

力量训练的目标肌群为受累关节和邻近关节附近的肌肉。在关节急性炎症期，等长训练可以用来维持肌肉围度和肌肉力量。应避免过度长时间的最大等长收缩，因为可能会增加关节内压和限制肌肉内的血

专栏 7.2 少年特发性关节炎的干预措施

协调，沟通和记录预期目标
与患儿、患儿家庭、学校和其他相关人群协调照护方案
保险公司了解所需的康复服务
需决定是否需要对学校进行调整
最大化提供资源
根据患儿的健康状况调整方案

特殊措施
与社区治疗师、学校工作人员和社区服务人员进行沟通
康复所需的医疗必要的处方和记录文件
个体化教育计划；根据康复法第 504 节进行调整

患者相关说明
预期目标
提高对社区资源的认识和使用
加强保护关节免于继发性损伤
提升日常生活活动的功能性
患者及其家庭对于诊断、预后、干预措施和目标及结果有进一步认知

特殊措施
家庭训练方案
关于关节保护原则的说明
从关节炎基金会获得疾病相关信息
介绍社区其他资源

治疗性运动
预期目标
提升执行相关自我照护、家庭管理、社区和学校融合以及休闲活动的能力
增加有氧活动
改善步态
关节和软组织肿胀、炎症或活动受限程度减轻
提高关节的吻合度和活动性
疼痛减轻
姿势控制得到改善
力量、爆发力和耐力得到提高

特殊措施
有氧训练
水中训练
低强度负重训练
步态训练
姿势训练
力量、爆发力和耐力训练
主动辅助、主动和抗组训练
特定任务表现训练
柔韧性训练
肌肉延长
关节活动度
静态渐进牵拉
平衡、协调和灵敏训练

自我照护和家庭管理中的功能训练
预期目标
提高执行自我照护和家庭管理相关的体力活动的能力
降低任务执行所需的监督水平
继发性损伤的风险降低

特殊措施
ADL 训练
辅助和适应性工具或设备训练
自我照护或家庭管理适应任务
休闲和娱乐活动建议
矫正器，保护性或辅助性工具或设备训练
损伤防护训练

学校内的功能训练、娱乐、社团和休闲活动
预期目标
增加学校出勤率
增加与同伴一起娱乐休闲的机会
去除家庭、学校和社区资源的建筑障碍

特殊措施
按照个体化教育计划安排恰当的到校方案
按照个体化教育计划调整学校教学
日常生活活动训练
辅助和适应性工具或设备训练
借助适应性设备进行休闲娱乐活动
根据家庭和学校的情况对建筑障碍进行调整

工具和设备的处方、应用和制造
预期目标
进行体力活动的能力得到改善
预防畸形
改善步态
增加关节稳定性
获得关节最佳对线
减轻疼痛
尽可能多地保护关节

特殊措施
适应性工具或设备
辅助工具或设备（助行器、轮椅、日常生活活动）
夹板和矫正器具（鞋垫、静态夹板、动态夹板、护具）
保护性工具（夹板、贴布、肘关节和膝关节护垫）
辅助工具（加压衣，颈圈）

电刺激疗法
预期目标
肌肉运动表现提高
减轻疼痛

特殊措施
生物反馈

物理因子和力学治疗
预期目标
减轻疼痛
软组织肿胀、炎症和受限程度减轻
对姿势和活动的耐受能力得到改善
改善关节的吻合度和活动性

特殊措施
冷疗（RICE 原则 - 休息、冰敷、加压、抬高患肢）
水疗（水中训练、漩涡浴）
持续被动运动装置

注：根据 Scull S: Juvenile rheumatoid arthritis. In: Campbell S, Vander Linden D, Palisano R, editors: *Physical therapy for children*. 2nd ed. Piladelphia: WB Saunders; 2000. p 245.

流[41]。肌电图生物反馈可能有助于控制儿童在训练中的收缩强度。

关节炎症的亚急性期中加入动态训练。包括向心和离心收缩训练。当儿童可用正确的动作形式在无痛情况下对抗重力完成训练后，可以安全施加阻力[62]。

有必要给予明确的运动方向和运动说明，并且对训练课程进行监控。训练的进阶需要根据阶段性评估进行。每节训练课可以由轻度有氧训练和柔韧性训练开始，并以恢复和牵伸活动结束。每周应进行 2 次抗阻训练，并且在训练中安排充足的休息和恢复时间[20]。

有氧能力

Cochrane 系统评价仅对 3 项已发表的运动训练对 JIA 儿童的影响随机对照研究进行比对[90]。这些研究均未发现有氧训练计划完成后 VO_{2peak} 得到改善。疗效不佳可能归因于低运动频率（如每周 1 次）、低运动强度（运动强度必须高于日常活动的强度）或低运动依从性（儿童经常跳过训练部分），或者它可能提示儿童没有进行规定的家庭训练。然而，有氧训练对于提高儿童进行日常体育活动和游戏的耐力非常重要。此外，有氧训练有助于强化运动后的恢复。根据现有文献，建议患有 JIA 且有氧能力缺乏的儿童每周应训练至少 2 次，中等至高强度（60%～85%HRpeak），每次训练 45～60 分钟，至少 6～12 周[45,46,88]。具体运动形式似乎是不如强度、持续时间和频率重要。然而，负重运动是维持最佳骨骼生长和密度所必需的。可以将改善本体感受功能、平衡和协调功能的低强度活动纳入有氧健身训练计划。然而，正如 Stephens 等人所指出的，不仅高强度活动可改善有氧能力，低强度的运动，如气功也能起到作用[84]。

无氧能力

在一项研究中，van Brussel 等人[98]假设无氧能量系统的训练（如高强度间歇训练）可能与有氧系统的训练同等重要，因此对于 JIA 儿童是必要的。尽管这种训练方式尚未在 JIA 患儿中进行过研究，但在其他慢性病患儿（如囊性纤维化、脑性瘫痪）中，无氧运动训练对功能和能力均有所改善[47,102]。特别对于无氧能力的降低幅度大于有氧能力的患儿，这种训练方式可能是有效的。此外，儿童喜欢无氧运动而不是成人类型的持续耐力运动。建议的运动组合包括 15 次高强度骑行冲刺（全程 15～30 秒）；每次冲刺后进行 1～2 分钟的主动休息（低阻力骑行）。训练课程可以包括 3 组训练，在 3 组间歇训练之间有 5 分钟的主动恢复。

活动与参与

鼓励健康积极的生活

一些研究已经确定了 JIA 患儿的低运动量的生活方式[34,51,92]。据报道，JIA 患儿加速度计测量的体力活动与健康相关心肺能力（VO_{2peak}）之间存在显著的相关性[92]，提示存在因果关系。此外，经常性运动对 JIA 儿童的关节评分没有不良影响[43]。儿童体力活动水平与运动表现之间的联系[111]表明，JIA 儿童的体力活动水平可能通过改善 JIA 儿童运动能力而提高[99]。此外，鉴于成人的体力活动水平会在青少年期确定，因此鼓励 JIA 儿童和家庭定期参加体力活动很重要。定期进行体育锻炼有助于 JIA 青少年预防心血管危险因素、肥胖、骨骼健康下降，以及保持与健康相关的生活质量。物理治疗师应该让父母放心，并尽快激发积极健康的生活方式。

自我照护活动

每个患有慢性疾病的儿童主要目标是在家庭、学校和社区内实现自我照护的独立能力。每个年龄和发展阶段对于自理的期望各不相同。据报道，JIA 儿童的移动能力早在 4 岁时，就可以表现出延迟的现象[99]。这与学龄前儿童形成对比，学龄前儿童在运动能力和运动里程碑发展方面表现出更多受限[99]。对 JIA 婴儿的干预措施可能包括防止挛缩和促进功能发展。抓握受限的儿童可能使用改良的玩具。功能性护腕和手夹板可以在使用手部时帮助支撑关节，辅助装置可以对于抓握不足、手部疼痛和疲劳进行代偿。穿衣和卫生辅助包括在衣服和鞋上使用魔术贴、弹性鞋带、长柄鞋拔、敷料棒、纽扣钩、拉链和长柄浴刷。为了获得最佳功能和自理能力，可能需要在梳理物品、餐具和书写工具上加用固定手柄。

居家中的一些改良可能是有益的，包括用杠杆替换旋钮和龙头，使用开罐器或电动开罐器，添加起立马桶座圈，以及在浴缸中安装安全杆。对于必须使用轮椅的儿童，需要进行更多改良，包括加宽门道和在入口处增加坡道。治疗师必须考虑这些变化对家庭的经济、身体和情感影响。该装置或改装必须是可承受的并且必须达到预期目的、使用便捷且对于儿童和父母是可接受的。在考虑充分改造时，了解疾病病程的预后至关重要。临时病情加重可能会产生对轮椅的需求，但大多数人不需要对居家和周围环境进行结构改变。

功能活动

关节持重和行走对于骨骼的最佳生长和密度、关节健康和肌肉发育至关重要。应该在预期的年龄鼓励站立、爬行和行走，但应避免使用婴儿学步车，因为它们可能会导致异常步态并且有很高的受伤风险。应鼓励学习步行的儿童和学龄前儿童在家中和外面短距离行走。鞋应该起到支撑和缓冲足部的作用并能调整畸形。柔韧的鞋底、良好的足弓支撑和高鞋帮的运动鞋是大多数儿童不错的选择。对于有前足肿胀或蹋外翻、槌状趾或爪形趾的儿童，鞋前部需要宽且深。由于跖趾关节压力过大，足部和足趾关节炎患儿不应穿高跟鞋。可以在鞋底增加滚动杆状物，可为那些有足趾活动受限或过度伸展疼痛的儿童提供足趾离地的帮助。定制的鞋内矫形器可以取代标准的鞋垫，以适应足部畸形同时减少这些疼痛关节承受的压力，并在大多数情况下缓解疼痛。

很少有JIA患儿需要步行辅助设备。但是，如果儿童开始出现承重或行走困难时，应确定原因并解决。通过在较短侧鞋内放置增高鞋垫，可以调整长短腿差异。患有单侧下肢疼痛或力量不足的儿童可以在对侧使用手杖或肘杖来缓解累及肢体的负荷并增加行走时的稳定性。如果是双侧问题，可能需要助行器或拐杖。如果儿童有上肢损伤，可以增加扶手的附件给予辅助。

有些儿童可能需要使用轮椅在学校或社区环境的长距离移动。带有坚固座椅和靠背的四轮车或婴儿车适合幼儿或学龄前儿童。年龄较大的儿童可以使用带有训练轮的三轮车或自行车在社区内转移。电动助力自行车可以促进更广的区域的行走并允许与同伴接触。无动力的两轮滑轮车允许年幼的儿童用脚推进自己而无须承重。为了在学校有效地移动，可能需要轻度动力车或轻型轮椅。患有上肢关节炎的儿童经常用脚操纵轮椅。严重损伤的儿童使用动力轮椅，但对于大学生来说，需对在大学校园内使用情况进行协商。使用轮椅的儿童应每天需部分时间从椅子上站起，通过站立和行走保持骨骼健康，防止挛缩，并保存行走的耐受能力。

与学校有关的问题

患有JIA的儿童可能需要偶尔调整他们的学校课程。这些可能包括第二套家用课本，定制或改良的书写工具或优化教室使用的书桌桌面。患有严重手部关节炎的儿童可能需要使用录音机或文字处理器记录课堂笔记并不定时进行检测。对学校时间表的调整，可能包括一天中离开教室服用药物或短暂休息的时间，需要额外的时间转换教室，或者如果儿童无法上楼梯，则允许其使用电梯。有些学校自愿提供这些服务。在某些情况下，儿童可能需要根据《职业康复法案》第504节制订个性化教育计划（individualized educatonal Plan，IEP）或住宿。通常需要职业咨询，为青少年过渡到高等教育和工作做好准备。尽管大多数州都要求制订转衔计划，但Lovell及其同事[62,64]发现只有8%的JIA儿童接受过职业咨询。最近的一项综述强调了缺乏对关节炎年轻人早期就业经历的研究。审查中发现的就业状况从11%～71%不等，虽然并不总是具有统计学意义，但与健康同龄人相比，患有关节炎的年轻人的就业可能性较小。疾病越严重，受教育程度越低及女性难以获得有偿工作[41]。

鼓励定期参加体育课程。教师应该了解儿童的诊断和所有活动受限或预防措施。一般而言，应允许儿童监测他（她）自己的活动水平，并根据需要进行休息。但是，可能引起损伤或关节损伤的剧烈活动应避免。这些活动包括倒立和翻跟头，手部关节炎患儿的倒立、俯卧撑、手推车和其他类似活动；对患有脊柱或下肢关节炎的儿童应避免高冲击的跑步或跳跃。治疗师可以与体育老师商议，根据需要调整活动。

娱乐活动

娱乐活动可提供身体与心理的双重益处。活动的选择取决于儿童的偏好、身体状况、运动技能和健康水平。一天参与活动的量和形式需要根据疾病的症状进行相应的调整。PRINTO 等网站为父母提供基于循证和专家推荐的运动和运动建议[38] 游泳、水中运动或低冲击的负重有氧训练和骑自行车可作为良好的心血管锻炼形式。应避免在发炎或受损的关节上进行高冲击负荷活动。接触性运动，包括足球，曲棍球和拳击，以及那些具有高伤害风险的运动应该由儿童和父母一起仔细评估，最终可能不鼓励患儿参与。竞争性团体项目可能造成身体上和情绪上的压力，但每种情况都应该独立评估。

参加运动之前的身体训练计划，可以让儿童为活动所需的身体条件做好准备。应该鼓励每次练习或比赛前进行热身，并于活动结束后放松。可能需要对特定的运动技能进行指导。运动矫形器或其他辅助设备可以改善关节对线和稳定性，因此有助于保护关节健康。

骨科手术及物理治疗师的职责

过去几十年中 JIA 患儿接受骨科手术的情况已变得罕见，因为更强的免疫抑制和免疫调节药物可以提前缓解病情，减少大范围关节损伤，并减轻大多数儿童的生长障碍。

当慢性疾病阶段中发生不可逆的关节损伤并且儿童具有显著的疼痛和功能受限时，可考虑使用全关节置换术（total joint arthroglasty，TJA）。通常是进行髋关节和膝关节手术，虽然其他关节的假体也能提供。在决定手术时，需要考虑几个因素：包括儿童的年龄、骨骼成熟度、一般身体状况、上肢功能，以及成功完成长期密集的术后康复方案的能力。计算机定制的假体需要适应关节解剖学，小骨头尺寸和骨质疏松的变化。还必须考虑假体的寿命，特别是在幼儿进行 TJA 时。如果需要大量手术最大限度地获得功能效果，要考虑分阶段进行手术。

总结

JIA 是一种自身免疫性炎症性疾病，也是儿童时期最常见的类风湿性疾病。虽然确切的原因尚不清楚，但可归纳为 3 种主要的不同发病类型：系统型、多关节型和少关节型。随着疾病的认知和诊断技术的进步以及更有效治疗关节炎症的药物的出现，大多数 JIA 患儿在早期诊断和适当治疗方面取得了不错效果。然而，许多 JIA 患儿可能存在短期或长期问题，包括慢性关节肿胀、疼痛和运动受限，以及肌肉萎缩和力量不足，有氧功能差和运动耐力不足。长期的病程会导致整体或局部生长障碍，姿势和步态异常。由关节炎和关节外症状引起的活动和参与受限可能会对儿童的生活质量产生负面影响。长期的预后取决于儿童在疾病发作时的年龄、发病的基因和表型、疾病活跃时的严重程度和持续时间，以及家庭可获得和使用的医疗和其他资源的质量和一致性。

本章回顾了 JIA 最常见的特征，为关节炎患儿进行的标准化检查和疗效评估，以及关于慢性炎症性关节炎患者运动和身体活动影响的最新研究成果。物理治疗师是儿科风湿病学小组的重要成员，提供检查、评估和干预，并监测 JIA 儿童的关节健康、身体功能和身体健康。治疗师同时又作为父母或看护人及学校和社区人员为孩子做出适应调整的重要资源，保证了 JIA 儿童充分参与家庭、学校和社区生活。

致谢

感谢 Susan E. Klepper 对本章及本教材的连续 4 个版本做出的宝贵贡献。本章从她最初的版本发展而来。

（艾婧文　译，齐丽娜　审）

参考文献

1. Reference deleted in proofs.
2. Ansell BM, Rudge S, Schaller JG: *Color atlas of pediatric rheumatology*, London, 1992, Wolfe Publishing Limited, pp 13–75.
3. Reference deleted in proofs.
4. Atwood M: Developmental assessment and integration. In Melvin J, editor: *Rheumatic disease in adult and child: occupational therapy and rehabilitation*, ed 3, Philadelphia, 1989, FA Davis, pp 188–214.
5. Bacon M, Nicholson C, Binder H, White P: Juvenile rheumatoid arthritis: aquatic exercise and lower extremity function, *Arthritis Care Res* 4:102–105, 1991.
6. Bailey RC, Olson J, Pepper SL, Porszasz J, Barstow TJ, Cooper DM: The level and tempo of children's physical activities: an observational study, *Med Sci Sports and Exerc* 27:1033–1041, 1995.
7. Beyer JE, Denyes MJ, Villarruel AM: The creation, validation, and continuing development of the Oucher: a measure of pain intensity in children, *J Pediatr Nurs* 7:335–346, 1992.
8. Brewer EJ, Bass J, Baum J, Cassidy JT, Fink C, Jacobs J, et al.: Current proposed revision of JRA criteria, *Arthritis Rheum* 20(Suppl 2):195–202, 1977.

9. Bulatović Calasan M, de Vries LD, Vastert SJ, Heijstek MW, Wulffraat NM: Interpretation of the Juvenile Arthritis Disease Activity Score: responsiveness, clinically important differences and levels of disease activity in prospective cohorts of patients with juvenile idiopathic arthritis, *Rheumatology (Oxford)* 53:307–312, 2014.
10. Burnham JM, Shults J, Dubner SE, Sembhi H, Zemel BS, Leonard MB: Bone density, structure, and strength in juvenile idiopathic arthritis: importance of disease severity and muscle deficits, *Arthritis Rheum* 58:2518–2527, 2008.
11. Cassidy JT, Petty RE: Juvenile rheumatoid arthritis. In Cassidy JT, Petty RE, Laxer RM, Lindsley CB, editors: *Textbook of pediatric rheumatology*, ed 6, Philadelphia, 2011, WB Saunders, pp 212–297.
12. Childhood Arthritis and Rheumatology Research Alliance (CARRA). Available from: URL:https://www.carragroup.org.
13. Reference deleted in proofs.
14. Coster W, Deeney T, Haltiwanger J, Haley S: *School function assessment*, Boston, MA, 1998, Harcourt Brace.
15. De Backer IC, Singh-Grewal D, Helders PJ, Takken T: Can peak work rate predict peak oxygen uptake in children with juvenile idiopathic arthritis? *Arthritis Care Res (Hoboken)* 62:960–964, 2010.
16. Duffy CM, Arsenault HL, Duffy KN, Paquin JD, Strawczynski H: The Juvenile Arthritis Quality of Life Questionnaire-Development of a new responsive index for juvenile rheumatoid arthritis and juvenile spondyloarthritis, *J Rheumatol* 24:738–746, 1997.
17. Emery HM: The rehabilitation of the child with juvenile chronic arthritis, *Bailliere's Clinical Pediatrics* 1:803–823, 1993.
18. Epps H, Hurley M, Utley M: Development and evaluation of a single score to assess global range of motion in juvenile rheumatoid arthritis, *Arthritis Care Res* 47:398–402, 2002.
19. European League Against Rheumatism: *EULAR bulletin no. 4: nomenclature and classification of arthritis in children*, Basel, 1977, National Zeitung AG.
20. Faigenbaum AD, Milliken LA, Loud RL, Burak BT, Doherty CL, Westcott WL: Comparison of 1 and 2 days per week of strength training in children, *Res Q Exerc Sport* 73:416–424, 2002.
21. Fan J, Wessel J, Ellsworth J: The relationship between strength and function in females with juvenile rheumatoid arthritis, *J Rheumatol* 3:1399–1405, 1998.
22. Filocamo G, Consolaro A, Schiappapietra B, Dalprà S, Lattanzi B, Magni-Manzoni S, et al.: A new approach to clinical care of juvenile idiopathic arthritis: the Juvenile Arthritis Multidimensional Assessment Report, *J Rheumatol* 38:938–953, 2011.
23. Fisher NM, Venkatraman JT, O'Neil K: The effects of resistance exercises on muscle and immune function in juvenile arthritis, *Arthritis Rheum* 44:S276, 2001.
24. Giannini EJ, Ruperto N, Ravelli A, Lovell DJ, Felson DT, Martini A: Preliminary definition of improvement in juvenile arthritis, *Arthritis Rheum* 40:1202–1209, 1997.
25. Giannini MJ, Protas EJ: Aerobic capacity in juvenile rheumatoid arthritis patients and healthy children, *Arthritis Care Res* 4:131–135, 1991.
26. Giannini MJ, Protas EJ: Exercise response in children with and without juvenile rheumatoid arthritis: a case comparison study, *Phys Ther* 72:365–372, 1992.
27. Reference deleted in proofs.
28. Guzman J, Oen K, Tucker LB, et al.: For the ReACCh-investigators. The outcomes of juvenile idiopathic arthritis in children managed with contemporary treatments from the ReACCh-Out cohort, *Ann Rheum Dis* 74:1854–1860, 2015.
29. Reference deleted in proofs.
30. Hagglund KJ, Schopp LM, Alberts KR, Cassidy JT, Frank RG: Predicting pain among children with juvenile rheumatoid arthritis, *Arthritis Care Res* 8:36–42, 1995.
31. Hansmann S, Benseler SM, Kuemmerle-Dreschner JB: Dynamic knee joint function in children with juvenile idiopathic arthritis (JIA), *Pediatr Rheumatol Online J* 13:8, 2015, http://dx.doi.org/10.1186/s12969-015-0004-1.
32. Hassan J, van der Net J, Helders PJ, Prakken BJ, Takken T: Six-minute walk test in children with chronic conditions, *Brit J Sports Med* 44:270–274, 2010.
33. Helders PJ, Nieuwenhuis MK, van der Net J, Kramer PP, Kuis W, Buchanon T: Displacement response of juvenile arthritic wrists during grasp, *Arthritis Care Res* 13:375–381, 2000.
34. Henderson CJ, Lovell DJ, Specker BL, Campaigne BN: Physical activity in children with juvenile rheumatoid arthritis: quantification and evaluation, *Arthritis Care Res* 8:114–119, 1995.
35. Hendrengren E, Knutson LM, Haglund-Akerlind Y, Hagelberg S: Lower extremity isometric torque in children with juvenile chronic arthritis, *Scand J Rheumatol* 30:69–76, 2001.
36. Reference deleted in proofs.
37. Howe S, Levinson J, Shear E, Hartner S, McGirr G, Schulte M, et al.: Development of a disability measurement tool for juvenile rheumatoid arthritis: the Juvenile Arthritis Functional Assessment Report for children and their parents, *Arthritis Rheum* 34:873–880, 1991.
38. IRCCS Istituto G. Gaslini, Università di Genova. Information on Paediatric Rheumatic Diseases. Available froim: URL: http://www.printo.it/ pediatric-rheumatology/.
39. Reference deleted in proofs.
40. Jaworski TM, Bradley LA, Heck LW, Roca A, Alarcon GS: Development of an observation method for assessing pain behaviors in children with juvenile rheumatoid arthritis, *Arthritis Rheum* 38:1142–1151, 1995.
41. Jetha A: The impact of arthritis on the early employment experiences of young adults: a literature review, *Disabil Health J* 8:317–324, 2015.
42. Keller-Marchand L, Farpour-Lambert NJ, Hans D, Rizzoli R, Hofer MF: Effects of a weight bearing exercise program in children with juvenile idiopathic arthritis, *Med Sci Sports Exerc* 38(Suppl 5):S93–S94, 2006.
43. Kirchheimer JC, Wanivenhaus A, Engel A: Does sport negatively influence joint scores in patients with juvenile rheumatoid arthritis? An 8-year prospective study, *Rheumatol Internat* 12:239–242, 1993.
44. Klepper S: Effects of an eight-week physical conditioning program on disease signs and symptoms in children with chronic arthritis, *Arthritis Care Res* 12:52–60, 1999.
45. Klepper S: Exercise and fitness in children with arthritis: evidence of benefits for exercise and physical activity, *Arthritis Care Res* 49:435–443, 2003.
46. Klepper SE: Exercise in pediatric rheumatic diseases, *Curr Op Rheumatol* 20:619–624, 2008.
47. Klijn PH, Oudshoorn A, van der Ent CK, van der Net J, Kimpen JL, Helders PJ: Effects of anaerobic training in children with cystic fibrosis: a randomized controlled study. *Chest* 125:1299–1305, 2004
48 2004 Knopps K, Wulffraat N, Lodder S, Houwen R, de Meer K: Resting energy expenditure and nutritional status in children with juvenile rheumatoid arthritis, *J Rheumatol* 26:2039–2043, 1999.
49. Kraemer W, Fleck S: *Strength training for young athletes*, Champaign, IL, 1993, Human Kinetics.
50. Lam C, Young N, Marhawa J, McLimont M, Feldman BM: Revised versions of the Childhood Health Assessment Questionnaire (CHAQ) are more sensitive and suffer less from a ceiling effect, *Arthritis Rheum* 51:881–889, 2004.
51. Lelieveld OT, Armbrust W, van Leeuwen MA, Duppen N, Geertzen JH, Sauer P, et al.: Physical activity in adolescents with juvenile idiopathic arthritis, *Arthritis Rheum* 59:1379–1784, 2008.
52. Lelieveld OT, Takken T, van der Net J, van Weert E: Validity of the 6-minute walking test in juvenile idiopathic arthritis, *Arthritis Rheum* 53:304–307, 2005.
53. Lelieveld OT, van Brussel M, Takken T, van Weert E, van Leeuwen MA, Armbrust W: Aerobic and anaerobic exercise capacity in adolescents with juvenile idiopathic arthritis, *Arthritis Rheum* 57:898–904, 2007.
54. Len C, Ferraz M, Goldenberg J, Oliveira LM, Araujo PP, Rodrigues

Q, et al.: Pediatric Escola Paulista de Medicina range of motion scale: a reduced joint count score for general use in juvenile rheumatoid arthritis, *J Rheumatol* 26:909–913, 1999.
55. Reference deleted in proofs.
56. Lien G, Selvaag AM, Flat B, Haugen M, Vinje O, Søskaar D, et al.: A two-year prospective controlled study of bone mass and bone turnover in children with early juvenile idiopathic arthritis, *Arthr Rheum* 52:833–840, 2005.
57. Lineker SC, Badley EM, Dalby DM: Unmet service needs of children with rheumatic diseases and their parents in a metropolitan area, *J Rheumatol* 23:1054–1058, 1996.
58. Reference deleted in proofs.
59. Lovell DJ, Howe S, Shear E, Hartner S, McGirr G, Schulte M, et al.: Development of a disability measurement tool for juvenile rheumatoid arthritis: the Juvenile Arthritis Functional Assessment Scale, *Arthritis Rheum* 32:1390–1395, 1989.
60. Mannion ML, Xie F, Curtis JR, Beukelman T: Recent trends in medication usage for the treatment of juvenile idiopathic arthritis and the influence of tumor necrosis factor inhibitors, *J Rheumatol* 41:2078–2084, 2014.
61. McDougall JJ: Arthritis and pain. Neurogenic origin of joint pain, *Arthritis Res Ther* 8:220, 2006.
62. Minor M, Westby D: Rest and exercise. In Robbins L, Burckhardt C, Hannan M, DeHoratius R, editors: *Clinical care in the rheumatic diseases*, ed 2, Atlanta, GA, 2001, American College of Rheumatology, pp 179–184.
63. Morrison CD, Bundy RC, Fisher AG: The contribution of motor skills and playfulness to the play performance of preschoolers, *Am J Occupat Ther* 45:687–694, 1991.
64. Murray KJ, Moroldo MB, Donnelly P, Prahalad S, Passo MH, Giannini EH, et al.: Age-specific effects of juvenile rheumatoid arthritis-associated HLA alleles, *Arthritis Rheum* 42:1843–1853, 1999.
65. Nieuwenhuis MK, van der Net J, Kuis W, Buchanon TS, Helders PJ: Assessment of wrist malalignment in juvenile rheumatoid arthritis, *Advances Physiother* 1:99–109, 1999.
66. Oosterveld FG, Rasker JJ: Effects of local heat and cold treatment on surface and intra-articular temperature of arthritic knees, *Arthritis Rheum* 37:1578–1582, 1994.
67. Oosterveld FG, Rasker JJ, Jacobs JW, Overmars HJ: The effect of local heat and cold therapy on the intra-articular and skin surface temperature of the knee, *Arthritis Rheum* 35:146–151, 1992.
68. Paap E, van der Net J, Helders PJ, Takken T: Physiologic response of the six-minute walk test in children with juvenile idiopathic arthritis, *Arthritis Rheum* 53:351–356, 2005.
69. Pediatric Rheumatology International Trial Organization (PRInTO): information on pediatric rheumatology. Available at: URL: http://www .printo.it/pediatric-rheumatology/.
70. Reference deleted in proofs.
71. Petty RE, Southwood TR, Manners P, et al.: International League of Associations for Rheumatology classification of juvenile idiopathic arthritis, second revision, Edmonton 2001, *J Rheumatol* 31:390–392, 2004.
72. Prakken B, Albani S, Martini A: Juvenile idiopathic arthritis, *Lancet* 377:2138–2149, 2011.
73. Prakken B, Martini A: Paediatric rheumatology in 2014: digging deeper for greater precision and more impact in JIA, *Nat Rev Rheumatol* 11:70–72, 2015.
74. Reed MH, Wilmot DM: The radiology of juvenile rheumatoid arthritis: a review of the English language literature, *J Rheumatol* 31(Suppl):2–22, 1991.
75. Reference deleted in proofs.
76. Ringold S, Weiss PF, Colbert RA, DeWitt EM, Lee T, Onel K, et al.: Juvenile Idiopathic Arthritis Research Committee of the Childhood Arthritis and Rheumatology Research Alliance. Childhood Arthritis and Rheumatology Research Alliance consensus treatment plans for new-onset polyarticular juvenile idiopathic arthritis, *Arthritis Care Res (Hoboken)* 66:1063–1072, 2014.
77. Sandstedt E, Fasth A, Nyström Eek M, Beckung E: Muscle strength, physical fitness and well-being in children and adolescents with juvenile idiopathic arthritis and the effect of an exercise programme: a randomized controlled trial, *Pediatr Rheumatol Online J* 11:7, 2013.
78. Schanberg LE, Sandstrom MJ, Starr K, Gil KM, Lefebvre JC, Keefe FJ, et al.: The relationship of daily mood and stressful events to symptoms in juvenile rheumatic disease, *Arthritis Care Res* 13:33–41, 2000.
79. Schoenmakers MA, de Groot JF, Gorter JW, Hillaert JL, Helders PJ, Takken T: Muscle strength, aerobic capacity and physical activity in independent ambulating children with lumbosacral spina bifida, *Disabil Rehabil* 104:657–665, 2009.
80. Reference deleted in proofs.
81. Sherry DD, Stein LD, Reed AM, Schanberg LE, Kredich DW: Prevention of leg length discrepancy in young children with pauciarticular juvenile rheumatoid arthritis by treatment with intra-articular steroids, *Arthritis Rheum* 42:2330–2334, 1999.
82. Singh G, Athreya B, Fries JF, Goldsmith DP: Measurement of health status in children with juvenile rheumatoid arthritis, *Arthritis Rheum* 37:1761–1769, 1994.
83. Spencer CH, Bernstein BH: Hip disease in juvenile rheumatoid arthritis, *Curr Opin Rheumatol* 4:536–541, 2002.
84. Stephens S, Feldman BM, Bradley N, et al.: Feasibility and effectiveness of an aerobic exercise program in children with fibromyalgia: results of a randomized controlled pilot trial, *Arthritis Care Res* 59:1399–1406, 2008.
85. Stinson JN, Hayden JA, Kohut SA, Soobiah C, Cartwright J, Weiss SK, Witmans MB: Sleep problems and associated factors in children with juvenile idiopathic arthritis: a systematic review, *Pediatr Rheumatol Online J* 12:19, 2014.
86. Sullivan DB, Cassidy JT, Petty RE: Pathogenic implications of age of onset in juvenile rheumatoid arthritis, *Arthritis Rheum* 18:251–255, 1975.
87. Szer IS, Wright FV: School integration. In Melvin J, Wright FV, editors: *Rheumatologic rehabilitation: pediatric rheumatic diseases*, Vol. 3. Philadelphia, 2000, WB Saunders, pp 223–230.
88. Takken T: Exercise testing and training in children with juvenile idiopathic arthritis and dermatomyositis: state of the art, *Ann Rheum Dis* 65:25, 2006.
89. Takken T, Hemel A, van der Net JJ, Helders PJ: Aerobic fitness in children with juvenile idiopathic arthritis: a systematic review, *J Rheumatol* 29:2643–2647, 2002.
90. Takken T, van Brussel M, Engelbert RH, van der Net J, Kuis W, Helders PJ: Exercise therapy in juvenile idiopathic arthritis: a Cochrane review, *Eur J Phys Rehabil Med* 44:287–297, 2008.
91. Takken T, van der Net JJ, Helders PJ: Do juvenile idiopathic arthritis patients benefit from an exercise program? A pilot study, *Arthritis Care Res* 45:81–85, 2001.
92. Takken T, van der Net J, Helders PJ: Relationship between functional ability and physical fitness in juvenile rheumatoid arthritis, *Scandinavian J Rheumatol* 32:174–178, 2003.
93. Takken T, Van der Net J, Kuis W, Helders PJ: Physical activity and health related physical fitness in children with juvenile idiopathic arthritis, *Ann Rheumat Dis* 62:885–889, 2003.
94. Thompson KL, Varni JW: A developmental cognitive-behavioral approach to pediatric pain assessment, *Pain* 25:283–296, 1986.
95. Thompson P, Beath T, Bell J, Jacobson G, Phair T, Salbach NM, et al.: Test-retest reliability of the 10-metre fast walk test and 6-minute walk test in ambulatory school-aged children with cerebral palsy, *Dev Med Child Neurol* 50:370–376, 2008.
96. van Brussel M, van der Net J, Hulzebos E, Helders PJM, Takken T: The Utrecht approach to exercise in chronic childhood conditions: the decade in review, *Ped Phys Ther* 23:2–14, 2011.
97. van Brussel M, Lelieveld OT, van der Net J, Engelbert RH, Helders PJ, Takken T: Aerobic and anaerobic exercise capacity in children with juvenile idiopathic arthritis, *Arthritis Rheum* 57:891–897, 2007.
98. van Brussel M, van Doren L, Timmons BW, Obeid J, van der Net J, Helders PJ, et al.: Anaerobic-to-aerobic power ratio in children with

juvenile idiopathic arthritis, *Arthritis Rheum* 61:787–793, 2009.
99. van der Net J, van der Torre P, Engelbert RH, Engelen V, van Zon F, Takken T, et al.: Motor performance and functional ability in preschooland early school-aged children with juvenile idiopathic arthritis: a cross-sectional study, *Pediatr Rheumatol Online J* 16:6, 2008.
100. Reference deleted in proofs.
101. Reference deleted in proofs.
102. Verschuren O, Ketelaar M, Gorter JW, Helders PJ, Uiterwaal CS, Takken T: Exercise training program in children and adolescents with cerebral palsy: a randomized controlled trial, *Arch Pediatr Adolesc Med* 161: 1075–1081, 2007.
103. Vostrejs M, Hollister JR: Muscle atrophy and leg length discrepancies in pauciarticular juvenile rheumatoid arthritis, *Am J Disease Childhood* 142:343–345, 1988.
104. Wessel J, Kaup C, Fan J, Ehalt R, Ellsworth J, Speer C, et al.: Isometric strength measurements in children with arthritis: reliability and relation to function, *Arthritis Care Res* 12:238–246, 1999.
105. White PH: Growth abnormalities in children with juvenile rheumatoid arthritis, *Clin Orthoped Rel Res* 259:46–50, 1990.
106. Wiltink A, Nijweide PJ, Oosterbaan WA, Hekkenberg RT, Helders PJ: Effect of therapeutic ultrasound on endochondral ossification, *Ultrasound Med Biol* 21:121–127, 1995.
107. Wind AE, Takken T, Helders PJ, Engelbert RH: Is grip strength a predictor for total muscle strength in healthy children, adolescents, and young adults? *Euro J Pediatr* 169:281–287, 2010.
108. Wong DL, Baker CM: Pain in children: comparison of assessment scales, *Pediatr Nurs* 14:9–17, 1988.
109. Reference deleted in proofs.
110. Reference deleted in proofs.
111. Wrotniak BH, Epstein LH, Dorn JM, Jones KE, Kondilis VA: The relationship between motor proficiency and physical activity in children, *Pediatrics* 118:1758–1765, 2006.

推荐阅读

Background

Prakken B, Albani S, Martini A: Juvenile idiopathic arthritis, *Lancet* 18:2138–2149, 2011.

Prakken B, Martini A: Paediatric rheumatology in 2014: digging deeper for greater precision and more impact in JIA, *Nat Rev Rheumatol* 11:70–72, 2015.

Szer IL, Kimura Y, Malleson P, Southwood TR, editors: *Arthritis in children and adolescents: juvenile idiopathic arthritis*, Oxford University Press, 2006.

Foreground

Eisenberger NI, Inagaki TK, Mashal NM, Irwin MR: Inflammation and social experience: an inflammatory challenge induces feelings of social disconnection in addition to depressed mood, *Brain Behav Immun* 24:558–563, 2010.

Hansmann S, Benseler SM, Kuemmerle-Dreschner JB: Dynamic knee joint function in children with juvenile idiopathic arthritis (JIA), *Pediatr Rheum Online J* 13:8, 2015, http://dx.doi.org/10.1186/s12969-015-0004-1.

Nani Morgan, Irwin Michael R, Chung Mei, Chenchen Wang: The effects of mind-body therapies on the immune system: meta-analysis, *PloS One* 9:e100903, 2014.

Nicassio PM, Ormseth SR, Kay M, Custodio M, Irwin MR, Olmstead R, Weisman Michael H: The contribution of pain and depression to self-reported sleep disturbance in patients with rheumatoid arthritis, *Pain* 153:107–112, 2012.

Nijhof LN, van de Putte EM, Wulffraat NM, Nijhof SL: Prevalence of severe fatigue among adolescents with pediatric rheumatic diseases, *Arthritis Care Res* 68:108–114, 2015.

Sandstedt E, Fasth A, Nyströ Eek M, Beckung E: Muscle strength, physical fitness and well-being in children and adolescents with juvenile idiopathic arthritis and the effect of an exercise programme: a randomized controlled trial, *Pediatr Rheumatol* 11:7, 2013.

Stephens S, Feldman B, Bradley N, et al.: Feasibility and effectiveness of an aerobic exercise program in children with fibromyalgia: results of a randomized controlled pilot trial, *Arthritis Care Res* 59:1399–1406, 2008.

Stinson JN, Hayden JA, Kohut SA, et al.: Sleep problems and associated factors in children with juvenile idiopathic arthritis: a systematic review, *Pediatric Rheumatol* 12:19, 2014.

van Brussel M, Lelieveld OT, van der Net J, Engelbert RH, Helders PJ, Takken T: Aerobic and anaerobic exercise capacity in children with juvenile idiopathic arthritis, *Arthritis Rheum* 57:891–897, 2007.

van Brussel M, van der Net J, Hulzebos E, Helders PJM, Takken T: The Utrecht approach to exercise in chronic childhood conditions: the decade in review, *Ped Phys Ther* 23:2–14, 2011.

第 8 章 脊柱疾病

Suzanne Green, Heidi Friedman

脊柱是维持我们姿势和进行运动的基础结构。它支撑着我们的颅骨、四肢和脊髓，使躯干具备柔韧性及减震功能，并为正常的胸部发育和呼吸发育提供结构支持。当脊柱排列因先天性或后天性问题而发生改变，如脊柱侧凸、脊柱后凸或脊柱前凸等情况时，就会出现一系列需要矫形的问题。

如果不及时治疗，这些疾病中的一种或多种情况都可能影响儿童的肺功能和心理健康，同时也是背痛的潜在因素，甚至可能会影响寿命。作为物理治疗师，我们在脊柱疾病的检测和治疗中发挥着至关重要的作用。学龄儿童（7～18 岁）中有 2%～4% 的人有青少年特发性脊柱侧凸的风险，这是脊柱侧凸最常见的类型 [103,107]。其他脊柱疾病的患病率因不同疾病和潜在疾病过程而异 [131]。本章将讨论这些脊柱疾病的发病率和自然病史、鉴别诊断、检查和治疗。用典型的病例来讨论患脊柱疾病的儿童在活动和参与方面的障碍和限制。我们重点强调对这些脊柱疾病进行物理治疗干预。

背景信息

脊柱的发育

由于本章将讨论病理性的脊柱疾病，因此读者非常有必要掌握一些正常脊柱发育的知识（图 8.1）。因此，下面我们将讨论脊柱在胚胎期、胎儿期和儿童期的发育过程。

胎儿发育分为 3 个阶段。受精卵的前 3 周称为胚胎前期。接下来是胚胎期，持续时间为从妊娠的第 3 周到第 8 周。在这个阶段，身体器官发育。胎儿期从第 8 周持续到足月，在此阶段，胎儿的所有结构和器官都会成熟和生长 [93]。

骨骼、肌肉和神经系统的早期发育与脊索有关。细胞增殖发生在大约 3 周时，形成具有外胚层、中胚层和内胚层的 3 层结构。中胚层组织继续增殖，在第 4 周形成 29 对体节（将来发育成肌肉和脊椎的成对的块状节段，形成于脊索的两侧 [123]），其余体节（总共 42～44 节）在第 5 周形成。之后体节开始分化，产生 4 块枕骨体节，8 块颈椎体节，12 块胸椎体节，5 块腰椎体节，5 块骶骨体节和 8～10 块尾椎体节。枕骨体节形成颅底及颅骨与颈椎之间的部分关节，而最后 5～7 块尾椎体节会消失。颈椎、胸椎、腰椎和骶骨体节形成脊柱结构 [137]。

体节增殖导致 3 个不同区域的发育。背侧，细胞变成生皮节，继而形成皮肤。在生皮节内侧，细胞向深层移动，形成骨骼肌。腹侧和内侧细胞向脊索和神经管移动，形成生骨节 [93,137]。

生骨细胞增殖和分化，产生基本的脊椎结构，包括肋骨芽。软骨形成始于颈胸椎水平，继而向颅骨和尾侧延伸。软骨骨化中心允许形成椎骨的实体软骨模型，在椎体、神经弓或肋骨基部这些结构之间并没有分界线 [93]。

骨化发生在初级和次级中心，始于胎儿晚期，并在出生后继续。骨化的初级中心主要延伸到棘突、横突和关节突。次级骨化中心发育出椎体的上部和下部、棘突的尖端及每个横突。这些骨化中心在青春期后期继续扩大。在肋骨中也发育出次级骨化中心：1 个位于肋骨头部，2 个位于肋骨结节处。枢椎、寰椎和骶骨的骨化与其他椎骨的骨化略有不同。寰椎有 2 个初级骨化中心和 1 个次级骨化中心，枢椎有 5 个初级骨化中心和 2 个次级骨化中心。枢椎的骨化开始于妊娠末期，2 个齿突中心先融合，并在接下来的 20 年逐渐完成，其间伴随着齿突和椎体的融合。骶骨的融合始于青春期，并在 30 岁时完成发育。

脊柱的生长贯穿整个青春期。了解其生长的知识

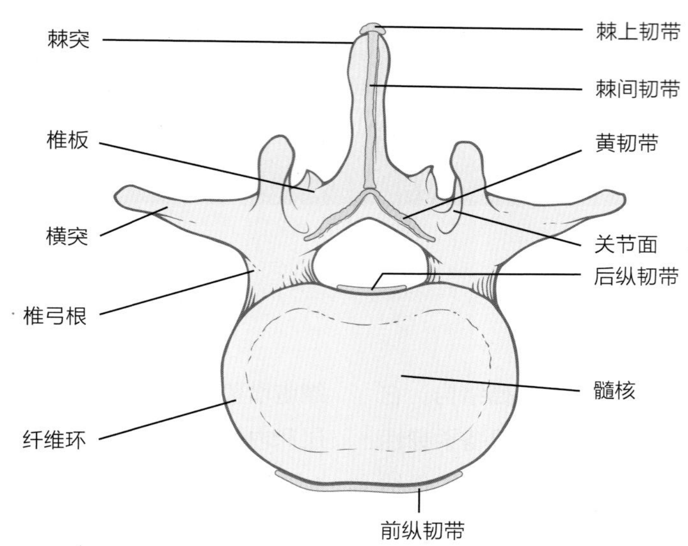

图 8.1　第 2 腰椎上面观（重绘自 Covino BG, Scott DB, Lambert DH: *Handbook of spinal anaesthesia and analgesia*. Philadelphia, WB Saunders, 1994.）

对脊柱畸形的非手术和手术治疗至关重要。脊柱生长研究表明其有 2 个快速生长期：第 1 个是从出生到出生后 5 岁，第 2 个是在青春期的生长陡增期。在这两个阶段之间，脊柱的生长速度较慢 [18]。

女性和男性的脊柱青春期陡增发生在不同的年龄和不同的生殖器发育分期。在女性中，生长陡增期与生殖器发育 2 期或 8 ~ 14 岁年龄相一致，最大生长发生在平均 12 岁。高速生长将持续 2.5 ~ 3 年。男性生长陡增发生比女性较晚，一般为生殖器发育 3 期或 11 ~ 16 岁，14 岁时达到最大生长速度。当然这些数据基于盎格鲁撒克逊白人群体的平均值 [31]。

正如 Moe 及其同事的记录，脊柱的融合区域不会纵向生长 [92]。因此，外科医生会考虑每个病例的脊柱生长潜力。

脊柱侧凸

背景信息

检测和临床检查

脊柱侧凸的检测主要通过识别躯干、肩或骨盆不对称来进行。美国儿科学会（American Academy of Pediatrics，AAP）、美国骨科医师学会（American Academy of Orthopaedic Surgeons, AAOS）、脊柱侧凸研究学会（Scoliosis Research Society, SRS）和北美儿童骨科学会（Pediatric Orthopaedic Society of North America, POSNA）委托专门小组调查脊柱侧凸筛查的有效性。他们的结论是，文献没有提供足够的证据来支持对无症状青少年进行脊柱侧凸筛查。然而，这些学会也不支持反对脊柱侧凸筛查的建议。学会对临床筛查的益处予以肯定，包括通过支具治疗影响脊柱曲度增长的可能性，以及早期检测发现需要手术矫正的严重畸形 [106]。由于青春期开始时的性别差异和曲度变化的风险，学会建议：如果开始进行脊柱侧凸筛查，女性应在 10 岁和 12 岁进行 2 次筛查，男性则应在 13 岁或 14 岁左右进行 1 次筛查 [114]。

发现背部不对称的儿童应该转诊给骨科医生，他们对脊柱侧凸的基础评估更熟练，也更了解。检查一般从采集完整的病史开始，以获得有关侧凸弧度的检测、家族状况、总体健康状况和身体成熟度等信息。还应对所有存在脊柱侧凸症状的患者进行基础的神经系统检查，包括力量测试、深腱反射和上运动神经元征的检查 [111]。体格检查可能包括身体总体对位对线的检查：肩关节和骨盆的对称性、脊柱的身体前屈测试、使用铅垂线进行躯干对位对线测量及下肢长度的测量。使用脊柱旋转测量尺（scoliometer）在前屈测试时对背部肋骨凸起的高度进行量化检查。脊柱旋转测量尺，是由 Bunnell 设计的一种倾斜仪 [10]，将它放置在侧凸顶点的棘突上以测量躯干旋转角度（angle of trunk rotation, ATR）。ATR 与脊柱侧凸的严重程度相关 [107]。脊柱侧凸测量仪得出至少 5° 的最小测量结果才会被视为是识别柯布（Cobb）角为 20° 或更大的脊柱侧凸角度的良好标准。因此，脊柱旋转测量尺读数为 5° 或更大时提示患者需要进一步评估 [10]，同时也证明患者需要拍摄 X 线片 [118]。

具有两个初始片（侧位和正位 [108]）的站立位 X 线片可以确定侧凸的位置、类型和程度，同时还可以通过前后片在随后的就诊中确定骨龄。骨骼成熟度使用 Risser 征来确定，使用 0 ~ 5 级来量化髂嵴的骨化程度。0 级表示没有骨化；1 ~ 4 级是从髂前上棘开始 [143] 25% ~ 100% 的偏移率；5 级为骨骼发育成熟。0 ~ 2 级与侧凸进展的最高的风险相关 [108]，3 级与骨骼发育成熟进展相关，4 级与脊椎生长停止相关，5 级与身高生长停止相关（图 8.2）。

采用柯布角方法测量侧凸的角度。要完成测量，首先必须识别末端椎骨，即端椎。端椎是指在整个侧凸的弧线中，向凹侧倾斜程度最大的最顶部的椎体上缘和向凸侧倾斜程度最大的最尾部的椎体的下缘。沿着端椎的椎弓根或椎板画出两条直线，再画出两条端椎线的垂线 [118]，这两条垂线形成的夹角用于测量侧凸角度（图 8.3）。磁共振成像、计算机断层扫描、骨髓造影和骨扫描可用于识别细微的中枢神经系统异常，并提供必要的额外信息，以帮助诊断和检测脊柱疾病。

专业术语

脊柱侧凸是指脊柱在三维方向上发生的弯曲。如果诊断为脊柱侧凸，患者脊柱冠状面的弯曲必须大于 10°，同时在 X 线片上可见椎体旋转 [5,36]。可根据

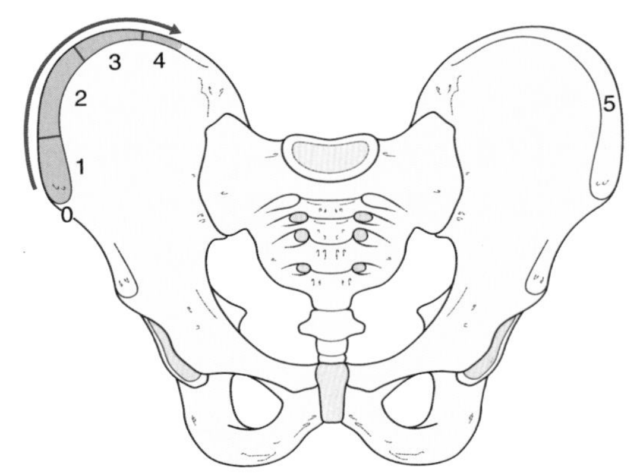

图 8.2　Risser 征 0 ~ 5 级（引自 Adam A, Dixon AK, Gillard JH, et al, editors: *Grainger & Allison's diagnostic radiology*, ed 6, Edinburgh, 2015, Churchill Livingstone.）

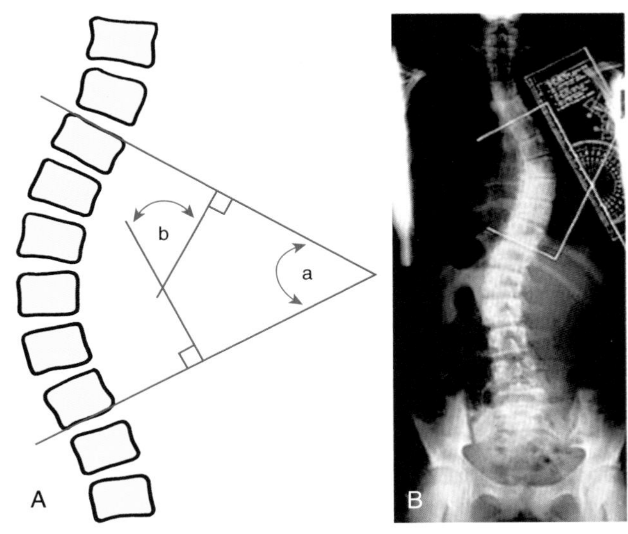

图 8.3 （A）柯布角法测量脊柱侧凸的角度（见正文）；（B）X 线片中，用柯布角法测量脊柱侧凸的角度。[(A) 引自 Evans RC: *Illustrated orthopedic physical assessment*. 3rd ed. St. Louis: Mosby, 2009. (B) 引自 Kim HJ, et al.: Update on the management of idiopathic scoliosis. Curr Opin Pediatr 21:55-64, 2009.]

病因、位置、大小和方向对脊柱侧凸进行分类。侧凸的形成可能是特发性的、神经肌肉性的或先天性的，可以根据侧凸顶点所在的脊柱区域进一步分类，如表 8.1 所述。

侧凸角度可用上述柯布角方法测量。侧凸的方向由弯曲弧线上凸侧的朝向来决定，分左侧或右侧 [108]。胸椎向右侧凸是最常见的。胸椎向左侧凸与疾病不直接相关，但这更可能有潜在的神经学病因，所以需要进一步评估 [111]。

侧凸的类型主要分为两大类：结构性和非结构性。非结构性侧凸在患儿向侧凸顶点做侧弯动作时，无论从临床观察还是影像图片观察，侧凸都可以得到矫正，而且非结构性侧凸往往不伴随椎体旋转。同时，非结构性侧凸一般是非生长性的，通常是由侧凸的下肢缩短引起。然而，在生长期间对非结构性侧凸进行检测是至关重要的，因为它们偶尔会发展成结构性侧凸。

结构性侧凸无法自主地、被动地或强制地完全矫正。椎骨的旋转朝向弯曲弧线的凸侧，在进行临床检查时，确定存在旋转的证据为：胸椎侧凸的患儿伴随着胸部的凸起或剃刀背，腰椎侧凸的患儿存在椎旁的凸起 [46]。

表8.1 基于区域的脊柱侧凸分类

颈椎侧凸	C1～C6
颈胸连结侧凸	C7～T1
胸椎侧凸	T2～T11
胸腰侧凸	T12～L1
腰椎侧凸	L2～L4
腰骶椎侧凸	L5～S1

特发性脊柱侧凸

特发性脊柱侧凸是原因不明的脊柱的侧向弯曲，是儿童最常见的脊柱侧凸类型。目前三个与特发性脊柱侧凸生长相关的主要因素是：弯曲的幅度、Risser征和诊断时患者的实际年龄[77]。

背景

病因、发病率和病理生理学

1954年，James等人根据发病年龄定义了三种特发性脊柱侧凸的亚型：婴儿型、儿童型和青少年型[94]。这种分型与主要的生长陡增有关，而生长陡增期则与脊柱侧凸可能出现的最大进展程度有关[19]。婴儿型特发性脊柱侧凸发生于出生至3岁期间，通常在出生后不久即出现。这种类型的脊柱侧凸占北美所有病例的1%不到[86,91]。婴儿型特发性脊柱侧凸在男孩中更多见，并且大多数弯曲都是向左侧。这些侧凸中有80%～90%将自行消退，但其余许多病例将在整个童年时期发展，导致更严重的畸形。由于婴儿型特发性脊柱侧凸在英国和欧洲北部很常见，但在美国很少见，因此环境因素与畸形的发展有关[46,86]。

儿童型特发性脊柱侧凸发生在4～9岁之间[27]，本型最常见的弯曲类型是胸右型，男孩和女孩的发病率相同[17]，最常见在6岁左右发病，儿童型特发性脊柱侧凸具有很高的进展速度，如果未经治疗将导致严重畸形。Charles等人[17]发现，在青春期生长高峰来临时侧凸角度大于30°的患者会快速进展，近乎100%需要手术治疗。侧凸角度在21°～30°的患者的75%有进一步进展的可能，严格的随访对他们而言很有帮助。

青少年型特发性脊柱侧凸（adolescent idiopathic scoliosis, AIS），即约在青春期出现的侧凸，约占所有特发性脊柱侧凸病例的80%。在10岁至骨骼成熟的青少年中，特发性脊柱侧凸的患病率为2%～3%[111]；在侧凸角度约为10°的患儿中，女性与男性的比例为1：1；角度为10°～20°时，女性和男性比例增加至5：1。对于大于30°的侧凸，该比例进一步增加至10：1[111]。女性患者侧凸进展的比例为19.3%，远高于男性的1.2%。虽然这些侧凸的灵活性和进展各不相同，但大量的AIS在检查到的时候是结构性侧凸，如果不加治疗，结构性侧凸在整个青春期的进展风险非常大，以平均每月1°的速度进展，而非结构性侧凸则可能会保持足够的灵活性从而避免严重问题[46]。

目前在骨科文献中有较新的术语将脊柱侧凸分为早发性脊柱侧凸（early-onset scoliosis, EOS）和迟发性脊柱侧凸（late-onset scoliosis, LOS），尽管治疗师和家庭可能会继续看到以前使用的术语（婴儿型、儿童型和青少年型脊柱侧凸）。脊柱侧凸研究协会将EOS描述为在10岁之前发生的疾病，使用这一术语是有争议的。提倡使用的人认为，这样的命名展示了EOS患者相对于LOS影响肺功能的风险更大，后者出现肺功能障碍的可能性很小[109]。发病年龄是一个重要因素，因为在5岁之前出现的胸部的主弯，很可能伴发胸椎功能不全综合征（将在本章后文讨论），同时死亡率也会增加[94]。另一方面，支持使用婴儿型（0～3岁）和儿童型（4～10岁）脊柱侧凸的学者承认，儿童型脊柱侧凸的儿童死亡率会增加，但低于婴儿型脊柱侧凸，从而证明了这些术语的持续相关性。

广泛的研究致力于揭示特发性脊柱侧凸的原因；目前仍不清楚其力学因素和具体病因，已经提出了许多理论来试图解释脊柱坍塌和脊柱失代偿的机制，就如我们从特发性脊柱侧凸中看到的。目前认为，脊柱侧凸的原因是多因素造成的，研究人员已经研究了许多领域，其中包括但不限于：与成熟变化相关的生长时间；生物力学；骨骼（框架）结构，特别是脊柱细长度（长度与最小回转半径之比值）；椎体前部相较后部不成比例地生长；褪黑素和基因学。Wynne-Davies[140]和Cowell及同事[22]的研究数据反映了脊柱侧凸家族遗传倾向的存在。Janicki[57]还指出，遗传因素也包括在内，脊柱侧凸患者的兄弟姐妹被诊断为侧凸的概率增加了 7 倍，而脊柱侧凸患者的子女被诊断为侧凸的概率增加了 3 倍。目前的研究为特发性脊柱侧凸的遗传基础提供了有力证据，然而，遗传性的具体模式仍然不清楚，了解这种疾病的遗传传播将有助于确定适当的干预措施，特别是对那些可能面临严重残疾风险的人 [90]。

根据沃尔夫定律，随着时间的推移，骨骼会对其所受负荷做出反应。根据 Hueter-Volkmann 原理（骨骺压力法则），骨骼受到的压力负荷会阻碍骨骼生长，而减少骨骼负荷会加速它的生长 [112]。在生长期，脊柱的不对称负荷会导致不对称的骨骼生长，从而导致脊柱椎体骨骼生长为楔形 [120]；发生于侧凸弧度凹侧的变化包括椎间盘的压缩和退行性改变，以及肌肉和韧带的缩短（图 8.4）；脊柱胸椎的变化直接影响肋骨；脊柱的移位导致胸廓不对称分开，凸侧肺活量降低，凹侧肺活量增加；胸椎严重弯曲与肋骨角度增加相关，进一步减少了凸侧肺部的通气，可能对心脏造成异常压力和导致心脏功能受损 [6,50]；肺部也可能受到影响。Czaprowski D 等人 [23] 研究了轻度和中度 AIS 女孩的体能，他们发现，与对照组相比，

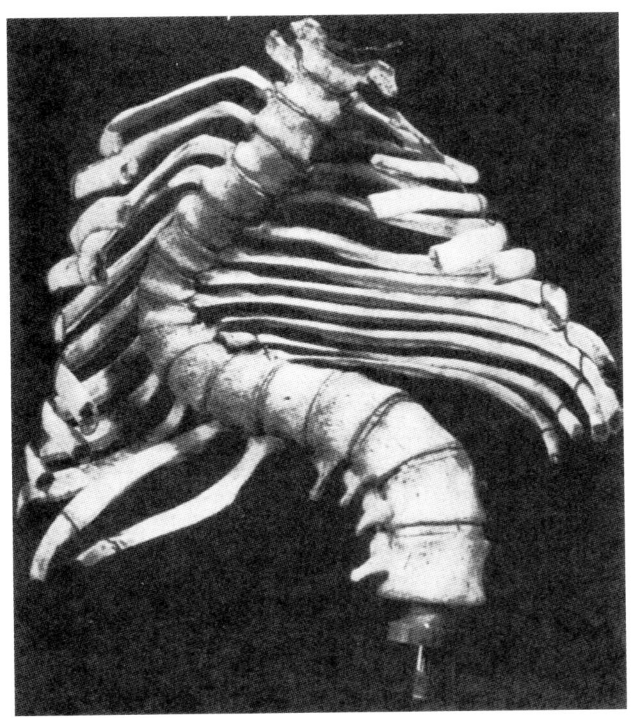

图 8.4　右胸椎侧凸结构变化的脊柱解剖标本。注意凹侧的椎体楔形和椎体向凸侧旋转（引自 James JIP: *Scoliosis*, ed 2, London, 1976, Churchill Livingstone.）

中度脊柱侧凸（角度为 25°~40°）的女孩的最大摄氧量较低，这表明心血管耐力下降与体力活动有关。

研究人员已确定脊柱侧凸和前庭功能障碍之间的关联。很多研究小组发现在进行本体感觉和视觉挑战刺激时，脊柱侧凸患者出现身体摇摆增加、平衡控制减少的情况。此外，与非脊柱侧凸的患者相比，侧凸患者前庭信号的认知整合方面受损，还有一些研究描述了脊柱侧凸患者与同龄人在前庭系统器官中的解剖结构上的差异 [43]。因此，对于治疗人员来说，在对脊柱侧凸患者进行物理治疗评估时，平衡测试是有必要的。

自然病程

侧凸的进展定义为每隔 4~6 个月 2 次连续检查中侧凸角度增加 5° 或 5° 以上，未经治疗的进展性的侧凸其生长风险可能会延续到成年期。以下是影响骨骼未成熟患者侧凸进展概率的主要因素 [108,111,118]：

患者发病年龄越小，进展风险越大。

双侧凸型比单侧凸型具有更大的进展风险。

Risser 征越低，进展风险越大。

初始弯曲程度较大的侧凸更容易进展。

相似的侧凸，女性进展风险约为男性的 10 倍。

在月经初潮前发生的侧凸具有更大的进展风险。

先天性脊柱侧凸

病因、发病率和病理生理学

先天性脊柱侧凸的弯曲是由胎儿在子宫内异常椎体发育引起的。Kaplan 等人 [58] 提出，先天性脊柱侧凸既有遗传基础，也有环境基础，其异常似乎是不定时发生的。先天性脊柱侧凸一词不应与婴儿型脊柱侧凸相混淆。先天性脊柱侧凸的临床表现在出生时可能不明显，但存在椎体异常。婴儿型脊柱侧凸在 X 线片中不会显示椎体异常 [132]。椎体先天异常可归因于椎骨分节失败、椎体形成失败或两种因素结合的混合缺陷，两种病理过程经常出现在同一脊柱中，可能发生在相同或不同的脊柱水平，病理过程发生在椎骨上的位置（前、后、侧或组合）决定了先天性畸形的情况。单纯的侧方畸形会产生先天性脊柱侧凸，前外侧畸形和后外侧畸形分别产生先天性脊柱后凸和脊柱前凸 [137,138]。先天性脊柱侧凸的男女比例为 1：1.4[75]。

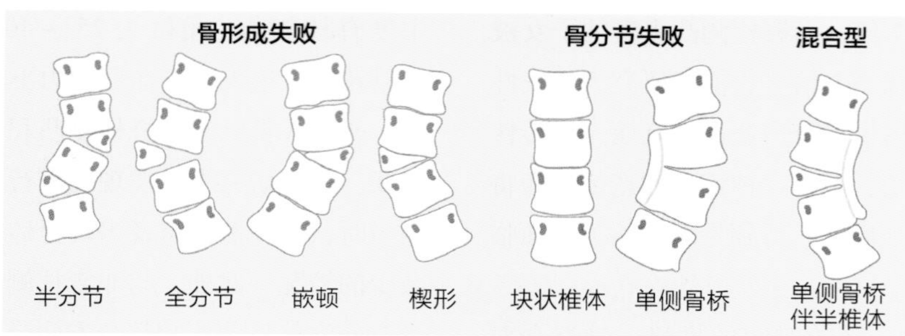

图 8.5 先天性脊柱侧凸的类型［引自 Fender D, Purushothaman B: Spinal disorders in childhood II: spinal deformity. Surgery (Oxford) 32(1): 39-45, 2014.］

当相邻的椎骨彼此没有完全分离时，就会出现分节的缺陷，从而在相邻的椎骨之间产生没有生长板或椎间盘未分节段的单侧骨桥。横向、单侧的分节缺陷产生严重的进行性先天性脊柱侧凸。环状的分节失败会产生整体性畸形，这种异常会导致节段性运动丧失和纵向椎体生长丧失，但是却没有椎体旋转或关节性的脊柱畸形 [137]。

椎体骨形成性缺陷可能是部分或完全的（图 8.5）[21]。全部或部分椎体形成的前部生长失败产生脊柱后凸。椎骨形成的部分单侧缺损产生楔形半椎体（图 8.6），具有一个椎弓根，仅有一侧具有生长潜力。未分段的半椎体与相邻的近端和远端椎骨完全融合。半节段的半椎骨仅与一个相邻的椎骨融合，并通过正常的终板和椎间盘与另一个椎骨分开。分段的半椎体通过正常的终板和椎间盘与近端和远端椎骨分开。半椎体可能是不平衡的，缺陷存在于脊柱的一侧，或者是平衡的，存在于不同的半椎体，导致脊柱的两侧都有缺陷，可代偿形成任何类型的侧凸 [137,138]。

在多达 61% 的先天性脊柱侧凸患者中发现了涉及其他器官系统的异常 [45]。生骨节在胚胎期分化形成椎体的同时，多个器官系统也在发育。因此，任何影响椎骨结构形成的有害影响因素也可能对同时发育中的其他器官系统产生不利影响，包括心脏、肾脏、气管和食管。心脏异常与胸椎先天性脊柱侧凸有关，肾脏异常也可能与腰椎侧凸有关 [75]。

可以通过检查先天性异常的生长潜力来分析侧凸弧度进展的风险，许多先天性侧凸弧度会变得稳定并且不会进展。当不对称生长发生时，其中凸侧生长超过凹侧时，进展的风险最高。当凸侧的解剖结构相对正常，并且凹侧不足时，通常会出现这种差异。如果在多个水平上出现凸侧和凹侧的生长缺陷，主要的畸形则可能是躯干的短缩 [138]。年龄为 2 岁的儿童，如胸腰段受累，侧凸大于 50°，则预后最差。

胸廓发育不良综合征

肺的生长受限于由胸部边界提供的解剖空间大小。在生命早期减小胸腔容量的脊柱和肋骨畸形可能会对骨骼成熟时的肺部大小产生负面影响，这解释了为什么先天性脊柱侧凸患者的肺活量低于患有相同侧凸程度的特发性脊柱侧凸的患者 [14]。脊柱生长的最快时期是在出生后前 5 年，其总长度的 50% 生长发生在该阶段 [18]，以每年 1.4cm 的速度增加 [59]。年龄

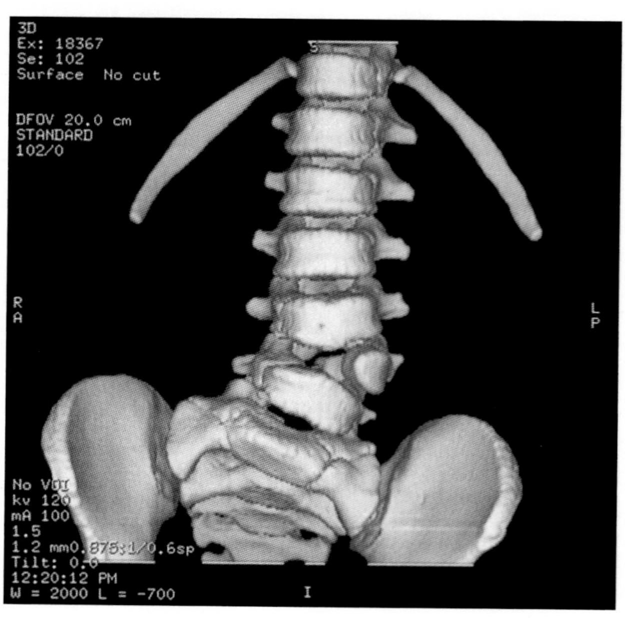

图 8.6 计算机断层扫描显示的半椎体（引自 Janicki JA, Alman B: Scoliosis: Review of diagnosis and treatment. *Paediatr Child Health* 12:771-776, 2007.）

在 5～10 岁之间时生长速度为每年 0.6 cm，然后在青春期再次增加至每年 1.2 cm。肺泡数量的最快增长是在出生后前 2 年内，并且在 8 岁时完成，肺容量继续增加一直到青春期。预计在 30～40 岁中期肺容量将开始下降 [18]。

Campbell 等人 [14] 所定义的胸廓发育不良综合征是胸廓不能支持正常呼吸或肺部生长，导致肺部发育不良，这与先天性脊柱侧凸相关的肋骨融合和胸壁异常有关。如果胸廓不能随着生长而扩大，那么肺泡生长就会受到空间限制。胸廓发育不全是两种胸部缺陷的结合：它必须为正常呼吸提供支持，并支持成人所需的正常肺部大小。当儿童胸廓不能支持正常呼吸时，儿童会形成代偿，这可能使他出现临床表现正常的轻度胸廓功能发育不全，但畸形的生长导致综合征进展，为肺部发育和功能带来压力。然而，当儿童无法再充分代偿时，可能会出现呼吸功能不全的临床症状，即呼吸困难，可能需要补充氧气或采取通气支持以维持动脉血氧水平。对治疗师的建议包括监测患者对运动的耐受性，要监控的项目包括面色、心率和呼吸频率。轻度胸廓发育不全综合征应由儿科医师监测，并对呼吸功能、体格检查、X 线片、影像学和肺功能进行临床评估。肺部快速生长期间的早期干预是应该提倡的。

先天性脊柱侧凸可能导致肺活量下降，原因是畸形患者的生长潜力减弱，导致脊柱和胸壁畸形。此外，众所周知，受累的椎骨数量增加与肺功能恶化相关 [59]。Campbell 等人 [14] 发现即使在早期采用脊柱手术的情况下，患有胸椎畸形的儿童仍可能出现胸廓发育不全。在童年早期，这些儿童表现出几乎与同龄人差不多的运动耐力，然而，随着体重的增加，他们会在青春期后期出现呼吸功能不全。患有严重肺病的人会在临床上长期忍受这样的情况，但 40 岁以后，有些人会因为死亡率的显著增加而变得依赖氧气或呼吸机。

特发性和先天性脊柱侧凸的干预

治疗决策基于儿童的骨骼成熟度，通过 Risser 征、儿童的生长潜力和侧凸角度大小来衡量。除手术干预外，还可提供包括系列石膏、矫形器治疗和运动在内的非手术干预措施。

手术干预

脊柱融合术的主要指征是进行性的特发性脊柱侧凸，柯布角在骨骼未成熟时达到 45° 或更大。大于 40° 的侧凸越来越难以用矫形器治疗，并且在骨骼成熟后具有显著的进展风险 [67]。脊柱融合手术的主要目的是获得坚固的关节融合，因为融合的节段最终会阻止畸形的进一步发展 [29,67]。理想的矫正系统应该是在脊柱侧凸的所有 3 个平面上都提供矫正，保证稳定的刚性固定，并通过最少的融合节段获得最大的矫正 [70]。

对患有 AIS 的儿童经常使用的脊柱侧凸分类系统是 1983 年开发的 Lenke 分型系统。Lenke 分型系统的主要目标是当通过分析侧凸模式的相似性来对弧度进行分类，为手术提供比较，最终在临床上确定哪个节段需要进行融合手术时，保证获得最佳疗效 [73]。Lenke 分型系统将侧凸分为 6 种类型 [84]，同时还包括腰椎和矢状面矫正的子系统 [74]。通过观察直立位时的冠状面和矢状面 X 线片和仰卧位侧屈来分析侧凸类型。在近端胸椎、主胸部和胸腰椎 / 腰椎区域测量柯布角以确定主弯和次弯，然后确定其为结构性或非结构性弯曲。Lenke 的建议包括仪器测量出的结构性主弯和次弯，并排除非结构性的小的弯曲 [74]。

后路外科手术，即后路脊柱融合术（posterior spinal fusion，PSF）的术式，目前被认为是用于脊柱融合的金标准 [102,139]。后路脊柱融合术的特点主要在于获得矫正和保护融合的器械使用的不同。

自 Harrington 设计了第一代脊柱侧凸后路器械以来，脊柱器械已经有所发展。Harrington 棒矫正冠状面畸形，但不支持矢状面矫正，也不能解决脊柱侧凸的旋转问题。此外，Harrington 棒的放置需要术后支具固定支撑。

Cotrel-Dubousset（CD）后路脊柱器械（图 8.7）于 20 世纪 80 年代初出现并用于脊柱畸形的三维矫正，同时避免了术后支具的使用。使用至少 2 个平行杆：脊柱的两侧各 1 根，并用钩子或螺钉固定在脊柱上。可以在任何水平上对杆施加选择性压缩或牵引力以矫正畸形 [30]。最近的文献质疑使用传统 CD 器械进行脊柱侧凸的旋转矫正 [70,97,121]。

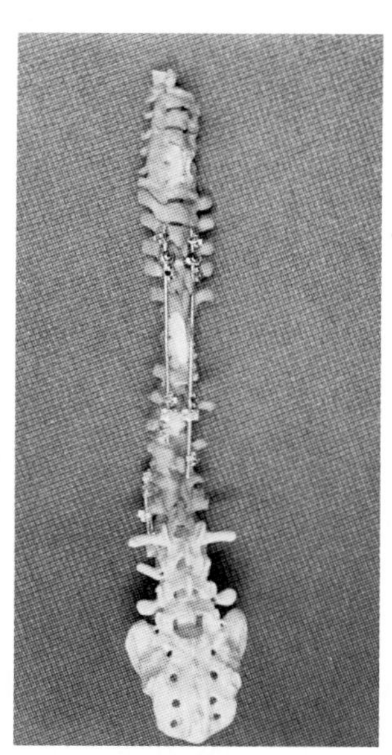

图 8.7 在塑料脊柱上植入 Cotrel-Dubousset 器械系统

1999 年出现了一种称为直接椎体去旋转（direct vertebral rotation, DVR）的新模型。在一项前瞻性研究中，Lee 等人 [70] 发现接受 DVR 治疗的 AIS 患者与接受简单的棒旋转治疗相比，不仅侧凸畸形得到矫正，而且椎体的旋转也得到改善。DVR 的理念是同时实施冠状面和旋转的校正。椎弓根螺钉的固定提供对侧凸畸形的矫正力。DVR 的加入提供了特发性脊柱侧凸畸形旋转平面的矫正 [70]。

当脊柱侧凸的儿童还在生长发育期时，对其进行治疗是非常重要的，尽管带有器械的 PSF 通常被推迟到儿童达到骨骼成熟才实施，以保持脊柱生长和确保肺部发育具有足够的空间 [14]。现已开发出生长保留技术（growth-sparing techniques）来控制脊柱侧凸的同时允许脊柱持续生长，以便延迟 PSF 的时间，直到儿童达到骨骼成熟。生长保留技术将在接下来的内容中讨论。

对于没有椎骨或肋骨异常且具有柔韧性侧凸的儿童，可以进行可伸展的脊柱生长棒手术。利用牵伸机制促进脊椎和脊柱的生长。在成长期间必须进行连续加长，实施的时间间隔大约为 6 个月。Matsumoto 等人 [84] 的报告显示，随着生长棒延长次数的增加，并发症发生率也会增加。磁控生长棒（magnetically controlled growing rods, MCGR）已被开发用于应对这一挑战，因为它们允许从外部逐渐施加牵伸装置 [69]。MCGR 目前正逐渐投入临床使用，并将成为进一步研究的领域 [84]。

伴发有肋骨融合和胸廓发育不全综合征的先天性脊柱侧凸患者的手术方式是通过胸廓扩张切开术插入垂直可膨胀假体钛肋骨（vertical expandable prosthetic titanium ribs, VEPTR）。在手术过程中，可以放置 1 个或多个肋骨间或肋骨到脊柱的支架 [141]。Campbell 和 Hell-Vocke[13] 得出结论，在插入 VEPTR 后脊柱的生长接近正常速率，包括那些带有骨桥的脊柱。他们认为假体所施加的伸展力会使脊柱侧凸的凹侧负荷减轻，从而通过 Hueter-Volkmann 原理促进脊柱生长。Smith 等人 [117] 发现术后肺容量和肺密度有所改善，表明肺功能随之改善。这很重要，因为肺在童年时期发育迅速。虽然成年期肺泡数量是童年的 10 倍，但大多数是在出生后 8 年内形成的 [54]。VEPTR 手术的并发症包括臂丛神经损伤和随着儿童的生长需要持续多次的门诊治疗 [114]。

已经有研究使用椎体缝合术和柔性系绳（flexible tethering）来治疗 AIS。尽管这些植入物的柔韧性不同，但它们在机械性的作用上是相似的，它们通过增加两个相邻椎体生长板上的应力来限制脊柱向凸面的生长，利用脊柱余下的生长来促进凹侧的生长，进而随着时间的推移脊柱发生变化 [2,20,28]。一些研究已经注意到，各种抑制变形进展的技术，无论是系绳 [2,51]、生长棒 [113] 或一般无融合装置 [28]，都只关注脊柱冠状面的矫正，并不一定能纠正矢状面或水平面的变形。虽然这是无融合装置的一个明显缺点，但推迟脊柱融合术直到儿童达到骨骼成熟的好处往往大于这一弊端。

值得注意的是，医疗体系正在监测原始手术后 90 天内的再入院率，因为根据《平价医疗法案》（Affordable Care Act）[56] 的规定，医院现在要对这些患者再次入院承担经济责任。这将成为今后继续研究的一个领域。

非手术干预

对于特发性侧凸小于 25°、不是手术治疗范围的任何类型侧凸的骨骼成熟的患者及非进展性的先天性脊柱侧凸患者，每 4～6 个月都需通过临床检查进行评估，每次就诊都需要拍摄 X 线片。然而，根据不同医师和机构的惯例，在脊柱旋转测量尺检查结果不变的情况下，可能会减少每次就诊时拍摄 X 线片的频率，改为每 2 次就诊拍摄一次 X 线片。

系列石膏固定。一种 EOS 的治疗技术是系列石膏固定。从理论上讲，此疗法的作用主要是采用石膏强制固定，为脊柱快速生长年龄段的儿童创造条件，通过 Hueter-Volkmann 原理，减少凹侧生长板的负荷，来减缓侧凸角度的生长，从而促进脊柱生长[42]。石膏固定的主要目标是通过这样一种适合生长的物理方式，促进胸椎的生长，同时使肺功能更接近正常。

在固定时，儿童躺在外科医生专门设计的框架上。给患者施加全身麻醉，同时使用石膏或玻璃纤维塑形和牵引。每 2 ~ 3 个月更换一次石膏[33]。

经证明，系列石膏固定能够使胸椎的生长速度保持在预期水平，并对肺功能产生积极影响[4]。笔者报道了该技术的良好结果。在轻度至中度特发性 EOS 侧凸角度为 60° 或更小的情况下，如果在患者不到 2 岁时开始采用，则可完全治愈。最近的证据表明，对于年龄较大的儿童和侧凸较严重的儿童，系列石膏固定可能会推迟手术时间，理论上可以降低复发和手术并发症的可能性[24]。

据 Baulesh 等人[4]报道，19% 采用系列石膏固定的儿童出现并发症，包括非致命性的肺部并发症和皮肤表面刺激，这些都需要暂时中断固定。Hassanzadeh 等人[42]指出，系列石膏固定对肺功能的影响是一个值得进一步研究的领域。

矫形器使用。矫形器使用的目标是改变 AIS 侧凸生长的自然病程。冠状面的矫正主要是在与侧凸的自然趋势相反的方向上施加压力。力施加在侧凸的顶点上，并在其上方和下方施加相反的力[44]。

矫形器的使用指征取决于侧凸类型、角度大小和位置。矫形器通常用于患有特发性脊柱侧凸的儿童，这些儿童骨骼尚未成熟，Risser 征为 0 ~ 2 级，并且侧凸角度为 25° ~ 45°[38,60,104]（见图 8.2）。检测时角度更大的侧凸具有更高的生长风险。同样，随着侧凸的角度增加，矫形器对预防侧凸生长的影响也会减小[61]。

密尔沃基支具（Miluaukee brace）或颈胸腰骶矫形器（cervical-thoraco-lumbo-sacral orthosis，CTLSO）仍然是特发性脊柱侧凸矫正的金标准（基于力学）。但当今在美国很少使用这类支具，部分原因是穿戴支具会带给患者心理压力及患者报告的穿戴时间有限。此外胸腰骶矫形器（thoracol-umbo-sacral orthosis，TLSO）的使用为治疗顶椎高达 T7 的侧凸提供了一个相对低调的选择[54]。有许多不同的 TLSO 类型可选择，但支具设计的目的是相同的。硬支具的设计可以使患者身体主动远离支具的压力点，促进主动矫正，同时也可以使用支具在脊柱表面产生外力，对脊柱进行被动矫正，阻止侧凸进展[134]，支具的压力必须适当。矫形师按需要先为患者制作一个模型，并通过添加腰垫和减少某些区域的压力来满足患者的个人需求，通过这样的过程来为患者量身定制矫形器。支具坚固的外壳可以提供牢固的支撑，泡沫衬里可提供舒适性。波士顿支具（Boston brace）是 TLSO 的一个例子，是治疗顶椎在 T7 或以下的侧凸的最佳选择[132]。波士顿支具可以通过在凹侧上增加一个延伸部分，并使用凸侧垫的侧向压力来改善控制顶椎为 T7 ~ T9 的侧凸[62,132]。其他 TLSO 类型的支具包括威明顿（Wilmington）支具和 Charleston 支具。威明顿 TLSO 支具是一种全接触、定制的矫形器，不是通过软垫缓解压力区域，而是通过紧密的身体接触和贴合实现最大程度的脊柱矫正[62]。Charleston 支具用于特发性侧凸，为最大程度侧凸的矫正位置而定制，仅在夜间佩戴[101]。

最近一项针对 AIS 患者支具疗效的多中心试验表明，在矫正治疗方面，穿戴时间是最大的影响因素。如果患者每天穿戴支具 0 ~ 6 小时，则疗效仅与观察组中的发现相当。但是，如果患者每天至少穿戴支具 12.9 小时，则矫正成功率为 90% ~ 93%[134]。使用热指示器统计和记录支具穿戴时间，如果穿戴支具的成功率相对较高，且穿戴支具的时间远低于先前建议的 23 小时 / 天，则可能有助于提高患者对推荐时长的依从性，并对患者的预后产生积极影响。

Margonato 等人[83]指出，支具穿戴似乎限制了运动最佳表现，并建议在支具穿戴期间进行适度的体育锻炼，以抵消与包裹胸腔的支具对相关的心血管、呼吸和肌肉骨骼系统的限制。Frownfelter 等人[35]发现，在休息和运动后穿戴 TLSO 支具确实会限制健康成人的肺功能，他们建议在 TLSO 支具中增加腹部开口便于呼吸。使用具有腹部开口的 TLSO 支具时需要进行进一步的研究来监测脊柱稳定性，并确保 AIS

患者脊柱侧凸的矫正效果。

矫形器治疗将一直持续到出现以下两种情况之一：无法控制侧凸生长（通常在45°或更高时），此时患者可能成为手术对象（保守治疗失败）；或直到患者骨骼发育成熟，此时可能结束支具治疗（治疗成功）。如果治疗结束时的侧凸角度与治疗开始时相比幅度在5°以内，则认为矫正器治疗是成功的。

前景信息

术后管理的物理治疗注意事项

脊柱融合术后的活动限制在很大程度上是无证可循的，尽管在实施关节固定术之前，活动限制通常被当作手术部位术后早期保护的最佳手段。活动限制内容由骨外科医生决定，可能包括避免躯干旋转、髋部或肩部屈曲大于90°和（或）俯卧活动。物理治疗师在急性手术后期帮助患者进行床上活动、转移、穿衣和行走的运动指导。为了避免躯干旋转，治疗师必须指导患者进行直体滚动（log-rolling）和从仰卧位转移到坐姿时避免躯干旋转。穿上或脱下鞋和袜子时，腿部处于“4字形”坐姿，前屈可忽略不计（患者坐姿摆位，用一条腿的大腿末端支撑另一条腿的足踝，这样两侧髋关节屈曲都不会超过90°）。如果需要，治疗师还可以指导患者在床上从侧卧位到仰卧位或在辅助下站立位时练习穿戴或脱下矫形器（如果医生没有明令禁止时）。对于急性期，最好在床上穿戴或脱下矫形器，指导患者进行常规的四肢活动和力量训练（无阻力），如踝泵运动促进血液循环，进行股四头肌等长收缩、仰卧髋关节外展、足跟滑动和臀肌等长训练。因为患者术后前2周的功能活动仅限于淋浴和散步，治疗师的角色是鼓励患者行走。这不仅可以减少患者因卧床而带来的影响，还有利于形成强壮、健康的融合节段或关节固定区域。

关于脊柱融合术后恢复正常运动的指南尚无文献发表。Lehman等人[71]对经验丰富的外科医生进行了调查，以更好地描述实践中的可变性。总的来说，他们发现，与混合（椎弓根螺钉和钩型的组合）固定和钩型固定相比，外科医生允许使用椎弓根螺钉固定矫正AIS的患者手术后尽早恢复运动。根据调查，大多数椎弓根螺钉固定的患者可以在术后3个月内恢复跑步，在术后6个月恢复非接触式运动（如体育课、游泳）和接触式运动（如足球、篮球、排球），以及在术后12个月后进行碰撞式运动（如曲棍球、橄榄球）。然而，大约有20%的受访者表示，无论其固定的构造如何，他们都不允许患者恢复碰撞式运动。有必要开展进一步的研究，来建立患者回归体育活动的指导方针。

训练

关于物理治疗脊柱侧凸特异性训练（physiotheropy scoliosis-specifil exercises，PSSE）在改善AIS患者的姿势意识和脊柱排列中的作用的研究正在评估中。PSSE的特点包括自我矫正、牵伸和扩胸运动，重点是将矫正姿势纳入日常生活和活动[52]。目前有不同的PSSE方法，包括但不限于意大利的脊柱侧凸科学训练方法（Scientific Exercise Approach to Scoliosis，SEAS）和德国的施罗特（Schroth）方法。为了研究脊柱侧凸的最佳治疗技术，包括手术和非手术治疗策略，SRS支持试点研究，以批判性地评估PSSE在AIS治疗中的功效。SRS与国际脊柱侧凸矫形外科和康复治疗协会（Society on Scoliosis Orthopedic and Rehabilitative Treatment，SOSORT）正在评估目前脊柱侧凸的治疗策略，包括支具、PSSE和其他无融合治疗。SRS目前（2014）的立场是，尽管一些证据表明某些PSSE项目优于非特定训练项目，但现在评论其普遍适用性还为时尚早。

一项旨在维持或改善躯干和骨盆力量和柔韧性的家庭运动项目通常是为患有特发性或先天性脊柱侧凸的儿童制定的。运动项目包括脊柱稳定、平衡活动、核心强化和姿势矫正，包括侧向移位、灵活性训练和呼吸活动。Negrini等人[98]研究了SEAS策略。在这种方法中，患者能够主动纠正自己的姿势，达到最大侧凸矫正的目标，并遵循旨在增加脊柱稳定性、改善平衡反应和保持矢状面脊柱生理弯曲的特定训练计划。

20世纪30年代引入的Schroth方法也运用了为每位患者量身定制个性化运动的策略，以实现最大限度的姿势矫正。Schroth方法致力于减少侧凸生长，减轻疼痛，增加肺活量，改善姿势和外观[72]。Schroth方法有3个主要的理念：姿势矫正、呼吸模式矫正和姿势感知矫正。Schroth学派认为，为了影响患者的姿势控制，必须首先改变其姿势感知[135]。最初，Schroth方法用于治疗胸椎侧凸角度较大的患者（侧凸超过70°~80°）[8]，但是在过去的几十年里，该方法已应用于侧凸角度小或中等侧凸的患者，并将重点放在日常生活活动（ADL）培训上，以防止患者在日常活动中丧失姿势控制[135]。最初，该治疗计划至少进行3个月，但最近又开发出了较短的治疗计划[8]。2015年的一项研究将AIS患者分为3组：一组在临床环境中进行Schroth运动，直接由物理治疗师进行监督；一组进行家庭训练；一组为只进行观察的对照组。调查人员得出结论，直接监督下的运动组优于家庭训练计划组或只进行观察的对照组，后两组显示侧凸进展。笔者发现，家庭训练可能会影响冠状面侧凸的变化，但不会改变旋转成分[7,127]。

Borysov等研究了Schroth方法对34例AIS患儿7天内ATR和肺活量的影响，ATR下降和肺活量提升，表明情况有所改善。这些试验表明，物理疗法可能会对特发性脊柱侧凸产生积极影响。然而，这些研究和其他研究都处在初步阶段。研究人员表示，目前缺乏中期或长期研究，还需要进行更多研究，这与SRS的声明是一致的。治疗师的建议是将包括脊柱稳定、平衡活动、核心强化和姿势矫正在内的训练纳入治疗计划，如侧向移位、灵活性训练和呼吸活动。值得注意的是，Schroth方法申请了专利，需要获得认证才能使用这项技术（图8.8）。

特发性脊柱侧凸患者的预后

大多数AIS患者拥有正常的生活功能，其死亡率与普通人群相近[130,133]。然而，Weinstein等人[130]报道，未经治疗的脊柱侧凸患者不仅有较高的慢性和急性背痛的发病率，而且与没有脊柱侧凸的年龄相仿的同性别人群相比，他们的身体外观形象变差。Weinstein等人[130]认为，在骨骼成熟时柯布角大于50°是肺功能下降的强预测因子，胸椎顶端的弧度也与呼吸短促有关[130]。严重的胸部侧凸，如大于100°，已经证实会降低肺功能，导致呼吸困难，可能引起肺泡通气不足和慢性呼吸衰竭[68]。

Merola等人[88]研究了患者AIS术后矫正的情况，发现与术前状态相比，患者的总体自我形象、背部功能和活动水平在统计学意义上有显著改善，但侧凸角度的矫正幅度与结果之间没有显著相关性。矫正成功的结果可能与患者的感知有关，如消除肋骨凸起或恢复腰围，而不是只关注侧凸矫正的幅度[88]。

由于侧凸可以在骨骼成熟后继续生长，所以特发性脊柱侧凸的自然病程将持续到成年。进展的风险取决于侧凸的大小和位置[79]。在骨骼成熟时角度大于45°的侧凸病情进展和产生并发症的风险较高。尽管胸椎和腰椎侧凸都会进展，但由于其对心肺系统的影响，胸部区域的进展可能会引起更严重的并发症。未经治疗的脊柱侧凸的并发症包括严重的外观畸形和严重残疾，可能包括疼痛、呼吸功能不全或右心衰

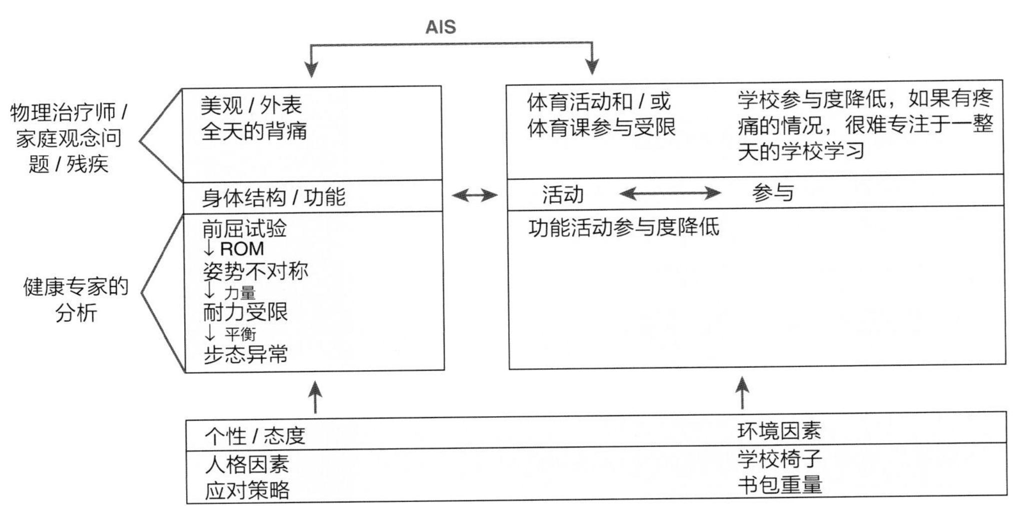

图8.8 青少年特发性脊柱侧凸干预表（数据来自Steiner WA, Ryser L, Huber E, et al.: Use of the ICF model as a clinical problem-solving tool in physical therapy and rehabilitation medicine. *Phys Ther* 82:1098-1107, 2002.）

竭 [46]。成人治疗的适应证包括背痛、肺功能受损、心理社会影响和过早死亡的风险增加。治疗方案与青少年特发性脊柱侧凸的治疗方案一致 [131]。

背景信息

神经肌肉型脊柱侧凸

与特发性脊柱侧凸相反，神经肌肉型脊柱侧凸与全身疾病或慢性疾病相关，并且通常进展快 [96]。由于神经肌肉型侧凸进展较快，因此具有更严重的失能后果，如坐下的能力降低、手部功能减弱以及由于肋间肌无力和肺容量减少 [53] 而导致的呼吸功能障碍 [132]，并且损害程度与骨盆倾斜度相关 [125]。在普通人群中，脊柱侧凸的患病率为 1% ~ 2%，而在脑性瘫痪患者中患病率差异很大，为 15% ~ 80%。脑性瘫痪患者的差异可归因于年龄、神经功能缺损的严重程度、身体损伤的程度，以及在拍摄 X 线片时儿童处于仰卧位还是直立位。据报道，30% 的四肢瘫患者、10% 的双瘫患者和 2% 的偏瘫患者在成年时存在至少 40° 的脊柱侧凸 [66]。有关脑性瘫痪的详细信息，请参阅第 19 章。

在杜氏肌营养不良症（DMD）中，脊柱侧凸的进展与行走能力有关，可以行走的患者不会发展为脊柱侧凸。由于患有 DMD 的儿童失去了行走的能力，会变得更加依赖轮椅，并逐渐发展为脊柱侧凸，侧凸通常发生在胸腰椎区域 [95]。患者的行走能力与脊柱侧凸发展之间的相关性也引起了关注。在脑性瘫痪患者中，那些全身受累无法行走的患者脊柱侧凸患病率也明显高于可以行走的患者 [125]。脊髓性肌萎缩（spinal muscular atrophy,SMA）Ⅱ型患者将 100% 受到脊柱侧凸带来的影响，通常从 3 岁左右开始。平均而言，10 岁时患者的侧凸将大于 54°，通常胸廓 C 形弧发生率较低，但 17% 会产生 S 形弧 [95]。有关杜氏肌营养不良症的更多信息，请参阅第 12 章。

神经肌肉型脊柱侧凸的直接原因尚不清楚。然而 Berven 和 Bradford[5] 认为，非对称性截瘫，机械力、脊柱内和先天性异常，感觉反馈以及通过中枢通路控制脊柱平衡是导致儿童侧凸的可能因素。上述任何一个因素的缺陷都可能导致脊柱畸形。SRS 将神经肌肉型脊柱侧凸分为两类：神经病理性［即脑性瘫痪（上运动神经元）或脊髓肌肉萎缩（下运动神经元）］和肌肉病理性（即杜氏肌营养不良症）[132]。

重要的健康问题与可能受脊柱侧凸影响的神经肌肉状况有关。Mullender 等人 [95] 在报告中表示，在 DMD 或 SMA Ⅱ型的患者中，脊柱侧凸与肺功能下降有关，并且肺活量的下降是该病症的自然病程的一部分，不一定与 DMD 或 SMA Ⅱ型有因果关系。侧凸角度大将会影响脑性瘫痪患儿的坐姿，需要上肢的支撑，而较大的肋骨突起容易压迫皮肤，并可能导致脑性瘫痪儿童皮肤溃疡和疼痛 [66]。

了解与神经肌肉型脊柱侧凸相关的矫形结果至关重要。物理治疗师在帮助家庭管理和指导姿势管理方面发挥着重要作用。神经肌肉型脊柱侧凸患者中常见的侧凸模式是从胸部区域开始并延伸到骶骨的长 C 形弧度（图 8.9）[132]。几位作者研究了脊柱、骨盆和髋部之间的关系。Terjesen、Lange 和 Steen[122] 发现，侧凸的严重程度与骨盆倾斜的严重程度相关。研究表明，脊柱侧凸患者的髋关节半脱位的可能性增加 [16,95]，但有多项研究描述了风吹样畸形的方向与侧凸角度之间的关系 [66]。治疗师应该意识到这些潜在的后果并监测脊柱和髋关节活动范围以便进行矫正，他们可以指导照护者对患者进行摆位、牵伸、主动活动或辅助活动的 ROM 训练，也可根据需要改变患者轮椅的座位。

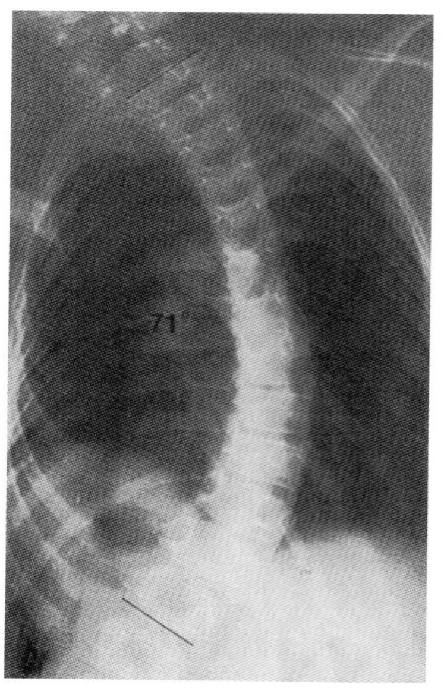

图 8.9 严重的神经肌肉型脊柱侧凸（引自 Moe JH, Winter RB, Bradford DS, et al.: Scoliosis and other spinal deformities. 2nd ed. Philadelphia: WB Saunders, 1987.）

手术干预

神经肌肉型脊柱侧凸的外科手术干预在几个方面与特发性脊柱侧凸不同。在无法行走的脑性瘫痪患者中，器械融合从上胸椎延伸到骨盆，以获得侧凸矫正并降低复发畸形的风险。当融合体延伸到骨盆时[66]，也可以实现骨盆排列的矫正和改善[125]。脊柱融合的目标是改善畸形，维持新的脊柱形状，且手术安全可靠[66]。

接受脊柱融合术的患者中，脑性瘫痪患儿的并发症发生率很高[66,110]，为 40% ~ 80%。主要并发症包括失血、肺损伤、深部伤口感染、脊髓功能障碍和形成假关节[66]。有 1% 的患者死亡。高达 25% 的神经肌肉型脊柱侧凸患者的肺功能受损。最常见的情况是术前检查显示用力肺活量低于 40%[66,110]。神经肌肉型脊柱侧凸患儿罹患呼吸系统疾病的风险增加，肺功能因各种原因受损，包括吸入性肺炎或其他肺炎引起的虚弱和瘢痕，脊柱侧凸患者的肺活量进一步受损。胸廓的柔韧性降低，限制了呼吸时的胸壁扩张，躯干的短缩压缩了胸廓内的脏器，这些变化导致气体交换能力下降以及通气 / 灌注失衡[110]。物理治疗师必须牢记这些限制因素，并根据需要调整干预措施。

对于 DMD 或 SMA 患儿，融合首选节段为 T2 或 T3 ~ L5，骶骨固定与功能丧失、手术时间增加和失血增加有关，当融合到 L5 时，更灵活的腰骶关节可能有助于就坐和转移等功能[95]。

在这种情况下推荐的手术方法是使用 Luque 脊柱节段内固定（segmental spinal instrumentalion，SSI）-Galveston 手术。Luque SSI 手术使用的是固定在每个节段的 L 形杆，与 Harrington 杆相比，由于每个节段多了椎板下线（sublaminar wires）的矫正，从而使固定更为坚固。Luque 手术后来改为使用髂骨棒（Galveston），这些棒是长杠杆臂，可以减少侧向弯曲和屈曲 – 伸展运动，该棒可以跨越骶髂关节。长期研究表明，这种手术对于 DMD 患者来说是有效和安全的。由于心脏和呼吸问题，建议脊柱融合实施应早于侧凸角度生长至 40° 时。手术的主要目标是阻止侧凸的进一步发展，以获得舒适的坐姿[53]。脊柱融合术需要较长时间才能愈合，关节固定术需要 3 ~ 9 个月才能完全愈合，在此期间，不允许进行脊柱旋转和超过 90° 的髋关节屈曲[95]。

脊柱侧凸可能需要实施前路切除术和后路器械融合术，尽管这已经不再是典型的手术方法。该手术的前路手术内容可以改善脊柱的柔韧性，最大限度地减少残余侧凸，有助于脑性瘫痪患者的骨盆达到水平[66]。研究表明，与单纯的后路手术相比，联合前后路脊柱融合术中患者失血量增加，住院时间延长，在重症监护室花费的时间较多[126]。

物理治疗师的作用类似于其他侧凸类型的术后治疗，干预措施可能需要调整以适应患者的运动能力和认知能力[95]。利用父母 / 照护者问卷调查进行的多项研究表明，脊柱融合术对神经肌肉型脊柱侧凸患儿有益，并且对其生活质量具有积极影响[87]。脑性瘫痪患儿的父母认为，他们的孩子改善了躯干平衡、坐姿，易于转移，能够进行自我照料[12,66,125]。

非手术干预

神经肌肉型脊柱侧凸的非手术干预包括临床观察、放射学检查和矫形器管理[132]。临床观察可以全面评估儿童现有和潜在的功能、理解水平和合作能力[32]。Mullender 等人[95]讨论了在该人群中，作为护理不可或缺的一部分，一个适配良好的和支持性座椅系统的重要性。最好通过团队合作解决这一问题，包括物理治疗师、作业治疗师、临床医师、设备供应商和矫形器师。有关该人群的适当座椅选择，请参阅第 33 章关于辅助技术的内容。

神经肌肉型脊柱侧凸患儿矫形管理的目标是直接为躯干提供支撑，这可能有助于简化所需的座位[66]。研究表明，神经肌肉型脊柱侧凸患者使用脊柱矫形器对侧凸进展没有影响[89]。在 DMD 患者中，随着脊柱的成熟，即使使用支具，侧凸进展预测值为每年 10°[53]。Terjesen、Lange 和 Steen[103] 发现，尽管如此，在使用 TLSO 支具 2 年后，坐姿稳定性和整体功能有所改善，许多家庭和护理人员对此感到满意。矫形器管理可能包括定制模型、全接触的 TLSO 支具、腋下 TLSO 支具或密尔沃基支具[78]。

研究人员研究了治疗神经肌肉型脊柱侧凸的其他方法。King 等人[65]评估了 143 例 DMD 男孩每日使用皮质类固醇对矫形结果的影响。他们发现，与未治疗组相比，使用类固醇治疗的患者不仅表现出脊柱侧凸患病率的下降，侧凸的严重程度也有所下降。然而，治疗组 32% 的患者患有椎体压缩性骨折，这是皮质类固醇治疗的严重副作用。其他研究人员观察了 DMD 男孩延长行走时间的能力，发现一些男孩保持行走能力到 13 ~ 15 岁，从而减缓了脊柱侧凸的快速发展，但这并未得到证实[95]。Hsu 和 Quinlivan[53] 的报告称，DMD 男孩的脊柱前凸现象可以延缓行走时脊柱塌陷的发展。其他研究人员使用年龄、功能障碍和侧凸幅度匹配组研究了鞘内注射巴氯芬（intrathecal baclofen，ITB）对侧凸进展的影响[115,116]，并得出结论，ITB 对侧凸进展没有显著影响。发现将 ITB 泵插入患有四肢瘫痪和神经肌肉脊柱型侧凸的无法行走的儿童身体后，与预期的自然病程相比，其侧凸进展增加。

脊柱后凸

背景和前景信息

脊柱后凸是脊柱向后侧的异常凸起。在椎体节段 T5 ~ T12 之间正常的胸椎后凸弧度为 20° ~ 40°，腰椎前凸和 Cobb 角通常测量为 20° ~ 50°[41]。脊柱后凸可能是由外伤、先天性疾病或神经肌肉疾病、创伤后（肺结核）或舒尔曼病（Scheuermann disease）引起的。儿童和青少年胸段后凸畸形最常见的原因是舒尔曼病和姿势不良[41]。本节讨论的重点是先天性脊柱后凸、姿势性驼背和舒尔曼病。

先天性脊柱后凸

先天性脊柱后凸是一种少见的畸形，通常是渐进性的。症状包括前侧椎体不分节、椎体缺损及混合畸形。其确切致病因素尚不清楚，尽管动物研究表明可能是血管破裂导致椎体缺损，畸形发生在胚胎期的软骨骨化和骨化阶段的后期。此外，还发现了后路分节和闭塞性椎骨缺损。最常见的缺损是多半椎体（44%）、前段缺损（32%）和单侧半椎体（18%）。高达 60% 的患者可能有并发症状，包括肾脏和心血管系统，或骶骨发育不全。先天性脊柱后凸通常需要手术干预，如果不进行手术，病程自然发展可能导致截瘫或心脏功能障碍。研究表明，矫形器是一种无效的治疗方式。推荐进行手术的时间是在 3 岁前，以减少可能的神经系统后遗症，6 月龄患儿可以安全完成后路脊柱关节融合术。手术的目的是阻止导致生长失衡的畸形生长，并对导致神经结构处于高风险中的前侧进行减压。对于小到 50° ~ 60° 或更小的畸形，建议采用后路脊柱融合的关节融合术。对于较大的畸形，建议采用额外的前路松解和关节融合术。在未成熟的脊柱中，由于椎体前部持续生长，后关节融合术后可能会发生一些自发矫正[64]。Basu 等人[3] 研究了先天性脊柱后凸和脊柱侧凸患者中其他器官系统缺陷的发生率，并发现此指标较高，从而得出以下结论：MRI 和超声心动图应作为评估此类患者的一个重要部分。Zeng Y 等人[144] 指出，与先天性脊柱畸形相关的脊柱内异常的发生率为 20% ~ 40%，因此也必须对其进行评估。

脊柱在先天性脊柱后凸中呈一定角度，会向前挤压两侧的胸廓，因此当这种情况发生在胸椎时，会损害膈肌的运动。一项横断面研究表明，脊柱后凸越严重，就越会影响呼吸功能[85]。

姿势性驼背

姿势性驼背需要与舒尔曼病进行鉴别诊断。在这种情况下，胸椎后凸角度可达 60°。但是姿势性驼背的脊柱具有柔韧性，并可以通过过度伸展来矫正。姿势性驼背是持续的，且角度不会进展，没有椎间盘受累，椎骨外观正常[124]。区分姿势性驼背与舒尔曼病的关键标志是脊柱僵硬[41]。如下文所述，运动疗法是治疗舒尔曼病的首选方法。如果脊柱后凸的生长超过 60°，患者可使用密尔沃基支具进行治疗，防止出现永久性结构改变[93]。

舒尔曼病

舒尔曼病是一种僵硬的姿势性脊柱后凸。该病经常被忽视，在儿童期和青春期发生并进展，通常归因于姿势不佳[132]，这导致延迟转诊到合适的临床医生，延误诊断和治疗时机[1]。舒尔曼病引起的后凸畸形是青少年人群中最常见的后凸畸形类型。发病率为 1% ~ 8%，男性和女性发病率几乎相等[80]。通常在青春期快速生长前发病，在 11 ~ 14 岁临床表现变得明显[41]。在大多数情况下，本病的进展缓慢，当轴向骨骼生长完成时停止[34]。根据放射学标准，诊断包括：①至少 3 个或更多相邻椎体出现 5° 或更大角度的前楔畸形；②椎间盘间隙变窄[76,80]；③椎体节段 T5 ~ T12 之间的脊柱后凸大于 45°[124]，并伴有代偿性颈椎过度伸展[1]和（或）无法矫正的腰椎前凸[41]；④不规则的椎体终板上有施莫尔（Schmorl）结节，这是髓核通过终板向椎体突出的椎间盘，表现为不一致的凹陷[9]。

1/3 的患者有角度为 25° 或者更小的轻度脊柱侧凸，伴随轻微的脊柱旋转[9,41,124]和不同程度的椎体滑脱[1,9,124]。背痛是一种相关的症状，通常发生在脊柱后凸的顶点，但偶尔发生在下背部。坐姿、站立和剧烈活动通常会加重疼痛[1]。通常为钝痛和非放射性疼痛[124]。舒尔曼病也有胸腰椎变异。椎间盘退行性病变可能出现在脊柱后凸的顶端[9,124]，这与急性成角和短节段侧凸相关[124]。

需要进一步研究舒尔曼病脊柱后凸的起源。研究表明，此病遗传率很高，常染色体显性基因证实了其家族遗传性[142]，环境因素则不太重要[80]。40 岁或 40 岁以上接受检查的亲属出现软骨症（78%）、脊椎病（56%）和关节病（33%），所有这些都被认为是继发性变化[142]。组织学研究显示，软骨内骨化紊乱，纤维较细的胶原含量减少，终板黏多糖含量增加[80,132]。一种根据机械因素检查的理论表明，有些脊柱后凸很可能是在生命早期出现的，楔形的椎体导致了椎体前侧压力过大[132]。

临床症状包括胸肌、腘绳肌和髂腰肌紧绷[124,132]，胸椎后凸增大，伴随代偿性的腰椎前凸增大和头部过度前倾姿势。此外，与对照组相比，38% 的舒尔曼病后凸畸形患者出现疼痛症状，只能从事负荷相对较轻的工作[80]。

干预

由于对后凸畸形自然病程的证据有限，外科手术介入存在争议。对于以下患者建议进行手术矫正：后凸角度大于 70° 且无法采用支具控制的患者、对非手术措施（包括活动矫正和运动）不能解决致残性疼痛的患者、使用抗炎药至少 6 个月的患者或特别注重外观的患者[124]。虽然僵硬度较大的后凸同样需要前路融合，但僵硬程度较小的后凸的外科治疗通常包括后路脊柱融合[49,124]。

后凸角度在 45° ~ 65° 之间时，使用矫形器治疗。可使用改良的密尔沃基支具。据报告，此支具在骨骼尚未发育完全的患者中成功率很高，但这种疗法对骨骼发育成熟的患者没有效果[1,49]。改良的密尔沃基支具需要在 18 月龄开始全天（每天 22 小时）佩戴[80]。一旦患者骨骼发育成熟，可以在夜间使用支具进行维护。支具作为一个三点动力治疗系统，促进胸部伸展[1,132]。后垫在脊柱后凸的顶点施加压力，骨盆垫稳定腰椎，从而减少脊柱前凸[132]。经证明，使用支具可以减少椎体楔形变化，在 12 ~ 18 月龄每天 22 小时佩戴，随后是部分时间佩戴，每天 12 小时，以保持矫正疗效。通常允许患者脱下支具 2 ~ 4 小时参加运动，使之对支具的使用有更好的接受度，目前没有看到改善脊柱后凸的疗效会因此而降低[1]。已经观察到，在支具使用期间，前纵韧带可能变厚，椎体楔形可能发生部分逆转[132]。可能导致佩戴支具不良结果的因素包括：僵硬性后凸大于 65°，椎体楔形大于 10°，以及脊柱生长受限或不再生长。是否存在脊柱侧凸并不影响支具的效果。患者选择合适的支具可以改善脊柱后凸。然而，即使是难度很大的患者，使用支具治疗后，也会有平均 30° 的矫正[124]。

运动在治疗舒尔曼病中起着不可或缺的作用。规定的练习有专门针对主动躯干伸肌肌力训练、一般性姿势训练和腘绳肌牵伸（图 8.10）。建议进行包括躯干伸展的运动，如排球、游泳、有氧运动。物理治疗的目标是改善姿势排列、增加柔韧性和伸肌力量[132]。后凸畸形的生长不受物理治疗的影响，但建议有症状的患者将其作为支具治疗的辅助手段，以防止脊柱僵硬。研究表明，运动还可以减轻疼痛[124]。

脊柱前凸

背景和前景信息

脊柱节段的前凸（或后凹）称为脊柱前凸。先天性脊柱前凸是脊柱双侧后路分节失败的结果[137]。僵硬型和灵活型的脊柱前凸均可见于各种儿童疾病中。伴有脊髓脊膜膨出的患儿的前凸通常发生在腰椎，继发于其使用的三点式步态模式。前凸也可能发生在胸椎，这种情况主要是代偿腰椎后凸的增加[46]。Hahn

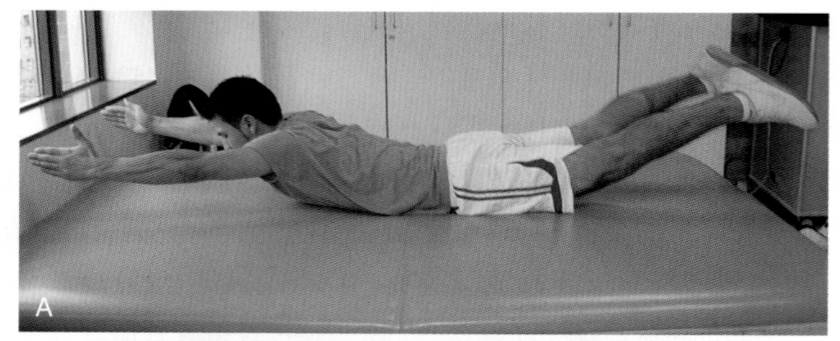

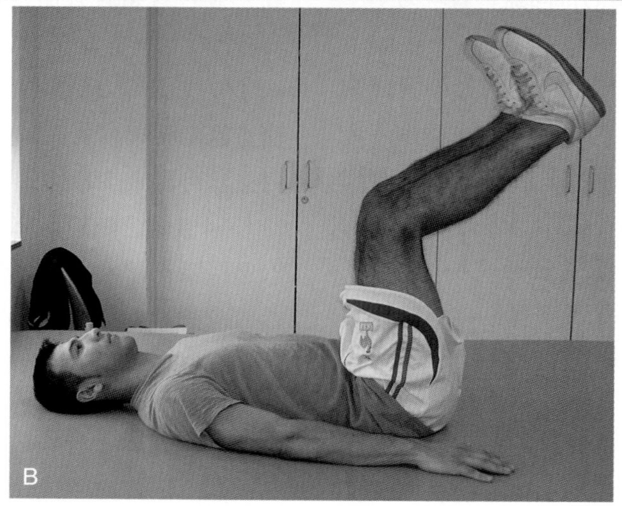

图 8.10 （A）俯卧位伸展抬高主动躯干伸肌力量训练；（B）下腹部力量训练

等人 [40] 指出，腰椎前凸有助于 DMD 患者的坐姿平衡。在患有 DMD 的儿童中，控制姿势的肌肉减弱，因此影响脊柱的支持作用和直立位控制。DMD 患者经常出现髋关节屈曲挛缩，会机械地向前拉动骨盆，从而导致腰椎前凸增加。Kerr 等人 [63] 发现在这种情况下，腰椎的前凸锁定了关节突的关节面，从而提高了腰椎的稳定性。

没有运动障碍的儿童也可能存在腰椎过度前凸。对此的评估包括：测量下肢关节 ROM、脊柱柔韧性、躯干和下肢力量、姿势和步态。干预措施包括腹部肌力训练（卷腹、仰卧起坐和骨盆抬高）、仰卧和站立位的骨盆矫正、躯干伸肌力量训练和适当的下肢伸展。

峡部裂和脊椎前移

峡部裂是一种椎弓峡部的缺损（图 8.11）。Herman、Pizzutillo 和 Cavalier[48] 认为，直立、双足位置、遗传因素和腰椎的重复负荷是其可能的致病原因。与普通人群相比，参加体操和跳水等经常需要腰椎过度伸展和旋转负荷运动的运动员峡部裂和脊椎前移的发病率更高 [15,47]。脊椎前移是一个椎体在另一个椎体上的向前滑动，通常发生在 L5（见图 8.11）。峡部裂和脊椎前移已有多种分类系统。然而，Wiltse-Newman 法仍然是使用的最广泛的方法 [15]。Wiltse 及其同事 [136] 将 5 种类型的峡部裂和脊椎前移分类如下。

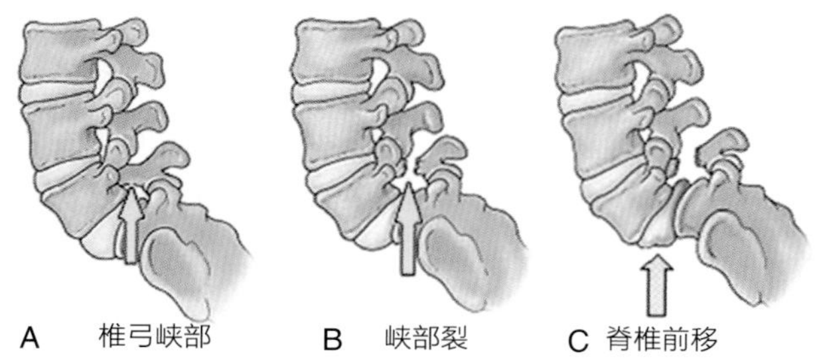

图 8.11 （A）椎弓峡部是腰椎上、下关节面之间的骨段；（B）峡部裂表现为椎弓峡部骨折；（C）脊椎前移，一个椎体在另一个椎体上的向前滑动（Courtesy of John Killian, MD, Birmingham, AL.）

骶骨和 L5 后椎弓的先天性畸形导致了继发的发

育不良性畸形。这些畸形可能包括 S1 椎体上部表面发育不全、关节面不发育或发育不全、椎弓峡部拉长和脊柱裂。畸形的形成降低了脊柱后稳定系统的效率[136]。滑脱的程度通常很严重，当 L5 椎板被拉向硬膜囊时，可能会导致神经功能缺损[50]。

峡部裂描述了脊椎前移情况下的脊椎滑脱。它描述了椎体相对于其相邻的尾端椎体的向前滑动，通常发生在 L5 和 S1 连接处，与椎弓峡部缺损有关[47]。峡部裂分为：Ⅱ A 型——椎弓峡部溶解性疲劳骨折；Ⅱ B 型——椎弓峡部变长但骨质完整（致病因素是反复的微骨折，骨折后在被动拉伸的位置愈合，逐渐导致的椎弓峡部的延长）[50]；Ⅱ C 型——急性椎弓峡部骨折[47]。

退行性类型发生在 50 岁以上的成人中，是由于后侧关节囊和关节韧带结构破坏，导致腰椎节段活动过度。

创伤类型，可更准确地定义为骨折，是由脊柱椎体后弓突然骨折引起的。骨折可能发生在椎弓根、椎板或关节突关节，但椎弓峡部完好无损。

病理性脊椎前移最常继发于破坏椎体后弓的传染病[136]。

发育不良和峡部裂型腰椎滑脱是儿科疾病患者中最常见的类型。脊椎滑脱的严重程度以滑脱百分比为特征。根据 Meyerding 分类系统，Ⅰ级为小于 25% 的最小滑脱，Ⅱ级为 25%～50% 的滑脱，Ⅲ级为 50%～75% 的滑脱，Ⅳ级为 75%～100% 的滑脱[50,136]，Ⅴ级为颅侧椎体下垂[99]。

临床症状

脊椎前移通常是在偶然情况下发现的，常常是在为其他检查目的所拍摄的 X 线片上观察到。临床表现包括姿势不良和轻微滑脱时出现的腰椎前凸增加。更严重的滑脱可造成腰椎变平、骶骨变垂直，以及在脊柱相关节段可见或可触的错位[47,48]（图 8.12）。症状可能包括可通过休息缓解的腰痛、坐骨神经痛、局部压痛、腘绳肌痉挛或紧张，严重的情况下还有躯干缩短[50]。

进展风险

脊椎滑脱和轻微的脊柱滑脱的进展风险较低，在骨骼未发育完全的儿童和青少年中发生进展的人群的比例不到 3%[47]。临床上，有症状的青少年在生长快速期间滑脱的风险更高。女性比男性患者风险高，韧带松弛患者也是如此，这样的情况也包括唐氏综合征或马方综合征患者。目前，有助于指导预后的最佳放射学指标似乎是滑脱角[81]。正滑动角显示为向后凸的滑动，而负滑动角显示为向前凸的滑动[81]。从影像学角度，具有更大滑脱风险的患者人群包括：发育不全或有 50% 滑脱率的患者，骨骼未发育成熟且滑脱角大于 55°（后凸）的患者［正常角度：Mac Thiong 和 Labelle 确定的是 –10°～0°（前凸）］[82]，以及那些骨骼不稳定或 L5 和 S1 的解剖稳定性降低的患者[50,93]。

手术干预

手术适应证包括采取物理治疗等保守治疗都无法缓解的持续背痛及步态改变，滑脱率超过 50%，有明显进展性滑脱的脊柱不稳，神经功能缺损 / 神经根病变和腘绳肌挛缩[47,50]。建议对严重椎体滑脱（Ⅲ～Ⅴ级）患者进行手术，如果不进行治疗，即使有些患者临床无症状，神经系统受损的风险也很高[81]。手术的目的是预防进一步滑脱，固定不稳定的节段，防止进一步的神经缺损，减轻神经根刺激，纠正不良姿势、步态和腘绳肌痉挛等临床症状[50]。

手术选择的方法包括后外侧关节融合术、前关节融合术、减压和器械复位。最常进行的手术是在原位实施双侧后外侧关节融合术。融合通常从 L4 延伸到 S1，同时实施髂骨移植[39]。物理治疗包括床上活动、步态训练和日常生活活动指导，并可开始恢复正常的腘绳肌的柔韧性训练。

神经病变是需要进行减压最常见的原因，减压包括移除引起神经根刺激的结构，这些节段向后融合，防止进一步的滑脱[128,129]。

骶骨处于垂直位置时会导致脊柱前移减少，从而引起严重的腰骶后凸，取代了腰椎过度前移的脊柱滑脱（见图 8.12）。结果是造成明显的代偿性腰椎前凸。开放式复位技术可以在前位或后位，也可以使用或不使用器械，或者结合其他手术方法，严重滑脱时使用腓骨前支作为移植物的术式[55]，也可进行环向融合。这项技术提高了融合的稳定性，并增加了关节

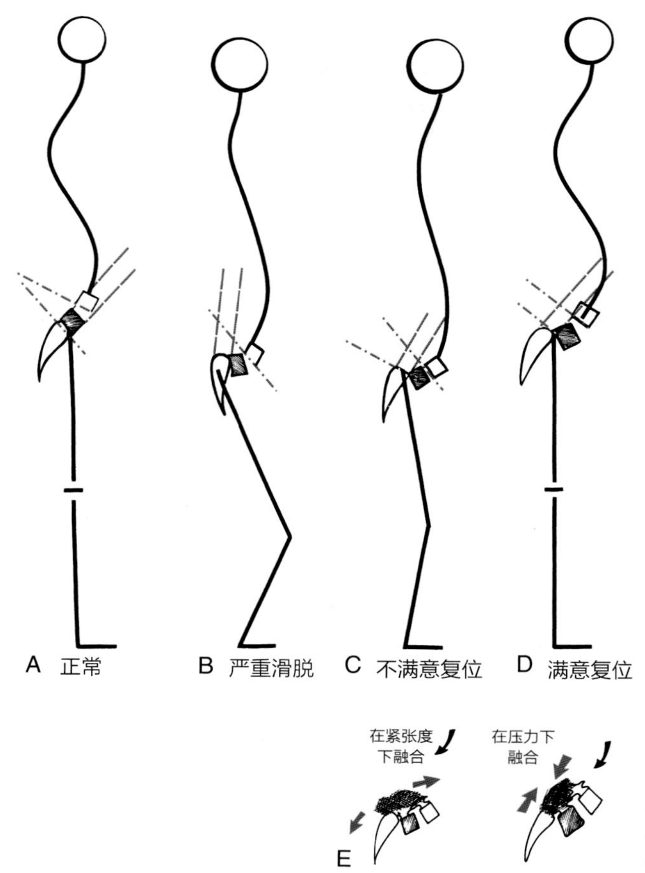

图 8.12 （A）正常矢状面脊柱排列。（B）L5 椎体严重滑脱后，可见对齐丧失。骶骨变得垂直，由此产生的腰骶后凸“推动”腰椎向前。（C）当 L5 的活动性很小，L4 位于解剖区前，且相对骶骨后凸时，融合将处于紧张状态，不太可能持续。（D）当 L4 可以放置在解剖区并相对于骶骨前凸时，可出现满意的复位。（E）L4 放置在骶骨上的面积越大，向后方的垂直通过融合部位的压力就越大。在这个位置，矢状面排列对齐，从而矫正畸形（引自 Moe JH, Winter RB, Bradford DS, et al.: *Scoliosis and other spinal deformities*. 2nd ed. Philadelphia: WB Saunders, 1987.）

表面的负荷接触面积 [82]。

非手术干预

对于那些无症状的较轻的脊椎前移（滑脱率小于 50%）患者的首选治疗方法是观察。这些儿童通常每年接受 2 次临床和放射检查。活动受限、物理治疗和脊柱支具对症状性脊椎滑脱或轻度脊椎前移的患者通常疗效较好 [47]。一旦转诊到物理治疗，患者将学习腰椎稳定性运动，在该运动中，他们将学习如何在坐位和位置不同的情况下保持的腰椎和骨盆的正常排列以达到无痛的姿势 [100]。O’Sullivan 等人 [100] 强调了腹横肌、腰多裂肌和腹内斜肌训练的重要性，他们建议将这些稳定肌的协同作用结合到功能性活动中，以支持腰椎，并缓解脊椎滑脱和脊椎前移患者的腰痛。运动可能包括桥式运动、靠墙蹲起、腹部肌力训练、俯卧位臀肌训练、其他仰卧位稳定运动及针对腘绳肌柔韧性的训练。在运动过程中可以使用治疗球，使患者在可以活动的表面上实现并保持腰椎稳定。

在部分应力性椎弓峡部骨折或明确定义的椎体溶解缺陷后，应使用 TLSO 支具进行固定，尽管治疗的目的有所不同：前者的目的是使缺损部位愈合，后者的目的是缓解症状。支具佩戴的时间从 6 ~ 12 周不等，这取决于治疗的目标，如果 X 线片显示椎弓峡部应力骨折损伤的愈合不完全，支具佩戴时间可能会持续至 6 个月。对于年轻运动员来说，重返赛场的指导原则包括无痛脊椎活动、消除腘绳肌痉挛和挛缩，以及活动时不感到疼痛 [48]。如果症状持续存在，则需要进行手术。

总结

脊柱侧凸、脊柱后凸和脊柱前凸是常见的儿科脊柱疾病。作为儿童物理治疗师，我们经常在许多类型的患者身上进行以躯干的中线活动、对称性活动和运动稳定性活动为主的治疗。因此，我们可以在脊柱畸形的早期检查中发挥重要作用。我们鼓励儿童积极主动地运动以提高心肺功能、肌肉力量和耐力。我们可以为家庭提供转诊资源、家庭训练指导、选择合适的辅助设备和座椅，以及进行受伤或手术后的康复干预。我们每天都要处理脊柱问题，并通过最大限度地保持适当的排列和功能，在实现和保持儿童良好的健康方面发挥重要作用。

（张树新　译，库尔巴诺夫·巴布尔　审）

参考文献

1. Ali RM, Green DW, Patel TC: Scheurermann's kyphosis, *Curr Opin Pediatr* 11:131–136, 2000.
2. Aronsson DD, Stokes IA: Nonfusion treatment of adolescent idiopathic scoliosis by growth modulation and remodeling, *J Pediatr Orthop* 31(1):S99–S106, 2011.
3. Basu PS, Hazem E: Congenital spinal deformity: a comprehensive assessment at presentation, *Spine* 27:2255–2259, 2002.
4. Baulesh DM, Huh J, Judkins T, et al.: The role of serial casting in early- onset scoliosis, *J Pediatr Orthop* 7(32):658–663, 2012.
5. Berven S, Bradford DS: Neuromuscular scoliosis: causes of deformity and principles for evaluation and management, *Semin Neurol* 22:167–178, 2002.
6. Reference deleted in proofs.
7. Borysov M, Borysov A: Scoliosis short-term rehabilitation (SSTR) according to 'best practice' standards—are the results repeatable? *Scoliosis* 7(1), 2012.
8. Reference deleted in proofs.
9. Bowles AO, King JC: Scheurermann's disease: the lumbar variant, *Am J Phys Med Rehabil* 83:467, 2004.
10. Bunnell W: An objective criterion for scoliosis screening, *J Bone Joint Surg Am* 66:1381–1387, 1984.
11. Burwell RG: Aetiology of idiopathic scoliosis: current concepts, *Pediatr Rehabil* 6:137–170, 2003.
12. Reference deleted in proofs.
13. Campbell RM, Hell-Vocke AK: Growth of the thoracic spine in congenital scoliosis after expansion thoracoplasty, *J Bone Joint Surg Am* 85:409–420, 2003.
14. Campbell RM, Smith M, Mayes TC, et al.: The characteristics of thoracic insufficiency syndrome associated with fused ribs and congenital scoliosis, *J Bone Joint Surg Am* 85(3):399–408, 2003.
15. Cavalier R, Herman MJ, Cheung EV, et al.: Spondylolysis and spondylolisthesis in children and adolescents: I. Diagnosis, natural history, and nonsurgical management, *J Am Acad Orthop Surg* 14:417–424, 2006.
16. Chan KG, Galasko CSB, Delaney C: Hip subluxation and dislocation in Duchene muscular dystrophy, *J Pediatr Orthrop B* 10:219–225, 2001.
17. Charles YP, Daures JP, deRosa V, et al.: Progression risk of idiopathic juvenile scoliosis during pubertal growth, *Spine* 31:1933–1942, 2006.
18. Cheung JPY, Samartzis D, Cheung KMC: management of early-onset scoliosis, *J Bone Joint Surg* 1–5, 2013.
19. Cheung WY, Luk KDK: classification of adolescent idiopathic scoliosis, *Retrieved August* 10 (2015).
20. Clin J, Aubin C, Parent S: Biomechanical stimulation and analysis of scoliosis correction using a fusionless intravertebral epiphyseal device, *Spine* 40(6):369–376, 2015.
21. Congenital scoliosis. Available from: URL: https://www.srs.org/patients-and-families/conditions-and-treatments/parents/scoliosis/early-onset-scoliosis/congenital-scoliosis.
22. Cowell HR, Hall JN, MacEwen GD: Genetic aspects of idiopathic scoliosis, *Clinic Orthop* 86:121–132, 1972.
23. Czaprowski D, Kotwicki T, Biernat R, et al.: Physical capacity of girls with mild and moderate idiopathic scoliosis; influence of the size, length and number of curves, *Eur Spine J* 21(6):1099–1105, 2012.
24. Demirkiran HG, Bekmez S, Celilov R, et al.: Serial derotation casting in congenital scoliosis and a time-buying strategy, *J Pediatr Orthop* 35(1):43–49, 2015.
25. Reference deleted in proofs.
26. Dickson RA, Lawton JD, Archer JA, et al.: The pathogenesis of idiopathic scoliosis, *J Bone Joint Surg Br* 66:8–15, 1984.
27. Dobbs MB, Weinstein SL: Infantile and juvenile scoliosis, *Orthop Clin North Am* 30:331–341, 1999.
28. Driscoll M, Aubin C, Moreau A, et al.: Biomechanical comparison of fusionless growth modulation corrective techniques in pediatric scoliosis, *Med Biol Eng Comput* 49:1437–1445, 2011.
29. Drummond DS: A perspective on recent trends for scoliosis correction, *Clin Orthop Rel Res* 264:90–102, 1991.
30. Dubousset J, Cotrel Y: Application technique of Cotrel-Dubousset instrumentation for scoliosis deformities, *Clin Orthop Rel Res* 264:103–110, 1991.
31. Duval-Beaupere G: The growth of scoliosis patients: hypothesis and preliminary study, *Acta Orthopaedica Belgica* 38:365–376, 1972.
32. Fisk JR, Bunch WH: Scoliosis in neuromuscular disease, *Orthop Clin North Am* 10:863–875, 1979.
33. Fletcher ND, McClung A, Rathjen KE, et al.: Serial casting as a delay tactic in the treatment of moderate-to-severe early-onset scoliosis, *J Pediatr Orthop* 32(7):664–671, 2012.
34. Fotiadis E, Grigoriadou A, Kapetanos G, et al.: The role of sternum on the etiopathogenesis of Scheurermann's disease of the thoracic spine, *Spine* 33(1):E21–E24, 2008.
35. Frownfelter D, Stevens K, Massery M, et al.: Do abdominal cutouts in thoracolumbosacral orthoses increase pulmonary function? *Clin Orthop Rel Res* 472:720–726, 2014.
36. Giampietro PF, Blank RD, Raggio CL, et al.: Congenital and idiopathic scoliosis: clinical and genetic aspects, *Clin Med Res* 1:125–136, 2003.
37. Ginsburg GM, Lauder AJ: Progression of scoliosis in patients with spastic quadriplegia after the insertion of an intrathecal baclofen pump, *Spine* 32:2745–2750, 2007.
38. Green NE: Part-time bracing of adolescent idiopathic scoliosis, *J Bone Joint Surg Am* 68:738–742, 1986.
39. Grzegorzewski A, Kumar SJ: In situ posterolateral spine arthrodesis for grades III, IV, and V spondylolisthesis in children and adolescents, *J Pediatr Orthop* 20:506–511, 2000.
40. Hahn F, Hauser D, Espinosa N, et al.: Scoliosis correction with pedicle screws in Duchenne muscular dystrophy, *Eur Spine J* 17:255–261, 2008.
41. Hart ES, Merlin G, Harisiades J, et al.: Scheuermann's thoracic kyphosis in the adolescent patient, *Orthop Nurs* 29(6):365–371, 2010.
42. Hassanzadeh H, Nandyala SV, Puvanesarajah V, et al.: Serial mehta cast utilization in infantile idiopathic scoliosis: evaluation of radiographic predictors, *J Pediatr Orthop* 0(0):1–5, 2015, Nov 17. Epub ahead of print.
43. Hawasli AH, Hullar TE, Dorward IG: Idiopathic scoliosis and the vestibular system, *Eur Spine J* 24(2):227–233, 2015.

44. Heary RF, Bono CM, Kumar S: Bracing for scoliosis, *Neurosurgery* 63:A125–A130, 2008.
45. Hedequist D, Emans J: Congenital scoliosis, *J Am Acad Orthop Surg* 12:266–275, 2004.
46. Herkowitz HN, Gardfin SR, Balderson RA, et al.: *Rothman-Simeone: the spine*, Philadelphia, 1999, WB Saunders.
47. Herman MJ, Pizzutillo PD: Spondylolysis and spondylolisthesis in the child and adolescent: a new classification, *Clin Orthop Rel Res* 434:46–54, 2005.
48. Herman MJ, Pizzutillo PD, Cavalier R: Spondylolysis and spondylolisthesis in the child and adolescent athlete, *Orthop Clin North Am* 34:461–467, 2003.
49. Herrera-Soto JA, Parikh SN, Al-Sayyad MJ, et al.: Experience with combined video-assisted thoracoscopic surgery (VATS) anterior spinal release and posterior spinal fusion in Scheuermann's kyphosis, *Spine* 30:2176–2181, 2005.
50. Herring JA: *Tachdjian's pediatric orthopedics*, ed 3, Philadelphia, 2002, WB Saunders, pp 213–312, 323-349, 1279–1291.
51. Hershman SH, Park JJ, Lonner BS: Fusionless surgery for scoliosis, *Bull Hosp Jt Dis* 71(1):49–53, 2013.
52. Hresko MT: SRS statement on Physiotherapy Scoliosis Specific Exercises, *Scoliosis Research Society*, 2014. Available from: URL: www.srs.org.
53. Hsu JD, Quinlivan R: Scoliosis in Duchene muscular dystrophy (DMD), *Neuromuscul Disord* 23(8):611–617, 2013.
54. Hsu JD, Michael JW, Fisk JR: *AAOS atlas of orthoses and assistive devices*, ed 4, Philadelphia, 2008, Mosby Elsevier.
55. Hu SS, Bradford DS, Transfeldt EE, et al.: Reduction of high-grade spondylolisthesis using Edwards instrumentation, *Spine* 21:367–371, 1996.
56. Jain A, Puvanesarajah V, Emmanuel N, et al.: Unplanned hospital readmissions and reoperations after pediatric spinal fusion surgery, *Spine* 40(11):856–862, 2015.
57. Janicki JA, Alman B: Scoliosis: review of diagnosis and treatment, *Paediatr Child Health* 12:771–776, 2007.
58. Kaplan KM, Spivak JM, Bendo JA: Embryology of the spine and associated abnormalities, *Spine J* 5:564–576, 2005.
59. Karol LA, Johnston C, Mladenov K, et al.: Pulmonary function following early thoracic fusion in non-neuromuscular scoliosis, *J Bone Joint Surg Am* 90(6):1272–1281, 2008.
60. Katz DE, Durrani AA: Factors that influence outcome in bracing large curve in patients with adolescent idiopathic scoliosis, *Spine* 26:2354–2361, 2001.
61. Katz DE, Richards BS, Browne RH, et al.: A comparison between the Boston brace and the Charleston bending brace in adolescent idiopathic scoliosis, *Spine* 22:1302–1312, 1997.
62. Kehl DK, Morrissy RT: Brace treatment in adolescent idiopathic scoliosis: an update on concepts and technique, *Clin Orthop Rel Res* 229:34–43, 1988.
63. Kerr TP, Lin JP, Gresty MA, et al.: Spinal stability is improved by inducing a lumbar lordosis in boys with Duchenne muscular dystrophy: a pilot study, *Gait Posture* 28:108–112, 2008.
64. Kim Y, Otsuka NY, Flynn JM, et al.: Surgical treatment of congenital kyphosis, *Spine* 26(20):2251–2257, 2001.
65. King WM, Ruttencutter R, Nagaraja HN, et al.: Orthopedic outcomes of long-term daily corticosteroid treatment in Duchenne muscular dystrophy, *Neurology* 68:1607–1613, 2007.
66. Koop S: Scoliosis in cerebral palsy, *Dev Med Child Neurol* 51(Suppl l4): 92–98, 2009.
67. Kostuik JP: Current concepts review operative treatment of idiopathic scoliosis, *J Bone Joint Surg Am* 72:1108–1113, 1990.
68. Koumbourlis AC: Scoliosis and the respiratory system, *Paediatr Respir Rev* 7:152–160, 2006.
69. LaRosa G, Oggiano L, Ruzzini L: Magnetically controlled growing rods for the management of early-onset scoliosis: a preliminary report, *J Pediatr Orthop* July 17 (Epub ahead of print), 2015.
70. Lee SM, Suk SI, Chung ER: Direct vertebral rotation: a new technique of three-dimensional deformity correction with segmental pedical screw fixation in adolescent idiopathic scoliosis, *Spine* 29:343–349, 2004.
71. Lehman RA, Kang DG, Lenke LG, et al.: Return to sports after surgery to correct adolescent idiopathic scoliosis: a survey of the Spinal Deformity Study Group, *Spine J* 15:951–958, 2015.
72. Lehnert-Schroth C: Introduction to the three-dimensional scoliosis treatment according to Schroth, *Physiotherapy* 78:810–815, 1992.
73. Lenke LG: The Lenke classification system of operative adolescent idiopathic scoliosis, *Neurosurg Clin North Am* 18(2):199–206, 2007.
74. Lenke LG: Lenke classification system of adolescent idiopathic scoliosis: treatment recommendations, *Instr Course Lect* 54:537–542, 2005.
75. Letts RM, Jawadi AH: Congenital spinal deformity. Available from: URL: http://emedicine.medscape.com/article/1260442-overview.
76. Lonner BS, Newton P, Betz R, et al.: Operative management of Scheuermann's kyphosis in 78 patients: radiographic outcomes, complications, and technique, *Spine* 32:2644–2652, 2007.
77. Lonstein JE, Carlson JM: The prediction of curve progression in untreated idiopathic scoliosis during growth, *J Bone Joint Surg Am* 66:1061–1071, 1984.
78. Lonstein JE, Renshaw TS: *Neuromuscular spine deformities: instructional course lectures*, vol. 36. St. Louis, 1987, Mosby, pp 285–304.
79. Lonstein JE, Winter RB: Adolescent idiopathic scoliosis, *Orthop Clin North Am* 19:239–246, 1988.
80. Lowe TG, Line BG: Evidence based medicine analysis of Scheuermann kyphosis, *Spine* 32:S115–S119, 2007.
81. Lundine KM, Lewis SJ, Al-Aubaidi Z, et al.: Patient outcomes in the operative and nonoperative management of high-grade spondylolisthesis in children, *J Pediatr Orthop* 34(5):483–489, 2014.
82. Mac-Thiong J, Labelle H: A proposal for a surgical classification of pediatric lumbosacral spondylolisthesis based on current literature, *Eur Spine J* 15:1425–1435, 2006.
83. Margonato V, Fronte F, Rainero G, et al.: Effects of short term cast wearing on respiratory and cardiac responses to submaximal exercise in adolescents with idiopathic scoliosis, *Eura Medicophys* 41:135–140, 2005.
84. Matsumoto M, Watanabe K, Hosogane N, et al.: Updates on surgical treatments for pediatric scoliosis, *J Orthop Sci* 19:6–14, 2014.
85. McMaster MJ, Glasby MA, Singh H, et al.: Lung function in congenital kyphosis and kyphoscoliosis, *J Spinal Disord Tech* 20(3):203–208, 2007.
86. Mehlman CT: Idiopathic scoliosis. Available from: URL: http://emedicine.medscape.com/article/1265794-overview treatment of adolescent idiopathic scoliosis using the Scoliosis Research Society (SRS) outcome instrument. *Spine* 27:2046–2051, 2008.
87. Mercado E, Alman B, Wright J: Does spinal fusion influence quality of life in neuromuscular scoliosis? "multiple studies utilizing parent/ caregiver questionnaires..." *Spine* 32(19) (Suppl):S120–S125, 2007.
88. Merola AA, Haher TR, Brkaric M, et al.: A multicenter study of the outcomes of the surgical treatment of adolescent idiopathic scoliosis using the Scoliosis Research Society (SRS) outcome instrument, *Spine* 27:2046–2051, 2002.
89. Miller A, Temple T, Miller F: Impact of orthoses on the rate of scoliosis progression in children with cerebral palsy, *J Pediatr Orthop* 16:332–335, 1996.
90. Miller NH: Genetics of familial idiopathic scoliosis, *Clin Orthop Rel Res* 462:6–10, 2007.
91. Miller NH: Cause and natural history of adolescent idiopathic scoliosis, *Orthop Clin North Am* 30:343–352, 1999.
92. Moe JH, Sundberg AB, Gustlio R: A clinical study of spine fusion in the growing child, *J Bone Joint Surg Br* 46:784–785, 1964.
93. Moe JH, Winter RB, Bradford DS, et al.: *Scoliosis and other spinal deformities*, ed 2, Philadelphia, 1987, WB Saunders, pp 162–228, 237-261, 347-368, 403–434.
94. Moreau S, Lonjon G, Mazda K, et al.: Derotation night-time bracing for the treatment of early onset idiopathic scoliosis, *Orthop*

Traumatol Surg Res 100(8):935–939, 2014.
95. Mullender MG, Blom NA, DeKleuver M, et al.: A Dutch guideline for the treatment of scoliosis in neuromuscular disorders, *Scoliosis* 3(14):1–14, 2008.
96. Murphy NA, Firth S, Jorgensen T, et al.: Spinal surgery in children with idiopathic and neuromuscular scoliosis. What's the difference? *Spine* 26:216–220, 2006.
97. Muschik M, Schlenzka D, Robinson PN, et al.: Dorsal instrumentation for idiopathic adolescent thoracic scoliosis: rod rotation versus translation, *Eur Spine J* 8:93–99, 1999.
98. Negrini S, Zaina F, Romano M, et al.: Specific exercises reduce brace prescription in adolescent idiopathic scoliosis: a prospective controlled cohort study with worst-case analysis, *J Rehabil Med* 40:451–455, 2008.
99. Niggeman P, Kuchta J, Grosskurth D, et al.: Spondylolysis and isthmic spondylolisthesis: impact of vertebral hypoplasia on the use of the Meyerding classification, *Br J Radiol* 85:358–362, 2012.
100. O'Sullivan PB, Twomey LT, Allison GT: Evaluation of specific stabilizing exercise in the treatment of chronic low back pain with radiologic diagnosis of spondylolysis and spondylolisthesis, *Spine* 22:2959–2967, 1997.
101. Price CT, Scott DS, Reed Jr FR, et al.: Nighttime bracing for adolescent idiopathic scoliosis with the Charleston bending brace: preliminary report, *Spine* 15:1294–1299, 1990.
102. Puttlitz CM, Masaru F, Barkley A, et al.: A biomechanical assessment of thoracic spine stapling, *Spine* 32:756–761, 2007.
103. Reamy BV, Slakey JB: Adolescent idiopathic scoliosis: review and current concepts, *Am Fam Phys* 64:111–116, 2001.
104. Renshaw TS: *Orthotic treatment of idiopathic scoliosis and kyphosis: instructional course lectures*, vol. 34. St. Louis, 1985, Mosby, pp 110–118.
105. Renshaw TS: The role of Harrington instrumentation and posterior spine fusion in the management of adolescent idiopathic scoliosis, *Orthop Clin North Am* 19:257–267, 1988.
106. Richards BS, Vitale MG: Screening for idiopathic scoliosis in adolescents: an information statement, *J Bone Joint Surg Am* 90:195–198, 2008.
107. Roach JW: Adolescent idiopathic scoliosis, *Orthop Clin North Am* 30:353–365, 1999.
108. Roltan D, Nnadi C, Fairbanks J: Scoliosis: a review, *Paediatr Child Health* 24(5):197–203, 2013. 85b.
109. Sanders JO, D'Astous J, Fitzgerald M, et al.: Derotational casting for progressive infantile scoliosis, *J Pediatr Orthop* 29(6):581–587, 2009.
110. Sarwahi V, Sarwark JF, Schafer MF, et al.: Standards in anterior spine surgery in pediatric patients with neuromuscular scoliosis, *J Pediatr Orthop* 21(6):756–760, 2001.
111. Sarwark JF, LaBella CR: *Pediatric orthopaedics and sports injuries: a quick reference guide*, ed 2, Elk Grove, 2014, American Academy of Pediatrics.
112. Sarwark JF, Aubin CE: Growth considerations of the immature spine, *J Bone Joint Surg* 89(Supp 1):8–13, 2007.
113. Schroerlucke SR, Akbarnia BA, Pawelek JB, et al.: How does thoracic kyphosis affect patient outcomes in growing rod surgery? *Spine* 37(15):1303–1309, 2012.
114. Scoliosis Research Society. SRS-AAOS position statement. Available from: URL: www.srs.org.
115. Senaran H, Shah SA, Presedo A, et al.: The risk of progression of scoliosis in cerebral palsy patients after intrathecal baclofen therapy, *Spine* 32:2348–2354, 2007.
116. Shilt JS, Lai LP, Cabrera MN, et al.: The impact of intrathecal baclofen on the natural history of scoliosis in cerebral palsy, *J Pediatr Orthop* 28:684–687, 2008.
117. Smith JT, Jerman J, Stringham J, et al.: Does expansion thoracoplasty improve the volume of the convex lung in a windswept thorax? *J Pediatr Orthop* 29:944–947, 2009.
118. Staheli LT: *Practice of pediatric orthopedics*, ed 4, Philadelphia, 2008, Lippincott Williams Wilkins.
119. Steiner WA, Ryser L, Huber E, et al.: Use of the ICF model as a clinical problem-solving tool in physical therapy and rehabilitation medicine, *Phys Ther* 82:1098–1107, 2002.
120. Stokes I: Analysis and simulation of progressive adolescent scoliosis by biomechanical growth modulation, *Eur Spine J* 16:1621–1628, 2007.
121. Suk SI, Choon KL, Kim WJ, et al.: Segmental pedicle screw fixation in the treatment of thoracic idiopathic scoliosis, *Spine* 20:1399–1405, 1995.
122. Terjesen T, Lange JE, Steen H: Treatment of scoliosis with spinal bracing in quadriplegic cerebral palsy, *Dev Med Child Neurol* 42:448–454, 2000.
123. Thomas CL, editor: *Taber's cyclopedic medical dictionary*, ed 16, Philadelphia, 1989, FA Davis.
124. Tsirikos AI, Jain AK: Instructional review: spine Scheuermann's kyphosis; current controversies, *J Bone Jt Surg Br 93-B* 857–864, 2011.
125. Tsirikos AI, Chang W, Shah SA, et al.: Preserving ambulatory potential in pediatric patients with cerebral palsy who undergo spinal fusion using unit rod instrumentation, *Spine* 28(5):480–483, 2003.
126. Tsirikos AI, Lipton G, Chang W, et al.: Surgical correction of scoliosis in pediatric patients with cerebral palsy using unit rod instrumentation, *Spine* 33(10):1133–1140, 2008.
127. Kuru T, Yelden I, Dereli EE, et al.: The efficacy of three-dimensional Scroth exercises in adolescent idiopathic scoliosis: a randomised controlled clinical trial, *Clin Rehabil* 30(2):181–190, 2015.
128. Van Rens TG, Van Horn JR: Long-term results in lumbosacral interbody fusion for spondylolisthesis, *Acta Orthopaedica Scand* 53:383–392, 1982.
129. Verbeist H: The treatment of lumbar spondyloptosis or impending lumbar spondyloptosis accompanied by neurologic deficit and/or neurogenic intermittent claudication, *Spine* 4:68–77, 1979.
130. Weinstein SL, Dolan LA, Spratt KF, et al.: Health and function of patients with untreated idiopathic scoliosis: a 50-year natural history study, *JAMA* 289:559–567, 2003.
131. Weinstein SL: *Adolescent idiopathic scoliosis: prevalence and natural history: instructional course lectures*, vol. 38. St. Louis, 1989, Mosby.
132. Weinstein SL: *The pediatric spine: principles and practice*, ed 2, Philadelphia, 2001, Lippincott Williams Wilkins.
133. Weinstein SL, Zavala DC, Ponseti IV: Idiopathic scoliosis: long-term follow-up and prognosis in untreated patients, *J Bone Joint Surg Am* 63:702–712, 1981.
134. Weinstein SL, Dolan LA, Wright JG, et al.: Effects of bracing in adolescents with idiopathic scoliosis, *N Engl J Med* 369(16):1512–1521, 2013.
135. Weiss HR: The method of Katharina Schroth—history, principles, and current development, *Scoliosis* 6(17), 2011.
136. Wiltse LL, Newman PH, MacNab I: Classification of spondylolysis and spondylolisthesis, *Clin Orthop* 117:23–29, 1976.
137. Winter RB: *Congenital deformities of the spine*. New York, 1983, Thieme-Stratton, pp 6-10, 43–49.
138. Winter RB: Congenital scoliosis, *Orthop Clin North Am* 19:395–408, 1988.
139. Wong HK, Hee H-T, Yu Z, et al.: Results of thoracoscopic instrumented fusion versus convention posterior instrumented fusion in adolescent idiopathic scoliosis undergoing selective thoracic fusion, *Spine* 29:2031–2038, 2004.
140. Wynne-Davies R: Familial (idiopathic) scoliosis, *J Bone Joint Surg Br* 50:24–30, 1968.
141. Yazici M, Emans J: Fusionless instrumentation systems for congenital scoliosis: expandable spinal rods and vertical expandable prosthetic titanium rib in the management of congenital spine deformities in the growing child, *Spine* 34:1800–1807, 2009.
142. Zaidman AM, Zaidman MN, Strokova EI, et al.: The mode of inheritance of Scheuermann's disease, *Biomed Res Int* 973716, 2013, http://dx.doi.org/10.1155/2013/973716. Epub 2013 Sep 12.
143. Zaouss AL, James JIP: The iliac apophysis and the evolution of

curves in scoliosis, *J Bone Joint Surg Br* 40:442–453, 1958.
144. Zeng Y, Chen Z, Qi Q, et al.: The posterior surgical correction of congenital kyphosis and kyphoscoliosis: 23 cases with minimum 2 years follow-up, *Eur Spine J* 22(2):372–378, 2013.

推荐阅读

Background

Campbell RM, Smith M, Mayes TC, et al.: The characteristics of thoracic insufficiency syndrome associated with fused ribs and congenital scoliosis, *J Bone Joint Surg Am* 85(3):399–408, 2003.

Cavalier R, Herman MJ, Cheung EV, et al.: Spondylolysis and spondylolisthesis in children and adolescents: i. Diagnosis, natural history, and nonsurgical management, *J Am Acad Orthop Surg* 14:417–424, 2006.

Hassanzadeh H, Nandyala SV, Puvanesarajah V, et al.: Serial mehta cast utilization in infantile idiopathic scoliosis: evaluation of radiographic predictors, *J Pediatr Orthop* 0(0):1–5, 2015, Nov 17. Epub ahead of print.

Kaplan KM, Spivak JM, Bendo JA: Embryology of the spine and associated abnormalities. *Spine J* 5(5):564–567, 2005.

Koumbourlis AC: Scoliosis and the respiratory system, *Paediatr Respir Rev* 7:152–160, 2006.

McMaster MJ, Glasby MA, Singh H, et al.: Lung function in congenital kyphosis and kyphoscoliosis, *J Spinal Disord Tech* 20(3):203–208, 2007.

Foreground

Ali RM, Green DW, Patel TC: Scheuermann's kyphosis, *Curr Opin Orthop* 11:131–136, 2000.

Borysov M, Borysov A: Scoliosis short-term rehabilitation (SSTR) according to 'best practice' standards—are the results repeatable? *Scoliosis* 7(1), 2012.

Czaprowski D, Kotwicki T, Biernat R, et al.: Physical capacity of girls with mild and moderate idiopathic scoliosis; influence of the size, length and number of curves, *Eur Spine J* 21(6):1099–1105, 2012.

Koop S: Scoliosis in cerebral palsy, *Dev Med Child Neurol* 51(Suppl 4):92–98, 2009.

Mullender MG, Blom NA, DeKleuver M, et al.: A Dutch guideline for the treatment of scoliosis in neuromuscular disorders, *Scoliosis* 3(14), 2008.

Negrini S, Zaina F, Romano M, et al.: Specific exercises reduce brace prescription in adolescent idiopathic scoliosis: a prospective controlled cohort study with worst-case analysis, *J Rehabil Med* 40:451–455, 2008.

O'Sullivan PB, Twomey LT, Allison GT: Evaluation of specific stabilizing exercise in the treatment of chronic low back pain with radiologic diagnosis of spondylolysis and spondylolisthesis, *Spine* 22:2959–2967, 1997.

Roltan D, Nnadi C, Fairbanks J: Scoliosis: a review, *Paediatr Child Health* 24(5):197–203, 2013. 85b.

Tsirikos AI, Jain AK: Instructional review: spine Scheuermann's kyphosis; current controversies, *J Bone Joint Surg Br 93-B*:857–864, 2011.

Weinstein SL, Dolan LA, Wright JG, et al.: Effects of bracing in adolescents with idiopathic scoliosis, *N Engl J Med* 369(16):1512–1521, 2013.

第 9 章 先天性肌性斜颈

Sandra L. Kaplan, Barbara Sargent, Colleen Coulter

先天性肌性斜颈（congenital muscular torticollis，CMT）和颅骨畸形（cranial deformation，CD）常见于刚出生或出生后不久的婴儿。CMT是由单侧胸锁乳突肌（sternocleidomastoid，SCM）短缩引起，并以所累及的一侧胸锁乳突肌命名。其特征是头部向短缩侧倾斜，下颌向对侧旋转。图 9.1 展示了一例右侧 CMT，由于右侧 SCM 短缩导致头部向右倾斜，下颌向左旋转。据报道，此病在新生儿中发病率从 0.3% 至 16% 不等 [143]。它是继髋关节脱位和马蹄内翻足之后排第三的最常见的先天性肌肉骨骼疾病 [17]。CMT 与下颌不对称、颅面不对称等有关，包括斜头畸形 [26,165]、眼口移位 [26]、脊柱侧凸 [13,21]、臂丛神经损伤 [10]、盆腔不对称、先天性髋关节发育不良、足部畸形 [26]、肌肉 [109] 和功能不对称 [13]，以及在学龄早期过多地使用有关 [158]。CMT 的同义词包括颈纤维瘤病、颈部僵硬或颈部扭曲。

CD 是产前或产后的机械力导致的颅骨形状的扭曲 [127]。它与颅缝早闭不同，颅缝早闭是指由于 1 个或多个颅缝过早闭合而导致的颅骨不对称 [72]。在 CMT 患儿中，高达 90.1% 的患儿同时患有 CD，这增加了面部 [7]、耳 [7,99] 和下颌不对称的风险 [73,140]。CD 患病率与年龄相关，出生时为 6%[160]～61%[143]，1.5～4 月龄时为 16%[61]～46.6%[98]，1 岁时为 6.8%[61]，2 岁时为 63.3%[61]，12～17 岁时为 2%[126]。CD 的同义词还包括位置形变、颅骨扁平变形或非骨性连接的头部不对称。

在婴儿期早期开始给予物理治疗干预对解决 CMT 和 CD 是非常有效的 [86,120]。本章讨论 CMT 和 CD 的病因和病理生理学、筛查和检查、干预以及预期的结果。

背景信息

胸锁乳突肌和颅骨的解剖

图 9.2 所示胸锁乳突肌有两个明显可触及的肌束：内侧束起自胸骨柄，外侧束起自锁骨的内侧 1/3，它们与同侧乳突和颅骨上颈线相连 [102]。胸锁乳突肌由第 2 和第 3 颈神经支配感觉；副神经的脊髓部分别为胸锁乳突肌和斜方肌上束提供运动神经支配。CMT 患儿表现为单侧胸锁乳突肌挛缩，可能存在肌肉肿块或结节，也可能有身体同侧斜方肌上部的受限或挛缩 [116]。斜方肌在胸锁乳突肌引起头侧向倾斜的过程中起协同作用，它能抬高肩胛骨。颈部上部的轮廓由胸锁乳突肌肌腹纤维形成，颈部下部的轮廓则由斜方肌纤维形成。

婴儿的颅骨由骨板（额、枕、顶、颞）组成，这些骨板由纤维缝线（冠状缝、人字缝、额缝、矢状缝、鳞缝）和囟门（前、乳突、后、蝶窦）分开，囟门是由软膜覆盖的间隙，通常被称为软斑。开放的缝线和囟门，如图 9.3 所示，能使婴儿的颅骨具有弹性而穿过产道，并能应对婴儿大脑快速生长所产生的压力而扩张。头围在出生后的第 1 年增长明显：前 3 个月每月增长约 2cm，4～6 个月每月增长约 1cm，6 个月～12 个月每月增长 0.5cm[57]。大约 70%～80% 的颅骨生长发生在 2 岁前，其后生长缓慢直至成年 [104]。

CMT 的病因和病理生理学

CMT 的病因学可归因于产前、围生期和产后因素。可能导致 CMT 的产前因素包括由于异常血管走行或宫内胎头位置所致缺血性损伤从而导致的骨筋膜室综合征 [37]、宫腔挤压或持续性胎位不正 [79]、肌肉断裂、感染性肌炎 [158] 和遗传因素 [138,153]。围生期因

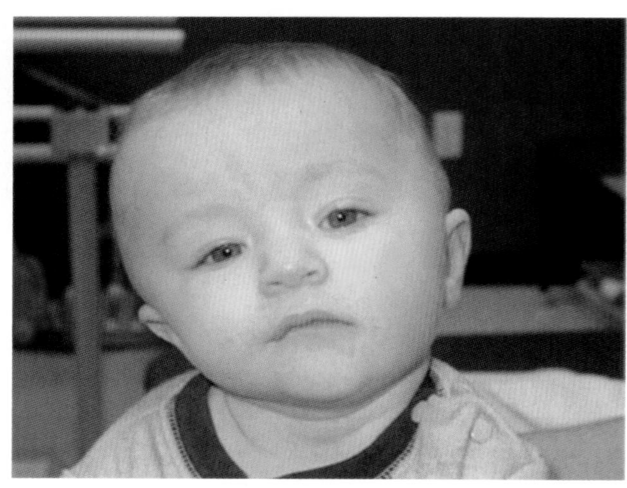

图 9.1 患有右侧 CMT 和 CD、左侧不对称短头畸形的患儿。注意（头）右侧屈，下颌转向左侧，耳郭、眉毛、下颌骨和颈部褶皱均不对称，前额较宽，右肩抬高，躯干旋转

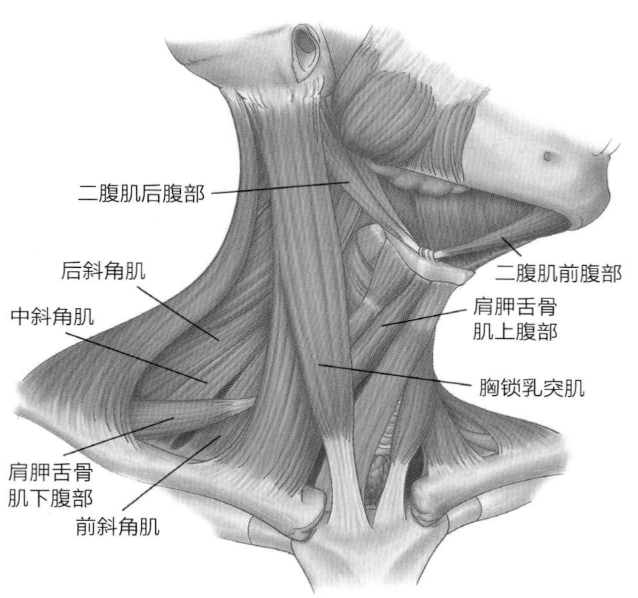

图 9.2 胸锁乳突肌解剖（引自 Deslauriers J: Anatomy of the neck and cervicothoracic junction. *Thorac Surg Clin* 17:529-547, 2007.）

素可能包括臀位或辅助分娩造成的分娩创伤[79,146]。与 CMT 相关的产后因素，但不一定是致病因素，包括髋关节发育不良[163]、体位倾向[14]和斜头畸形形变[38]。产前或围生期因素与婴儿 CMT 发展的严重程度没有明确的相关性。

CMT 患儿胸锁乳突肌的组织学改变包括过度纤维化、增生和萎缩[24]。超声显示的纤维化程度可能随年龄而波动，但通常随时间推移而降低[89]。如图 9.4 所示，在一些婴儿中，在胸锁乳突肌中明显的结

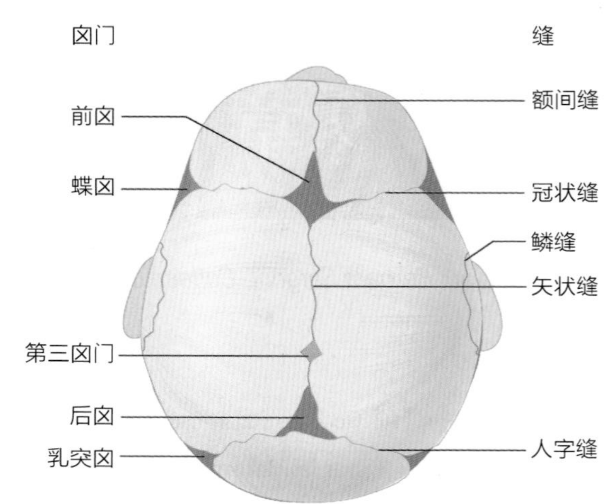

图 9.3 囟门与颅骨缝线及连结（引自 Graham JM: *Smith's recognizable patterns of human deformation.* 3rd ed. Philadelphia, Saunders, 2007.）

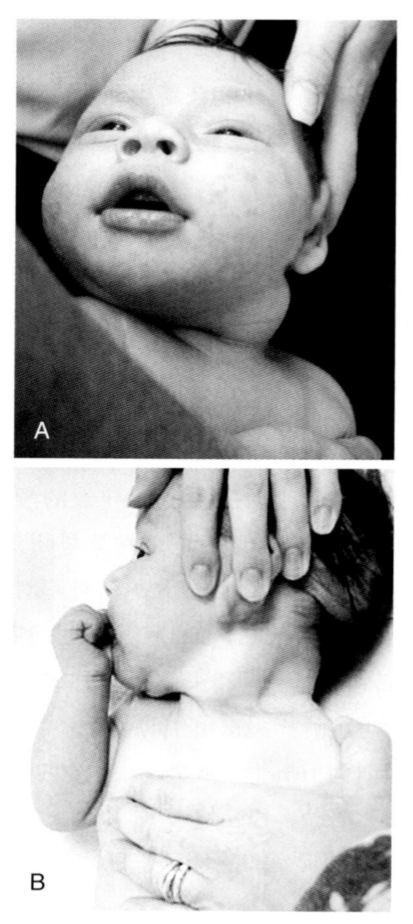

图 9.4 （A）一个 2 月龄婴儿，左侧胸锁乳突肌有一纤维化结节，累及整个肌肉。（B）同一婴儿 3 月龄时

节可能早在出生后的 2 ~ 3 周出现[37]；结节纤维化程度的改变和结节的位置都与预后有关。位于胸锁乳突肌下 1/3 的结节相较于占据中 1/3 或同时占据中及

下 1/3 的结节相比，更有可能通过保守的牵伸来治疗，而那些几乎占据胸锁乳突肌全长的结节则最顽固[27,89]。该类结节可包括胸锁乳突肌肿块、肿瘤[138]或婴儿期假瘤（pseudotumor）[148,165]。

影响 CMT 整个治疗方案的潜在混杂因素包括婴儿接受干预的年龄[20,120]、ROM 受限的严重程度[25,85]、胸锁乳突肌结节的厚度[59]、病灶和干预量的可变性[114,152]。

与 CMT 相似的姿势异常可能由非肌肉的原因引起，包括胸锁乳突肌的缺失[60]、良性阵发性斜颈[155]、先天畸形、骨异常、臂丛神经损伤、眼部病变和神经损伤[10,155,156]。因此，对于临床医师来说，重要的是要详细地询问病史，对存在姿势不对称的婴儿进行仔细的体格检查，以排除 CMT 以外的其他原因。

CD 的病因和病理生理学

CD 的病因可归结为出生后进一步加重的宫内畸形[118,143]、出生后姿势[69,160]和颈部肌肉不平衡或 CMT[52]。

宫内畸形理论上是由于宫内限制导致，其损害是永久性的，且由于婴儿倾向于仰卧时头部偏向颅骨平坦的一面，继而会在出生后进一步加重[118,143]。与引起 CD 风险增加相关的因素包括：男性、头胎、使用产钳或真空吸引器的辅助分娩、长期置于仰卧位及颈部问题[12]。虽然出生时可能存在 CD，但出生时的 CD 与出生后 6 周 CD 之间的相关性还没有建立[160]。

出生后的头部位置摆放是导致 CD 的原因之一，这一假说得到了更有力的支持。自 1992 年“仰卧位睡眠（Back to Sleep）”运动以来，颅面部临床医师注意到[16] CD 转诊病例有所增加[1]。美国儿科学会建议让婴儿仰卧睡眠，以防止婴儿猝死综合征（sudden infant death syndrome，SIDS）[3]。尽管这一建议已使美国婴儿 SIDS 发病率减少了 40% 以上，但一个意想不到的后果是 CD[2] 的发病率增加。仰卧睡眠[61,69]与 CD 以及出生后其他几个体位摆放因素有关，包括俯卧位频率少[66,160]、同侧持续哺乳[160]，以及在婴儿床内长期固定不变的摆位姿势[66,160]。运动发育与 CD 呈负相关，支持了早期运动发育里程碑理论，如头部控制，对 CD 起到预防作用[160]。母亲认为活动水平较低的婴儿[61,66]或是发育迟缓婴儿[66]患 CD 的风险更高，这一发现进一步证实了如上观点。

颈肌不平衡或 CMT 被认为是 CD[127,129] 的病因之一。出生时的 CD 与有限的被动颈椎旋转[5]或 CMT[118] 不相关；然而，6~7 周龄的 CD 与有限的新生儿被动颈椎旋转、前 4 周仰卧睡眠时的[61]头位置偏好、6 周时的[160]头位置偏好之间有关系[66]。此外，多达 75% 的 CD 患儿表现为胸锁乳突肌失衡或 CMT。综上所述，这一证据表明，尽管宫内限制可能会诱发某些 CD 病例，但由颈肌不对称导致的位置偏好和婴儿早期长时间仰卧可能相互作用，增加了大多数婴儿的 CD 患病率。

CD 病史特征是在 4 月龄婴儿能独立地保持头部直立之前发病率上升，直到 2 岁后，发病率降低。关于 2 岁、儿童期及青春期 CD 是否仍持续存在是有争议的[126]。影响 CD 消退程度的因素有 CD 的严重程度[162]、开始干预的年龄[78,133]和干预的类型[47]。图 9.5 说明了在持续的仰卧位位置偏好是如何导致婴儿颅骨的不对称发育的。

CMT 与 CD 的并发条件

在所有儿童中，尚不清楚 CMT 是否导致 CD，

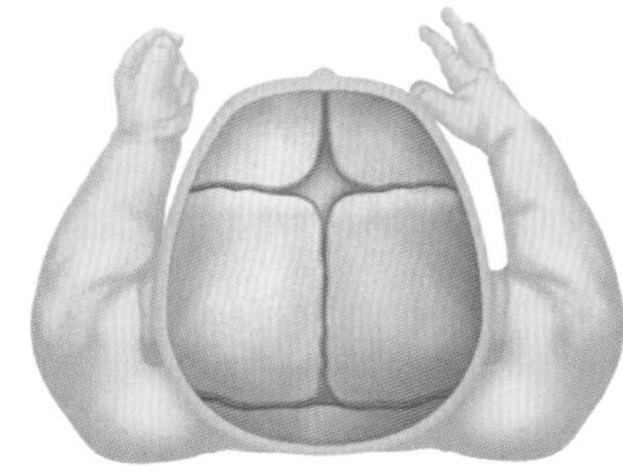
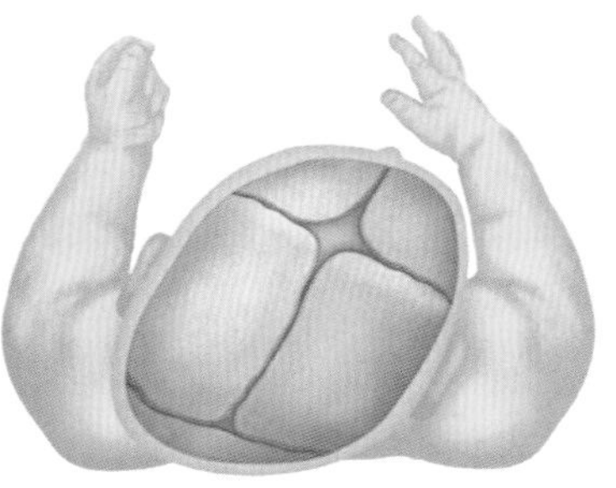

图 9.5　持续不对称压力引起的颅骨畸形（重绘自 Mortenson PA, Steinbok P: Quantifying positional plagiocephaly: reliability and validity of anthropometric measurements. *J Craniofac Surg* 17:413-419, 2006.）

或具有位置偏好的 CD 是否可能导致 CMT。患有 CMT 的婴儿如果过多地将头部转向一侧，可能会导致一侧颅骨变平。同样，不对称的颅骨可能会导致头部在仰卧时持续向扁平的一侧倾斜，导致同侧胸锁乳突肌自然缩短。无论何种原因，许多儿童同时患有这两种疾病，都需要在照护计划中加以解决。

CMT 的分类方法

CMT 患儿的分组方法有很多，包括干预开始的年龄、ROM 限制的严重程度、变形性斜头畸形的存在、基于超声成像显示的肌纤维质量及 CMT 的类型 [74]。

常见的三种 CMT 类型是体位型、肌肉型和胸锁乳突肌结节型。体位型 CMT 是程度最轻的形式，表现为婴儿头部和颈部的位置偏好，不受胎膜早破和肌肉结节的限制 [14,138]。肌肉型 CMT 包括颈椎旋转和（或）侧位时明显的胸锁乳突肌单侧肌肉紧绷，肌肉上没有结节。最严重的类型为胸锁乳突肌中可触及结节 [50] 或纤维带 [86]，颈椎旋转或侧屈受限 [106]。

CMT 的严重程度也可以根据肌肉纤维化的程度和纤维方向的超声图像分类 [43,86]。一般来说，更大更厚的结节和（或）更高的超声分级与更严重的表现和更长的治疗时间相关 [149]。

CMT[74] 临床实践指南提出了一种分类方法来解释 CMT 的类型，ROM 受限的程度，以及开始治疗的年龄。对 7 级严重程度提供了操作规范，为临床结果比较提供了更详细的信息（表 9.1）。

CD 的分类方法

CD 是根据变形的类型和严重程度来分类的。这 3 种类型是斜头畸形、短头畸形和长头畸形。婴儿也可能出现多种畸形类型的组合 [65,99]。

表 9.1　CMT 严重程度分级

等级	定义
1 级早期轻度	婴儿年龄在 0 ~ 6 个月之间，只有姿势偏好或颈部旋转小于 15° 时肌肉紧张
2 级早期中度	婴儿年龄在 0 ~ 6 个月之间，颈部旋转 15° ~ 30° 时出现肌肉紧张
3 级早期重度	婴儿年龄在 0 ~ 6 个月之间，颈部旋转 30° 以上时肌肉紧张或有胸锁乳突肌结节
4 级晚期轻度	婴儿年龄在 7 ~ 9 个月之间，只有姿势偏好或颈部旋转小于 15° 时肌肉紧张
5 级晚期中度	婴儿年龄在 10 ~ 12 个月之间，只有体位性或是小于 15° 的颈部旋转时肌肉紧张
6 级晚期重度	婴儿年龄在 7 ~ 12 个月之间，颈部旋转超过 15° 时肌肉紧张
7 级终末晚期	婴儿年龄在 7 个月后出现胸锁乳突肌结节或 12 个月后出现颈部旋转 30° 以上时肌肉紧张

注：引自 Kaplan SL, Coulter C, Fetters L: Physical therapy management of congenital muscular torticollis: an evidence-based clinical practice guideline from the section on pediatrics of the American Physical Therapy Association. *Pediatr Phys Ther* 25:348-394, 2013.

变形性斜头畸形（deformational plagiocephaly, DP），如图 9.6B 所示，其特征为颅骨呈平行四边形，同侧枕骨扁平，对侧枕骨隆起或膨出。DP 通常与 CMT 有关 [26]，扁平枕骨通常与紧密的胸锁乳突肌相对立。例如，左 CMT 与左侧胸锁乳突肌短缩和右侧 DP 相关。DP 也称为外侧变形斜头畸形、非骨性连接的枕侧斜头畸形和体位性斜头畸形。

变形性短头畸形（deformational brachycephaly, DB），如图 9.6C 所示，其特征是枕骨中央扁平，与长期仰卧位密切相关 [53,54]。DB 也被称为后变形性斜头畸形和扁平头综合征。当 DB 呈不对称时，双侧颅骨一侧的后部扁平度比另一侧大，这就是所谓的不对称短头畸形。

变形性长头畸形（deformational dolichocephaly），也称为舟状头，如图 9.6D 所示，其特征是颅骨异常狭长，它通常与早产有关 [68]。

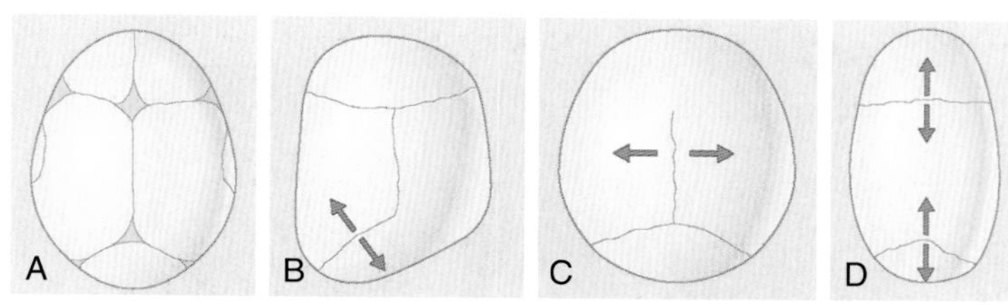

图 9.6　颅骨变形类型。（A）经典型；（B）斜头畸形（以同侧枕骨扁平为特征）；（C）短头畸形（以枕骨中央扁平为特征）；（D）长头畸形（以颅骨长而窄为特征）（引自 Gilbert-Barnes E, Kapur RP, Oligny LL, et al., editors: *Potter's pathology of the fetus, infant and child.* 2nd ed. St. Louis, Mosby, 2007.）

CD 的严重程度可以通过临床观察的评分量表进行分级 [7,108]。阿金塔临床分级量表（Argenta's clinical classification scale）应用最多。它根据头骨、耳部位置和面部不对称的严重程度来区分 5 种类型的 DP 和 3 种类型的 DB。每种类型的定义和图表请参考表 9.2 和 9.3。

CD 的定量测量技术包括使用卡尺 [166]，数码摄影技术 [62] 或三维（3D）数码成像 [9]，这些技术通常用在研究或专门的颅面部诊所应用。如图 9.7 所示，这三种技术都测量颅宽、颅长和经颅对角线。DP 由经颅对角线差（transcranial diagonal difference，TDD）[141]、斜颅长度比（oblique cranial length ratio，OCLR）[64] 和颅顶不对称指数（cranial vault asymmetry index，CVAI）进行量化 [103]。这三种测量方法虽然测量位置不同，但它们都测量经颅对角线的长短之比。标准边界值尚未确定，但已提出以下建议：TDD 3 ~ 10mm 为轻度，10 ~ 12mm 为中度，大于 12mm 为重度 [91]。

DB 由头颅或颅骨指数（cranial index，CI）量化，即颅宽与颅长之比。标准边界值尚未确定，但建议如下：CI 82%~90% 为轻度，90%~100% 为中度，大于 100% 为重度 [91]。畸形头定义为 CI<76%[88]。对于轻度、中度和重度 DP 或 DB，或 DP 和 DB 的组合，颅骨指数可根据年龄和性别进行标准规范 [166]。

表 9.2　阿金塔变形性斜头畸形（DP）的临床分类

类型	定义	图解
类型 I	颅骨变形位于后颅窝	
类型 II	同侧耳向前或向下的位移增加	
类型 III	同侧额骨突出增加	
类型 IV	由于过多的脂肪组织增生和少见的同侧颧骨增生，同侧面部不对称增加	
类型 V	后颅骨的隆起增大或不正常的垂直生长增加	

注：引自 Argenta L: Clinical classification of positional plagiocephaly. *J Craniofac Surg* 15:368-372, 2004. Illustrations copyright Technology in Motion Ltd.

CMT 在身体结构和功能、活动和参与中的变化

CMT 常见的身体结构和功能、活动限制、参与受限见表 9.4。由于所涉及的胸锁乳突肌单侧短缩或纤维化，CMT 通常表现为一致的头部偏向于同侧、颈椎侧屈和对侧颈椎旋转。主要损害包括受累胸锁乳突肌紧张或结节 [26,28] 导致胸锁乳突肌与同侧的颈肌肉组织的紧张，对侧颈椎侧屈和同侧颈椎被动旋转减小 [26,113]。此外，肌肉不平衡和颈部肌肉组织的力量

表 9.3　阿金塔变形性短头畸形（扁头畸形）（DB）的临床分类

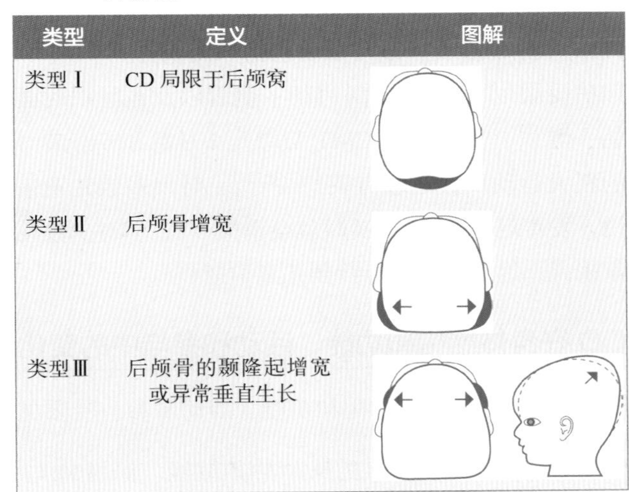

类型	定义	图解
类型 I	CD 局限于后颅窝	
类型 II	后颅骨增宽	
类型 III	后颅骨的颞隆起增宽或异常垂直生长	

注：引自 Argenta L: Clinical classification of positional plagiocephaly. *J Craniofac Surg* 15:368-372, 2004. Illustrations copyright Technology in Motion Ltd.

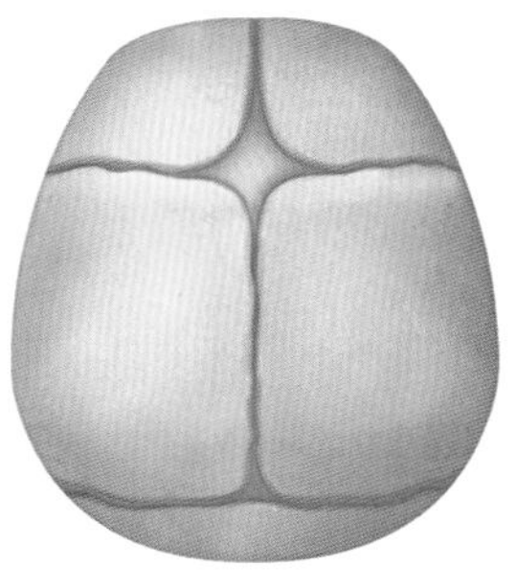

图 9.7　测量颅宽、颅长和经颅对角线来量化颅不对称的测量点（引自 Steinberg JP, Rawlani R, Humphries LS, Rawlani V, Vicari FA: Effectiveness of conservative therapy and helmet therapy for positional cranial deformation. *Plast Reconstr Surg* 135:833-842, 2015.）

下降可能导致对侧颈椎侧屈和同侧颈椎旋转的主动活动范围（AROM）减少[113]。胸锁乳突肌和颈部肌肉组织的紧张可能导致同侧颈前区的皮肤皱褶发红、发炎[55]。胸锁乳突肌和颈部肌肉的紧张会在剧烈拉伸时引起不适或疼痛[21]。随着婴儿不断成长，如果仍然保持位置偏好，颈部紧张和肌肉不平衡会导致面部、脊柱、肋骨非对称性运动，引起继发性全身紧张、四肢肌肉不平衡，导致颅面部[168]或脊柱四肢畸形[55,143]（图 9.8）。与 CMT 相关的畸形包括面部不对称[168]、下颌发育不良[168]、C1～C2 半脱位[136]、轻度脊柱侧凸[13,55]和髋关节不对称[70]。

婴儿持续的姿势偏好可能会导致活动受限和参与限制，这是由于婴儿难以主动地将头部向胸锁乳突肌的同侧旋转，临床报告描述有患侧的视觉追踪减少[55,82,119]、中线知觉运动协调改变[152]、俯卧位耐受性降低[111]、所有发育姿势的头部旋转不对称[55]、翻身延迟[55]、头部、颈部和躯干的不对称及保护、翻正反应延迟[67]。参与限制包括一侧喂养[81,161,160]和照护受限[164]，在玩耍时只朝一侧看以及在睡眠时面朝一侧[101,121]。此外，CMT 与患儿 2 月龄和 6 月龄时的粗大运动发育迟缓有关[111,130,131]。对大多数儿童来说，发育迟缓在 10 月龄时就会消失[111]，但对少数儿童来说，迟缓可能会持续到儿童早期[130]。

CD 在身体结构和功能、活动和参与中的变化

CD 常见的身体结构和功能、活动和参与受限见表 9.4，CD 患儿颅面不对称与畸形类型有关。DP 的特点是后颅窝不对称，枕外侧扁平[7,16]，随着畸形程度加重，可观察到以下情况：颅底变形[7]、耳部不对称伴同侧耳后扁平向前移位，或两者兼而有之[7]，以及向后扁平突出（额骨前突）[7]，面部不对称[7]和后颅骨颞部隆起或异常垂直生长[7]。图 9.9 显示了与 DP 一致的颅骨不对称。与 DP 相关的活动和参与受限包括向后方扁平的对侧的视觉追踪困难，特别是当仰卧位或支撑头部的设备使患儿处于倾斜坐姿时，如汽车座椅和婴儿秋千。如果耳部不对称，DP 也可能导致配戴眼镜困难[124]。据报道，有 5%～10% 患有 CD[134,142] 的小学生因头部形状遭受过同伴的取笑。

DB 的特征是枕中央变平[7]，随着畸形程度的加重，可观察到以下情况：颅骨后部增宽，后颅骨颞部隆起或异常垂直生长[90]。文献中未报告 DB 与特定的继发性损伤、活动和参与受限有关，然而，临床表现可能包括过度使用仰卧支撑的姿势摆放装置[90]，双肩距离较宽（bilateral shoulder hiking），旋转和侧屈时主动和被动颈椎 ROM 减少，以及斜方肌上部紧张导致颈椎屈曲减少。如果婴儿在进食后需要长时间直立，反流可能加重 DB 的程度；随着对抗身体支撑面的压力增加反流不适可能使得躯干和颈部拱起[87]。患有 DB 的婴儿，如果从婴儿早期起就没有进行过俯卧位的管理，那么他们对俯卧位玩耍的耐受性可能会降低（见图 9.6C）[54,101]。

变形性长头畸形的特征是颅骨长而窄[68]，它可

表 9.4　CMT 和 CD 潜在的身体结构和功能、活动和参与受限

身体状况	身体结构和功能限制	活动受限	参与受限
CMT	胸锁乳突肌紧张或结节[27] 胸锁乳突肌、颈椎或斜方肌上部 ROM 受限[26]	限制颈部运动[152] 姿势偏好[158]，对俯卧位的耐受性降低[94] 上肢不对称支撑[67]	单侧母乳喂养或双侧母乳喂养困难，更喜欢单侧瓶喂[14] 俯卧位活动范围的减少[111]
	颈部斜方肌上部无力[109]		对俯卧姿势的耐受性降低[111]
	所有位置的不对称姿势[159]	不对称的动作或转换：翻身、坐、四肢爬、跪、半跪和站立[67]	有可能发育延迟[111,130]
	髋关节发育不良[163] 皮肤褶皱发红、发炎[55] 伸展运动时疼痛[21]	抗拉伸能力随头部控制而增强	婴儿颈部清洁困难
	颈胸脊柱侧凸[21]	不对称坐、站立姿势	
CD	单侧或双侧枕骨扁平[7] 后颅底或颅底加宽[7] 额前凸和 / 或颞部隆起[7] 后颅骨垂直生长异常[7]	仰卧位视觉跟踪	颅面不对称引起的同龄人取笑[134,142]
	面部和耳部不对称[7,168] 下颌骨不对称[140,73]	配戴眼镜困难[124]	人工喂养及双侧母乳喂养困难[164]

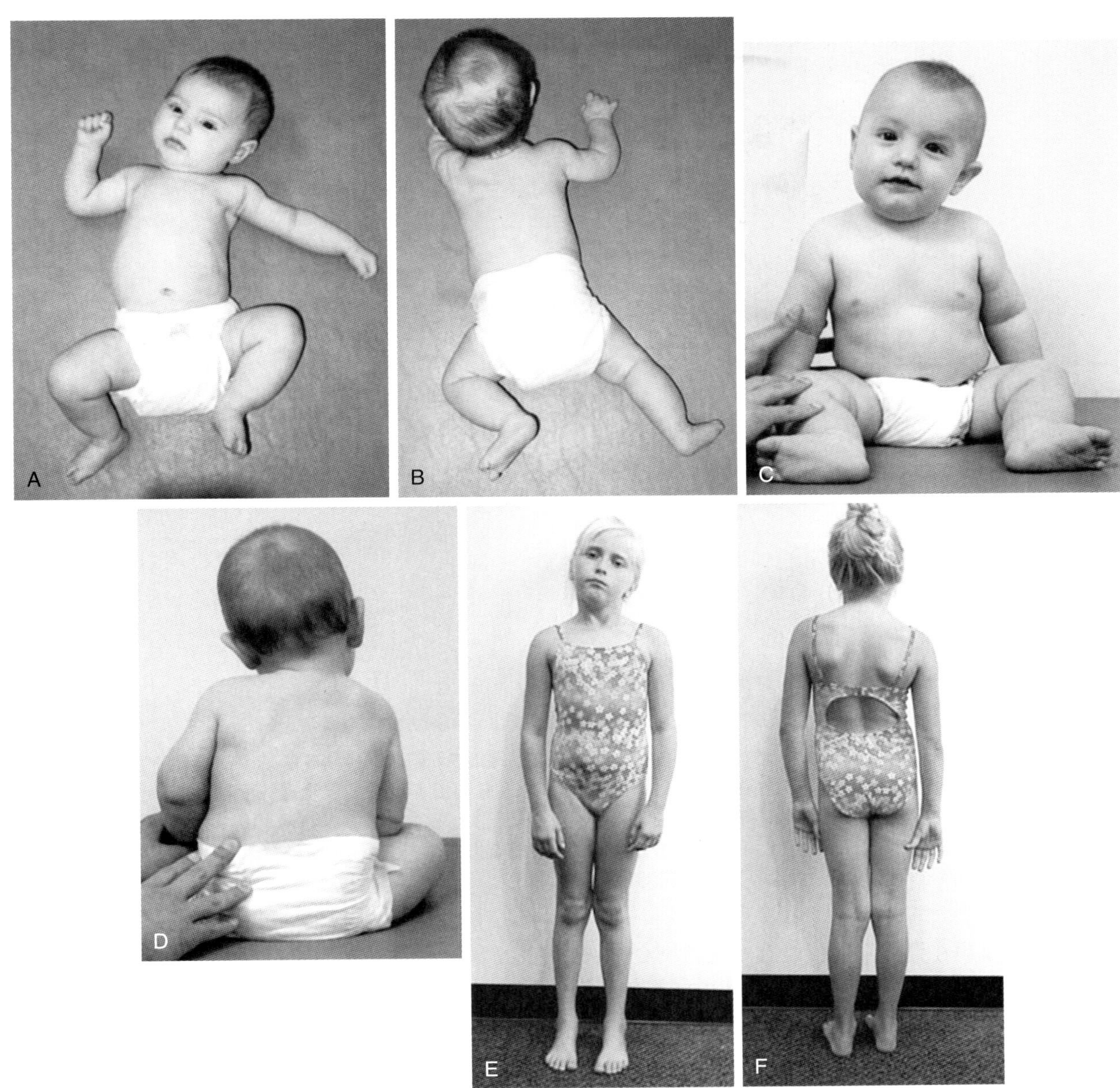

图 9.8　3 月龄婴儿（A、B）、8 月龄婴儿（C、D）和未经治疗的 8 岁儿童（E、F）特征性不对称体位前、后面观。所有患儿均有先天性肌性斜颈（CMT）和变形性斜头畸形（DP）。（A）3 月龄，仰卧，整个脊柱弯曲。（B）同样是 3 月龄的婴儿俯卧位，姿势对齐时的变化很小。（C）8 月龄，坐姿不对称。（D）8 月龄，坐位时表现为同侧颈后肌缩短、肩部抬高和胸部旋转。（E、F）长期存在 CMT 和 DP 未经治疗 8 岁儿童站立位，表现为姿势不对称

能导致活动和参与受限，与仰卧或使用仰卧支撑头部的设备时，头部难以保持中立位有关（见图 9.6 D）。

CD 历来被认为是一种具有良性神经发育后遗症的外形疾病[124]。然而，最近的证据显示，患有 CD 的婴儿粗大运动发育迟缓的患病率有所上升[63,117]，患有 CD 的学龄前儿童发育得分较低[30]，有 CD 病史的学龄期儿童接受特殊教育和治疗服务的比例有所上升[100]。虽然不能排除 CD 是造成发育迟缓的原因，但有早期神经发育问题的婴儿，由于肌肉张力异常[49]和活动水平下降，可能会增加[61]患 CD[30,125]的风险[30,125]。

前景信息

CMT 和 CD 的物理治疗管理

CMT 和 CD 的全面管理从通过姿势摆放来预防活动受限和畸形，以促进对称运动和头部成形；临床医生可以为护理者、专业人士和社区人员提供预防教

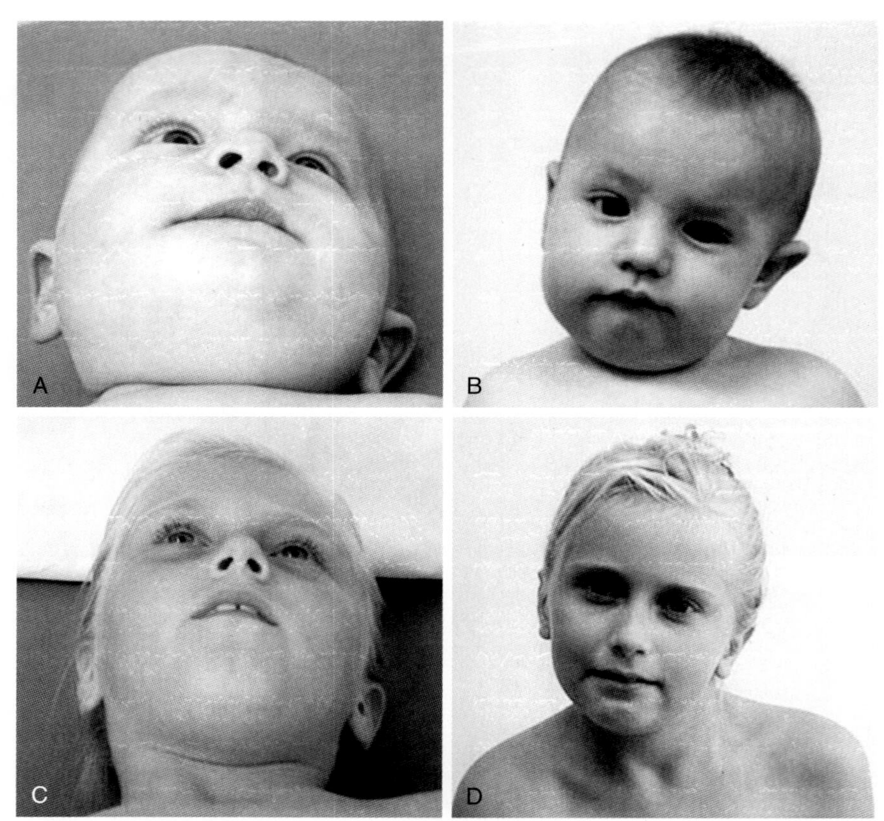

图9.9 颅面不对称。(A)8月龄婴儿左侧先天性肌性斜颈(CMT)和变形性斜头畸形(DP)颏下面观。注意从同侧耳处观察同侧、下方和后方额骨、眉和颧骨的凹陷。(B)正面观显示患儿面部发育不全，左侧面部垂直高度下降，双眼不对称，同侧眼较小，下眼眶畸形，下颌骨倾斜，下颏和鼻尖偏斜。(C)8岁儿童左侧有CMT和DP未治疗的颏下面观，与8月龄的婴儿有同样的面部不对称。(D)同一8岁儿童的面部图像显示类似的颅面部不对称和左胸锁乳突肌缩短

育。物理治疗干预在婴儿早期就能有效地解决CMT和CD[86,120]；因此，一旦发现不对称，婴儿就必须接受物理治疗评估和治疗干预。遵循美国物理治疗协会（APTA）的患者管理模式[6]，从筛查开始，排除非CMT的潜在不对称原因，进行全面检查，诊断身体结构和功能、活动和参与的局限性，并根据病情的严重程度判断预后，提供正确的干预方法；与此同时，还要重新检查评估，以确定是否取得了足够的进展，是否符合出院标准，是否需要转介其他专家。随访检查和干预描述遵循2013年CMT临床实践指南（CMT clinical practice guideline，CMT CPG）[74]及CD文献的补充部分。

混杂情况的筛查和鉴别诊断

筛查的目的是排除类似CMT姿势的情况，确定不对称的姿势是先天性的还是后天形成的，并确定CD的风险存在与否。疑似患有CMT的婴儿需要详细的病史和检查，来了解神经、肌肉骨骼、视觉、胃肠、皮肤和心肺的情况。有必要时咨询儿科医生和/或相关专家以确定导致不对称姿势的非CMT因素。

CMT的典型病史始于家长报告或儿科医生注意到患儿持续的倾斜或转向一侧的体位偏好，或是被动颈椎被动旋转时的抵抗或在清洁婴儿下颌下方时困难、喂乳时总是一侧多于另外一侧，或者将婴儿放在汽车座椅上时婴儿多偏向一侧，或者在照片中注意到婴儿的不对称姿势。CMT CPG[74]活动声明3（Action Statement3 of the CMT CPG）指出除了标准的需要记录的信息外，还规定了9个健康史因素，包括出生日期、检查日期、性别、胎次、出生体重、生产时长、就医原因或父母关注的问题、婴儿的一般健康状况以及其他为婴儿提供医疗保健的人。9个健康史因素包括已知与CMT相关的项目和（或）通常包含在物理治疗史中的项目。它们是：

1. 第一次就诊时的年龄[20,93]，因为这有助于确定

严重程度级别和治疗的预后；

2. 发病年龄[26,44]，因为这有助于区分获得性斜颈和CMT并确定治疗的预后；

3. 妊娠史，包括母亲在妊娠最后6周内是否有“卡”在一个位置的感觉[144]，因为这有助于确定与CMT和CD相关的因素；

4. 分娩史，包括分娩表现（头位或臀位）[26]或多胎[79]，因为这有助于了解CMT和CD的可能原因；

5. 在分娩过程中是否使用辅助工具，如产钳或真空吸引器[143,150]，因为如果分娩中婴儿胸锁乳突肌被牵拉，这可能是导致CMT的一个原因；

6. 头部位置/偏好[14,160]和头部/面部的变化[25,143]，因为这些不对称是CMT和潜在CD的表现；

7. 斜颈家族史或其他先天性或发育性疾病[138,153]，因为可能有遗传因素；

8. 其他已知或可疑的疾病，因为它们可能是不对称的原因；

9. 各年龄的发育里程碑，因为发育延迟可能是导致不对称的其他因素的信号，也可能是CMT的结果[130,152]。

根据病史，临床医生继续进行基于系统的神经、肌肉骨骼、视觉、胃肠、皮肤和心肺完整性检查，有多达18%的斜颈儿童可能有非肌肉性的病因[10]。因此，鉴别诊断需要筛选导致类似CMT姿势的可能原因，并准确记录不对称姿势的发病史，以排除后天性斜颈。

不对称姿势的神经学原因包括臂丛损伤、中枢神经系统（CNS）损伤、星形细胞瘤、脑干或小脑胶质瘤、CNS结构发育不全[10.106]和听力障碍[83]。CMT通常与休息时或PROM期间肌肉紧张范围内的疼痛或不适无关，因此疼痛的存在可能表明急症存在，则需要转诊[10,155]。临床医生需要区分婴儿啼哭的原因，是疼痛、陌生还是焦虑。筛查出现下列危险信号：张力异常或不对称、原始反射残存、运动时的阻力、脑神经完整性、臂丛损伤、运动时疼痛。应向神经科咨询。

类似CMT的肌肉骨骼疾病包括先天性短颈综合征（Klippel-Feil syndrome，颈椎融合）、锁骨骨折、先天性脊柱侧凸或C1～C2旋转半脱位[10]。筛查有无面部、颈部、脊柱和臀部不对称，颈部被动旋转是否不对称，胸锁乳突肌是否有肿块出现。危险信号包括：非典型位置，如右颈椎旋转伴右侧屈曲，颈椎触诊不对称，颈部运动时剧烈的疼痛反应，胸锁乳突肌外或身体的其他部位的组织肿块，唐氏综合征，C1～C2颈椎不稳定，在出生后的最初几个月里有迟发性头部倾斜。应请矫形外科会诊。

视觉条件也能导致不对称的姿势，因为婴儿试图稳定他（她）的焦点，包括眼睛失用、斜视、眼部肌肉失衡、眼球震颤[10,106]。筛查有无任何方向的不对称和不协调的视觉跟踪，或临床医生无法区分由于眼部控制和颈部旋转造成的限制，应向眼科咨询。

胃肠道疾病包括桑迪弗（Sandifer）综合征，典型的食管、胃反流性食管裂孔疝[105]，通常有进食后躯干弯曲和颈部向右弯曲[42]，有反流或便秘史[155]，此类患儿更容易或更喜欢一侧进食[14]。通过家长描述和对婴儿进食前、进食中及进食后行为的观察，可发现以下危险信号：出现躯干和头部旋转以延伸食管，伴随有哭闹，应向胃肠科咨询。

皮肤状况包括颈部皱褶发红或发炎、颈部周围皮肤皱褶不对称、臀部皮肤皱褶不对称（臀部发育不良的标志）、皮肤颜色（可能外伤是导致皮肤颜色不对称的原因）[107]。脱下衣物，检查皮肤和ROM，发现以下危险信号：如不对称的皮肤褶皱、瘀伤、皮肤破损或脓性渗出物，应该进行医疗诊治。

心肺状况包括胸廓外观和胸腔不对称及呼吸困难[107,155]，在休息、活动或哭泣时通过观察胸壁的呼吸活动性进行筛检。危险信号包括：喘鸣、哮鸣、呼吸短促、口唇发绀，应该咨询儿科医生或心脏病专家。

获得性斜颈与先天性斜颈不同，可发生于年龄较大的婴儿和儿童，由眼部病变、良性阵发性斜颈、肌张力障碍综合征、感染、小脑扁桃体下疝畸形（Arnold-Chiari malformation）、脊髓空洞症[33]、后颅窝肿瘤[157]和外伤引起[107,138]。这些病症的自然病史中有急性发作，这是一个危险信号，应该请儿科医生会诊，可能需要立即就医。

颅骨畸形筛查可鉴别出不对称的颅骨畸形，并将其与病理性颅缝早闭（一种或多种颅缝早闭）区分开来。颅缝早闭由于生长受到垂直于融合缝线的限制而导致特征性的头部形状不对称。尽管颅缝早闭很少见（约占出生人数的 0.04%[15]），但早期诊断至关重要，因为颅缝早闭可能会限制大脑生长，导致颅内压增高，需要手术干预来预防神经系统并发症[34,36]。通过从正面、顶部和侧面观察颅骨的对称性，注意耳和眼睛的对称性，以及下颌和鼻在面部中线上的位置，来筛查与 DP、DB 或变形性长头畸形不同的头部不对称形状。人字缝的过早闭合通常导致与 CMT 相关的斜头畸形。图 9.10 为 DP 与非人字形骨性结合的鉴别方法：同侧耳后移位至枕叶变平提示非人字形骨性结合，而同侧耳前移位更符合 DP。如果怀疑颅缝早闭，建议立即转诊给颅面专家[34,46]。

与 CMT CPG[74] 一致，物理治疗师应要求儿童的父母或监护人提供在物理治疗筛查之前可能已经完成的 X 线、超声、计算机断层扫描（computerized tomography，CAT）或磁共振成像（magnetic resonance imaging，MRI）检查报告的复印件。这些信息将提供有关婴儿身体状态的更多详细信息，可能有助于临床医生看到任何现有结节的位置和范围。

如经检查没有发现异常迹象或症状，医生可进行更详细的检查。

如果有非 CMT 或 CD 引起的不对称姿势危险信号，临床医生将需要确定是否将婴儿转回到其初级医生处立即治疗，以便进一步会诊，或者咨询医生进行保守干预治疗。

物理治疗检查

详细的物理治疗检查应按照国际功能、残疾和健康分类（表 9.5 和 9.6）评估和记录身体结构和功能、

表 9.5　CMT 关键检测方法

限制	PT 检测
颈 PROM	量角器测量关节角度
颈 AROM	关节量角器或坐式旋转试验
俯卧位的耐受性	俯卧位中每次发作时间和每天发作次数
粗大运动功能	<4 月龄 TIMP；>4 月龄至 1 岁 AIMS
疼痛	FLACC
颈部力量	肌肉功能量表

注：AIMS，阿尔伯塔婴幼儿运动量表；AROM，主动关节活动范围；CMT，先天性肌性斜颈；FLACC，脸部表情（face）、肢体动作（leg）、体位（activity）、哭泣（cry）、可安慰性量表（consolability scale）；PROM，被动关节活动范围；PT，物理治疗师；TIMP，婴儿运动功能测试。

表 9.6　CD 关键检测方法

限制	PT 检测
颅骨形态	DB 和 DP 的阿金塔临床分级量表
颈 AROM	关节量角器或坐式旋转试验

注：AROM，主动关节活动范围；CD，颅骨畸形；DB，变形性短头畸形；DP，变形性斜头畸形。

活动和参与情况。检查与要求的顺序不同，通常是为了最大限度地提高婴儿在整个检查过程中的配合能力，文档可能反映不同的信息顺序[58]。这意味着在进行更大的操作和活动受限的损伤测量之前，让婴儿参与游戏以评估其参与性和功能活动性。

参与

幼儿的参与能力包括：摆姿势拍照，对称地用视觉和身体探索周围的环境，在母乳或奶瓶喂养时容易换边，以及能长时间卧位玩耍。在支撑式仰卧姿势摆放装置上能长时保持对称姿势，如汽车座椅、婴儿车、充气跳床或婴儿秋千。可通过家长访谈，以及观察在上述活动中婴儿的表现来检查活动参与情况。

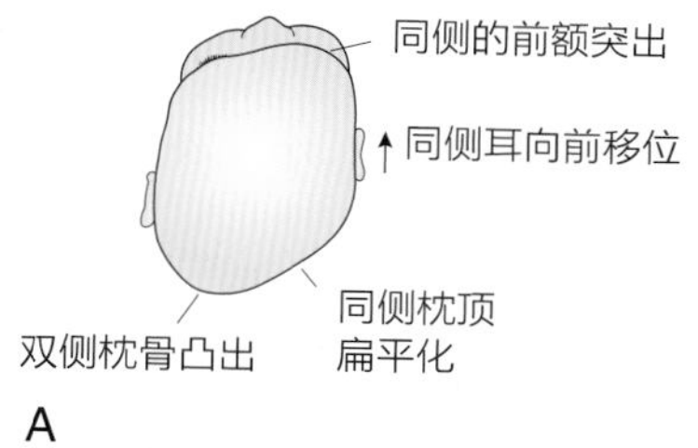

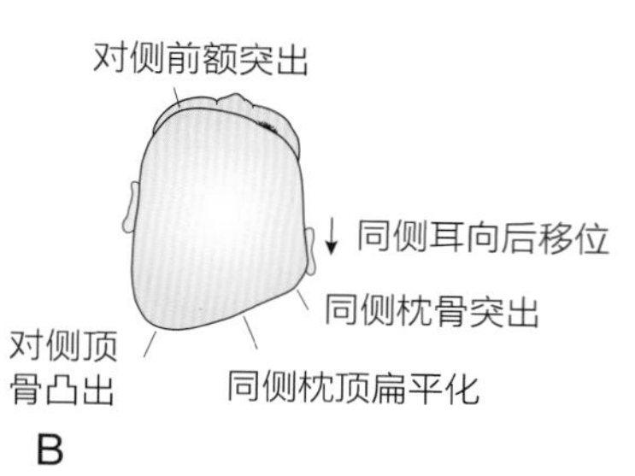

图 9.10　变形性斜头畸形。（A）与单侧斜头骨性结合；（B）典型颅骨改变的比较（引自 Kabbani H, Raghuveer TS: Craniosynostosis, *American Family Physician* 69(12):2863-2870, 2004.）

当父母试图给婴儿摆姿势拍照时、把婴儿放在汽车座椅上时或在换尿布并观察婴儿时，他们可能会首先注意到婴儿的异常并怀疑婴儿出现了问题。仔细检查婴儿早期的照片可能有助于发现不对称的情况。单侧偏好或更有效地一侧喂养可能是对颈部旋转受限或下颌不对称的微小调整[164]。婴儿的正确摆位是纠正 CMT 的一项重要干预措施，如果 CMT 不存在，可以预防 CD，如果 CD 存在，可以纠正 CD[161]。应询问有关睡眠位置、睡觉时头部转动情况或转向偏好、睡眠姿势及对俯卧位姿势的耐受性。了解婴儿在被动定位装置和俯卧位游戏中的时长对家庭训练和设计干预方法都很重要。

活动

婴儿活动的重点是获得发育里程碑，并对称地探索自身活动和周围环境。颈部、脊柱和四肢的完整性及范围活动对于探索表面、视觉跟踪周围活动以及在空间中移动是至关重要的。每次就诊时应记录活动受限和发育里程碑事件，包括体位的耐受性变化、发育里程碑的获得或延迟、反射姿势或保护性反应模式的存在、缺失或不对称，以及意向性运动和体位的不对称。应使用适合年龄、标准化、有效和可靠的工具来评估发展。在 CMT 表征明显的年龄范围内，此类测试可以帮助识别早期发育迟缓，如婴儿运动功能测试（Test of Infant Motor Performant，http://thetimp.com/），该测试针对的是妊娠 34 周至产后 4 月龄的婴儿，Harris 婴儿神经运动测试（Harris Infant Neuromotor Test，HINT，http://thetimp.com/）适用于 2.5 ~ 12.5 月龄的婴儿，而阿尔伯塔婴儿运动量表（Alberta Infant Motor Scale，AIMS, http://www.albertainfantmotorscale.com/）适用于 0 ~ 18 月龄的婴儿。有关这些测试的更多信息，请参见第 2 章。

身体功能和身体结构

CMT CPG[74] 描述了要检查的 7 个关键身体功能和身体结构项。它们是按照婴儿的合作能力从最主动到最被动的顺序排列的。对于婴儿的仰卧、俯卧、坐姿和站立姿势，提供或不提供适龄支撑，评估其对称性和耐受性。父母可以通过将婴儿置于这些位置来协助检查，以减轻婴儿面对陌生人的焦虑，帮助在婴儿、父母 / 看护人和临床医生之间建立治疗信任。在仰卧位和俯卧位中，记录 CMT 侧和肩部、脊柱、臀部或腿部的任何不对称。在俯卧位中，记录婴儿对姿势的耐受程度，以此判断俯卧位游戏是否是婴儿自然体验的一部分。在坐立位和站立位的时候，不管有无支撑，记录下儿童保持姿势的能力和任何不对称的姿势。如果可行并且得到诊所的允许，这些位置的视频图像有助于对所观察到的不对称精确测量[123]。特别是在初次检查及住院治疗前的日常生活活动中，应记录以下损害。

双侧主动颈椎旋转、侧屈和对角线运动。对小于 3 月龄的婴儿，应在仰卧位测量旋转；对大于 3 月龄的婴儿，应让其坐于父母膝上，用旋转凳测试[82]，诱导婴儿跟随玩具或声音转向各个方向。应使用肌肉功能量表[113,115] 来测量侧屈，方法是将婴儿垂直地抱在镜子前，并将其水平倾翻至两侧 90°，观察颈部从水平线恢复功能位的次数。肌肉功能量表采用图片量表（ICC ≥ 0.94）[115] 进行准确评分，其中 0= 头部低于水平线，1= 头部在水平线上，2= 头部略高于水平线，3= 头部高过水平线，4= 头部大幅高过水平线[113]。在俯卧位时应评估颈部主动伸展和旋转，以确定婴儿是否有足够的 AROM 来保持气道和口鼻通畅；这对俯卧位游戏的安全性至关重要。

上肢和下肢的被动和主动关节活动范围，包括髋关节发育不良的筛查。被动地移动上肢和下肢，全范围检查是否存在臂丛损伤、锁骨骨折、张力异常、神经功能障碍或中枢神经系统损伤[107]。评估同侧斜方肌上部、斜角肌和后颈部肌肉的紧张度。对小于 3 月龄以上的婴儿使用 Ortolani 和 Barlow 手法来筛查髋关节发育不良[145]。对大于 3 月龄的婴儿，Galeazzi 征、不对称姿势或髋关节外展受限可能是髋关节发育不良的典型症状[32]。观察肢体的主动运动以检查对称性和交互运动，特别是通过双侧手探查和上肢中线运动以评估有无半侧忽略。关于 Ortolani 和 Barlow 试验的更多信息，请参见第 14 章。

双侧被动颈椎旋转和侧屈应使用关节量角器测量。正常婴儿的颈椎旋转参考值为 110° ± 6.2°，侧屈参考值为 70° ± 2.4°[113]。所有测量中颈椎应保持中立位[48]。

对于颈椎旋转，婴幼儿应置于仰卧位测量；如果

2 岁以上的儿童能够配合，可以在坐位测量[77]。用关节量角器测量时，至少需要两名成人，一人来稳定婴儿（通常是父母），另一人来旋转头部，同时保持颈部中立并阅读测量结果。如果量角器没有安全地安装在墙上、底座或框架上，则可能需要第三名成人将量角器举在婴儿颈部上方，如图 9.11A 所示。仰卧位的测试可能需要在毯子或 2 英寸（约 5cm）垫子上抬起婴儿的躯干，或者将婴儿的头部伸出治疗床边缘，使旋转后枕骨后留有间隙，并确保颈部处于中立位置。从视觉上评估鼻、下颌和耳的位置是否对称，以确保头部处于中立位，鼻尖对齐到 90° 作为起始参考点。

如图 9.11B 所示，对于侧屈，婴儿应置于仰卧位，将关节量角器放在与其同等的水平面上进行测量。父母 / 护理人员可以稳定婴儿的躯干，同时临床医生在每侧耳以上或枕骨以下托住头部，直到将其移动到最大范围。再次强调，在检查颈椎中立位时应谨慎；可能需要用毯子或 2 英寸（约 5cm）的垫子来抬高躯干。

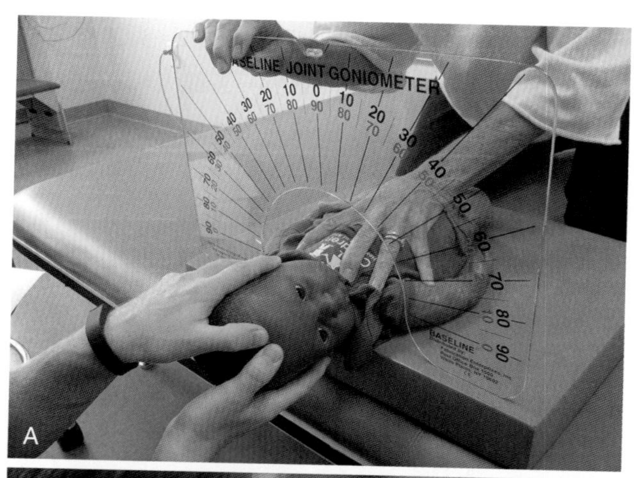

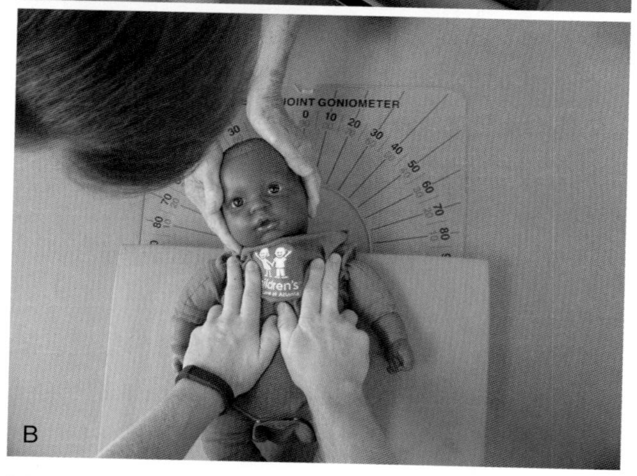

图 9.11 用关节量角器测量。（A）用于测量颈部旋转的关节量角器的位置。（B）放置量角器以测量颈部侧屈

无论选择何种测量方法，现实环境中所有儿童的测量程序都应保持一致。

使用面部表情、肢体动作、体位、哭泣、可安慰性量表（Faces, Legs, Activity, Cry, Consolability scale，FLACC）[96]评估被动或主动 ROM 及休息时出现的疼痛或不适。疼痛不是 CMT 的典型症状，它可能与皮肤刺激或急性或后天不对称有关，需要立即就医。疼痛，表现为面部扭曲或哭泣，可能会在进行拉伸或将婴儿置于他不喜欢的位置时观察到。修改后的 FLACC 量表对面部表情、肢体动作和表现方式进行 3 分制评分，0 分表示没有表情或安静状态，1 分表示偶尔有表情或肢体动作，2 分表示经常有痛苦表情或做大动作。通过将婴儿交给父母并观察婴儿停止哭泣的速度，最容易区分哭泣是疼痛造成的还是源自对陌生人或诊所的焦虑。

婴儿颈部皮肤和臀部皱褶的综合评估。这包括皮肤完整性的评估；对称的皮肤皱褶；胸锁乳突肌结节或纤维带的存在和位置；以及胸锁乳突肌和斜方肌的大小、形状和弹性。通过记录皮肤变色、变红、皮肤破损、刺激或皮疹的面积来评估皮肤完整性。观察颈部周围皮肤皱褶的对称性，是否与 CMT 一致，髋关节或腹股沟皱褶是否存在潜在的髋关节发育不良。触诊胸锁乳突肌以确定肌肉的紧张性和柔韧性，并确定胸锁乳突肌中任何结节的存在、大小和位置。肌肉长度 1/3 左右处的结节往往比那些延伸到肌肉更大比例或位置低于 1/3 位置的结节溶解得更快[27,28]。颈部前外侧的皮肤发红和较深的皮肤皱褶是胸锁乳突肌紧张的特征。发红和较深的后颈部皮肤皱褶是斜方肌上部紧张的表现。

颅面不对称评估。包括触诊前囟、后囟的大小、形状、位置和饱满度；触诊颅骨骨缝以评估每条缝上的隆起；以及用照片记录的颅面对称性的视觉评估[34,91]。颅面对称评估分为 6 个视图，如图 9.12 所示：正面视图，用于评估面颊、眼、耳和鼻的对称性（图 9.12A）；一个顶点（自顶向下）视图来评估额骨和枕骨部对称、双顶径的宽度、头骨长度、前额形状，以及耳的前后相对位置［治疗师将两示指放在婴儿两侧耳并从上面观察，可以帮助检测耳向前或后的位移（图 9.12B）］；从后视图评估颅底是否水平，

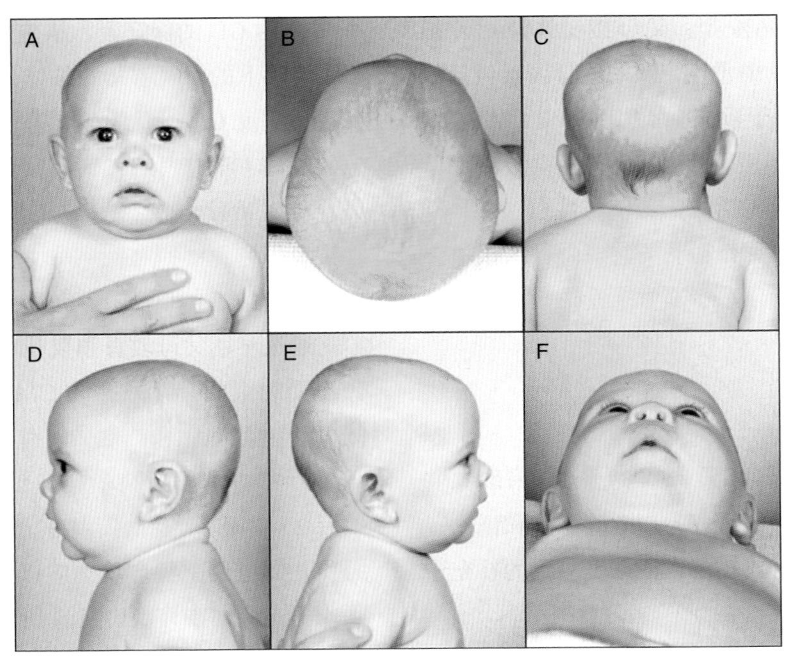

图 9.12　6 个颅面视图来评估不对称（3 月龄的无 CD 婴儿）。（A）正面视图；（B）顶点视图；（C）后视图；（D）左侧视图；（E）右侧视图；（F）内视图或颏下视图（版权 ©2016 Cranial Technologies, Inc.）

并确定是否存在颞部隆起和（或）耳的垂直位移（图 9.12C）；两侧视图用来评估高而倾斜的前额或后颅骨异常的垂直生长（图 9.12D、E）；以及评估前额、耳、眼和面颊对称性内视图或颏下视图（图 9.12F）。

物理治疗的分类和临床管理的预后

根据检查结果，临床医师应该对每种情况的严重程度进行分类。分类有利于对预期结果和治疗过程进行更准确的预测，以及更适当地调整干预措施以实现预期结果。对于 CMT 和 CD，影响分类和预后的关键因素是婴儿干预的年龄和损害的严重程度。

对于 CMT 患儿，无论是否并发 CD，都应根据严重程度和干预方案进行预测。针对不同的干预方法应评估实施每一种方法的潜在好处、危害和（或）每种方法实现的成本[74]。这些应该清楚地传达给家长/照护者，以便共同决定就诊次数、家庭运动项目运动量、颅骨重塑治疗的应用，以及在保守治疗无效时进行侵入性干预的可行性，并对观察等待期的社交、功能性和发育影响等应关注的方面达成共识。

CMT 的分类和预后

表 9.1 描述了由 CMT CPG[74] 建议的 CMT 严重程度的 7 个等级；这些因素包括婴儿最初接受评估的年龄、颈椎旋转的范围及是否存在胸锁乳突肌结节。确定严重等级有助于预估治疗过程时长；损伤等级越低问题解决越快[120]。确定等级也可以帮助评估治疗结果，因为可以将患儿与具有相同严重程度的其他患儿进行比较，从而不被混为一谈。

对小于 3 月龄的婴儿，如果早期就诊并且照护者坚持保守治疗，CMT 彻底治愈的预后是 100%。对于 3～6 月龄的婴儿，彻底治愈的预后下降到 75%，对于 6～18 月龄的婴儿，彻底治愈的预后下降到 30%[41]。由于彻底治愈的可能性随治疗起始年龄的增加而降低，手术治疗的可能性随就诊年龄的增加而增加[41,120]。

CD 的分类和预后

表 9.2 和 9.3 描述了 CMT CPG[74] 推荐的关于 DP 和 DB 的[7] 阿金塔临床分级量表（Argenta Clintcal Classification Scales），用于记录临床中 CD 的严重程度。这些量表临床实用，家属容易理解，不需要大量的时间测量或使用专门的设备[7]，并且表现出测试者（加权 kappa=0.51～0.66）和被测试者间适中的信赖程度（加权 kappa=0.6～0.85）[139]。父母接受体位摆位指导后，CD 完全消退的预后为 77%，不论父母是否接受体位摆位指导，在颅骨重塑治疗后，CD 完全

消退的预后为94%～96%[141]。父母接受体位摆位指导和未接受物理治疗的中重度CD的危险因素包括依从性差、3月龄后开始干预、6月龄后持续CMT、发育迟缓和初始CD的严重程度[141]。颅骨重塑治疗后中重度CD的危险因素包括戴头盔依从性差和9月龄后开始干预[141]。因为手术效果不同，而且据报道并发症发病率高[36,97]，所以只有非常严重的病例才考虑手术治疗。

保守治疗CMT和CD

目前，大多数作者主张对CMT和CD采取保守的非手术干预，这些干预可分为疗效确切且和证据一致的首选干预，以及疗效较弱或证据不一致的补充干预（表9.7和9.8）。

首选干预措施

CMT首选保守干预措施包括5个组成部分：父母/照护者教育、环境适应、被动颈部ROM训练、颈部和躯干主动ROM训练及促进对称运动的训练[74]。对CD的保守干预措施包括父母/照护者指导6月龄以下的CD患儿调整体位和适应环境，以及4月龄后重度CD患儿的颅骨重塑治疗[47,125]。

表9.7 CMT的关键干预措施

限制	PT干预
减少颈椎旋转	被动拉伸紧张的肌肉组织，主动向非偏好侧旋转颈椎，加强颈椎肌肉组织力量，被动定位拉伸紧张的组织
头部倾斜	被动拉伸紧张的肌肉组织，主动颈椎侧屈远离头部倾斜，加强颈椎肌肉组织力量，被动定位拉伸紧张的组织
位置偏好和(或)躯干不对称	主动运动和加强偏好侧的对侧或不对称的对侧的力量
不能耐受俯卧位	增加俯卧位的使用，加强自身肌肉，促进躯干对称和头部对齐
不对称姿势	主动运动与加强不对称的对侧的力量
发育迟缓	在日常活动和游戏中，促进四肢的平等使用和头部转向两侧方向

表9.8 CD的关键干预措施

限制	PT干预
短头畸形	增加俯卧位，减轻后枕骨的压力，便于塑形。推荐4月龄的重度患儿进行颅骨矫正评估，6月龄的中度患儿进行颅骨矫正评估
斜头畸形	头部转动并与偏好位置相反，增加俯卧时间，促进发育以推动整体远离扁平的一面。推荐4月龄的重度患儿进行颅骨矫正评估，6月龄的中度患儿进行颅骨矫正评估

父母/照护者的教育。父母/照护者每天坚持家庭计划对治疗CMT和CD的成功至关重要；必须向照护者强调，他们是疾病的主要干预者，临床医生的作用是帮助指导和推进家庭训练项目。

通过早期父母教育和婴儿主动复位，包括俯卧位和不受约束的运动，预防CMT和CD，可以有效地减少由位置偏好和产后CD引起的CMT或两者的发生率[22,159]。美国儿科学会建议，在新生儿时期（出生后2～4周），要向所有家长提供咨询，包括积极的婴儿体位调整和环境适应以预防CD[82]。越来越多的证据支持，在分娩出院前，为父母提供指导可以降低CD在早期阶段的发病率和严重程度[4,22]。加强或改善颈部ROM、力量和姿势控制可以通过任何方式在一天中完成。对于没有CMT或CD的婴儿，照护者应注意全天改变婴儿的位置，并在左右两侧同时呈现其感兴趣的声音和物体。应强调中线的发育。

在患有CMT和（或）CD的婴儿中，应教导照护者有意识地抱、举起和放置婴儿，使其紧绷的肌肉得到长时间的伸展，促进中线发育和运动对称性[13,152]。玩具应放在非偏好一侧，以促进头部转动和全方位延展[13]。应指导照护者如何接近和喂养婴儿，以促使婴儿看向非偏好一侧[160]或两侧交替喂养[92]。家庭训练计划应包括激发平衡反应的训练，以发展颈部和躯干肌肉的力量，特别是颈椎侧屈远离偏好侧的头部倾斜。一旦获得了足够的颈部肌肉力量，这些训练应该变为有针对性的任务，以鼓励婴儿在拉–坐、俯卧位游戏和全方位视觉跟踪时，使用该力量对抗重力抬起头部[152]。增强颈部和躯干肌肉力量有助于翻身、从俯卧位或仰卧位变为坐立位等过渡动作的发育。

应指导提供ROM运动的照护者观察婴儿行为和生理状态的变化，并在发生下列情况时停止运动：面部颜色、呼吸频率或心率的变化；手和足的运动增加；足底或手掌出汗；揉眼睛；流汗；鼻翼扇动或皱眉；张口和哭泣[11]。被动运动应缓慢进行，不应对有抵抗拉伸的婴儿进行拉伸。

预防和减少CD的父母教育包括：在仰卧位睡眠、奶瓶喂养和母乳喂养期间，以及在监督下的俯卧位玩耍时，每天改变体位至少 30 ~ 60 分钟 [82] 可减轻颅骨扁平区域的压力 [4,47]。

CMT 和 CD 的环境适应性。婴儿适应活动的环境可以支持家庭训练计划和促进目标实现。应该注意家庭使用的姿势摆放的设备类型和婴儿在这些设备上的时间 [82,119]。家长需要注意，在使用半仰卧位的汽车座椅，婴儿秋千和弹性座椅时，需端正患儿的坐姿，以防止 CMT 加重。尽量减少使用这些设备，更多地进行监督下的俯卧位游戏 [82]。环境适应包括限制支持仰卧姿势的时间，如汽车安全座椅、婴儿秋千和婴儿车；改变环境包括改变玩具位置和婴儿床相对于门的位置，并调换婴儿在婴儿床和更衣台上的位置 [4,47] 以鼓励婴儿将头部转向非偏好一侧，两者都可以纠正 CMT，预防和减轻 CD。

颈部的 PROM。了解胸锁乳突肌的起点、止点和生物力学，以及任何结节或纤维带的位置，规定必要的拉伸角度以拉长肌肉矫正 CMT。从颈椎中立位开始，通过同侧旋转、对侧侧屈、对侧不对称伸展，可达到拉长的位置。在小婴儿中，牵伸可以在大多数位置完成，包括在照护者的前臂上俯卧、靠在照护者胸前和仰卧或监督下俯卧，如图 9.13 所示的颈椎旋转和图 9.14 所示的颈椎侧屈。为了最大限度地增加年龄更大婴儿的伸展活动，将婴儿仰卧放置在父母的膝上或将婴儿置于更舒适的倾斜的坐姿位，也更容易被婴儿接受。无论选择何种位置，临床医生都应考虑以下因素。

起始位置：将婴儿置于舒适的体位，仰卧、俯卧或坐在照护者的膝上，头和颈部在中立位，尽可能与躯干和骨盆对齐。使用婴儿的鼻和脐作为中线对齐的标志。

识别紧张的肌肉及其拉力线，以最大限度地发挥生物力学的作用。

稳定肩膀。仅对紧绷的肌肉进行拉伸。为了确定拉伸的准确性，要区分颈部和肩部的紧张。

检查皮肤刺激和发红。这些可能意味着肌肉紧张。

不要用力牵伸。PROM 训练时婴儿不应该出现痛苦表情。持续的低强度的在关节活动范

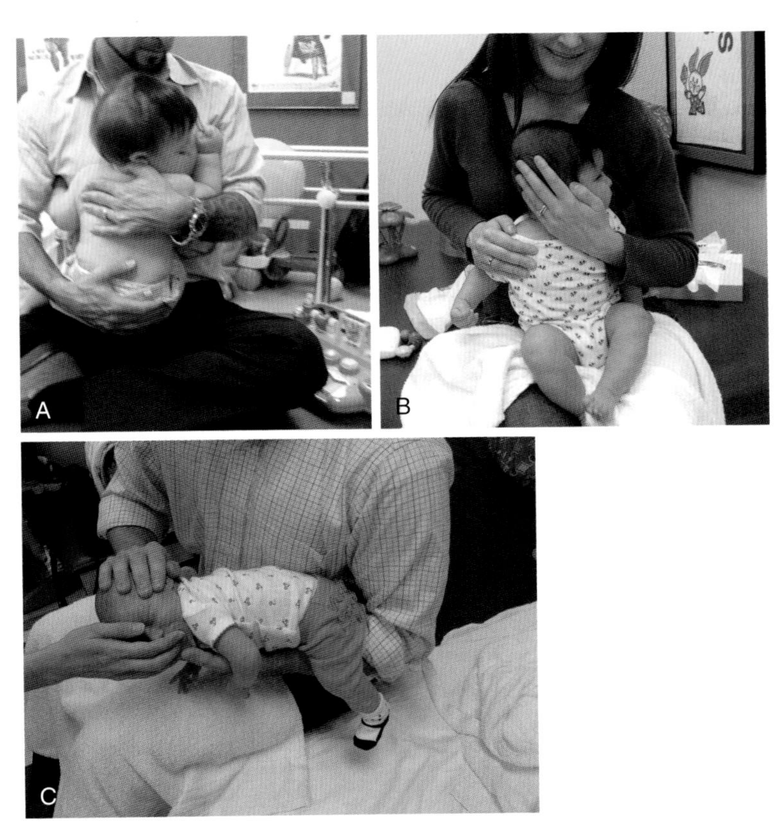

图 9.13　鼓励颈椎旋转的体位。（A）靠在胸壁上，躯干向右转动，颈部向右转动；（B）支撑坐姿，右肩稳定，向左伸展；（C）在前臂上俯卧，头部转向短缩的一侧

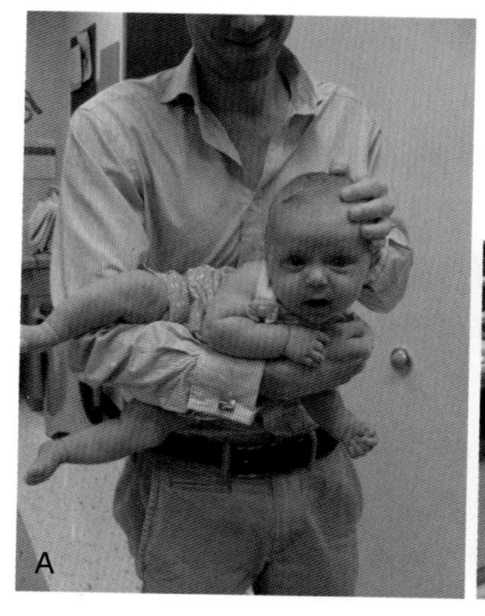

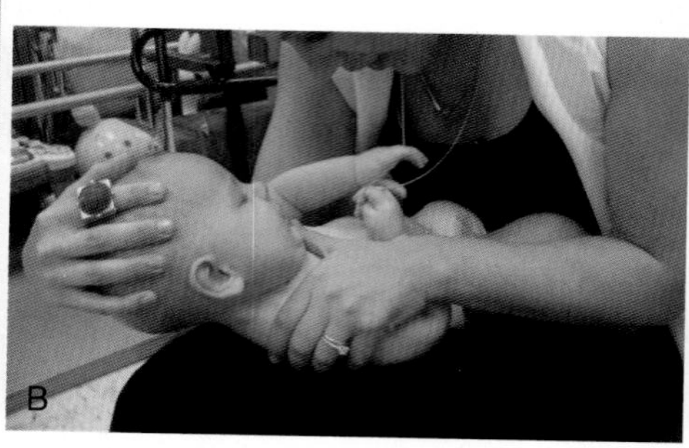

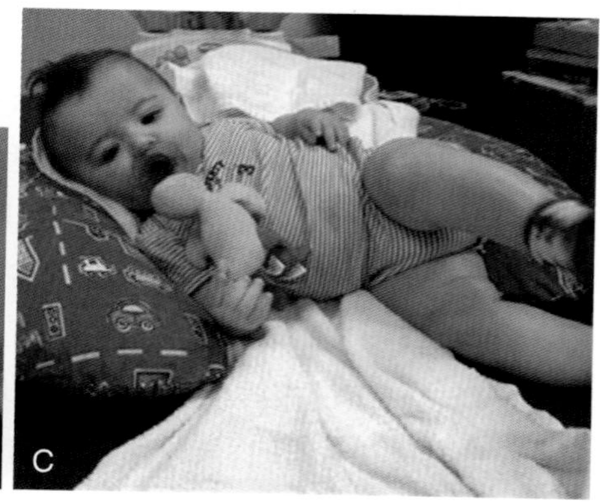

图 9.14 鼓励颈椎侧屈的体位。(A)在改良的前臂支撑位中，PROM 到右侧屈曲以拉伸左侧；(B)支撑仰卧位中，PROM 到左侧屈曲位和右侧颈椎旋转，缓慢伸展右侧斜方肌上部；(C)在支撑侧卧期间做 PROM 训练，以伸展右侧颈屈肌和躯干屈肌

围末端的被动牵拉将避免肌肉的微创伤[159]；体位摆放和促使被动拉伸的治疗也是有效的[110,151]。在婴儿周围走动或摇晃时，通过被动体位摆放或手法拉伸，PROM 训练会给婴儿带来多种感官刺激，并可能分散他对拉伸感觉的抗拒。

颈部 PROM 训练的禁忌证包括先天性短颈（Klippel-Feil）综合征、骨异常、骨折（尤其是锁骨）、C1～C2 半脱位、齿状突异常、中枢神经系统疾病、骨肿瘤或脑干畸形（如小脑扁桃体下疝畸形）[106,137]。应指导提供 ROM 训练的照护者观察患儿身体外观的变化，如痛苦的面部表情、下颌颤抖、鼻翼扇动，以及身体张力增加和生理体征，如面色、呼吸或心率的变化，并咨询临床医生如何继续一个安全的家庭训练项目。

颈部和躯干的 AROM 训练。AROM 训练的重点通过在照护和玩耍时的体位、持物和搬运来强化薄弱的颈部和躯干肌肉[110]，在非偏好侧提供食物来鼓励积极的颈椎旋转[155]，使用翻正反应来激活较弱的肌肉[110,155]，如图 9.15 所示。俯卧时的主动游戏可能需要为小心地将婴儿放置俯卧位或不知如何调整婴儿能耐受的俯卧位姿势的父母 / 照护者建立规范。俯卧位游戏对伸展颈部屈肌和加强颈部肌肉至关重要[45,95]。

对称运动发育。除了修复颈部的损伤，临床医生还应考虑到与年龄相适应的功能发育，包括翻滚、爬行、俯爬、坐和站，以及在这些位置上的主动运动和对称运动。根据数项研究成果，CMT 和发育迟缓之间可能存在关联[111,130,131]，任何偏向一侧的姿势都可能使婴儿脊柱向该侧侧凸，从而导致姿势不对称[152,158]。

干预剂量。物理治疗干预的持续时间和干预的结果取决于斜颈的病因、被动颈椎旋转的先天缺陷及干预开始时婴儿的年龄。已发布的 CMT 干预方案差异很大，并且经常适应研究成果来实现标准化。方案的范围从每天做 2～3 组颈部伸展运动，每组 5～15 次，每次坚持 1～10 秒[28,44]，到每天进行 4～8 组颈部被动伸展运动，每组 30～40 次[23,41]。临床使用的确切干预剂量将取决于严重程度、家庭遵守推荐拉伸方案的能力、婴儿的年龄及他（她）耐受干预的能力。较年幼的婴儿更能忍受拉伸，因为他们的颈部力量较弱；3～4 月龄或更大的婴儿如果对拉伸感觉不适或者想看偏好侧的物体，那么他（她）会用正在发展出的足够的颈部力量和意志力抵抗被动拉伸。所有研究的共识是，拉伸运动应该在一天中频繁进行，并且应该与日常的婴儿转运、玩耍、更换尿布、喂食、洗澡和位置变化联系起来。

证据支持 CMT 的补充物理治疗干预

大多数 CMT 和轻症 CD 会对首选干预措施有反应，但对于婴儿治疗效果缓慢或更严重的表现，文献中还描述了其他方法，但这些方法证据较少，研究设计不严谨，或可能存在相互矛盾的证据。然而，这些

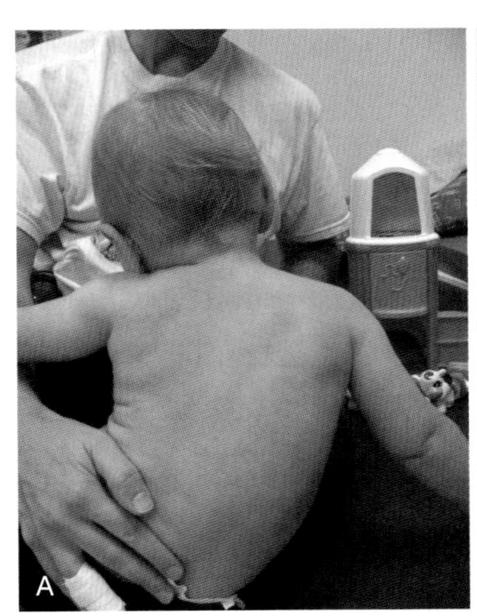
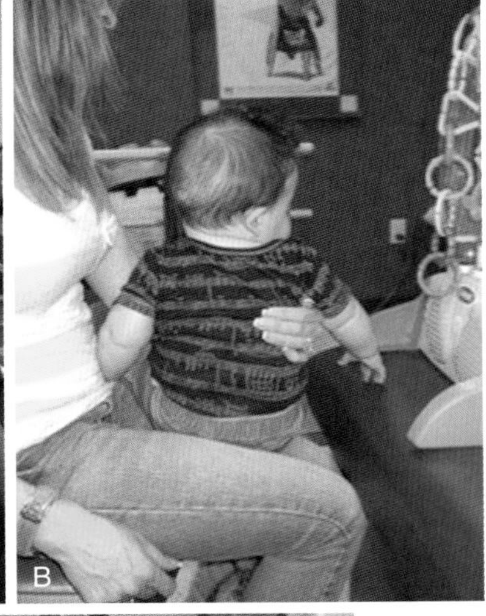
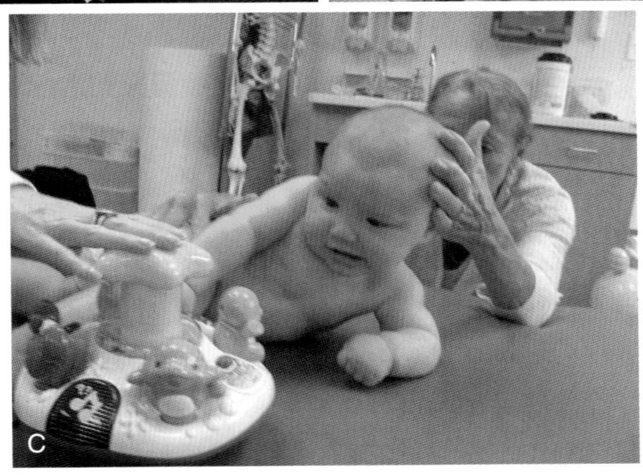

图 9.15　AROM、力量和中立位姿势训练。（A）坐在家长的膝上，通过右移重心和翻正反应，鼓励左侧颈椎和躯干主动侧屈；（B）坐在家长的膝上，鼓励儿童主动向右旋转颈部玩玩具，父母注意稳定儿童的躯干；（C）通过间歇性手动辅助促进侧卧游戏，与玩具互动以鼓励长时间进行右侧颈屈肌抗重力活动

方法可能为支持 CMT 或 CD 的首选干预措施提供有用的补充。补充干预的选择应该基于与家属讨论的结果、儿童目前的改善速度、家庭坚持使用额外方法或不同方法的能力、家属对这种方法的接受程度、临床医生的技能或提供方法的培训、潜在的额外成本，以及儿童改进的可能性。

使用这些方法的临床医生应谨慎记录客观措施，以确定在解决问题的程度和速度上的有效性，因为这些方法可能增加护理成本。临床医生如果选择使用没有经过同行评审的、不能描述基本原则并提供有效证据的方法，应注意获得照护者的知情同意，并记录基线和在整个护理过程中的客观措施。鼓励所有临床医生发表具有新方法或不同结果的病例。

微电流治疗 CMT

在胸锁乳突肌相关区域表面应用婴儿无法感知的低强度交流电（200μA），治疗后再进行拉伸。两项小型随机控制试验[76,80]表明，与单纯被动拉伸或超声透热联合拉伸相比，接受微电流治疗 ROM 增加明显更快。接受微电流治疗的婴儿的总体护理时间平均为 2.6 个月，而仅接受拉伸治疗的婴儿的总体护理时间平均为 6.3 个月[80]。接受微电流治疗的婴儿在治疗过程中哭闹比没有接受微电流治疗的婴儿少[76]，超声显像显示治疗后胸锁乳突肌的组织厚度明显下降[80]。适合用更大的样本量重复这种方法，微电流似乎是一种有前景的方法，有强有力的证据表明，在没有不良反应的情况下，可以缩短护理时间。临床医师需要熟练掌握微电流治疗操作方法，并具有合适类型和大小的设备以提供干预。

CMT 的运动拉伸

该技术在胸锁乳突肌处于延长位置时，用 1 或

2根手指施加轻微的压力[29]。在30分钟的治疗过程中，物理治疗师提供60次重复，50日龄以下的婴儿每周5次。此外，父母还需要提供伸展运动、按摩和体位训练。考虑到受试者的年龄偏小以及家庭项目的混杂因素，目前还不清楚这种特殊的技术是否与胸锁乳突肌干预的任何其他策略有显著不同；然而，如果其他方法不被接受，这项研究为替代拉伸技术提供了适度证明。临床医师需要完成专业培训才能提供这种方法。

肌内效贴布治疗 CMT

肌内效贴布用于支撑肌肉并提供感官反馈。一项回顾性研究虽然提供的证据不足但具备前景，当以放松患侧为目的应用肌内效贴布时，肌肉功能量表得分即刻显著增大[112]；长期效益尚未报道。这种方法需要专业培训，一些婴儿的皮肤可能会对这种胶布过敏。

运动组织学会策略治疗 CMT

一项个案研究将运动组织学会策略（Tscharnuter Akademie for Motor Organization，TAMO）描述为利用轻触、婴儿对重力和支撑表面的反应来促进运动发育的方法。该方法联合了AROM训练、家庭训练、被动体位支撑摆放技术和头部矫形技术，作用尚不清楚TAMO运动疗法对CMT的治疗有多大作用，但作为一种干预手段，明显缺乏PROM训练。临床医生将需要专业培训才能提供这种方法。

颈圈治疗 CMT

在病例报告中描述了几种不同版本的颈部矫形器，但没有严格评估其相对于保守治疗的效益。所有这些都是为了促进在矫正范围内的主动运动，而不是为了被动地支持颈部。与其他辅助方法一样，如果进展缓慢，颈椎矫形器可能是保守治疗的合适辅助手段，但需要照护者仔细应用、督导和监护。和所有颈圈一样，如果对合体性、皮肤过敏或压力区域的发育有任何担忧，请立即摘除颈圈。临床医生可能需要专业学习和（或）督导培训，以恰当地适应和应用选定的颈圈。

斜颈管式矫形器（Twular Orthosis for Torticollis，TOT collar）[44]是一种颈椎矫形器，用于矫正头部倾斜姿势，辅助头部中立位控制，刺激头部倾斜超过5°的婴儿将其头部恢复功能位。婴儿在移动、玩耍甚至喂食等清醒时戴着TOT颈圈。临床医生在给婴儿戴上TOT颈圈之前，必须了解TOT的适应性、舒适度和局限性相关调整。请参见图9-8。

软颈泡沫颈圈可用于胸锁乳突肌松解术后的即时术后管理[138]、胸锁乳突肌松解术后的物理治疗[83,84]和肉毒毒素注射[71]，以保护手术部位并促进胸锁乳突肌断端的分离。Binder等人[13]描述了在持续头部倾斜和限制颈椎主动转动的婴儿中使用软颈泡沫颈圈的情况。

CD 的颅骨重塑治疗和姿势摆放装置

CD 的颅骨重塑治疗

颅骨重塑治疗使用颅骨矫形器、头盔或绷带。颅骨矫形器由高温热塑性材料制成，大部分内衬是高密度、低过敏的医用泡沫塑料[39]。颅骨矫形器并不限制颅骨的生长，而是将随后的颅骨生长引导到空隙区，形成对称的形状，如图9.16所示[75]。大多数颅骨矫形器都是定制的，但是普通尺寸的软壳头盔和定制的泡沫填充物在市场上是可以买到的[154]。

颅骨矫形器从婴儿4～6月龄开始使用，每天佩戴20～23.5小时，持续2～7个月，以达到最佳效果[47,51]。颅骨重塑治疗的时间因儿童的年龄和CD的严重程度而异，因为矫正率随年龄的增长呈对数下降[133]。婴儿5月龄时，颅骨不对称改善率为0.93mm/周，8~11月龄时，改善率稳定在0.41~0.42mm/周[133]。颅骨重塑治疗在6月龄前开始时，可获得更完整的矫正和更短的治疗时间[78]，但也可在15～18月龄时进行，尽管矫正可能不完整，且需要更长的治疗时间[75,133]。12月龄后，由于颅骨生长速度的降低和骨缝连结问题，矫正率下降，因为年龄较大的婴儿可能会顽固地拒绝颅骨矫形器，并独立将其取下[82,133]。使用颅骨矫形器相关的副作用很少，但包括偶尔的恶臭汗味、轻微的皮肤刺激和真菌感染。此外，还包括一些其他问题，如头盔不适合矫正严重的DB、无法报销的费用、人们对颅骨矫形器使用的偏见，以及不满意的矫正效果[56]。每日清洁颅骨矫形器是避免皮肤刺激和真菌感染的关键。

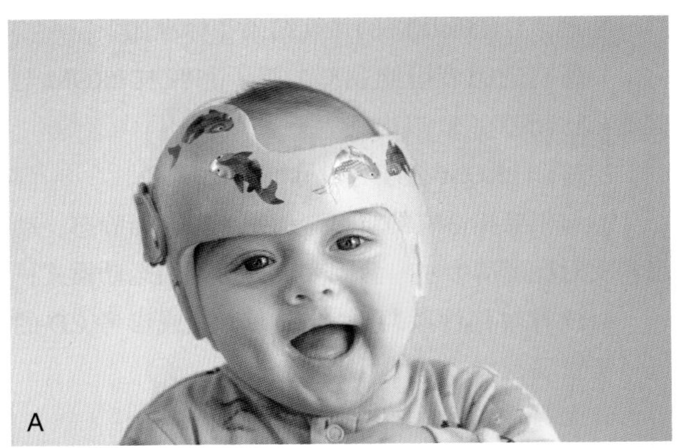

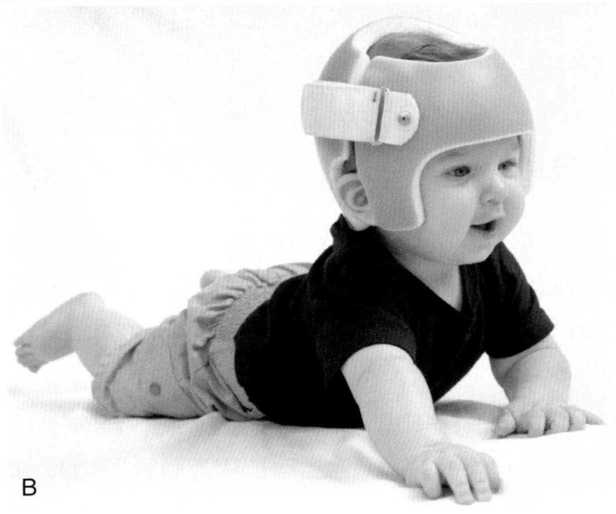

图 9.16　常规颅骨矫形器示例。（A）一名 4 月龄的婴儿，右侧先天性肌性斜颈及斜头畸形，头部束有颅带；（B）戴头盔的 8 月龄的 DP 婴儿 [（A）感谢 iStock.com;（B）引自 STARband Orthomerica, Orlando FL.]

根据儿童的年龄和 CD 的严重程度来评估颅骨重塑治疗。它不适用于 4 月龄以下的婴儿或患有局限于后颅骨的任何年龄的轻度 CD 婴儿（Argenta DP Ⅰ型、Argenta DB Ⅰ型）[47,82]。对于 4 月龄以上的重症婴儿，需要进行颅骨矫正评估，包括面部不对称（Argenta DP Ⅳ型）、颞部膨出和颅骨垂直生长异常（Argenta DP Ⅴ型，Argenta DB Ⅲ型）[82]。对于 6 月龄以上患有中度 CD，包括耳部移位的婴儿，也需要进行头颅矫正评估（Argenta DP Ⅱ型）、额骨突出（Argenta DP Ⅲ型）或后颅骨增宽（Argenta DB Ⅱ型）[47,82]。在颅骨矫正评估中，定量测量进行 CD 检查，并决定是否需要进行颅骨重塑治疗。一些医生建议对 4 月龄和 6 月龄的患有中度 CD 的婴儿进行客观评估，以确定 2 个月的体位调整对颅骨重塑是否有效；这将有助于确定是否需要在 6 月龄后进行颅骨重塑治疗。

一致而有力的证据表明，如果在婴儿 6 月龄时实施颅骨重塑治疗，并且父母 / 照护者严格遵守规定的佩戴时间，则可有效地减轻中度至重度 CD 患儿的颅骨不对称 [47,51]。然而，与父母摆位教育相比，颅骨重塑治疗是否会导致颅骨形状的临床显著差异，从而影响长期满意度和生活质量，目前尚不清楚 [47,51]。在 5~6 月龄的中重度 CD 患儿中，仅有的随机对照试验将颅骨重塑治疗与父母摆位教育进行比较，在儿童 2 岁时发现两种干预措施下的颅骨不对称性的差异无统计学意义 [162]。然而，两组中只有 23% ~ 26% 的儿童在 2 岁时获得了完全纠正，这一比例比之前的研究要低得多，可能是因为该研究对完全纠正的标准比之前的研究更严格 [162]。需要进一步的高质量证据来明确与父母摆位教育相比，颅骨重塑治疗的有效性。

姿势摆放装置

为了预防或减少 CD 的发生，研究人员对改变婴儿仰卧平面形状的姿势摆放装置进行了研究。这些装置将婴儿的头部置于凹陷处，重新分配其表面与颅骨之间接触的压力。虽然一些设备已经显示出良好的效果，如床上枕头 [167]、被动式矫形床垫 [135]、颅杯 [40,128] 和 Plagio 矫形摇篮矫正（Boston Brace、Avon、MA）[132]，但是安全 T 型睡眠定位包（safetsleep.com）等其他装置还没有呈现疗效 [64]。虽然没有充足的证据支持这些设备比仅使用复位对大多数婴儿更有效，但这些设备可能对 4 月龄以下或发育受损的重度 CD 婴儿有疗效。需要进行更多的研究，以确定姿势摆放装置相对谨慎的体位调整的疗效，以及现有设备的成本效益。

对 CMT 的非保守性干预

CMT 的非保守性干预措施应考虑用于经过 6 个月的保守性干预后没有进展的婴儿，或 1 岁后初次转介物理治疗的儿童，以及严重程度为 7 级的儿童 [74]。这些选择包括对 CMT 的手术或注射 A 型肉毒毒素。如果正在考虑这些方法，临床医生应与婴儿的主治医生或转介医生合作进行后续治疗。这种形式会消除对物理治疗师正在进行的干预的任何误解。

手术

手术的选择从肌腱延长术到单极或双极松解胸锁乳突肌。手术适应证包括头部向同侧旋转大于15°[18]或持续性ROM受限[159]。手术的目的是使颈部ROM正常化，并改善或防止由于持续不对称姿势而导致的继发的颅面不对称。应该关注的是手术干预可能导致对面部、耳郭或脊柱副神经的潜在损伤、可见的瘢痕、复发性肌带形成、颈部轮廓的消失和复发的胸锁乳突肌挛缩[18,19]。由经验丰富的外科医生进行内窥镜手术，通过扩大手术视野，确保肌纤维精确的切断，以及保留神经血管结构，可以避免上述许多并发症[18]。在1岁之前进行了松解术的儿童，面部和颅骨畸形得到扭转的机会最大；年龄较大的儿童和未经治疗的成人也可以通过该手术获益[147]。

肉毒毒素

这种神经毒素被注射到胸锁乳突肌中，被认为可以通过抑制乙酰胆碱的释放来放松紧张的肌肉，或通过导致肌肉萎缩，使肌肉更容易拉伸[116]。注射肉毒毒素对婴儿有不良影响；然而，越来越多的人支持对顽固的CMT治疗中使用肉毒毒素，以减少手术矫正的需要[31,71,116]。

预期结果和出院标准

如果不加以治疗，CMT将会是一种持续且缓慢发展的疾病。随着婴儿年龄的增长，周围肌肉骨骼结构的生长可能受到胸锁乳突肌紧张的影响，进一步引起活动范围受限或加重CD[137]。对因CMT接受物理治疗而出院的婴儿，应在其整个幼儿时期进行随访，以观察他们在经历快速生长期时胸锁乳突肌松紧度的恢复情况；完成反重力发育里程碑，如爬行或行走；在压力较大的活动中，如攀登、拉拔、有阻力的运动、生病、出牙时的表现[79]。家长应注意，当挑战性因素解决后，暂时的不对称症状很可能会消失，但如果姿势偏好持续存在，可能需要进行物理治疗检查。如果婴儿的CD已经痊愈，但CMT还没有痊愈，则可能需要更长时间的颅骨重塑治疗；为了防止头颅不对称的再次发生，可以继续在睡眠中摆位和使用颅骨矫形器，直至CMT痊愈。

物理治疗干预出院的预期结果和标准如下：

1. 所有的患者患侧颈部、躯干和四肢PROM与健侧相比相差在5°以内；
2. 整个PROM表现为对称的运动模式；
3. 与年龄相适应的粗大运动发育，包括静态、动态和反射性运动中左右两侧表现为对称的运动模式；
4. 颅骨对称性改善为Argenta Ⅰ型或参考CD的进一步管理；
5. 无明显头部倾斜；
6. 家长/照护者了解在儿童成长过程中应该监控什么。

总结

本章讨论了CMT和CD的管理。它们通常是共患病，当在婴儿期早期开始时介入，物理治疗在解决CMT和CD方面是非常有效的。存在纤维化和短缩的胸锁乳突肌是CMT中最典型的表现，这导致旋转远离受累的胸锁乳突肌，并使头部向受累侧倾斜。“仰卧位睡眠（Back-to-Sleep）”运动被认为刺激了CMT和CD发生率的增长。鉴别诊断是至关重要的，以排除其他原因的不对称姿势，如神经、视觉或骨科疾病。大多数患有CMT的婴儿可以通过首选的保守治疗成功治疗，包括父母/照护者的培训、环境适应、被动颈部ROM训练、颈部和躯干的AROM及促进对称性的运动活动得到痊愈。CMT的严重程度分级有助于解决治疗的预后。CD通常对早期几个月的重新姿势摆放有反应，但对于4～6月龄或更大的婴儿，如需纠正中度至重度CD，须进行颅骨重塑干预。CMT和CD的物理治疗应解决ICF框架涵盖的所有方面。应在基线和随后的访问中记录基于证据的客观措施，以监测家庭治疗计划的有效性。与家庭和照护者的合作对取得成功至关重要；当婴儿发育不佳或发现存在危险信号时，应与婴儿的主管医生协调转介或向专家咨询。

致谢

感谢Karen Karmel-Ross, PT, PCS, LMT在本书以前所有版本中对本章的宝贵贡献。

（李红霞　译，孙丽佳　审）

参考文献

1. AAP Task Force on Infant Positioning: SIDS: positioning and SIDS, *Pediatrics* 89:1120–1126, 1992.
2. AAP Task Force on Infant Sleep Position and Sudden Infant Death Syndrome: Changing concepts of sudden infant death syndrome: implications for infant sleeping environment and sleep position. *Pediatrics* 105:650–656, 2000.
3. AAP Task Force on Sudden Infant Death Syndrome: SIDS and other sleep-related infant deaths: expansion of recommendations for a safe infant sleeping environment, *Pediatrics* 128:1030–1039, 2011.
4. Aarnivala H, Vuollo V, Harila V, Heikkinen T: Preventing deformational plagiocephaly through parent guidance: a randomized, controlled trial, *Eur J Pediatr* 174:1197–1198, 2015.
5. Aarnivala HEI, Valkama AM, Pirttiniemi PM: Cranial shape, size and cervical motion in normal newborns, *Early Hum Dev* 90:415–424, 2014.
6. APTA: Guide to physical therapist practice, *Phys Ther* 81:1–768, 2001.
7. Argenta L: Clinical classification of positional plagiocephaly, *J Craniofac Surg* 15:368–372, 2004.
8. Arif-Rahu M, Fisher D, Matsuda Y: Biobehavioral measures for pain in the pediatric patient, *Pain Manag Nurs* 13:157–168, 2012.
9. Atmosukarto MS, Shapiro LG, Starr JR, Heike CL, et al.: 3D head shape quantification for infants with and without deformational plagiocephaly, *Cleft Palate Craniofac J* 47:368–377, 2010.
10. Ballock RT, Song KM: The prevalence of nonmuscular causes of torticollis in children, *J Pediatr Orthopaed* 16:500–505, 1996.
11. Bellieni CV: Pain assessment in human fetus and infants, *AAPS J* 14:456–461, 2012.
12. Bialocerkowski AE, Vladusic SL, Ng CW: Prevalence, risk factors, and natural history of positional plagiocephaly: a systematic review, *Dev Med Child Neurol* 50:577–586, 2008.
13. Binder H, Eng GD, Gaiser JF, Koch B: Congenital muscular torticollis: results of conservative management with long-term follow-up in 85 cases, *Arch Phys Med Rehab* 68:222–225, 1987.
14. Boere-Boonekamp MM, van der Linden-Kuiper LT: Positional preference: prevalence in infants and follow-up after two years, *Pediatrics* 107:339–343, 2001.
15. Boulet SL, Rasmussen SA, Honein MA: A population-based study of craniosynostosis in metropolitan Atlanta, 1989, *Am J Med Genetics Part A* 146A:984–991, 2008.
16. Branch LG, Kesty K, Krebs E, Wright L, et al.: Deformational plagiocephaly and craniosynostosis: trends in diagnosis and treatment after the “back to sleep” campaign, *J Craniofac Surg* 26:147–150, 2015.
17. Bredenkamp JK, Hoover LA, Berke GS, Shaw A: Congenital muscular torticollis. A spectrum of disease, *Arch Otolaryngol Head Neck Surg* 116:12–16, 1990.
18. Burstein FD: Long-term experience with endoscopic surgical treatment for congenital muscular torticollis in infants and children: a review of 85 cases, *Plast Reconstr Surg* 114:491–493, 2004.
19. Burstein FD, Cohen SR: Endoscopic surgical treatment for congenital muscular torticollis, *Plast Reconstr Surg* 101:20–24, 1998.
20. Cameron BHLJC, Cameron GS: Success of nonoperative treatment for congenital muscular torticollis is dependent on early therapy, *J Pediatr Surg* 9:391–393, 1994.
21. Canale ST, Griffin DW, Hubbard CN: Congenital muscular torticollis. A long-term follow-up, *J Bone Joint Surg* 64:810–816, 1982.
22. Cavalier A, Picot MC, Artiaga C, Mazurier E, et al.: Prevention of deformational plagiocephaly in neonates, *Early Hum Dev* 87:537–543, 2011.
23. Celayir AC: Congenital muscular torticollis: early and intensive treatment is critical. A prospective study, *Pediatr Int* 42:504–507, 2000.
24. Chen HX, Tang SP, Gao FT, Xu JL, et al.: Fibrosis, adipogenesis, and muscle atrophy in congenital muscular torticollis, *Medicine (Baltimore)* 93(23):e138, 2014.
25. Cheng JC, Tang SP, Chen TM: Sternocleidomastoid pseudotumor and congenital muscular torticollis in infants: a prospective study of 510 cases, *J Pediatr* 134:712–716, 1999.
26. Cheng JC, Tang SP, Chen TM, Wong MW, et al.: The clinical presentation and outcome of treatment of congenital muscular torticollis in infants—a study of 1,086 cases, *J Pediatr Surg* 35:1091–1096, 2000.
27. Cheng JC-Y, Metreweli C, Chen TM-K, Tang S-P: Correlation of ultrasonographic imaging of congenital muscular torticollis with clinical assessment in infants, *Ultrasound Med Biol* 26:1237–1241, 2000.
28. Cheng JCY, Wong MWN, Tang SP, Chen TM, et al.: Clinical determinants of the outcome of manual stretching in the treatment of congenital muscular torticollis in infants: a prospective study of eight hundred and twenty-one cases, *J Bone Joint Surg* 83:679–687, 2001.
29. Chon SC, Yoon SI, You JH: Use of the novel myokinetic stretching technique to ameliorate fibrotic mass in congenital muscular torticollis: an experimenter-blinded study with 1-year follow-up, *J Back Musculoskel Rehab* 23:63–68, 2010.
30. Collett BR, Gray KE, Starr JR, Heike CL, et al.: Development at age 36 months in children with deformational plagiocephaly, *Pediatrics* 131:e109–e115, 2013.
31. Collins A, Jankovic J: Botulinum toxin injection for congenital muscular torticollis presenting in children and adults, *Neurology* 67:1083–1085, 2006.
32. Committee on Quality Improvement-Subcommittee on Developmental Dysplasia of the Hip: Clinical practice guideline: early detection of developmental dysplasia, *Pediatrics* 105(4):896–905, 2000.
33. Coventry MB, Harris LE: Congenital muscular torticollis in infancy some observations regarding treatment, *J Bone Joint Surg* 41:815–822, 1959.
34. Cunningham ML, Heike CL: Evaluation of the infant with an abnormal skull shape, *Curr Opin Pediatr* 19:645–651, 2007.
35. Danby PM: Plagiocephaly in some 10-year-old children, *Arch Dis Child* 37:500–504, 1962.
36. David DJ, Menard RM: Occipital plagiocephaly, *Brit J Plast Surg* 53:367–377, 2000.
37. Davids JR, Wenger DR, Mubarak SJ: Congenital muscular torticollis: sequela of intrauterine or perinatal compartment syndrome, *J Pediatr Orthoped* 13:141–147, 1993.
38. de Chalain TMB, Park S: Torticollis associated with positional plagiocephaly: a growing epidemic, *J Craniofac Surg* 16:411–418, 2010.
39. de Ribaupierre S, Vernet O, Rilliet B, Cavin B, et al.: Posterior positional plagiocephaly treated by cranial remodelling orthosis, *Swiss Med Weekly* 137:368–372, 2007.
40. Degrazia M, Giambanco D, Hamn G, Ditzel A, et al.: Prevention of deformational plagiocephaly in hospitalized infants using a new orthotic device, *J Obst Gynecol Neonat Nurs* 44:28–41, 2015.
41. Demirbilek S, Atayurt HF: Congenital muscular torticollis and sternomastoid tumor: results of nonoperative treatment, *J Pediatr Surg* 34:549–551, 1999.
42. Deskin RW: Sandifer syndrome: a cause of torticollis in infancy, *Int J Pediatr Otorhinolaryngol* 32:183–185, 1995.
43. Dudkiewicz I, Ganel A, Blankstein A: Congenital muscular torticollis in infants: ultrasound-assisted diagnosis and evaluation. *J Pediatr Orthop* 25:812–814.
44. Emery C: The determinants of treatment duration for congenital muscular torticollis, *Phys Ther* 74:921–929, 1994.
45. Emery C: Conservative management of congenital muscular torticollis: a literature review, *Phys Occupat Ther Pediatr* 17:13–20, 1997.
46. Fearon JA: Evidence-based medicine: craniosynostosis, *Plast Reconstr Surg* 133:1261–1275, 2014.
47. Flannery ABK, Looman WS, Kemper K: Evidence-based care of the child with deformational plagiocephaly. Part II: management, *J*

Pediatr Health Care 26:320–321, 2012.
48. Fletcher JP, Bandy WD: Intrarater reliability of crom measurement of cervical spine active range of motion in persons with and without neck pain, *J Orthopaed Sports Phys Ther* 38:640–645, 2008.
49. Fowler EA, Becker DB, Pilgram TK, Noetzel M, et al.: Neurologic findings in infants with deformational plagiocephaly, *J Child Neurology* 23:742–747, 2008.
50. Freed SS, Coulter-O'Berry C: Identification and treatment of congenital muscular torticollis in infants, *J Prosthet Orthot* 16:S18–S23, 2004.
51. Goh JL, Bauer DF, Sr Durham, Stotland MA: Orthotic (helmet) therapy in the treatment of plagiocephaly, *Neurosurg Focus* 35:1–6, 2013.
52. Golden KA, Beals SP, Littlefield TR, Pomatto JK: Sternocleidomastoid imbalance versus congenital muscular torticollis: their relationship to positional plagiocephaly, *Cleft Palate Craniofac J* 36:256–261, 1999.
53. Graham JM, Gomez M, Halberg A, Earl DL, et al.: Management of deformational plagiocephaly: repositioning versus orthotic therapy, *J Pediatr* 146:258–262, 2005.
54. Graham JM, Kreutzman J, Earl D, Halberg A, et al.: Deformational brachycephaly in supine-sleeping infants, *J Pediatr* 146:253–257, 2005.
55. Gray GM, Tasso KH: Differential diagnosis of torticollis: a case report, *Pediatr Phys Ther* 21:369–374, 2009.
56. Gump WC, Mutchnick IS, Moriarty TM: Complications associated with molding helmet therapy for positional plagiocephaly: a review, *Neurosurg Focus* 35:1–3, 2013.
57. Guo S, Roche AF, Moore WM: Reference data for head circumference and 1-month increments from 1 to 12 months of age, *J Pediatr* 113:490–494, 1988.
58. Gutierrez D, Kaplan SL: Aligning documentation with congenital muscular torticollis clinical practice guidelines: administrative case report, *Phys Ther* 96:111–120, 2016.
59. Han JD, Kim SH, Lee SJ, Park MC, et al.: The thickness of the sternocleidomastoid muscle as a prognostic factor for congenital muscular torticollis, *Ann Rehabil Med* 35:361–368, 2011.
60. Haroon S, Beverley D: Congenital absence of the left sternomastoid muscle, *Arch Dis Child Fetal Neonatal Ed* 90:F102, 2004.
61. Hutchison BL, Hutchison LAD, Thompson JMD, Mitchell EA: Plagiocephaly and brachycephaly in the first two years of life: a prospective cohort study, *Pediatrics* 114:970–980, 2004.
62. Hutchison BL, Hutchison LAD, Thompson JMD, Mitchell EA: Quantification of plagiocephaly and brachycephaly in infants using a digital photographic technique, *Cleft Palate Craniofac J* 42:539–547, 2005.
63. Hutchison BL, Stewart AW, Chalain TD, Mitchell EA: Serial developmental assessments in infants with deformational plagiocephaly, *J Paediatr Child Health* 48:274–278, 2012.
64. Hutchison BL, Stewart AW, de Chalain TB, Mitchell EA: A randomized controlled trial of positioning treatments in infants with positional head shape deformities, *Acta Paediatr* 99:1556–1560, 2010.
65. Hutchison BL, Stewart AW, Mitchell EA: Characteristics, head shape measurements and developmental delay in 287 consecutive infants attending a plagiocephaly clinic, *Acta Paediatr* 98:1494–1499, 2009.
66. Hutchison BL, Thompson JMD, Mitchell EA: Determinants of nonsynostotic plagiocephaly: a case-control study, *Pediatrics* 112:e316–e322, 2003.
67. Hylton N: Infants with torticollis: the relationship between asymmetric head and neck positioning and postural development, *Phys Occupat Ther Pediatr* 17:91–117, 1997.
68. Ifflaender S, Rüdiger M, Konstantelos D, Lange U, et al.: Individual course of cranial symmetry and proportion in preterm infants up to 6 months of corrected age, *Early Hum Dev* 90:511–515, 2014.
69. Joganic JL, Lynch JM, Littlefield TR, Verrelli BC: Risk factors associated with deformational plagiocephaly, *Pediatrics* 124:e1126–e1133, 2009.
70. Joiner ERA, Andras LM, Skaggs DL: Screening for hip dysplasia in congenital muscular torticollis: is physical exam enough? *J Child Orthop* 8:115–119, 2014.
71. Joyce MB, de Chalain TM: Treatment of recalcitrant idiopathic muscular torticollis in infants with botulinum toxin type A, *J Craniofac Surg* 16:321–327, 2005.
72. Kabbani H, Raghuveer TS: Craniosynostosis. *Am Fam Phys* 69:2863–2870, 2004.
73. Kane AA, Lo L-J, Vannier MW, Marsh JL: Mandibular dysmorphology in unicoronal synostosis and plagiocephaly without synostosis, *Cleft Palate Craniofac J* 33:418–423, 1996.
74. Kaplan SL, Coulter C, Fetters L: Physical therapy management of congenital muscular torticollis: an evidence-based clinical practice guideline from the section on pediatrics of the American Physical Therapy Association, *Pediatr Phys Ther* 25:348–394, 2013.
75. Kelly KM, Littlefield TR, Pomatto JK, Manwaring KH, et al.: Cranial growth unrestricted during treatment of deformational plagiocephaly, *Pediatr Neurosurg* 30:193–199, 1999.
76. Kim MY, Kwon DR, Lee HI: Therapeutic effect of microcurrent therapy in infants with congenital muscular torticollis, *Phys Med Rehab* 1:736–739, 2009.
77. Klackenberg EP, Elfving B, Haglund-Åkerlind Y, Carlberg EB: Intra-rater reliability in measuring range of motion in infants with congenital muscular torticollis, *Advances Physiother* 7:84–91, 2005.
78. Kluba S, Kraut W, Reinert S, Krimmel M: What is the optimal time to start helmet therapy in positional plagiocephaly? *Plast Reconstr Surg* 128:492–498, 2011.
79. Kuo AA, Tritasavit S, Graham Jr JM: Congenital muscular torticollis and positional plagiocephaly, *Pediatr Rev* 35:79–86, 2014.
80. Kwon DR, Park GY: Efficacy of microcurrent therapy in infants with congenital muscular torticollis involving the entire sternocleidomastoid muscle: a randomized placebo-controlled trial, *Clin Rehab* 10:983–991, 2014.
81. Lal S, Abbasi AS, Jamro S: Response of primary torticollis to physiotherapy, *J Surg Pakistan* 16:153–156, 2011.
82. Laughlin J, Luerssen TG, Dias MS: Prevention and management of positional skull deformities in infants, *Pediatrics* 128:1236–1241, 2011.
83. Lee IJ, Lim SY, Song HS, Park MC: Complete tight fibrous band release and resection in congenital muscular torticollis, *J Plast Reconstr Aesthet Surg* 63:947–953, 2010.
84. Lee J, Moon H, Park M, Yoo W, et al.: Change of craniofacial deformity after sternocleidomastoid muscle release in pediatric patients with congenital muscular torticollis, *J Bone Joint Surg* 94:e93–e97, 2012.
85. Lee J-Y, Koh S-E, Lee I-S, Jung H, et al.: The cervical range of motion as a factor affecting outcome in patients with congenital muscular torticollis, *Ann Rehabil Med* 37:183–190, 2013.
86. Lee Y-T, Yoon K, Kim Y-B, Chung P-W, et al.: Clinical features and outcome of physiotherapy in early presenting congenital muscular torticollis with severe fibrosis on ultrasonography: a prospective study, *J Pediatr Surg* 46:1526–1531, 2011.
87. Lightdale JR, Gremse DA: Gastroesophageal reflux: management guidance for the pediatrician, *Pediatrics* 131:e1684–e1695, 2013.
88. Likus W, Bajor G, Gruszczynska K, Baron J, et al.: Cephalic index in the first three years of life: study of children with normal brain development based on computed tomography, *Sci World J* 2014:1–6, 2014.
89. Lin J-N, Chou M-L: Ultrasonographic study of the sternocleidomastoid muscle in the management of congenital muscular torticollis, *J Pediatr Surg* 32:1648–1651, 1997.
90. Littlefield TR, Kelly KM, Reiff JL, Pomatto JK: Car seats, infant carriers, and swings: their role in deformational plagiocephaly, *J Prosthet Orthot* 15:102–106, 2003.
91. Looman WS, Flannery ABK: Evidence-based care of the child with deformational plagiocephaly. Part I: assessment and diagnosis, *J Pediatr Health Care* 26:242–250, 2012.
92. Losee JE, Mason AC, Dudas J, Hua LB, et al.: Nonsynostotic

occipital plagiocephaly: factors impacting onset, treatment, and outcomes, *J Plast Reconstr Surgery* 119:1866–1873, 2007.

93. Luxford BK: The physiotherapy management of infants with congenital muscular torticollis: a survey of current practice in New Zealand, *New Zeal J Physiother* 37:127–135, 2009.
94. Majnemer A, Barr RG: Influence of supine sleep positioning on early motor milestone acquisition, *Dev Med Child Neurol* 47:370–376, 2005.
95. Majnemer A, Barr RG: Association between sleep position and early motor development, *J Pediatr* 149:623–629, 2006.
96. Malviya S, Voepel-Lewis T, Burke C, Merkel S, et al.: The revised FLACC observational pain tool: improved reliability and validity for pain assessment in children with cognitive impairment, *Paediatr Anaesth* 16:258–265, 2006.
97. Marchac A, Arnaud E, Di Rocco F, Michienzi J, et al.: Severe deformational plagiocephaly: long-term results of surgical treatment, *J Craniofac Surg* 22:24–29, 2011.
98. Mawji A, Robinson Bollman A, Hatfield J, McNeil DA, et al.: The incidence of positional plagiocephaly: a cohort study, *Pediatrics* 132:298–304, 2013.
99. Meyer-Marcotty P, Bohm H, Linz C, Kochel J, et al.: Spectrum of positional deformities - is there a real difference between plagiocephaly and brachycephaly? *J Cranio Maxillofac Surg* 42:1010–1016, 2014.
100. Miller RI, Clarren SK: Long-term developmental outcomes in patients with deformational plagiocephaly, *Pediatrics* 105:e26–e30, 2000.
101. Monson RM, Deitz J, Kartin D: The relationship between awake positioning and motor performance among infants who slept supine, *Pediatr Phys Ther* 15:196–203, 2003.
102. Moore KL, Dalley AF: *Clinically oriented anatomy*, ed 5, Baltimore, 2006, Lippincott Williams & Wilkins.
103. Mortenson PA, Steinbok P: Quantifying positional plagiocephaly: reliability and validity of anthropometric measurements, *J Craniofac Surg* 17:413–419, 2006.
104. Nellhaus G: Head circumference from birth to eighteen years: practical composite international and interracial graphs, *Pediatrics* 41:106–114, 1968.
105. Nucci P, Curiel B: Abnormal head posture due to ocular problems: a review, *Curr Pediatr Rev* 5:105–111, 2009.
106. Nucci P, Kushner BJ, Serafino M, Orzalesi N: A multi-disciplinary study of the ocular, orthopedic, and neurologic causes of abnormal head postures in children, *Am J Ophthalmol* 140:65–68, 2005.
107. Nuysink J, van Haastert IC, Takken T, Helders PJM: Symptomatic asymmetry in the first six months of life: differential diagnosis, *Eur J Pediatr* 167:613–619, 2008.
108. Öhman A: The inter-rater and intra-rater reliability of a modified "severity scale for assessment of plagiocephaly" among physical therapists, *Physiother Theory Prac* 28:402–406, 2012.
109. Öhman A, Beckung E: Functional and cosmetic status in children treated for congenital muscular torticollis as infants, *Adv Physiother* 7:135–140, 2005.
110. Öhman A, Mardbrink E-L, Stensby J, Beckung E: Evaluation of treatment strategies for muscle function, *Physiother Theory Pract* 27:463–470, 2011.
111. Öhman A, Nilsson S, Lagerkvist A, Beckung ERE: Are infants with torticollis at risk of a delay in early motor milestones compared with a control group of healthy infants? *Dev Med Child Neurol* 51:545–550, 2009.
112. Öhman AM: The immediate effect of kinesiology taping on muscular imbalance for infants with congenital muscular torticollis, *Phys Med Rehab* 4:504–508, 2012.
113. Öhman AM, Beckung ERE: Reference values for range of motion and muscle function of the neck in infants, *Pediatr Phys Ther* 20:53–58, 2008.
114. Öhman AM, Mårdbrink E-l, Orefelt C, Seager A, et al.: The physical therapy assessment and management of infants with congenital muscular torticollis. A survey and a suggested assessment protocol for cmt, *J Novel Physiother* 3:165, 2013.
115. Öhman AM, Nilsson S, Beckung ER: Validity and reliability of the muscle function scale, aimed to assess the lateral flexors of the neck in infants, *Physiother Theory Pract* 25:129–137, 2009.
116. Oleszek JL, Chang N, Apkon SD, Wilson PE: Botulinum toxin type A in the treatment of children with congenital muscular torticollis, *Am J Physical Med Rehab* 84:813–816, 2005.
117. Panchal J, Amirsheybani H, Gurwitch R, Cook V, et al.: Neurodevelopment in children with single-suture craniosynostosis and plagiocephaly without synostosis, *Plast Reconstr Surg* 108:1492–1498, 2001.
118. Peitsch WK, Keefer CH, LaBrie RA & Mulliken JB: Incidence of cranial asymmetry in healthy newborns, *Pediatrics* 110(6): e72–e72, 2002.
119. Persing J, James H, Swanson J, Kattwinkel J, et al.: Prevention and management of positional skull deformities in infants, *Pediatrics* 112:199–202, 2003.
120. Petronic I, Brdar R, Cirovic D, Nikolic D, et al.: Congenital muscular torticollis in children: distribution, treatment duration and outcome, *Eur J Phys Rehabil Med* 45:153–188, 2010.
121. Pin T, Eldridge B, Galea MP: A review of the effects of sleep position, play position, and equipment use on motor development in infants, *Dev Med Child Neurol* 49:858–867, 2007.
122. Rahlin M: Tamo therapy as a major component of physical therapy intervention for an infant with congenital muscular torticollis: a case report, *Pediatr Phys Ther* 17:209–218, 2005.
123. Rahlin M, Sarmiento B: Reliability of still photography measuring habitual head deviation from midline in infants with congenital muscular torticollis, *Pediatr Phys Ther* 22:399–406, 2010.
124. Rekate HL: Occipital plagiocephaly: a critical review of the literature, *J Neurosurg* 89:24–30, 1998.
125. Robinson S, Proctor M: Diagnosis and management of deformational plagiocephaly, *J Neurosurg Pediatr* 3:284–295, 2009.
126. Roby BB, Finkelstein M, Tibesar RJ, Sidman JD: Prevalence of positional plagiocephaly in teens born after the "back to sleep" campaign, *Ped Otolaryngol* 146:823–828, 2012.
127. Rogers GF: Deformational plagiocephaly, brachycephaly, and scaphocephaly. Part II: prevention and treatment, *J Craniofac Surg* 22:17–23, 2011.
128. Rogers GF, Miller J, Mulliken JB: Comparison of a modifiable cranial cup versus repositioning and cervical stretching for the early correction of deformational posterior plagiocephaly, *Plast Reconstr Surg* 121:941–947, 2008.
129. Rogers GF, Oh AK, Mulliken JB: The role of congenital muscular torticollis in the development of deformational plagiocephaly, *Plast Reconstr Surg* 123:643–652, 2009.
130. Schertz M, Zuk L, Green D: Long-term neurodevelopmental follow- up of children with congenital muscular torticollis, *J Child Neurol* 28(10):1215–1221, 2012.
131. Schertz M, Zuk L, Zin S, Nadam L, et al.: Motor and cognitive development at one-year follow-up in infants with torticollis, *Early Hum Dev* 84:9–14, 2008.
132. Seruya M, Oh AK, Sauerhammer TM, Taylor JH, et al.: Correction of deformational plagiocephaly in early infancy using the plagio cradle orthotic, *J Craniofac Surg* 24:376–379, 2013.
133. Seruya M, Oh AK, Taylor JH, Sauerhammer TM, et al.: Helmet treatment of deformational plagiocephaly: the relationship between age at initiation and rate of correction, *Plast Reconstr Surg* 131:55–61, 2013.
134. Shamji MF, Fric-Shamji EC, Merchant P, Vassilyadi M: Cosmetic and cognitive outcomes of positional plagiocephaly treatment, *Clin Invest Med* 35:E246–E270, 2012.
135. Sillifant P, Vaiude P, Bruce S, Quirk D, et al.: Positional plagiocephaly: experience with a passive orthotic mattress, *J Craniofac Surg* 25:1365–1368, 2014.
136. Slate RK, Posnick JC, Armstrong DC, Buncie JR: Cervical spine subluxation associated with congenital muscular torticollis and craniofacial asymmetry, *Plast Reconstr Surg* 91:1187–1195, 1993.
137. Snyder EM, Coley BD: Limited value of plain radiographs in infant torticollis, *Pediatrics* 118:e1779–e1784, 2006.
138. Sönmez K, Turkyilmaz Z, Demirogullari B, Ozen IO, et al.:

Congenital muscular torticollis in children. [review] [16 refs], *J Oto-Rhino-Laryngol* 67:344–347, 2005.
139. Spermon J, Spermon-Marijnen R, Scholten-Peeters W: Clinical classification of deformational plagiocephaly according to Argenta: a reliability study, *J Craniofac Surg* 19:664–668, 2008.
140. St John D, Mulliken JB, Kaban LB, Padwa BL: Anthropometric analysis of mandibular deformational posterior plagiocephaly, *J Oral Maxillofac Surg* 60:873–877, 2002.
141. Steinberg JP, Rawlani R, Humphries LS, Rawlani V, et al.: Effectiveness of conservative therapy and helmet therapy for positional cranial deformation, *Plast Reconstr Surg* 135:833–842, 2015.
142. Steinbok P, Lam D, Singh S, Mortenson PA, et al.: Long-term outcome of infants with positional occipital plagiocephaly, *Child Nerv Sys* 23:1275–1283, 2007.
143. Stellwagen LM, Hubbard E, Chambers C, Jones KL: Torticollis, facial asymmetry and plagiocephaly in normal newborns, *Arch Dis Child* 93:827–831, 2008.
144. Stellwagen LM, Hubbard E, Vaux K: Look for the "stuck baby" to identify congenital torticollis, *Contemp Pediatr* 21:55–65, 2004.
145. Storer SK, Dimaggio J, Skaggs DL, Angeles CHL, et al.: Developmental dysplasia of the hip, *Am Fam Phys* 74:1310–1316, 2006.
146. Suzuki S, Yamamuro T, Fujita A: The aetiological relationship between congenital torticollis and obstetrical paralysis, *Intl Orthopaed* 8:175–181, 1984.
147. Swain B: Transaxillary endoscopic release of restricting bands in congenital muscular torticollis—a novel technique, *J Plast ReconstrAesth Surg* 60:95–98, 2007.
148. Tang S, Liu Z, Quan X, Qin J, et al.: Sternocleidomastoid pseudotumor of infants and congenital muscular torticollis: fine-structure research, *J Pediatr Orthoped* 18:214–218, 1998.
149. Tang SFT, Hsu K-H, Wong AMK, Hsu C-C, et al.: Longitudinal followup study of ultrasonography in congenital muscular torticollis, *Clin Orthopaed Related Res* 403:179–185, 2002.
150. Tatli B, Aydinli N, Caliskan M, Ozmen M, et al.: Congenital muscular torticollis: evaluation and classification, *Pediatr Neurolo* 34:41–44, 2006.
151. Taylor JL, Norton ES: Developmental muscular torticollis: outcomes in young children treated by physical therapy, *Pediatr Phys Ther* 9:173–178, 1997.
152. Tessmer A, Mooney P, Pelland L: A developmental perspective on congenital muscular torticollis: a critical appraisal of the evidence, *Pediatr Phys Ther* 22:378–383, 2010.
153. Thompson F, McManus S, Colville J: Familial congenital muscular torticollis: case report and review of the literature, *Clini Orthopaed Rel Res* 202:193–196, 1986.
154. Thompson JT, David LR, Wood B, Argenta A, et al.: Outcome analysis of helmet therapy for positional plagiocephaly using a three-dimensional surface scanning laser, *J Craniofac Surg* 20:362–365, 2009.
155. Tomczak KK, Rosman NP: Torticollis. *J Child Neurol*, 28:365–378, 2013.
156. Tumturk A, Ozcora GK, Bayram AK, Kabaklioglu M, et al.: Torticollis in children: an alert symptom not to be turned away, *Child Nerv Sys* 31:1461–1470, 2015.
157. Turgut M, Akalan N, Bertan V, Erbengi A, et al.: Acquired torticollis as the only presenting symptom in children with posterior fossa tumors, *Child Nerv Sys* 11:6–8, 1995.
158. van Vlimmeren LA, Helders PJ, van Adrichem LN, Engelbert RH: Diagnostic strategies for the evaluation of asymmetry in infancy-a review, *Eur J Pediatr* 163:185–191, 2004.
159. van Vlimmeren LA, Helders PJM, van Adrichem LNA, Engelbert RHH: Torticollis and plagiocephaly in infancy: therapeutic strategies, *Pediatr Rehabil* 9:40–46, 2006.
160. van Vlimmeren LA, van der Graaf Y, Boere-Boonekamp MM, L'Hoir MP, et al.: Risk factors for deformational plagiocephaly at birth and at 7 weeks of age: a prospective cohort study, *Pediatrics* 119:e408–e418, 2007.
161. van Vlimmeren La, van der Graaf Y, Boere-Boonekamp MM, L'Hoir MP, et al.: Effect of pediatric physical therapy on deformational plagiocephaly in children with positional preference: a randomized controlled trial, *Arch PediatrAdolesc Med* 162:712–718, 2008.
162. van Wijk RM, van Vlimmeren LA, Groothuis-Oudshoorn CG, Van der Ploeg CP, et al.: Helmet therapy in infants with positional skull deformation: randomised controlled trial, *Brit Med J* 348:g2741, 2014.
163. von Heideken J, Green DW, Burke SW, Sindle K, et al.: The relationship between developmental dysplasia of the hip and congenital muscular torticollis, *J Pediatr Orthoped* 26:805–808, 2006.
164. Wall V, Glass R: Mandibular asymmetry and breastfeeding problems: experience from 11 cases, *J Hum Lactat* 22:328–334, 2006.
165. Wei JL, Schwartz KM, Weaver AL, Orvidas LJ: Pseudotumor of infancy and congenital muscular torticollis: 170 cases, *Laryngoscope* 111(4 Pt 1): 688–695, 2001.
166. Wilbrand J-F, Schmidtberg K, Bierther U, Streckbein P, et al.: Clinical classification of infant nonsynostotic cranial deformity, *J Pediatr* 161:1120–1125, 2012.
167. Wilbrand J-F, Seidl M, Wilbrand M, Streckbein P, et al.: A prospective randomized trial on preventative methods for positional head deformity: physiotherapy versus a positioning pillow, *J Pediatr* 162:1216–1221, 2013.
168. Yu C-C, Wong F-H, Lo L-J, Chen Y-R: Craniofacial deformity in patients with uncorrected congenital muscular torticollis: an assessment from three-dimensional computed tomography imaging, *Plast Reconstr Surg* 113:24–33, 2004.

推荐阅读

背景

Cunningham ML, Heike CL: Evaluation of the infant with an abnormal skull shape, *Curr Opin Pediatr* 19:645–651, 2007.

Steinberg JP, Rawlani R, Humphries LS, Rawlani V, et al.: Effectiveness of conservative therapy and helmet therapy for positional cranial deformation, *Plast Reconstr Surg* 135:833–842, 2015.

Suhr MC, Oledzka M: Considerations and intervention in congenital muscular torticollis, *Curr Opin Pediatr* 27:75–81, 2015.

Task Force on Sudden Infant Death Syndrome: SIDS and other sleep-related infant deaths: expansion of recommendations for a safe infant sleeping environment, *Pediatrics* 128:1030–1039, 2011.

Tessmer A, Mooney P, Pelland L: A developmental perspective on congenital muscular torticollis: a critical appraisal of the evidence, *Pediatr Phys Ther* 22:378–383, 2010.

前景

Ballock RT, Song KM: The prevalence of nonmuscular causes of torticollis in children, *J Pediatr Orthopaed* 16:500–504, 1996.

Flannery ABK, Looman WS, Kemper K: Evidence-based care of the child with deformational plagiocephaly. Part II: management, *J Pediatr Health Care* 26:320–331, 2012.

Gutierrez D, Kaplan SL: Aligning documentation with congenital muscular torticollis clinical practice guidelines: administrative case report, *Phys Ther* 96:111–120, 2016.

Kaplan SL, Coulter C, Fetters L: Physical therapy management of congenital muscular torticollis: an evidence-based clinical practice guideline from the Section on Pediatrics of the American Physical Therapy Association, *Pediatr Phys Ther* 25:348–394, 2013.

Looman WS, Flannery ABK: Evidence-based care of the child with deformational plagiocephaly, part 1: assessment and diagnosis, *J Pediatr Health Care* 26:242–250, 2012.

第 10 章 先天性多关节畸形症

Maureen Donohoe

先天性多关节畸形症（arthrogryposis multiplex congenita, AMC）是一种出生时即存在的非进行性发展的神经肌肉综合征。AMC 的特征是严重的关节畸形、肌无力和肌纤维化。AMC 患儿初诊后病情不会持续恶化，但 AMC 远期预后可能是致残性的。活动受限和自理能力受限可导致患儿不同程度的参与受限。

物理治疗师在治疗 AMC 患儿时会面临各种挑战。很多 AMC 患儿聪明又主动。物理治疗师需结合生物力学及发育规律，帮助这些患儿最大限度地发展各方面的功能。物理治疗和适宜时机的医疗干预有助于 AMC 患儿最大限度获得独立性。我们需创造性地利用合适的设备和环境，帮助 AMC 患儿最大限度地参与生活。

本章将讨论 AMC 的病理生理，从临床外科角度对其进行管理、物理治疗检查和评估，以及从婴儿期到成年期针对性的物理治疗和团队干预。

背景信息

发病率与病因

AMC 是指 2 个或多个关节畸形，其患病率约为 1/5000~1/3000，即每 3000~5000 个活产婴儿就有一例患病 [4,28,56]。目前，AMC 的病因尚未完全明确。目前认为 AMC 发生在妊娠早期 [16,26,72]，而且 AMC 发病越早，患儿的病情越严重。其基本病理和生理机制就是导致胎儿运动不能（fetal akinesia）[19,27,66]。已明确的 AMC 致病基因有 150 余个。迄今为止，已经确定了 400 个儿童期特殊的综合征和基因突变与染色体异常有关 [21,27]。

目前已知的 AMC 有多种表现，其中肌肉发育不良最常见。新生儿先天性畸形分为 3 种类型：第 1 种类型为肌肉发育不良；第 2 种类型为可致命的中枢神经系统病变型；第 3 种类型为异质型，包括神经肌肉综合征、先天性畸形、染色体异常、挛缩综合征及骨骼发育不良。末端关节的畸形主要影响手、足，治疗效果较好，遗传方式为常染色体显性遗传 [21,22]。明确致病基因有助于确认 AMC 类型。神经源性 AMC 致病基因定位于 5 号染色体上，由运动神经元存活（survival motor neuron，SMN）基因功能缺失所致 [12,58]。远端关节畸形的 I 型定位于 9 号染色体 [3,5]。

神经源性疾病和 / 或肌源性疾病的运动无力可导致胎儿关节无法活动、关节挛缩。目前尚不清楚神经源性 AMC 患者是否都存在脊髓前角细胞退化，但尸检发现这类患者均存在前角细胞退化。脊髓前角细胞的神经源性疾病可导致肌肉无力，随后出现关节周围软组织纤维化 [20,25,70,72]。由于胎儿的肌肉无力，发育中胎儿的关节缺乏运动，进而导致了新生儿关节的僵直和畸形。AMC 胎儿的拮抗肌肉群间的力量不平衡，因而易于产生某种特殊的姿势。例如，如果胎儿腘绳肌和肱三头肌肌力良好，而股四头肌和肱二头肌肌力弱，将在宫内出现屈膝和伸肘的姿势。妊娠期羊水相对逐渐减少，尤其妊娠晚期胎儿相对较大，胎儿宫内活动进一步受限。

AMC 的病因尚不明确，但已明确一些相关的高危因素。例如，孕妇体温超过 37.8℃（100℉）时，引起胎儿体温过高；一部分 AMC 患儿的母亲在妊娠早期持续发热 1~2 天。此外，还有宫内病毒感染、母胎之间血液循环的血管功能受损、子宫肌瘤和子宫分隔 [26,27,28,57,72]。

初级防治的进展

早在 18 世纪的艺术作品中，就有对关节畸形的记载，但直到 20 世纪 50 年代，医学文献中才出现对关节畸形的报道。妊娠期间出现的与 AMC 运动受限有关的 8 种问题是：母体疾病或不良暴露、胎儿受挤压、神经缺陷、血管功能受损、代谢紊乱、神经肌肉终板异常、结缔组织病 / 骨骼缺陷和肌肉缺陷 [28]。因为 AMC 的病因尚未完全明确，所以对这种罕见的疾病预防收效甚微，但是，对 AMC 患儿的管理已取得显著改善。

诊断

没有明确的实验室研究可以在产前诊断出 AMC，除非有记录在案的家族史。一些类型的关节畸形致病基因位于 5 号、9 号和 11 号染色体 [5,47,58]。大多数 AMC 病例是散发的，没有已知的家族特征，因此除了超声检查之外的其他产前检查对诊断此疾病并不重要。70% 以上的发育不良型关节畸形症病例在产前检查中被漏诊 [22]。如果父母或医生怀疑有此病症，详细的超声检查有助于识别异常和胎动减少。妊娠期反复多次进行 45 分钟的实时超声检查最有诊断价值。在较长时间内进行超声跟踪有助于确定是否存在因胎儿位置而导致的运动受限或运动偏差。反复几次超声检查有助于确定相同的运动问题是否在整个妊娠期间持续存在。寻找的线索包括：颈部水肿；薄的、钙化不足的骨骼；小肺；妊娠 11 周后活动时间缩短；膈肌受限；结构或空间限制 [21,22,27]。一旦在孕期诊断出胎儿关节畸形症，如果母亲身体情况允许，可通过深呼吸、轻度运动、每日摄入咖啡因等方式刺激胎儿活动 [28]。

基因微阵列（genetic microarray）等血液检测有助于明确 AMC 的遗传学病因 [4]。AMC 的肌肉活检因所研究的肌肉的不同而存在差异。肌肉组织学分析表明，相对有力的肌肉基本正常；相对无力的肌肉有纤维脂肪化的改变，但肌肉肌梭可能正常。肌肉的胚胎学发育正常，但在胎儿发育期间肌肉可能被纤维和脂肪组织取代 [24,26]。肌电图检查发现，同一患者的不同肌肉可显示神经源性和肌源性病变 [53,58]。肌肉活检、血液学检查和临床查体可排除进行性和致命性神经肌肉疾病，为 AMC 的诊断提供证据。

临床表现

AMC 的临床表现异质性较大，但均有严重的关节畸形症和肌肉无发育或发育不良。AMC 患者明显严重受累的身体部位，依次为：足部（78%～95%）、髋关节（55%～90%）、腕关节（43%～81%）、膝关节（38%～90%）、肘关节（35%～92%）和肩关节（20%～92%）[41,48,64]。

AMC 有两种常见变异类型。一类患儿表现为髋关节屈曲和股骨头脱位、膝关节伸展、马蹄足（马蹄内翻足）、肩关节内旋、肘关节屈曲和腕关节屈曲并向尺侧偏（图 10.1）。另一类 AMC 患儿表现为髋关节外展、外旋，膝关节屈曲，马蹄足，肩关节内旋，肘关节伸展，以及腕关节屈曲并向尺侧偏（图 10.2）。患儿父母常将前一类的腿描述为“折刀样”，而将后一类描述为“蛙腿样”。由于关节僵硬，肢体运动被描述为呆板或牵线木偶样。由于肩关节内旋，肘关节伸展，前臂旋前和腕屈曲，后一类的上肢的位置被描述为“侍者手”姿势。这两种类型的共同点是马蹄足、腕关节屈曲并向尺侧偏斜，以及肩关节内旋。其他相关特征有脊柱侧凸、关节皮肤的凹陷、血管瘤、手指褶皱减少或缺如、先天性心脏病、颜面部异常、呼吸问题和腹部疝气。AMC 患儿的智力和言语发育一般正常。很多关节畸形综合征不仅有 AMC

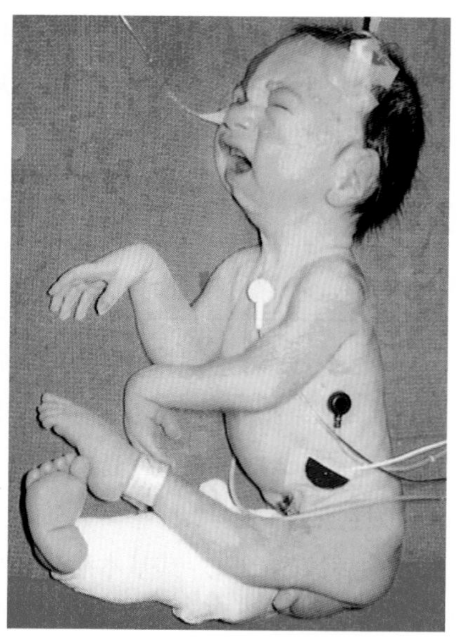

图 10.1 AMC 患儿髋关节屈曲且脱位，膝关节伸展，马蹄足（马蹄内翻足），肩关节内旋，肘关节屈曲，腕关节屈曲并向尺侧偏斜（引自 Moore KL, Persaud TVN, Torchia MG: The developing human. 9th ed. Philadelphia, Saunders, 2013. Courtesy of Dr. AE Chudley, Section of Genetics and Metabolism, Department of Pediatrics and Child Health, Children's Hospital and University of Manitoba, Winnipeg, Manitoba, Canada.）

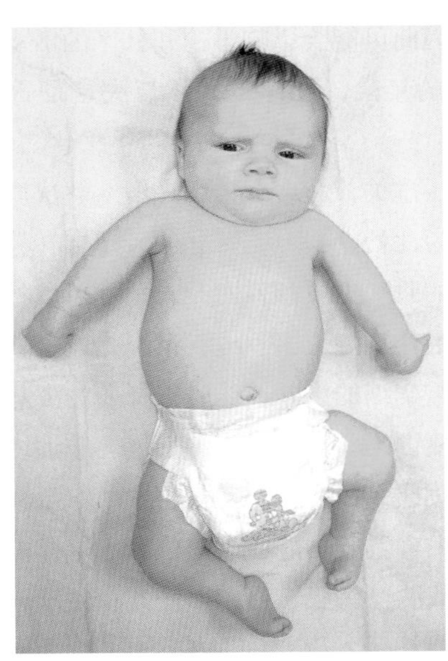

图 10.2　AMC 患儿表现为髋关节外展和外旋、膝关节屈曲、马蹄足、肩关节内旋、肘关节伸展和腕关节屈曲并向尺侧偏斜［引自 Bamshad M, Van Heest AE, Pleasure D: Arthrogryposis: a review and update, *J Bone Joint Surg* Am 91(Suppl 4):40-46, 2009.］

的主要特征，还有肌张力异常、挛缩关节的融合、认知落后、癫痫，与肌力或下颌张开无关的喂养问题和视觉功能受限 [54,70]。

医疗措施

适宜的外科手术治疗是临床治疗的主要方面 [25,51]。定期的骨科治疗可帮助 AMC 患儿获得最佳治疗效果。例如，出生后 1 个月左右可采用 Ponseti 方法等创伤较小的手术治疗马蹄足。术后患儿能够自然伸展足部，其家庭也能在使用数月的系列石膏矫正和固定装置之前适应治疗，有助于患足及时发育并进行相应的直立活动 [8,38,46,69]。Ponseti 法是通过石膏矫正和微创软组织延长来治疗复发性马蹄内翻足 [50]。

临床也会开展马蹄内翻足的后外侧松解术（posteromediolateral release，PMLR）等开放性手术，但该术式的使用已经逐渐减少。该术式需打开整个后足，缩短外侧柱，延长内侧柱及跟腱 [49,63]。有时还需要用线来调整距骨和跟骨的对线。如果马蹄足复发，系列石膏矫正效果不好，第二次外侧松解术将缩短骰骨，以改善前足对线。如仅后足紧张，没有前足的内收，则需进行远端胫骨楔形截骨术，参照地面重新获得良好的足部对线。当患儿接近生长期结束时，可行三关节融合术以防止将来出现足内翻。三关节融合为跟骨与骰骨的融合，舟骨与距骨融合，以及跟骨与距骨的融合。Ilizarov 手术等外固定方法来解决复发性马蹄内翻足已经取得了一些不错的效果，但目前没有远期预后的研究数据 [11,14]。部分严重的马蹄内翻足病例在接受 Ilizarov 手术治疗失败后，可采取距骨切除术 [13,43]。如果之前接受过距骨切除术，马蹄足复发时，很难再采取其他补救性措施 [42,49,63]。有研究表明，足部的创伤性外科矫正术会导致成年期足部剧烈疼痛 [35,42]。

AMC 患儿常有髋关节半脱位或脱位，且双侧脱位和一侧脱位发病率接近。如果一侧髋关节脱位，且不是非常僵硬，则脱位的一侧髋关节常需要复位，以防止继发性骨盆倾斜和脊柱侧凸 [55,62]。如果两侧髋关节脱位，由于脱位的髋关节本身发育不良，切开复位后仍有单侧髋关节脱位的风险，手术并不一定能减少髋关节脱位的风险。因为脱位的髋关节髋臼发育不良，在决定外科手术之前必须全面细致评估；如果髋关节伸展时非常紧张，独坐受限，手术后髋关节可能会更紧。如果髋关节高位、后位脱位，髋臼骨质较差，手术很难取得满意的复位效果。关节畸形症患者的髋关节脱位常在 1 岁内接受前外侧入路的手术治疗 [44,55,62,64,65]。年龄较大的患儿首次手术时髋关节僵硬程度更严重，因而 Szoke 等 [65] 主张对其采用内侧入路、早期开放性复位。因为 AMC 患儿的闭合复位几乎从未成功过，Yau 等 [73] 发现开放复位是治疗脱位髋关节成功的必要条件。可活动、无痛但脱位的髋关节可能比非常僵硬但未脱位的髋关节更为有利。开放或闭合手术后长时间固定可能会导致髋关节产生融合或僵硬的严重后遗症 [1]。

膝关节的中度至重度挛缩可通过外科手术解决，但如果保守治疗后患儿能自主舒适活动，可观察后再考虑是否手术矫正。膝关节屈曲挛缩常与关节囊改变有关；可行内侧和外侧腘绳肌拉长或切开纤维化肌肉，以及膝关节的后关节囊切开术 [48,66]。术后肌力低下和瘢痕组织形成的风险可导致关节僵硬和挛缩复发，腘绳肌拉长和后关节囊切开术对膝关节挛缩的治疗效果不一。股骨远端截骨术更容易成功地重新使关节对线，并改善活动范围，而不增加瘢痕组织形成和肌力下降的风险 [17]（图 10.3）。膝关节中度屈曲挛缩的生长中的患儿股骨远端前侧有较好的骨骺形成。一般 5 ~ 11 岁之间的患儿既能接受外科手术，又能获得足够骨骺生长，可考虑手术治疗。这样股骨的后部可继续生长，而股骨前部不受影响（图 10.4）。股骨角可显著促进膝关节伸展 [37,40,52]。严重的膝关节屈曲挛缩通常需要使用外固定器来分离关节，并逐渐拉长肌腱 [11,34,68]。

膝关节伸展挛缩常伴有髌骨半脱位 [10]。应该在 5 岁前完成髌骨重新对线，促进发育过程中股骨沟的形成 [10]。随后，如果膝关节 ROM 大于 25°，可通过拉长股四头肌来缓解伸展挛缩。如果膝关节僵硬，可能需要进行膝关节囊切开术等膝关节内手术 [33]。有证据表明，膝关节伸展挛缩的手术比膝关节屈曲挛缩的手术治疗效果更好 [61]。外科手术治疗前必须考虑的重要问题是 ROM 受限是否影响坐或走，如果影响，手术干预是否能改善患儿的功能。例如，如果坐位双腿伸展，这个姿势可能影响在学校坐在课桌前或坐车

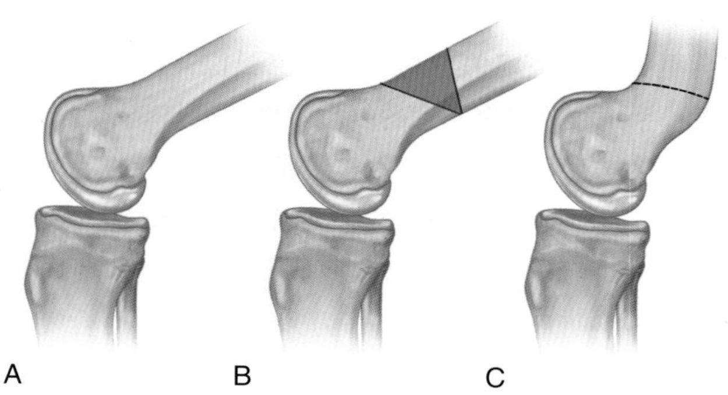

图 10.3　图解股骨远端楔形截骨术，用于重新对线挛缩的膝关节。（A）术前膝关节屈曲挛缩畸形；（B）股骨远端楔形截骨术，以减少膝关节屈曲畸形；（C）术后的重新对线

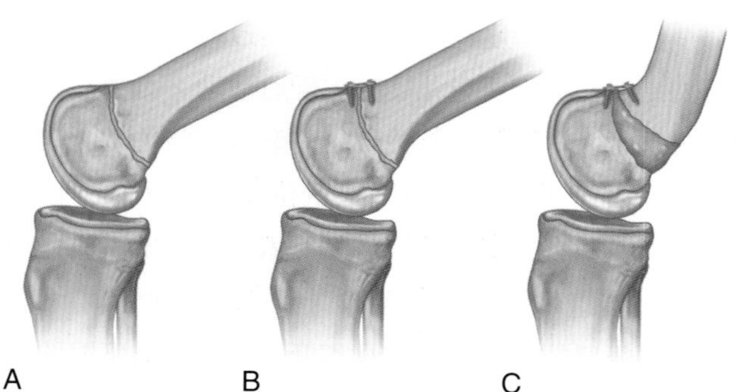

图 10.4　膝关节挛缩治疗后再生长示意图。（A）手术前膝关节屈曲挛缩畸形；（B）股骨远端前侧骨骺切除，以减少膝关节屈曲畸形；（C）手术后的重新对线

等活动，因此可能会影响学校和社区的活动参与。应根据患儿的年龄，让其本人参与决定是否接受外科手术。

很少通过关节囊或软组织松解来解决肩关节活动受限，因为此处的肌肉组织一般不适合转移重建。如果有足够的肌肉力量和控制力，手术可以将腕关节和肘部置于最佳功能位置。一种情况是，上肢对称性肌力弱或严重挛缩的患儿，此时选择屈曲姿势一侧上肢作为优势侧训练进食，另一侧伸展上肢训练日常生活自理 [71]。如果两侧手臂都是伸展的姿势，就需要手术将一侧手臂置于功能性屈曲位置。这样的手术考虑包括胸肌或肱三头肌转移，以使儿童主动屈肘，并进行后关节囊切开术以允许肘关节屈曲 [2,66]。转移的肌肉必须是强壮的，才能保证转移后肘关节的屈曲活动。持续的被动 ROM 和伸展训练对于保持此类手术实施后的肘关节运动功能十分重要。

如果保守的夹板和牵伸治疗不成功，可将腕关节在功能位融合。腕关节可融合在不同的位置。建议手术融合腕关节之前，用模具将腕关节固定在潜在融合位置 1 周；在患儿佩戴模具期间评估其功能性日常生活活动（activity of daily living，ADL），以确定备选手术是否合适。只有在有利于改善手指功能的情况下，才考虑腕骨切除术或腕骨背侧楔形截骨术等手术治疗 [2]。

对于脊柱侧凸通常采用支具保守治疗。大约 1/5 的 AMC 患儿和青少年患有长 C 形胸腰椎侧凸 [66]。如果侧凸继续加重，应考虑手术融合脊椎。对于进展性先天性脊柱侧凸的患者使用垂直可扩展假体钛肋骨植入物可矫正侧凸，同时支持脊柱充分的生长 [31]。最常见的是，接近青春期时对脊柱侧凸患儿进行脊柱后路融合。在脊柱较大弧度的僵硬曲线上，脊柱后路融合之前，可能需要从前路释放限制脊柱活动的结构，以获得满意的结果 [74]。骨科医生常根据个人偏好选择脊柱固定类型（见第 8 章）。

前景信息

身体结构和功能

诊断和问题识别

AMC 患儿功能受损主要在于关节活动受限、

肌肉力量和肌肉体积减小。关节挛缩在出生时是明显的，尽管那时可能没有正式诊断为 AMC。AMC 患儿活动受限常见于身体不同部位的 2 个或多个关节 [27]。85% 的肌发育不良型的 AMC 患儿有对称性的关节挛缩 [27,28]。

主动肌和拮抗肌的肌力不平衡，以及关节各个面上对称性肌力减低等均可导致关节挛缩，继而影响运动。理论上讲，损伤发生部位可提示胎儿发育的时间点。例如，由于上肢的屈肌发育早于伸肌，AMC 患儿可能会出现肘关节屈曲挛缩，此后，肱二头肌或肱三头肌就很难再发育出正常的肌力。

肌肉体积减小为肌肉运动单元功能下降从而继发产生肌肉无力提供了证据。肌肉的组织学分析可揭示肌肉纤维脂肪瘢痕组织等非特异性变化。肌力下降的肌肉周围常有脂肪层，伴皮肤凹陷。如关节活动可及范围内肌力正常的肌肉存在挛缩，不能在整个 ROM 中正常活动，其肌肉体积也常常减少。

团队合作鉴别的问题

团队评估是制订可行性和功能性目标的基础。干预团队的主要成员有物理治疗师、患者及其家属、骨科医生、遗传学专家等医学专家，作业治疗师和矫形师等。有时候，语言病理学家、牙医或口腔外科医生、神经学家、神经外科医生和眼科医生也会参与咨询。团队主要成员的目标之一是家庭健康教育，即告知家庭，AMC 是一种非进展性疾病，但如果不接受关节复位、肌肉牵伸、肌力强化治疗以及必要的手术，患儿关节的损伤可能导致后期进一步的活动受限和参与受限（表 10.1）。

团队初步检查时需保存患儿的照片和录像，以记录孩子舒适的位置和特定挛缩，如马蹄足。这是生长期间和整个夹板治疗过程中记录变化的客观方式，出生后最初 2 年应该每 4 个月记录一次。

在物理治疗中，应测量关节的各个角度基线值，记录被动 ROM 和每个关节的休息位（resting position）。可将标准量角仪剪裁至适合儿童测量的尺寸来测量 ROM。测量髋关节、膝关节、肩关节、肘关节和腕关节活动时 ROM。尽量由同一名治疗师测量同一个患儿的 ROM。所有评估 AMC 患儿的治疗师应每年进行个体间和每次测量信度评估。功能性活动 ROM 评估有助于各个运动组成的可视化及功能评估。例如，功能性活动范围应包括手到口、耳、前额、头顶和后颈部的评估。

还应适时完成正式的徒手肌力评估。可通过触诊、观察四肢对抗重力的能力以及评估粗大运动功能来确定婴幼儿的肌力等级。下肢伸肌肌力对确定合适的支具尤为重要。髋关节伸肌的肌力小于 3 级时需要选择髋关节以上支具。膝关节伸肌的力量小于 3 级时需要选择在膝关节以上的支具。矫正马蹄足的定制支具应最大限度地减少生长过程中马蹄足的复发。上肢功能较差且下肢肌力较弱的患儿运动控制较差且保护性反应较弱，可能影响他们参与功能性社区活动。电动移动工具可能最适合帮助这些患儿参与社区活动。

还应该评估患儿的粗大运动技能、活动能力和日常生活能力水平。目前还没有专门适于 AMC 患儿的发育评估方法。由于他们肌力不足和四肢 ROM 受

表 10.1　AMC 患儿的 ICF 分类

身体结构的改变	身体功能的改变	活动	参与
前角细胞出生前损伤，导致神经源性和肌源性疾病	多个关节挛缩 关节囊纤维化	功能性活动受限，包括翻身、爬行和进食，以及转移性运动和高级活动技能	与同龄人游戏机会受限 不能独立生活 接受教育和工作的机会受限
肌肉运动单元数量的减少	力量受限，常有拮抗肌的肌力不平衡导致肌力较强的肌肉短缩	移动能力受限 ADL 中如厕等自主移动功能受限 穿衣等自理技能的独立性受限 行走能力受限 在不平地面不能控制稳定	需要移动时要学习如何适应新的对位对线 不同环境的适应受限 健康保险可能不支付限制性最小的移动设备所需的自适应设备
瘢痕组织和纤维化组织不能生长和延伸到与正常肌肉相同的程度	关节挛缩可随着生长发育加重	整形外科处理期间的制动 制动时活动限制增加 未经过昂贵的改装的情况下轮椅移动范围有限 耐力下降	由于耐力和安全问题，参与体育活动受限 与社会隔离

限，粗大运动功能评估得分常低于平均水平。由于身体限制，他们可能永远无法获得某些粗大运动技能。例如，即使患儿能够站立并开始行走，也可能无法完成爬行等发育里程碑。在正式的发育评估中，AMC患儿认知方面得分可高于平均水平[55,60]。

物理治疗师需评估患儿现在和潜在的功能性活动模式。这包括使用手动、电动轮椅或移动设备等辅助设备移动。治疗师应评估AMC患儿完成每项运动任务或ADL能力的动作模式和肌肉代偿情况。治疗师应采用生物力学方法评估AMC患儿的功能，因为肢体部位在力学上的对位对线可以使功能和参与能力最优化。

基于评估结果，治疗团队应制订包括夹板疗法、牵伸、发育促进、手术计划及整形外科治疗和支具的短期和长期目标。最重要的尽早将家庭成员纳入治疗团队，以最大限度地提高患儿在ADL和其他活动方面的独立性。

婴幼儿期的物理治疗

先天患有挛缩综合征的胎儿在宫内活动受限，因此他们在新生儿期受到影响最为显著，如能尽早接受牵伸和重塑将更为受益。需要重视的是，受颌骨和舌结构的异常影响，很多AMC新生儿早期会出现喂养问题[54]。

关节挛缩临床表现差异巨大，已经明确的有2种常见的挛缩类型。一种类型表现为马蹄足、髋关节屈曲挛缩、膝关节伸展挛缩、肩关节紧张（特别是内旋）以及肘关节和腕关节屈曲挛缩。这些患儿出生时常为臀位。另一种类型是肌发育不良型，表现为髋关节明显外展、屈曲和外旋，膝关节屈曲，肩关节内旋，肘关节伸展、内翻以及腕关节屈曲。AMC患儿四肢有不对称姿势，尤其是单侧髋关节脱位时髋关节问题会比较突出。这种肢体的不对称需要考虑手术矫正治疗，以重新复位髋关节，以防止骨盆倾斜和脊柱侧凸。出生时有摇椅足（rocker-bottom feet）和多发挛缩的儿童可能是某种特殊的关节挛缩综合征，进一步的遗传学评估有助于确定挛缩综合征的类型。

检查

AMC患儿应在出生后尽快接受正式评估。评估内容包括被动ROM的测量，1岁以内每个月应重新评估ROM。治疗师通过观察患儿的运动和触诊肌肉收缩情况来记录肌力情况。评估应包括躯干和上下肢的肌肉。因为AMC患儿的肌力和ROM受限影响很多运动里程碑的发育，采用正式的发育评估工具并不是总适合他们。用标准化发育评估比较AMC患儿与健康同龄儿时，可发现落后的运动发育里程碑导致活动受限和参与受限。

AMC患儿常会越过一些运动发育里程碑或者存在发育延迟。例如，躯干控制、平衡和上肢力量减弱导致患儿只能通过坐位挪动，而不能通过爬行完成早期地面上的移动。功能活动性和获得这种活动性的机制评估比发育水平或分数更重要。治疗师需评估翻身、俯卧耐力、坐位控制、坐位移动、腹爬、手膝爬、运动姿势转换、站立耐受和站立活动。作业治疗在评估喂养、ADL技能和物体抓握方面发挥重要作用。物理治疗师还需评估支具或辅具使用的必要性和时机。治疗师处理AMC患儿的另一个关键问题是对马蹄足生物对位对线情况的随访。对马蹄内翻足复发的早期识别和积极治疗可能会影响患儿的制动时间。

评估AMC患儿的运动发育和记录其活动受限时不一定必须使用正式量表，但阿尔伯塔婴儿运动量表（AIMS），Bayley婴儿发育量表、Peabody运动发育量表、儿童生活功能评估量表（PEDI）、患者报告的结局评估信息系统（PROMIS）和儿童功能独立性测量（WeeFIM）等实用的测评可用于评估其活动和参与情况（有关这些评估工具的更多信息，请参阅第2章）。这些评估有助于确定治疗方案前的基线技能和需要改进的领域。标准化测评不仅有助于确定基线水平，还可随访变化，确定患儿是否需要支持服务，以及量化治疗干预在功能方面产生的改变。这些评估和测试具体信息，请参见第2章。

低龄患儿物理治疗的目标是增强肌力，改善ROM以及促进感觉运动的整体发展。家庭的健康教育需强调正确摆位、牵伸方法以及避免可能导致畸形的活动。

干预策略

干预策略的重点在于改善对位对线以达到最优化生物力学效果，以及通过牵伸、石膏固定、足外展支具、热塑夹板和摆位活动减轻关节畸形。主要针对技能发展促进和代偿性策略的教育，尤其是在 ADL 和其他活动模式中进行干预，帮助患儿最大限度地参与适合年龄的活动。

发育、肌力和移动

上文提及的第一种类型的 AMC 患儿由于髋关节屈曲挛缩，出生后即有姿势异常及活动受限。因此，在出生后前 3 个月即可鼓励采用髋屈肌牵伸和俯卧位姿势摆放。发育过程中这类患儿上肢屈曲以致无法手脚并用，因而在地面上移动的主要方式是依靠臀部在地面滚动或滑行。虽然独坐延迟，但他们常在 15 月龄时以躯干屈曲和旋转的方式独坐。在独立扶站之前，如能帮患儿调整姿势，这些患儿常能独站。如果患儿出生后 1 岁内已接受手术，减轻了髋关节脱位程度，开始可能会有明显的髋关节僵硬，从而影响了他们从坐姿到站立时体位转换的主动性。通常，在他人辅助、利用辅助装置和佩戴下肢矫形器情况下，患儿 18 月龄开始行走；大多数患儿在 2 岁左右可独立行走。

最初，肌发育不良型 AMC 患儿因为髋关节和膝关节屈曲挛缩，他们有相对多的位置选择。但由于肘部伸展挛缩导致他们不能舒适支撑，部分患儿难以保持俯卧位。可在这些患儿胸部下方放置毛巾卷或楔形垫增加俯卧位的耐受性。建议将髋关节置于内旋和外展的中立位。患儿坐位时，可在其大腿的侧面放置毛巾卷；患儿仰卧时，可在大腿周围绑上宽的 Velcro 贴带，使小腿保持中立位（图 10.5）。

与第一种类型患儿相比，肌发育不良型患儿在发育方面翻身会晚一些，但独坐、坐位移动会早一些。虽然这类患儿理论上可以完成手膝支撑和爬行，但他们更容易完成坐位和坐位移动。由于肌力受限和站立需要一定支撑力，这些患儿可能一直不会完成在地板上从坐位到独站的体位转换。他们在 18 月龄左右开始尝试走动，但需要大量的外力支撑才能完成。他们可能需要数年时间才能完全独立行走，有些患儿可能一直不能独走。干预的重点是促进翻身、坐、坐位移动、站立等关键的功能性运动技能，加强参与这些活动的肌肉的肌力。康复的目标是最大限度地提高适合相应年龄的活动能力，同时也获得终身独立生活所需的技能。

对于患儿的康复，2~3 岁前主要通过发育促进和游戏方式来强化治疗。可让患儿在坐位和静止站立位，或跨过治疗师的腿部，努力够取玩具，滑动或滚动玩具，在此过程中他们必须旋转躯干，以此完成躯干的动态强化训练。这些方法可将牵伸和强化肌力训练融合到治疗性游戏活动中。水疗常有助于加强和发展功能性移动技能。在水池中使用的膝关节夹板能帮助 AMC 患儿站立控制，也可以在陆地上使用。判断功能训练是否具有强化效果的方法之一是，是否能够提高患儿完成任务的能力。

手功能和肘关节的灵活性决定了生活自理、进食和物体控制能力。上肢力量可能影响控制物体的能力。幸运的是，当上肢力量不够和 ROM 受限时，可使用足或口等其他身体部位来控制物体。这些技能对低龄患儿非常有用，但对年龄较大的患儿并不是很实用。如果患儿有足够的 ROM 而力量不足，患儿能学会用腿或桌子来支撑手臂，以实现手到口。如果患儿的手无法碰到口部，可使用适应性工具辅助自我进食。例如，如果肩部力量弱，可用聚氯乙烯管道材料制成悬臂式吊索，悬挂到高脚椅上，以实现用手进食。如果上肢呈肘部伸展的姿势，一种典型且有效的抓握方法是手交叉动作，这为抓握或抬起物体提供了力量。还可调整电动玩具，让患儿通过头、手或足去激活开关来操作。这些代偿性干预策略有助于提高

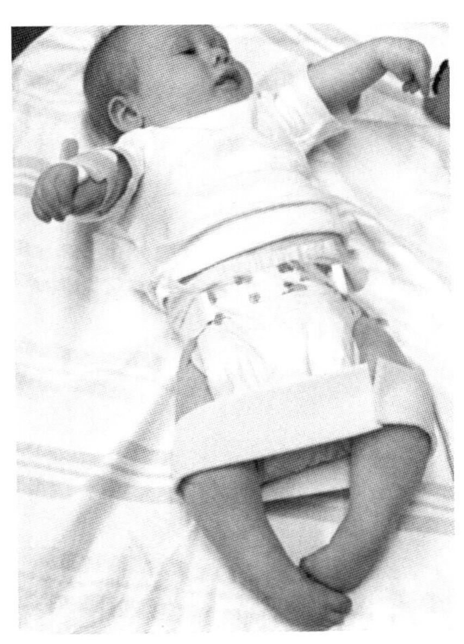

图 10.5　AMC 患儿的大腿周围系有宽大的 Velcro 贴带，使其腿部尽量靠近中线

ADL 独立性技能。

站立训练是患儿 2 岁前物理治疗的重要内容。通常正常孩子在 6 月龄可训练站立，也建议患儿家庭在患儿 6 月龄左右开始训练患儿站立。如果患儿佩戴矫形器膝关节仍屈曲，则站立姿势也是治疗的重要部分，因为即使不用矫形器，站立训练也有助于加强躯干的站立能力。站立训练最好是完全直立，而不是前后倾斜。站立姿势有助于发展无外力支撑的情况下站立所需的生物力学对位对线。站立期间使用夹板可保持下肢合适的对线。鞋可调整成楔形以适应跖屈畸形，并且可帮助患儿足底的承重。

站立训练最初可从站立架开始，逐渐到能保持立于站立架中的静态独站（图 10.6）。治疗师需要创造性地应对佩戴足外展支具的患儿，尽量避免支具限制站立技能的训练。1 岁时患儿应该能够耐受在站立架中 2 小时的站立训练。这种站立训练有助于患儿足部的自我牵伸，并发展独站和行走技能。因为俯卧式站立架不利于躯干动态控制，不利于患儿发展站立架之外的站立技能发展，因此一般避免使用俯卧式站立架。踢足球或在球座上击球等球类游戏可促进动态站立技能。一般患儿开始自如行走之后，才能完成从卧位站起；患儿开始行走后，才能在矮椅上从坐位站起。当患儿站立时，可以通过夹板和支具来解决下肢肌力弱和 ROM 受限的问题。佩戴膝关节伸展夹板可代偿膝关节伸肌的无力和膝关节的内侧不稳定。

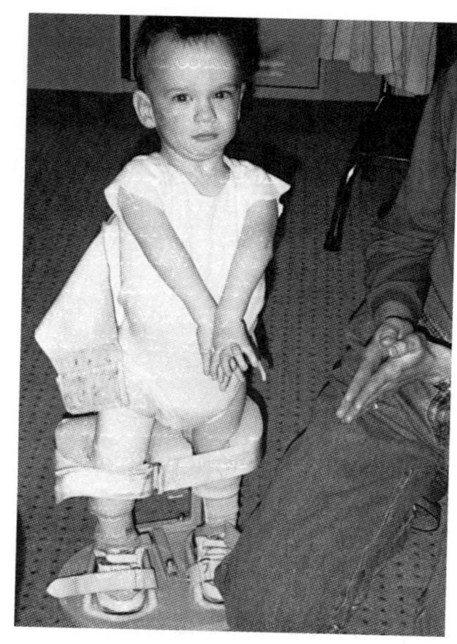

图 10.6 立于站立架中的 AMC 患儿

牵伸和夹板

应该在评估后即告知父母和照护人员，牵伸训练对于 AMC 患儿非常重要。牵伸训练是解决 AMC 关节挛缩的主要方法之一。每天的牵伸训练分为 3 ~ 5 套动作，每套动作重复 3 ~ 5 次。每次牵伸持续 20 ~ 30 秒。家庭成员认识到该训练的重要性后，治疗者也应教会其将牵伸训练融入患儿每次与照护人员相处的时间中，如更换尿布的时候进行下肢牵伸，在喂养的时候可进行上肢牵伸。穿衣和洗澡也是良好的牵伸时机，尤其是患儿能自己进食和不使用尿布以后。AMC 患者的牵伸运动应持续终身，每天坚持；在生长发育阶段，尤其 2 岁前坚持牵伸尤为关键 [63]。

为了保证牵伸的持续效果，可使用热塑夹板将肢体保持在合适的伸展位置。如肢体长时间保持最大伸展范围而不是在舒适位，可导致夹板周围皮肤破损和不耐受。婴幼儿期一般每 4~6 周根据 ROM 的改变和生长情况调整一次夹板。用踝足矫形器（ankle-foot orthoses，AFO）矫正马蹄足时，跟骨必须在中立位，否则会影响整个足部的位置。如果跟骨相对于距骨向内侧移动，前足可能形成非预期的内翻。当使用夹板将后足和前足置于内翻和外翻之间的中立位置时，这可解决后足的背屈不足，但对前足的背屈不足无效。这样可避免中足损伤以及因其导致的摇椅足。为了达到最佳效果，AFO 每天应佩戴 22 小时。

针对膝关节挛缩问题，可尽早使用夹板和牵伸。在出生后 3 ~ 4 个月内，膝关节伸展挛缩可使用前热塑性塑料膝关节屈曲夹板，膝关节屈曲挛缩可使用后膝伸展夹板，每天最多穿戴 20 小时。月龄较大的患儿膝关节伸展挛缩的，建议在睡觉佩戴屈膝夹板时，膝关节屈曲不能大于 50°，因为过大可能会导致髋关节屈曲挛缩。月龄较大的患儿膝关节伸展挛缩者，应使用膝关节屈曲夹板完成屈曲活动，如坐在汽车座椅或高脚椅上，或者俯卧位时利用膝关节屈曲和夹板来增强手膝位姿势控制。控制膝关节屈曲挛缩或内 – 外侧不稳定的膝关节伸展夹板最初每天最多可佩戴 18 小时，尤其是在睡眠期间应该佩戴。患儿 6 月龄以后，站立时可佩戴膝关节伸展夹板，以实现直立时下肢最佳对线。控制膝关节屈曲挛缩的夹板每天应该停用 6 小时，以便让患儿在地面移动时发展新的活动技能。

患儿在新生儿期可配置腕关节背伸夹板（cock-up wrist splints），但手部的夹板常在 3 月龄后配置。这使患儿在手掌上放置刺激物之前，能够整合正常的生理性屈曲。可配置两套手部的夹板。白天佩戴背伸夹板，掌弓处于中立稍桡偏位置，并且在耐受的范围内有轻微的拉伸作用，这使患儿可以用手指来操作玩具。夜间使用背伸夹板，并带有手托板，使患儿睡觉时也可以牵伸手指。

当考虑用夹板固定肘关节时，注意当一侧肘关节能够充分屈曲使手到达口部，而一侧肘关节能够充分伸展使手到达会阴部时，ADL 的功能和独立性会得到改善。同时还要考虑肌肉力量和 ROM 是否足够，牵伸训练的反应性以及未来可能的外科手术情况。最好在睡觉时佩戴肘部伸展夹板，但肘部屈曲夹板在白天佩戴往往更能发挥作用。这允许患儿在大多数游戏活动中可尝试使用处于更具功能性位置的手。

持续夹板、频繁牵伸和正确摆位等保守治疗对大多数 AMC 婴幼儿效果良好。在图 10.7A 中，患儿未佩戴夹板。在图 10.7B 中，患儿的小腿佩戴有热塑模制的膝关节夹板和 AFO，以纠正异常姿势。家庭健康教育是有效干预挛缩的关键因素之一。在初次评估后即开始家庭健康教育，不仅要给照护人员讲解 AMC 的一般情况，还应告知他们患儿的特殊需求。结合手绘图或照片及口头指导，指导照护人员对患儿进行合适的关节牵伸运动。物理治疗师接诊后，可开始夹板的制作、调整和摆位。康复训练过程中融入发育性游戏理念，以促进患儿的发育。物理治疗师还应与家庭一起选择适合患儿年龄的玩具，以促进患儿的体格和认知发育。

学龄前的物理治疗

在学龄前期，儿童的功能能力和适龄参与会因投入参与程度的不同而异。当同龄的儿童都在享受他们的独立性活动时，挛缩导致的上肢功能低下和肌肉无力可能会限制 AMC 患儿的进食、穿衣和玩耍的独立性。这对父母来说可能特别痛苦，因为此时他们的孩子已不再是一个婴儿，他们期待这个年龄段的孩子应该具有独立性，然而他们现在越来越意识到，孩子将有严重的活动受限。

患儿在学龄前身体结构的受限导致其适合年龄的正常活动受影响的程度与幼儿期类似。ROM 受限仍然是快速生长中继发的问题。独立的行走能力常因上肢保护性反应不良而受限。

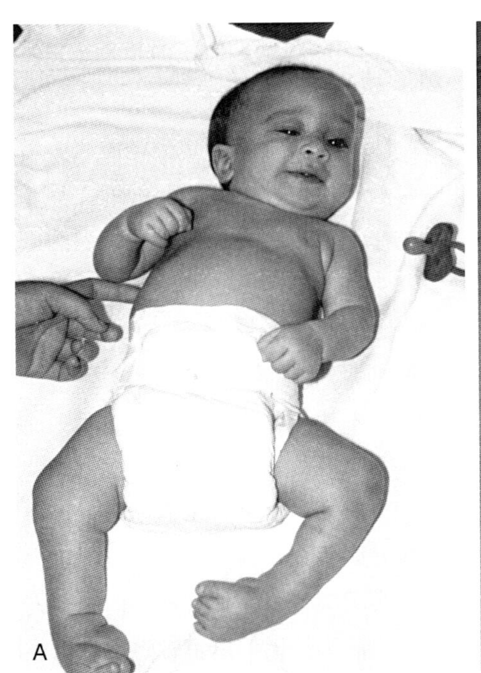

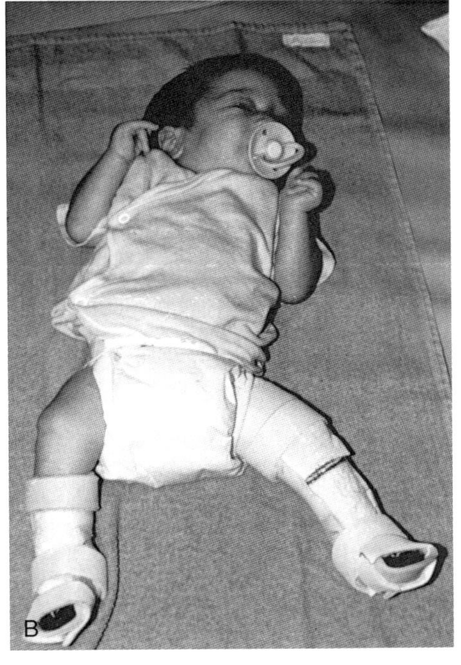

图 10.7 （A）未佩戴腿部夹板的 AMC 患儿。（B）同一名患儿使用热塑模制的膝关节夹板和踝足矫形器（AFO）纠正其下肢畸形

检查

物理治疗师和照护人员应密切注意被动和主动ROM。合适的矫形器和夹板对充分的牵伸和正确的摆位十分重要，可抑制畸形的进一步进展。

功能性肌力在很大程度上决定了支具的必要性和生活自理的独立程度，因而对学龄前患儿十分重要。因为学龄前儿童能理解口头指令，更适合进行正式的徒手肌肉测试[32,36]。在评估肌力时，评估患儿整个ROM内的阻力分级非常重要，需注意AMC患儿在ROM中间范围肌力可达到正常，但在短缩的ROM末端可能肌力明显减弱。明确这一点非常重要，因为ROM末端的肌力训练才是患儿更需要进行的，以便维持对拮抗肌的牵伸。

步态功能分析包括步行距离、辅助设备的使用（包括支具和矫形鞋以及上肢支持）、步行速度、步长对称性、步态偏差和肌肉活动。躯干侧向摆动增加在AMC患儿中也比较常见[9]。有些患儿以步行为主要移动方式；而有些患儿需要依赖手推车进行社区活动。尽管有关于学龄前患儿借助电动车移动的支持性研究，但一般到学龄期才开始关注借助轮椅活动的问题。由于有行走速度慢、耐力和安全问题，可能会妨碍学龄期患儿与同龄人交流互动[56,67]。因为AMC患儿一般都智力正常，如果太早给他们提供便利的电动移动工具，可能会导致他们放弃自主行走；而放弃自主行走可能会影响后期生活中的站立的功能性活动。

目标

我们应该强调患儿的能力，而不是失能，重点是如何帮助患儿解决问题，而不只是给患儿提供身体上的支持。这个年龄的最终目标是如何通过尽量少的支具和辅助设备来减少失能的影响，并增强独立行走和移动能力。身体和环境结构障碍可能会限制某些精细和粗大运动技能的发展，而社交技能的获得是至关重要的。除此之外的目标是团队共同努力提高患儿基本ADL功能。

干预策略

学龄前阶段，康复团队将互相协作，解决AMC患儿面临的独立进食和如厕等基本ADL挑战。例如，使用轻重量的够物工具改善穿衣技能。学龄前患儿可借助改进后的餐具完成自我进食[30]。这些患儿虽受过如厕训练，但常不能独立如厕。有时矫形外科治疗可帮患儿获得更好的关节生物力学对线。这些手术最初一段时间可能会改变治疗干预的重点，但因为手术干预是为了调整位置和提高功能，最终干预的重点和目标是一致的。

牵伸

学龄前患儿对每天3～5次的被动牵伸耐受性会下降，但这个年龄段仍需继续牵伸。每天2次牵伸训练更容易实现，而且大多数情况下能够保持ROM。患儿的家庭反应表明，牵伸的最佳时机是将训练融入穿衣和洗澡等日常活动中，使之成为日常生活常规的一部分。可以教患儿如何通过姿势摆位来帮助牵伸。用语言激励患儿参与训练项目，如通过大声数牵伸重复的次数。继续佩戴AFO和姿势性夹板，以保持目前达到的姿势。

安全有效的独立活动对于学龄前儿童获得和提高社会技能及实现功能性移动非常重要。重点在于使用支具和尽可能少的辅助设备来实现独立移动。具有足够肌力和ROM且不需要支具即可行走的患儿，常需要AFO来防止马蹄足复发。学龄前期的后期至学龄期，AMC患儿常常仍需要支具。

矫形器

大多数矫形器都是用轻质聚丙烯制成的，但足部畸形较轻的患儿可使用碳纤维支具。与膝关节屈曲挛缩的患儿相比，膝关节伸展挛缩的患儿常较少需要支具。如患儿在不佩戴髋关节支具时保持直立姿势有问题，他的第一套长腿支具应包括含骨盆支撑带的髋膝踝足矫形器。使用此类矫形器原因有以下几点：①如果不使用盆骨支撑带时患儿不能行动，家长可能会认为患儿的功能在倒退，随后添加骨盆支撑带以维持步行能力；②骨盆支撑带可促进下肢中立位下的旋转和外展；③骨盆支持带还可促进髋关节完全伸展，并且实现髋关节在该位置上的长时间站立。骨盆支撑带可为躯干提供伸展枢轴点，在行走过程中有助于重心向站立侧的后部转移。当患儿在双侧髋关节不固定的情况下可行走，在支撑相没有突然的髋关节屈曲时，即可移除骨盆支撑带。

移除骨盆支撑带后，保持髋关节的力量非常重要。一种训练是让患儿在斜板上训练静止和动态站立平衡。患儿逐步开始向前、后和侧方迈步。还可同时进行渐进式抗阻训练的强化训练。临床经验表明，通过运动，肌力可增加 0.5 ~ 1 个级别。

理想情况下，尽量少使用支具是最佳的，但如果减少支具使用会导致患儿需要使用之前不需要的辅具，那么适当增加支具使用可能更合适。臀大肌和股四头肌等伸肌肌力较强的患儿，比那些使用支具替代伸肌功能的患儿活动能力更好。使用太多支具的患儿难以自行穿衣和卸下支具，常依赖于锁定和解锁髋关节和膝关节支具才能站和坐。

如果没有足够的肌力和 ROM 允许患儿可操纵助行器等步行辅具，学习行走的患儿的步行独立性将会受限。对于站立和上肢功能受限、缺乏足够保护反应的患儿来说，助行器常较沉重和笨拙。热塑性材料可以模塑到助行器上，当手的功能受到限制时，可以为患儿提供额外的支持和控制（图 10.8）。许多患儿一旦有信心能行走后，更喜欢在别人帮助下行走，而不是使用助行器。患儿在学习站立和行走时，最重要的是让他们学会如何用头和躯干保持站立和平衡，然后实现重心转移，以促进肢体功能发展。如果患儿使用步行训练仪行走并对其产生依赖，那么将不能获得平衡感觉，他（她）就无法接受到相关功能训练，而这些功能训练对站立及平衡等终身性功能性活动十分必要。步行训练仪可增加患儿直立和重心转换的机会（图 10.9）。将支具作为“安全网”，而不是靠在支具上，对于活动和 ADL 等远期功能预后更好。当决定使用辅助装置行走时，需要仔细评估行走可能性。一些患儿可能依赖步行器步行，而不是在步行器之外寻求更大的步行独立性。

股四头肌肌力弱和膝关节屈曲挛缩的患儿行走时常需要固定膝关节和佩戴足踝关节矫形器。这些支具可用膝关节表盘锁控制，根据膝关节屈曲挛缩状态调节膝关节位置；也可为挛缩的持续牵伸提供机会。鞋需要外加楔形垫以代偿髋关节和膝关节屈曲挛缩，避免影响静态站立[7]。如果支具不能置于在楔形鞋中，患儿很难在支具与鞋子之间保持平衡[7]。患儿应能在没有上肢帮助的情况下自如地平衡足部。

需要帮助家庭成员识别和去除在家庭和学龄前环境中影响患儿独立性的环境障碍。

鼓励学龄前患儿参加学前班、日托、游泳课和其他同龄儿童参与的活动。鼓励他们与有或者没有失能的孩子们一起活动。这些早期互动有助于促进他们终身参与同龄人的各种活动。美国很多州要求为有特殊需求的学龄前患儿提供治疗服务。学龄前服务以及额外的治疗服务对于最大限度地发展这些患儿的技能以满足他们在校期间的需求非常重要。

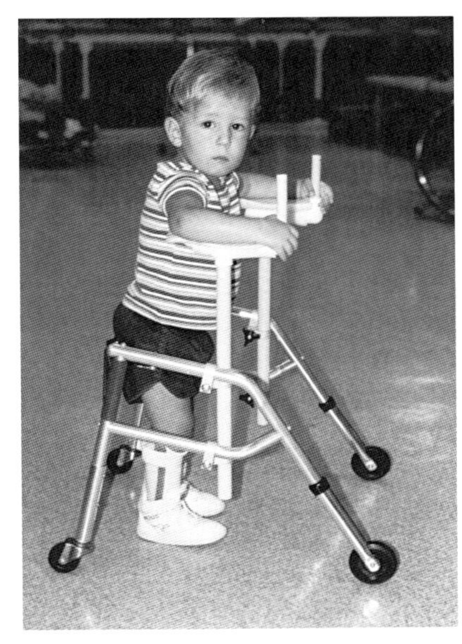

图 10.8　为使用助行器步行患儿定制热塑前臂支具

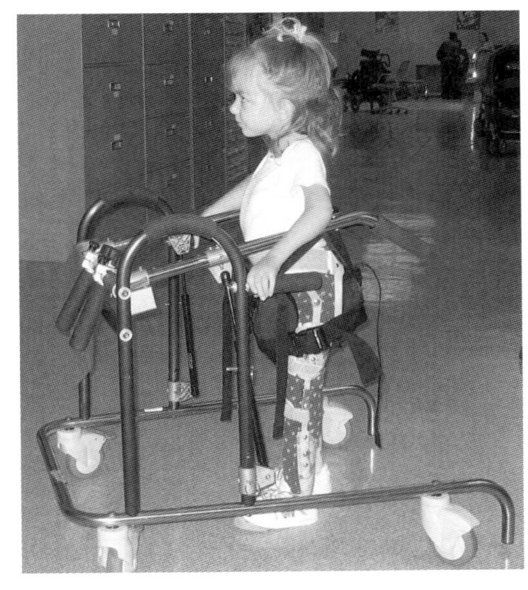

图 10.9　AMC 患儿佩戴聚丙烯髋膝踝矫形器以及步态训练器，可实现动态重心转移

学龄期和青春期的物理治疗

这个年龄段物理治疗的重点从医院门诊转移到教室。大多数患儿都在附近学校的日常班就读，同时他们可能接受适应性的体育教育、物理治疗、作业治疗和言语治疗强化教育。

活动受限可能会妨碍患儿参与学校和班级活动。在学校，患儿需要移动更长距离，并需在有限的时间范围内分组行动。他们可能需要机动轮椅或小型摩托车等替代的移动方式来增强活动的独立性，同时在最少的外部帮助下管理书籍和个人物品等。他们迫切地需要掌握高效独立的穿衣、进食和如厕技能。关节挛缩问题仍然存在，这在青春期身高陡增的过程中尤为突出。青春期是 AMC 患儿自理方面更独立的时期，而成人对这阶段关节挛缩情况的监测也会逐渐减少。

检查

作为治疗团队成员，学校治疗师的目标是为患儿和家庭改善教育体验。物理治疗评估有助于确定实现教育目标所需的训练类型和选择适应性设备。评估功能性 ADL 技能以确定如何提高效率和独立性。校园功能评估（The School Function Assessment，SFA）[15,45] 有助于确定学校环境中的功能性技能水平，并有助于确定个性化教育计划（individualized educational plan，IEP）目标的具体内容，这样物理治疗最终可以促进患儿更多地参与学校活动。儿童活动量表（Activity Scale for Kids，ASK）是一种自我报告量表，可有助于确定儿童在家庭和社区生活中功能上的瓶颈问题 [75]。有关这些检查工具的更多信息，请参阅第 2 章。

目标

在此期间，AMC 患儿应该能够自理，并且应尽最大努力执行训练计划。如果患儿在体力上无法保证完成这些任务，教会照护人员协助患儿完成生活自理训练的任务也很重要。家庭应该负责规划和帮助患儿更独立。独立活动和交友对于发展同伴关系非常重要。早期基于学校的训练目标应包括课间休息期间独立参与 1 ~ 3 项操场活动。

获得更完全的 ROM 不是教育训练的最终目标，但良好的 ROM 仍然是保证长期功能最优化的重点。如果 AMC 患儿在生长期间不继续牵伸，他（她）之前获得的功能可能会退化。随着教育内容的增加，需要坐位的时间也会延长，如果不解决强化伸展位姿势的问题，髋关节和膝关节屈曲挛缩问题也会增加。青春期是最后的生长陡增期，加上接受在校教育对坐位时长要求增加，膝关节和髋关节伸展时间显著减少。如果学龄患儿不重视夜间夹板使用和牵伸的摆位，青春期可能会丧失行走能力。10 ~ 20 岁之间通过外科手术重新获得行走能力的方法并不适合所有患儿。

干预策略

需要适应性设备或设置帮助患儿自主完成穿衣、如厕和进食。AMC 患儿需要选择性使用自适应性设备获得功能独立，但大多数时候，是适应性和创新性补充使用这些设备，而不是完全依赖辅助设备来完成他们的目标。一般最好定制教室课桌和椅子的高度，患儿就可适应性地从轮椅转移到椅子上，而不需控制支具的膝关节锁。需要调整桌面使患儿可通过使用咬棒（mouth stick）或腕托来固定书写设施，在桌面上控制物品或书写（图 10.10）。使用辅助技术对手功能受限的患儿在计算机上完成学校作业非常有用，但当更换课程，他们调控计算机时可能会有一定困难。AMC 患儿这些功能障碍可通过提供有效的代偿途径来解决（表 10.2）。

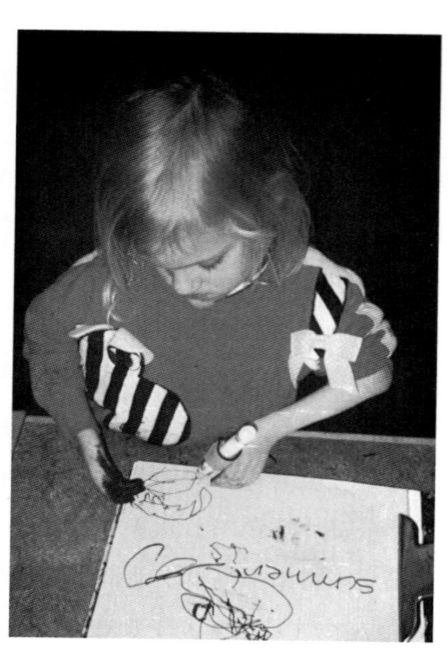

图 10.10 AMC 患儿佩戴腕托以辅助握住蜡笔

青春期患儿仍需继续使用定制夹板和接受牵伸训练。这个年龄段患儿在成长期过程中可能出现某些运动退步，而进一步退步可能会导致某些之前已经掌握的功能丧失。有时手术干预有助于改善关节位置。可以将一个利用辅助带、支架和摆位的自我牵伸计划纳入患儿的日常活动中，以促进其独立实现目标。应允

表 10.2 AMC 患儿推荐方法

	评估信息	AMC 注意事项	参考文献
身体结构和功能			
关节活动度	使用量角仪测量肢体活动范围和静态的姿势	需要调整量角仪大小供低龄儿使用	Clarkson HM: Musculoskeletal assessment: joint motion and muscle testing. 3rd ed. Baltimore, Lippincott, Williams & Wilkins, 2012.
肌力	观察、触诊和手压，以确定肌肉力量	因为肢体扭转畸形会影响肌肉的生物力学，检查患儿时应会识别骨性标志	Hislop HJ, Montgomery J, editors: Daniels &Worthingham's muscle testing: techniques of manual examination. 8th ed. Philadelphia, Elsevier Science, 2007.
活动：单项任务			
计时站立平衡	记录个体稳定站立的时间	AMC 人群没有参考值。个人的轨迹会随着时间的推移而变化。比较有无矫形器支撑以及有无足跟楔形垫的差别。转为移动和自理等功能性技能	
步行速度	记录指定距离的运动速度 记录评估期间的支具和辅助设备使用情况	AMC 人群没有参考值 追踪个体生长过程中的变化	Lythgo N, Wilson C, Galea M: Basic gait and symmetry measures for primary school-aged children and young adults. II: Walking at slow, free and fast speed. Gait Posture 33:29-35, 2011.
6 分钟步行测试	被评估者步行 6 分钟	AMC 患者在必要的支具及辅助设备使用方面无参考标准 追踪个体生长过程中的变化	请参考第 2 章获得更多信息
坐起和走的时间	从标准高度的椅子坐起，走 3 米，转身，然后返回坐到椅子上	该人群没有参考值。患儿可能因太小而无法安全地坐上标准化高度的椅子并站起。追踪个体成长过程中的变化 如果不使用标准化高度的椅子，记录椅子高度，后期测试用同样高度的椅子	请参考第 2 章获得更多信息
活动：多个项目			
Peabody 运动发育量表	评估精细运动和粗大运动发育水平，并与 0 ~ 72 月龄同龄儿童比较	由于某些运动和肌力限制，一些患儿可能一直无法完成某些技能	请参考第 2 章获得更多信息
患者报告的结局评估信息系统（PROMIS）	家长和（或）儿童报告 多个维度整理出可预见的优势和需求 有助于确定治疗目标	有短期和长期表格。有纸质版及电子版。PROMIS 有儿童版和成人版	请参考第 2 章获得更多信息
校园功能评估	教育机构记录患儿的能力。有助于确定教育环境下的相应需求	一些患儿在发展某些技能方面可能需要帮助，但仍需要学会如何协调适应别人的照护	请参考第 2 章获得更多信息
儿童能力评估量表（PEDI 和 PEDI-CAT）	自己或照护人员报告工具，用于日常活动、活动能力、社交 / 认知和责任领域功能的识别	PEDI 需要 1 个小时完成，PEDI-CAT 则是更短，更直观的电子版本	请参考第 2 章获得更多信息

许青春期患儿参与计划制订及日程安排，否则他们的依从性可能欠佳。校内外的适应性体育课程对提高力量、耐力和活动能力的物理治疗而言是重要辅助和补充 [23]。从青春期到成年期，保持健康的体重尤为重要，因为体重增加可显著影响个体活动，最终影响个体活动的独立性。对身体功能受限的人来说，职业康复是未来获得就业机会的重要辅助。

自主活动的速度和安全性对发展同伴关系非常重要。青春期建议家人将电动移动工具作为手动移动工具的辅助设备。笨重的支具、低效的步行和受限的上肢功能可影响患儿参加娱乐场所或其他社交场所的活动 [18]。其他备用移动方法也可帮助患儿安全地参与活动。这些备用方法并不排除步行，而是更强调提供安全和节能的替代活动方法。大多数患儿可以完成功能性家庭活动，但可能需要轮椅才能实现高效的社区活动。为获得最佳独立性，不必过于强调浴室里的站立和行走技能。

向成年的过渡期

AMC 从儿童期到成年期的过渡，目前还鲜有报道。一些学者 [29,59] 发表了关于随着年龄增长而出现的问题的调查研究。结果表明，成年期的活动受限与 ROM 和肌力持续受损有关，从而限制他们的 ADL、行走和移动的独立性。如学龄期时 ADL 需要帮助，他们可能终身需要帮助；但选择性使用辅助性 ADL 设备时，他们在一定程度上可独立进食、穿衣和梳洗。关节严重受累的 AMC 患者长期依赖其他人来完成 ADL[18,29,60]。

疼痛是年龄增加过程中的重要问题。大多数研究对象表示颈背部有疼痛、活动困难，其他关节也有不适感 [59]。曾接受马蹄足手术治疗的患者在成年期会有疼痛和僵硬 [35]。成年期发生的特殊问题包括负重关节的关节炎改变以及肌肉和关节过度使用综合征，这些常发生在那些用于代偿或维持独特姿势的肌肉和关节上。长期的关节挛缩和畸形可导致骨关节炎、腕管问题和神经病变。在成年早期肌力会随着年龄的增长而下降。随后，由于继发退行性变化和肌肉过度使用综合征可导致出现活动问题 [25,53]。成年患者使用手动或电动轮椅的频率可能较儿童期和青春期减少。成年 AMC 患者常使用轮椅作为长距离出行的主要方式。

高等教育对成年 AMC 患者接受专业技能或领域的培训至关重要。工作类型的选择取决于其活动受限的程度、教育程度和工作技能。就业时可选择与计算机相关的工作和不依赖体力的职业。技术的进步使 AMC 患者有机会获得更多的行动自由和职业选择。计算机和语音激活设备等辅助技术可帮助他们安全有效地实现工作和娱乐目标。许多具有艺术天赋的 AMC 患者可把他们的绘画和制图技能作为职业和爱好。

AMC 患者成年后面临的许多障碍都是由身体活动受限所致。虽然美国残疾人法案对 AMC 患者提供了帮助，但交通问题仍然限制了他们的职业选择。住所附近强大的公共交通系统或适当改装的汽车让 AMC 患者有更多的机会参与家庭以外的活动。很少有成年 AMC 患者继续寻求照护，因而成人康复机构的人员可能不是很熟悉 AMC。有些机构可为 AMC 患者提供辅助技术、座椅系统和矫形器，以及为支持性设备和服务提供资金支持。

干预策略

一旦骨骼停止生长，就不再需要牵伸，但建议继续维持其灵活性并继续进行合理摆位训练，以防止畸形的进一步发展。学龄期使用矫形器的 AMC 患者通常会在成年期继续使用矫形器。而仅使用 AFO 控制马蹄足的患者在生长期结束后将不再需要这些矫形器。因为去除支具后进行下半身的穿戴将会更容易，所以他们最后要掌握的技能可能是穿戴，尤其是穿鞋。

退行性改变、活动水平和自适应 ADL 设备的使用等长期预后信息对 AMC 患者的有效治疗至关重要。保护关节和解决成年期发生的退行性改变引起的继发性损伤问题，对于获得远期最佳独立性很有必要。

目前尚欠缺对 AMC 患者在儿童期、青春期和成年期 ADL 能力、手动或电动轮椅使用以及行走能力等方面独立程度的研究。这些研究缺乏的原因可能是，在早期解决婴幼儿重大的骨科问题时，医学机构随访较好，而当患儿转移到教育环境并较少需要医疗干预时即可能失去了随访。如果想为 AMC 人群制订最佳干预目标，则需要建立一个关于功能预后、活动性和相关长期问题的全国性数据库。常常是有疼痛问题需要处理的患者才被转诊进行系统物理治疗。疼痛很可能是由于过度使用以及 ADL 的无效策略导致的损伤。治疗关注的重点应放在如何节省能量、利用辅助设备提高效率以及解决导致转诊的主要问题。成年 AMC 患者随着年龄的增长，会发生因久坐而出现并发症。因此，需要接受终身的健康教育，以保持心血管健康和良好的体重管理（表 10.3）。

总结

AMC 患者的康复治疗，面临着在不同年龄阶段的多种挑战。虽然 AMC 是非进展性的，其后遗症仍可能会限制患者的参与能力，甚至是基本的 ADL。AMC 临床表现差异性已经引起了重视，其主要临床特征为严重的关节畸形和肌肉发育不良。每个发育阶段都需要特别注意，最大限度地发挥患儿的功能。医疗卫生团队的早期目标是为家庭讲解 AMC，并让其家庭理解如果不接受干预，患儿的身体结构和功能可能进一步限制其终身功能。早期的医疗和治疗处理包括有效进行牵伸、使用夹板、摆位和强化肌力，所有这些都将帮助 AMC 患者发展并具备最佳的功能性 ADL，提高运动技能。外科手术的时机对于减少不必要干预同时使患儿最大化获益至关重要。

判断各个年龄段选择哪些物理治疗可产生积极作用对家庭和治疗者都很有挑战性。AMC 患儿的运动

表 10.3　基于国际功能、健康和残疾分类（ICF）的 AMC 患者的干预措施

	终身活动	学龄期的早期干预	学龄期到成年期	青春期到成年期	其他
身体结构	如果不及时治疗，关节挛缩可能持续终身	治疗的重点是将肢体置于具有生物力学优势的功能位置	肌肉转移手术可为无力的关节提供力量		随着年龄增长，运动单位提供的肌肉力量有限，运动单位疲劳与脊髓灰质炎后综合征表现相似
身体功能	支撑对于协助直立移动和站立非常重要。如不能完全伸展或背伸，鞋楔形垫有助于患者保持平衡	强调直立行动的活动范围。系列石膏矫正、马蹄足管理和提供支撑可使髋关节和膝关节在活动范围末端内能实现抗重力伸展的生物对线。强调站立平衡并发展出行走能力	外科手术调整关节对线，以帮助获得独立的运动能力，同时给予治疗训练，以最大限度地提高手术效果。为肌力不足以保持站立时重心转换的肌肉提供支撑。通过重量转移保持直立位的对线。在生物学对线上，采用楔形垫使鞋跟着地，同时保证髋关节的足够伸展范围	这个年龄段不容易接受支具。在这种情况下，挛缩倾向的独立策略很重要。一旦成年，挛缩很少进展，但保持正确的对线很重要	体重管理非常重要。肥胖对活动和运动的独立性有负面影响
活动	确定增强独立性的设备需求	关节挛缩和肌力的限制可能会影响所有运动里程碑的发育；尤其是翻身、坐位移动、站立平衡和行走的发育。为了增加运动耐力，可使用辅助装置；而短距离步行不用辅助装置，对以后的如厕及穿戴等 ADL 相关独立性活动更有益	重视轮椅移动和功能性移动方面的独立。重视达到高水平功能性活动水平的独立性	为参与社区活动努力。确认自理方面的限制，为获得最佳水平的独立性而努力	环境适应性对实现独立性很有必要。有些患者所有肢体均存在关节挛缩和肌肉无力，需要终身提供 ADL 的外部支持
参与	每个年龄段都需要重视参与同龄人的活动	学龄前和学龄期的操场和体育馆相关的活动必不可少，努力寻找可以独立参与的活动以及健身的机会	确认可终身进行的、同龄人参与的运动和娱乐	实施加强社区参与的措施，重点关注提高生活质量的活动，包括但不限于就业和娱乐	教会自我倡导。不能自我倡导的人应能协调自我照护

发育里程碑常常延迟甚至跳过，因而确定功能性活动比评估发育水平更重要。干预策略的重点是持续使用夹板、增强肌力、最优化姿势对线以及促进发育性活动。步行是初期主要目标，尤其是学龄期孩子重点将转向更独立、更具有功能性和安全性的步行。牵伸运动是整个生长期训练的组成部分，学龄期患儿也必须坚持牵伸运动。医疗团队还强调帮助患儿解决问题并努力学会独立移动。适应性设备可帮助 AMC 患儿实现独立移动和自理。团队全面综合的处理对制订面对挑战的策略至关重要。最终的目标是让 AMC 患儿成长为尽可能独立的成年人，同时能积极参与社区活动。

致谢

特别感谢 Robert Wellmon 博士，他的远见卓识、支持以及对诊断的看法一直帮助我前行。

（黎 萍 译，秦 伦 审）

参考文献

1. Asif S, Umer M, Beg R, Umar M: Operative treatment of bilateral hip dislocation in children with arthrogryposis multiplex congenita, *J Orthop Surg* 12:4–9, 2004.
2. Axt MW, Niethard FU, Doderlein L, Weber M: Principles of treatment of the upper extremity in arthrogryposis multiplex congenita type I, *J Pediatr Orthop B* 6:179–185, 1997.
3. Bamshad M, Bohnsack JF, Jorde LB, Carey JC: Distal arthrogryposis type 1: clinical analysis of a large kindred, *Am J Med Genet* 65:282–285, 1996.
4. Bamshad M, Van Heest AE, Pleasure D: Arthrogryposis: a review and update, *J Bone Joint Surg Am* 91(Suppl 4):40–46, 2009.
5. Bamshad M, Watkins WS, Zenger RK, Bohnsack JF, Carey JC, Otterud B, et al.: A gene for distal arthrogryposis type I maps to the pericentromeric region of chromosome 9, *Am J Genet* 55:1153–1158, 1994.
6. Reference deleted in proofs.
7. Bartonek A, Lidbeck CM, Pettersson R, Weidenhielm EB, Eriksson M, Gutierrez-Farewik E: Influence of heel lifts during standing in children with motor disorders, *Gait Posture* 34(3):426–431, 2011.
8. Boehm S, Limpaphayom N, Alaee F, Sinclair MF, Dobbs MB: Early results of the Ponseti method for the treatment of clubfoot in distal arthrogryposis, *J Bone Joint Surg Am* 90:1501–1507, 2008.
9. Bohm H, Dussa CU, Multerer C, Doderlein L: Pathological trunk motion during walking in children with amyoplasia: is it caused by muscular weakness or joint contractures? *Res Dev Disabil* 34(11):4286–4292, 2013.
10. Borowski A, Grissom L, Littleton AG, Donohoe M, King M, Kumar SJ: Diagnostic imaging of the knee in children with arthrogryposis and knee extension or hyperextension contracture, *J Pediatr Orthop* 28:466–470, 2008.
11. Brunner R, Hefti F, Tgetgel JD: Arthrogrypotic joint contracture at the knee and the foot: correction with a circular frame, *J Pediatr Orthop B* 6:192–197, 1997.
12. Burglen L, Amiel J, Viollet L, Lefebvre S, Burlet P, Clermont O, et al.: Survival motor neuron gene deletion in arthrogryposis multiplex congenita-Spinal Muscular Atrophy Association, *J Clin Invest* 98:1130–1132, 1996.
13. Cassis N, Capdevila R: Talectomy for clubfoot in arthrogryposis, *J Pediatr Orthop* 20:652–655, 2000.
14. Choi IH, Yang MS, Chung CY, Cho TJ, Sohn YJ: The treatment of recurrent arthrogrypotic club foot in children by the Ilizarov method, *J Bone Joint Surg Br* 83B:731–737, 2001.
15. Coster WJ, Deeney T, Haltiwanger J, Haley SM: *School function assessment*, San Antonio, TX, 1998, The Psychological Corporation.
16. Darin N, Kimber E, Kroksmark A, Tulinius M: Multiple congenital contractures: birth prevalence, etiology, and outcome, *J Pediatr* 140:61–67, 2002.
17. DelBello DA, Watts HG: Distal femoral extension osteotomy for knee flexion contracture in patients with arthrogryposis, *J Pediatr Orthop* 16:122–126, 1996.
18. Dillon ER, Bjornson KF, Jaffe KM, Hall JG, Song K: Ambulatory activity in youth with arthrogryposis: a cohort study, *J Pediatr Orthop* 29:214–217, 2009.
19. Dimitraki M, Tsikouras P, Bouchlariotou S, Dafopoulos A, Konstantou E, Liberis V: Prenatal assessment of arthrogryposis. A review of the literature, *J Matern Fetal Neonatal Med* 24(1):32–36, 2011.
20. Drummond DS, Siller TN, Cruess RL: Management of arthrogryposis multiplex congenita. In *AAOS instructional lectures*, vol. 23. St. Louis, 1974, Mosby, pp 79–95.
21. Fassier A, Wicart P, Dubousset J, Seringe R: Arthrogryposis multiplex congenita: long-term follow-up from birth until skeletal maturity, *J Child Orthop* 3:383–390, 2009.
22. Filges I, Hall JG: Failure to identify antenatal multiple congenital contractures and fetal akinesia—proposal of guidelines to improve diagnosis, *Prenat Diagn* 33(1):61–74, 2013.
23. George CL, Oriel KN, Blatt PJ, Marchese V: Impact of a community-based exercise program on children and adolescents with disabilities, *J Allied Health* 40(4):e55–e60, 2011.
24. Hall JG: Genetic aspects of arthrogryposis, *Clin Orthop* 194:44–53, 1985.
25. Hall JG: Arthrogryposis. *Am Fam Phys* 39:113–119, 1989.
26. Hall JG: Arthrogryposis multiplex congenita: etiology, genetics, classification, diagnostic approach, and general aspects, *J Pediatr Orthop B* 6:157–166, 1997.
27. Hall JG, Aldinger KA, Tanaka KI: Amyoplasia revisited, *Am J Med Genet A* 164A(3):700–730, 2014.
28. Hall JG: Arthrogryposis (multiple congenital contractures): diagnostic approach to etiology, classification, genetics, and general principals, *Eur J Genet* 57:464–472, 2014.
29. Hartley J, Baker S, Whittaker K: Living with arthrogryposis multiplex congenita: a survey, *APCP J* 4(1):19–26, 2013.
30. Haumont T, Rahman T, Sample W, King MM, Church C, Henley J, Jayakumar S: Wilmington robotic exoskeleton: a novel device to maintain arm improvement in muscular disease, *J Pediatr Orthop* 31(5):e44–e49, 2011.
31. Hell AK, Campbell RM, Hefti F: The vertical expandable prosthetic titanium rib implant for the treatment of thoracic insufficiency syndrome associated with congenital and neuromuscular scoliosis in young children, *J Pediatr Orthop B* 14:287–293, 2005.
32. Hislop HJ, Montgomery J, editors: *Daniels Worthingham's muscle testing: techniques of manual examination*, ed 8, Philadelphia, 2007, Elsevier Science.
33. Ho CA, Karol LA: The utility of knee releases in arthrogryposis, *J Pediatr Orthop* 28:307–313, 2008.
34. Hosny GA, Fadel M: Managing flexion knee deformity using a circular frame, *Clin Orthop Rel Res* 466:2995–3002, 2008.
35. Ippolito E, Farsetti P, Caterini R, Tudisco C: Long-term comparative results in patients with congenital clubfoot treated with two different protocols, *J Bone Joint Surg Am* 85A:1286–1294, 2003.
36. Kendall FP, McCreary EK, Provance PG: *Muscle testing and function*, ed 5, Baltimore, 2005, Lippincott, Williams Wilkins.

37. Klatt J, Stevens PM: Guided growth for fixed knee flexion deformity, *J Pediatr Orthop* 28:626–631, 2008.
38. Kowalczyk B, Lejman T: Short-term experience with Ponseti casting and the Achilles tenotomy method for clubfeet treatment in arthrogryposis multiplex congenita, *J Child Orthop* 2:365–371, 2008.
39. Kozin SH: Congenital differences about the elbow, *Hand Clin* 91:277–291, 2009.
40. Kramer A, Stevens PM: Anterior femoral stapling, *J Pediatr Orthop* 21:804–807, 2001.
41. Lampasi M, Antonioli D, Donzelli O: Management of knee deformities in children with arthrogryposis, *Musculoskelet Surg* 96(3):161–169, 2012.
42. Legaspi J, Li YH, Chow W, Leong JC: Talectomy in patients with recurrent deformity in clubfoot, *J Bone Joint Surg Br* 83B:384–387, 2001.
43. Letts M, Davidson D: The role of bilateral talectomy in the management of bilateral rigid clubfeet, *Am J Orthop* 28:106–110, 1999.
44. MacEwen GD, Gale DI: Hip disorders in arthrogryposis multiplex congenita. In Katz J, Siffert R, editors: *Management of hip disorders in children*, Philadelphia, 1983, JB Lippincott, pp 209–228.
45. Mancini MC, Coster W, Trombly CA, Heeren TC: Predicting participation in elementary school of children with disabilities, *Arch Phys Med Rehabil* 81:339–347, 2000.
46. Morcuende JA, Dobbs MB, Frick SL: Results of the Ponseti method in patients with clubfoot associated with arthrogryposis, *Iowa Orthop J* 28:22–26, 2008.
47. Moynihan LM, Bundey SE, Heath D, et al.: Autozygosity mapping, to chromosome 11q25, of a rare autosomal recessive syndrome causing histiocytosis, joint contractures, and sensorineural deafness, *Am J Hum Genet* 62:1123–1128, 1998.
48. Murray C, Fixsen JA: Management of knee deformity in classical arthrogryposis multiplex congenita (amyoplasia congenita), *J Pediatr Orthop B* 6:186–191, 1997.
49. Niki H, Staheli L, Mosca VS: Management of clubfoot deformity in amyoplasia, *J Pediatr Orthop* 17:803–807, 1997.
50. Nogueira MP1, Ey Batlle AM, Alves CG: Is it possible to treat recurrent clubfoot with the Ponseti technique after posteromedial release? A preliminary study, *Clin Orthop Relat Res* 467(5):1298–1305, 2009.
51. Palmer PM, MacEwen GD, Bowen JR, Matthews PA: Passive motion therapy for infants with arthrogryposis, *Clinic Orthop Rel Res* 194:54–59, 1985.
52. Palocaren T, Thabet A, Rogers K, Holmes L, Donohoe M, King M, Kumar SJ: Anterior distal femoral stapling for correcting knee flexion contracture in children with arthrogryposis-preliminary results, *J Pediatr Orthop* 30:169–173, 2010.
53. Riemer G, Steen U: Amyoplasia: a case report of an old woman, *Disabil Rehabil* 35(11), 2013.
54. Robinson RO: AMC: feeding, language and other health problems, *Neuropediatrics* 21:177–178, 1990.
55. Sarwark JF, MacEwen GD, Scott CI: Amyoplasia (a common form of arthrogryposis), *J Bone Joint Surg Am* 72:465–469, 1990.
56. Schiulli C, Corradi-Scalise D, Donatelli-Schulthiss ML: Powered mobility vehicles as aides in independent locomotion for very young children, *Phys Ther* 68:997–999, 1988.
57. Sells JM, Jaffe KM, Hall JG: Amyoplasia, the most common type of arthrogryposis: the potential for good outcome, *Pediatrics* 97:225–231, 1996.
58. Shohat M, Lotan R, Magal N, Shohat T, Fishel-Ghodsian N, Rotter J, Jaber L: A gene for arthrogryposis multiplex congenita neuropathic type is linked to D5S394 on chromosome 5qter, *Am J Hum Genet* 61:1139–1143, 1997.
59. Sneddon J: AMC aging survey, *Avenues* 10:1–3, 1999.
60. Sodergard J, Ryoppy S: The knee in arthrogryposis multiplex congenita, *J Pediatr Orthop* 10:177–182, 1990.
61. Sodergard J, Hakamies-Blomqvist L, Sainio K, Ryoppy S, Vuorinen R: Arthrogryposis multiplex congenital: perinatal and electromyographic findings, disability, and psychosocial outcome, *J Pediatr Orthop B* 6: 167–171, 1997.
62. Staheli LT, Chew DE, Elliot JS, Mosca VS: Management of hip dislocations in children with AMC, *J Pediatr Orthop* 7:681–685, 1987.
63. Staheli LT, Hall JG, Jaffe KM, Paholke DO: *Arthrogryposis: a text atlas*, New York, 1998, Cambridge Press.
64. Stilli S, Antonioli D, Lampasi M, Donzelli O: Management of hip contractures and dislocations in arthrogryposis, *Musculoskelet Surg* 96(1):17–21, 2012.
65. Szoke G, Staheli LT, Jaffe K, Hall J: Medial-approach open reduction of hip dislocation in amyoplasia-type arthrogryposis, *J Pediatr Orthop* 16:127–130, 1996.
66. Tachdjian MO: Arthrogryposis multiplex congenita (multiple congenital contractures). In Tachdjian M, editor: *Pediatric orthopedics*, Philadelphia, 1990, WB Saunders, pp 2086–2114.
67. Tefft D, Guerette P, Furumasu J: Cognitive predictors of young children's readiness for powered mobility, *Dev Med Child Neurol* 41: 665–670, 1999.
68. van Bosse HJ, Feldman DS, Anavian J, Sala DA: Treatment of knee flexion contractures in patients with arthrogryposis, *J Pediatr Orthop* 27:930–937, 2007.
69. van Bosse HJ, Marangoz S, Lehman WB, Sala DA: Correction of arthrogrypotic clubfoot with a modified Ponseti technique, *Clin Orthop Rel Res* 467:1283–1293, 2009.
70. Vanpaelmel L, Schoenmakers M, van Nesselrooij B, Pruijs H, Helders P: Multiple congenital contractures, *J Pediatr Orthop B* 6:172–178, 1997.
71. Williams PF: The elbow in arthrogryposis, *J Bone Joint Surg Br* 55: 834–840, 1973.
72. Wynne-Davies R, Williams PF, O'Conner JCB: The 1960s epidemic of arthrogryposis multiplex congenita, *J Bone Joint Surg Br* 63:76–82, 1981.
73. Yau PW, Chow W, Li YH, Leong JC: Twenty-year follow up of hip problems in arthrogryposis multiplex congenita, *J Pediatr Orthop* 22:359–363, 2002.
74. Yingsakmongkol W, Kumar SJ: Scoliosis in arthrogryposis multiplex congenita: results after nonsurgical and surgical treatment, *J Pediatr Orthop* 20:656–661, 2000.
75. Young NL, Williams JI, Yoshida KK, Wright JG: Measurement properties of the Activities Scale for Kids, *J Clin Epidemiol* 53:125–137, 2000.

推荐阅读

背景

Bamshad M, Van Heest AE, Pleasure D: Arthrogryposis: a review and update, *J Bone Joint Surg Am* 91(Suppl 4):40–46, 2009.

Hall JG: Arthrogryposis (multiple congenital contractures): diagnostic approach to etiology, classification, genetics, and general principals, *Eur J Genet* 57:464–472, 2014.

Hall JG, Aldinger KA, Tanaka KI: Amyoplasia revisited, *Am J Med Genet A* 164a(3):700–730, 2014.

前景

Azbell K, Dannemiller L: A case report of an infant with arthrogryposis, *Pediatr Phys Ther* 27(3):293–301, 2015.

Bartonek A, Lidbeck CM, Pettersson R, Weidenhielm EB, Eriksson M, Gutierrez-Farewik E: Influence of heel lifts during standing in children with motor disorders, *Gait Posture* 34(3):426–431, 2011.

Bohm H, Dussa CU, Multerer C, Doderlein L: Pathological trunk motion during walking in children with amyoplasia: is it caused by muscular weakness or joint contractures? *Res Dev Disabil* 34(11):4286–4292, 2013.

Dillon ER, Bjornson KF, Jaffe KM, Hall JG, Song K: Ambulatory activity in youth with arthrogryposis: a cohort study, *J Pediatr Orthop* 29:214–217, 2009.

Fassier A, Wicart P, Dubousset J, Seringe R: Arthrogryposis multiplex congenita: long-term follow-up from birth until skeletal maturity, *J Child Orthop* 3:383–390, 2009.

Haumont T, Rahman T, Sample W, M King M, Church C, Henley J, Jayakumar S: Wilmington robotic exoskeleton: a novel device to maintain arm improvement in muscular disease, *J Pediatr Orthop* 31(5):e44–e49, 2011.

Lampasi M, Antonioli D, Donzelli O: Management of knee deformities in children with arthrogryposis, *Musculoskelet Surg* 96(3):161–169, 2012.

Mancini MC, Coster W, Trombly CA, Heeren TC: Predicting participation in elementary school of children with disabilities, *Arch Phys Med Rehabil* 81:339–347, 2000.

Sawatzky B: Long term outcomes of individuals born with arthrogryposis. Available at: URL: http://icord.org/studies/2015/02/long-term-outcomesof-individuals-born-with-arthrogryposis/.

van Bosse HJ, Marangoz S, Lehman WB, Sala DA: Correction of arthrogrypotic clubfoot with a modified Ponseti technique, *Clin Orthop Rel Res* 467:1283–1293, 2009.

其他资源

Arthrogryposis Multiplex Congenita Support, Inc: www.AMCsupport.org

Avenues: TAG: The Arthrogryposis Group: www.TAGonline.org/uk

第 11 章 成骨不全

Maureen Donohoe

成骨不全（osteogenesis imperfecta，OI）是一种遗传性结缔组织疾病。文献资料中用来描述成骨不全的其他术语包括骨脆症（fragilitas ossinm）和骨易脆（brittle bones）。成骨不全的发病率为 1/20 000～1/10 000 活产儿 [57,75]。这种疾病有许多显著的综合病征表现，且病征表现可能呈现出极大的差异性。成骨不全导致的主要损伤包括关节松弛、肌肉无力和弥漫性骨质疏松，这些损伤进一步导致多发性复发性骨折。这类反复发生的骨折，即使是轻微的创伤，加上肌肉无力和关节松弛，也会导致严重畸形。成骨不全的其他损害还有多种表现形式，包括蓝巩膜、牙本质发育不全、耳聋、疝气、易瘀伤和多汗。牙本质发育不全是指发生在牙本质或牙釉质与牙本质的交界处的缺陷。牙釉质通常是正常的，但由于牙本质缺陷，牙齿最初看起来是灰色、蓝色或棕色的。由于牙釉质会从与牙本质相接的地方裂开，这些牙齿更容易开裂、磨损或腐烂。乳牙通常比恒牙更易受影响 [62]。

对于成骨不全儿童，如果没有在早期进行充分的干预，这些问题可能会导致不可逆的畸形和残疾。物理治疗可以对这些儿童和他们的家庭产生积极的影响。治疗师可以通过提高锻炼强度、调整活动内容、提供适应性环境、培训护理者以及鼓励患者终生参与活动来实现这一目标。早期的物理治疗和医疗干预有助于防止出现畸形和长期的机体功能限制。

患有成骨不全的儿童和青少年经常因反复发生骨折而被过度保护，这可能导致他们被社会孤立。有些患者很难与同龄人在玩乐中互动，难以适应普通学校，以及达到实现职业目标所需的独立水平。大多数患有成骨不全的儿童智力不低于平均水平，并且能从激励型的教育环境中受益。这类儿童在成人后，通常能成为对社会有贡献的人 [79]。面对他们的残疾情况时，应该以获得最佳的独立性、社会融合度和教育成就为导向。成骨不全及其长期后遗症的总体预后取决于疾病的严重程度，病情从非常轻微到非常严重程度不等。同样，致残的程度从无畸形的相对轻微的残疾，到非常严重残疾，也有出生时或出生不久即死亡的病例。

在本章中，我们将讨论成骨不全的分类和病理生理学、医疗和手术干预、物理治疗检查、评估，以及从婴儿期到成年人的干预。

背景资料

分类

成骨不全是一组严重程度不等的多种损害的集合，以骨的脆弱性为特征。临床上，许多类型的成骨不全表现类似。尽管如此，成骨不全并不是单一的遗传性疾病，而是由一系列不同的病症组合而成的，对该病的判断基于互补的信息来源，包括临床表现、遗传检测和组织学分析。

在基因图谱技术出现以前，该病是根据临床表现进行分类的。既往分为 3 类：先天性成骨不全（OI congenia，OIC）和Ⅰ型延迟性成骨不全（Ⅰ型 OIT）和Ⅱ型延迟性成骨不全（Ⅱ型 OIT），其中 OIC 是最严重最易致残的类型 [26,43,64,68]。其特征是出生时出现多处骨折、侏儒症、长骨弯曲畸形、蓝巩膜（占 80%）和牙本质发育不全（占 80%）。患有 OIC 的婴儿预后不良，由于出生时颅内出血或婴儿期反复呼吸道感染，因此该类型死亡率高 [74]。

OIT 被认为是较轻的成骨不全类型，出生后发生骨折。根据四肢弯曲程度或骨折次数可以将其再细分为几类 [74]。Ⅰ型 OIT 的临床特征包括牙本质发育不全、身材矮小和仅有下肢弯曲。大多数Ⅰ型 OIT 的患者可以行走，但可能需要外部支持，如矫形器。手术通常用于矫正长骨畸形。Ⅱ型 OIT 是成骨不全的致残率最低的类型，骨折与骨骼弯曲无关。这些儿童的身高大多接近平均水平，并且自主行走能力方面预后良好。

1978 年，Sillence 和 Danks 描述了 4 种不同的成骨不全基因类型。这种数字分类系统基于临床表现、放射学标准和遗传模式，得到了临床医生和基础科学家普遍认可 [69]。“Sillence”分类使用了一个与成骨不全的形态学和生化研究相关的数字系统 [8]。随着基因图谱技术的应用，以及用于跟踪成骨不全人群的数据库的完善，Glorieux 将之前的分类扩展到 11 个不同的类别，有助于对成骨不全患者的医疗管理 [6,32,75]。

前 4 种类型的成骨不全中的大多数被认为是常染色体显性遗传 [68-70]。前 4 种类型的成骨不全是由Ⅰ型胶原蛋白结构缺陷引起的，该缺陷可追溯到 7 号和 17 号染色体上的基因 *COL1A1* 和 *COL1A2* 的突变。这些基因负责编码构成Ⅰ型胶原蛋白基因的 2 条 α 链 [29,60]。其他类型的成骨不全，从Ⅴ型到Ⅷ型，不存在Ⅰ型胶原蛋白缺陷，但是骨脆性显著，临床表现与胶原缺陷类型相似 [31,33,35,61]。物理治疗师最有可能遇见类型包括Ⅰ、Ⅲ、Ⅳ、Ⅴ、Ⅵ、Ⅺ、轻型Ⅶ，以及重型Ⅷ、Ⅸ和Ⅹ。Ⅱ、Ⅶ、Ⅷ、Ⅸ和Ⅹ型的成骨不全可能致死，有的患者可能会在新生儿重症监护室见到。

成骨不全Ⅰ型

成骨不全Ⅰ型占总成骨不全人群的 50%[31]。其特征是终身明显的蓝色巩膜，全身骨质疏松，骨脆弱，关节过度松弛，以及早衰性传导性听力损害。患者一般身材较矮，但较其他类型的成骨不全患者高一些。出生时体重和身长正常，出生后逐渐显现身材矮小。牙本质发育不全的情况各不相同。成骨不全ⅠA 型的患者牙齿正常，而成骨不全ⅠB 型患者的牙本质发育不全。骨折可能出现在出生时（10%），也可能在婴儿期和儿童期的任何时间点出现 [68]。患者骨骼畸形的发生频率和发展情况也不尽相同。

成骨不全Ⅱ型

根据 Sillence 分类，成骨不全Ⅱ型患者很难生存，可能胎死腹中或在出生后几周内死亡。骨骼极度脆化伴随颅骨小面积钙化。颅骨和面骨成骨过程明显延迟，长骨碎裂 [74]，婴儿比他们的胎龄小，四肢表现为典型的较短、弯曲和畸形。

成骨不全Ⅲ型

根据 Sillence 分类，成骨不全Ⅲ型通常为常染色体显性遗传，但在极少数情况下为隐性。这种类型很严重，随着长骨、头骨和脊柱逐渐变形，导致身材非常矮小。生长板线条异常使长骨呈现爆米花状的外观 [53]。通常能观察到严重的骨脆性高、出生时中度畸形、多处骨折和严重的生长迟缓。成骨不全Ⅲ型与成骨不全Ⅱ型相似，只是颅骨成骨不足这方面不明显，出生时体重和身长在正常范围内。成骨不全Ⅲ型巩膜发蓝的程度不一，出生时趋向于蓝色，随年龄增长逐渐变浅。有 45% 的成骨不全Ⅲ型患者出现牙本质发育不全，听力障碍也很常见。重度脊柱后凸畸形的并发症和由此导致的呼吸系统问题，可能会导致儿童期死亡。

成骨不全Ⅳ型

成骨不全Ⅳ型的特点是轻度到中度畸形和出生后身材矮小。可以观察到不同程度的长骨脆化和畸形。牙本质发育不全在Ⅳ型中很常见，而听力障碍则程度不一。这一人群的自主步行能力的预后非常好。

成骨不全Ⅴ型

2000 年，Glorieux 首次描述了常染色体显性的成骨不全Ⅴ型，其特征是骨折和截骨手术后骨骼肥厚性钙化。许多患者的桡骨和尺骨间膜钙化，最终限制了前臂的旋前 / 旋后。成骨不全Ⅴ型占中度至重度成骨不全病例的 5%[31-33,61]。

成骨不全Ⅵ型

成骨不全Ⅵ型为常染色体隐性遗传，极为罕见，表现为中度至重度畸形，与成骨不全Ⅳ型相似，但牙齿和巩膜正常。钙、磷酸盐、甲状旁腺激素、维生素

D 代谢均无异常，也未发现生长板钙化[31,33,61]。

成骨不全Ⅶ型

成骨不全Ⅶ型被认为是常染色体隐性遗传，与染色体 3p22-24.1 的基因缺陷有关。该突变会影响软骨相关蛋白基因（*CRTAP*）和脯氨酰 3- 羟化酶 -1 基因（*LEPRE1*）突变的胶原蛋白的转译[6,31,77]。在这种类型的成骨不全中没有发现Ⅰ型胶原蛋白缺陷，而是影响胶原转译生成骨骼的过程。

这种基因缺陷会导致肱骨和股骨出现中度到重度的骨脆化和长度不足[40]。那些 *CRTAP* 基因未完全表达的人会出现与Ⅳ型相似的骨骼发育不全；*CRTAP* 的缺失对所有病例都是有危害极大的[31]。

成骨不全Ⅷ型

成骨不全Ⅷ型被认为是常染色体隐性遗传，病因是 *CRTAP* 和 *LEPRE1* 突变而使胶原蛋白转译过程受到了影响[6,46]。这类成骨不全未见Ⅰ型胶原蛋白缺陷，而该类型的基因缺陷影响到胶原转译生成骨骼的过程。

LEPRE1 基因突变导致脯氨酰 3- 羟化酶缺失或活性缺乏，进而导致重症软骨发育不良，造成极大危害。软骨发育异常是由于骨和软骨畸形导致的骨骼生长紊乱，导致青少年重度发育不良和骨骼脆弱。患者的长骨扁平，肋骨纤细但无串珠，头围偏小或正常[45,53]。成骨不全Ⅷ型在临床上与成骨不全Ⅱ型和Ⅲ型相似。

成骨不全Ⅸ型

在临床上，成骨不全Ⅸ型与 Sillence 分类中的成骨不全Ⅱ型或Ⅲ型中重度骨脆化的情况相似。基因突变位于染色体 15q22.31 上。*PPIB* 基因突变影响胶原蛋白生成时蛋白质的折叠方式，会造成骨骼严重发育不良[29,75]。

成骨不全Ⅹ型

成骨不全Ⅹ型在临床上与 Sillence 分类中的成骨不全Ⅱ型或骨脆化极其严重的Ⅲ型情况相似。基因突变位于染色体 11q12.5 上。*SERPINH1* 基因突变与另一种蛋白质匹配，并“伴随”它与另一种胶原结合蛋白一起编码，从而产生胶原蛋白。该基因的缺陷导致严重的骨骼发育不良，因为生成的Ⅰ型胶原不足[29,75]。

成骨不全Ⅺ型

成骨不全Ⅺ型在临床上与 Sillence 分类中的中重度骨脆化的成骨不全Ⅲ型情况相似。基因突变位于染色体 17q21 上。*FKBP10* 基因导致胶原分泌延迟，导致进行性畸形，包括关节挛缩和骨骼脆弱。组织学上，骨骼看起来类似于Ⅵ型，骨板呈鱼鳞状。

在基因图谱技术的迅速发展和成骨不全基金会对维护患者数据库的不懈努力下，预计有关成骨不全分类的新信息将继续增长。新定义的许多分类在临床上与 Sillence 最初的 4 种类型相似，但在分子水平上，骨脆性有很大的不同（表 11.1）[29,31,81]。从遗传学角度了解骨骼疾病的表现有助于制订治疗计划，因为双膦酸盐对一些病症没有效果。尽管基因检测增加了分类类别，但从康复和功能技能水平来看，基于临床表现的分组仍然很重要。

病理生理学

在前 4 种类型的成骨不全中，原胶原加工成Ⅰ型胶原的过程异常造成胶原蛋白缺陷，必然导致骨骼变脆。这一缺陷影响了软骨和膜内骨的形成。胶原纤维在网状纤维阶段后无法成熟。研究表明，成骨细胞活性正常或增强，但不能产生和构成胶原蛋白[59]。虽然成骨不全Ⅵ型、Ⅶ型和Ⅷ型中出现类似的骨脆弱性，但问题在于正常发育的Ⅰ型胶原蛋白如何转化为骨骼[32]。不同类型的成骨不全之间的组织学差异很明显。对于成骨不全Ⅰ型，形态学上的发现包括成骨细胞中糖原增加、软骨细胞过多[1]，以及胶原纤维直径无异常[18]。成骨不全Ⅱ型患者的角膜和皮肤胶原纤维异常薄[11]。骨组织学显示骨小梁和骨皮质厚度减少[61]。在Ⅲ型和Ⅳ型中，形态学上的发现包括编织骨增加、细胞增加、吸收面增加和骨样缝变宽[25]。组织学上，成骨不全Ⅴ型患者的骨板具有不规则的网状结构[6]。成骨不全Ⅵ型和Ⅺ型的骨板上具有独特的鳞片状外观。尽管患者没有与钙、磷酸盐、甲状旁腺激素或维生素 D 代谢相关的缺陷，但会出现明显的类似于骨软化的钙化缺陷，以及组织学上明

表 11.1 成骨不全分类

分类	遗传	基因 / 组织学信息	临床特点							
			骨折	影像学特点	身材	牙本质	巩膜	听力	行走	其他
Ⅰ（A、B）型成骨不全	常染色体显性遗传	Ⅰ型胶原蛋白低于正常水平，但是由于 *COL1A1* 发生突变，胶原蛋白的结构正常	轻度至重度骨质疏松	长骨多发性骨折、椎骨压缩性骨折	平均身高或略低于平均身高	正常：ⅠA型 牙本质发育不全：ⅠB型	蓝色	听力下降	借助辅助装置行走	占总成骨不全人群的 50% 面部呈三角形
Ⅱ（A、B、C）型成骨不全	新常染色体显性突变	编码Ⅰ型胶原蛋白的 *COL1A1* 和 *COL1A2* 发生突变	极重度骨质疏松	无或少量的颅骨钙化、椎体扁平、长骨皱缩、肋骨串珠	身材非常矮小		正常：ⅡA、ⅡB型 蓝色：ⅡC型		无法行走	致死型的成骨不全 婴儿出生体重低 大多数患者有呼吸、吞咽障碍。有些患者可能有心功能损害
Ⅲ型成骨不全	常染色体显性遗传（常见） 常染色体隐性遗传（罕见）	编码Ⅰ型胶原蛋白的 *COL1A1* 和 *COL1A2* 发生突变，骨基质减少	不同程度的骨质疏松（通常严重）	进行性骨骼畸形（弯曲），生长板异常，使长骨呈爆米花状外观	身材非常矮小	不同程度的牙本质异常	多变；出生时为蓝色	听力下降	无法行走，或锻炼及转移时可移动，通常依靠辅助装置来支持	婴儿肋骨骨折可导致危及生命的呼吸障碍 随着年龄的增长，脊柱侧凸越来越明显。关节松弛，面部呈三角形
Ⅳ型成骨不全	常染色体显性遗传	编码Ⅰ型胶原蛋白的 *COL1A1* 和 *COL1A2* 发生突变，骨基质减少	骨质疏松	不同程度的畸形	身材矮小	正常 / 牙本质发育不全	正常	不同程度障碍	可行走，但可能需要辅助装置	面部呈三角形，进行性脊柱侧凸 大多数骨折发生在青春期之前
Ⅴ型成骨不全	常染色体显性遗传	无Ⅰ型胶原蛋白缺陷，骨板呈网状外观，骨皮质和骨松质减少	中度至重度骨质疏松	肥厚性骨痂形成、桡骨与尺骨间骨膜钙化	身材矮小	正常	正常		可行走	占中重度成骨不全病例的 5% 临床表现与Ⅳ型相似
Ⅵ型成骨不全	常染色体隐性遗传	无Ⅰ型胶原蛋白缺陷，骨板呈鱼鳞状外观	骨脆弱、中度	不同程度的畸形、椎体压缩性骨折	身材矮小	正常	正常	不同程度障碍	可行走，但可能需要使用辅助装置	极罕见，临床表现与Ⅳ型相似

续表

分类	遗传	基因 / 组织学信息	临床特点							
			骨折	影像学特点	身材	牙本质	巩膜	听力	行走	其他
Ⅶ型成骨不全	常染色体隐性遗传	染色体 3p22-24.1 上软骨相关蛋白基因（*CRTAP*）发生突变	骨脆性	不同程度的畸形，肱骨 - 股骨短，常见髋内翻	身材矮小	正常 / 牙本质发育不全	正常	不同程度障碍	轻度：可行走 重度：无法行走	临床上，轻度病例类似于Ⅳ型成骨不全；重度病例类似于Ⅱ型成骨不全，可致死
Ⅷ型成骨不全	常染色体隐性遗传	由于 *LEPRE1* 基因，脯氨酰 3- 羟化酶活性缺失或严重缺乏	不同程度的骨质疏松（通常严重）	进行性骨骼畸形（弯曲），长骨可能有爆米花样钙化	身材非常矮小		正常			临床表现类似于Ⅱ型或Ⅲ型成骨不全的致死形式
Ⅸ型成骨不全	常染色体隐性遗传	染色体 15q22.31 上 *PPIB* 基因的纯合子突变	严重骨发育不良	四肢严重弯曲，骨宽、扁，伴有爆米花样损伤	身材非常矮小	正常			无法行走	重度至致死，类似于Ⅱ型或Ⅲ型成骨不全
Ⅹ型成骨不全	常染色体隐性遗传	染色体 11q13.5 上 *SERPINH1* 基因的纯合子突变 不产生Ⅰ型胶原蛋白	骨畸形和骨折	骨质减少、骨折	身材非常矮小	牙本质发育不全	蓝色		无法行走	重度至致死，类似于Ⅱ型或Ⅲ型成骨不全
Ⅺ型成骨不全	常染色体隐性遗传	染色体 17q21 上 *FKBP10* 基因的纯合子突变。骨板呈鱼鳞状外观		长骨骨折、韧带松弛、椎体扁平、脊柱侧凸	四肢短而弯曲	正常	正常			严重的进行性畸形 / 挛缩

显的骨样堆积。

成骨不全Ⅶ型在组织学上与Ⅰ型相似，只有对胶原蛋白和基因进行分析，才能加以区别。随着骨转换的增加，两者都出现皮质宽度和小梁数量减少[76]。因为骨组织水平上骨小梁数量和骨皮质厚度减少，所以成骨不全Ⅷ型、Ⅸ型和Ⅹ型的致死类型与成骨不全Ⅱ型相似[61]。

家族中遗传型成骨不全的人倾向于发生相同类型的突变，尽管这种类型的临床表现可能不尽相同。第一代成骨不全往往是由一种新的基因突变引起的。这种特殊的基因突变可以传给后代。当发现成骨不全时，遗传咨询能让父母准确估计再次发生突变的风险，并了解家庭中的临床变异性[55,80]。

医疗管理

成骨不全目前是无法治愈的。一直以来，尚没有持续有效的药物可用于加强骨骼结构和预防骨折，直到20世纪90年代末双膦酸盐类药物被用于治疗该人群[3,4,41]。从那时起，成骨不全管理的方向发生了显著变化，特别是针对中度至重度骨脆弱的个体[2]。

双膦酸盐具有良好的效果。双膦酸盐类药物如帕米膦酸盐（pamidronate）、阿仑膦酸盐（alendronate）等[41]，在减少骨折和改善骨密度等方面取得了积极效果[24,48,56]。双膦酸盐类药物通过减少正常骨代谢起作用。这类药物抑制破骨细胞的活性，因此成骨细胞不会很快被破骨细胞破坏。

尽管双膦酸盐能显著改善患者的状况，但是长期用药和在骨科围术期应用的意义，仍存在争议性[45,50,51,60,78]。

成骨不全护理的另一个方面是确保给予足量的维生素D。维生素D促进机体钙吸收。维生素D不足会限制机体形成骨化三醇激素的能力，导致从饮食中吸收钙不足，因而身体只能从骨骼中夺取钙[42]。如果维生素D缺乏，建议补充维生素和钙制剂。

骨髓移植和干细胞疗法还不太常用。移植可以分化为成熟成骨细胞的正常间充质干细胞，可显著改善骨胶原和矿物质含量。疗效可能源于正常细胞在生长选择方面比宿主的患病细胞更有优势。一些研究正致力于将具有成骨潜能的骨髓细胞与胶原基因一起移植[13,36,52,58]。

全身振动训练法（whole body vibraton，WBV）作为一种无创技术正处于研究中。该方法用于改善运动功能重度障碍的儿童和青少年的骨密度和强度。具体做法是将儿童放在倾斜床的振动台上。基于对运动功能的简要评估和总运动功能的评估，发现参与振动研究的儿童的骨密度增加，功能改善。那些有伸缩骨钉和（或）关节半脱位病史的患者不适合这种治疗[37,65–67]。因为振动可能导致不稳定的关节承受压力太大，并可能导致伸缩骨钉的硬件产生错位。

一旦发生骨折，就更容易再次骨折。由于骨结构已经弱化，儿童容易出现长骨弯曲而导致的四肢畸形。由于骨折部位的制动，可能会导致失用性骨质疏松，导致未来发生骨折的风险更大。这样会形成一个恶性循环：骨质疏松导致骨折，而骨折处制动会导致失用性骨质疏松，面临进一步骨折的风险。所以要尽可能减少对四肢的固定，以减少骨质疏松和复发骨折的风险。

成骨不全患者的骨折通常在正常愈合时间内愈合，然而骨痂可能很大，且愈合质量较差。这些骨折必须固定，以减轻疼痛，并促使骨头在适当的位置愈合。骨折不固定时可能导致假关节形成。固定可以用热塑性材料、矫形器、髋部人字形支架或石膏，以夹板固定的形式进行。长骨会随着骨骼愈合不良，出现成角和弯曲，且常伴有关节挛缩。身体可能被破坏，导致不对称的生长和畸形。当发生成角时，机械力往往会增加畸形，加剧整体问题[1]。长骨的软骨端大，关节面不规则。幸运的是，几乎所有的成骨不全患者在青春期前后发生骨折的概率都会降低。

在成骨不全中，稳定长骨骨折最成功的方法是使用髓内钉进行内固定[38]。尽管在材料（钢与钛）和固定方式（固定骨钉与伸缩骨钉）方面仍有极大争议，但髓内钉所具有的优势是医学界的共识。尽管使用髓内钉并非没有并发症，但它有助于防止骨折后长骨弯曲。髓内钉提供内部支撑，以防止更多的骨折。多处复发骨折，及不断加重的长骨畸形干扰矫形器的贴合度时，就意味着要用髓内钉来固定患处了[38]。患者的年龄和骨骼的大小决定了手术的类型和时间。股骨髓内钉固定最好在4或5岁后进行，此时不至于因为大腿过短而增加手术难度。通过手术将髓内钉插入细薄的骨骼在技术上也是很困难的。

所用骨钉的类型取决于骨折的类型和严重程度。当使用实心骨钉时，骨生长可能发生在骨钉端以外，因此之后还会需要进行手术来放置更长的骨钉。成骨不全比较严重的患儿，因潜在的呼吸系统障碍，麻醉风险会比正常人更大，因此要尽量减少手术次数。目前已设计一种特殊的器械，可以随着患儿的成长而"拉长"，从而消除了随着骨骼生长而进行多次手术修正的需要（图 11.1）[29]。伸缩骨钉最常用于股骨，也可用于肱骨、胫骨和尺骨、桡骨。使用延长钉可能会有旋转和移动控制方面的问题，因此手术后可能需要石膏固定[38]。骨钉插入后可能需要矫形器进行进一步的外部支撑。尽早开始使用矫形支具，以达到早期持重。内固定时，骨钉周围有骨质疏松的风险，尤其是伸缩骨钉。

由于骨质疏松和椎体压缩性骨折，50% 的成骨不全患者会发生脊柱畸形（包括脊柱侧弯和后凸）。相比 I 型成骨不全儿童，进行性脊柱畸形（如脊柱侧弯和病理性脊柱后凸）更容易发生在Ⅲ型和Ⅳ型成骨不全儿童中[20]。20%～40% 的患者可能出现脊柱后凸，该情况可致残[74]。与其他人群不同，成骨不全患者的脊柱侧凸和后凸可能是终身进行性的，这会使患者的身材更加矮小。最常见的弯曲是胸椎侧凸。成骨不全患者的脊柱侧凸和后凸通常不能使用保守型的支撑架治疗。重度成骨不全的青少年和成人脊柱侧凸

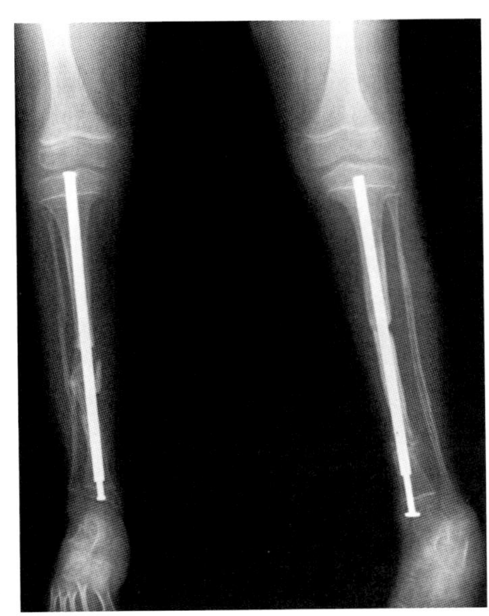

图 11.1　在成骨不全患儿体内，随骨生长而拉长的可扩展髓内固定棒

发生率为 80%～90%。由于弯曲程度越大，达到运动发育里程碑的难度越大，所以通常建议这类畸形通过手术来矫正固定[22]。

结构损伤

诊断和问题识别

若是患有最严重的成骨不全，婴儿在子宫内或出生过程中就会出现多处骨折。成骨不全的预后取决于其类型。如果患者是最严重的类型，包括Ⅱ型、Ⅶ型、Ⅷ型、Ⅸ型和Ⅹ型，在出生前就能发现多处骨折，且在分娩过程中也出现多处骨折，因而死亡率高。与生存和行走相关的预后指标包括初始骨折时间和当时长骨和肋骨的放射学表现。Spranger 和他的同事[71]设计了一个评分系统，为患有成骨不全的新生儿提供准确的预后。该系统根据 47 例患儿的临床和影像学检查结果对骨骼变化程度进行编码。这些研究人员发现，那些下肢明显弯曲但颅骨、肋骨、椎骨、手臂病变较少以及巩膜正常的新生儿可以存活，并且随着年龄的增长骨折次数减少。对于中度和轻度类型，尽管预后不同，但在青春期后骨折减少，有逐渐改善的趋势。

如果已知一个家族有出现成骨不全或胶原蛋白缺陷的患儿，或者父母中已经明确基因突变，则可以在怀孕 10 周时进行人绒毛膜活检，以确定该胎儿是否有相同的缺陷。妊娠中期的产前超声检查有助于发现骨骼发育不良和相关骨折[39]。

婴儿出生时通常大小正常，但出生后生长受到影响。虽然目前还不清楚导致这种生长障碍的决定性因素，但可能的因素包括畸形本身或骨骺生长板的异常。在最严重的病例中，长骨的影像学表现为骨骼在透视中很薄。肋骨畸形影响呼吸功能，可能导致呼吸道感染，儿童的呼吸功能的发展潜力低。

中度成骨不全的儿童通常是在几次看似轻微的创伤却导致骨折后才被确诊的。例如，当看护人试图把孩子从车里抱出来时，孩子紧紧抓住汽车座椅，导致肱骨骨折。那些在幼时就出现不明原因骨折的儿童可以进行胶原蛋白和生化检测，通常是通过皮肤活检进行。这些测试也有助于排除其他疾病，如特发性青少年骨质疏松、白血病和先天性低磷酸酯酶症。尽管目

前并非所有形式的骨骼脆弱性都有明确的基因定位，但仍可以进行基因测试来确定儿童是否有一种明确的成骨不全类型。头大四肢短的婴儿最初可能会被误诊，因为成骨不全和软骨发育不全常常被混淆，然而，在影像学报告中很容易区分两者。

双能X线骨密度仪（dual-energy x-ray absorptiometry，DEXA）是检测低骨密度的一种有用的检测工具。它对那些有轻度成骨不全的儿童最有用，因为它比传统的放射检测更容易检测到变化[49]。DEXA扫描也有助于跟踪药物在增加骨密度方面的疗效。

胶原蛋白和生物化学研究有助于区分受虐的婴儿和患有成骨不全的婴儿。放射学检查很有帮助，因为骨骺骨折在成骨不全中很少见，但在儿童虐待中却很常见，且软组织损伤也很明显。瘀伤在患有成骨不全的婴儿和受虐婴儿的身上都很常见，但当受虐婴儿处于安全的环境中时，瘀伤会痊愈。诊断成骨不全最有帮助的三种影像学检查是颅骨视图检查（缝间骨）、脊柱侧视图（双凹椎骨或扁椎骨）和骨盆检查（髋臼前突的开始）[83]。

在中度到重度的成骨不全中，儿童早期的骨折会导致多处复发性骨折，因为骨架在早期已经受到损伤。儿童发生骨弯曲引起的肢体畸形，这会导致活动能力和其他功能性技能受损。在最不严重的成骨不全类型中，由于首次病理性骨折发生在儿童后期，复发性骨折伴相关长骨畸形的可能性较小，总体预后要好一些。

Engelbert和其同事[23]，在一项对54名成骨不全患儿的横断面研究中，分析了不同类型成骨不全的关节活动范围（ROM）和肌肉力量。在成骨不全Ⅰ型中，活动范围普遍增大，但是ROM没有减小。在成骨不全Ⅲ型患者中，四肢，尤其是下肢严重错位。在成骨不全Ⅳ型患者中，上肢和下肢均有错位。除髋关节周围肌肉外，成骨不全Ⅰ型患者肌肉力量正常。然而，在成骨不全Ⅲ型患者中，肌肉力量严重下降，尤其是髋关节周围肌肉。在成骨不全Ⅳ型中，上肢和下肢的近端肌肉力量都很弱。

除物理治疗师外，在成骨不全管理中具有重要作用的团队成员包括骨科医师、矫形医师、作业治疗师、听力学家、口腔科医生和遗传学家。这种疾病的一级预防进展不大，但近年来在医疗管理方面取得了很大的改善。

前景信息

检查、评估和干预（表11.2～11.4）

婴儿期

对于患有成骨不全的婴儿常见的参与限制取决于病例的严重程度。在严重的病例中，最严重的损伤是肋骨和颅骨骨折，可能分别损害肺和神经功能。由于可能出现心肺损害，可能需要入住新生儿重症监护室；这可能导致亲子之间的互动和感情培养减少。如果成骨不全是中度到重度的，父母抱婴儿时会因为担心折断婴儿的骨头而更加焦虑。这可能导致接触过少，并可能减少对父母和孩子来说都至关重要的感情培养互动。患有严重成骨不全的儿童由于骨骼畸形而减少了活动机会，他们可能无法完成与年龄相符的日常生活活动或者可能无法在正常的同龄人环境中玩耍。

表11.2 成骨不全儿童功能、健康和残疾的国际分类

身体结构变化	身体功能变化	活动	参与
胶原蛋白合成缺陷继发的结缔组织疾病	弥漫性骨质疏松导致多处复发性骨折	有限的功能性移动技能，包括翻身、爬行、过渡动作和更高层次的移动技能	耐力不足和安全问题导致的身体活动参与受限
成骨不全	肌肉无力 关节松弛 长骨弯曲	转移能力受限 活动受限 耐力下降	同龄人玩耍受限 婴儿化 受教育机会和工作机会受限
	脊柱侧弯	自理技能的独立性受限，包括穿衣、吃饭	进出各种环境的能力受限
	脊柱后凸	在不平坦地面上的行走能力受限 轮椅移动的独立性受限	独立生活的能力受限 社会孤立

患有成骨不全的婴儿正处于一个非常脆弱的生命阶段。他们在接受照护、安置和玩耍方面有特殊的需求。在这一阶段，照护人员的作用是最大限度地减少骨折从而限制肌肉无力和关节松弛的进展。而这主要通过家庭治疗计划和对照护者培训来进行，一旦确认婴儿骨骼脆弱，照护者能够正确地照护和安置婴儿，以及陪同婴儿玩耍。

出生时，成骨不全婴儿可能是正常大小，但出生

表 11.3 成骨不全儿童测试建议

	测试信息	成骨不全考量因素	参考资料
身体结构和功能			
关节活动范围	测角仪可以用来确定肢体的活动范围和休息姿势	可能需要调整测角仪，以便对儿童适用	Clarkson HM:*Musculoskeletal assessment: joint motion and muscle testing*.3rd ed. Baltimore, Lippincott, Williams & Wilkins, 2012.
肌力	通过观察、触诊和手压确定肌肉力量	对长骨进行测试时，需要格外小心。徒手肌力测试只是一个参考，测试高于或低于抗重力的力量	Hislop HJ, Montgomery J, editors:*Daniels & Worthingham's muscle testing: techniques of manual examination*.8th ed. Philadelphia, Elsevier Science, 2007.
活动：单一任务			
定时站立平衡	记录个体能够静止站立的时间	对该群体没有一定的标准。可以跟踪个体随时间的变化 可以单脚站立，比较对称性	
步行速度	记录特定距离的步行速度。记录测试期间的支撑和辅助装置	对该群体没有一定的标准。可以跟踪个体随时间的变化 可监测手动轮椅速度	Lythgo N, Wilson C, Galea M:Basic gait and symmetry measures for primary school-aged children and young adults.II:Walking at slow, free and fast speed, *Gait Posture* 33:29-35, 2011.
6 分钟步行测试	个体在 6 分钟内行走尽可能远的距离	对该群体（包括辅助装置）没有一定的标准。可以跟踪个体随时间的变化	更多信息请参阅第 2 章
计时起立和行走	个体从标准高度的椅子上站起，行走 3 米，转身，坐回椅子	对该群体没有一定的标准。儿童可能太小，无法安全上下标准高度的椅子。跟踪个体随时间的变化。如果未使用标准高度的椅子，则记录个体的椅子高度，并在未来的测试中重复这一高度	更多信息请参阅第 2 章
活动：多个项目			
Peabody 发育运动量表	在精细动作和粗大运动技能评估中，与正常发育同龄人（出生至 72 月龄）进行比较	更高水平的自主运动技能和物体操作技能应谨慎处理，因为这些活动可能使儿童面临骨折的风险	更多信息请参阅第 2 章
简明运动功能评估（Brief Assessment of Motor Function，BAMF）	专门为成骨不全人群设计的测试。可预测行走潜力		Cintas HL, Siegel KL, Furst GP, Gerber LH:Brief assessment of motor function: reliability and concurrent validity of the Gross Motor Scale, *Am J Phys Med Rehabil* 82:33-41, 2003.
患者报告结局测量信息系统（PROMIS）	父母和（或）儿童报告。多个维度有助于弄清楚自身优势和需求，帮助建立目标。	有简表和详表。可通过纸质或电子方式进行报告。此表有儿童版和成人版	更多信息请参阅第 2 章
学校功能评估	教育工作者报告儿童的能力。有助于确定教育环境中的需求	有些儿童需要技能方面的帮助，但应该学会如何协调照护事宜	更多信息请参阅第 2 章
儿童生活功能评估量表（PEDI 和 PEDI-CAT）	自我报告工具或照护人报告工具，旨在确定日常活动、移动能力、社会/认知和责任方面的功能滞后情况	PEDI 需要 1 小时完成，而 PEDI-CAT 是一个更简短、更直观的电子版本	更多信息请参阅第 2 章

表 11.4 成骨不全个体功能、健康和残疾的国际分类（ICF）的干预

	终身活动	学龄期的早期干预	学龄期到成年期	青春期到成年期	其他
身体结构	骨折后的力量和运动管理				针对家庭/学校/社区/工作单位制订骨折计划
身体功能	在进行骨折或手术后的康复工作时，在水介质中进行干预通常有助于解决力量和移动能力问题，便于在陆地上获得相同技能	鼓励儿童在学习姿势转换时避免关节间的旋转力和变形力。尽可能保持髋关节对线	对于能站立和（或）行走的患者，腿的长度要相等 加强躯干力量，双手举过头顶做伸展，以帮助限制脊柱侧凸的进展	终身参与某些心血管适能运动是很重要的	体重管理很重要。肥胖会对转移和独立移动产生负面影响
活动	确定辅助装置需求以增强独立性	确定发育顺序，以帮助增强转移和行走潜力	从轮椅水平和功能性移动角度强调独立移动能力。强调独立达到最高水平的功能性移动能力	提高在社区移动的能力 识别自我照护的局限，努力实现最大限度的独立	根据需要调整环境以帮助独立
参与	在各个年龄段，需要关注与年龄相适应的同龄人参与	在学龄前和学龄期，运动场和体育相关游戏是必不可少的，要努力寻找能够独立参与和健身的活动	确定可以终身参与的体育活动，融入同龄人群体	制订策略来加强社区参与，重点关注改善生活质量的活动，包括但不限于就业和休闲	教导患者维护自己的权利，尤其是在紧急情况下 学校和工作单位需要在紧急情况发生前制订行动计划。行动计划可能包括呼叫对象、骨折夹板，以及在呼叫救护车将患者送往急诊室之前进行验伤分类

后的生长几乎总是受阻的。婴儿的典型畸形包括头部相对较大，颅骨软、呈膜质，四肢弯曲，在更为严重的几类成骨不全中，四肢通常较短。其他特征包括宽阔的前额和面部比例失调，使面部呈三角形。从影像学上看，出生时出现的骨折可能处于不同的愈合阶段。重度成骨不全患儿的骨骼短而宽，皮质薄，骨干与骨骺一样宽。在骨折部位触诊，会有弹响。

物理治疗师应了解患儿既往和当下的骨折情况，并应在开始检查前弄清楚婴儿的固定器使用情况。当治疗这类患儿时，评估疼痛是很重要的，因为它可以建立基线舒适度和预估干预变化。FLACC（面部、腿部、活动、哭喊、可安慰度）量表是一种观察量表，用于定量评估处于前语言期的患儿的疼痛行为[44,47]。

评估照护者在给患儿穿衣、换尿布和洗澡过程中的搬动和安置方法是必要的。治疗师可以帮忙识别和矫正那些有骨折风险的方法。如果婴儿住院，必须对所有照护者进行培训，告知其合适的处理方法。

在理疗中评估成骨不全患儿的主动活动范围，而不是被动活动范围，因为绝大多数情况下被动的牵伸活动是禁忌的。标准量角器可用于测量主动活动范围，但可能需要将其缩小到适合婴儿的尺寸。此主动活动范围可以解读为功能性活动的范围，有助于将功能性活动所需的动作范围进行可视化。例如，功能性活动范围包括，儿童将手置于嘴边、将手伸向身体中线和将手伸向头顶的程度。如果可能，同一治疗师进行评估时复测活动范围。应确保评估内信度及评估间信度，如果不止一位治疗师对患儿进行检查，则应每年进行一次信度评价。

通过观察婴儿的运动和触摸婴儿的肌肉收缩来评估肌肉力量，而不是通过常规的肌力评定。

此外，还应进行粗大运动发育评估，因为这些儿童往往由于骨折和肌肉无力而导致粗大运动技能的发育延迟。粗大运动技能的延迟表现为活动能力有限，无法达到运动能力的各里程碑。在10个月以前能够坐起预示未来步行能力可能良好[16]。常规的测试包括Peabody发育运动量表[28]、儿童能力评估量表[34]、Bayley婴儿发育量表Ⅱ[9]，以及简明运动功能评估（该评估可快速获得关于粗大运动、精细运动能力和语言能力的情况）[15,54]。更多关于检查工具的信息参见第2章。最后，评估婴儿座椅、转运和鼓励婴儿独立活动的辅助设备是否合适，也非常重要。

物理治疗包括在早期对父母进行培训，包括正确的移动和安置患儿的技巧。安全的沐浴、穿衣和扶抱

对于降低成骨不全患儿的骨折风险至关重要[8]。在搬动婴儿时，不要将力横向施加在长骨上；相反，应该支撑住头部和躯干，同时让患儿的腿轻柔地垂在怀抱者的支撑手臂上。有些父母在家里移动患儿时，喜欢用标准尺寸的枕头支撑婴儿。有一套适合婴儿的怀抱姿势很重要，这样婴儿就可以通过适应姿势的变化来发展力量。非常重要的一点是，怀抱或移动婴儿时，要在安全范围内，给头部控制力一点挑战，因为一段时间后，头部控制力是身体功能的一个重要指标。宽松的衣服和前扣、侧扣或尼龙搭扣可以方便穿脱衣服。不要给婴儿穿太多，以避免过度出汗。正确的换尿布的方法是将婴儿从尿布上翻滚下来，并用一只手支撑臀部，让婴儿的腿能支撑在照护者的前臂上，而另一只手则放置新尿布，绝对不要用提起婴儿的足踝的方法。洗澡要在一个有衬垫的，最好是塑料盆里进行。在家里移动患儿一般使用专门设计有安全支撑头部、躯干和四肢的婴儿搬运工具。对于非常脆弱的婴儿，可以定制搬运工具，就像一体成型的胸腰椎矫形器一样，该矫形器可固定双腿，而不会使腿悬垂受到伤害。这种搬运工具在帮助安置和移动婴儿时，最大限度地减少了对脆弱骨骼的压力。即使在患儿出院之前，物理治疗过程也包括培训患儿家庭正确地使用汽车安全座椅。早期，如果后向婴儿座椅太大，或者在最初几个月内进出座椅时发生骨折的风险太大，婴儿可能需要一张汽车婴儿床（图 11.2）。可能需要在患儿和运输设备之间增加额外的填充物，这样既能让患儿感到舒适，又不至于给脆弱的患儿带来不必要的压力。家庭需要接受关于如何重新排列座椅衬垫的培训，以适应固定儿童骨折部位时可能放置的各种装置。考虑到低骨密度和高骨折风险，儿童应尽可能长时间使用汽车后向安全座椅，以最大限度地提高乘车的安全性。

正确地放置成骨不全患儿是疾病管理和家庭计划很重要的一部分。一种能提供良好支撑的放置方式是：婴儿侧卧，沿着脊柱和四肢用毛巾卷支撑，这样患儿既能活动，又能受到支撑和保护（图 11.3）。

照护人进行婴儿护理时，应以俯卧姿势开始，因为婴儿在这一姿势下既能得到良好的支撑，也能在受到挑战时感到舒适。当儿童在俯卧学习技巧时，可以把儿童放在毛巾卷上，或在胸部下面放一个软楔形垫代替。俯卧位有助于改善头部控制，强化背部伸肌，利于胸廓塑型。坐位时，婴儿的手臂需要支撑，髋关节应保持中立屈曲位同时膝关节下垫毛巾卷（图 11.4）。婴儿的姿势应经常改变，不应限制主动自发运动，因为自发运动能增强肌肉力量和促进骨钙化[8]。摆位不仅有助于防止骨折，也有助于减少关节错位和畸形。图 11.5 中婴儿的腿不应该那样放在婴儿托架中。同一个座椅采用了侧腿垫，以保持婴儿的髋和腿部位置正中，并使用小腿塑模塑料夹板（图 11.6）。改变婴儿的姿势可以促使婴儿发展与年龄相符的能力与技能。

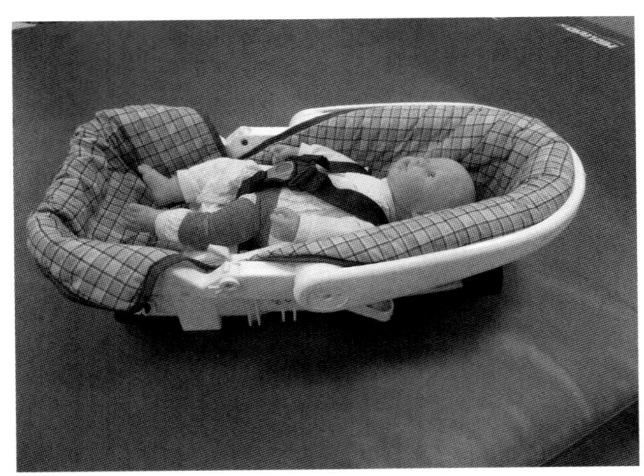

图 11.2 较小婴儿在汽车婴儿床上的示例

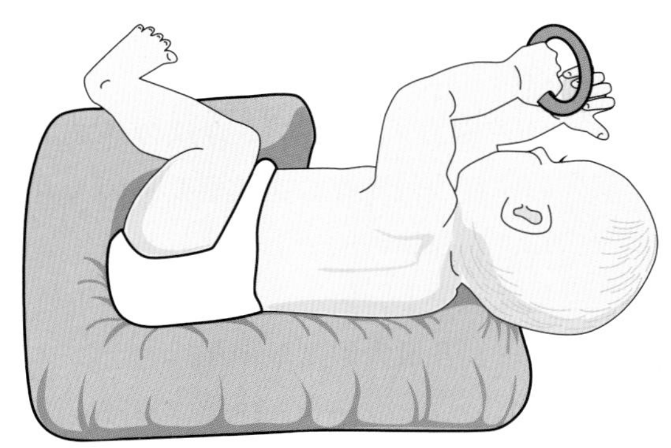

图 11.3 婴儿使用卷轴支撑侧卧。重点是保持躯干对位对线，同时允许主动、自发但安全的活动

婴儿和儿童疾病管理中有一个需要持续关注的部分，那就是提升感觉运动发育技能。需要作业治疗师和物理治疗师共同确认哪些玩具对儿童来说安全合适，还有哪些姿势舒服且能促进患儿的发育。例如，俯卧在柔软的滚筒上或躺在父母的腿上，可以使手臂持重，同时肩部肌肉收缩，这样可以提高对颈部和背

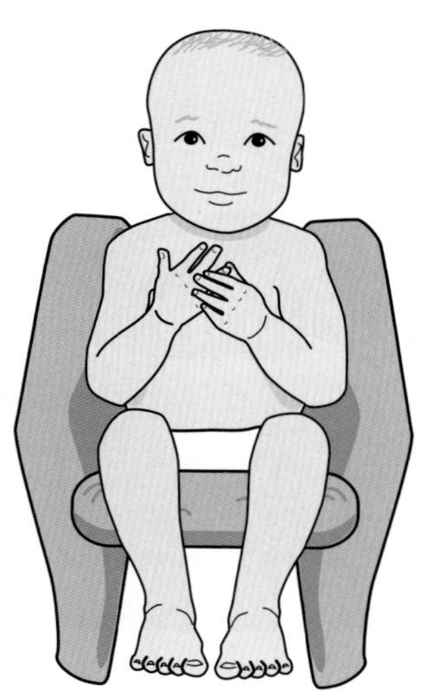

图 11.4 婴儿坐位时髋关节中立旋转位，膝关节屈曲，同时躯干需要支撑

部伸肌的主动控制力（图 11.7）。在这种活动中，增加关节周围的肌肉力量和支撑尤其重要，因为患儿的关节韧带松弛。趴在抬高的表面会比较舒服，如在楔形物、沙发垫或圆筒上，但下肢的安放也很重要，髋关节保持中间位，并最大限度地伸展。

如果儿童能够接受滚动和支撑坐，那就应该尽量鼓励这类对发育有利的活动。鼓励婴儿翻滚时，把婴儿的手臂放在他（她）的头旁边，然后让他（她）尝试翻滚。支撑坐需要用带插件的座椅或角椅来完成。做没有支撑的直立坐姿时，可以在父母的腿上尝试，用枕头辅助。当儿童的头部控制尚可时，可以让其在照护者的腿上或圆筒上进行端坐和跨坐活动，但要避免扭转下肢。这些活动可以提高保护和平衡反应的发育和使下肢有机会承重。许多患有成骨不全的儿童在学会爬行前会花很多时间学习坐着挪动。而许多儿童在学会从卧姿转换到坐姿之前很久就先学会了端坐和坐着移动的技能。由于患儿手臂相较于身体较短，可以在婴儿学习如何转换为坐姿时，为其提供一个凸起的表面（如枕头）来调整。

正确地扶抱移动患儿的同时鼓励其发展技能是至关重要的。例如，当对患儿手进行牵伸时用牵拉手臂的方式进行，但禁止拉坐起。相反，当患儿试图坐起来的时候，应该支撑患儿的肩膀来调整和促进这个动作。在用球练习躯干控制时，治疗师的手应放在婴儿骨盆和躯干上，而不是支撑和辅助婴儿腿部的动作。家长应注意不要使用直立支撑婴儿站立的装置，如婴儿步行机或跳椅。这些装置会对患儿绑着固定带的腿带来不必要的压力，如果患儿无法控制这类装置，可能会对骨骼形成破坏性的扭矩。这些装置并不能正确地培养这些脆弱患儿正确的姿势和承重能力。而这种直立的活动却会让父母误以为婴儿受到了保护。鼓励患儿在侧卧和仰卧位及有支撑的坐姿中进行主动、自发的活动和锻炼，让患儿伸手去抓、侧击、滚动和举起不同质地的轻便玩具。最早可在 6 月龄时开始在泳池里锻炼，目的是促进主动运动和关节持重 [8]。当儿童在父母或治疗师的陪同下，用漂浮装置支撑时，

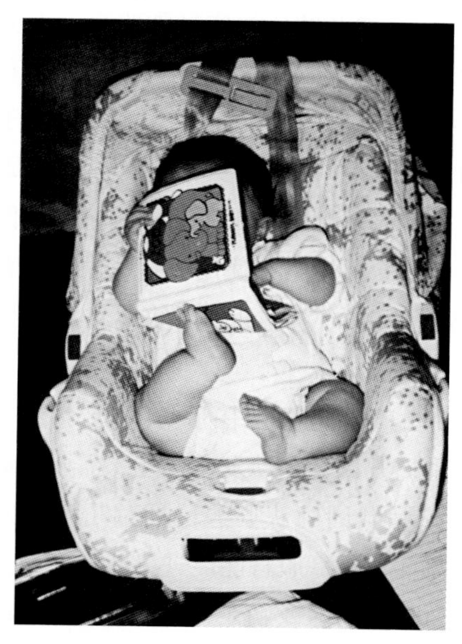

图 11.5 在婴儿座椅上的位置不佳的儿童

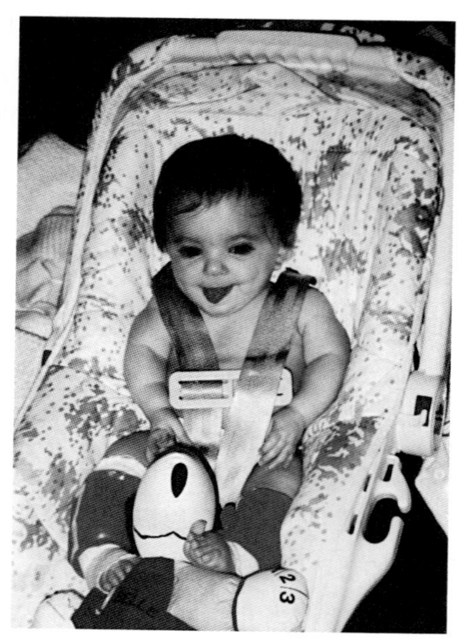

图 11.6 在婴儿座椅上位置改善的儿童

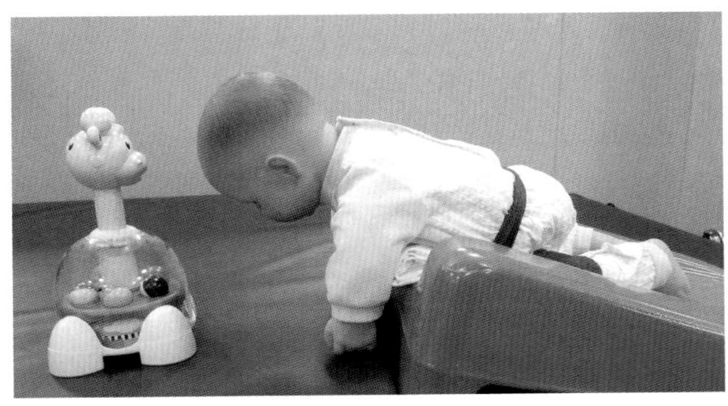

图 11.7　婴儿俯卧在靠垫上有助于其持重，躯干和下肢对位对线，在游戏中加强伸肌的力量

肢体可以在水中不受阻碍的运动。

这一阶段的目标包括，向照护者传授安全地扶抱移动和安置患儿的方法，并为发展与其年龄相符的技能提供机会。治疗的强度依据婴儿和家庭的个人需要而不同，但至少每周提供一次家庭计划和物理治疗师的定期家访，以确保环境适合感觉运动和认知的发育。治疗师可以为照护者提供资源和支持，他们共同制订适当的策略来应对照护者安全扶抱、移动婴儿和促进婴儿发育方面面临的挑战。家庭早期干预，治疗师的另一个重要作用是帮助患儿家庭为患儿制订一套安置和活动选择的方案。这在患儿的骨折恢复期中最为重要。

当发生骨折时，可能需要用热塑性材料或玻璃纤维等材料进行固定。在轻度病例和幼儿中，通过绷带包扎来支撑和保护肢体。新生儿骨折可在 2 周内愈合，婴儿期骨折与其他骨折的愈合时间相同（通常为 6 周）。

学龄前期

在学龄前阶段，仍然会有骨质疏松、关节松弛和肌力低下的情况，在此阶段还伴有因骨折固定而导致的失用性萎缩和骨质疏松的继发损害（图 11.8）。在此阶段，如果患儿有复发性骨折的问题，双膦酸盐类药物治疗应该已经可以减少骨折周期了。骨折导致的骨架变化和继发性损伤可能限制儿童的活动能力，进而限制儿童参与游戏和融入社会的能力。这可能会影响患儿对普通学校的适应，并可能妨碍学业的进步。患有成骨不全的儿童的性情可能在其适应和参与的能力中起到一定作用。Cintas 和其同事 [15] 的研究表明，除活动分数较低外，患有成骨不全的儿童的性情与无失能儿童相同。性情与运动表现中的持续性、方式和活动性方面呈显著正相关。

在这一阶段，由于频繁的骨折固定和相对的失用，肌肉力量通常会减弱，发育性运动技能也滞后。尽管如此，认知技能应该与儿童的年龄相符。当骨折持续发生时，患有成骨不全的儿童通常很少主诉疼痛，即使通常有轻微的软组织损伤 [84]。

如果患儿在没有足够支撑的情况下开始行走，由于骨骼本就脆弱，加上异常的应力，长骨会进一步弯曲。弯曲发生在股骨的前外侧方向和胫骨的前内侧。对于那些不会走路的患儿来说，缺乏正常的持重压力会导致长骨呈蜂窝状的骨质疏松。

这一阶段的重点是保护性持重和自我移动性，以增强儿童的独立能力。尽管正确的安置、扶抱和转移仍然很重要，但重点要转移到儿童主动参与自身管理上。在此期间，患有成骨不全的儿童应具有足够的直立控制力来开始训练持重，或至少应保持辅助站立位下关节持重，因为早期持重似乎有一些有益的影响 [30]。当比较患儿在出生时和几年后的 X 线片时，骨密度的变化水平表明，进行性骨质疏松已叠加在基本骨缺损上 [10]。上肢骨密度往往比下肢骨密度高，骨折的可能性较小。这可能与自理和游戏活动中上肢骨骼的使用和持重有关。

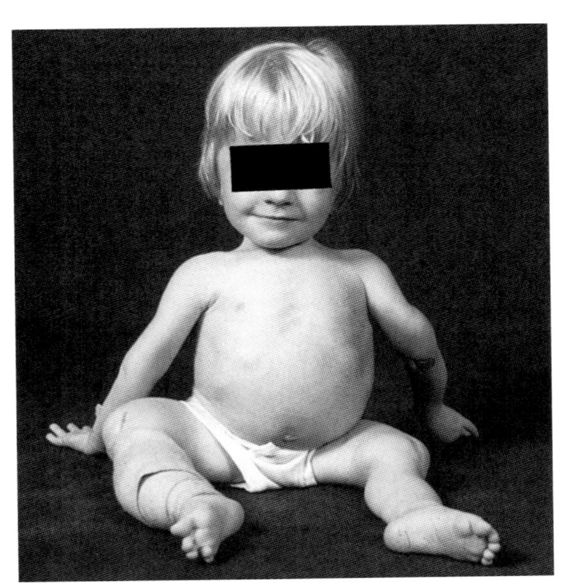

图 11.8　成骨不全患儿表现为关节松弛和骨骼畸形：股前外侧弓和胫骨前弓

对学龄前儿童来说，评估移动模式和适应装置对于促进支撑坐位功能性活动和独立性至关重要。由于与运动–固定状态相关的安置姿势会改变，设备需要不断更新。评估夹板需求和ADL设备的适合性及功能，以达到最佳的独立能力水平。

可用的发展评估工具包括Peabody发育运动量表Ⅱ、简明运动功能评估和儿童生活功能评估量表，以评估成骨不全儿童的整体运动功能和活动受限。学龄前儿童应继续评估疼痛。可用的疼痛评估包括FLACC行为量表和自我报告数字量表（Self-report Nameric Scale）或Wong-Baker面部量表（Wong-Baker Faces Scale）[44,82]。主动运动仍然对增加力弱肌肉的肌力很重要，最典型是髋伸肌和外展肌。主动锻炼主要通过促进发育性游戏来实现。为了增加持重能力，维持或增强股四头肌和髋伸肌的力量，可以让患儿跨坐在一个滚轴上并进行站立，但这一过程中治疗师要支撑患儿的骨盆（图11.9）。治疗师首先让患儿坐在一个高的滚轴上，从坐到站需要运动的幅度要小，然后逐渐变为使用较低的滚轴。应谨慎地建立一个针对患儿耐受性进行分级的主动–抗阻流程。可逐渐增加轻质量物体的重量，但它们应该靠近大关节附近，以避免力臂过长而增加骨折的可能性。

在这个年龄可以引入的早期健身相关活动，包括滑板车活动、骑三轮车和操场游戏，如西蒙说（所指令–动）、红灯停绿灯行和跟随领队游戏。鼓励儿童手臂伸过头顶够东西的活动有助于让儿童尽量伸展躯干。这类活动包括改良的篮球运动，即儿童用较轻的篮球进行低速传球。使用系绳网球的球拍运动可帮助建立上身力量。负责确保安全的成人应密切监控所有活动。如果患儿正在上学前班，在学校发生骨折，照护小组的所有成员都应该有一个基本的应急计划。该计划将包括但不限于在等待医疗干预支援的同时通知家属并对相关肢体进行夹板固定。

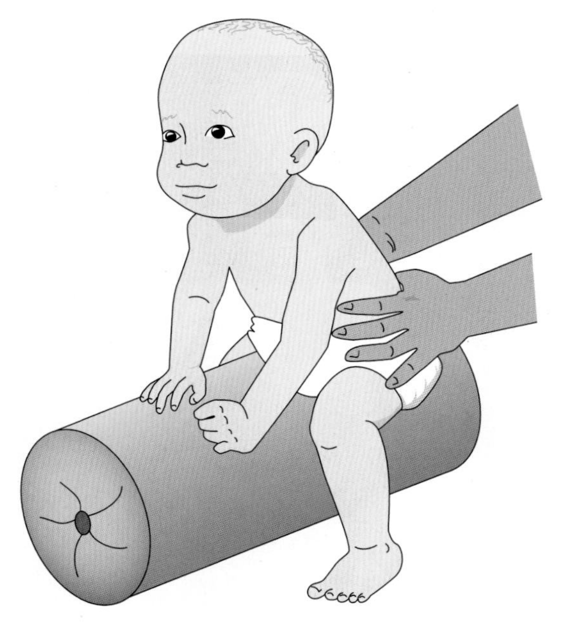

图11.9 支撑坐立的跨坐翻滚活动，以加强下肢力量和承重

水中运动项目对患有成骨不全的儿童来说很好。可以在很小的时候开始运动，并持续终身。水疗的好处包括有机会在安全的环境中与同龄人互动，安全地通过水的阻力和浮力增强肌肉力量，以及在受保护的环境中改善心血管健康和持重负荷能力。治疗师可以先利用水的浮力效应来辅助较弱的运动，然后支持这些运动，最后利用水的阻力来抵抗主动运动，从而对患儿在泳池中的运动能力进行精细的分级。可以利用漂浮物体来改良练习，利用湍流和改变运动的速度和方向来改变身体运动部位的力臂长度。

水中运动可以加深呼吸，促进胸部扩张，增强整体呼吸功能，这一点尤其重要，因为胸部畸形会影响患者的呼吸能力。当考虑对患有成骨不全的儿童进行水疗时，应采取一定的预防措施。水的热量会引起体温升高，加快新陈代谢，而这类儿童的体温和新陈代谢水平已经较高了。因此，建议密切监测每个儿童在水中的时间、水温和活动水平。刚开始时，水中训练时间一般限制在20～30分钟[14]。

水中运动疗法可能会打破进一步失用和骨折固定后继发并发症的恶性循环。对于成骨不全儿童，水疗不仅是一种理想的治疗方式，它也可以是一种治疗性的终身业余爱好，可以改善致残过程的影响。

对于经常骨折的学龄前儿童来说，安全、独立的活动能力既是一个关键的目标，又是一项巨大的挑战。主要目标是防止因初始损伤而导致的活动受限。科学研究认为，出生后最初几年里活动机会有限会导致以后生活中缺乏解决问题的技能[72]。应探索不同的安全模式下运动的可能性，以扩大儿童的环境体验。坐着用腿或手推动滑板车可能有效（图11.10）。应该鼓励家庭利用可以在玩具店买到的可骑乘的玩具。通常很难找到一种既能合适儿童缩短的股骨和手臂，同时又能提供足够的支撑面积来加强躯干控制的装置。有时需要调整车把手，使患儿能够有效地操作。没有旋转组件的坐骑玩具可以让患儿安全移动。

对于患有成骨不全的学龄前儿童，可达到的移动程度各不相同。那些行走技能有限的儿童可能需要正式的步态训练及家庭成员的指导。儿童通常在出生后第 2 年对站立开始感兴趣。影响站立和行走能力的因素包括四肢的弯曲程度和四肢的肌肉力量。练习在泳池中行走，进行有保护的承重训练。由于水的浮力为身体提供了支撑，所以可以逐渐增加无力的四肢和不稳定关节的承重，而不必担心造成创伤。

减重的量取决于身体在水位以下的比例。为了最大限度地减轻移动时的持重，儿童应该从站在泳池里水位在儿童颈部的水平开始训练。随着时间的推移，儿童逐渐尝试在浅水中承重。如果患有成骨不全的儿童正在骨折恢复期，建议在早期承重时，在泳池中使用热塑性夹板进一步保护四肢。根据 Duffield[19] 关于在水中行走训练的通用指南，建议患儿从双杠或步行架开始，治疗师首先从前面支撑骨盆。患儿练习重心从一侧转移到另一侧、向前和向后，然后继续向前走。水的浮力会使患儿向后失去平衡，所以治疗师要提示患儿稍微前倾以抵消浮力的上升推力。通过这种方式，患有成骨不全的儿童先开始保护性步行，之后再踏在坚实的泳池底面步行。不建议无保护地站在坚实的地面上，因为这会导致长骨快速弯曲。当四肢严重弯曲时，儿童通常要接受截骨矫形手术。尽管患有中度至重度成骨不全的儿童需要夹板或支架等外部装置来保护脆弱的长骨，但仍鼓励儿童练习与年龄程度相符的下肢承重。

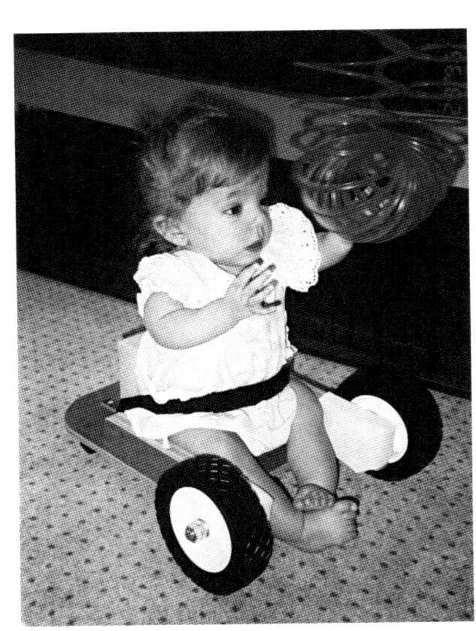

图 11.10 滑板车，患儿可用腿或手推动以进行移动

在中度到重度成骨不全中，开始在坚硬表面上的站立活动时通常需要使用支具和夹板。使用矫形器可以提供保护性承重，以减轻应力对骨质疏松性骨畸形的影响。如果儿童有明显的下肢弯曲，并且没有站立技能，则可以先将支具或夹板与站立架结合使用。

如果儿童不是自然地开始站立，可以使用一个站立设备来支撑。空气夹板可以用来防止骨折和暂时控制骨折。从使用承重支架过渡到无支撑地自由站立，这种装置的使用可能是一个很好的过渡[63]。许多儿童的早期移动方式是进行坐、立位转换和扶着家具慢慢挪动。空气夹板能帮助患儿建立分级承重和进行步态训练。空气夹板的缺点是它们可能体积大而且很热，所以儿童可能耐受度不高。

一旦儿童成功摆脱了站立器，就可以通过使用双杠或助行器来保护性行走。助行器通过支撑躯干和骨盆来承受大部分体重，通常用在最初的地面行走中帮助承重。这个助行器通过一个躯干支撑袖口和一个放置于儿童两腿之间的软垫鞍头来支撑体重。也可以使用后轮式和四点式步行机，然后使用手杖或拐杖（取决于成骨不全的类型和严重程度）。前臂与助行器或拐杖之间的连接提供了一定程度的承重，力分布在整个前臂，以减少手臂和手腕上的压力，并减轻下肢的承重。使用助行器的较大学龄前儿童可能受益于带座位的助行器，这样他们可以在步行活动之间休息，并充分参与学前相关的游戏。当骨折发生率降低时，大多数儿童不用支架行走。尽管使用双膦酸盐药物后能用下肢少量承重，但许多人会受益于鞋内矫形器，以支撑因韧带松弛而经常塌陷的足纵弓。

家庭通常会购买一个轻便的轮椅，儿童可以在骨折恢复期间自己推行。对于那些有着明显骨质疏松的患儿来说，这个年龄段可以考虑电动轮椅。通过训练，患儿可以安全地操作移动设备，并与年龄相仿的同龄人玩耍。这些替代性移动模式和步行并不冲突，而是提供了额外有用的移动选择。无论采用何种移动模式，都必须在家中和学前环境中为儿童提供一定程度的功能独立性，以促进其参与社会活动。

治疗师经常接到咨询关于成骨不全患儿的座椅问题。鉴于大多数州都要求8岁以下儿童在车内使用儿童安全座椅，因此，一旦儿童不能再使用一般安全座椅，就必须帮助家庭选择合适的座椅。对于患有最严重的成骨不全的儿童，最安全的方式是尽可能长时间地使用后向座椅装置。五点式安全带比起普通安全带更能均匀地分散事故产生的压力。在儿童体型达到座位尺寸限制之前，应使用加高座椅；做出这些决定时不应只考虑法律规定的年龄限制。

学龄期与青春期

由于日常生活活动能力不足和自理能力有限，学龄儿童和青少年参与同龄人活动的能力往往很有限（表11.2）。如果照护者出于对骨折的极度恐惧和焦虑而过度保护学龄儿童，其社交能力的发展很可能受到阻碍。这可能会影响学龄儿童的学业和未来的就业。研究表明，患有成骨不全的儿童往往具有与正常发育同龄人相似的性情[73]。有消极行为的儿童，包括消极情绪和夸张的表达，会导致父母错误的理解在照护骨骼脆弱的儿童时遇到的困难。儿童的病情严重程度对家长的影响不如儿童的性情对家长的影响大[73]。家长和教育者应鼓励儿童用积极的态度面对问题，并表扬学校内的优秀表现，使儿童有能力创造美好的未来。

在这个年龄，脊柱可能会出现不同程度的畸形。通常，脊柱会侧凸、后凸或两者都存在，这是由椎骨压缩性骨折、骨质疏松和韧带松弛引起的。患有中度至重度成骨不全的儿童通常有多处骨折，导致长骨明显弯曲和骨骺板生长停滞。股骨颈干角可能随着髋内翻畸形和髋臼内陷而减小。胫骨呈一定角度前倾，结合呈一定角度弯曲的股骨，导致膝关节明显地屈曲挛缩。髌股关节经常脱臼，使患者容易跌倒和骨折。足外翻也很常见。肱骨呈一定角度向侧方或前外侧弯曲，前臂的旋后和旋前受限。肘部常出现肘内翻畸形，也可能出现肘关节屈曲挛缩。

青春期后骨折的频率有明显降低的趋势。可能的原因包括激素的变化、对如何预防骨折认识的提高、协调性的改善和骨骼强度的增加[31]。矛盾的是，青少年感觉到自己的身体稳定性增强并获得独立性，他们可能会最大限度地参与各种活动，而这会增加更严重类型骨折的风险。为了不妨碍这些活动和独立性，应在整个儿童期的患者指导中强调持续使用安全的移动方式和行为。

这一阶段的物理治疗管理涉及其他团队成员，包括骨科、矫形学、作业治疗和康复工程专业人员，以最大限度地提高儿童在日常活动、移动性、耐力、解决问题和适应学校环境方面的独立性。

应鼓励儿童和青少年成为积极的家庭成员。他们应该在其职能范围内分担与家庭相关的家务和责任。这一点很重要，因为这有助于儿童学会终身独立能力，让儿童感到有价值，并可能减少兄弟姐妹之间的矛盾。

在这一时期，物理治疗也许能帮助由于青春期前骨折而引起一系列活动障碍的患儿回到受伤前的活动状态。体重管理和体育活动在这个年龄段很重要。

脊柱侧凸和脊柱后凸的治疗通常通过脊柱融合术来解决，但在长期保持方面还具有不确定性。脊柱背带已被证明在控制脊柱侧凸和后凸方面无效。

物理治疗还可以通过确定儿童可以做到的安全高效的姿势来帮助儿童最大限度地提高独立性。对于那些病情严重的患儿，自适应设备是必不可少的。作业治疗师、物理治疗师和康复工程师合作调整轮椅、座椅和移动装置，以适应骨骼畸形、脊柱侧凸和后凸。各种重量轻，易于操作的手动轮椅可以与座椅插件相配合，用于躯体控制和正确安置身体部位。乙烯基软垫通常不适合患有成骨不全的儿童，因为这种材料有导致过度出汗的倾向。正确的轮椅体位对于预防进一步致残畸形和保护暴露的肢体免受创伤至关重要。那些依靠电动装置移动的患儿可能会受益于座椅升降机和电动转臂，从而保持转移独立性并能够进入家中和学校内的所有路面（图11.11）。

青少年持续进行物理治疗，以提高运动能力、耐力和力量。如果有足够的上肢力量，在家里通常可以通过辅助装置来移动。可使用双拐或能变换成单拐的助行器。

许多主要依靠轮椅来移动的成骨不全患儿，现在可以在不对练习项目做任何特殊改动的情况下在家里四处走动。为确保在青少年和成人时期能够做到这一点，要重点强调在整个儿童期充分保持骨骼排列和最大限度的肌肉力量。然而，考虑到患儿身材矮小，

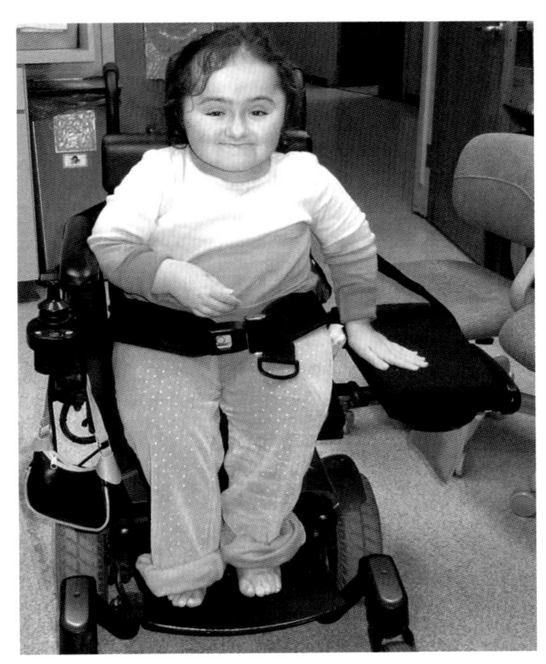

图 11.11　青少年使用有座椅抬升和电动移动臂的电动轮椅

远距离步行所需的能量消耗大，以及患者肌肉力量较弱，社区内步行是不太现实的。大多数学龄儿童和年龄较大的成骨不全儿童都使用轮椅在社区内活动[10]。独立的移动能力至关重要，因为这关系到对社区环境的适应程度。Bachman[5]发现，能够独立离家是让青少年能成功参与校外活动的最重要因素。

当患儿参与制订一个符合自身兴趣和日程安排的项目时，力量和耐力训练的项目可能是最容易成功的。对于那些不能行走的患儿来说，在这个年龄段最重要的是核心力量和坐位下的行动力。充足的躯干力量将对儿童协助移动的能力和成年期自理能力产生积极影响。运动项目包括逐渐增加重量的渐进式阻力训练、水上活动、适应性运动或计算机辅助体育活动。结合了功能强化和移动性的愉快的业余活动在这个年龄段也很重要。尽管必须避免接触性运动，如橄榄球、英式足球和棒球，但是量身打造的体育运动和健身计划对于患有成骨不全的年轻人来说是至关重要的。这些适应性体育活动有助于改善身体健康，找到竞争的机会，发现自己的潜力，并提供结交朋友的机会[17]。应鼓励体育和娱乐活动作为治疗的辅助手段。这些活动将帮助儿童发展终身运动兴趣。对感兴趣的儿童可以提供游泳、骑自行车、划船、非接触武术、适应性舞蹈、台球、高尔夫球、轮椅运动、球拍运动，甚至雪橇曲棍球等适应性的运动。在帮助儿童发展运动兴趣时，保持开放的心态是很重要的。在帮助儿童做出选择时，权衡利益与风险。物理治疗师的作用是为参与设定适当的参数，提供预防措施，并逐步提高活动水平。志愿工作和社会机会，如童子军，能够激发情感上的成长，培养领导技能。在未来申请就业时，志愿者能力方面的经验对青少年有帮助。

向成人过渡

在向成人过渡的过程中，需要将重点放在独立生活所需的技能上。物理治疗师在帮助制订护理计划时，确定个人的教育和就业目标很重要。一旦确立了个人目标，治疗师就可以帮助年轻人解决活动中的问题，让他们参与进来。参与度不高的成骨不全患者往往不寻求帮助；参与度高的患者可能需要一些帮助来解决特定的目标，如如厕转移或获得在没有外部援助的情况下管理家庭的技能。需要制订策略，在有或无骨折的情况下最大限度地提高独立性。在向成人过渡的过程中，适当的职业安置很重要，并需要同时考虑到患者的智力和身体限制。由于大多数患有成骨不全的患者会成为对社会有用的人，因此学业、社会交往能力和身体发展将增强他们在竞争激烈的就业市场中取得成功的机会[10]。

除了功能性独立之外，成骨不全患者还需要进行多种有益的行为，增进终身健康。这些包括定期锻炼、体重管理、进食含钙丰富的健康食物、限制摄入咖啡因和避免吸烟。治疗师需要回顾各个方面如何影响整体健康，更重要的是重新审视骨质疏松的管理。

有些人在成年后会遇到听力问题。脊柱侧凸可能很严重，并可能继续发展。患有成骨不全的青少年和成人的脊柱侧凸发病率接近 80%～90%[1]。患有成骨不全的患者尤其容易患绝经后骨质疏松或固定性骨质疏松[68]，这些患者可能会出现更多骨折[55]。成人成骨不全患者还报告过有关节炎和背痛的问题。

当这些儿童成年时，大多数病情中等程度的人都会使用手动或电动轮椅在社区内活动。使用辅具可以在室内移动。

（孙丽佳　译，李红霞　审）

参考文献

1. Albright JA: Management overview of osteogenesis imperfecta, *Clin Orthop* 159:80–87, 1981.
2. Alharbi M, Pinto G, Finidori G, et al.: Pamidronate treatment of children with moderate-to-severe osteogenesis imperfecta: a note of caution, *Horm Res* 71:38–44, 2009.
3. Astrom E, Soderhall S: Beneficial effect of bisphosphonate during five years of treatment of severe osteogenesis imperfecta, *Acta Paediatr* 87:64–68, 1998.
4. Astrom E, Soderhall S: Beneficial effect of long term intravenous bisphosphonate treatment of osteogenesis imperfecta, *Arch Dis Child* 86:356–364, 2002.
5. Bachman WH: Variables affecting post school economic adaptation of orthopedically handicapped and other health-impaired students, *Rehabil Lit* 3:98, 1972.
6. Basel D, Steiner RD: Osteogenesis imperfecta: recent findings shed new light on this once well-understood condition, *Genet Med* 11:375–385, 2009.
7. Benson DR, Newman DC: The spine and surgical treatment in osteogenesis imperfecta, *Clin Orthop* 159:147–153, 1981.
8. Binder H, Hawkes L, Graybill G, Gerber NL, Weintrob JC: Osteogenesis imperfecta: rehabilitation approach with infants and young children, *Arch Phys Med Rehabil* 65:537–541, 1984.
9. Black MM, Matula K: *Essentials of Bayley Scales of Infant Development II assessment*, New York, 1999, John Wiley Sons.
10. Bleck EE: Nonoperative treatment of osteogenesis imperfecta: orthotic and mobility management, *Clin Orthop* 159:111–122, 1981.
11. Bluemcke S, Niedorf HR, Thiel HJ, Langness U: Histochemical and fine structural studies on the cornea in osteogenesis imperfecta, *Virchows Arch B Cell Pathol* 11:124–132, 1972.
12. Byers PH: *Osteogenesis imperfecta: an update: growth, genetics and hormones*, vol. 4. New York, 1988, McGraw-Hill. Part 2.
13. Chamberlain JR, Schwarze U, Wang PR, et al.: Gene targeting in stem cells from individuals with osteogenesis imperfecta, *Science* 303:1198–1201, 2004.
14. Cintas HL: Aquatics. In Cintas HL, Gerber LH, editors: *Children with osteogenesis imperfecta: strategies to enhance performance*, Gaithersburg, MD, 2005, Osteogenesis Imperfecta Foundation, pp. 101–121.
15. Cintas HL, Siegel KL, Furst GP, Gerber LH: Brief assessment of motor function: reliability and concurrent validity of the Gross Motor Scale, *Am J Phys Med Rehabil* 82:33–41, 2003.
16. Daly K, Wisbeach A, Sampera Jr I, Fixsen JA: The prognosis for walking in osteogenesis imperfecta, *J Bone Joint Surg Br* 78:477–480, 1996.
17. Donohoe M: Sports and recreation. Chapter 6. In Cintas HL, Gerber LH, editors: *Children with osteogenesis imperfecta: strategies to enhance performance*, Gaithersburg, MD, 2005, Osteogenesis Imperfecta Foundation, pp. 122–160.
18. Doty SB, Matthews RS: Electron microscopic and histochemical investigation of osteogenesis imperfecta tarda, *Clin Orthop* 80:191–201, 1971.
19. Duffield MH: Physiological and therapeutic effects of exercise in warm water. In Skinner AT, Thomson AM, editors: *Duffield's exercise in water*, ed 3, London, 1983, Bailliere Tindall.
20. Engelbert RHH, Gerver WJM, Breslau-Siderius LJ, van der Graaf Y, Pruijs HEH, van Doorne JM: Spinal complication in osteogenesis imperfecta: 47 patients 1-16 years of age, *Acta Orthop Scand* 69:283–286, 1998.
21. Reference deleted in Proofs.
22. Engelbert RH, Uiterwaal CS, van der Hulst A, Witjes B, Helders PJ, Pruijs HE: Scoliosis in children with osteogenesis imperfecta: influence of severity of disease and age of reaching motor milestones, *Eur Spine J* 12:130–134, 2003.
23. Engelbert RH, van der Graaf Y, van Empelen MA, Beemer A, Helders PJM: Osteogenesis imperfecta in childhood: impairment and disability, *Pediatrics* 99:E3, 1997.
24. Falk MJ, Heeger S, Lynch KA, DeCaro KR, Bohach D, Gibson KS, Warman ML: Intravenous biophosphate therapy in children with osteogenesis imperfecta, *Pediatrics* 111:573–578, 2003.
25. Falvo KA, Bullough PG: Osteogenesis imperfecta: a histometric analysis, *J Bone Joint Surg Am* 55:275–286, 1973.
26. Falvo KA, Root L, Bullough PG: Osteogenesis imperfecta: a clinical evaluation and management, *J Bone Joint Surg Am* 56:783–793, 1974.
27. Fehribach G: *Independent living*, Pittsburgh, PA, 1990, Presented before the Osteogenesis Imperfecta Foundation National Convention, August 9, 1990.
28. Folio M, Fewell R: *Peabody Developmental Motor Scales and activity cards*, Allen, TX, 1983, DLM Teaching Resources.
29. Forlino A, Cabral WA, Barnes AM, Marnini JC: New perspectives on osteogenesis imperfecta, *Nat Rev Endocrinol* 7:540–557, 2012.
30. Gerber LH, Binder H, Weintrob J, Grenge DK, Shapiro J, Fromherz W, et al.: Rehabilitation of children and infants with osteogenesis imperfecta: a program for ambulation, *Clin Orthop Rel Res* 251:254–262, 1990.
31. Glorieux F: *Guide to osteogenesis imperfecta for pediatricians and family practice physicians*, Bethesda, MD, 2007, National Institutes of Health Osteoporosis and Related Bone Diseases National Resource Center.
32. Glorieux FH, Rauch F, Plotkin H, Ward L, Travers R, Roughley P, et al.: Type V osteogenesis imperfecta: a new form of brittle bone disease, *J Bone Miner Res* 15:1650–1658, 2000.
33. Glorieux FH, Ward LM, Rauch F, Lalic L, Roughley PJ, Travers R: Osteogenesis imperfecta type VI: a form of brittle bone disease with a mineralization defect, *J Bone Miner Res* 17:30–38, 2002.
34. Haley SM, Faas RM, Coster WJ, Webster H, Gans BM: *Pediatric Evaluation of Disability Inventory*, Boston, 1989, New England Medical Center.
35. Harrington J, Sochett E, Howard A: Update on the evaluation and treatment of osteogenesis imperfecta, *Pediatr Clin North Am* 61:1243–1257, 2014.
36. Horwitz EM, Prockop DJ, Gordon PL, et al.: Clinical responses to bone marrow transplantation in children with severe osteogenesis imperfecta, *Blood* 97:1227–1231, 2001.
37. Hoyer-Kuhn H, Semler O, Stark C, et al.: A specialized rehabilitation approach improves mobility in children with osteogenesis imperfecta, *J Musculoskelet Neuronal Interact* 14(4):445–453, 2014.
38. Jerosch J, Mazzotti I, Tomasvic M: Complications after treatment of patients with osteogenesis imperfecta with a Bailey-Dubow rod, *Arch Orthop Trauma Surg* 117:240–245, 1998.
39. Krakow D, Alanay Y, Rimoin LP, et al.: Evaluation of prenatal-onset osteochondrodysplasias by ultrasonography: a retrospective and prospective analysis, *Am J Med Genet* 146:1917–1924, 2008.
40. Labuda M, Morissette J, Ward LM, et al.: Osteogenesis imperfecta type VII maps to the short arm of chromosome 3, *Bone* 31:19–25, 2002.
41. Landsmeer-Beker EA: Treatment of osteogenesis imperfecta with the bisphosphonate olpadronate (dimethylaminohydroxypropylidene bisphosphonate), *Eur J Pediatr* 156:792–794, 1997.
42. Lips P, Bouillon R, van Schoor NM, Vanderschueren D, Verschueren S, Kuchuk N, et al.: Reducing fracture risk with calcium and vitamin D, *Clin Endocrinol* 73:277–285, 2010.
43. Looser E: Zur Kenntnis der Osteogenesis imperfecta congenita und tardannte idiopathische Osteopsathyrosis, *Mitteilungen Grenzgebieten Medizin Chirurgie* 15:161, 1906 (Translation: Toward an understanding of osteogenesis imperfecta and tarda [also known as idiopathic osteopsathyrosis]. *Transactions of Frontiers of Medicine and Surgery*).
44. Manworren RC, Hynan LS: Clinical validation of FLACC: preverbal patient pain scale, *Pediatr Nurs* 29:140–146, 2003.
45. Marini JC: Should children with osteogenesis imperfecta be treated with bisphosphonates? *Nature Clin Pract Endocrinol Metabol* 2:14–15, 2006.
46. Marini JC, Cabral WA, Barnes AM: Null mutations in LEPRE1

and *CRTAP* cause severe recessive osteogenesis imperfecta, *Cell Tissues Res* 339:59–70, 2010.
47. Merkel S, Voepel-Lewis T, Malviya S: Pain assessment in infants and young children: FLACC scale, *Am J Nurs* 102:55–58, 2002.
48. Montpetit K, Plotkin H, Pauch F, Bilodeau N, Cloutier S, Rabzel M, Glorieux FH: Rapid increase in grip force after start of pamidronate therapy in children and adolescents with severe osteogenesis imperfecta, *Pediatrics* 111:601–603, 2003.
49. Moore MS, Minch CM, Kruse RW, Harke HT, Jacobson L, Taylor A: The role of dual energy x-ray absorptiometry in aiding the diagnosis of pediatric osteogenesis imperfecta, *Am J Orthop* 27:797–801, 1998.
50. Morris CD, Einhorn TA: Bisphosphonates in orthopaedic surgery, *J Bone Joint Surg Am* 87:1609–1618, 2005.
51. Munns CF, Rauch F, Zeitlin L, Fassier F, Glorieux FH: Delayed osteotomy but not fracture healing in pediatric osteogenesis imperfecta patients receiving pamidronate, *J Bone Miner Res* 19:1779–1786, 2004.
52. Niyibizi C, Wang S, Mi Z, Robbins PD: Gene therapy approaches for osteogenesis imperfecta, *Gene Ther* 11:408–416, 2004.
53. Obafemi AA, Bulas DI, Troendle J, Marini JC: Popcorn calcification in osteogenesis imperfecta: incidence, progression, and molecular correlation, *Am J Med Genet A* 146A:2725–2732, 2008.
54. Parks R, Cintas HL, Chaffin MC, Gerber L: Brief assessment of motor function: content validity and reliability of the fine motor scale, *Pediatr Phys Ther* 19:315–325, 2007.
55. Paterson CR: Clinical variability and life expectancy in osteogenesis imperfecta, *Clin Rheumatol* 14:228, 1995.
56. Poyrazoglu S, Gunoz H, Darendeliler F, et al.: Successful results of pamidronate treatment in children with osteogenesis imperfecta with emphasis on the interpretation of bone mineral density for local standards, *J Pediatr Orthop* 28:483–487, 2008.
57. Primorac D, Rowe DW, Mottes M, Barisic I, Anticevic D, Mirandola S, et al.: Osteogenesis imperfecta at the beginning of bone and joint decade, *Croat Med J* 4:393–415, 2001.
58. Prockop DJ: Targeting gene therapy for osteogenesis imperfecta, *N Engl J Med* 350:2302–2304, 2004.
59. Ramser JR, Frost HM: The study of a rib biopsy from a patient with osteogenesis imperfecta: a method using in vivo tetracycline labeling, *Acta Orthop Scand* 37:229–240, 1966.
60. Rauch F, Glorieux FH: Bisphosphonate treatment in osteogenesis imperfecta: which drug, for whom, for how long? *Ann Med* 37:295–302, 2005.
61. Roughley PJ, Rauch F, Glorieux FH: Osteogenesis imperfecta—clinical and molecular diversity, *Eur Cell Mater* 5:41–47, 2003.
62. Schwartz S: Dental care for children with osteogenesis imperfecta. In Chiasson R, Munns C, Zeitlin L, editors: *Interdisciplinary treatment approach for children with osteogenesis imperfecta*, Canada, 2004, Shriners Hospital for Children, pp 137–150.
63. Scott EF: The use of air splints for mobility training in osteogenesis imperfecta, *Clin Suggest* 2:52–53, 1990.
64. Seedorf KS: Osteogenesis imperfecta: a study of clinical features and heredity based on 55 Danish families comprising 180 affected members, *Opera ex Domo Biologiae Hereditariae Humanae Universitatis Hafniensis* 20:1–229, 1949.
65. Semler O, Fricke O, Vezyroglou K, Stark C, Schoenau E: Improvement of individual mobility in patients with osteogenesis imperfecta by whole body vibration powered by Galileo-System, *Bone* 40:S77, 2007.
66. Semler O, Fricke O, Vezyroglou K, Stark C, Schoenau E: Preliminary results on the mobility after whole body vibration in immobilized children and adolescents, *J Musculoskelet Neuronal Interact* 7:77–81, 2007.
67. Semler O, Fricke O, Vezyroglou K, Stark C, Schoenau E: Results of a prospective pilot trial on mobility after whole body vibration in immobilized children and adolescents with osteogenesis imperfecta, *Clin Rehabil* 22:387–394, 2008.
68. Sillence DO: Osteogenesis imperfecta: expanding panorama of variants, *Clin Orthop Rel Res* 159:11–25, 1981.
69. Sillence DO, Danks DM: The differentiation of genetically distinct varieties of osteogenesis imperfecta in the newborn period, *Clin Res* 26:178A, 1978.
70. Sillence DO, Senn A, Danks DM: Genetic heterogeneity in osteogenesis imperfecta, *J Med Genet* 16:101–116, 1979.
71. Spranger J, Cremin B, Beighton P: Osteogenesis imperfecta congenita, *Pediatr Radiol* 12:21–27, 1982.
72. Stanton D, Wilson PN, Foreman N: Effects of early mobility on shortcut performance in a simulated maze, *Behav Brain Res* 136:61–66, 2002.
73. Suskauer SJ, Cintas HL, Marini JC, Gerber LH: Temperament and physical performance in children with osteogenesis imperfecta, *Pediatrics* 111:E153–E161, 2003.
74. Tachdjian MO: *Pediatric orthopedics*, ed 3, vol. 2. Philadelphia, 2002, WB Saunders.
75. Valadares ER, Carneiro TB, Santos PM, Oliveira AC, Zabel B: What is new in genetics and osteogenesis imperfecta classification? *J Pediatr (Rio J)* 90:536–541, 2014.
76. Van Brussel M, Takken T, Uiterwaal C, Pruijs HJ, Van der Net J, Helders PJM: Physical training in children with osteogenesis imperfecta, *J Pediatr* 152:111–116, 2008.
77. Ward LM, Rauch F, Travers R, et al.: Osteogenesis imperfecta type VII: an autosomal recessive form of brittle bone disease, *Bone* 31:12–18, 2003.
78. Weber M, Roschger P, Fratzl-Zelman N, et al.: Pamidronate does not adversely affect bone intrinsic material properties in children with osteogenesis imperfecta, *Bone* 39:616–622, 2006.
79. Wekre LL1, Froslie KF, Haugen L, Falch JA: A population-based study of demographical variables and ability to perform activities of daily living in adults with osteogenesis imperfecta, *Disabil Rehabil* 32:579–587, 2010.
80. Widmann RF, Laplaza FJ, Bitan FD, Brooks CE, Root L: Quality of life in osteogenesis imperfecta, *Int Orthop* 26:3–6, 2002.
81. Womack J: Osteogenesis imperfecta types I-XI: implications for the neonatal nurse, *Adv Neonat Care* 14:309–315, 2014.
82. Wong D, Baker C: Pain in children: comparison of assessment scales, *Pediatr Nurs* 14:9–17, 1988.
83. Wynne-Davies R, Gormley J: Clinical and genetic patterns in osteogenesis imperfecta, *Clin Orthop Rel Res* 159:26–35, 1981.
84. Zack P, Franck L, Devile C, Clark C: Fracture and non-fracture pain in children with osteogenesis imperfecta, *Acta Paediatr* 94:1238–1242, 2005.

推荐阅读

背景

Marini JC: Should children with osteogenesis imperfecta be treated with bisphosphonates? *Nature Clin Prac Endocrinol Metabol* 2:14–15, 2006.

Valadares ER, Carneiro TB, Santos PM, Oliveira AC, Zabel B: What is new in genetics and osteogenesis imperfecta classification? *J Pediatr (Rio J)* 90:536–541, 2014.

前景

Brizola E, Staub AL, Felix TM: Muscle strength, joint range of motion, and gait in children and adolescents with osteogenesis imperfecta, *Pediatr Phys Ther* 26(2):245–252, 2014.

Cintas HL, Segel KL, Furst GP, Gerber LH: Brief assessment of motor function: reliability and concurrent validity of the Gross Motor Scale, *Am J Phys Med Rehabil* 82:33–41, 2003.

Engelbert RH, Gulmans VA, Uiterwaal CS, Helders PJ: Osteogenesis imperfecta in childhood: perceived competence in relation to impairment and disability, *Arch Phys Med Rehabil* 82:943–948, 2001.

Hill CL, Baird WO, Walters SJ: Quality of life in children and adolescents with osteogenesis imperfecta: a qualitative interview based study, *Health Qual Life Outcomes 12*:54, 2014. http://doi.org/10.1186/1477-7525-12-54.

Semler O, Fricke O, Vezyroglou K, Stark C, Schoenau E: Results of a prospective pilot trial on mobility after whole body vibration in immobilized children and adolescents with osteogenesis imperfecta, *Clin Rehabil* 22:387–394, 2008.

Suskauer SJ, Cintas HL, Marini JC, Gerber LH: Temperament and physical performance in children with osteogenesis imperfecta, *Pediatrics* 111:E153–E161, 2003.

Van Brussel M, Takken T, Uiterwaal C, Pruijs HJ, Van der Net J, Helders PJM: Physical training in children with osteogenesis imperfecta, *J Pediatr* 152:111–116, 2008.

Wekre LL1, Froslie KF, Haugen L, Falch JA: A population-based study of demographical variables and ability to perform activities of daily living in adults with osteogenesis imperfecta, *Disabil Rehabil* 32:579–587, 2010.

其他资源

Osteogenesis Imperfecta Foundation
804 W Diamond Avenue, Suite 210
Gaithersburg, MD 20878
www.oif.org

第 12 章 肌营养不良和脊髓性肌萎缩

Allan M. Glanzman, Amanda Kusler, Wayne A. Stuberg

神经肌肉疾病包括运动神经元（前角细胞和周围神经）、神经肌肉接头和肌肉的功能障碍。杜氏肌营养不良（Duchenne muscular dystrophy，DMD）和脊髓性肌萎缩（spinal muscular atrophy，SMA）是两种常见的需要物理治疗介入的进行性神经肌肉疾病。这两种疾病的主要临床特征为：进行性肌无力、肌肉萎缩、挛缩、畸形和进行性失能。目前两种疾病均无法治愈。然而，无法治愈并非等同于无法治疗，物理治疗师可在预防并发症、维持功能和最大限度地提高生活质量等方面发挥重要作用。

本章旨在概述儿童神经肌肉疾病，并讨论物理治疗师作为管理团队的一员所扮演的角色。为了帮助临床医生识别神经和肌肉疾病相关的损伤、活动和参与方面的限制，我们回顾了这些疾病的临床表现，并列出了相应的检查流程。目前给出的物理治疗管理指南，结合了我们的临床经验和相关文献分析。这些背景和前景信息将贯穿本章内容。

物理治疗师的角色

作为教育或医疗管理队伍的一员，物理治疗师在识别和改善神经肌肉疾病患者躯体损伤、促进其活动和参与方面发挥了很大的作用。管理团队通常包括医师（神经科医师、骨科医师或康复医师）、物理治疗师、作业治疗师、营养学家、言语治疗师、教育工作者、社会工作者、遗传咨询师、心理学研究者和矫形师。由于通常治疗师与患者家属接触较为频繁，因此与其他团队成员间的转介和持续的沟通就成为保持对病患照护连续性的重要部分。

团队的策略应该是以家庭为中心，以患者、家庭成员和专业人员之间的协作为目标，从而确保最优化的照护[277]。使用以家庭为中心的指导思想提供照护时，家庭最重要的作用才能在那些有特殊健康照护需求的人群的生活中得到承认和认可。

预防是物理治疗师起到的重要作用。通过对疾病准确的预后和对那些可能预示着状况改变和残疾加重的病情征兆的准确认识，物理治疗师可减轻和改善患儿个人和家庭的压力。这些状况可以出现在各个阶段，如在行走能力丧失之前的阶段，为了增强移动能力而对居家环境进行适应性改造之前的阶段，从教育环境向职业/业余环境的过渡阶段，以及在机械通气成为主要问题的病程晚期阶段。

物理治疗师的另一个作用就是向患者、家庭和团队提供疾病可能导致的身体受限和预期的参与限制的信息。国际肌营养不良协会（Muscular Dystrophy Association，MDA）、肌营养不良家长项目 DMD 部分和疗愈 SMA（Cure SMA）等网站提供了许多可用的线上资源。

物理治疗检查及评估

常见的神经肌肉疾病的病程进展是众所周知的，但一些罕见神经肌肉疾病的临床表现多样，其自然病程往往不为大多数人所知。充分了解其临床进展，对提供高质量的照护、预防、治疗可能产生的损伤，以及保护患者功能至关重要。基于可预见的自然病史，临床医生必须时刻观察患儿那些需要干预和改善的相关变化。正如 Thomas McCrae（1870—1935）所言，“不看之于不知，失更多”（“More is missed by not looking than by not knowing”）[241]，实际上“看”和“知”都很重要。在确认以家庭为中心的目标和按需求设计方案时，治疗师和家庭的持续沟通非常重要。管理神经肌肉疾病患儿的第一步是物理治疗检查，这些检查应包括《物理治疗师实践指南》（*Guide to Physical Therapist Practice*）中的内容[4]。应仔细考虑以下方面的评估并酌情选用。如想进一步了解评估具体的方法的选择及其相关细节，请参阅第 2 章。

1. 家族病史
2. 有氧活动能力和耐力
3. 辅助和适应性设备
4. 社区与工作（职业 / 学校 / 游戏）的融合
5. 环境、家庭、工作 / 学校 / 娱乐障碍
6. 步态、运动和平衡
7. 皮肤状态（使用矫形器、适应设备或轮椅时）
8. 肌肉状态和力量
9. 神经运动发育
10. 矫正、保护和支持设备
11. 姿势
12. 关节活动度
13. 自理和家庭管理
14. 通气 / 呼吸

在从一种功能状态过渡到另一种功能状态时，或在家庭相关需求增加时，即为干预时机，而疾病进展情况应予以系统的记录。

肌肉疾病

表 12.1 列出了最常见的肌肉疾病类型，以及这些疾病在婴儿期、儿童期或少年期表现出的初期临床症状。由于埃默里 – 德赖弗肌营养不良（Emery-Dreifuss muscular dystrophy）极其罕见，本文仅简要讨论。肢带型肌营养不良可在 10~20 岁才出现症状，甚至在成年早期才出现症状；因此那些成年期起病的肌营养不良类型将不在本章讨论之列。

大多数肌肉疾病是单基因缺陷所致，通常有隐性或显性遗传方式。本文以 DMD 和贝克肌营养不良（Becker muscular dystrophy，BMD）作为肌营养不良疾病的例子，特定肌肉疾病的诊断，可通过基因检测确定疾病的基因突变，或通过肌肉活检确定缺失或减少的特定蛋白。诊断的过程需要采集病史、临床检查、肌电图、肌肉超声、血液肌酶肌酸磷酸激酶水平、肌肉活检和 DNA 分析 [126]。近年来，各种类型的肌营养不良（muscular dystrophy，MD）的分类标准有所变化，各种分类体系也被提出。19 世纪肌营养不良临床表现最初被确认时，主要根据其肌力低下分布情况、发病年龄和遗传方式进行表型分类。随着光学显微镜的发展，各种显微镜下描述的诊断分类越来越多。在基因和蛋白质鉴定的时代，基于缺陷蛋白的确诊越来越普遍。

所有形式的肌营养不良的主要损害是潜在的肌力低下。先天性肌营养不良的肌力低下在出生时即很明显，并且很容易被发现。DMD 患儿在 3~5 岁时，肌力低下逐渐明显。大多数肌肉疾病患者的认知功能不受累；但也有一些例外。先天性强直性肌营养不良的智力损害与其躯体症状高度相关，其智力损害与生理症状有关。DMD 患儿也有智力发育落后，但并不常见。

各种类型肌营养不良的继发性损伤包括进行性的挛缩和姿势异常。姿势异常常出现于需要抗重力的坐姿与站姿中，通常会表现为进行性的脊柱侧凸。其他继发性损害包括呼吸功能下降、心功能受损、易疲劳，偶尔还包括肥胖、口腔运动功能障碍和胃肠道蠕动障碍。虽然严重的智力障碍在 DMD 中并不常见，但智商平均值通常为 85；30% 的男性 DMD 患儿智商低于 70。这与脑组织中抗肌萎缩蛋白缺失有关，并且更多见于 45 ~ 52 外显子区域的突变 [6,52]。有报道称，超过 40% 的 DMD 患儿存在学习困难，近 1/3 的 DMD 患儿存在注意缺陷多动障碍（attention deficit hyperactivity disorder）；而 DMD 和 BMD 均有

表 12.1 肌肉疾病特征

类型	典型发病年龄	遗传方式	病程
杜氏肌营养不良	1 ~ 5 岁	X 连锁	快速进展；一般 9 ~ 10 岁丧失行走能力；20 岁左右死亡
贝克肌营养不良	5 ~ 10 岁	X 连锁	缓慢进展；维持行走能力超过 16 岁；存活年龄超过 30 岁
先天性肌营养不良	出生时	隐性	不同基因型病程进展差异很大；影响寿命
先天性强直性肌营养不良	出生时	显性	一般进展较慢伴发特征性的智力损害
儿童期发病的面肩肱型肌营养不良	10 岁	显性 / 隐性	进展速度较慢，晚年丧失步行能力；不同个体预期寿命不同
埃默里 – 德赖弗肌营养不良	儿童和少年期	X 连锁	进展缓慢，伴有心脏功能的异常，寿命正常

认知障碍，但 BMD 患儿的受损程度较轻 [21,45,285]。

随着肌无力的加重，DMD 患者 ADL 需要更多的照护帮助。进行性失能是 DMD 的一个重要特征，需要多学科的团队管理，通过使用适应性设备和环境改造来最大限度地提高患者的参与。

物理治疗是 DMD 治疗的关键干预方法。因为目前 DMD 尚无法治愈，而物理治疗可延长患儿的生活自理时间，减缓并发症的进展，并提高生活质量。

抗肌萎缩蛋白相关蛋白和肌营养不良

在过去的 10 年中，肌营养不良的分子遗传学和病理生理学研究取得了重大进展。取得这些进展是由于发现了 DMD 致病的基因缺陷和抗肌萎缩蛋白缺失。这些疾病的病理基础是肌肉收缩过程中肌膜稳定性较差，以及由于运动引起的异常血管反应导致的肌肉相对缺氧。肌纤维的破坏和脂肪、结缔组织替代肌纤维、肌膜的脆弱及肌肉缺氧会导致肌肉收缩能力逐渐丧失。肌肉活检中可见特征性肌营养不良的改变。

抗肌萎缩蛋白存在于肌细胞内，并与肌动蛋白和跨膜蛋白 α 和 β 抗肌萎缩聚糖有功能性连接，后者可将力传递到细胞外基质。这些跨膜蛋白及多糖被称为抗肌萎缩蛋白相关蛋白（dystrophin-as-sociated proteins，DAPs）[27]。DAP 由细胞外、跨膜和细胞内蛋白三者组成复合体，如图 12.1 所示 [54,118]。

抗肌萎缩蛋白和 DAP 复合物作为一个整体充当细胞骨架的锚点，增强和传递拉力的强度。其他蛋白质被认为是各种跨膜信号分子固定的物理通路 [118]。其中 α-1 合成酶是一氧化氮合酶调节肌肉特异性的肾上腺素能血管收缩必需的，它在人体运动和日常活动代谢需求增加时可适当调整血流量。此外，影响血流调节的一氧化氮合酶也与抗肌萎缩蛋白结合。α-1 合成酶还参与调节钠离子通道，从而启动钙的释放和兴奋 – 收缩耦联 [54]。

抗肌萎缩蛋白或任何跨膜蛋白的缺乏可导致复合物无法作为一个整体进行最佳整合，还会导致细胞膜的力学缺陷和肌肉收缩过程中产生机械力不耐受。

杜氏肌营养不良

背景信息

所有肌营养不良的患病率为 19.81/100 000 ~ 25.1/100 000[259]。其中，DMD 是已知的最常见的 X 连锁肌营养不良，每 3500 个存活男婴中就有一人发病 [187]。据报道，普通人群中每 10 万人中有

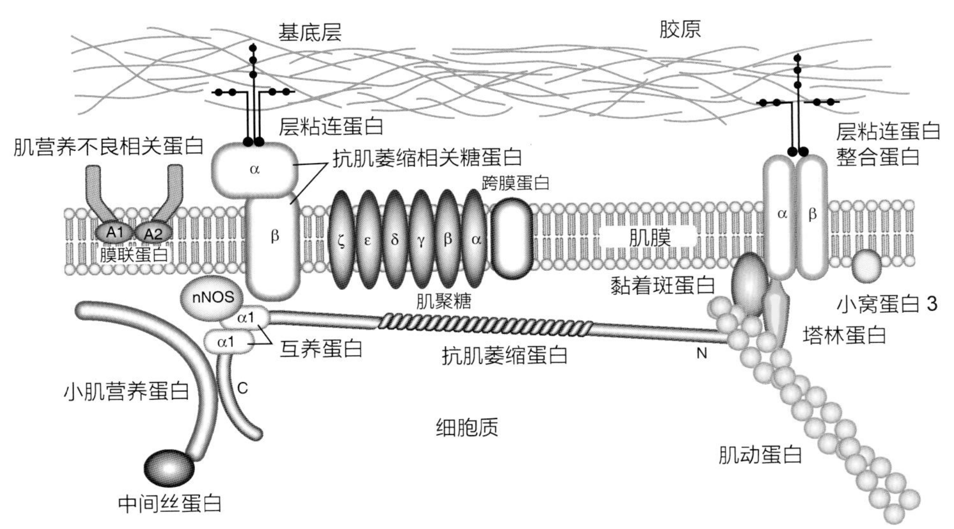

图 12.1　肌肉细胞骨架与细胞外基质之间的连接。在许多细胞类型中，肌动蛋白通过整联蛋白与基质连接。抗肌萎缩蛋白通过糖基化蛋白复合抗肌萎缩蛋白聚糖 – 肌蛋白聚糖形成额外的联系。抗肌萎缩蛋白的螺旋部分与血影蛋白（spectrin）同源，并可形成同源二聚体或寡聚体。抗肌萎缩蛋白连接两个复杂的系统：肌膜和基底层。抗肌萎缩蛋白的羟基端与肌聚糖蛋白、抗肌萎缩相关蛋白、小肌营养蛋白、中间丝蛋白、神经元型一氧化氮合酶、互养蛋白相关联。氨基端将肌动蛋白、纽带蛋白、整联蛋白用层粘连蛋白和基底层连接起来。这两种黏附系统提供支撑性亚结构以维持肌纤维膜的完整性。膜联蛋白和肌营养不良相关蛋白在肌肉再生中起作用（引自 Firestein GS, Budd RC,Gabriel SE, et al., editors: *Kelley's textbook of rheumatology*. 9th ed. Philadelphia, Saunders, 2013.）

1.7～4.2例DMD患者[68,187,259]。在没有遗传病史的家庭中，DMD的首诊年龄在5岁左右，症状往往较早出现，并可能被认为是发育迟缓[51]。DMD患者的寿命多有不同，预期寿命可从青少年后期到30～40岁，这取决于疾病的进展速度、是否存在并发症及心肺照护的积极程度，如是否采用辅助通气等。

在20世纪80年代末，Kunkel和其助手[141]发现X染色体（Xp21）上的一个基因突变时，会导致DMD或BMD；Hoffman和其助手[116]随后确认该基因编码的蛋白质为抗肌萎缩蛋白。后又取得了克隆抗肌萎缩蛋白基因的重大成就。这些开创性的成就为产前或产后诊断及区分DMD和BMD与其他表型相似的肢带型肌营养不良综合征提供了机制和方法[137]。

DMD和BMD中肌细胞的破坏是由抗肌萎缩蛋白的异常或缺失及其对肌细胞膜和相关蛋白的影响引起的。肌纤维损伤相关的机制有肌纤维膜的机械性削弱、钙离子的不当流入、异常的信号传导、氧化应激的增加和反复的肌肉缺血[210]。

DMD治疗的研究重点是探索基因或分子、细胞和药物疗法，这些疗法或者促进抗肌萎缩蛋白的产生，或者减缓肌肉缺氧和纤维化等继发性病理生理进程[44,75,191]。这些干预措施包括以基因和细胞为基础的替代疗法，试图增加其他与肌营养不良相关的肌膜蛋白（如肌营养相关蛋白）的产生，以及类固醇等药物的使用。所有的治疗方法都处于实验阶段，而且目前只有甾体类激素治疗这一种方法被证明可以改变DMD的病程。

基因治疗研究包括外显子跳跃和终止密码子通读。外显子跳跃使用的药物使整个转录生成最终蛋白的外显子从RNA中移出，药物可终止密码子的通读，使核糖体在读取RNA时忽略过早的终止密码子信号。反义寡核苷酸的外显子跳跃会导致剪接过程中被破坏的外显子被排除在外，从而去除被破坏的外显子，重建读取核糖体框架。当异常外显子被移除时，核糖体的阅读框被重新构建，并产生部分功能性蛋白[172]。在突变引发终止密码子产生的情况下，药物促进核糖体继续阅读，促进抗肌萎缩蛋白的产生。

另一种基因治疗策略是引入一种特制的微小抗肌萎缩蛋白基因，该基因通过病毒载体传递。因为抗肌萎缩蛋白基因过大，该基因必须经过改良，使之更适合于载体。同样重要的是，基因可被修改为保留抗肌萎缩蛋白的功能结合域，但又足够小可以包装在病毒中。药理学方法侧重于将上调其他蛋白含量以作为抗肌萎缩蛋白的替代品；这些研究主要集中在抗肌萎缩蛋白相关蛋白上。肌营养相关蛋白（utrophin）是一种与抗肌萎缩蛋白分子结构相似的小分子球蛋白。胎儿和新生儿肌肉中的肌营养相关蛋白水平较高，但随着年龄的增长逐渐减少。肌营养相关蛋白主要存在于成人和儿童DMD的神经肌肉接头或肌肉肌腱连接处。在小鼠DMD模型中可上调基因表达，而增加抗肌萎缩蛋白相关蛋白水平[56,260]。我们推测，抗肌萎缩蛋白相关蛋白可能作为异常或缺失的抗肌萎缩蛋白的替代品[209]。其他替代蛋白如整合素和肌长蛋白的上调已在动物模型中被应用，但人类临床试验尚未开始[158,191]。

药理学方法也可以侧重于改善DMD患者受损的核心下游机制。除肌肉炎症和缺氧外，还包括肌纤维坏死、纤维化和钙化[139]。目前，他达拉非缓解DMD患儿肌肉缺氧已获得初步证实，临床试验正在评估其对功能的影响。已证明肌酸应用于DMD患儿可改善肌肉力量和耐力，并减少关节僵硬[20,73,136,148]。Louis等也证明了其可以提高依赖轮椅DMD患儿的骨密度，这表明肌酸可减少类固醇对骨密度的负面影响。然而，这种影响很小，对肌肉而言，其影响小于9%。其他针对下游机制靶点的研究正处于不同的探索阶段，虽尚未进行临床试验，但前景较好。

现已证实长期使用类固醇（泼尼松和地夫可特）可以改善预后，包括延长行走时间达3年，与未经治疗的对照组相比，实验组手臂和腿部肌肉等长收缩能力分别提高了60%和85%，肺功能和认知能力也有明显改善[22,24,28,115,175,229,284]。然而，已知的副作用包括体重增加（尤其是泼尼松）、生长抑制、白内障和骨质疏松症。建议通过严格的饮食控制，以减少副作用[284]。虽然目前地夫可特还没有获得美国FDA的批准，但在美国以外的地区可购买。

物理治疗计划的主要目标是预防肌肉挛缩和保持独立的活动能力，通过手术延长行走时间的方法仍然存在争议。一些作者提倡使用外科手术和轻型膝踝足矫形器（knee-ankle-foot orthoses,

KAFO）[13,18,111,120,178,256]。另一些人则表示，对于进展性疾病来说，单纯延长其不可避免的结局到后来可能会加重家庭的经济和情感负担，因而这种做法有争议[88]。有证据表明，使用类固醇激素和支持行走及站立的 KAFO，与降低脊柱侧凸的风险和延后脊柱侧凸发生时间具有相关性[134]。据报道，在接受肌营养不良协会（MDA）调查的诊所中，使用 KAFO 的比例从 1989 年的 69% 下降到了 2000 年的 27%，这表明在这一人群中矫形治疗的积极性有所下降。相对一致的建议是：使用 KAFO 对长时间步行或站立十分重要，认识和讨论 KAFO 对步行的益处常常有助于家长支持选择 KAFO。然而，佩戴 KAFO 时从站起到坐下的转移过程中始终需要辅助，因而 KAFO 辅助下的步行是治疗性而非功能性的步行。

手术治疗的重点是控制下肢挛缩情况，使用矫形器配合手术延长步行的时间；通过增强脊柱稳定性控制脊柱侧凸。跟腱延长术和阔筋膜张肌、髂胫束松解术是临床中常用的两个方法，在物理治疗中可结合 KAFO 延长步行的时间或维持站立[13,81,105,120,155]，或者在疾病早期纠正刚出现的挛缩。早期手术的方法有时会使肌腱过长，加之地面反作用力的减少，进而使患者丧失步行能力。也有报道，通过将胫骨后肌止点转移到第三楔骨处，以矫正马蹄足畸形[120]。

脊柱侧凸的外科治疗通常包括使用节段性脊柱内固定[157]。随着激素治疗的普及，脊柱侧凸的发生率有所下降[142]；然而，DMD 患儿发生严重脊柱侧凸的风险仍有增加[217]。支具的应用阻止侧凸发展的效果并不明显[112]，但是脊柱融合术可以避免明显侧凸的发生，还可改善与坐位平衡和舒适相关的功能。对于大多数患儿来说，脊柱融合术也会影响某些功能，这就需要物理治疗师格外注意并积极处理。所有患儿在脊柱融合术后都会表现出脊柱活动度的下降，通常他们会依靠脊柱（和颈部）屈曲把口移向手进行进食，这将是术后的一个挑战。辅助进食装置有很多种，有些利用弹力驱动一个 4 杆连杆来减轻手臂的重量，如 Wilmington 机械外骨骼，可以帮助抗重力运动，而其他辅助进食装置类型设计更为基础[74,110]。在术后使用辅助进食装置很有意义，而且应该在术前准备，以便能更好地适应和使用它们。

损伤、活动受限和参与受限

4～5 岁儿童的体格检查显示 DMD 的典型临床特征和肌无力的原发性损伤。由于脂肪和结缔组织浸润，小腿后侧常增大，这也是“假性肥大”一词的起源。三角肌、股四头肌或前臂伸肌群偶尔也会出现假肥大现象。我们可观察到，最初出现颈屈肌、腹部、肩胛内侧肌群和髋伸肌的肌力低下，随着病程的进展，其分布范围更为广泛。图 12.2 显示了 Brooke 研究中 16 岁以下儿童肌肉力量下降的趋势[34]。这些数据来自随访 150 名 DMD 患儿 3～4 年的多中心临床研究。每个患儿有大约 15 个观察时间点，每次随访时都予以记录。McDonald 等在人体测量数据、关节

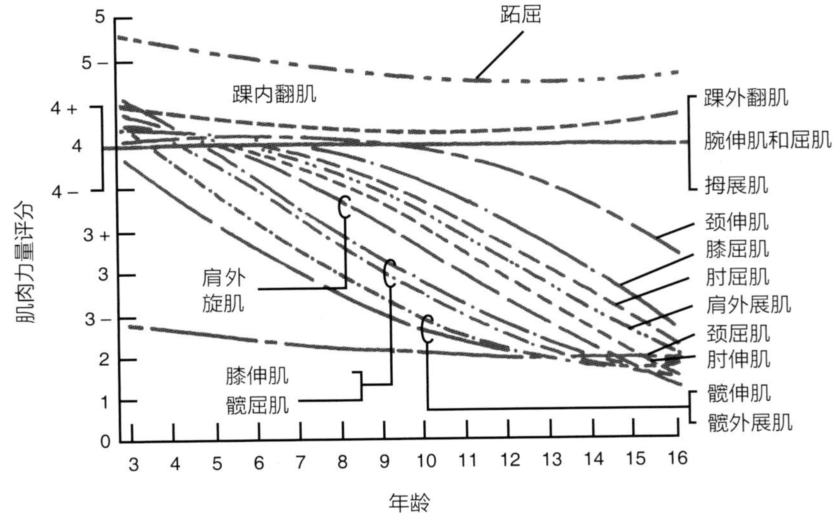

图 12.2 150 名 DMD 患儿各肌群力量（徒手肌力评定）中位数与年龄的关系（重新处理自 Brooke, MH: *A clinician's view of neuromuscular diseases*.2nd ed. Baltimore, Williams & Wilkins, 1986.）

活动度、脊柱畸形、肺功能和功能性活动中有类似发现。他们对 162 名 DMD 患儿进行了为期 3 年的跟踪研究，并对 400 多名患儿进行了 6 分钟步行测试和肌力测定 [96,166]。

肌肉力量可以用徒手肌力评定（MMT）来测试，尽管不如测力计这样的专门设备敏感性强，但其误差在可接受范围内 [80]。手持测力计 [248] 或拉力器 [37] 等仪器可用于测试较大儿童的客观力量，以监测疾病进展情况。功能性活动的计时测试也被证明与肌肉力量密切相关，并用于预测丧失行走能力的可能。10m 走 / 跑时间超过 9 秒或不能从地板上站起可预测 2 年内可能会丧失行走能力，10m 跑时间超过 12 秒预测 1 年内丧失步行能力。

关节活动范围（ROM）在 5 岁前常无明显限制。最早出现的是腓肠肌 – 比目鱼肌和阔筋膜张肌的轻度紧张。患儿腰椎前凸常常增加，以维持站立姿势，肩胛骨轻微回缩形成翼状，以保持重心处于髋关节后方，他们通过这种代偿动作维持站立的稳定性（图 12.3）。脊柱侧凸通常发生在刚进入青春期或青春期时。

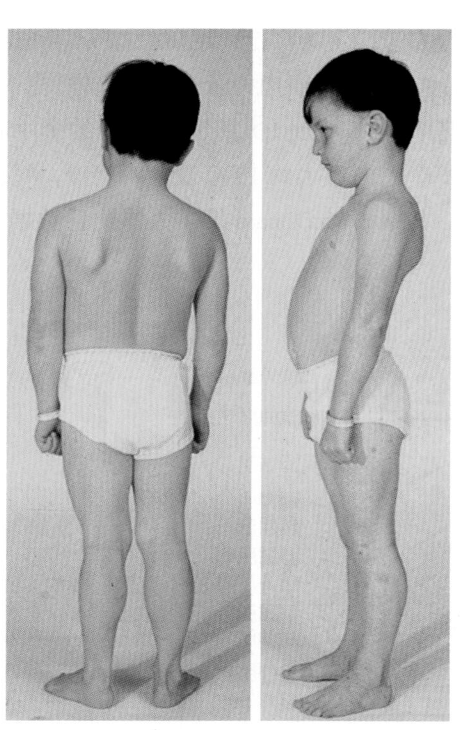

图 12.3 典型 DMD 患儿；脊柱前凸、翼状肩胛和小腿肌肉假性肥大（引自 Bertorini TE: *Neuromuscular case studies*. Philadelphia, Butterworth-Heineman/Elsevier, 2008.）

前景信息

临床管理的考量

最近，一个国际组织发表了一份关于 DMD 患者管理和评测指标的共识文件。按年龄和进展程度进行物理治疗管理。主要的测量和测试详见专栏 12.1。

婴儿期至学龄前阶段。DMD 婴幼儿时期的损害、活动限制和参与受限通常表现为发育迟滞。Gardner-Medwin[89] 报道，有一半的患儿直到 18 个月才会行走。然而，步行能力发育落后很少在早期被诊断为 DMD。除非有明确家族史，或是照护者刻意的观察早期症状，否则 3 ~ 5 岁之前很少能注意到肌无力的症状 [178]。据报道，患儿确诊平均年龄通常在 5 岁左右。

虽然儿童早期没有严重失能症状，但许多失能相关的问题必须得到解决。家长们会对患儿的交往、日常活动水平和预后产生疑问。治疗师必须在充分了解每个家庭对疾病的反应、目标和所需的支持的情况下，提供以家庭为中心的照护。此时可与家庭讨论社会对残疾人的接受度，并且在不描述没有希望的未来的前提下回答他们问题。考虑到以后踝关节挛缩的可能性，此时可给予早期夜间夹板和活动范围相关的指导。

学龄早期。DMD 早期的活动障碍一般在 5 岁时更加明显，包括行为笨拙、易跌倒和在游戏时跟不上同龄人。幼儿的步态模式只有轻微的异常而非典型性，表现为躯干侧向摇摆的增加［代偿性 Trendelenburg 征（臀中肌步态）］。跑步时会有蹬地不足，摇摆情况加重，抬腿过高。当幼儿从地板上站起时，通常会出现 Gowers 征（用手臂撑住大腿来完成站立）（图 12.4）。

在 6 ~ 8 岁时，爬楼梯和从地面站起来变得越来越困难，这是明显的功能受限的第一个标志。步态模式的变化包括步行时支撑面的增宽、明显的躯干侧向摇摆（代偿性 Trendelenburg 征）、足尖行走、脊柱前凸伴有肩部后撤，并且在行走的过程中缺乏手臂的摆动。利用足尖行走可能是对腹部和臀部伸肌无力的一种早期代偿，这也可能与踝关节活动范围受限和无法达到舒适的足放平的姿势有关。限制性通气障碍型肺功能损伤和最大肺活量的逐渐下降也会变得越来越明

专栏 12.1 基于循证的测试和测量

DMD	脊髓性肌萎缩
身体结构与身体功能	**身体结构与身体功能**
关节活动测量	关节活动测量
手持测力计	手持测力计
徒手肌力评定	徒手肌力评定
定量肌力测试（DMD）	定量肌力测试（脊髓性肌萎缩症）
肺功能检测	肺功能检测
活动：单项测试	**活动：单项测试**
6 分钟步行测试	6 分钟步行测试
计时测试（10m 走 / 跑 ,4 台阶计时测试，从地板上站起用时，从坐到站计时）	
九孔柱测试	
活动：多项目	**活动：多项目**
北极星移动评价量表	北极星移动评价量表
DMD 上肢功能测试	脊髓性肌萎缩上肢功能测试
运动功能测试	运动功能测试
Brook 量表（分级）	
Vignos 量表（分级）	
参与：多项目	**参与：多项目**
卫生公用事业指数调查问卷	儿童残疾评估指数
PEDS QL	PEDS QL
Egen Klassifikation（EK）量表	Egen Klassifikation（EK）量表

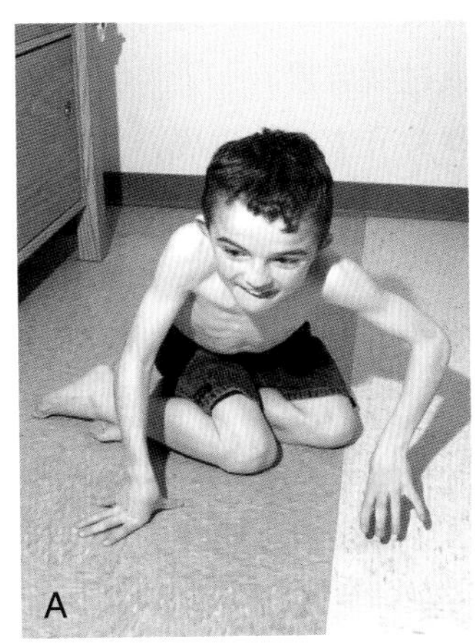

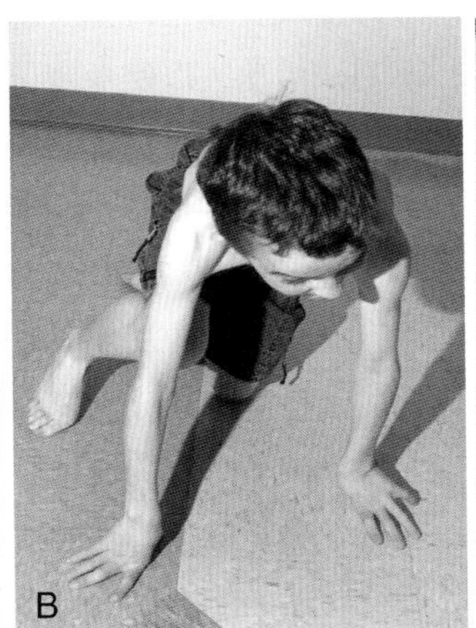

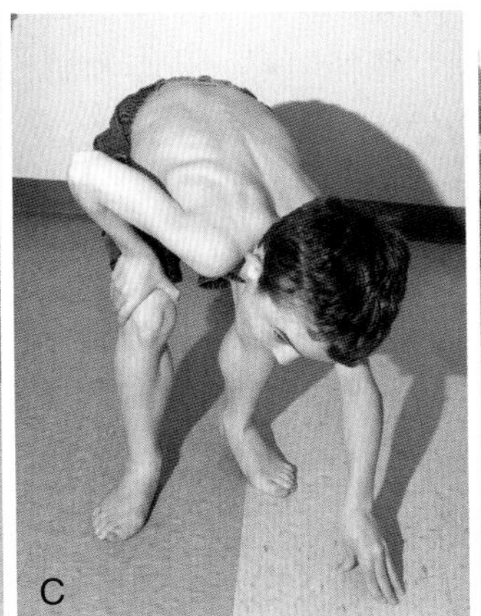

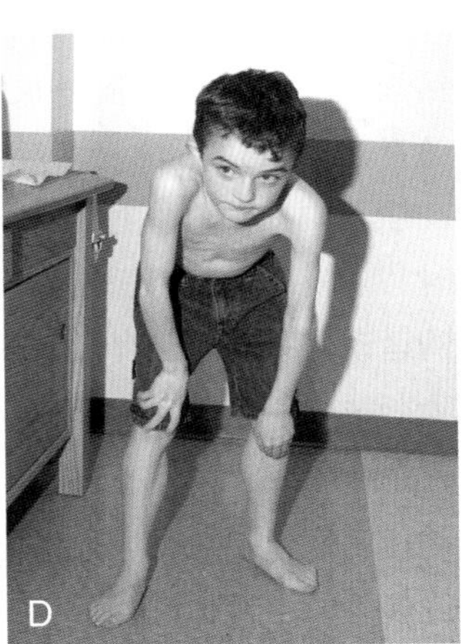

图 12.4 DMD 患儿骨盆带肌力低下表现的 Gowers 征。要求患儿从仰卧位站起时（A），他使用双手沿腿交替支撑来代偿下肢近端的无力（C、D）（引自 Kliegman RM, Stanton B, St. Geme J, et al., editors: *Nelsontextbook of pediatrics*. 20th ed. Philadelphia, Elsevier, 2016.）

显[87]。

在幼儿 3～5 岁初步确诊时，即开始物理治疗的管理。该治疗目标是提供家庭支持和教育，记录可能导致活动和参与受限的所有信息，如肌肉力量和 ROM 的基线数据，监测肌肉无力的进展，最重要的是保持灵活性。最初的治疗不应该成为儿童或家庭的负担，通常仅限于踝关节牵伸和夜间夹板，因为儿童在 5 岁之前，所有日常活动通常是独立的。

作为管理团队的一员，物理治疗师应向家属提供一切相关信息。应与家庭和学校的工作人员探讨如何既避免引起疲劳又可以进行适当强度的活动。同时还应提供当地相关医疗机构的服务信息，确认支持团队，并与家庭保持联系。

肌力与锻炼。6～8 岁的学龄期患儿会出现明显的肌无力，应用手持测力计[248]、电子测力计[228]、等速测力计[180,231]或其他装置客观地记录肌力。测力计与徒手肌力评定可提供关键肌群肌力减弱进展的可靠信息[37,83,248]。使用量角器和标准评估方案记录挛缩。当使用标准化的测量方案时，已经证明可以为康复计划的制订提供高信度的客观信息[199]。

锻炼在DMD的治疗中的作用尚存在争议[7,8,82,104,266]。普遍的观点认为离心收缩训练[48,121,125,269]和制动[269]都是有害的。使用分级抗阻训练的疗效报道好坏不一，有的良好[268]，有的一般[59]，有的很差[7]。理论上，抗阻训练可能导致DMD患者Ⅱ型（快缩型）肌纤维的损失[67]。所以，一般不推荐对学龄期的DMD患儿中使用抗阻训练。早期的亚极量耐力训练已经被证明是有益的[84,97]。然而，训练的最佳方式和强度都尚未明确，这种训练方法只应提供给那些有特殊需要希望将其纳入训练计划中的家庭[123]。应该考虑到事实上肌力低下在疾病的早期并不常见，训练计划的应用可能给孩子和家庭带来负担。

如果在早期进行运动训练，训练的关键肌群应包括腹肌、髋伸肌和髋外展肌，膝伸肌群。骑车和游泳都是很好进行全身活动的方法，通常比正式的运动项目更受欢迎。建议每天至少站立或步行2～3小时[240,286]。应避免高强度离心收缩运动；然而，最佳的运动方案参数仍存在争议[7,8,9,43]。

关节活动范围。学龄儿童早期管理计划的主要问题之一是减缓挛缩的发展。目前还没有证据表明可以预防挛缩，但是可通过体位摆放和ROM管理减缓其进展[122,232,234,283]。最初的ROM管理方案是牵伸腓肠肌–比目鱼肌、腘绳肌和阔筋膜张肌。腓肠肌和阔筋膜张肌的进行性的挛缩与异常的足尖行走和宽基底步态相关。对于年龄较大的儿童，腓肠肌–比目鱼肌的牵伸可以采取弓步的姿势进行。患儿站在一个可提供支持的地面上，一条腿向后伸，膝关节伸直，身体向前倾。这个姿势还有助于保持髋屈肌的延展性；但当髋屈肌挛缩出现时，应加上特定的牵伸方法。让患儿仰卧位，一条腿放在垫子或床的边缘，另一条腿抱在胸前（托马斯试验姿势），可以用来牵伸髋屈肌。稍后将讨论另一种改良方法，在髋伸肌进行性无力时采用该方法。阔筋膜张肌立位牵伸方法是，患儿站立在支撑面旁边，身体靠在墙面上，靠墙侧脚离开墙面，保持膝关节伸直的情况下身体向支撑侧墙面倾斜。

因为幼儿的自我牵伸通常效果很差，我们应强调幼儿家庭ROM管理计划的重要性，并指导在家庭中进行牵伸活动。关于牵伸的频率和持续时间目前还没有统一的意见。建议频率为每天1[89,178,232]～2组[269,286]，每组重复1～10次，总体的牵伸时间也是一个重要因素[269]。也有其他作者建议完成牵伸的时间为10[283]～20[89]分钟。一般的建议是，每个动作重复5次，保持30～60秒。牵伸应该缓慢进行，过程中不应产生疼痛。根据患儿个体的耐受程度来确定强度，牵伸是贯穿患儿一生的训练策略。与患儿建立良好的关系，让其控制可能引起不适的牵伸动作的程度，是成功完成牵伸的重要因素。对挛缩的重新评估可以指导牵伸频率和持续时间。

ROM的管理通常是患儿参与学校体育活动的一部分。特别是当教师没有相关的教育背景时，应向体育教师提供指导，以制订适应的方案。一般需要适当修改体育活动，使患儿可以参与且不过于劳累。应进行调整或去除俯卧撑、仰卧起坐或定时长跑等身体健康测试活动，以避免疲劳或过度劳累。

夜间夹板有助于延缓踝关节挛缩的进展，并应该定位在相对舒适的末端范围。Scott等[232]研究了夜间夹板和家庭ROM管理对59名4～12岁确诊为肌营养不良患儿的疗效。根据使用夹板和牵伸训练的依从性，将受试者分为3组。在为期2年的研究中，每天坚持被动牵伸并使用膝以下夹板的患儿，其跟腱挛缩进展明显较慢，功能衰退也较轻，这使其拥有维持较长的独走能力。没有坚持牵伸或使用夹板的患儿更快地失去独走能力。一项随机研究比较了ROM训练与夜间夹板的效果，发现联合干预比单独ROM训练效果高23%[122]。Seeger等在一项研究中也有类似的发现[234]，他比较了夜间夹板、牵伸和手术的疗效。不能耐受夜间夹板和牵伸的患儿可选择石膏固定，以提高ROM。然而，我们必须认识到，在这个群体中，牵伸对ROM的增加较慢，肌腱炎和跌倒的风险比其他使用石膏矫正的群体更大。因此，那些功能相对较强的患儿使用石膏矫形更为合适，如那些可在没有帮助的情况下从地板上站起来的患儿[92,153]。

如果患儿能够耐受，可在夜间俯卧以减缓髋部和膝关节屈曲挛缩。可以让患儿俯卧位睡觉，将足踝置于床边，没有证据证明这一措施会减缓膝关节屈曲挛缩的进展，但在理论上是有益的。此外，在失去行走能力之前，膝关节屈曲挛缩进展比较缓慢，因而在孩子完全依赖轮椅前，膝关节屈曲挛缩一般不会影响功能。

呼吸功能和脊柱姿势。呼吸功能的临床评估包括测量呼吸频率和使用卷尺测量胸壁偏移，并观察患儿咳嗽和清除分泌物的能力。建议使用便携式肺活量测定器，以便在需要检测正式的肺功能前获得更直接、更客观的呼气量读数。已证明呼吸训练能减缓肺活量的下降和增加用力呼气的流速 [138,160,222]。家庭很容易进行与呼吸训练相关的游戏活动，如吹气球或吹龙保持肺功能，也可减轻上呼吸道感染或其他肺部感染期间的严重程度。DMD 患者也可进行吸气肌训练，其短期随访疗效已经有文献支持 [261]。

能行走的 DMD 患儿脊柱侧凸并不常见，但应定期检查脊柱。Kinali 等 [134] 报道了未使用激素 DMD 患儿脊柱侧凸的发生率为 68%~90%。一般患儿在 12 岁左右不能站立时发生侧凸；然而，随着激素的使用，这一情况有所变化，很多患儿甚至一直没有出现脊柱侧凸。建议使用脊柱前屈试验进行姿势分析，以监测脊柱侧凸的情况。前屈试验是身体前屈时观察肋骨隆起的情况，判断脊柱是否存在结构或功能性的侧凸。Amendt 等 [1] 证明，脊柱侧弯仪测量 5° 以上的弯曲角度时，可靠性较高，与影像学评估一致。虽然 Amendt 等 [1] 的研究对象不包括 DMD 患儿，但它提供了一种客观的无创脊柱侧凸的筛查方法。如果出现肋骨隆起，则需要转诊骨科。脊柱侧凸的手术治疗在脊柱弹性较好、肺功能相对正常的情况下进行最佳，如肺活量低于同年龄儿童正常值的 30% 时，则无法进行手术治疗 [156]。

功能性移动、辅具和参与。活动和参与受限的检查和记录必不可少，现已有各种量表可用于这一工作 [245,270]。这些量表最初来源于 Swinyard 等人 [255] 发表的指南。由 Vignos 等人 [269] 对其系统的分类详见专栏 12.2。Brooke 等人 [35] 发表了一份更详细的 DMD 检查清单，包括肺功能和活动计时测试，后者如 6 分钟步行测试（6MWT）（见第 2 章）已经成为 DMD 患者的标准测量工具 [201]。Brooke 等的临床方案已经被作为 DMD 的标准化流程。一个类似的评估量表——北极星移动评价量表（North Star Ambulatory Assessment，NSAA）已经广泛应用于多中心临床试验中。评估方式的选择取决于诊断结果，因为不同的评估工具匹配不同类型的肌营养不良的进展速度和模式。其他功能性评估工具，如 DMD 上肢功能表现（Performance of Upper Limb，PUL）、儿童生活功能评估量表（Pediatric Evaluation of Disability Inventory，PEDI）[107,200]（见第 2 章）、学校功能评估（SFA）（见第 2 章）、Egen Klassifikation（EK）量表 [245,189] 和 Barthel 指数，在患儿进行功能测试时要充分考虑和选择以上评估方法，以获得更准确和全面的信息。最近对 DMD 和 SMA 患儿中进行了 EK 量表验证，10 个大类的有序评分包括移动能力、转移、咳嗽 / 语言能力、生理状态，以及对于自然病程的反应等项目。PEDI、SFA 或 Vignos（Brooke）功能测试可用于其他类型的 MD 或 SMA 中。

专栏 12.2　DMD Vignos 功能评测量表

1. 行走和无辅助上楼梯
2. 行走和用扶手上楼梯
3. 行走和用扶手缓慢上楼梯（上 8 阶标准台阶用时超过 25 秒）
4. 行走但不能上楼梯
5. 行走需要辅助，但不能上楼梯或从椅子上站起
6. 使用辅助设备或支具才可行走
7. 轮椅依赖：可坐直和摇轮椅，完成床和轮椅上的 ADL
8. 轮椅依赖：可坐直，仅在辅助下才能完成床和轮椅上的 ADL
9. 轮椅依赖：仅在支持下可以坐直，仅能完成很少的 ADL
10. 卧床：无辅助则无法进行任何日常生活活动

注：引于 Vignos PJ, Spencer GE, Archibald KC: Management of progressive muscular dystrophy. *JAMA* 184:103-112, 1963. Copyright © 1963, American Medical Association.

患儿 8~10 岁时抱怨跌倒和走路时感觉疲劳会越来越频繁地出现。因而，爬楼梯或步行时应注意给予保护，以确保平衡能力下降后的安全性。随着患儿肌力的下降，应与患儿家庭就跌倒风险和潜在骨折的问题进行坦诚的沟通。沟通讨论过程中，应侧重于限制部分活动以防止跌倒，还要避免确保安全之外的过度限制及伴随的失用性萎缩。每一位家长都将以不同的方式去平衡可行走末期的风险和受益，这一过程需要得到物理治疗师的支持。因为步行变得更加困难，可使用手动轮椅、手推车或合适的小型电动车和辅助装置，以增加受限患儿的移动能力。随着躯干和骨盆带

肌力低下的加重，行走变得更困难，肩带也会出现类似的肌力低下，患儿除了能在油毡等水平且非常光滑的表面上用手驱动轮椅外，在其他地方用手驱动轮椅非常困难。小型电动车可以帮助患儿独立在家里和学校移动（图 12.5）。理想情况下，患儿在失去行走能力之前较长一段时间内，即可行走期就应该使用小型电动车（或手推车）。它通常用于长距离社区旅行，家庭根据孩子的耐力来选择娱乐活动时，即应该考虑使用它。在这种情况下，移动设备可帮助患儿重新获得这些活动能力，因为在这个时期患儿还未丧失步行能力，这更多的是情感上的帮助。

应通过当地的医疗机构或其他团体向家庭提供娱乐活动的有关信息。对于大多数患儿来说，MDA 夏令营是一个非常不错的体验，支持小组可通过组织患儿和家庭参与 MDA 和其他活动，提供身体和情感的支持（专栏 12.3 和 12.4）。

青春期。由于肌肉无力和挛缩共同影响，青春期患儿身体症状会有显著进展。步行不再是移动的方式，而且移动和转移的难度越来越大。青春期很有必要使用电动装置。当使用动力装置移动时，通常需要寻求社会工作者或 MDA 患者服务协调员为购买设备或家庭装修协调提供资金援助。许多 MDA 办公室都有设备库，允许家庭免费借用电动轮椅等设备。Steffensen 等用 EK 量表报告了青少年身体能力的变化，如肌肉力量和肺功能的变化。肌肉无力导致包括

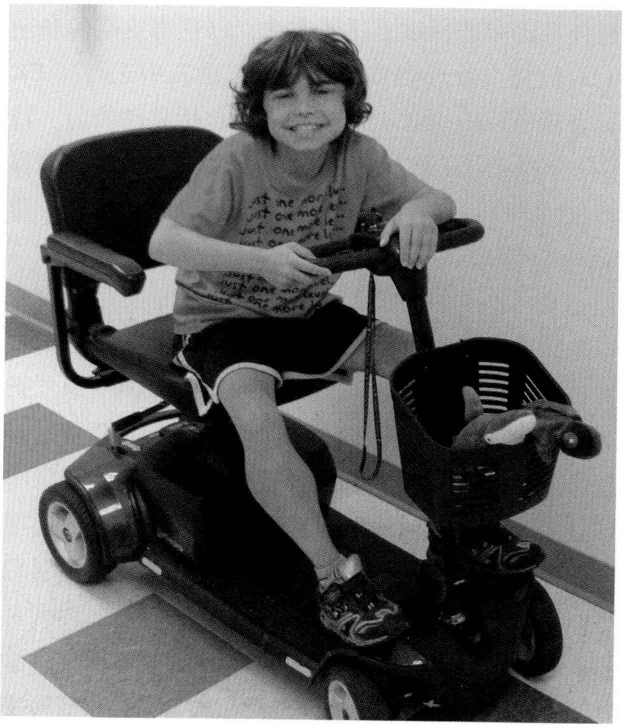

图 12.5 小型电动车辅助远距离移动

专栏 12.3 基于循证的 DMD 患儿的检查项目

身体结构与身体功能
关节活动测量
手持测力计
徒手肌力评定
定量肌力测试
肺功能检测

活动：单项测试
6 分钟步行测试

计时测试（时间和等级）
上下 4 台阶计时测试
地板上站起计时
10m 走 / 跑计时

活动：多项目
北极星移动评价量表
DMD 上肢功能测试
运动功能测试

参与：多项目
PEDI
PEDSQL
Egen Klassifikation 量表
卫生公用事业指数调查问卷

注：引自 Brooke MH, Griggs RC, Mendell JR, Fenichel GM, Shumate JB,Pellegrino RJ: Clinical trial in Duchenne dystrophy: I. The design of theprotocol. *Muscle Nerve* 4:186-197, 1981.

专栏 12.4 基于循证的 DMD 患儿的干预措施

身体结构与身体功能
牵伸
夜间关节活动终末端夹板
有氧耐力运动（游泳、蹬车、非负重活动）
呼吸肌训练
辅助咳嗽 / 呼吸功能不全给予呼吸机支持
拍背和体位引流（上呼吸道感染时）

活动
丧失步行能力前、后均要进行站立训练
进食困难或脊柱融合术前提供手臂机械支撑

参与
电动轮椅
环境改造
坡道
洗浴适应性设备
装有升降设备的货车（用于装电动轮椅等设备）
电脑辅助技术（屏幕键盘听写程序等）
适合的活动和运动项目

穿衣、转移、洗澡、梳洗和进食等日常生活活动越来越困难。在此期间，物理和作业治疗师可以通过提供适应性设备或替代策略来对其提供帮助。可考虑手术干预治疗脊柱侧凸[47]或挛缩[1-3]。

运动训练与关节活动范围。随着患儿在儿童晚期或青少年早期逐渐丧失步行能力，耐力训练项目的重点应该从下肢转移到上肢。然而，更重要的是应该鼓励主动的上肢耐力训练，让青少年患者在作业治疗师的建议下尽可能地完成梳洗、上半身穿衣和进食等日常生活动作，或者通过游泳或上肢力量训练来实现。维持转移能力的关键肌群包括肩部下压肌群和肱三头肌。肩屈曲和外展肌群及肘屈肌群是维持进食和洗漱等 ADL 的关键肌群。在 16 岁左右，患者的上肢肌力低下尤其明显，使其 ADL 极其困难，当尽很大努力也无法完成进食和梳理时，要考虑使用移动手臂支架。

随着青少年行走能力的丧失，需要进一步调整 ROM 管理。应继续保持从学龄期患儿开始的踝关节、腘绳肌、髋屈肌和髂胫束的牵伸，以保持其灵活性。此外，还应牵伸指长屈肌、肩部和肘部的肌肉。肩部屈曲和外展、肘部伸展、前臂旋后和腕背伸的受限是最常见的。

一旦丧失行走能力，往往需要调整徒手牵伸的重点。随着行走能力的丧失，可通过站立策略来应对踝关节和膝关节的挛缩，也可以根据个人爱好选择使用日间或夜间夹板。应持续监测挛缩，以确保其不会影响到 ADL，需要将 ROM 训练和夹板使用的重点转移到维持上肢灵活性和保留功能性技能上。

从青春期开始进展的上肢挛缩肌肉有前臂旋前肌、肘屈肌和指长屈肌。在疾病的后期，拇收肌也会受到影响。肩部肌肉组织也有挛缩的风险，但由于存在严重的近端无力，因此在功能相关性上较低。但是，在疾病晚期出现肩痛的时候，肩部 ROM 的保持就尤为重要。

呼吸功能和脊柱姿势。保持脊柱在中立或稍微伸展的位置对于减缓脊柱侧凸的形成至关重要。脊柱应略微伸展，以通过增加小关节的负重来减少躯干旋转和侧凸，并延缓脊柱侧凸的进展[90]。建议可步行的患儿采取脊柱前凸坐姿延缓脊柱后凸的发展，延长可步行期可以延缓脊柱侧凸的发展[119]。脊柱矫形器在延缓脊柱侧凸方面并没有显著的效果[41,53]。定制座椅系统、腰围和模块化坐垫可通过提供躯干支撑以减缓脊柱侧凸的进展。然而，有研究比较这三种方法控制 DMD 患儿脊柱，结果表明没有任何一种方法可以显著延缓脊柱侧凸的进展[53,235]。

糖皮质激素的使用可使需要手术干预的脊柱侧凸的风险从 90% 下降至 15%~20%[119,142]。如果有必要，早期手术干预可控制脊柱侧凸的发展，一般使用 Luque 棒对脊柱进行节段性固定或类似的技术[157,177,237]。Miller 等[177]报道，经过脊柱侧凸的外科手术治疗后，患儿生活质量提高，达到了平衡的坐姿，以及正常的脊柱姿势[119,142,143]。Suk 等[252]报道，经过脊柱融合术的患儿与无手术干预的相比，肺功能衰退发生率明显降低。如果用力肺活量仅为同龄儿预测值的 30% 时，会出现肺部并发症。

持续站立和行走。随着躯干和髋部肌肉无力的加重和髋屈肌、阔筋膜张肌及腓肠肌 – 比目鱼肌挛缩的进展，行走越来越困难，直到丧失步行能力，通常是 10 ~ 12 岁。如果使用矫形器或站立架维持行走和站立，则应在尚未丧失步行能力的时候就开始使用。如果选择站立架，可在 10m 跑计时测试大于 9 秒时购置，这样患儿就可以在失去行走能力之前开始站立计划。

并非所有患儿都需要矫形器进行站立训练或持续给予行走支持。事实上，这应该视为个人决定而非治疗决策。站立训练可有助于减缓挛缩的进展，但使用支具步行训练除了预防挛缩外，对患儿长期功能的改善或实际应用的作用不大。最终都要使用轮椅，所以和维持没有实际功能的步行能力相比，患儿一般更容易接受并使用轮椅。可使用站立架、膝关节固定器或膝踝足矫形器维持站立姿势，以解决骨质疏松的问题[168]，降低继发的挛缩和骨折发生的风险[23]。手术通常需要配合使用矫形器，以延长可步行的时间，因而存在其他风险。父母和患儿必须充分了解这种步行的特征和功能受益，并承担跌倒的风险。通过手术和矫形器延长行走能力不是常见的方法。更为常见的方法是借助电动轮椅、适应性设备和环境改造提供更多功能性体验，以提高生活质量。

影响使用矫形器延长行走时间成功的预后因素包括：残余肌肉力量（约 50%）[266]、没有严重的挛缩、及时应用支具[13]、残存的行走能力[267]、患儿和家庭的行走欲望[32]；还应考虑认知障碍和肥胖程度。已证明及时使用矫形器可延长步行时间[13,32,111]。

决定使用矫形器延长站立或行走时间时，应开具KAFO处方（图12.6）[18,32]。应与患者和家属一起了解穿戴KAFO后步行的特点，包括完成从坐到站这一转移动作所需要的辅助，以便在制作支具之前做出明智的选择。虽然踝足矫形器（AFO）适合摆位，但不能提供行走时避免跌倒所需要的膝关节稳定性。虽然使用AFO控制马蹄足常用于脑性瘫痪等疾病，但对于DMD来说这类矫形器通常会影响步行速度和步长[263]。因为DMD存在肩带和上肢近端肌肉的无力，所以标准助行器、拐杖或手杖等辅助设备，无法发挥辅助作用。

当使用KAFO增加跌倒受伤风险时，需要额外的辅助。随着肌力低下的进展，需要更加密切的看护和更多的辅助。因为使用KAFO时，膝关节必须锁定才能提供稳定性，患者站立的转移需要依赖他人帮助。KAFO或站立架可以减轻踝、膝和髋的关节挛缩并允许坐位下进行横向转移，即使不再行走之后，也可以使用转移设备至持续站立位。

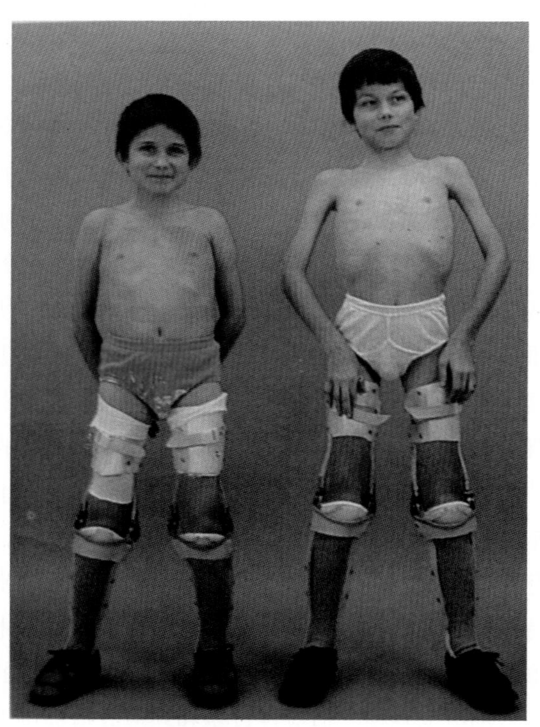

图12.6 穿戴聚丙烯材质KAFO的DMD患者兄弟（12岁和9岁）。他们分别使用该矫形器行走了2年和6个月［引自Dubowitz V: Deformities in Duchenne dystrophy. *Neuromuscul Disord* 20(4):282, 2010.］

一部分患者可能更喜欢手术干预和支撑下步行。手术适应证包括踝关节跖屈挛缩大于10°，髂胫束挛缩大于20°，或膝关节屈曲挛缩大于20°但小于45°[32]。跟腱皮下肌腱切开术或更常见的腓肠肌延长术，髂胫束的筋膜切开术是最常见的手术方式[13,32,120,266]。偶尔用胫骨后肌腱转移术矫正马蹄足的姿势[120,230]。

加强的术后管理计划对于尽可能减少制动的影响至关重要[241]。术后第1天或第2天可带着石膏进行站立训练，如能耐受即可进行步态训练，推荐加强臀部、躯干和上肢的力量训练。任何外科手术都应强调呼吸训练和积极的肺部管理，以尽量减少术后患肺不张和肺炎的风险[179]。住院手术前即应为患儿配置一套合适的KAFO，以确保平稳过渡到支撑下步行。

功能性移动和设备。已经报道了多种预测丧失行走能力的方法和指标，包括腿部力量下降50%[231,267]，徒手肌力评定髋关节伸肌3级以下或踝关节背伸肌力4级以下[167]，或无法上台阶。Brooke等[34]报道了，当上4级台阶需要5～12秒时，平均2.4年内（范围从1.2～4.1年）将丧失步行能力；若上4级台阶需要12秒以上时，平均1.5年内（范围从0.6～2.2年）将丧失步行能力。年龄较大的患儿行走不便时，常维持在坐位，此时挛缩的监测和管理成为其保持行走的关键因素。因为疾病的早期就会出现髋伸肌和股四头肌的肌力低下，这在8～10岁时会越来越明显，如果患儿无法将力线维持在髋关节后方和膝关节前方时，将会丧失步行能力。

随着髋关节和膝关节屈曲挛缩和下肢肌力低下进一步加重，患儿可通过单人或两人操作的升降机或患儿自我操作的升降机来完成立位转移。丧失步行能力后不久，患儿需依赖辅助完成轮椅、厕所、浴缸、汽车和家居间的转移。因为患儿的上肢也有明显的肌力低下，滑板并不适用于他们，液压升降机可帮助他们完成转移。患儿父母常喜欢选择不同型号的单人或者双人手动式升降机，这样父母任何一方都能操作。尽管如此，液压升降机可让父母双方都可以参与到患儿的转移中来，更为重要的考虑是如果父母一方受伤后另一方仍可帮助患儿完成转移。给予合适的转移指导也是必需的，因为随着患儿年龄的增大，躯干的力量越来越弱，坐位平衡也会越来越差。如果照护者使用手动式升降机帮助患儿转移，应观察并指导照护者操作时注意合适的人体力学与安全性。当患儿进入青春期身体快速生长、患儿过于肥胖或者照护者无法安全地操作手动升降机时，需使用液压升降机完成轮椅的转移活动。一个头枕式的 U 形分腿吊带可以为头和躯干提供足够的支撑，以完成转移活动，且转移完成后可取下吊带。

液压升降机不能完成浴缸和淋浴的转移，如果照护者不能把患儿抱到浴凳上，就需要使用专用的浴缸升降机，或者使用滑动式淋浴马桶椅，既可以用来如厕，又可在洗澡时为淋浴或浴缸提供一个转移滑动的平台，这为卫生间的转移障碍提供了一个解决方案。有些家庭有资源建设一个无障碍的卫生间供洗澡用，他们需要一个带轮子的康复淋浴马桶椅。根据卫生间的无障碍程度和具体改造项目的多少，很有必要评估浴室的大小和布局，以确保所选的设备能够安装在现有的空间。许多卫生间都很小，不适合某些环境滑动式淋浴马桶椅，因此我们也要考虑替代的办法。

当患儿在社区中长距离行走有困难时，可考虑选择如图 12.5 所示的小型电动车作为最初的移动方式。当行走还很安全时，移动往往比较容易，移动主要受运动耐力减弱限制。患儿往往因为步行稳定性或者耐力变差而不再参加活动，电动代步车让患儿有机会参与社会和社区活动。一旦患儿选择不再步行参加活动，他（她）很少介意用动力移动设备代替步行，而更能接受通过一些方式去参与那些已经放弃的社交活动。因为代步车较容易折叠放入汽车的后备厢里，方便使用，通常也更容易被患儿接受；然后过渡到标准的电动轮椅。我们应认识到代步车不能通过公交车转运往返于学校，因而不能帮助患儿乘坐公交车上学；患儿还需要从代步车转移到标准公交、私家车或者经过特定运输碰撞检测的轮椅中。如果青春期患儿需要用上肢支撑维持躯干的控制，或无法持续扶持操作杆进行驾驶时，最初选用的电动代步车要更换成电动轮椅。应积极纠正不对称坐姿，因为坐位时间增加和不对称坐姿与脊柱侧凸发生有关。

条件允许时，手动轮椅或手推车可作为电动移动设备的补充，并可用于一般环境中。家中的建筑障碍或无法运输电动轮椅时，也需要使用手动轮椅，有动力辅助的手动轮椅或者代步车，它们都可以放在汽车的后备厢里。然而，无障碍设施最好的长期解决方案是家里设计坡道或电梯，因为他们允许电动轮椅得以充分使用。此外，如果没有经过改装的厢式货车，应该考虑用于替代的备用装置，在美国通常可通过保险公司或从 MDA 等患者组织贷款购买。

必须密切监测轮椅的适配，以提供足够的支持。读者可参阅第 33 章轮椅辅助技术信息和姿势支持系统。应该特别注意脊柱的对位对线及骨盆的位置和缓解骨盆压力。手动或电动轮椅附件应考虑一个坚实的靠背和座椅、操纵杆、一侧的侧方支撑、内收肌护具、安全带和胸带。角度可调的脚踏板，应调整并支持足踝在一个中立的位置。如果患儿有力量可推动轮椅，其他适当的附加物品应包括托盘、头部支撑和手扶轮椅推圈。靠背向后倾斜以帮助患儿坐在轮椅上如厕或换衣服，并可以延缓髋部屈曲挛缩，有空间倾斜可允许释放压力。如果患儿选择加装小桌板的轮椅，且大部分时间将桌板放置于固定位置时，将控制杆放置于电动轮椅上的中线位置，有助于维持躯干的对称性。然而，许多孩子更喜欢带四联底座的操纵杆，这样他就可以把操纵杆推到一边，向前移动使用桌子。

座椅评估应从支撑底座和骨盆评估开始。注意力线是否落在支撑面内，以及它对压力分布的影响。应评估患儿冠状面和矢状面的力线。患儿肌力越弱，头控越差，这个评估越要仔细。年龄小的患儿坐位平衡相对较好，仅用一个泡沫带流质减压凝胶的垫子即可保持坐位。对于处于疾病晚期或骨盆倾斜、僵硬的患儿，需要一个高位的骨盆侧方支撑，可以使用泡沫楔形块侧方嵌入到坐垫中，或者使用已经校准的四个象限压力可调的充气坐垫。以上方法适用于稳定骨盆畸形，脊柱融合术后可能也有这种情况。在矢状面，大多数患儿以骨盆倾斜的身体前倾坐位维持重心，这种姿势可以依靠挛缩的颈后部韧带来保持头控。这种向前的姿势也有助于患者转移体重，因为与轮椅靠背间没有摩擦，患儿的重心直接落在轮椅底座上。有些患儿更喜欢使用胸带提供依靠和支撑，其他患儿仅在移动工具转弯需要保持稳定时才使用胸带。我们应该注意，胸带并不是一个碰撞测试约束带，需要用合适的约束带将轮椅和患儿安全地固定在车内。

管理轮椅下肢摆位时需要考虑患儿的挛缩倾向，如髋外展挛缩、踝跖屈内翻挛缩。使用安装在轮椅上的内收肌绑带固定髋关节，以保持对位对线，采用脚踏板对抗跖屈内翻摆位也很有用。头部支撑不是很重要，通常只有当患儿长时间靠坐在轮椅中，需要使用靠背的倾斜功能时才需应用头部支撑。

患儿进入青春期后，家庭将需要考虑添置额外的设备或进行家庭环境改造。需要一辆带有升降机或带坡道的货车来运送电动轮椅。卫生间的改造可以很好地帮助家人，可使用带轮子的便盆椅，设置手持式淋浴器帮助患儿洗澡。浴室改造第二个选择是滑轨式的沐浴系统。这两个系统会允许孩子在卧室里使用机械升降机，利用系统滑滚至厕所，然后滑滚至一个合适的淋浴间或者浴缸或进入一个不需要附加转移设备的淋浴小隔间中。家庭和学校都应该有便盆，以减少如厕的次数，有些便盆是专门为轮椅设计的。因为青春期患儿无法自主改变姿势，床的改造也很常见，气垫床、蛋篓式床垫或记忆泡沫垫、医院用床等都可考虑使用。对于身体瘦弱的青春期患儿来说，为了提供舒适环境和预防压疮，良好的摆位必须包括夜间体位的变化。由治疗师定制的泡沫楔形垫和可塑性枕头有助于患儿的夜间摆位。

成年过渡期。患者过渡到成年期意味着持续进展的残疾需要高度依赖辅助技术和环境改造，日常生活活动需要的辅助量逐渐增加[247]。因为上肢和躯干肌力低下通常不能使用手动代步车，一旦肌力低下进一步加重，必须使用电动轮椅代步。此阶段的穿衣、转移和洗漱等 ADL 需要辅助。面部卫生清洁和进食会越来越困难，虽然通常在最初一段时间内相对容易管理。随着受教育阶段的完成，患者逐渐过渡到职业前期和从业期，或者处于全职家居环境中，更多的社会问题也随之产生。在疾病的终末期，另一个需要家庭、个人和管理团队深思熟虑的重大问题是如何利用辅助通气设备缓解进行性呼吸功能的衰退。

虽然照护人员推测，DMD 个体严重的失能程度导致他们生活质量和满意度的显著降低，但这个想法不一定正确。在一项对 82 名需要辅助呼吸的 DMD 患者的调查中，Bach 等[15]得出的结论是：尽管身体活动需要帮助，绝大多数患者都有积极的人生观，对生活满意。更为深入的一项对 273 名身体健康的医护人员的调查表明，他们明显低估了患者的生活满意度。因此，他们可能会根据主观的看法，而不是患者的愿望提出患者管理建议。Bach 等[15]强烈建议专业人员在沟通制订治疗方案时，需客观地评估家庭和患者的需求，同时治疗过程中社会工作和社会心理支持也有辅助作用。据报道，早期使用类固醇并进行辅助通气干预，患者寿命可增长至 30 ~ 40 岁。

物理治疗师应该熟悉疾病各个阶段的进展，特别是终末前期的体征，以避免做出可能影响预后的评判。一般来说，我们需要说的不多，但要有一对善于倾听的耳朵，以帮助家庭度过无法抉择的危机。DMD 患者及其家庭成员可能会需要其他额外的支持，如果问题无法通过现有支持充分解决，则应求助于社会工作者、心理学家、法律顾问、神职人员、MDA 支持小组或其他受过专业培训的人员。可在 MDA 的舒缓家庭的工作者处获得相关文献，如果患者家庭感兴趣，也可获得相关文本[46,188,220]。

呼吸功能

进行性肌肉无力可导致肺通气量减少，同时肌力低下和挛缩导致胸壁偏移、活动受限均会导致肺通气量的下降。通常在 10 岁之前，用力肺活量和呼气流量峰值绝对值会提高，到 18 岁时两者均随时间呈下降趋势[161]。当临床发现呼吸肌无力、不能咳嗽或胸壁活动受限时，应由呼吸治疗师协作照护患儿。因为随着年龄的增长，呼吸衰竭或肺部感染将是导致 DMD 患儿死亡的主要因素，密切监测呼吸功能应成为常规[91]。使用辅助通气设备可显著延长 DMD 患者的寿命[16,65]。1997 年 MDA 发起的一项调查报告称 88% 的临床主任会为急性呼吸衰竭者提供非侵入性呼吸机辅助治疗[12]。Bach 和 Chaudhry[12]强调医疗护理专业人员应该对机械通气持积极探索态度，因为我们对患者意愿的感知印象往往是不正确的。发生与呼吸肌肌力低下相关的慢性肺通气不足时，应考虑吸痰；白天通过面罩或鼻腔插管进行间歇式正压通气，夜间使用双侧正压通气（bileved postive airway pressure，BiPAP），因呼吸系统无力引起的慢性低通气，应考虑使用负压通气和吸氧[12]。

20 岁患者应考虑根据肺功能的评估结果进行呼吸系统的管理，包括呼吸训练、体位引流或间歇性正压通气[222]。记录呼吸状态的肺功能特异性测试指标包括用力肺活量（forced vital capacity，FVC，指在最大吸气后呼出的气体量）和呼气流量峰值（peak

expiratory flow，PEF，最大呼气持续 10 毫秒期间的最高流速）。睡眠研究显示，建议此阶段患者夜间使用 BiPAP[150,244]。无论白天或夜间，当呼吸功能不全已经表现为血气异常时，推荐行气管吻合术或面罩进行辅助通气[244,271]。除了呼吸训练和辅助咳嗽外，家庭和照护人员应该接受体位引流技术指导。具体的细节读者可参考美国胸科协会发表的 DMD 患者照护方面专家共识或来自 DMD 工作组的相关报告[5,40,65]。

功能性移动与设备。青春期末期，患儿需要在辅助下转移。根据患儿的体重和父母的情况，选择液压或其他机械升降设备。该阶段患儿的头和躯干控制能力很差，需要一个带头枕的分腿吊带进行转移，同时转移完成后该吊带应易于移除。

在资金允许的前提下，可根据家庭的选择和实际的可行性为患者装配具有倾斜功能的电动轮椅。如果资金有限，则需要计划规律地辅助患儿完成轮椅上的侧移以释放压力。为没有轮椅上侧移能力的患者选用一个合适的、舒适的坐垫对避免压疮的形成非常重要。虽然 DMD 患者的压疮不是一个典型问题，但坐垫的选用仍很重要。Jay 医疗坐垫（Jay Medical, Boulder, CO）既舒适又能提供坚实的支撑面，以控制骨盆倾斜，插入凝胶可帮助患者调整到合适的压力分布。如果畸形很严重（如严重脊柱侧凸且没有手术固定）需要一个定制的插件。如果患儿不耐受硬质坐垫，则推荐使用 Roho 四分坐垫（RohoGroup, Belleville, IL），因为它可以更好地释放压力。

当上肢肌无力加重，独立进食困难时可考虑使用辅助进食器来辅助手臂的运动[50]。这个设备也可以辅助桌子上很多一般作业活动，如使用电脑或独立进食。建议使用移动手臂支架，如可考虑使用 WREX（Wilmington 机器人外骨骼），一种弹性辅助的移动手臂。应与作业治疗师协商治疗计划，以解决进食和穿衣问题，确定解决方案，以提高患儿在进食、穿衣和洗漱方面的自理能力。

为方便管理呼吸应选用可将头部抬高的电动床。高度可调的床有助于患儿的转移，高度的调整可帮助家庭成员在辅助患儿穿衣等活动中更省力；然而，一些保险公司会认为这对家庭来说是一种便利，但不会承担相应费用。应该与患儿家庭一起选择床垫，当患儿对床上移动的依赖性增加时，可能需要气垫床或记忆泡沫床垫。使用具有深层减压功能的床垫可能会降低患儿夜间翻身和活动摆位的频率。如果在疾病的后期，患儿无法耐受轮椅坐位时，严重的脊柱侧凸和背部疼痛都可能会发生。此时，可以抬高床头，这对患儿阅读或看电视将非常方便。阅读时可能还需要一个阅读架。

应考虑使用环境控制装置，保持独立进入环境的能力。电动轮椅上的环境控制装置可以独立使用接入灯、电话、电视、门上动力系统或者电脑等。计算机可以接入文字处理等职业方面的程序，也可接入游戏等业余活动。

贝克肌营养不良

背景信息

贝克肌营养不良（BMD）是进展相对缓慢的 DMD 的变型，每 2 万名新生儿中约有 1 人发病，每 10 万人中有 2 ~ 3 人患病[68]。BMD 的损伤与参与受限与 DMD 非常相似，但进展较慢，寿命可达 40 多岁[70,91]。BMD 与 DMD 的基因缺陷相同。BMD 的抗肌萎缩蛋白数量较少或在肌细胞中分布不均匀，而不像 DMD 完全缺失该蛋白，这也是前者临床进展较慢的原因[146]。

除非有家族史，在儿童晚期或青春期早期阶段通常不会发现 BMD 患儿早期的临床症状。Emery 和 Skinner[70] 发现 BMD 平均发病年龄为 11 岁，平均 27 岁无法行走，平均寿命 42 岁，随着激素治疗维持肌肉力量和治疗心脏并发症药物的使用，这种情况已经发生了很大的变化。作者指出 BMD 丧失步行能力的年龄范围非常广；但根据定义，如果被归类为 BMD，则需要在不穿支具的前提下至少可独走至 16 岁。

BMD 与 DMD 的损害形式相似，但没有 DMD 那么严重，最初的临床症状包括腓肠肌挛缩和青春期中后期出现的肢体近端无力。例外的是 BMD 患儿心脏受累情况并不一定与肌力低下程度相关。由于寿命相对较长，扩张型心肌病在 BMD 中更常见，建议进行常规心脏检查[129]。肌力低下的模式和 DMD 相同，小腿可能存在假性肥大。BMD患者挛缩、脊柱侧凸和其他骨骼畸形的发生率相对较低。虽然不像DMD那么严重，但当BMD患儿无法行走时也可出现髋部、膝关节和踝部跖屈肌挛缩。常使用夜间夹板来保持踝关节背伸的角度，同时配合小腿后侧肌群牵伸的家庭训练。尽管变异度较大，大多数患者在25岁左右可能会出现严重的失能，伴随肌力低下的进展，可能需要使用电动移动设备。KAFO也可以用于延长行走时间，但支撑下步行不是社区功能性步行，仅仅是用于锻炼。

前景信息

BMD和DMD的一般目标、管理程序一样，包括随着病情进展从行走到使用电动移动设备，但BMD进展的速度较慢，预测性的指南可能会有所不同。在避免离心训练（eccentric exercise）、过度疲劳、迟发性的肌肉酸痛等方面，BMD与DMD是一致的；但已证实，耐力训练对病情相对较轻的BMD患儿有益[253]。Sveen等报道了11名BMD患者参与的队列研究，受试者进行30分钟的蹬车项目，保持65%最大摄氧量的运动强度，持续12周，结果显示该组最大摄氧量提高了47%，最大运动量增加了80%，且血清肌酸磷酸激酶水平并未升高，肌活检也未发现坏死或中央核聚缩的肌细胞数量的增加。运动组的下肢肌肉力量也显著增加。Sveen等也报道了耐力训练可能有利于增强患者的力量，且不会导致损伤肌肉；然而，需要更多的研究来确定最适当的训练强度[254]。

完成学业后如何过渡到需要生活辅助以适应失能的成人期，是BMD患者的一个主要问题。据报道，BMD患者的寿命一般可至40多岁，心脏扩张引起的并发症是影响寿命的主要因素[58]。根据病情的发展和失能的程度选择职业和娱乐活动。应在高中毕业之前启动职业康复服务，给学校足够的时间评估和制订转衔计划。政府通过医疗补助、社会保障或其他来源支付患者用于独立生活和高等教育的费用。通常，患者需要适应性设备、照护者、环境评估和改造。高中毕业后有多少患者上了大学，有多少患者选择就业，目前还没有这方面的数据统计，但无论哪种选择，都需要促进独立生活的辅助技术。

先天性肌营养不良

背景信息

先天性肌营养不良（congenvtal MD，CMD）是患儿在子宫内或在出生后第1年发病，以运动发育迟缓和早发肌力低下为特征的一组表现各异的肌肉病[214]。CMD的遗传方式是常染色体隐性遗传[69,187]。其各型都很罕见，而且各型的严重程度和残疾程度差异很大。最近的研究发现了几种与CMD表型相关的新基因。

已提出一种基于遗传、临床、病理特征的新型CMD疾病谱的分类方法。CMD分型包括：①与中枢神经系统（CNS）相关的肌营养不良蛋白聚糖缺陷疾病（福山综合征、Walker-Warburg症及肌－眼－脑病）；②结构蛋白缺陷，包括层粘连蛋白（merosin）缺陷相关的CMD和胶原蛋白病（Ullrich型肌营养不良和Bethlem肌病）；③内质网与细胞核的缺陷（脊柱强直综合征）；④线粒体层粘连蛋白（merosin）缺陷、Ullrich和福山综合征[169,174,242]。读者可参阅Sparks和Escolar撰写的章节以获得更多信息[242]。其他有价值的信息资源可在国家生物中心（www.ncbi.nlm.nih.gov/omim）孟德尔人类遗传（Online Mendelian Inheritance of Man，OMIM）网站或GeneReviews网站（www.genereviews.org）上获取。

层粘连蛋白缺陷型先天性肌营养不良（congential MD with complete merosin deficiency，MDC1A）是最常见的CMD，在欧洲约占CMD患儿的30%～40%，但北美罕见报道[242]。患儿于出生时发病，无法达到独走运动水平，与部分层粘连蛋白缺乏症患儿形成鲜明对比，后者首次发病在10岁左右，一般患儿到2～3岁可行走。CMD患儿在10岁左右通常会有呼吸功能衰退，经常需要夜间通气支持，也经常有喂养困难。

据报道，缺乏或部分缺乏层粘连蛋白的CMD患儿，可有脑影像学异常及偶见的智力受损。据报道，30%CMD患儿患有癫痫[113]。挛缩和脊柱侧凸很常见，如果伴发早期的呼吸困难，可能需要辅助通气。据报道，层粘连蛋白缺陷的肌营养不良患儿可有心脏受累。先天性肌营养不良伴部分层粘连蛋白缺乏的患儿可有行走能力发育迟滞，大约 13 月龄到 6 岁间才能获得行走能力[193]。

CMD 患儿可能有进行性挛缩，大多数层粘连蛋白缺乏的先天性肌营养不良患儿无法独立行走。据报道，25% 的患儿可在支持下行走；寿命为 15 ~ 30 岁。Pegoraro 等[208]报道了 22 例层粘连蛋白缺陷型先天性肌营养不良患儿的队列研究，所有患儿在出生时都表现出严重的肌无力，智力正常，到达运动发育里程碑的月龄延迟。层粘连蛋白缺乏的 CMD 是由位于 6q22 号染色体的 *LAMA2* 基因缺陷所致。

肌无力和挛缩是层粘连蛋白缺乏的 CMD 的常见损伤表现，层粘连蛋白完全缺乏的肌营养不良患儿常伴有脊柱侧凸。脑部异常表现主要包括鹅卵石样Ⅱ型无脑回畸形或多脑回、中枢神经系统特异性病理性改变。近端肌肉的无力更明显。喂养困难常与受累相对较少的延髓支配肌肉有关，一般躯干和轴向肌肉的肌力低下更为常见。此时需要与作业治疗师协商，制订一个喂养计划。必须积极管理和预防挛缩，制订家庭计划，包括徒手牵伸、摆位、使用固定夹板。虽然部分层粘连蛋白缺乏的患儿可发育出行走能力，但如果踝关节跖屈挛缩无法通过保守治疗来处理，那可能还需要矫正手术的干预。

另一种相对常见的 CMD 是Ⅵ型胶原蛋白缺陷所致的 Ullrich 型肌营养不良。其特点是肌张力低、肌力低下伴远端关节过度松弛。也可观察到近端关节挛缩和骨骼畸形。约 50% 的病例有髋关节发育不良。诊断该病的首发症状是发育落后，其临床表现在 12 月龄左右出现。大多数患者可获得独走能力；但常在青春期丧失步行能力。患儿也可能有呼吸功能不全的问题，夜间常需要无创呼吸支持。面部特征有圆脸、下眼睑轻度下垂、招风耳。这些患儿智力正常，而且可很好地存活至成年期。这些患儿的早期管理包括松动关节和维持关节活动范围。可有显著的蹲伏步态和进行性的膝关节屈曲挛缩和（或）踝关节挛缩。这些患儿可能需要站立架、矫形器和步行辅助器。随着时间的推移，挛缩加重时可能需要手术干预。Bethlem 肌病是一种病情相对较轻的 CMD。儿童期可有轻度肌力低下和关节松弛，10 岁左右出现关节挛缩的进展。30 ~ 40 岁肌力低下更加明显，很多患者在 60 岁还可以在辅助下步行[30]。

CMD 合并中枢神经系统疾病（福山型）常有智力障碍和癫痫发作，出生时即有中度至重度肌力低下和挛缩[86]。磁共振成像显示大脑畸形，偶见鹅卵石样Ⅱ型无脑回畸形的病理特征。常有下肢（髋、膝、踝）和肘关节挛缩。文献报道其他的常见畸形有斜颈、先天性髋脱位、漏斗胸、高弓足和脊柱后凸畸形。面肌无力和上睑下垂很常见，也有眼外肌无力、视神经萎缩和眼球震颤的报道[214]。福山型 CMD 患儿很少发育出行走能力，但病情较轻者可仅累及肢带[69,98]。福山型 CMD 的病因位于 9 号染色体 q31-q33 的基因缺陷导致不能表达福山蛋白（fukutin）。

前景信息

伴有中枢神经系统疾病的 CMD 患儿早期管理方案应强调家庭指导，运动发育问题中尤应解决粗大运动技能的发育落后，以及积极管理挛缩。注意摆位可预防由于躯干肌中度至重度无力，无法抵抗重力作用而引起的继发性畸形。早期由作业或语言治疗师进行干预，解决喂养和口腔运动控制问题，此时常需要物理治疗来维持躯干上部和颈部的位置，并根据重力调整身体的位置协助控制口腔运动和优化治疗效果。呼吸功能受损及肺部并发症是 CMD 的显著特征。家庭接受的指导应包括手法振动和体位引流等气道廓清技术，并需根据需要持续咨询呼吸治疗师和呼吸内科医师。

因为很多与神经系统疾病相关的 CMD 患儿无法获得行走能力，随着患儿年龄的增长维持坐位最佳功能水平成为物理治疗管理计划的主要目标。积极的使用合适的设备加强头部和躯干控制以减轻脊柱畸形和减缓关节挛缩的进展，最大限度地适应环境。因为智力障碍很常见，并不推荐电动移动设备。其他有关有明显肌力低下患儿的管理问题将在后面的 SMA 章节中进行讨论。

CMD 诊断者应掌握该病的自然病程进展，因为患儿运动技能相对缓慢的进展是可预见的，还应管理和干预粗大运动技能发育落后等活动障碍。这些患儿的运动技能发展速度各异，可以告知患儿家庭获得各项运动技能的可能概率，以避免不切实际的治疗预期。因为 CMD 患儿有多方面的功能障碍，各亚型相差很大，所以在预测粗大运动情况及家庭和学校参与度时要格外谨慎。

儿童期发病的面肩肱型肌营养不良

背景信息

面肩肱型肌营养不良很罕见，发病率为1/（10 000~21 000），一般成年期发病[198]。该病是常染色体显性遗传，是致病基因特殊的三核苷酸重复序列异常所致[227]。此外，该病具有较高的新发突变率。95%的致病基因位于染色体4q35上的*FSHD1*，占95%，其余致病基因为*FSHD2*。这种疾病对男性和女性的影响是一样的。儿童期发病的面肩肱型肌营养不良常在2岁内出现临床症状，但到10岁以后才出现明显的损害或残疾。其挛缩很少影响活动水平。

前景信息

婴儿期和学龄前期

患儿在婴儿和学龄前唯一突出的典型特征是面部和肩带肌肉无力。患儿父母反映患儿睡觉时眼睛部分睁开，体格检查时最主要的发现是面部肌肉肌力低下，但从功能活动的角度看，躯干肌肉、跖屈肌、股四头肌的肌力低下对患儿影响更大[10,218,219]。因为面部肌肉无力，患儿一般不会吹口哨，用吸管喝水很困难。要求患儿撅嘴和鼓腮时，给予最轻微的压力也导致患儿无法保持该动作。因为面肌肌力低下，患儿很难展现笑容。由于语言内容和个人情感面部表现不一致，阻碍了部分交流。

儿童期发病的面肩肱型肌营养不良患儿在独走发育方面没有明显的滞后。伴随着肌肉肌力低下的进展，为了维持站立的稳定性，一个典型的临床特征是行走过程中腰椎过度前凸的姿势，而足底屈肌和股四头肌的肌力低下常常导致膝过伸。肩胛骨处于外展和外旋位，许多动作可诱发出翼状肩，这可体现肩胛周围肌肉的无力程度[132]。

学龄期

学龄期患儿有进行性活动受限，肌力低下范围更加广泛，可累及躯干、肩部和骨盆带的肌肉。儿童期发病的面肩肱型肌营养不良的进展比成人期发病者更为隐匿，10岁左右可能丧失独走能力[89]。

该病成年期的一个特征是严重的翼状肩，随着年龄的增长，在手摸头顶等肩胛骨活动中变得更加突出。应注重对患儿和家庭进行指导，避免可能引起疲劳的活动，并应考虑这一人群的耐力训练[36,125,196,272]。

随着髋关节和膝关节伸肌肌力低下的进一步加重，可以考虑使用轻质碳纤维AFO来维持踝背伸，并利用地面反作用力稳定膝关节，KAFO用于辅助行走和转移可能是有益的。当步行越来越困难时，应考虑使用踏板车或电动轮椅进行移动活动，上肢的肌力低下使患儿无法使用手动轮椅独立移动。

成年过渡期

目前没有儿童期发病的面肩肱型肌营养不良患者个人预期寿命的确切信息。因此，治疗方案的目标是如何从教育环境转变过渡，并应考虑根据标准的医疗卫生文献和可用的自然病史经验指导管理[249,257]。如果患儿有严重的肌肉肌力低下，并且需要家人较多的协助，可能不推荐患者和家人分开住。如果患者想要独立生活，可能需要与职业康复服务机构共同规划，需要1名陪护人员并评估可行性问题。这一阶段患者的病情严重程度和肌肉肌力低下模式的个体差异性较大，在规划未来时，应与家庭成员探讨考虑预后；随着时间的推移，每个个体的进展仍较缓慢，长期处于相对稳定状态，大多数患者仍可行走[249]。Shree Pandya的一篇优秀的综述概述了该人群必须注意的临床表现和功能考虑，可供读者参考[198]。

强直性肌营养不良

背景信息

强直性肌营养不良是最常见的成年期起病的肌肉疾病，发病率为1/8000活婴[109]。先天性强直性肌营养不良非常罕见，相比成年发病确诊的类型具有更严重的临床表现（见OMIM，1型强直性肌营养不良）。其遗传方式为常染色体显性遗传，发病无性别差异，致病基因位于染色体19q13.3。另一种类型的强直性肌营养不良（2型强直性肌营养不良）[近端强直性肌病（proximal myotonic myopathy，PROMM）]，已有报道其与染色体3q21有关[216]。

先天性强直性肌营养不良患儿的母亲几乎都有

19 号染色体上的强直性肌营养不良基因的缺陷。患有强直性肌营养不良的母亲的子女中，约有 25% 患有强直性肌营养不良[26,109]。大多数患儿出生时即表现出严重的肌力低下，但有少数患儿在婴儿期没有明显的运动障碍，随着 5 岁后学龄阶段认知需求的增加，才开始表现出智力受损的迹象。因为这部分婴幼儿期发病的患儿最初表现为智力障碍，随后伴发进行性的运动障碍，与成人发病的强直性肌营养不良患者的症状类似，故本章主要讨论婴幼儿期发病的强直性肌营养不良。

50%~60% 的先天性强直性肌营养不良患儿常有智力障碍。一般这些认知障碍的患儿平均智商为 74，而语言智商评分高于操作评分；但与运动障碍类似，个体差异性很大[62,223,243]。目前还没有证据表明认知功能会逐渐退化。Rutherford 等[226]的一项基于 14 名患儿的研究报道了有关生存率与出生时机械通气的关系的预后信息。

先天性强直性肌营养不良的患儿如果在出生后数周能存活，就预示着在之后 10 年内运动功能预后良好，大多数儿童 2 岁左右能发育出独走能力[66,111,128,223]。O'Brien 和 Harper[194]的后续研究显示，46 名患儿中只有 4 名患儿在新生儿期之后的 4 岁、18 岁、19 岁和 22 岁死亡。另有 4 名患儿罹患严重残疾，预后极差，寿命均未超过 30 岁。Reardon 等[213]的一项对 115 例先天性强直性肌营养不良患儿的研究中，报告 25% 的患儿可存活至 18 个月，而从婴儿期中存活的患儿 50% 可活到 35 岁左右。无创通气的使用显著改善了这一数字，但第一年的死亡率仍可能有 25%[42]。

先天性强直性肌营养不良的典型临床特征是出生时严重肌力低下和部分膈肌瘫痪。肌肉强直（肌肉收缩后延迟放松）是强直性肌营养不良的一个显著特征。因为引起先天性强直性肌营养不良功能障碍的主要原因是不同程度的肌力低下，肌强直不被认为是一种重要的损害。然而，肌强直的症状会在疲劳、寒冷或应激时加重。典型的面部特征包括上唇呈 V 字形。患者面部运动受限，呈典型的肌病面容。新生儿时期可见严重的呼吸功能损害，最严重时需要心肺复苏和辅助通气。心脏受累很常见，有报道称高达 90% 的患儿有心律失常，有些患儿需要植入起搏器[26]。建议青年患者在进行体育活动前要检查心脏。据报道，超过 50% 的患儿存在足部的马蹄内翻挛缩畸形，不足 5% 的患儿在出生时出现多个关节挛缩[109]。

前景信息

婴儿期

对于马蹄内翻挛缩畸形应在婴儿期积极地进行潘塞缇（Ponseti）石膏矫正和牵伸运动，但最终可能需要外科矫形手术干预，以促进足的最佳负重位置行走。根据个人需要选择踝足矫形器和（或）夜间夹板，以维持对位。除了在家指导 ROM 活动来管理挛缩，还应为家庭提供活动的一般程序，以促进粗大运动技能的训练。

我们需要咨询呼吸治疗师有关肺部护理的建议，直至婴儿不需要辅助通气为止。在新生儿期或婴儿期早期喂养可能需要使用鼻胃管，开始时的喂养计划应与作业或语言治疗师协调。喂养计划实施前，可能需要检查吞咽功能，以评估误吸的可能性。如果新生儿从早期呼吸困难状态中存活下来，常可看到肺功能的逐步改善，而不需要持续的干预。

学龄期

如果患儿在新生儿期存活下来，肌肉粗大运动技能的进步是可预期的。随着患儿年龄的增长，智力障碍的程度成为阻碍获取运动里程碑的一个主要因素。

患儿一般可发育出步行能力，进一步的活动障碍可参照成人期发病类型的临床进程。一些病例可能在 20 岁左右出现进行性肌力低下，导致丧失行走能力。然而，报道的大多数情况是活动障碍在整个儿童期症状轻微且保持稳定，而在 30 ~ 40 岁逐渐进展[66]。患者的典型表现是韧带松弛，全身肌力低下，以及在步态摆动相足下垂，通常可以使用轻型 AFO 来处理[109]。

学龄期间需要探讨、确定适合的体育课。其他物理治疗相关的活动取决于矫形器的使用和粗大运动能力的发展。没有文献报道有特异性的可用于扩大关节活动范围和增加肌肉力量的治疗运动计划。

成年过渡期

强直性肌营养不良的自然病程是潜在的上、下肢远端无力和肌肉强直，导致活动障碍和参与受限；然而，在中度受影响的人群中，患者在从青少年向成年过渡期，认知水平会是很大的影响因素。通常在疾病的早期阶段，先天性强直性肌营养不良的患儿将表现出与成人期发病类型相似的疾病进展状态。该病的病情严重程度不同，从症状非常轻微的成人到失能非常严重的婴儿[66]。读者可参阅有关成人强直性肌营养不良的相关资料，以获得更多关于临床进展和管理的信息[109]。

埃默里 – 德赖弗肌营养不良

背景信息

最常见的埃默里 – 德赖弗肌营养不良（Emery-Dreifuss muscular dystrophy，EDMD）类型是 XL-EDMD 或 EDMD1，致病基因位于 Xq28，该基因缺陷导致伊默（emerin）蛋白缺失。EDMD 的其他已知遗传方式有常染色体显性遗传（AD-EDMD）和常染色体隐性遗传（AR-EDMD），致病基因均位于染色体 1q21.2，基因缺陷导致核纤层（lamin）蛋白功能缺陷[29]。显性遗传 EMD 更为常见，目前仅有一例隐性遗传、严重表型家系的病例报道。

EDMD 的临床表现各异，但均有不同模式的挛缩，进展缓慢的肌肉无力和心脏疾病[239]。XL-EDMD 和 AD-EDMD 临床表现相似，也有不同之处。通常情况下，XL-EDMD 关节挛缩先于肌力低下，然而 AD-EDMD 明显的肌肉无力可发生于关节挛缩之前。AD-EDMD 患者可丧失步行能力，但在 XL-EDMD 中并不常见。XL-EDMD 患心脏疾病的风险也略高。患者可有颈后部和竖脊肌、肘屈肌、胸肌和踝跖屈肌挛缩等特殊的挛缩模式。各表型临床表现可见显著的挛缩而不是肌力低下。一般在青春期发病的患儿可观察到肱骨和腓骨周边的肌肉无力的模式，但发病年龄的范围可从新生儿到 30 岁。随着腓骨肌无力的进展，下肢肌肉无力加重，导致步态摆动相出现了足下垂。

建议使用 Holter 监测进行心脏评估，识别心脏异常；需要控制心律时常会使用起搏器。一个病例较多的关于心动过缓的家庭队列研究报道，年龄在 25 ~ 56 岁之间的 EDMD 患者有猝死的风险[211]；所有患者都应该在诊断后定期接受 Holter 监测筛查。

前景信息

因为挛缩是 EDMD 最常见的损伤，其物理治疗管理重点常在于维持儿童期的灵活性。独立行走常可维持到成年期。需要一个预防挛缩的关节 ROM 管理计划，并进行石膏和矫形器的干预，以纠正小腿后部挛缩[159]。

背景信息

脊髓性肌萎缩

根据临床表现和病程进展情况，脊髓性肌萎缩（SMA）可分为 4 型。SMA 的 4 个分型，曾被冠以不同的名称。Ⅰ型也称 Werdnig-Hoffmann 病，Ⅱ型称为慢性 SMA，Ⅲ型称为 Kugelberg-Welander 病，Ⅳ型亦称成年型 SMA。Ⅳ型通常与前 3 个分型的遗传学病因不同，也容易与其他神经肌肉疾病混淆。经常有人把Ⅳ型 SMA 归类到腓骨肌萎缩症，但与 SMA 相比会呈现不同的表型特征，遗传学基础也不尽相同，因此在这里不做讨论（表 12.2）。

SMA 的治疗水平不断提高、文献不断更新，本部分内容也尽量纳入最全最新的康复文献[182]。目前 SMA 医疗卫生标准文件仍在修订，以努力与近年 SMA 相关进展保持一致[173]。目前，得益于国际合作中的大数据共享，越来越容易获得 SMA 患儿功能状

表 12.2 脊髓性肌萎缩的分型

分型	典型发病期	遗传特征	病程发展
Ⅰ型，Werdnig-Hoffmann 病，急性	0 ~ 4 月龄	隐性遗传	发展较快；患儿严重无力；患儿存活主要依据病情发展速度或呼吸支持水平，预期寿命为 1 ~ 10 岁
Ⅱ型，少儿发病	6 ~ 12 月龄	隐性遗传	发病时进展较快，其后进展减缓；中度至重度无力
Ⅲ型，Kugelberg-Welander 病，青少年发病	1 ~ 10 岁	隐性遗传	进展较缓慢；肌无力相对较轻

态的信息和疾病整体进展，因而了解这种相对罕见的疾病已不再困难[49,79,130,131]。目前 SMA 尚无治愈方法，但已有多种化合物通过临床试验评估，证实其有一定的有效性[135,203]。

诊断与病理生理学

SMA 是仅次于囊性纤维化的第二常见致死性隐性遗传病[157]。SMA 主要的病理特征是脊髓前角细胞的丧失。SMA 的诊断常基于临床检查和实验室检查，包括肌电图、肌肉超声、肌肉活检，最终通过基因检测得到确诊[151]。肌电图表现包括运动单元活动电位减少、脊髓 H 反射减弱、正锐波减少、纤颤电位减少，以及肌电图下运动单元数量的减少。感觉和运动神经传导速度均正常。肌肉活检显示典型去神经支配疾病的变化特征（即萎缩的肌纤维广泛性弥散于正常或肥厚性纤维之中）。

SMA 是一种常染色体隐性遗传病，致病基因位于染色体 5q11.2-13[144,170,171,236]。致病基因名为运动神经元存活基因（survival motor neuron，*SMN1*），位于染色体 5q13。邻近 *SMN1* 基因的位置存在一个和它高度同源的 *SMN2* 基因。这两个基因均表达 SMN 蛋白[212,225]。SMN 蛋白参与轴浆运输等系列基本的细胞功能，更为重要的是将前 mRNA（pre-mRNA）剪接成 mRNA。最终，由于大量下运动神经元特异基因剪接出现障碍，导致细胞凋亡，前角细胞和脊髓反射弧受累[76]。*SMN2* 是 SMA 主要的修饰基因，它可以表达少量的 SMN 蛋白，因而可影响疾病表型，即 *SMN2* 的拷贝数越多，可表达的全长 SMN 蛋白越多。除了 *SMN2* 基因以外，影响疾病表型的修饰基因有丝束（plastin）蛋白 3[281] 和附近的另一个可表达神经元凋亡抑制蛋白（neuronal apoptosis inhibitory protein，NAIP）的基因，二者可影响 SMA 的表型[59,221,264]。

各型 SMA 发病率为 1/（6000~10 000）活产婴儿[236]。其中，SMA 患儿 Ⅰ 型占 60%，Ⅱ 型占 27%，Ⅲ 型占比最低[195,251]。SMA 的分型主要依据患者所能达到的最佳运动功能[63]。尽管 SMA 被分为各种不同的类型，但它现在更多地被视为一个连续的疾病谱。这里我们将以此为原则，因为它有利于明确 SMA 的管理目标，并指引选择干预措施。根据所能达到的最大运动功能，基因确诊为 SMA 可分为 3 个型。Ⅲ 型 SMA 患者在生命周期中可以不借助外力或支具独立行走，Ⅱ 型患者可以独坐，Ⅰ 型患者则不能获得独坐的运动功能。SMA（Ⅰ 型）在 19 世纪末由 Werdnig 和 Hoffmann 首次报道[117,278]。SMA（Ⅲ 型）病程发展较为缓慢，通常在 2~9 岁之间发病，由 Kugelberg 和 Welander[140]，以及 Wohlfart 及其同事报道[282]。Werdnig-Hoffmann 病和 Kugelberg-Welander 病因此也成为婴儿发病型 SMA 和少年发病型 SMA 的别称；然而，大多数作者仍倾向于使用数字分型的说法，如表 12.2 中所列。

SMA 尚无治愈方法，常推荐物理治疗[159,276]。早期发病的 SMA 寿命常较短，这类患儿常有胎动较少，或出生后几个月即有松软无力的症状。新近证据显示，Ⅰ 型或发病时症状严重的 SMA 患儿经过积极的肺部管理和无创通气支持，生存周期可达 5 岁，另外有些研究中 2/3 的患儿生存期超过 4 岁，一半甚至超过 10 岁，然而患儿伴随着严重的躯体损伤[31,197]。Ⅱ 型 SMA 偶见脑神经受累。SMA 最严重的类型中，患儿出生时或在宫内即可见关节挛缩，有报道称除了胎动较少以外，还发现患儿宫内出现马蹄形足内翻或其他宫内畸形。有些作者将这一类称为 0 型 SMA，即出生前即发病的 SMA[212,225]。

脊髓性肌萎缩（Ⅰ型）

背景信息

身体损害、活动受限与参与受限

所有分型的 SMA 主要的身体损伤是由于脊髓前角细胞的渐进式凋亡导致的肌肉无力，而这一症状在急性和慢性儿童型 SMA（Ⅰ 型和 Ⅱ 型）中尤为显著。舌颤等肌束震颤是 Ⅰ 型 SMA 患儿最常见的症状[159]。不像强直性肌营养不良或面肩肱型肌营养不良患儿，Ⅰ 型 SMA 患儿的面部灵敏，可做出表情回应。呼吸窘迫在四肢无力后出现，常出现较早。患儿为增强呼吸而做出的巨大努力是典型的，其特征是依赖膈肌，并伴随每次呼吸扩张。

Ⅰ 型 SMA 还会出现脊柱侧凸和关节挛缩等继发损伤。大量文献证据表明，所有 SMA 患儿均会出现脊柱侧凸，根据家庭治疗的积极主动性，选择矫形手术不失为一种选择[103,147]。其他继发损伤包括呼吸功能减退、肌肉疲劳度增加等。治疗应尽早开始，重点关注喂养、ROM、姿势保持、呼吸护理及有选择性的进阶式活动训练（详见专栏 12.5 和 12.6）。

应通过量角器评估患儿的 ROM，通过观察各种姿势的肢体和头部抗重力的功能表现来评估肌肉力量。费城儿童医院神经肌肉障碍婴儿测试（Children's Hospital of Philadelphia Infant Tesf of Heuromuscular Disorders，CHOP-INTEND）可用于监测患儿长期的运动状态[93,94]。

专栏 12.5 基于循证的 SMA 患儿评估方法

身体功能与结构
量角器
手持测力仪
徒手肌肉测试
定量肌力测试
肺功能测试
活动——单任务测试
6 分钟步行测试
计时测试（时间和等级）
计时上 / 下 4 级台阶
计时完成从地面站起
10 米跑 / 走计时测试
活动——多项测试
费城儿童医院神经肌肉障碍婴儿测试（CHOP-INTEND）（Ⅰ型）
Hammersmith 运动功能量表扩展版（Ⅱ型或Ⅲ型）
修订版 SMA 上肢模块测试
运动功能评定
参与——多项测试
儿童失能指数评估（PEDI）
PEDSQL
健康效能指数问卷

专栏 12.6 基于循证的 SMA 患儿干预手段

身体功能与结构
牵伸
夜间夹板将关节置于活动末端
耐力与力量的向心训练
呼吸功能不全患者做吸气肌训练
呼吸功能不全患者（参考肺功能）使用咳嗽辅助 / 双水平气道正压通气
叩击、体位引流（上呼吸道感染时）
活动
仅可在间歇行走或不能行走的情况下，使用带坐骨承重的膝踝足矫形器进行站立训练
使用移动手臂支撑（或吊索、弹簧）以辅助进食、改善功能或进行游戏
参与
电动轮椅
环境改造
坡道
浴室改造或加装设备
带有升降机 / 牵引带的厢式汽车
辅助技术、带开关的玩具
经过调整的健身 / 运动形式

前景信息

婴儿期

一些文献指出妊娠期间最后几个月，孕妇可发现Ⅰ型 SMA 胎儿胎动较弱或胎动较少，也有人认为这是 0 型 SMA。患儿出生后 2 周到 4 个月内出现显著肌肉无力，表现为无法完成抗重力运动，其中骨盆比肩带周围肌肉受累更明显，因而患儿呈现典型的重力依赖型姿势（图 12.7）。

对于较严重的儿童型 SMA 患者，呼吸管理是其治疗方案的重点之一。对这类患儿采取的支持护理的积极程度应视家庭选择而定。医疗团队需要与患儿家庭讨论孩子治疗方案与医疗保健相关的选择，因为他们面对的是预期寿命有限的患儿，应开放地与他们沟通关于医疗保健积极程度的期望和选择[224]。患儿出现并发症后经常需要气管插管，而当其改善后通常也可以拔管。无创通气支持因有助于患儿发展语言技能而受到推崇，但是对于更多的出现慢性呼吸困难的患儿，有些家庭仍会考虑选择气管切开术[11,17]。不论是使用气管切开通气还是无创机械通气的通气支持方式，均可延长Ⅰ型 SMA 患儿的生存期[17]。治疗方案需要护士和呼吸治疗师的配合，完成包括吸痰、机械辅助咳嗽、叩击排痰、体位引流在内的一系列操作。支持性坐立需要特别注意监测脊柱是否摆正及其呼吸变化，因为随着病情发展，患儿坐立时可能伴随着呼吸代偿失调。

患儿颈部、躯干、骨盆及肩带的近端肌肉受累最为严重。其上下肢肌肉抗重力活动受限，在出生时或出现症状时应确立维持姿势的方案。患儿处于仰卧位时可使用楔形垫避免发生胃食管反流，病情进展后可能需要注意呼吸问题，由于膈肌受重力影响，患儿直立体位耐受可能会降低。仰卧位时，可使用毛巾卷或垫枕帮助患儿上肢保持中立位，同时避免下肢外展和外旋。侧卧位可使患儿处在中立位的头部和手部无须克服重力而便于玩耍。因为患儿在俯卧位需要费力才能让头部抬起以实现与周围环境的互动，即使使用楔形垫，也应限制或避免俯卧位，并且由于俯卧位时腹

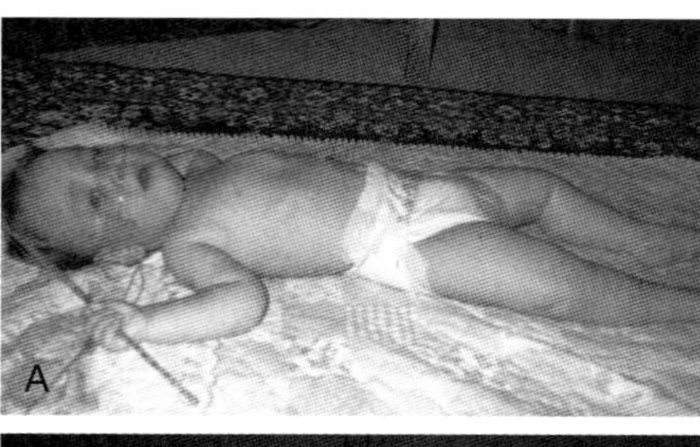

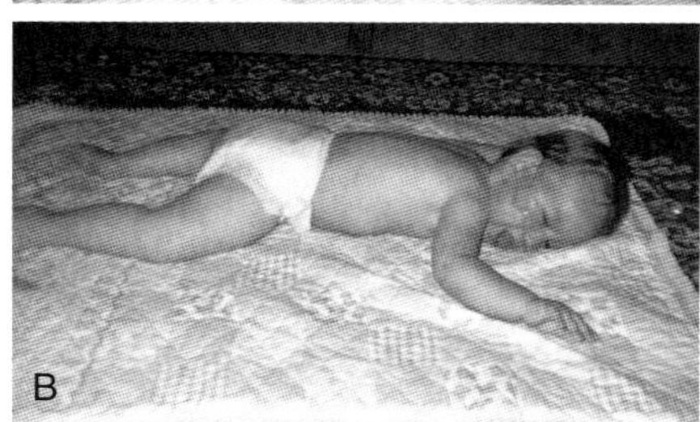

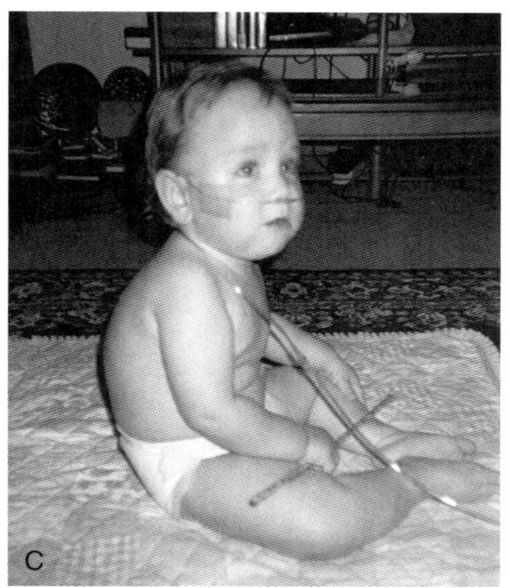

图 12.7　脊髓性肌萎缩患儿在仰卧位（A）、俯卧位（B）和坐立位（C）下的典型姿势。注意患儿有限的抗重力控制和依赖性姿势

部扩展受限，膈肌受到压迫，患儿的呼吸功能将受到影响。

Ⅰ型 SMA 患儿的头部控制未能发育或严重受损，不能完成早期发育中肘支撑俯卧等姿势。在患儿能承受并且喜欢的前提下，可为Ⅰ型 SMA 患儿开展阶段式训练。在稳定姿势的前提下进行 ROM 训练可以帮助患儿保持灵活性和舒适性。可通过全面的 ROM 训练和姿势保持方案最大限度地避免髋关节、膝关节、肘关节的屈曲挛缩和髋外展肌、踝跖屈肌的挛缩，以及体位性斜颈等[25]。训练方案中还应包括鼓励患儿进行少量的主动活动和增强肌力的活动，如将轻质玩具或拨浪鼓用尼龙搭扣系在手腕部，或者将悬吊玩具放在手部容易触及的位置。吊索和弹簧也可抵消重力作用，使患儿有机会仅通过轻微的身体活动就可以完成动作[71,72]。在坐姿固定下进行头控训练等促进发育式活动的时间不宜过长，避免出现疲劳。

在与作业治疗师或言语治疗师的配合之下，确定一种既安全又不会过度损耗体力的喂养方案并执行下去，但由于患儿可能在短时间内出现状态波动，应时刻警惕误吸的风险。医疗团队需要听取家长对孩子的预期，考虑适合的积极医疗护理程度。一旦出现喂养问题，需要少食多餐，消化科医师通常会建议通过胃管喂养或进行 Nissan 胃底折叠术，但须获得家长的认可。Ⅰ型 SMA 患儿由于吮吸力量不足，很难进行母乳喂养[72]。喂养时应格外小心，避免出现误吸和引发其他呼吸问题。

如果Ⅰ型 SMA 患儿在诊断后数月至数年内缺乏医疗支持照护，由于无力和缺氧，常会因肺炎或其他呼吸系统并发症而死亡[72]。由于医疗护理的积极程度不同，患儿死亡的中位年龄存在较大差异，不过许多采取积极护理的患儿尽管出现严重的功能损伤，仍能较好地存活到 10 岁[176,197]。Ⅰ型 SMA 综合管理中极其重要的因素还包括临终事宜及治疗选择的咨询，以及对家长和患儿家庭的支持。通常情况下，临终关怀团队将与神经肌肉团队一起为家庭提供建议咨询。

脊髓性肌萎缩（Ⅱ型）

背景信息

身体损害、活动受限与参与受限

Ⅱ型 SMA 通常在 1 岁之内出现肌肉无力表现，不同患儿病程略有差异。采用手持测力仪（表 12.3）[77]、徒手肌力测试[279]、量化肌力测试[215]，对Ⅱ型 SMA 儿童和成年患者的肌肉力量进行测试。用力肺活量[279]的数据也可查到。报告显示，患者的力量和肺功能呈渐进式下降[274]。然而，Ⅱ型 SMA 的整体病情可以在长时间内保持稳定，超过一年可监测到病情发展[131]。伦敦 Hammersmith 研究所的 Marion Main 设计出了 SMA 儿童 Hammersmith 运动功能量表，作为针对Ⅱ型 SMA 患儿的功能评测工具。这份量表经过扩展，也适用于Ⅲ型 SMA 患者，并作为 SMA 功能综合评分的一部分，其中还包括粗大运动功能、上肢

表12.3　使用等长收缩的标准化协议记录的手持测力仪分数

测量部位	体位	右侧（单位：磅）		左侧（单位：磅）	
		7岁2个月	8岁4个月	8岁4个月	7岁2个月
髋关节屈曲	仰卧位，90°	9	15	7	13
髋关节伸展	仰卧位，90°	28	26	29	28
髋关节外展	仰卧位，0°	9	17	8	16
膝关节屈曲	坐位，90°	13	16	11	16
膝关节伸展	坐位，90°	20	23	19	23
踝关节背伸	仰卧位，90°	10	9	9	12
踝关节跖屈	仰卧位，90°	52	54	50	56

注：1磅≈0.45kg。

功能和步行能力的评估内容[95,154,184]。SMA功能综合评分可用于配合监测基于力量的治疗方案下，患者的上肢和粗大运动功能，或步行能力与肌肉疲劳度，或在住院或手术后监测患者的恢复情况，以确定何时可以回到完全的基线状态。

Ⅱ型SMA患儿较为常见的一种损害是关节挛缩，通常在10岁之前就会发生。如果挛缩严重，患者通过站立架或膝踝足矫形器（KAFO）站立的能力往往会受限。肌肉无力的分布与Ⅰ型和Ⅲ型SMA患儿相似，主要表现为近端受累。受累最重的位置通常是髋和膝的伸肌及肘伸肌，腘绳肌、股二头肌和髋内收肌受累相对较轻。与近端肌肉相比较，远端肌群受累出现在病程后期，相对较轻。虽有报告记载脑神经受累，但这不是SMA的典型特征。大约有一半的SMA儿童报告出现舌颤，肌肉超声检查基本均能见到舌颤。手部震颤（细微颤动）也经常出现。疲劳是SMA患者的一个显著表现，已证明耐力训练可延缓肌肉氧化，但由于训练会加重患者的疲劳，耐力训练方案在SMA患者中的应用有限[152]。

前景信息

婴儿期

由于Ⅱ型SMA的临床表现和病程发育不尽相同，制订管理方案时需要解决患者的主要身体损害、活动受限和参与受限。典型的情况是，患儿在半岁以后发病，一些轻度Ⅱ型SMA患儿在1岁后出现行走迟缓。部分患儿可能会发展出站立能力，但在发病后将很快失去这种能力；小部分患儿可以借助膝踝足矫形器行走。

当出现明显的无力症状时，坐姿是患儿日常管理方案中需要重点关注的一个方面，有时需要在抗重力姿势下给予头部和躯干外部支持。可考虑使用胸腰骶矫形器（TLSO或“躯干支架”）支撑坐位；不过，由于矫形器的使用可能导致呼吸需要额外做功，这并不适用于所有患者。使用时重要的一点是确保矫形器在腹部位置有一个较为宽松的开口，为腹部膨胀留出空间。持续进行促进发育的训练对发展粗大运动功能有益。需要全程跟踪训练环节，并在运动后有意识地观察患者的疲劳度和功能。可以考虑使用测力计，有研究表明，游泳对保持肌肉力量和功能性有益[57]。指导家庭使用改造后的设备进行姿势控制很重要，这可以减缓患儿因坐立或站立时因重力作用而导致脊柱变形。

患儿12～18月龄时，应在挛缩发生前就开始站立训练。应考虑站立所需要的改装设备[100,197]。Merlin推荐像连接插座一样将膝踝足矫形器穿至大腿近端的边缘，并加装坐骨承重的使用方式。在穿戴矫形器时应使足部保持足够背伸角度（或足跟落下紧贴矫形器），使承重线得以向支撑面的前侧和髋部后侧倾斜。这样，穿戴矫形器后，Ⅱ型SMA中病情较轻者可以实现迈步，而病情较重的患儿在侧方辅助或A型站立架的辅助下可以实现站立。研究表明，SMA患儿发生骨折的概率比正常人高，跌倒的可能性更大。对于不能行走的人而言，身体各关节的负重是保持骨量的一种重要方式[19,85,238]。如上文所述，建议头控制欠佳的患儿使用仰式站立架，建议头部和躯干控制较好的患儿使用垂直位站立架或膝踝足矫形器。如果改装后的辅具仍无法提供足够的支撑，从骨科的角度应考虑在站立时穿戴束身衣或胸腰骶矫形器（带腹部开口），以帮助患儿保持躯干挺直。

学龄前与学龄期

处于学步期的患儿可考虑使用站立位的矫形器（轻型 KAFO）；然而，肌肉无力、关节挛缩的发展可能使行走变得不现实。在一份关于改善 12 名中间型 SMA 或Ⅱ型 SMA 患儿（13 月龄 ~ 3 岁）行走能力的报告中，Granata 和其同事[101]描述了患儿在辅助下行走所取得的成功，其中 58% 的儿童使用了膝踝足矫形器。虽然不是所有调查人员都这么认为，但站立的确是一个重要的目标。尽管参与研究的患儿人数较少，但研究人员同样发现，与对照组相比，使用了矫形器的患儿脊柱侧凸角度更小。

行走训练方案开始实施后，如果见效，更理想的方案是让患儿在平行杠中进行行走训练，然后再使用助行器或其他装置，以提高患儿的独立性。由于患儿肌肉无力及跌倒后可能受伤，需要密切监测患儿在辅助行走下的安全性。有证据表明，经过辅助行走训练，髋关节脱位和关节挛缩的发生率也较低[102]。

对于通常不能独立行走的Ⅱ型 SMA 患儿而言，实现行走以外的独立移动是其首要目标[127]。由于大多数电动助力车不能提供足够的躯干支撑，建议使用电动轮椅。许多Ⅱ型 SMA 患儿在 1 ~ 2 岁时就可以通过电动轮椅实现独立活动，而一些功能较强的患儿能够在瓷砖地面上短距离使用轻型手动轮椅（图 12.8A）。然而，从长远来看，这并不是患儿的功能性活动，而且较长距离下患儿也需要使用电动轮椅（图 12.8B）。如果未使用胸腰骶矫形器支撑身体躯干，需要密切注意使用躯干侧方支撑的适合度。对于所有的 SMA 患儿，久坐和脊柱侧凸发展带来的严重关节挛缩是不可避免的，因而需要坚持进行关节 ROM 训练[85]。如果侧凸度数持续增长，需考虑进行手术干预来固定脊柱[2]。内固定的方法有很多，可帮助胸腔和躯干的生长，同时控制住脊柱侧凸的发展。尚未证明矫形手术能扭转脊柱侧凸的发展，但对患儿的坐位平衡和舒适度是有帮助的[212]。

Ⅱ型 SMA 患者进行锻炼似乎是安全的，从实际的角度出发也是可能的。有人建议通过耐力训练增强患者的持久力，但疲劳可能会限制患者接受耐力训练，而且有限的数据未能证明患者可从中获得功能上的提升[106,145,152,181]。

向成年过渡

Ⅱ型 SMA 患者存活至成年是比较常见的，这取决于呼吸管理的积极程度以及肌肉无力和继发性畸形的发展[99]。由于肌肉无力的程度较重，患者在移位和日常生活上需要协助，需要一名照护者或家庭成员为其提供一般的日常生活协助。SMA 患者的智力很少受到影响；因此，可以通过职业康复机构发展患者兴趣所在的领域，并将之培养为就业目标。

患者需要一套积极的肺部护理方案，包括患病期

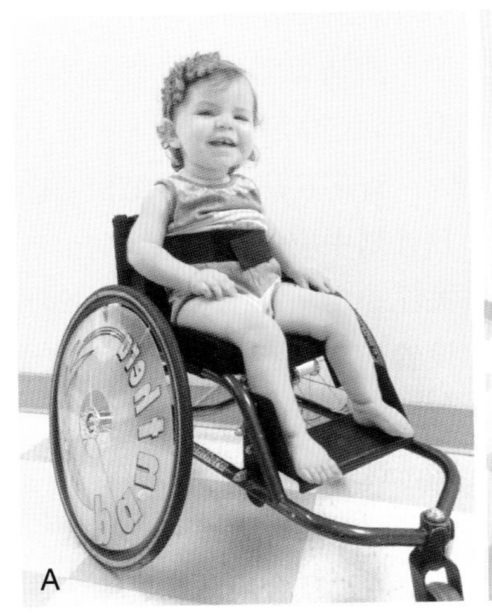
A

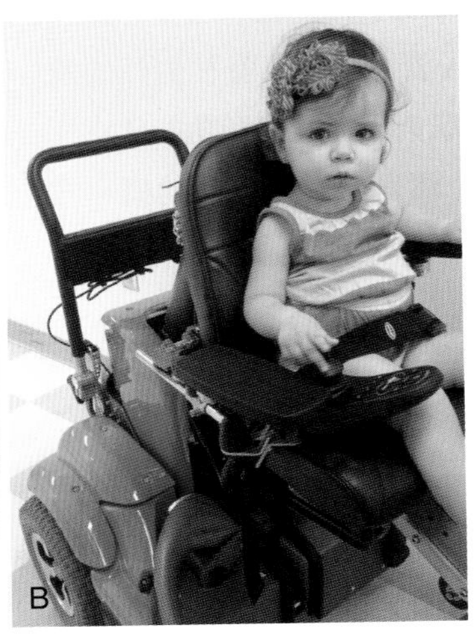
B

图 12.8 坐在轻型手动轮椅（A）和电动轮椅（B）上的Ⅱ型 SMA 患儿

间进行呼吸训练、叩击和体位引流。用力肺活量每年约减少1.1%，但很少需要使用机械通气[244]。ROM训练和矫形支具的方案也应继续使用，以控制关节挛缩的发展，其目标是在不断成长过程中保持功能的稳定。

脊髓性肌萎缩（Ⅲ型）

背景信息

Ⅲ型SMA（Kugelberg-Welander病）通常在开始行走后不久即出现无力症状。Barry Russman等将Ⅲ型SMA分为两类：Ⅲ-A型（2岁之前发病）和Ⅲ-B型（2岁以后发病）[225]。50% Ⅲ-A型SMA患者在12岁以后仍能保持行走能力；而50% Ⅲ-B型患者在44岁以后仍能行走。约有一半的Ⅲ型SMA患者存在肌束震颤，舌颤是最容易观察到的，微小肌震颤（细微震颤）可能是检查中最先发现的损害，但极少影响患者的功能[61]。

身体损害、活动受限与参与受限

在Dorscher及其同事[61]的一项研究中，观察了31例Kugelberg-Welander病或Ⅲ型SMA患者的情况，发现患者下肢近端无力是最常见的损害，但对这些患者来说，疲劳也是一种显著的功能性损害[181,182,185]。继发损伤包括肌无力和关节挛缩导致的姿势代偿；大约一半的患者在十几岁或二十岁出头开始出现脊柱侧凸[250]。由于下肢近端肌无力，不断加重的腰椎前凸和臀中肌步态是常见的姿势代偿形式。SMA患者偶有发现踝足跖屈挛缩，但没有DMD患者出现得多。在Ⅲ型SMA青少年中，脊柱侧凸的发生及其严重程度与患者的肌肉无力程度和功能状态相关[85]。保持独立行走的个体发生脊柱侧凸的概率较低，即使出现脊柱侧凸也不严重。

前景信息

学龄期

Ⅲ型SMA患儿通常在10岁前发病，症状包括难以从地板上站起，爬楼梯困难，以及玩耍时很难跟上同龄人。臀中肌步态或摇摆步态在患儿尝试跑步时愈加明显。上肢功能受限不明显，上肢近端力量受到一定程度的抑制[184]。对于某些个体，行走可作为终身的主要移动方式。然而，如果在2岁之前就开始出现肌肉无力，由于步态愈发不协调、不稳定，经常摔倒，则患儿在学龄期间的长距离位置移动最终可能还是需要借助手动轮椅或电动助力车[181,182,183,185,186]。这些患儿中很大一部分也将在进入青春期之后失去行走能力。

Ⅲ型SMA青少年的管理方式与本章之前提出的概念是一致的。应适当进行ROM训练，并可通过有选择性的肌力训练和（或）耐力训练来保持功能。根据功能需求，建议使用适配后的设备，长距离移动需要使用电动助力车，在某些情况下还需要使用手动轮椅。如果日常生活的活动遇到问题，可能需要与作业治疗师合作来努力解决。

向成年过渡

可以预见到，那些需要上举过头的ADL活动完成困难。不建议从事涉及体力劳动或长时间站立的职业活动。由于寿命并没有明显缩短，Ⅲ型SMA患者需要进行职业规划。设备改造和无障碍环境需求视功能需要而定，与DMD不同的是，Ⅲ型SMA发展较为缓慢，可以留出更多的时间来进行规划。对于病情较轻的患者，可在成年后期再开始考虑这些问题。

总结

肌肉无力和挛缩是儿童神经肌肉疾病的标志性特征。物理治疗师应掌握治疗技术的背景知识、矫形器和适应性设备的使用方法，以及将疾病在力量、耐力、肌肉长度和心肺功能造成的继发损伤最小化的策略，为多学科管理团队带来不可替代的知识和技能。

许多疾病会显著缩短寿命。因此，管理团队的干预计划中应包含对患者的生活质量和家庭应对压力的关注。为儿童和家庭提供预期的指导和支持的同时，设置切实可行的目标也非常重要。应在社会工作的帮助下联系成立互助小组或接触其他有类似经历的家庭，这通常可以帮助患者家庭度过困难时期，尤其是对于那些没有大家庭支持的患者。

通过整合团队成员的观点和新颖的解决措施，可以提供一个考虑到每个个人和家庭的多方面需求的综合方案。使用以家庭为中心的护理理念将有助于确保团队发挥最大能力来满足患者需求。

致谢

感谢为我们了解肌营养不良和脊髓性肌萎缩症做出贡献的孩子和他们的家人。特别感谢 Donald 和 Derek 及其家人分享他们的故事。感谢 SMA 基金会对 AG 的支持。

（秦 伦 译，黎 萍 审）

参考文献

1. Amendt LE, Ause-Ellias KL, Eybers JL, Wadsworth CT, Nielsen DH, Weinstein SL: Validity and reliability testing of the scoliometer, *Phys Ther* 70:108–117, 1990.
2. Reference deleted in proofs.
3. Alemdaroğlu I, Karaduman A, Yilmaz OT, Topaloğlu H: Different types of upper extremity exercise training in Duchenne muscular dystrophy: effects on functional performance, strength, endurance, and ambulation, *Muscle Nerve* 51(5):697–705, 2014.
4. American Physical Therapy Association: *Physical therapist examination and evaluation: focus on tests and measures. Guide to physical therapist practice 3.0*, Alexandria, VA, 2014, American Physical Therapy Association. Available at http://guidetoptpractice.apta.org/content/1/SEC4.body.
5. American Thoracic Society Documents: Respiratory care of the patient with Duchenne muscular dystrophy, *Am J Respir Crit Care Med* 170:456–465, 2004.
6. Anderson JL, Head SI, Rae C, Morley JW: Brian function in Duchenne muscular dystrophy, *Brain* 125:4–14, 2002.
7. Ansved T: Muscle training in muscular dystrophies, *Acta Physiol Scand* 171:359–366, 2001.
8. Ansved T: Muscular dystrophies: influence of physical conditioning on the disease evolution, *Curr Opin Clin Nutr Metab Care* 6:435–439, 2003.
9. Anziska Y, Inan S: Exercise in neuromuscular disease, *Semin Neurol* 34(5):542–556, 2014.
10. Aprile I, Padua L, Iosa M, Gilardi A, Bordieri C, Frusciante R, et al.: Balance and walking in facioscapulohumeral muscular dystrophy: multiperspective assessment, *Eur J Phys Rehabil Med* 48(3):393–402, 2012.
11. Bach JR: The use of mechanical ventilation is appropriate in children with genetically proven spinal muscular atrophy type 1: the motion for, *Paediatr Respir Rev* 9:45–50, 2008.
12. Bach JR, Chaudhry SS: Standards of care in MDA clinics, *Am J Phys Med Rehab* 79:193–196, 2000.
13. Bach JR, McKeon J: Orthopaedic surgery and rehabilitation for the prolongation of brace-free ambulation of patients with Duchenne muscular dystrophy, *Am J Phys Med Rehab* 70:323–331, 1991.
14. Reference deleted in proofs.
15. Bach JR, Campagnolo DI, Hoeman S: Life satisfaction of individuals with Duchenne muscular dystrophy using long-term mechanical ventilatory support, *Am J Phys Med Rehab* 70:129–135, 1991.
16. Bach JR, O'Brien J, Krotenberg R, Alba AS: Management of end stage respiratory failure in Duchenne muscular dystrophy, *Muscle Nerve* 10:177–182, 1987.
17. Bach JR, Saltstein K, Sinquee D, Weaver B, Komaroff E: Long-term survival in Werdnig-Hoffmann disease, *Am J Phys Med Rehab* 86:339–345, 2007.
18. Bakker JP, deGroot IJ, Beckerman H, deJong BA, Lankhorst GJ: The effects of knee-ankle-foot orthoses in the treatment of Duchenne muscular dystrophy: review of the literature, *Clin Rehabil* 14:343–359, 2000.
19. Ballestrazzi A, Gnudi A, Magni E, Granata C: Osteopenia in spinal muscular atrophy. In Merlini L, Granata C, Dubowitz V, editors: *Current concepts in childhood spinal muscular atrophy*, New York, 1989, Springer- Verlag, pp 215–219.
20. Banerjee B, Sharma U, Balasubramanian K, Kalaivani M, Kalra V, Jagannathan NR: Effect of creatine monohydrate in improving cellular energetics and muscle strength in ambulatory Duchenne muscular dystrophy patients: a randomized, placebo-controlled 31P MRS study, *Magn Reson Imaging* 28(5):698–707, 2010.
21. Banihani R, Smile S, Yoon G, Dupuis A, Mosleh M, Snider A, McAdam L: Cognitive and neurobehavioral profile in boys with Duchenne muscular dystrophy, *J Child Neurol* 30(11):1472–1482, 2015.
22. Beenakker EA, Fock JM, Van Tol MJ, Maurits NM, Koopman HM, Brouwer OF, Van der Hoeven JH: Intermittent prednisone therapy in Duchenne muscular dystrophy: a randomized controlled trial, *Arch Neurol* 62:128–132, 2005.
23. Bianchi ML, Mazzanti A, Galbiati E, Saraifoger S, Dubini A, Cornelio F, Morandi L: Bone mineral density and bone metabolism in Duchenne muscular dystrophy, *Osteoporos Int* 14:761–767, 2003.
24. Biggar WD, Gingras M, Fehlings DL, Harris VA, Steele CA: Deflazacort treatment of Duchenne muscular dystrophy, *J Pediatr* 138:45–50, 2001.
25. Binder H: New ideas in the rehabilitation of children with spinal muscular atrophy. In Merlini L, Granata C, Dubowitz V, editors: *Current concepts in childhood spinal muscular atrophy*, New York, 1989, Springer- Verlag, pp 117–128.
26. Bird TD: Myotonic muscular dystrophy type 1, *GeneReviews*, 2015. Available at: URL: www.genereview.org.
27. Blake DS, Weir A, Newey SE, Davis KE: Function and genetics of dystrophia and dystrophia related proteins in muscle, *Phys Rev* 82:291–329, 2002.
28. Bonifati MD, Ruzza G, Bonometto P, Berardinelli A, Gorni K, Orcesi S, et al.: A multicenter, double-blind, randomized trial of deflazacort versus prednisone in Duchenne muscular dystrophy, *Muscle Nerve* 23:1344–1347, 2000.
29. Bonne G, Quijano-Roy S: Emery-Dreifuss muscular dystrophy, laminopathies, and other nuclear envelopathies, *Handb Clin Neurol* 113:1367–1376, 2013.
30. Bönnemann CG: The collagen VI-related myopathies Ullrich congenital muscular dystrophy and Bethlem myopathy, *Handb Clin Neurol* 101:81–96, 2011.
31. Borkowska J, Rudhik-Schoneborn S, Hausmanowa-Petrusewicz I, Zerre K: Early infantile form of spinal muscle atrophy, *Folia Neuropathol* 40:19–26, 2002.
32. Bowker JH, Halpin PJ: Factors determining success in reambulation of the child with progressive muscular dystrophy, *Orthop Clin North Am* 9:431–436, 1978.
33. Reference deleted in proofs.
34. Brooke MH, Fenichel GM, Griggs RC, et al.: Duchenne muscular dystrophy: patterns of clinical progression and effects of supportive therapy, *Neurology* 39:475–481, 1989.
35. Brooke MH, Griggs RC, Mendell JR, et al.: Clinical trial in Duchenne dystrophy: I. The design of the protocol, *Muscle Nerve* 4:186–197, 1981.
36. Brouwer OF, Paderg GW, Van Der Ploeg RJO, Ruys CJM, Brand R: The influence of handedness on the distribution of muscular weakness of the arm in facioscapulohumeral muscular dystrophy, *Brain* 115:1587–1598, 1992.
37. Brussock CM, Haley SM, Munsat TL, Bernhardt DB: Measurement of isometric force in children with and without Duchenne's muscular dystrophy, *Phys Ther* 72:105–114, 1992.
38. Reference deleted in proofs.
39. Bushby K, Connor E: Clinical outcome measures for trials in

Duchenne muscular dystrophy: report from International Working Group meetings, *Clin Investig (Lond)* 1(9):1217–1235, 2011.

40. Bushby K, Finkel R, Birnkrant DJ, et al.: Diagnosis and management of Duchenne muscular dystrophy, part 2: implementation of multidisciplinary care, *Lancet Neurol* 9:177–189, 2010.
41. Cambridge W, Drennan JC: Scoliosis associated with Duchenne muscular dystrophy, *J Pediatr Orthop* 7:436–440, 1987.
42. Campbell C, Sherlock R, Jacob P, Blayney M: Congenital myotonic dystrophy: assisted ventilation duration and outcome, *Pediatrics* 113(4):811–816, 2004.
43. Carter GT, Abresch RT, Fowler Jr WM: Adaptations to exercise training and contraction-induced muscle injury in animal models of muscular dystrophy, *Am J Phys Med Rehabil* 81(Suppl 11):S151–S161, 2002.
44. Chakkalakal JV, Thompson J, Parks RJ, Jasmin BJ: Molecular, cellular, and pharmacological therapies for Duchenne/Becker muscular dystrophies, *FASEB J* 19:880–891, 2005.
45. Chamova T, Guergueltcheva V, Raycheva M, Todorov T, Genova J, Bichev S, et al.: Association between loss of dp140 and cognitive impairment in Duchenne and Becker dystrophies, *Balkan J Med Genet* 16(1):21–30, 2013.
46. Charash LI, Lovelace RE, Wolfe SG, Kutscher AH, Price D, Leach R, Leach CF: *Realities in coping with progressive neuromuscular disease*, Philadelphia, 1987, Charles Press Publishers.
47. Cheuk DK, Wong V, Wraige E, Baxter P, Cole A, N'Diaye T, Mayowe V: Surgery for scoliosis in Duchenne muscular dystrophy, *Cochrane Database Syst Rev* 24, 2007. CD005375.
48. Childers MK, Okamura CS, Bogan DJ, Bogan JR, Petroski GF, McDonald K, Kornegay JN: Eccentric contraction injury in dystrophic canine muscle, *Arch Phys Med Rehabil* 83(11):1572–1578, 2002.
49. Chung BH, Wong VC, Ip P: Spinal muscular atrophy: survival pattern and functional status, *Pediatrics* 114:e548–e553, 2004.
50. Chyatte SB, Long C, Vignos PJ: Balanced forearm orthosis in muscular dystrophy, *Arch Phys Med Rehabil* 46:633–636, 1965.
51. Ciafaloni E, Fox DJ, Pandya S, Westfield CP, Puzhankara S, Romitti PA, et al.: Delayed diagnosis in Duchenne muscular dystrophy: data from the Muscular Dystrophy Surveillance, Tracking, and Research Network (MD STARnet), *J Pediatr* 155:380–385, 2009.
52. Cohen EJ, Quarta E, Fulgenzi G, Minciacchi D: Acetylcholine, GABA and neuronal networks: a working hypothesis for compensations in the dystrophic brain, *Brain Res Bull* 110:1–13, 2015.
53. Colbert AP, Craig C: Scoliosis management in Duchenne muscular dystrophy: prospective study of modified Jewett hyperextension brace, *Arch Phys Med Rehabil* 68:302–304, 1987.
54. Constantin B: Dystrophin complex functions as a scaffold for signalling proteins, *Biochim Biophys Acta* 1838(2):635–634, 2014.
55. Coster W, Deeney T, Haltiwanger J, Haley S: *School function assessment*, San Antonio, TX, 1998, Therapy Skill Builders.
56. Courdier-Fruh I, Barman L, Briguet A, Meier T: Glucocorticoid-mediated regulation of utrophin levels in human muscle fibers, *Neuromuscul Disord* 12(Suppl 1):S95–S104, 2002.
57. Cunha MC, Oliveira AS, Labronici RH, Gabbai AA: Spinal muscular atrophy type II and III: evolution of 50 patients with physiotherapy and hydrotherapy in a swimming pool, *Arq Neuropsiquiatr* 54:402–406, 1996.
58. Darras BT, Korf BR, Urion DK: Dystrophinopathies, *GeneReviews*. Available at: URL: www.genereviews.org.
59. Dastur RS, Gaitonde PS, Khadilkar SV, Udani VP, Nadkarni JJ: Correlation between deletion patterns of SMN and NAIP genes and the clinical features of spinal muscular atrophy in Indian patients, *Neurol India* 54(3):255–259, 2006.
60. De Sanctis R, Pane M, Sivo S, et al.: Suitability of North Star Ambulatory Assessment in young boys with Duchenne muscular dystrophy, *Neuromuscul Disord* 1:14–18, 2015.
61. Dorscher PT, Mehrsheed S, Mulder DW, Litchy WJ, Ilstrup DM: Wohlfart-Kugelberg-Welander syndrome: serum creatine kinase and functional outcome, *Arch Phys Med Rehabil* 72:587–591, 1991.
62. Douniol M, Jacquette A, Cohen D, Bodeau N, Rachidi L, Angeard N, et al.: Psychiatric and cognitive phenotype of childhood myotonic dystrophy type 1, *Dev Med Child Neurol* 54(10):905–911, 2012.
63. Dubowitz V: The clinical picture of spinal muscular atrophy. In Merlini L, Granata C, Dubowitz V, editors: *Current concepts in childhood spinal muscular atrophy*, New York, 1989, Springer-Verlag, pp 13–19.
64. Reference deleted in proofs.
65. Eagle M, Baudouin SV, Chandler C, Giddings DR, Bullock R, Bushby K: Survival in Duchenne muscular dystrophy: improvements in life expectancy since 1967 and the impact of home nocturnal ventilation, *Neuromuscul Disord* 12:926–929, 2002.
66. Echenne B, Bassez G: Congenital and infantile myotonic dystrophy, *Handb Clin Neurol* 113:1387–1393, 2013.
67. Edwards RHT: Studies of muscular performance in normal and dystrophic subjects, *Br Med Bull* 36:159–164, 1980.
68. Emery AEH: *Duchenne muscular dystrophy*, Oxford, 1993, Oxford University Press.
69. Emery AEH: The muscular dystrophies, *Lancet* 359:687–695, 2002.
70. Emery AEH, Skinner R: Clinical studies in benign (Becker-type) X-linked muscular dystrophy, *Clinic Genet* 10:189–201, 1976.
71. Eng GD: Therapy and rehabilitation of the floppy infant, *R I Med J* 72:367–370, 1989.
72. Eng GD: Rehabilitation of the child with a severe form of spinal muscular atrophy (type I, infantile or Werdnig-Hoffman disease). In Merlini L, Granata C, Dubowitz V, editors: *Current concepts in childhood spinal muscular atrophy*, New York, 1989, Springer-Verlag, pp 113–115.
73. Escolar DM, Buyse G, Henricson E, et al.: CINRG randomized controlled trial of creatine and glutamine in Duchenne muscular dystrophy, *Ann Neurol* 58:151–155, 2005.
74. Estilow T, Glanzman A, Flickinger J, Powers KM, Medne L, Tennekoon G, Yum SW: The Wilmington robotic exoskeleton (WREX) improves upper extremity function in patients with Duchenne muscular dystrophy, *Poster presentation, MDA Scientific Conference*, 2014.
75. Farini A, Razini P, Erratico S, Torrente Y, Meregalli M: Cell based therapy for Duchenne muscular dystrophy, *J Cell Physiol* 221:526–534, 2009.
76. Farrar MA, Kiernan MC: The genetics of spinal muscular atrophy: progress and challenges, *Neurotherapeutics* 12(2):290–302, 2015.
77. Febrer A, Rodriguez N, Alias L, Tizzano E: Measurement of muscle strength with a handheld dynamometer in patients with chronic spinal muscular atrophy, *J Rehabil Med* 42:228–231, 2010.
78. Finder JDA: Perspective on the 2004 American Thoracic Society statement, "respiratory care of the patient with Duchenne muscular dystrophy." *Pediatrics* 123(Suppl 4):S239–S241, 2009.
79. Finkel RS, McDermott MP, Kaufmann P, Darras BT, Chung WK, Sproule DM, et al.: Observational study of spinal muscular atrophy type I and implications for clinical trials, *Neurology* 83(9):810–817, 2014.
80. Florence JM, Pandya S, King WM, Robinson JD, Baty J, Miller JP, et al.: Intrarater reliability of manual muscle test (Medical Research Council Scale) grades in Duchenne's muscular dystrophy, *Phys Ther* 72:115–122, 1992.
81. Forst J, Forst R: Surgical treatment of Duchenne muscular dystrophy patients in Germany: the present situation, *Acta Myol* 31(1):21–23, 2012.
82. Fowler WM: Rehabilitation management of muscular dystrophy and related disorders: I. The role of exercise, *Arch Phys Med Rehabil* 63:208–210, 1982.
83. Fowler WM, Gardner GW: Quantitative strength measurements in muscular dystrophy, *Arch Phys Med Rehabil* 48:629–644, 1967.
84. Frinchi M, Macaluso F, Licciardi A, Perciavalle V, Coco M, Belluardo N, et al.: Recovery of damaged skeletal muscle in mdx mice through lowintensity endurance exercise, *Int J Sports Med* 35(1):19–27, 2014.
85. Fujak A, Kopschina C, Forst R, Gras F, Mueller LA, Forst J:

Fractures in proximal spinal muscular atrophy, *Arch Orthop Trauma Surg* 130(6):775–780, 2010.

86. Fukuyama Y, Osaw M, Suzuki H: Congenital muscular dystrophy of the Fukuyama type: clinical, genetic and pathological considerations, *Brain Dev* 3:1–29, 1981.
87. Galasko CSB, Williamson JB, Delany CM: Lung function in Duchenne muscular dystrophy, *Eur Spine J* 4:263–267, 1995.
88. Gardner-Medwin D: Controversies about Duchenne muscular dystrophy: II. Bracing for ambulation, *Dev Med Child Neurol* 21:659–662, 1979.
89. Gardner-Medwin D: Clinical features and classification of the muscular dystrophies, *Br Med Bull* 36:109–115, 1980.
90. Gibson DA, Koreska J, Robertson D: The management of spinal deformity in Duchenne's muscular dystrophy, *Clin Orthop* 9:437–450, 1978.
91. Gilroy J, Holliday P: *Basic neurology*, New York, 1982, Macmillan.
92. Glanzman AM, Flickinger JM, Dholakia KH, Bönnemann CG, Finkel RS: Serial casting for the management of ankle contracture in Duchenne muscular dystrophy, *Pediatr Phys Ther* 23(3):275–279, 2011.
93. Glanzman AM, Mazzone E, Main M, Pelliccioni M, Wood J, Swoboda KJ, et al.: The Children's Hospital of Philadelphia Infant Test of Neuromuscular Disorders (CHOP INTEND): test development and reliability, *Neuromuscul Disord* 20(3):155–161, 2010.
94. Glanzman AM, McDermott MP, Montes J, et al.: Validation of the Children's Hospital of Philadelphia Infant Test of Neuromuscular Disorders (CHOP INTEND), *Pediatr Phys Ther* 23(4):322–326, 2011.
95. Glanzman AM, O'Hagen JM, McDermott MP, Martens WB, Flickinger J, Riley S, et al.: Pediatric Neuromuscular Clinical Research Network for Spinal Muscular Atrophy Muscle Study Group (MSG), validation of the Expanded Hammersmith Functional Motor Scale in spinal muscular atrophy type II and III, *J Child Neurol* 26(12):1499–1507, 2011. PNCR.
96. Goemans N, Klingels K, van den Hauwe M, Boons S, Verstraete L, Peeters C, et al.: Six-minute walk test: reference values and prediction equation in healthy boys aged 5 to 12 years, *PLoS One* 8(12), e84120. 2013.
97. Gordon BS, Lowe DA, Kostek MC: Exercise increases utrophin protein expression in the mdx mouse model of Duchenne muscular dystrophy, *Muscle Nerve* 49(6):915–918, 2014.
98. Gordon E, Hoffman EP, Pegoraro E: Congenital muscular dystrophy overview, *GeneReviews*, 2006. Available at: URL: www.genereviews.org.
99. Gormley MC: Respiratory management of spinal muscular atrophy type 2, *J Neurosci Nurs* 46(6):E33–E41, 2014.
100. Granata C, Cornelio F, Bonfiglioli S, Mattutini P, Merlini L: Promotion of ambulation of patients with spinal muscular atrophy by early fitting of knee-ankle-foot orthoses, *Dev Med Child Neurol* 29(2):221–224, 1987.
101. Granata C, Magni E, Sabattini L, Colombo C, Merlini L: Promotion of ambulation in intermediate spinal muscle atrophy. In Merlini L, Granata C, Dubowitz V, editors: *Current concepts in childhood spinal muscular atrophy*, New York, 1989, Springer-Verlag, pp 127–132.
102. Granata C, Marini ML, Capelli T, Merlini L: Natural history of scoliosis in spinal muscular atrophy and results of orthopaedic treatment. In Merlini L, Granata C, Dubowitz V, editors: *Current concepts in childhood spinal muscular atrophy*, New York, 1989, Springer-Verlag, pp 153–164.
103. Granata C, Merlini L, Magni E, Marini ML, Stagni SB: Spinal muscular atrophy: natural history and orthopaedic treatment of scoliosis, *Spine* 14:760–762, 1989.
104. Grange RW, Call JA: Recommendations to define exercise prescription for Duchenne muscular dystrophy, *Exer Sport Sci Rev* 35:12–17, 2007.
105. Griffet J, Decrocq L, Rauscent H, Richelme C, Fournier M: Lower extremity surgery in muscular dystrophy, *Orthop Traumatol Surg Res* 97(6):634–638, 2011.
106. Grondard C, Biondi O, Armand AS, Lécolle S, Della Gaspera B, Pariset C, et al.: Regular exercise prolongs survival in a type 2 spinal muscular atrophy model mouse, *J Neurosci* 25(33):7615–7622, 2005.
107. Haley SM, Coster WJ, Ludlow LH, Haltiwanger JT: *Pediatric Evaluation of Disability Inventory (PEDI): development, standardization and administration manual*, Boston, 1992, New England Medical Center Hospital.
108. Reference deleted in proofs.
109. Harper PS: *Myotonic dystrophy: major problems in neurology*, ed 2, vol. 21. Philadelphia, 1989, WB Saunders.
110. T1 Haumont, Rahman T, Sample W,M, King M, Church C, Henley J, Jayakumar S: Wilmington robotic exoskeleton: a novel device to maintain arm improvement in muscular disease, *J Pediatr Orthop* 31(5):e44–e49, 2011.
111. Heckmatt JZ, Dubowitz V, Hyde SA: Prolongation of walking in Duchenne muscular dystrophy with lightweight orthoses: review of 57 cases, *Dev Med Child Neurol* 27:149–154, 1985.
112. Heller KD, Forst R, Forst J, Hengstler K: Scoliosis in Duchenne muscular dystrophy, *Prosthet Orthot Int* 21:202–209, 1997.
113. Herrmann R, Straub V, Meyer K, Kahn T, Wagner M, Voit T: Congenital muscular dystrophy with laminin alpha 2 chain deficiency: identification of a new intermediate phenotype and correlation of clinical findings to muscle immunohistochemistry, *Eur J Paediatr* 155:968–976, 1996.
114. Reference deleted in proofs.
115. Hoffman EP, Reeves E, Damsker J, Nagaraju K, McCall JM, Connor EM, Bushby K: Novel approaches to corticosteroid treatment in Duchenne muscular dystrophy, *Phys Med Rehabil Clin N Am* 23(4): 821–828, 2012.
116. Hoffman EP, Brown RH, Kunkel LM: Dystrophin: the protein product of the Duchenne muscular dystrophy locus, *Cell* 51:919–928, 1987.
117. Hoffmann J: Ueber chronische spinale Muskelatrophie im Kindesalter, auf familiar Basis, *Deutsche Zeitschrift fur Nervenheilkunde* 3:427, 1893.
118. Holland A, Carberry S: Ohlendieck K1: proteomics of the dystrophin- glycoprotein complex and dystrophinopathy, *Curr Protein Pept Sci* 8:680–697, 2013.
119. Hsu JD, Quinlivan R: Scoliosis in Duchenne muscular dystrophy, *Neuromuscul Disord* 23(8):611–617, 2013.
120. Hsu JD: Orthopedic approaches for the treatment of lower extremity contractures in the Duchenne muscular dystrophy patient in the United States and Canada, *Semin Neurol* 15:6–8, 1995.
121. Hu X, Blemker SS: Musculoskeletal simulation can help explain selective muscle degeneration in Duchenne muscular dystrophy, *Muscle Nerve* 52(2):174–182, 2015.
122. Hyde SA, Floytrup I, Glent S, Kroksmark A, Salling B: A randomized comparative study using two methods for controlling tendo Achilles contracture in Duchenne muscular dystrophy, *Neuromuscul Disord* 10:257–263, 2000.
123. Hyzewicz J, Tanihata J, Kuraoka M, Ito N, Miyagoe-Suzuki Y, Takeda S: Low intensity training of mdx mice reduces carbonylation and increases expression levels of proteins involved in energy metabolism and muscle contraction, *Free Radic Biol Med* 82:122–136, 2015.
124. Jansen M, van Alfen N, Geurts AC, de Groot IJ: Assisted bicycle training delays functional deterioration in boys with Duchenne muscular dystrophy: the randomized controlled trial "no use is disuse." *Neurorehabil Neural Repair* 27(9):816–827, 2013.
125. Johnson EW, Braddom R: Over-work weakness in facioscapulohumeral muscular dystrophy, *Arch Phys Med Rehabil* 52:333–336, 1971.
126. Jones KJ, North KN: Recent advances in diagnosis of the childhood muscular dystrophies, *J Paediatr Child Health* 33:195–201, 1997.
127. Jones MA, McEwen IR, Hansen L: Use of power mobility for a young child with spinal muscular atrophy, *Phys Ther* 83:253–262,

2003.
128. Joseph JT, Richards CS, Anthony DC, Upton M, Perez-Atayde AR, Greenstein P: Congenital myotonic dystrophy pathology and somatic mosaicism, *Neurology* 49:1457–1460, 1997.
129. Kaspar RW, Allen HD, Montanaro F: Current understanding and management of dilated cardiomyopathy in Duchenne and Becker muscular dystrophy, *J Am Acad Nurse Pract* 21:241–249, 2009.
130. Kaufmann P, McDermott MP, Darras BT, et al.: Observational study of spinal muscular atrophy type 2 and 3: functional outcomes over 1 year, *Arch Neurol* 68(6):779–786, 2011.
131. Kaufmann P, McDermott MP, Darras BT, et al.: Prospective cohort study of spinal muscular atrophy types 2 and 3, *Neurology* 79(18):1889–1897, 2012.
132. Khadilkar SV, Chaudhari CR, Soni G, Bhutada A: Is pushing the wall, the best known method for scapular winging, really the best? A Comparative analysis of various methods in neuromuscular disorders, *J Neurol Sci* 351(1-2):179–183, 2015.
133. Reference deleted in proofs.
134. Kinali M, Main M, Eliahoo J, Messina S, Knight RK, Lehovsky J, et al.: Predictive factors for the development of scoliosis in Duchenne muscular dystrophy, *Eur J Paediatr Neurol* 11:160–166, 2007.
135. Kissel JT, Scott CB, Reyna SP, Crawford TO, Simard LR, Krosschell KJ, et al.: Project Cure Spinal Muscular Atrophy Investigators' Network. SMA CARNIVAL TRIAL PART II: a prospective, single-armed trial of L-carnitine and valproic acid in ambulatory children with spinal muscular atrophy, *PLoS One* 6(7):e21296, 2011.
136. Kley RA, Tarnopolsky MA, Vorgerd M: Creatine for treating muscle disorders, *Cochrane Database Syst Rev* 6, 2013.
137. Koenig M, Hoffmann EP, Pertelson CK: Complete cloning of the Duchenne muscular dystrophy (DMD) cDNA and preliminary genomic organization of the DMD gene in mouse and affected individuals, *Cell* 50:509–517, 1987.
138. Koessler W, Wanke T, Winkler G, Nader A, Toifl K, Kurz H, Zwick H: 2 years' experience with inspiratory muscle training in patients with neuromuscular disorders, *Chest* 120:765–769, 2001.
139. Kornegay JN, Spurney CF, Nghiem PP, Brinkmeyer-Langford CL, Hoffman EP, Nagaraju K: Pharmacologic management of Duchenne muscular dystrophy: target identification and preclinical trials, *ILAR J* 55(1):119–149, 2014.
140. Kugelberg E, Welander L: Heredofamilial juvenile muscular atrophy simulating muscular dystrophy, *AMA Arch Neurol Psychiatry* 75:500, 1956.
141. Kunkel LM, Monaco AP, Middlesworth W, Ochs SD, Latt SA: Specific cloning of DNA fragments absent from the DNA of a male patient with an X chromosome deletion, *Proc Nat Acad Sci USA* 82:4778–4782, 1985.
142. Lebel DE, Corston JA, McAdam LC, Biggar WD, Alman BA: Glucocorticoid treatment for the prevention of scoliosis in children with Duchenne muscular dystrophy: long-term follow-up, *J Bone Joint Surg Am* 95(12):1057–1061, 2013.
143. Lee CC, Pearlman JA, Chamberlain JS, Caskey CT: Expression of recombinant dystrophin and its localization to the cell membrane, *Nature* 349:334–336, 1991.
144. Lefebvre S, Bürglen L, Reboullet S, Clermont O, Burlet P, Viollet L, et al.: Identification and characterization of a spinal muscular atrophy-determining gene, *Cell* 80(1):155–165, 1995.
145. Lewelt A, Krosschell KJ, Stoddard GJ, Weng C, Xue M, Marcus RL, et al.: Resistance strength training exercise in children with spinal muscular atrophy, *Muscle Nerve* 52(4):559–567, 2015.
146. Liechti-Gallati S, Koenig M, Kunkel LM, Frey D, Boltshauser E, Schneider V, et al.: Molecular deletion patterns in Duchenne and Becker type muscular dystrophy, *Human Genet* 81:343–348, 1989.
147. Lonstein JE: Management of spinal deformity in spinal muscular atrophy. In Merlini L, Granata C, Dubowitz V, editors: *Current concepts in childhood spinal muscular atrophy*, New York, 1989, Springer-Verlag, pp 165–173.
148. Louis M, Lebacq J, Poortmans JR, Belpaire-Dethiou MC, Devogelaer J, Van Hecke P, et al.: Beneficial effects of creatine supplementation in dystrophic patients, *Muscle Nerve* 27:604–610, 2003.
149. Lue YJ, Lin RF, Chen SS, Lu YM: Measurement of the functional status of patients with different types of muscular dystrophy, *Kaohsiung J Med Sci* 25:325–333, 2009.
150. Lyager S, Steffensen B, Juhl B: Indicators of need for mechanical ventilation in Duchenne muscular dystrophy and spinal muscular atrophy, *Chest* 108:779–785, 1995.
151. MacKenzie AE, Jacob P, Surh L, Besner A: Genetic heterogeneity in spinal muscle atrophy: a linkage analysis-based assessment, *Neurology* 44:919–924, 1994.
152. Madsen KL, Hansen RS, Preisler N, Thøgersen F, Berthelsen MP, Vissing J: Training improves oxidative capacity, but not function in spinal muscular atrophy type III, *Muscle Nerve* 52(2):240–244, 2015.
153. Main M, Mercuri E, Haliloglu G, Baker R, Kinali M, Muntoni F: Serial casting of the ankles in Duchenne muscular dystrophy: can it be an alternative to surgery? *Neuromuscul Disord* 17(3):227–230, 2007.
154. Main M, Kairon H, Mercuri E, Muntoni F: The Hammersmith functional motor scale for children with spinal muscular atrophy: a scale to test ability and monitor progress in children with limited ambulation, *Eur J Paediatr Neurol* 7:155–159, 2003.
155. Manzur AY, Hyde SA, Rodillo E, Heckmatt JZ, Bentley G, Dubowitz V: A randomized controlled trial of early surgery in Duchenne muscular dystrophy, *Neuromuscul Disord* 2(5-6):379–387, 1992.
156. Manzur AY, Kinali M, Muntoni F: Update on the management of Duchenne muscular dystrophy, *Arch Dis Child* 93:986–990, 2008.
157. Marchesi D, Arlet V, Stricker U, Aeibi M: Modification of the original Luque technique in the treatment of Duchenne's neuromuscular scoliosis, *J Pediatr Orthop* 17:743–749, 1997.
158. Marshall JL, Kwok Y, McMorran BJ, Baum LG, Crosbie-Watson RH: The potential of sarcospan in adhesion complex replacement therapeutics for the treatment of muscular dystrophy, *FEBS J* 280(17):4210–4229, 2013.
159. Marshall CR: Medical treatment of spinal muscular atrophy. In Gamstorp I, Sarnat HB, editors: *Progressive spinal muscular atrophies: International Review of Child Neurology series*, New York, 1984, Raven Press, pp 163–171.
160. Matsumura T, Saito T, Fujimura H, Shinno S, Sakoda S: Lung inflation training using a positive end-expiratory pressure valve in neuromuscular disorders, *Intern Med* 51(7):711–716, 2012.
161. Mayer OH, Finkel RS, Rummey C, Benton MJ, Glanzman AM, Flickinger J, et al.: Characterization of pulmonary function in Duchenne muscular dystrophy, *Pediatr Pulmonol* 50(5):487–494, 2015.
162. Mazzone E, Martinelli D, Berardinelli A, et al.: North Star Ambulatory Assessment, 6-minute walk test and timed items in ambulant boys with Duchenne muscular dystrophy, *Neuromuscul Disord* 20(11):712–716, 2010.
163. Mazzone ES, Messina S, Vasco G, et al.: Reliability of the North Star Ambulatory Assessment in a multicentric setting, *Neuromuscul Disord* 19:458–461, 2009.
164. McDonald CM, Abresch RT, Carter GT, Fowler Jr WM, Johnson ER, Kilmer DD, Sigford BJ: Profiles of neuromuscular diseases. Duchenne muscular dystrophy, *Am J Phys Med Rehabil* 74(Suppl 5):S70–S92, 1995.
165. McDonald CM, Henricson EK, Abresch RT, Florence J, Eagle M, Gappmaier E, Glanzman AM, et al.: The 6-minute walk test and other clinical endpoints in Duchenne muscular dystrophy: reliability, concurrent validity, and minimal clinically important differences from a multicenter study, *Muscle Nerve* 48(3):357–368, 2013.
166. McDonald CM, Henricson EK, Abresch RT, Florence JM, Eagle M, Gappmaier E, et al.: The 6-minute walk test and other endpoints in Duchenne muscular dystrophy: longitudinal natural

history observations over 48 weeks from a multicenter study, *Muscle Nerve* 48(3):343–356, 2013.
167. McDonald CM, Abresch RT, Carter GT, Fowler WM, Johnson ER, Kilmer DMD, Sigford BJ: Profiles of neuromuscular diseases: Duchenne muscular dystrophy, *Am J Phys Med Rehab* 74(Suppl):S70–S92, 1995.
168. McDonald DG, Kinali M, Gallagher AC, Mercuri E, Muntoni F, Roper H, et al.: Fracture prevalence in Duchenne muscular dystrophy, *Dev Med Child Neurol* 44:695–698, 2002.
169. McMillan HJ: Congenital muscular dystrophies: new evidence-based guidelines for the diagnosis and management of this evolving group of muscle disorders, *Muscle Nerve* 51(6):791–792, 2015.
170. Melki J, Lefebvre S, Burglen L, Burlet P, Clermont O, Millasseau P, et al.: De novo and inherited deletions of the 5q13 region in spinal muscular atrophies, *Science* 264(5164):1474–1477, 1994.
171. Melki J, Sheth P, Abdelhak S, Burlet P, Bachelot MF, Lathrop MG, et al.: Mapping of acute (type I) spinal muscular atrophy to chromosome 5q12-q14. The French Spinal Muscular Atrophy Investigators, *Lancet* 336(8710):271–273, 1990.
172. Mendell JR, Rodino-Klapac LR, Sahenk Z, et al.: Eteplirsen for the treatment of Duchenne muscular dystrophy, *Ann Neurol* 74(5):637–647, 2013.
173. Mercuri E, Bertini E, Iannaccone ST: Childhood spinal muscular atrophy: controversies and challenges, *Lancet Neurol* 11(5):443–452, 2012.
174. Mercuri E, Muntoni F: The ever-expanding spectrum of congenital muscular dystrophies, *Ann Neurol* 72(1):9–17, 2012.
175. Merlini L, Cicognani A, Malaspina E, Gennari M, Gnudi S, Talim B, Franzoni E: Early prednisone treatment in Duchenne muscular dystrophy, *Muscle Nerve* 27:222–227, 2003.
176. Merlini L, Granata C, Capelli T, Mattutini P, Colombo C: Natural history of infantile and childhood spinal muscular atrophy. In Merlini L, Granata C, Dubowitz V, editors: *Current concepts in childhood spinal muscular atrophy*, New York, 1989, Springer-Verlag, pp 95–100.
177. Miller F, Moseley CF, Koreska J: Spinal fusion in Duchenne muscular dystrophy, *Dev Med Child Neurol* 34:775–786, 1992.
178. Miller G, Dunn N: An outline of the management and prognosis of Duchenne muscular dystrophy in Western Australia, *Aust Pediatr J* 82:277–282, 1982.
179. Mills B, Bach JR, Zhao C, Saporito L, Sabharwal S: Posterior spinal fusion in children with flaccid neuromuscular scoliosis: the role of noninvasive positive pressure ventilatory support, *J Pediatr Orthop* 33(5):488–493, 2013.
180. Molnar GE, Alexander J: Objective, quantitative muscle testing in children: a pilot study, *Arch Phys Med Rehabil* 54:224–228, 1973.
181. Montes J, Blumenschine M, Dunaway S, Alter AS, Engelstad K, Rao AK, et al.: Weakness and fatigue in diverse neuromuscular diseases, *J Child Neurol* 28(10):1277–1283, 2013.
182. Montes J, Dunaway S, Garber CE, Chiriboga CA, De Vivo DC, Rao AK: Leg muscle function and fatigue during walking in spinal muscular atrophy type 3, *Muscle Nerve* 50(1):34–39, 2014.
183. Montes J, Dunaway S, Montgomery MJ, Sproule D, Kaufmann P, De Vivo DC, Rao AK: Fatigue leads to gait changes in spinal muscular atrophy, *Muscle Nerve* 43(4):485–488, 2011.
184. Montes J, Glanzman AM, Mazzone ES, et al.: SMA functional composite score: a functional measure in spinal muscular atrophy, *Muscle Nerve* 52(6):942–947, 2015.
185. Montes J, McDermott MP, Martens WB, et al.: Six-Minute Walk Test demonstrates motor fatigue in spinal muscular atrophy, *Neurology* 74(10):833–838, 2010.
186. Montes J, McIsaac TL, Dunaway S, Kamil-Rosenberg S, Sproule D, Garber CE, et al.: Falls and spinal muscular atrophy: exploring cause and prevention, *Muscle Nerve* 47(1):118–123, 2013.
187. Muscular Dystrophy Association: *Facts about muscular dystrophy*, Tucson, AZ, 2010, Muscular Dystrophy Association.
188. Muscular Dystrophy Association: Learning to live with neuromuscular disease. Available at: URL: http://www.mda.org/sites/default/files/publications/Learning_to_Live_P-195.pdf.
189. Nair KP, Vasanth A, Gourie-Devi M, Taly AB, Rao S, Gayathri N, Murali T: Disabilities in children with Duchenne muscular dystrophy: a profile, *J Rehabil Med* 33:147–149, 2001.
190. Nelson MD, Rader F, Tang X, et al.: PDE5 inhibition alleviates functional muscle ischemia in boys with Duchenne muscular dystrophy, *Neurology* 82(23):2085–2091, 2014.
191. Nelson SF, Crosbie RH, Miceli MC, Spencer MJ: Emerging genetic therapies to treat Duchenne muscular dystrophy, *Curr Opin Neurol* 22:532–538, 2009.
192. Reference deleted in proofs.
193. North KN, Specht LA, Sethi RK, Shapiro F, Beggs AH: Congenital muscular dystrophy associated with merosin deficiency, *J Child Neurol* 11:291–295, 1996.
194. O'Brien T, Harper PS: Course, prognosis and complications of childhood- onset myotonic dystrophy, *Dev Med Child Neurol* 26:62–67, 1984.
195. Ogino S, Wilson RB, Gold B: New insights on the evolution of the SMN1 and SMN2 region: simulation and meta-analysis for allele and haplotype frequency calculations, *Eur J Hum Genet* 12(12):1015–1023, 2004.
196. Olsen DB, Orngreen MC, Vissing J: Aerobic training improves exercise performance in facioscapulohumeral muscular dystrophy, *Neurology* 64:1064–1066, 2005.
197. Oskoui M, Levy G, Garland CJ, Gray JM, O'Hagen J, De Vivo DC, Kaufmann P: The changing natural history of spinal muscular atrophy type 1, *Neurology* 69(20):1931–1936, 2007.
198. Pandya S, King WM, Tawil R: Facioscapulohumeral dystrophy, *Phys Ther* 88(1):105–113, 2008.
199. Pandya A, Florence JM, King WM, Robinson JD, Oxman M, Province MA: Reliability of goniometric measurements in patients with Duchenne muscular dystrophy, *Phys Ther* 65:1339–1342, 1985.
200. Pane M, Mazzone ES, Fanelli L, et al.: Reliability of the Performance of Upper Limb assessment in Duchenne muscular dystrophy, *Neuromuscul Disord* 24(3):201–206, 2014.
201. Pane M, Mazzone ES, Sivo S, et al.: Long term natural history data in ambulant boys with Duchenne muscular dystrophy: 36-month changes, *PLoS One* 9(10):e108205, 2014.
202. Pane M, Mazzone ES, Sivo S, et al.: The 6 minute walk test and performance of upper limb in ambulant Duchenne muscular dystrophy boys, *PLoS Curr* 6, 2014. http://dx.doi.org/10.1371/currents.md.a93d9904d57dcb08936f2ea89bca6fe6. pii: ecurrents.md.a93d9904d57dcb08936f2ea89bca6fe6.
203. Pane M, Staccioli S, Messina S, et al.: Daily salbutamol in young patients with SMA type II, *Neuromuscul Disord* 18(7):536–540, 2008.
204. Reference deleted in proofs.
205. Reference deleted in proofs.
206. Reference deleted in proofs.
207. Reference deleted in proofs.
208. Pegoraro E, Marks H, Garcia CA, Crawford T, Connolly AM: Laminin alpha2 muscular dystrophy: genotype/phenotype studies of 22 patients, *Neurology* 51:101–110, 1998.
209. Perkins KJ, Davies KE: The role of utrophin in the potential therapy of Duchenne muscular dystrophy, *Neuromuscul Disord* 12:S78–S89, 2002.
210. Petrof BJ: Molecular pathophysiology of myofiber injury in deficiencies of the dystrophin-glycoprotein complex, *Am J Phys Med Rehab* 81:S162–S174, 2002, 2002.
211. Pinelli G, Dominici P, Merlini L, DiPasquale G, Granata C, Bonfiglioli S: Cardiologic evaluation in a family with Emery-Dreifus muscular dystrophy, *G Ital Cardiol* 17:589–593, 1987.
212. Prior TW, Russman BS: Spinal muscular atrophy, *GeneReviews*, 2013. Available at: URL: www.genereviews.org.
213. Reardon W, Newcombe R, Fenton I, Sibert J, Harper PS: The natural history of congenital myotonic muscular dystrophy: mortality and long term clinical aspects, *Arch Dis Child* 68:177–181, 1993.

214. Reed UC: Congenital muscular dystrophy. Part I: a review of phenotypical and diagnostic aspects, *Arq Neuro-Psiquiatr* 67:144–168, 2009.
215. Rhodes LE, Freeman BK, Auh S, Kokkinis AD, La Pean A, Chen C, et al.: Clinical features of spinal and bulbar muscular atrophy, *Brain* 132:3242–3251, 2009.
216. Ricker K: The expanding clinical and genetic spectrum of the myotonic dystrophies, *Acta Neurol Belg* 100:151–155, 2000.
217. Rideau Y, Glorion B, Delaubier A, Tarle O, Bach J: The treatment of scoliosis in Duchenne muscular dystrophy, *Muscle Nerve* 7:281–286, 1984.
218. Rijken NH, van Engelen BG, de Rooy JW, Geurts AC, Weerdesteyn V: Trunk muscle involvement is most critical for the loss of balance control in patients with facioscapulohumeral muscular dystrophy, *Clin Biomech (Bristol, Avon)* 29(8):855–860, 2014.
219. Rijken NH, van Engelen BG, de Rooy JW, Weerdesteyn V, Geurts AC: Gait propulsion in patients with facioscapulohumeral muscular dystrophy and ankle plantarflexor weakness, *Gait Posture* 41(2):476–481, 2015.
220. Ringel SP: *Neuromuscular disorders: a guide for patient and family*, New York, 1987, Raven Press.
221. Robinson A: Programmed cell death and the gene behind spinal muscle atrophy, *Can Med Assoc J* 153:1459–1462, 1995.
222. Rodillo E, Noble-Jamieson CM, Aber V, Heckmatt JZ, Muntoni F, Dubowitz V: Respiratory muscle training in Duchenne muscular dystrophy, *Arch Dis Child* 64:736–738, 1989.
223. Roig M, Balliu PR, Navarro C, Brugera R, Losada M: Presentation, clinical course and outcome of the congenital form of myotonic dystrophy, *Pediatr Neurol* 11:208–213, 1994.
224. Roper H, Quinlivan R: Workshop participants. Implementation of "the consensus statement for the standard of care in spinal muscular atrophy" when applied to infants with severe type 1 SMA in the UK, *Arch Dis Child* 95(10):845–849, 2010.
225. Russman BS, Buncher CR, White M, Samaha FJ, Iannaccone ST: Function changes in spinal muscular atrophy II and III. The DCN/SMA Group, *Neurology* 47(4):973–976, 1996.
226. Rutherford MA, Heckmatt JZ, Dubowitz V: Congenital myotonic dystrophy: respiratory function at birth determines survival, *Arch Dis Child* 64:191–195, 1989.
227. Sacconi S, Salviati L, Desnuelle C: Facioscapulohumeral muscular dystrophy, *Biochim Biophys Acta* 1852(4):607–614, 2015.
228. Saranti AJ, Gleim GW, Melvin M: The relationship between subjective and objective measurements of strength, *J Orthop Sports Phys Ther* 2:15–19, 1980.
229. Sato Y, Yamauchi A, Urano M, Kondo E, Saito K: Corticosteroid therapy for Duchenne muscular dystrophy: improvement of psychomotor function, *Pediatr Neurol* 50(1):31–37, 2014.
230. Scher DM, Mubarak SJ: Surgical prevention of foot deformity in patients with Duchenne muscular dystrophy, *J Pediatr Orthop* 22:348–391, 2002.
231. Scott OM, Hyde SA, Goddard E: Quantification of muscle function in children: a prospective study in Duchenne muscular dystrophy, *Muscle Nerve* 5:291–301, 1982.
232. Scott OM, Hyde SA, Goddard C, Dubowitz V: Prevention of deformity in Duchenne muscular dystrophy: a prospective study of passive stretching and splintage, *Physiotherapy* 67:177–180, 1981.
233. Reference deleted in proofs.
234. Seeger BR, Caudrey DJ, Little JD: Progression of equinus deformity in Duchenne muscular dystrophy, *Arch Phys Med Rehabil* 66:286–288, 1985.
235. Seeger BR, Sutherland AD, Clark MS: Orthotic management of scoliosis in Duchenne muscular dystrophy, *Arch Phys Med Rehabil* 65:83–86, 1984.
236. Semprini L, Tacconelli A, Capon F, Brancati F, Dallapiccola B, Novelli C: A single strand conformation polymorphism-based carrier test for spinal muscle atrophy, *Genet Test* 5:33–37, 2001.
237. Sengupta SK, Mehdian SH, McConnell JR, Eisenstein SM, Webb JK: Pelvic or lumbar fixation for the surgical management of scoliosis in Duchenne muscular dystrophy, *Spine* 27:2072–2079, 2002.
238. Shanmugarajan S, Swoboda KJ, Iannaccone ST, Ries WL, Maria BL, Reddy SV: Congenital bone fractures in spinal muscular atrophy: functional role for SMN protein in bone remodeling, *J Child Neurol* 22(8):967–973, 2007.
239. Shapiro F, Specht L: Orthopaedic deformities in Emery-Dreifus muscular dystrophy, *J Pediatr Orthop* 11:336–340, 1991.
240. Siegel IM: The management of muscular dystrophy: a clinical review, *Muscle Nerve* 1:453–460, 1978.
241. Siegel IM: *Muscle and its diseases: an outline primer of basic science and clinical method*, Chicago, 1986, Year Book Medical Publishers.
242. Sparks SE, Escolar DM: Congenital muscular dystrophies, *Handb Clin Neurol* 101:47–79, 2011.
243. Spranger M, Spranger S, Tischendorf M, Meinck HM, Cremer M: Myotonic dystrophy: the role of large triplet repeat length in the development of mental retardation, *Arch Neurol* 54:251–254, 1997.
244. Steffensen BF, Lyager S, Werge B, Rahbek J, Mattsson E: Physical capacity in non-ambulatory people with Duchenne muscular dystrophy or spinal muscular atrophy: a longitudinal study, *Dev Med Child Neurol* 44:623–632, 2002.
245. Steffensen B, Hyde S: Validity of the EK scale: a functional assessment of non-ambulatory individuals with Duchenne muscular dystrophy, *Physiother Res Int* 6:119–134, 2001.
246. Reference deleted in proofs.
247. Stuberg WA: Home accessibility and adaptive equipment in Duchenne muscular dystrophy: a case report, *Pediatr Phys Ther* 13:169–174, 2001.
248. Stuberg WA, Metcalf WM: Reliability of quantitative muscle testing in healthy children and in children with Duchenne muscular dystrophy using a hand-held dynamometer, *Phys Ther* 68:977–982, 1988.
249. Stübgen JP, Stipp A: Facioscapulohumeral muscular dystrophy: a prospective study of weakness and functional impairment, *J Neurol* 257(9):1457–1464, 2010.
250. Sucato DJ: Spine deformity in spinal muscular atrophy, *J Bone Joint Surg Am* 89(Suppl 1):148–154, 2007.
251. Sugarman EA, Nagan N, Zhu H, Akmaev VR, Zhou Z, Rohlfs EM, et al.: Pan-ethnic carrier screening and prenatal diagnosis for spinal muscular atrophy: clinical laboratory analysis of >72,400 specimens, *Eur J Hum Genet* 20(1):27–32, 2012.
252. Suk KS, Lee BH, Lee HM, Moon SH, Choi YC, Shin DE, et al.: Functional outcomes in Duchenne muscular dystrophy scoliosis: comparison of the differences between surgical and nonsurgical treatment, *J Bone Joint Surg Am* 96(5):409–415, 2014.
253. Sveen ML, Jeppesen TD, Hauerslev S, Køber L, Krag TO, Vissing J: Endurance training improves fitness and strength in patients with Becker muscular dystrophy, *Brain* 131:2824–2831, 2008.
254. Sveen ML, Andersen SP, Ingelsrud LH, Blichter S, Olsen NE, Jønck S, et al.: Resistance training in patients with limb-girdle and Becker muscular dystrophies, *Muscle Nerve* 47(2):163–169, 2013.
255. Swinyard CA, Deaver GG, Greenspan L: Gradients of functional ability of importance in rehabilitation of patients with progressive muscular and neuromuscular diseases, *Arch Phys Med Rehabil* 38:574–579, 1957.
256. Taktak DM, Bowker P: Lightweight, modular knee-ankle-foot-orthosis for Duchenne muscular dystrophy: design, development, and evaluation, *Arch Phys Med Rehabil* 76:1156–1262, 1995.
257. Tawil R, van der Maarel S, Padberg GW, van Engelen BG: 171st ENMC international workshop: standards of care and management of facioscapulohumeral muscular dystrophy, *Neuromuscul Disord* 20(7):471–475, 2010.
258. Tedesco FS, Dellavalle A, Diaz-Manera J, Messina G, Cossu G: Repairing skeletal muscle: regenerative potential of skeletal muscle stem cells, *J Clin Invest* 120:11–19, 2010.
259. Theadom A, Rodrigues M, Roxburgh R, Balalla S, Higgins C, Bhattacharjee R, et al.: Prevalence of muscular dystrophies: a

systematic literature review, *Neuroepidemiology* 43:259–268, 2014.

260. Tinsley JM, Fairclough RJ, Storer R, Wilkes FJ, Potter AC, Squire SE, et al.: Daily treatment with SMTC1100, a novel small molecule utrophin upregulator, dramatically reduces the dystrophic symptoms in the mdx mouse, *PLoS One* 6(5), 2011.
261. Topin N, Matecki S, Le Bris S, Rivier F, Echenne B, Prefaut C, Ramonatxo M: Dose-dependent effect of individualized respiratory muscle training in children with Duchenne muscular dystrophy, *Neuromuscul Disord* 12(6):576–583, 2002.
262. Reference deleted in proofs.
263. Townsend EL, Tamhane H, Gross KD: Effects of AFO use on walking in boys with Duchenne muscular dystrophy: a pilot study, *Pediatr Phys Ther* 27(1):24–29, 2015.
264. Tran VK, Sasongko TH, Hong DD, Hoan NT, Dung VC, Lee MJ, Gunadi, et al.: SMN2 and NAIP gene dosages in Vietnamese patients with spinal muscular atrophy, *Pediatr Int* 50(3):346–351, 2008.
265. Reference deleted in proofs.
266. Vignos PJ: Physical models of rehabilitation in neuromuscular disease, *Muscle Nerve* 6:323–338, 1983.
267. Vignos PJ, Archibald KC: Maintenance of ambulation in childhood muscular dystrophy, *J Chron Dis* 12:273–290, 1960.
268. Vignos PJ, Watkins MP: The effect of exercise in muscular dystrophy, *JAMA* 197:121–126, 1966.
269. Vignos PJ, Spencer GE, Archibald KC: Management of progressive muscular dystrophy, *JAMA* 184:103–112, 1963.
270. Vignos PJ, Wagner MB, Karlinchak B, Katirji B: Evaluation of a program for long-term treatment of Duchenne muscular dystrophy, *J Bone Joint Surg Am* 78:1844–1852, 1996.
271. Villanova M, Brancalion B, Mehta AD: Duchenne muscular dystrophy: life prolongation by noninvasive ventilatory support, *Am J Phys Med Rehabil* 93(7):595–599, 2014.
272. Voet N, Bleijenberg G, Hendriks J, de Groot I, Padberg G, van Engelen B, Geurts A: Both aerobic exercise and cognitive-behavioral therapy reduce chronic fatigue in FSHD: an RCT, *Neurology* 83(21):1914–1922, 2014.
273. Reference deleted in proofs.
274. Wang HY, Yang YH, Jong YJ: Correlations between change scores of measures for muscle strength and motor function in individuals with spinal muscular atrophy types 2 and 3, *Am J Phys Med Rehabil* 92(4):335–342, 2013.
275. Reference deleted in proofs.
276. Watt JM, Greenhill B: Commentary: rehabilitation and orthopaedic management of spinal muscle atrophy. In Gamstorp I, Sarnat HB, editors: *Progressive spinal muscular atrophies: International Review of Child Neurology series*, New York, 1984, Raven Press.
277. Weidner NJ: Developing an interdisciplinary palliative care plan for the patient with muscular dystrophy, *Pediatr Ann* 34:546–552, 2005.
278. Werdnig G: Eine fruhinfantile progressive spinale Amyotrophie, *Arch Psychiatrie Nervenkrank* 26:706–744, 1894.
279. Werlauff U, Steffensen BF, Bertelsen S, Fløytrup I, Kristensen B, Werge B: Physical characteristics and applicability of standard assessment methods in a total population of spinal muscular atrophy type II patients, *Neuromuscul Disord* 20:34–43, 2010.
280. Reference deleted in proofs.
281. Wirth B, Garbes L, Riessland M: How genetic modifiers influence the phenotype of spinal muscular atrophy and suggest future therapeutic approaches, *Curr Opin Genet Dev* 23(3):330–338, 2013.
282. Wohlfart G, Fex J, Eliasson S: Hereditary proximal spinal muscular atrophy: a clinical entity simulating progressive muscular dystrophy, *Acta Psychiatrica Neurol Scand* 30:395–406, 1955.
283. Wong CK, Wade CK: Reducing iliotibial band contractures in patients with muscular dystrophy using custom dry floatation cushions, *Arch Phys Med Rehabil* 76:695–700, 1995.
284. Wong LY, Christopher C: Corticosteroids in Duchenne muscular dystrophy: a reappraisal, *J Child Neurol* 17:184–190, 2002.
285. Young HK, Barton BA, Waisbren S, Portales Dale L, Ryan MM, et al.: Cognitive and psychological profile of males with Becker muscular dystrophy, *J Child Neurol* 23:155–162, 2009.
286. Ziter FA, Allsop KG: The diagnosis and management of childhood muscular dystrophy, *Clin Pediatr* 15:540–548, 1976.

推荐阅读

Al-Zaidy S, Rodino-Klapac L, Mendell JR: Gene therapy for muscular dystrophy: moving the field forward, *Pediatr Neurol* 51(5):607–618, 2014.

Angelini C: Neuromuscular disease: diagnosis and discovery in limb-girdle muscular dystrophy, *Nat Rev Neurol* 12(1):6–8, 2016.

Brandsema JF, Darras BT: Dystrophinopathies. *Semin Neurol* 35(4):369–384, 2015.

Bushby K, Finkel R, Birnkrant DJ, et al.: Diagnosis and management of Duchenne muscular dystrophy, part 1: diagnosis, and pharmacological and psychosocial management, *Lancet Neurol* 9(1):77–93, 2010.

Bushby K, Finkel R, Birnkrant DJ, et al.: Diagnosis and management of Duchenne muscular dystrophy, part 2: implementation of multidisciplinary care, *Lancet Neurol* 9(2):177–189, 2010.

Donkervoort S, Bonnemann CG, Loeys B, Jungbluth H, Voermans NC: The neuromuscular differential diagnosis of joint hypermobility, *Am J Med Genet C Semin Med Genet* 169C(1):23–42, 2015.

Dubowitz V: The muscular dystrophies, Postgrad, *Med J* 68:500–506, 1992.

Finkel RS, McDermott MP, Kaufmann P, et al.: Observational study of spinal muscular atrophy type I and implications for clinical trials, *Neurology* 83(9):810–817, 2014.

Kang PB, Morrison L, Iannaccone ST, et al.: Guideline Development Subcommittee of the American Academy of Neurology and the Practice Issues Review Panel of the American Association of Neuromuscular Electrodiagnostic Medicine: evidence-based guideline summary: evaluation, diagnosis, and management of congenital muscular dystrophy: report of the Guideline Development Subcommittee of the American Academy of Neurology and the Practice Issues Review Panel of the American Association of Neuromuscular & Electrodiagnostic Medicine, *Neurology* 84(13):1369–1378, 2015.

Kaufmann P, McDermott MP, Darras BT, et al.: Pediatric Neuromuscular Clinical Research Network for Spinal Muscular Atrophy (PNCR): prospective cohort study of spinal muscular atrophy types 2 and 3, *Neurology* 79(18):1889–1897, 2012.

Montes J, Dunaway S, Garber CE, Chiriboga CA, De Vivo DC, Rao AK: Leg muscle function and fatigue during walking in spinal muscular atrophy type 3, *Muscle Nerve* 50(1):34–39, 2014.

Wang CH, Finkel RS, Bertini ES, et al.: Participants of the International Conference on SMA Standard of Care, *J Child Neurol* 22(8):1027–1049, 2007.

Wang CH, Dowling JJ, North K, et al.: Consensus statement on standard of care for congenital myopathies, *J Child Neurol* 27(3):363–382, 2012.

第 13 章 肢体缺如与截肢

Meg Stanger, Colleen Coulter, Brian Giavedoni

肢体缺如是指个体由于长骨骨骺持续开放引起骨骼发育不全而导致肢体缺失的现象 [1]。肢体缺如可按照发生时间分为先天性和后天性。由于儿童骨骼肌肉会伴随他们的成长持续发育，而这些因素与成人截肢治疗管理不同。 此外，儿童在情感上也不成熟，在处理外科手术和假肢的问题上也需要不同程度地依赖成人。 因此，在治疗肢体缺如的患儿时，必须要综合考虑各种因素拟定治疗方案。在本章节中，将会对儿童肢体缺如的原因、手术治疗、与儿童年龄和发育功能相关的物理治疗干预以及儿童假肢的选择等进行介绍。

本章节将重点介绍儿童与处理成人期截肢的不同点。对于此类患者，物理治疗师的角色包括对有肢体缺如儿童和儿童的父母进行宣教，制订和调整术后运动方案，进行活动能力及自我照护技能的训练，以及向儿童 / 青少年及其家属介绍适用的假肢类型。研究表明，参与广泛康复训练项目的肢体缺如儿童可具备较高就业潜力和职业技能 [92]。

背景信息

先天性肢体缺如

分类

希腊术语曾被用来描述各种缺如，但这些描述常常是不准确且含糊的 [17]。目前为止各种先天性肢体缺如的分类系统已有广泛发展。Frantz 和 O'Rahilly[25] 开发了一个以胚胎学和缺失的骨骼部分为基础的分类系统。Swanson 及其同事 [91] 对该系统进行了完善，根据胚胎发育失败程度将肢体缺如的情况分为 7 类：①肢体形成失败（发育停滞）；②分化失败（器官分离）；③多生肢；④过度生长；⑤生长不足（肢体发育不全）；⑥先天性束带综合征；⑦全身骨骼畸形。国际假肢矫形学会（the International Society for Prosthetics and Orthotics，ISPO）和国际手外科学会（the International Federation of Societies on Surgeries of the Hand，IFSSH） 在 1973 年 和 1989 年对这一分类进行了进一步修改。ISPO 和 IFSSH 所修订的版本已作为国际标准，发表于国际标准组织（International Standards Organization，ISO）8548-1: 1989，称为 "描述先天性肢体缺如的方法"（Method of discribing Limb Deficiencies Present at Birth）[17]。

ISO 对先天性肢体缺如的分类仅仅是基于对解剖及放射学检查中所描述的骨骼缺如；在分类中尽量避免了如 hemimelia 和 phocomelia 这类的希腊术语，因为它们很难在非希腊语中找到对应的词来精确表达 [17]。缺如类型分为横形缺如和纵形缺如。在横形缺如中，肢体正常发育到一个特定节段，超过此节段的肢体即使存在一些肢芽，也并不存在骨骼结构。在横形缺如中通常以肢体缺如末端的关节进行命名，同时需要对骨骼缺失的节段进行描述，如前臂缺少（图 13.1）[17]。

纵形缺如是指在肢体的长轴中减少或缺失一个或多个部分。也就是说在纵形缺如中，受损部位及远端可能存在正常的骨骼结构。纵形缺如按照近端至远端的顺序来描述受累的骨骼，并且会说明每个受累骨骼是完全缺失还是部分缺失 [17]（图 13.2）。

国际分类系统的目的之一是在报告统计数据和研究时提供一种准确的通用语言。然而，由于 ISO 系统无法描述临床上常见的肢体缺如的表现，因此也会用如股骨近端局灶性缺如或腓骨缺如等术语进行描述。为了进一步准确地、标准化地描述肢体缺如的情况，目前已经提出新的分类方式。这些分类方式可能是基于病因学、放射学、解剖学或功能学等不同的学科基础分类，通常用于指导临床干预方式和决策制

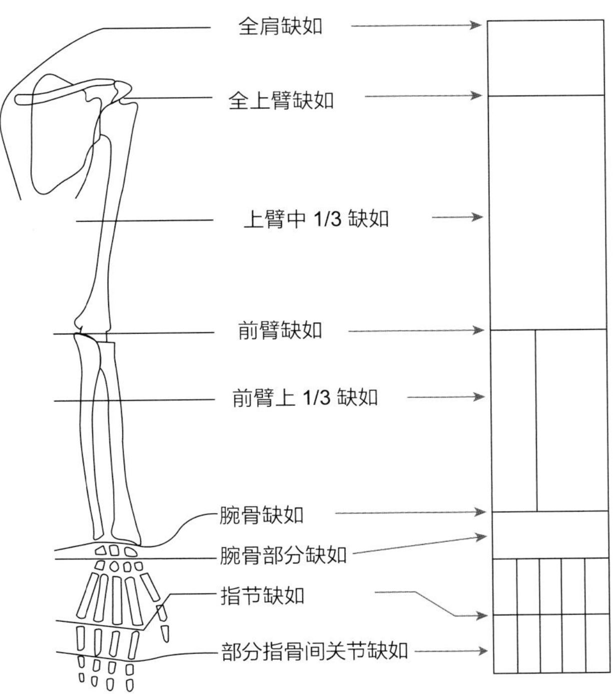

图 13.1 上肢不同节段肢体横形缺如的命名示例（引自 Day HJ: The ISO/ISPO classification of congenital limb deficiency. In Bowker JH, Michael JW, editors: *Atlas of limb prosthetics: surgical, prosthetic, and rehabilitation principles.* 2nd ed. St. Louis, Mosby-Year Book, 1992.）

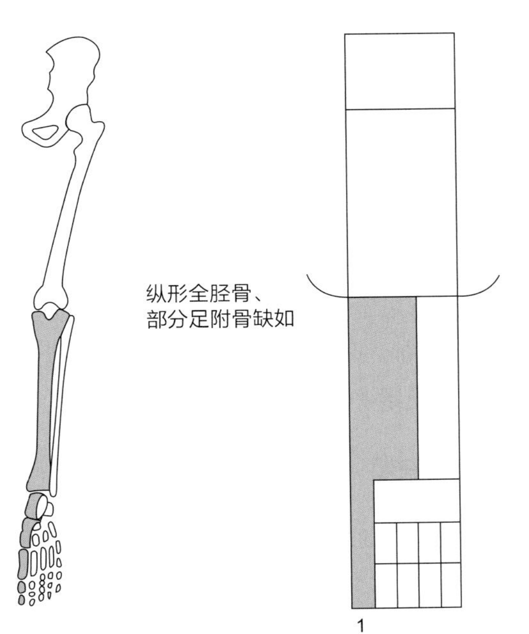

图 13.2 下肢纵形缺如示例（引自 Day HJ: The ISO/ISPO classification of congenital limb deficiency. In Bowker JH, Michael JW, editors: *Atlas of limb prosthetics: Surgical, prosthetic, and rehabilitation principles.* 2nd ed. St Louis: Mosby-Year Book; 1992. p 748）

订。在 1989 年以前出版的许多文献往往会使用旧的分类系统，因此作为临床和学术工作者，需要了解不同分类方式的发展和演变，这十分重要。

起源

要了解先天性肢体缺如的原因，首先要充分了解胚胎骨骼发育的基本原则。肢芽起源于间充质组织，最早出现在胚胎发育第 4 周末。在其后的 3 周，肢芽生长并分化为不同的可分辨的肢体节段。肢芽的发育顺序为由近端到远端，且上肢发育较下肢发育先于数天。间充质细胞经过软骨化形成单个骨骼的软骨雏形。到第 7 周末，肢芽可形成一个可辨认的胚胎骨架。肢体发育的整个过程是非常复杂的，在不同的时间点受到来自发育中肢体信号中心的遗传和分子的精密调控和相互作用[82,84]。

虽然多数患儿的病因不明，但导致先天性肢体缺如的因素包括遗传、血管、致畸因素和羊膜带等。部分肢体异常可能与基因相关，但大多数并不是偶发性的基因突变所致[46]。肢体缺如，特别是上肢的肢体缺如，可能与其他的先天性畸形相关，如霍尔特综合征、范科尼综合征、Poland 综合征、血小板减少伴桡骨缺如及 VATER 联合征。一些致畸因素（如沙利度胺和米索前列醇等药物和辐射）已被认为是该疾病的可能致病因素。但在 McGuirk 进行的一项研究中，仅有 4% 的病例由于以上因素致畸[60]。McGuirk[60] 称 34% 的先天性肢体缺如患者是由于血管中断导致的，另外 32% 的病因不明。Robitaille 等人的一项研究发现，母体核黄素的摄取不足与肢体横形缺如相关[80]。在胚胎第 3 ~ 7 周，致畸因素及血管破裂等因素，才会导致肢体出现缺如。

肢体缺如的程度

先天性肢体缺如的发病率为每 10 000 名活产婴儿中有 2 ~ 7 例，并且该发病率随时间的推移保持相对稳定[21]。美国疾病控制中心（The US Centers for Disease Control）报告称每年每 10 000 名活产婴儿中有 6 例存在先天性上肢缺如，且上肢肢体缺如的发生率是下肢的 2 倍[14]。先天性肢体缺如儿童的临床表现与其受损类型、部位及受累部位的数量相关。在临床上可能见到不同的肢体缺如类型和部位的组合。但本章将详细讨论其中较常见的情况。大约有 20% 的患儿存在多处肢体的缺如 [12]（图 13.3）。纵形缺如的发生率较横形缺如高，但左侧缺如和右侧缺如在患病率上并无差异 [7,35]。很多近腕关节和踝关节处的横形缺如是单侧的，常仅有残余痕迹被称为小瘤（图 13.4）。

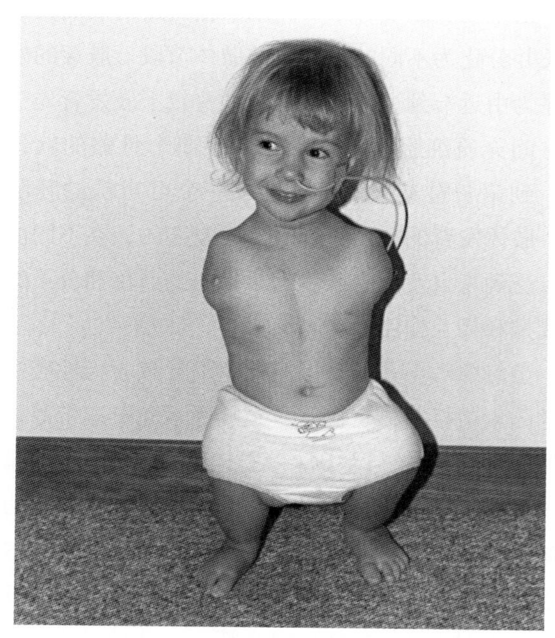

图 13.3 多发性先天性肢体缺如的患儿，包括双侧上臂横形缺如和双侧股骨近端局灶性缺如

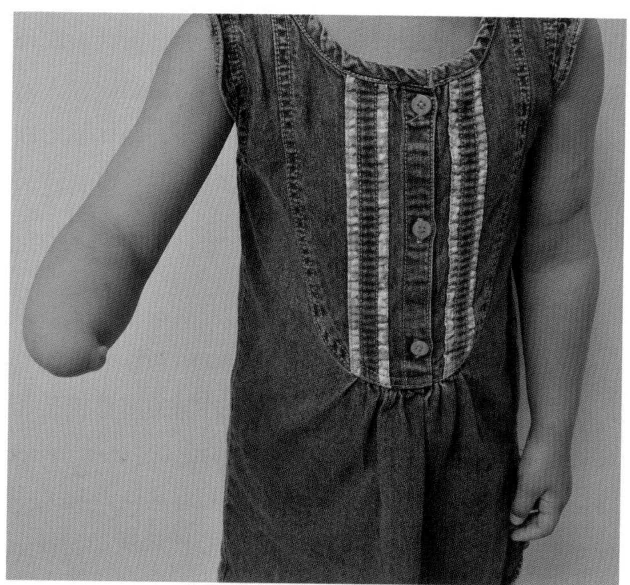

图 13.4 先天性上肢横形缺如的患儿［引自 Le JT, Scott-Wyard PR: Pediatric limb differences and amputations. *Phys Med Rehabil Clin N Am* 2015 Feb;26(1):95-108.］

Aitken 首先提出了一种名为股骨近端局灶性缺如（proximal femoral focal deficiency，PFFD）的复杂性下肢纵形肢体缺如。这类缺如包括股骨近端缺失或发育不全，髋臼、股骨头、髌骨、胫骨和腓骨均有不同程度受累。这类缺如可能会导致患者单侧或者双侧肢体受累。当单侧肢体受累时，对侧肢体通常存在如股骨发育不全等细微的肢体缺如，但这类缺陷可能在早期无法识别。Aitken 根据疾病的严重程度将其分为 A ~ D 4 级，根据 X 线检查结果，A 为受累最轻的 1 级（图 13.5）。Gillespie[32] 开发了依据 PFFD 患者医疗干预复杂程度进行分类的系统。A 类的患者可能只需要进行肢体延长手术，而 B 类和 C 类的患者则需要佩戴假肢或采取手术重建等方式恢复肢体功能。

PFFD 患儿的临床表现相对一致，受累大腿短缩且处于屈曲、外展及外旋位；髋关节和膝关节屈曲挛缩；双腿存在明显的长度差异，且患侧的足部常常位于健侧膝关节水平。这类患儿由于交叉韧带的缺如或发育不全导致这类患者患侧膝关节的结构不稳定，且有 70% ~ 80% 的概率出现腓骨完全性纵形缺如。约有 15% 的患儿双下肢受累 [62]。据统计，PFFD 的发病率为每 50 000 例活产婴儿中有 1 例，且病因未知 [62]。

获得性肢体缺如

获得性肢体缺如（后天性截肢）最常见的原因是创伤或疾病，其中创伤所导致的截肢是因疾病导致截肢人数的 2 倍 [55]。与疾病相关的因素中，肿瘤、感染和血管畸形最常见，可导致肢体缺如的疾病中，肿瘤最常见。90% 的获得性肢体缺如仅有单个肢体受累，而下肢受累占其中 60% 的病例 [19]。

创伤性肢体缺如

儿童创伤性肢体缺如中，男性特别是青春期男性病例占比很大 [48,56]。

获得性肢体缺如的发生率受不同年龄和地域的影响。在美国，涉及农业器械和家用电动工具的事故是导致儿童被截肢的主要原因，其次是交通事故、枪伤和铁路事故 [56]。根据现有的调查数据显示，2 岁以下儿童的手指肢体缺如发生率最高，通常是由于关门时夹到手指导致 [48]。交通事故、农业器械损伤、枪伤和

类型		股骨头	髋臼	股骨体	骨成熟时股骨各部分和髋臼的关系
A	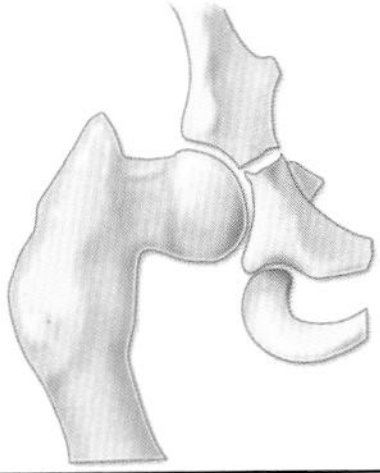	存在	正常	缩短	股骨各组成部分之间存在骨连接 股骨头在髋臼中 转子下内翻角度，常伴有假关节
B	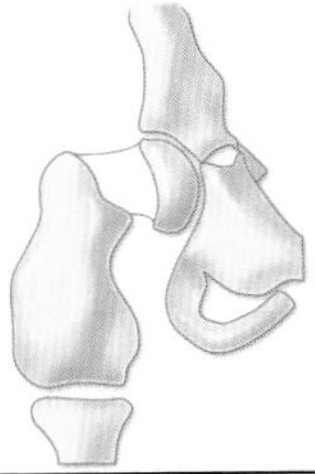	存在	正常或中度发育不良	缩短，近端有骨簇	股骨头与股骨近端之间没有骨连接 股骨头在髋臼中
C	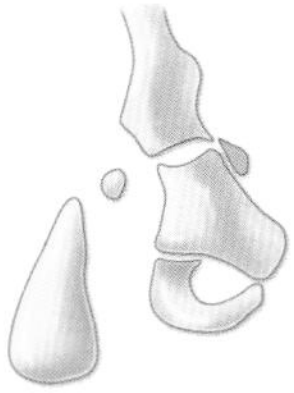	缺如或存在小骨	严重发育不良	缩短，近端有丛状骨化帽	在股骨头和股骨近端之间可能存在骨连接 股骨与髋臼无关系
D	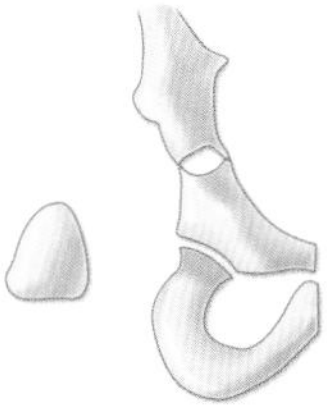	缺如	缺如 闭孔扩大 双侧骨盆呈方形	缩短，畸形	无

图 13.5　股骨近端局灶性缺如的 Aitken 分类（引自 Herring JA: *Tachdjian's pediatric orthopaedics: from the Texas Scottish Rite Hospital for Children*. 5th ed. Philadelphia: Saunders; 2014, Elsevier.)）

铁路事故是导致年长儿童截肢的常见原因[56]。Loder 发现儿童截肢的发生率存在季节性趋势，这可能与社区预防和教育计划有关。他发现大部分创伤性肢体缺如都发生在夏季，6 月是割草机致伤的高峰，7 月为机动车事故，而 9 月则多为农业器械事故[56]。

与疾病相关的肢体缺如

原发性骨肿瘤

原发性骨肿瘤（sarcoma of bone）在儿童中较为罕见，仅占 20 岁以下小儿肿瘤的 6%。骨肉瘤和尤因肉瘤（Ewing's sarcoma，ES）是最常见的原发性骨肿瘤，在美国 20 岁以下的人群中的年发病率为 8.7 例每百万人[13]。

骨肉瘤

骨肉瘤（Osteosarcoma）是由成骨间质发展而成的一种恶性肿瘤，由恶性增殖的梭形细胞基质产生骨样组织或原始骨。骨肉瘤最常发生于青春期生长最快的骨干骺端，其高发期与青春期发育高峰相吻合。因此，骨肉瘤常发生于股骨远端、腓骨近端及肱骨近端。即快速生长的细胞更易受到致癌物质或者有丝分裂错误的影响，而骨肉瘤则是正常的骨生长和骨转化过程失常的结果[37]。

尤因肉瘤肿瘤家族

尤因肉瘤肿瘤家族（Ewing's sarcoma family of tumors，ESFT）是包括从来自尤因肉瘤（ES）未分

化的圆形细胞瘤到神经分化的原始神经外胚层肿瘤（peripheral primitive neuroetodermal tumor，PNET）的一系列神经上皮肿瘤。尤因肉瘤在诊断时常常已累及骨骼和软组织，包括侵入髓腔和骨髓。此类肿瘤最常见的原发位置是骨盆和胸部的扁平骨，以及下肢的长骨。尤因肉瘤也与身体增长的高峰期相关[43]。

诊断

骨肉瘤和尤因肉瘤最初的症状为肿瘤部位出现疼痛，局部肿胀，伴或不伴可触及的肿块。除非患者存在广泛转移，通常全身症状在骨肉瘤的患者中很少见。但较大的尤因肉瘤可引起全身症状，如常见的发热、体重减轻等[44]。由于骨肉瘤和尤因肉瘤的最初症状相似，均为局部疼痛，故诊断常常延误。若患儿常常向物理治疗师抱怨有慢性的疼痛，且无外伤史和骨骼肌肉异常时，应建议进行进一步的医疗检查，排除恶性骨肿瘤的可能，避免因误诊而延误病情。

影像学检查是骨肿瘤诊断的关键。X线片可以显示肿块及骨性破坏的情况；然而，仍然需要通过活检和组织学检查来最终诊断。核磁共振成像能够更加精确地确定肿瘤的范围。为进一步明确病情，还可采用放射性核素骨扫描和胸部计算机断层扫描以明确肿瘤转移的范围[41]。

恶性肿瘤的治疗

对患有肉瘤的儿童，通常采用综合方法来干预病情，包括以化疗、手术和（或）放射治疗控制局部病灶，同时利用化疗根除全身性疾病。骨肿瘤及骨肉瘤的医疗管理通常基于以下目标：①完全及永久控制原发肿瘤；②控制和预防微病灶及转移性病灶；③最大限度保留功能。原发肿瘤的局部控制最常采用手术及放射治疗。手术类型及放疗的选择主要取决于肿瘤的类型、肿瘤的位置和范围、儿童的年龄及儿童和家人的信仰及其活动。更多信息请参阅第16章。

放射治疗

骨肉瘤通常对放射治疗无反应，故常只在无法达到足够的手术切缘的情况下才会使用。尤因肉瘤则对放射治疗反应良好，故常用于对肿瘤进行局部控制。然而，随着手术技术的进步及对放疗后效应的认识增加，目前在临床上已经减少了放射治疗在儿科的使用。故而与骨肉瘤一样，当无法选择采用手术完全切除肿瘤时，才考虑采用放射治疗[41]。

放射治疗的副作用与肿瘤部位、剂量率和持续时间、患者年龄及化疗的使用有关。急性副作用出现在细胞快速分裂的组织中，如皮肤、骨髓和肠道。常见的副作用是皮肤发红和变软，对黏膜的放射治疗可导致口腔溃疡，对腹部进行放射治疗时可导致恶心和呕吐[53]。接受放射治疗的儿童可能由于恶心和呕吐导致活动水平下降，口腔溃疡导致食欲降低和全身不适。在物理治疗过程中，治疗师需要根据患儿不断变化的精力状况每天进行调整以使其适应。对于佩戴假肢的儿童，需要密切监测有无皮肤刺激及破损等情况。

放射治疗的晚期副作用包括软组织纤维化、骨质疏松、骨折等不同程度的骨质变化，以及生长障碍，包括骨骺板损伤及干骺端弯曲。Bulter及其同事[12]指出，在接受放射治疗的尤文肉瘤患者中，77%的患者存在双腿长度的差异，而这其中58%的患者双腿长度差异过于明显而需要接受进一步的治疗。目前随着手术选择的进步，已使对原发肿瘤部位进行放疗的需要得到了最大限度地减少。当放射治疗不可避免时，应尽量保护患侧骨另一端的骨骺板，以尽可能减少因接受放射治疗而导致的生长迟缓等情况，尽可能保留四肢生长的可能。对于一些幼儿，截肢可能更有利于保存肢体功能，避免因治疗导致肢体功能障碍。

化学治疗

化疗需要遵循几个原则，包括联合用药，以及按最大耐受剂量在出现可检测的微转移灶之前给药（辅助化疗）。大多数化疗药物会干扰DNA和RNA的功能，然而这些化疗制剂的杀伤作用是非选择性的，对恶性肿瘤细胞及正常细胞都会造成损害，造成不良反应，有时甚至产生毒副作用[86]。当物理治疗师对接受化疗的儿童进行治疗时，应了解其使用的化疗药物及其副作用等。化疗的典型副作用包括恶心和呕吐、脱发、腹泻和便秘。其他潜在的副作用包括导致血液相关的功能障碍，如贫血、中性粒细胞减少等，也会引起神经系统的功能障碍。物理治疗干预会因患儿状态及潜在严重副作用发展的影响而进行调整或受到限制。

在 20 世纪 70 年代及 80 年代早期，术前或者术后辅助化疗提高了骨肉瘤和尤因肉瘤的存活率。个体的存活率与患者年龄、肿瘤部位、诊断时是否存在转移灶及转移灶的部位相关。对于无转移病灶的经过联合化疗和放疗治疗的尤因肉瘤患儿，其 3 年无复发生存率（event-free survival，EFS）已提升到 65% ~ 70%[39]。经过联合手术和化疗治疗的骨肉瘤患儿的 5 年无复发生存率也从 20 世纪 70 年代的 20% 大幅提高到 65% ~ 70%。相较于患有近端肿瘤及有转移灶的患儿，四肢无转移灶的骨肉瘤患儿预后可能更好[36]。自 20 世纪 80 年代中期以来，尤因肉瘤和骨肉瘤的生存率相对未再变化[28]。

先天性和获得性肢体缺如的手术选择

任何手术干预的目的都是为了改善患儿的功能，对于骨肉瘤，手术干预应不改变患儿的生存机会。截肢曾经是骨肉瘤患者的典型治疗方式，同时也被用于调整先天性肢体缺如儿童的下肢状况，以改善假肢的适配性和功能。然而，随着骨肿瘤患儿生存率的提升，患儿长期的功能及舒适程度也必须纳入临床考量。保肢手术，包括旋转成形术，是许多先天肢体缺如患者和曾被认为会因为骨肿瘤而截肢的患者的另一选择。每一种手术方式都有其优缺点，在选择手术方式时须考虑对功能的影响，以及对心理和长期生存的影响。本节内容将讨论对于先天性肢体缺如和骨肿瘤患者的截肢、旋转成形术和各种保肢手术等不同治疗方案。

截肢作为常规手术方案

尽管大多数与成人截肢患者管理有关的基本前提也适用于儿童，但临床工作者仍需留意两者间的重要差异。首先，在考虑手术方案时，需要特别考虑儿童骨骼发育的不成熟性及未来生长的需要。在上肢，大部分生长发生在肩关节和腕关节；而下肢，大部分的生长则在膝关节附近[45]。在手术过程中应尽量保留骨骺，以确保肢体在术后可继续生长。截肢会明显缩短肢体，而保肢手术可能会为患儿保留更多的功能和更好的外观体验。

其次，长骨截肢手术可能会导致其末端过度生长，这也是一个不容忽视的重要问题。末端或骨性过度生长指的是在残肢横断端新形成的刺状突起，会导致疼痛。严重的疼痛会影响假肢的佩戴和使用。这种刺状突起常见于 12 岁以下的儿童，但其成因尚不清楚 [85]。末端过度生长可发生在任意长骨，但最常见于胫骨。通过切除过度生长的骨刺及修剪残肢末端来抑制肢体的过度生长。然而多次手术修复切除过度生长的骨刺可能会导致残肢端的短缩。手术选择包括修复和骨包裹术，但手术修复和采用生物材料进行骨包裹是会引起感染，且术后复发率高。近年来，外科医师开始利用自体骨进行骨包裹术，特别是腓骨近端，以期降低感染率及骨过度生长的复发率[23]。可通过关节部位截肢如膝关节来消除骨骼过度生长的可能性。与成人患者一样，残肢的长度、功能和假肢的适配程度仍然是决定截肢部位时的重要考量。无论截肢是由于恶性肿瘤或是创伤导致，挽救儿童生命都是最重要的考虑因素。

最后，成人截肢术后伤口愈合的情况受周围血管疾病的影响。受惠于儿童良好的血管状况，患儿的伤口的愈合状况或皮瓣存活率。因此，对于因外伤导致的高位截肢的儿童，可以优先考虑用植皮来覆盖残端。

通过截肢来改善先天性肢体缺如的功能

与患有先天性上肢缺如的患儿相比，下肢缺如的患儿很少需要截肢和肢体重建手术。然而对于患有双侧 PFFD（股骨近端局灶性缺如）且双腿长度相同的患儿，不做手术可能意味着有很好的功能。他们虽然身材矮小，但是行走能力良好[62]。对于某些患有 PFFD 的儿童，也可以通过延长性假肢来延长下肢的长度，在获得更好的双腿稳定性和站立平衡的前提下兼顾美观。

对单侧 PFFD 的患儿来说，手术的方式则因人而异。若该患儿的髋关节和足部稳定，且股骨的大部分结构均正常存在，则可以通过某种肢体延长手术来改善其功能。大部分外科医师都认为，只有残肢达到预期股骨长度的 60% 时，肢体延长手术才是一个可行的方式[31,46]。若不考虑肢体延长手术，PFFD 患儿的外科手术方案还包括股骨切除术、膝关节融合术、足部截肢或旋转成形术。通常情况下建议足部截肢采用

Syme 法或者 Boyd 法。Syme 法需要切除包括跟骨的整个足部；而 Boyd 法则保留了跟骨，需要对跟骨和胫骨进行关节固定术，从而增加了肢体的长度[62]。利用膝关节融合术，让下肢融合为一根长骨方便佩戴膝上假肢[46,62]（图 13.6）。

纵形胫骨或者腓骨完全缺如且双腿长度存在明显差异的患儿也可以考虑进行截肢手术。此类患者的 X 线片提示无胫骨 / 腓骨。患者因胫骨缺如呈马蹄足，或者因腓骨缺如表现为马蹄外翻足。若胫骨完全缺如，采用膝关节离断术及佩戴假肢可以大大提高患儿的下肢功能。对腓骨部分缺如的患儿来说，若双腿的长度差异太过明显而不能采用肢体延长术或非受累肢体的骺骨板固定术，抑或患儿的踝关节明显不稳定时，采用 Syme 法或者 Boyd 法再配合假肢则可能更好地提升患者下肢的功能。当考虑为患儿进行截肢手术时，与患儿及其家人讨论替代方案，让他们了解最终的生活方式目标，这是很重要的。

创伤及恶性肿瘤引起的截肢

当患儿处于生长发育的高峰期时，在此时若因为外伤采取了截肢手术，伴随着远端骨骺的移除，残肢生长将停滞。随着年龄的增长，残端相对身体的比例越来越小，进而可能导致成年后残端过短的现象。这种状况尤其常见于膝上截肢的患者。年龄较大的儿童可以通过某一种肢体延长术来增加肢体的长度（参考第 14 章）。延长短残肢可以提高步行的效率，以更适合假肢适配。

恶性骨肿瘤的传统治疗方法是对发现肿瘤的肢体进行截肢。广泛的切除手术是为实现肿瘤的局部控制。但骨盆或股骨近端肿瘤的截肢会导致患者完全丧失肢体或者仅有极短的残肢，这一状况使得患者使用假肢进行功能性行走变得更加困难。相较于近端截肢手术，在不降低儿童生存率的情况下，保肢手术能更好地保留肢体功能。由于残肢长度较短以及化疗技术的进步，自 20 世纪 70 年代以来，保肢手术已成为治疗儿童尤因肉瘤和骨肉瘤的首选[43]。关于截肢的决定通常是基于对控制原发肿瘤、儿童的生存以及肢体功能使用的预期的综合考虑。

旋转成形术

旋转成形术（又名 Van Nes 手术）是先天性肢体缺如儿童，特别是患有 PFFD 和胫骨近端或者股骨远端肿瘤儿童的手术治疗方式之一。对 PFFD 患儿来说，手术包括切除远端股骨、近端胫骨、踝关节、足部及所包含的神经血管的残余下肢旋转 180°；然后再和近端股骨相连（图 13.7）。术后，踝关节将替代膝关节的功能，踝关节跖屈相当于伸直“膝关节”，踝关节背伸则等同于弯曲“膝关节”[52]（图 13.8）。进行旋转成形术需要髋关节及踝关节行使功能。对 PFFD 患儿来说，没残留的足部必须在解剖学上有良好的对线，能通过主动背伸和跖屈踝关节来替代膝关节为行走提供推动力。髋关节及踝关节功能良好是

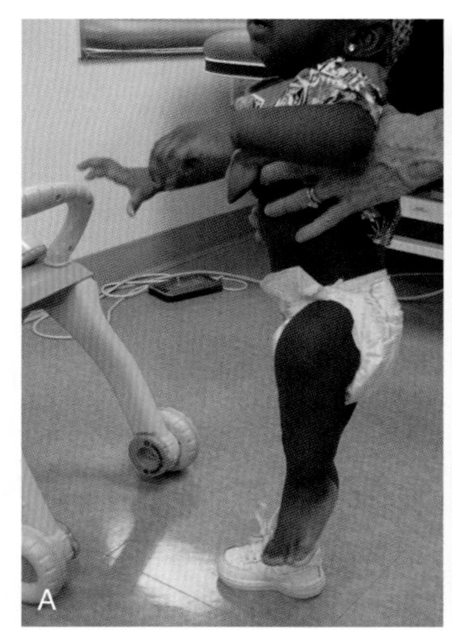

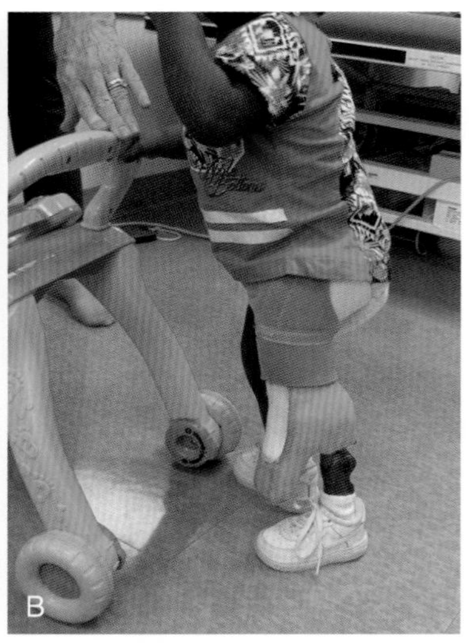

图 13.6 （A）未经任何手术治疗的单侧股骨近端局灶性缺如（proximal femoral focal deficiency，PFFD）患儿；（B）同样的患儿通过佩戴假肢使双侧下肢等长以便承重，图中尚未进行任何手术

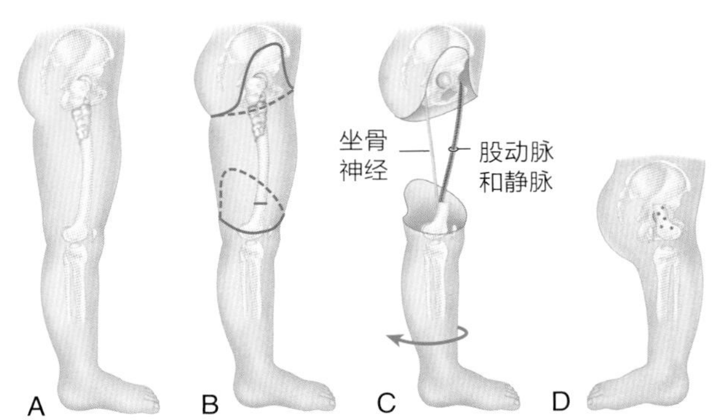

图 13.7 BI型旋转成形术（引自 Toy PC, Heck RK: General principles of tumors. In Canale ST, Beaty JH, editors: Campbell's *operative orthopaedics*, 12th ed. Philadelphia: Mosby; 2013. Redrawn from Winkelmann WW: Hip rotationplasty for malignant tumors of the proximal part of the femur, *J Bone Joint Surg* 68A:362, 1986.）

进行该手术的前提条件。若患儿的腓骨缺如，旋转成形术不能协助患儿完成上述动作，则无法达到满意的功能预期。

对于恶性肿瘤的患者，旋转的部位取决于肿瘤的部位。股骨近端水平的旋转对髋关节的功能和肌力有较大影响。股骨远端或者胫骨近端水平的旋转对驱动假肢膝关节所需的足踝关节复合体的功能和肌力产生更大的影响[10]。只有在骨肿瘤没有侵犯周围软组织，特别是神经血管供应时，才能进行旋转成形术。

旋转成形术的优点包括能增加肢体的长度，通过以踝关节替代膝关节这一方式改善功能，提高承重能力，并消除由于神经瘤及幻肢感觉引起的肢体末端过度生长及疼痛。旋转成形术同样能容许下肢有一定程度的生长。接受过旋转成形术的患儿，只要佩戴合适的假肢，就可以参与如跑、跳等功能性活动，能与同龄儿童一起玩耍，也可以参与高强度的运动及活动。

旋转成形术的缺点是对肢体的旋转及其对美观程度的影响。批评者认为影响美观和心理问题是进行手术的主要障碍。据我们的经验，对因肿瘤或者先天性 PFFD 而接受旋转成形术的儿童，美观问题并不是患儿或其父母的投诉。Krajbich 和 Bochmann[51] 借鉴了他们对 27 名儿童骨肉瘤患者进行旋转成形术的经验。其中 22 名患儿存活且没有转移性病灶的证据。未发现有任何与美观及心理问题相关的长期并发症存在的报道，事实上，几乎所有进行了旋转成形术的患儿都在积极地和同龄人一起参加体育运动或者其他活动。当患儿和家属考虑进行旋转成形术时，加强他们与其他术后儿童 / 家长的接触和交流可以降低他们对术后状况的担忧。当然，美观上的缺陷是必须讨论的。更多的研究表明，相较于接受了足部截肢、足部及膝关节融合术的患者来说，采用了旋转成形术的 PFFD 患儿术后行走速度更快，耗氧量更少，代偿性步态偏差更小[24,68]。

当对幼儿进行旋转成形术时，患儿可能出现肢体的脱旋转，需要对肢体进行重新的旋转。肢体的脱位可能继发于截骨术近端和远端肌肉的螺旋牵拉[46]。脱旋转多发生在 10 岁以下的儿童，在 3 ~ 4 岁时接受过旋转成形术的儿童中最常见[31]。另外，也需要特别留意改变踝关节承重后的长期后果。Krajbich[52] 和 Gillespie[31] 均讨论了旋转成形术后限制脱旋转的手术方案。Akahane[4] 的一项研究对 21 位旋转成形术后的儿童进行了平均为期 13.5 年的随访，未发现关节融合点或者关节退行性病变的相关证据。

保肢手术

随着科学技术的发展，化疗的普及，诊断性成像技术可以明确肿瘤的边界，加之重建技术的新发展，截肢手术不再是儿童恶性骨肿瘤患者的主要选择。更多的患儿有机会选择保肢手术。保肢手术包括肿瘤切除和在不截肢的情况下进行肢体重建以保留功能。肢体重建可能包括对骨进行切除而不替换被切除区域，或进行同种异体或假体植入的替换。

如何筛选、确定哪儿类患儿适合进行保肢手术至关重要。挽救肢体的目标绝不应该影响对所有肿瘤组织及微肿瘤组织进行切除这一目标。如果肿瘤已大面积侵犯周围软组织，涉及神经血管供应或肿瘤已侵犯髓内，则不应考虑保肢手术[43]。此外，如果儿童骨骼发育不成熟且可能留下严重的腿长度差异及无功能的下肢时，对幼儿进行下肢的保肢手术可能没有任何益处。对这类患者来说，截肢手术较保肢手术可能是更好的选择。

通常情况，手术需要切除长骨，但是从身体另一个部位取长度几乎相同的非受累骨来替代切除骨通常是不可能的。因此，很少儿童适合进行自体骨移植手

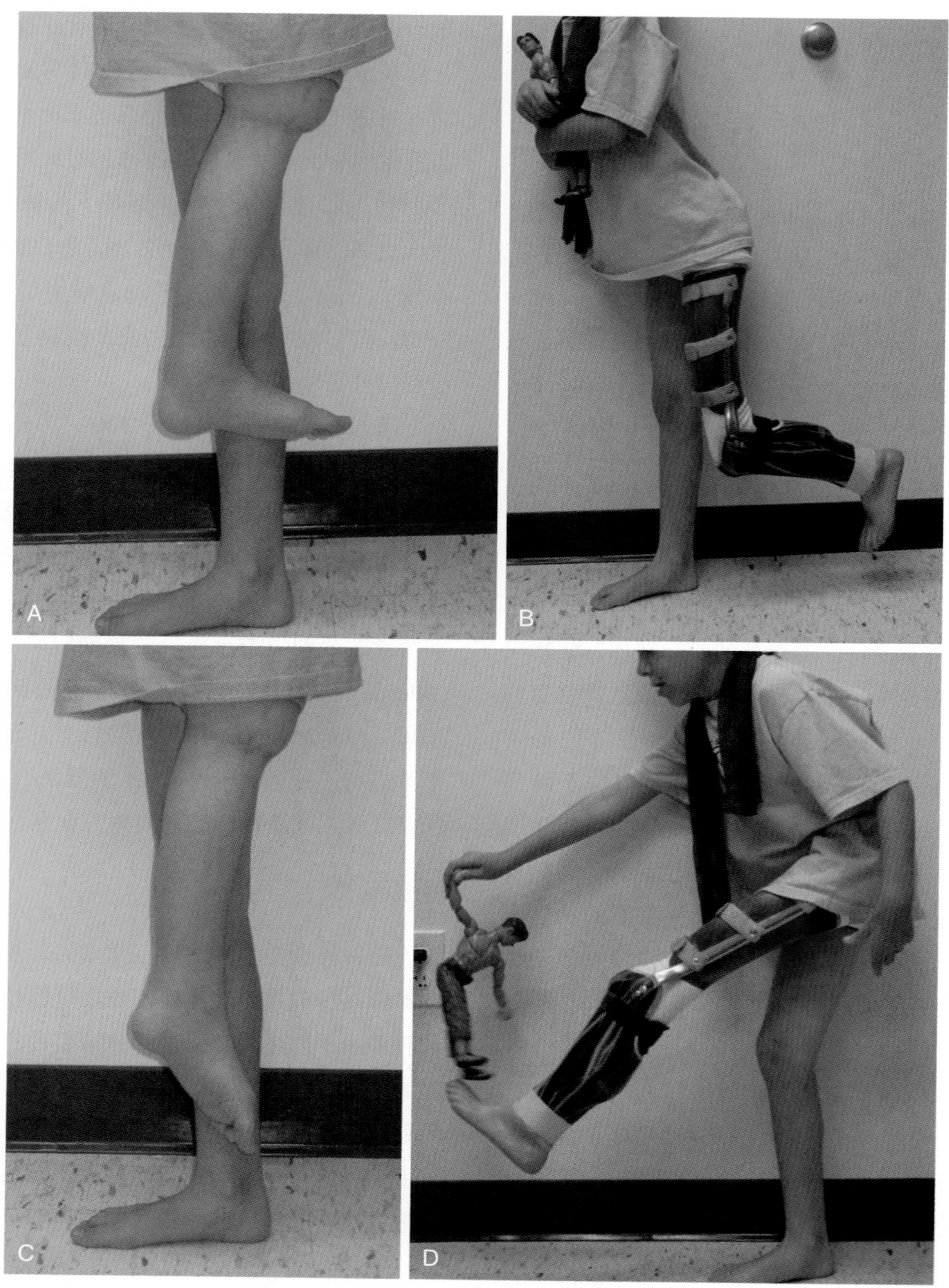

图 13.8 一个经历了旋转成形术的 11 岁男孩。(A)踝关节背伸;(B)佩戴矫形器之后踝关节背伸形成膝关节屈曲效果;(C)踝关节跖屈;(D)佩戴矫形器之后踝关节跖屈形成膝关节伸展效果

术。这种情况下可以考虑,采用捐赠(尸体)骨、骨间膜和骨关节同种异体移植。该手术包括切除肿瘤及其周围骨,然后植入一段捐赠骨。若肿瘤切除涉及股骨近端,骨关节移植手术可以保留一些生长板,特别是股骨远端和胫骨近端的生长板。用钢板或者髓内钉将自体骨和异体骨进行固定,直到骨固定形成。当骨固定形成,患儿的骨骼细胞也会在移植骨内形成网状结构,移植骨会非常稳定且可能保持终生。异体骨移植的并发症包括感染、骨不连和骨折,这些都可能影响移植骨的长期完整性。感染和骨不连属于早期出现的并发症,在接受化疗的患儿中更为常见[37]。与大多数保肢手术一样,接受过异体骨移植的患儿参与高强度活动,如体育运动等的限制很少。

在某些情况下可以只切除肿瘤而不需要对切除骨

进行替换。如果软组织受累很少，且腓神经不受累时，则可切除近端腓骨。股二头肌腱和腓骨副韧带将重新连接附着到胫骨外侧踝[45]。愈合之后，可期望恢复全范围的膝关节 ROM 及正常的步态。内置假体最终是关节成形术的延伸，这些成品装置由不同的部件组成，植入到切除骨的部位，如肱骨近端、肘关节、股骨近端或者远端以及胫骨近端。这些模块组件可以通过手术定期更换以满足患儿的成长需求。愈合之后，可期望恢复全关节活动范围和正常步态。对骨骼发育不成熟的儿童来说，这类部件的手术替换会涉及多次外科手术，而每次手术都可能引起感染、疼痛等并发症，而且术后需要通过大量物理治疗来恢复功能和活动能力[64]。内置假体的设计通常包含一个可以伸缩的装置，可以伸长以适应患儿的生长。假体的伸长通常需要定期进行外科手术。而伸长后的并发症包括假体松动、术后感染、机械故障及骨折。对儿童来说，需要重复的外科操作以伸长或种植这种假体装置既昂贵又不方便，而且感染的风险也随每次手术而增加。Eckhardt 和其同事[20]做过一个回顾性研究，32 例在 3 ~ 15 岁时接受过假体植入手术的患儿中，14 例未出现并发症；18 例患者共出现 27 种并发症，包括感染、假体松动、机械故障、骨折、膝关节屈曲挛缩及人工肩关节半脱位等；1 例患者死于肺栓塞。作者强调了康复期过程中家庭积极参与的必要性，这可以有效避免骨骼发育不成熟的儿童出现膝关节屈曲挛缩。目前已有报道通过内置假体装置的使用，患儿的肢体能有 7 ~ 9 cm 的有效增长[20]。

为了避免对内置的部件或者可伸缩装置进行多次手术，专业人员研发了一种可以通过外部电磁场进行扩展的内置假体。肢体暴露在电磁场中会解锁储能弹簧，允许在不需外科手术的情况下控制扩展长度[94]。早期的研究表明，这种方式可以有效地降低患者感染的风险，而更频繁且幅度更小地长度调整对步态及可能的关节 ROM 并发症影响更小[8,65]。Ness 及同事发现，与需要定期通过外科手术调整的内置模块化装置相比，非侵入性的可扩展假体也可以取得类似的功能效果[67]。

特别注意患者选择、手术适应证及手术方式后，保肢手术后的复发率与截肢手术辅以化疗的复发率相似[81]。对小于 10 岁或更小的患儿来说，进行涉及股骨远端和（或）胫骨近端的保肢手术，可能会由于切除了膝关节附近的生长板而引起骨骼生长的停滞，继而导致患儿双腿长度出现明显的差异。Futani 和他的同事对 40 名在 11 岁以下接受过保肢手术的骨肉瘤患儿进行了回顾性的研究。他们发现保肢手术可以为这一年轻的群体提供良好的功能结果。但同时作者也警示，这一功能结局往往是多次手术和修复的结果，其中包括扩展假肢的肢体延长[26]。关节 ROM，特别是膝关节的 ROM 受限是下肢保肢手术的长期并发症[10]。ROM 受损，特别是髋关节和膝关节处，常见于与活动能力缺陷相关的保肢手术后[58]。膝关节 ROM 受限的儿童常在以下测试中表现不佳：计时上下楼梯测试（timed up and down stairs，TUDS）、计时起走测试（timed up and go test，TUG）及 9 分钟跑 – 走距离测试（9-minute run-walk distance）。

儿童的生活方式是术前另一重要的考虑因素。如骨关节异体移植和内置假体移植的保肢手术可能会限制患儿参与竞技性体育运动。最近的研究表明，因骨肿瘤接受过保肢手术的青少年会定期参与健身和体育运动，他们的参与度会受到术前活动水平、手术类型、手术水平及周围神经损伤等长期并发症的影响[47,54]。旋转成形术及肢体延长手术等保肢手术越来越多地应用于患有先天性肢体缺如的患儿中，以此来避免截肢，同时保留和提高患儿的肢体功能。

手术方案的比较

自 20 世纪 70 年代以来，随着骨肉瘤患儿存活率的提高和保肢手术使用的增加，评估各种手术方案的功能预后及了解物理治疗在这些患儿成功康复中的作用变得非常重要。虽然保肢手术是以保留患儿肢体、最大限度减少患儿因为高位截肢而导致功能障碍而产生的替代方案。然而目前大部分研究结果提示手术仍然存在相关的并发症，因此与其他手术方式相比，保肢手术并不存在明显的优势。

在比较保肢手术疗效时，最好将膝关节以上和以下的截肢，以及胫骨和腓骨相关的保肢手术区分比较。Ginsberg 等人[34]对经历过截肢手术、保肢术或旋转成形术的患儿的功能结局及生存质量进行了比较。在研究中他们利用功能性活动能力评估（Functional Mobility Assessment, FMA）的新评估工具来测评疼痛情况、计时上下楼梯、计时起走、活动过程中使用辅具的情况、行走质量的满意程度、工作及运动参与度及耐力[57]。与接受过膝关节以上截肢的患者相比，接受股骨保肢手术的青少年及年轻人的 FMA 评分明显更高。然而，接受膝关节以下截肢的患者的生活质量测评比接受胫骨保肢术的患者得分更高。Pardasaney 和其同事[70]发现，接受过膝关节以上截肢手术的患者比接受过股骨保肢术的患者会更依赖使用辅助器具，常出现跛行，焦虑程度也更高。然而这两组人群的就业状况和参与体育活动的情况没有显著差异。研究人员还表示，膝下截肢的患者和保肢手术的患者这两组人群的躯体功能及心理状况没有显著差异。

断肢再植

对于因创伤截肢的患儿，断肢再植手术可能会是一种外科手术选择。与其他手术方式一样，断肢再植的目的不仅仅是为保存要被截掉的肢体，更是为了恢复无痛情况下的肢体功能，使其功能优于使用假肢所获得的功能。例如，判断上肢再植术是否成功，取决于是否恢复了患者的肘关节、手及远端的感觉功能。对下肢再植来说，则需要使患者能拥有在正常的日常活动中能负重、无痛且有知觉的肢体[9]。

上肢远端再植手术通常较近端再植的预后效果更好，且更常被采用。在儿童手指缺如手术中，手指再植手术占比约 40%[87]。近端肢体再植通常与暴力的损伤机制相关，该种损伤常会导致神经、血管及肌肉的损伤。近端断肢再植的成功同样也需要神经能够向远端生长更远的距离才能恢复手指的功能性活动。这类患者的伤口护理、水肿控制、关节 ROM 的提高、肌力增强、步态及日常自理活动的训练宜采用物理治疗进行。患儿在住院和门诊期间，康复治疗应包括与医师就预防措施、活动能力进展和家庭指导等方面进行密切沟通。

骨整合

骨整合是指骨组织间呈现的无纤维结缔组织界面层的直接接触。植入物的一端直接固定到骨髓腔，另一端传出皮肤与体外假肢进行连接。其实骨整合的概念并不新鲜。随着近年材料升级和技术发展，临床应用也随之扩大。骨整合是一个长期的过程，通常需要多次手术。手术包括两个阶段，第一阶段试将一个有螺纹的圆柱体螺钉直接植入残端的骨髓腔中。患者在术后至少 6 个月才会进行第二阶段的手术。在这个阶段，会将一个中间连接体放入已经固定的圆柱体螺钉中。 中间连接体为金属材质，它突出残肢远端的皮肤，进而连接到外部的假肢。中间连接体稳定后，可以连接临时或永久性假肢，并通过这些假肢逐步增加中间连接体的负重能力。中间连接体与骨骼的完全融合可能需要耗时 1 年以上[71,79]。

据称骨整合的优点是消除了假体腔，以及与不合适的固定件及悬挂方式相关的固有问题。由于假肢通过中间连接器直接连接骨骼，可以保留部分感觉能力，如感知踩踏在石头或不平整表面的能力[71]。此方式的发展仍在初期阶段，目前尚不适合骨骼发育不成熟的儿童及青少年。

幻肢觉

幻肢觉在成年截肢患者中多有发生，但很少有关于儿童幻肢觉的报道。有人可能认为，若幼童不曾主诉幻肢痛那么他们应该不存在任何疼痛的情况。Melzack[61] 和其同事报道有 20% 的先天性肢体缺如的患者及 50% 在 6 岁以前有获得性肢体缺如的患者存在幻肢觉。然而，大部分主诉有幻肢觉的患者报告的不是疼痛，而是感知到自主移动患肢的能力[61]。St Jude 儿童研究医院进行的一项研究发现，70% 的儿童及青年在接受癌症相关截肢术后的第一年经历过幻肢痛[11]。

青少年的幻肢觉和幻肢痛可能会变得非常严重。若不及时治疗，幻肢觉可能会导致无力从而影响患者假肢的佩戴及日常生活。部分青少年可以通过摩擦或者按摩与有幻肢觉肢体共享感觉神经的相关部位、相似部位来缓解和控制幻肢觉。而一些人则通过记录感觉日志并在各种不同的疼痛量表上报告疼痛情况，从而使自己更有控制感。镜像治疗可用来缓解幻肢痛。在进行治疗时，需要利用镜子为受损的肢体建立反射性错觉，从而减缓幻肢痛。镜像治疗理论认为，两个未受累肢体的错觉影像能够促进大脑的躯体感觉皮质进行重组，进而减轻幻肢痛现象[77]。对一些青少年来说，服用镇痛药也有助于减轻疼痛。如果可能，应将截肢术后的患儿转介到疼痛管理小组。

假肢的概述

上肢假肢

上肢假肢既可以以自身运动为动力（自身动力源假肢），也可由外部装置驱动（外部动力源假肢）。外部动力源假肢通常包含肌电装置。自身动力源假肢包括远端部件，腕部装置（如假性肘关节）和接受腔。外部动力源假肢采用指定肌肉收缩产生的肌电信号后，由电极将信号传到接受腔内，从而控制如假性肘关节或假性腕关节等远端装置。肢体缺如儿童使用的装置可能是同时具备自身动力源和外部动力源的假肢。例如，儿童可以通过自身动力源来控制假肢肘关节，同时用外部动力源来控制假手的运动[22]。

远端装置可以是只有装饰作用的装饰手，也可以是具有功能性作用的肌电手。远端装置包括装饰拳或手，儿童义肢项目（Child Amputee Prosthetics Project，CAPP），各种可完成功能活动的挂钩，包括 Dorrance 和 ADEPT（Anatomically Designed-Engineered Polymer Technology，解剖设计 – 工程聚合物技术）模型，以及肌电手，如 Ottobock 电子手和 New York 机械手（图 13.9）。选择远端装置时应充分考虑患儿的年龄和体格大小、父母和患儿的愿望及功能目标以兼容不同的远端装置。

随着儿童活动内容的变化，可能需要不同的终端装置。可以通过各种娱乐性的终端装置来协助儿童参加各种体育活动。青少年则可能需要一个装饰手用于社交活动，一个功能性的终端装置参与日常活动。

悬吊系统通常分为两种。第一种是背带系统，用于悬挂假肢或者控制终端装置。肘关节以上和肘关节以下水平肢体缺如的患者都可以使用这种类型的悬吊。8 字带和胸带是两种背带系统，可用于悬挂和（或）控制假肢装置。

8 字带和胸带可以在不影响肩关节活动的情况下适用于所有受累肢体的肩关节并环绕胸部以将假肢固定。8 字带可安全固定假肢，因此儿童可以操作肘关节上假肢线缆系统。年幼的儿童可能需要一个自悬挂的假肢腔。对肘关节下截肢的婴幼儿来说，一个简单的自悬挂假肢腔则是有必要的。如果患儿需要额外的悬架系统，可以用一个小硅胶套筒套在假肢外，并覆盖肱骨区域。这个方法可以提供额外的悬挂，同时也不会增加对活动的限制。当终端装置的线缆装配在假肢上后，可用一个三头肌垫或袖套以确保收纳线缆。肩形离断假肢常由胸带固定。这种损伤节段的假肢通常很难安装，目前最受限的是安装肌电控制或者混合控制的装置。

随着近期上肢研究的发展，肢体缺如患儿可选择的范围越来越广。嵌入硅胶衬垫的电极使假肢既具有自悬挂功能，又可进行肌电控制。近期对电极技术的改进甚至让有严重瘢痕或肌力信号强度较弱的儿童也可安装肌电控制的假肢，从而使他们受益。

下肢假肢

与成人假肢手术不同的是，伴随儿童的成长，假肢必须要适应患儿身高和肢体长度的变化。此外，患有肢体缺如的患儿有更高的概率伴随各种先天缺陷。如肢体畸形，这将导致患儿肢体对线异常或步态异常。因此，许多假肢矫形师在为患儿安装假肢时会更多地考虑各部件长期使用的情况，尽量选择可以随患儿生长而替换的部件。儿科患者群体可以选择的部件种类持续增加，但相较于青少年及成人的繁多种类来说，选择范围仍然较小。

SACH 足（Soild Ankle Cushion Heel，固定踝软跟足）长期以来一直是儿科假肢足的主流产品，并且继续以各种方式服务于幼儿患者。L'IL 足（TRS 公

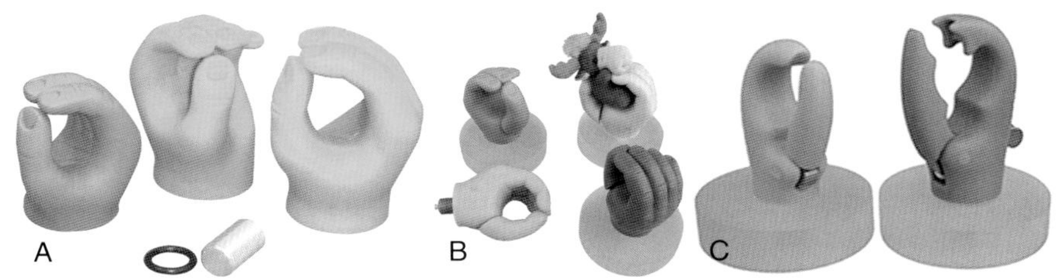

图 13.9　终端装置：（A）被动婴儿 Alpha 手。（B）L'IL E-Z 手，当拇指被移动时可提升抓握能力。（C）ADEPT 自动闭合手（Courtesy TRS, Boulder, CO.）

司，Fargo, ND）是由 SACH 足演变而来的。整个假体由更具弹性的塑料制成，从而使患儿在跪姿和拉站时的反应更好。目前，患儿可以根据自身情况选择安装动态响应或储能足（图 13.10）。在两篇单独的回顾性分析研究中，Anderson 发现父母和患儿相对来说更满意更加美观的动态响应假足，并表示这些假足可以提高儿童运动耐力和稳定性 [3]。

下肢假肢包括外骨骼或内骨骼设计。外骨骼假肢由硬质聚氨酯泡沫制成，并在外层覆盖层压形成外骨骼外壳。内骨骼假肢则由超轻材料（如碳纤维或钛）制成的塔架组成，外覆盖聚氨酯。青少年往往更喜欢内骨骼假肢，因为此类假肢更美观，重量更轻。外骨骼假肢的耐久性通常更适合年幼的患儿。它还可通过各种模式或设计进行完善以适合年轻的截肢患者。

目前有更多种类的膝关节假体可供儿科患者使用，包括刚开始扶站的幼儿。单轴恒阻尼膝关节只能设定在一定的步行速度下工作。如果步行的速度增加，假肢则会因长柄摆动速度落后于未受累肢体而滞后。此外，这类膝关节并不稳定，如果地面反作用力不在关节轴线前侧时，就很快会产生屈曲。对于刚刚学习站立的幼儿在安装好膝关节之后，为了增加稳定性，接受腔需与膝关节中心前侧对线。另一种适合儿科患者的膝关节是一种具有四连杆结构的多轴心膝关节（图 13.11）。多轴心膝关节通过模仿膝关节的解剖结构以增加稳定性。运动轴在站姿时是后向的，以提供额外的稳定性，在摆动时则是前向，通过缩短小腿的长度协助假肢离开地面。图 13.12 所示为一个具有多轴心膝关节的下肢假体。目前多轴心膝关节可用于蹒跚学步的幼儿，许多康复中心将此膝关节假肢作为患儿的第一个假肢引入。

对青少年来说，可供选择的膝关节结构就更多了，包括液压、气压及含有微处理器。液压和气压膝

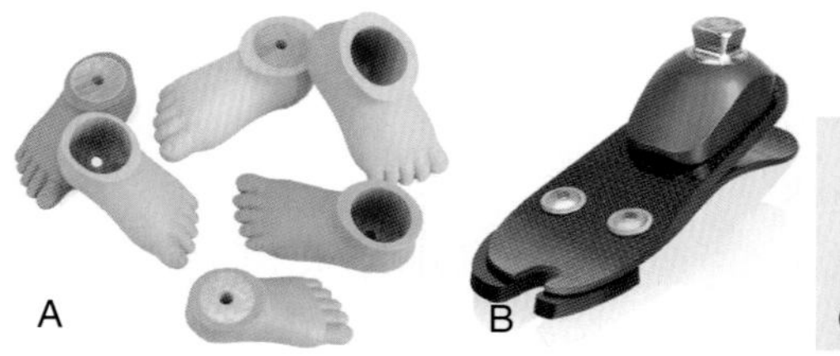

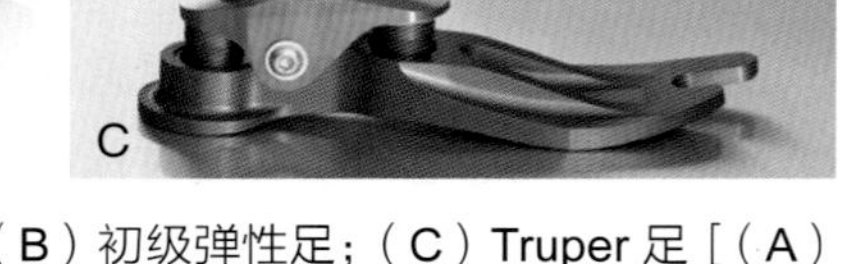

图 13.10 假足可选择的范围。（A）短足；（B）初级弹性足；（C）Truper 足 [（A）Courtesy TRS, Boulder, CO.（B）Courtesy Össur Americas, Foothill Ranch, CA.（C）College Park Industries, Warren MI.]

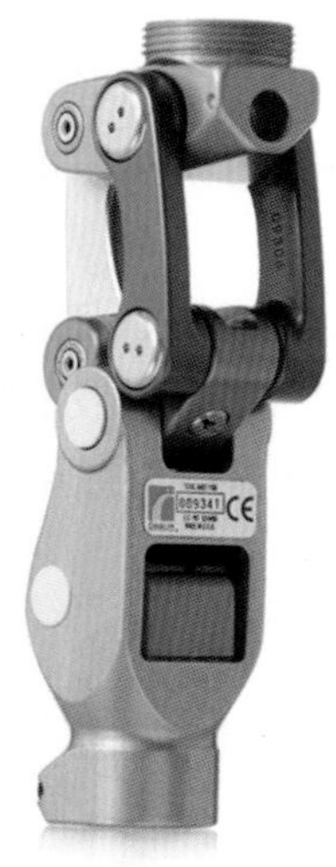

图 13.11 全膝关节（Total Knee Junier）是一个多轴心膝关节假肢，能够在运动中保持膝关节的稳定性并且有助于患者平稳地启动步行（Courtesy Ossur Americans, Foothill Ranch, CA）

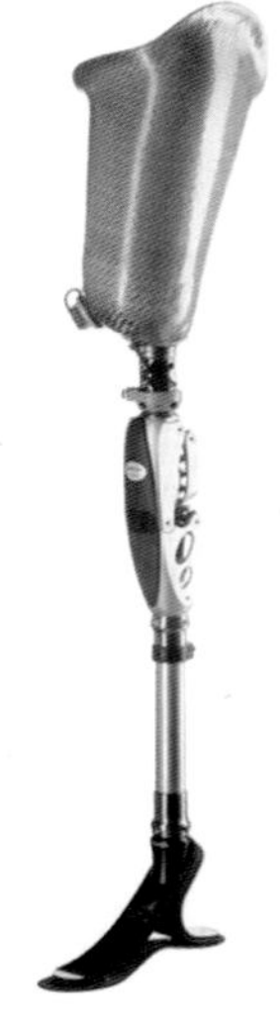

图 13.12 下肢假肢系统示例，包含假肢腔。3R60 是一个多轴双液压的膝关节，1C30 是轻型碳纤维仿生足（Courtesy Ottobock HealthCare LP, Austin, TX.）

关节由于含有可变阻尼组件而能协助使用者以不同的速度行走或跑步。可变阻尼组件配有摆动控制结构，可以设置摆动相的力矩阻力，以及支撑相控制单元，以确保站姿状态下的膝关节屈曲时不会损坏腿部。这种摆动和站姿控制机制是活跃的青少年的绝佳选择，特别是参与体育活动的青少年。但这类假肢承重低、成本高，调整的复杂程度高。近年来科技的发展减少了液压系统的尺寸与重量，此类假肢变得更加轻便，增加了截肢儿童的选择。

与成人型的接受腔一样，儿童接受腔的设计在过去 15 年中也发生了很大的变化。单侧经股骨截肢后的儿童可以安装内外径狭窄式坐骨包容接受腔，或者是解剖式设计的接受腔。内外径狭窄式坐骨包容接受腔能更均匀地分配残肢的负重压力，并能够减少股骨远端的横向移位，从而使患者站得更稳。膝下或经胫骨截肢的青少年可采用标准髌韧带承重小腿假肢接受腔或全面承重接受腔。然而，幼儿则可能需要能提供更具弹性的髁上关节接受腔。由于先天性缺如会导致关节脱位，因此 Syme 假肢是儿科患者下肢假肢接受腔最常见的设计。在大多数改良 Syme 中在患儿肢体的远端的球型结构可以作为远端装置的连接点。囊状或分段式接受腔设计可用以增加假肢独立性并去掉额外悬吊系统的使用。这些设计通常被称为自悬挂系统。

婴幼儿则依赖某种类型的悬吊装置来固定他们的假肢。Silesian 带或 TES 皮带（total elastic suspension，全弹性悬挂皮带）可很好地用于膝上截肢或 PFFD 的幼儿，学龄前儿童也可独立使用（图 13.13）。具有锁定功能的氯丁橡胶套和硅树脂内套是儿童常用的附加悬吊方法。将硅树脂内套裹套在残肢上，内套末端的销钉则可穿入假肢并锁定到位。取出假肢时，通过按接受腔 [16] 远端的按钮可释放销钉（图 13.14）。

负压式接受腔适用于年龄较大的儿童，他们的生长速度变缓或者因接受化疗而造成体重波动。负压式接受腔利用身体的重力将空气通过远端阀口排出，在假肢腔内形成负压，从而使皮肤和接受腔紧密贴合在一起 [16]。改良的硅胶内套可以更好、更紧密地贴合在残肢上。如环形密封垫等设计元素可以提高接受腔的吸附能力，增强其悬吊能力。同时在患儿活动的过程中减少接受腔的位移和因为密闭性不足产生的活塞

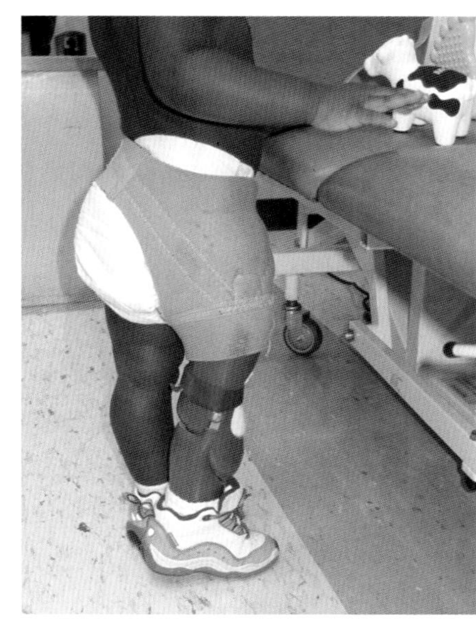

图 13.13　患有右侧股骨近端局灶性缺如的幼儿在接受任何手术前，都要先安装假肢来调整下肢。图示为采用氯丁橡胶全弹力悬吊带作为悬吊系统来固定假肢

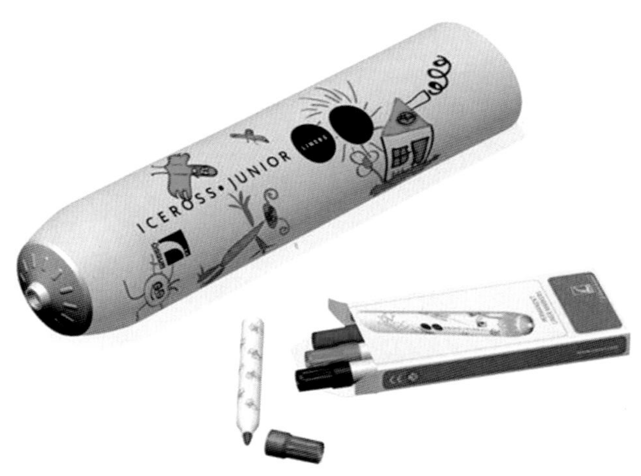

图 13.14　悬吊系统可用硅树脂内套裹套到残肢上，并通过销锁结构与假肢接受腔的远端进行连接（Courtesy Össur Americas, Foothill Ranch, CA.）

运动。

接受旋转成形术的儿童可佩戴假肢，此种假肢将跖骨屈曲的足部纳入接受腔内。接受腔的本质是一个有大腿围帮及外部铰链作为膝关节的膝下假肢。悬吊装置可能需要通过 Silesian 带或 TES 皮带完成。

为了促进儿童身体和心理的发展，临床工作者应鼓励所有年龄段有肢体缺如或截肢的儿童积极与同龄人一起参加各种活动。许多患儿都有参加娱乐性或竞技性体育活动的需求（图 13.15），市面上也有很多不同类型的假肢协助患儿参与上述活动。休闲用假肢

的选择太多，故不便再次讨论，读者可以参考其他资料[76]。任何在外观上被父母及患儿所接受且适合儿童使用的假肢都应该能促进患儿参与适合其年龄发展的相关活动中（图 13.16）。婴幼儿的假肢需求应由父母、骨外科医师、假肢及矫形器师和物理治疗师共同决定。对于年龄较大的儿童，还应让他们自己参与决策过程。

合适的假肢部件费用高昂，而且对成长中的儿童和青少年来说，必须每 12 ~ 18 个月要对整个假肢进行更换。如果青少年选择参加体育运动或游泳活动，还需要额外的假肢或部件。医疗保险通常拒绝为多种假肢或肌电装置付费。目前，一些健康保健机构也只为患者终身支付一个假肢的费用。

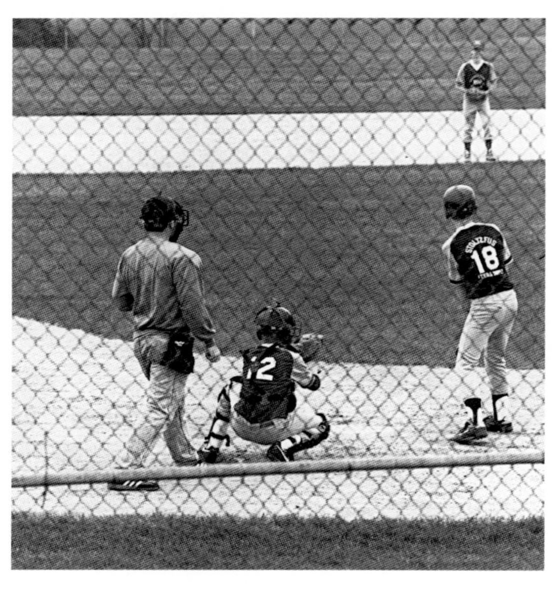

图 13.15 Gatcher 是一个左侧膝关节下截肢的青少年

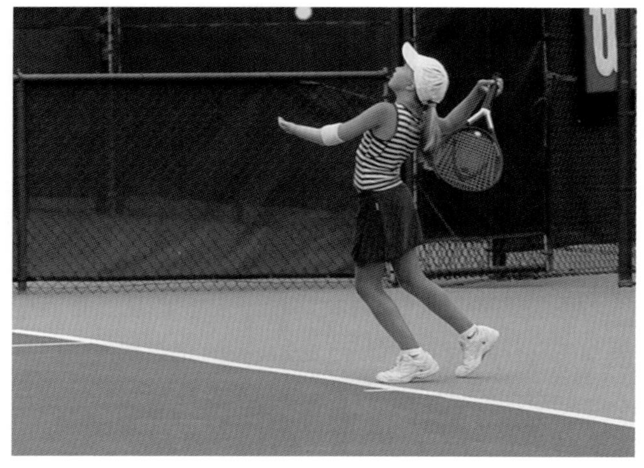

图 13.16 用被动手假肢来抛网球

目前，研究人员开始审视外科手术和各种假肢选择的成本效益问题。Grimer 和其同事[38]将保肢手术与截肢后使用假肢的长期成本进行比较，发现虽然保肢手术最初比较昂贵，但随着时间的推移，儿童或青少年截肢后所产生的费用会因可能需要的多个且复杂的假肢而变得非常高昂。

前景信息

肢体缺如或后天截肢儿童的物理治疗干预

对截肢或肢体缺如的儿童来说，父母是康复团队不可或缺的部分。康复团队中还应包括 1 名矫形外科医师、1 名假肢及矫形器师和 1 名在处理肢体缺如儿童方面有经验的物理治疗师。这通常意味着患儿需要前往大型医疗中心进行定期评估和假肢调整。患者可能在居住地接受物理治疗服务，但治疗师需要与大型医疗中心的康复管理团队保持密切沟通。

物理治疗的总体目标是尽可能地促进儿童的正常发育，并防止或尽量防止或减少损伤、活动受限和参与受限的发生和发展。损伤指的是由于关节挛缩及脆弱导致的活动受限，以及缺乏独立的自理能力。物理治疗减少损伤的目标包括预防关节挛缩，减少肌肉萎缩，防止皮肤破损，并提高独立的活动能力和自理能力。理想情况下，这些目标是通过对患儿进行物理治疗，对患儿或父母进行指导，以及对患儿的进步和功能结果进行随访来实现的。当然，患儿的年龄，肢体缺如类型或截肢的平面，以及其他医疗因素都将影响患儿所需的物理治疗强度。

物理治疗检查应遵循物理治疗师实践指南中所列的项目。对肢体缺如的患儿来说，对关节完整度、灵活性及关节 ROM 的全面检查是很重要的。一些先天性肢体缺如的儿童可能同时伴有其他相关的肌肉骨骼损伤，或者其他影响肌肉骨骼系统完整性的综合征。皮肤完整性对于手术后及患儿假肢安装非常重要。对患儿步态和平衡、神经运动发育、有氧能力和耐力、社区和工作整合及自理能力的测试和检查，可以明确和预测患儿当前和未来的功能水平（专栏 13.1）。

专栏 13.1 中的评估工具可用来评估患儿的功能水平，然而这些评估工具可能无法确定各种可选假肢的功能有效性。若昂贵的假肢不能明显提高患儿的预

专栏 13.1　给予肢体缺如或者截肢患儿的建议措施

身体功能及结构
疼痛
皮肤完整性
人体测量学
关节 ROM
肌力
活动 – 单任务
6 分钟步行测试
计时上下楼梯测试
活动 – 多任务
Peabody 运动发育量表
儿童平衡量表
功能性活动能力评估（FMA）
儿童截肢假肢项目 – 功能状况调查（CAPP-FSI）
参与性
儿童生活质量问卷（PedsQL）
儿童生活功能评估量表（PEDI）

后时，费用支付方或政府资助项目就会更倾向于低成本的假肢。Pruitt 和其同事（1996）针对肢体缺陷儿童开发了一项新的评估工具，即儿童截肢假肢项目 – 功能状况调查（Child Amputee ProstheticsProject—Functional Status Inventory，CAPP-FSI）。该量表包含两个分量表，通过评估患儿参与 40 项活动能力来明确其活动表现，以及肢体缺如的严重程度。以此判断患儿是否适宜佩戴假肢。构成 CAPP-FSI 的两个分量表的内部信度为 0.96[73]。CAPP-FSIP 和 CAPP-FSIT 分别用于评估 4 ~ 7 岁的学龄前儿童及 1 ~ 4 岁的幼儿的功能预后[74,75]。FMA 则是最近发展的一种功能性结果测量量表，已被证实适用于患有骨肉瘤的儿童和青少年。FMA 其包含 6 个类目：①疼痛；②通过计时上下楼梯测试（TUDS）及计时起走测试（TUG）来评估功能；③使用支架或辅助设备；④对步行质量的满意度；⑤参与工作、学校和运动的情况；⑥通过 9 分钟跑 – 走测试测量耐力[9,57]。

婴儿期和幼儿期

肢体缺如的婴儿应在出生后不久转介至儿童骨科医师和物理治疗师处进行初步检查。在最初阶段，物理治疗需要检查患儿状态并教育照护者将患儿正确放置在不同的体位，并教导照护者维持患儿各关节 ROM 的方法。多肢缺如或上肢缺如的儿童，由于不能利用手臂进行诸如俯卧位撑起坐、爬行和拉站，其运动发育可能会迟缓或受限。儿童发育的进程，保持 ROM 的完整和残肢的力量均会影响患儿后期假肢适配及适应情况。因此，物理治疗师需要密切监测患儿的上述指标。同时还应指导家长或照顾者如何将治疗目标融入患儿的日常活动。这些可以通过定期物理治疗检查和评估来实现，最好每隔 1 个月进行 1 次，同时更新家长指导内容。

一般来说，肢体缺如的婴儿在出生后不会出现关节挛缩，但应根据个体需要仔细监测关节 ROM 的变化。对 PFFD 患儿来说，应自患儿出生起就向父母强调尽量避免患儿处于髋关节屈曲和外展体位，目的是降低髋关节在此方向上挛缩的概率，降低日后佩戴假肢的难度。大部分上肢缺如的儿童可以通过发育性的活动来维持 ROM 完整和肌力的强度。

婴儿处于生长发育的快速期，因此密切评估和监测他们在 ROM、功能性肌力、负重能力、体位转换能力以及在不同体位中的姿势非常重要。肢体缺如的儿童通常在俯卧位或者是坐位时身体两侧的负重不均。部分患儿为了方便健侧肢体的活动，更倾向于用患侧负重；而另外一些患儿为了方便重心转移和平衡身体，更倾向于用健侧负重。治疗师的服务除了能提高患儿重心转移及平衡能力、强化患侧肌力、促进躯体的平衡以外，也可以通过对照护者的教育来强化训练成果，提高患儿使用假肢所需要的能力，如可以加强上肢缺如患儿的肩部力量，使其操作假肢时更容易用肩部操作远端装置。对有下肢缺如的患儿来说，可以通过躯干平衡等训练让患儿更容易适应下肢假肢。将重心转移到患侧的能力的训练，在佩戴进行站立和行走活动所需的假肢前也尤其重要。

肢体缺如的婴儿由于身体受限可能造成发育停滞。如双侧上肢缺如的患儿无法完成翻身、躺到坐等活动。物理治疗师的干预可以帮助患儿尽可能地完成生长发育里程碑，避免出现发育迟缓或者停滞的情况。

儿童通常在发育适宜的年龄安装假肢。当儿童适合负重及开始出现扶站时（8 ~ 10 月龄，取决于儿童的发育进程）则需要为下肢缺如的儿童安装假肢。单侧 PFFD 的患儿在学习坐位到站位姿势转换的初期，可能需要佩戴延长性假肢以平衡双侧肢体的长度，同时也为患儿的骨骼发育争取时间，儿童骨骼发育的状况会影响患儿的寻求方式[62]。上肢缺如的儿童可以考虑在3月龄时就需要安装上肢假肢，用以协助他在俯卧时进行残肢负重。上肢假肢也可以用来辅助坐位平衡，方便婴儿在坐位状态下参与游戏活动。通常情况下，患儿会在其5～7月龄能够独坐的时候开始佩戴假肢[83]。

当患儿第一次装配假肢时，需要对假肢的适配程度和对线情况及整体功能进行评估。在佩戴的最初阶段，需要指导家长正确佩戴假肢、检查皮肤状况以及制订佩戴计划。初期目标是确保婴儿或幼儿每天能尽可能多地舒适地戴上假肢，确保家长能正确地、熟练地为患儿穿脱假肢。患儿在小憩时可脱掉假肢，而在夜晚睡眠时则不应佩戴假肢。

佩戴上肢假肢的患儿在佩戴初期有可能忽视假肢的存在。治疗师和照护者要坚持让患儿在玩耍时佩戴假肢，同时在设计活动/游戏中设计时要有意识地增加假肢使用的机会。如利用假肢协助坐位、站位的平衡和体位转换。通过调整玩具/训练工具的大小来增强双手操控的机会，让患儿先认识和接受假肢，再提高其双手协调等功能。

患儿的第一个上肢假肢的远端装置选择很广（图13.9）。对于小婴儿，可安装一个活动有限但美观的无关节假手（图13.17）。随着儿童开始运用双手进行游戏、够取物体或者支撑活动时，则需要考虑开始让患儿使用自身动力源假肢还是外部动力源假肢。自身动力源假肢可能配有一个简单钩状分离的远端装置或者CAPP自开性装置。钩状装置与成人假肢的类似，只是尺寸较小。而CAPP则是专为儿童设计的，有优于钩状装置的外观，且对幼儿来说使用更安全，在轻便操作的同时能够提供足够有效的抓握。由于婴儿的力量较小，假肢材料的轻便性是重要的考量因素。只有当假肢足够轻时，婴儿才能够使用假肢来操控远端装置，才能通过假肢与玩具、周围的环境互动。

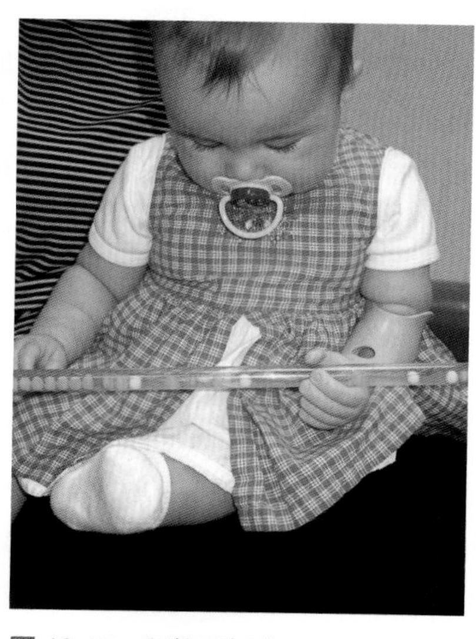

图13.17　用假手抓住玩具的幼儿

当患儿能听从简单的指令和了解事件存在因果关系之后（18月龄以上），他们才可以有意识地操作远端设备。这一能力也与儿童的发育水平相关。一般来说，操作远端装置的步骤与正常肢体发育顺序是类似的。不同厂商、不同品牌、不同需求的患儿的假肢的控制可能存在不同，治疗师在接触患儿时需要熟悉远端装置的内部结构，根据个案的状况来调整训练方式。CAPP和Hosmer Dorrance钩通过手臂前伸而使索控拉紧远端装置。上臂横断性缺如的患儿，可以利用肩胛骨外展来锁定/解锁肘关节假肢，肘关节假肢控制较为复杂，通常适用于年龄稍大的儿童。ADEPT钩则是一种设计用于模仿前伸抓住或把握物件的随意闭合式装置（图13.18）。如果确定为患儿安装外部动力源假肢，纽约（New York）手或奥托博客（Ottobock）机械手通常被选择使用。为了让患儿尽快适应肌电假肢的功能，初次安装时通常会只用一个电极来监测肌肉活动，以此激活远端装置。如当这一特定肌肉收缩时，远端的假手打开，当肌肉放松时，肌电手握紧。待到患儿3~4岁时，可以增加到两个电极，通过监测两组肌肉的肌电状况分别控制手的开与合（图13.19）[16]。

最近研究证据表明，2岁以下患有下肢缺如或膝上截肢的儿童可以佩戴包含假膝关节的假肢。佩戴含膝关节假肢的婴幼儿具有转换各种姿势的能力，包括爬、蹲、跪姿及高跪位[29,30]。（图13.20）。当佩戴无膝关节的假肢时，由于无法屈曲膝关节，在步行时常常采取画圈步态或以健侧为主要支撑点的撑跳步态。有膝关节的假肢可能会改善这些异常步态。在患儿步行周期内，膝关节的存在可促进膝关节的屈曲，从而使步态正常化。当幼儿安装下肢假肢时，应牢记符合他们发育年龄的正常站姿和步态模式。儿童在1岁时的站立和行走有较宽的支撑基础，在摆动相会表现出髋关节外旋增加。因此，相较于较年长儿童，一个蹒

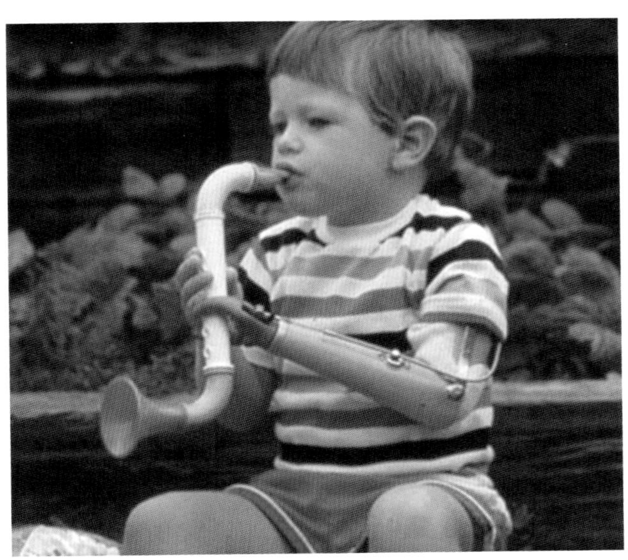

图 13.18　一个佩戴有 ADEPT 随意闭合钩式前臂假肢的儿童在用双手吹乐器（Courtesy TRS, Boulder, CO.）

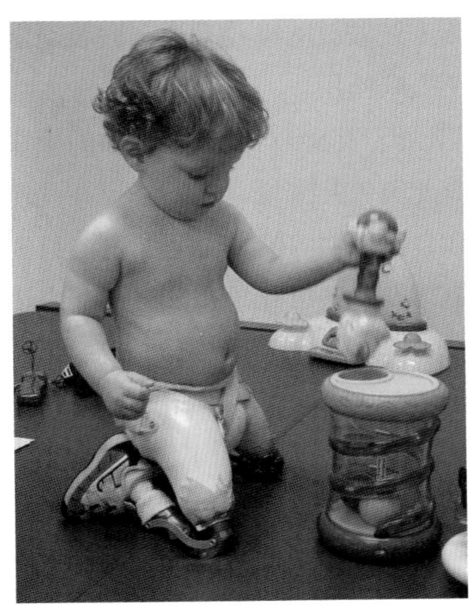

图 13.20　该幼儿佩戴着他第一副双侧含膝关节的经股骨假肢以促进与其年龄相符移动能力的发展及在地面上进行游戏

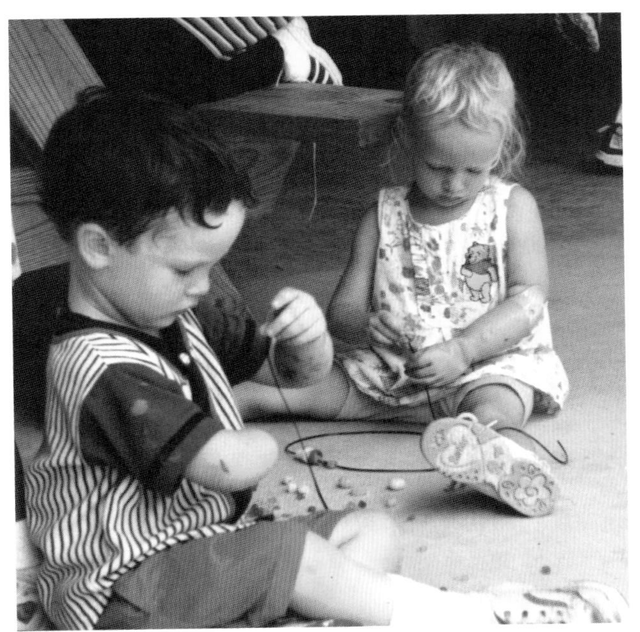

图 13.19　佩戴单控肌电假肢的小女孩利用双手共同完成串珠子的游戏

蹒学步的幼儿的假肢需要更大的髋关节外展角度。

由于物理治疗的目标之一是改善患者在发育活动期间姿势和运动的对称性，因此，对下肢缺如的儿童来说应强调保持合适的身体对线、控制重心转移及平衡相关的活动。许多患有下肢缺如的儿童在移动中不需要使用辅助装置；辅具可以增加负重面积。特别是在步态训练初期，辅具的使用能减少患儿的恐惧心理，帮助患儿在交互行走时保持躯干的直立与平衡。当患儿能够掌握平衡及控制重心转移后，他 / 她在适应独立行走时就会自然脱离辅助设备。

学龄前期和学龄期

在孩子第一次入学时，患儿的照护者可能会再次陷入焦虑情绪。患儿父母会担心孩子由于外观 / 外貌异常而带来的种种障碍，担心孩子不能融入集体生活。正常儿童在这个年龄段已经具备独立的如吃饭和穿衣的 ADL 技能，他们与同龄人的社会交往也在增加。因此，为了减少入学的不适应感，治疗师和照护者应着重培养学龄前患儿的自理能力、应用能力和学习能力，如着色、裁剪和书写的习惯。如果在学龄前期能学会这些技能，那么将大大减少甚至消除患儿进入校园集体生活的障碍。

在此年龄段，上肢缺如的儿童应能开始操作假肢的远端装置。使用肘部以上假肢的儿童可以在 3 岁或 4 岁时开始学习控制肘部。大多数肘部以上的身体驱动性假肢都具有双索系统，可以让患儿控制肘部屈曲和伸展及前臂的旋前和旋后。随着儿童对肘部和前臂的控制能力的提升，可以方便患儿在不同体位下利用远端装置参与各种活动。

物理治疗师的介入重点应始终放在协助患儿学习符合其年龄的技能上。玩要技能包括操作较小的物品，使用假肢固定和转动纸张进行着色和裁剪，握住三轮车的把手，自我穿衣和进食技能是十分重要的。

对只有单侧上肢假肢的患儿来说，假肢通常作为辅助手而不是利手来使用。

治疗师也需要监测双侧上肢缺如的患儿使用假肢的情况。对此类患儿来说，应始终允许其使用脚或嘴进行游戏和自我照顾等活动。假肢可能只在一天中的某些时候能帮助这些患儿，在某些活动中甚至可能会限制他们的功能。对于下肢缺如需要使用假肢的患儿，包括单侧 PFFD 的学龄前儿童，他们可能具备行走的能力。在学龄前这一时期，单侧 PFFD 的儿童常常需要接受一些手术。股骨截骨术、膝关节融合术和足部融合术通常在 2.5 ~ 4 岁之间进行。这些手术会增加大腿的力矩，消除膝关节的不稳定性[31,62]。膝关节融合术时可以同时进行股骨或胫骨骺骨干固定术。手术的目的是使假肢侧的肢体长度比对侧股骨短 5cm，这使得当膝关节假肢在患儿发育成熟时能与对侧膝关节处于相同的水平，可以更美观及改善步态。

对于获得性下肢截肢的儿童，通常要求应在术后立即佩戴假肢（immediate postoperative fit prosthesis，IPOP）或使用临时假肢。但若患肢周围组织存在严重创伤，或在受伤后需要皮肤移植则需要根据情况推迟假肢佩戴的时间。对于此类患者，物理治疗检查和评估应着重于残肢的敏感性、主动运动、肌力、卧床活动能力、下床如厕和行走能力。术后物理治疗的目标与截肢的成人相似。

由于儿童比成人截肢患者在术后更容易活动，因此挛缩发生的可能性较小。但一些正在接受化疗的儿童病情重且身体虚弱，可能在长期卧床时忽略了残肢的活动，增加了关节挛缩的风险。因此，治疗师需要检测关节 ROM 的变化，同时指导患儿父母和照护者对患儿进行关节 ROM 训练和残肢的摆位。

步态训练应和医生确认受累侧负重的程度，并尽早开始训练。幼儿可以在佩戴临时假肢的情况下学会安全地使用助行器或拐杖步行。若患儿需要留院一段时间，则需要加强健侧下肢及残肢的肌力训练。

正在接受化疗的患儿，应尽量在取掉临时假肢的同时就会为患儿佩戴正式假肢。由于体重波动很频繁，这些患儿在更换佩戴正式假肢前需要更长时间佩戴临时假肢，待残肢尺寸稳定后再佩戴正式假肢。膝上截肢的儿童应佩戴配有膝关节的假肢。他们中的大部分需要利用悬吊装置将假肢固定在正确位置。治疗师需为患儿制订假肢穿戴计划，定期进行皮肤检查，同时指导照护者和患儿正确穿戴、拆卸和保养假肢。

对接受旋转成形术的患儿来说，应根据外科医师或团队规定开始进行温和的主动及主动辅助的髋关节、踝关节及足部运动。踝关节背伸角度达到 0° ~ 20° 就可以满足日常行走和坐位的需求。当达到 30° 时，患儿可以骑自行车或进行蹲坐活动。最大跖屈角度可以使站立时腿部能有更大的伸展。最佳跖屈 ROM 至少为 45° ~ 50°，假肢师可以通过调整假肢以使站立位跖屈能达到更大的新角度。训练过程应循序渐进，逐步加强肌力及抗阻能力。

接受旋转成形术的患儿会配有定制的假肢，使足部处于最大跖屈角度从而代偿膝关节的部分作用。他们使用带有大腿套筒的外部膝铰链关节作为悬吊系统，或者使用包含薄层大腿接受腔的假肢，通过 TES 带或 Silesian 带辅助进行悬吊。接受过保肢手术的儿童在术后也需要接受物理治疗。在下肢手术后通常有一段时间患肢不能负重。这一时期上肢或下肢保肢手术儿童接受的康复治疗包括通过主动运动逐步加强锻炼。干预的进展取决于手术方式、外科医师操作以及替换的骨量。接受过股骨保肢手术的患儿通常在延长性内固定假肢植入术后也需要进行物理治疗。此类患儿膝关节 ROM 常受限，与接受肢体延长术的患儿相似（见第 14 章）。

对学龄期的所有儿童来说，步态训练的重点在于尽可能保持步态的对称性及正常特征，如步幅、步长和速度，以及与同龄人一起玩耍和游戏所需要的技能。在患儿刚开始学习行走或是手术后，大多数儿童会开始使用辅助装置。随着平衡能力和行走速度的提高及术后限制的解除，许多儿童开始丢弃辅助装置。然而，直到患儿能安全行走，步行速度具备功能性且能与同龄人保持同步时，才应该丢弃辅助装置。

在学龄期，物理治疗师应指导患儿获得跑步技巧，以便他 / 她可以与同龄人一起参加游戏。在这个年龄，儿童也可能有兴趣参加为截肢者设计的各种体育或娱乐项目。

当患儿第一次进入学校时，可能会被问及假肢和辅助设备的相关问题，特别是上肢缺如的患儿。在开学前与患儿及其父母，患儿的老师，以及患儿的物理治疗师进行沟通，可能有助于消除这些顾虑。大家可以与患儿一起想出一种方法来回答同龄人提出的问题。对单侧上肢缺如或者截肢的儿童来说，只需要最低限度调整就能成功地适应学校生活。

有双侧上肢缺如的儿童可能需要使用声控技术或使用计算机来辅助书写技能。在学校，双侧上肢缺如患儿可能需要用下颌和肩膀来夹着纸张和课本，也可能用口部来操控或握持如铅笔等物品。患儿是否采取用脚操控或抓取物品，应在患儿入学前就与患儿、家长及老师明确讨论。随着年龄的增长，许多儿童拒绝在公共场合使用脚抓物品，然而，这也限制了他们的独立性，特别是如厕及进食。如果一个儿童善于使用他 / 她的脚，独立且愿意选择使用脚，则应鼓励这种方式。如果教师对患儿使用脚表现出支持态度，那么患儿的同班同学也很快会将此事作为普通事件来看待。患儿终将作为成人在我们的社会中发挥作用，这可能意味着他（她）可能在以后的生活中会使用脚或混合使用脚和假肢来完成日常生活活动。

青春期向成年期过渡

青春期最重要的是外表和同伴的认可、与异性的关系、职业规划，以及为独立生活而奋斗，对任何人来说，青春期都是一段艰难的时期。与其他发育阶段相比，肢体缺如儿童在青春期的参与受限更加明显。大多数患有先天性肢体缺如的青少年自出生起就需要在躯体和心理上不断地调整。当他们步入青春期时，会意识到家人的支持，会通过网络等方式建立自己的社交圈，也会参与学校和社区的各种活动从而获取满足感。患儿只能有限度地参与学校的活动。和同龄人一样，他们也面临着对异性的渴求与犹豫，也为步入社会而担心。所以同样也需要处理这些常见于青春期孩子的问题。与没有残疾的同龄人相比，患有先天性肢体缺如的儿童和青少年表现出更多的行为和情感问题，且社交能力低下的比例更高 [93]。

若孩子在青春期才遭遇截肢会带来更大的心理冲击。他们不仅要面对身体部位的缺失，处理负面的情绪，还可能面临失去生命的可能。此外，除了躯体缺失影响外观，其他如化疗、放疗、激素治疗等带来的副作用会进一步影响患儿的外貌。在遵从患儿意愿的情况下，应尽量让面临截肢的癌症患儿参与手术方案的讨论和选择。当然，如果因为意外而截肢，患儿对手术方案的决策度有限。

青少年截肢术后和保肢手术后的即时关注要点和物理治疗干预与上文提到的学龄期儿童处理方式类似。如果在术后佩戴临时假肢，青少年患者在手术后出现残肢水肿的概率更高。在这种情况下，应对残肢进行包扎或者穿戴压力袜。

当残肢稳定后，可为下肢截肢的青少年佩戴假肢。患者应该参与假肢设计、制作和佩戴的整个过程，并决定接受腔的设计，以及要使用的膝关节及假脚的类型。对大多数青少年截肢患儿来说，假肢选择面很大。患者应与家人充分讨论，选择能满足患者生活方式的假肢。青少年及其家人应该注意，假肢在功能和外观上与正常肢体是存在差异的。

许多高位膝上肢体缺如的青少年在肢体缺如后会尝试用假肢，但最终可能决定放弃使用假肢而使用拐杖，因为使用拐杖辅助行走可以更快、更省力。是否使用假肢应基于患儿的决定，而不是基于社会对个体外貌的看法。有些青少年在参加某些活动的时候可能使用假肢，而参加另外一些活动的时候则选择不使用。含有微处理器的膝关节及足踝技术的进步可以优化有复杂及高位肢体缺如的青少年的功能。让他们能与同龄人相处融洽，并能在学校和社区中与同龄人进行社交互动。

对于上肢缺如的青少年，假肢的使用因人而异。那些从小就能熟练使用假肢的人可能会继续使用意愿更强。上肢肢体缺如的青少年可以选择自身动力源肘关节上方或下方的利用身体驱动的假肢。含有微处理器的部分手和手指假肢目前正在开发中，如 i-limb 和 i-digits（Touch Bionics, Mansfield, MA）和 Michelangelo 假肢手（Ottobock, Austin, TX），这些假肢可以为青少年提供抓握和操作功能。但熟练使用此类假肢需要很多时间和练习成本，患者可能最终会放弃使用此类假肢。一项结果研究对 489 名肘关节下横形缺如患儿的功能水平和生活质量进行了评估，比较了 321 名戴假肢的儿童和 168 名未戴假肢的儿童。研究人员发现两组之间存在细微差异，但差异不足以达到儿童生存质量量表（the Pediatric Quality of Life Inventory）所定义的临床重要差异的标准 [50]。

青少年发展的另一个重要里程碑是取得驾照。几乎所有肢体缺如或截肢的青少年都能学习开车。双侧

PFFD或双侧下肢肢体缺如的青少年可用手控操作系统驾驶车辆；对于有单侧上肢缺如或截肢的青少年，则需要进行细微的调整。驾驶可以通过使用健侧手或者在方向盘上安装驾驶环来实现。假肢终端装置（最好是挂钩）可滑入控制环内，以帮助控制方向盘，并在紧急情况下也可轻松滑出。然而对双上肢缺如或截肢的青少年来说，驾驶车辆则较困难，但仍然习以由主要肢体控制使用驾驶环。诸如车灯开关或转向等之类的控制装置则可能需要移动到主要操控肢体的一侧的肢体可接触范围内，或可由驾驶员通过膝关节进行操作。除非有驾驶教育方面的专门培训，否则物理治疗师应帮助青少年和其父母向当地的康复中心寻求信息和驾驶培训。

青春期需要确定个体是否接受高等教育和对未来职业做出规划。部分青少年在高中时可能会做兼职工作。大部分肢体缺如或截肢的青少年最终都能成功就业。为了协助年轻人适应在特定职业领域中的特殊工作需求，有时需要对假肢进行调整，如使用特殊的终端装置。进入大学是对独立性与自理能力的真正考验。某些患有双侧上肢缺如或多肢缺如的个体在自我护理活动等方面需要不同程度的帮助。如厕，特别是排便后擦拭，穿脱内裤和胸罩等，这些自理活动对任何双侧上肢缺如或肘部以上短肢体缺如的患者来说，很难达到完全独立。但这并不妨碍他们上大学或者独立生活，只是可能需要助手或其他方式。发挥创造力，与其他有肢体缺如的青少年或成人沟通，可以共享经验，更好地应对生活的挑战。对于经历过儿童骨肉瘤肢体缺如或保肢手术幸存下来的青少年，其生存质量结果差异巨大。一些研究报告表明，在儿童或青春期接受肢体缺如的患者在成年后具有更高的就业率和结婚率以及更活跃的生活方式[63,92]。然而，儿童骨肿瘤的幸存者比其他儿童癌症群体的幸存者更高概率存在躯体功能受限，而那些存在躯体功能受限的人就业率、结婚率都较低，同时年收入不超过20 000美元（约14万人民币）[66]。比较在儿童时期肢体缺如的成人和因儿童时期患骨肉瘤而进行保肢手术的成人的生活质量发现数据存在相互矛盾[59]。随着现有假肢设计的改进及保肢手术技术的进步，需要进一步研究来跟踪这些个体作为成人在社会中的功能和总体满意度（专栏13.2）。

专栏13.2　干预：儿童及照护者在三个领域的沟通及教育

身体功能及结构
脱敏技术
按摩
强化
活动
发育性活动训练
转移及步态训练
使用假肢进行ADL
参与度
使用假肢进行工具性ADL（校内活动、游戏、驾驶、运动及工作）
有关环境及假肢适应的活动和运动的教育

总结

本章回顾了先天性肢体缺如的起源、分类以及后天肢体缺如的原因；概述了先天性肢体缺如和截肢的医学及外科的介入方式；患有先天性肢体缺如儿童的治疗是复杂的，必须有专业团队参与，而这一团队同时必须认识到各种治疗方案对儿童在家庭和学校环境中的功能及其最终作为独立成人的影响。对于预期结果、物理治疗目标、外科手术选择和假肢选择，都需要与家属仔细地规划和深入地讨论。每个患儿都必须作为个体进行评估，并需要考虑儿童的年龄、肌肉骨骼发育、目前和长期的功能水平、家庭和儿童的活动水平和生活方式，以及能满足儿童目标所需的假肢和物理治疗干预。

假肢设计的持续扩展、微处理器及儿科人群可用材料的进步，为这些患者的娱乐和运动、度假和自理活动，以及婴幼儿早期的假肢佩戴提供了更多的选择。

（王韩洁　译，严善钟　审）

参考文献

1. Aitken GT: Surgical amputation in children, *J Bone Joint Surg Am* 45:1735–1741, 1963.
2. Aitken GT: Proximal femoral focal deficiency: definition, classification, and management. In *Proximal femoral focal deficiency: a congenital anomaly*, Washington, DC, 1969, National Academy of Sciences.
3. Anderson TF: Aspects of sports and recreation for the child with a limb deficiency. In Herring JA, Birch JG, editors: *The child with a limb deficiency.* Rosemont, IL, American Academy of Orthopedic Surgeons, 1998.
4. Akahane T, Shimizu T, Isobe K, Yoshimura Y, Fujioka F, Kato H:

Evaluation of postoperative general quality of life for patients with osteosarcoma around the knee joint, *J Pediatr Orthop B* 16:269–272, 2007.

5. American Physical Therapy Association: *Guide to physical therapist practice*, revised second edition, Alexandria, VA: APTA; 2003.
6. Reference deleted in proofs.
7. Bedard T, Lowry RB, Sibbald B, Kiefer GN, Metcalfe A: Congenital limb deficiencies in Alberta-a review of 33 years from the Alberta congenital anomalies surveillance system, *Am J Med Genet A* 2599–2609, 2015.
8. Beebe K, Song KJ, Ross E, Tuy B, Patterson F, Benevenia J: Functional outcomes after limb-salvage surgery and endoprosthetic reconstruction with an expandable prosthesis: a report of 4 cases, *Arch Phys Med Rehabil* 90:1039–1047, 2009.
9. Beris AE, Soucacos PN, Malizos KN, Mitsionis GJ, Soucacos PR: Major limb replantation in children, *Microsurgery* 15:474–478, 1994.
10. Buchner M, Zeifang F, Bernd L: Medial gastrocnemius muscle flap in limb-sparing surgery of malignant bone tumors of the proximal tibia: mid-term results in 25 patients, *Ann Plast Surg* 51:266–272, 2003.
11. Burgoyne LL, Billups CA, Jiron JL: Phantom limb pain in young cancer related amputees: recent experience at St Jude Children's Research Hospital, *Clin J Pain* 28(3):222–225, 2012.
12. Butler MS, Robertson WW, Rate W, D'Angio GJ, Drummond DS: Skeletal sequelae of radiation therapy for malignant tumors, *Clin Orthop Rel Res* 251:235–239, 1990.
13. Caudill JS, Arndt CA: Diagnosis and management of bone malignancy in adolescents, *Adolesc Med State Art Rev* 18:62–78, 2007.
14. Centers for Disease Control and Prevention: Facts about upper lower limb reduction defects. Website. Available at http://www.cdc. From.gov-/ncbddd/birthdefects/ul-limbreductiondefects.html.
15. Coulter-O'Berry C: Physical therapy. In Smith DG, Michael JW, Bowker JH, editors: *Atlas of limb amputations and limb deficiencies*, ed 3, Rosemont, IL, 2004, American Academy of Orthopedic Surgeons, pp 831–840.
16. Cummings DR: Pediatric prosthetics, current trends and future possibilities, *Phys Med Rehabil Clin N Am* 11:653–679, 2000.
17. Day HJB: The ISO/ISPO classification of congenital limb deficiency, *Prosthet Orthot Int* 15:67–69, 1991.
18. Dillingham TR, Pezzin LE, MacKenzie EJ: Limb amputation and limb deficiency: epidemiology and recent trends in the United States, *South Med J* 95:875–883, 2002.
19. Dormans JP, Erol B, Nelson CB: Acquired amputations in children. In Smith DG, Michael JW, Bowker JH, editors: *Atlas of limb amputations and limb deficiencies*, ed 3, Rosemont, IL, 2004, American Academy of Orthopedic Surgeons, pp 841–852.
20. Eckhardt JJ, Kabo JM, Kelley CM, Ward WG, Asavamongkolkul A, Wirganowics PZ, et al.: Expandable endoprosthesis reconstruction in skeletally immature patients with tumors, *Clin Orthop Rel Res* 373:51–61, 2000.
21. Ephraim PL, Dillingham TR, Sector M, Pezzin LE, MacKenzie EJ: Epidemiology of limb loss and congenital limb deficiency: a review of the literature, *Arch Phys Med Rehabil* 84:747–761, 2003.
22. Farnsworth T: The call to arms, overview of upper limb prosthetic options, *Active Living, Health and Activity for the O P Community* 12:43–45, 2003.
23. Fedorak GT, Watts HG, Cuomo AV, Ballesteros JP, Grant HJ, Bowen HE, Scaduto AA: Osteocartilaginous transfer of the proximal part of the fibula for osseous overgrowth in children with congenital or acquired tibial amputation, *J Bone Joint Surg Am* 97:574–581, 2015.
24. Fowler E, Zernicke R, Setoguchi Y: Energy expenditure during walking by children who have proximal femoral focal deficiency, *J Bone Joint Surg Am* 78:1857–1862, 1996.
25. Frantz CH, O'Rahilly R: Congenital skeletal limb deficiencies, *J Bone Joint Surg Am* 43:1202–1204, 1961.
26. Futani H, Minamizaki T, Nishimoto Y, Abe S, Yabe H, Ueda T: Longterm follow-up after limb salvage in skeletally immature children with a primary malignant tumor of the distal end of the femur, *J Bone Joint Surg Am* 88:595–603, 2006.
27. Reference deleted in proofs.
28. Gasper N, Hawkins DS, Dirksen U, Lewis IJ, Ferrari S, et al.: Ewing sarcoma: current management and future approaches through collaboration, *J Clin Oncol* 33:3036–3048, 2015.
29. Geil MD, Coulter-O'Berry C, Schmitz M, Heriza C: Crawling kinematics in an early knee protocol for pediatric prosthetic prescription, *J Prosthet Orthot* 25(1):22–29, 2013.
30. Geil MD, Coulter CP: Analysis of locomotor adaptations in young children with limb loss in an early knee prescription protocol, *Prosthet Orthot Int* 38(1):54–61, 2014.
31. Gillespie R: Principles of amputation surgery in children with longitudinal deficiencies of the femur, *Clin Orthop Rel Res* 256:29–38, 1990.
32. Gillespie R: Classification of congenital abnormalities of the femur. In Herring JA, Birch JG, editors: *The child with a limb deficiency*, Rosemont, IL, 1998, American Academy of Orthopedic Surgeons, pp 63–72.
33. Reference deleted in proofs.
34. Ginsberg JP, Rai SN, Carlson CA, Meadows AT, Hinds PS, Spearing EM, et al.: A comparative analysis of functional outcomes in adolescents and young adults with lower-extremity bone sarcoma, *Pediatr Blood Cancer* 49:964–969, 2007.
35. Gold NB, Westgate MN, Holmes LB: Anatomic and etiological classification of congenital limb deficiencies, *Am J Med Genet A* 1225–1235, 2011.
36. Goorin AM, Schwartzentruber DJ, Devidas M, Gebhardt MC, Ayala AC, Harris MB, et al.: Presurgical chemotherapy compared with immediate surgery and adjuvant chemotherapy for nonmetastatic osteosarcoma: pediatric oncology group study pog-8651, *J Clin Oncol* 21:1574–1580, 2003.
37. Gorlick R, Bielack S, Teot L, et al.: Osteosarcoma: biology, diagnosis, treatment, and remaining challenges. In Pizzo PA, Poplack DG, editors: *Principles and practice of pediatric oncology*, Philadelphia, 2011, Lippincott Williams Wilkins, pp 1015–1044.
38. Grimer RJ, Carter SR, Pynsent PB: Cost-effectiveness of limb salvage for bone tumors, *J Bone Joint Surg Br* 79:558–561, 1997.
39. Gupta AA, Pappo A, Saunders N, Hopyan S, Ferguson P, Wunder J, et al.: Clinical outcome of children and adults with localized Ewing sarcoma, *Cancer* 3189–3194, 2010.
40. Gupta SK, Alassaf A, Harrop AR, Kiefer GN: Principles of rotationplasty, *J Am Acad Orthop Surg* (20):657–667, 2012.
41. Haduong JH, Martin AA, Skapek SX, Mascarenhas L: Sarcomas, *Pediatr Clin N Am* 62:179–200, 2015.
42. Reference deleted in proofs.
43. Hawkins DS, Bolling T, Dubois S, et al.: Ewing sarcoma. In Pizzo PA, Poplack DG, editors: *Principles and practice of pediatric oncology*, Philadelphia, 2011, Lippincott Williams Wilkins, pp 987–1014.
44. Heare T, Hensley MA, Dell'Orfano S: Bone tumors: osteosarcoma and Ewing's sarcoma, *Curr Opin Pediatr* 21:365–372, 2009.
45. Herring JA: Growth and development. In Herring JA, editor: *Tachdjian's pediatric orthopedics*, ed 3, Philadelphia, 2002, WB Saunders, pp 3–21.
46. Herring JA: Limb deficiencies. In Herring JA, editor: *Tachdjian's pediatric orthopedics*, ed 3, Philadelphia, 2002, WB Saunders, pp 1745–1810.
47. Hobusch GM, Lang N, Schuh R, Windhager R, Hofstaetter JG: Do patients with Ewing's sarcoma continue with sports activities after limb salvage surgery of the lower extremity? *Clin Orthop Rel Res* 473:839–846, 2015.
48. Hostetler SG, Schwartz L, Shields BJ, Xiang H, Smith GA: Characteristics of pediatric traumatic amputations treated in hospital emergency departments: United States, 1990-2002, *Pediatrics* 116:667–674, 2005.
49. Reference deleted in proofs.
50. James MA, Bagley AM, Brasington K, Lutz C, McConnell S, Molitor F: Impact of prostheses on function and quality of life for

children with unilateral congenital below-the-elbow deficiency, *J Bone Joint Surg Am* 88:2356–2365, 2006.
51. Krajbich JI, Bochmann D: Van Nes rotation-plasty in tumor surgery. In Bowker JH, Michael JW, editors: *Atlas of limb prosthetics: surgical, prosthetic, and rehabilitation principles*, ed 2, St. Louis, 1992, Mosby, pp 885–899.
52. Krajbich JL: Rotationplasty in the management of proximal femoral focal deficiency. In Herring JA, Birch JG, editors: *The child with a limb deficiency*, Rosemont, IL, 1998, American Academy of Orthopedic Surgeons, p 87.
53. Kun LE: General principles of radiation oncology. In Pizzo PA, Poplack DG, editors: *Principles and practice of pediatric oncology*, Philadelphia, 2011, Lippincott Williams Wilkins, pp 406–425.
54. Lang N, Hobusch GM, Funovics PT, Windhager R, Hofstaetter JG: What sports activity levels are achieved in patients with modular tumor endoprostheses of osteosarcoma about the knee? *Clin Orthop Rel Res* 473:847–854, 2015.
55. Le JT, Scott-Weyward PR: Pediatric limb deficiencies and amputations, *Phys Med Rehabil Clin N Am* 26:95–108, 2015.
56. Loder RT: Demographics of traumatic amputations in children, *J Bone Joint Surg Am* 86:923–928, 2004.
57. Marchese VG, Rai SN, Carlson CA, Hinds PS, Spearing EM, Zhang L, et al.: Assessing functional mobility in survivors of lower-extremity sarcoma: reliability and validity of a new assessment tool, *Pediatr Blood Cancer* 49:183–189, 2007.
58. Marchese VG, Spearing E, Callaway L, Rai SN, Zhang L, Hinds PS, et al.: Relationships among range of motion, functional mobility, and quality of life in children and adolescents after limb-sparing surgery for lower-extremity sarcoma, *Peditr Phys Ther* 18:238–244, 2006.
59. Mason GE, Aung L, Gall S, Meyers PA, Butler R, Krug S, et al.: Quality of life following amputation or limb preservation in patients with lower extremity bone sarcoma, *Front Oncol* 3:1–6, 2013.
60. McGuirk CK, Westgate MN, Holmes LB: Limb deficiencies in the newborn infants, *Pediatrics* 108:E64, 2001.
61. Melzack R, Israel R, Lacroix R, Schultz G: Phantom limbs in people with congenital deficiency or amputation in early childhood, *Brain* 120:1603–1620, 1997.
62. Morrissy RT, Giavedoni BJ, Coulter-O'Berry C: The limb-deficient child. In Morrissy RT, Weinstein SL, editors: *Lovell Winter pediatric orthopedics*, ed 6, Philadelphia, 2006, Lippincott Williams Wilkins, pp 1333–1382.
63. Nagarajan R, Neglia JP, Clohisy DR, Yasui Y, Greenberg M, Hudson M, et al.: Education, employment, insurance, and marital status among 694 survivors of pediatric lower extremity bone tumors, *Cancer* 97:2554–2564, 2003.
64. Nagarajan R, Clohisy DR, Neglia JP, Yasui Y, Mitby PA, Sklar C, et al.: Function and quality-of-life of survivors of pelvic and lower extremity osteosarcoma and Ewing's sarcoma: the childhood cancer survivor study, *Br J Cancer* 91(11):1858–1865, 2004.
65. Neel MD, Wilkins RM, Rao BN, Kelly CM: Early multicenter experience with a noninvasive expandable prosthesis, *Clin Orthop Rel Res* 415:72–81, 2003.
66. Ness KK, Hudson MM, Ginsberg JP, Nagarajan R, Kaste SC, Marina N, et al.: Physical performance limitations in the childhood cancer survivor study cohort, *J Clin Oncol* 27:2382–2389, 2009.
67. Ness KK, Neel MD, Kaste SC, Billips CA, Marchese VG, Rao BN, Daw NC: A comparison of function after limb salvage with non-invasive expandable or modular prostheses in children, *Eur J Cancer* 50:3212–3220, 2014.
68. Oppenheim WL, Setoguchi Y, Fowler E: Overview and comparison of Syme amputation and knee fusion with the Van Nesrotationplasty in proximal femoral focal deficiency. In Herring JA, Birch JG, editors: *The child with a limb deficiency*, Rosemont, IL, 1998, American Academy of Orthopedic Surgeons, pp 73–86.
69. Reference deleted in proofs.
70. Pardasaney PK, Sullivan PE, Portney LG, Mankin HJ: Advantage of limb salvage over amputation in proximal lower extremity tumors, *Clin Orthop Rel Res* 444:201–208, 2006.
71. Parente MA, Geil M: In the future: surgical and educational advances and challenges. In Carroll K, Edelstein JE, editors: *Prosthetics and patient management: a comprehensive clinical approach*, Thorofare, NJ, 2006, Slack Publishing, pp 233–241.
72. Patton JG: Occupational therapy. In Smith DG, Michael JW, Bowker JH, editors: *Atlas of limb amputations and limb deficiencies*, ed 3, Rosemont, IL, 2004, American Academy of Orthopedic Surgeons, pp 813–830.
73. Pruitt SD, Varni JW, Setoguchi Y: Functional status in children with limb deficiency: development and initial validation of an outcome measure, *Arch Phys Med Rehabil* 77:1233–1238, 1996.
74. Pruitt SD, Varni JW, Seid M, Setoguchi Y: Functional status in limb deficiency: development of an outcome measure for preschool children, *Arch Phys Med Rehail* 79:405–411, 1998.
75. Pruitt SD, Seid M, Varni JW, Setoguchi Y: Toddlers with limb deficiency: conceptual basis and initial application of a functional status outcome measure, *Arch Phys Med Rehabil* 80:819–824, 1999.
76. Radocy R: Prosthetic adaptations in competitive sports and recreation. In Smith DG, Michael JW, Bowker JH, editors: *Atlas of limb amputations and limb deficiencies*, ed 3, Rosemont, IL, 2004, American Academy of Orthopedic Surgeons, pp 327–338.
77. Rothgangel A, Braun S, deWitte L, Beurskens A, Smeets R: Development of a clinical framework for mirror therapy in patients with phantom limb pain: an evidence-based practice approach, *Pain Pract* 16:1–13, 2015.
78. Reference deleted in proofs.
79. Robinson KP, Branemark R, Ward DA: Future developments: osseointegration in transfemoral amputees. In Smith DG, Michael JW, Bowker JH, editors: *Atlas of limb amputations and limb deficiencies*, ed 3, Rosemont, IL, 2004, American Academy of Orthopedic Surgeons, pp 841–852.
80. Robitaille J, Carmichael SL, Shaw GM, Olney RS: Maternal nutrient intake and risks for transverse and longitudinal limb deficiencies: data from the national birth defects prevention study, 1997-2003, *Birth Defects Res A Clin Mol Teratol* 85:773–779, 2009.
81. Rougraff BT, Simon MA, Kneisel JS: Limb salvage compared with amputation for osteosarcoma of the distal end of the femur: a long-term oncological, functional and quality of life study, *J Bone Joint Surg Am* 163:1171–1175, 1994.
82. Sammer DM, Chung KC: Congenital hand differences: embryology and classification, *Hand Clin* 25:151–156, 2009.
83. Shaperman J, Landsberger SE, Setoguchi Y: Early upper extremity prosthesis fitting: when and what do we fit, *J Prosthet Orthot* 15:11–17, 2003.
84. Shimizu H, Yokoyama S, Asahara H: Growth and differentiation of the developing limb bud from the perspective of chondrogenesis, *Dev Growth Differ* 49:449–454, 2007.
85. Soldado F, Kozin SH: Bony overgrowth in children after amputation, *J Pediatr Rehabil Med* 2:235–239, 2009.
86. Sparreboom A, Evans WE, Baker SD: Chemotherapy in the pediatric patient. In Orkin SH, Fisher DE, Look AT, et al, editors: *Oncology of infancy childhood*, Philadelphia, 2007, Saunders Elsevier, pp 175–207.
87. Squitieri L, Reichert H, Kim HM, Steggerda J, Chung KC: Patterns of surgical care and health disparities of treating finger amputation injuries in the United States, *J Am Coll Surg* 213:475–485, 2011.
88. Reference deleted in proofs.
89. Reference deleted in proofs.
90. Sutherland DH: *Gait disorders in childhood and adolescence*, Baltimore, 1984, Williams Wilkins, pp 14–27.
91. Swanson AB, Barsky AJ, Entin MA: Classification of limb malformations on the basis of embryological failures, *Surg Clin N Am* 48:1169–1179, 1968.
92. Tebbi CK: Psychological effects of amputation in sarcoma. In Humphrey GB, Koops HS, Molenaar WM, Postma A, editors: *Osteosarcoma in adolescents and young adults*, Boston, 1993,

Kluwer Academic, pp 39–44.
93. Varni JW, Setoguchi Y: Screening for behavioral and emotional problems in children and adolescents with congenital or acquired limb deficiencies, *Am J Dis Child* 146:103–107, 1992.
94. Wilkins RM, Soubeiran A: The Phoenix expandable prosthesis: early American experience, *Clin Orthop Rel Res* 382:51–58, 2001.

推荐阅读

背景

Gold NB, Westgate MN, Holmes LB: Anatomic and etiological classification of congenital limb deficiencies, *Am J Med Genet A* 155A:1225–1235, 2011.

Haduong JH, Martin AA, Skapek SX, Mascarenhas L: Sarcomas. *Pediatr Clin N Am* 62:179–200, 2015.

Hawkins DS, Bolling T, Dubois S, et al.: Ewing sarcoma. In Pizzo PA, Poplack DG, editors: *Principles and practice of pediatric oncology*, Philadelphia, 2011, Lippincott Williams Wilkins, pp 987–1014.

Isakaff MS, Bielack SS, Meltzer P, Gorlick R: Osteosarcoma: current treatment and a collaborative pathway to success, *J Clin Oncol* 33:3029–3036, 2015.

Sammer DM, Chung KC: Congenital hand differences: embryology and classification, *Hand Clin* 25:151–156, 2009.

前景

Geil MD, Coulter CP: Analysis of locomotor adaptations in young children with limb loss in an early knee prescription protocol, Prosthet Orthot Int 38(1):54–56, 2014.

Gupta SK, Alassaf A, Harrop AR, Kiefer GN: Principles of rotationplasty, *J Am Acad Orthop Surg* 20:657–667, 2012.

James MA, Bagley AM, Brasington K, Lutz C, McConnell S, Molitor F: Impact of prostheses on function and quality of life for children with unilateral congenital below-the-elbow deficiency, *J Bone Joint Surg Am* 88:2356–2365, 2006.

Lang N, Hobusch GM, Funovics PT, Windhager R, Hofstaetter JG: What sports activity levels are achieved in patients with modular tumor endoprostheses of osteosarcoma about the knee? *Clin Orthop Rel Res* 473:847–854, 2015.

Le JT, Scott-Weyward PR: Pediatric limb deficiencies and amputations, *Phys Med Rehabil Clin N Am* 26:95–108, 2015.

Marchese VG, Rai SN, Carlson CA, Hinds PS, Spearing EM, Zhang L, et al.: Assessing functional mobility in survivors of lower-extremity sarcoma: reliability and validity of a new assessment tool, *Pediatr Blood Cancer* 49:183–189, 2007.

Ness KK, Neel MD, Kaste SC, Billips CA, Marchese VG, Rao BN, Daw NC: A comparison of function after limb salvage with non-invasive expandable or modular prostheses in children, *Eur J Cancer* 50:3212–3220, 2014.

Ottaviani G, Robert RS, Huh WW, PallaS Jaffe N: Sociooccupational and physical outcomes more than 20 years after the diagnosis of osteosarcoma in children and adolescents, *Cancer* 119:3727–3736, 2013.

Stokke J, Sung L, Gupta A, Lindberg A, Rosenberg AR: Systematic review and meta-analysis of objective and subjective quality of life among pediatric, adolescent, and young adult bone tumor survivors, *Pediatr Blood Cancer* (62):1616–1629, 2015.

第 14 章 骨科疾病

Mary Wills Jesse

儿童物理治疗师通常不会是骨科疾病患者的首诊医生，但具备骨科知识对整个治疗过程很重要。由于肌肉骨骼系统随年龄增长而不断发生变化，这使得儿童物理治疗变得更具挑战性。有些问题在某个年龄段属于“正常”，而在其他年龄段却属于不正常。

此外，随着物理治疗师的执业逐渐自主化，我们面临的挑战是鉴别执业范围内的问题并进行正确转诊。作为物理治疗师，我们有责任掌握这些知识来进行诊断以使这类儿童问题得到解决。

由于篇幅原因，本章并未详细描述所有儿童骨科疾病，只包括常见骨科疾病知识，但会提供参考文献以供进一步学习。本章会强调物理治疗师关注的特定领域，从而为临床工作者提供一个基本框架。接下来每个专病部分会呈现背景和前景信息。

扭转性疾病（内八字足和外八字足）

儿童常见的内八字足和外八字足经常引起家长的关注。它们也是转诊给骨科医生的常见疾病。尽管此类足扭转性疾病几乎无须治疗，但是常会因邻居、学校或陌生人等诸如“为什么你的孩子走路很奇怪?”的议论而困扰。Mercer Rang 博士将此描述为“疑病症”（the worriedwell），意思是家人或者其他人对孩子身体结构的问题而引发强烈的担忧，但其实这些问题是正常肌肉骨骼发育过程的一部分。

关于如何定义扭转性疾病，如何评估它们，尤其是如何治疗矫正或是否需要治疗，存在不同观点。理解下肢正常生长发育特点对于评估儿童身体排列的扭转非常必要，因为在儿童生长过程中存在正常的变化。本书第 5 章对正常变化过程有详细描述。矫形鞋、矫形器、辅具等干预措施，这些先前已经在早期的儿童身上应用过，但没有相应必要性的证据，在很多此类案例中，随着时间推移儿童姿势会自然矫正。扭转畸形常见于典型的发育期儿童，很少持续到青春期。掌握正常生长发育知识有助于治疗师做出更好的临床判断，同时也可以指导家长及家庭成员是否需要担忧扭转畸形的问题。监护人也应该接受正常的发育知识的宣教，这可以帮助他们观察儿童发生的一些异常变化。一般而言，应该需要排除神经肌肉功能异常者或者其他严重疾病。

内八字足和外八字足都是临床表现，不能查明病因或者给予针对潜在问题的诊断。根据定义，内八字足是下肢力线的扭转变化，表现为在步态中足或足趾指向靠近中线；而外八字足相反，足或足趾指向远离中线。通过病史和体格检查，可确定扭转原因。

病史

详细病史可提供丰富的关于潜在影响因素和可能的干预方案的信息。获得的具体信息有助于检查者扩大检查范围，排除其他最初可能导致内八字足或外八字足的严重情况。从家长处获得信息如下。

1. 出生史。婴儿是足月儿还是早产儿？是顺产还是剖宫产？羊水过少（羊膜液不足）吗？母亲怀孕过几次？父亲或母亲的出生顺序？婴儿的很多扭转性疾病是挤压缺陷（因为子宫环境有限）。我们可以想象足月的 9 磅（约 4kg）重的胎儿在子宫里，他的下肢可能在一个特殊的位置生长。

2. 年龄。几岁时注意到有内八字足或外八字足？首次发现后症状是否改善或加重？是否接受过治疗？对于会走路的儿童，何时开始独立行走？在鉴别诊断中，当儿童有早产史、难产史、运动发育迟缓或明显的内八字足 / 外八字足，且这些症状随时间逐渐加重或呈现极端不对称时，应增加怀疑指数。患轻度痉挛型双瘫儿童可能有内八字足，而杜氏肌营养不良（DMD）儿童可能存在外八字足和扁平足。因此，必须先排除以上特殊疾病。

3. 家族史。在许多案例中，内八字足或外八字足的家族史被发现并被记录，特别是其他家族成员需要干预的情况。

4. 睡姿与坐姿。儿童卧位或坐位的自然姿势也可以提供信息。俯卧睡和跪位会加重胫骨内旋[186]。W 坐姿可能诱发股骨前倾（图 14.1）。

下肢扭转性疾病的描述

扭转是下肢综合评估结果[202]。它根据扭转畸形的解剖结构区分大腿、小腿和足的变化。也记录异常的严重程度。为了找出异常的原因，下肢的每一段都需要进行评估，从而制订合适的治疗措施。下肢扭转力线取决于足的力线，与股骨髁轴心相关的胫骨旋转（胫骨扭转），与股骨髁轴心相关的股骨颈旋转。检查通常从观察儿童的步态模式开始，然后逐渐从身体近端到远端进行评估[42]。扭转通常包括 6 项评估，前 5 个变量有规范数据。它们是：足前进角（foot progression angle，FPA）、髋外旋（lateral hip rotation，LHR）、髋内旋（medial hip rotation，MHR）、股足角（thigh-foot angle，TFA）内外踝连线轴角度（transmalleolar axis，TMA）和前足排列。除此之外，转子角也可以辅助评估股骨转动和前足的灵活性，从而判断姿势是否僵硬。表 14.1 描述了评估项目和评估方法。

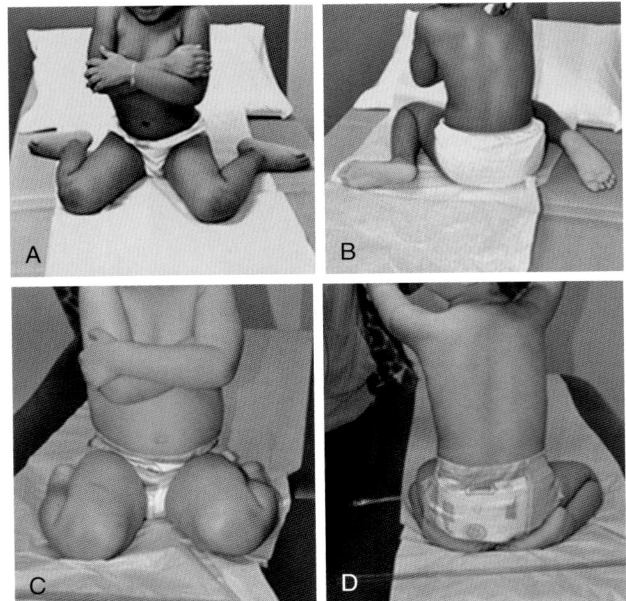

图 14.1 （A~B）W 坐姿伴腿外展。（C~D）类似跪位的坐姿伴双足压在臀下。加重胫骨内旋和跖骨内收畸形（引自 Harris E: The intoeing child: etiology, prognosis, and current treatment options. *Clin Podiatr Med Surg* 30:531-565, 2013.）

足前进角

足前进角又称“步态角”，是指行走过程中足轴线与前进线之间的夹角[201]，可在儿童步行时观察其左右脚的足前进角。这是通过主观上的多次步行记录的平均值。各种足印法也可用来评估足前进角，但比较费时且不一定可应用到临床实践中。内八字足记录为负值，外八字足记录为正值。这些角度全面的描绘出儿童步行过程中内八字足和外八字足的程度。一些不能够独立步行的儿童在辅助站立时也可测得足前进角。婴儿期的足前进角会有变化，儿童期和成年期足前进角改变很少，足前进角平均值是 10°，正常范围从 –3° ~ 20°[202]。轻度内八字足范围是 –5° ~ –10°，中度是 –10° ~ –15°，重度是超过 –15°[201]。通常双脚同时存在儿童内八字足或外八字足，很少有表现为一只脚内八，而另一脚外八的“风吹样”下肢。图 14.2 显示正常值。

虽然以上方法可以描绘出下肢的整体观，但因为可能发生影响足前进角的代偿现象，因此依然建议评估每个节段。举例说，显著的髋关节股骨前倾可能因为伴有扁平足（无跖骨内收或跟骨外翻）的胫骨外旋而发生代偿。尽管还存在异常，但是左右足前进角为 0°，即足尖指向正前方。

髋旋转

我们需要理解文献中的术语来帮助正确理解髋关节的临床发现。转动描述的是股骨头在冠状面的位置。如果股骨头在冠状面的前方倾斜，叫作前倾，股骨头平均前倾角是 14° ~ 20°[34]。当股骨头处于正常角度的后方，我们称作后倾[34]。扭转描述了骨在骨纵轴线的位置，又称“扭曲”。扭转角由股骨头和股骨颈的轴线与股骨髁轴线之间的夹角形成[34]。这种差异也可以解释为股骨扭转是股骨上端和股骨下端之间的骨扭转，而股骨颈扭转是股骨头在髋臼中的瞬时位置或髋臼在骨盆上的相对位置[77]。髋关节内外旋的评估包括股骨头和股骨之间的扭转以及股骨头到髋

表 14.1 扭转测量

评估项目	方法	记录	图示
足前进角	观察儿童步行，主观判断内八字足或外八字足。可用足印法评估	内八字足记为负值，外八字足记为正值	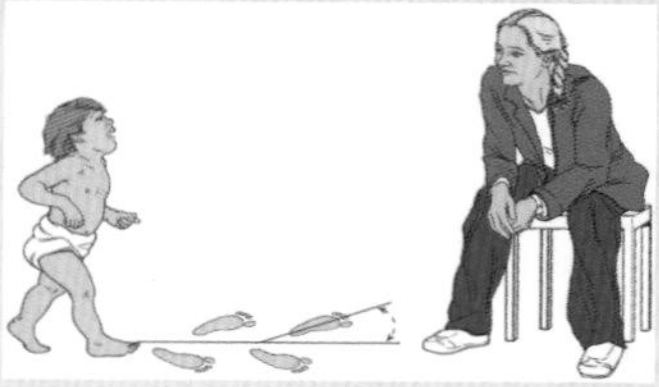
股骨测量方法 髋旋转 ROM	儿童俯卧位，髋部处于中立位，屈膝 90°	与外旋相比，髋内旋增加说明股骨前倾	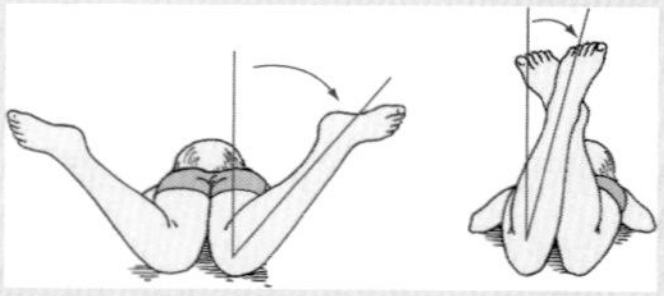
转子角测试	儿童俯卧，屈膝 90°。测试者站在图显示的同侧，左手触诊大转子，右手内旋髋。在大转子处，股骨颈处于水平位	如果胫骨外旋，则对应于前扭转值 如果胫骨内旋，则对应于后扭转值	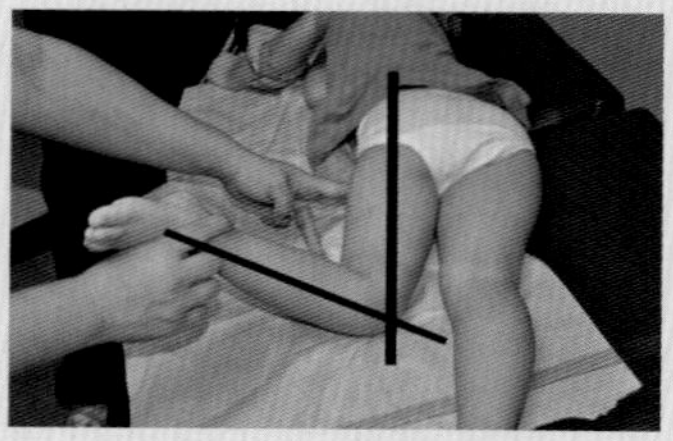
胫骨扭转 股足角	儿童俯卧，屈膝 90°，测量足长轴与大腿长轴的夹角	如果足跟线指向相对接近大腿的中线，则是内扭转，并给出负值 如果足跟线指向相对远离大腿的中线，则是外扭转，并给出正值	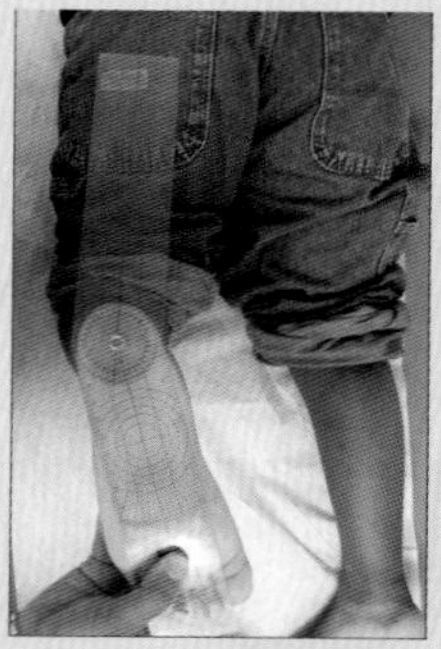
俯卧位内外踝连线轴角度	儿童俯卧，屈膝 90°，测量两踝中线与大腿轴线的夹角	测量以与双踝成直角的方式投影到足跟的线与大腿轴之间的角度差，外旋时记录为正值	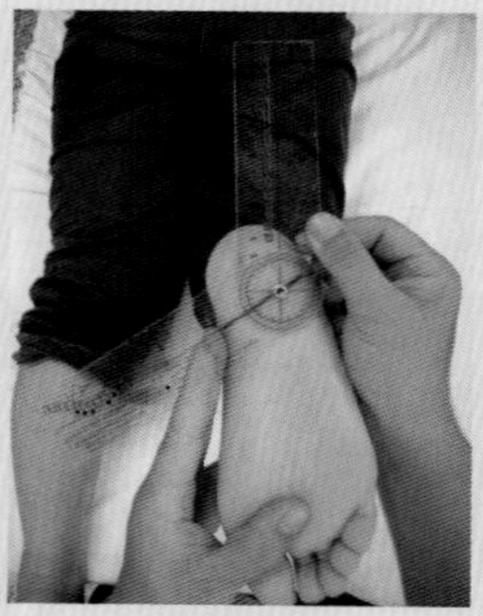
坐位内外踝连线轴角度	患者屈膝坐位，腿从治疗床边缘垂下，大腿在髋关节正前方，足跟与垂直面相对。测量每侧踝关节到后壁的距离，同时测量踝关节之间的宽度（踝间距离）	如果内踝与外踝齐平或内踝在外踝后方，则存在胫骨内旋，使用 Staheli 和 Engel 建立的网格来确定跨踝轴角度	

续表

评估项目	方法	记录	图示
足排列			
足跟平分线法	儿童俯卧，屈膝 90°，足底面与天花板平行，画出足跟平分线	正常：足跟平分线穿过第 2 和第 3 趾中间 轻度跖内收：足跟平分线穿过第 3 趾 中度跖内收：足跟平分线穿过第 3 和第 4 趾中间 重度跖内收：足跟平分线穿过第 4 和第 5 趾中间	正常 外翻 轻度 中度 重度
前足灵活性	向跗趾施加侧向力，试图将足跟平分线缩回第二趾（箭头显示手的位置以供评估）	确定畸形的灵活性，有时需要矫形治疗	

注：足前进角，引自 Kliegman RM, editor: *Practical strategies in pediatric diagnosis and therapy*. Philadelphia, Saunders, 2004.
髋旋转 ROM，引自 Kliegman RM, editor: *Practical strategies in pediatric diagnosis and therapy*. Philadelphia, Saunders, 2004.
转子角测试，引自 Harris E: The intoeing child: etiology, prognosis, and current treatment options. *Clin Podiatr Med Surg* 30:531-565, 2013.
股足角，引自 Smith BG: Lower extremity disorders in children and adolescents. *Pediatr Rev* 30:287-294, 2009.
踝外角：俯位，引自 Kwon OY, Tuttle LJ, Commean PK, et al.: Reliability and validity of measures of hammer toe deformity angle and tibial torsion. *Foot (Edinb)* 19:149-155, 2009.
足跟平分线法，引自 Jones S, Khandekar S, Tolessa E: Normal variants of the lower limbs in pediatric orthopedics. *Int J of Clin Med* 4:12-17, 2013.
前足灵活性，引自 Rosenfeld SB: Approach to the child with in-toeing. In: UpToDate, Phillips W (Section Ed),Torchia MM (Deputy Ed), UpToDate, Waltham, MA (http://www.uptodate.com/contents/approach-to-the-child-with-in-toeing?source=machineLearning&search=phillips+W%2C+Torchina+MM+in-toeing&selectedTitle=2%7E150§ion-Rank=1&anchor=H21546646#H21546681 Accessed on January 7, 2016).

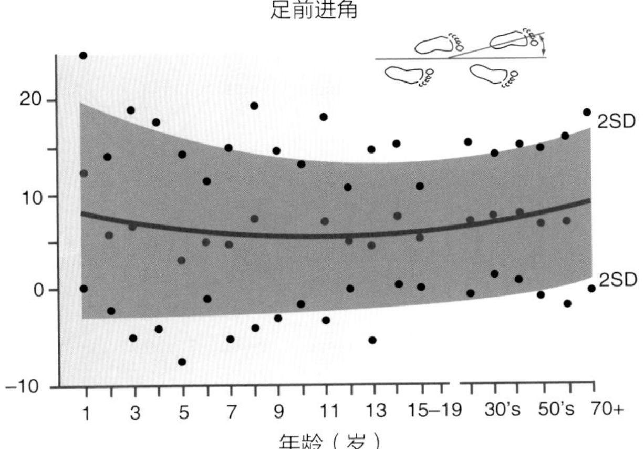

图 14.2 足前进角。平均值，每 22 个年龄组加上或减去 2 个标准差。实线表示随年龄变化的平均值；阴影区域，正常范围；实心蓝色圆圈，不同年龄组的平均测量值；实心黑色圆圈，同一平均测量值的正负 2 个标准差（重绘自 Staheli LT, Corbett M, Wyss C, et al.: Lower-extremity rotational problems in children. Normal values to guide management. *J Bone Joint Surg Am* 67:39-47, 1985.）

臼的倾斜（转动）角度[113]。图 14.3 显示差异。

俯卧姿势下髋关节保持中立位同时屈膝 90°，可准确获得髋关节旋转角度（ROM）。相对于外旋，内旋角度增加可能表明股骨前倾。如果髋内外旋角度差异大于 45°，表明存在异常大的髋前倾角[73]。当内旋很少而外旋增加时，表明股骨后倾。

外旋比内旋多至少 50° 表明前倾角度小[73]。然而对于 3 岁以下儿童这并不是精确评估，因为髋关节以外的因素限制了内旋[73]。标准值见图 14.4 ~ 14.6。

临床上其他测量股骨颈前倾角的方法是股骨转子角测试（trochanteric prominence angle test，TPAT）[180]。这项测试也称作 Ryder 测试或 Craig 测试。儿童俯卧位，屈膝 90°。评估人员站在儿童对侧，左手触摸大转子，同时右手内旋髋关节。在大转子的位置上，假想股骨颈处于水平位置。如果胫骨外旋，这与前扭转角一致。如果内旋，它与后扭转角一致。但这种方法的可信度已被质疑[135,234]。

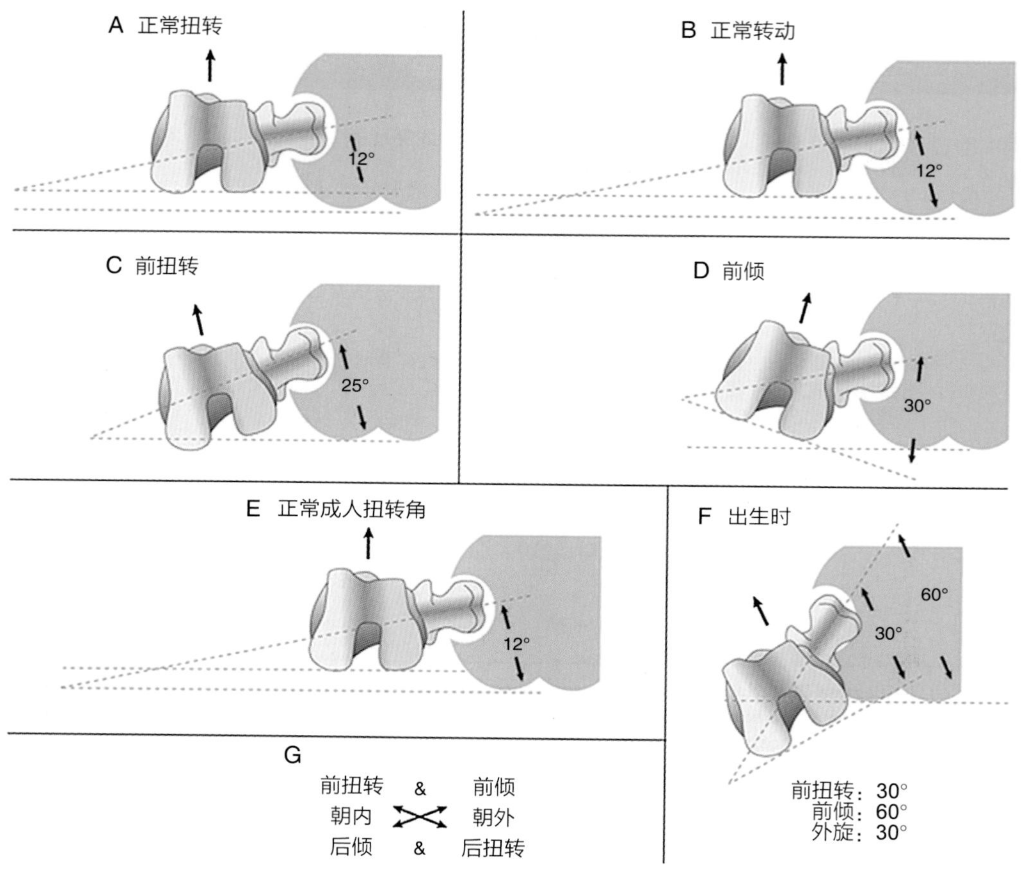

图 14.3 股骨转动与扭转（引自 Effgen SK, editor: Meeting the physical therapy needs of children. Philadelphia, FA Davis, 2005.）

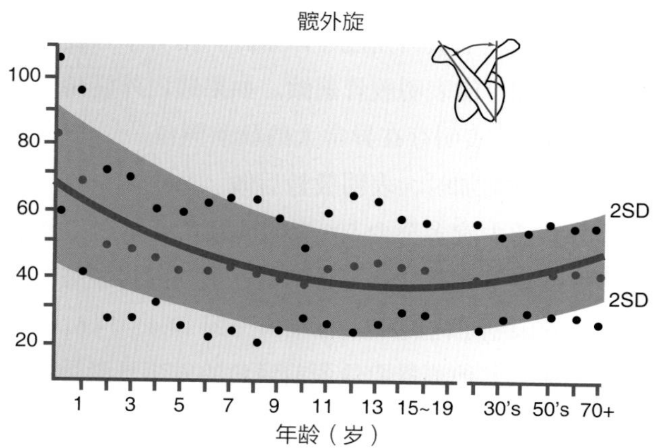

图 14.4 男性和女性受试者髋外旋。平均值，每 22 个年龄组加上或减去 2 个标准差。实线表示随年龄变化的平均值；阴影区域，正常范围；实心蓝色圆圈，不同年龄组的平均测量值；实心黑色圆圈，相同平均测量值的正负 2 个标准差（重绘自 Staheli LT, Corbett M, Wyss C, et al.: Lower-extremity rotational problems in children. Normal values to guide management. *J Bone Joint Surg Am* 67:39-47, 1985.）

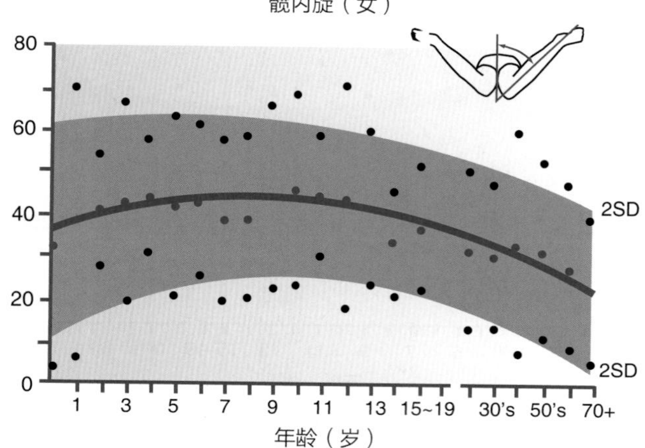

图 14.5 女性受试者髋关节内侧旋转。平均值，每 22 个年龄组加上或减去 2 个标准差。实线表示随年龄变化的平均值；阴影区域，正常范围；实心蓝色圆圈，不同年龄组的平均测量值；实心黑色圆圈，相同平均测量值的正负 2 个标准差（重绘自 Staheli LT, Corbett M, Wyss C, et al.: Lower-extremity rotational problems in children. Normal values to guide management. *J Bone Joint Surg Am* 67:39-47,1985.）

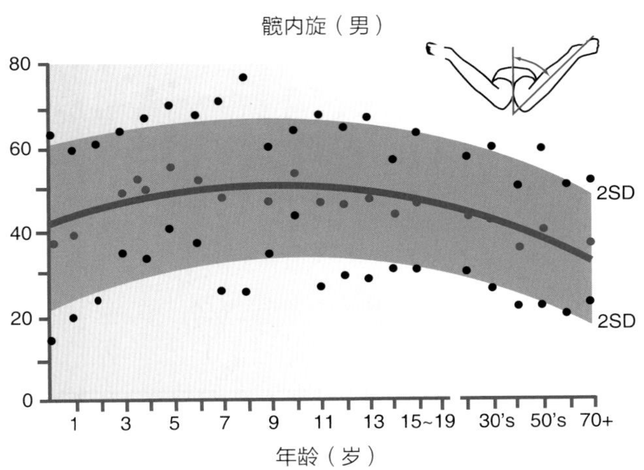

图 14.6 男性受试者髋关节内侧旋转。平均值，每 22 个年龄组加上或减去 2 个标准差。实线表示随年龄变化的平均值；阴影区域，正常范围；实心蓝色圆圈，不同年龄组的平均测量值；实心黑色圆圈，同一平均测量值的正负 2 个标准差（重绘自 Staheli LT, Corbett M, Wyss C, et al.: Lower-extremity rotational problems in children. Normal values to guide management. *J Bone Joint Surg Am* 67:39-47, 1985.）

当股骨头处在冠状面上发生髋关节前倾，假设没有软组织紧张，通常患者髋关节内旋比外旋角度大。举例说，如果髋内旋 70°，外旋 25°，可认为儿童股骨前倾并且走路时有内八字足（图 14.7）。当膝关节力线向前时，股骨头后倾在冠状面的后方，患者会有更大的外旋角度。以上描述的针对的是不伴有神经系统障碍（如脑性瘫痪）而是发育成熟儿童的髋关节位置。第 5 章已详细描述新生儿的生物力学和典型的骨骼成熟变化。

股足角

股足角（TFA），内外踝连线轴角度及足前进角（FPA）可用来评估胫骨扭转。当测量 TFA 时，儿童应俯卧位，屈膝 90°，测量足长轴线与大腿轴线的夹角[113,201]。如果跟骨线偏向大腿中线，说明存在胫骨内旋并记录为负值。如果跟骨线远离大腿轴线，说明存在胫骨外旋并记录为正值[201]。此角度随着正常发育而发生改变；从儿童中期开始，股足角的平均值大约为 10°[202]。图 14.8 显示标准值。

内外踝连线轴角度

内外踝连线轴角度优于股足角，因为后足内翻或外翻与足内收或外展不会影响结果[101]。测量 TMA

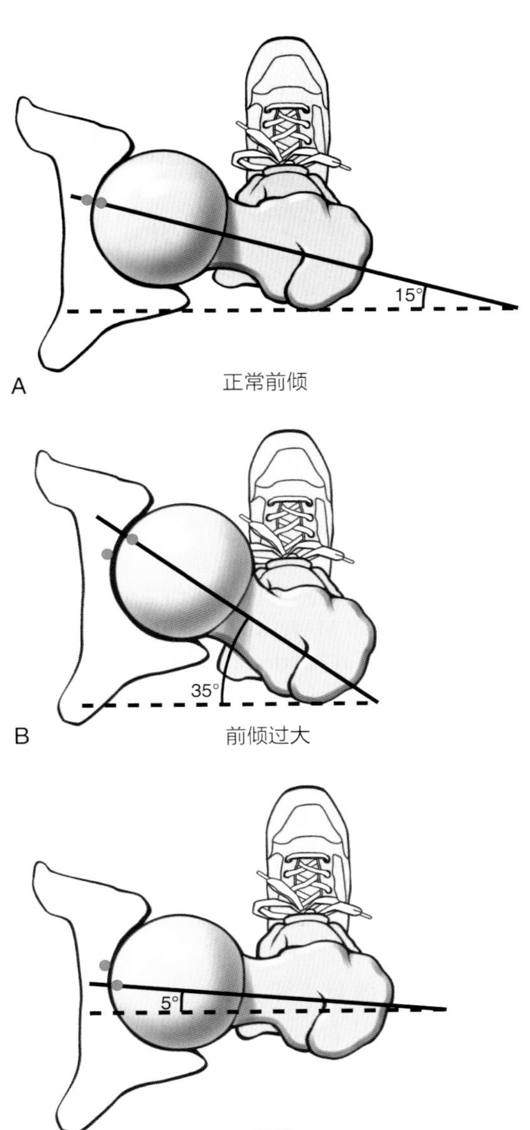

图 14.7 股骨转动是膝关节的跨界轴（本图中的水平线）和股骨颈轴之间的角度差。这两条线形成一个角度，记录股骨是前向还是后向。（A）正常前倾：使用少量前倾，个人可以舒适地向前走，足尖指向前方（即，足前进角为中性角）。（B）前倾过大，足趾内旋：当前倾过大时，必须将股骨内旋，使股骨头固定在髋臼内，以改善关节协调性。这会导致负的足前进角，并且足在步态中指向内（内八字）。（C）后倾：在本图中，两轴之间形成的角度明显减小，表示了逆向。如果这是过度的，个人将需要外旋股骨，使股骨头固定在髋臼中，足前进角为正值（外八字）（引自 Neumann DA: *Kinesiology of the musculoskeletal system: foundations in rehabilitation*. 2nd ed. St. Louis, Mosby; 2010.）

的体位同股足角。足底朝上，大腿中线与两踝中线的夹角是内外踝连线轴角度。图 14.9 显示标准值。

另外一种测量 TMA 的方法是患者屈膝坐位，腿悬于治疗床边缘，大腿放在髋关节正前方，足跟靠在

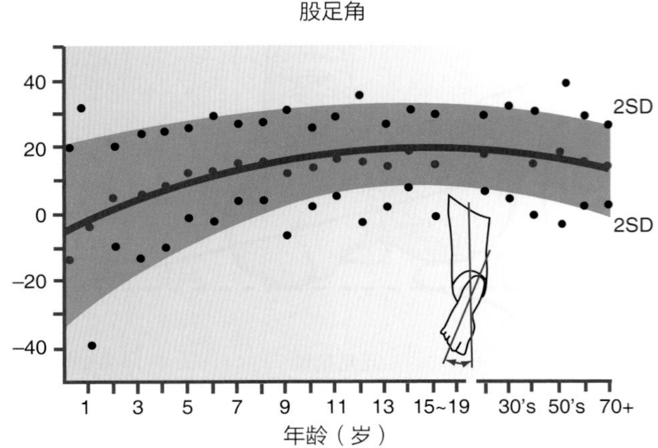

图 14.8 股足角。平均值，每 22 个年龄组加上或减去 2 个标准差。实线表示随年龄变化的平均值；阴影区域，正常范围；实心蓝色圆圈，不同年龄组的平均测量值；实心黑色圆圈，同一平均测量值的正负 2 个标准差（重绘自 Staheli LT, Corbett M, Wyss C, et al.: Lower-extremity rotational problems in children. Normal values to guide management. *J Bone Joint Surg Am* 67:39-47, 1985.)

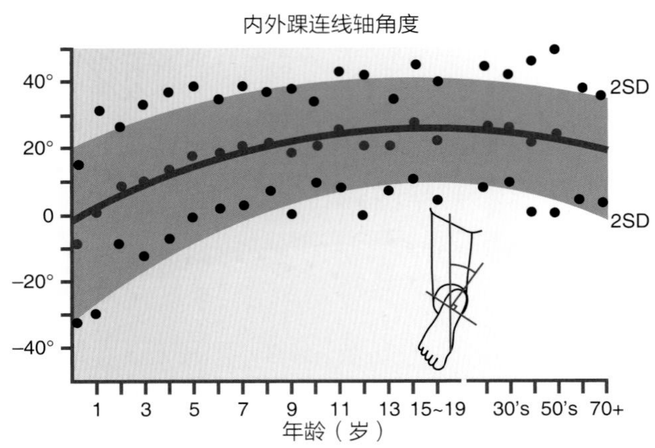

图 14.9 内外踝连线轴角度。平均值，每 22 个年龄组加上或减去 2 个标准差。实线表示随年龄变化的平均值；阴影区域，正常范围；实心蓝色圆圈，不同年龄组的平均测量值；实心黑色圆圈，同一平均测量值的正负 2 个标准差（重绘自 Staheli LT, Corbett M, Wyss C, et al.: Lower-extremity rotational problems in children. Normal values to guide management. *J Bone Joint Surg Am* 67:39-47, 1985.)

平坦的垂直表面上[203]。足处于中立位时用拇指和示指捏住内踝，标记中心点，再用相同方法标记外踝。当足跟放松地靠在平台后壁上，测量出内踝上的标记到后壁之间的距离（A），以及外踝上的标记到后壁之间的距离（B）。计算出两距离的差值（A–B）。两踝间的距离被测量（踝关节之间的宽度）。利用 Staheli 和 Engel 建立的网格得到 TMA[203]。儿童期第 1 年，这种方法获得的 TMA 角平均值约为外旋 5°，儿童中期大约是 10°，青春期和成人大约是 14°[203]。图 14.10 和 14.11 显示了标准值和变换网格。

其他方法如足印法也可以测量 TMA。在此测试中，患者坐位，髋膝屈曲 90°，髋关节处于中立旋转位，胫骨粗隆朝向正前方。把足放在一张画线的纸上，使线与膝关节轴线平行。描绘出足印，分别在两踝中心垂直下方做标记。两标记连线与纸上任意一条线的夹角就是 TMA[80]。

足排列

足排列最容易通过 Bleck 足跟二等分法获得[38]。儿童俯卧位，膝屈曲，踝背屈，此时足底面与天花板平行。想象有一条线与足跟平行并延伸到足趾。正常的足跟二等分线穿过第 2 趾。这条线在跖骨内收（前足内偏）患者身上更多偏向外侧。此外，通过作用在踇趾外侧方向的力并尝试减少二等分线偏离第二趾来判断足位置的灵活性。跖骨内收程度分为几个等级：1 级：轻度，可以矫正超过中线；2 级：中度，可以矫正到达中线；3 级：严重，不能达到中线[18]。

放射性检查也许可用来评估足的位置，但不必要，并且在一些案例中，很难再现[95]。尽管放射性检查可能有助于发现复杂畸形的先兆或后足补偿的存在，但年龄和灵活性是更好的预后因素[95]。

内八字足

虽然内八字足是常见问题，家长会寻求治疗方法，但是很少需要治疗。在一项研究中，有 202 名儿童（平均年龄 4 岁）转诊到儿童骨科门诊，但是没有发现显著异常[17]。在另一项 720 名 8 岁以下儿童的研究中，他们因为内八字足转诊，但是只有 1 名儿童需要接受截骨术[110]。内八字足的影响因素包括股骨前倾、胫骨内旋和跖骨内收（表 14.2）。

股骨前倾和前倾角

股骨前倾是内八字足的主要原因。虽然大多数内八字足儿童到 8 岁时自然恢复[70]，但一些患者可能需要治疗。典型神经因素诱发的患者可能会自然恢复，但是自然矫正率很低[77]。女性更常见异常股骨前倾，可能与基因有关，因为股骨前倾似乎有家族化倾向。

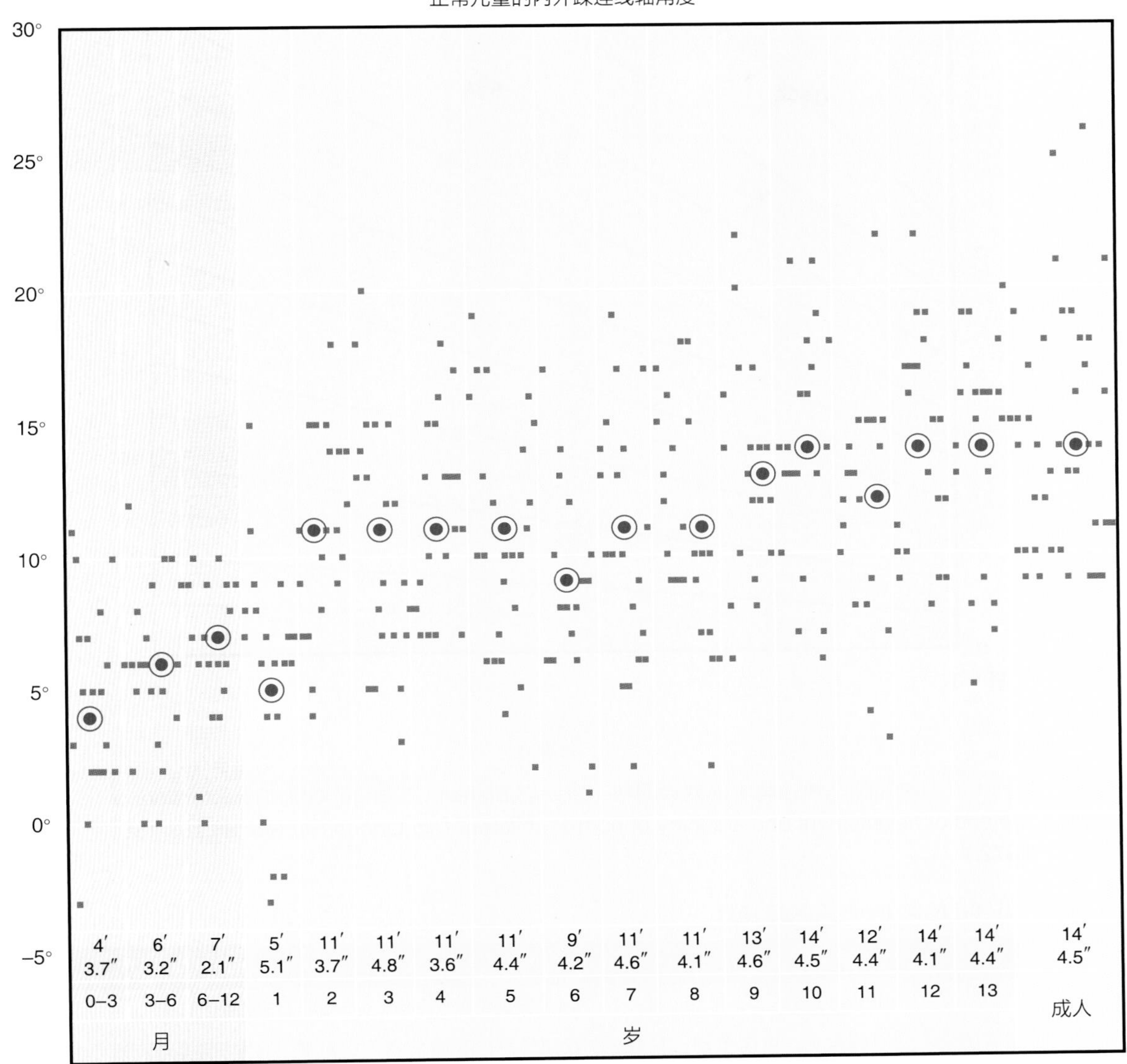

图 14.10 正常儿童和成人的内外踝连线轴角度。每个年龄组的平均值用较大的点和圆表示。′= 平均年龄组；″= 标准差（重绘自 Staheli LT, Engel GM: Tibial torsion: a method of assessment and a survey of normal children. *Clin Orthop Rel Res* 86:183-186, 1972.）

发病史中儿童 2 岁前的步态通常正常，在此之后家长发现内八字足，并观察儿童步态变化。髋伸展运动中从相对外旋变为内旋，从而发现异常股骨前倾 [77]。儿童也喜欢 W 坐姿，如图 14.1 所示。

全面评估扭转可获得异常值。70°～90° 之间的内旋证实股骨扭转 [174]。在婴儿中，髋外旋肌和紧绷的关节囊韧带导致骨盆侧移，掩盖了股骨前倾角。紧密的髋关节软组织逐渐向外延展，导致真实股骨前倾角增加。这个过程通常会被错误地描述为“股前倾角增加”；但更容易发现股前倾角实际上在减少，因为外旋肌的紧张度在减小。随着 5～6 岁儿童软组织紧张度的降低，临床上股骨前倾变得显著。研究显示股骨前倾角随着年龄增加逐渐下降：出生时为 40°，8～10 岁时为 15°～20°[222]。在儿童期，如果髋内旋 70°～80°，是轻度股骨前倾，80°～90° 为中度，超过 90° 为重度 [201]。到儿童中期，认为股骨头和股骨颈已经相对于股骨干处于更中立的位置，并且有典型的几乎相等的髋内旋和髋外旋角度。临床上低估了股骨内扭转的真实值，因为 CT 扫描评估的真实值是 10°～15°[208]，因此在一些不确定的案例中需要放射学检查。一般 CT 可评估股骨和胫骨扭转值。考虑到放射剂量，目前选择使用的是低剂量影像设备和磁共振 [118,179]。

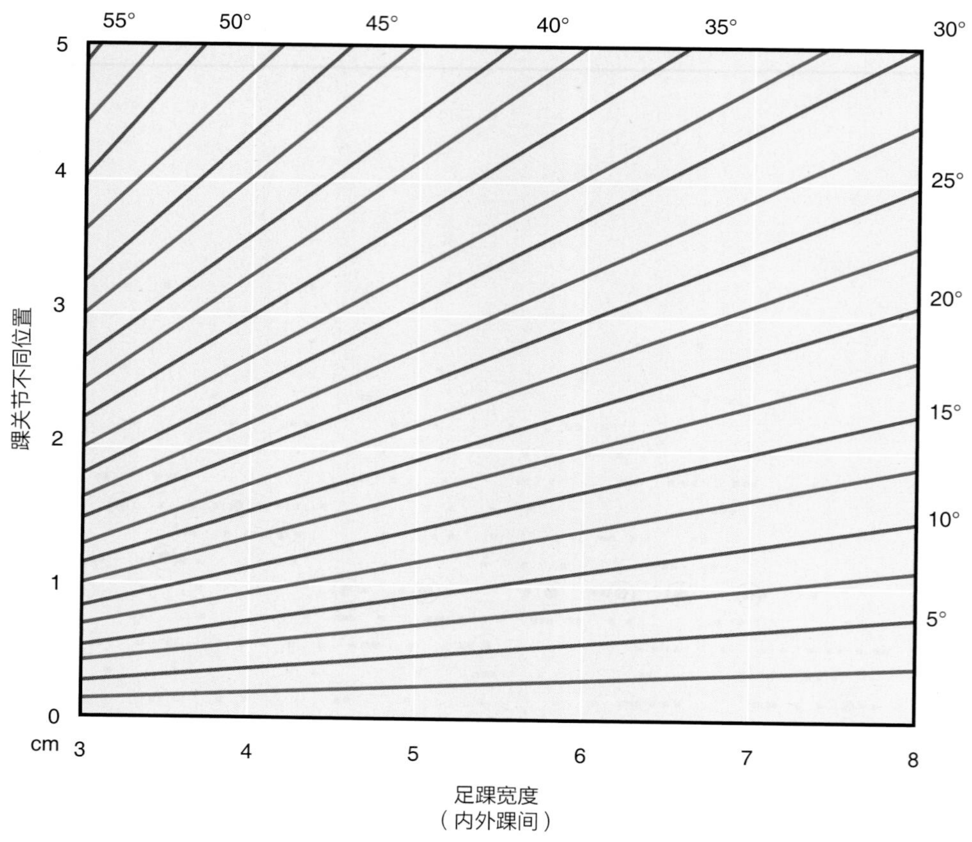

图 14.11 内外踝连线轴角度的变换网格（重绘自 Staheli LT, Engel GM: Tibial torsion: a method of assessment and a survey of normal children. *Clin Orthop Rel Res* 86:183-186, 1972.）

表 14.2 儿童内八字足的常见病因和临床特点

	跖骨内收	胫骨内旋	股骨前倾角增加
发病年龄	出生到 1 岁	1 ~ 3 岁或 4 岁	3 岁以上
部位	双侧常见，可能单侧，左侧多于右侧	双侧常见，可能单侧，左侧多于右侧	双侧；如是单侧则考虑其他疾病
病程	1 岁前恢复	5 岁前恢复	11 岁前恢复

虽然已经尝试过很多治疗措施来矫正股骨前倾，包括支具、绳带、定制鞋和矫正设备，但尚未证实这些措施有效[218]。少有的调查结果记录了这些保守方法的有效性，但是更多的患者自然改善。因此，合理建议应该是儿童避免 W 坐姿并鼓励在髋最大外旋时采取“盘腿坐”。如果儿童 10 ~ 14 岁仍然存在明显的股骨前倾，并且导致很不美观的内八字足，也可以考虑接受手术矫正：股骨反转截骨术。虽然其手术的风险可能比复位的收益更大。成人中股骨前倾不会引发退行性关节炎，也罕见引发任何失能[201]。当常规治疗失败时，有必要尝试手术治疗，并且已有研究证明手术可成功治疗有严重症状的扭转对线不良，如股骨过度前倾或胫骨外旋（external tibial torsion，ETT）并伴有髌股病变[204]。

胫骨内旋

婴儿的胫骨内旋（internal tibial torsion，ITT）对家长或一般检查人员来说通常不易观察到，因为大家常认为内八字足是由于髋关节外旋肌挛缩和婴儿腿易处于外展和外旋位造成的。只有当挛缩的髋关节伸展时，才可能注意到 ITT，尤其当儿童开始独立步行时髋关节挛缩更易导致髋处于中立位。还要注意快跑时内八字足的影响。Fuchs 和 Staheli[62] 研究过高中学生（50 个短跑运动员和 50 个对照者），发现当快跑时更易出现低正常值的股足角和内八字足。

关于 ITT 的合理治疗存在争议，股骨前倾也是一样。很多骨科医生认为根本无须治疗，因为 ITT 会自然改善。很小比例不能自然改善的儿童由于存在明显功能缺陷，在后期他们可以接受胫腓骨外旋截骨手术。不同学派相信到 18 月龄时会自然改善，但如果还是持续存在 ITT，这些学派倡议接受治疗，如 Friedman 反夹板（美国）、灵活性皮革带、Denis Browne 棒、金属棒，可夜晚佩戴这些设备，并且治疗需持续 6 个月。这些设备贴附在鞋或足跟处，使后足处于外旋位。Denis Browne 棒是一种让人有不适感的治疗方法，由于依从性差，有时被限制使用。此外，当膝关节处于伸直位时，棒的力矩会直接传导到髋关节。而带有上方配件的 Wheaton 支具已经可以独立矫正胫骨，不会把扭矩传导到髋关节。佩戴此设备时，膝关节可以屈曲到 90°，改善舒适性提高患者依从性。另外的选择是带外八字足胫骨反旋转矫形器（Tibia Counter Rotator）（Biomechanics Technology Co Ltd, Goyang, Korea）。此设备由填充良好的绑带、足板及金属支架组成（图 14.12）。它的舒适性更好，因为它允许髋关节全范围活动。它可以调整扭转程度并且在整个过程中可以定期调整，从而有持续改善的效果。早期研究显示佩戴此设备有显著改善效果[198,199]。

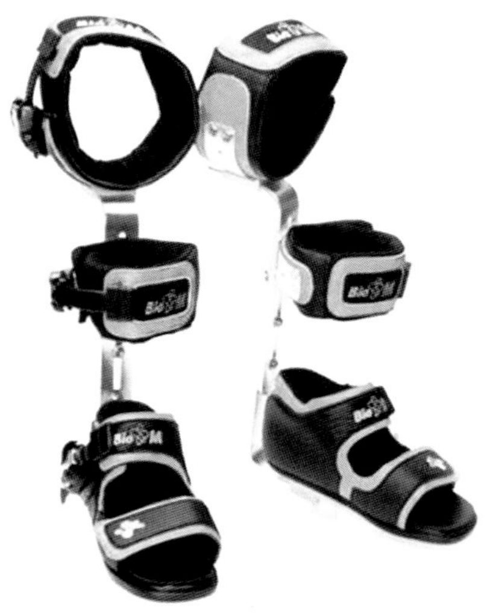

图 14.12 外八字足胫骨反旋转矫形器（引自 Son SM, Ahn SH, Jung GS, et al.: The therapeutic effect of tibia counter rotator with toe-out gait plate in the treatment of tibial internal torsion in children. *Ann Rehabil Med* 38:218-225, 2014.）

在少数情况下，如果存在严重外观或功能畸形，或者 TFA 超过平均值 3 个标准差，则应该选择手术矫正[52,186]。不建议 10 岁以下的儿童接受手术治疗，因为手术伴有高概率并发症（血管性坏死、骨髓炎、矫正过度、骨不连等）[201]。成功的治疗方法包括踝上胫骨旋转截骨术[44]和 Haas 多纵向截骨技术[48]。可在胫骨近端手术，但有更大并发症风险（骨间隔综合征、腓总神经损伤、上胫骨后方主要神经血管结构损伤）[77]。

跖骨内收

胎儿足在子宫内因位置不良更易变形受压。子宫内压增加、骨质异常或者异常肌肉附着可导致足排列的改变[230]。跖骨内翻，也被称作跖骨内收（metatarsus adductus，MTA），是婴幼儿最常见的姿势性问题之一（每 1000 个新生儿中发生 1 例）[46]。MTA 是单独存在的前足畸形，因为它可以与马蹄内翻足、内翻内收足区分开，后者涉及后足结构[230]。畸形发生在跗跖关节（中足关节），它会导致该部位关节周围的软组织挛缩，然后前足相对于后足内收。一些案例中，只在儿童行走时看到动态畸形，这被称作“蹞趾向内”。休息位时足看上去是笔直的，但是由于肌肉收缩伴随蹞趾向内侧活动导致前足内翻。通常跗骨内收会自然恢复[201]。3 岁以下的患者具有灵活或半灵活的跖骨内收。超过 4 岁的患者易逐渐发展为更加僵硬的畸形[223]。

轻症患者（Ⅰ级）很少需要治疗，4 ~ 6 月龄后会自行恢复。中度患者（Ⅱ级）可以接受拉伸训练和佩戴矫正鞋（全直或后直，或两者均有）治疗。一种推荐的牵伸技术是面向儿童，治疗师左手握住患儿足跟（如果右足 MTA），用右手外翻足部，同时保持跟骨内翻，手上施加柔和压力贯穿跖骨[222]。严重案例应该接受松动治疗和一系列固定，然后穿上矫正鞋。4 岁前不考虑手术治疗，而是让其自然恢复[222]。尽管手术应该有选择地使用，但随着儿童长大成人，矫形手术可能对预防进一步的问题很重要[214]。有记载显示伴有 MTA 的患者压力性骨折的风险增加[21]。25 ~ 61 岁的跖骨骨折患者的前足内翻角是 21° ~ 37°（正常范围是 8° ~ 14°）[214]。

外八字足

引发外八字足的可能因素包括髋外旋挛缩（以及罕见的股骨后倾）、胫骨外旋、跟骨外翻（表 14.3）。

髋外旋挛缩 / 真性股骨后倾

婴幼儿真性股骨后倾是罕见的；通常是髋关节外旋肌或关节囊韧带紧张，导致了髋外旋位，掩盖了股骨前倾[168]。子宫里婴儿髋是外旋的，婴儿期恢复到正常位置。当婴儿可直立时，足可能会向外翻。如果只有一只足外翻，通常外翻的足是正常的[201]。如果这种情况持续到第 2 年，就需要更多检查，因为后倾可能增加股骨骺端[201]滑动的风险，而且与退行性髋关节炎和应力性骨折有关[68]。

胫骨外旋

胫骨外旋（external tibial torsion，ETT）通常随时间推移而加重，因为胫骨随着生长[201]逐渐外旋，并且在儿童后期和青春期变得最成问题。旋转畸形可能更需要手术矫正[201]。当 ETT 与 FA（malalignment syndrome，错位综合征）合并出现时，ETT 最严重[201]。当膝关节内旋时踝外旋[201]。这种联合反应导致低效能的步态及髌股关节疼痛[201]，以及剥脱性骨软骨炎[21]。胫骨截骨术是唯一有效的治疗方法，但是对于伴有膝关节痛、严重畸形和功能残缺及 TFA 大于 40° 的患者应当谨慎手术[200]。

跟骨外翻

跟骨外翻是新生儿常见足部姿势问题，超过 30% 的新生儿患有双侧跟骨外翻[209]，这是子宫内挤压造成的缺陷。踝关节处于过度背伸，前足向外侧弯曲，并且跟骨外翻。出生时足背面可能触碰到小腿前方表面。这种位置性跟骨外翻会自然矫正并且无须治疗。在一些踝跖屈受限更加严重的案例中，如果牵伸治疗失败，也可选择石膏固定[71]。因为垂直距骨导致的跟骨外翻也很少见（凸形外翻足）。先天性垂直跟骨是一种非常罕见的疾病，通常与其他异常一起被发现[100]，它的特征是距骨处于垂直位置，同时足舟骨移动到距骨背面。前足背伸而后足跖屈，足弯向背侧。这种特殊的姿势被称作足部“摇椅足（rocker-bottom）”的畸形，并且足部比典型的跟骨外翻足更加僵硬（仰趾外翻足）。它通常与其他异常同时出现，如神经缺陷、神经肌肉功能障碍或先天性畸形综合征[49]。如果不进行治疗，将导致渐进的足部疼痛[222]。无法步行者可以穿特制的适合其畸形的鞋，手术被认为是唯一的矫正办法[222]。

角度问题

膝内翻（O 型腿）和膝外翻（X 型腿）与扭转性疾病相似，它们通常见于处于发育阶段的儿童，并且有其特异的病史，会在成年期形成正常的骨骼排列（图 14.13）。第 5 章有关于自然生长和发育过程的描述。一般认为 7 岁前外翻是正常的[182,183]。如果 8 岁后还存在标准外的偏差，则应当考虑是病理性问题[15]。

临床检查

任何问题的主观性回答都将再次提供有价值的信息。

1. 询问发现时间。是否有损伤或疾病？
2. 畸形在发展吗？有老照片记录进程吗？
3. 告诉我孩子的一般健康情况，还存在其他健康困扰或者肌肉骨骼问题吗？特殊病理疾病已与膝内翻和膝外翻鉴别。一般病理性问题包括：非对称性畸

表 14.3 外八字足常见病因与临床表现

	髋外旋挛缩	股骨后倾	胫骨外旋	跟骨外翻
发病年龄	出生后 1 年 通常双侧对称发病	3 岁以上 通常双侧对称发病； 单侧发病时右侧多见[31]	大龄儿童或青少年早期 通常右侧多发	新生儿 双侧
病史	通常在 12 月龄前结束	不会自然改善； 可能与髋膝关节炎、应力性骨折、股骨骺滑脱有关	不会自然矫正 可随时间加重 但很少引起后遗症问题，如髌骨疼痛或不稳定，膝关节炎	自然恢复[7]

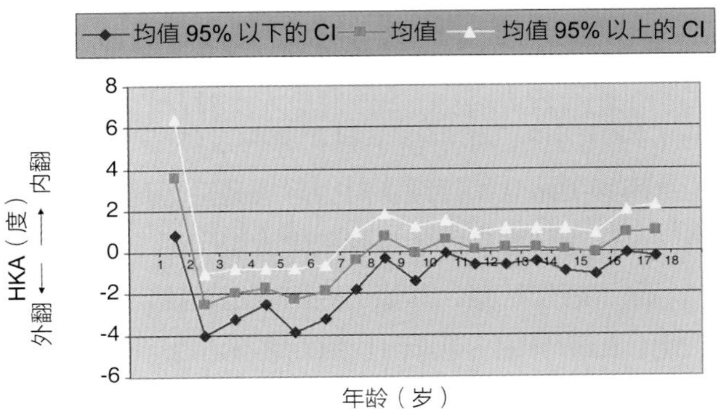

图 14.13　生长过程中胫股角发育的图示（重绘自 Sabharwal S, Zhao C: The hip-knee-ankle angle in children: reference values based on a full-length standing radiograph. *J Bone Joint Surg Am* 91:2461-2468, 2009.）

形、非正常顺序角度发育、身高低于正常年龄的第 5 百分位、严重畸形（髁间或踝间距离大于 10 cm）、快速进展史，或者存在其他肌肉骨骼异常 [57,15]。

髋膝踝角度的测量

临床检查和放射性检查获得的内外翻角度值有助于前后比较。临床评估要求儿童去除尿布保持裸体以便准确记录。为了测量膝关节内翻值，将儿童的双膝靠近内髁，然后测量股骨髁间的距离。有些临床人员会记录膝关节线处两膝之间的距离。利用两边标有厘米单位的塑料三角工具可以让测量人员更容易获得准确评估结果，尤其是对于扭动的儿童。在儿童仰卧位或站立位都可以进行膝外翻评估，此时双侧膝关节内侧轻轻靠在一起，记录股骨、髁间距离。放射学检查可以记录股骨和胫骨全长的前、后面观，髋膝踝角度可显示膝内外翻的程度 [201]，在 X 线片上也可以看到其他病理情况。

膝内翻

当儿童发展为严重膝内翻，尤其是 4 岁后或随时间变得更严重时，应该排除病理性问题。病理性膝内翻原因包括先天性胫骨半肢畸形、骨软骨病、创伤相关的局部发育受限、佝偻病、因感染所致的生长板损伤、胫骨内翻（Blount's disease），或者产前过度摄入氟化物 [15,201]。同时也可以通过放射性检查记录并确认胫骨前外侧弯曲 [201]。这是病情严重的指征，因为硬化的骨髓腔使胫骨在出生后第 1 年就有严重骨折的风险。在这种情况下，胫骨、腓骨可能无法连结，导致形成“假胫腓关节”。保护性支具和手术也许有效，但是因为假性关节一直存在，最终还需要进行截肢手术 [201]。

婴幼儿通常患有 ITT 和膝内翻，这种联合问题易让儿童看上去有“O 型腿及足内翻”，这引起了家长和其他人极大的担忧。即使膝内翻恢复正常，儿童最终可能会进展为膝外翻，ITT 也许会让儿童看上去是 O 型腿状态。

生理性膝内翻通常无须治疗，除非它在 2 岁后持续存在，或者有无法矫正的趋势，或者实际上症状加重。后一种情况可能需要髋膝踝足矫形器（hip-knee-ankle-foot orthoses，HKAFOs），或者膝踝足矫形器的支撑。膝踝足矫形器无膝关节或者有一个铰链式的可锁定的膝关节。尽管手术矫正很罕见，但有时仍需要。

膝外翻

家长会期待孩子的腿在相应发育年龄自然变直，然而膝外翻有时会持续超过对应年龄范围。很多持续膝外翻的儿童有超重、不断进展的外八字足、笨拙步态或扁平足。病理性膝外翻的原因包括：先天性腓骨半肢畸形、骨软骨发育不良、生长过速或与创伤相关的局部生长受限、佝偻病、骨发育不全、与感染相关的生长板损伤，风湿性膝关节炎，导致髂胫束挛缩的瘫痪性疾病如脊髓灰质炎、脑性瘫痪 [15,201]。

患有严重股骨前倾的儿童可能常出现膝外翻。需要再次强调的是深入理解扭转和角度问题的三级概念对于疾病鉴别是有必要的。已发现运动员容易因为外来因素（如运动不当）以及内部或解剖因素（如下肢排列问题）导致过劳损伤。力线的变化易让运动员出现伸膝装置损伤、髂胫束综合征、应力性骨折及跖骨筋膜炎。患有膝外翻的某些青少年可能伴有膝前痛、髌骨不稳、画圈步态及跑步困难 [205]。在多发性骨骺发育不良中也可以看到膝外翻症状 [184]。非对称性膝外翻可能由创伤或远端外侧的股骨骺端骨折导致。

可以通过股骨内侧生长板的固定装置安全有效地矫正严重的生理性膝外翻，而膝内翻通过借助下肢外侧的生长板固定矫正 [97]。这种方法允许股骨生长板的非固定侧继续生长，并且下肢会逐渐发育并形成更好的力线。第二个选择是股骨截骨手术。

扁平足

扁平足在2岁前被认为是正常的，通常会持续存在到6岁[157]。几乎所有开始学习走路的儿童都会出现扁平足。负重时，原发的足部松弛或者缺乏神经肌肉控制会导致足弓扁平[153]。韧带被牵伸，并且发生跖骨轻度脱位。Morley[145]记载了97%的18月龄儿童有扁平足。在一项研究中，3岁儿童扁平足发生率是54%，6岁时的发生率是24%[166]。大多数儿童在10岁时发育形成足弓（10岁时扁平足发生率是4%）[145]。10岁后，扁平足不太可能自然恢复正常，且受家族史影响[43]。在一项基于大样本的访问调查中，40岁的成人扁平足患病率的比值是1.02，如果体重指数大于26，比值会更高，达1.04[191]。这项调查结果也许微不足道，但是临床上要注意大体重指数的影响。当儿童开始负重行走时，很多家长会要求为其进行医学咨询，因为正常的发育变化是从8岁到10岁，在这个阶段通常不推荐进行治疗，尤其是当儿童无症状时[43,201]。儿童扁平足分为两种：柔性扁平足和僵硬性扁平足。

柔性扁平足

柔性扁平足是以非负重时存在正常足弓而当站立时足弓扁平为特征，伴或不伴症状。出生时的婴幼儿具有生理性韧带松弛和缺乏内侧足弓。肥厚的脂肪垫存在于内侧纵足弓下方，并在2~5岁时，随着足弓形成，它会消失[147]。儿童常常也会表现出其他关节更高的灵活性，如手指、肘和膝的过伸[157]。当此类儿童用脚尖站立（提踵）时会形成足弓。足跟扭转内翻，可认为具有良好的足踝肌肉力量（图14.14）。

除了韧带松弛，其他一些因素也被确定会影响扁平足。Rao[172]的一项针对2300名4~13岁儿童的研究中显示，鞋的穿戴也会影响扁平足的发生。不穿鞋的儿童扁平足发生率是2.8%，而穿戴紧脚鞋的儿童扁平足发生率则是13.2%。然而，一项针对尼日利亚560名6~12岁的儿童的研究中[1]，并未发现鞋的穿戴是一项重要的影响因素。

肥胖是双侧扁平足儿童的另外一个常见影响因素。根据Chen[30]和Dowling[47]的研究，6岁及以下儿童扁平足的发生率更高。其他研究发现体育活动多的儿童比活动少的儿童足弓低[163]。习惯W坐位的儿童患有扁平足的概率更高[30]。男孩比女孩更可能患有扁平足[163,166]。

大量文献记载，成人的低足弓与高弓足相比，问题较轻。Michelson[140]研究了196个患有扁平足的大学运动员，这些运动员发生了227次下肢损伤。扁平足不是所有下肢损伤的危险因素，因此不鼓励使用矫形术来预防潜在的损伤。在一项针对97 279名新兵的回顾性研究中，与对照组相比，轻度的扁平足不会

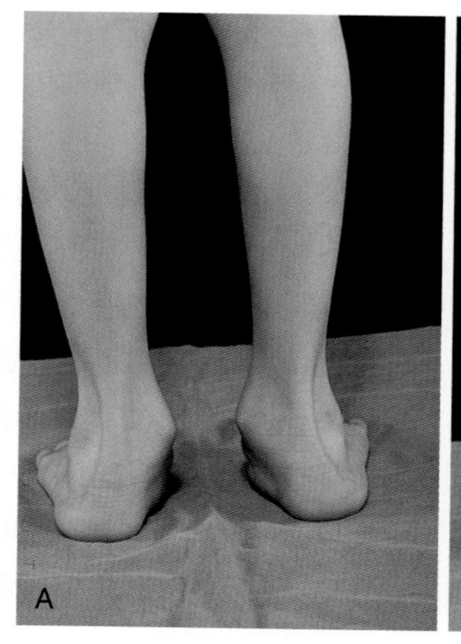

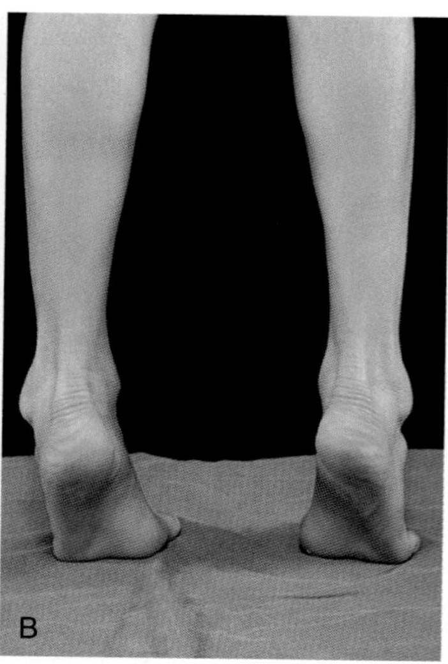

图14.14 （A）无症状的柔性扁平足显示全脚负重时，后足外翻，足弓减小。（B）足趾负重时，足弓重建，后足内翻（引自Chaudhry B, Harvey D: *Mosby's color atlas and text of pediatrics and child health*, St. Louis: 2001; Mosby.）

造成更高比例的膝前痛和反复下背痛[119]。一项关于11～15岁儿童的研究中，对比了足弓高度和运动能力，发现扁平足并不阻碍运动表现[217]。

柔性扁平足通常无须治疗[43,157,201]。定制鞋和鞋垫已经被广泛使用，虽然没有研究显示其有效[43]。一些儿科医生曾告知家长当儿童渡过儿童期，扁平足或许会自然改善，现在他们唯一推荐是穿戴轻便跑鞋，穿戴高足弓和有强力支撑的鞋并不能矫正扁平足，但是有助于减少鞋内侧的磨损，因此可以降低买鞋频率以减少花费。

为了排除风湿病、感染、肿瘤或者神经性疾病，应该记录是否存在晨僵、夜间痛、休息痛、麻木、无力、肌萎缩以及多关节疼痛和水肿[43]。还应关注与扁平足相关的韧带过度松弛或综合征家族史，如埃勒斯–当洛斯（Ehler-Danlos）或马方（Marfan）综合征。

儿童偶尔会在足舟骨内缘存在额外的骨，称作副足舟骨，这常与扁平足有关联。这种情况在儿童后期或者青少年早期可能会有症状，导致副骨上方和内侧足弓疼痛，这可通过手术矫正。

僵硬性扁平足

僵硬性扁平足只占儿童扁平足的1%[221]。它的主要原因是跖骨融合、先天性垂直距骨、神经性疾病、肿瘤或者创伤后病理改变[43]。和无症状的柔性扁平足一样，无症状僵硬性扁平足不需要任何治疗[43]。当后足固定在外翻位时，可以通过跟腱延长术和其他软组织及骨手术缓解以下问题：疼痛、胼胝、溃疡、辅具耐受能力差、鞋过度磨损[43,221]。

跖骨融合涉及2个或3个跖骨，它们通过纤维、软骨或骨组织连接起来[43,221]。这种融合降低了跟舟关节或距跟关节的活动能力，尽管有正常的力线或足弓也会导致扁平足[43]。被动或主动的后足内翻导致腓骨肌的疼痛性痉挛，因此被称为痉挛性腓骨扁平足[221]。

很多骨融合没有症状，因此无须治疗[43]。若有症状可能包括足痛、不平整地面行走困难、局部疲劳感和腓骨肌痉挛[221]。此类患者可能需要固定、夹板和矫形器支撑和改良负重，如果保守治疗失败，可以选择软组织异物移除手术或者关节外固定手术[43,221]。

婴儿期的先天性垂直距骨通常表现为摇椅样足[43]。首先，距骨在足跖屈位时，足舟骨向距骨背侧移位[43]，挛缩的跟腱和趾长伸肌维持此位置[221]。如不进行持续固定和矫正手术则无法减轻畸形[43,221]，此类情况常伴有脊髓脊膜突出、关节挛缩和先天性髋关节脱位[221]。

马蹄内翻足

马蹄内翻足是常见的先天性畸形，新生儿每1000人中出现1～2例[72]。原因包括前足内收、跟骨内翻和马蹄形踝关节（图14.15）。解剖学上马蹄内翻足的距骨比正常足的更小，并且上表面平坦，跟距比也相应变小[232]。与正常足相比，马蹄内翻足距下关节面畸形，并且足舟骨更偏向下方和内侧[232]。韧带和关节囊变形以适应扭曲的位置，而跖骨畸形被认为是其主要的原因[232]。增厚的韧带和发育不良的肌肉通常会导致肢体发育不良，伴有短足和细腿[201]。足部由于跟骨发育不全导致足跟软而无力，因此显得更小[71]。踝外翻可能随着发育而发展，并可能被误认为是“矫正过度的马蹄内翻”或是后足外翻[206]。严重的跖骨内收患者可能与此混淆，但是马蹄内翻足的诊断与此不同。

其他异常肌肉骨骼问题常与马蹄内翻足同时发生。有记载的包括胫骨短缩、ITT（或胫骨外旋减少）以及髋内旋增加[92,175]。这些改变在一些案例中可能并不明显，因为胫骨外旋可能会随着年龄的增长而加重，而髋关节内旋可能会随年龄增长减轻[41,175]。手法矫正马蹄内翻足是一个可选方法；如果手法矫正不能使距骨下方的跟骨逐渐外翻，那么会增加胫骨外旋[58]。因此，要检查并监控旋转力线，7岁前不推荐手术矫正，因为力线会随着发育自然矫正[175]。

人们认为马蹄内翻足的原因是基因与环境因素

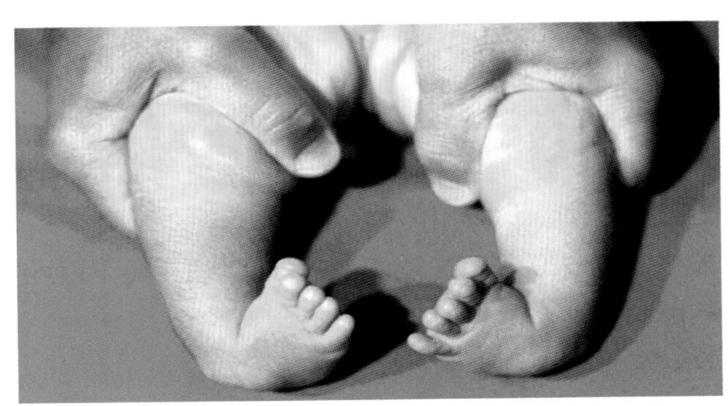

图14.15 患有后足马蹄内翻足和前足内翻的儿童（Pisani G: “Coxa Pedis” today. *Foot Ankle Surg* 22:78-84, 2016.）

的综合[201,222]。基因成为影响因素是因为兄弟姐妹有高达30倍的风险患有马蹄内翻足，而同卵双胞胎均有33%的发病率[66,14,201,222]。尽管患病女性相比男性更可能遗传给她们的下一代，并且他们的兄弟姐妹更易患病，但男性是主要发病群体（2∶1的男女比）[121]。西班牙人的马蹄内翻足发病率较高，而亚洲人发病率较低[201]。环境也被证明是影响因素[14,66,201]，包括妊娠期间吸烟、早期羊膜穿刺术或病毒感染[66,14]。与子宫内位置相关的先天性扁平足案例通常症状不严重并且可以通过治疗快速矫正[201]。更严重的病例被认为与胎儿早期因素相关，而先天性病例通常处于中度严重范围[201]。在马蹄内翻足的每个组织中都发现了组织学异常，包括肌肉、神经、血管、肌腱起止点、韧带筋膜和腱鞘[98]。此外，Loren等[130]发现50%的患儿腹肌活检存在先天性肌肉纤维型比例失调或纤维大小变异，而这种情况会明显增加足畸形的发生率。

马蹄内翻足治疗的目标是矫正畸形并保持灵活性和力量[201]。足需要能够跖屈并且必须有正常持重面积[201]。穿戴正常鞋、拥有令人满意的外观、避免不必要的复杂拖沓的治疗，也是目标之一[201]。外源性马蹄内翻足（严重姿势性或柔性软组织畸形）常可通过保守治疗（如系列石膏固定）矫正成功，这应该在出生后尽早开始[40,171,236]，尽管有些患者已经使用到9岁[14]。每半周或每周用Ponsetti法调整固定，并摆放好足的位置，有序矫正，先矫正足弓，使距下关节产生改变，最后矫正后足的内翻[201]。4～6次的固定后，很多患儿可能还需要接受跟腱松解术来延长跟腱。此时，大多数患者转为使用3个月的支具，然后是佩戴2～4年的夜间支具[66,222]，这被认为是全球标准方法[201]。第二种是法国方法，需要物理治疗师每天手法治疗来刺激足周肌肉，且足部需要临时石膏固定[40]。干预的持续时间通常为2个月，对处于不同的严重阶段的患儿均有效[40]。一些3～5岁的患儿可能需要胫骨前肌腱转移术，目的是控制动态前足内翻或复发的畸形[66]。这被认为是一个小手术，因为它不影响足踝关节[66]。

一些原发性（僵硬性）马蹄内翻足患者需要接受手法复位和手术[71]。手术方式包括Z形跟腱延长术，胫距后和距跟关节囊松解术，这些方法可以矫正马蹄足。距跟后内侧关节囊松解术或者距下松解术可以矫正后足内翻，蹲趾外翻松解术和距舟关节松解术可以矫正中足内收，跖底筋膜松解术可以矫正足弓畸形。

胫骨内翻（布朗病）

布朗病（Blount’s disease）又称胫骨内翻，是进展性疾病，原因是胫骨近端内后侧生长减慢，最后导致胫骨的内翻畸形，同时单侧受累的患者伴有胫骨弯曲和内旋以及相关肢体短缩[16,181]。临床上把这种疾病分为3种类型：婴幼儿型（0～4岁）、儿童型（4～10岁），青少年型（10岁后）[181]。布朗病病因不明，不过确认了一些潜在影响因素[16,181]。男孩比女孩更易患病，并且大约50%的患者双侧不对称发病[16]。胫骨近端生长抑制可能与内侧过大压缩力有关。婴幼儿阶段的过早步行、高大身材、肥胖或者这些因素的综合被认为是影响因素[16]。其他因素还有遗传、医疗、生物力学和环境的影响[181]。青少年阶段的可能原因是伴有或不伴有足弓畸形的胫骨后内侧机械性损伤[16]。鉴别诊断包括佝偻病、骨营养不良、局灶性纤维软骨发育不良和胫骨近端生长损伤[16]。

肥胖是该病的影响因素。肥胖会增加膝内翻儿童胫骨内侧的压力[181]。同样要注意与大腿周长增加相关的肥胖引起的步态偏差[181]。当大腿周长限制了髋内收，膝内翻力矩会增加胫骨内侧压力。因此，布朗病的可能原因是力学因素而不是先天性的内翻力线问题[16,181]。

有时很难鉴别小于2岁的儿童的生理性膝内翻和布朗病[222]。生理性膝内翻表现为股骨和胫骨之间的角度异常，而婴儿布朗病表现为胫骨近端的畸形[222]。放射性检查可发现膝关节内翻、轻度股骨骺端鸟嘴状（类似鸟嘴的外形）、增厚的胫骨内侧皮质及倾斜的踝关节。根据影像学结果，可把婴儿布朗病分为6个阶段（第1～6期，涉及的结构由少到多）[16,201,222]（图14.16）。股骨干骺端的夹角有助于婴儿期布朗的诊断和治疗[201,222]。如果这个角度超过16°，布朗病可能会进展[16,201]。应每3~6个月做一次放射性检查，2岁后儿童的生理性内翻会有所改善；然而，布朗病可能会进展并表现为干骺端的改变[201]。青少年布朗病的股骨远端可能成角，并且影

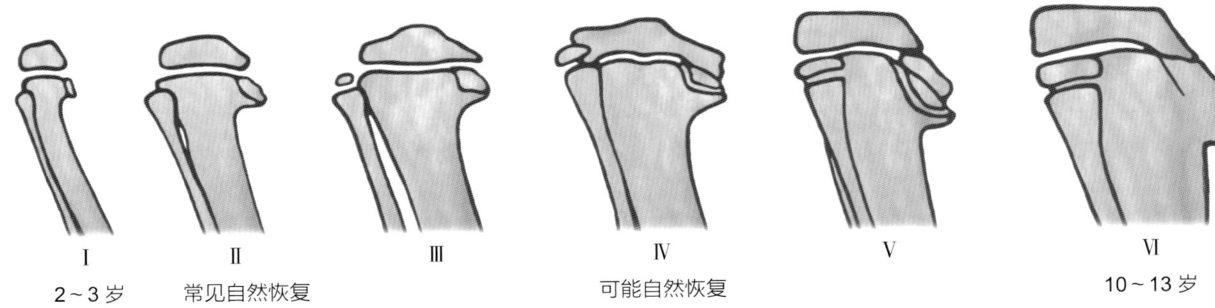

图 14.16 Langenskiold 的放射分类系统描述了婴儿布朗病的 6 个阶段（重绘自 Langeskiöld A: Tibia vara [osteochondrosis deformans tibiae]: a survey of 23 cases. *Acta Chir Scand* 103:1-22, 1952.）

像学发现胫骨近端内侧骺和骨骼发育不全[222]。步态中也可观察到膝内翻或侧向摆动。

治疗方法取决于胫骨内翻分期和儿童年龄[16,181,201]。3 岁以下的患儿需要仔细观察，若存在侧向摆动（lateral thrust）[201] 或者处于Ⅰ期和Ⅱ期的患者可佩戴支具[222]。Richards[176] 等人发现这类人群使用支具有效率达 70%。这项研究使用了 3 种不同类型的矫形器，包括传统的髋膝踝足矫形器、髋踝足矫形器、有弹性的布朗髋踝足矫形器（膝关节下方带有松紧带内侧垂直设计），弹性布朗支具自 1987 年问世以来已被诊所推荐。如果胫骨内翻逐渐加重或患者处在Ⅲ～Ⅳ期，则推荐手术治疗[16,181,201]。若到 4 岁保守治疗还是无效，应该考虑手术[222]。手术可用来矫正内翻畸形和 ITT，重塑正常关节，并且预防和矫正肢体长度差异[2]。4 岁前通过手术可以有效复位，产生更好的结果[181,222]。也有记录显示在永久性生长损伤发生前进行手术会取得更好的效果[88]。迟发性布朗病可通过胫骨近端截骨术或者外侧生长性半骺骨干固定术得到矫正（选择性关闭一半生长板从而允许对侧部分生长来调整）[222]。

髋关节发育不良

髋关节发育不良（development dysplasia of the hip，DDH）是术语，用来描述广泛性的髋关节疾病，从未成年髋臼发育不良到不可复位的股骨头脱位，髋不稳是其主要原因[39,107]。它也包括在出生时被认为正常但后来被证明发育不良的髋关节[170]。

术语“发育不良”描述的是异常发育和生长。低坐位时髋臼内正常的肌肉平衡和股骨头协调一致，是髋正常发育的必要先决条件。为了适应球面股骨头，发育形成了凹面髋臼，髋臼深度随生长增加。

在美国，足月婴儿出生后头 2 天内髋关节发育不良的发生率是 5.5‰[6]，2 周龄后，发病率下降到 0.5‰，这说明很多案例无须治疗就可以改善[6]。对于婴儿期的 DDH，尤其是不能自然恢复的患儿，早期识别和诊断可为促进后来髋关节的最佳发育和骨骼成熟提供最好时机。理想状况是新生儿期就识别出 DDH，但是一些案例在新生儿阶段髋关节是稳定的，后来才会发生髋半脱位或脱位[170]。此发现建议临床医生在新生儿期过后要持续评估髋关节，直到儿童开始行走[170]。

DDH 病因多样。美国儿科学会[37] DDH 学组已经确认了 4 个具有风险的阶段。DDH 胎儿在母亲妊娠期的第 12 周时发生下肢内旋，脱位，所有髋结构发育异常[37]；在妊娠期的第 18 周髋关节肌肉开始发育，神经肌肉问题开始出现，包括脊髓发育不良和关节挛缩，会导致脱位[37]；在妊娠的最后 4 周，力学因素会导致脱位[37]。臀位姿势在此阶段令人关注，因为 23% 的臀位胎儿出生后发生 DDH[37]。髋屈而膝伸的臀位使脱位风险增高[37]。因为胎儿在子宫内时左髋紧贴母亲脊柱后方，潜在限制髋外展，因此左髋 DDH 是右侧的 3 倍[37]。同样与在子宫内的位置有关的还有头胎和出生时大体重，它们会增加 DDH 发病率[188]。由于子宫内空间有限，除了与位置有关的影响因素，其他与 DDH 的有关因素包括斜颈、跖骨内收和羊水过少[188]。产后阶段婴儿的包裹位置以及松弛的韧带对 DDH 会有影响[37]。女孩更易受母亲激素释放因素影响而导致韧带松弛[37]，因此女孩 DDH 的发生率是男孩的 5 倍[188]。有趣的是，在某些文化中，婴儿被布带绑在母亲背上或骑坐在母亲髋上，这些反而导致低的 DDH 发病率。此外还有某些习俗会导致出生后前几个月的婴儿髋关节发育不良概率增加。尽管已经确定了风险因素，但是依旧需要关注所有儿童，因为大多数 DDH 没有明显的危险因素 [193]。

临床检查

为了制订早期治疗方案，筛查 DDH 已经成为很多研究讨论的重点 [90,94,134,193,211]。已得到认可的一般干预包括临床筛查所有新生儿以及进行新生儿超声检查，确认风险因素 [90,94,134]。检查流程见图 14.17。

临床检查包括 Ortolani 测试（还原实验）和 Barlow 测试（压力测试）。图 14.18 可见这些测试方法。儿童需要完全放松进行这些测试才能获得可信的诊断价值。每个轻微的髋周肌肉收缩都可引发不稳定并使检查无效。临床医生的检查经验对结果影响很大 [193]。儿科医生的诊断率是 8/1000，而骨科医生的诊断率则是 11/1000[126]。2～3 月龄儿童的 Ortolani 测试和 Barlow 测试通常是阴性，因为当髋关节脱位时，髋

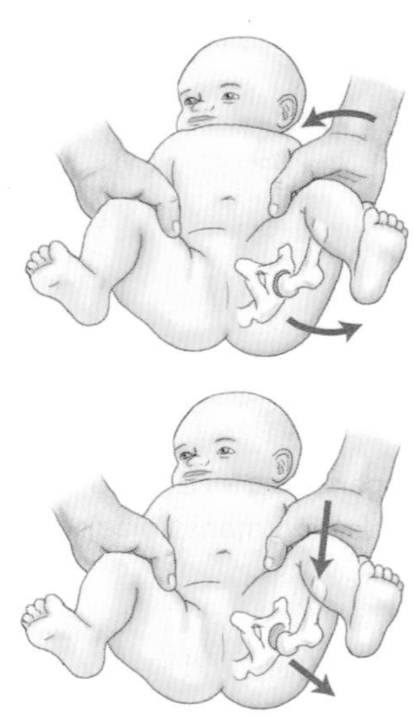

图 14.18 Barlow 法。髋关节首先屈曲和外展，然后逐渐内收并向后施加压力。髋臼后缘的股骨头脱位表明髋关节不稳定。股骨头可能滑向球窝边缘（半脱位），也可能从髋臼脱出（脱位）。在 Ortolani 阳性髋关节中，髋关节在屈曲和内收位置脱位。轻微屈曲、外展和轻微牵引（Ortolani 动作）会降低髋关节。Ortolani 阳性髋关节比 Barlow 阳性髋关节更不稳定（引自 Hagen-An-sert SL: *Textbook of diagnostic sonography*. 7th ed. St. Louis, Mosby, 2012.）

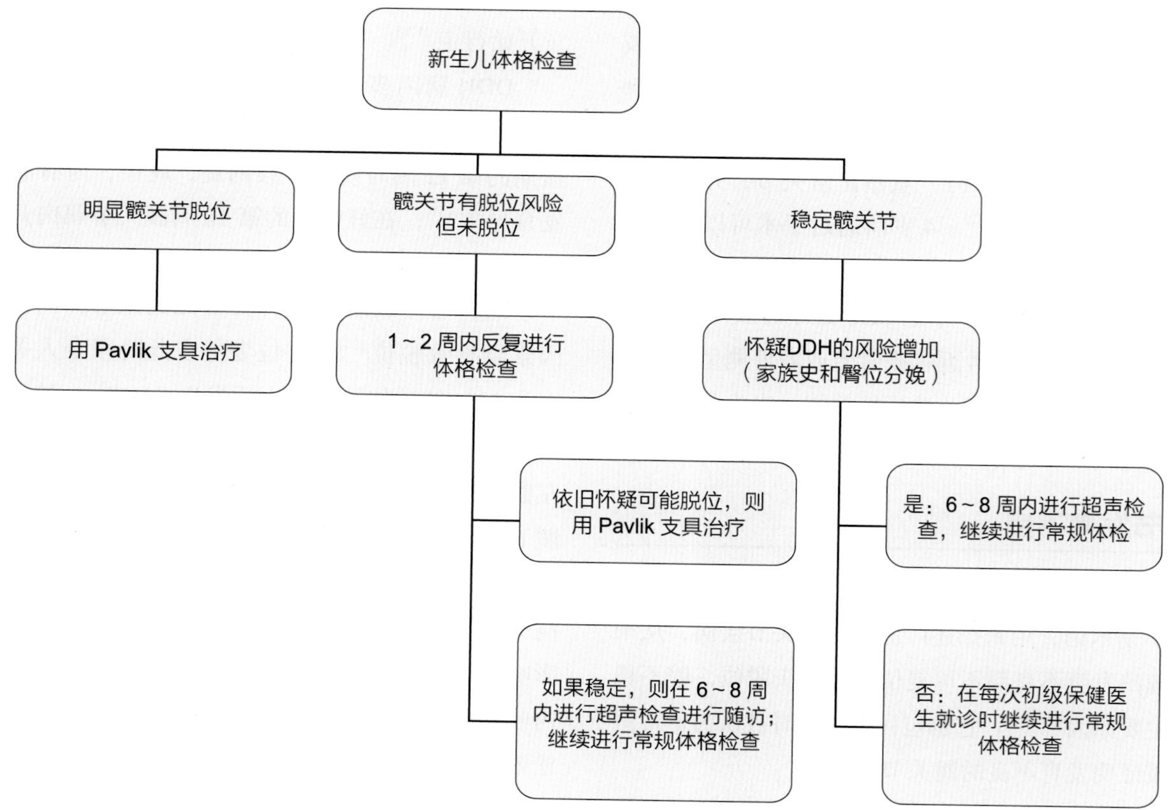

图 14.17 新生儿髋关节发育不良体格检查筛查算法。DDH，髋关节发育不良（引自 Mahan ST, Katz JN, Kim YJ: To screen or not to screen? A decision analysis of the utility of screening for developmental dysplasia of the hip. *J Bone Joint Surg Am* 91:1705-1719, 2009.）

的稳定性会提高且僵硬。对于患有髋关节发育不良的大龄幼儿和刚学会走路的儿童，测试结果阳性依旧是最可信的临床发现。3 月龄以上儿童的其他临床表现包括髋外展受限（婴幼儿仰卧位髋关节外展 <60° 且膝关节屈曲到 90°）、长短腿（俯卧位的 Galeazzi 测试）以及不对称的大腿和臀部皮肤皱褶 [94]。

当测试结果是阳性或正常时，但依旧认为存在风险因素且诊断方法恰当，那么可采取超声检查。超声检查最适合 3 月龄内的儿童，因为他们的股骨头没有完全骨化 [193]。即使临床检测正常，任何臀位分娩或者有 DDH 家族史（家长或兄弟姐妹）的儿童都需要接受超声检查 [94,134]。如果能够确认以下 4 个及以上风险因素，超声检查可能也是很好的检查选择：臀位产、家族史、女婴、大体重婴儿（>4kg）、晚产（>42 周）、羊水过少、斜头畸形、斜颈或者足部畸形、头胎或多胎（子宫空间下降）[94]。超声影像检查可以发现平片不能看到的软骨结构，也允许进行压力测试（记录不稳），且没有放射性暴露。它对 DDH 的治疗也有帮助，研究记录 Pavlik 吊带 [213] 可减少髋脱位，并且可以提供髋的信息，这有助于确定是否调整决策或停止治疗（图 14.19）。Graf 分级系统应用在 DDH 的分类中（图 14.20）。放射性检查更适合 5 月龄及以上的儿童 [94,19]。由于需要扫描两侧髋关节来进行对比但又要考虑其辐射量的问题，因此标准的骨盆 X 线片是前后位的。通过步行年龄使用 X 线检查监测 DDH 的好处大于辐射暴露带来的风险 [185]。髋臼指数（图 14.21）可通过 X 线检查以及早期影像中的“泪珠”（teardrop）表现进行监测，这表明髋关节已稳定并向心性复位 [196]。“泪珠”是 X 线片前后位时上下髋臼的影像标志 [196]。许多髋关节发育参数都可在髋部 X 线片上测得。

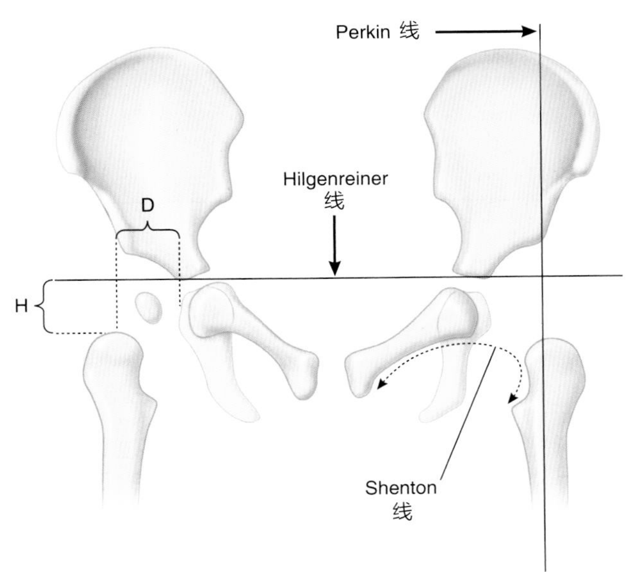

图 14.19 有助于评估髋部发育不良的放射学测量。Hilgenreiner 线穿过 3 辐软骨。Perkin 线与髋臼骨缘的 Hilgenreiner 线垂直。Shenton 线沿着股骨干骺端弯曲，平滑地连接到耻骨内侧边缘。从骨化股骨顶部到 Hilgenreiner 线测得尺寸 H（高度）。从“泪珠”的内边界到骨化股骨上端的中心测得尺寸 D（距离）。测量 H 和 D 的长度是为了量化髋关节的近端和横向位移，并且在股骨头未骨化时最有用（引自 Herring JA: *Tachdjian's pediatric orthopaedics: from the Texas Scottish Rite Hospital for Children*. 5th ed. Philadelphia, Saunders, 2014.）

当临床上发现髋关节不稳（可复位脱位或脱位髋关节）时，约有半数病例会逐渐自发稳定 [188]。其他案例可分为发育不良、半脱位、脱位 [81]。发育不良是指放射学检查显示倾斜角增加和髋臼窝面积减小，伴有完整的 Shenton 线。Shenton 线应是连续而无中断的，可在 X 线片上沿着耻骨上支的下缘及股骨颈的下内侧缘画出 [81]。股骨近端上外侧的移位会

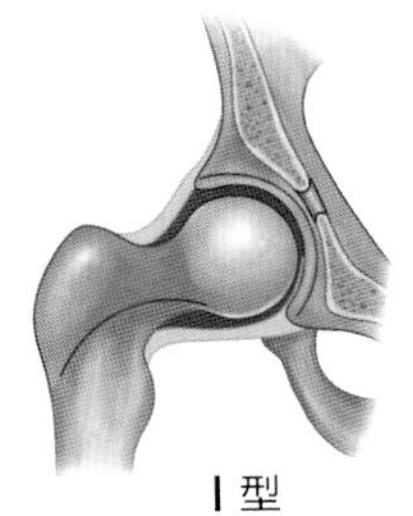

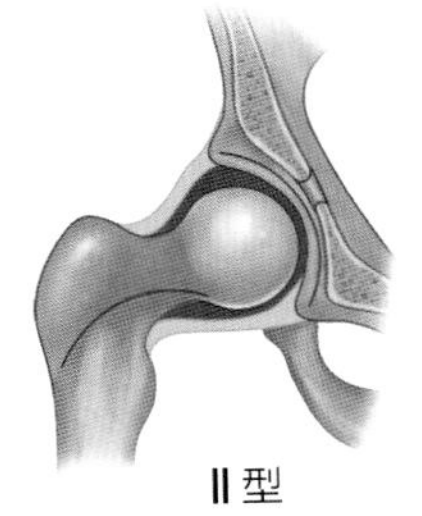

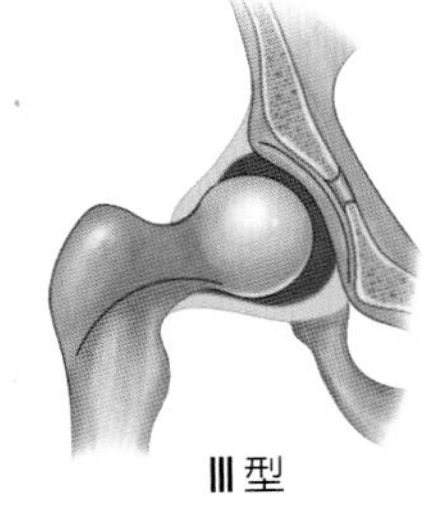

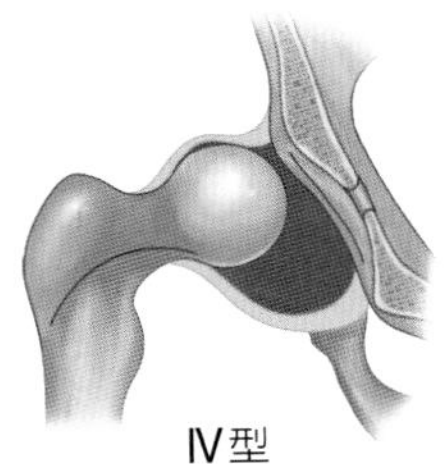

图 14.20 基于髋臼深度和形状的婴儿髋部 Graf 分类，冠状面超声如图所示。Ⅰ型：正常；特征是髋臼形状良好，股骨头位于髋臼顶部下方。Ⅱ型：3 月龄以下的婴儿发育不成熟，3 月龄以上的婴儿轻度发育不良；特点是髋臼浅，边缘圆。Ⅲ型：半脱位；以非常浅的髋臼为特征，股骨头移位。Ⅳ型：脱臼；特点是髋臼扁平，与股骨头失去接触（重绘自 French LM: Screening for developmental dysplasia of the hip. *Am Fam Physician* 60:177-184, 1999. © 1999 David Klem.）

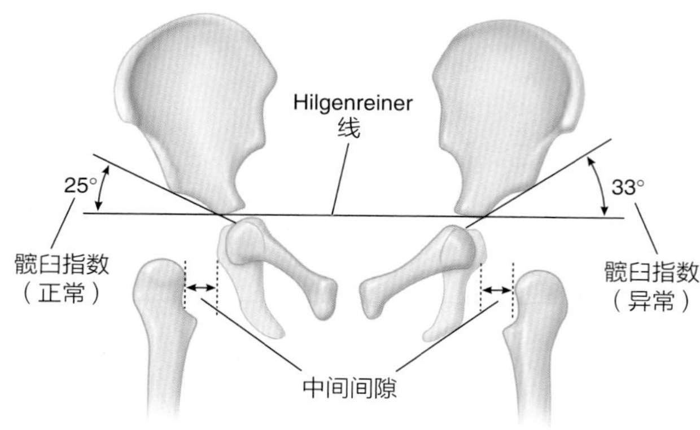

图 14.21 髋臼指数。髋臼指数是指沿着髋臼边缘画一条线与 Hilgenreiner 线交叉之间的夹角度数；在正常新生儿中平均为 27.5°，度数随着年龄的增长而逐渐降低（引自 Herring JA: Tachdjian's pediatric orthopaedics: from the *Texas Scottish Rite Hospital for Children*. 5th ed. Philadelphia, Saunders, 2014.）

导致画出的 Shenton 线非连续。半脱位是指当股骨头与髋臼没有完全接触时，中心边缘角减小，Shenton 线断裂[81]。这些案例中股骨头在髋臼窝中，但可能部分脱位到髋臼边缘。脱位是指股骨头没有与髋臼接触[81]。这种情形包括股骨头变小但可能以 Barlow 方式脱位、脱位但可复位（休息位时股骨头在髋臼外面，但可通过 Ortolani 方法复位）或脱位但不能复位（通过与出生前发生的其他医疗问题有关）。脱位与半脱位的髋关节都会有不良改变[81]，随着时间的推移，如果不加以纠正，关节面上的应力将引发更多问题。没有半脱位的发育不良髋关节通常将会疼痛且会进展为退行性改变。随着退行性改变的进展，患儿常会发生半脱位[81]。髋关节半脱位将导致症状性退行性疾病，严重者的疼痛会从 20 岁开始逐渐加重，最轻者在 50～60 岁开始逐渐加重[81]。完全脱位的髋关节出现症状的时间晚于半脱位，在某些情况下，也会无症状[81]。

DDH 的治疗方法

治疗目标

无论患者年龄，DDH 治疗的基本目标是相同的：复位并保持复位，为股骨头和髋臼发育提供最佳的位置[224]。如果保持复位，可以重建股骨头和股骨头的前倾角[224]。随着年龄增大，为了获得最佳位置，治疗变得越加困难。而且随着年龄的增长和复杂性的增加，出现并发症的风险和发生关节退行性疾病的可能性也越来越大[224]。

出生后至 6 月龄。Pavlik 吊带（帕氏吊带，一种髋关节外展支具）是纠正婴儿期 DDH 的主要方法。Arnold Pavlik 博士最初发明了这种支具，被称为“马镫”，后来的使用者逐渐修改了设计，但治疗原理和吊带配置与 50 多年前的描述基本一致[164]。Pavlik 吊带与石膏相比，主要优点之一是允许主动运动，从而降低股骨头缺血性坏死的发生率[165]。

Pavlik 吊带限制了导致再次脱位的活动，即髋关节伸展和内收，但它允许更多的屈曲和外展，而这有助于复位和稳定（图 14.22）。髋关节屈曲和外展的体位可促进髋臼的正常发育，在此体位下可做踢腿动作，拉伸挛缩的髋内收肌并促进髋脱位的自然复位。持续佩戴 Pavlik 吊带 6 周，维持 Ortolani 阳性髋，可以让半脱位和发育不良的髋关节稳定性恢复 90%～95%，并且脱位患者有接近 85% 的复位成功率[150,224]。14 岁后整体的成功率是 91.5%[150]。超声是监测治疗（开始时 7～10 天一次，后续每 3 周 1 次）的重要工具[81,224]，并根据是否成功治疗决定何时停止治疗[39]。若无效果，通常认为吊带治疗失败的原因是不正确的使用或没有持续治疗[224]。如果儿童屈髋大于 12°（股神经麻痹或者股骨头下方脱位），可能会有并发症[81,224]。6 月龄后使用 Pavlik 吊带的失败率超过 50%，因为儿童的主动爬行使得吊带很难维持姿势[224]。对于严重肌肉失衡（脊髓发育不良或脑性瘫痪）、严重的关节僵硬（关节挛缩）和韧带过度松弛

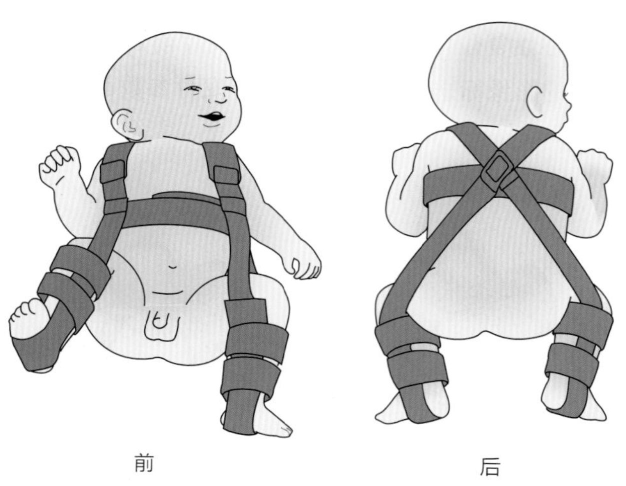

图 14.22 穿着 Pavlik 吊带的婴儿（引自 Ball J: *Mosby's pediatric patient teaching guides*. St. Louis, Mosby, 1998.）

（埃勒斯－当洛综合征）的患者，禁止使用吊带[224]。一些专家已倡导使用 Pavlik 吊带后再使用外展夹板，可让髋臼发育地更好[81]。Ilfeld 夹板（图 14.23）和 Von Rosen 夹板（图 14.24）的使用已显示出高成功率[81]。使用三角尿布并没有显示出积极效果[81]。

如果 Pavlik 吊带不能有效减少髋关节脱位，则需要进行手术。这可能先需要进行 2～3 周的牵引来降低股骨头缺血性坏死的发生率。家庭牵引相对医院牵引是安全有效且更经济的方法[115]。手术前需要进行关节造影检查来确认股骨头和髋臼的解剖标志，并探查夹在股骨头和髋臼之间的软组织（pulvinar）。手术会切断内收肌，闭合或者（如果需要）开放复位髋关节以及应用人字形石膏。Luhmann 及其同事[131]报告，髋关节脱位后若延迟复位，一旦出现骨化灶，额外髋重建手术的时间会增加 1 倍多，因而提倡早期治疗。

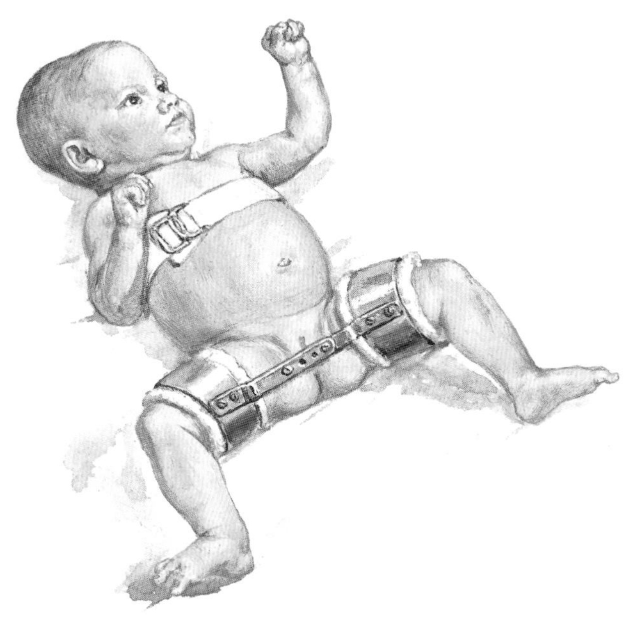

图 14.23　Ilfeld 夹板（Copyright © Elsevier, Inc: NetterImages.com.）

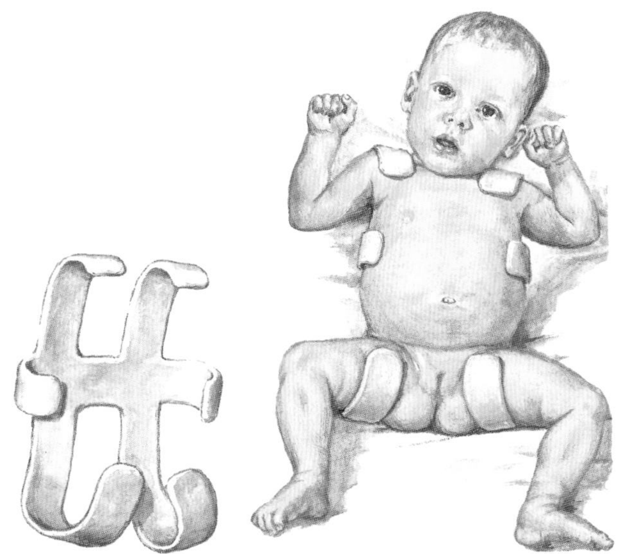

图 14.24　Von Rosen 夹板（Copyright © Elsevier, Inc: NetterImages.com.）

6 月龄至 2 岁。6 月龄至 2 岁的儿童出现新的髋关节脱位和到此节点保守治疗失败的儿童采用的治疗方式相似[81,224]。此类患儿很难通过矫形器保持复位，且治疗风险大，预后不明确[224]。但治疗目标仍是复位并保持复位状态，为股骨头和髋臼提供发育环境，避免干扰股骨近端生长[81,224]。两个主要的治疗方法是闭合或者开放复位，其中任何一种方法可能都需要进行牵引操作[81,224]。

不同医生使用的牵引方式可能不同[81,224]。复位前牵引的目的是牵伸挛缩肌肉，使复位时不需要过度用力，从而降低缺血性坏死和开放复位的发生率[224]。但牵引的使用已受到质疑，一些研究显示与闭合复位前不进行牵引相比，牵引效果有争议[122,194]。开放复位的牵引效果也有争议[81]。事实上过去的 20 年已罕见使用常规牵引，牵引使用已发生了很大变化[224]。家庭和患者坚持使用牵引对治疗至关重要，家庭牵引依旧是一种有益的选择，因为可应用它 2～3 周，这减少了住院时间[81,224]。

在全麻或者深度镇静下进行闭合复位。髋关节复位就像是用最小的力进行 Ortolani 操作（Ortolani maneuver）。将髋关节保持复位状态时允许的 ROM 与正常 ROM 进行比较，确定“安全区域”（图 14.25）。如果认为复位稳定，再用人字形石膏固定。患儿的石膏固定时间因人而异，但一般情况下第 1 次石膏固定时间仍为 6 周，同时需要不断进行检查，然后第 2 次石膏固定时间仍为 6 周。以后是否固定取决于关节的稳定程度，值得注意的是一些患者石膏固定后还需要使用外展夹板[81,224]。

当因闭合复位失败而不能获得稳定的髋关节时，就需要开放复位。这可能视最初闭合复位时的情况而决定，或者当石膏固定引发某些明显变化而决定。手术可从前侧或内侧入路进行关节囊缝合术、关节囊修复术，如果需要还可以采用骨盆截骨[81,224]。闭合复

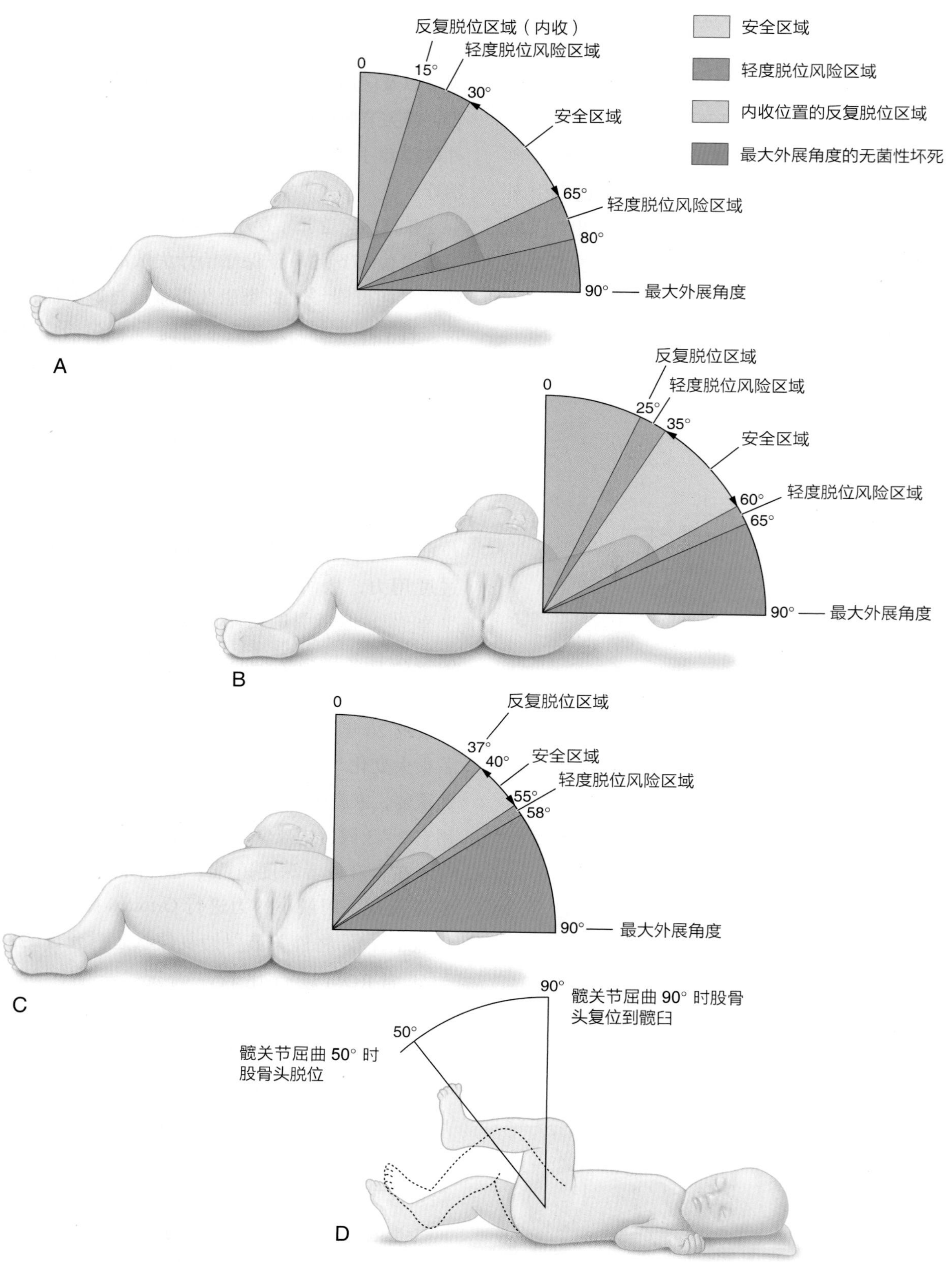

图 14.25 髋关节发育不良的检查。（A）广泛的安全区域。（B）中等安全区。（C）狭窄安全区。（D）股骨头脱位（引自 Herring JA: Tachdjian's pediatric orthopaedics: from the *Texas Scottish Rite Hospital for Children.* 5th ed. Philadelphia, Saunders, 2014.）

位术后可再使用石膏固定 [81]。

2 岁及以上患儿。大龄髋脱位儿童的治疗更加具有挑战性，因为股骨头更加接近近端，并且跨过髋关节的肌肉通常挛缩更重。这种情况常需进行股骨缩短术，因为这种方法已经被证实在同龄组里比骨牵引效果更好，同样也有患者需要髋臼重塑截骨术 [81]。髋后脱位是这类手术的潜在并发症。但这种治疗方法已被报道效果好且血管性坏死率低 [81]。对于更大龄的儿童是否需要接受这种手术治疗还存有争议。9～10 岁以下儿童单侧患病或者 8 岁以下儿童双侧患病也许适合接受此手术 [81]。儿童成长到青少年的过程中，常需进行 3 次骨盆截骨术。

无法对婴儿或刚学会走路的儿童做出髋臼发育不良的诊断。轻度发育不良者行走没有跛行，也会有正常的髋 ROM，可以主动参与到所有儿童活动中，包括各种运动。然而，一个力线异常的轮胎，即使它能行驶几公里，但还是会发生不均匀的磨损。髋关节，尤其是伴有一侧半脱位的发育不良的髋关节，同样也会形成不均匀磨损，同时继发关节软骨损伤。患者可能进展为退行性关节炎、髋痛，甚至在青少年后期就会出现跛行。非常轻微的髋发育不良可能数十年不被发现，也可能在以后的生活中因为进展为退变性髋关节病时被诊断发现。值得讨论的一个领域是髋臼后倾或股骨髋臼撞击是髋部发育不良者的长期干预的结果 [224]。进展到后期的股骨髋臼撞击可以进一步导致髋臼软骨分层和退行性关节疾病 [224]。

儿童跛行的原因

对于儿童急性跛行有必要进行全面检查。本部分将不讨论导致跛行的慢性原因，如肌肉无力，而是回顾可能导致急性跛行的骨病原因。虽然其中一些病因是暂时的和良性的，但有些可能会导致终身损伤，特别当不及时有效纠正时。图 14.26 和专栏 14.1 提供了初始评估方法并有助于鉴别诊断。识别出需要立即医疗或手术的患者非常重要，可预防并发症。尤其对于工作在特殊环境中的人群，重要的是关注他们的病史和全身症状，及时决定是否转诊到其他专科医生那里。

病史与体格检查

当儿童出现跛行时，同样建议给予其全面深入的检查。应采集详细病史，包括最近的疾病史或损伤的情况，这些可能是致病因素。然而医生应该意识到儿童确实会频繁跌倒，跌倒可能与跛行或其他损伤有关，即使它是偶然发生的或与跛行不相关的。

体格检查应该包括步态分析。临床医生从而可以确认患侧腿以及可能的问题部位。步态分析可以为以后其他检查提供大量帮助。图 14.27 的流程显示观

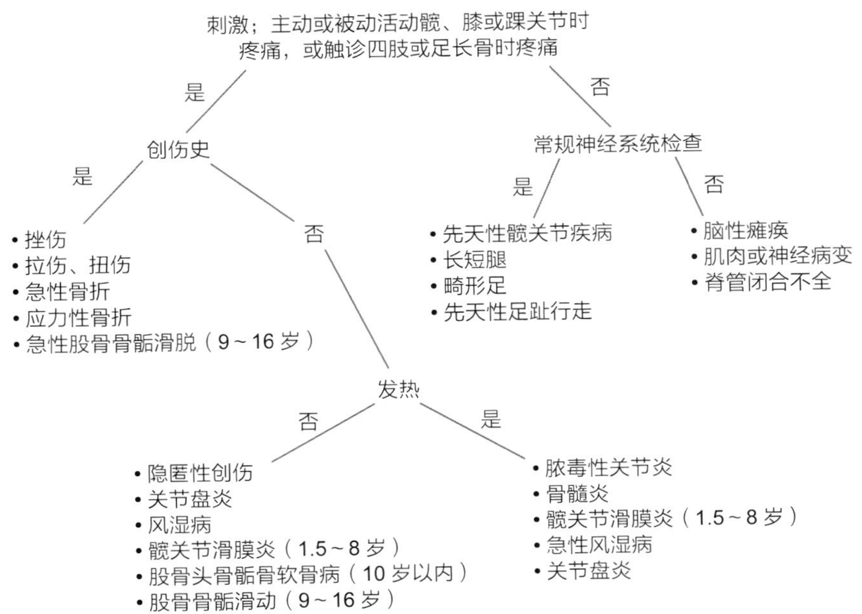

图 14.26　跛足儿童的临床决策树（引自 Scoles PV: *Pediatric orthopedics in clinical practice*. 2nd ed. Chicago, Year Book Medical Publishers, 1988.）

察涉及的步态分类，以及进一步的体格检查和诊断方法。

体格检查也应该包括脊柱、髋、大腿、膝、小腿、踝、足的全面检查，正常侧肢体应该作为对比。采集客观的 ROM 评估和力量数据，以及肉眼观察肌肉萎缩、水肿、发红和两肢体温差。同样重要的是观察触诊儿童时的主观疼痛反应和运动时的肌肉收缩情况，尤其当儿童不能配合正常评估时，其功能性活动可提供大量信息。观察儿童从地面上站起、爬行或者采取何种舒适坐姿，可提供有用信息。比如，一名儿童可能因为疼痛拒绝步行，但很可能可以轻松爬行，这说明问题可能在膝以下部位，而不是髋或膝。某些儿童可表现为利用双手从地面站起（Gowers 征），这是因为其髋部和大腿肌肉肌力不足，而这可能与神经障碍或者其他引发近端肌无力的疾病有关。

不同类型的骨软骨病是 5 ~ 10 岁及 10 ~ 15 岁儿童常见的跛行原因（表 14.4）。骨软骨病是儿童和青少年疾病，这类人群通常在正常骨组织退变后发生局部软组织坏死 [51]。在骨快速生长阶段，骨骺（骨骼生长末端）的血液供应不足，常在关节附近导致骨坏死 [51]。因为骨处于连续重建的过程，坏死区域常在数周或数月后自行修复 [51]。骨软骨病通常分布在 3 个区域：生长区、关节区和非关节区。生长区骨软骨

专栏 14.1 不同年龄组常见跛行的诊断

出生到 5 岁
骨髓炎
脓毒性关节炎
暂时性滑膜炎
隐匿性骨折
科勒病

儿童（4 ~ 10 岁）
暂时性滑膜炎
股骨头骨骺骨软骨病
盘状外侧半月板
跟骨骨骺炎（Sever 病）
生长痛

青少年（11 ~ 15 岁）
股骨头骨骺滑脱综合征
胫骨结节骨软骨炎
剥脱性骨软骨炎
跗骨融合
Treiberg 病
足副舟骨病

表 14.4 骨软骨病

骨化中心	名称	典型发病年龄
足舟骨颈部	Kohler disease	3 ~ 8
股骨头	Legg-Calvé-Perthes disease	4 ~ 8
跟骨	Sever disease	8 ~ 15
胫骨粗隆	Osgood-Schlatter syndrome	男 12 ~ 15；女 8 ~ 12
第二跖骨头	Freiberg diseas	13 ~ 18
椎体环	Scheuermann disease	10 ~ 12
肱骨小头	Panner disease	<10

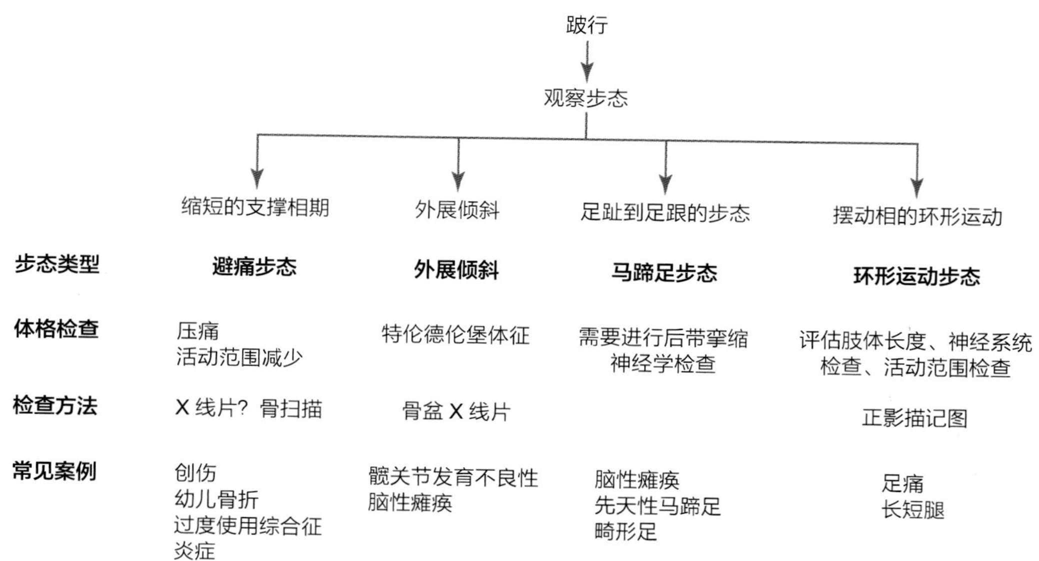

图 14.27 评估跛行的流程。一般可以根据体格检查或问题确认测试进行分类（引自 Staheli LT: *Practice of pediatric orthopedics*. 2nd ed. Philadelphia, Lippincott Williams and Wilkins, 2006.）

病（舒尔曼病）发生在椎间关节[51]；关节区疾病发生在关节（关节面），常见部位是髋、足和肘[51]；非关节骨软骨病发生在其他任何骨骼局部，如 Osgood–Schlatter 病发生在胫骨[51]。许多患者是先天因素造成的，与压力有关；反复创伤和感染是主要原因，并且通常在骨骺快速生长时期频繁发生骨软骨病[51]。

其他诊断方法

除了严格的临床检查，其他检测方法也有指导意义。放射性检查可以记录骨折或其他骨异常，尽管一些隐匿的骨折发生 10 ~ 14 天内无法辨识，但反复的放射线检查可记录骨痂愈合过程。血液样本检验可提供关于感染或其他急性过程的信息。红细胞沉降率（erythrocyte sedimentation rate，ESR）和 C 反应蛋白（C-reactive protein，CRP）可以提示急性感染的存在和治疗反应。其他复杂性诊断方法也用来明确问题或评估治疗的有效性。这些方法包括骨扫描、磁共振成像（magnetic resonance imaging，MRI）（检查软组织）和 CT（检查骨结构）。

儿童跛行的原因可能简单到鞋里有异物，也会复杂到骨肿瘤。因此，不应该制订标准治疗措施，而是应该尽快做出诊断。许多病例可能很容易纠正，而有些病例除了观察无须治疗。跛行的很多原因与特别的年龄阶段有关，尤其是 3 个阶段：出生到 5 岁，5 ~ 10 岁，10 ~ 15 岁。软组织损伤（如挫伤，韧带肌腱损伤）和骨折见于所有年龄段。

骨髓炎

3 岁以下儿童骨髓炎的发病率最高[177]。它分为急性期（病程 <14 天）或者亚急性期（病程 >14 天）。此外，慢性反复多发性骨髓炎（chronic recurrent multifocal osteomyelitis，CRMO）是一种骨自发性炎症的罕见疾病，可能对治疗无反应，伴有疼痛和炎症症状数月或数年[3,7]。该疾病发生率受地区影响，急性骨髓炎的发病率为 8/10 万，亚急性骨髓炎的发病率为 5/10 万（每 10 万人合并发病 13 人）[177]。CRMO 的发病率是 1/100 万[7]。儿童血源性骨髓炎最常见，因为长骨干骺端血液循环减慢，流动的病原体积聚在这里[169]。在美国，13 岁以下儿童的急性血源性骨髓炎的发病率是 1/5000[133]。非血源性骨髓炎是由于直接的骨生物移植，常见于贯穿伤或开放性骨折[169]。当发生创伤时，局部血肿可能改变血流，并且血肿可能为细菌繁殖提供良好环境[229]。一些案例报道过患者患有呼吸道感染、中耳炎或有伤口感染[45]。男性比女性易发骨髓炎，比例大约是 2 : 1[158]。感染扩散到邻近关节可能导致脓毒性关节炎，这是新生儿可能出现的并发症[156]。这与新生儿骨骺的血管解剖有关；在次级骨化中心形成之前，软骨骨骺直接接受来自干骺端血管的血液供应[156]。有些关节如髋关节的干骺端在关节囊内，感染会波及关节[156]。新生儿骨髓炎中感染导致的干骺端损伤或脓毒性关节炎发生率是 76%[156]。尽管长期研究显示高达 25% 的人会持续患病并有发生并发症的风险，如永久性骨畸形，使生活质量差同时很难达到职业目标[89,93,137,167]，但 CRMO 通常将会在青春期后结束[141]。

儿童血源性骨髓炎最常见的病因是金黄色葡萄球菌[79,156,158]，偶尔会涉及真菌、病毒或寄生物，尤其是免疫系统功能不全者更易发病[10,69]。自从 1992 年引进了 b 型嗜血杆菌流感疫苗，婴幼儿和大龄儿童的嗜血杆菌流感的发病率大幅下降[91]。这段时间要特别关注耐甲氧西林的金黄色葡萄球菌（methicillin-resistant *Staphylococcus aureus*，MRSA）产生的毒性[79]。美国 20 个大城市的调查研究显示，MRSA 引起的骨髓炎流行率从 2002 年住院患者中的 0.3/1000 增加到 2007 年的 1.4/1000[64]。当 MRSA 成为儿童骨髓炎的病因时，更多骨感染患者被记录有侵袭性手术和医疗处理。另外一个病因是感染金格杆菌[76]，这种微生物已经发现存在于多个地区，并且很难进行培养，需要特别的检测技术[76,158]。临床发现的金黄色葡萄球菌和金格杆菌之间的差异见于表 14.5[158]。

临床上骨髓炎通常发病急，迅猛的病程可引发儿童永久性损伤和后续问题[45]。骨髓炎最常见的

表 14.5　金黄色葡萄球菌和金格杆菌感染的特征

	金黄色葡萄球菌	金格杆菌
年龄	任何年龄群	常 <4 岁
发热	>38°	入院时发热
CRP	升高	可能正常
WBC	升高	可能正常

引自 Pääkkönen M, Peltola H: Bone and joint infections. *Pediatr Clin N Am* 2013;60:425-436.

发生部位是生长快速的长骨末端；同时下肢也很常见[45]。股骨远端和胫骨近端的骨骺是最常见的感染部位[45,156]。

急性血源性骨髓炎的症状多变，取决于各种影响因素：患者年龄、感染部位、儿童抵抗力、感染微生物的毒性[45]。一般而言，发病是突然的，伴有局部骨压痛、肿胀和受累骨干骺端疼痛[45]。患者常有高热和寒战，不愿活动受累肢体[45]。当累及下肢时，儿童总是拒绝行走[45]。婴幼儿通常不会表现出全身症状，并且无法发现有假性麻痹和被动活动疼痛的症状[45]。

常规检验如ESR、CRP和白细胞计数有助于确定炎症程度和监测抗生素治疗效果[158]。骨髓炎患者的以上指标都会增高。治疗后，ESR和CRP会正常，但CRP需要7~10天恢复正常，而ESR需要3~4周[45,158]。体征与临床表现、常规血液检查、流感嗜血杆菌或肺炎球菌的疫苗接种史将有助于判断发病原因。细菌培养是诊断金标准[75,158]，应该包括骨样本和血培养，为了精准治疗需要在抗生素治疗之前先进行血液培养[45]。

放射性检查可以提供更多关于骨髓炎的信息，如X线检查对于排除其他诊断如骨折非常重要[76]。发病的前几天可以观察到深层软组织的肿胀[76,156]，而发病后2~3周才会看到骨破坏导致的骨量减少、溶骨损伤或骨膜再生[76,156]。其他放射性检查技术可能也有帮助，虽然超声检查不能确定是否存在感染，但可以在早期48小时内检测到骨膜或关节积液[156]。骨骼扫描技术可用于全身检查，尤其对于局部症状不明显或怀疑存在多处感染的患者有帮助[76,156]。然而这确实需要暴露于电离辐射，而且新生儿的敏感度较低[76]。利用骨扫描技术鉴别骨髓炎的病因以及诊断社区获得性金黄色葡萄球菌骨髓炎是有争议的[76]。MRI有助于鉴别骨内、骨膜下和软组织脓肿，但是不能区分出骨折或者梗死[76]。CT有助于检查是否存在死骨（慢性骨髓炎的指征）和骨内气体，并可确定骨膜下脓肿，所有这些都应在干预中考虑[76,156]。此外CT也可以帮助引导抽吸和活检。

识别感染源对成功治疗非常重要。一般需要抗生素治疗4~6周[76,156]，但要因人而异，影响因素有疾病严重程度、发病到治疗之间的时间、骨累及程度、首次治疗后的反应[152]。若患者形成了脓肿或者死骨就可能需要进行手术，但指导原则是主观的，因为其中一些患者的问题已经通过抗生素的治疗而解决[158]。是否手术取决于临床表现和抗生素治疗的反应。患有骨膜脓肿的患者持续发热和CRP升高是手术引流的指征[158]。治疗前症状发作超过1周者更需要进行手术[158]。如果发生骨损伤（病理性骨折、过早或不对称闭合性生长板、骨角畸形），也许需要进行其他手术[76]。

脓毒性关节炎

脓毒性关节炎（化脓性关节炎）是细菌引发的关节感染。这是一种极其凶险的疾病，因为关节可能在发病后48小时被破坏。脓毒性关节炎会破坏关节软骨，抑制长期生长。结果可导致永久畸形，并且可产生广泛且终生的影响，如步态、参与体育活动以及职业和休闲活动的选择。

前文介绍过76%的新生儿脓毒性关节炎是由骨髓炎导致的[156]。脓毒性关节炎通常引发快速的感染反应[45]。关节滑膜在过度分泌液体和脓液后充血[45]。脓液包含可以迅速破坏软骨的酶，引发不可逆的关节损伤[45]，短短3天就可造成永久性关节损伤[45]。任何关节都可能受到影响，但80%的案例局限在下肢髋部（发生在儿童）以及膝关节（大龄儿童）[65,109,138]。因为新生儿肌肉松弛，关节积液可能使受累关节发生脱位或半脱位[156]。新生儿股骨头软骨可能被完全破坏，所以未来需要救助。当生长板损伤时，骨骺损伤可能导致转子过快生长和长短腿[45]。同样积聚的炎性渗出物可能会增加关节内压，降低股骨头血液供应的血管压力，造成缺血性坏死[156]。

诊断脓毒性关节炎依靠临床表现。脓毒性关节炎最常见于2岁及以下儿童[156]。其临床表现可能与骨髓炎有许多共同点，如高热寒战、不愿使用受累肢体、缺乏随意运动，拒绝受累肢体负重[45,158]。受累关节表现为红肿热以及局部敏感[45]。一般而言，患有脓毒性关节炎患儿比患有骨髓炎的患儿更容易生病[158]。表14.6描述了骨髓炎和脓毒性关节炎不同的特点[158]。

ESR、CRP和WBC常用作诊断脓毒性关节炎的指标[144]。其他推荐的指标，如降钙素原（procalcitonin，PCT）有助于区分非传染性感染和细菌性感染[144]。

表 14.6 骨髓炎与脓毒性关节炎的特点对比

	骨髓炎	脓毒性关节炎
发热 >38.5°	疑似，如果当前有发热	疑似
不适感	有时	有时
关节肿胀 / 活动受限	除非同时患有关节炎	几乎总是
骨髓水肿	有时	没有
背痛	提示脊髓骨髓炎	罕见
持重困难	下肢受累	下肢受累

注：引自 Pääkkönen M, Peltola H: Bone and joint infections. *Pediatr Clin N Am* 201360:425-436.

Chloe 等人 [31] 发现 PCT 对于诊断脓毒性关节炎的特异性和敏感性更好，PCT 用来区分革兰阴性和革兰阳性感染的准确率有 100%，这有助于指导尽快进行抗生素治疗。尤其对于感染了金格杆菌的患者，此指标也许更加有用 [144]。

放射性检查对于脓毒性关节炎不是那么重要，因为它最多显示关节间隙增加 [158]。超声有助于鉴别小关节渗出并且可以引导关节引流 [45]。骨扫描也有助于诊断早期阶段关节内弥漫性吸收或关节内压力升高。MRI 被认为是最精确的诊断工具，可提供最佳的解剖细节 [144,158]。

关节穿刺是诊断的必要条件，如果怀疑是脓毒性关节炎，则应立即进行 [158]。引流液要培养，并且应该迅速开始去除污染物和进行合适的关节内抗生素治疗 [45,133]。如果发现临床症状加重，就推荐开始静脉内抗生素治疗；此时也可口服抗生素 [133]。

暂时性滑膜炎

髋关节暂时性滑膜炎（transien synovitis）是下肢疼痛的常见原因，尤其多见于 3 ~ 8 岁儿童的髋关节。表现为急性发作的髋痛，关节活动受限或跛行（如果疾病严重也可能无法步行）[85]。之前可能患有病毒性疾病 [85]，引发的关节积液导致髋关节屈曲外旋 [11]。研究显示髋关节暂时性滑膜炎会有牵涉痛 [120]。男性更易患暂时性滑膜炎 [11]。

1999 年 Kocher 等人 [117] 建立了一套临床评估方法，可以把 99.6% 的患者区分为脓毒性关节炎和暂时性滑膜炎。在 2004 年的研究中 [116] 确认了一些敏感指标。该临床评估方法发现当出现 4 个特异指标时，可以高概率确诊为脓毒性关节炎。当只出现个别指标时，无法鉴别是脓毒性关节炎还是暂时性滑膜炎。这 4 个指标是：发热 ≥ 38.5°C，不稳定负重，ESR ≥ 40mm/hr，WBC >12 000 细胞 /L [117]。第 5 个指标 CRP ≥ 20mg/L 使用较晚 [210]。Sultan 和 Hughes[210] 已经发现使用这种算法的成功率较低（59.9%），尽管发热仍然是最好的预测指标。放射性检查通常不敏感，超声检查可显示受累关节积液 [85]。值得注意的是，脓毒性关节炎和暂时性滑膜炎的临床表现可能很相似，所以在诊断时需要小心谨慎。一些儿童会反复发生暂时性滑膜炎，并且有小部分发展为股骨头骨骺骨软骨病 [123,219]。

当联合使用非类固醇抗炎药时常有其他限制，包括活动减少、卧床休息和避免负重。卧床休息期间轻度牵拉也许有帮助，常规关节引流也有益 [85]。通常 10 天后临床症状消失 [85]。

隐匿性骨折

根据定义，隐匿性骨折是指标准放射性检查无法即刻发现，直到数周后才能发现的骨折 [146]。多个因素可能会阻碍发现问题：可能是未引起家长担忧的轻微创伤、幼儿疼痛定位不良、与儿童沟通困难、无明确创伤史和医生经验不足 [32]。隐匿性骨折的常见部位包括肘、膝、坐骨、腓骨远端、股骨近端和肱骨干 [32]。临床症状表现为疼痛肿胀；一般 2 ~ 3 周的放射性检查是阴性的。超声检查被认为在诊断早期软组织和骨损伤方面有优势 [32,151]。尤其骨骼不成熟时，超声能够确认不连续的骨皮质，但是不能显示出骨内畸形 [32]。此外，超声检查可在静止下进行，也可动态检查，这使得临床检查难度比 MRI（金标准）要小 [32]。早期诊断骨折可获得更好的治疗和预防相关并发症，如延迟愈合、生长停滞、骨折畸形以及疼痛。

科勒病

科勒病（Kohler Disease）是足舟骨骨软骨病。通常在 2 ~ 8 岁发病，并且男童的发病率是女童的 3 ~ 5 倍 [215,216]。德国放射科医生 Alban Kohler[228] 首次发现此病。科勒病发生在舟骨暂时失去血液供应时。通常儿童会有足舟骨局部疼痛并跛行。且先前一般无外伤。检查时会有足舟骨局部敏感[216]。足背部也可能轻微肿胀发热[19]。放射性检查可能发现变化，包括足舟骨硬化、扁平、碎片[19]。患者一般都有良好预后，在成年后没有临床或放射性异常[190]。用短腿石膏固定8周也许会加速症状的消失，无论是否治疗，长期随访显示其结局良好。

股骨头骨骺骨软骨病

股骨头骨骺骨软骨病（legg-Calvé-Perthes disease，LCPD）由于会出现肌无力、ROM受限和步态异常，患儿可能因此被转诊接受物理治疗。根据定义，LCPD是无血管状态影响了不成熟股骨的干骺端。发生此种情况后成骨细胞停止生长，骨头变得致密。致密骨被重新吸收并被新骨取代。这种情况会导致股骨头发生力学变化，表现为股骨头趋于扁平和增大。一旦新骨到位，股骨头会慢慢重塑，直到骨骼成熟[82]。

LCPD的发病时间在18月龄到骨骼成熟之间，最常见的病例在4～8岁之间[12,225]。男性发病率是女性的4～5倍[12,82,225]。10%～12%的患者双侧发病。放射性检查发现大约35%患有单侧LCPD的儿童其非受累股骨近端也有改变，包括微小骨骺、扁平骨骺、不规则轮廓、生长板改变[108]。LCPD的复发病例已被关注，因为整个股骨头都被累及导致预后很差，并且复发通常发生在儿童年龄较大的时候[226]。

LCPD的发病机制多样[82,225]。血管因素包括动脉供应和静脉回流[82,225]。股内侧动脉是股骨颈和股骨头血液分布中的主要血管，而且转子和关节囊之间的血管通道狭窄，8岁前血管特别容易被挤压[82]。在LCPD年轻组中发现4个颈部升支动脉组成的滑膜内环不完整。当动脉血流受阻或受损时，股骨头会明显发生血管性坏死[82]。在LCPD患者中还发现在股骨头和股骨颈部内侧有异常的静脉流出[82]。在LCPD病例中，还发现受累的股骨颈静脉压力升高，并伴有干骺端静脉充血，以及经骨干静脉流出的远端静脉出口增多[82]。此类人群普遍存在静脉回流受阻表明它至少是LCPD的一个影响因素[82]。同样凝血因子也是这类人群的影响因素[82,225]。凝血功能改变的儿童通常表现为股骨缺血性改变，包括血红蛋白病（如镰状细胞贫血、地中海贫血）、白血病、淋巴瘤、先天性血小板减少、紫癜和血友病[82]。同时LCPD患者血液也会黏稠度增加[82]。LCPD患者被发现有异常血栓形成，尤其是C蛋白和S蛋白的缺乏以及存在低纤溶血质，这会导致静脉高压和缺氧性骨坏死[82]。

患有LCPD的儿童似乎也表现出类似的生长发育异常[82,225]。最常见的是骨龄相对于实际年龄延后[82,225]。5岁前被诊断为该疾病的儿童在青春期往往恢复正常，而那些在较大年龄被诊断为该疾病的儿童身高容易矮小且贯穿一生[225]。此外，这类儿童的出生体重比正常更轻[82]。生长激素尤其是胰岛素样生长因子是生长发育的影响因素（它负责出生后的骨骼发育成熟），在LCPD患者中水平更低[82,225]。这些激素水平应该随着年龄增大而升高，但是这样的升高在LCPD组中没有被发现[82]。

其他常见的影响因素也被关注，创伤可能是儿童易患LCPD（17%）的一个因素[82,225]。许多儿童被认为是过度活跃或有注意力缺陷多动障碍[82,225]。研究发现，城市生活和社会经济地位较低人群的环境共性可能与营养状况和二手烟吸入有关，而二手烟是影响身高和生长的已知因素[82,225]。亚洲人（日本人）、因纽特人、欧洲中部人群被发现有更高的LCPD复发率，澳大利亚人、美国人、印度人、波利尼西亚人以及非洲原著却具有更低的发病率[225]。虽然也考虑过遗传因素，但是与环境因素相比，还不能确定遗传因素的影响[82]。围生期HIV感染是骨坏死的危险因素[59]。

进一步检查受累股骨，发现LCPD患者附生软骨蛋白多糖含量较高，结构糖蛋白减少，并且与正常组织相比，胶原蛋白纤维大小不同。这暗示这种疾病可能是引起骨骼发育迟缓的全身性短暂性疾病的局部表现[226]。这些异常可能是原发性的或继发于局部缺血，但股骨头的塌陷或坏死可能源于异常骨化后的退变和干骺软骨基质的分解[226]。尚不清楚准确病因，但是它偶尔出现在短暂性髋滑膜炎反复发作后。继发于滑膜炎的关节压力升高可能是导致股骨颈上血管血流中断的病理过程之一。

患者最常患有隐匿性跛行，表现为髋外展无力。疼痛与活动相关，休息时减轻。通常疼痛局限于腹股沟，髋前部，或者在大转子外侧周围，也可能牵涉大腿和膝关节的内前方。当有疼痛时，应该排除膝关节疾病，因为膝关节疼痛是常见于髋疾病的症状。由于症状轻微，患者可能在发作后数周或数月无须医疗评估。患者的髋外展和内旋活动范围受限。早期症状中的活动受限与滑膜炎和内收肌群痉挛有关，但是受限会随着软组织结构紧张而加重 [225]。一些股骨头 [225] 严重塌陷且股骨近端生长板过早关闭的患者会出现肢体缩短 [162]。

为了更好地判断预后以及制订治疗方案，髋关节分类非常重要 [139]。目前常用的 Herring 外侧柱分类法具有很强的预测价值 [86]。基于这个分类系统，根据外侧柱（髋关节正位片检查中外侧 5% ~ 30% 的股骨头）的累及程度把患者分为 A、B、C 三组 [29]。A 组不涉及外侧柱，B 组髋关节涉及但仍保持外侧柱 50% 以上，C 组髋关节外侧柱高度下降超过 50%[29]。B 组和 C 组又被称为外侧柱狭窄或者 50% 的高度骨化不全。Stulberg 分类法用来描述髋的骨骼成熟程度 [29,139]。该分类系统基于畸形股骨头和髋臼的一致性程度制定的 [29,139]。正常球形股骨头定义为 1 级，伴有髋膨大或髋臼不齐的球形股骨头定义为 2 级，非球形股骨头定义为 3 级，扁平股骨头和扁平髋臼定义为 4 级，非球面股骨头定义为 5 级 [139]。

也可用放射性检查描述 LCPD 的 4 个阶段 [82]。描述如下：

初始阶段：早期症状包括股骨头侧偏，关节内间隙增宽而骨核更小。后期症状包括软骨下骨折和生长不规律。这个阶段一般情况下平均持续 6 个月。

破碎阶段：骨核中放射强度继续增加；中央致密区域变得与股骨头内外侧不同。该阶段后期表现为股骨头软骨下形成新骨。这个阶段平均持续 8 个月。

再骨化（愈合）阶段：股骨头可见新软骨下骨。再骨化开始于内侧并向外侧扩大。这个阶段一直持续到整个股骨头再次骨化，平均持续 51 个月。

剩余阶段：股骨头完全骨化，股骨头外形逐渐重塑直到骨骼成熟。新的外形可能与完全正常的不同，可表现为极其扁平或非球形。可发现大转子过快生长，因为该疾病已经破坏了正常生长规律。

LCPD 的治疗取决于年龄和临床表现阶段。主要目标是预防畸形和抑制生长干扰，最终是为了预防退行性关节疾病 [225]。我们需要拟定一些治疗方案，因为尚不清楚该疾病的自然发展情况 [29,225]。一般而言，60% 的 LCPD 患者不需要接受治疗 [225]，且早发者预后较好 [29]。Herring 等人 [182] 研究了 438 名患者，得出了以下 3 个预后结论。

1. 8 岁前有早期症状的儿童，无论是否治疗都会预后良好。
2. 8 岁后伴有至少 50% 的外侧柱受累（Herring 分类为 B 组或 C 组）的儿童手术治疗髋关节组比非手术组结果更好。
3. Herring 分类为 C 组股骨头 50% 外侧柱下降儿童无论是否治疗，预后均不佳。

通常建议儿童 4 岁前接受观察 [29]，多数 4 岁及以上儿童会有临床症状 [29]，治疗这些儿童的首要目标是缓解滑膜炎症状 [82,29]，恢复运动也是该阶段的主要目的 [225]。此阶段治疗手段包括限制活动、使用非甾体抗炎药、轻度骨牵引以及针对 ROM 的物理治疗 [29,82,225]。大多数患者的症状会在 7 ~ 10 天内消失 [225]。唯一需要治疗的是 8 岁以下的 A 组或 B 组（Herring 分类）的患儿 [82,225]。处于破碎和再骨化阶段的患儿可能需要更多治疗，因为其股骨头畸形会导致髋运动受限 [82]。

LCPD 的重要治疗原则是控制疾病进展 [225]。这需要针对髋臼深处包含股骨骺头部无血管的前外侧部分来预防骨骺发生畸形，从而平衡股骨头上的压力并允许髋臼发育成形 [225]。如果髋臼获得支撑，股骨边缘的负荷和肌肉压力不会造成股骨头畸形 [106]。髋内收体位可降低髋负荷 [225]，建议髋外展不超过 45°，尽管有证据显示至少 30° 的外展角度对患者有益 [25]。此外还可以通过手术或非手术方法采取限制措施 [82,225]。

支具是非手术治疗的另外一种限制方法。当前骨科医生已很少选择它 [82,139,225]，因为文献不支持其有效性 [139]。在一些仍然使用该方法的案例中，Atlanta Scottish Rite 支具（图 14.28）被广泛使用。它包含金属制骨盆带、髋铰链和大腿套，在大腿间有可延伸的装置从而允许髋外展，但限制髋内收 [82]。轻度患者需要白天进行佩戴，晚上则不用，但对于一些更严重的患者可能需要 24 小时佩戴，直到有证据显示新骨形成 [82,225]。在两腿间利用石膏或者使用支具以使髋外展 45° 并内旋 5° ~ 10° 也是一种选择 [82]。每 3 ~ 4 个月更换石膏直到股骨头开始修复，整个过程大约需

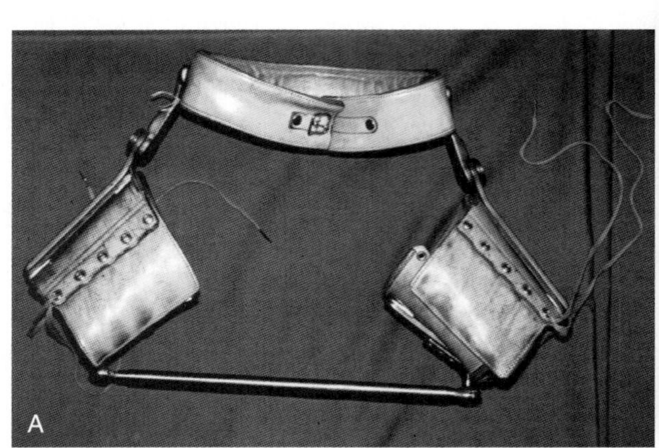

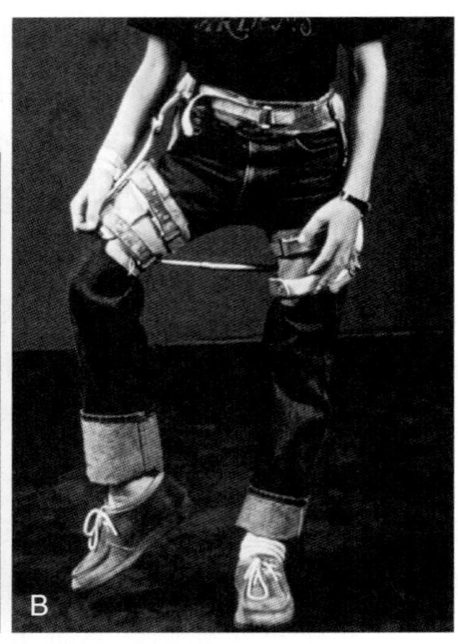

图 14.28 （A～B）用于治疗 LCPD 的 Atlanta Scottish Rite 矫形器（引自 Hsu JD, Michael J, Fisk J: *AAOS atlas of orthoses and assistive devices*. 4th ed. Philadelphia, Mosby, 2008.）

要 19 个月。这种方法对于 ROM 严重受限并伴有疼痛的大龄患儿可能最有效，因为在支具的保护下此方法可保证让髋处于合适位置 [82]。

很多研究提倡手术控制，因为其有积极治疗效果，如允许早期活动，避免太久的支具或石膏固定 [225]。对于被分类为 B 组或 C 组或 8 岁以上的儿童更适合手术治疗 [114,139]。但应该考虑手术时机。有学者建议发病后 8 个月内进行手术 [129]，其他研究显示股骨截骨太早或太晚都可能导致生长停滞。股骨截骨术对于处在初始阶段或破碎阶段的患者具有最好的治疗效果 [82,225]。患者佩戴外展铰链不能有效控制股骨头，并且此方法可能导致严重损伤 [225]。髋外展时畸形的股骨头与髋臼外侧缘撞击导致外展受限，而股骨截骨术可以减少此类撞击 [139]。转子间骨骺干固定术也被推荐用来解决此问题，从而预防过快生长以及外展肌无力 [29,82]。

与股骨截骨术相比，骨盆截骨术造成的肢体短缩更轻微 [82]。这种技术通过重塑髋臼，帮助增加股骨头前外侧血供 [225]。最理想的结果是股骨头畸形最轻微，髋关节没有明显的 ROM 限制，在疾病的早期就显示最好效果 [82,225]。股骨截骨术联合骨盆截骨术适用于严重的受累髋 [82,225]，因为同时应用两种手术方法可能比单个效果更好 [82]。支架关节成形术是另外一种选择。推荐 8 岁以上 B 组或 C 组的可复位的脱位患儿使用该治疗方法 [225]，这种方法的优点是可以更好地覆盖股骨头的前外侧部分，从而可以更好地进行重建，防止半脱位，并防止过度的骨骺横向生长 [225]。

从发病到完全治愈通常需要 2.8 年 [106]。此病在各个阶段有许多进展，尽管在重建过程中会发生骨骺畸形，导致退行性关节炎，但在以后的生活中一般不会有并发症 [106]。在治疗期间物理治疗师应该与骨科医生保持沟通，共同决定是否需要采取任何的预防措施。通常治疗方案需要关注运动能力、力量和步态。

盘状外侧半月板

半月板是胫骨平台与股骨髁之间的 C 形纤维软骨，对于减震、分担负荷、降低接触面压力以及维持关节内稳定性非常重要 [192]。外侧半月板通常比内侧半月板覆盖更大面积的胫骨平台 [35]。盘状外侧半月板是变异体，其中央区被填充满而不是呈 C 形 [78]。此外，盘状外侧半月板的外侧缘比正常半月板更厚 [78]。儿童盘状外侧半月板的发病率是 1%～3%，并且患病儿童中双膝同时患病的发生率是 10%～20%[78]。内侧盘状半月板非常少见，只有 0.12% 的发病率 [61]。盘状外侧半月板的发病原因多样 [78]，可能只是基因突变或异常，在亚洲人群中更可能是基因因素并且发病率更高 [61,78]。

患有盘状半月板的儿童在 5～10 岁期间通常表现有膝关节“噼啪”响声，可被儿童或家长听见并感觉到 [78]。这种表现可与疼痛、腿软、关节积液、股四头肌萎缩、运动受限、关节弹响或绞锁共同出现 [78]。更多的急性症状如严重疼痛、膝绞锁、患肢不能承重，这些很可能说明盘状半月板撕裂[78]。X 线片可能显示膝外侧关节间隙轻度增宽，但也可能表现正常[78]，而 MRI 检查有助于确诊[78]。

偶然发现的没有症状的盘状半月板无须治疗[78]。关节镜手术通常被推荐用于具有机械症状的患者，其重点是保存和修复半月板，以防将来出现退行性改变[78]。

跟骨结节骨软骨病

跟骨结节骨软骨病（Sever disease）或称为跟骨骨骺炎，是一种过度使用综合征，由跟骨突上的跟腱止点反复微损伤导致[103,215]。炎症源于跟腱与跖底筋膜或腱膜的牵拉，也可能涉及滑囊[104,215]。在一些罕见案例中，没有治疗过的跟骨骨骺炎可能引发跟骨突附着点撕脱性骨折[104]。8 ~ 15 岁儿童常出现疼痛，但也可能提前到 6 岁发病[104]。这一时间正好与跟膜生长的时间吻合，这种现象出现在大约 7 岁，女孩大约 13 岁以及男孩大约 15 岁时会发生融合[103]。

跟骨骨骺炎的症状表现为跟骨痛，尤其在跑步、跳跃时。跟腱牵伸过度，疼痛加重，足跟表现为局部压痛，并且踝跖屈抗阻时也会诱发疼痛。引起该问题的可能因素包括：小腿三头肌跟腱处紧张，高弓足或扁平足导致坚硬的足跟着地造成更强牵拉，此外还包括感染、外伤和肥胖因素[103]。

该疾病通常具有自限性。推荐的保守治疗措施包括休息、冰敷、使用足跟垫、抬高足跟、减少活动和跟腱牵伸训练。对于严重疼痛的患者，使用短腿步行石膏也许有帮助。

生长痛

根据定义生长痛临床表现为腿部疼痛[55,143]。其诊断是由纳入和排除标准决定（表 14.7）。无推荐的特异诊断方法，但过去常需排除更加严重的疾病。生长痛的发生率因报告标准的差异而不同。Kaspiris 和 Zafiropoulou[111] 在一项有 532 名 4 ~ 12 岁儿童的研究报告中发现，其发病率是 24.5%。Evans 和 Scutter[56] 发现 4 ~ 6 岁儿童的发病率是 36.9%。尚无法确认生长痛的特异原因，但理论因素包括：解剖结构因素（如姿势、平足、膝外翻、脊柱侧凸、骨强度下降、血管灌注改变、关节过度灵活）、疲劳或局部过度使用综合征、心理因素以及痛阈较低[55,143]。为改善疾病症状，对症治疗包括按摩、使用非甾体抗炎药以及肌肉牵伸，该病随着时间推移症状也会自然消失[55,143]。维生素不足地区的治疗还包括补充维生素[143]。

表 14.7 生长痛的诊断标准

疼痛特点	纳入标准	排除标准
疼痛性质	间歇，一周 1 ~ 2 次，每次 30 ~ 120 分钟，两次发作之间完全无痛	持续，随时间加重
单侧或双侧	双侧	单侧
疼痛部位	大腿前部、小腿、腘窝	关节痛
疼痛时间	傍晚或夜间	夜间痛持续到次晨
体格检查	正常	炎症症状：肿胀、压痛、局部创伤或感染、ROM 降低、跛行
诊断测试	正常	X 光、骨扫描或实验室检测结果
活动限制	无	体力活动受限

股骨头骨骺滑脱症

股骨头骨骺滑脱症（slipped capital femoral epiphysis，SCFE）是指股骨头相对于股骨颈和股骨干的脱位。术语“股骨头骨骺滑脱”在技术层面是不准确的，因为股骨骺保持着与髋臼正常的接触位置，但股骨颈和股骨干相对股骨头骨骺和髋臼发生了移动[84,112]。股骨近端的股骨颈和股骨干通常相对于股骨头会在前上方脱位[84,112]。

SCFE 的全球发病率[54]是 2/10 万，而美国的发病率是 10.8/10 万。美国非洲裔儿童的发病率是白人儿童的 3.94 倍[125]，而西班牙裔的儿童是白人儿童的 2.53 倍。男孩（13.35/10 万）的发病率比女孩（8.07/10 万）高。气候是另外一个地域性因素[23,125]。夏天北纬 40° 以及冬天南纬 40° 的地区发病率增加[125]。这种现象可能的原因是活动的改变、生长的季节性模式，以及青少年体重的增加，还有冬季皮肤合成减少导致的维生素 D 缺乏[23,125]。该病的发病年龄是青春期，男孩平均发病年龄是 14 岁，女孩是 12 岁[84]。如果 10 岁前或 14 岁后的女孩发病或者 10 岁前或 16 岁后的男孩发病，医生应该怀疑诱发因素是潜在的代谢或系统性疾病，此外大龄儿童通常患有更严重的脱位[128]。年轻化是该病的发展趋势，这被认为与儿童早熟有关[161]。80%患者是单侧发病[112,125]。超过80%的被诊断有SCFE的儿童肥胖（身体质量指数大于第95百分位）[136]。需要特别关注此因素，因为儿童肥胖率的升高可能增加SCFE的发生率[149]。肥胖增加SCFE发生风险是因为股骨头骨骺的力学负荷更高以及容易造成代谢紊乱[154]。肥胖儿童的股骨前倾[63]降低，股骨近端的垂直方向更为明显[142]。

SCFE可根据症状或股骨头骨骺移位的程度进行分类[84]。根据症状分为3个亚型[84]：

1. 急性：外伤突然引发，通常不是非常严重不至于骨折（如跌倒扭转）。患者的疼痛部位有腹股沟、大腿和膝关节，而这通常是严重的骨折痛。患者常不能负重并需快速寻求医疗救助。一般把受累肢体外旋放置在舒适姿势。检查后发现肢体有中度短缩症状。持续不到3周考虑是急性。
2. 慢性：这是最常见的类型。青少年表现为数月的模糊不清的腹股沟疼痛，大腿上下痛，以及跛行。疼痛可能间歇发作或持续，并且跑步或运动后加重。患者一般把受累肢体摆在外旋位置。单侧发病的患者可见大腿萎缩。而局部压痛发生在髋部前上方。可能出现髋活动能力下降，尤其是髋内旋、屈曲和外展，虽然髋伸展、内旋和内收活动可能增加。此外肢体可能会缩短1～2 cm。
3. 慢加急性：患者已经感受到由于脱位导致的髋部、大腿或膝关节的疼痛，并持续数周或数月。此外，进一步的股骨头骨骺脱位会突然加剧疼痛。

当转诊给康复专业人员时，他们需要重点关注这些症状。任何介于10～16岁之间的患者伴有跛行和腹股沟、髋、大腿或膝关节疼痛，应该考虑其患有SCFE，除非有其他诊断[112]。除非医学检查或明确的诊断排除SCFE，那么应该禁止负重[112]。当儿童具有以上表现，为了防止可能的损伤持续加重，医生应该限制体格检查。与LCPD一样，膝关节疼痛可能是髋关节转诊的主要症状。

第二种SCFE分类方法是根据股骨头骨骺的滑脱程度[84]。根据Southwick的方法，与正常对侧相比，轻度滑脱定义为头干角小于30°，中度滑脱是头干角为30°～60°，而重度滑脱角度超过60°[84]。图14.29显示了评估方法。

SCFE的病因多样。有3个机械因素使儿童易患SCFE[84]。第一个因素是软骨周围环复合体（围绕着身体的结构）随着成熟变薄。这种结构的强度可能受到内分泌疾病（最常见的是甲状腺功能减退）、需要服用生长激素的异常和慢性肾功能衰竭（继发性甲状旁腺功能亢进）的影响[84,112]。第二个因素是相对的或绝对的股骨后倾[84,112]，这种情况会增加股骨头骨骺的剪切力[84,112]。第三个因素是股骨颈干角变小伴有更大的垂直骨骺。这种情况也增加了骨骺的剪切力[84,112]。更深的髋臼窝可能也是危险因素[112]。当股骨头骨骺固定在更深的髋臼时，极限运动会增加骨骺负荷。基因可能属于其他影响因素，但没有得到确认[112]。肥胖因素也必须考虑[84,112]，因为一些内分泌改变容易造成肥胖并增加患病风险。Chung[33]发现步行时通过股骨头的机械力会达到体重的6.5倍，这些负荷可能导致肥胖的人易患SCFE。另有其他研究

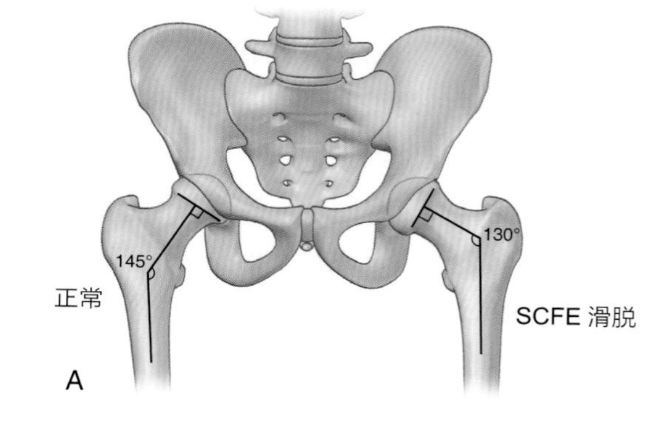

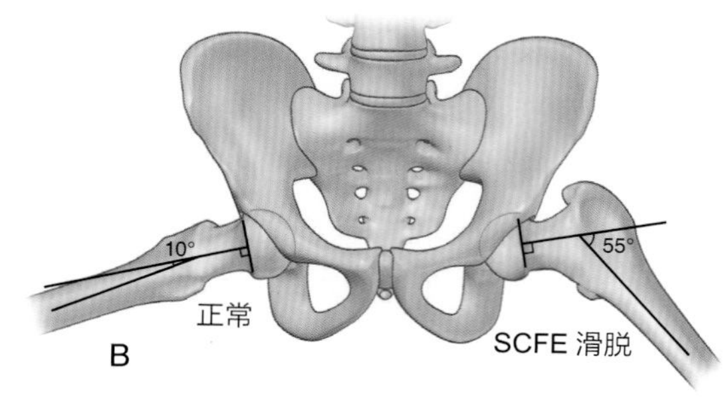

图 14.29 测量头干角以确定SCFE严重程度的Southwick法（引自Herring JA: *Tachdjian's pediatric orthopaedics: from the Texas Scottish Rite Hospital for Children.* 5th ed. Philadelphia, Saunders, 2014.）

报告，肥胖儿童的股骨近端内翻并后倾会增加导致 SCFE 的负荷 [60]。

多数情况下正、侧位 X 线片可确诊 SCFE[84,112]。股骨颈和股骨干移位（有时被称为“前滑”）之前，早期在平片的前后面观上也会发现扩大和不规则的体部 [84,112]。当看到股骨头骨骺在股骨颈的后面时，股骨头骨骺的高度发生下降 [112]。在正常髋关节中正切股骨颈上端的线（Klein 线）把骨骺外侧分开 [84]。当滑脱发生时，这条线会和骨骺的很小的一部分相交，甚至根本不会相交 [84]，图 14.30 可见此情况。外侧观可能更加有助于探测细微滑脱 [112]。由于疼痛剧烈，很难对摆放在青蛙腿位置的儿童拍片 [112]。急性滑脱的 X 线片上显示股骨颈很少或没有重塑，只有移位可见 [84]。股骨上段的 CT 检查可能有助于确认解剖结构以及下降的股骨颈前倾或真实后倾 [84,112]。在整个介入过程中，CT 可能有助于确定是否发生了骨骺闭合，以及确定术后是否使用固定装置穿透髋关节 [84,112]。通常超声检查不用于 SCFE，但当 X 线片没有发现问题时，也可作为一种选择，尽管 MRI 检查才是常用的选择 [112]。MRI 确实对发现血管性坏死有特异性，也对确认骨骺增宽、骨质水肿、解剖畸形有帮助。骨扫描也可以用于辨别血管性坏死和软骨溶解。

SCFE 的治疗目标是让滑脱最小化，维持运动，并延迟或预防过早的退行性关节炎。当怀疑儿童患有 SCFE 时，立即建议其转诊并做放射性检查 [84,112]。一旦确认诊断，绝对禁止负重，因为这会导致骨坏死 [112]。人字形石膏现在很少使用，因为其很难稳定，治疗时间太长（超过 100 天），且有并发症 [112]。

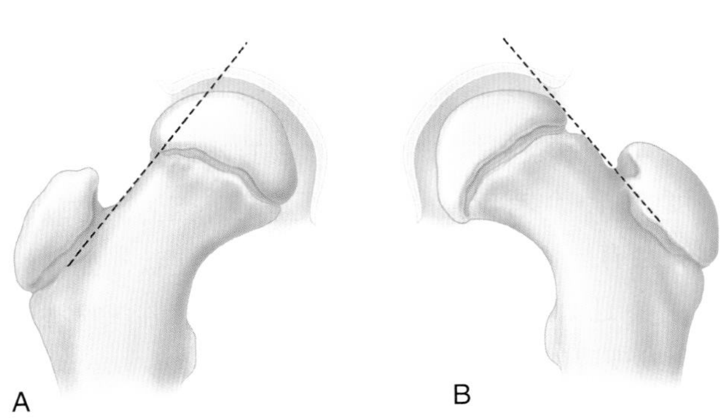

图 14.30　正常髋关节（A）和轻度慢性滑脱髋关节（B）的前后面观影像学表现（引自 Herring JA: *Tachdjian's pediatric orthopaedics: from the Texas Scottish Rite Hospital for Children*. 5th ed. Philadelphia, Saunders, 2014.）

手术包括内固定和螺钉、骺骨干移植术，以及股骨颈尖端和基底部或粗隆间的截骨术（伴有或不伴有股骨颈骺固定术）[84,112]。原位固定的目标是防止滑脱加重 [84,112]。这个手术可能会用一个或多个螺钉提供稳定性。螺钉尽可能固定在靠近股骨头骨骺的中心，但必须保持在关节外（图 14.31）。这些螺钉不必常规取出，患者无症状即可保留在体内。尽管可能会更改股骨头的确切位置和克氏针的数量，但无论严重程度如何，在稳定 SCFE 以及滑移不稳定的情况下，这均被视为可选择的干预措施 [84,112]。术后允许稳定性滑脱患者耐受性负重，如果需要可使用双拐。对于不稳定滑脱患者推荐 3 ~ 6 周的限制性负重。X 线片可确认患者骨骺闭合情况，对于稳定滑脱患者通常 3 ~ 6 个月后可以重返运动，而对于不稳定滑脱患者则需要 4 ~ 6 个月 [84,112]。

严重患者需要考虑使用骨骺移植术，这些患者的内置螺钉需要从股骨颈后方出来并且从股骨头骨骺再次进入，从而维持稳定 [84]。急性滑脱患者的治疗包括牵引或人字形石膏，这些治疗持续到早期愈合，需要 3 ~ 6 周，并且禁止负重 6 ~ 8 周 [84,112]。稳定性滑脱患者在双拐的帮助下，术后 2 ~ 3 天开始足趾负重，直到骨骺愈合（6 ~ 12 周）[84,112]。慢性患者或治疗后滑脱患者导致股骨头干角处在 30° ~ 70° 的畸形时，可选择截骨术矫正 [84]。该手术后允许患者保护性足趾负重直到愈合 [84]。

SCFE 的并发症是血管性坏死和软骨溶解 [54,201]。

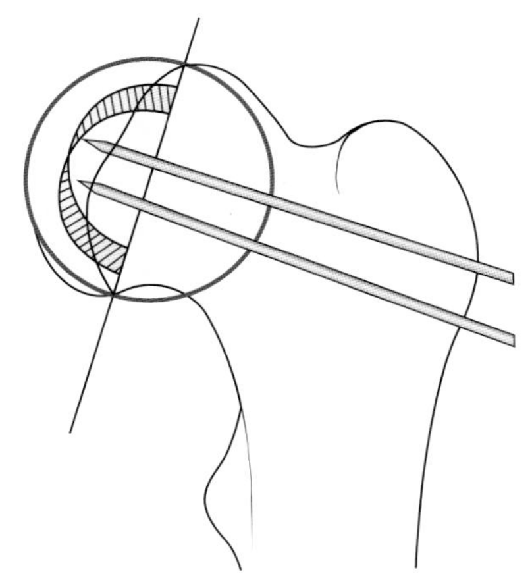

图 14.31　SCFE 治疗中螺钉的放置应靠近骨骺中心，但仍保持在关节外（引自 Herring JA: *Tachdjian's pediatric orthopaedics: from the Texas Scottish Rite Hospital for Children*. 5th ed. Philadel-phia, Saunders, 2014.）

股骨头的血管性坏死与急性和不稳定滑脱关系密切，最可能的原因与最初移位的股骨头导致的血管损伤有关，损伤越严重，血管供应越受影响[201]。其他原因包括股骨头的侵入性医疗操作，或位于股骨头后皮质或关节表面的固定装置的侵入[201]。治疗的目的是通过减少持重直到愈合，从而维持运动和预防关节塌陷[201]。软骨溶解是急性的关节软骨分解，它与快速进展的关节僵硬和疼痛有关[201]。虽然这种情况可能发生在未矫正的髋关节[54,201]，但它最常发生在手法复位、制动过久、截骨术后重整力线以及股骨头针穿透[201]。近年来随着螺钉置入方式的改进，这些问题的发生率显著降低[201]。关节间隙狭窄，髋活动能力下降，可能发生外展挛缩[54]。治疗措施包括活动改良，使用双拐，轻度 ROM 训练来维持运动，还有使用抗炎药[201]。这个阶段的物理治疗可能对于保持患者活动能力有帮助。血管性坏死合并软骨溶解非常具有破坏性，并且通常会导致髋融合[54]。

伴有 SCFE 的髋部退行性关节炎的发生风险与骨骼成熟时残余畸形的严重程度直接相关[84]。由于存在某些生物力学紊乱，大多数需要或不需要治疗的患者都会发生一定程度的骨关节炎[112]。血管性坏死和软骨溶解的并发症大大加速了骨关节炎（osteoarthritis，OA）的发生，甚至可能在青春期导致晚期 OA[112]。一些正在开展的研究对是否可通过重新恢复正常的股骨近端解剖结构来预防 OA 进行了判断，而近端直接股骨截骨是可以恢复近端股骨解剖结构的，即使在这个阶段未能做到长期随访。

Osgood-Schlatter 综合征（胫骨粗隆骨软骨炎）

Osgood-Schlatter 病或综合征是由胫骨粗隆骨化中心或隆起处反复的髌腱牵拉所致，导致膝前部活动相关的疼痛的疾病[12]。这种疾病在 X 线片上可分为 3 级：1 级表现为胫骨粗隆轻度增高，2 级表现为胫骨粗隆放射线可透过，3 级表现为胫骨粗隆破碎[75]。影响这种疾病的因素包括：创伤、软骨组织的局部改变[50]、过度机械性牵拉伸膝装置，这些会导致髌骨升高和牵拉性骨突炎[9,102]、肌肉离心牵拉和肌肉紧张[96]、髌骨角宽度下降[187]以及胫骨外旋增加[67]。

通常，此病出现在胫骨粗隆第二骨化中心形成时的骨骺期[75]。由于这一阶段男孩和女孩的发育不同，Osgood-Schlatter 的发病年龄也有差异。男孩常见年龄是 12 ~ 15 岁，女孩常见年龄是 8 ~ 12 岁[75]，高达 30% 的患者可能双侧患病[27]。所有病例中约 50% 的患者可参与定期的体育活动[12]。急性期 Osgood-Schlatter 综合征可能表现为严重疼痛，引起儿童跛行，或者长达数月的轻度不适，常因跑步、弹跳或参加运动导致。直接负重，如下跪，也会有疼痛。临床表现为胫骨粗隆压痛或水肿。这是疾病具有自限性过程，改良活动，非甾体抗炎药，冰敷都有效。牵伸可以提高小腿三头肌和股四头肌的柔韧性，从而缓解症状[12]。在很多严重的案例中，固定 7 ~ 10 天可能会缓解症状[201]。通常在 15 岁左右，当结节与胫骨主体融合时，症状就会消失。对于骨骼发育成熟后仍有症状的患者，可选择切除小骨和突起[201]。

剥脱性骨软骨炎

剥脱性骨软骨炎（osteochondritis dissecans，OD 或 OCD）是指软骨下骨从关节表面分离。它是以软骨下骨局部坏死为特点，继而发生坏死骨的再血管化、再吸收、再骨化[28]。可能发生关节损伤，因为这些损伤与关节软骨相邻[51]。骨碎片也可分离成关节中的游离部分[51]。虽然已有一些理论和影响因素，但剥脱性骨软骨炎的实际病因尚不清楚[24,233]，可能包括反复微损伤，剪切力和压缩力引发软骨下骨的负荷增加，运动员多见此病[155]。其他因素可能也起到了一定的作用，诸如遗传、血管痉挛导致的局部缺血、脂肪栓塞、感染性血栓形成及异常骨化[87]。患者典型的发病年龄在 12 ~ 20 岁[87]，并且男女比例为 2 : 1[178]。最常见的受累关节是膝（股骨内侧髁），肘关节（肱骨小头），以及距骨（上外侧）[51]。最常见部位是股骨内侧髁的外侧，可能是因为其与突出的胫骨髁反复撞击[24]。其症状表现为膝内翻，局部轻度膝痛，伴有反复的积液[233]。另外因为关节软骨剥脱会有游离体，而这会引起机械性症状，如膝绞锁[233]。还会有疼痛步态或外旋步态[24]。临床检查可能会发现股四头肌萎缩和触诊时受累软骨区域的压痛（膝屈曲 90°，股骨内侧髁远端疼痛）[233]。

X 线检查可以诊断 OCD，确认损伤区域。因为很难看到股骨内侧髁后方，因此常推荐多视角（前后面观、侧面观，轴位观，以及凹口或隧道观）阅片[233]。核磁共振有助于发现病变，也有助于用病变分期来确定治疗措施[24,233]。

对于骨骼发育不成熟、有症状但病情稳定的 OCD 患者，首选的治疗是减压支撑和限制活动，限制负重或固定 6 ~ 8 周[233]。与运动员沟通时重要的一点是如果没有消除疼痛，那么损伤就没有愈合[24]。而高达 90% 的微损伤可能自然愈合[201]。保守治疗失败的，如大面积损伤或者不稳定 OCD 可能需要手术治疗[233]。手术可能需要移除不稳定碎片[51]。此外在碎片上钻孔可让血管快速再生与替代[51]，钻孔可为良好的血管再生和修复提供通道，金属固定和骨移植也是重建稳定的选择[51,201,233]。负重区域大面积的损伤是未来发生 OA 的危险因素[51]。

跗骨融合

跗骨融合（tarsal coalition）是邻近跗骨之间的分离失败。融合发生在所有跗骨之间，但最常见于距跟骨和跟舟骨之间的融合[26]。病因可能包括先天因素[26,235]。研究发现高达 50% ~ 80% 的患者双侧同时存在融合，并且男女同等概率发病[26]。人群的发生率不超过 1%[26]。症状通常出现在青春期早期[201]，这个时期软骨层开始异常骨化。融合增加了邻近关节的压力，结果可能导致退行性关节炎、疼痛和腓骨肌痉挛[201]。尤其当距跟关节融合时，距下关节活动严重受限，而跟舟关节和距舟关节融合时，距下关节重度受限[235]。这会导致僵硬性畸形扁平足，同时伴有显著内翻受限[26,235]。X 线片通常可从三个视角显示骨融合[235]。在纤维化或软骨阶段，CT 或 MRI 清晰度更好，并且可显示出关节涉及程度的轮廓，以及退行性改变[235]。治疗目标是限制关节活动以降低疼痛和肌肉痉挛[235]。保守治疗方法包括足弓支撑、短腿步行石膏、中立位固定或者轻度内翻，还有 NSAIDs[235]。保守治疗失败患者可选择手术切除[235]。

跖骨头骨软骨病

跖骨头骨软骨病（freiberg disease）是指先天性局部跖骨头血管性坏死[201]。这种疾病最常发生在 13 ~ 18 岁的青少年女孩，并且累及第二跖骨[201]。90% 的患者单侧发病[12]，其病因不明，但是诸如创伤、重复应力、血供紊乱或穿戴不舒适的鞋等因素可能影响骨化[12]。结构畸形如踇外翻或踇趾僵硬，可把外侧负荷转移到第二跖骨，增加了其应力[189]。当微骨折发生在干骺端连接处和生长板时，干骺端会缺乏血供[222]。临床表现通常包括局限在第二跖骨头的前足痛，并有局部水肿和跖趾关节的活动受限[201,222]。该病早期无法通过标准 X 线片发现，可能需要先进的影像技术如 MRI 或 CT 诊断[189,201,222]。后期的 X 线片会显示不规则关节面、僵化、碎片，以及最终重建[189,201,222]。保守治疗包括借助支具、跖骨垫、矫正鞋以及可穿戴限制鞋减轻跖骨负荷[189]。通常，一个疗程需要 4 ~ 6 周[201,222]。如果保守治疗失败，可选择跖骨头手术[201,222]。

足副舟骨

足副舟骨是在跗骨舟骨内侧发育的额外骨，可发生在胫骨后肌腱内或是作为独立骨[127,201]。它是童年时期足舟骨联合二次骨化失败的结果[127]。该病在人群中的发生率大约是 10%[201]。分为 3 种类型：

1. 1 型是胫骨后肌腱内小体积椭圆或圆形小骨，很少有症状[189,201,222]。
2. 2 型是足舟骨内侧面的大体积外侧突出物，显著分离于足舟骨[189,222]。足舟骨结节之间的纤维软骨连接被破坏，可能被误认为骨折[127,201]。该型常有症状，破坏常发生在青春期，与反复创伤有关[127,201]。
3. 3 型发生在足舟骨和副舟骨之间存在骨桥时[127]。这可代表 2 型末期[127]，并对其上覆盖的皮肤造成显著刺激[201,222]。

症状通常始于儿童期，表现为鞋的内侧引起副舟骨压力增加[127]。患者通常主诉疼痛和中足内部区域无力[127]，也可表现为水肿和红斑[127]。当负重时症状常会加重[127]。X 线片通常是唯一可诊断的影像方式[127]。保守治疗可直接缓解症状。穿戴合适的鞋可减轻中足内侧负荷，同样矫正支具也可能有所帮助。石膏会限制胫骨后肌腱的牵伸[127]。同时推荐行为改良和 NSAIDs[127]，严重患者可选择足副舟骨的手术治疗[127]。

跛行的其他原因

儿童出生到 5 岁期间，其他引发急性跛行的骨科疾病包括青少年先天性关节炎（见第 7 章）、非随机创伤（骨折或软组织损伤）、血友病、椎间盘炎、盘状半月板、腘窝囊肿、异物和骨肿瘤。

髌骨疼痛和反复髌骨半脱位或脱位是10～15岁阶段常见跛行的原因（第15章有详细讨论）。单关节炎症性关节炎和淋球菌性关节炎也可引起儿童急性跛行。

很多类型的肿瘤和相关骨损伤可引起儿童跛行。常见疾病包括骨样骨瘤、单纯性骨囊肿、骨软骨瘤（单个或多个）、内生软骨瘤、动脉瘤性骨囊肿、嗜酸性肉芽肿以及非骨化性纤维瘤。症状包括跛行、疼痛，以及损伤处病理性骨折[201,222]。

血管瘤/血管畸形

血管瘤是异常的血管增生，可能发生在任何血管化组织中。影响肌肉骨骼系统的血管瘤被更准确地称为血管畸形。血管畸形是罕见的先天性病变，由血管胚胎形成阶段的突变引起。根据定义，该病出生时即有，但是临床症状不显著，可在以后生活中才变得显著[124,132]。骨骼变化常随着血管畸形发生，但在血管瘤中很少见到[132]。

出生时，血管结构全部形成，虽然在临床上不一定可见病变[124,132]。这种类型病变可能出现在后期，因为血管扩张或血肿形成而导致快速变大[132]。男女发病率相同[132]。血管畸形可根据病变处主要的血管类型（如静脉、动脉、淋巴管、毛细血管或混合型）或病变处血流（如快速或低速）进行亚类分型[132]。静脉型畸形经常没有症状，虽然并发症可能包括血管扩张后的疼痛、出血和血肿形成，也可涉及关节内如关节积血，病理性骨折，邻近结构压迫[124,132]。它也可导致受累肢体的骨骼和软组织发育迟缓或过度发育[132]。深层动静脉畸形可进展为远端局部缺血、疼痛、坏死，伴有继发的骨折风险，这与骨的动脉缺失有关[132]。血管畸形中骨累及发生率是20%[22]。

诊断的第一步是应用多普勒超声检查[124]。该检查可即刻辨别出病变处血流类型的差异[124]。低速型畸形案例中推荐MRI检查，这有助于确认、区分畸形，为治疗做准备[124]。如果探查结果是高速型畸形，可进行CT或CT血管造影，因为这有助于精准评估、显示结构进出和邻近累及的结构，有助于制订放射性或手术治疗方案[124]。这些疾病的治疗方法因累及范围而变化很大。允许的话建议保守治疗，包括对症的压力袜和止痛治疗[22]。当累及的肌肉或骨骼已导致疼痛，功能障碍或病理性骨折时，此类患者可能需要手术治疗或病灶内经动脉栓塞和切除[22]。骨骼过快发育患者可能要接受骺骨干固定术矫正长短腿[132]。

其他疾病

背痛

应该认真对待儿童背痛，因为其可预示着严重疾病[212]。除了力学原因，疼痛可能是因为感染（包括与细菌相关的关节盘炎）、骨和脊柱肿瘤、自发性炎症或自发性免疫系统疾病如慢性反复多发骨髓炎而引起，而可能进展为强直性脊柱炎的脊柱关节病、血管炎、反射性神经血管营养不良，也都是背痛的原因[212]。提示需要进一步检查的临床表现包括发热、体重下降、夜间痛或者惊醒痛、神经功能缺陷、持续性疼痛加重或炎症性背痛[212]。

青少年非特异性下背痛的发生率高达74%[105]。力学因素中考虑峡部裂（单侧关节间部骨折）、舒尔曼病（伴随腘绳肌和髂腰肌紧张的胸椎或胸腰椎后凸增加）、骶髂关节功能障碍、骨突炎（来自髂骨翼或坐骨结节的局部慢性反复应力导致的生长板刺激）[212]。尤其是舒尔曼病会干扰椎体终板，引起椎体前缘楔入，在儿童生长快速期导致驼背[12]。严重患者考虑手术治疗（大于75°并有疼痛，患儿不能接受自身外观）[12]。

其他直接影响下背痛的因素是BMI[5,197]。Akdag[5]等人发现10～18岁的儿童BMI为19.84 kg/m^2是重要的疼痛强度因素。其他研究发现体重每增加10 kg，关节疼痛增加10%，BMI每增加1个单位，疼痛增加3%[207]。第8章有详细的脊柱疾病介绍。

特发性尖足步态

特发性尖足步态（idiopathictoe walking，ITW）是指没有神经和骨科异常的情况下，持续到2岁后的异常尖足步态[220]。其发生率约5%[53]。本质上它属于排除性诊断，排除神经损害（强直性脊柱炎、脑性瘫痪、腓骨肌萎缩症、肌营养不良、脊柱裂、脊髓栓系综合征、短暂局部肌张力障碍）、神经与发育残疾

（快乐木偶综合征、自闭症、发育型协调紊乱、全身发育迟缓、精神分裂症）、创伤或生物力学疾病（软组织损伤、先天性马蹄足、长短腿、刺伤、瘢痕形成、腓肠肌腹肿瘤、腓肠肌静脉畸形、病毒）[231]。ITW 原因不明，但常有家族史[220,231]，可能与存在的显性常染色体有关[231]。起初患有 ITW 的儿童用足尖走路，但是可根据要求或在注意力集中时用全足负重[220]。随着时间的推移可形成挛缩型马蹄足，即当伸膝并且踝中立位时被动的踝背伸不超过 10°[220]。如果不矫正可能发展为获得性扁平足、跖骨痛、糖尿病足溃疡和足底筋膜炎[220]。

由于缺乏有效性的治疗证据，ITW 的治疗可能存在差异[85,220]。通常它无须治疗就会改善[85,220]。保守治疗方法包括足底屈肌的牵伸，如采用被动牵伸、足踝延长矫形器、石膏矫正法或肉毒毒素注射[220,231]。跟腱延长术通常在病情持续的患者中应用[85,220,231]。

软骨发育不良

软骨发育不全（侏儒症）是最常见的软骨发育不良的疾病，是一组以软骨和骨的异常生长和重塑为特征的异质性疾病[160]。该病的流行病发生率是每 1000 名新生儿中有 0.36 ~ 0.6 人发病[99]。该疾病具有常染色体显性，但是 80% 的患者发病原因是基因突变[160]。软骨发育不全在出生时就有典型的临床表现[160]。其特点包括：

所有长骨对称性短缩，近端长骨受累明显，并且更易累及下肢；

骨骺离干骺端较近，导致关节软骨间隙深度明显增加，出现人字形或球窝关系畸形，多见于股骨下端；

手部骨骼表现较粗且呈管状，其示指与中指分开较远且无法伸展。盆腔短而开阔；椎体呈长方体形状，可导致椎管狭窄和脊髓压迫，椎弓根短，并伴有腰椎前凸。颅底变窄，枕骨大孔变窄，面中部发育不全，鼻骨凹陷[160]。

有可能发生神经性损伤和并发症，10% 的 10 岁以内患者表现有神经症状[99]。身体姿势的改变的确会影响到运动技能发展的顺序，但这是连贯的并且相关里程碑式的发育依然存在[99]。应该关注姿势，减少坐位时间，避免形成僵硬的胸腰椎后凸[99]。

建议为了控制骨科疾病，应该保持与身高合适的体重[99]。

长短腿

长短腿（leg length inequality，LLI）也称下肢不等长，一般为 2.5 cm 及以上的下肢长度差。长度差异低于这个值不会引发临床问题。

病因

LLI 的病因分为很多种类：创伤；先天性、神经肌肉疾病或获得性疾病；感染引起的生长受限；肿瘤；血管疾病。创伤种类包括骨骺和骨干损伤，伴有生长板停滞的骨骺损伤可能导致不对称，因为骨折累及股骨远端内侧骨骺。这种类型的损伤可导致成角畸形（内翻足），以及股骨短缩。

先天性疾病包括偏侧肥大，这种疾病表现为一半身体（上臂和腿）比另一半体积大。相反，在偏侧萎缩的患者中，一半身体比另一半小。有时候难以做出辨别，因此有必要确定最好以哪一侧肢体匹配身体其余部分。近端局部股骨缺陷、先天因素、胫腓骨半肢畸形和其他局部发育不良是 LLI 的额外影响因素（见第 13 章）。DDH 也可造成长短腿，因为其可见的显著股骨短缩，当髋脱位或股骨头 AVN 可导致真性长短腿。DDH 的手术治疗可改变下肢长度，包括内翻足的反旋截骨（varus derotation osteotomy，VDRO），此手术可缩短股骨，而骨盆手术可使骨盆高度增加 1 英寸（约 2.5cm）。

神经肌肉疾病会造成下肢骨的非对称性生长。受累下肢生长减慢可能是由于肌肉力量下降或肌肉麻痹。疾病原因包括脊髓发育不良、脊髓灰质炎，以及先天性或活动性脑性瘫痪导致的偏瘫。然而不是所有的 LLI 都需要矫正治疗。偏瘫儿童受累侧肢体也会短缩。因为其髋膝肌肉无力和马蹄足，导致受累腿无力且痉挛，足部离地困难。患者更倾向于摆动短缩的下肢进行足部离地。

获得性疾病如 LCPD 和 SCFE，也会导致下肢短缩，通常是因为股骨头 AVN，偶尔是手术治疗的结果。纤维性发育不良和肿瘤，包括良性骨囊肿和恶性肿瘤，通过影响生长中心或因为骨折、手术治疗继发性地改变下肢长度。

损伤

LLI对患者的影响差异很大，因为影响因素包括真实差异程度、患者身体代偿情况、差异进展的可能性、患者对问题的感知、肌肉力量情况、运动控制及关节活动范围。如果双腿长度差距明显或者自身代偿能力有限，则外观上会显而易见，且肌肉活动会显著增加来满足步行需求[4]。可能会导致肌肉骨骼适应和代偿。继发性损伤包括骨盆倾斜，这会导致髋外展肌和腰椎旁肌负荷增加，椎旁韧带张力增加[4]。其他人报道了脊柱侧凸的发展、下背痛、坐骨神经痛、髋膝关节负荷过度，以及下肢功能异常，如应力性骨折、足底筋膜炎或者膝髌旁痛[83]。现已发现伴有LLI的骨关节炎[4]。儿童步行时长下肢使用更多，这可能与更多的长下肢OA发病有关[4]。代偿模式包括长下肢持续屈曲环转、长下肢跳跃行走、短下肢的尖足步行，以及更大范围的垂直移动的身体重心[4]。最终可以观察到肌肉骨骼系统的适应性改变，包括骨盆倾斜、膝屈曲、马蹄足。这些问题可能很严重，但很容易解决，因为儿童通常具有内在的活力和动力。然而成人期增加的身高和体重导致步行消耗能量增加，严重代偿的摇摆步态，以及长时间的腰骶脊柱力线不对称可能共同降低步行能力，甚至使人丧失移动能力。

临床检查

LLI患者的体格检查始于全面病史，包括所有先前的治疗。体格检查包括以下内容：

1. ROM的评估，关节稳定性，躯干、髋、膝、踝和足的肌肉力量。
2. 下肢感觉。
3. 人体测量评估：坐和站的高度、体重、臂展；大腿和小腿维度；下肢长度。
4. 功能性活动，如从椅子上站起来，向下移动到地板上，再向上移动。
5. 姿势与步态的临床分析，包括观察脊柱和下肢力线以及代偿模式；观察患者是否在水平地面、坡道和上下楼梯的步态中使用辅助设备和鞋拔。

根据测量到的下肢结构及功能差异，以及不对称的两侧下肢姿势，或者综合几个问题，有助于判断LLI是否是结构性原因[83]。

评估下肢长度有不同的临床方法。一种方法是把大小不同的踏板放在短下肢足下，使骨盆水平，然后测量踏板的高度。图14.32显示该方法。第二种方法采用卷尺评估，儿童仰卧在测量床上，测量髂前上棘到内踝的距离或者肚脐到内踝的距离（图14.33）。Smith[195]描述了第三种方法，大腿贴标签法。患者仰卧在测量床上，髋膝屈曲90°。测量双侧大腿、膝关节和足底之间的差异（图14.34）。矫正低于5 mm的LLI时应该保持谨慎，因为这个时候临床评估方法不够精确且缺乏稳定性[20]。

下肢长度的影像学检查可以提供精准的长度差异评估。大量研究显示当前CT扫描已被应用[74,83]。

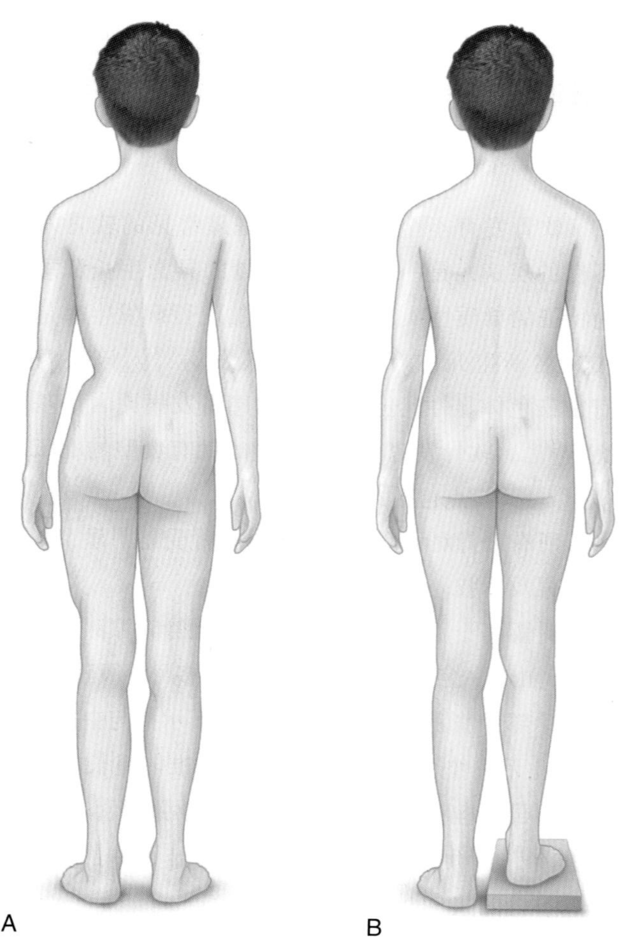

图14.32 用阶梯板测量长短腿的临床评估方法。（A）站立时的长短腿可以通过患者直立时的不对称髂嵴或髂后嵴高度来观察。患者双腿均匀站立，膝关节伸直，双脚平放在地板上。（B）在骨盆水平之前，可使用刻度块测量不平等程度（引自Herring JA: *Tachdjian's pediatric orthopaedics: from the Texas Scottish Rite Hospital for Children*. 5th ed. Philadelphia, Saunders, 2014.）

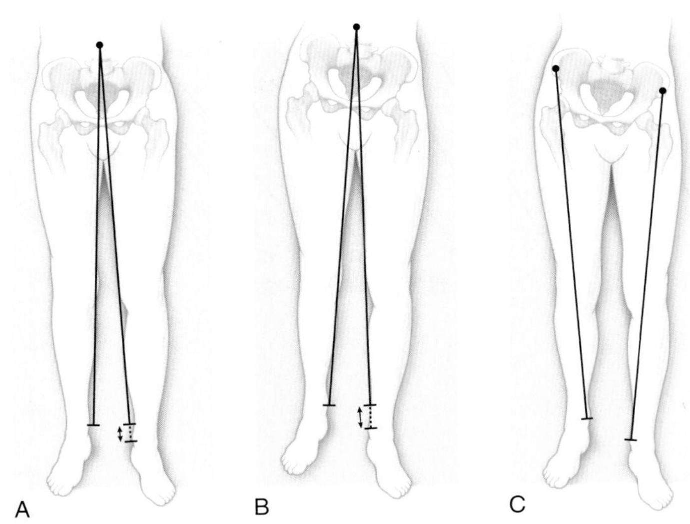

图 14.33　用卷尺测量仰卧位的功能性和真性长短腿。图 A 是一名患者，图 B 和 C 是另一名患者。(A) 腿处于伸展和中立位置时，从脐部到内踝（左腿比右腿长）和从髂前上棘到内踝测量长度不等，这是一个腿结构长度不一致的患者。(B) 对于稳定骨盆倾斜但没有真正长短腿的患者，从脐部测量时发现不对称。在这个测量中，内收的左腿比右腿长。(C) 从髂前上棘到内踝的测量显示没有结构性长度不等（引自 Herring JA: *Tachdjian's pediatric orthopaedics: from the Texas Scottish Rite Hospital for Children.* 5th ed. Philadelphia, Saunders, 2014.)

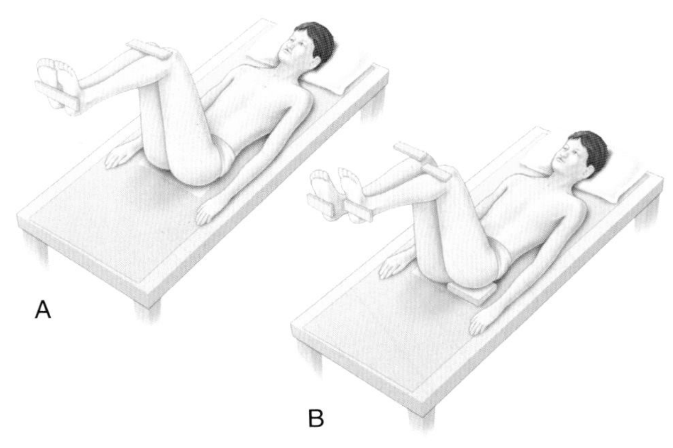

图 14.34　用于测量腿长不等的大腿贴标签法。(A) 患者仰卧，髋和膝关节屈曲至 90°。注意治疗床和大腿之间、大腿和膝关节之间以及膝关节与足底之间存在差异。图 A 显示无差异。(B) 通过使用阶梯板测量的差异，可以看到腿长差异（引自 Herring JA: *Tachdjian's pediatric orthopaedics: from the Texas Scottish Rite Hospital for Children.* 5th ed. Philadelphia, Saunders, 2014.)

该检查只有常规放射量的 1%[83]。并且该方法更快，更加适合年幼儿童，当存在挛缩和外固定时也可使用[74,83]。标准的 X 线技术中，把尺子放在患者腿旁的 X 线检查台上，患者静止不动，在髋部、膝关节和踝关节的水平位置拍摄 3 张 X 线照片。这 3 个视图旁均放有尺子标记，检查人员可以测量股骨和胫骨的长度，并将它们合并为腿的总长度。常用的骨骼标志有股骨头顶部、股骨内侧髁底部和胫骨平台。也可同时拍摄左手腕和手部的照片，以确定患者的骨龄。

这些技术都存在测量误差，因此临床和放射学测定腿长都是不精确的。判断发育受限的比例有助于估算骨骼成熟时的最终差异。例如，当儿童很小时，10% 的短腿生长受限可能导致较小差异。当腿长 20 cm 时，10% 的短缩就是 2 cm。但当儿童发育成熟时，如果非受累腿有 70 cm 长，累及腿的生长发育受限是 10%，那么累及腿会短缩 7 cm，这就显而易见了。

如果可在长时间内随访测量患者，拍摄短腿和长腿的全长扫描图并将每张扫描图对应的骨龄在 Moseley 图上标记出来，就可描绘出过去发育情况和预判未来发育情况（图 14.35）[148]。也可在曲线图上标记出手术效果，从而预测腿长改变和骨成熟时对长度的最终影响。Paley[159] 制定了数学公式，使这些预测能够精确地建立在 1 ~ 2 个测量值的基础上（表 14.8）。

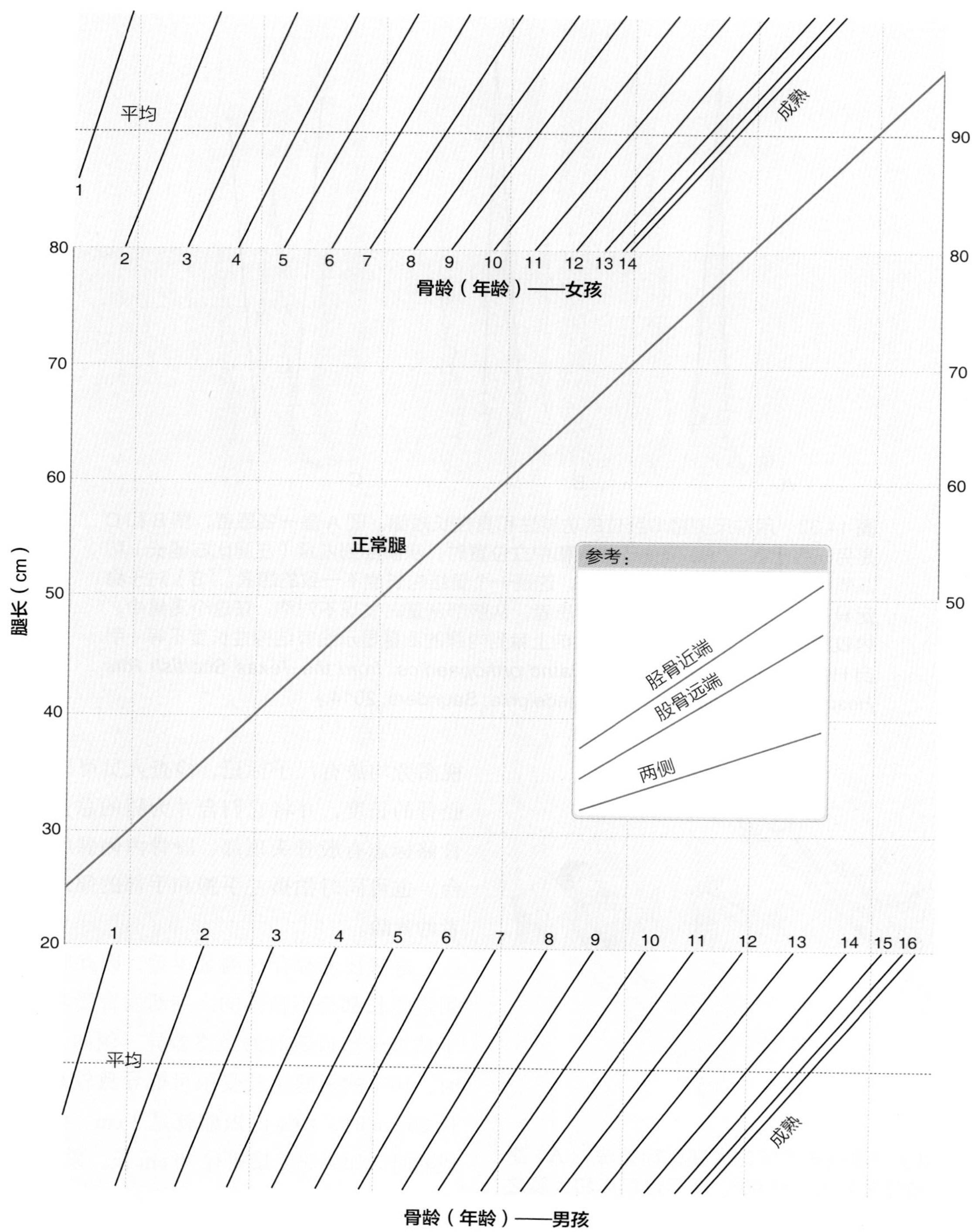

图 14.35 Moseley 图用于绘制患者的系列扫描图测量值和骨龄，以确定成熟时的差异和手术治疗的可能性。短腿的生长将用低于正常腿线的一条线来描述。手术增加的短腿的长度将使两侧腿在骨骼成熟时腿长大致相等（重绘自 Moseley CE: A straight-line graph for leg-length discrepancies. *J Bone Joint Surg Am* 59:174-179, 1977.）

治疗方法

LLI 的治疗受到患者年龄、腿长差异以及预期成熟时的差异的影响[74]。发育阶段家长或外科医生会建议保守治疗如增高鞋垫和矫形支具。骨骼成熟后有3个最终的治疗方案：童年期持续使用假体或矫形设备，缩短长下肢或延长短下肢。通用指南是：

0～2 cm：不用治疗；

2～6 cm：应用矫正设备、骺骨干固定术、骨骼缩短术；

表 14.8 用于预测肢体长度差异和剩余生长量的男孩和女孩的下肢乘数

年龄	乘数	
	男性	女性
出生	5.080	4.630
0 + 3	4.550	4.155
0 + 6	4.050	3.725
0 + 9	3.600	3.300
1 + 0	3.240	2.970
1 + 3	2.975	2.750
1 + 6	2.825	2.600
1 + 9	2.700	2.490
2 + 0	2.590	2.390
2 + 3	2.480	2.295
2 + 6	2.385	2.200
2 + 9	2.300	2.125
3 + 0	2.230	2.050
3 + 6	2.110	1.925
4 + 0	2.000	1.830
4 + 6	1.890	1.740
5 + 0	1.820	1.660
5 + 6	1.740	1.580
6 + 0	1.670	1.510
6 + 6	1.620	1.460
7 + 0	1.570	1.430
7 + 6	1.520	1.370
8 + 0	1.470	1.330
8 + 6	1.420	1.290
9 + 0	1.380	1.260
9 + 6	1.340	1.220
10 + 0	1.310	1.190
10 + 6	1.280	1.160
11 + 0	1.240	1.130
11 + 6	1.220	1.100
12 + 0	1.180	1.070
12 + 6	1.160	1.050
13 + 0	1.130	1.030
13 + 6	1.100	1.010
14 + 0	1.080	1.000
14 + 6	1.060	NA
15 + 0	1.040	NA
15 + 6	1.020	NA
16 + 0	1.010	NA
16 + 6	1.010	NA
17 + 0	1.000	NA

注：NA：不适用。

引自 Paley D, Bhave A, Herzenberg JE, et al.: Multiplier method for predicting limb-length discrepancy. *J Bone Joint Surg Am* 82:1432, 2000.

6 ~ 20 cm：肢体重建（有或无辅助程序的肢体延长）；

>20 cm：安装假肢（无论是否手术干预）[74]。

其他需要考虑的因素是每一个生长中心对生长的影响（表 14.9）。

矫形治疗

通常短下肢采用鞋内增高垫矫正对于 1.5 ~ 2cm 的长度差异是有效的 [74]。对于更大的差异，增高垫可应用在鞋外底 [74]。不推荐大于 5cm 的增高垫，因为其重量会对肢体产生影响。同时腿部的无力也不能抵消内翻应力，导致经常出现踝关节扭伤的情况。通过矫形器向上延伸至小腿后部或踝骨上方可以获得更高的稳定性 [74]。先天性肢体缺如患者可选择假肢 [74]。此外如果股骨长度小于对侧长度的一半，且长度差异预计大于 15 ~ 20 cm，特别是足不能正常行走，可能最终需要截肢 [74]。截肢的决定对家庭来说是困难的，但是那些早期接受截肢或矫形手术的患者能显示出很好的假体适应性 [74]。与家庭成员和患者共同讨论治疗方法有助于做出决定 [74]。

缩短长肢。可以通过干预骨骺发育来实现缩短生长期儿童的长肢，即手术阻止长腿的一个或多个生长中心，从而使短腿在长度上“赶上来”。这是改善轻中度长度差异的很好方式。为了能够采用该方法，儿童必须还有足够的生长空间来补偿长度差异 [74]。对于骨折导致的过快生长、感染或者生长过速综合征，此方法非常有效 [74]。

骨骺发育的时期至关重要。手术医生必须能够判断每条腿未来的生长情况，当长腿的生长量与短腿的生长量相匹配时，此刻可作为手术时间，使两腿在骨骼成熟时长度大致相等。如果骺骨干固定术实施太早，长下肢实际上可能变成短下肢，远差于最佳手术效果。骺骨干固定术也可以应用在生长板的内侧或外

表 14.9 股骨和胫骨各生长中心的生长百分比

生长中心	全腿比例	股骨全长	胫骨全长
股骨近端	15%	30%	–
股骨远端	35%	70%	–
胫骨近端	30%	–	60%
胫骨远端	20%	–	40%

侧部分来矫正成角畸形。例如，股骨远端骨折可能造成股骨远端生长板的损伤。生长板的外侧部分依旧可正常发育，从而形成内翻，这也会造成功能性短缩。

缩短长腿的另一个办法是缩短截骨术，通常应用于骨骼发育成熟的患者，这些患者不考虑实施骺骨干固定术。矫正成角畸形的第二种方案是钉住生长板的内侧或外侧；可通过锁定发育期儿童内翻下肢的生长板的外侧部分，从而抑制生长，而内侧部分可继续生长。

延长短腿。手术延长短腿对患者具有很大吸引力，因为是在受累的腿上而不是在“正常”的腿上进行手术，并且有机会纠正更大程度的差异。腿延长术的适应证包括长度差异超过 4 ~ 6 cm、存在允许实施矫正手术的足够的软组织活力以及上下稳定的关节，虽然外固定支架适用于不稳定关节。该手术可独自或同时延长股骨和胫骨。其最终目标是使腿长度相等，站立时膝高度相同。

某些手术也有可能矫正长度差异高达 15 ~ 20 cm 的下肢[74]。但矫正技术会很复杂且耗时，因此需要向患者和家属详细解释。延长术常包括一系列操作使结果最优化，短腿长度可增加骨原有长度的 10% ~ 20%[74]。每延长 1 cm 需要固定 1 个月，外固定 6 个月后可进行康复[74]。最佳固定时间不定。一些学者认为 10 ~ 12 岁后可做肢体延长术，这样患者能够事先理解此手术，但是其他学者认为更小年龄（5 ~ 7 岁）的延长手术也许术后生长更加正常，而且可能发生更少极端长度差异的肢体[74]。手术前应明确是否存在其他骨或关节畸形（如髋发育不良、踝外翻）[74]。

延长方法包括牵引成骨、外固定肢体延长、牵张骨骺分离、髓内杆延长、髓内延长装置[74]。牵引成骨法是一种截骨技术，两侧骨断端接近 3 ~ 14 天。在骨折愈合的炎症期之后，截骨术进入反复骨愈合阶段，骨每天会延长 1 mm。牵引会持续到达目标，然后患者进入巩固阶段并允许下肢持重，但仍要佩戴支具，直到 X 线片显示骨足够强壮才允许完全持重。在此阶段保持运动非常重要，如果膝关节伸展受限 >30°，建议一些人停止运动[74]。

外固定也可用于肢体延长。固定方式多样，其中一种是 Ilizarov 技术，截骨技术已有介绍。此技术的固定方式是通过紧张的贯穿钢缆固定在完全或部分吊环中，该吊环又通过多个骨针固定在肢体上[74]。通过每天调整 1 mm 来延长肢体。

牵张性骨骺分离术是为了纠正体格生长，分散的力量被施加在骨骺上直到骨折，通过逐渐牵拉获得延长，但这种方法非常疼痛，后期可能存在更多骨骺损伤的并发症。这种技术通常应用于接近发育晚期的严重患病儿童[74]。

髓内杆延长术具有早期去除外固定并快速恢复膝功能的优势[74]。髓内杆在牵拉和巩固阶段维持力线。因为髓内杆可以提供稳定性，一旦延长完成后就可以移除外固定。因为股骨仍然保持稳定，可以开始循序渐进的负重和运动恢复[74]。手术风险包括股骨骨骺损伤以及 AVN，以及在手术过程中与股骨相关的膝内侧间隙增加，这是由于延长术是沿着股骨轴线操作的[74]。膝关节位置的改变可影响体重分布。同时也要当心感染[74]。

髓内钉允许延长且稳定，没有外固定的风险[74]。这些技术尚未广泛应用在儿童身上，因为有损伤生长板的风险[74]。对经历过损伤的患者来说，这也许是最好的选择[74]。

肢体延长术的并发症包括延长期间的高张力、设备故障、固定失败、针孔感染、骨髓炎、成熟前融合、坏死骨形成、设备移除后的骨折、肢体生长减少、延长时的错位排列、疼痛、软组织瘢痕、肌肉紧张导致的关节僵硬挛缩、脱位、神经牵张性麻痹以及关节损伤[74]。

需要给患者以及家属充分宣教，因为手术过程中患者可能会有疼痛。儿童可能会感到挫折、愤怒和害怕，因为术后会暂时丧失原有的独立能力。也许需要心理医生治疗儿童的困难行为，帮助儿童和家属掌握正确的处理策略。潜在的接受延长术的患者一定要有极高的意愿，家属非常支持且坚定。成功的肢体延长术也需要完善的医疗保障系统，知识渊博经验丰富的医生、护士、治疗师来全程指导患者和家属。

术前的物理治疗也许有帮助，选择合适的拐杖并指导患侧腿限制负重步行，教育家长和其他照护人员，培训其家庭训练、术后体位与制动以及牵伸与力量训练，为手术做准备。可通过家庭训练方案实施以上物理治疗。术后物理治疗包括指导功能活动、主动辅助和等张训练、良肢位摆放、循序渐进地进行可耐受步行训练、伤口护理。物理因子治疗如冰敷或经皮神经电刺激（transcutaneous electrical nerve stimulation，TENS）有助于缓解疼痛。动态夹板可应用在肢体延长阶段，对有显著 ROM 受限的关节提供低强度持久的关节牵伸。运动训练对整个 Ilizarov 术后延长阶段有帮助，包括闭链和开链的力量训练以及主动、辅助或被动关节活动训练。固定自行车和跑步机同样有效。移除固定装置后，患者可能需要额外的步态训练、监督及调整运动方案，可能还要再适应和再训练，以及穿戴合适的假肢或辅具。治疗期间鼓励儿童参加学校常规事务、休闲活动以及可能的全部活动。

总结

本章介绍的儿童骨科疾病代表了物理治疗师可能遇到的一系列问题，针对特定问题（如笨拙步态）或可能最终被证明是“红鲱鱼”（英文暗指转移视线和注意力的操作，这里暗指骨科医生将未能明确诊断或治疗的患者转移给物理治疗师）的特定投诉向他们求助。例如，为了治疗膝关节痛把儿童转诊给物理治疗师，但这些儿童实际患有 SCFE。或者全科医生或神经科医生把具有某个诊断（如粗大运动发育迟缓）的儿童转诊给物理治疗师，但也有髋发育不良儿童经骨科医生治疗后被转诊。在所有这些情况中，基本要点是物理治疗师应熟悉各种儿童骨科疾病，包括相关症状、体征、鉴别诊断和治疗方法。物理治疗师必须非常清楚如何把合适的患儿转诊给其他医生，如怀疑儿童患有急性 SCFE，就应该转介给骨科医生。作为物理治疗师，我们的优势是可以长期仔细地随访儿童，这与骨科医生每 6 个月随访 1 次不同，因此我们对儿童的病情以及家庭情况可能具有更深入的了解。掌握足够信息的物理治疗师有时是各个专业人员之间的桥梁，包括儿童保健、矫形科、神经科以及内科医生等。

推荐的儿童骨科评估方法

身体功能和结构

下肢扭转

髋、膝、踝关节 ROM

Ortolani 测试

Barlow 测试

下肢长度

肌力

疼痛

足前进角

随着生长和发育，正常的身体变化进程（如扁平足、膝外翻、下肢扭转）

活动和参与

步态评估

游戏中的身体参与

游戏中的自我姿势选择

（孙文江　译，徐丽萍　审）

参考文献

1. Abolarin T, Aiyegbusi A, Tella A, et al.: Predictive factors for flatfoot: the role of age and footwear in children in urban and rural communities in South West Nigeria, *Foot (Edinburgh)* 21:188, 2011.
2. Accadbled F, Laville JM, Harper L: One-step treatment of evolved Blount’s disease: four cases and review of the literature, *J Pediatr Orthop* 23:747, 2003.
3. Acikgoz G, Averill LW: Chronic recurrent multifocal osteomyleitis: typical patterns of bone involvement in whole-body bone scintigraphy, *Nucl Med Commun* 35:797, 2014.
4. Aiona M, Do KP, Emara K, et al.: Gait patterns in children with limb length discrepancy. *J Pediatr Orthop* Jul 29, 2014.
5. Akdag B, Cavlak U, Cimbiz A, et al.: Determination of pain intensity risk factors among school children with nonspecific low back pain, *Med Sci Monit* 17:PH12, 2011.
6. Alsaleem M, Set KK, Saadeh L: Developmental dysplasia of hip: a review, *Clin Pediatr* Nov 6, 2014.
7. Alshammari A, Usmani S, Elgazzar AH, et al.: Chronic recurrent multifocal osteomyelitis in children: a multidisciplinary approach is needed to establish a diagnosis, *World J Nucl Med* 12:120, 2013.
8. Anderson LA, Gililland J, Pelt C, et al.: Subcapital correction osteotomy for malunited slipped capital femoral epiphysis, *J Pediatr Orthop* 33:345, 2013.
9. Aparicio G, Abril JC, Calvo E, et al.: Radiologic study of patellar height in Osgood-Schlatter disease, *J Pediatr Orthop* 17:63, 1997.
10. Arkun R: Parasitic and fungal disease of bones and joints, *Semin Musculoskelet Radiol* 8:231, 2004.
11. Asche SS, van Rijn RM, Bessems JHJM, et al.: What is the clinical course of transient synovitis in children: a systematic review of the literature, *Chiropr Man Ther* 21:39, 2013.
12. Atanda A, Shah SA, O’Brien K: Osteochondrosis: common causes of pain in growing bones, *Am Fam Physician* 83:285, 2011.
13. Barnes JM: Premature epiphysial closure in Perthes’ disease, *J Bone Joint Surg, Br* 62:432, 1980.
14. Bergerault F, Fournier J, Bonnard C: *Orthop Traumatol Surg Res*, pp 99S–S150, 2012.
15. Berkowitz CD: Angular deformities of the lower extremity: bowlets and knock-knees. In Berkowitz CD, editor: *Berkowitz’s pediatrics: a primary care approach*, ed 3, Elk Grove Village, IL, 2008,

American Academy of Pediatrics.

16. Birch JG: Review article: Blount disease, *J Am Acad Orthop Surg* 21:408, 2013.
17. Blackmur JP, Murray AW: Do children who in-toe need to be referred to an orthopaedic clinic? *J Pediatr Orthop B* 19:415, 2010.
18. Bleck EE: Metatarsus adductus: classification and relationship to outcomes of treatment, *J Pediatr Orthop* 3:2, 1983.
19. Borges JL, Guille JT, Bowen J: Kohler's bone disease of the tarsal navicular, *J Pediatr Orthop* 15:596, 1995.
20. Brady RJ, Dean JB, Skinner TM, et al.: Limb length inequality: clinical implications for assessment and intervention, *J Orthop Sports Phys Ther* 33:221, 2003.
21. Bramer JA, Maas M, Dallinga RJ, et al.: Increased external tibial torsion and osteochondritis dessicans of the knee, *Clin Orthop Rel Res* 422:175, 2004.
22. Breugem CC, Maas M, Breugem SJM, et al.: Vascular malformations of the lower limb with osseous involvement, *J Bone Joint Surg* 85:399, 2003.
23. Brown D: Seasonal variation of slipped capital femoral epiphysis in the United States, *J Pediatr Orthop* 24:139, 2004.
24. Carey JL, Grimm NL: Treatment algorithm for osteochondritis dissecans of the knee, *Orthop Clin N Am* 46:141, 2015.
25. Carney BT, Minter CL: Nonsurgical treatment to regain hip abduction motion in Perthes disease: a retrospective review, *South Med J* 97:485, 2004.
26. Cass AD, Camasta CA: A review of tarsal coalition and pes planovalgus: clinical examination, diagnostic imaging, and surgical planning, *J Foot Ankle Surg* 49:274, 2010.
27. Cassas KJ, Cassettari-Wayhs A: Childhood and adolescent sports-related overuse injuries, *Am Fam Phys* 73:1014, 2006.
28. Cepero S, Ullot R, Sastre S: Osteochondritis of the femoral condyles in children and adolescents: our experience over the last 28 years, *J Pediatr Orthop B* 14:24, 2005.
29. Chaudhry S, Phillips D, Feldman D: Legg-Calve-Perthes disease: an overview with recent literature, *Bull Hosp Joint Dis* 72:18, 2014.
30. Chen KC, Yeh CJ, Tung LC, et al.: Relevant factors influencing flatfoot in preschool-aged children, *Eur J Pediatr* 170:931, 2011.
31. Chloe H, Inaba Y, Kobayashi N, et al.: Use of real-time polymerase chain reaction for the diagnosis of infection and differentiation between gram-positive and gram-negative septic arthritis in children, *J Pediatr Orthop* 33:e28, 2013.
32. Cho KH, Lee SM, Lee YH, et al.: Ultrasound diagnosis of either an occult or missed fracture of an extremity in pediatric-aged children, *Korean J Radiol* 11:84, 2010.
33. Chung SM, Batterman SC, Brighton CT: Shear strength of the human femoral capital epiphyseal plate, *J Bone Joint Surg Am* 58:94, 1976.
34. Cibulka MT: Determination and significance of femoral neck anteversion, *Phys Ther* 84:550, 2004.
35. Clark C, Ogden J: Development of the menisci of the human joint: morphologic changes and their potential role in childhood meniscal injury, *J Bone Joint Surg Am* 65:538, 1983.
36. Clarke NMP: Swaddling and hip dysplasia: an orthopaedic perspective, *Arch Dis Child* 99:5, 2014.
37. Committee on Quality Improvement, Subcommittee on Developmental Dysplasia of the hip: clinical practice guideline: early detection of developmental dysplasia of the hip, *Pediatrics* 105:896, 2000.
38. Connors JF, Wernick E, Lowy LI, et al.: Guidelines for evaluation and management of five common podopediatric conditions, *J Am Podiatr Med Assoc* 88:206, 1998.
39. Cooper AP, Doddabasappa SN, Mulpuri K: Evidence-based management of developmental dysplasia of the hip, *Orthop Clin North Am* 45:341, 2014.
40. Cosma D, Paraian I, Vasilescu D: Results of the conservative treatment in clubfoot using the French method, *J Pediatr Surg Spec* 8:1, 2014.
41. Cuevas de Alba C, Buille JT, Bowen JR: Computed tomography for femoral and tibial torsion in children with clubfoot, *Clin Orthop Rel Res* 353:203, 1998.
42. Cusick BD, Stuberg WA: Assessment of lower-extremity alignment in the transverse plane: implications for management of children with neuromotor dysfunction, *Phys Ther* 72:3, 1992.
43. Dare DM, Dodwell ER: Pediatric flatfoot: cause, epidemiology, assessment, and treatment, *Curr Opin Pediatr* 26:93, 2014.
44. Davids JR, Davis RB, Jameson C, et al.: Surgical management of persistent intoeing gait due to increased internal tibial torsion in children, *J Pediatr Orthop* 34:467, 2014.
45. De Boeck H: Osteomyelitis and septic arthritis in children, *Acta Orthop Belg* 71:505, 2005.
46. Dietz FR: Intoeing—fact, fiction and opinion, *Am Fam Physician* 5, 1249, 1994.
47. Dowling AM, Steele JR, Barr LA: Does obesity influence foot structure and plantar pressure patterns in prepubescent children? *Int J Obes Relat Metab Disord* 25:845, 2001.
48. Dror L, Alan A, Leonel C: The Haas procedure for the treatment of tibial torsional deformities, *J Pedatric Orthop B* 16:120, 2007.
49. Eberhardt O, Fernandez FF, Wirth T: The talar axis-first metatarsal base angle in CVT treatment: a comparison of idiopathic and non-idiopathic cases treated with the Dobbs method, *J Child Orthop* 6:491, 2012.
50. Ehrenborg G, Engfeldt B: Histologic changes in the Osgood-Schlatter lesion, *Acta Chir Scand* 121:328, 1961.
51. Eilert RE: Orthopedics. In Hay Jr WW, Levin MJ, Sondheimer JM, et al., editors: *Current pediatric diagnosis and treatment*, ed 17, Chicago, 2005, Lange Medical Books/McGraw-Hill.
52. Engel GM, Staheli T: The natural history of torsion and other factors influencing gait in childhood, *Clin Orthop Rel Res* 99:12, 1974.
53. Engstom P, Tedroff K: The prevalence and course of idiopathic toe-walking in 5-year-old children, *Pediatrics* 130:279, 2012.
54. Erol B, Dormans JP: Hip disorders. In Dormans JP, editor: *Pediatric orthopaedics: core knowledge in orthopaedics*, ed 1, Philadelphia, 2005, Mosby.
55. Evans AM: Growing pains: contemporary knowledge and recommended practice, *J Foot Ankle Res* 1:4, 2008.
56. Evans AM, Scutter SD: Prevalence of "growing pains" in young children, *J Pediatr* 145:255, 2004.
57. Farr S, Dranzl A, Pablik E, et al.: Functional and radiographic consideration of lower limb malalignment in children and adolescents with idiopathic genu valgum, *J Orthop Res* 32:1362, 2014.
58. Farsetti P, Dragoni M, Ippolito E: Tibiofibular torsion in congenital clubfoot, *J Pediatr Orthop B* 21:47, 2012.
59. Faughan DM, Mofeson LM, Hughes MD, et al.: AIDS Clinical Trials Group Protocol 219 Team. Osteonecrosis of the hip (Legg-Calve-Perthes disease) in human immunodeficiency virus-infected children, *Pediatrics* 109:E74, 2002.
60. Fishkin Z, Armstrong DG, Shah H, Patra A, et al.: Proximal femoral physis shear in slipped capital femoral epiphysis—a finite element study, *J Pediatr Orthop* 26:291, 2006.
61. Flouzat-Lachaniette CH, Pujol N, Boisrenoult P, et al.: Discoid medial meniscus: report of four cases and literature review, *Orthop Traumatol Surg Res* 97:826, 2011.
62. Fuchs R, Staheli LT: Sprinting and intoeing, *J Pediatr Orthop* 16:489, 1996.
63. Galbraith RT, Gelberman RH, Hajek PC, et al.: Obesity and decreased femoral anteversion in adolescence, *J Orthop Res* 5:523, 1987.
64. Gerber JS, Doffin SE, Smathers SA, et al.: Trends in the incidence of methicillin-resistant *Staphylococcus aureus* infection in children's hospitals in the United States, *Clin Infect Dis* 49:65, 2009.
65. Goergens ED, McEvoy A, Watson M, et al.: Acute osteomyelitis and septic arthritis in children, *J Paediatr Child Health* 41:59, 2005.
66. Gibbons PJ, Gray K: Update on clubfoot, *J Paediatr Child Health* 49:E434, 2013.

67. Gigante A, Bevilacqua C, Bonetti MB, et al.: Increased external tibial torsion in Osgood Schlatter disease, *Acta Orthop Scand* 74:431, 2003.
68. Giladi M, Milgrom C, Stein M, et al.: External rotation of the hip. A predictor of risk for stress fractures, *Clin Orthop Rel Res* 216:131, 1987.
69. Gold R: Diagnosis of osteomyelitis, *Pediatr Rev* 12:292, 1991.
70. Gordon JE, Pappademos PC, Schoenecker PL, et al.: Diaphyseal derotational osteotomy with intramedullary fixation for correction of excessive femoral anteversion in children, *J Pediatr Orthop* 25:548, 2005.
71. Gore AI, Spencer JP: The newborn foot, *Am Fam Phys* 69:865, 2004.
72. Graf A, Wu KW, Smith PA, et al.: Comprehensive review of the functional outcome evaluation of clubfoot treatment: a preferred methodology, *J Pediatr Orthop B* 21:20, 2012.
73. Gulan G, Matoviniovic D, Nemee B, et al.: Femoral neck anteversion: values, development, measurement, common problems, *Coll Antropol* 24:521, 2000.
74. Halanski MA, Noonan KJ: Limb-length discrepancy. In Weinstein SL, Flynn JM, editors: *Lovell and Winter's pediatric orthopaedics*, ed 7, vol. 2. Philadelphia, 2013, Lippincott Williams & Wilkins.
75. Hanada M, Koyama H, Takahashi M, et al.: Relationship between the clinical findings and radiographic severity in Osgood-Schlatter disease, *Open Access J Sports Med* 3:17, 2012.
76. Harik NS, Smeltzer MS: Management of acute hematogenous osteomyelitis in children, *Expert Rev Anti Infect Ther* 8:175, 2010.
77. Harris E: The intoeing child: etiology, prognosis, and current treatment options, *Clin Podiatr Med Surg* 30:531, 2013.
78. Hart ES, Kalra KP, Grottkau BE, et al.: Discoid lateral meniscus in children, *Orthop Nurs* 27:174, 2008.
79. Hawkshead III JJ, Patel NB, Steele RW, et al.: Comparative severity of pediatric osteomyelitis attributable to methicillin-resistant versus methicillin- sensitive *Staphylococcus aureus, J Pediatr Orthop* 29:85, 2009.
80. Hazlewood ME, Simmons AN, Johnson WT, et al.: The footprint method to assess transmalleolar axis, *Gait Posture* 25:597, 2007.
81. Herring JA: Developmental dysplasia of the hip. In Herring J, editor: *Tachdjian's pediatric orthopaedics*, ed 5, vol. 1. Philadelphia, 2008, Elsevier Saunders.
82. Herring JA: Legg-Calve-Perthes disease. In Herring J, editor: *Tachdjian's pediatric orthopaedics*, ed 5, vol. 1. Philadelphia, 2008, Elsevier Saunders.
83. Herring JA: Limb length discrepancy. In Herring J, editor: *Tachdjian's pediatric orthopaedics*, ed 5, vol. 1. Philadelphia, 2008, Elsevier Saunders.
84. Herring JA: Slipped capital femoral epiphysis. In Herring J, editor: *Tachdjian's pediatric orthopaedics*, ed 5, vol. 1. Philadelphia, 2008, Elsevier Saunders.
85. Herring JA, Birch JG: The limping child. In Herring J, editor: *Tachdjian's pediatric orthopaedics*, ed 5, vol. 1. Philadelphia, 2008, Elsevier Saunders.
86. Herring JA, Kim HT, Browne R: Part I: classification of radiographs with use of the modified lateral pillar and Stulberg classifications, *J Bone Joint Surg Am* 86:2103, 2004.
87. Hixon AL, Gibbs LM: Osteochondritis dissecans: a diagnosis not to miss, *Am Fam Phys* 61:151, 2000.
88. Hofmann A, Jones RE, Herring JA: Blount's disease after skeletal maturity, *J Bone Joint Surg Am* 64:1004, 1982.
89. Holden W, David J: Chronic recurrent multifocal osteomyelitis: two cases of sacral disease responsive to corticosteroids, *Clin Infect Dis* 40:616, 2005.
90. Holen KJ, Tengagnder A, Bredland T, et al.: Universal or selective screening of the neonatal hip using ultrasound? A prospective, randomised trial of 15,529 newborn infants, *J Bone Joint Surg Br* 84:886, 2002.
91. Howard AW, Viskontas D, Sabbagh C: Reduction in osteomyelitis and septic arthritis related to *H. influenzae* type B vaccination, *J Pediatr Orthop* 19:705, 1999.
92. Howlett JP, Mosca BS, Bjornson K: The association between idiopathic clubfoot and increased internal hip rotation, *Clin Orthop Rel Res* 467:1231, 2009.
93. Huber AM, Lam PY, Duffy CM, et al.: Chronic recurrent multifocal osteomyelitis: clincial outcomes after more than five years of follow-up, *J Pediatr* 141:198, 2002.
94. Hunter New England NSW Health: Screening, assessment and management of developmental dysplasia of the hip (DDH), Clinical Guidelines for Hunter New England NSW Health, *HNEH CG 10_10*, 2010.
95. Hutchinson B: Pediatric metatarsus adductus and skewfoot deformity, *Clin Podiatr Med Surg* 27:93, 2010.
96. Ikeda H, Yamauchi Y, Saluraba K, et al.: Etiologic factor of Osgood- Schlatter disease in young sports players. In *Proceedings of the 20th Congress of the SICOT Amsterdam*, 1996, The Netherlands.
97. Inan M, Chan G, Bowen JR: Correction of angular deformities of the knee by percutaneous hemiepiphysiodesis, *Clin Orthop Rel Res* 456:164, 2007.
98. Ippolito E, Panseti IV: Congenital clubfoot in the human fetus: a histological study, *J Bone Joint Surg Am* 62:8, 1980.
99. Ireland PJ, Pacey V, Zankl A, et al.: Optimal management of complications associated with achondroplasia, *Appl Clin Genet* 7:117, 2014.
100. Jacobsen ST, Crawford AH: Congenital vertical talus, *J Pediatr Orthop* 3:306, 1983.
101. Jacquemier M, Glard Y, Pomero V, et al.: Rotational profile of the lower limb in 1319 healthy children, *Gait Posture* 28:187, 2008.
102. Jakob RP, von Gumppenberg S, Englehardt P: Does Osgood-Schlatter disease influence the position of the patella? *J Bone Joint Surg Br* 63:579, 1981.
103. James AM, Williams CM, Haines TP: Heel raises versus prefabricated orthoses in the treatment of posterior heel pain associated with calcaneal apophysitis (Sever's Disease): study protocol for a randomized controlled trial, *J Foot Ankle Res* 3:3, 2010.
104. James AM, Williams CM, Haines TP: Effectiveness of interventions in reducing pain and maintaining physical activity in children and adolescents with calcaneal apophysitis (Sever's disease): a systematic review, *J Foot Ankle Res* 6:16, 2013.
105. Jeffries LJ, Milanese SF, Grimmer-Somers KA: Epidemiology of adolescent spinal pain: a systematic overview of the research literature, *Spine (Phila Pa 1976)* 32:2630, 2007.
106. Joseph B, Varghese G, Mulpuri K, et al.: Natural evolution of Perthes disease: a study of 610 children under 12 years of age at disease onset, *J Pediatr Orthop* 23:590, 2003.
107. Judd J, Clarke NMP: Treatment and prevention of hip dysplasia in infants and young children, *Early Hum Dev* 90:731, 2014.
108. Kandzierski G, Karski T, Kozlowske K: Capital femoral epiphysis and growth plate of the asymptomatic hip joint in unilateral Perthes disease, *J Pediatr Orthop B* 12:380, 2003.
109. Kao HC, Huang YC, Chiu CH, et al.: Acute hematogenous osteomyelitis and septic arthritis in children, *J Microbiol Immunol Infect* 36:260, 2003.
110. Karol LA: Rotational deformities in the lower extremities, *Curr Opin Pediatr* 9:77, 1997.
111. Kaspiris A, Zafiropoulou C: Growing pains in children: epidemiological analysis in a Mediterranean population, *Joint Bone Spine* 76:486, 2009.
112. Kay RM, Kim YJ: Slipped capital femoral epiphysis. In Weinstein SL, Flynn JM, editors: *Lovell and Winter's Pediatric orthopaedics*, ed 7, vol. 2. Philadelphia, 2013, Lippincott Williams & Wilkins,.
113. Kim HD, Lee DS, Eom MJ, et al.: Relationship between physical examinations and two-dimensional computed tomographic findings in children with intoeing gait, *Ann Rehabil Med* 35:491, 2011.
114. Kim HK: Legg-Calve-Perthes disease, *J Am Acad Orthop Surg* 18:676, 2010.
115. Kitakoji T, Kitoh H, Katoh M, et al.: Home traction in the

treatment schedule of overhead traction for developmental dysplasia of the hip, *J Orthop Sci* 10:475, 2005.
116. Kocher MS, Mandiga R, Aurakowski D, et al.: Validation of a clinical prediction rule for the differentiation between septic arthritis and transient synovitis of the hip in children, *J Bone Joint Surg Am* 86:1629, 2004.
117. Kocher MS, Zurakowski D, Kasser JR: Differentiating between septic arthritis and transient synovitis of the hip in children: an evidence-based clinical prediction algorithm, *J Bone Joint Surg Am* 81:1662, 1999.
118. Koenig JK, Pring ME, Dwek JR: MR evaluation of femoral neck version and tibial torsion, *Pediatr Radiol* 42:113, 2012.
119. Kosahvili Y, Fridman T, Backstein D, et al.: The correlation between pes planus and anterior knee pain or intermittent low back pain, *Foot Ankle Int* 29:910, 2008.
120. Krul M, van der Wouden JC, Schellevis FG, et al.: Acute non-traumatic hip pathology in children: incidence and presentation in family practice, *Fam Pract* 27:166, 2010.
121. Kruse LM, Dobbs MB, Gurnett CA: Polygenic threshold model with sex dimorphism in clubfoot inheritance: the Carter effect, *J Bone Joint Surg Am* 90:2688, 2008.
122. Kutlu A, Ayata C, Ogun TC, et al.: Preliminary traction as a single determinant of avascular necrosis in developmental dislocation of the hip, *J Pediatr Orthop* 20:579, 2000.
123. Landin LA, Danielsson LG, Wattsgard C: Transient synovitis of the hip, *J Bone Joint Surg Br* 69:238, 1987.
124. Legiehn GM, Heran MKS: A step-by-step practical approach to imaging diagnosis and interventional radiologic therapy in vascular malformations, *Semin Intervent Radiol* 27:209, 2010.
125. Lehmann CL, Arons RR, Loder RT, et al.: The epidemiology of slipped capital femoral epiphysis: an update, *J Pediatr Orthop* 26:286, 2006.
126. Lehmann HP, Hinton R, Morello P, et al.: Developmental dysplasia of the hip practice guideline: technical report, Committee on Quality Improvement and Subcommittee on Developmental Dysplasia of the Hip, *Pediatrics* 105:E57, 2000.
127. Leonard Z, Fortin PT: Adolescent accessory navicular, *Foot Ankle Clin North Am* 15:337, 2010.
128. Loder RT, Starnes T, Dikos G, et al.: Demographic predictors of severity of stable slipped capital femoral epiphyses, *J Bone Joint Surg Am* 88:97, 2006.
129. Lloyd-Roberts GC, Catterall A, Salamon PB: A controlled study of the indications for and the results of femoral osteotomy in Perthes'disease, *J Bone Joint Surg Br* 13:598, 1976.
130. Loren GJ, Karpinski NC, Mubarak SJ: Clinical implications of clubfoot histopathology, *J Pediatr Orthop* 18:765, 1998.
131. Luhmann SJ, Bassett GS, Gordon JE, et al.: Reduction of a dislocation of the hip due to developmental dysplasia: implications for the need of future surgery, *J Bone Joint Surg Am* 85:239, 2003.
132. McCarron JA, Johnston DR, Hanna BG, et al.: Evaluation and treatment of musculoskeletal vascular anomalies in children: an update and summary for orthopaedic surgeons, *Univ Penn Orthop J* 14:15, 2001.
133. McCarthy JJ, Dormans JP, Kozin SH, et al.: Musculoskeletal infections in children: basic treatment principles and recent advancements, *J Bone Joint Surg Am* 86:850, 2004.
134. Mahan ST, Katz JN, Kim YJ: To screen or not to screen? A decision analysis of the utility of screening for developmental dysplasia of the hip, *J Bone Joint Surg Am* 91:1705, 2009.
135. Maier C, Zingg P, Seifert B, et al.: Femoral torsion: reliability and validity of the trochanteric prominence angle test, *Hip Int* 22:534, 2012.
136. Manoff EM, Banffy MB, Winell JJ: Relationship between body mass index and slipped capital femoral epiphysis, *J Pediatr Orthop* 25:744, 2005.
137. Manson D, Wilmot DM, King S, et al.: Physeal involvement in chronic recurrent multifocal osteomyelitis, *Pediatr Radiol* 20:76, 1989.
138. Maraqa NE, Gomez MM, Rathore MH: Outpatient parenteral antimicrobial therapy in osteoarticular infections in children, *J Pediatr Orthop* 22:506, 2002.
139. Mazloumi SM, Ebrahimzadeh MH, Kachooei AR: Evolution in diagnosis and treatment of Legg-Calve-Perthes disease, *Arch Bone Joint Surg* 2:86, 2014.
140. Michelson JD, Durant DM, McFarland E: The injury risk associated with pes planus in athletes, *Foot Ankle Int* 23:629, 2002.
141. Miettunun PMH, Wei X, Kaura D, et al.: Dramatic pain relief and resolution of bone inflammation following pamidronate in 9 pediatric patients with persistent chronic recurrent multifocal osteomyelitis (CRMO), *Pediatr Rheumatol* 7:2, 2009.
142. Mirkopulos N, Weiner DS, Askew M: The evolving slope of the proximal femoral growth plate relationship to slipped capital femoral epiphysis, *J Pediatr Orthop* 8:268, 1988.
143. Mohanta MP: Growing pains: practitioners' dilemma, *Indian Pediatr* 51:379, 2014.
144. Montgomery NI, Rosenfeld S: Pediatric osteoarticular infection update, *J Pediatr Orthop* 00:00, 2014.
145. Morley AJ: Knock-knee in children, *Br Med J* 2:976, 1957.
146. Occult fracture. Mosby's Medical Dictionary. 8th ed. Available at: http:// medical-dictionary.thefreedictionary.com/occult+fracture.
147. Mosca VS: Flexible flatfoot in children and adolescents, *J Child Orthop* 4:107, 2010.
148. Moseley CE: A straight-line graph for leg-length discrepancies, *J Bone Joint Surg Am* 59:174, 1977.
149. Murray AW, Wilson NI: Changing incidence of slipped capital femoral epiphysis: a relationship with obesity? *J Bone Joint Surg Br* 90:92, 2008.
150. Nakumura J, Kamegaya M, Saisu T, et al.: Treatment for developmental dysplasia of the hip using the Pavlik harness: long-term results, *J Bone Joint Surg Br* 89:230, 2007.
151. Najaf-Zadeh A, Nectoux E, Dubos F, et al.: Prevalence and clinical significance of occult fractures in children with radiograph-negative acute ankle injury: a meta-analysis, *Acta Orthop* 85:518, 2014.
152. Nelson JD: Toward simple but safe management of osteomyleitis, *Pediatrics* 99:883, 1997.
153. Nemeth B: The diagnosis and management of common childhood orthopedic disorders, *Cur Probl Pediatr Adolesc Health Care* 41:2, 2011.
154. Novais EN, Millis MB: Slipped capital femoral epiphysis: prevalence, pathogenesis, and natural history, *Clin Orthop Relat Res* 470:3432, 2012.
155. Obedian RS, Grelsamer RP: Osteochondritis dissecans of the distal femur and patella, *Clin Sports Med* 16:157, 1997.
156. Offiah AC: Acute osteomyelitis, septic arthritic and discitis: differences between neonates and older children, *Eur J Radiol* 60:221, 2006.
157. Ozlem EI, Akcali O, Losay C, et al.: Flexible flatfoot and related factors in primary school children: a report of a screening study, *Rheumatol Int* 26:1050, 2006.
158. Paakkonen M, Peltola H: Bone and joint infections, *Pediatr Clin North Am* 60:425, 2013.
159. Paley D, Bhave A, Herzenberg JE, et al.: Multiplier method for predicting limb-length discrepancy, *J Bone Joint Surg Am* 82:1432, 2000.
160. Panda A, Gamanagatti S, Jana M, et al.: Skeletal dysplasias: a radiographic approach and review of common non-lethal skeletal dysplasias, *World J Radiol* 6:808, 2014.
161. Parent AS, Teilman G, Juul A, Skakkebaek LE, et al.: The timing of normal puberty and the age limits of sexual precocity: variations around the world, secular trends, and changes after migration, *Endocr Rev* 24:668, 2003.
162. Park KW, Jang KS, Song HR: Can residual leg shortening be predicted in patients with Legg-Calve-Perthes' disease? *Clin Orthop Rel Res* 471:2570, 2013.
163. Pauk J, Ezerskiy V, Raso JV, et al.: Epidemiologic factors affecting plantar arch development in children with flat feet, *J Am*

Podiatr Med Assoc 102:114, 2012.

164. Pavlik A: Stirrups as an aid in the treatment of congenital dysplasias of the hip in children. *LeKarskeListy* 5:81, 1950 (Translated by Bialik V, Reis ND: *J Pediatr Orthop* 9:157, 1989).
165. Pavlik A: The functional method of treatment using a harness with stirrups as the primary method of conservative therapy for infants with congenital dislocation of the hip. *Zeitschrift fur Orthopadie und Ihre Grenzgeneit* 89:341, 1957 (Translated by Peltier LF: *Clin Orthop Rel Res* 281:4, 1992).
166. Pfeiffer M, Kotz R, Ledi T, et al.: Prevalence of flat foot in preschool-aged children, *Pediatrics* 118:634, 2006.
167. Piddo C, Reed MH, Black GB: Premature epiphyseal fusion and degenerative arthritis in chronic recurrent multifocal osteomyelitis, *Skel Radiol* 29:94, 2000.
168. Pitkow RB: External rotation contracture of the extended hip, *Clin Orthop Rel Res* 110:139, 1975.
169. Pugmire BS, Shailam R, Gee MS: Role of MRI in the diagnosis and treatment of osteomyelitis in pediatric patients, *World J Radiol* 6:530, 2014.
170. Raimann A, Baar A, Raimann R, et al.: Late developmental dislocation of the hip after initial normal evaluation: a report of five cases, *J Pediatr Orthop* 27:32, 2007.
171. Rampal V, Chamond C, Barthes X, et al.: Long-term results of treatment of congenital idiopathic clubfoot in outcome of the functional "French" method if necessary completed by soft-tissue release, *J Pediatr Orthop* 33:48, 2013.
172. Rao UB, Joseph B: The influence of footwear on the prevalence of flat foot. A survey of 2300 children, *J Bone Joint Surg Br* 74:525, 1992.
173. Redjal HR, Zamorano DP: Developmental hip dysplasia. In Berkowitz CD, editor: *Berkowitz's pediatrics: a primary care approach*, ed 3, Elk Grove Village, IL, 2008, American Academy of Pediatrics.
174. Redjal HR, Zamorano DP: Rotational problems of the lower extremity: in-toeing and out-toeing. In Berkowitz CD, editor: *Berkowitz's pediatrics: a primary care approach*, ed 3, Elk Grove Village, IL, 2008, American Academy of Pediatrics.
175. Reikeras O, Kristiansen LP, Gunderson R, et al.: Reduced tibial torsion in congenital clubfoot, *Acta Orthop Scand* 72:53, 2001.
176. Richards BS, Katz DF, Sims JB: Effectiveness of brace treatment in early infantile Blount's disease, *J Pediatr Orthop* 18:374, 1998.
177. Riise OR, Kirkhus E, Handeland KS, et al.: Childhood osteomyelitis-incidence and differentiation from other acute onset musculoskeletal features in a population-based study, *BMC Pediatr* 8:45, 2008.
178. Robertson W, Kelly BT, Green DW: Osteochondritis dissecans of the knee in children, *Curr Opin Pediatr* 15:38, 2003.
179. Rosskopf AB, Ramseier LE, Sutter R, et al.: Femoral and tibial torsion measurement in children and adolescents: comparison of 3D models based on low-dose biplanar radiography and low-dose CT, *Am J Roentgenol* 202:W285, 2014.
180. Ruwe PA, Agae JR, Ozhonoff MB, et al.: Clinical determination of femoral anteversion. A comparison with established techniques, *J Bone Joint Surg Am* 74:820, 1992.
181. Sabharwal S: Current concepts review: Blount disease, *J Bone Joint Surg* 91:1758, 2009.
182. Sabharwal S, Zhao C: The hip-knee-ankle angle in children: reference values based on a full-length standing radiograph, *J Bone Joint Surg Am* 91:2461, 2009.
183. Salenius P, Vankka E: The development of the tibiofemoral angle in children, *J Bone Joint Surg Am* 57:259, 1975.
184. Sang GS, Song HR, Kim HW, et al.: Comparison of orthopaedic manifestations of multiple epiphyseal dysplasias caused by MATN3 versus COMP mutations: a case controls study, *BMC Musculoskel Disord* 15:84, 2014.
185. Sarkisson EJ, Sankar WN, Zhu L, et al.: Radiographic follow-up of DDH in infants: are x-rays necessary after a normalized ultrasound? *J Pediatr Orthop* 35(6):551–555, 2014.
186. Sass P, Hassan G: Lower extremity abnormalities in children, *Am Fam Phys* 68:461, 2003.
187. Sen RK, Sharma LR, Thakur SR, et al.: Patellar angle in Osgood-Schlatter disease, *Acta Orthop Scand* 60:26, 1989.
188. Seringe R, Bonnet JC, Katti E: Pathogeny and natural history of congenital dislocation of the hip, *Orthop Traumatol* 100:59, 2014.
189. Shane A, Reeves C, Wobst G, et al.: Second metatarsophalangeal joint pathology and Freiberg disease, *Clin Podiatr Med Surg* 30:313, 2013.
190. Sharp RJ, Calder JD, Saxby TS: Osteochondritis of the navicular: a case report, *Foot Ankle Int* 24:509, 2003.
191. Shibuya N, Jupiter DC, Ciliberti LJ, et al.: Characteristics of adult flatfoot in the United States, *J Foot Ankle Surg* 49:363, 2010.
192. Shieh A, Bastrom T, Roocroft J, et al.: Meniscus tear patterns in relation to skeletal maturity: children versus adolescents, *Am J Sports Med* 41:2779, 2013.
193. Shipman SA, Helfand M, Moyer VA, et al.: Screening for developmental dysplasia of the hip: a systematic literature review for the US preventive services task force, *Pediatrics* 117:e557, 2006.
194. Sibinski M, Murnaghan C, Synder, M: The value of preliminary overhead traction in the closed managment of DDH, *Int Orthop* 30:268, 2006.
195. Smith CF: Instantaneous leg length discrepancy determination by "thighleg" technique, *Orthopedics* 19:955, 1996.
196. Smith JT, Matan A, Coleman SS, et al.: The predictive value of the development of the acetabular teardrop figure in developmental dysplasia of the hip, *J Pediatr Orthop* 17:165, 1997.
197. Smith SM, Sumar B, Dixon KA: Musculoskeletal pain in overweight and obese children, *Int J Obes* 38:11, 2014.
198. Son SM, Ahn SH, Jung GS, et al.: The therapeutic effect of tibia counter rotator with toe-out gait plate in the treatment of tibial internal torsion in children, *Ann Rehabil Med* 38:218, 2014.
199. Song DH, Lee Y, Eun BL, et al.: Usefulness of tibia counter rotator (TCR) for treatment of tibial internal torsion in children, *Korean J Pediatr* 50:79, 2007.
200. Staheli LT: Rotational problems in children, *Instr Course Lect* 43:199, 1994.
201. Staheli LT: *Practice of pediatric orthopedics*, ed 2, Philadelphia, 2006, Lippincott Williams and Wilkins.
202. Staheli LT, Corbett M, Wyss C, et al.: Lower-extremity rotational problems in children. Normal values to guide management, *J Bone Joint Surg Am* 67:39, 1985.
203. Staheli LT, Engel GM: Tibial torsion: a method of assessment and a survey of normal children, *Clin Orthop Rel Res* 86:183, 1972.
204. Stevens PM, Gilliland JM, Anderson LA, et al.: Success of torsional correction surgery after failed surgeries for patellofemoral pain and instability, *Strategies Trauma Limb Reconstr* 9:5, 2014.
205. Stevens PM, MacWiliams B, Mohr RA: Gait analysis of stapling for genu valgum, *J Pediatr Orthop* 24:70, 2004.
206. Stevens PM, Otis S: Ankle valgus and clubfeet, *J Pediatr Orthop* 19:515, 1999.
207. Stovitz SD, Pardee PE, Vazquez G, et al.: Musculoskeletal pain in obese children and adolescents, *Acta Paediatr* 97:489, 2008.
208. Stuberg WA, Koehler A, Wichita M, et al.: Comparison of femoral torsion assessment using goniometry and computerized tomography, *Pediatr Phys Ther* 3:115, 1989.
209. Sullivan JA: Pediatric flatfoot: evaluation and management, *J Amer Acad Orthop Surg* 7:44, 1999.
210. Sultan J, Hughes PJ: Septic arthritis or transient synovitis of the hip in children: the value of clinical prediction algorithms, *J Bone Joint Surg Br* 92:1289, 2010.
211. Talbot CL, Paton RW: Screening of selected risk factors in developmental dysplasia of the hip: an observational study, *Arch Dis Child* 98:692, 2013.
212. Taxter AJ, Chauvin NA, Weiss PF: Diagnosis and treatment of low back pain in the pediatric population, *Phys Sportsmed* 42:94, 2014.
213. Taylor GR, Clarke NM: Monitoring the treatment of developmental dysplasia of the hip with the Pavlik harness: the role of ultrasound,

J Bone Joint Surg Br 79:719, 1997.
214. Theodorou DJ, Theodorou SJ, Boutin RD, et al.: Stress fractures of the lateral metatarsal bones in metatarsus adductus foot deformity: a previously unrecognized association, *Skeletal Radiol* 28:679, 1999.
215. Trott AW: Developmental disorders. In Jahss MH, editor: *Disorders of the foot and ankle*, Philadelphia, 1991, WB Saunders.
216. Tsirikos A, Riddle EC, Kruse R: Bilateral Kohler's disease in identical twins, *Clin Orthop Relat Res* 409:195, 2003.
217. Tudor A, Ruzic L, Sestan B, et al.: Flat-footedness is not a disadvantage for athletic performance in children aged 11 to 15 years, *Pediatrics* 123:e386, 2009.
218. Uden H, Kumar S: Non-surgical management of a pediatric "intoed" gait pattern—a systematic review of the current best evidence, *J Multidiscip Healthc* 5:27, 2012.
219. Uziel Y, Bubbul-Aviel Y, Barash J, et al.: Recurrent transient synovitis of the hip in childhood: longterm outcome among 29 patients, *J Rheumatol* 33:810, 2006.
220. van Bemmel AF, van de Graaf VA, van den Bekerom MPJ, et al.: Outcome after conservative and operative treatment of children with idiopathic toe walking: a systematic review of literature, *Musculoskel Surg* 98:87, 2014.
221. Vukasinovic ZS, Spasovski DV, Matanovic DD, et al.: Flatfoot in children, *Acta Chir Iugosi* 58:103, 2011.
222. Wallach DM, Davidson RS: Pediatric lower limb disorders. In Dormans JP, editor: *Pediatric orthopaedics: core knowledge in orthopaedics*. Philadelphia: Elsevier Mosby,.
223. Wan SC: Metatarsus adductus and skewfoot deformity, *Clin Podiatr Med Surg* 23:23, 2006.
224. Weinstein SL: Developmental hip dysplasia and dislocation. In Weinstein SL, Flynn JM, editors: *Lovell and Winter's pediatric orthopaedics*, ed 7, vol. 2. Philadelphia, 2013, Lippincott Williams & Wilkins.
225. Weinstein SL: Legg-Calve-Perthes Syndrome. In Weinstein SL, Flynn JM, editors: *Lovell and Winter's pediatric orthopaedics*, ed 7, vol. 2. Philadelphia, 2013, Lippincott Williams & Wilkins.
226. Weinstein SL: Long-term follow-up of pediatric orthopedic conditions, *J Bone Joint Surg Am* 82:980, 2000.
227. Wenger DR: Surgical treatment of developmental dysplasia of the hip, *Instr Course Lect* 63:313, 2014.
228. Wenger D, Rang M: *The art of pediatric orthopedics*, New York, 1993, Raven Press.
229. Whalen JL, Fitzgerald Jr RH, Morrisy RT: A histological study of acute hematogenous osteomyelitis following physeal injuries in rabbits, *J Bone Joint Surg Am* 70:1383, 1988.
230. Williams CM, James AM, Tran T: Metatarsus adductus: development of a non-surgical treatment pathway, *J Paediatr Child Health* 49:E428, 2013.
231. Williams CM, Tinley P, Rawicki B: Idiopathic toe-walking: have we progressed in our knowledge of the causality and treatment of this gait type? *J Am Podiatr Med Assoc* 104:253, 2014.
232. Windisch G, Ander Huber F, Haldi-Brandle V, et al.: Anatomical study for an update comprehension of clubfeet. Part I: bones and joints, *J Child Orthop* 1:69, 2007.
233. Yen YM: Assessment and treatment of knee pain in the child and adolescent athlete, *Pediatr Clin North Am* 61:1155, 2014.
234. Yoon TL, Park KM, Choi SA, et al.: A comparison of the reliability of the trochanteric prominence angle test and the alternative method in healthy subjects, *Manual Ther* 19:97, 2014.
235. Zhou B, Tang K, Hardy M: Talocalcaneal coalition combined with flatfoot in children: diagnosis and treatment: a review, *J Orthop Surg Res* 9:129, 2014.
236. Zionts LE: What's new in idiopathic clubfoot? *J Pediatr Orthop*, 2014.

推荐阅读

背景

Dormans JP, editor: *Pediatric orthopaedics: core knowledge in orthopaedics*, Philadelphia, 2005, Mosby.
Herring J, editor: *Tachdjian's pediatric orthopaedics,* ed 5, vol. 1. Philadelphia, 2005, Elsevier Saunders.
Staheli LT: *Practice of pediatric orthopedics*, ed 2, Philadelphia, 2006, Lippincott Williams and Wilkins.
Weinstein SL, Flynn JM, editors: *Lovell and Winter's pediatric orthopaedics,* ed 7, vol. 2. Philadelphia, 2013, Lippincott Williams & Wilkins.

前景

Blackmur JP, Murray AW: Do children who in-toe need to be referred to an orthopaedic clinic? *J Pediatr Orthop B* 19:415, 2010.
Brady RJ, Dean JB, Skinner TM et al.: Limb length inequality: clinical implications for assessment and intervention, *J Orthop Sports Phys Ther* 33:221, 2003.
Committee on Quality Improvement: Subcommittee on Developmental Dysplasia of the hip: Clinical practice guideline: early detection of developmental dysplasia of the hip, *Pediatrics* 105:896, 2000.
Cooper AP, Doddabasappa SN, Mulpuri K: Evidence-based management of developmental dysplasia of the hip, *Orthop Clin North Am* 45:341, 2014.
Graf A, Wu KW, Smith PA, et al.: Comprehensive review of the functional outcome evaluation of clubfoot treatment: a preferred methodology, *J Pediatr Orthop B* 21:20, 2012.
Stovitz SD, Pardee PE, Vazquez G, et al.: Musculoskeletal pain in obese children and adolescents, *Acta Paediatr* 97:489–493, 2008.
Zionts LE: What's new in idiopathic clubfoot? *J Pediatric Orthop* 35(6): 547–550, 2015.

第 15 章 儿童运动损伤

Mark Paterno, Laura Schmitt, Catherine Quatman-Yates, Kathryn Lucas

青少年体育运动的参与度正在呈指数级增长。目前估计，美国有 3000 万 ~ 4500 万 5 ~ 17 岁之间的青少年在参加社区赞助的体育项目[4,321]。这比 1970 年增加了约 500 万人。有超过 760 万青少年定期参加高中团体运动的比赛[402]。

参加体育锻炼是青少年保持身体活力并获得许多健康益处的一种手段。2001 年，美国国家卫生总属（Surgeon General）[396] 的报告指出，大约 15% 的 6 ~ 19 岁儿童属于肥胖人群，30% 属于超重[309]。最新证据表明，美国 2 ~ 19 岁的儿童肥胖率达到 17%[308]。这导致医疗费用支出超过了 1170 亿美元[131]。

美国疾病控制和预防中心（Centers for Disease Control and Prevention，CDC）指出，少于 65% 的青少年定期参加体育活动，只有不到 45% 的青少年参加学校体育课。参加体育活动很大程度上会提高身体运动水平，这对青少年的长期健康至关重要。此外，参加体育运动可以为孩子们提供增强体能和技巧及与同龄人社交互动的机会。同时，运动参与也与积极的个人发展和学业表现等方面相关，包括更高的平均成绩、较低的缺勤率以及表现更好的行为举止。

与运动参与的增长相一致的是，潜在的儿童运动相关性损伤也在增加。从 20 世纪 90 年代后期获得的急诊室数据显示，超过 350 万 5 ~ 14 岁的儿童因急性运动损伤需要就医。2008 年的一项研究报告显示，一年内就有近 50 万名 13 ~ 19 岁的青少年因运动损伤前往急诊[296]。更令人担忧的是，有超过 50% 的儿童运动相关性损伤可能由运动过度所导致[298]，而这些并未包含在以上数据中。此外，许多儿童在其早期就开始从事某一单项运动的情况引起了美国儿科学会与其他医疗组织的重视，即全年不间断地只参加单一运动的安全性值得商榷[11]。因此，必须重视对这一群体特殊损伤的管理。但是，并不能简单地把儿童视为成人的缩小版，因为儿童有着非常不同的结构和生理成分，必须予以区别对待[393]。本章主要为儿童物理治疗师概述了青少年儿童运动医学方面的内容。目的在于重新审视有助于损伤预防 / 风险降低的要素，并讨论那些可能会增加残疾 / 非残疾儿童运动损伤风险的因素。本章重点讨论儿童特有的运动损伤类型和部位，并提供康复的注意事项。

背景信息

损伤的发生

由于当前研究方法的差异，获得年轻运动人群的真实运动相关性损伤发生率是一大挑战。损伤发生率的定义是在某一特定时间内（如一个赛季或者一年）发生这一疾病（或损伤）的新病例数[211]。发生率可以进一步细分为临床发病率（clinical incidence）和发病率（incidence rate），临床发病率指的是特定人群中新病例的百分比，发病率指的是单位时间内暴露在活动中的损伤率[68]。发病率是人群中或某项活动中对损伤风险的更有力的描述。并且，发病率也是准确比较人群之间的损伤率和标准化暴露量的必要条件。然而，儿科运动医学文献中缺乏这些数据。方法学和损伤定义的差异阻碍了广泛的流行病学数据的发展，也降低了该人群损伤发生率报告的准确性。此外，许多参与度高的运动项目在文献中少有甚至无流行病学报告，从而限制了在体育参与中评估记录风险的能力。

表 15.1 和表 15.2 列出了男女生不同运动项目发病率的研究摘要。每暴露 1000 小时损伤率最高的男子项目是冰球、橄榄球和足球；女子项目是篮球和体操。当对伤病数据进行运动暴露数量标准化而不是暴露时间标准化时，发病率最高的男子项目是越野跑，

女子项目是足球和越野跑[69]。在年龄和参与程度方面，年轻男性的损伤率随着年龄增长而增高[68]。作者推测，随着男性体重、力量和速度等增长的同时，损伤风险也随之增加[68,69]。而女性经过青春期（pubertal maturation），在身高和体重方面也明显增加，但可能不同于男性同时获得力量和速度的迅速增长。这可能会导致女性的损伤风险发生类似变化，但其损伤风险的增长与男性的理论机制不同。

表 15.1　男生运动项目发病率摘要

研究	研究设计[a]/国家	数据采集[b]	损伤监测持续时间	团队类型或年龄	损伤数量	暴露时长（小时）	暴露次数（AEs）[c]	比例：每 1000 小时损伤数量	比例：每 1000 次暴露损伤数量	95%CI（低 / 高）
棒球										
Knowles 等	P（美国）	DM	3 年	HS	94				0.95	0.61/1.47
Comstock 等	P（美国）	DM	1 年	HS					1.19	
Radelet 等	P（美国）	Q	2 年	7 ~ 13 岁	128		6913		17.0	
Powell & Barber-Foss	P（美国）	Q	3 个季度	HS	861		311 295		2.8	
篮球										
Knowles 等	P（美国）	DM	3 年	HS	186				2.32	1.45/3.71
Comstock 等	P（美国）	DM	1 年	HS					1.89	
Powell & Barber-Foss	P（美国）	DM	3 个季度	HS	1933		444 338		4.8	
Messina 等	P（美国）	DM	1 个季度	HS	543	169 885		3.2		
越野跑										
Rauh 等	P（美国）	DM	1 个季度	HS	159		10 600		15.0	
Rauh 等	P（美国）	DM	15 个季度	HS	846		77 491		10.9	
美式橄榄球										
Knowles 等	P（美国）	DM	3 年	HS	909				3.54	2.86/4.37
Comstock 等	P（美国）	DM	1 年	HS					4.36	
Malina 等	P（美国）	DM	2 个季度	青少年	259				10.4	9.2/11.8
				4 ~ 5 年级	58				6.6	5.1/8.6
				6 年级	61				9.8	7.6/12.7
				7 年级	90				13.4	10.8/16.5
				8 年级	50				16.2	12.2/21.5
Turbeville 等	P（美国）	DM	2 个季度	HS	132				3.2	2.7/3.8
Turbeville 等	P（美国）	DM	2 个季度	MS	64				2.0	
Radelet 等	P（美国）	Q	2 年	7 ~ 13 岁	129		8462		15.0	
Powell & Barber-Foss	P（美国）	DM	3 个季度	HS	10 557		1 300 446		8.1	
体操										
Bak 等	P（丹麦）	Q	1 年	俱乐部	26			1.0		

续表

研究	研究设计[a]/国家	数据采集[b]	损伤监测持续时间	团队类型或年龄	损伤数量	暴露时长（小时）	暴露次数（AEs）[c]	比例：每1000小时损伤数量	比例：每1000次暴露损伤数量	95%CI（低/高）
冰球										
Emery & Meeuwisse 等	P（加拿大）	DM	1个季度	所有未成年人	296			4.13		3.67/4.62
				Atom 组（9~10 岁）	14			1.12		0.61/1.87
				Pee Wee 组（11~12 岁）	53			3.32		2.49/4.34
				Bantam 组（13~14 岁）	73			4.16		3.26/5.23
	296			Midget 组（15~17 岁）	156			6.07		5.16/7.1
Smith 等	P（美国）	DM	1个季度	HS	27			34.4		
Gerberich 等	R（美国）	Q	1个季度	HS				5		
橄榄球										
McManus & Cross	P（澳大利亚）	DM	1个季度	高水平少年组	84			13.3		
Garraway & Macleod	P（英国）		1个季度	低于 16 岁	26			3.4		2.1/4.8
				16 ~ 19 岁	72			8.7		6.5/10.8
Roux 等	P（法国）	Q	1个季度	HS	495			7.0	1.6	
足球										
Knowles 等	P（美国）	DM	3年	HS	252				2.81	2.03/3.90
Comstock 等	P（美国）	DM	1年	HS					2.43	
Le Gall 等	P	DM	10个季度	全体	1152			4.8		
				U16	371			5.2		
				U15	361			4.6		
	1152			U14	420			4.9		
Kucera 等	P（美国）	Q	3年	U12 ~ 18	467		109 957		4.3	3.9/4.7
Emery 等	P（加拿大）	DM	1个季度	综合					5.5	
				U18	16				3.2	
				U16	16				5.7	
	16			U14	7				7.9	
Radelet 等	P（美国）	Q	2年	7 ~ 13 岁	47		2799		17	
Junge 等	P（欧洲）	DM	1年	法国阿尔萨斯						
				14 ~ 18 岁						
				捷克共和国	57			2.3		
				14 ~ 18 岁	130			2.6		
Powell & Barber-Foss	P（美国）	DM	3个季度	HS	1765		385 443		4.6	
Backous 等	P（美国）	Q	1周	6 ~ 17 岁					7.3	

续表

研究	研究设计[a]/国家	数据采集[b]	损伤监测持续时间	团队类型或年龄	损伤数量	暴露时长（小时）	暴露次数（AEs）[c]	比例：每 1000 小时损伤数量	比例：每 1000 次暴露损伤数量	95%CI（低 / 高）
摔跤										
Knowles 等	P（美国）	DM	3 年	HS	154				1.49	0.85/2.62
Comstock 等	P（美国）	DM	1 年	HS					2.5	
Pasque & Hewett	P（美国）	I, Q	1 个季度		219				6.0	
Powell & Barber-Foss	P（美国）	DM	3 个季度	HS	2910	522 608			5.6	
Hoffman & Powell	P（美国）	DM	2 个季度				36 262		7.6	

注：[a] 设计：P，前瞻性队列；R，回顾性队列。
[b] 数据采集：DM，直接监测；HS，高中；IR，保险记录；MS，初中；Q，问卷调查。
[c] AE，运动员参加某项练习或比赛时发生运动损伤的可能性。
引自 Caine D, Maffulli N, Caine C: Epidemiology of injury in child and adolescent sports: injury rates, risk factors and prevention. *Clin Sports Medicine* 27:22-25, 2008.

表 15.2　女生运动项目发病率摘要

研究	研究设计[a]/国家	数据采集[b]	损伤监测持续时间	团队类型或年龄	损伤数量	暴露次数（小时）	暴露次数（AEs）[c]	比例：每 1000 小时损伤数量	比例：每 1000 次暴露损伤数量	95%CI（低 / 高）
篮球										
Knowles 等	P（美国）	DM	3 年	HS	151				1.28	0.88/1.86
Comstock 等	P（美国）	DM	1 年	HS					2.01	
Powell 和 Barber-Foss	P（美国）	DM	3 个季度	HS	1748		394 143		4.4	
Messina 等	P（美国）	DM	1 个季度	HS	543		120 751	3.6		
Gomez 等	P（美国）	DM	1 年	HS	436	107 353		4.1		
越野跑										
Rauh 等	P（美国）	DM	1 个季度	HS	157		8008		19.6	
Rauh 等	P（美国）	DM	15 个季度	HS	776		46 572		16.7	
曲棍球										
Powell & Barber-Foss	P（美国）	DM	3 个季度	HS	510		138 073		3.7	
体操										
Caine 等	P（美国）	DM	3 年	所有水平	192	76 919.5	22 584	2.5	8.5	
				顶尖水平	125	36 040.0		3.5		
				初学者	67	40 879.5		1.6		
Kolt & Kirkby	PR（澳大利亚）	Q	18 个月	所有水平	349	105 583		3.3		
				高水平	151	57 383		2.6		
				次高水平	198	48 200		4.1		

续表

研究	研究设计[a]/国家	数据采集[b]	损伤监测持续时间	团队类型或年龄	损伤数量	暴露次数（小时）	暴露次数（AEs）[c]	比例：每 1000 小时损伤数量	比例：每 1000 次暴露损伤数量	95%CI（低 / 高）
Kolt & Kirkby	R（澳大利亚）	Q	1 年	所有水平	321	163,920		2.0		
				高水平	111			1.6		
				次高水平	210			2.2		
Bak 等	P（丹麦）	Q	1 年	俱乐部	41			1.4		
Lindner & Caine	P（加拿大）	QI	3 个季度	俱乐部	90	173 263		0.5		
Caine 等	P（美国）	IR	1 年	所有水平	147	40 127		3.7		
				顶尖水平	83	22 536		3.7		
				中等水平	64	20 591		3.1		
足球										
Knowles 等	P（美国）	DM	3 年	HS	121				2.35	1.55/3.55
Comstock 等	P（美国）	DM	1 年	HS					2.36	
Kucara 等	P（美国）	Q	3 个季度	12 ~ 18 岁	320	60 166		5.3		4.7/6.0
Emery 等	P（加拿大）	DM	1 个季度	综合	20	2526		5.6		
				U14	14	2440		7.9		
				U16	5	1976		5.7		
				U18				2.5		
Soderman 等	P（瑞典）	DM	1 个季度	14 ~ 19 岁	79			6.8		
Radelet 等	P（美国）	Q	2 年	社区	16		1637		23.0	
Powell & Barber-Foss	P（美国）	DM	3 个季度	HS	1771		355 512		5.3	
Backous 等	P（美国）	Q	1 周	6 ~ 17 岁				10.6		
垒球										
Knowles 等	P（美国）	DM	3 年	HS	71				0.96	0.61/1.42
Comstock 等	P（美国）	DM	1 年	HS					1.13	
Radelet 等	P（美国）	Q	2 年	社区	37		3807		10.0	
Powell & Barber-Foss	P（美国）	DM	3 个季度	HS	910				3.5	
排球										
Comstock 等	P（美国）	DM	1 年	HS					1.64	
Powell & Barber-Foss	P（美国）	DM	3 个季度	HS	601		359 547		1.7	

注：[a] 设计：P，前瞻性队列；R，回顾性队列。
[b] 数据采集：DM，直接监测；HS，高中；IR，保险记录；Q，问卷调查；RR，记录回顾。
[c] AE，运动员参加某项练习或比赛时发生运动损伤的可能性
引自 Caine D, Maffulli N, Caine C: Epidemiology of injury in child and adolescent sports: injury rates, risk factors and prevention. *Clin Sports Medicine* 27:22-25, 2008.

解剖位置

从解剖位置来看，篮球、美式橄榄球、体操、足球以及田径等儿童运动项目中下肢损伤最为常见[68]。棒球[68]、滑雪[169]、柔道[332]和网球[206]等其他运动项目的上肢损伤发生率更高。还有一些运动如摔跤，头部损伤发生率更高。总体来说，儿童损伤最常见的解剖部位是下肢，特别是膝关节与踝关节[68]。

急性损伤的发生率

多年来，流行病学文献中的急性损伤报告，大部分来自急诊室的就诊数据。Taylor 和 Attia[399]回顾了2年内所有急诊就医的5～18岁儿童的运动相关性损伤病例。一共677例，其中71%为男性。运动项目主要集中在篮球（19.5%）、美式橄榄球（17.1%）、棒球/垒球（14.9%）、足球（14.2%）、直排轮滑（5.7%）和曲棍球（4.6%）。软组织扭伤和拉伤是最常见的损伤类型，其次是骨折、挫伤和撕裂伤，以上这些占所有损伤数量的90%。据美国国民健康访问调查（National Health Interview Survey）的估计，5～24岁人群的运动相关性损伤率比急诊就医的预估率高出42%。损伤高发年龄是5～14岁儿童，占59.3%[96]。Lenaway 及其同事[234]指出，初中生的损伤率最高，其次是小学生，然后是高中生。其中53%的运动损伤与年级呈正相关，年级越高，运动损伤比例越高。就损伤发生地点而言，小学生多为游乐场，中学生是运动场，而高中生则是健身房较多。

过度使用性损伤的患病率

最近更令人担忧的是儿童群体在过度使用性损伤方面的比例上升。这种一度被认为的罕见情况，现在估计已经占这一人群损伤的50%以上[298]。这可能只是保守估计，因为与急性损伤不同，急性损伤通常会立即就医以便数据跟踪，而过度使用性损伤通常采用自我管理，所以普遍报告不足。Micheli 和 Nielson[277]报告指出，引起过度使用性损伤的增加，其机制可能是由于运动参与的增加，更具体地说，是更多儿童体育运动专业化的趋势。其他原因可能包括小年龄段训练时的动作复杂性和持续时间的增加，这些对身体的生长发育也造成了负荷，以及缺乏合适的教练和技能培训。本章稍后将概述年轻运动人群中常见的应力性骨折及其他过度使用性损伤的特定风险因素。

非特异性运动

儿童和青少年越来越多地参与各种体育运动，日常运动风险也随之增加。有不少研究人员注意到，骑行[40]、全地形车骑行[60,204,289]、潜水[102]、单板滑雪或滑雪[117,177,297,387]、直排轮滑、滑板或滑板车运动的损伤率很高[255,297,301,338]。尽管这些损伤多为挫伤、骨折、扭伤或拉伤，但也存在腹部创伤、肾脏或胰腺或肝脏损伤、头颈部创伤和手外伤等严重病例。一项评估儿童颈椎损伤的多中心研究[235]报告指出，8～15岁儿童中由运动导致的与由机动车事故导致的颈椎损伤数量相当。

灾难性损伤

有文献曾记录1982～2013年期间高中和大学阶段灾难性损伤与死亡事件的发生率，其中有2101例是灾难性运动损伤和疾病[288]。这些损伤大多数（80.8%）发生于高中阶段并直接由运动相关性活动导致（急性创伤占66.3%）。在这些伤害中，死亡率接近42%，其余非致命性损伤（1221例）或导致永久性残疾或功能障碍的占47%，完全康复的占53%。来自美国国家灾难性运动损伤研究中心的最新数据显示，在高中（n=29）和大学（n=12）阶段运动发生的灾难性伤害比例为0.53/10万人[288]。美式橄榄球被认为是灾难性损伤人数最多的项目，尽管数据显示从2012赛季开始，灾难性损伤人数较前几个赛季减少。脑和颈椎主要是直接损伤，而心脏与热相关疾病（heat-related illness）是间接死亡的主要原因。头部损伤是高中冰球运动的常见损伤[39]。全美业余棒球灾难性损伤监测项目（National Amateur Baseball Catastrophic Injury Surveillance Program）数据显示年度死亡、非致命性灾难性损伤以及严重灾难性损伤发生率为每10万名参与者中出现0.03～0.05例。青少年棒球项目在1996～2006年期间平均每年有2人死亡[351]，这些死亡由头部撞击和钝性胸部撞击造成[351]。

损伤率的性别差异

关于损伤类型和发病率的性别差异引起了研

究者的重点关注。最近一项研究[395]比较了男性和女性在运动相关性损伤方面的差异。该研究随机抽取了一家大型儿科医院 2000～2009 年期间 2133 份 5～17 岁的儿童病历，发现女运动员过度使用性损伤的比例（62.5%）高于外伤（37.5%），而男运动员则恰恰相反（两种损伤比例分别为 41.9% 和 58.2%）[395]。从身体部位来说，女性下肢（65.8%）和脊柱（11.3%）损伤率比男性高（分别为 53.7% 和 8.2%）[395]。而男性的上肢损伤率比女性高（分别为 29.8% 和 15.1%）[395]。女运动员在髋部 / 骨盆部位比男运动员更容易发生过度使用性损伤（90.9%）和软组织（75.3%）损伤，而男性外伤（58.3%）和骨骼损伤（55.6%）较多[395]。值得注意的是，女性患有髌股关节疼痛的比例大约是男性的 3 倍（分别为 14.3% 和 4.0%），而男性被诊断患有剥脱性骨软骨炎（osteochondritis dissecans）（8.6% vs 4.3%）和骨折（19.5% 对 8.2%）的可能性是女生的 2 倍[395]。男女前交叉韧带损伤的比例接近（10.0% vs 8.9%）[395]。在评估男女性运动损伤比例时，Loes 及其同事[111]指出，14～20 岁的女性在越野跑、高山滑雪、体操、排球、篮球和手球等项目上的膝关节损伤风险明显高于同龄男性。Hosea 及其同事[186]报道女子篮球运动员踝关节 1 级扭伤的风险增加。

前交叉韧带（ACL）损伤中的性别差异一直是儿童运动相关研究的焦点。过去 20 年中，骨骼发育未成熟运动员的 ACL 断裂发生率有所增加[126,212,213,382,383]。其中，男性更为常见。目前认为，这是由于男性在小年龄段时参与更多有组织的体育活动[342]。然而，这种趋势在达到骨骼发育成熟时会逆转，女性遭受更多的 ACL 完全撕裂[342]。骨骼发育成熟女性发生 ACL 损伤的数量可能是男性的 2～10 倍[349]。ACL 损伤风险中女性性别差异的潜在机制可能源于青春期发育期间发生的性别特异性的变化。原发性 ACL 非接触性损伤的风险因素（特别是对于女运动员）包括结构 / 解剖学因素[180]、激素因素[183]、生物力学和神经肌肉因素[181]。

损伤预防

管理儿童运动损伤的关键是预防。如第 6 章所述，儿童需要具备适当的生理条件、力量和灵活性，才能安全地参加有组织的或休闲运动项目。尽管缺乏体能、力量或灵活性不会影响运动参与，然而必须将补救措施纳入调整和培训计划，以降低受伤风险。损伤风险管理过程中的主要因素包括运动前风险评估、调整与训练、适当的监督、身体防护和环境控制[391]。

运动前评估

运动前评估（preparticipation examination，PPE）是预防损伤过程中的一个步骤。美国医学会运动医学委员会为运动员制定了一项权利法案，其中一项是细节完整的病史和医学检查[16]。PPE 的基本目的是确保运动员在运动训练期间的安全和健康[388]。PPE 最初主要目标是：①确定运动员的总体健康状况，并发现增加参与者额外风险的条件；②指出运动参与的相对或绝对禁忌证；③指出个体可以安全运动的项目；④作为不全面的一般健康检查；⑤履行法律和保险要求；⑥评估身体成熟情况[245]。虽然 PPE 的目标设定与执行已进行多年，并且仍在继续，但大多数人都认为它们“试图（通过 PPE）确定那些可能使运动员面临更大风险并影响其安全参与有组织运动的条件”[95]。

第 4 版的运动前身体评估（PPE-4）[10]包含了实施 PPE 的最新指南，其主要目标是筛查可能危及生命或致残以及导致损伤或致病的情况[270,367]。尽管有关 PPE 目标的有效性仍有争议[95]，但最近的工作[429]强调了对 PPE 进行全面统一管理的必要性，并认为其仍是筛选健康风险的最好方法[10,367]。美国大多数州要求进行个人体检或一站式筛查，并提供包含可用资源的协议[10]。执行个人体检的首诊医生知道或可以访问运动员的健康记录，可以讨论敏感的健康或个人问题，并且可能最有资格监督任何必要的后续治疗。但个人体检的缺点是需要更多时间和费用。

此外，医生对具体运动及其参与要求的了解程度和兴趣都有可能影响评估的有效性。PPE 的一站式方法更具成本效益和时间效率，并为所有潜在运动参与者提供了彻底和适当的筛查。各领域的专家评估每个运动员在其专业领域的表现，并由队医咨询相应的专业领域（表 15.3）[367]。美国州法规规定哪些体检对运动员是否参赛有最终决定权，以及除医生

表 15.3 运动前评估项目与运动员评估专业人士

检查项目	操作人员
登记 / 指导说明	私人助理 / 教练
身高 / 体重 / 生命体征	护士、护理从业者、运动生理学家、运动防护师或物理治疗师
视力检查	护士、护理从业者或教练
口腔检查	口腔医生
医学检查	内科医生或家庭医生
骨科评估	医生或物理治疗师
柔韧性评价	物理治疗师或运动防护师
力量评估	物理治疗师、运动防护师或运动生理学家
身体成分	运动生理学家、物理治疗师或运动防护师
速度、敏捷性、爆发力、平衡、耐力	运动生理学家、教练或运动防护师
评价 / 排查	医生

外还有哪些人可以进行评估[367]。PPE 的时机和频率经常备受争议，因为它根据运动员的水平而有所不同。在赛季前应有充足的时间进行 PPE，至少是赛前 6 周[245,324]，以便对发现的问题进行治疗或康复[367]。大学生运动员根据大学 / 学院的规定，经常在年度考试之前进行全面的健康检查[367]。年轻运动员可能需要每年参加一次全面的 PPE，或每 2～3 年进行年度更新[10,367]。在这种完整的入门体检和评估模式后，每年还需复检，包括简短的体检和身体成熟度评估，以及对所有新问题的检查 / 评估。美国儿科学会[12]建议每 2 年进行一次完整的评估，然后在每个赛季之前进行一次中期病史评估。然而，满足儿科学会主要目标的时间表是一个完整的入门级评估，随后是有限的年度重新评估，包括简短的体检（评估身高、体重、血压和脉搏；进行听诊；检查皮肤；测试视力）和对所有新问题进行评估。

PPE 的组成部分包括病史、医学检查（心血管和眼科检查）、肌肉骨骼评估、身体成分和身高体重测量、专门的实地测试，以及评估身体和心理方面的准备情况。研究发现，运动机制、负重模式和功能表现的改变都会引起运动损伤风险增加[322]。因此，动态功能表现评估（dynamic functional performance assessments）可以在 PPE 中进行，尽管这不是标准做法。各个检查部分应根据运动的具体要求而修订。

病史

病史是医学评估的基石[85,245]，能确定影响运动的大多数问题[157]。推荐使用简短的表格，它易于完成，语言通俗易懂，对年轻运动员来说也易理解。表格应由运动员和家长 / 监护人填写，以获得准确完整的病史[85]。应特别注意的内容包括运动诱发的晕厥或哮喘，包括心脏病或猝死在内的心脏病家族史、意识丧失、脑震荡或神经系统疾病的病史、热损伤或脑卒中病史、药物史、过敏史、肌肉骨骼功能障碍、活动相关损伤或关节创伤史、急性病史、住院或手术史（注明日期）、成对器官有否缺失、免疫接种史、女性月经史以及饮食 / 节食模式。PPE-4 中有推荐的标准表格[10]。

医学检查

医学检查用于评估病史中发现的重点关注的信息[17]。最基本的检查包括心血管（血压、脉搏、呼吸等）和眼科检查，以及所有身体系统的评估。美国心脏协会[258]和 PPE-4[10]都制定了心血管筛查的流程和建议。建议心率超过 120 次 / 分钟、心律失常、收缩期或舒张期有杂音的运动员进行进一步检查[367]。另外还应完成哮喘筛查，包括药物记录。

视力通常使用 Snelling 图表进行测试，并且应校正至 20/200。应注意瞳孔直径或反应性的任何不等性，以便将潜在损伤后的反应与该基线值进行比较。无法纠正的法定失明（视力低于 20/200 或单眼失明）需要咨询有关参与碰撞或接触对抗性运动的问题。应强调佩戴护目镜对本身戴眼镜或只有单侧视力运动员的重要性[33]。

腹部检查要确定是否有坚硬、触痛、器官肿大或肿块。任何有器官肿大的运动员在进一步查明原因之前都应限制参与运动[33]。

仔细的皮肤检查对所有人都很重要，尤其对参加接触性运动的人。对于确诊有传染性皮肤病的儿童，如脓疱病、痈、疱疹、疥疮、虱子或真菌感染等，应推迟参加这些运动[245]。

男性的泌尿生殖检查用于评估儿童睾丸、睾丸下降和可能的腹股沟疝。女性的生殖检查可以推迟，除非有闭经或月经不调史的情况需转诊。性成熟指数，如 Tanner 分期，由于没有数据表明分期有利于损伤减少，因此已不再推荐纳入常规 PPE[91]。

对有过头部损伤或神经外科病史的运动员应进行更彻底的神经系统检查[324]。如果发生后续伤害，此基线值的记录就非常重要。检查包括颈部/上肢关节活动度、肌力、感觉、反射和其他特殊测试[10,324]。

对于先前没有损伤史且无症状的运动员，可以将肌肉骨骼和骨科筛查相结合[95]。如果运动员在一般检查中有受伤史或其他症状迹象，则应进行更具体的检查[95]。

肌肉骨骼系统检查

尽管不需要特殊的检查，但通常包括柔韧性、步态、肌肉表现和关节松弛的测试/检查，以及对先前损伤的复查[367]，姿势评估，特别注意肌肉萎缩、脊柱不对称、骨盆倾斜、长短腿以及下肢畸形（如膝外翻或内翻、髌骨畸形等），扁平足也是肌肉骨骼检查的一部分。步态应在运动员步行和跑步时进行检查，检查步行时足趾和足跟着地情况。筛查被动关节活动度（PROM）和双关节肌腱的柔韧性。使用徒手肌力测试（MMT）、手持测力计或等速设备评估肌肉力量。如果儿童以前受过伤，或者当前的评估表明他们的肩、膝和踝可能存在不稳定，则应对其进行特殊的稳定性测试。也可用动态功能表现评估来识别一般和特殊运动中潜在的损伤风险。

药物使用

PPE 可用于筛查危害健康的行为，如吸烟、酒精摄入以及娱乐性药物或兴奋剂的使用。运动员目前使用的所有药物和补充剂都应由检查人员进行审查[95]。

报告称有 3%～12% 的青少年男性和 1%～2% 的女性使用过类固醇[24,432]。服用类固醇最强烈的动机是为了增加体重和肌肉质量、减少疲劳并增加攻击性行为。使用类固醇的副作用包括高血压、肝炎、睾丸萎缩、性欲减退、肝癌和过早的骨骺闭合[48]。类固醇滥用的警示征包括易怒，突然情绪波动，面部、上臂和胸部浮肿，血压和体重的突然升高，指甲和眼睛周围呈黄色，多毛症，并且女童会出现声音增粗和痤疮加深[262]。其他已用于增加肌肉表现的物质有 DHEA（脱氢表雄酮）、支链氨基酸和必需氨基酸、肌酸、生长激素以及含有诺龙和睾酮的膳食补充剂。设计师类固醇（Designer steroids）有类固醇使用的效果，但不易被检测到。其他饮食物质包括麻黄碱和肉毒碱，已用于增加能量和耐力，抑制食欲，促进体重减轻[38,170]。此类天然元素在流行文献中被吹捧为生长、表现、免疫和愈合的辅助手段，被用于高中和大学运动员，还有专业运动员。研究并未支持除肌酸[378]和肉毒碱外的这些物质对提高表现有效[218]。目前这些物质的有关研究只针对年轻成人，尚未涉及 18 岁以下的儿童人群。研究报告了摄入大量此类物质（包括类固醇和诺龙、麻黄碱和支链氨基酸）的潜在风险和危害。大多数职业和大学体育组织以及全美高中协会联合会（National Federation of State High School Associations）都禁止使用含麻黄碱的化合物。

利尿剂经常被用来“增重”或掩盖药物的使用。但是，由于脱水或电解质的流失，运动表现可能会下降[48,262]。同样，咖啡因和安非他明（Amphetamine）等兴奋剂经常被滥用来提高运动表现。它们能掩盖正常疲劳，增加攻击性、敌意和不合作性，并导致成瘾和死亡[419]。

巴比妥类药物、抗抑郁药和 β 受体阻滞剂的使用在射击和射箭等需要精细控制的运动中已被注意到。虽然它们可以镇静神经系统并降低心率，但即使是治疗剂量也可能导致支气管痉挛、低血压和心动过缓[280]。

青年人使用娱乐性药物（包括尼古丁、无烟烟草、酒精、大麻、可卡因，甚至海洛因）的数量在增加。药物滥用后会出现躁动、烦躁不安、失眠、短期记忆困难或注意力不集中以及运动表现下降等症状[89,160]。

实地测试

实地测试用于评估特定运动中的特定运动潜能。评估的内容有肌肉力量、肌肉爆发力、耐力、速度、敏捷性、灵活性以及心肺系统的表现。已经证明，实地测试能够识别先前损伤遗留的缺陷，而这在标准体格检查时无法界定[295]。

全身肌肉力量评估可选择与运动相关的最大活动量（maximal activity），如上肢选用杠铃推举练习、引体向上或俯卧撑，下肢选用腿举或起－坐等项目。

耐力评估可以通过尽可能多的重复任务来进行。肌肉爆发力可以根据需要通过纵向跳跃、立定跳远或投掷铅球来评估。

速度评估多用40码或50码（约40m或50m）短跑（a 40- or 50-yard dash），敏捷性评估可使用Vodak敏捷性测试[147]或类似的测试系列。柔韧性评估最常用的标准化的方法是儿童版的坐姿伸展测试，在仰卧位屈髋90°情况下主动伸膝[189]。心血管功能评估最简单的方法是使用合适设备进行亚极量测试（a submaximal test），如功率自行车、跑步机或上身测力计（upper-body ergometer）。心血管功能的实地测试是12分钟跑或1.5英里（约2.41km）定时跑[33,65,229]。涉及跳跃和短跑的实地测试，与实验室测试结果相关性高[29]。

PPE的局限性和结果

虽然PPE尽可能全面彻底，但其还是有局限性。PPE旨在识别运动参与时会危及生命的禁忌证。此外，PPE能够识别各种静态下肌肉骨骼的缺陷。但是，某些PPE设置通常无法发现更多动态风险因素。更值得注意的是，即使发现了缺陷，也缺乏进一步的措施。McKeag等[269]报道，10%的运动员进行了PPE并发现了肌肉骨骼方面的协调障碍，然而只有1%～3%的运动员在进行PPE后被转诊进行干预[390]。虽然许多运动员被识别出存在肌肉骨骼问题，但往往得不到解决。未来的工作应侧重于提高PPE对损伤的动态风险因素的识别能力，并创立一种更无缝衔接的路径为那些存在风险的运动员推荐干预措施。

PPE的结果将决定获准参加何种水平的体育运动。如可以不受限制的参加任何运动或者受限参加特定类型运动，如：①无碰撞（猛烈、直接撞击）或接触（身体接触）；②有限制的接触或撞击；③只可以非接触类的运动。美国儿科学会已经制定了体育活动分类系统和限制参与的建议，这为每个运动员提供了极好的参考指南[11]。

训练计划

赛季前检查会明确每个运动员的力量和限制部分（图15.1）。下一适当的预防步骤是针对运动员存在的与运动要求有关的具体问题，制订个性化的训练计划（专栏15.1）。该计划可由参与季赛前筛查的运动物理治疗师、运动防护师或运动生理学家制订。计划一旦制订完毕，应教会运动员本人、其父母和教练。

训练项目应有一个系统而循序渐进的计划，以解决运动员的薄弱点，并使运动员的参与条件最大化。训练需为整年的比赛情况以及发展出最佳的竞技状态做准备，应包括休赛期、赛季前、赛季中和赛季后的训练计划。同时，具体训练应包括体能训练（有氧基础训练和无氧训练）、肌力训练（力量、耐力、灵活性和爆发力）、速度训练和适当的营养。一个完善的、多样化的，节奏良好的计划将帮助年轻运动员避免因枯燥的运动和潜在的过度使用引起的损伤。全年训练或一般运动对心理的影响尚有争议，没有很好的记录。然而，当竞争被合理控制时，风险收益比更倾向于适当训练以改善情绪、自我概念和工作行为[282]。

体能训练

作为体能训练的基础——有氧基础能力，应在休赛期大力提升。良好的训练应包含低强度、长时间的活动，同时还需进行低强度和中等强度相间隔的体育项目专项运动。对田径运动员来说，游泳是一个不错的选择。田径、足球和美式橄榄球项目的运动员则适合骑自行车或跑步。山地训练或类似的抗阻训练应保持适度或与其他活动间隔进行。儿童

专栏15.1 检查内容

身体功能与结构

- 量角器测关节活动度
- 等速训练仪评估肌肉力量、爆发力和耐力
- 徒手评估韧带完整性／稳定性
- Beighton-Horan筛查评估关节松弛情况
- 姿势
- 视觉观察步态
- 视觉评估动态运动
- 使用单腿跳进行功能表现测试

活动与参与

- Tegner活动评分
- Marx活动评分
- HSS Pedi-FABS（HSS儿科功能活动简要量表）

其他（如环境、适时评估QoL）

- PedsQL

注：QoL（quality of life），生活质量。

男生运动体适能记分卡

	0	1	2	3	4
测试	低于平均值	高于平均值	好	很好	极好
肌力 引体向上（次）	少于 7	7 ~ 9	10 ~ 12	13 ~ 14	15 或更高
爆发力 跳远（英尺）	少于 85	85 ~ 88	89 ~ 91	92 ~ 94	95 或更高
速度 50 码短跑（秒）	慢于 6.7	6.7 ~ 6.4	6.3 ~ 6.0	5.9 ~ 5.6	5.5 或更高
敏捷性 6-c 敏捷性（c）	少于 5-5	5-5 ~ 6-3	6-4 ~ 7-2	7-3 ~ 8-1	8-2 或更高
柔韧性 体前屈（英寸）	未达到标尺	1 ~ 2	3 ~ 5	6 ~ 8	9 或更高
肌耐力 仰卧起坐（次）	少于 38	38 ~ 45	46 ~ 52	53 ~ 59	60 或更高
心肺耐力 12 分钟跑（英里）	少于 $1^1/_2$	$1^1/_2$	$1^1/_4$	2	$2^1/_4$ 或更高

分数

	肌力	爆发力	速度	敏捷性	柔韧性	肌耐力	心肺耐力
分数							
评分（0 ~ 4）							

女生运动体适能记分卡

	0	1	2	3	4
测试	低于平均值	高于平均值	好	很好	极好
肌力 引体向上（次）	少于 2	2 ~ 3	4 ~ 5	6 ~ 7	8 或更高
爆发力 跳远（英尺）	少于 63	63 ~ 65	66 ~ 68	69 ~ 71	72 或更高
速度 50 码短跑（秒）	> 8.2	8.2 ~ 7.9	7.8 ~ 7.1	6.9 ~ 6.0	5.9 或更高
敏捷性 6-c 敏捷性（c）	少于 3-5	3-5 ~ 4-3	4-4 ~ 5-2	5-3 ~ 6-2	6-3 或更高
柔韧性 体前屈（英寸）	少于 3	3 ~ 5	6 ~ 8	9 ~ 11	12 或更高
肌耐力 仰卧起坐（次）	少于 26	26 ~ 31	32 ~ 38	39 ~ 45	46 或更高
心肺耐力 12 分钟跑（分钟）	少于 $1^1/_4$	$1^1/_4$	$1^1/_2$	$1^3/_4$	2 或更高

分数

	肌力	爆发力	速度	敏捷度	柔韧性	肌耐力	心肺耐力
分数							
评分（0 ~ 4）							

图 15.1　男女生运动体适能（引自 Gaillard B, Haskell W, Smith N, et al.: *Hand- book for the young athlete.* Palo Alto, CA, Bull Publishing, 1978.）

运动效能低且最大酸中毒水平更低。他们的体表面积与体重比较成人高，使其在炎热时不容易散热，寒冷时又不容易储热。儿童产生的汗液较少，总蒸发能量也更少。儿童在运动过程（如步行和跑步）中，每千克体重产生的代谢能量更多。总之，虽然儿童可以适应环境，但适应速度比成人要慢[125]。因此，在青春期前应尽量减少在极端炎热天气下的训练和长时间的艰苦训练。

无氧训练项目是指短时间内达到 85% ~ 90% 最大心率的运动。无氧体能（anaerobic fitness）是指人在短时间内产生高水平机械能的能力。那些可以达到无氧体能峰值的最优的训练层次常常是有争议的。通常建议每2周进行1次无氧训练以获得最大训练效果。包括间歇训练、fartlek（速度游戏，或在自然地形中交替快跑和慢跑）和速度训练等都是无氧训练的多种方式。专项运动的无氧技能应在赛季前和赛季初期时提升[288]。由于骨骼发育未成熟运动员解剖和生理上的差异，无法看到儿童的无氧体能显著提高。因此，这种训练对年轻运动员来说比较困难，并且在身体成熟之前益处较少。但应进行一些训练来实现这些训练水平的放松和结构效率（mechanical efficiency）。

抗阻训练（力量训练）

在青春期前儿童进行抗阻训练（力量训练）一直存在争议。有史以来，临床工作者和研究者认为处于骨骼生长和骨骺生长板开放期的个体不应参加抗阻训练，因为这会使开放的生长板处于损伤风险中。1983年，美国儿科学会发表过一份立场声明，认为对青春期前运动员进行抗阻训练不仅可能是一种高风险活动，而且由于缺乏循环雄激素（circulating androgens），不太可能使这类人群的力量显著增加。但重要的是，最近的证据表明这些担忧是没有根据的，现在有几个专业组织提倡对年轻运动员进行适当抗阻训练[243]。

关于抗阻训练的效果，一些研究表明，对后青春期运动员进行系统性肌肉超负荷训练可以提升力量，与成人的训练结果类似[42,282]。这种力量增加的机制可能与肌肉中的神经适应有关，而不是继发于横截面积增加或肌肉组织肥大[122]。与成人开始抗阻训练项目类似，训练开始初期的4～6周的力量增加是由于肌肉中的神经适应。只有在最初的神经肌肉改变后，才能看到成人肌肉直径的变化，这可能导致力量的持续提升。即使儿童没有循环雄激素这个曾经被认为增加力量的必要因素，也有可能经历类似的神经肌肉适应，也可以增加力量[123,167]。

保证抗阻训练的安全是年轻运动员群体的首要任务。最初关于抗阻训练期间损伤的流行病学数据表明，年轻人群中的损伤发生率很高。然而，最近的证据表明，损伤发生率相对较低，并且在某些预防措施下，这种风险可以进一步降低[290]。Myer及其同事的许多损伤报告证实，在健身房的意外事故是造成年轻人损伤的主要原因。因此，目前关于年轻运动员抗阻训练的指南建议在任何时候都要进行适当的监督，以尽量减少这些意外伤害的发生。事实上，美国运动医学会（American College of Sports Medicine, ACSM）、美国国家体能协会（National Strength and Conditioning Association, NSCA）以及美国儿科学会等专业组织认为，对年轻运动员来说抗阻训练是一种安全有效的干预措施[122]。此外，抗阻训练也被证明可有效减少各种下肢损伤[233]。

通过这些专业组织的共同努力，关于年轻人群安全开展抗阻训练的普遍共识已经发布[290]。这些建议表明，年轻运动员应有足够的情绪成熟度，在接受并遵循指导后再开始抗阻训练项目。应随时提供适当的监督来减少意外伤害的风险，并定期对训练所采用的“推举技术”进行反馈。早期抗阻训练项目的主要目标是发展良好的推举技术。监督是确保这种发展的必要条件。最后，始终建议先进行动态热身活动，并应启动和监控每次练习保持适当的体能和强度。具体而言，即年轻运动员应当避免进行一次最大收缩的强度的练习，而是主要通过小阻力、多组数、多重复的练习获得力量。总之，这些因素能让年轻运动员的抗阻训练更安全、更有效。

速度

目前的证据表明，肌肉中快缩型肌纤维的比例很大程度上取决于基因，几乎没有改变纤维类型的可能性。因此，速度在某种程度上是由遗传决定的。然而，所有运动员都可以通过训练中间型肌纤维来改善反应成分和运动时间。这可以使速度和敏捷性相对改善[227]。快速反应能力应在特定运动的练习中学习，如如何开始、加速技巧或比赛技巧，练习的选择范围是逐渐缩小的。通过冲击运动、负重短跑（爆发式跳跃或投掷）、超速跑或抗阻冲刺等训练，在柔韧性和力量的基础上增加运动时间[381]。

适当监督

一系列监督者中，教练应排在第一位，这是一个体育项目成功的关键。然而，250万不同专业水平的成年志愿者在为大约2000万儿童担任教练。美国儿科学会表示，教练应鼓励学员每年参加运动前筛查，并加强热身程序的实施，要求使用合适的防护性设备，并执行有关安全的规则。此外，它还建议完成一项认证计划，该计划涵盖教学技巧、基本运动技能、体能、急救、体育道德、自我形象提升和激励的技能 [12]。

合格的官方人员和专业医务人员是比赛和练习时的第二级监督。这些人员在现场进行比赛和及时的伤害监管。医务人员可以包括医生、物理治疗师或具备基本急救和心肺复苏技术认证的运动防护师 [12,343]。

防护

为了保护参与运动的儿童，应授权并强制为他们配备适当的器材。器材必须与该项运动相适应。高质量并合适的着装对纠正功能至关重要。合适的运动鞋应有足够的缓冲能力、后足的支撑和柔软的鞋底 [282]。接触性或踢球类运动，应配备如肩垫和护腿垫等保护垫。

美式橄榄球、棒球和曲棍球等接触性和碰撞性项目必须佩戴防护头盔，以减少头和颈部损伤。Schuller 及其同事 [375] 表示，戴头盔的摔跤运动员（发生率为 26%）与无头盔（发生率为 52%）的相比，耳郭损伤风险更低。头盔应经国家运动器材标准运行委员会（National Operating Committe on Standards for Athletic Equipment，NOCSAE）和美国国家安全研究所批准 [307,327]。

眼外伤是常见的运动损伤。国家电子伤害监测系统数据库（National Electronic Injury Surveillance System Database）中报告了近 40 000 例与运动相关的眼外伤 [416]。据估计，其中有多达 90% 是可预防的 [331]。护目镜可以避免更广泛的意外伤害，而不会减少视野范围，在球拍运动、冰球、棒球、篮球和美式橄榄球以及空气动力武器使用中应被要求使用。它们应兼具美观和功能性，并使用抗冲击材料制成。聚碳酸酯是最具抗冲击性和抗划伤性的材料。表 15.4 给出了高风险运动和推荐护具的清单。所有护目镜都应获得加拿大标准协会或美国测试与材料协会的批准。

有研究指出，口腔和面部外伤在许多运动中高发，特别是足球、曲棍球、棒球、篮球、摔跤和拳击项目 [148]。在强制使用护齿器之前，口外伤占所有美式橄榄球损伤的 50%[272]。强制使用护齿器后，美式橄榄球中口外伤的发生率降低到了 1% 以下 [205]。口腔保护器用于预防牙齿损伤和口腔撕裂，因为它可以吸收口腔和面部结构的冲击，也可以防止骨折和脱位；它需要精准咬合，使下颌骨的髁突不接触关节窝。这些护齿器应坚固、价廉且易于清洁，不干扰发音或呼吸。护齿器单独用于草地曲棍球、橄榄球、摔跤、篮球和其他野外活动，而在美式橄榄球、冰球、棒球和长曲棍球中与面部护具一起使用。

表 15.4 眼部损伤风险水平及护眼装备推荐

风险	运动	保护装备
不可接受	拳击	不适用
很高风险	冰球	全脸面罩头盔（helmet with full visor）
	壁球	聚碳酸酯运动护镜
	羽毛球	聚碳酸酯运动护镜
	篮球	聚碳酸酯运动护镜
	男子长曲棍球	全脸面罩头盔
高风险	美式墙网球（racquetball）	聚碳酸酯运动护镜
	棒球	聚碳酸酯运动护镜
	板球	全脸面罩头盔
	曲棍球	全脸面罩头盔
	橄榄球	待商榷
	足球	待商榷
	水球	聚碳酸酯护目镜（Polycarbonate goggles）
	射击	聚碳酸酯运动护镜
	女子长曲棍球	全脸面罩头盔
中等风险	网球	塑料镜片眼镜
	美式橄榄球	聚碳酸酯面罩头盔
低风险	高尔夫	单眼时用运动护镜
	排球	单眼时用运动护镜
	滑雪	防紫外线护目镜 ± 头盔
	自行车	运动护镜 ± 头盔
	钓鱼	单眼时用聚碳酸酯护镜
	游泳	长时间在水中时使用泳镜
	高台跳水	无可用
	田径	无要求

注：引自 Jones N: Eye injury in sport. *Sports Med* 7:163-181, 1989.

环境控制

环境的评估和控制对儿童运动员的安全也至关重要。比赛场地应维持充足的照明以保证安全。场地表面无障碍物、光滑均匀、具有良好的减震性能（木材而不是混凝土）。安装可减少伤害的设备，运动器材和比赛环境应与运动员的体型相适应[282]。

仔细监测场地周围的温度和湿度。与成人相比，儿童在运动过程中为避免脱水，每公斤体重需要更多的液体摄入。儿童的体表面积－体重比更大，因此他们的热交换率更高，在极端气候条件下忍受运动的能力较低。此外，他们出汗的能力也明显低于成人，因此而承受更大的热负荷。儿童适应性较低，相对需要更长时间的参与才能适应环境[350]。如果湿球温度（一种气候热应力指数）达到75°F（约24℃）以上，应调整运动方案[13]。

运动前、运动过程中和运动后应大量饮水以避免脱水。口渴不是所需水量的有效指标，因此每丢失1磅（约1200 ml）的水应补充2杯（约1200 ml）水[329]。美国运动医学会[8]建议在长距离跑步前摄取400～500 ml水。还建议在足球练习中每隔35～45分钟补充水分，并在训练前后裸称体重。如果每天剩余重量损失超过2～3磅，则应限制训练直到补水充分为止。补水建议包括在运动前1小时预补水3～12盎司［体重<90磅（1磅≈0.45 kg）的补3～6盎司（1盎司≈30 ml）；体重>90磅的补6～12盎司］，运动前补充3～6盎司。运动过程中，根据相对温度、湿度，每10～20分钟补水3～9盎司（体重<90磅的补充3～5盎司；体重>90磅的补充6～9盎司）。运动后2～4小时每减少1磅重量相对应补充8～12盎司水分（表15.5）[75]。

成功的补水计划不仅涉及液体摄入，还涉及液体可用性。冷却液更容易注入系统，因此应冷却水或提供冰液。为了确保持续遵守补水规定，对参与活动的每个人（包括父母和参与者）进行教育至关重要。了解脱水的常见症状（烦躁、头痛、恶心、头晕、虚弱、痉挛、腹部不适和表现下降等）有助于早期识别和干预[75]。

表15.5　液体摄入推荐与90分钟训练可行性

减少的体重		补水间隔	每次休息补水量	
磅（lb）	公斤（kg）	分钟	盎司（Oz）	毫升（ml）
8	3.6	*		
7.5	3.4	*		
7	3.2	10	8～10	266
6.5	3.0	10	8～9	251
6	2.7	10	8～9	251
5.5	2.5	15	10～12	325
5	2.3	15	10～11	311
4.5	2.1	15	9～10	281
4	1.8	15	8～9	251
3.5	1.6	20	10～11	311
3	1.4	20	9～10	281
2.5	1.1	20	7～8	222
2	0.9	30	8	237
1.5	0.7	30	6	177
1	0.5	45	6	177
0.5	0.2	60	8	177

注：1磅≈0.45kg；1盎司≈30ml。

* 无实践推荐。

引自 Peterson M, Peterson K: *Eat to compete: a guide to sports nutrition.* Chicago, Year Book Medical, 1988.

损伤风险因素

损伤可由单次大创伤或重复性微创伤造成[277]。重复性创伤或"运动过度"的危险因素主要有以下7种：①错误的训练；②力量和（或）柔韧性方面的肌肉肌腱不均衡；③下肢解剖结构异常；④不合适的运动鞋；⑤错误的比赛场地；⑥下肢相关疾病，如旧伤或关节炎；⑦生长因素[249,275,398]。

错误的训练

同成人一样，错误的训练通常是儿童过度使用性损伤的原因。总运动量的明显增加、训练进度增快或者试图参加的训练超过运动员本身的能力，往往被认为是引起过度使用性损伤的原因[4,277]。体育专业化的演变促成了这种现象。更多孩子全年都只参加一种运动，而这导致了孩子一年中一味注重高强度的训练但鲜有休息时间。从休闲、自由的运动突然过渡到类似集训的每天6～8小时的高强度训练，使得儿童过度使用性损伤的发生概率增加。

肌肉肌腱不均衡

肌肉肌腱不均衡可能发生在力量、柔韧性训练上。一直以来，对儿童运动的改良很少得到关注。某些部位可能适合自由活动，但不适合有组织的运动。否则，除非该儿童在精心设计的计划中训练，多重复性的运动通常都可能导致肌肉和肌腱的不平衡。例如，一个需要手举过头顶项目的运动员（an overhead athlete），如蛙泳运动员，可能会发生肩关节前关节囊松弛和后关节囊紧张的情况。这种失衡可导致继发性肩部撞击或过度的肩前韧带松弛甚至半脱位。同样的，重复的跑步使股四头肌和小腿三头肌力量增强并紧绷，从而使腘绳肌力量相对变弱。一旦步速和步幅增加，可能会产生问题。

解剖结构排列异常

解剖结构排列异常，如下肢不等长或冠状面和横截面排列异常，可能是损伤因素之一。因为运动需求而产生力线偏移，可能引起过度代偿。例如，年轻舞者的股骨前倾可引起代偿性的胫骨过度外旋和踝关节外翻来替代自然髋外旋。腰椎过度前凸或膝过伸都会在关节的某些部位产生异常负荷，从而导致疼痛并增加损伤风险。扁平足会增加膝外翻的力矩，并使身体重量落在更具灵活性的足部。这种力线不齐会引起膝内侧和足部的疼痛以及异常磨损。

不合适的鞋类与运动场地

对年轻运动员来说，合适的鞋必须具备坚固的后跟、合适的后跟垫以及能使足趾灵活屈伸的空间。不合适的鞋则无法支撑足部结构，从而导致许多足部和下肢问题。一双好鞋应起到补偿力线和减震的作用。同样，不合适的运动场地也容易导致儿童患上膝痛、胫痛症候群或应力性骨折。这些症状都与坚硬、倾斜或塑胶场地有关，而不是黏土和硬木材质的地面 [282]。

相关疾病

在体育活动中，某些相关疾病会引起运动模式的代偿，从而促使运动员发生过度使用损伤。诸如股骨头骨骺骨软骨病（见第 14 章）或少年特发性关节炎（见第 7 章）等疾病，在运动中会导致儿童下肢力学排列或运动模式异常，加剧关节疼痛或滑膜炎。对这些运动员来说，动态运动模式评估是确定其未来损伤风险的筛查方法 [292]。

生长因素

与过度使用损伤有关的第一个生长因素是关节软骨（图 15.2）。临床和生物力学证据表明，生长的软骨对重复负荷的耐受较低，导致软骨或下面的生长板发生微创伤。损伤可能导致骨关节炎或生长不对称 [275]。

生长的关节软骨对剪切力的耐受也较差，特别是在肘、膝和踝关节。美国少年棒球联合赛投手的肱骨小头以及跑步者的股骨近端、远端和距骨等位置发生剥脱性骨软骨炎，原因大都指向重复剪切力。但文献中关于剥脱性骨软骨炎的病因存在争论。有学者认为部分软骨下骨无血管供应并与软骨一起从其周围的骨中分离，变成松散的部分，是剥脱性骨软骨炎的原因 [3]。骨突炎（Apophysitis）是骨与软骨连接处由于重复运动和快速生长时的过度使用引起的微小撕脱后的继发性炎症。随着儿童身体的成熟，骨突最终会融合。然而，直到此时它仍受到过度使用的伤害 [43]。越来越多的证据表明牵扯性骨突炎，如胫骨粗隆骨软骨病（Osgood-Schlatter 病）、跟骨骨骺骨软骨病（Sever 病）以及股直肌或缝匠肌一开始的刺激，是由轻微的撕脱性骨折和愈合后生长中心的退行性变引起的 [316,321]。

与过度使用性损伤有关的第二个生长因素是对纵向生长的异常应激。长骨是骨骼中最早发生纵向生长的并会伴随软组织的二次拉长。在骨骼快速生长期

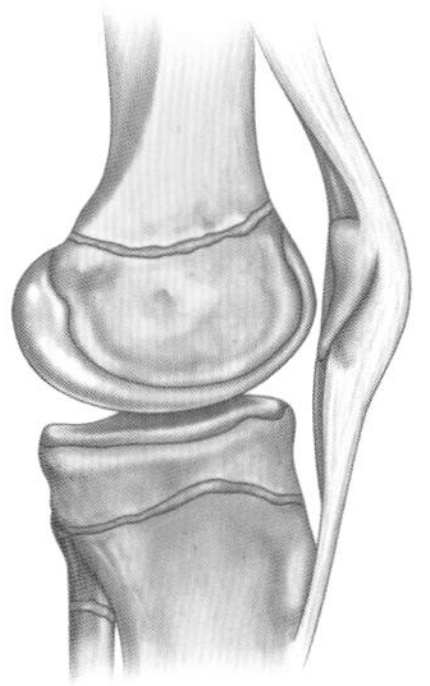

图 15.2 生长期软骨的敏感性部位［重绘自 Micheli L: Overuse injuries in children's sports: the growth factor. *Orthop Clin North Am* 14(2):337-360, 1983.］

间，肌肉肌腱结构收紧并使得柔韧性降低。过度使用造成的损伤与生长高峰期之间的巧合已经引起学者的关注[275]。

骨骼的生物力学特性也随其生长和成熟而变化。随着软骨变少和骨骼变硬，其抗冲击的能力会降低。突然的过高负荷可能导致骨骼弯曲或变形。骨骺，定义为长骨中的生长区域，更容易受到损伤，可能发生撕裂或骨折。该过程的实例包括前交叉韧带的撕脱性骨折、踝关节韧带的撕脱性骨折和生长板骨折。由于骨骺骨折在影像学片上难以看到，因此骨骺区域的任何损伤都被认定为骨折并进行治疗以避免潜在的生长障碍[250]。生长板的骨折通常用Salter-Harris系统进行分类。Salter-Harris Ⅰ型骨折表现为生长板的牵拉伤。Salter-Harris Ⅱ～Ⅴ骨折涉及骨的更多部分，损伤更严重甚至可能影响生长[364]。

损伤类型

虽然儿童的损伤与成人有相似之处，但有几点是生长期儿童特有的。这些特定损伤分为3类：①骨折；②关节损伤；③肌肉肌腱单元损伤[152,275]。

骨折

儿童中相对较新的损伤是应力性骨折，这通常由反复微创伤或训练不良造成。不断重复引起的是松质骨骨折而非成人的皮质骨疲劳[90,249]。一开始在X线片上通常难以发现松质骨骨折，直至疼痛发作6～8周。成像技术（如骨扫描或MRI）可确认应力性骨折的临床体征和症状，从而做出适当诊断。应力性骨折通过间接力作用于骨骼上，引发与活动相关的持续性疼痛。

生长板或骨骺骨折是儿童独有的。与韧带或骨质皮质相比，软骨生长板对剪切力或变形力的耐受能力较差，因此机械性破裂（mechanical disruption）经常发生在生长板上，尤其在肥大区[249]。这种破裂可能是由单一的大创伤（如跳跃）或重复的微创伤（如远距离跑步）引起。骨骺骨折引起的问题，其严重程度取决于所涉及的特定区域和损伤的程度。物理性骨折通常根据Salter-Harris系统进行分类（Ⅰ型：生长板内有骨折线；Ⅱ型：骨折线延伸到干骺端；Ⅲ型：骨折线从生长板内开始并通过骨骺向关节方向延伸；Ⅳ型：骨骺、生长板及干骺端垂直裂开；Ⅴ型：生长板有挤压伤）[119,364]。物理损伤后的生长障碍风险根据损伤的性质和个体特征（如在加速生长的青春期损伤）差异很大[119]。接近成人状态的大龄儿童骨折更为常见。

关节损伤

年轻运动员的关节损伤包括骨折（如上所述）、韧带扭伤和其他内部紊乱。这些损伤可能由单次分离伤或重复性微创伤引起。儿童的韧带扭伤必须仔细诊断。在生长高峰期，韧带可能比生长板强壮，因此过度弯曲或扭曲力导致生长板而不是韧带受损。仔细的临床检查和评估，包括体格检查（特殊检查）和损伤机制的评估，可以帮助准确进行鉴别诊断。影像学研究可进一步帮助鉴别诊断。对韧带完整性的临床评估因解剖结构的差异以及更大的生理松弛倾向而变得复杂，因此强调韧带与软组织完整性检查时进行双侧比较很重要。韧带损伤的同时，经常伴有关节内部紊乱，包括半月板（膝内）和软骨损伤等。尽管儿童半月板撕裂（膝）和软骨受累的真实发病率尚未知，但儿童和青少年人群中这类损伤的发生数量或认识度都有所增加。

肌肉肌腱单元损伤

生长期儿童存在的其他特别容易损伤的部位是肌肉肌腱单元通过骨骺软骨附着到骨骼上的起点或止点。生长的位置发生在骨骺生长板，这里也是肌腱和韧带的附着点。在生长高峰期，附着物上增加的张力经常导致在隆起处的结构脱离（撕脱性骨折）。儿童肌腱炎的发生率远低于成人，因为起止点比肌腱提前出现症状[4]。

肌肉肌腱单元附着点区域的激惹，可引起疼痛和炎症。该区域具有非常丰富的血管及活跃的代谢。疼痛和炎症会抑制肌肉活动，从而导致无力和灵活性降低，可能继而引发更大的激惹和疼痛循环。除急性损伤外，儿童也同成人一样，会因过度使用导致肌肉拉伤。此外，肌肉附着引起的牵拉性骨膜炎，使得儿童的生长板也会受到损伤或激惹，如胫骨粗隆骨软骨病和髌骨缺血性坏死（Sinding-Larson-Johansson disease）。

损伤类型

与成人相比，儿童受其发育中的解剖结构和快速生长期的影响，在损伤机制、表现和管理方面通常是独特的。以下部分将讨论儿童及青少年运动员中不同情况的独特方面。

脑震荡

在第四届国际脑震荡会议上，脑震荡被定义为“由创伤性生物力学力引起的影响大脑的复杂病理生理过程”[268]。一般来说，不管是压力、张力或剪切力都会导致脑震荡。对头部、面部或颈部的直接击打或对任何身体部位的撞击造成的力都会形成冲击力并传递到头部[268]。认识到脑震荡不一定会导致意识丧失这一点很重要[268]。脑震荡后的症状和体征通常会在损伤后立即出现；也可能在数小时、数天甚至数周内演变和发展[82,268]。诊断脑震荡的典型指征为颅脑损伤后下列标准至少有 1 个是新发或恶化的[254,268]：

（1）任何时期的意识水平丧失或降低；

（2）对损伤瞬间前后的记忆丧失；

（3）损伤时精神状态的任何改变，如混乱、迷失方向或思维迟钝；

（4）体征或症状，如头痛、反应变慢、头晕、恶心、呕吐、睡眠障碍、烦躁、情绪不稳、迷雾感、注意力不集中、视力障碍、对光或声敏感。

历史上脑震荡曾被视为相对良性的损伤。然而，越来越多的证据表明，脑震荡会导致多种短期的损伤和潜在的长期不良后果，如认知下降、持续的运动控制缺陷和大脑实际结构的变化（如慢性创伤性脑病）等[35,103-105,252,267,268,271]。脑震荡引起的危及生命的并发症主要是颅内出血，包括硬脑膜外和硬脑膜下血肿。这也是头部损伤导致死亡的主要原因。Cantu 和 Mueller[73] 曾统计，脑损伤死亡的原因中硬脑膜下血肿占 86%。硬脑膜外血肿的症状包括起初的意识保留以及日渐严重的头痛、嗜睡和局灶性神经系统症状。急性硬脑膜下血肿是最常见的致命性头部损伤。当运动员丧失且没有恢复意识时应始终考虑将急性硬脑膜下血肿作为可能的诊断。而对于头部损伤后数天或数周表现异常行为的运动员，应怀疑慢性硬脑膜下血肿的可能。体征可能是进行性、症状恶化、出现新的神经系统症状、持续性呕吐、精神状态恶化和癫痫发作[266,268]。以上病症都需紧急就医，应立即前往急诊。

脑震荡发病率

据估计，美国每年发生 160 ~ 380 万例运动相关的创伤性脑损伤[228]，其中大多数属于轻度创伤性脑损伤或脑震荡[228]。儿童患者占脑震荡损伤中很大部分，美国每年因脑震荡急诊就医的学龄儿童约有 10 万例[274,359]。但实际上青少年脑震荡的发生率可能要高得多，因为有很大比例的脑震荡损伤无法识别、未报告或未经治疗[359]。脑震荡的发生率在运动项目和性别间存在差异，总体而言，男性运动相关脑震荡更多，而女性在类似比较运动（comparing similar sports）中的脑震荡率更高[241,257,359]。据报道，男性项目中美式橄榄球、冰球、长曲棍球和摔跤的脑震荡风险最高，而女性中风险最高的项目是美式橄榄球、长曲棍球、冰球、场地曲棍球和篮球[257,359]。关于脑震荡严重程度的分类一直存在争议，因为这些分类往往取决于意识丧失和健忘的程度，而这两者都被证明无法准确预测损伤的严重程度[154]。

截至 2014 年 2 月，美国所有 50 个州和哥伦比亚特区都颁布了相应法规，旨在帮助保护青少年运动员。这些法律大部分都规定，儿童不应在疑似发生头部损伤的当天返回运动，并且有执照的医疗保健人员必须从医学角度对运动员禁赛（medically clear the athlete）。随着媒体对脑震荡伤害关注度的提高以及立法的制定，脑震荡患者的就医率大幅上升，因儿童脑震荡问题转至神经科医生的转诊率从 2008 年至 2012 年增加了约 150%。

脑震荡评估

脑震荡的评估是一个多因素过程，可以使用各种评估工具来协助诊断和监测脑震荡损伤。如果怀疑有潜在的头部损伤，应在现场或损伤时进行初步伤害评估。目前有各种场外评估工具，如运动脑震荡评估工具（Sport Concussion Assessment Tool，SCAT3）和儿童运动脑震荡评估工具（Child-SCAT3，适用于 5 ~ 12 岁）[81,368]。SCAT3 和 Child-SCAT3 是专为医疗人员使用的用于评估个人可疑头部损伤的标准化工具。

这些工具提供了有关如何进行和记录的具体详细说明。这些记录包括一系列背景问题、格拉斯哥昏迷量表（Glasgow Coma Scale）以及认知和身体状况评估策略的结果。

脑震荡通常被认为是功能性的而非结构性的脑损伤，许多情况下 CT 和 MRI 等传统影像学检查技术无法发现其异常[359]。然而，各种先进的神经影像学技术已经证明脑震荡个体在微小的结构上和功能上存在脑部变化[359]。即便如此，通常仍不推荐大多数脑震荡患者进行脑成像检查，一方面由于成本和时间；另一方面是检查后的临床管理也不会因此而变化[268,359]。

也有建议提出，患者损伤数天后应重新进行神经认知筛查、症状指数和身体状况评估。物理治疗师在脑震荡护理这个领域中的作用正在不断发展。通过物理治疗对脑震荡后损伤的姿势控制[76-78,164,165]、肌肉骨骼系统[373]、前庭/动眼神经[377,415]和心肺系统等方面进行评估识别正变得越来越普遍[217,230-232]。与很多适用于脑震荡场外评估的筛查工具一样，物理治疗诊所也有各种选择和策略来筛查患者潜在的脑震荡后损伤（表 15.6）。评估的顺序和策略可根据患者特定的症状、目标和病史进行个体化。

脑震荡的管理与恢复

动物模型表明脑震荡后有一个短暂的大脑脆弱性窗口期，可能会在 7～10 天后逐渐消退[82,359]。目前尚不清楚这些研究结果对人群的适用性。然而，目前普遍认为，脑震荡的典型恢复期成人为 7～10 天，儿童为 2～4 周。二次冲击综合征（second impact syndrome）是一种潜在的致命状况，是指初始脑震荡尚未恢复时头部又再次遭受损伤。年轻大脑可能特别容易遭受罕见却灾难性的二次冲击综合征[265,266]。因此，目前关于脑震荡初期治疗的建议主要是集中休息，直到症状消退或在休息状态时恢复到基线水平。

关于具体的恢复活动建议尚存争议，因为活动恢复的进度应个体化考虑，主要关注其症状和损伤的恢复情况，而不是单看损伤发生的天数。循序渐进的恢复活动计划通常被认为是帮助患者恢复到损伤前活动水平的最安全方式（表 15.7）。如果在此过程中出现症状，应及时调整使症状得以消除。对遭受多次脑震荡的个体应特别谨慎，并应考虑避免潜在的不适合的接触性运动。总的来说，年轻运动员在脑震荡的表现上非常独特。由于年轻运动员的大脑仍处于发育阶段，因此脑震荡对这一人群的影响仍然未知[82,112,166,171]。文献中的普遍共识确实表明，应对这类年轻人群实施更为保守的脑震荡管理方法[253]。因此，这一人群的康复进度，包括重返比赛的时间往往较长。未来研究需要集中于如何更好地理解脑震荡对发育中大脑的影响以及制定更多关于年轻运动员脑震荡后管理与恢复活动相关的循证指南。

10%～30% 遭受过脑震荡的人会在损伤后数月甚至数年内继续经历持续的创伤性脑损伤症状[386]。症状持续超过 4 周且符合世界卫生组织诊断标准的个体通常被诊断为脑震荡后综合征（postconcussion syndrome，PCS）[314,315]。使用物理治疗的干预方法治疗 PCS 患者是物理治疗中一个快速兴起的实践领域。有早期证据支持前庭治疗、手法治疗、治疗性运动和循序渐进的有氧训练等干预措施可提升认知，

表 15.6 脑震荡后评估选项与策略

姿势控制 / 平衡	肌肉骨骼系统	前庭 / 动眼神经	心肺系统
平衡误差评分系统（Balance Error Scoring System，BESS）	颈部关节活动度	目光稳定性	自行车测力计运动试验（Cycle ergometer exertional tests）
感官组织测试	颈部肌力	集合	跑步机运动试验
受力位置评估（force place assessments）	颈部特殊试验	散开（divergence）	
• 路径长度 • 熵（随机表现） • 稳定性指数	姿势评估	扫视（saccades）	
		流畅追视（smooth pursuit）	
		定位测试	
		King-Devick 测试	

表 15.7　恢复运动项目

康复阶段	各康复阶段的功能训练	阶段目标
不做运动	身体和认知休息	恢复
低强度有氧训练	步行、游泳或功率自行车强度 < 70%MPHR	增加 HR
专项运动训练	冰球中的滑雪技术，足球中的跑步技术，无头部冲击的活动	增加活动
非接触性训练技术	循序渐进至复杂的训练技术（如美式橄榄球和冰球中的被动技术），可循序渐进开始抗阻训练	练习、协调、认知
全接触性训练	避开禁忌，参与正常训练活动	恢复信心，由教练进行功能性技巧的评估
回到赛场	正常比赛	

注：HR，心率；MPHR（maximum predicted heart rate），最大预测心率［引自 McCrory P, et al.: Consensus statement on concussion in sport: the 3rd International Conference on Concussion in Sports Held in Zurich, November 2008. *J Athl Train* 44(4):434-448, 2009.］

从而逐渐认识到物理治疗可以促进 PCS 患者的康复[8,9,28,145,146,372,373]。目前还没有关于 PCS 物理治疗策略的具体的循证医学指导原则。未来的研究需进一步发展证据基础从而提供有力的结论。

颈椎损伤

儿童中枢神经系统损伤的发生率很低，占运动相关性损伤的 1% ~ 5%，但却占到损伤后死亡病例的 50% ~ 100%。儿童四肢瘫痪病例中因颈椎损伤导致的占 30% ~ 50%[61]。11 岁以下儿童的脊髓损伤率很低，但 15 ~ 18 岁年龄段中，脊髓损伤率急剧上升。10 ~ 14 岁儿童中引起创伤性脊髓损伤最多的原因是运动损伤[86]，而 8 ~ 15 岁儿童中因机动车事故导致颈椎损伤的数量最多[235]。由于大脑和脊髓很大程度上无法再生，因而这些损伤显得异常重要[72]。

某些运动项目对头颈部的损伤风险特别高。美国儿科急诊的所有头部创伤病例中，运动相关性伤害占 14%[155]。学校体育运动中美式橄榄球在所有脑震荡伤害中占很大比例，而在所有美式橄榄球运动损伤中多达 9.6% 被诊断为脑震荡[115]。从 1945 年至 1999 年期间虽然由脑损伤造成的死亡率高达 69%，但自 20 世纪 80 年代后期以来，严重的头部损伤发病率已逐渐下降[73]。

严重的脊髓损伤可能导致瘫痪和完全残疾。一项为期 7 年的研究跟踪了 32 名小于 15 岁的患有脊柱骨折、脱位或严重的韧带损伤的儿童，确认了体育运动是所有 10 岁以上儿童损伤的原因[130]。橄榄球是除美国以外的在其他地区受欢迎的一项碰撞性运动，其头颈损伤率与美式橄榄球相似。摔跤是所有高中运动中伤病率排名第二的运动，尽管其中枢神经系统损伤率很低。由于直接打击或跌倒，灾难性摔跤伤（颈韧带损伤、脊髓挫伤、严重头部损伤或椎间盘突出）的发生率为每年 2.11（每 10 万名参与者中有 1 人）[52]。虽然没有确切的发病率数据，但美式橄榄球、足球和篮球会导致大量的碰撞后脑震荡。潜水占年轻人颈椎损伤的 3% ~ 21%[49]。Noguchi[303] 指出，游泳和体操分别占 30 岁以下人群脊柱损伤的 51% 和 22.8%。

大多数颈部损伤是由过度屈曲或过度后伸引起的。过度屈曲作为最常见的损伤是由用头盔阻挡对手（spearing）引起（图 15.3）。这是由于年轻运动员相对于成人肌肉发育尚未成熟，以及通常有相关骨折，过度屈曲损伤可能会很严重。而过度伸展性损伤在没有严重受力情况下也经常发生，因为颈前部肌肉组织弱于后部肌肉组织。其常见原因是面部或头部擒抱动作（tackling）（图 15.4）。带有旋转的过度伸展性损伤是神经根损伤的最常见原因[48,394]。评估这些损伤始终需要进行颈椎 X 线检查。青少年在继发于过度活动后，通常第 2 颈椎会相对第 3 颈椎向后脱位。这种伪脱位是正常的，不是损伤的结果[72]，但应进行评估。

其他表现为“刺痛”或“灼烧痛”的常见损伤是臂丛神经牵拉伤，当头颈部固定时由突然的强力使头部侧偏或肩部下沉所导致。反复损伤会引起三角肌、肱二头肌和大圆肌无力，应通过强化训练来解决。使用护带（use of a collar）、改变技能以及增强颈部 / 肩胛胸部肌力是帮助解决症状的适当干预措施。如果症状持续或发生重复损伤，则必须限制其重返比赛[93]。应密切监测任何类型的颈椎损伤后重返碰撞

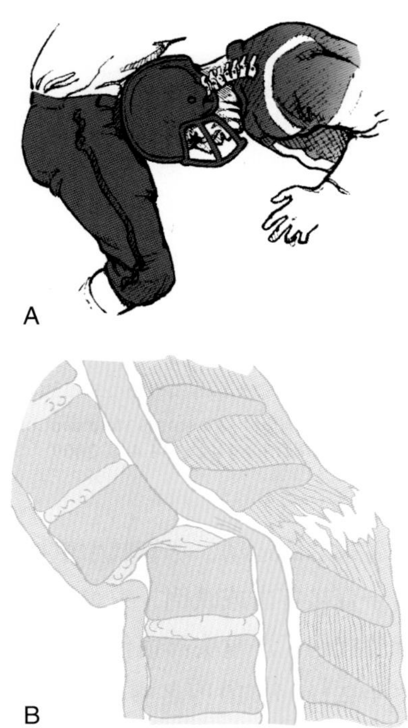

图 15.3 头部撞击引起的过度屈曲损伤［（A）引自 Birrer R, Brecher D: *Common sports injuries in youngsters.* Oradell, NJ, Medical Economics, 1987.（B）引自 Black JM, Hawks JH: *Medical-surgical nursing,* ed 8, St. Louis, 2009, Saunders.］

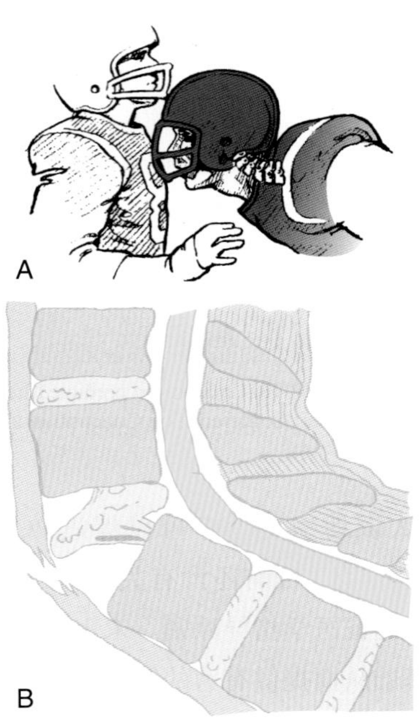

图 15.4 面部阻挡引起的过度伸展损伤［（A）引自 Birrer R, Brecher D: *Common sports injuries in youngsters.* Oradell, NJ, Medical Economics, 1987.（B）引自 Black JM, Hawks JH: *Medical-surgical nursing*, ed 8, St. Louis, Saunders, 2009.］

或接触性运动[74,93]。

胸椎和腰椎损伤

儿童的背部损伤与成人不同，需仔细评估[219,420]。胸椎和腰椎均可发生损伤，尽管胸椎损伤很少见。继发于肋骨受压的肋 – 椎损伤可能发生在诸如美式橄榄球的运动中或摔跤中的强力摔伤中。主诉包括相关肋骨的疼痛和肌肉痉挛并可能伴有胸部旋转疼痛。预屈曲（preflexed）脊柱上的轴向压缩力，如滑雪橇或平底雪橇，可使椎骨骨折，特别是在脆弱的 T12-L1 水平。这些损伤可引起疼痛，但有时并无症状[48,394]。

腰椎损伤最常见的是椎弓峡部裂和脊椎滑脱。一项针对 3132 名年龄在 15 ~ 27 岁的竞技运动员的研究显示，椎弓峡部裂的发生率为 12.5%[360]。在美式橄榄球中的阻挡技术、挺举、潜水、撑杆跳、摔跤、跳高或体操动作中反复和过度的伸展可能会对椎间隙施加过大的力并导致应力性骨折。脊椎滑脱是指一节椎体相对另一节椎体发生骨折和滑动，通常在 L5/S1 或 L4/L5 椎段。双侧椎弓峡部裂承重后，因其后弓与椎体的骨性连接存在缺陷，可导致脊椎滑脱。而正常脊柱在创伤性或重复性双侧负荷下也可引起脊椎滑脱。根据滑脱程度，分 1 ~ 4 级。2 级或更严重滑脱的运动员不应参加需过度腰椎伸展的活动，如举重、棒球、潜水、体操或摔跤。使用腰托可参加篮球或美式橄榄球运动[107,113,219,273]。脊柱生长高峰期间由于向前生长增强而厚实的腰背筋膜向后束紧，导致继发性的腰椎前凸。这种生物力学情况会增加后侧椎弓峡部失效的倾向[278]。患脊椎滑脱的运动员应佩戴护具，或至少愈合前严格限制其活动。物理治疗可维持腰骶部脊柱以及脊柱和髋部肌肉组织的柔韧性，并在支撑时改善躯干和腹部肌肉力量以及核心稳定性。仅非稳定性损伤或神经根受压时考虑手术[48,142,310]。

年轻运动员椎间盘病变的发生率目前尚不清楚，但有几项研究表明可能发生椎间盘突出，并且其中 95% 的病例发生在 L4/L5 或 L5/S1 椎段。虽然急性创伤的诊断可能先于椎间盘突出症，但椎体和椎间关节的退行性变化可能是主要影响因素，创伤只是急性诱因[139]。儿童和青少年人群中的这种病症通常保守治疗比较成功，但如果症状持续存在，可能需要手术[139]。

肩关节损伤

根据运动的生物力学和运动员年龄，可预测特定的肩部损伤 [190,215]。参加美式橄榄球、摔跤和冰球运动可能会增加上肢骨折、半脱位和脱位的发生。排球、游泳、体操和棒球等重复过头的运动更容易导致过度使用损伤 [1,26,336]。幼年时期关节（特别是肩部）的超弹性，使儿童容易受到被动和动态不稳定模式的影响，从而使肩部较易损伤 [190,323]。潜在增加这种超弹性的疾病过程或病理，如 Ehlers-Danlos 综合征，可能会加剧这种表现。

发育未成熟运动员更容易发生肩锁（acromioclavicular，AC）关节扭伤而非锁骨骨折；后者在骨骼成熟的运动员中更为常见。最常见的机制是摔倒或肩外侧直接受力或是摔倒在伸展的手臂上 [48,142,215,275]。Ⅰ级和Ⅱ级扭伤在骨骼不成熟的运动员中更常见。Ⅲ级扭伤通常会破坏锁骨背侧骨膜，但肩锁韧带和喙锁韧带保持完整 [215,323]。关于肩锁关节分离的最佳治疗目前存在争议。针对这些病变通常进行休息、冰敷、加压和抬高患肢（RICE）的对症治疗。有些病例如果保守治疗失败，可能需要手术稳定 [55]。在扭伤愈合后，通常需要训练来增加肩胛胸壁关节和盂肱关节的活动性和力量。

锁骨骨折多见于锁骨中段 1/3 处，主要由直接打击造成。可为大龄儿童的实际骨折或者幼童的青枝骨折。主要采用 8 字形绷带或吊带悬吊固定，直至愈合。

肱骨近端是儿童的骨骼生长区域，通常不如周围的关节囊和韧带结构强韧。因此，儿童骨折比成人更常见，因为成人更易发生脱位。幼童多发生骨骺移位，而大龄儿童或青少年的干骺端骨折较为常见 [275]。一旦确定骨性愈合，通常马上就开始治疗性干预以促使肩胛骨、肩（盂肱）关节和肘关节周围的活动度和力量正常化 [323]。

少年联盟肩（little league shoulder）是年轻投手和接球手中相对常见的损伤，涉及因旋转扭矩而导致的肱骨近端生长板损伤。骨骼未发育成熟的运动员在没有创伤的情况下抱怨肩关节近端疼痛时应怀疑骨骺损伤，除非证明另有原因。运动员在疼痛消退之前应限制投掷和旋转活动 [190,215,323]。但是一旦疼痛消退后就应加强肩胛骨周围和核心肌群肌力训练，有助于平稳过渡重返运动。

弗兰克前半脱位（Frank anterior subluxation）和盂肱关节脱位在儿童中很少见，但在青少年中常见。由于幼年关节的松弛，在肩外展、外旋或后伸时受到一次打击或强力动作就可以使肱骨头脱位 [48,142,323]。这种情况在接触性运动、体操和过头投掷运动中很常见。虽然应在生物力学上正确的关节活动范围内尝试进行肩胛骨和肩部肌肉强化治疗，但盂肱关节后侧不稳定的患者较前侧不稳定患者，对于适当的肌肉组织的保守强化训练有更好的反应。应限制关节活动范围以预防慢性半脱位。手术通常针对肩前侧或多向不稳定的患者，偶尔用在后侧不稳定的情况 [215,323]。关于青少年运动员首次肩关节脱位后的最合适的关节镜手术时机在不同文献中存在争议 [108,221]。未来的研究需要确定在首次脱位后是否应立即进行手术稳定，或者判断在某些运动员中进行保守治疗的试验是否成功。

与年长运动员相比，骨骼发育未成熟运动员的肩袖撕裂并不常见。它们发生在投掷和球拍运动中，以及碰撞运动中的直接接触击打。这些撕裂可以通过关节镜手术和康复治疗成功治愈，包括所有肩胛骨和肩部肌肉的力量和耐力训练，以及肩关节复合体的生物力学的运动矫正训练 [215]。

肩袖撞击综合征（图 15.5）是 25 岁以下运动员的常见损伤。超过 50% 的 12 ~ 18 岁的游泳运动员主诉肩部疼痛 [48,142]。与通常成人由肩峰下间隙（主要撞击）机械压迫引起的撞击不同，儿童的撞击症状通常因继发性的肩关节复合体过度松弛或过度活动引起。这可能是由于肩部静态稳定肌群松弛而动态肩部

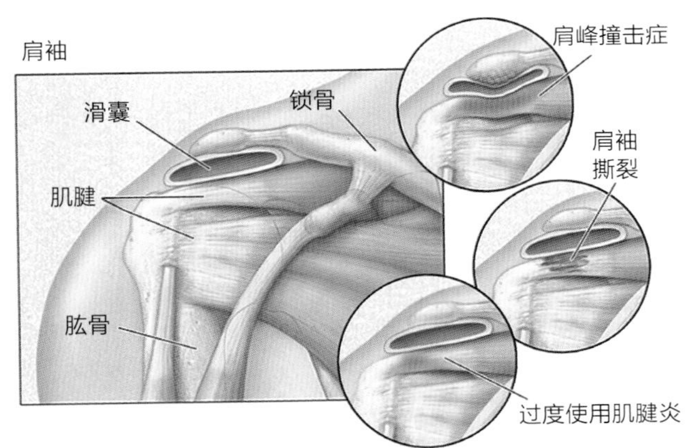

图 15.5 撞击的常见原因（经许可引自 Mayo Foundation for Medical Education and Research. 版权所有）

稳定肌群无法代偿导致。其他理论认为肩关节运动学的改变可能是由于肩关节周围肌群挛缩，外展 90° 时内旋角度减少而所有外展动作时外旋角度增加。这可能反映关节囊后部过紧而前部过松，表明在功能性运动模式中向前平移的趋势。侧重于改善动态肩部稳定肌群力量和肌肉激活以及促进活动性和动态运动模式正常化的保守物理治疗已能够发现潜在的不稳定性 [215,275,323]。所有角度（向前、向外或过头）的撞击症在疼痛消失前都应进行治疗。

肘关节损伤

在骨骼发育未成熟的患者中，肱骨髁上骨折是第二类常见骨折。这类骨折多发于 5 ~ 10 岁，通常由于摔倒时手臂张开着地并伴有暴力使肘部后伸。内上髁撕脱性骨折也很常见，多与肘关节脱位或投掷伤有关。有时需进行复位内固定术。这些损伤后最常见的症状是关节活动范围下降，因此早期保护下进行关节活动来避免伸展受限至关重要 [152,215]。骨折愈合后，必须使肩、肘和前臂的活动范围和力量正常化以恢复所有功能。

投球时重复性微创伤可能导致桡骨头的骨骺损伤。肘关节后伸和旋后角度的丧失以及肱桡关节重复性压力的负荷史会引起这种损伤。桡骨头病变以休息为主 [101,190]。7 岁以下儿童手臂受到较大的拉力时，由于环状韧带发育不良，常导致桡骨头半脱位，俗称“保姆肘（nursemaid’s elbow）” [418]。损伤后儿童经常将患臂屈曲旋前悬挂在身体一侧 [48,142,215,394]。

肘关节脱位可见于接触性运动，因跌倒时手臂外展延伸造成。早期复位可避免神经血管损伤，此外需进一步评估并进行 X 线检查确认是否骨折。早期受保护的活动性训练对于保持正常的肘部运动是必要的 [48,142,215]。物理治疗可促进肘及前臂活动正常化并提高肘、前臂和手部力量。

少年联盟球员肘通常由投球加速阶段对肱骨内上髁施加过度外翻力导致（图 15.6）。如果未能及时发现并继续训练，则可能发生内上髁的轻度分离，有时伴有过度生长（hypertrophy），伴有不规则性、碎裂和撕脱。最严重的损伤是桡骨头与肱骨小头关节外侧的挤压伤，在年轻投手中的发生率高达 8% ~ 10%。这种压缩机制会导致肱骨小头骨软骨炎、桡骨头缺血性坏死以及关节腔内游离体。治疗遵从 RICE 原则，暂停投球训练，康复要达到最大进展，重点是恢复上肢完全的活动范围和力量 [48,142,152,310]。最终的解决方法是改变投掷技术。

在各种球拍运动中由于肱骨外上髁反复损伤，肱骨外上髁炎（网球肘）很常见。最初可由腕伸肌的重复性微创伤（如网球中错误的反手击球）开始。腕伸肌的过度拉伸以及腕伸肌、肱骨外上髁和桡骨头之间的摩擦造成了刺激，腕伸肌中有微型撕裂，同时环状韧带和关节囊之间存在粘连。球拍拍面过紧、手柄较短或网球过旧等可能使症状加剧。康复需减少急性炎症和慢性刺激，减少粘连，并加强前臂和手部肌力。改变动作技术和装备（如扩大球拍握把区域或减小拍弦张力）均有助益 [142,152,190]。

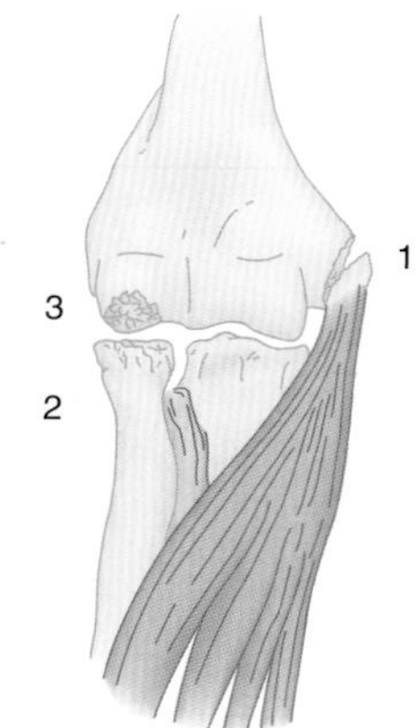

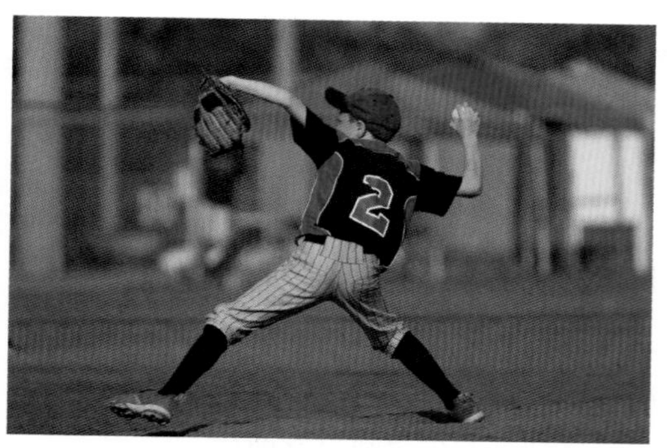

图 15.6 小联盟球员肘。①肱骨内上髁的撕脱性骨折；②桡骨头应力性骨折；③肱骨小头（左图，重绘自 Connolly JF: *DePalma’s management of fractures and dislocations*, Philadelphia, Saunders, 1981；右图，引自 iStock.com.）

腕和手部损伤

手和腕关节实际上是很复杂的解剖结构。因此，有时会错过或未诊断出潜在的严重损伤。根据解剖学、生物力学以及病理机制等知识对腕及手部进行仔细诊断至关重要 [48,152,215,394]。

腕部的骨折模式与年龄相关。幼童桡骨远端骨骺的隆突骨折（torus fracture）或卡扣骨折（buckle fracture）常见于摔倒后。临床症状包括不同程度的疼痛和压痛，因此需要仔细进行放射科检查。治疗使用简单的夹板固定即可 [48,215,310]。桡骨远端和尺骨的骨骺骨折多见于儿童。这类骨折经常发生移位，需麻醉下进行内固定。在年龄偏小的青少年中，生长板骨折较常见，主要原因同样是跌倒，并且需要手术以便对生长板的创伤最小化 [215]。康复主要恢复前臂和腕的正常活动范围以及腕部力量和握力。有记录提到活跃的儿童存在腕和手部的创伤后关节炎。管理需要对非手术方式的大范围重塑进行仔细监测，尽管偶尔手术也是必要的 [326]。腕部承重的运动员（如体操项目等）会发生桡骨骨骺远端的压力性损伤，三角纤维软骨复合体（triangular fibrocartilage complex，TFCC）撕裂以及腕部韧带损伤。腕部僵硬以及腕背伸疼痛等主诉很常见。X 线片上可显示桡骨远端损伤伴随骨骺增宽、囊性改变和远端干骺端断裂等。腕韧带和 TFCC 损伤通常需要 MRI 检查来确诊。对于这些症状，通常需要持续的调整，不管是否进行石膏固定都要避免移位 [215]。以上需要进行康复治疗，有时还需手术。

尽管大多数腕骨的骨折很少，但在 12 ~ 15 岁儿童中手舟骨的骨折很常见。这种骨折是由于跌倒时手臂伸开腕背伸造成的。虽然最初 X 线片上可能观察不到骨折，但早期诊断很重要，因为缺血性坏死和骨不连的发生率很高。如果解剖中鼻烟部位有压痛则高度怀疑骨折，那么早期应用短臂人字石膏是典型的处理方法 [48,142,153,394]。骨不连情况下可能需要手术治疗。

因为手掌和手指在大多数运动中作用非常重要，它们在参与运动时会吸收巨大的力，从而导致频繁受伤 [48,310,394]。儿童手部关节的脱位并不常见，因为儿童这个年龄段发育中的骨骼解剖结构比韧带结构更脆弱。如果确实发生脱位，通常发生在年龄较大的接近成熟的青少年的骨骼上并且损伤模式与成人相似。因此，最常见的脱位发生在拇指的腕掌关节，通常是在接触性运动中继发于拇指尖上的轴向受压力。

尽管复位很容易，但会导致慢性不稳。将拇指放入短臂拇指人字形绷带，6 周内避免运动。重返运动的最初 6 周，建议使用夹板稳定 [215]。

拇指掌指关节的背侧脱位是儿童最常见的手部脱位。跌倒或强力接触导致掌指关节过度伸展。如果近端指节平行于掌骨，则表示掌侧板已撕脱，必须手术复位。在允许参与运动（sports participation permitted）的情况下进行 3 周的制动足以治愈。物理治疗可使固定后的拇指活动范围和力量正常化。除了示指以外，其他手指的掌指关节脱位较为罕见。这种损伤复位后使用屈曲夹板 3 周，夹板去除后再立即进行关节活动训练 [48,142,394]。

球类运动和滑雪中的关节损伤相当常见，而滑雪者中拇指掌指关节的损伤最常见。与成人单纯的韧带损伤相比，年轻人中大部分的这些损伤都是守门员指（bony gamekeeper's thumb），其尺侧副韧带连同部分骨片发生撕脱。如果骨碎片接近其起点，则使用短臂拇指人字形绷带固定 6 周，然后进行训练以使活动范围和力量正常化。在某些情况下可以继续参与运动，但需使用定制的夹板来保护未愈合组织。如果 X 线检查显示阴性，则必须通过评估伸展和屈曲 30° 时的桡侧偏差来确定尺侧副韧带的完整性。偏差大于 30° 表示至少部分撕裂。完全伸展时没有坚固止点或屈曲时偏差超过 45° 则表明韧带完全撕裂并伴有掌侧板损伤，这需要手术修复 [48,215,394]。有必要进行手部治疗来恢复正常活动、力量和对掌动作。

手指戳伤（jammed fingers）是所有年龄段的常见损伤。指尖轴向受压引起远端指骨间关节屈曲而近端指骨间关节过伸。通过向远端牵引即可复位。并指贴扎（buddy taping）将允许运动员重返赛场 [79,394]。然而应保持谨慎，因为指骨生长板骨折较常见。这些关节内或指骨颈部骨折具有很大的错位倾向，需进行开放内固定复位 [275]。在无骨折或脱位时，也可能发生侧副韧带的损伤，管理方式类似。远端指骨间关节的戳伤可导致“槌状指（mallet finger）”或末端伸肌腱撕裂，有时伴有骨碎片。这种损伤最初使用背侧延长夹板固定 6 ~ 8 周。如果 6

周后主动和被动后伸角度相同，则可以开始主动屈曲训练。如果没有，则继续夹板固定1个月。夹板固定下可允许参与部分活动[48,142,215,394]。

骨盆和髋关节损伤

骨盆和髋关节损伤占儿童运动员损伤的10%～24%，其中在芭蕾、跑步、足球、美式橄榄球和曲棍球项目中发病率很高[56]。因为髋和骨盆具有复杂的骨化模式并在儿童晚期融合，导致潜在损伤风险很高。髋臼的3个部分由三维软骨连接。同样，股骨头上存在三个骨化中心：股骨头骨骺、股骨大转子和股骨小转子。股骨头和股骨颈的环状血管分布也使正在成长的儿童损伤风险升高[318,376,422]。典型的儿童髋部疼痛通常由骨骼（脱位、撕脱、骨折）、软组织、非创伤性（股骨头骨骺滑脱、股骨头骨骺骨软骨病、发育不良）或肿瘤性病因等引起[318,376,422]。

儿童创伤性髋关节脱位最常见于髋关节后部[376]，临床表现为髋关节屈曲、内收和内旋。及时复位是减少发生缺血性坏死风险的关键[376]。

骨折并不常见，但可发生在骨骺板、股骨颈或股骨转子下区域。股骨颈或股骨转子下区域的骨折可能是严重创伤的结果，通常发生在足球和橄榄球等接触性运动中。通常需要手术才能进行充分的复位并促进适当的愈合[376]。股骨头骨骺滑脱症（Slipped capital femoral epiphysis，SCFE）不是由运动引起的，但任何有持续髋或膝关节疼痛以及跛行的运动员，都应怀疑其可能性。SCFE通常发生在青春期快速生长的肥胖或过瘦的男性中，但也可能发生在女性中。必须通过内固定手术进行复位（见第14章）。

年轻运动员在该区域最常见的骨折类型是撕脱性骨折。由于所涉及的骨隆起受到强力收缩挤压或肌肉过度牵拉，有14%～40%的运动员在运动中发生过隆起处的撕脱性骨折[37,376]。最常见的损伤部位是髂前上棘（缝匠肌起点）、坐骨（腘绳肌起点）（图15.7）、股骨小转子（髂腰肌止点）、髂前下棘（股直肌起点）和髂嵴（腹肌止点）[284]。这些伤害在短跑、跳跃、足球、美式橄榄球和举重方面都很典型。这些损伤大多数是通过非手术治疗，包括休息和限制活动，以减少相关区域的紧张度，然后逐渐增加到完全活动范围，循序渐进进行抗阻训练，再重返运动[48,376]。髂骨骨骺炎是一种与撕脱伤并行的且创伤较小的过度使用性损伤，它通常影响青少年田径或越野运动员或舞者。阔筋膜张肌、股直肌、缝匠肌、臀中肌和腹外斜肌的反复收缩会导致髂嵴上的非特异性疼痛和压痛。休息会有帮助[48,142]，但还需要经常训练来增加力量并使双关节肌的柔韧性正常化。

由于跑步者或需要突然增加跳跃/踢腿活动的运动员的重复微创伤，应力性骨折和耻骨炎会被更频繁

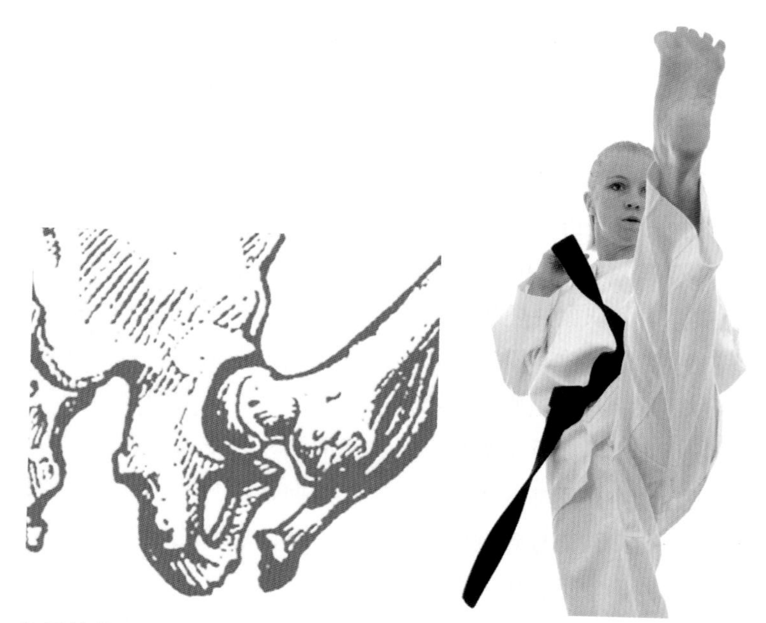

图15.7 坐骨结节的撕脱（左图，引自Birrer R, Brecher D: *Common sports injuries in youngsters*. Oradell, NJ, Medical Economics Books, 1987；右图，引自iStock.com.）

地诊断。腹股沟的持续疼痛和压痛伴随活动受限以及与活动相关的疼痛增加可能是上述任何一种疾病的信号。耻骨炎通过影像学检查会显示出炎症、脱矿质（demineralization）和硬化，但应力性骨折必须通过骨扫描诊断。骨盆坐骨和耻骨支连接处以及股骨颈和轴的交界处可见应力性骨折[48]。为了解决这些问题，相应部位需休息，使用拐杖并限制冲击性活动（跑步和跳跃）。

弹响髋综合征（snapping hip syndrome）是由过度使用引起的，在体操、舞蹈、短跑和需要旋转动作的运动员中发病率高。术语“弹响髋综合征”可以指髋关节运动时髂胫束在大转子上因刺激而产生声音，也可以指髂腰肌腱近股骨止点端的腱鞘炎症状。针对这些症状，通常采用休息或调整活动，使用合适的理疗仪器，进行牵伸和增强肌力训练等措施，如果保守治疗失败的话考虑手术干预[191,275]。

5～12 岁的年轻运动员中比较严重的情况是股骨头缺血性坏死。活动会刺激滑膜，导致关节积液并减少股骨头的血供。最初的主诉是非特异性髋关节疼痛，但 X 线片显示骨膜稀疏，其次是硬化和股骨头不规则塌陷。根据病情进展程度，可能需佩戴支具（bracing）或手术[142]（见第 14 章）。

挫伤较常见，但最高发的是髋骨隆突挫伤（hip pointer）。髂嵴挫伤通常发生在美式橄榄球或曲棍球项目中，由头盔的撞击引起，并导致骨膜下血肿、上覆肌肉受损。RICE 原则和防护垫的使用已逐步解决这个问题[142]。需要时使用超声波和软组织松动以及牵伸治疗。

膝关节损伤

膝关节是人体最大的关节，也是一个具有最小解剖学保护的关节，膝关节是沿胫骨和股骨施加的应力的集中点。在年轻人中膝关节是第二最常损伤的部位，与运动相关的膝关节损伤是最昂贵的运动损伤之一，通常需要手术干预和（或）康复[111,127,193,345,397]。然而，年轻人中的膝关节损伤流行数据可能被低估了，因为过度使用损伤占运动相关损伤的 1/3～1/2[248,335]，而这些通常没有在医院或专项运动场所登记[200]。

膝关节骨折虽不常见，但其对生长的影响是显著的[401,434]。总体上，骺板骨折（physeal fractures）占 16 岁以下儿童骨折中的 30%[256]，而股骨远端骨折占所有骺板骨折的 1%～6%[100,156,256]。急性胫骨结节骨折相对不常见，报告的发生率为 0.4%～2.7%[31,53,83,84,172,286,311]。股骨远端骨折的损伤机制是高强度创伤，但年龄较大的儿童和青少年也可能在较低强度的创伤中发生这种骨折，通常与运动有关[119]。骨折线横穿骺板（physis）和干骺端（Salter-Harris Ⅱ型[119]），这在体育运动中很常见，因为外翻的力容易造成内侧骺板分离并常伴有内侧副韧带扭伤[119,246,276]。胫骨近端的急性撕脱性骨折在涉及跃起或着地的体育活动中最常见，或由于抵抗足部固定力时股四头肌强力收缩，或由于抵抗股四头肌的强力收缩时膝关节屈曲[138,237]。这种损伤男性占绝大多数[119,138]。股骨远端或胫骨近端骨折的处理取决于骨折类型和移位情况。应特别注意关节力线的对齐，以尽量减少生长障碍的风险[119,138]。非移位骨折可以进行固定和保护下负重。脱位和（或）不稳定性骨折可能需要进行闭合或开放性复位，包括经皮穿刺针固定、骺板穿钉固定（transphyseal pins）或内固定[119,138]。胫骨结节移位性骨折通常采用开放性复位内固定以便解剖复位、力线对齐和伸肌力学长度调适[119,138]。康复措施会根据临床处置因人而异，主要解决与损伤和管理策略相关的一级和二级损伤，侧重于关节活动范围恢复、肌肉力量增强和激活、疼痛和积液管理以及功能性运动的进展。

年轻运动员的韧带损伤越来越普遍，一项研究报告了年仅 4 岁儿童的内侧副韧带损伤[282]。所有韧带损伤应同时评估骨骺骨折的情况。年轻人中的内侧副韧带撕裂包括韧带的浅表和包膜成分撕裂。在青少年中使用非手术治疗（夹板和避免外翻应力）是成功的，在年幼的儿童中也有可能获得同样好的结果[142]。物理疗法经常用于改善下肢力量和功能性运动再训练。

儿童 ACL 终端撕裂的发生率急剧增加。损伤的机制可能是非接触性的，发生在涉及减速或方向改变的运动中，这些导致了外翻负荷合并胫骨前的剪切力[181,197]。这种损伤机制可能导致胫骨韧带附着点撕脱性骨折或韧带本体撕裂[5,20]。胫骨嵴的骨折通常发生在骨松质上，X 线片上显示胫骨嵴撕脱（avulsion of the tibial spine)。韧带本体撕裂的确诊主要通过临床检查和MRI。ACL本体撕裂损伤的治疗分非手术治疗和手术重建。物理治疗是非手术治疗的重点，重点是急性损伤管理、肌力增强、神经肌肉训练以及重返运动的功能性训练。在复发性不稳定的情况下，由于考虑到胫骨近端钻孔会对生长板造成损伤，因此避免对15岁以下的青少年采用传统的重建手术[168,216]。而改良ACL重建术会顾及骨骼发育未成熟儿童的开放骨骺，包括部分骨移植、骨移植保留（physeal-sparing）和所有骨骺保留移植（epiphyseal-sparing）技术。这些外科术式用于为膝关节提供力学稳定性，并降低在身体活动期间对周围关节软骨和半月板造成继发性损伤的风险[213]。专注于关节保护、力量强化和神经肌肉发育，以及功能性和运动恢复阶段的术后康复是达到最佳疗效的关键。

青少年剥脱性骨软骨炎（juvenile osteochondritis dissecans）是软骨下骨区域的局灶性病变或损伤，具有不稳定和邻近关节软骨被破坏的风险。最常见的位置是内侧股骨髁的后外侧，占到病变发生的70%[163,214]。在参与体育活动的年轻人中，发病率和流行程度有所增加，男女生发病比例为5∶3，并且25%是双侧发病、非对称病灶位置[188,214]。青少年剥脱性骨软骨炎的病因仍然是个谜。胫骨嵴对内侧股骨髁的加压、血管分布的中断、遗传易感性、慢性炎症反应、膝关节解剖上的差异以及软骨下骨异常都是可能的原因。这种情况通常会导致疼痛、反复肿胀，并可能导致膝关节卡顿。疼痛通常很难定位并在活动时会加重。体格检查时会发现膝关节的前内侧面在不同屈曲角度时均有压痛。由于这些病变在骨骼成熟后预后较差，因此应尽一切努力在生长板闭合前获得愈合。对于15岁以下儿童，建议减少活动甚至不承重。而15岁以上儿童建议手术切除髁突并清理碎片[67]。这种手术通常需要在一段时间内限制跑步、跳跃和其他身体活动，同时强化康复训练以恢复下肢的力量、平衡和敏捷性[142,370]。

年轻运动员半月板损伤中的难点是精准诊断[287]。半月板损伤常伴有其他急性膝关节损伤[19,368]，如ACL撕裂、软骨损伤和胫骨骨折等。大多数文献支持尽可能多地保留半月板[407]。康复治疗侧重于关节活动、增强力量、神经肌肉控制和患肢耐力的恢复。如有指征，手术方式（修复与清创）取决于撕裂位置、撕裂的慢性程度、患者年龄及其特异性因素等。术后康复主要进行关节活动、力量、神经肌肉控制和患肢耐力等方面的训练。先天性盘状半月板是儿童常见的异常半月板变异（abnormal meniscal variant）[224]。先天性盘状半月板可以产生关节线压痛、关节活动范围减少、积液，最明显的是伸膝时外侧关节间隙有明显弹响[224]。完全型盘状半月板，在青春期后期产生症状，其特征在于完整的外周附着物。进行半月板的碟形手术（saucerization）预后良好。Wrisberg型盘状半月板，在儿科组中更常见，仅通过Wrisberg韧带附着，可以通过切断韧带并去除无外周附着物的部分来解决[224,304]。儿童最常见的膝关节疾病是涉及髌骨和髌股关节的疾病[41]。大创伤、重复性微创伤和生长都有可能导致髌股关节紊乱。髌股关节痛是年轻运动员中最常见的问题，其中青少年女性患髌股关节痛的可能性是男性的2～10倍[51,124,143,144,356]。伸肌机制及其过度使用是导致髌股关节痛的主要原因。其他一些解剖学和生物力学因素会增加髌股关节压力并引起疼痛（图15.8）。髌股关节排列异常是导致这种疼痛的主要原因。有几个因素可能导致这种不对称。解剖因素如高位髌骨、Q角偏大、髋前倾、股外侧髁扁平、浅股骨沟或扁平足和过度足外翻可导致膝关节运

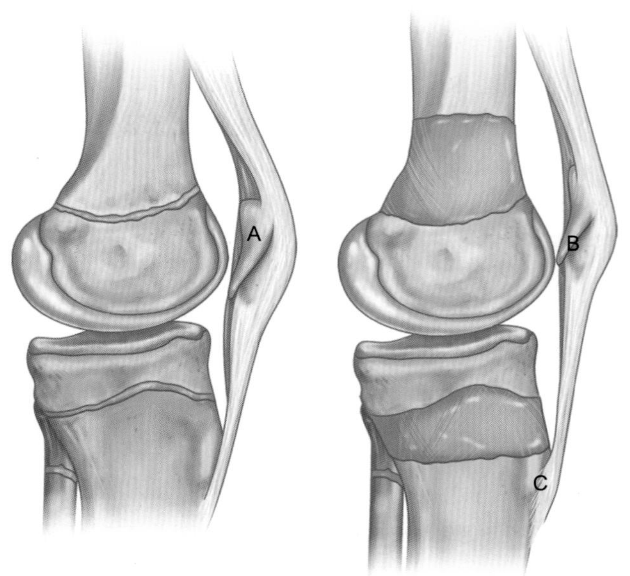

图15.8 生长引起的紧张感。疼痛可发生在髌骨（A）、髌骨下端（B）、髌腱在胫骨的止点上（C）[重绘自Micheli L: Overuse injuries in children's sports: the growth factor. *Orthop Clin North Am* 14(2):337-360, 1983.]

动期间髌骨的异常滑动[328]。髌骨相对于股骨沟的力线不齐可能是髌骨位置偏外侧或股骨过度内旋的结果[340]。与肌肉力量相关的生物力学因素（如髋部肌力差）或变化的运动策略（如动态膝外翻）可导致髌股关节应力增加[291,328]。非手术治疗是髌股关节痛的标准治疗方法。临床治疗可能包括非甾体抗炎药和护具。有关研究髌股关节痛患者物理治疗的 Meta 分析显示，运动对减轻疼痛有积极作用[175]，成功的康复计划强调躯干、髋部及大腿肌群的训练，包括主动牵伸、下肢力量强化、平衡训练、本体感觉训练和神经肌肉控制训练[175]。

年轻运动员的髌骨外侧不稳和半脱位 / 脱位很常见，在 9 ~ 15 岁儿童中的发生率为每 10 万人中有 107 例[400]。其损伤机制可能是由于髌骨与膝关节内侧的直接接触，也可能是由于生物力学和（或）解剖因素相关的间接非接触机制导致髌骨向外侧偏移引起。与运动相关的动作（如剪切或轴移）导致动态膝外翻，使髌骨内侧应力增高，并与髌骨外侧半脱位 / 脱位有关[400]。其他因素如扁平足或距下关节内旋也被认为会增加膝关节负荷及不稳定性[400]。其他影响因素包括减少髌骨与股骨沟接触的解剖因素（如股骨滑车发育不良、高位髌骨、髌骨倾斜角度增加）和（或）股四头肌侧向拉力（如股四头肌角度增加和胫骨粗隆到滑车沟高度增加）[109,400]。发生习惯性不稳的风险很高，研究表明 11 ~ 14 岁儿童的再脱位 / 半脱位率为 60%，在 15 ~ 18 岁中为 33%[302,400]。在初次脱位后，应考虑非手术治疗，但如果存在解剖结构变异，也可考虑早期进行内侧髌股韧带重建术[412]。内侧髌股韧带重建术通常用于治疗习惯性不稳。急性脱位后的康复治疗侧重于疼痛 / 积液管理以及循序渐进的关节活动度、力量和神经肌肉控制的训练。术后管理需考虑不同手术方式，但基本也都包括关节保护和疼痛 / 积液管理以及循序渐进的关节活动度、力量和神经肌肉控制的训练。

神经炎（肌腱附着处的继发性骨化中心的激惹和炎症）常见于膝部胫骨粗隆处［胫骨粗隆骨软骨病（Osgood-Schlatter disease）］和髌骨下端［髌骨缺血性坏死（Sinding-Larsen-Johansson syndrome）］，临床上通常有局部疼痛和压痛。Osgood-Schlatter 病（见第 14 章）常见于 12 ~ 15 岁的男生和 8 ~ 12 岁的女生，但男生比女生更常见[151,223,421]，并最常见于重复跑和（或）跳时股四头肌强力牵拉的位置[106,151,380]（见第 14 章）。Sinding-Larsen-Johansson 综合征通常出现在 10 ~ 14 岁的青少年中，多见于参加体育活动的男性[198]。可采用休息、活动调整、冰敷 / 非甾体抗炎药物、改善周围肌肉（特别是股四头肌和股直肌）柔韧性以及维持股四头肌肌力或无痛股四头肌力量训练等措施[48,389]。

踝与足部损伤

与成人常见的损伤不同，儿童可能会由于骨骼生长而出现足踝问题[260]。胫骨远端和腓骨生长板损伤多见于年轻运动员。Gregg 和 Das[161] 在临床系统中将生长板损伤进行了分类（图 15.9）。在骨骼发育未成熟运动员中最常见的踝关节骨折是腓骨远端的 Salter-Harris Ⅰ型和Ⅱ型损伤。这些骨折常见于踝内

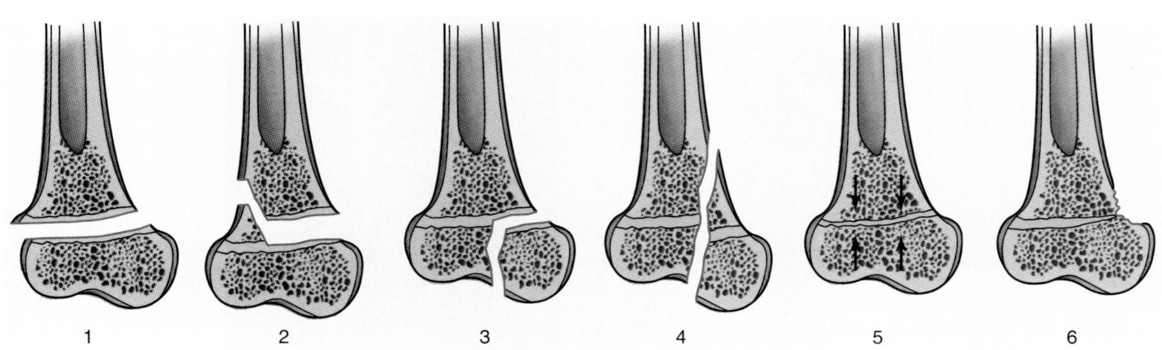

图 15.9　生长板损伤的改良 Salter-Harris 分类：1. 骨骺分离，牵拉或滑倒伤；2. 骨折线部分穿过生长板并延伸穿过干骺端；3. 骨折线部分穿过生长板并延伸穿过骨骺；4. 骨骺、生长板、干骺端联合骨折；5. 生长板挤压性损伤；6. 生长板边缘磨损、撕脱或烧伤导致的软骨环缺失（引自 Marchiori D: *Clinical imaging: with skeletal, chest, & abdominal pattern differentials,* ed 3, St. Louis, Mosby, 2014.）

翻损伤，有时也可见于胫骨远端内收和外展。渥太华损伤诊断标准（The Ottawa rules）用于预测是否需要影像学检查以排除骨折的规则已在儿童中得到验证[239]。渥太华损伤诊断标准规定，踝关节系列仅适用于踝部疼痛患者及以下任何一项发现：①内踝或外踝后缘有骨压痛；②损伤后及在急诊室时无法立即负重。该标准进一步规定，足部系列检查仅适用于足中部疼痛及以下任何一项发现：①第五跖骨底部有骨压痛；②舟骨处有骨压痛；③损伤后及在急诊室时无法立即负重。治疗方面建议使用短护靴制动2~6周[202]。建议制动后进行物理治疗，改善足踝各关节活动范围、增强力量并提高平衡能力。距骨穹隆软骨缺损发病率增加，因此有必要对该病症的手术方案进行审查[403]。

胫骨远端Ⅱ型损伤是多种机制的结果，包括旋后合并外旋、旋后合并跖屈或踝关节旋前合并外翻等。这类损伤多见于足球和橄榄球运动员，通常与腓骨远端的青枝骨折有关。必须尽量减少这类骨折的发生，制动时应采用屈膝位长腿护靴固定，防止胫骨干骺端撞击生长板。该类骨折的预后无法确定，偶尔会发生成角（angulation）或骨骺过早闭合的情况[142]。内踝Ⅲ型和Ⅳ型骨折最常见的损伤机制是踝关节旋后或内翻。这些损伤中约有15%为内收损伤，其特征是部分或全部胫骨远端骨骺向内移位。患有此类损伤的儿童通常都很年幼，因此生长障碍的发生率相对较高。内固定时踝关节完全对位是关键[236]。

由于儿童足部骨骼的多孔性，在所有跳跃和远距离跑步活动中跖骨的应力性骨折较为常见。如怀疑局部压痛点因活动加重，应制动3周。制动结束后，可循序渐进地增加运动量，用至少3周时间恢复至从前的运动量[142]。儿童足部骨骼中可发生以下几类局部缺血。Freiberg不全骨折（第二跖骨头骨软骨病）或跖骨骨骺缺血性坏死多见于步行时足趾受力。早期滑膜炎，然后硬化、再吸收、生长板骨折和塌陷以及骨重建。但12岁以下儿童不受影响。最常受累的是第二跖骨头。治疗包括避免步行时足趾用力、不穿高跟鞋以及停止跳跃动作，并适配负跟鞋（negetive-heel shoe，即前足和中足鞋底高度高于后足）。Kohler病好发于3~7岁的运动活跃的男童，多有高足弓倾向（见第14章）。临床上发现舟骨附近有局部压痛和肿胀。X线片显示其硬化及不规则稀疏，表明缺血。保守治疗包括使用步行护靴6~8周，然后再使用足弓支撑垫并限制活动6周[282]。

虽然年轻运动员可能发生踝关节扭伤，但骨骺骨折更为常见。踝扭伤多见于骨骼接近成熟年龄较大的青少年。常见损伤原因为踝跖屈时足底外侧边缘着地（图15.10）。其损伤管理与成人相似。仅多发扭伤导致踝关节严重不稳伴功能受限或引起疼痛时考虑手术治疗。

Sever病（跟骨粗隆骨软骨病）与膝关节的胫骨粗隆骨软骨病类似（图15.11）。多见于篮球和足球运动员，主诉为跑步时足跟痛，一般发病年龄为

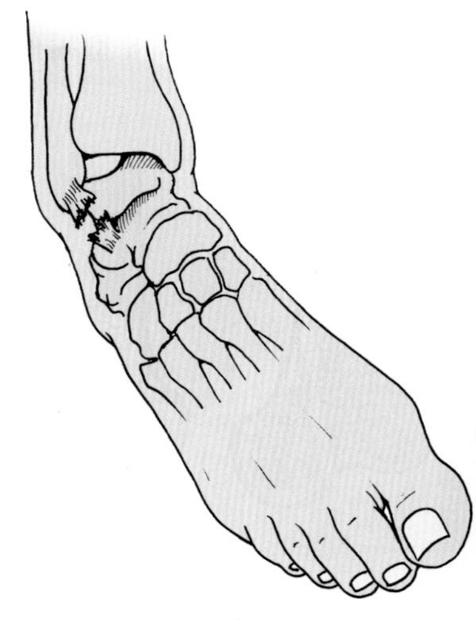

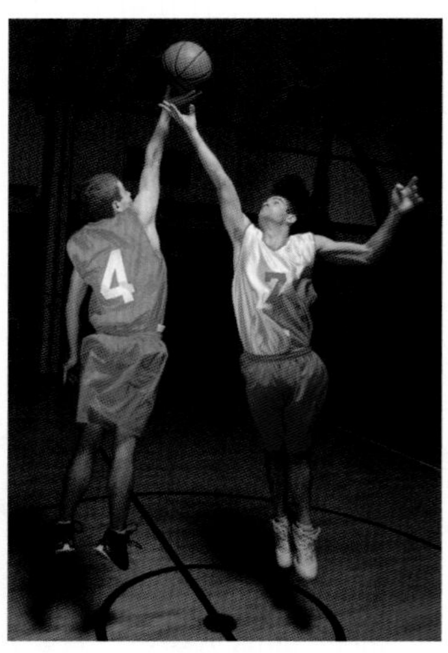

图15.10 足底跖屈内翻损伤（左图，引自 Manske RC: *Fundamental orthopedic management for the physical therapist assistant,* ed 4, St. Louis, Elsevier; 2016; 右图，引自 iStock.com.）

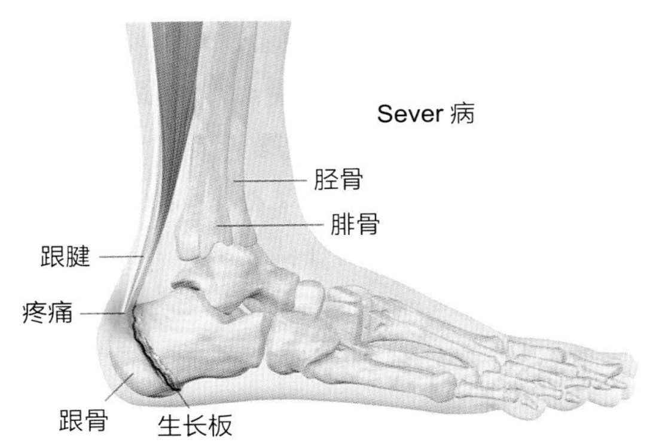

图 15.11　从跟腱到跟骨粗隆的 Sharpey 纤维附着点（引自 www.epainassist.com.）

8～13 岁，通常表现为足跟处紧张、足趾内偏以及前足内翻。治疗包括足跟牵伸和初期在结构合理的鞋中使用后跟增高垫（见第 14 章）[142]。

前景信息

康复与转归

成人关于常见运动损伤和后续治疗后的康复（如 ACL 损伤和重建）在文献中都有描述。通常，成人的康复指南也同样适用于儿童和青少年，但具体的康复治疗需要根据儿童或青少年不同年龄段进行相应修改，特别是与相关解剖学、手术术式 / 改良术式（如果适用）、保护未来的骨骼生长有关的，同时也要注意儿童青少年患者独特的心理社会因素。

儿童青少年在运动时需要有包括场地急救在内的监督康复措施。急救的目标是控制损伤程度并减少任何进一步损伤的可能性。随后，损伤的管理应与康复相结合，康复的长期目标是以安全的方式回到赛场，同时进一步将损伤风险降至最低。研究表明，健康人群中综合训练计划包括力量、平衡和核心稳定性训练，同时进行生物力学调整和增强式训练（plyometric training），以改变动作机制以降低再次损伤的风险[178,180,292]。运动损伤后人群的康复计划原则也类似。损伤后，成功的康复应围绕运动不受限和参与度展开，这就要求进行全面的、循序渐进的和基于标准的物理治疗计划。

全面的康复计划和个性化护理能使治疗效果最大化。物理治疗计划根据个体的损伤和相关解剖学情况因人而异（如开放性与闭合性骨骺“生长”板）。康复计划除了考虑身体特征，如解剖学排列、骨骼年龄、体重、损伤严重程度和损伤史外[348,426]，还要考虑心理社会属性，如动机、成熟度、患者 / 家庭目标、动觉（kinesthetic awareness）和恐惧回避或动觉恐惧运动模式。年轻运动员的特殊目标及其损伤和功能限制的程度，都将直接影响具体的干预措施和康复进程的速度。对年轻运动员来说，医疗人员与患者、家属、教练和其他相关人员之间多沟通，能确保在优选的治疗计划中进行有效协作。鉴于有关年轻人损伤的信息有限，康复专家在患者、患者家属以及与年轻运动员有关的教学和辅导人员的教育中发挥着重要作用。

成功的物理治疗管理不仅需要系统化、规范化的干预措施，还需要考虑年轻患者独特的社会心理和解剖学特点。这样既可保护损伤组织、促进愈合、最大限度地提高疗效，还能长期保持组织和关节的完整性[348,426]。为了确保组织愈合及其适应能力足以匹配活动中的受力，康复计划应根据规范不断改进和发展，而不是单纯基于时间的考量[348,426]。基于损伤的严重程度和功能受限情况进行详细病史和临床检查对于建立准确的鉴别诊断和制订个人康复计划至关重要。

急性期和亚急性期的康复

在愈合早期对损伤组织或关节进行保护，是成功预后的关键。限制必要的活动水平，对年轻活跃的患者来说可能是个挑战。患者宣教对康复计划的有效合作也起到重要作用。损伤处理和功能改善是各个康复阶段的目标。而具体的干预措施和康复进度，则取决于患者的个体目标、损伤和功能受限程度。

康复的后期阶段

康复的长期目标是损伤后安全过渡并重新融入运动中。康复中重返运动阶段的目标是从后期康复成功过渡到安全参与体育运动，并将损伤风险最小化。康复后期阶段的标准化进展不仅取决于临床里程碑的实现，还要考虑到个人所要重返的运动和具体的参与需求［如剪切 / 扭转（pivoting）量、投掷量、接触量和活动水平（高水平或娱乐）］。康复的后期阶段应解决疼痛、积液、活动范围以及关节负荷或负重受限等问题。在此阶段，年轻运动员应通过功能性训练（基于活动量和特定姿势的要求）获得提升，该计划可在活动强度、频率和持续时间方面优化力量和肌肉表现[293]。还应开展促进神经肌肉控制的功能性活动，包括增强式训练和技能训练[293]。

重返运动

损伤后对于重返患者期望的活动时间的确定应基于综合功能评估期间的客观测量上[225,293]。当证明组织已完全愈合、损伤问题（如疼痛、积液、活动范围等）已解决、肌力和肌肉表现以及功能表现水平都已达到期望活动所需的要求时，可考虑患者重新融入运动和活动。应客观测量肌肉力量（通过肌力测定方法），标准的建议为肌力恢复至对侧肌肉力量的85%～90%时再重返运动[203,225,285,306,358]。

进行物理治疗临床决策时也会使用患者自我评估工具（patient-reported outcome tools）和基于表现的功能评估[132]。尽管大多数措施是基于成年患者人群制定的，但许多针对特定地区的患者自我评估结果指标在日常活动、娱乐活动和体育活动等功能指标上有效且可靠。最近的一项研究[371]证实了国际膝关节文献委员会（International Knee Documentation Committee，IKDC）关于膝关节主观评估量表（Subjective Knee Evaluation Form）在6～18岁年轻个体中的内部一致性和有效性。一般健康评估测量，如儿童生活质量问卷（Pediatric Quality of Life Inventory，PedsQL）[410,411]，在儿童青少年（2～18岁）与健康相关的生活质量的测量上有效、敏感（responsive）且可靠。除了患者自我评估功能测量外，也常用基于表现的评估（performance-based assessments）来确定是否做好重返运动和活动的准备。身体表现（physical performance）通常对患者的跳跃（jump）、连续跳（hop）或剪切性动作进行评估，而这取决于患者希望重返活动的需求。由于其方便性和可靠性，经常使用单腿跳测试［如单脚连续跳、三连跳、交叉跳和6米计时跳[305]］[54,347]。目前推荐标准是患肢的表现至少要达到健侧的85%～90%才能重返运动[225]。附加表现指标（additional performance measures）也可能有用。星形偏移平衡测试（Star Excursion Balance Test）的表现与下肢损伤风险相关[209,334]，建议复合到达距离>94以降低损伤风险[209,334]。运动方式和神经肌肉控制的改变与损伤风险的增加有关[179]，在高阶活动中进行运动和技术评估对于安全恢复活动非常重要。在增强式任务中，纵向垂直跳跃（drop vertical jump）被重复用作下肢生物力学的评估工具[120,136,179,294,313,317]。收腹跳（tuck jump exercise）是另一种临床医师适用且可靠的工具，用于识别爆发式活动时下肢负重的技术性错误[290,293]。

对于参加棒球、垒球和排球等过头（over-head）项目的年轻运动员，一旦确定其损伤及受限得到解决后，必须逐步恢复过头活动或投掷计划。对于需要进行过头运动和投掷的运动员，分析技术和解决动作偏差对于防止进一步损伤非常重要[361,427]。在康复的后期和重返运动阶段，坚持循序渐进地恢复投掷或过头的活动计划[22,427]将最大限度地提升表现并降低进一步损伤的风险。

做重返运动的临床决定时需运用综合和标准化的方法进行损伤以及功能表现的评估（专栏15.2）。提倡在制订康复计划时应将年轻人所要重返的运动逐渐融入其中。可以从非限制性活动开始，在强度（如参与时间或具体动作要求）上做出相应调整使其循序渐进。在康复后期阶段，医疗团队之间以及与患者、家人及相关人员（如教练）之间的适当沟通非常重要，以确保整个康复计划循序渐进地进行。

肢体残疾的青少年运动员

美国残疾儿童人数在持续增加，其中大部分人口的社会经济地位较低[187]。残疾儿童从身体活动中受益的程度，与健全或正常发育的同龄人类似。然

专栏 15.2 评估

身体功能与结构
- 静态与动态牵伸
- 开链和闭链肌力训练
- 步态再训练
- 神经肌肉再学习

活动与参与
- 功能恢复到活动进程

其他（如环境、合适时评估 QoL）
- 特定活动任务的环境整合

注：QoL：生活质量。

而，残疾人的身体活动普遍较少，且患有与活动缺乏相关的疾病风险较高 [2,6,34,50,226,300,428]。智力障碍儿童，尤其是社会经济地位较低的儿童，肥胖率居全国最高 [2,134,300,355]。

尽管参加残奥会和特奥会的人数在增多，但残疾人在获取学校和社区资源方面仍然存在局限性 [2,21,34]。根据 2015 年 Bloemen 等人的系统评价，在身体素质、运动改造以及对健康的观点上的积极和消极因素都会影响个人体育活动的参与（表 15.8）[50,57,59,87,98,199,281,369,385]。尽管医疗损伤使正常的要求变得复杂，如行动不便并且害怕尝试新的活动，但许多影响因素与正常发育的同龄人类似。鼓励医疗人员促进患者的健康行为，包括力量、心血管和伤害预防培训。通过与娱乐治疗师、作业治疗师、教练、教师、家长和社区倡导者的合作，治疗师可以最好地倡导患者安全地参加健身、运动和娱乐训练。

参加体育活动对心理和生理上的益处，在残疾人中已经得到证实。运动员无论残疾与否，其社会接受度以及参与体育活动的兴趣都有改善 [208]。健身计划不仅有助于心血管健康，全年龄段改善肢体灵活性、骨骼健康和肌肉力量，而且可降低患高血压的风险以及减轻疲劳和日常活动困难等不适 [114,355,357,414,425]。残疾运动员在自我概念以及自我接受程度方面等同于普通残疾人，甚至更高 [174,363]。根据 2015 年 Sahlin 等人的系统评价，伴有神经病理性疾病的个体在参与体育和娱乐活动后，其信心、身份认同、能力、自我价值、生活满意度和社区融合都有改善 [363]。这与 2014 年系统评价的结果一致，运动也可以帮助智力障碍人士减少与其认知障碍相关的不合适行为 [312]。在体验各种体育和娱乐活动过程中，能促进患者的社会互动、认知功能、自尊并获取技能 [45,374]。

截肢人群中有 11% ~ 61% 参与身体活动和（或）运动 [58]。导致截肢的病理过程同样也会在其截肢后使参与活动能力受限 [58]。但患者截肢后通过身体活动，在力量、康复进展、生活质量、有氧和无氧健身以及体重等方面都可以得到改善 [58]。个人一旦开始参加体育或娱乐活动，其社交人数、对运动器材的认识、运动技能以及对残疾的接受程度都会有所改善 [58]。对于肢体缺陷的儿童，其运动能力可作为一项预测指标，好的运动能力预示着其较好的外表感知、较低抑郁水平以及较高自尊 [333,409]。

唐氏综合征患者在活动性低下、心肌萎缩以及肥胖等方面的风险均高于健全个体或其他智力障碍患者 [159,330,417]。在 Alesi 等人的案例系列中，唐氏综合征儿童经过 2 个月有计划的训练后（包括心血管热身、基本运动训练、认知训练游戏和呼吸放松），在运动和智力方面均有改善 [7]。患有唐氏综合征的青少年在完成为期 6 周，每周 3 天的健身后，在力量和敏捷性上均有提高 [240]。因此，建议唐氏综合征患者在社交环境中进行体育活动、心血管体能训练以及力量训练 [159,240]。

残疾常导致患者整体适应性低于一般人群 [29,162,333,346,354]。根据 Buffart 等人的研究，患有脊柱裂的青少年和年轻成人在有氧适能方面比典型的同龄人低 42%，其中 39% 脊柱裂参与者被归类为非活跃状态，而另外 37% 被归为非常不活跃状态。

Marques 等人将这类体育活动的缺失归因于体育活动能力缺失的感觉 [259]。与此类似，脑性瘫痪患者表现出久坐行为的增加倾向，与典型的发育个体相比，骨密度较低。这在身体损伤最严重以及随年龄增长日益倾向久坐的人群中差别最为明显 [6,251]。

适应性运动

通过美国 94-142 号公共法令、1973 年的康复法案，1991 年的美国残疾人法案和 2000 年的国家公园服务总监第 42 号令等立法行动，美国残疾人有更多机会接触教育和社区资源 [94,118,325,379]。2013 年，美国教育部对《美国残疾人法案》进行阐明：学生不仅必须获得平等的教育机会，还必须获得课外活动的机会 [353]。这增加了残疾人参加体育和娱乐活动的机会，并提高了残疾人获得大学奖学金和参与竞争成为 NCAA（National Collegiate Athletic Association，美国大学生体育协会）运动员的可能性 [299]。

除了 NCAA 和当地的娱乐活动，特殊奥林匹克运动会（简称特奥会）和残疾人奥林匹克运动会通过运动和娱乐活动为残疾人提供舞台，使他们所获得的成就也能受到全球认可。自 1968 年第一届特奥会比赛以来，在全球舞台上的参赛选手数量不断增长。特奥会的使命是为残疾人提供全年的体育训练和比赛。获得入选特奥会的资格，需要核实智力障碍医学诊

表 15.8　个人、环境和其他因素对残疾人群身体活动的影响

对身体活动的阻碍	对身体活动的促进
社会影响 此时生理活动和运动并非优先 **健康条件** 存在认知缺陷 担心疼痛损伤 医疗并发症 目前的损伤或残疾 个人健康状况不良 关节位置或完整性不良 **自我效能** 不安全感 / 缺乏信心 感觉一项有吸引力的运动很难 **态度** “积极对身体不好” 害怕增加损伤风险 害怕损伤、不安全或失禁 业余时间需要休息 **身体素质** 疲劳 缺乏体力和耐力 缺乏运动技能 身体条件差 缺乏技能 **主观能动性** 主观能动性弱 偏好久坐 身体活动 / 运动不感兴趣 **年龄** 随着年龄增长，对参与一项新的身体活动越来越害怕和缺乏驱动力 **时间** 没有时间 学习新技能过于耗费时间 淋浴 / 更衣时间 **其他个人因素** 对不同于同龄人的担忧 拒绝请求帮助 感觉自己是局外人 / 感到羞愧 不接受残疾的现实 不确定如何使用器械 不知道如何练习 害羞 / 尴尬 不方便出汗 **家庭** 依赖家长转移和进出场所 缺乏家长支持 缺少家长辅助的时间 家长不接受残疾的现实 家长担忧儿童的安全 家长对环境不满意，担心儿童“无法融入”，管理的挑战，犹豫向教练寻求帮助 家长受教育程度低	**社会影响** 家长重视身体活动的好处 家长渴望他们的孩子有正常人的感觉，属于一个“有爱”的群体 身体活动有助于体重控制、一般健康 **健康条件** 身体活动有助于提高基本运动技能 **自我效能** 能够独立解决社区生活中的困难 能够适应和教他人来帮助 有信心 / 获得自信 感觉有能力进行运动 不需在他人辅助下提高移动的能力 **意图** 渴望变得积极 **态度** 想要健康的状态 意识到身体活动的重要性 相信对称性运动对身体有益 维持一个健康的身体 **社会融入** 社交机会 感觉被接纳为群体的一员 **能力** 获得基本的运动技能 **其他个人因素** 接纳残疾 有毅力 活动给人一种自由感 **家庭** 家庭适应能力 与家长一起进行身体活动 家长的鼓励和主观能动性 家长的支持：给他们空间，帮助转移，探索选择的适应能力，自信（支持孩子），有正面的态度 鼓励孩子保持积极的状态 **来自人们的支持和接触** 好的老师和指导者的支持 有技能的帮助者 来自 PT 老师和朋友的主观能动性 同龄人社会的融入 被同龄人和其他家长所接纳 有能提供支持的人 有能一起进行身体活动的人 **运动** 活动类型 / 他们喜爱的运动 有机会参加比赛 运动 / 身体活动的机会

续表

对身体活动的阻碍	对身体活动的促进
来自人们的支持和接触 不被同龄人接纳或受到霸凌 老师或指导者给予负面的反馈 缺乏榜样 缺乏同伴一起活动 缺乏专业人士指导运动技能 专业人士没有帮助孩子进行身体活动 人们的错误观念或不友好的态度 “没有人一起做”	运动便利：有好的教练，训练员和教练的沟通，小组训练 轮椅种类的优点：对孩子自信心、社区建立、友谊、未来的志向、使用必要器械、周末参与运动 / 俱乐部等的影响
运动 活动过于竞争性 活动没有充分地调整至适用 缺乏必要的器械 / 服装 缺乏机遇（规则、规定） 运动设施：队伍规模过大、需等待、不允许打比赛、练习场地受限 无练习空间（与同伴）	**环境** 可调式器械 社区内可进行运动 / 身体活动 开放式的社区休闲设施 开放式的合适设施
环境 环境未充分调整至适用 无合适通道进入 无淋浴 / 更衣设施	**学校** 参与学校体育课
学校 体育课时缺乏专业训练 体育老师只选择运动能力或表现好的学生 学校里没有合适的设施 很多家庭作业	**交通** 交通（住得离城市近） 有交通工具
交通 缺乏交通工具	**其他环境因素** 合适的群体类活动 残疾人收养项目 离开家的机会
经济支持 经济拮据 运动 / 休闲活动的高费用	
其他环境因素 对残疾感到羞耻 耗费时间 天气不合适 / 过热或过冷	

注：改编自 Bloemen MA, Backx FJ, Takken T, et al: Factors associated with physical activity in children and adolescents with a physical disability: a systematic review. *Dev Med Child Neurol* 57（2）:137-148, 2015.

断。运动员根据他们特定体育活动的技能组合进行比赛。有些团队是统一的，无论残疾与否，都在同一个团队中竞争。残奥会与奥运会相似，始于第二次世界大战后，于 1948 年首次举办了世界性比赛。从那时起，为了比赛公平，残奥会通过对个体的医学损伤分级进行评估。最初是基于医学诊断，但近年来，更多的是针对特定体育活动所需的活动性、力量和协调性进行评估。大多数美国残奥会的运动项目与奥运会一样，都通过奥林匹克管理机构进行管理。

残疾人的体育和娱乐活动可以对现有的游戏规则或游戏中允许的设备进行调整。例如，视觉障碍的跑者会有一名引跑者辅助其安全完成比赛。再例如，比赛区域大小、运动员数量以及手语翻译等额外人员，以上这些都可以做出适当调整以适应参赛者安全进行比赛。除了处理与身体残疾相关的力量、活动范围和行动障碍问题外，治疗师还能帮助儿童和成人对体育活动进行适当改良，以便参与。这种适应性改良包括改装自行车车把使得肢体残疾者能充分控制自行车，如图 15.12A 所示[30]。残奥会的适应性改良非常具体，并且在使用前必须经官方工作人员确认。例如，图 15.12B 中所示的田径投掷椅，根据投掷者需要，决定是否安装椅背或手杆[140,141,431]。治疗师需要重点区分图 15.12C 所示的手动自行车（仅适用于自行车比赛）与图 15.12D 所示的赛车椅（仅适用于赛跑）。

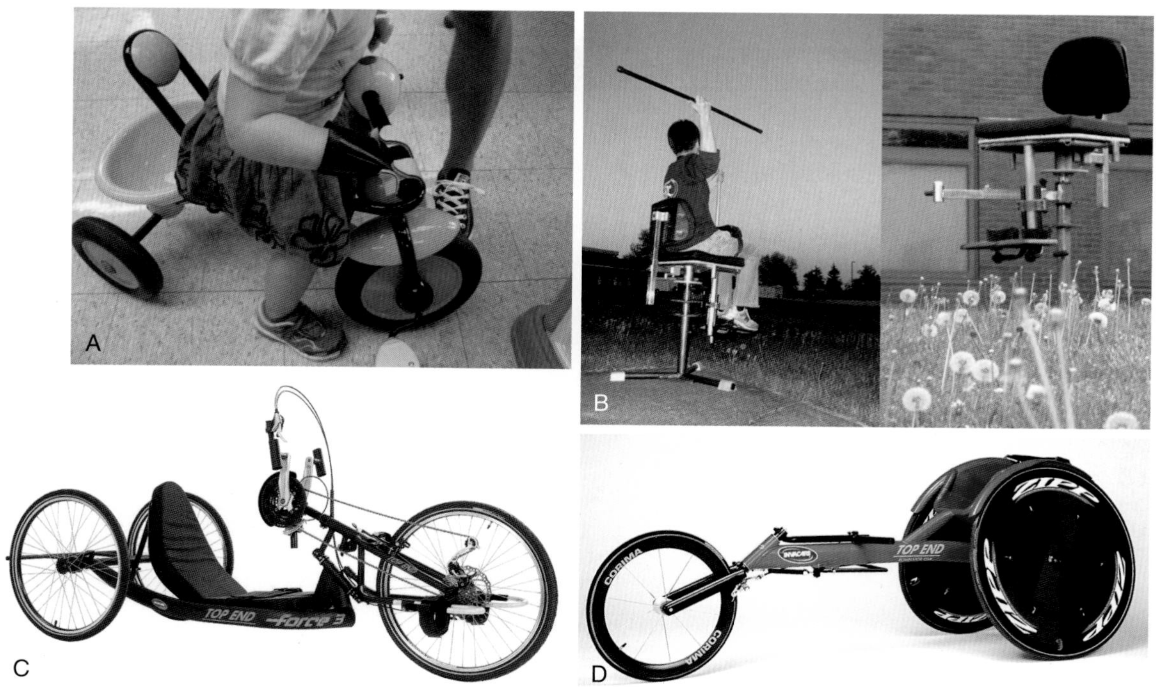

图 15.12　针对体育活动进行适当调整以便残疾运动员参与的案例。（A）自行车车把改装；（B）田径投掷椅；（C）手动自行车（用于自行车赛）；（D）赛车椅（田径、公路赛）[（A）引自 Baker SA, Calhoun, VD: A custom bicycle handlebar adaptation for children with below elbow amputations. *J Hand Ther* 27(3):258-260, 2014.（B）引自 Chung C, Lin JT, Toro ML, et al.: Making assistive technology and rehabilitation engineering a sure bet/Uniform throwing chair for seated throwing sporting events. RESNA Annual Conference, June 26–30, 2010, Las Vegas, NV. Copyright ©2010 RESNA, Arlington, VA；（C、D）引自 Courtesy Invacare Top End Wheelchair, Elyria, OH.]

这两种椅子最大的不同在于，手动自行车有变速器可供换挡，使运动员更容易上下坡，而赛车椅则不能为运动员提供这种高级装置。

虽然特奥会和残奥会为身体和智力障碍人士提供参加体育和娱乐活动的机会，但残疾人的肥胖率仍然大大高于非残疾人的肥胖率并持续升高[134,355]。应积极宣传体育活动的重要性并推进其他健康干预措施，包括营养干预以及促进在典型的久坐行为中增加运动量，如通过玩视频游戏、烹饪和技术活动进行社交[134,355,425]。健身队、非赛季训练、交叉训练、积极的社交聚会和健康计划都会让残疾人受益并协助促进活动。

损伤风险

残疾运动员的损伤流行病学不仅取决于运动员所做的运动或活动，还取决于运动员长期受损的潜在病理[121,423]。一般来说，轮椅参赛者上肢损伤较多，尤其是肩部和脊柱；而能行走的参赛者的下肢损伤发生率较高，特别是膝关节损伤[121,128,423]。2014 年 Webborn 等人的系统评价中发现，夏季残奥会中的 5 人制足球项目的损伤率最高，为 22.4 次受伤 /1000 个比赛日；而射击项目的损伤率最少，为 2.2 次受伤 /1000 个比赛日[423]。在冬季残奥会中则是滑雪和雪橇曲棍球项目的损伤率最高[121,423]。Ramirez 等人调查了患有自闭症、情绪障碍和癫痫的高中运动员在参加篮球、垒球、足球和曲棍球运动中的损伤率[344]。调查发现这一人群的损伤率为运动暴露次数的 2.0‰，其中擦伤和挫伤占一半以上比例。这一人群在足球项目中的损伤率最高，记录为运动暴露次数的 3.7‰[344]。

对轮椅参赛者来说，肩痛可能不仅限制了体育运动的参与，甚至还使身体活动和日常生活受限[99,121]。一项关于女性轮椅篮球运动员的调查，46 名运动员中有超过 90% 自开始使用轮椅以来都出现过肩痛，其中 52% 表示目前仍存在肩痛[99]。不规律参加体育活动的非步行残疾运动员及个人，在低骨密度和骨折方面存在较高风险，如发生碰撞或跌倒相关损伤时应进行评估[80]。

头部和颈部损伤是轮椅运动中的重要关注点[176,423]。一份有关263名轮椅篮球运动员的报告中称，有6.1%的运动员在单个赛季中发生脑震荡，这明显高于非残疾篮球运动员。而实际上，大多数脑震荡发生后并没有上报，且在女性运动员中发生率更高[424]。

高位脊髓损伤个体对热不耐受的风险增加。在凉爽环境或休息时，受训的残疾运动员与非残疾运动员同样消散热量。但由于缺乏体温调节以及脊髓损伤平面以下通过汗液散热的能力下降，脊髓损伤患者的热相关损伤风险较高[341,354]。建议运动员保持凉爽并于阴凉处进行比赛，同时提供冷喷雾站、冰袋或冰背包等设备以应对热疾病[220]。

对T6及以上平面的脊髓损伤运动员，应监测自主神经反射异常，该情况有时会危及生命[47,149,220]。当由于缺乏感觉而无法感知伤害性刺激时，就会出现自主神经反射异常增高，而交感神经系统会通过增加血压和心率来做出反应。它与表现提升有关，因此有时也会作为一种提升表现的方法，称为“轮椅助推（boosting）”[149]。在比赛前进行助推是一种将运动员的血压升高到危险水平的方法，置运动员于脑卒中、心脏病甚至死亡的风险中。这在残奥会比赛中被视为兴奋剂。赛前检测有时会检测到“轮椅助推（boosting）”：当收缩压达到或超过180 mmHg时，提示兴奋剂检测阳性[47]。

肌腱炎和肌肉拉伤等过度使用性损伤在残疾运动员中很常见，这些可以通过训练调整和调控来避免[23,121]。过度使用的机制因具体活动不同而差异较大。例如，当比较肩痛人群时，轮椅篮球、截肢足球和残疾乒乓球运动员的肩胛骨位置与功能可能有很大差异[15]。使用拐杖的截肢足球运动员，其肩胛骨位置与功能最佳，这很可能是由于肌肉需求和肩关节位置差异的缘故[23]。核心稳定性，包括肩胛稳定肌群和髋部肌肉组织，应结合关节位置及参赛者的运动需求进行评估。

运动前风险评估与分类

在开始体育活动计划前，所有运动员都应由医生进行医学筛查，排除神经系统、全身性、视觉、听觉及心血管等问题，以免参加某些不适合的运动导致危险[110]。要获得参加特奥会的资格，个人必须年满8岁并被诊断为智力障碍。运动员根据性别、年龄和能力水平进行分组或分类别[192]。而残奥会则基于神经、视觉、智力或通过医学和技术对身体损伤进行分类，来评估运动员参加每项运动的能力。达到最低残疾标准的运动员有资格参加残奥会[405]。

在参与之前，特殊诊断可能需要额外筛查。对于患唐氏综合征的个人，特奥会要求参加某些运动［如潜水、跳高、马术、艺术体操、美式橄榄球（足球）、举重、单板滑雪、柔道、滑雪和五项全能］前进行颈椎X线筛查，确认是否存在寰枢椎不稳或其他颈椎不稳定[192]。美国儿科学会最新建议，儿童如无症状则不进行常规影像学检查，除非参加特奥会的特定运动要求这些检查[64]。如果儿童出现症状，会被立即转介至擅长治疗寰枢椎不稳的儿童神经外科或儿童骨外科医生，评估是否需要进行融合术[64]。由于患唐氏综合征的个体经常表现出肌张力减退以及因关节稳定性差而导致过度活动，因此为安全起见应评估关节位置以及参与体育活动时的关节完整性，需要时可使用矫形器[3,70,247]。

对于佩戴假肢的运动员，应对先天性肢体缺陷或截肢部位的末端过度生长、骨刺、接受腔合适度、皮肤完整性和感觉异常等进行评估[62,238]。对假肢运动员（特别是当假肢延伸至骨性隆起处）来说，合适的接受腔对于预防损伤至关重要[238]。当增加体育活动时，准许个人进行接受腔调适[238]。

对于轮椅运动员应进行肩部肌肉不平衡筛查，从而降低运动和娱乐活动中的肩部病理风险[66,283]。同样，对脊髓损伤运动员应评估其运动、力量和感觉从而为安全参加运动提供相应的活动性[71]。对于存在关节挛缩或关节活动受限的个体，应在参赛前进行关节完整性评估[44]。

在粗大和精细运动中都应进行专项运动评估，重点是限制代偿。应评估设备的安全性、尺寸、适合度、运动员的合适功能并遵守比赛规则和规定[140,141,408]。每位运动员的需求都不尽相同，因此可调式设备比固定的设备更好，方便随生长或根据新学的技能进行适时调整。

训练计划

要评价运动员的表现提升情况，最好对其力量、活动性、营养分析、身体成分和运动能力等进行综合评估。测试应根据运动员的具体障碍和运动项目的要求，酌情提供手臂曲柄、轮椅或单腿肌力评估[46,116,320]。

传统上一直由医疗机构的医务人员为残疾人士提供健身计划[425]。但是，残疾人与非残疾人一样，都可以通过体育锻炼、保健或适应性计划受益[137]。过渡到更多社区健身（诸如休闲运动、健身俱乐部或在可持续健身计划中使用提升自我效能的健身设施）有很大的好处[425]。建议健身计划不仅要解决行动不便的问题，还要能够促进健康饮食习惯、力量训练、心血管健康以及社区参与度[2,34,137,158]。如果没有可加入的体育组织或休闲运动计划，那么加入课后健身计划对于改善残疾儿童健康和保健，也是一种不错的方式[173]。

一些研究评估了这些训练计划在不同残疾人群体中的效果。对可步行的脑性瘫痪患者进行为期8个月的训练后，其敏感性、有氧能力、力量、自我胜任感、功能性运动和生活质量都得到改善[413]。同样，对患脊柱裂的儿童和青少年进行为期10周的健身计划后，也发现心肺耐力和力量均有改善[18]。在Baran等人的一项研究中，智力障碍人士通过每周3次、为期8周的足球技能训练后，在健康状况和运动技能上同时得到提高[32]。对于残疾青少年而言，特定的任务或功能导向练习可以让训练变得有趣并产生积极性，从而达到更好的治疗效果[201,207]。

对年长的运动员来说，更传统的力量和适应性策略能达到更好效果。在一项对照实验中，实验组为8名脊髓损伤男性，对照组为8名普通男性，两组都进行了为期8周的大阻力训练计划，结果在强度和力量方面均有类似的改善，此外10米冲刺的成绩也有所提高[404]。因此，对于那些不训练10米冲刺或10 000米跑的健全运动员，应根据运动员的具体目标和运动需求制订个性化的训练计划。

运动模式的生物力学分析在运动和休闲活动中变得越来越普遍。有关研究已对跑步、游泳和跳远项目的肢体缺陷人士进行了专业分析。跑步和游泳运动员患侧与健侧相比，前者表现为步长和跨步长（stroke length）减少[58]。经股骨截肢的腰痛跑步运动员表现为骨盆和腰部向前和向侧方的活动受限，但这与增加的损伤无关[374]。因此，不仅要进行合适的力量、爆发力、无氧能力、有氧能力以及运动专项训练，而且还要根据需要对专项运动动作模式的生物力学分析进行评估。

总结

年轻运动员不是微型成人。他们在体育参与方面有独特的问题，必须特别处理。为了有效预防并管理这些运动相关性损伤，认识其非同寻常的特质非常有必要。

物理治疗师应在青少年运动员的综合管理中发挥重要作用。物理治疗师基础广泛且兼收并蓄的医学背景使他们成为理想的专业人选，负责对运动员运动损伤后的全部或发生变化的身体能力进行评估与康复。依靠运动物理治疗、运动训练或运动生理学方面的先进经验或认证，他们可能是首选的医疗专业人员，来全面管理从预防到损伤后重返运动等各个方面。

在年轻运动员运动损伤管理的综合医疗团队中，物理治疗师是非常重要的成员。物理治疗师可以与认证的运动防护师或运动生理学家一起提供全面的运动安全管理。具备相应技能的认证运动防护师可协助运动前筛查，并通过即时分诊和损伤管理为训练和比赛提供现场保障。

运动生理学家在赛季前筛查及制订运动适应和训练计划方面发挥不可或缺的作用。物理治疗师可对运动损伤进行评估和全面康复，并帮助运动员循序渐进、借助支持设备或医疗护具逐渐恢复运动。认证训练师或运动生理学家经常与物理治疗师一起制订重返运动的计划并进行随访。

这些计划的目的在于促进年轻运动员的健康与安全。包括教练和家长在内的所有参与者都应根据自身所受的教育、技能和实践法规，以合适的方式进行团队合作，努力实现年轻运动员安全、有益与成功参与运动和休闲活动的目标。

（徐丽萍　译，孙文江　审）

参考文献

1. Aagaard H, Jorgensen U: Injuries in elite volleyball, *Scand J Med Sci Sports* 6:228–232, 1996.
2. Abeysekara P, Turchi R, O'Neil M: Obesity and children with special healthcare needs: special considerations for a special population, *Curr Opin Pediatr* 26(4):508–515, 2014.
3. Abousamra O, Bayhan IA, Rogers KJ, Miller F: Hip instability in Down syndrome: a focus on acetabular retroversion, *J Pediatr Orthop*, 2015. [epub ahead of print].
4. Adirim TA, Cheng TL: Overview of injuries in the young athlete, *Sports Med* 33:75–81, 2003.
5. Aichroth PM, Patel DV, Zorrilla P: The natural history and treatment of rupture of the anterior cruciate ligament in children and adolescents: a prospective review, *J Bone Joint Surg Br* 84:38–41, 2002.
6. Al Wren T, Lee DC, Kay RM, Dorey FJ, Gilsanz V: Bone density and size in ambulatory children with cerebral palsy, *Dev Med Child Neurol* 53(2):137–141, 2011.
7. Alesi M, Battaglia G, Roccella M, Testa D, Palma A, Pepi A: Improvement of gross motor and cognitive abilities by an exercise training program: three case reports, *Neuropsychiatr Dis Treat* 10:479–485, 2014.
8. Alsalaheen BA, Mucha A, Morris LO, et al.: Vestibular rehabilitation for dizziness and balance disorders after concussion, *J Neurol Phys Ther* 34(2):87–93, 2010.
9. Alsalaheen BA, Whitney SL, Mucha A, Morris LO, Furman JM, Sparto PJ: Exercise prescription patterns in patients treated with vestibular rehabilitation after concussion, *Physiother Res Int* 18(2):100–108, 2013.
10. American Academy of Family Physicians: American Academy of Pediatrics, American College of Sports Med, American Medical Society for Sports Medicine, American Orthopaedic Society for Sports Medicine, American Osteopathic Academy of Sports Medicine: *PPE Preparticipation physical evaluation*, ed 4, Minneapolis, MN, 2010, McGraw-Hill.
11. American Academy of Pediatrics Committee on Sports Medicine and Fitness: Medical conditions affecting sports participation, *Pediatrics* 107:1205–1209, 2001. Available at URL: http://aappolicy.aappublications.org/ cgi/reprint/pediatrics.
12. American Academy of Pediatrics: American Academy of Pediatrics. Organized athletics for preadolescent children, *Pediatrics* 84:583–584, 1989.
13. American Academy of Pediatrics: Climatic heat stress and the exercising child and adolescent. American Academy of Pediatrics. Committee on Sports Medicine and Fitness, *Pediatrics* 106:158–159, 2000.
14. American College of Sports Medicine: *Inter-Association Task Force on exertional heat illnesses consensus statement*, 2003.
15. American Medical Association: Ensuring the health of the adolescent athlete, *Arch Fam Med* 2:446–448, 1993.
16. American Medical Association: *Medical evaluation of the athlete: a guide*, Rev. ed, Chicago, 1976, American Medical Association.
17. Anderson SJ: Lower extremity injuries in youth sports, *Pediatr Clin North Am* 49:627–641, 2002.
18. Andrade CK, Kramer J, Garber M, Longmuir P: Changes in selfconcept, cardiovascular endurance and muscular strength of children with spina bifida aged 8 to 13 years in response to a 10-week physical-activity programme: a pilot study, *Child Care Health Dev* 17(3):183–196, 1991.
19. Andrish JT: Meniscal injuries in children and adolescents: diagnosis and management, *J Am Acad Orthop Surg* 4(5):231–237, 1996.
20. Andrish JT: Anterior cruciate ligament injuries in the skeletally immature patient, *Am J Orthop* 30:103–110, 2001.
21. Antle BJ, Mills W, Steele C, Kalnins I, Rossen B: An exploratory study of parents' approaches to health promotion in families of adolescents with physical disabilities, *Child Care Health Dev* 34(2):185–193, 2008.
22. Axe MJ, Snyder-Mackler L, Konin JG, Strube MJ: Development of a distance-based interval throwing program for Little League-aged athletes, *Am J Sports Med* 24(5):594–602, 1996.
23. Aytar A, Zeybek A, Pekyavas NO, Tigli AA, Ergun N: Scapular resting position, shoulder pain and function in disabled athletes, *Prosthet Orthot Int* 39(5):390–396, 2014.
24. Bahrke MS, Yesalis CE, Brower KJ: Anabolic-androgenic steroid abuse and performance-enhancing drugs among adolescents, *Child Adolesc Psychiatr Clin North Am* 7:821–838, 1998.
25. Bailes JE, Cantu RC: Head injury in athletes, *Neurosurgery* 48:26–45, 2001.
26. Bak K: Nontraumatic glenohumeral instability and coracoacromial impingement in swimmers, *Scand J Med Sci Sports* 6(3):132–144, 1996.
27. Bak MJ, Doerr TD: Craniomaxillofacial fractures during recreational baseball and softball, *J Oral Maxillofac Surg* 62:1209–1212, 2004.
28. Baker JG, Freitas MS, Leddy JJ, Kozlowski KF, Willer BS: Return to full functioning after graded exercise assessment and progressive exercise treatment of postconcussion syndrome, *Rehabil Res Prac* 1–7, 2012.
29. Baker JS, Davies B: High intensity exercise assessment: relationships between laboratory and field measures of performance, *J Sci Med Sport* 5:341–347, 2002.
30. Baker SA, Calhoun VD: A custom bicycle handlebar adaptation for children with below elbow amputations, *J Hand Ther* 27(3):258–260, 2014.
31. Balmat P, Vichard P, Pem R: The treatment of avulsion fractures of the tibial tuberosity in adolescent athletes, *Sports Med* 9(5):311–316, 1990.
32. Baran F, Aktop A, Ozer D, Nalbant S, Aglamis E, Barak S, Hutzler Y: The effects of a Special Olympics Unified Sports Soccer training program on anthropometry, physical fitness and skilled performance in Special Olympics soccer athletes and non-disabled partners, *Res Dev Disabil* 34(1):695–709, 2013.
33. Bar-Or O: *Child and adolescent athlete*, vol. 6. Malden, MA, 1995, Blackwell.
34. Barr M, Shields N: Identifying the barriers and facilitators to participation in physical activity for children with Down syndrome, *J Intellect Disabil Res* 55(11):1020–1033, 2011.
35. Baugh CM, Stamm JM, Riley DO, et al.: Chronic traumatic encephalopathy: neurodegeneration following repetitive concussive and subconcussive brain trauma, *Brain Imaging Behav* 6(2):244–254, 2012.
36. Bauman M: Nutritional requirements for athletes. In Bernhardt DB, editor: *Sports physical therapy*, New York, 1986, Churchill Livingstone, pp 89–105.
37. Beaty JH: Hip, pelvis and thigh. In Sulliven JA, Anderson TE, editors: *Care of the young athletes*, Rosemont, IL, 2000, American Academy of Orthopaedic Surgeons, pp 3365–3376.
38. Bell DG, McLellan TM, Sabiston CM: Effect of ingesting caffeine and ephedrine on performance, *Med Sci Sports Exerc* 34:1399–1403, 2002.
39. Benson BW, Meeuwisse W: Ice hockey injuries, *Med Sport Sci* 49:86–119, 2005.
40. Benson LS, Waters PM, Meier SW, Visotsky JL, Williams CS: Pediatric hand injuries due to home exercycles, *J Pediatr Orthop* 20:34–39, 2000.
41. Bergstrom KA, Brandseth K, Fretheim S, Tvilde K, Ekeland A: Activityrelated knee injuries and pain in athletic adolescents, *Knee Surg Sports Traumatol Arthrosc* 9:146–150, 2001.
42. Bernhardt DT, Gomez J, Johnson MD, et al.: Strength training by children and adolescents, *Pediatrics* 107:1470–1472, 2001.
43. Bernhardt DT, Landry GL: Sports injuries in young athletes, *Adv Pediatr* 42:465–500, 1995.
44. Bernstein RM: Arthrogryposis and amyoplasia, *J Am Acad Orthop Surg* 10(6):417–424, 2002.
45. Best JR: Effects of physical activity on children's executive function: contributions of experimental research on aerobic

exercise, *Dev Rev* 30(4):331–551, 2010.
46. Bhambhani YN, Holland LJ, Steadward RD: Anaerobic threshold in wheelchair athletes with cerebral palsy: validity and reliability, *Arch Phys Med Rehabil* 74:305–311, 1993.
47. Bhambhani Y, Mactavish J, Warren S, et al.: Boosting in athletes with high-level spinal cord injury: knowledge, incidence and attitudes of athletes in Paralympic sport, *Disabil Rehabil* 32(26):2172–2190, 2010.
48. Birrer RB, Griesemer BA, Cataletto MB: *Pediatric sports medicine for primary care*, Philadelphia, 2002, Lippincott Williams Wilkins.
49. Blanksby BA, Wearne FK, Elliott BC, Blitvich JD: Aetiology and occurrence of diving injuries. A review of diving safety, *Sports Med* 23(4):228–246, 1997.
50. Bloemen MA, Backx FJ, Takken T, Wittink H, Benner J, Mollema J, de Groot JF: Factors associated with physical activity in children and adolescents with a physical disability: a systematic review, *Dev Med Child Neurol* 57(2):137–148, 2015.
51. Blond L, Hansen L: Patellofemoral pain syndrome in athletes: a 5.7-year retrospective follow-up study of 250 athletes, *Acta Orthop Belg* 64(4): 393–400, 1998.
52. Boden BP, Lin W, Young M, Mueller FO: Catastrophic injuries in wrestlers, *Am J Sports Med* 30:791–795, 2002.
53. Bolesta MJ, Fitch RD: Tibial tubercle avulsions, *J Pediatr Orthop* 6(2):186–192, 1986.
54. Bolgla LA, Keskula DR: Reliability of lower extremity functional performance tests, *J Orthop Sports Phys Ther* 26(3):138–142, 1997.
55. Bontempo NA, Mazzocca AD: Biomechanics and treatment of acromioclavicular and sternoclavicular joint injuries, *Br J Sports Med* 44(5): 361–369, 2010.
56. Boyd K, Peirce N, Batt M: Common hip injuries in sport, *Sports Med* 24(4):273–288, 1997.
57. Reference deleted in proofs.
58. Bragaru M, Dekker R, Geertzen JH, Dijkstra PU: Amputees and sports: a systematic review, *Sports Med* 41(9):721–740, 2011.
59. Reference deleted in proofs.
60. Brown RL, Koepplinger ME, Mehlman CT, Gittelman M, Garcia VF: All-terrain vehicle and bicycle crashes in children: epidemiology and comparison of injury severity, *J Pediatr Surg* 37:375–380, 2002.
61. Bruce DA, Schut L, Sutton LN: Brain and cervical spine injuries occurring during organized sports activities in children and adolescents, *Clin Sports Med* 1:495–514, 1982.
62. Bryant PR, Pandian G: Acquired limb deficiencies. 1. Acquired limb deficiencies in children and young adults, *Arch Phys Med Rehabil* 82(3 Suppl 1): S3–8, 2001.
63. Buffart LM, Roebroeck ME, Rol M, Stam HJ, van den Berg-Emons RJ: Triad of physical activity, aerobic fitness and obesity in adolescents and young adults with myelomeningocele, *J Rehabil Med* 40(1):70–75, 2008.
64. Bull MJ: Committee on Genetics: health supervision for children with Down syndrome, *Pediatrics* 128(2):393–406, 2011.
65. Bunc V: A simple method for estimating aerobic fitness, *Ergonomics* 37:159–165, 1994.
66. Burnham RS, May L, Nelson E, Steadward R, Reid DC: Shoulder pain in wheelchair athletes. The role of muscle imbalance, *Am J Sports Med* 21(2):238–242, 1993.
67. Cain EL, Clancy WG: Treatment algorithm for osteochondral injuries of the knee, *Clin Sports Med* 20:321–342, 2001.
68. Caine DJ, DiFiori J, Maffulli N: Physeal injuries in children's and youth sports. Reasons for concern? *Br J Sports Med* 40:749–760, 2006.
69. Caine D, Maffulli N, Caine C: Epidemiology of injury in child and adolescent sports: injury rates, risk factors and prevention, *Clin Sports Med* 27:19–50, 2008.
70. Caird MS, Wills BP, Dormans JP: Down syndrome in children: the role of the orthopaedic surgeon, *J Am Acad Orthop Surg* 14(11):610–619, 2006.
71. Cancel D, Capoor J: Patient safety in the rehabilitation of children with spinal cord injuries, spina bifida, neuromuscular disorders, and amputations, *Phys Med Rehabil Clin North Am* 23(2):401–422, 2012.
72. Cantu RC: Cervical spine injuries in the athlete, *Sem Neurol* 20:173–178, 2000.
73. Cantu RC, Mueller FO: Brain injury-related fatalities in American football, 1945-1999, *Neurosurgery* 52:846–852, 2003.
74. Cantu RC, Bailes JE, Wilberger Jr JE: Guidelines for return to contact or collision sport after a cervical spine injury, *Clin Sports Med* 17:137–146, 1998.
75. Casa DJ, Armstrong LE, Hillman SK, et al.: National Athletic Trainers' Association position statement: fluid replacement for athletes, *J Athl Train* 35:212–224, 2000.
76. Cavanaugh JT, Guskiewicz KM, Stergiou N: A nonlinear dynamic approach for evaluating postural control: new directions for the management of sport-related cerebral concussion, *Sports Med* 35(11):935–950, 2005.
77. Cavanaugh JT, Guskiewicz KM, Giuliani C, Marshall S, Mercer VS, Stergiou N: Recovery of postural control after cerebral concussion: new insights using approximate entropy, *J Athl Train* 41(3):305–313, 2006.
78. Cavanaugh JT, Guskiewicz KM, Giuliani C, Marshall S, Mercer V, Stergiou N: Detecting altered postural control after cerebral concussion in athletes with normal postural stability, *Br J Sports Med* 39(11):805–811, 2005.
79. Centers for Disease Control and Prevention: BMI for children and teens. Available at: URL: www.cdc.gov/nccdphp/dnpa/bmi/bmi-for-age.htm.
80. Chen CL, Lin KC, Wu CY, Ke JY, Wang CJ, Chen CY: Relationships of muscle strength and bone mineral density in ambulatory children with cerebral palsy, *Osteoporos Int* 23(2):715–721, 2012.
81. Child SCAT3, *Br J Sports Med* 47(5):263, 2013.
82. Choe MC, Babikian T, DiFiori J, Hovda DA, Giza CC: A pediatric perspective on concussion pathophysiology, *Curr Opin Pediatr* 24(6): 689–695, 2012.
83. Chow SP, Lam JJ, Leong JC: Fracture of the tibial tubercle in the adolescent, *J Bone Joint Surg Br* 72(2):231–234, 1990.
84. Christie MJ, Dvonch VM: Tibial tuberosity avulsion fracture in adolescents, *J Pediatr Orthop* 1(4):391–394, 1981.
85. Chun J, Haney S, DiFiori J: The relative contributions of the history and physical examination in the preparticipation evaluation of collegiate student-athletes, *Clin J Sport Med* 16(5):437–438, 2006.
86. Cirak B, Ziegfeld S, Knight VM, Chang D, Avellino AM, Paidas CN: Spinal injuries in children, *J Pediatr Surg* 39(4):607–612, 2004.
87. Reference deleted in proofs.
88. Clark N: Nutrition: pre-, intra-, and post-competition. In Cantu RC, Micheli LJ, editors: *ACSM's guidelines for the team physician*, Philadelphia, 1991, Lea Febiger, pp 58–65.
89. Clarkson PM: Nutrition for improved sports performance. Current issues on ergogenic aids, *Sports Med* 21:393–401, 1996.
90. Coady CM, Micheli LJ: Stress fractures in the pediatric athlete, *Clin Sports Med* 16:225–238, 1997.
91. Colletti TP: Sports preparticipation evaluation, *Physician Assist* 25(7): 31–41, 2001.
92. Collins MW, Lovell MR, Iverson GL, Cantu RC, Maroon JC, Field M: Cumulative effects of concussion in high school athletes, *Neurosurgery* 51:1175–1179, 2002.
93. Concannon LG, Harrast MA, Herring SA: Radiating upper limb pain in the contact sport athlete: an update on transient quadriparesis and stingers, *Curr Sports Med Rep* 11(1):28–34, 2012.
94. Congress: *Public Law* 94–142, 2015.
95. Conley KM, Bolin DJ, Carek PJ, Konin JG, Neal TL, Violette D: National Athletic Trainers' Association Position Statement: preparticipation physical examinations and disqualifying conditions, *J Athl Train* 49(1): 102–120, 2014.
96. Conn JM, Annest JL, Gilchrist J: Sports and recreation related injury episodes in the US population, 1997-1999, *Inj Prev* 9:117–

123, 2003.

97. Cooper K: *Kid fitness*, New York, 1991, Bantam Books.
98. Reference deleted in proofs.
99. Curtis KA, Black K: Shoulder pain in female wheelchair basketball players, *J Orthop Sports Phys Ther* 29(4):225–231, 1999.
100. Czitrom AA, Salter RB, Willis RB: Fractures involving the distal epiphyseal plate of the femur, *Int Orthop* 4(4):269–277, 1981.
101. DaSilva MF, Williams JS, Fadale PD, Hulstyn MJ, Ehrlich MG: Pediatric throwing injuries about the elbow, *Am J Orthop* 27:90–96, 1998.
102. Day C, Stolz U, Mehan TJ, Smith GA, McKenzie LB: Diving-related injuries in children <20 years old treated in emergency departments in the United States: 1990-2006, *Pediatrics* 122(2):e388–e394, 2008.
103. De Beaumont L, Lassonde M, Leclerc S, Theoret H: Long-term and cumulative effects of sports concussion on motor cortex inhibition, *Neurosurgery* 61(2):329–336, 2007. discussion 336-327.
104. De Beaumont L, Mongeon D, Tremblay S, et al.: Persistent motor system abnormalities in formerly concussed athletes, *J Athl Train* 46(3): 234–240, 2011.
105. De Beaumont L, Theoret H, Mongeon D, et al.: Brain function decline in healthy retired athletes who sustained their last sports concussion in early adulthood, *Brain* 132(Pt 3):695–708, 2009.
106. de Lucena GL, dos Santos Gomes C, Guerra RO: Prevalence and associated factors of Osgood-Schlatter syndrome in a population-based sample of Brazilian adolescents, *Am J Sports Med* 39(2):415–420, 2011.
107. Debnath UK, Freeman BJ, Gregory P, de la Harpe D, Kerslake RW, Webb JK: Clinical outcome and return to sport after the surgical treatment of spondylolysis in young athletes, *J Bone Joint Surg Br* 85:244–249, 2003.
108. Deitch J, Mehlman CT, Foad SL, Obbehat A, Mallory M: Traumatic anterior shoulder dislocation in adolescents, *Am J Sports Med* 31(5):758–763, 2003.
109. Dejour H, Walch G, Nove-Josserand L, Guier C: Factors of patellar instability: an anatomic radiographic study, *Knee Surg Sports Traumatol Arthrosc* 2(1):19–26, 1994.
110. Deligiannis AP, Kouidi EJ, Koutlianos NA, et al.: Eighteen years' experience applying old and current strategies in the pre-participation cardiovascular screening of athletes, *Hellenic J Cardiol* 55(1):32–41, 2014.
111. deLoes M, Dahlstedt LJ, Thomee R: A 7-year study on risks and costs of knee injuries in male and female youth participants in 12 sports, *Scand J Med Sci Sports* 10:90–97, 2000.
112. DeMatteo C, Stazyk K, Singh SK, et al.: Development of a conservative protocol to return children and youth to activity following concussive injury, *Clin Pediatrics* 54(2):152–163, 2015.
113. d'Hemecourt PA, Gerbino 2 PG, Micheli LJ: Back injuries in the young athlete, *Clin Sports Med* 19:663–679, 2000.
114. Dodd KJ, Taylor NF, Damiano DL: A systematic review of the effectiveness of strength-training programs for people with cerebral palsy, *Arch Phys Med Rehabil* 83(8):1157–1164, 2002.
115. Dompier TP, Kerr ZY, Marshall SW, Hainline B, Snook EM, Hayden R, Simon JE: Incidence of concussion during practice and games in youth, high school, and collegiate American football players, *JAMA Pediatr* 169(7):659–665, 2015.
116. Draheim CC, Laurie NE, McCubbin JA, Perkins JL: Validity of a modified aerobic fitness test for adults with mental retardation, *Med Sci Sports Exerc* 31:1849–1854, 1999.
117. Drkulec JA, Letts M: Snowboarding injuries in children, *Can J Surg* 44:435–439, 2001.
118. EDUCATION, P. I. P: Creating equal opportunities for children and youth with disabilities to participate in physical education and extracurricular athletics, *Director*, 2011.
119. Edwards Jr PH, Grana WA: Physeal fractures about the knee, *J Am Acad Orthop Surg* 3(2):63–69, 1995.
120. Ekegren CL, Miller WC, Celebrini RG, Eng JJ, Macintyre DL: Reliability and validity of observational risk screening in evaluating dynamic knee valgus, *J Orthop Sports Phys Ther* 39(9):665–674, 2009.
121. Fagher K, Lexell J: Sports-related injuries in athletes with disabilities, *Scand J Med Sci in Sports* 24(5):e320–e331, 2014.
122. Faigenbaum AD, Kraemer WJ, Blimkie CJ, Jeffreys I, Micheli LJ, Nitka M, Rowland TW: Youth resistance training: updated position statement paper from the national strength and conditioning association, *J Strength Cond Res* 23(5 Suppl):S60–S79, 2009.
123. Faigenbaum AD, Milliken LA, Loud RL, Burak BT, Doherty CL, Westcott WL: Comparison of 1 and 2 days per week of strength training in children, *Res Q Exerc Sports* 73:416–424, 2002.
124. Fairbank JC, Pynsent PB, van Poortvliet JA, Phillips H: Mechanical factors in the incidence of knee pain in adolescents and young adults, *J Bone Joint Surg Br* 66(5):685–693, 1984.
125. Falk B, Dotan R: Physiologic and health aspects of exercise in hot and cold environments. In Hebestreit H, Bar-Or O, editors: *The young athlete*, Malden, MA, 2008, Blackwell Publishing. pp249–267.
126. Fehnel D, Johnson R: Anterior cruciate injuries in the skeletally immature athlete, *Sports Med* 29(1):51–63, 2000.
127. Ferguson RW, Green A, Hansen LM: Game changers: stats, stories and what communities are doing to protect young athletes, 2013. Available at: URL: http://www.safekids.org/research-report/game-changers-stats-stories-and-whatcommunities-are-doingprotect-young-athletes.
128. Ferrara MS, Peterson CL: Injuries to athletes with disabilities: identifying injury patterns, *Sports Med* 30(2):137–143, 2000.
129. Field SJ, Oates RK: Sports and recreation activities and opportunities for children with spina bifida and cystic fibrosis, *J Sci Med Sport* 4(1):71–76, 2001.
130. Finch GD, Barnes MJ: Major cervical spine injuries in children and adolescents, *J Pediatr Orthop* 18:811–814, 1998.
131. Finkelstein EA, Fiekbelkorn IC, Wang G: National medical spending attributable to overweight and obesity: how much and who's paying? *Health Aff (Millwood)* W3:219–226, 2003.
132. Fitzgerald GK, Lephart SM, Hwang JH, et al.: Hop tests as predictors of dynamic knee stability, *J Orthop Sports Phys Ther* 31(10):588–597, 2001.
133. Flynn JM, Skaggs DL, Sponseller PT, et al.: The surgical management of pediatric fractures of the lower extremity, *Instr Course Lect* 52:647–659, 2003.
134. Foley JT, Lloyd M, Vogl D, Temple VA: Obesity trends of 8-18 year old Special Olympians: 2005-2010, *Res Dev Disabil* 35(3):705–710, 2014.
135. *Food Guide Pyramid*, Washington, DC, 1992, US Department of Agriculture.
136. Ford KR, Myer GD, Hewett TE: Valgus knee motion during landing in high school female and male basketball players, *Med Sci Sports Exerc* 35(10):1745–1750, 2003.
137. Fowler EG, Kolobe TH, Damiano DL, et al.: Promotion of physical fitness and prevention of secondary conditions for children with cerebral palsy: section on pediatrics research summit proceedings, *Physical Therapy* 87(11):1495–1510, 2007.
138. Frey S, Hosalkar H, Cameron DB, Heath A, David Horn B, Ganley TJ: Tibial tuberosity fractures in adolescents, *J Child Orthop* 2(6):469–474, 2008.
139. Frino J, McCarthy RE, Sparks CY, McCullough FL: Trends in adolescent lumbar disk herniation, *J Pediatr Orthop* 26(5):579–581, 2006.
140. Frossard LA, O'Riordan A, Smeathers J: Performance of elite seated discus throwers in F30s classes: part I: does whole body positioning matter? *Prosthet Orthot Int* 37(3):183–191, 2013.
141. Frossard LA, O'Riordan A, Smeathers J: Performance of elite seated discus throwers in F30s classes: part II: does feet positioning matter? *Prosthet Orthot Int* 37(3):192–202, 2013.
142. Fu FH: *Sports injuries: mechanisms, prevention, and treatment*, ed 2, Philadelphia, 2001, Lippincott Williams Wilkins.
143. Fulkerson JP: Diagnosis and treatment of patients with patellofemoral pain, *Am J Sports Med* 30(3):447–456, 2002.

144. Fulkerson JP, Arendt EA: Anterior knee pain in females, *Clin Orthop Rel Res* 372:69–73, 2000.
145. Gagnon I, Galli C, Friedman D, Grilli L, Iverson GL: Active rehabilitation for children who are slow to recover following sport-related concussion, *Brain Inj* 23(12):956–964, 2009.
146. Gagnon I, Grilli L, Friedman D, Iverson GL: A pilot study of active rehabilitation for adolescents who are slow to recover from sport-related concussion, *Scand J Med Sci Sports* 26(3):299–306, 2016.
147. Gaillard B: *Handbook for the young athlete*, Palo Alto, CA, 1978, Bull Publishing.
148. Gassner R, Tuli T, Hachl O, Rudisch A, Ulmer H: Cranio-maxillofacial trauma: a 10 year review of 9,543 cases with 21,067 injuries, *J Craniomaxillofac Surg* 31:51–61, 2003.
149. Gee CM, West CR, Krassioukov AV: Boosting in elite athletes with spinal cord injury: a critical review of physiology and testing procedures, *Sports Med* 45(8):1133–1142, 2015.
150. Gerstenbluth RE, Spirnak JP, Elder JS: Sports participation and high grade renal injuries in children, *J Urol* 168:2575–2578, 2002.
151. Gholve PA, Scher DM, Khakharia S, Widmann RF, Green DW: Osgood Schlatter syndrome, *Curr Opin Pediatr* 19(1):44–50, 2007.
152. Gill 4th TJ, Micheli LJ: The immature athlete: common injuries and overuse syndromes of the elbow and wrist, *Clin Sports Med* 15:401–423, 1996.
153. Gillon H: Scaphoid injuries in children, *Accid Emerg Nurs* 9:249–256, 2001.
154. Giza CC, Kutcher JS, Ashwal S, et al.: Summary of evidence-based guideline update: evaluation and management of concussion in sports: report of the Guideline Development Subcommittee of the American Academy of Neurology, *Neurology* 80(24):2250–2257, 2013.
155. Glass T, Ruddy RM, Alpern ER, et al.: Traumatic brain injuries and computed tomography use in pediatric sports participants, *Am J Emerg Med* 33(10):1458–1464, 2015.
156. Goldberg BA, Mansfield DS, Davino NA: Nonunion of a distal femoral epiphyseal fracture-separation, *Am J Orthop (Belle Mead NJ)* 25(11): 773–777, 1996.
157. Goldberg B, Saraniti A, Witman P, Gavin M, Nicholas JA: Preparticipation sports assessment—an objective evaluation, *Pediatrics* 66(5):736–745, 1980.
158. Golubovic S, Maksimovic J, Golubovic B, Glumbic N: Effects of exercise on physical fitness in children with intellectual disability, *Res Dev Disabil* 33(2):608–614, 2012.
159. Gonzalez-Aguero A, Vicente-Rodriguez G, Moreno LA, Guerra-Balic M, Ara I, Casajus JA: Health-related physical fitness in children and adolescents with Down syndrome and response to training, *Scand J Med Sci Sports* 20(5):716–724, 2010.
160. Green GA: Drugs, athletes, and drug testing. In Sanders B, editor: *Sports physical therapy*, Norwalk, CT, 1990, Appleton Lange, pp 95–111.
161. Gregg JR, Das M: Foot and ankle problems in the preadolescent and adolescent athlete, *Clin Sports Med* 1:131–147, 1982.
162. Greydanus DE, Patel DR: Sports doping in the adolescent athlete: the hope, hype and hyperbole, *Pediatr Clin North Am* 49:829–855, 2002.
163. Grimm NL, Weiss JM, Kessler JI, Aoki SK: Osteochondritis dissecans of the knee: pathoanatomy, epidemiology, and diagnosis, *Clin Sports Med* 33(2):181–188, 2014.
164. Guskiewicz KM: Assessment of postural stability following sport-related concussion, *Curr Sports Med Rep* 2(1):24–30, 2003.
165. Guskiewicz KM: Balance assessment in the management of sport-related concussion, *Clin Sports Med* 30(1):89–102, 2011. ix.
166. Guskiewicz KM, Valovich McLeod TC: Pediatric sports-related concussion, *PM R* 3(4):353–364, 2011. quiz 364.
167. Guy JA, Micheli LJ: Strength training for children and adolescents, *J Am Acad Orthop Surg* 9:29–36, 2001.
168. Guzzanti V: The natural history and treatment of rupture of the anterior cruciate ligament in children and adolescents, *J Bone Joint Surg Br* 85:618–619, 2003.
169. Hagel B: Skiing and snowboarding injuries, *Med Sport Sci* 48:74–119, 2005.
170. Haller CA, Benowitz NL: Adverse cardiovascular and central nervous system events associated with dietary supplements containing ephedra alkaloids, *N Engl J Med* 343(25):1833–1888, 2000.
171. Halstead ME, Walter KD: American Academy of Pediatrics. Clinical report–sport-related concussion in children and adolescents, *Pediatrics* 126(3):597–615, 2010.
172. Hand WL, Hand CR, Dunn AW: Avulsion fractures of the tibial tubercle, *J Bone Joint Surg Am* 53(8):1579–1583, 1971.
173. Haney K, Messiah SE, Arheart KL, et al.: Park-based afterschool program to improve cardiovascular health and physical fitness in children with disabilities, *Disabil Health J* 7(3):335–342, 2014.
174. Hanson CS, Nabavi D, Yuen HK: The effect of sports on level of community integration as reported by persons with spinal cord injury, *Am J Occupat Ther* 55:332–338, 2001.
175. Harvie D, O'Leary T, Kumar S: A systematic review of randomized controlled trials on exercise parameters in the treatment of patellofemoral pain: what works? *J Multidisc Healthcare* 4:383–392, 2011.
176. Hawkeswood J, Finlayson H, O'Connor R, Anton H: A pilot survey on injury and safety concerns in international sledge hockey, *Int J Sports Phys Ther* 6(3):173–185, 2011.
177. Hayes JR, Groner JI: The increasing incidence of snowboard-related trauma, *J Pediatr Surg* 43(5):928–930, 2008.
178. Hewett TE, Ford KR, Myer GD: Anterior cruciate ligament injuries in female athletes: part 2: a meta-analysis of neuromuscular interventions aimed at injury prevention, *Am J Sports Med* 34(3):490–498, 2006.
179. Hewett TE, Myer GD, Ford KR: Reducing knee and anterior cruciate ligament injuries among female athletes: a systematic review of neuromuscular training interventions, *J Knee Surg* 18(1):82–88, 2005.
180. Hewett TE, Myer GD, Ford KR: Anterior cruciate ligament injuries in female athletes: part 1: mechanisms and risk factors, *Am J Sports Med* 34(2):299–311, 2006.
181. Hewett TE, Myer GD, Ford KR, et al.: Biomechanical measures of neuromuscular control and valgus loading of the knee predict anterior cruciate ligament injury risk in female athletes: a prospective study, *Am J Sports Med* 33(4):492–501, 2005.
182. Hewett TE, Pasque C, Heyl R, Wroble R: Wrestling injuries, *Med Sport Sci* 48:152–178, 2005.
183. Hewett TE, Zazulak BT, Myer GD: Effects of the menstrual cycle on anterior cruciate ligament injury risk: a systematic review, *Am J Sports Med* 35(4):659–668, 2007.
184. Hoeberigs JH, Debets-Eggen HB, Debets PM: Sports medical experiences from the International Flower Marathon for disabled wheelers, *Am J Sports Med* 18(4):418–421, 1990.
185. Hogan KA, Gross RH: Overuse injuries in pediatric athletes, *Orthop Clin North Am* 34(3):405–415, 2003.
186. Hosea TM, Carey OC, Harrer MF: The gender issue: epidemiology of ankle injuries in athletes who participate in basketball, *Clin Orthop* 372:45–49, 2000.
187. Houtrow AJ, Larson K, Olson LM, Newacheck PW, Halfon N: Changing trends of childhood disability, 2001-2011, *Pediatrics* 134(3):530–538, 2014.
188. Hughston JC, Hergenroeder PT, Courtenay BG: Osteochondritis dissecans of the femoral condyles, *J Bone Joint Surg Am* 66(9): 1340–1348, 1984.
189. Hunter SC, Etchison WC, Halpern B, et al.: Standards and norms of fitness and flexibility in the high school athlete, *J Athl Train* 20:210–212, 1985.
190. Hutchinson MR, Ireland ML: Overuse and throwing injuries in the skeletally immature athlete, *Instr Course Lect* 52:25–36, 2003.
191. Ilizaliturri Jr VM, Villalobos Jr FE, Chaidez PA, Valero FS, Aguilera JM: Internal snapping hip syndrome: treatment by endoscopic release of the iliopsoas tendon, *Arthroscopy* 21(11):1375–

1380, 2005.
192. Inc SO: *Special Olympics Sports Rules*, 2012.
193. Ingram JG, Fields SK, Yard EE, Comstock RD: Epidemiology of knee injuries among boys and girls in US high school athletics. *Am J Sports Med* 36(6):1116–1122.
194. *Invacare Top End Eliminator OSR Kneeling*, 2015.
195. *Invacare Top End Force 3 Handcycle*, 2015.
196. Iobst CA, Stanitski CL: Acute knee injuries, *Clin Sports Med* 19:621–635, 2000.
197. Ireland ML: Anterior cruciate ligament injury in female athletes: epidemiology, *J Athl Train* 34(2):150–154, 1999.
198. Iwamoto J, Takeda T, Sato Y, Matsumoto H: Radiographic abnormalities of the inferior pole of the patella in juvenile athletes, *Keio J Med* 58(1):50–53, 2009.
199. Jaarsma EA, Dijkstra PU, Geertzen JHB, Dekker R: Barriers to and facilitators of sports participation for people with physical disabilities: a systematic review, *Scand J Med Sci Sports* 24(6):871–881, 2014.
200. Junge T, Runge L, Juul-Kristensen B, Wedderkopp N: Risk factors for knee injuries in children 8-15 years: the CHAMPS-Study DK, *Med Sci Sports Exerc* 48(4):655–662, 2016.
201. Kanagasabai PS, Mulligan H, Mirfin-Veitch B, Hale LA: Association between motor functioning and leisure participation of children with physical disability: an integrative review, *Dev Med Child Neurol* 56(12):1147–1162, 2014.
202. Kay RM, Matthys GA: Pediatric ankle fractures: evaluation and treatment, *J Am Acad Orthop Surg* 9:268–278, 2001.
203. Keays SL, et al.: The relationship between knee strength and functional stability before and after anterior cruciate ligament reconstruction, *J Orthop Res* 21(2):231–237, 2003.
204. Kelleher CM, Metze SL, Dillon PA, Mychaliska GB, Keshen TH, Foglia RP: Unsafe at any speed–kids riding all-terrain vehicles, *J Pediatr Surg* 40(6):929–934, 2005. discussion 934-935.
205. Kerr IL: Mouth guards for the prevention of injuries in contact sports, *Sports Med* 5:415–427, 1986.
206. Kibler WB, Safran M: Tennis injuries, *Med Sport Sci* 48:120–137, 2005.
207. Kim JY, Kim JM, Ko EY: The effect of the action observation physical training on the upper extremity function in children with cerebral palsy, *J Exerc Rehabil* 10(3):176–183, 2014.
208. King G, Law M, Petrenchik T, Hurley P: Psychosocial determinants of out of school activity participation for children with and without physical disabilities, *Phys Occupat Ther Pediatr* 33(4):384–404, 2013.
209. Kinzey SJ, Armstrong CW: The reliability of the star-excursion test in assessing dynamic balance, *J Orthop Sports Phys Ther* 27(5):356–360, 1998.
210. Klish WJ: Childhood obesity: pathophysiology and treatment, *Acta Pediatrica Jpn* 37:1–6, 1995.
211. Knowles SB, Marshall SW, Guskiewicz KM: Issues in estimating risks and rates in sports injury research, *J Athl Train* 41(2):207–215, 2006.
212. Kocher MS, Garg S, Micheli LJ: Physeal sparing reconstruction of the anterior cruciate ligament in skeletally immature prepubescent children and adolescents, *J Bone Joint Surg* 87(11):2371–2379, 2005.
213. Kocher MS, Garg S, Micheli LJ: Physeal sparing reconstruction of the anterior cruciate ligament in skeletally immature prepubescent children and adolescents. Surgical technique, *J Bone Joint Surg Am* 88(Suppl 1 Pt 2): 283–293, 2006.
214. Kocher MS, Tucker R, Ganley TJ, Flynn JM: Management of osteochondritis dissecans of the knee: current concepts review, *Am J Sports Med* 34(7):1181–1191, 2006.
215. Kocher MS, Waters PM, Micheli LJ: Upper extremity injuries in the paediatric athlete, *Sports Med* 30:117–135, 2000.
216. Kouyoumjian A, Barber FA: Management of anterior cruciate ligament disruptions in skeletally immature patients, *Am J Orthop* 30:771–774, 2001.
217. Kozlowski KF, Graham J, Leddy JJ, Devinney-Boymel L, Willer BS: Exercise intolerance in individuals with postconcussion syndrome, *J Athl Train* 48(5):627–635, 2013.
218. Kraemer WJ, Voleck JS, French DN, et al.: The effects of L-Carnitine tartrate supplementation on hormonal responses to resistance exercise and recovery, *J Strength Cond Res* 17:455–462, 2003.
219. Kraft DE: Low back pain in the adolescent athlete, *Pediatr Clin North Am* 49:643–653, 2002.
220. Krassioukov A, West C: The role of autonomic function on sport performance in athletes with spinal cord injury, *PM R* 6(8 Suppl):S58–S65, 2014.
221. Kraus R, Pavlidis T, Heiss C, Kilian O, Schnettler R: Arthroscopic treatment of post-traumatic shoulder instability in children and adolescents, *Knee Surg Sports Traumotol Arthrosc* 18(12):1738–1741, 2010.
222. Kubiak R, Slongo T: Unpowered scooter injuries in children, *Acta Paediatr* 92:50–54, 2003.
223. Kujala UM, Kvist M, Heinonen O: Osgood-Schlatter's disease in adolescent athletes. Retrospective study of incidence and duration, *Am J Sports Med* 13(4):236–241, 1985.
224. Kushare I, Klingele K, Samora W: Discoid meniscus: diagnosis and management, *Orthop Clin North Am* 46(4):533–540, 2015.
225. Kvist J: Rehabilitation following anterior cruciate ligament injury: current recommendations for sports participation, *Sports Med* 34(4): 269–280, 2004.
226. Lai AM, Stanish WD, Stanish HI: The young athlete with physical challenges, *Clin Sports Med* 19:793–819, 2000.
227. Lambrick D, Westrupp N, Kaufmann S, Stoner L, Faulkner J: The effectiveness of a high-intensity games intervention on improving indices of health in young children, *J Sports Sci* 34(3):190–198, 2016.
228. Langlois JA, Rutland-Brown W, Wald MM: The epidemiology and impact of traumatic brain injury: a brief overview, *J Head Trauma Rehabil* 21(5):375–378, 2006.
229. Larsen GE, George JD, Alexander JL, Fellington GW, Aldana SG, Parcell AC: Prediction of maximum oxygen consumption from walking, jogging, or running, *Res Q Exerc Sp* 71:66–72, 2002.
230. Leddy JJ, Baker JG, Kozlowski K, Bisson L, Willer B: Reliability of a graded exercise test for assessing recovery from concussion, *Clin J Sport Med* 21(2):89–94, 2011.
231. Leddy JJ, Cox JL, Baker JG, Wack DS, Pendergast DR, Zivadinov R, Willer B: Exercise treatment for postconcussion syndrome: a pilot study of changes in functional magnetic resonance imaging activation, physiology, and symptoms, *J Head Trauma Rehabil* 28(4):241–249, 2013.
232. Leddy JJ, Kozlowski K, Donnelly JP, Pendergast DR, Epstein LH, Willer B: A preliminary study of subsymptom threshold exercise training for refractory post-concussion syndrome, *Clin J Sport Med* 20(1):21–27, 2010.
233. Lehnhard RA, Lehnhard HR, Young R, Butterfield SA: Monitoring injuries on a college soccer team: the effect of strength training, *J Strength Cond Res* 10:115–119, 1996.
234. Lenaway DD, Ambler AG, Beaudoin DE: The epidemiology of school-related injuries: new perspectives, *Am J Prevent Med* 8:193–198, 1992.
235. Leonard JR, Jaffe DM, Kuppermann N, Olsen CS, Leonard JC: Cervical spine injury patterns in children, *Pediatrics* 133(5):e1179–e1188, 2014.
236. Letts M, Davidson D, McCaffrey M: The adolescent pilon fracture: management and outcome, *J Pediatr Orthop* 21:20–26, 2001.
237. Levi JH, Coleman CR: Fracture of the tibial tubercle, *Am J Sports Med* 4(6):254–263, 1976.
238. Levy CE, Bryant PR, Spires MC, Duffy DA: Acquired limb deficiencies. 4. Troubleshooting, *Arch Phys Med Rehabil* 82(3 Suppl 1):S25–S30, 2001.
239. Libetta C, Burke D, Brennan P, Yassa J: Validation of the Ottawa ankle rules in children, *J Accid Emerg Med* 16:342–344, 1999.
240. Lin HC, Wuang YP: Strength and agility training in adolescents

with Down syndrome: a randomized controlled trial, *Res Dev Disabil* 33(6):2236–2244, 2012.
241. Lincoln AE, Caswell SV, Almquist JL, Dunn RE, Norris JB, Hinton RY: Trends in concussion incidence in high school sports: a prospective 11- year study, *Am J Sports Med* 39(5):958–963, 2011.
242. Lipscomb AB, Anderson AF: Tears of the anterior cruciate ligament in adolescents, *J Bone Joint Surg Am* 68(1):19–28, 1986.
243. Lloyd RS, Faigenbaum AD, Stone MH, et al.: Position statement on youth resistance training: the 2014 International Consensus, *Br J Sports Med* 48(7):498–505, 2014.
244. Lombardo JA: Pre-participation physical evaluation, *Primary Care: clin Off Pract* 11(1):3–21, 1984.
245. Lombardo JA: Preparticipation examination. In Cantu RC, Micheli LJ, editors: *ACSM's guidelines for the team physician*, Philadelphia, 1991, Lea Febiger, pp 71–94.
246. Lombardo SJ, Harvey Jr JP: Fractures of the distal femoral epiphyses. Factors influencing prognosis: a review of thirty-four cases, *J Bone Joint Surg Am* 59(6):742–751, 1977.
247. Looper J, Benjamin D, Nolan M, Schumm L: What to measure when determining orthotic needs in children with Down syndrome: a pilot study, *Pediatr Phys Ther* 24(4):313–319, 2012.
248. Luke A, Lazaro RM, Bergeron MF, et al.: Sports-related injuries in youth athletes: is overscheduling a risk factor? *Clin J Sport Med* 21(4):307–314, 2011.
249. Maffulli N: Intensive training in young athletes, *Sports Med* 9:229–243, 1990.
250. Maffulli N, Bruns W: Injuries in young athletes, *Eur J Pediatr* 159:59–63, 2000.
251. Maher CA, Williams MT, Olds T, Lane AE: Physical and sedentary activity in adolescents with cerebral palsy, *Dev Med Child Neurol* 49(6): 450–457, 2007.
252. Makdissi M, Cantu RC, Johnston KM, McCrory P, Meeuwisse WH: The difficult concussion patient: what is the best approach to investigation and management of persistent (>10 days) postconcussive symptoms? *Br J Sports Med* 47(5):308–313, 2013.
253. Makdissi M, Davis G, Jordan B, Patricios J, Purcell L, Putukian M: Revisiting the modifiers: how should the evaluation and management of acute concussions differ in specific groups? *Br J Sports Med* 47(5):314–320, 2013.
254. Management of Concussion/m TBI: Working Group: VA/DoD clinical practice guideline for management of concussion/mild traumatic brain injury, *J Rehabil Res Dev* 46(6):CP1–68, 2009.
255. Mankovsky AB, Mendoza-Sagaon M, Cardinaux C, Hohlfeld J, Reinberg O: Evaluation of scooter-related injuries in children, *J Pediatr Surg* 37:755–759, 2002.
256. Mann DC, Rajmaira S: Distribution of physeal and nonphyseal fractures in 2,650 long-bone fractures in children aged 0-16 years, *J Pediatr Orthop* 10(6):713–716, 1990.
257. Marar M, McIlvain NM, Fields SK, Comstock RD: Epidemiology of concussions among United States high school athletes in 20 sports, *Am J Sports Med* 40(4):747–755, 2012.
258. Maron BJ, Thompson PD, Puffer JC, et al.: Cardiovascular preparticipation screening of competitive athletes. A statement for health professionals from the Sudden Death Committee (clinical cardiology) and Congenital Cardiac Defects Committee (cardiovascular disease in the young), American Heart Association, *Circulation* 94(4):850–856, 1996.
259. Marques A, Maldonado I, Peralta M, Santos S: Exploring psychosocial correlates of physical activity among children and adolescents with spina bifida, *Disabil Health J* 8(1):123–129, 2015.
260. Marsh JS, Daigneault JP: Ankle injuries in the pediatric population, *Curr Opin Pediatr* 12:52–60, 2000.
261. Maughan R: The athlete's diet: nutritional goals and dietary strategies, *Proc Nutr Soc* 61:87–96, 2002.
262. McArdle WD, Katch FI, Katch VL: *Exercise physiology: energy, nutrition, and human performance*, Philadelphia, 2001, Lippincott, Williams Wilkins.
263. McCarroll JR, Rettig AC, Shelbourne KD: Anterior cruciate ligament injuries in the young athlete with open physes, *Am J Sports Med* 16(1): 44–47, 1988.
264. McCrea M, Kelly J, Randolph C, et al.: Standardized assessment of concussion (SAC): on-site mental status evaluation of the athlete, *J Head Trauma Rehabil* 13(2):27–36, 1998.
265. McCrory P: Does second impact syndrome exist? *Clin J Sport Med* 11(3):144–149, 2001.
266. McCrory P, Davis G, Makdissi M: Second impact syndrome or cerebral swelling after sporting head injury, *Curr Sports Med Rep* 11(1):21–23, 2012.
267. McCrory P, Meeuwisse WH, Kutcher JS, Jordan BD, Gardner A: What is the evidence for chronic concussion-related changes in retired athletes: behavioural, pathological and clinical outcomes? *Br J Sports Med* 47(5):327–330, 2013.
268. McCrory P, Meeuwisse W, Aubry M, et al.: Consensus statement on concussion in sport-the 4th International Conference on Concussion in Sport Held in Zurich, November 2012, *Clin J Sport Med* 23(2):89–117, 2013.
269. McKeag D: Preseason physical examination for prevention of sports injuries, *Sports Med* 2:413–431, 1985.
270. McKeag DB: Preparticipation screening of the potential athlete, *Clin Sports Med* 8(3):373–397, 1989.
271. McKee AC, Cantu RC, Nowinski CJ, et al.: Chronic traumatic encephalopathy in athletes: progressive tauopathy after repetitive head injury, *J Neuropathol Exp Neurol* 68(7):709–735, 2009.
272. Reference deleted in proofs.
273. McTimoney CA, Micheli LJ: Current evaluation and management of spondylolysis and spondylolisthesis, *Curr Sports Med Rep* 2:41–46, 2003.
274. Meehan 3rd WP, Mannix R: Pediatric concussions in United States emergency departments in the years 2002 to 2006, *J Pediatr* 157(6):889–893, 2010.
275. Micheli LJ: Sports injuries in children and adolescents. Questions and controversies, *Clin Sports Med* 14:727–745, 1995.
276. Micheli LJ, Foster TE: Acute knee injuries in the immature athlete, *Instr Course Lect* 42:473–481, 1993.
277. Micheli LJ, Nielson JH: Overuse injuries in the young athlete: stress fractures. In Hebestreit H, Bar-or O, editors: *The young athlete*, Boston, 2008, Blackwell, pp 151–163.
278. Micheli LJ, Wood R: Back pain in young athletes. Significant differences from adults in causes and patterns, *Arch Pediatr Adolsc Med* 149:15–18, 1995.
279. Micheli LJ, Metzl JD, Canzio JD, Zurakowski D: Anterior cruciate ligament reconstructive surgery in adolescent soccer and basketball players, *Clin J Sport Med* 9(3):138–141, 1999.
280. Millar AL: Ergogenic aids. In Sanders B, editor: *Sports physical therapy*, Norwalk, CT, 1990, Appleton Lange, pp 79–93.
281. Reference deleted in proofs.
282. Mitchell LJ, Jenkins M: *Sports medicine bible for young athletes*, Naperville, IL, 2001, Sourcebooks, Inc.
283. Miyahara M, Sleivert GG, Gerrard DF: The relationship of strength and muscle balance to shoulder pain and impingement syndrome in elite quadriplegic wheelchair rugby players, *International Journal of Sports Med* 19(3):210–214, 1998.
284. Moeller JL: Pelvic and hip apophyseal avulsion injuries in young athletes, *Curr Sports Med Rep* 2:110–115, 2003.
285. Moller E, Forssblad M, Hansson L, et al.: Bracing versus nonbracing in rehabilitation after anterior cruciate ligament reconstruction: a randomized prospective study with 2-year follow-up, *Knee Surg Sports Traumotol Arthrosc* 9(2):102–108, 2001.
286. Mosier SM, Stanitski CL: Acute tibial tubercle avulsion fractures, *J Pediatr Orthop* 24(2):181–184, 2004.
287. Moti AW, Micheli LJ: Meniscal and articular cartilage injury in the skeletally immature knee, *Instr Course Lect* 52:683–690, 2003.
288. Mueller FO, Kucera K, Cox L: National Center for Catastrophic Injury Research. 31th Annual Report. Available at: URL: www.

nccsir.unc.edu/ files/2015/02/NCCSIR-31st-annual-all-sport-report-1982_2013.pdf.

289. Murphy N, Yanchar NL: Yet more pediatric injuries associated with all-terrain vehicles: should kids be using them? *J Trauma* 56(6):1185–1190, 2004.

290. Myer GD, Ford KR, Hewett TE: Tuck jump assessment for reducing anterior cruciate ligament risk, *Athl Ther Today* 13(5):39–44, 2008.

291. Myer GD, Ford KR, Barber Foss KD, et al.: The incidence and potential pathomechanics of patellofemoral pain in female athletes, *Clin Biomechan (Bristol, Avon)* 25(7):700–707, 2010.

292. Myer GD, Ford KR, Palumbo JP, Hewett TE: Neuromuscular training improves performance and lower-extremity biomechanics in female athletes, *J Strength Cond Res* 19(1):51–60, 2005.

293. Myer GD, Paterno MV, Ford KR, Quatman CE, Hewett TE: Rehabilitation after anterior cruciate ligament reconstruction: criteria-based progression through the return-to-sport phase, *J Orthop Sports Phys Ther* 36(6):385–402, 2006.

294. Myer GD, Ford KR, Brent JL, Hewett TE: Differential neuromuscular training effects on ACL injury risk factors in "high-risk" versus "lowrisk" athletes, *BMC Musculoskel Dis* 8:39, 2007.

295. Nadler SF, Malanga GA, Feinberg JH, Rubanni M, Moley R, Foye P: Functional performance deficits in athletes with previous lower extremity injury, *Clin J Sport Med* 12:73–78, 2002.

296. Nalliah RP, Anderson IM, Lee MK, Rampa S, Allareddy V, Allareddy V: Epidemiology of hospital-based emergency department visits due to sports injuries, *Pediatr Emerg Care* 30(8):511–515, 2014.

297. Nathanson BH, Ribeiro K, Henneman PL: An analysis of US emergency department visits from falls from skiing, snowboarding, skateboarding, roller-skating, and using nonmotorized scooters, *Clin Pediatr (Phila)* 55(8):738–744, 2016.

298. National Safe Kids Campaign: Injury Facts. Available at: URL: www.safekids.org/.

299. NCAA: Boundless determination. Available at: URL: http://www.ncaa.org/ champion/boundless-determination.

300. Neter JE, Schokker DF, de Jong E, Renders CM, Seidell JC, Visscher TL: The prevalence of overweight and obesity and its determinants in children with and without disabilities, *J Pediatr* 158(5):735–739, 2011.

301. Nguyen D, Letts M: In-line skating injuries in children: a ten year review, *J Pediatr Orthop* 21:613–618, 2001.

302. Nietosvaara Y, Aalto K, Kallio PE: Acute patellar dislocation in children: incidence and associated osteochondral fractures, *J Pediatr Orthop* 14(4):513–515, 1994.

303. Noguchi T: A survey of spinal cord injuries resulting from sport, *Paraplegia* 32:170–173, 2001.

304. Noyes FR, Barber-Westin SD: Arthroscopic repair of meniscal tears extending into the avascular zone in patients younger than twenty years of age, *Am J Sports Med* 30:589–600, 2002.

305. Noyes FR, Barber SD, Mangine RE: Abnormal lower limb symmetry determined by function hop tests after anterior cruciate ligament rupture, *Am J Sports Med* 19(5):513–518, 1991.

306. Noyes FR, Berrios-Torres S, Barber-Westin SD, et al.: Prevention of permanent arthrofibrosis after anterior cruciate ligament reconstruction alone or combined with associated procedures: a prospective study in 443 knees, *Knee Surg Sports Traumotol Arthrosc* 8(4):196–206, 2000.

307. Reference deleted in proofs.

308. Ogden CL, Carroll MD, Kit BK, Flegal KM: Prevalence of childhood and adult obesity in the United States, 2011-2012, *JAMA* 311(8):806–814, 2014.

309. Ogden CL, Flegal KM, Carroll MD, et al.: Relevance and trends in overweight among US children and adolescents 1999-2000, *JAMA* 288(14):1728–1732, 2002.

310. Ogden JA: *Skeletal injury in the child*, New York, 2000, Springer-Verlag.

311. Ogden JA, Tross RB, Murphy MJ: Fractures of the tibial tuberosity in adolescents, *J Bone Joint Surg Am* 62(2):205–215, 1980.

312. Ogg-Groenendaal M, Hermans H, Claessens B: A systematic review on the effect of exercise interventions on challenging behavior for people with intellectual disabilities, *Res Dev Disabil* 35(7):1507–1517, 2014.

313. Onate K, Cortes N, Welch C, Van Lunen BL: Expert versus novice interrater reliability and criterion validity of the landing error scoring system, *J Sports Rehanil* 19(1):41–56, 2010.

314. *World Health Organization*, 1992.

315. *World Health Organization*, 1993.

316. Outerbridge AR, Micheli LJ: Overuse injuries in young athletes, *Clin Sports Med* 14:503–516, 1995.

317. Padua DA, Marshall SW, Boling MC, Thigpen CA, Garrett Jr WE, Beutler AL: The Landing Error Scoring System (LESS) is a valid and reliable clinical assessment tool of jump-landing biomechanics: the JUMPACL study, *Am J Sports Med* 37(10):1996–2002, 2009.

318. Paletta Jr GA, Arish JT: Injuries about the hip and pelvis in the young athlete, *Clin Sports Med* 14:591–628, 1995.

319. Paralympic Games | Winter, Summer, Past, Future Paralympics. Available at: URL: http://www.paralympic.org/paralympic-games.

320. Pare G, Noreau L, Simard C: Prediction of maximal aerobic power from a submaximal exercise test performed by paraplegics on a wheelchair ergometer, *Paraplegia* 31(9):584–592, 1993.

321. Patel DR, Nelson TL: Sports injuries in adolescents, *Med Clin North Am* 84:983–1007, 2000.

322. Paterno MV, Schmitt LC, Ford KR, et al.: Biomechanical measures during landing and postural stability predict second anterior cruciate ligament injury after ACL reconstruction and return to sport, *Am J Sports Med* 38(10):1968–1978, 2010.

323. Paterson PD, Waters PM: Shoulder injuries in the childhood athlete, *Clin Sports Med* 19:681–692, 2000.

324. Pedraza J, Jardeleza JA: The preparticipation physical examination, *Prim Care* 40(4):791–799, vii. 2013.

325. Peel KA, Fagan C, Keener M, Shelton M: Director's Order #42: accessibility. doi: http://www.nps.gov/refdesk/DOrders/DOrder42.htm, 20001.

326. Peljovich AE, Simmons BP: Traumatic arthritis of the hand and wrist in children, *Hand Clin* 16:673–684, 2000.

327. Pellman EJ, Viano DC, Withnall C, Shewchenko N, Bir CA, Halstead PD: Concussion in professional football: helmet testing to assess impact performance— part 11, *Neurosurgery* 58(1):78–96, 2006. discussion 78-96.

328. Petersen W, Ellermann A, Gosele-Koppenburg A, Best R, Rembitzki IV, Bruggemann GP, Liebau C: Patellofemoral pain syndrome, *Knee Surg Sports Traumotol Arthrosc* 22(10):2264–2274, 2014.

329. Peterson M, Peterson K: *Eat to compete: a guide to sports nutrition*, Chicago, 1988, Year Book Medical.

330. Phillips AC, Holland AJ: Assessment of objectively measured physical activity levels in individuals with intellectual disabilities with and without Down's syndrome, *PloS One* 6(12):e28618, 2011.

331. Pieper P: Epidemiology and prevention of sports-related eye injuries. *J Emerg Nurs* 36(4):359–361.

332. Pieter W: Martial arts injuries, *Med Sport Sci* 48:59–73, 2005.

333. Pitetti KH, Rimmer JH, Fernhall B: Physical fitness and adults with mental retardation: an overview of current research and future directions, *Sports Med* 16:23–56, 1993.

334. Plisky PJ, Rauh MJ, Kaminski TW, Underwood FB: Star Excursion Balance Test as a predictor of lower extremity injury in high school basketball players, *J Orthop Sports Phys Ther* 36(12):911–919, 2006.

335. Pommering TL, Kluchurosky L: Overuse injuries in adolescents, *Adolesc Med State Art Rev* 18(1):95–120, ix. 2007.

336. Popchak A, Burnett T, Weber N, Boninger M: Factors related to injury in youth and adolescent baseball pitching, with an eye toward prevention, *Am J Phys Med Rehabil* 94(5):395–409, 2015.

337. Powell EC: Protecting children in the accident and emergency department, *Accid Emerg Nurs* 5:76–80, 1997.

338. Powell EC, Tanz RR: Cycling injuries treated in emergency departments: need for bicycle helmets among preschoolers, *Arch Pediatr Adolesc Med* 154:1096–1100, 2000.
339. Powell EC, Tanz RR: Tykes and bikes: injuries associated with bicycletowed child trailers and bicycle-mounted child seats, *Arch Pediatr Adolesc Med* 154:351–353, 2000.
340. Powers CM: The influence of altered lower-extremity kinematics on patellofemoral joint dysfunction: a theoretical perspective, *J Orthop Sports Phys Ther* 33(11):639–646, 2003.
341. Price M: Thermoregulation during exercise in individuals with spinal cord injuries, *Sports Med* 36(10):863–879, 2006.
342. Prince JS, Laor T, Bean JA: MRI of anterior cruciate ligament injuries and associated findings in the pediatric knee: changes with skeletal maturation, *AJR Am J Roentgenol* 185(3):756–762, 2005.
343. Puffer JC: Organizational aspects. In Cantu RC, Micheli LJ, editors: *ACSM's guidelines for the team physician*, Philadelphia, 1991, Lea Febiger, pp 95–100.
344. Ramirez M, Yang J, Bourque L, Javien J, Kashani S, Limbos MA, Peek- Asa C: Sports injuries to high school athletes with disabilities, *Pediatrics* 123(2):690–696, 2009.
345. Rechel JA, Collins CL, Comstock RD: Epidemiology of injuries requiring surgery among high school athletes in the United States, 2005 to 2010, *J Trauma* 71(4):982–989, 2011.
346. Regan KJ, Banks GK, Beran RG: Therapeutic recreation programmes for children with epilepsy, *Seizure* 2(3):195–200, 1993.
347. Reid A, Birmingham TB, Stratford PN, et al.: Hop testing provides a reliable and valid outcome measure during rehabilitation after anterior cruciate ligament reconstruction, *Phys Ther* 87(3):337–349, 2007.
348. Reinold MM, Wilk KE, Macrina LC, et al.: Current concepts in the rehabilitation following articular cartilage repair procedures in the knee, *J Orthop Sports Phys Ther* 36:774–794, 2006.
349. Renstrom P, Ljungqvist A, Arendt E, et al.: Non-contact ACL injuries in female athletes: an International Olympic Committee current concepts statement, *Br J Sports Med* 42(6):394–412, 2008.
350. Rice SG: Medical conditions affecting sports participation, *Pediatrics* 121(4):841–848, 2008.
351. Rice SG, Congeni JA: Baseball and softball, *Pediatrics* 129(3): e842–e856, 2012.
352. Rifat SF, Ruffin 4th MT, Gorenflo DW: Disqualifying criteria in a preparticipation sports evaluation, *J Fam Pract* 41:42–50, 1995.
353. Rights, U. S. D. o. E. O. f. C: *Dear Colleague*, 2015.
354. Rimmer JH: Physical fitness levels of persons with cerebral palsy, *Dev Med Child Neurol* 43(3):208–212, 2001.
355. Rimmer JH, Rowland JL, Yamaki K: Obesity and secondary conditions in adolescents with disabilities: addressing the needs of an underserved population, *J Adolesc Health* 41(3):224–229, 2007.
356. Robinson RL, Nee RJ: Analysis of hip strength in females seeking physical therapy treatment for unilateral patellofemoral pain syndrome, *J Orthop Sports Phys Ther* 37(5):232–238, 2007.
357. Rogers A, Furler BL, Brinks S, Darrah J: A systematic review of the effectiveness of aerobic exercise interventions for children with cerebral palsy: an AACPDM evidence report. [1a (background)], *Dev Med Child Neurol* 50(11):808–814, 2008.
358. Roi GS, Creta D, Nanni G, et al.: Return to official Italian First Division soccer games within 90 days after anterior cruciate ligament reconstruction: a case report, *J Orthop Sports Phys Ther* 35(2):52–61, 2005. discussion, 61-66.
359. Rose SC, Weber KD, Collen JB, Heyer GL: The diagnosis and management of concussion in children and adolescents, *Pediatr Neurol* 53(2):108–118, 2015.
360. Rossi F, Dragoni S: Lumbar spondylolisthesis: occurrence in competitive athletes, *J Sports Med Fitness* 30:450–452, 1990.
361. Rudzki JR, Paletta Jr GA: Juvenile and adolescent elbow injuries in sports, *Clin Sports Med* 23(4):581–608, ix. 2004.
362. Sachtelben TR, Berg KE, Elias BA, Cheatham JP, Felix GL, Hofschire PJ: The effects of anabolic steroids on myocardial structure and cardiovascular fitness, *Med Sci Sports Exerc* 25:1240–1245, 1993.
363. Sahlin KB, Lexell J: Impact of organized sports on activity, participation, and quality of life in people with neurologic disabilities, *PM R* 10:1081–1088, 2015.
364. Salter RB, Harris WR: Injuries involving the epiphyseal plate, *J Bone Joint Surg* 45-A:587–622, 1963.
365. Samora 3rd WP, Palmer R, Klingele KE: Meniscal pathology associated with acute anterior cruciate ligament tears in patients with open physes, *J Pediatr Orthop* 31(3):272–276, 2011.
366. Sanders B, editor: *Sports physical therapy*, Norwalk, CT, 1990, Appleton Lange.
367. Sanders B, Blackburn TA, Boucher B: Preparticipation screening—the sports physical therapy perspective, *Int J Sports Phys Ther* 8(2):180–193, 2013.
368. Scat3: *Br J Sports Med* 47(5):259, 2013.
369. Reference deleted in proofs.
370. Schmitt LC, Byrnes R, Cherny C, et al.: Evidence-based clinical care guideline for management of osteochondritis dissecans of the knee, *Guideline* 037:1–16, 2009. http://www.cincinnatichildrens.org/svc/ alpha/h/health-policy/otpt.htm.
371. Schmitt LC, Paterno MV, Huang S: Validity and internal consistency of the International Knee Documentation Committee Subjective Knee Form in Children and Adolescents, *Am J Sports Med* 38(223):2443–2447, 2010.
372. Schneider KJ, Iverson GL, Emery CA, McCrory P, Herring SA, Meeuwisse WH: The effects of rest and treatment following sport-related concussion: a systematic review of the literature, *Br J Sports Med* 47(5):304–307, 2013.
373. Schneider KJ, Meeuwisse WH, Nettel-Aguirre A, Barlow K, Boyd L, Kang J, Emery CA: Cervicovestibular rehabilitation in sport-related concussion: a randomised controlled trial, *Br J Sports Med* 48(17):1294–1298, 2014.
374. Schreuer N, Sachs D, Rosenblum S: Participation in leisure activities: differences between children with and without physical disabilities, *Res Dev Disabil* 35(1):223–233, 2014.
375. Schuller DE, Dankle SK, Martin M, Strauss RH: Auricular injury and the use of headgear in wrestlers, *Arch Otolaryngol Head Neck Surg* 115:714–717, 1993.
376. Scopp JM, Moorman 3rd CT: Acute athletic trauma to the hip and pelvis, *Orthop Clin North Am* 33(3):555–563, 2002.
377. Seidman DH, Burlingame J, Yousif LR, et al.: Evaluation of the King- Devick test as a concussion screening tool in high school football players, *J Neurolol Sci* 365(1-2):97–101, 2015.
378. Selsby JT, Beckett KD, Kern M, Devor S: Swim performance following creatine supplementation in division III athletes, *J Strength Cond* 17(3):421–424, 2003.
379. Reference deleted in proofs
380. Seto CK, Statuta SM, Solari IL: Pediatric running injuries, *Clin Sports Med* 29(3):499–511, 2010.
381. Sharkey B: Training for sports. In Cantu RC, Micheli LJ, editors: *ACSM's guidelines for the team physician*, Philadelphia, 1991, Lea Febiger, pp 34–47.
382. Shea KG, Apel PJ, Pfeiffer RP: Anterior cruciate ligament injury in paediatric and adolescent patients: a review of basic science and clinical research, *Sports Med* 33(6):455–471, 2003.
383. Shea KG, Pfeiffer R, Wang JH, et al.: Anterior cruciate ligament injury in pediatric and adolescent soccer players: an analysis of insurance data, *J Pediatr Orthop* 24(6):623–628, 2004.
384. Sherrill C, Hinson M, Gench B, Kennedy SO, Low L: Self-concepts of disabled youth athletes, *Percept Mot Skills* 70:1093–1098, 1990.
385. Reference deleted in proofs.
386. Sigurdardottir S, Andelic N, Roe C, Jerstad T, Schanke AK: Post-concussion symptoms after traumatic brain injury at 3 and 12 months post-injury: a prospective study, *Brain Inj* 23(6):489–497, 2009.
387. Skokan EG, Junkins Jr EP, Kadish H: Serious winter sports injuries in children and adolescents requiring hospitalization, *Am*

J Emerg Med 21:95–99, 2003.
388. Small E: The preparticipation physical evaluation. In Hebestreit H, Bar-or O, editors: *The young athlete*, Boston, 2008, Blackwell, pp 191–202.
389. Smith AD: The skeletally immature knee: what's new in overuse injuries, *Instr Course Lect* 52:691–697, 2003.
389a. Smith GE: Objective testing group certifies head protection, *Occup Health Safety* 57(3):18–20, 1988.
390. Smith J, Laskowski ER: The preparticipation physical examination: Mayo Clinic experience with 2,739 examinations, *Mayo Clinic Proc* 73:419–429, 1998.
391. Smith J, Wilder EP: Musculoskeletal rehabilitation and sports medicine, *Arch Phys Med Rehabil* 80:S68–S89, 1999.
392. Special Olympics: World and Regional Games Center. Available from: URL: http://www.specialolympics.org/Games/World_and_Regional_Games_Center.aspx.
393. Stanitski CL: Pediatric and adolescent sports injuries, *Clin Sports Med* 16:613–633, 1997.
394. Stanitski CL, Delee JC, Drez D: *Pediatric and adolescent sports medicine*, Philadelphia, 1994, WB Saunders.
395. Stracciolini A, Casciano R, Levey Friedman H, Stein CJ, Meehan 3rd WP, Micheli LJ: Pediatric sports injuries: a comparison of males versus females, *Am J Sports Med* 42(4):965–972, 2014.
396. Surgeon General: *Call to action to prevent and decrease overweight and obesity*, Washington, DC. Available at: URL: www.surgerongeneral.gov/topics/ obesity, 2001.
397. Swenson DM, Collins CL, Best TM, Flanigan DC, Fields SK, Comstock RD: Epidemiology of knee injuries among U.S. high school athletes, 2005/2006-2010/2011, *Med Sci Sports and Exerc* 45(3):462–469, 2013.
398. Taimela S, Kujala UM, Osterman K: Intrinsic risk factors and athletic injuries, *Sports Med* 9:205–215, 1990.
399. Taylor BL, Attia MW: Sports-related injuries in children, *Acad Emerg Med* 7:1376–1382, 2000.
400. Team LPIM, Center CCsHM: Evidence-based clinical care guidelines for conservative management of lateral patellar dislocations and instability, *Guideline* 44:1–20, 2014. http://www.cincinnatichildrens.org/svc/ alpha/h/health-policy/ev-based/Conservative Management of Lateral Patellar Dislocations and Instability.htm.
401. Tepper KB, Ireland ML: Fracture patterns and treatment in the skeletally immature knee, *Instr Course Lect* 52:667–676, 2003.
402. The National Federation of State High School Associations. Available at: URL: http://www.nfhs.org.
403. Tol JL, Struijs PA, Bossuyt PM, Verhagen RA, van Dijk CN: Treatment strategies in osteochondral defects of the talar dome: a systematic review, *Foot Ankle Int* 21:119–126, 2000.
404. Turbanski S, Schmidtbleicher D: Effects of heavy resistance training on strength and power in upper extremities in wheelchair athletes, *J Strength Cond Res* 24(1):8–16, 2010.
405. Tweedy SM, Beckman EM, Connick MJ: Paralympic classification: conceptual basis, current methods, and research update, *PM R* 6(Suppl 8): S11–S17, 2014.
406. USDA/ARS Children's Nutrition Research Center at Baylor College of Medicine. Available at: URL: www.bcm.tmc.edu/cnrc/consumer/ archives/percentDV.htm.
406a. US Department of Health and Human Services, Office for Civil Rights. Your rights under Section 504 of the Rehabilitation Act. Washington, D.C., 2006.
407. Vanderhave KL, Moravek JE, Sekiya JK, Wojtys EM: Meniscus tears in the young athlete: results of arthroscopic repair, *J Pediatr Orthop* 31(5):496–500, 2011.
408. Vanlandewijck YC, Verellen J, Tweedy S: Towards evidence-based classification in wheelchair sports: impact of seating position on wheelchair acceleration, *J Sports Sci* 29(10):1089–1096, 2011.
409. Varni JW, Setoguchi Y: Correlates of perceived physical appearance in children with congenital/acquired limb deficiencies, *J Dev Behav Pediatr* 12:171–176, 1991.
410. Varni JW, Seid M, Kurtin PS: PedsQL 4.0: reliability and validity of the Pediatric Quality of Life Inventory version 4.0 generic core scales in healthy and patient populations, *Med Care* 39(8):800–812, 2001.
411. Varni JW, Seid M, Rode CA: The PedsQL: measurement model for the pediatric quality of life inventory, *Med Care* 37(2):126–139, 1999.
412. Vavken P, Wimmer MD, Camathias C, Quidde J, Valderrabano V, Pagenstert G: Treating patella instability in skeletally immature patients, *Arthroscopy* 29(8):1410–1422, 2013.
413. Verschuren O, Ketelaar M, Gorter JW, Helders PJ, Uiterwaal CS, Takken T: Exercise training program in children and adolescents with cerebral palsy: a randomized controlled trial, *Arch Pediatr Adolesc Med* 161(11):1075–1081, 2007.
414. Verschuren O, Ketelaar M, Takken T, Helders PJ, Gorter JW: Exercise programs for children with cerebral palsy: a systematic review of the literature, *Am J Phys Med Rehabil* 87(5):404–417, 2008.
415. Vidal PG, Goodman AM, Colin A, Leddy JJ, Grady MF: Rehabilitation strategies for prolonged recovery in pediatric and adolescent concussion, *Pediatr Ann* 41(9):1–7, 2012.
416. Vinger PF: The mechanisms and prevention of sports eye injuries. Available at: URL: http://www.lexeye.com/pdf/section1.pdf.
417. Vis JC, de Bruin-Bon RH, Bouma BJ, Backx AP, Huisman SA, Imschoot L, Mulder BJ: 'The sedentary heart': physical inactivity is associated with cardiac atrophy in adults with an intellectual disability, *Int J Cardiol* 158(3):387–393, 2012.
418. Vitello S, Dvorkin R, Sattler S, Levy D, Ung L: Epidemiology of Nursemaid's Elbow, *West J Emerg Med* 15(4):554–557, 2014.
419. Wagner JC: Enhancement of athletic performance with drugs. An overview, *Sports Med* 12:250–265, 1991.
420. Waicus KM, Smith BW: Back injuries in the pediatric athlete, *Curr Sports Med Rep* 1:52–58, 2002.
421. Wall EJ: Osgood-Schlatter disease: practical treatment for a self-limiting condition, *Phys Sportsmed* 26(3):29–34, 1998.
422. Waters PM, Millis MB: Hip and pelvic injuries in the young athlete, *Clin Sports Med* 7:513–526, 1988.
423. Webborn N, Emery C: Descriptive epidemiology of Paralympic sports injuries, *PM R* 6(Suppl 8):S18–S22, 2014.
424. Wessels KK, Broglio SP, Sosnoff JJ: Concussions in wheelchair basketball, *Arch Phys Med Rehabil* 93(2):275–278, 2012.
425. Wiart L, Darrah J, Kelly M, Legg D: Community fitness programs: what is available for children and youth with motor disabilities and what do parents want? *Phys Occupat Ther Pediatr* 35(1):73–87, 2015.
426. Wilk KE, Briem K, Reinold MM, Devine KM, Dugas J, Andrews JR: Rehabilitation of articular lesions in the athlete's knee, *J Orthop Sports Phys Ther* 36(10):815–827, 2006.
427. Wilk KE, Reinold MM, Andrews JR: Rehabilitation of the thrower's elbow, *Clin Sports Med* 23(4):765–801, xii. 2004.
428. Wilson PE: Exercise and sports for children who have disabilities, *Phys Med Rehabil Clin North Am* 13(4):907–923, ix. 2002.
429. Reference deleted in proofs.
430. Winston FK, Weiss HB, Nance ML, Vivarelli O, Neill C, Strotmeyer S, Lawrence BA, Miller TR: Estimates of the incidence and costs associated with handlebar-related injuries in children, *Arch Pediatr Adolesc Med* 156:922–928, 2002.
431. Yasmingarcia: Uniform Throwing Chair for Seated Throwing Sporting Events. Available from: URL: http://aac-rerc.psu.edu/wordpressmu/RESNA-SDC/2010/05/13/uniform-throwing-chair-for-seated-throwing-sporting-events/.
432. Yesalis CE, Bahrke MS: Doping among adolescent athletes, *Baillieres Best Pract Res Clin Endocrinol Metab* 14:25–35, 2000.
433. Zanon G, Di Vico G, Marullo M: Osteochondritis dissecans of the knee, *Joints* 2(1):29–36, 2014.
434. Zoints LE: Fractures around the knee in children, *J Am Acad Orthop Surg* 10:345–355, 2002.

推荐阅读

背景

American Academy of Pediatrics Committee on Sports Medicine and Fitness: Medical conditions affecting sports participation, *Pediatrics* 107: 1205–1209, 2001.

Bar-Or O: Child and adolescent athlete, vol. 6. Malden, MA, 1995, Blackwell.

Caine DJ, DiFiori J, Maffulli N: Physeal injuries in children's and youth sports. Reasons for concern? *Br J Sports Med* 40:749–760, 2006.

Caine D, Maffulli N, Caine C: Epidemiology of injury in child and adolescent sports: injury rates, risk factors and prevention, *Clin Sports Med* 27:19–50, 2008.

Conley KM, Bolin DJ, Carek PJ, Konin JG, Neal TL, Violette D: National Athletic Trainers' Association Position Statement: preparticipation physical examinations and disqualifying conditions, *J Athl Train* 49(1):102–120, 2014.

Giza CC, Kutcher JS, Ashwal S, et al.: Summary of evidence-based guideline update: evaluation and management of concussion in sports: report of the Guideline Development Subcommittee of the American Academy of Neurology, *Neurology* 80(24):2250–2257, 2013.

前景

Baran F, Aktop A, Ozer D, Nalbant S, Aglamis E, Barak S, Hutzler Y: The effects of a Special Olympics Unified Sports Soccer training program on anthropometry, physical fitness and skilled performance in Special Olympics soccer athletes and non-disabled partners, *Res Dev Disabil* 34(1):695–709, 2013.

DeMatteo C, Stazyk K, Singh SK, et al.: Development of a conservative protocol to return children and youth to activity following concussive injury, *Clin Pediatr* 54(2):152–163, 2015.

Faigenbaum AD, Kraemer WJ, Blimkie CJ, Jeffreys I, Micheli LJ, Nitka M, Rowland TW: Youth resistance training: updated position statement paper from the national strength and conditioning association, *J Strength Cond Res* 23(Suppl 5):S60–S79, 2009.

Fowler EG, Kolobe TH, Damiano DL, et al.: Promotion of physical fitness and prevention of secondary conditions for children with cerebral palsy: section on pediatrics research summit proceedings, *Phys Ther* 87(11):1495–1510, 2007.

Hewett TE, Myer GD, Ford KR, et al.: Biomechanical measures of neuromuscular control and valgus loading of the knee predict anterior cruciate ligament injury risk in female athletes: a prospective study, *Am J Sports Med* 33(4):492–501, 2005.

Kanagasabai PS, Mulligan H, Mirfin-Veitch B, Hale LA: Association between motor functioning and leisure participation of children with physical disability: an integrative review, *Dev Med Child Neurol* 56(12):1147–1162, 2014.

Kocher MS, Garg S, Micheli LJ: Physeal sparing reconstruction of the anterior cruciate ligament in skeletally immature prepubescent children and adolescents, *J Bone Joint Surg* 87(11):2371–2379, 2005.

Kocher MS, Tucker R, Ganley TJ, Flynn JM: Management of osteochondritis dissecans of the knee: current concepts review, *Am J Sports Med* 34(7):1181–1191, 2006.

Kozlowski KF, Graham J, Leddy JJ, Devinney-Boymel L, Willer BS: Exercise intolerance in individuals with postconcussion syndrome, *J Athl Train* 48(5):627–635, 2013.

Lloyd RS, Faigenbaum AD, Stone MH, et al.: Position statement on youth resistance training: the 2014 International Consensus, *Br J Sports Med* 48(7):498–505, 2014.

McCrory P, Meeuwisse W, Aubry M, et al.: Consensus statement on concussion in sport-the 4th International Conference on Concussion in Sport Held in Zurich, November 2012, *Clin J Sport Med* 23(2):89–117, 2013.

Paterno MV, Schmitt LC, Ford KR, et al.: Biomechanical measures during landing and postural stability predict second anterior cruciate ligament injury after ACL reconstruction and return to sport, *Am J Sports Med* 38(10):1968–1978, 2010.

Plisky PJ, Rauh MJ, Kaminski TW, Underwood FB: Star Excursion Balance Test as a predictor of lower extremity injury in high school basketball players, *J Orthop Sports Phys Ther* 36(12):911–919, 2006.

Shikako-Thomas K, Shevell M, Schmitz N, Lach L, Law M, Poulin C, Majnemer A: Determinants of participation in leisure activities among adolescents with cerebral palsy, *Res Dev Disabil* 34(9):2621–2634, 2013.

Vavken P, Wimmer MD, Camathias C, Quidde J, Valderrabano V, Pagenstert G: Treating patella instability in skeletally immature patients, *Arthroscopy* 29(8):1410–1422, 2013.

第 16 章 儿科肿瘤

Victoria Marchese, Kristin M. Thomas, G. Stephen Morris

引言

儿童和青少年（0～19 岁）中最常见的恶性肿瘤是白血病（特别是急性淋巴细胞白血病）、淋巴瘤（霍奇金淋巴瘤和非霍奇金淋巴瘤）、肉瘤以及中枢和周围神经系统肿瘤。20 世纪 80 年代以来，儿童肿瘤的 5 年生存率有显著提高。在 1975～2011 年的 29 年期间，确诊病例的 5 年生存率由 61% 上升到 83%[29]。虽然儿童肿瘤的整体死亡率有所下降，但不同肿瘤的 5 年生存率因肿瘤的类型、儿童诊断年龄、确诊时肿瘤的分期以及是否合并其他并发症有很大差异。例如，儿童急性淋巴细胞白血病（acute lymphoblastic leukemia，ALL）的 5 年存活率超过 90%，儿童霍奇金淋巴瘤的 5 年存活率达 97% 以上，而儿童骨肉瘤以及大脑和中枢神经系统（central nervous system，CNS）肿瘤的 5 年存活率分别为 71% 和 72%。（注意：本章节出现的所有频率、发病率和患病率的数据均参考美国癌症协会的数据：*Cancer Facts and Figures 2014*，Anlantan: American Cancer Society，2014）[1]。

儿科肿瘤的治疗方法包括手术、放射治疗、化学药物治疗和靶向治疗，可以用单个治疗方法，也可以联合治疗。儿童肿瘤 5 年生存率的提高大部分归功于这些治疗方法的进步[13,46,47]。但是目前人们也逐渐意识到肿瘤治疗带来的不良反应，包括行为、认知功能受损，以及功能形态上的改变[52,54,55,61,74]。由于婴幼儿、儿童和青少年的身体、心理、社交方面还处在生长发育阶段，肿瘤治疗的不良反应会随着身体的生长变化而发生变化，这增加了康复治疗的难度。因此，物理治疗师（PT）需更加关注儿童和青少年的这些不良反应与成人的不同之处。同时 PT 也要认识到儿童肿瘤的诊断对整个家庭有重大影响，如家人和儿童因就医而长时间离家。治疗和伴随的不良反应可能会影响儿童上学和社交活动。因此，在这个复杂环境中执业的儿科物理治疗师和物理治疗师助手（physical therapist assistants，PTA）除了常规肿瘤康复和一般物理治疗外，还可将儿童肿瘤康复治疗做成一个完全独特的专业领域。

由于儿童肿瘤治疗效果的改善，儿童期肿瘤患儿存活至成年的幸存者数量大幅增长，迄今为止约有 350 000 人。肿瘤幸存者比例的增加使以前不为人知的后遗症以及与疾病治疗相关的并发症被发现。有研究显示儿童罹患肿瘤的幸存者与他们的兄弟姐妹相比，发生认知缺陷、行为功能障碍、心血管疾病、肺部疾病和早衰等方面的风险更高[30]。存活者数量的增加突显了对他们加强筛查和定期随访的重要性，以尽早发现潜在的损害，并及时提供干预治疗。目前已经为 PTs 以及 PTAs 等专业卫生保健人员制定了筛查和治疗指南，指导他们对肿瘤幸存者的护理和治疗，尽可能减少他们的功能受限程度，减少晚期的影响以及额外的损伤[42]。特别是儿童肿瘤学小组制定的儿童期、青少年期、青年期肿瘤存活者的儿童肿瘤长期随访指南（Chilidren's Oncology Group Long-Term Follow-Up Guidelines for Survivors of Childhoood, Adolesent, and Young Adults Cancer,COG LTFU Guidelines）对满足儿童肿瘤存活者的特殊需求很有帮助。

自 20 世纪 90 年代以来，大众对儿科肿瘤的物理治疗专业实践领域的兴趣与日俱增，康复领域有关的儿科肿瘤学出版物数量的增加、儿科肿瘤康复中心数量的增多，以及美国物理治疗协会（APTA）肿瘤学分会的加入都证明了这一点。PT 和 PTA 是医疗团队的重要组成部分，该团队在治疗期间和治疗后的肿瘤儿童的随访管理中扮演了重要的角色。儿科 PT 和

PTA 在帮助儿童及其家人面临各种挑战时发挥了关键作用，特别是与儿童功能性相关的活动以及参与适龄娱乐活动的挑战中。儿科 PT 和 PTA 为患儿及其家属提供宣教服务，对急性或慢性的功能性损伤进行康复干预，解决严重运动障碍和活动受限，同时鼓励患儿和家长参与日常生活活动。有研究表明，无论儿童肿瘤患者处于疾病的哪个阶段或者接受过哪种类型的临床治疗，物理治疗对于患肿瘤的儿童都是有效且安全的 [17,19,38,59,63]。

儿科肿瘤物理治疗是一个不断发展的领域，为了新的、前沿的工具和干预措施推动该行业向前发展，临床工作者和研究人员需共同努力。此外，应鼓励临床工作者和研究人员为正在接受肿瘤治疗的儿童及所有儿童肿瘤幸存者制订临床路径、实践指南和照护模式。

本章向读者介绍儿童肿瘤的症状及体征、常见的临床治疗、物理治疗以及康复干预措施。

前景信息

儿童常见肿瘤

2014 年，美国癌症协会（American Cancer Society）估计新增 15 780 例儿童青少年肿瘤患者，其中 0 ~ 14 岁儿童 10 450 例，15 ~ 19 岁青少年 5330 例。血液系统肿瘤在儿童青少年肿瘤中占比最高，分别是 41% 和 35%；脑瘤和中枢神经系统肿瘤占比分别为儿童 31%，青少年 10%；骨肿瘤在青少年中的发病率为 7%，高于儿童的 4%。以下讨论将简要地阐述这些在儿童肿瘤物理治疗机构中常见的及一些不常见的儿童肿瘤的病理生理学机制。

白血病

白血病是起源于骨髓中造血干细胞的恶性肿瘤。在骨髓及其他造血组织中白血病细胞大量增殖积累，从骨髓迁移到血液中去，取代正常的白细胞，抑制正常的造血功能并浸润到其他组织器官。白细胞在身体抵御病毒、细菌和真菌等感染方面起着核心作用，随着血液中功能性白细胞数量的减少，身体保护自身免受感染侵袭的能力也会下降。这种免疫功能的恶化反映在白血病的几种常见症状上（表 16.1）。

白血病按细胞分化成熟程度和自然病程分为急性白血病和慢性白血病，按主要受累细胞系列可分为淋巴细胞白血病和非淋巴细胞（髓细胞）白血病。慢性淋巴细胞白血病（chronic lymphoblastic leukemia, CLL）和慢性粒细胞白血病（chronic myelogenous leukemia, CML）在儿童中较少见。儿童中两种常见的白血病分别是急性淋巴细胞白血病（acute lymphoblastic leukemia, ALL）和急性髓细胞白血病（acute myeloid leukemia, AML）。ALL 发生率最高，占所有儿童白血病病例的 80%，最常发生在 2 ~ 5 岁的儿童中。ALL 由于未成熟、无功能的白细胞迅速增殖，故认为是急性的，如未得到及时治疗，病情进展快且死亡率高。目前使用化疗药物治疗方式可将 ALL 的存活率提高 90% 以上。但是，由于儿童急性淋巴细胞白血病的治疗疗程需要 2 ~ 3 年，治疗过程可能会发生多种近期或者远期的身体功能损害、活动受限 [18,20,30,36,53,60,71]。

AML 是儿童第二常见的白血病，又称急性髓系白血病、粒细胞性白血病或急性非淋巴细胞白血病。该类型白血病的特征是存在缺陷和无功能性的粒细胞（杀菌细胞）或者单核细胞（巨噬细胞形成细胞）。和 ALL 一样，AML 侵袭人体免疫系统，增加患者感染的风险。AML 约占所有儿科肿瘤的 5%，最常发生于 2 岁之前。AML 的症状与 ALL 相似（见表 16.1）。AML 通常采用化学治疗，存活率约为 63%，低于 ALL 的存活率。

淋巴瘤

淋巴瘤与白血病一样，都是涉及血液细胞的肿

表 16.1　常见儿科肿瘤的症状和体征

肿瘤类型	症状和体征
白血病	淋巴结肿大（淋巴结病），肝大和脾大，发热，出血或瘀斑瘀点，夜间盗汗，体重下降
淋巴瘤	无痛性淋巴结肿大，夜间盗汗，持续疲劳，发热和寒颤，不明原因的体重下降，厌食，皮肤瘙痒
肉瘤（软组织肉瘤和骨肉瘤）	间歇性疼痛且夜间加重，肿胀，ROM 下降，步态改变
脑和中枢神经系统肿瘤	头痛，呕吐（晨起明显）；视力、语言和听力减退；平衡功能损害；步态不稳；睡眠障碍；体虚

瘤，发生于淋巴细胞。淋巴细胞是一种成熟的白细胞亚型，对人体的免疫功能发挥着重要作用。淋巴细胞包括 B 淋巴细胞和 T 淋巴细胞，B 淋巴细胞主要是合成抗体，T 淋巴细胞主要是激活吞噬细胞和炎症过程，并可能演化为癌变的 T 细胞。由于淋巴细胞遍布淋巴系统，因此淋巴瘤可以发生在特定的淋巴结构中，包括淋巴结、脾脏、骨髓和胸腺，也可以发生在许多器官的淋巴结中，包括大脑、胃肠道和肝脏。

淋巴瘤是发生在儿童中的第三类常见的儿童肿瘤，占儿童肿瘤的 10% ~ 12%。其症状和体征可发生在身体任何部位，包括无痛性淋巴结肿大（淋巴结病）、发热、盗汗和体重下降（见表 16.1）。淋巴瘤的诊断需要通过淋巴组织活检明确是否存在异常的组织结构和淋巴细胞。

淋巴瘤主要有两种类型：霍奇金淋巴瘤（Hodgkin's lymphoma，HL，占儿童期肿瘤的 3%）和非霍奇金淋巴瘤（non-Hodgkin's lymphoma，NHL）。HL 相对少见，需要通过检查是否存在一种被称为 Reed-Sternberg 细胞的异常 B 淋巴细胞，以及通常始发于胸部、颈部和腹部的淋巴结来确认诊断。HL 在 5 岁以下的儿童中少见，但是在青少年中的发病率会快速上升，占该年龄段肿瘤的 16%。目前治疗方法主要包括化疗和放疗，存活率约为 97%。

NHL 是除外 HL 的所有类型的淋巴瘤，是一组异质性的血液系统恶性肿瘤，对 B 淋巴细胞和 T 淋巴细胞均有不利影响。NHL 多发生于 3 岁以上儿童，主要表现为无痛性锁骨上或颈部淋巴结病变、干咳、乏力、食欲不振和皮肤瘙痒（见表 16.1）。药物治疗引发的机体免疫抑制、遗传性免疫缺陷病和艾滋病感染，均可能增加患 NHL 的风险。目前 NHL 的治疗方式主要采用化疗及放疗，存活率大约是 87%。

脑和中枢神经系统肿瘤

脑瘤和脊髓瘤是第二常见的儿童肿瘤，占所有儿童肿瘤的 21%，也是青少年中第三常见的肿瘤。根据肿瘤起源的细胞、组织的类型或肿瘤在中枢神经系统的位置进行分类。值得注意的是，脑和中枢神经系统肿瘤即使是良性的肿瘤，由于它们的生长可能会导致邻近的健康、功能正常的组织受到压迫，也会造成重大的不良影响。脑和中枢神经系统肿瘤的体征和症状主要取决于肿瘤的位置、儿童的生长发育阶段、儿童的沟通能力以及是否有颅内高压情况，临床表现可能有晨起头痛、恶心和呕吐、视觉丧失，语言或听力障碍、平衡功能缺失、癫痫发作、嗜睡以及性格改变（见表 16.1）。医学影像学检查在这些肿瘤的诊断中起着核心作用。

儿童和青少年中最常见的中枢神经系统肿瘤包括星形细胞瘤、髓母细胞瘤和室管膜瘤。

星形细胞瘤

星形细胞瘤是儿童青少年中最常见的中枢神经系统肿瘤，约占该年龄段中枢神经系统肿瘤的 35%。星形细胞瘤发生在像星星形状的神经胶质细胞中，神经胶质细胞是非神经元性的，其作用是维持大脑内稳态以及脑实质的微结构，调节神经元的发育，以及为大脑组织提供修复和保护作用。星形细胞瘤的致病性从低级别（较少扩散）到高级别（更多扩散）不等，由于星形胶质细胞广泛存在于中枢神经系统，因此涉及这些细胞的肿瘤也会出现在整个大脑中。头痛、癫痫、记忆力减退和行为改变是星形细胞瘤最常见的早期症状（见表 16.1）。与所有中枢神经系统肿瘤一样，星形细胞瘤治疗的疗效取决于肿瘤的类型、分级、位置、大小以及其他肿瘤特异性的因素。只要有可能，手术治疗都是星形细胞瘤的首选治疗方式，手术治疗后再进行辅助化疗或放疗。

髓母细胞瘤

髓母细胞瘤是一种高度侵袭性的胚胎瘤，在成人中较少见，但在儿童中较为常见，特别是 10 岁以下的儿童。这些肿瘤通常发生在小脑，但可以扩散至整个中枢神经系统，占儿童肿瘤的 18%。早期的症状包括头痛、呕吐和嗜睡。而更多特异性的症状取决于肿瘤侵袭的大脑区域。

室管膜瘤

室管膜瘤是由排列在脑室系统或脊髓中央管内的胶质细胞形成的肿瘤，其严重程度从低到高不等。室管膜瘤约占所有儿童期脑部肿瘤的 5%，这些肿瘤不仅可以直接损伤脑组织，还可以扰乱脑脊液的正常流动，导致颅内压增高和进一步的中枢神经系统损伤。总体而言中枢神经系统肿瘤的存活率已经超过70%，但是室管膜瘤的存活率是多变的，取决于肿瘤的位置、患者确诊时的年龄以及对治疗的反应性。

胚胎瘤

是由持续快速生长的、未分化成熟的胚胎组织形成的快速生长的肿瘤。

成神经细胞瘤

这组肿瘤包括神经母细胞瘤，这是一种神经内分泌肿瘤，起源于神经母细胞或神经元前体细胞，见于整个发育期的交感神经系统，占所有儿童期肿瘤的6%～10%[64]。神经母细胞瘤常始发于肾上腺，但是也可以始发于或扩散至其他部位，如颈部、胸部、腹部或者骨盆。神经母细胞瘤好发于5岁以下的儿童，但也可能发生在较大年龄的儿童。根据疾病特征将神经母细胞瘤分为低危、中危、高危，随着风险等级的增加，预后越来越差，治疗方案越来越复杂，风险也越来越高。

视网膜母细胞瘤

视网膜母细胞瘤是起源于视网膜的肿瘤，其发生是由于不成熟的视网膜母细胞突变成癌细胞，约占儿童期肿瘤的2%[1]。视网膜母细胞瘤好发于4岁以下的儿童，其中40%的患儿是因为13号染色体遗传基因缺陷所致[5]。临床表现包括瞳孔呈现红色或者白色，而非黑色，内斜视、视力变化和瞳孔扩大。视网膜母细胞瘤通常是在儿童进行正常体检时被发现，治疗方式包括化疗、放疗和手术[12]。

肾母细胞瘤

肾母细胞瘤或威尔姆斯瘤（Wilms' Tumor）是儿童肾脏肿瘤中最常见的一种类型，约占儿童期肿瘤的5%，大多数病例在5岁之前确诊。通常发生于单侧且病灶比较大。典型的临床表现包括无症状的腹部包块、血尿、发热、腹泻、泌尿系统感染以及全身不适等症状[14]。治疗取决于肿瘤的不同阶段，治疗方式包括手术和化疗。

骨肉瘤和软组织肉瘤

肉瘤是发生在身体结缔组织（肌肉、骨骼、软骨和脂肪）的实体瘤。儿科肉瘤占儿童青少年所有肿瘤的7%。最常见的儿童期肉瘤包括骨肉瘤（占儿童期肿瘤2%），尤因肉瘤（占儿童期肿瘤1%）和横纹肌肉瘤（占儿童期肿瘤3%）[1]。

骨肉瘤

骨肉瘤发生在骨骼中，是由未成熟的骨细胞不适当生长和发育所致，由此产生的骨组织比正常的骨组织脆弱，更容易发生骨折（图16.1）。骨肉瘤通常累及的部位是股骨远端和胫骨近端（干骺端区域），其次是肱骨近端。骨肉瘤削弱了健康骨骼，增加了病理性骨折的风险，因此骨折通常是第一个出现的症状。骨肉瘤的临床表现是长期骨或关节的疼痛，夜间加重，爱运动的青少年通常在被诊断为骨肉瘤前有股骨下端或者膝关节下方的疼痛。如果骨肉瘤足够大，可表现出明显的肿胀（见表16.1）。骨肉瘤的治疗方式主要是采用保肢技术的手术方法将肿瘤去除，目的是尽量保留更多的骨组织和周围组织，从而保留受累肢体的功能（图16.2、16.3和16.4）。如果肿瘤已经广泛扩散至血管神经肌肉系统中，则可能需要截肢。

患骨肉瘤的儿童需要截肢时，外科医生和家人为了增加孩子的功能性活动，同时保留膝关节神经血管的完整性，可选择旋转成形术（Van Nes procedure）（更多关于该手术的详细过程，参见第13章），用足或踝关节替代膝关节，可以极大地改善功能，减少人工关节带来的能量消耗[27]。在进行手术治疗之前可以先进行辅助化疗以缩小肿瘤，手术后通常也会进行辅助化疗。放射治疗在骨肉瘤治疗中通常是无效的。

尤因肉瘤

尤因（Ewing）肉瘤是一种在骨和软组织中发生的恶性肿瘤，是儿童青少年中第二常见的恶性骨肿瘤。它在四肢骨骼和身体其他部位骨骼的发病率大致相同。肿瘤部位疼痛通常是首发症状，有时伴有肿块和肿胀。尤因肉瘤也可能发生在软组织中。有25%的肿瘤患儿会发生转移，通常会转移到肺、骨和骨髓，发生转移后会显著降低治愈及存活的可能

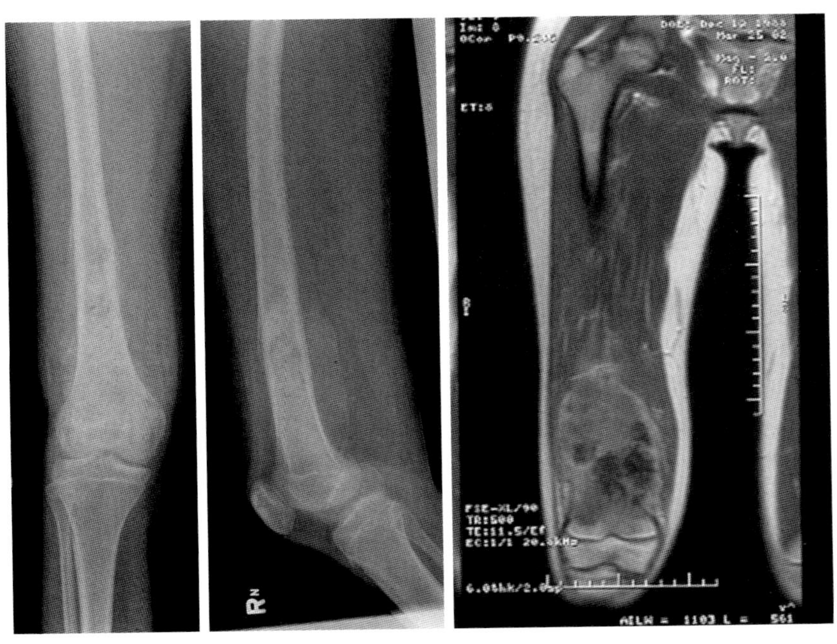

图 16.1　16 岁，女性，股骨远端骨肉瘤的 X 线影像资料（Courtesy Children's Hospital Colorado, Center for Cancer and Blood Disorders, Ortho-Oncology Program.）

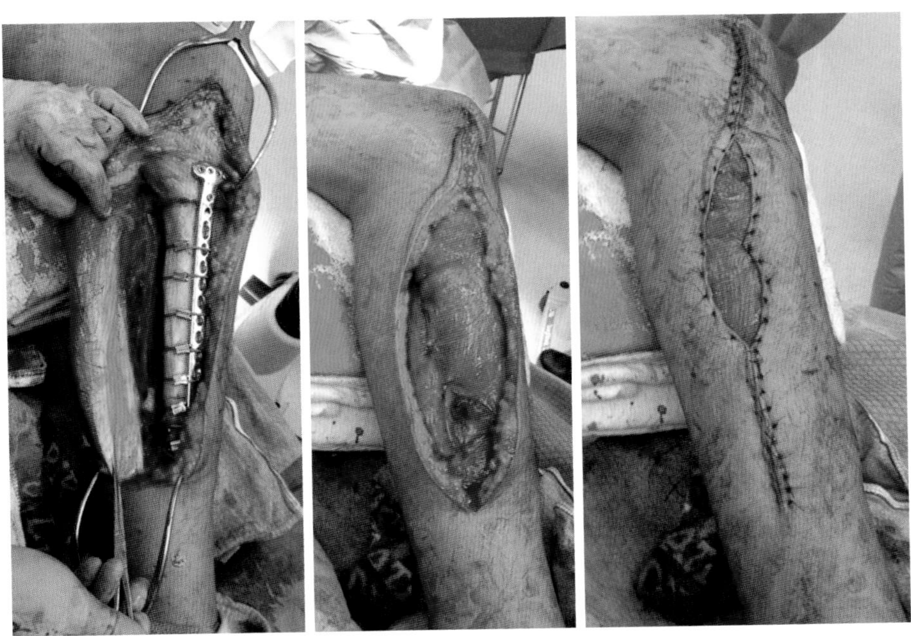

图 16.2　同种异体骨移植重建腓肠肌成形术及胫骨骨肉瘤切除术（Courtesy Children's Hospital Colorado, Center for Cancer and Blood Disorders, Ortho-Oncology Program.）

性[10]。在手术前可以进行辅助化疗以缩小肿瘤，手术后也需进行辅助化疗。放射治疗通常不适用于尤因肉瘤的治疗[9]。

横纹肌肉瘤

横纹肌肉瘤是一种软组织肉瘤，在间充质细胞发展为横纹肌细胞的过程中发生。横纹肌肉瘤可发生在儿童、青少年和年轻成人中，并可以发生在身体的任何部位。在儿童青少年中，通常好发于头颈部区域，以及泌尿和生殖系统。治疗包括手术、化疗和放疗，或这些治疗方法的联合使用。

儿童肿瘤的临床管理

儿童一旦被确诊肿瘤，就必须做出治疗决定。临

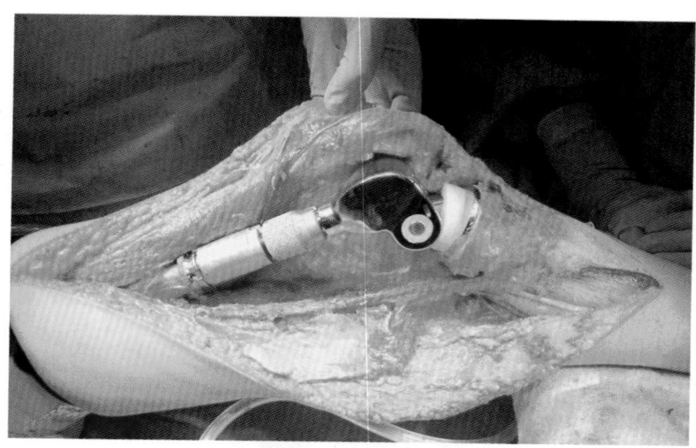

图 16.3 胫骨近端骨肉瘤切除术后的假体重建（Courtesy Children's Hospital Colorado, Center for Cancer and Blood Disorders, Ortho-Oncology Program.）

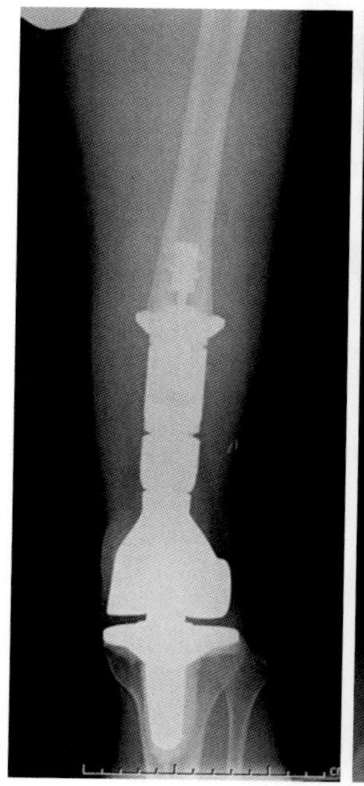

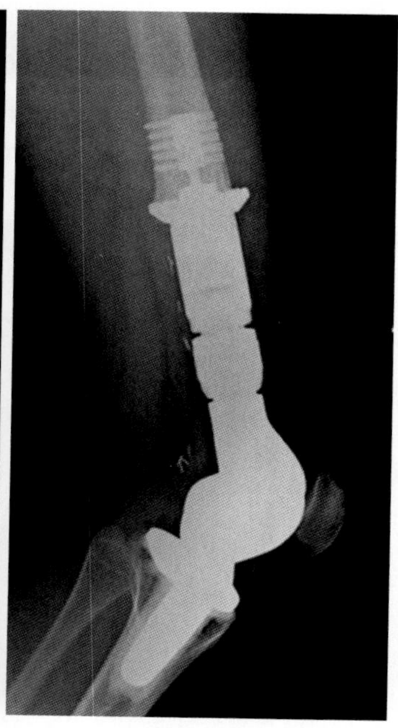

图 16.4 股骨远端骨肉瘤切除术后假体重建的 X 线影像资料（Courtesy Children's Hospital Colorado, Center for Cancer and Blood Disorders, Ortho-Oncology Program.）

床治疗的方式取决于肿瘤的类型、肿瘤的生长部位及分期。临床医生可使用分期分类系统来描述儿童肿瘤的严重程度，分期数字越大，表明疾病的严重程度越高。肿瘤的分期可为临床医生提供肿瘤大小、程度或原发肿瘤扩散范围（如肿瘤是否已扩散到身体其他部位）等信息。肿瘤科医生亦会使用分期分类系统来帮助确定每个患者的最佳治疗方案。了解疾病的严重程度和治疗方案可使 PT 更好地预测治疗的不良反应，并使 PT 制订与当前及预测的损伤及活动受限一致的计划。儿童肿瘤的常用治疗方案或是由 St.Jude 儿童研究医院（St.Jude Children's Research Hospital）等领先儿科医院制订，或是根据儿童肿瘤学小组（Children's Oncology Group，COG）或国家癌症研究所（National Cancer Institute）支持的研究团队的临床试验而制订。这些方案为医疗团队提供了具体治疗的规划和评估时间点。治疗方案的选择包括手术、放疗、化疗及新近出现的替代和补充疗法。部分患者可能只需要一种主要的临床治疗方案，但更多的患者通常需要联合几种治疗方法才能达到预期的效果。

以下的内容将简要叙述儿童肿瘤的常见治疗方法。

外科手术治疗

就肿瘤治疗而言，外科手术包括切除术或实体肿瘤移除（如肉瘤、脑和中枢神经系统肿瘤、肾母细胞瘤等），包括去除足够的周围组织，确保所有肿瘤细胞都被清除。对于包括中枢神经系统肿瘤和肉瘤在内的儿科实体肿瘤，手术仍然是最主要的治疗策略。但是，一些肿瘤可能因体积太大而不能切除，或者有些肿瘤的位置特殊，如果手术切除，进一步损害肿瘤周围组织的风险很高，如延伸到脊髓的脑干神经胶质瘤或者神经母细胞瘤，针对这些病例，可以使用化疗或放疗等作为替代治疗方案。

在进行手术时，外科医师为了确保切除完整肿瘤以及所有的肿瘤细胞，需要同时切除“干净”的组织边缘（即切除肿瘤附近没有病变的健康组织），“干净”的组织清除表明所有的癌细胞都已被切除。为了进一步确保清除癌细胞，在肿瘤切除术后通常需要进行化疗和放疗。放疗和化疗也可用于手术前以缩小肿瘤的体积，降低手术治疗的难度，并减少手术对周围健康组织的损害。在部分病例中，手术通常会切除尽可能多的肿瘤，然后使用化疗和放疗进一步缩小剩余的肿瘤。对于晚期或者无法治疗的肿瘤病例，手术可能只是用来减轻肿瘤带来的副作用，而不是治愈肿瘤本身。儿童肿瘤的治疗有许多手术治疗方式，但不在本章的讨论范围内。为有肿瘤手术史的患儿提供康复治疗的 PT 需要了解肿瘤的位置、手术切除了哪些组织（包括肿瘤组织和健康组织）以及肿瘤扩散到了哪些组织，这有助于识别患儿目前的状态及可能的损伤，为制订物理治疗、检查策略和干预计划提供指导。

外科手术治疗在某些儿童肿瘤的诊断和治疗中有重要作用。例如，通过手术取得活检组织对肿瘤进行分级和分期，还可用来检查肿瘤组织的基因组成。也经常通过手术来收集标本进行脑脊液和骨髓象分析。长期使用的便于输送药物和采集血液样本的留置装置，如植入式端口、中心线、Hickman 导管或外周插入的中心静脉导管（peripherally inserted central venous catheter，PICC）通常也是通过手术植入的。临床分流术，如将脑脊液从大脑排入脑室腹腔的分流术，也是在全麻或者局麻下通过手术来完成。在进行物理治疗时，需注意不要移动这些导管，并保持穿刺部位皮肤及其周围的清洁、干燥，避免受损。许多患儿在接受外科手术、影像学检查或者放射治疗之前都会进行麻醉或者轻度镇静，麻醉后的儿童有平衡和姿势控制能力的下降，跌倒的风险会增加，因此如在麻醉手术后需要物理治疗，应格外小心。

放射治疗

一个多世纪以来，放射治疗一直是肿瘤治疗的中流砥柱。这种治疗方法是将肿瘤暴露在电离辐射下，用电离辐射破坏受照射细胞的 DNA，从而限制这些细胞成功复制的能力。该治疗可以彻底有效地治疗肿瘤，缩小肿瘤体积，减少手术难度，还可以防止肿瘤复发。放射治疗的放射源可以通过内源或者外源进行释放，然而儿童肿瘤通常都使用通过外源释放的放射治疗。成功治疗肿瘤所需的放射剂量大，患者单次不能耐受，因此将所需的总辐射剂量分成较小剂量在数天的时间内分次提供。典型的分割方案是将总剂量分为 30 个相等的单位，每周治疗 5 次，为期 6 周；当然，个别治疗剂量可以根据患者的反应和接受治疗的次数而增加或者减少。这种分割方案产生的副作用较小，可让患者成功地接受所需的辐射量。

放射治疗可以单独使用，但更多的是与手术和化疗联合使用。无论如何，放射治疗并不能区分健康组织和癌症组织，因此放射治疗也可能会损害健康组织。医疗技术的进步使更多的辐射可直达肿瘤本身，减少其对健康组织的攻击，从而减少附带的辐射损害。尽管技术进步了，但放射治疗通常还是会产生不良反应，包括恶心、呕吐、腹泻、脱发、黏膜炎症（消化道黏膜发炎）、疲劳和照射部位皮肤变化（表 16.2）。随着治疗的结束，不良反应也会减弱。肿瘤存活者数量的增加让大家认识到，儿童肿瘤放射治疗产生的不良影响有可能会在放射治疗完成数年后才显露出来。众所周知，放射治疗可以引起纤维化并导致组织损伤，如纵隔肿瘤的患者由于照射肺部区域，可能导致肺部纤维化，并伴随呼吸道病变；照射心脏可对瓣膜、冠状动脉和心肌造成纤维性损伤，降低心脏的功能，增加心脏疾病的风险；照射关节区域可能导致关节结缔组织的纤维化损伤，从而降低 ROM，增加受累骨骼发生骨质疏松的风险；对头颅的照射可能会导致认知障碍，并可能在治疗结束后持续存在；腹部和骨盆的照射会导致肾脏的功能障碍以及男性和女性的不孕不育。因此，在物理治疗时，PT 需了解放射区域，预防可能造成的放射区域损伤。放射治疗近期和远期的部分不良反应见表 16.2。

化学治疗

化学治疗（chemotherapy，CTX），简称化疗，是指使用药物根除肿瘤（治愈治疗）或减缓肿瘤生长，可能延长生命并减少即刻的负面影响（姑息治疗）。大量天然和人工合成的化合药物被用于治疗儿童肿瘤。这些药物简称为化疗药物，可能最为人熟知的是它们引起的一些不良反应，包括恶心、呕吐、脱发和骨髓抑制，即骨髓活动减少，导致红细胞、白细胞和血小板生成减少。化疗可作为肿瘤的基础治疗，

表 16.2　放射治疗的近期和远期不良反应

近期不良反应	远期不良反应
皮肤干燥、发红、疱疹	心血管系统疾病、代谢障碍（激素缺乏）、肥胖、血脂异常
骨髓抑制	肺部纤维化、限制性肺疾病
疲劳	骨质疏松、关节挛缩、影响牙齿发育
认知障碍	认知障碍（执行能力受损），记忆力减退，儿童期 ALL 头部放射治疗后直至成年期存在的智力低下
疼痛	疼痛
消化道损害（恶心、呕吐、黏膜炎、腹泻、吞咽困难）	不孕不育
脱发	合并其他肿瘤发生的风险增大

注：表内并未列举出放射治疗的所有不良反应。

也可以和其他基础治疗协同使用，在接受基础治疗之前使用，称为新辅助治疗，或在完成基础治疗之后使用，称为辅助治疗。新辅助治疗的目的是在进行基础治疗之前缩小肿瘤的体积（如在手术切除前缩小肿瘤）。辅助治疗是为了确保在基础治疗之后所有残留的肿瘤细胞都被杀死，从而降低肿瘤复发的可能性。化疗药物的作用方式有两种，一是中断细胞周期，阻碍细胞分裂；另一种是针对特定蛋白质，扰乱肿瘤细胞的新陈代谢过程。传统的化疗药物具有细胞毒性（即对细胞有毒性），它们通过破坏 DNA 的结构，抑制 DNA/RNA 的合成或阻止细胞分裂，从而减缓或阻止肿瘤的生长。化疗药物对于快速分裂的细胞最有效，但他们通常缺乏对肿瘤细胞的特异性，因此在杀灭快速分裂的肿瘤细胞的同时也会损害健康细胞。化疗有较多常见的急性不良反应，包括骨髓损伤（导致骨髓抑制、免疫抑制和增加出现瘀斑瘀点等出血倾向）、对消化道的损害（食欲不振、恶心、呕吐、便秘、腹泻和黏膜炎），以及对毛囊的损害（脱发）（表 16.3）。儿童可能会经历全面性的骨髓抑制，导致不同类型的血细胞数量减少，或者导致某种特定血细胞的数量减少，如粒细胞减少症（中性粒细胞减少）、血小板减少症或贫血（红细胞减少）。当出现贫血时，患者可能出现早期疲倦、过度疲劳、耐力下降、头痛和头晕，这些症状可能会限制患者参与物理治疗检查或治疗。白细胞减少症，即白细胞总数的减少，通常是用来识别有无感染，并作为抗感染能力降低的信号。然而，中性粒细胞是白细胞中对抗感染应答反应最快的白细胞亚群，能较好的预示患者可能正在经历感染。中性粒细胞绝对计数（absolute neutrophil count，ANC）和中性粒细胞占白细胞中的百分比（%）是对中性粒细胞数量的最佳估算。虽然 ANC 值等于或低于 500/mm^3 提示感染风险增加，但是在这个值内的 ANC 下降比 ANC 上升更令人担忧。重要的是，要记住不同类型血细胞的正常范围因年龄和性别而不同（表 16.4）。

化疗药物的其他不良反应包括听力丧失、周围神经病变、认知改变、肌肉疾病和骨质疏松[3,4,9,56]（见表 16.3）。众所周知，顺铂等铂类化疗药物会导致听力丧失，所有服用这个药物或者此类药物的儿童都会存在听力丧失的风险，小于 6 月龄的儿童风险更高。接受含顺铂方案化疗的儿童需要定期接受专科医生的常规听力评估。顺铂和长春新碱都会引起周围神经病变和肌肉力量的减弱，从功能性上来说，此类药物会影响步态、降低耐力及影响精细动作[25]。糖皮质激素，如地塞米松可引起四肢近端肌肉相关肌病，减少流向骨骼的血流[70]。由此产生的缺血性损伤会导致骨细胞死亡和骨坏死，导致骨骼的硬度降低，从而增加病理性骨折的风险。骨坏死可以发生在髋关节、膝关节或踝关节，可能有症状，也可能没有症状。在急性淋巴细胞白血病患者中，骨坏死更常见于 10 岁或更大的儿童[33]。目前关于关节疼痛与骨坏死之间相关性的数据较少，因此物理治疗师必须意识到骨坏死的风险，并避免在治疗期间进行过度的高冲击性活动[39]。接受长春新碱治疗的儿童常会出现化疗所致的周围神经病变（chemo-induced peripheral neuropathy，CIPN），这种不良反应通常表现为深腱反射消失、运动无力（特别是踝关节背伸力量和手部握力下降）、踝关节背伸活动范围缩小、手足感觉异常和步态异常（足部下垂和髋部屈曲增加）[2,25]。周围神经病变可以发生在任何年龄段，神经病变的程度从轻度到中重度不等，损伤程度与神经病变的严重程度一致。

许多化疗药物会导致肿瘤相关性疲劳（cancer-related fatigue，CRF），这是一种比健康人经历的疲劳更严重、更痛苦、更不可能通过休息缓解的疲劳[51]。CRF 是一个复杂多维度的问题，由多种因素引起，包括营养不良、睡眠障碍、焦虑和抑郁、贫血及疼痛。化疗药物的其他急性不良反应包括体重改变、皮肤改变、口腔、咽喉和牙龈溃疡及疼痛。急性不良反应因个体不同而有所差异，而且大多数不良反应都是暂时的，通常会在化疗结束后减轻。但一些不良反应的症状，包括 CIPN 和 CRF，可能会在化疗结束后的几个月甚至几年内都持续存在。

靶向治疗是一种新型的化学治疗方法，涉及的药物针对只在癌细胞中或主要在癌细胞中发现的分子标志物或细胞过程，使它们靶向癌细胞而不损害正常细胞。这种选择性提高了疗效，降低了短期（骨髓抑制、感染、恶心和呕吐）和长期（认知障碍、不孕症、心血管疾病的发病率和死亡率、肥胖以及肿瘤复发）的毒副作用[6]。表 16.3 列出了治疗儿童青少年

表 16.3　化疗药物的近期和远期不良反应

化疗药物	疾病分类	近期和远期不良反应
左旋天冬酰胺酶	白血病、淋巴瘤	困倦 恶心、呕吐和胃痉挛 过敏反应：皮疹或呼吸困难
白消安、马勒兰	白血病	疲劳、倦怠 食欲下降 脱发 恶心、呕吐 腹泻 骨髓抑制
顺铂（顺氯氨铂）	骨肉瘤、霍奇金淋巴瘤、神经母细胞瘤、星形细胞瘤	骨髓抑制 过敏反应：皮疹或者呼吸困难 恶心、呕吐 耳鸣或者听力丧失 电解质紊乱 肾脏功能损害
环磷酰胺	霍奇金淋巴瘤、急性髓系白血病、尤因肉瘤、神经母细胞瘤	恶心、呕吐和腹部疼痛 食欲下降 口腔溃疡和味觉改变 腹泻 脱发（可逆性） 膀胱功能损害
阿糖胞苷	白血病、淋巴瘤	恶心、呕吐和腹泻 食欲下降 血细胞计数下降 发热、感冒症状
柔红霉素、阿霉素	淋巴瘤、急性髓系白血病	恶心 / 呕吐 脱发 红色尿液（药物反应，而非血尿） 骨髓抑制 心力衰竭
甲氨蝶呤	骨肉瘤、白血病	恶心、呕吐 血细胞计数下降 腹泻 皮疹 头晕、头疼、困倦
地塞米松	急性淋巴细胞白血病	骨坏死、肌肉疾病（近端为主）
长春新碱、长春花碱	白血病、霍奇金淋巴瘤、非霍奇金淋巴瘤、神经母细胞瘤、横纹肌肉瘤	虚弱 反射消失 恶心、呕吐 脱发（可逆性） 腹泻、便秘、腹部绞痛

表 16.4　血液中各种血细胞的意义和正常参考值

细胞类型	作用	症状	正常范围
白细胞（白血球）	抗感染	白细胞减少症感染	4 ~ 11 k/ul
中性粒细胞（ANC）	抗感染	白细胞减少症感染	1500 ~ 8000 个 /ml
红细胞	输送氧气和营养素	贫血 皮肤黏膜苍白 乏力 呼吸急促	（3.8 ~ 6）$\times 10^6$ 个 /ul
血红蛋白	输送二氧化碳和氧气	可见红细胞	10 ~ 13 g/100 ml
血小板	促进血液凝固	瘀斑 瘀点 鼻腔、牙龈出血	150 000 ~ 400 000 个 /mm^3

注：细胞计数的正常参考范围根据患者年龄而异。
引自：Garritan S, Jones P, Kornberg T, et al: Laboratory values in the intensive care unit, *Acute Care Perspect* 3:7-11,1995.

肿瘤的常用药物，并列出了与化疗药物相关的短期和长期不良反应。PT 可以用这些信息来指导检查，并帮助制订最佳的物理治疗方案。虽然这些不良反应可能会影响患者的物理治疗效果，但正因为这些不良反应的存在，需要 PT 根据每个患者的身体状况更频繁地调整治疗方案（表 16.5）。例如，对于接受蒽环类药物（如阿霉素）治疗的 AML 幸存者，PT 应仔细评估患者的心功能、耐力和健康水平，了解患者的血细胞计数，将运动（康复）作为治疗干预措施，并在每次治疗期间仔细监测患者是否出现不良的心脏体征和症状。

化疗药物有多种不同的给药方式，包括肌肉注射、动脉内注射和静脉内给药，但由于需要长时间给药，所以更多选择静脉给药方式。由于静脉给药管道会穿过皮肤，可能将细菌带入血液导致败血症，因此在进行物理治疗前后，PT 必须注意恰当的手卫生，并清洁玩具和设备。有些化疗药物可以口服。许多用于治疗脑肿瘤的化疗药物不能通过血脑屏障，因此必须通过鞘内导管注射药物，这些导管通常位于腰椎或者脑内，能将药物直接输入到脑脊液中。

化疗药物很少单独给药，通常与其他化疗药物联合使用。联合用药策略增加了根除所有肿瘤细胞的可能性，减少了肿瘤细胞对药物的耐受性。由于药物的细胞毒性，通常会在固定周期内给药，然后停药一段时间后再重新开始之前的治疗，这样的周期循环可以让患者从治疗的不良反应中恢复过来。

化疗提高了儿童肿瘤幸存者的长期生存率。由于远期生存率的提高，与化疗有关的远期不良反应越来越明显，有些化疗不良反应可在化疗结束几年后出现。远期不良反应很常见，并且可能对身体、认知和社会心理健康产生潜在的严重影响，包括肺部问题、心脏疾病、内分泌疾病、生殖功能障碍、骨质疏松和认知、感觉的缺失[25,30]。为了早期识别远期不良反应，需针对儿童肿瘤患者制订长期的随访制度[66]。例如，COG 需提高宣教意识，让患者及其家庭都意识到发生远期不良反应的风险，并了解对这些后遗症进行长期随访及干预的重要性和必要性[34]。

骨髓移植 / 干细胞移植

化疗药物对部分患有白血病、HL 或 NHL 的儿童治疗效果差，因此针对此类儿童适合干细胞移植（stem cell，SC）治疗。干细胞注入骨髓内重新填充骨髓，并在循环中生产成熟的血细胞。干细胞移植前要消除接受者体内几乎全部的血细胞和干细胞，这个过程称为预处理阶段。预处理阶段是通过给予患者全身放疗或者短期高剂量的化疗来实现。由于放疗会影响生长发育，因此年纪较小的儿童不能采用全身放疗。由于预处理阶段会让患者处于严重的骨髓抑制和免疫抑制，因此这个阶段完成后，需立即给患者静脉注射干细胞。移植的干细胞可以从三个不同的来源采集，包括治疗前患者或捐赠者的骨髓、外周血和脐带血。干细胞移植以干细胞供体来进行分类。如果输入的干细胞来自患者本身，称为自体干细胞移植；如果干细胞来自另外一个个体，则称为同种异体移植。同种异体移植以接受者和捐赠者之间的关系分类，捐赠者和接受者有血缘关系并具有共同血液特征的称

表 16.5 诊断——特异性的身体功能结构损害以及活动受限情况

诊断	身体功能结构损害及活动受限
白血病 / 淋巴瘤	骨髓中早期骨髓细胞聚集引起骨痛 长春新碱可引起踝关节背伸力量、关节 ROM 以及手部抓握力量减弱，平衡功能及姿势控制能力下降 周围神经病变：皮质类固醇诱导的骨坏死引起骨痛，髋关节、膝关节、踝关节 ROM 减小 粗大运动和精细运动功能降低，搬运或移动物体的能力下降 疲劳增加
骨肉瘤 / 尤因肉瘤	肢体生物力学的改变导致运动时需要消耗的能量增加 由于肿瘤侵犯、手术性疼痛、骨坏死导致的神经性和感觉性疼痛 手术引起的神经损伤导致感知觉减弱 伤口愈合慢，制动，神经损伤，瘢痕粘连，肿瘤中枢神经系统转移导致肌肉力量减弱和关节 ROM 减少 步态改变 / 减少移动 减少爬楼梯
中枢和周围神经系统肿瘤	手术及神经受损引发的疼痛 由于肿瘤侵犯、手术疼痛、恐惧、活动受限及不活跃，导致力量和关节 ROM 下降 运动控制差，肌张力异常

为匹配移植；和接受者无血缘关系但是血液特征相同的捐赠者被称为匹配无关供体（matched unrelated donors，MUDs）。

移植一旦完成，干细胞就会迁移到骨髓，并且“定居”下来，建立一个健康的干细胞群体，并开始生成功能强大的成熟血细胞，这段时间被称为“移植期”，患者仍然需要住院（通常住院周期为 28 ~ 35 天），干细胞植入并增殖，引起血液中功能性血细胞数量逐渐增加。由于患者通常会出现骨髓抑制反应，导致免疫功能严重受损，因此需预防性地服用一些药物来预防感染，包括抗病毒、抗细菌药物及抗真菌药物，同时还需要输注血小板预防出血，使用环孢霉素、甲氨蝶呤、他克莫司和霉酚酸酯预防排斥反应，并且监测这些药物和移植的不良反应。移植过程中的一个重要里程碑是中性粒细胞绝对计数至少连续 2 天大于 500/ul[62,69]，这个时间点被称为“中性粒细胞植活时间”，这是免疫系统开始恢复的标志。这个过程通常会持续几个月，直到身体可以产生正常或者接近正常数量的成熟、有功能的血细胞。

接受干细胞移植的患者有移植物抗宿主病（graft-versus-host disease，GVHD）的危险[35,49,69]。为接受者提供免疫功能的细胞在预处理阶段被消除，随后被移植的干细胞取代。免疫保护现在成了移植干细胞产生的血细胞的一种功能。干细胞移植与实体器官移植不同，器官移植的接受者保留了自己的血细胞，有能力排斥移植的器官。当移植的干细胞生成血细胞时，就会发生移植物抗宿主病，血细胞识别到接受者的组织是异体组织，并排斥这些组织。它最常发生在接受同种异体移植的患者中，在供者和接受者之间的组织相容性降低时，发生的可能性更大[69]。干细胞接受者在移植后不久就会出现 GVHD，导致急性移植物抗宿主病（aGVHD）。aGVHD 的患者可能出现皮疹、皮肤发痒、皮肤变色、口干、口腔溃疡、腹泻、体重下降、关节挛缩以及吸收不良等表现。在移植期预防性给予抗排斥药物，可防止 aGVHD 的发生，但是当发生排斥反应时，肝脏、皮肤和胃肠道会受到严重影响。aGVHD 的治疗需用大剂量的糖皮质激素，这种治疗有许多不良反应，包括感染、糖尿病、睡眠障碍、骨质疏松、高血糖和水钠潴留[35,49,69]。

GVHD 也可能发生在移植后的恢复阶段，或者仅在移植后持续存在，引起慢性移植物抗宿主病（chronic graft versus host disease，cGVHD），通常发生在移植后 1 年或更长时间。cGVHD 持续的时间比 aGVHD 长，症状与 aGVHD 相似（图 16.5）。可用泼尼松或其他类似的抗炎药，或免疫抑制药物治疗 cGVHD[35,49]。长期使用糖皮质激素治疗引起的不良反应在之前的内容中已经提及[70]。

干细胞移植也用于治疗高危神经母细胞瘤或髓母细胞瘤患者，这些患者通常会先接受大剂量的化学治疗或者放射治疗。这些患者使用的干细胞是在化疗或者放疗之前从自身的骨髓收集的，称为自体移植。移植的过程与前面的描述类似。虽然风险低于同种异体移植的患者，但是这些患者仍然存在感染风险。为了实现更大的缓解和治愈的可能性，干细胞移植过程允许使用更高剂量的化疗药物和放射治疗[23]。

前景信息

物理治疗检查

正在接受肿瘤治疗、处于治疗后恢复阶段或肿瘤后幸存的儿童和青少年都可能需要物理治疗。物理治疗可在不同的康复机构中进行，包括住院康复、门诊康复、家庭康复、儿童护理机构或者学校。由于不同肿瘤患者需要个体化的治疗方案以及存在不同的不良

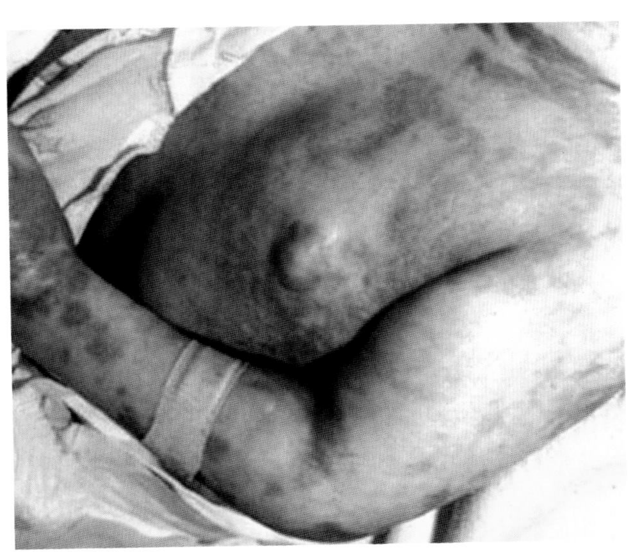

图 16.5 接受干细胞移植治疗儿童的慢性移植物抗宿主病（Courtesy Children's Hospital Colorado Pediatric Bone Marrow Transplant Program.）

反应，这些因素都会影响提供物理治疗的场所和治疗类型。对肿瘤儿童进行物理治疗的PT必须具备必要的知识和技能，能够针对婴幼儿、儿童和青少年的需求进行全面的物理治疗及检查。这些知识和技能包括：正常不同年龄阶段儿童的粗大运动和精细运动能力、肌肉骨骼发育，神经肌肉和心肺功能的发育；了解疾病和临床治疗方案的短期和长期不良反应；了解医患关系的重要性；指导以家庭为中心的物理治疗[57,58]。了解这些信息有助于物理治疗师收集详细的病史，选择合适的评估及检查工具，制订有循证医学依据的物理治疗方案[24,65,68]。

病史采集

对肿瘤患儿进行物理治疗前的病史采集包括以下所有的常规关键内容：既往病史、社会史，家庭/学校/儿童护理环境以及家庭面临的挑战。由于肿瘤儿童及其家人通常已经与许多卫生保健专业人员分享了病史，因此在病史采集前，物理治疗师应尽可能从医疗记录中收集信息，并与其他卫生保健专业人员进行讨论。这样有助于物理治疗师与儿童及家庭之间建立相互尊重的关系，可以在物理治疗最初阶段有更多的时间关注儿童或者家庭的特殊需求。物理治疗师需要关注肿瘤患儿的临床治疗方案，包括药物、手术、放疗或者其他临床治疗，这有助于指导治疗师制订物理治疗计划。

需要对肿瘤患儿定期随访血细胞计数，在采集病史的过程中，PT应关注患儿的血细胞计数，由于血液细胞数值每天都会有变化，因此PT必须了解血细胞计数异常的临界值，并适当的调整物理治疗方案。在进行物理治疗前清洁所有玩具和垫子并实施手卫生，是防止感染及病菌传播的重要方式。免疫功能低下的儿童可能需要在单独的隔离区域进行物理治疗，且治疗师需要佩戴口罩。在治疗期间如果出现血小板降低，物理治疗师需调整治疗方案，避免儿童有跌倒的风险，或者对其四肢制动以防止损伤。如果红细胞计数低，患儿可能出现疲劳，对治疗的耐受性降低。

系统回顾

由于接受肿瘤积极治疗的儿童通常会有恶心、疲劳和全身不适，因此PT需在首次评估时快速确定需要关注的领域。由于大多数肿瘤的诊断复杂，涉及多系统，所以系统回顾有助于确定损伤、活动受限和参与受限等领域的优先次序[31,32]。这一特定患者群体需要关注的领域通常包括以下内容。

1. 肌肉骨骼的改变。通过观察孩子站立、行走和爬行时是否有姿势不对称、肌张力降低、活动范围减少，很容易观察到患儿肌肉骨骼的变化。
2. 神经肌肉症状，如疼痛、神经病变、感觉减退、本体感觉和听觉延迟。通常在以下情况中可以观察到：孩子拒绝身体特定部位的活动，拒绝用某一个肢体承重。对PT给出的指令没有反应，可能是因为没有听到指令或者因为神经认知发育的落后而听不懂指令。
3. 心肺功能受限。可通过观察孩子是否使用婴儿车或者由父母过多抱着，或者在身体活动期间出现呼吸急促、鼻翼翕动以及皮肤颜色改变来确定患儿是否有心脏和肺部疾病。
4. 皮肤的变化，如瘀斑和面色苍白通常表示血小板和红细胞数量减少。伤口愈合不良、水肿或者开放性溃疡在儿童肿瘤中常见，因此PT应当将皮肤检查作为常规检查。

检查和测量

在物理治疗前，肿瘤患儿需要进行全面的神经肌肉、骨骼、心肺、体表皮肤、生长发育以及步态/功能性移动检查。针对这一人群可使用常规的物理治疗测试和评估。除此之外，还有一些专门为患有癌症的儿童制定的测试和评估（专栏16.1）。

神经肌肉

PT使用Ashworth量表来评估肌张力和肌肉痉挛情况；使用适龄的疼痛评估量表来评估患儿的疼痛（FLACC=面部、腿、活动度和可安抚性；FACES=Wong Baker FACES疼痛量表；视觉模拟评分）；使用轻触觉、锐痛觉、钝痛觉和两点辨别来评估感觉。视觉和听觉的检查方法包括眼睛对各个方向的追视，以及在身体左右两侧测听安静或者响亮的声音。

儿童改良总神经病变评分（Pediatric modified Total Neuropathy Score，*Peds-mTNS*）用于评估非中枢神经

专栏 16.1　儿童肿瘤患者评估方法推荐

身体功能和结构
- 肌肉骨骼：ROM（活动角度测量），肌力（手持测力法）
- 神经肌肉：儿童改良总神经病变评分（peds-mTNS）
- 心肺：耐力（心率、主观劳累程度分级）

活动及参与
- 上下楼梯计时测试（timed up and down stairs）
- 站起 – 行走计时测试（timed up and go）
- 粗大运动功能评估（Gross Motor Function Measure，GMFM）
- Bruininks-Oseretsky 运动水平测试（BOT-2）
- 儿童生活质量测定量表（PedsQL）
- SF-36v2
- 肌肉骨骼肿瘤学会分期标准（Musculoskeletal Tumor Society, MSTS）
- 多伦多保肢评分（Toronto Extremity Salvage Scale, TESS）

其他
- 功能性移动评估量表（Functional Mobility Assessment, FMA）

系统肿瘤患儿的周围神经病变（CIPN）[25,26]。可用于评估感觉症状、功能性症状、自主神经系统症状、轻触觉、针刺觉、振动敏感度、振动觉、力量和深腱反射。Peds-mTNS 的评分与平衡功能及手灵巧度相关，是这类患者群体的周围神经病变（CIPN）评估中最敏感的评估工具。

肌肉骨骼

PT 使用测角器或者倾斜仪来测量关节 ROM，通过徒手肌力测试或手持测力器来评估肌肉力量，通过观察患者在功能性活动中的表现来评估其功能，以及通过卷尺测量下肢的长度来评估是否存在肢体长度不等。

有下肢肉瘤（骨肉瘤或者尤因肉瘤）病史的儿童需要持续随访下肢的长度。这些处于生长发育的儿童通常会被植入可扩展的内部假体（再生骨）（Repiphysis）。这种非侵入性可扩展假体允许通过外部激活植入结构中的弹簧装置而扩张，由医生通过透视成像程序操作，无须手术即可延长腿部。PT 在这个过程中的作用是定期测量儿童的下肢长度，发现下肢长度不等长时立即报告临床医生。

心血管和肺

PT 用呼吸频率、心率、呼吸情况（鼻翼翕动、辅助肌肉呼吸、腹式呼吸）、生理消耗指数（physiologic cost index，PCI）、主观劳累程度分级（Rate of Perceived Exertion，RPE）和耐力测试（2 分钟、3 分钟、6 分钟或 9 分钟步行测试，30 秒台阶测试）来评估肿瘤患儿的耐力和对活动的耐受性。

PT 用适龄的评估工具来评估疲劳度。家长疲劳量表（Parent Fatigue Scale，PFS）通常用于 3～6 岁的儿童，询问父母对他们的孩子在过去一周经历的疲劳度的看法，该量表由共 17 个项目组成，采用 5 分利克特量表的评分制。儿童疲劳量表（Childhood Fatigue Scale，CFS）是包含 14 个项目的问卷，适用于 7～12 岁儿童。这个问卷通常是读给孩子听，然后让孩子就目前这些问题困扰他的程度选择 5 个不同的分值，这 5 个程度从“一点也不”到“很多”不等。总分 0～56 分不等，得分越高反映孩子的疲劳越严重。青少年疲劳指数（Fatigue Scale-Adolescent，FS-A）适用于 13～18 岁，是为综合评价接受肿瘤治疗青少年的疲劳而专门创建的工具[51]。物理治疗师可以使用这些评估中获得的信息来帮助制订治疗计划，并评估治疗对癌因性疲劳的影响。

皮肤

PT 可以通过软尺测量是否有水肿，使用配备网格比例的数码相机拍摄的照片记录伤口大小，目测评估皮肤颜色，通过手触诊确定肿胀和质地。

粗大运动发育 / 功能性活动

PT 使用计时站起 – 行走测试（TUG），上下楼梯计时测试（TUDS），贝利婴幼儿发育量表（Bayley Scales of Infant Development，BSID Ⅱ），Peabody-2 运动发育量表（PDMS-2），粗大运动功能评估量表（GMFM）[72]，Bruininks-Oseretsky 运动水平测试（BOT-2）[73]，以及其他常见的发育工具评估肿瘤患儿的粗大运动功能。

肌肉骨骼肿瘤学会分期标准（Musculoskeletal Tumor Society，MSTS）是用于评估儿童在肿瘤切除术（骨肉瘤或尤因肉瘤）并再次接受重建术后的功能和能力。MSTS 测试与疼痛、身体功能、情感接受度、辅助器具（支架、手杖和拐杖）的使用、行走能力和步态质量有关。该测试包括临床工作者（护士、医生、理疗师）对患者的观察，以及患者对疼痛、情感上的认可和支持的报告，因此被认为是一种主观评估[27]。

功能性活动能力评估（Functional Mobility Assessment，FMA）是专为患有下肢恶性肿瘤的儿童青少年设计的，评估有以下6个方面：①疼痛；②用特定测试（TUDS和TUG）评估的功能；③支持/辅助设备；④步行质量满意度；⑤工作、上学和运动的参与；⑥根据9分钟跑步–步行测试的结果评估耐力[44]。在TUDS和TUG两个测试过程中进行心率和主观劳累程度分级评估。生理消耗指数、心率和RPE通过9分钟跑步–步行测试进行测量。FMA有常模参考值，医疗保健专业人员可以将患有下肢恶性肿瘤的儿童、青少年和年轻成人的活动能力与健康的同龄同性别人群进行比较[43]，这有助于PT明确物理治疗的需求，协助患者/家庭设定目标，并启动/推进物理治疗干预计划。

多伦多保肢评分（TESS）是一个自我管理问卷量表，让患者自我评价在着装、打扮、活动、工作、运动和休闲等方面经历的困难。该量表评估患者对自身身体残疾程度的印象。问卷共30项，等级从1（最差）到5（最好）不等[27]。PT使用这些类型的评估量表来帮助患肿瘤或者已完成肿瘤治疗的儿童明确自身的功能损害程度。

生活质量评估

SF-36v2是一个由36个项目组成的问卷，分为8个子量表，包括身体功能、角色功能（身体）、疼痛、一般健康、活力、社会功能、角色功能（情绪）和心理健康。除了可以计算SF-36v2总分而外，该量表也可以分为身体部分量表（physical component scales，PCSs）或心理健康部分量表（mental health component scales，MCSs）。儿童生活质量评估（PedsQL）是一种与健康相关的生活质量评估方法，可用于儿科慢性疾病健康状况的筛查，也可用于特定疾病患儿的生活质量筛查[38]。生活质量评估可引导PT关注干预策略。物理治疗师们还将对影响肿瘤存活儿童的职业选择和大学选择的因素进行探索，以协助引导他们加强体育活动，配合其职业选择[21,40,41]。

物理治疗干预

对肿瘤患儿的物理治疗干预显示，在改善身体结构和功能障碍、活动障碍和参与受限方面是安全有效的[8,16,17,19,37,49,59,63,67]。鉴于肿瘤本身及临床治疗带来的近期和远期副作用，PT是医疗团队的重要成员，应该从最初确诊开始就加入医疗保健计划中。

大量研究证实运动和体力活动对患肿瘤的儿童和成人都是有益的[15,17,28,37,50,75]。健康照护小组的作用是必须超越传统的建议，推荐患儿进行身体活动。如果儿童病情稳定，PT可以建议他们在学校期间参加体育活动，如体育课（根据病情可进行调整）或者在操场玩耍。如果儿童正处于临床治疗过程中并有身体不适，物理治疗师可建议其进行适当的体育活动，如鼓励父母让孩子走路，牵着孩子的手，而不是抱着孩子或将孩子放在婴儿车上推着走。家长通常会担心孩子因过度劳累而受到额外的伤害，或者他们会犹豫孩子尚感到不适时是否应该鼓励他们积极参加体育活动。PT应该就整个治疗过程中的安全体力活动和功能性活动对患者及家长进行宣教，并告知患者及其家人治疗过程中保持尽量多的体力活动的重要性（专栏16.2）。此外，体力活动还有助于减少肿瘤相关性疲劳[51]。

PT常常会被问到什么时候进行锻炼，以及多大强度的锻炼适合骨髓抑制儿童。目前针对发育正常儿童的运动指南建议，每天进行60分钟或更长时间的中等到剧烈程度的体育活动[7]，但该指南并不适用于肿瘤患儿。针对血细胞计数低的患儿的体育活动建议已制定出来，见表16.6。即使血细胞计数低，PT仍可以提供有益的干预，如家庭教育、疼痛管理、支持

专栏16.2 肿瘤儿童的推荐干预

身体功能和结构
- ROM训练
- 力量训练
- 平衡/协调能力训练

活动和参与
- 有氧活动（步行、骑车、游泳）
- 参与到体育活动和适龄的娱乐休闲小组（舞蹈、跆拳道）
- 体育课

需PT考虑的沟通
- 家人和病者
- 医疗团队中其他成员（医生、护士、社工、儿童照护提供者）
- 学校老师
- 初级照护医师
- 其他来自物理治疗或者不同领域的治疗师

表 16.6　血细胞计数和血红蛋白低于正常水平时参与的运动干预建议

血液参数	活动水平		
	无法有氧运动	轻度有氧运动	阻抗训练（耐力训练）[a]
白细胞	<5000 个 /mm^3 和发热	>5000 个 /mm^3	>5000 个 /mm^3
血小板	<20 000 个 /mm^3	20 000-50 000 个 /mm^3	>50 000 个 /mm^3
血红蛋白	<8 g/dl	8~10 g/dl	>8 g/dl

注：不同肿瘤患儿的具体参考值范围取决于物理治疗师的干预方案。
[a] 只有超过参考值范围时才建议参与阻抗训练。
Garritan S, Jones P, Kornberg T, et al: Laboratory values in the intensive care unit, *Acute Care Perspect* 3:7-11,1995.

性摆位、功能性移动以及满足患儿对设备的需求。鼓励和提供机会让肿瘤患儿保持活动水平并参与到与他们年龄相符的娱乐活动中是安全、有效的，也是重要的。

物理治疗师基于以下 3 个主要因素来决定是否提高儿童的体能锻炼水平、功能活动能力和强度：①儿童医学状况的稳定（心脏、呼吸、血液、认知、手术方案）；②儿童的内在动力水平；③儿童和家长的目标。物理治疗师有责任告知患者和家属，在物理治疗中孩子的身体状态可能会时好时坏，但在任何情况下，让孩子在安全和可能的情况下独立活动是很重要的。针对不同的孩子，活动也是不一样的。例如，这一周可能意味着孩子在别人的帮助下走到卫生间，而另一周可能意味着完成多段楼梯的上下或积极参加体育活动及其他适合年龄的活动（图 16.6）[22]。由于治疗持续时间长，在儿科肿瘤机构工作的 PT 们有独特的机会，能在很多重要的成长和发育阶段对儿童产生积极的影响，同时最大限度地提高患儿的功能移动性、独立性和参与性。

不同儿童肿瘤的物理治疗

白血病

患白血病的儿童由于骨髓中肿瘤细胞积聚引起严重的骨痛，导致功能性活动减少，因此在最初就诊时就可能会转诊到 PT 处。开始化疗后骨痛会有减轻趋势，但这些儿童仍有粗大运动功能和功能性活动落后。虽然患儿的粗大运动技能达不到正常同龄儿童的水平，但在此期间 PT 的作用是确定适合他们年龄的粗大运动技能，采用治疗性干预措施帮助儿童获得这些技能，并让家庭参与，帮助孩子一起达到目标。物

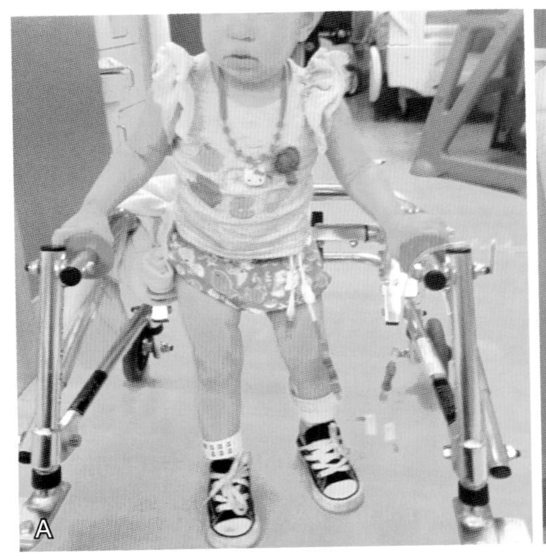

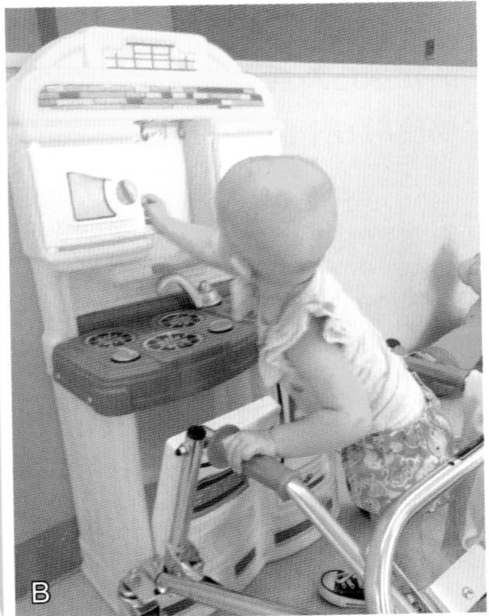

图 16.6　20 月龄的胚胎型脑瘤患儿正在移动中（A）及玩耍（B）。由于出现共济失调和虚弱，使用后置式助行器（Courtesy Children's Hospital Colorado-Center for Cancer and Blood Disorders Physical Therapy Program.）

理治疗师可培训家长使用玩具和手法技巧以鼓励婴幼儿爬行或者蹒跚学步。物理治疗干预的目标是帮助这些儿童恢复到诊断白血病前的功能性水平。

在治疗中，白血病儿童有患周围神经病变的风险，会影响踝关节背伸和手的活动范围及力量。研究发现，每周进行5天，每天30秒的踝关节背伸牵伸，可以预防踝关节主动背伸的受限[38]。此外，还可以加强下肢力量的训练，如下蹲和上下台阶，每周3天，每组10次[38]。PT还会在治疗计划中加入平衡和协调功能训练以促进挑战性的足踝关节训练策略，以及在躯体感觉系统受损时使用视觉和前庭系统来预防跌倒。当CIPN表现明显且儿童不能主动背伸踝关节到中立位或者有跌倒的风险时，PT将建议患儿佩戴足踝矫形器，如果情况更严重，患者可能需要佩戴前臂拐杖。牵伸、力量训练和平衡/协调功能训练的主要目的是提高关节ROM、增强肌肉力量和功能性活动，同时使练习过程变得有趣，并鼓励儿童将这些活动纳入日常生活活动中。

当PT面对存在有氧耐力下降和肿瘤相关性疲劳的患儿时，物理治疗干预是极具挑战性的。PT常常会建议儿童进行有氧运动，并具体说明有氧运动的强度和持续时间，以确保儿童获得最大益处。为了提高儿童运动的内在动力和持续性，PT应该鼓励儿童选择感兴趣的活动，如骑自行车或者跳舞。PT需要让儿童和家长感觉到放心，让他们知道对心血管耐力、活动耐力和肌肉力量等方面产生积极变化的足量物理治疗训练强度对儿童是安全且重要的。在干预过程中，为了鼓励不同的儿童达到其适当的劳力水平，物理治疗师可能会建议使用心率监测仪或者主观劳累程度评分。

白血病患者可能在髋关节、膝关节及踝关节处发生有临床症状或没有临床症状的骨坏死[33,39]。因此，在物理干预过程中物理治疗师必须意识到有骨坏死的风险，在核磁共振明确排除骨坏死之前，应避免在治疗过程中进行过多的高强度活动[39,70]。当确定有骨坏死时，PT通常会建议儿童不负重或者减少负重时间，此时则需要指导儿童使用拐杖进行步态训练。此外，PT应对ROM训练提供指导，以改善或者防止关节ROM的主动或被动受限，并减少因为负重状态导致的力量损失。物理治疗干预的重点应该是稳定发生骨坏死的关节、强化肌肉、提供支持和保护，目标是防止或者延迟手术干预的需要。这些训练有助于增加关节周围区域的血流量，减轻疼痛。

需要接受干细胞移植的白血病儿童可在移植期接受物理治疗干预。这阶段的物理治疗是适当的，主要是通过运动和游戏来限制力量和耐力的损失。由于有血小板减少和贫血的风险，这一阶段的PT干预通常包括主动ROM训练、身体支撑（非负重）强化，以及根据患者的耐受力进行有氧运动[8,49]。由于这些患儿必须待在病房，因此PT们需制订有创造性的干预策略。在康复训练中如患儿有骨髓抑制，PT需做好手卫生；如患儿出现疲劳，应在其精力最充沛时给予治疗；如出现恶心和呕吐，需结合这些症状的临床用药方案进行协同治疗[8]。

下肢肉瘤

儿童青少年在诊断上肢和下肢肉瘤的初期就要接受物理治疗，PT需要为儿童提供与其受累下肢负重状态一致的拐杖训练。根据手术类型（截肢、保肢、旋转成形术），儿童可能会出现不能负重或者从负重到耐受的情况。做过股骨保肢手术的儿童，通常在手术后开始进行膝关节的ROM训练，但如果肿瘤累及胫骨，则膝关节通常需要制动一段时间（根据外科医生的建议，通常会制动6～9周），防止关节活动。为增加关节ROM、肌肉力量和功能性移动能力，患有骨肉瘤的儿童需接受强化物理治疗。因保肢手术期间可能会发生暂时性或永久性的神经损伤，PT还可以为儿童提供改良的足踝矫形器，以适应伤口愈合的区域。

ROM训练是患下肢肉瘤的儿童青少年物理治疗计划中的重要组成部分。据相关研究报道，ROM与下肢肉瘤患者保肢手术后的功能性活动和生活质量有关[45]。

脑肿瘤

患脑肿瘤的儿童在手术切除肿瘤后有发生后颅窝综合征的风险，特别是髓母细胞瘤患儿，以及较少见的星形细胞瘤或室管膜瘤的患儿。这些儿童可能会在手术后1～5天出现言语失用、构音障碍、缄默、易怒、共济失调、肌张力改变（偏瘫、肌张力增高）和运动协调性差。他们的技能通常会在数月后才有所提高，但部分儿童的这些后遗症会持续数年。PT 的干预包括帮助其在家庭中进行体位摆放、使用辅助设备（矫形器、轮椅、助行器）和转移的训练。物理治疗师应针对孩子的功能移动性、平衡性和协调性方面进行强化训练。在此期间，物理治疗的主要目标是帮助儿童正确的摆放体位来预防皮肤刺激、预防跌倒的安全管理和家庭教育。由于这些患儿病情复杂，PT 应积极提倡将患儿转诊到其他医疗保健提供者处，如作业治疗师和言语治疗师。

总结

本章讨论了儿童肿瘤的诸多方面，包括症状和体征，同时阐述了各种肿瘤的诊断和临床治疗，包括化学治疗、放射治疗和手术治疗。许多类型肿瘤的存活率都在提高，因此患有这些复杂疾病的儿童在治疗的不同阶段往往都需要并能够受益于物理治疗。肿瘤儿童面临各种并发症的风险，如肌肉骨骼病变、神经肌肉病变、心肺疾病、体表皮肤损伤和身体功能障碍等，这些问题通常需要物理治疗干预来解决。本章详细介绍了肿瘤患儿的物理治疗评估和干预措施。本章还强调与医疗团队中其他成员的合作，以及如何在治疗过程中、目标设定时和宣传教育时提高家庭的参与性。儿童期肿瘤幸存者数量的增多促使 PT 必须接受良好的教育，并为这个复杂而有益的专业领域做好充分的准备。

（顾秋燕　译，靳晓坤　审）

参考文献

1. American Cancer Society: *Cancer facts & figures 2014*, Atlanta, 2014, American Cancer Society.
2. Argyriou AA, Bruna J, Marmiroli P, et al.: Chemotherapy-induced peripheral neurotoxicity (CIPN): an update, *Crit Rev Oncol Hematol* 82:51–77, 2012.
3. Armstrong T, Almadrones L, Gilber MR: Chemotherapy-induced peripheral neuropathy, *Oncol Nurs Society* 32:305–311, 2005.
4. Arndt C, Hawkins D, Anderson JR, et al.: Age is a risk factor for chemotherapy-induced hepatopathy with vincristine, dactinomycin, and cyclophosphamide, *J Clin Oncol* 22:1894–1901, 2004.
5. Benavente CA, Dyer MA: Genetics and epigenetics of human retinoblastoma, *Annu Rev Pathol* 10:547–562, 2005.
6. Bernstein ML: Targeted therapy in pediatric and adolescent oncology, *Cancer* 117(Suppl 10):2268–2274, 2011.
7. Centers for Disease Control and Prevention: Division of nutrition, physical activity, and obesity. How much physical activity do children need? http://www.cdc.gov/physicalactivity/basics/children/.
8. Chamorro-viña C, et al.: Exercise during hematopoietic stem cell transplant hospitalization in children, *Med Sci Sports Exerc* 42:1045–1053, 2010.
9. Children's Oncology Group: In treatment. https://childrensoncologygroup. org/index.php/ewingsarcoma?id=184.
10. Children's Oncology Group: Just diagnosed. https://childrensoncologygroup. org/index.php/ewingsarcoma?id=183.
11. Children's Oncology Group: *Long-term follow-up guidelines for survivors of childhood, adolescent, and young adult cancers: version 4.0*, 2013.
12. Children's Oncology Group: Retinoblastomas. https://childrensoncologygroup. org/index.php/retinoblastoma.
13. Children's Oncology Group: What is cancer? https://childrensoncologygroup. org/index.php/home/64-medical-information/medical-information.
14. Children's Oncology Group: Wilms tumor and other kidney cancers. https://childrensoncologygroup.org/index.php/wilmstumorandotherkidneycancers.
15. Courneya KS, Friedenreich CM: Relationship between exercise during treatment and current quality of life among survivors of breast cancer, *J Psychosoc Oncol* 15:35–56, 1997.
16. Dimeo F, Bertz H, Finke J, et al.: An aerobic exercise program for patients with haematological malignancies after bone marrow transplantation, *Bone Marrow Transplant* 18:1157–1160, 1996.
17. Esbenshade AJ, Friedman DL, Smith WA, et al.: Feasibility and initial effectiveness of home exercise during maintenance therapy for childhood acute lymphoblastic leukemia, *Pediatr Phys Ther* 26:301–307, 2014.
18. Essig S, Li Q, Chen Y, et al.: Risk of late effects of treatment in children newly diagnosed with standard-risk acute lymphoblastic leukaemia: a report from the Childhood Cancer Survivor Study cohort, *Lancet Oncol* 15:841–851, 2014.
19. Farzin Gohar S, Price J, Comito M, et al.: Parent satisfaction of a physical therapy intervention program for children with acute lymphoblastic leukemia in the first six months of medical treatment, *Pediatr Blood Cancer* 56:799–804, 2011.
20. Florin TA, Fryer GE, Miyoshi T, et al.: Physical inactivity in adult survivors of childhood acute lymphoblastic leukemia: a report from the childhood cancer survivor study, *Cancer Epidemiol Biomarkers Prev* 16:1356–1363, 2007.
21. French AE, Tsangaris E, Barrera M, et al.: School attendance in childhood cancer survivors and their siblings, *J Pediatr* 162:160–265, 2013.
22. Garritan S, Jones P, Kornberg T, et al.: Laboratory values in the intensive care unit, *Acute Care Perspect* 3:7–11, 1995.
23. George RE, Li S, Medeiros-Nancarrow C, Neuberg D, et al.: High-risk neuroblastoma treated with tandem autologous peripheral-blood stem cell-supported transplantation: long-term survival update, *J Clin Oncol* 24:2891–2896, 2006.
24. Gilchrist LS, Galantino M, Wampler M, et al.: A framework for assessment in oncology rehabilitation, *Phys Ther* 89:286–306, 2009.
25. Gilchrist LS: Chemotherapy-induced peripheral neuropathy in pediatric cancer patients, *Semin Pediatr Neurol* 19:9–17, 2012.
26. Gilchrist LS, Marais L, Tanner L: Comparison of two chemotherapyinduced peripheral neuropathy measurement approaches in children, *Support Care Cancer* 22:359–366, 2014.
27. Ginsberg JP, Rai SN, Carlson CA, et al.: A comparative analysis of functional mobility in adolescents and young adults with lower-extremity sarcoma, *Pediatr Blood Cancer* 49:964–969, 2007.
28. Götte M, Kesting S, Winter C, et al.: Comparison of self-reported physical activity in children and adolescents before and during cancer treatment, *Pediatr Blood Cancer* 61:1023–1028, 2014.
29. Howlader N, Noone AM, Krapcho M, et al.: *SEER Cancer Statistics Review*, Bethesda, MD, 1975-2012, National Cancer Institute. http://seer.cancer. gov/csr/1975_2012/. Based on November 2014

SEER data submission, posted to the SEER website, April 2015.
30. Hudson MM, Ness KK, Gurney JG, et al.: Clinical ascertainment of health outcomes among adults treated for childhood cancer, *JAMA* 309:2371–2381, 2013.
31. International Classification of Functioning: *Disability, and Health (ICF): ICF full version*, Geneva, Switzerland, 2001, World Health Organization.
32. International Classification of Functioning: *Disability, and Health (ICF): children and youth version*, Geneva, Switzerland, 2007, World Health Organization.
33. Karimova EJ, Rai SN, Deng X, et al.: MRI of knee osteonecrosis in children with leukemia and lymphoma: part 1, observer agreement, *AJR Am J Roentgenol* 186:470–476, 2006.
34. Long-term follow-up guidelines for survivors of childhood, adolescent, and young adult cancers, *Children's oncology group version, 4.0*, 2013. www.survivorshipguidelines.org.
35. Mandanas R: Graft Versus Host Disease. Available at http://emedicine. medscape.com/article/429037-overview Accessed January 16, 2016.
36. Marchese VG, Chiarello LA, Lange BJ: Strength and functional mobility in children with acute lymphoblastic leukemia, *Med Pediatr Oncol* 40:230–232, 2003.
37. Marchese VG, Chiarello LA: Relationships between specific measures of body function, activity, and participation in children with acute lymphoblastic leukemia, *Rehabil Oncol* 22:5–9, 2004.
38. Marchese VG, Chiarello LA, Lange BJ: Effects of physical therapy intervention for children with acute lymphoblastic leukemia, *Pediatr Blood Cancer* 42:127–133, 2004.
39. Marchese VG, Connolly B, Able C, et al.: Relationships among severity of osteonecrosis, pain, range of motion, and functional mobility in children, adolescents, and young adults with acute lymphoblastic leukemia, *Phys Ther* 88:341–350, 2008.
40. Marchese VG, McEvoy CS, Brown H, et al.: Exploring factors that influence childhood cancer survivors' choice of occupation and choice to attend college, *Rehabil Oncol* 32:23–28, 2014.
41. Marchese VG, Miller M, Niethamer L, Koetteritz M: Factors affecting childhood cancer survivors' choice to attend a specific college: a pilot study, *Rehabil Oncol* 30:3, 2012.
42. Marchese VG, Morris GS, Gilchrist L, et al.: Screening for chemotherapy adverse late effects, *Top Geriatr Rehabil* 27:234–243, 2011.
43. Marchese VG, Oriel KN, Fry JA, et al.: Development of a normative sample for the functional mobility assessment, *Pediatr Phys Ther* 24:224–230,2012.
44. Marchese VG, Rai SN, Carlson CA, et al.: Assessing functional mobility in survivors of lower-extremity sarcoma: reliability and validity of a new tool, *Pediatr Blood Cancer* 49:183–189, 2007.
45. Marchese VG, Spearing E, Callaway L, et al.: Relationships among range of motion, functional mobility, and quality of life in children and adolescents after limb-sparing surgery for lower-extremity sarcoma, *Pediatr Phys Ther* 18:238–244, 2006.
46. Mariotto AB, Rowland JH, Yabroff KR, et al.: Long-term survivors of childhood cancers in the United States, *Cancer Epidemiol Biomarkers Prev* 18:1033–1040, 2009.
47. Mattano LA, Devidas M, Nachman JB, et al.: Effect of alternate-week versus continuous dexamethasone scheduling on the risk of osteonecrosis in paediatric patients with acute lymphoblastic leukaemia: results from the CCG-1961 randomised cohort trial, *Lancet Oncol* 13:906–915, 2012.
48. Meeske KA, Siegel SE, Globe DR, et al.: Prevalence and correlates of fatigue in long-term survivors of childhood leukemia, *J Clin Oncol* 23:5501–5510, 2005.
49. Mello M, Tanaka C, Dulley FL: Effects of an exercise program on muscle performance in patients undergoing allogeneic bone marrow transplantation, *Bone Marrow Transplant* 32:723–728, 2003.
50. Mock V, Burke MB, Sheehan P, et al.: A nursing rehabilitation program for women with breast cancer receiving adjuvant chemotherapy, *Oncol Nurs Forum* 21:899–907, 1994.
51. NCCN Clinical Practice Guidelines in Oncology: *Cancer-related fatigue (version 1.2010 ed.)*, National Comprehensive Cancer Network, 2010.
52. Ness KK, Baker KS, Dengel DR, et al.: Body composition, muscle strength deficits and mobility limitations in adult survivors of childhood acute lymphoblastic leukemia, *Pediatr Blood Cancer* 49:975–981, 2007.
53. Ness KK, Hudson MM, Ginsberg JK, et al.: Physical performance limitation in the Childhood Cancer Survivor Study cohort, *J Clin Oncol* 27:2382–2389, 2009.
54. Ness KK, Armenian SH, Kadan-Lottick N, Gurney JG: Adverse effects of treatment in childhood acute lymphoblastic leukemia: general overview and implications for long-term cardiac health, *Expert Rev Hematol* 4:185–19711.
55. Ness KK, Hudson MM, Pui CH, et al.: Neuromuscular impairments in adult survivors of childhood acute lymphoblastic leukemia: associations with physical performance and chemotherapy doses, *Cancer* 118:828–838, 2012.
56. Ness KK, Jones KE, Smith WA, et al.: Chemotherapy-related neuropathic symptoms and functional impairment in adult survivors of extracranial solid tumors of childhood: results from the St. Jude Lifetime Cohort Study, *Arch Phys Med Rehabil* 94:1451–1457, 2013.
57. Ness KK, Leisenring WM, Huang S, et al.: Predictors of inactive lifestyle among adult survivors of childhood cancer: a report from the Childhood Cancer Survivor Study, *Cancer* 115:1984–1994, 2009.
58. Ness KK, Morris EB, Nolan VG, et al.: Physical performance limitation among adult survivors of childhood brain tumors, *Cancer* 116:3034–3044, 2010.
59. Ness KK, Esbenshade AJ, Friedman DL, et al.: Feasibility and initial effectiveness of home exercise during maintenance therapy for childhood acute lymphoblastic leukemia, *Pediatr Phys Ther* 26:301–307, 2014.
60. Nottage KA, Ness KK, Li C, et al.: Metabolic syndrome and cardiovascular risk among long term survivors of acute lymphoblastic leukaemia: from the St. Jude Lifetime Cohort, *Br J Haematol* 165:364–374, 2014.
61. Reilly JJ, Ventham JC, Callaway L, et al.: Reduced energy expenditure in preobese children treated for acute lymphoblastic leukemia, *Pediatr Res* 44:557–562, 1998.
62. Samuelson K: Standard of care: hematopoietic stem cell transplant (HSCT) in-patient phase, Department of Rehabilitation Services, *Brigham and Women's Hospital*, 2010.
63. San Juan AF, Fleck SJ, Chamorro-vina C, et al.: Effects of an intrahospital exercise program intervention for children with leukemia, *Med Sci Sport Exerc*13–21, 2007.
64. Schleiermacher G, Janoueix-Lerosey I, Delattre O: Recent insights into the biology of neuroblastoma, *Int J Cancer* 135:2249–2261, 2014.
65. Shin KY, Gillis TA, Fine SM: Cancer rehabilitation: general principles. In O'Young BJ, Young MA, Stiens SA, editors: *Physical medicine and rehabilitation secrets*, Philadelphia, 2002, Hanley & Belfus. VII:55, pp 325–333.
66. Skinner R, Wallace WH, Levitt GA, et al.: Long-term follow-up of people who have survived cancer during childhood, *Lancet Oncol* 7:489–498, 2006.
67. Silver JK, Gilchrist LS: Cancer rehabilitation with a focus on evidence based outpatient physical and occupational therapy intervention, *Am J Phys Med Rehabil* 90:S5–S15, 2011.
68. Steiner WA, Ryser L, Huber E, et al.: Use of the ICF model as a clinical problem solving tool in physical therapy and rehabilitation medicine, *Phys Ther* 82:1098–1107, 2002.
69. Styczynski J, Cheung Y-K, Garvin J, et al.: Outcomes of unrelated cord blood transplantation in pediatric recipients, *Bone Marrow Transplant* 34:129–136, 2004.
70. Tewinkel ML, Pieters R, Wind EJ, et al.: Management and treatment of osteonecrosis in children and adolescents with acute lymphoblastic leukemia, *Haematologica* 99:430–436, 2014.
71. Tonorezos ES, Snell PG, Moskowitz CS, et al.: Reduced

cardiorespiratory fitness in adult survivors of childhood acute lymphoblastic leukemia, *Pediatr Blood Cancer* 60:1358–1364, 2013.

72. Wright MJ, Fairfield SM: Adaptation and psychometric properties of the gross motor function measure for children receiving treatment for acute lymphoblastic leukemia, *Rehabil Oncol* 25:14–20, 2007.
73. Wright MJ, Galea V, Barr RD: Proficiency of balance in children and youth who have had acute lymphoblastic leukemia, *Phys Ther* 85:782, 2005.
74. Wright MJ, Halton JM, Barr RD: Limitation of ankle range of motion in survivors of acute lymphoblastic leukemia: a cross-sectional study, *Med Pediatr Oncol* 32:279–282, 1998.
75. Young-McCaughan S, Sexton D: A retrospective investigation of the relationship between aerobic exercise and quality of life in women with breast cancer, *Oncol Nurs Forum* 18:751–757, 1991.

推荐阅读

背景

Chemotherapy-related neuropathic symptoms and functional impairment in adult survivors of extracranial solid tumors of childhood: results from the St. Jude Lifetime Cohort Study, *Arch Phys Med Rehabil* 94:1451–1457, 2013.

Gilchrist LS: Chemotherapy-induced peripheral neuropathy in pediatric cancer patients, *Semin Pediatr Neurol* 19:9–17, 2012.

Ginsberg JP, Rai SN, Carlson CA, et al.: A comparative analysis of functional mobility in adolescents and young adults with lower-extremity sarcoma, *Pediatr Blood Cancer* 49:964–969, 2007.

Hudson MM, Ness KK, Gurney JG, et al.: Clinical ascertainment of health outcomes among adults treated for childhood cancer, *JAMA* 309:2371–2381, 2013.

Lavoie Smith EM, et al.: Patterns and severity of vincristine-induced peripheral neuropathy in children with acute lymphoblastic leukemia, *J Periph Nerv Syst* 2015:37–46, 2015.

Long-term follow-up guidelines for survivors of childhood, adolescent, and young adult cancers: Children's oncology group version, 4.0. 2013, www .survivorshipguidelines.org.

Meeske KA, Siegel SE, Globe DR, et al.: Prevalence and correlates of fatigue in long-term survivors of childhood leukemia, *J Clin Oncol* 23:5501–5510, 2005.

前景

Marchese VG, Chiarello LA, Lange BJ: Effects of physical therapy intervention for children with acute lymphoblastic leukemia, *Pediatr Blood Cancer* 42:127–133, 2004.

Marchese VG, Morris GS, Gilchrist L, et al.: Screening for chemotherapy adverse late effects, *Top Geriatr Rehabil* 27:234–243, 2011.

Marchese VG, Rai SN, Carlson CA, et al.: Assessing functional mobility in survivors of lower-extremity sarcoma: reliability and validity of a new tool, *Pediatr Blood Cancer* 49:183–189, 2007.

Mello M, Tanaka C, Dulley FL: Effects of an exercise program on muscle performance in patients undergoing allogeneic bone marrow transplantation, *Bone Marrow Transplant* 32:723–728, 2003.

Ness KK, Hudson MM, Ginsberg JK, et al.: Physical performance limitation in the Childhood Cancer Survivor Study cohort, *J Clin Oncol* 27:2382–2389, 2009.

San Juan AF, Fleck SJ, Chamorro-vina C, et al.: Effects of an intrahospital exercise program intervention for children with leukemia, *Med Sci Sports Exerc* 13–21, 2007.

Silver JK, Gilchrist LS: Cancer rehabilitation with a focus on evidence based outpatient physical and occupational therapy intervention, *Am J Phys Med Rehabil* 90:S5–S15, 2011.

Wright MJ, Fairfield SM: Adaptation and psychometric properties of the gross motor function measure for children receiving treatment for acute lymphoblastic leukemia, *Rehabil Oncol* 25:14–20, 2007.

第 3 篇
神经系统疾病的管理

第 6 章

第 17 章 发育性协调障碍

Lisa Rivard, Nancy Pollock, Jennifer Siemon, Cheryl Missiuna

儿童物理治疗师（PT）会在儿童面临各种运动方面的挑战时，为他们进行评估并提供服务与管理。治疗师会观察儿童的活动模式和活动能力，就儿童的运动能力和运动发育寻找关键问题，以此来区分某些特定诊断所特有的运动行为，而这个区分的步骤将会指引治疗师选择一系列的干预手段。在治疗师看来，有些孩子的问题会像“迷宫”一样，使我们很难确定他们的问题。例如，他们会频繁地被自己的双脚绊倒，会因动作笨拙、奇怪而撞到他人，他们也许会有异常的步态，会有独特的“锁住”或稳定关节的方法。尽管这些孩子有这些各种各样的表现，但他们通常能在一定年龄达到运动发育里程碑。这些孩子中很多人难以将习得的运动能力应用到不同环境中或转移至其他情景中。以上这些在运动方面存在困难的孩子，他们的表现都略有不同，这会使治疗师难以制订和运用治疗方案。当孩子们有发育性协调障碍（developmental coordination disorder, DCD）时，他们的问题就会表现得像上文中描述的那样[3]。

在学龄儿童中有 5%~6% 的孩子会面临活动困难，这些问题与特定的神经系统疾病或者认知能力损伤无关，但他们遇到的这些活动困难会影响他们今后发展的潜力以及长期的学业成就[3]。近期英国的一个出生队列研究纳入了 6990 名 7~8 岁的儿童，发现运动发育受损最严重的孩子占儿童总数的近 2%[107]。这些孩子的日常功能性任务会受限，如书写[9]、穿脱衣服[61,120]、抛接球[5,6]、学骑自行车[114,128]，他们每天都会在这些活动中受挫，而这些活动对同龄儿童来说非常轻松。他们遇到的这些运动方面的问题，会给他们带来额外的困难，如自我觉察能力弱[186,187]、社会隔离[33,170]、自我价值感低[57,153,155,187]、焦虑[54,132,173]以及年幼时的抑郁症状[57,108,125]，这些困难都是 DCD 的典型表现，即粗大、精细运动的协调性发育不足，进而对运动技能表现带来实质性的影响，并对日常生活活动和学业成就带来更加长远的影响[3]。人们一度认为儿童面临的这些困难会随着时间的推移和自身的成长而逐渐消退，但目前已有可信的证据表明，DCD 是一种伴随终身的疾病，这也让这个疾病开始受到了广泛的关注[25,37,44,54]。

物理治疗师能为 DCD 患儿及其家庭提供独特的治疗服务，治疗师理解并掌握正常和异常的运动控制、运动学习、运动发育，可将这些知识用于明确和评估儿童遇到的问题并制订治疗方案。治疗师可以向儿童本人、家长、教师以及社区中其他相关人员进行宣教，帮助他们更加主动并成功地参与家庭、学校和社区生活。

本章中所呈现的内容，旨在提高大家对 DCD 患儿的认识、识别及理解，描述 DCD 的复杂特性及临床管理中的困难，探索在面对这样的儿童时，PT 承担什么样的角色以及如何制订有效的治疗方案，提供证据支持多学科评估的需求，强调个体化的、以儿童和家庭为中心的多学科协作咨询服务。异质性会很大程度上影响 DCD 患儿管理中的决策过程以及策略的应用。在专家咨询的网站上，提供了适合这些儿童及家长，以及相关专业人员的资源。

背景信息

历史背景

在一个世纪前人们就发现并描述了一种以运动协调性差为主要特征的“笨拙”儿童，而现在对于 DCD 的理解大多源于过去二十多年该领域大量的调查研究[115]。DCD 作为一种儿童期的障碍，引起了许多临床医学、康复医学、教育界专业人士的兴趣，临床工作者和研究人员选择不同的角度，运用多元化的理论框架进行研究，为人们广泛关注DCD的知识进展提供了一片沃土。然而在历史上，观点的多元化也导致了缺乏共识，影响了该领域的研究进展。这些年来，DCD患儿被贴上了各种不同的标签，如笨拙儿童综合征[69]，肢体活动笨拙的儿童[229]，发育性运用障碍型[30]，感觉统合失调[7]，注意力、运动、知觉障碍（disorder of attention, motor and perceion, DAMP）[64]以及轻微运动协调障碍[233]，每个标签都能反映出为这些障碍儿童提供帮助的专业人士的观点[135]。由于学术界已广泛认可DCD是一种运动能力障碍，在1994年的第一次国际共识会议上[163]，专业人士们确定使用DCD作为描述运动明显不协调儿童的统一术语[3]。在2006年的第二次国际共识会议上，建议继续使用DCD这个术语[216]。尽管文献中广泛使用DCD这个术语，但为强调研究人员对于运动障碍儿童的不同观点，仍有其他术语。

定义和发病率

DCD是一种慢性疾病，它涉及儿童粗大运动、姿势控制和（或）精细运动表现的缺陷，进而影响到儿童完成学习、自我照护等日常生活所必需的熟练动作的能力。根据定义，DCD并不属于任何一种已知的神经学或医学上的疾病[3]，且DCD的具体表现、严重程度也不尽相同。

世界各国进行的调查研究均表明有许多儿童受到儿童运动障碍的影响[56,86,93,107,252]，而且这些障碍会影响到儿童的日常生活，因此对于DCD的关注在持续增加。美国精神病学会（American Psychiatric Association, APA）估计，学龄儿童中有5%~6%受到DCD的影响，其中普遍认为DCD患儿的男女性别比为2∶1[3]，不过近期一个以DCD患儿人群为基础的研究表明，男生和女生患病的数量更趋于相同[126]。DCD的发病率似乎在早产儿和低出生体重儿人群中会高于平均比例[48,241,250]，有人注意到随着时间的推移，早产儿和低出生体重儿更容易出现与DCD相关的协调性较差以及身体能力方面的不足，如心肺功能、力量、体力活动水平较低[183]。

病因学和病理生理学

尽管我们已经了解了DCD患儿的功能方面的缺陷，以及对感觉、运动控制、运动学习过程产生的潜在影响，但我们对于其病因学仍然知之甚少[227,256]。目前，没有特定的病理过程或单一的神经解剖区域与DCD有明确的相关性，但有许多行为学方面的研究，尤其是关于DCD的共患病以及可能的亚型的研究引导研究人员对DCD的内在机制进行推测。一些研究人员提出假设：DCD是由于大脑各区域受到弥散性而非局部性的影响，导致DCD障碍的表现各不相同，且表现出不同的特点（包括共患病）[95]，这意味着神经损伤的部位和严重程度会决定DCD与共患病障碍的特定组合。然而，这个理论并没有将单独发生发育性协调障碍（即DCD）的情况考虑在内[227]。近期关于DCD亚型的研究认为，诸如丘脑之类的皮层下结构也许在DCD的病因形成中发挥了一定作用[223]。也有其他研究人员强调了运动、注意、知觉过程之间的紧密联系，并提出了诸如小脑、基底神经节等神经解剖结构可能存在的作用[64]。

有几个调查研究运用了双重任务范式，结果显示当注意力的需求增加时，DCD患儿在肢体活动的自发性方面会有所欠缺[34,104]。考虑到小脑在肢体活动的学习和自发性方面具有重要作用[26,102,191]，这些发现意味着小脑可能与DCD患儿的病理生理学相关。在双重任务模型中出现的相互干扰，其背后的原因是：当我们要完成的两个任务需要使用到相同的、包括视觉和认知层面的资源“池”时，其中一个任务将会对另一个任务的表现产生负面影响。同时，通过评估DCD患儿的动作调整，即儿童让自己的动作表现去适应持续变化的环境情景的能力，对于小脑在儿童DCD中的潜在作用也得出了类似的结论。在这些研究中，有运动障碍的儿童对环境刺激的逐渐变化表现出较差的适应能力[3,26]。考虑到出生后的第一年里，儿童在面对外界事物时小脑的快速成长和其发育的脆弱性，有关小脑受累和运动障碍之间可能存在联系这一理论是合理的[66]。然而，运动协调障碍和小脑的作用之间的联系看似紧密，但仍需要因果模型测试来确认这些假设，尤其是在考虑共患病时[148,156]。

另一个研究途径是调查DCD患儿的运动想象缺陷。对这个研究领域有一定理解后人们提出了一种假设，即前馈模式受限可能是DCD的潜在机制（输出复制缺陷假设）[246,249]。在这个理论中，DCD患儿的运动想象缺失与通过前馈模式生成运动指令的输出复制困难有关，并指出后顶叶皮质也有可能参与其中[246]。

近期，在研究 DCD 的文献中我们可以看到对内部模型受损可能性的关注正逐渐增加[1,94]。内部模型的定义是指预期动作的视觉空间坐标的神经表征[121]。这些文献提出了假设，即有运动障碍的儿童可能欠缺运动的前馈（预测性）模式，无法形成、使用和更新他们的内部模型，从而导致“脑内”自我纠错能力的削弱，并随之影响到运动学习能力[209,248]。根据假设，内部模型也许存在于小脑或者顶叶 – 小脑网络[248,256]。最近有一项研究将 1997 年至 2011 年间发表的研究文献数据进行分析，结果强烈提示了 DCD 中观察到的缺陷模式中小脑的参与，包括预测性建模和“脑内”纠错能力较弱、时间节律性形成困难、执行功能差、姿势和步态不良、抓取拦截能力弱以及视觉和触觉处理能力不足等[248]。同时，对“镜像神经元”（位于腹侧运动皮质和后顶叶皮质）的平行研究进一步阐明了运动表象不仅在运动过程中，而且在运动观察中形成[121,181]。后顶叶皮质的镜像神经元可能与小脑的内部模型协同工作，通过这两个大脑结构之间的大量神经投射来编码和更新运动。

综上所述，行为学方面的研究涉及不同的皮质和皮质下区域，对镜像神经元的作用有了更新的发现和理解，并认为当 DCD 儿童在进行学习、执行和纠错活动时，大脑中不同的神经解剖区域之间存在一个复杂和共享的相互作用。而在调查研究 DCD 潜在机制的文献中，对于功能性磁共振成像、弥散张量成像、脑电图等神经诊断技术的运用已越来越普遍[40,97,149]，这些研究展现了 DCD 患儿和无 DCD 的儿童在大脑激活模式方面的不同[106,256]。这些研究与行为学方面的研究相结合，向我们提示了与 DCD 病理生理学相关的一些特定的神经结构区域。

那么，为什么有如此多的关于 DCD 起源的似是而非的理论和如此多的神经系统异常的位置被提出？这是因为一个协调、流畅的运动的形成是一个非常复杂的过程，其中需要处理各种不同层次的信息，会运用诸如感觉准确度、记忆、决策、注意力、知觉、反馈和前馈机制等各种能力。DCD 患儿很可能在一个或多个方面的功能受限，其相关的大脑区域受到损伤，而不同类型的 DCD 患儿可能会有不同的神经关联病变[66,87,256]。其他可能的影响因素已在本章前文中提及，而 DCD 的异质性以及共患病将会导致患儿不同的损害表现，也可能有不同的潜在神经机制。

诊断

在考虑儿童是否患有 DCD 时，可以参考以下 3 点：①有运动受限和（或）运动能力落后，显著影响儿童完成适龄的复杂运动活动；②即使提供了充分的体验和实践的机会，仍不能完成；③关于运动受限方面无法提供其他的解释说明。在美国大部分州和省只有医生诊断 DCD，因为针对观察到的运动受限，医生需要排除其他潜在的神经或医学方面的原因，这是非常重要的一点。医生在诊断 DCD 时，必须要满足《精神障碍诊断和统计手册》(*Diagnostic and Statistical Manual of Mental Disorders*，DSM)（专栏 17.1）[3] 中列出的 4 点判断标准：①基于年龄获得的运动能力发育的经验和机会，儿童在协调运动能力方面的学习和表现未达预期；②运动障碍显著影响到了儿童的自我照护、学业成就、休闲和玩耍；③在儿童生长发育早期就开始出现障碍；④无法通过智力、视觉受损或者神经系统疾病对活动能力的影响对观察到的运动障碍进行恰当的解释[3]。当出现一种以上的发育或行为障碍时（如发育性协调障碍伴随共患的注意缺陷障碍或者自闭症谱系障碍等），医生应给出所有的诊断[11,216]。PT 通过向医生提供儿童的运动协调性评估以及儿童的运动障碍对日常生活活动的影响，在 DCD 的诊断中发挥重要作用。在本章的后续内容中

专栏 17.1 DCD 的诊断标准

考虑到儿童的实际年龄以及学习和使用各种技能的机会，儿童获得和执行协调的运动技能的表现未达预期。儿童的协调运动障碍具体表现为动作笨拙（例如，不知不觉撞到物品）以及活动能力（例如，抓物、剪刀和餐具的使用、书写、骑自行车、体育活动）的缓慢和不准确。

在第一条标准中的运动技能障碍，显著并持续影响儿童参与适龄的日常生活活动（例如，自我照护、自我维护）、学习和校园生活、入职前和入职培训、休闲以及玩耍。

在儿童生长发育早期即出现症状。

运动能力障碍无法通过智力障碍（智力发育缺陷）或视觉受损进行恰当的解释，并且也不是因为神经系统疾病（例如，脑性瘫痪、肌营养不良、退行性疾病）对儿童的运动能力产生影响。

参考 American Psychiatric Association: *Diagnostic and statistical manual ofmental disorders* (5th ed.). Washington, DC, Author, 2013.

将会具体讲述这些细节。

当儿童出现以下情况时，通常不会考虑诊断 DCD：①近期出现头部受伤或形成创伤；②先前习得的技能出现进行性退化；③肌张力高或忽高忽低。除此以外，如果儿童既往有头痛或视力模糊、肌张力和肌力不对称、肌肉骨骼系统异常以及 Gowers 征时，通常也不会怀疑他是 DCD（专栏 17.2）[70,130]。如果儿童没有出现以上这些情况，并表现出动作不协调和运动能力低于同龄预期，他们就可能患有 DCD，此时非常需要由专业医生来判断。医生会排除其他可能导致协调性较差的原因，如遗传性疾病（如唐氏综合征）、神经系统疾病（如脑性瘫痪）、退行性疾病（如肌营养不良、脑肿瘤）、肌肉骨骼系统异常（如儿童股骨头缺血性坏死，即 Legg-Calvé-Perthes 病）、感觉障碍（如视力受损）、认知障碍（如发育迟缓）、广泛性发育障碍（如自闭症）以及头部受伤（如脑外伤）（专栏 17.3）[70,130]。读者可以在本书相应章节中了解更多有关这些疾病的信息。

共患病的情况

研究发现 DCD 与注意力缺陷多动障碍（attention deficit hyperactivity disorder，ADHD）[42,158,172,220]、语言/构音障碍（特殊语言障碍，specific language impairment，SLI）[58,81,156,235]、基于语言的学习障碍（learning disabilities，LDs）（尤其是阅读障碍）有十分密切的联系[90]。当儿童有以上任何一种障碍时，同时存在 DCD 的可能性至少有 50%。当儿童的情况符合这些障碍的诊断标准时，无论障碍有多少种，都应该诊断出来[3,216]。众所周知，共患病的出现会增加负面预后的可能性，尤其是当 DCD 患儿共患 ADHD 时，他在学业成就以及心理健康方面的预后会比只患 ADHD 的儿童更差[75,172,220]。重要的是，我们需要判断儿童是否存在运动协调的问题，以及是否伴有其他已知的疾病。了解儿童的全部情况（包括相关疾病）有助于我们识别判断，并帮助我们确定干预和管理策略。很多的文献记载着其他发育障碍和 DCD 之间的联系，这也强调了多学科评估的必要性。

预后

纵向研究表明 DCD 患儿在没有干预的情况下，不会“因长大而摆脱”这一障碍，强证据表明这些患儿在儿童时期遇到的运动问题会伴随他们到青少年期直至成年[25,37,44,54]。实际上，DCD 患儿的问题并不仅限于已存在的运动协调障碍，他们还可能有严重的肢体、社交、情绪、行为以及心理方面不良表现。多个研究表明随时间推移 DCD 患儿更容易表现出社交、学习和运动能力差[186,232,255]、社交孤立[33,210]、学习和行为问题[172]、自尊心弱[232]、自我效能低[49]、易受伤害[153]以及精神和心理健康问题高发等[125,172,204]。

与同龄儿童相比，DCD 患儿玩耍时间更少，远离操场的时间也明显更长[68,180]。他们更多时候会独自在操场上而不是参与到正式和非正式的团队游戏

专栏 17.2 DCD 的鉴别诊断

当出现以下既往史时，儿童的协调障碍有可能并不是 DCD：

- 近期有头部受伤或创伤
- 先前已学习和获得的技能退化
- 头痛、眼痛、视力模糊
- 全面性发育迟缓
- 肌张力高、忽高忽低或明显的肌张力低下
- 两侧肌张力或肌力不对称
- 肌肉骨骼系统异常
- 神经皮肤病变
- 回避眼神交流，不愿意参与社交
- Gowers 征（难以抬起身体并保持站姿）
- 共济失调、构音障碍
- 深腱反射消失
- 畸形
- 视觉障碍（未经治疗）

引自 Missiuna C, Gaines R, Soucie H: Why every office needs atennis ball: a new approach to assessing the clumsy child. *Can Med Assoc J* 175, 471-473, 2006.

专栏 17.3 发育协调障碍

在正式确诊 DCD 前，必须先排除以下这些与运动不协调相关的临床疾病或神经系统疾病：

- 遗传性疾病（如唐氏综合征）
- 神经系统疾病（如脑性瘫痪）
- 退行性疾病（如杜氏肌营养不良症、脑肿瘤）
- 肌肉骨骼系统异常（如儿童股骨头缺血性坏死，即 Legg-Calvé-Perthes 病）
- 身体缺陷（如视力受损）
- 认知障碍（如发育迟缓）
- 广泛性发育障碍（如自闭症）
- 损伤（如脑外伤）
- 环境因素（如铅中毒、农药中毒）

引自 Missiuna C, Gaines R, Soucie H: Why every office needs atennis ball: a new approach to assessing the clumsy child. *Can Med Assoc J* 175, 471-473, 2006.

中[210]。许多研究人员发现，DCD 患儿的身体素质较弱，很难适应活动，而且他们也不愿意主动参与到活动中，使他们养成怠惰的生活方式。根据文献记载，DCD 患儿体力活动参与的减少[20,21]与长期肥胖[19,80,198]以及心肺功能差的风险[50,51,91]有关。虽然与运动障碍相关的这些众多结果看起来很严重，但仍然存在积极的发展轨迹和恢复能力的途径[138]。DCD 的长期预后不仅会受到障碍本身和共患病的严重程度的影响，而且还受到支持性环境的存在和 DCD 患儿自身，包括应对机制在内等优势的影响，有可能"使天平倾斜"扭转局面，取得更积极的结果[133]，随着 DCD 患儿逐渐成长，继发性损伤通常会成为关注重点，而 PT 能帮助他们预防继发性损伤。

随着年龄增长，DCD 患儿的继发性健康问题以及学业失败的风险逐渐增加，这让尽早明确 DCD 诊断的需求更加突出[140]。DCD 的早期确诊能推动对教师和家长的教育，让他们明白如何使任务变得更简单，让其能够适合儿童的能力。只有这样，才能为 DCD 患儿提供理想的挑战情景，让他们逐渐掌握技能，避免多次失败的尝试[141]。

描述 DCD 患儿

为了理解并描述 DCD 患儿面对的困难，国际功能、残疾和健康分类（ICF）提供了一个很好的框架[251]。在 ICF 模型下，可观察到的感觉、知觉和运动障碍归于身体结构和功能分级中，这些障碍会导致 DCD 患儿在技能获得和任务表现方面的困难，以及活动受限。这些活动受限反过来又会对参与日常生活的许多方面造成限制，在 ICF 框架中将其概念化为参与受限。此外，个人和环境因素被视为这些层面上的重要中介因素（表 17.1）。

身体结构和功能

关于 DCD 患儿的任何描述都会受到这个疾病的异质性的影响。DCD 的表现或多或少与年龄相关，在不同儿童之间有很大区别，而且会因为可能合并共患病而变得复杂。DCD 表现的多变性使得研究人员需要去调查多个促进运动协调性发育的感觉和运动过程。近期，在一篇关于 DCD 潜在机制的研究综述中，也从感觉、运动以及运动知觉领域提出了身体结构和功能水平的原发性损伤（表 17.2）[227]。

原发性损害

感觉、知觉障碍。早期研究表明，DCD 患儿在运动觉处理和本体觉功能方面存在缺陷和不足[110,197]。这些儿童在判断物品大小和位置等视觉 – 空间处理能力、视觉重演策略[43]、视觉记忆[47]方面存在障碍。近期许多研究表明 DCD 患儿处理视觉反馈的方式异于正常儿童，处理速度也更慢[254]，而有不少研究证实 DCD 患儿非常依赖视觉反馈来规划和指导自己的任务表现[52,77,124]，他们主要通过视觉来控制自己的运动，其依赖程度远高于正常的同龄儿童[124,205,212]。因此，DCD 患儿在运动模式上缺乏自主性，会长期停留在运动学习的初级阶段。

由于 DCD 患儿会同时出现视知觉和运动知觉障碍，因此有人提出这种类型的障碍不应该被局限为某一特定感觉系统障碍，从本质上来说，这可能是多感觉系统障碍[242]。考虑到流畅的、协调的运动是一个

表 17.1　DCD 患儿在身体结构和功能、活动和参与之间的关系

健康状况	身体结构和功能	活动受限	参与受限：环境因素	参与受限：个人因素
未知或可能存在的多种神经系统损伤（出生前、出生时或出生后出现）	神经性的"松软"征象 肌力低 协调性差 活动不流畅 视知觉差 关节松弛 空间规划能力弱 信息处理不充分 排序能力弱 运动控制的反馈和前馈不足 记忆力差	步态笨拙、缓慢 粗大、精细运动发育落后和质量差：如单脚跳、双脚跳、球技、书写等运动技能发育落后	房门太重不能打开 体育课教育是以竞争和技能为导向 穿脱衣物需要更多时间，会减少休息时间以及家庭和社区活动的参与 在课堂中凌乱而缓慢的书面沟通能力会限制儿童的学术表现	抑郁 不愿尝试去参与活动，没有动力 自尊心不足 适应性不足 只参与不受时间限制的活动 职业焦虑

表17.2 在DCD患儿的身体结构和功能方面已发现的障碍

身体功能	参考文献
视知觉、视空间、视觉运动障碍	Mon-Williams et al., 1999[143]; O' Brien et al., 1988[147]; Wilson and McKenzie, 1998[247]; Wilson et al., 2013[248]
在快速的、目标导向的手臂活动中视觉反馈的低效使用	van der Meulen et al., 1991[225]
视觉记忆损害	Dwyer and McKenzie, 1994[47]
更依赖于视空间重演来记忆	Skorji and McKenzie, 1997[205]
在短期和长期回忆时，难以进行视觉和运动的排序	Murphy and Gliner, 1988[144]
在尺寸一致性、空间位置以及视觉辨别等判断方面存在障碍	Lord and Hulme, 1987[110]
由于对信息反馈的依赖更大于前馈计划，任务表现较缓慢	Missiuna et al., 2003[140]; Smyth, 1991[213]
因反应选择受损，有关的反应和运动时间减慢	Raynor, 1998[174];
在搜索和检索具有可靠定时的正确反应的相关过程中，反应潜伏期延长	Henderson et al., 1992[77]
时机把握、节律、力量控制差	Volman and Geuze, 1998[228]; Williams et al., 1992[240]
运动敏锐度、线性定位、重量辨别能力差	Hoare and Larkin, 1991[84]
兴奋性活动延长以及拮抗性活动延迟	Huh et al., 1998[85]
动力和力量降低	Raynor, 2001[175]
成功抑制动作的能力降低	Mandich et al., 2002[116]

需要计划、执行以及必要时需要纠正活动的多步骤的过程，上述观点似乎是合理的。此外，这些孩子的运动障碍可以解释为是知觉–动作联合障碍或者是感觉统合差[202,211,254]，包括运动系统对视觉和本体感觉信息的“映射”不良[143,184]。

有研究对运动障碍儿童的不同特点和分型进行评估，便于人们理解可能存在的感觉、知觉障碍。虽然对所确定的具体儿童群和各亚群的个别特点的研究有所不同[44,83,112,142,223]，但人们似乎普遍认为，有一群儿童表现出一种普遍的、往往是显著的知觉缺陷，包括视觉和动觉困难。但是，由于这些特定的知觉障碍并没有在所有运动障碍亚群中出现，因此这些研究更强调了DCD的异质性，并认为DCD患儿可能存在各不相同的运动协调性障碍，并且伴有不同的感觉、知觉障碍。

运动障碍。 DCD患儿行动笨拙且缓慢，并且移动时僵硬，动作不流畅[5,94,238]；他们经常会撞到物品和其他人，容易绊倒和跌倒[100]；他们平衡能力弱，尤其是在单脚站时无法保持平衡，且无法维持姿势，为了代偿姿势的不稳定，DCD患儿也许会运用许多联合运动[100]。体格检查时，经常会在DCD患儿身上观察到肌张力降低以及神经性的松软征象。将这些身体征象的出现与先前描述的可能的感觉障碍结合起来，让许多人猜测DCD患儿运动障碍的根源可能是错误的运动控制和运动学习过程。

运动控制障碍。 DCD患儿会在肌肉激活以及激活顺序中使用不恰当、低效率的神经肌肉策略，并在身体平衡受到挑战时[239]，使用异常的姿势控制策略[82,84,229,238]。根据文献描述，DCD儿童会出现主动肌和拮抗肌共同收缩的表现，这种肌肉组合的方法比其他同龄儿童效率低，并且不会随着年龄的增长而得到改善[151,175]。有运动障碍的儿童在运动时会倾向于“锁住”关节或将关节固定[175,201]，这种刻意的关节固定会导致动作流畅度降低[140]，形成僵硬、笨拙的动作表现[201]，并增加这些儿童在适应活动中环境变化时所需的时间[124]。关节的固定可以理解为是一种策略，来控制关节和肌肉的多个自由度以发挥更有效的功能。而那些在运动中“锁住”关节的DCD患儿更容易感觉疲劳[150]并且在任务中表现不一致[124,201]。综上，由于姿势固定以及肌肉激活和激活顺序异常，导致DCD患儿的低效率运动模式，且动作习得的熟练程度低于正常的同龄儿童。

当 DCD 患儿要完成够取物品的任务时，会使用与正常同龄儿童不同的神经肌肉策略，导致更慢和更多变的运动和反应时间，以及运动的不准确[77,88,111,224,236,240]。来自 DCD 亚型以及其他研究的证据指出，尽管 DCD 患儿主要表现为动作执行和控制的问题，但也有部分儿童的障碍与运动计划的过程有关[61,209,213]。

患有 DCD 的儿童表现出的步态差异也被认为是由于动作的多变性造成的[189]。在运动控制的有关文献中提到，DCD 儿童存在力量控制的减弱和多变以及时间精度方面（运动产生与时间感知）的困难[60,77,88,236,240]。

从广泛的运动控制研究中可以看出，与正常发育的同龄人相比，DCD 儿童在一系列不同的任务中表现出动作速度、时间和力量的变化，导致动作和运动控制模式的质量差异。在运动技能的执行过程中，当运动任务复杂且涉及空间不确定性时，DCD 患儿发现自己的运动错误并纠正的困难尤其明显。

运动学习障碍。DCD 患儿除了运动控制不足外，他们在运动系统方面还有其他受限，如在运动行为上缺乏适应性和灵活性[103]。这些不足以及其运动表现多变和不一致，表示他们在运动学习过程上存在困难[6]。

尽管 DCD 患儿能按时达到运动发育里程碑，但他们会在学习新的运动能力时遇到困难[76,124]。他们无法觉察运动任务间的相似性，所以不能将习得的能力从一个活动转移到另一个十分相似的活动中。此外，他们也很难将某一情境或情况下能做到的事推广至其他情况。以上这两个过程均反映了运动学习的一个早期的、更多涉及认知的阶段（查看第 4 章以了解更多关于运动学习的内容）[124,131,132]。根据运动学习理论，随着能力的习得，对于反馈的需求会减少并发生改变，对于本体觉和运动觉反馈的依赖会大于视觉信息输入[53]。

而 DCD 患儿仍会继续以视觉信息为主，就像仍处于运动学习的初级阶段。因此，DCD 患儿的运动表现有时会与比他们年幼的儿童相似。

有的文献描述协调障碍患儿还会以相同方式重复完成任务，不管这个任务是否已经成功完成[76,119]，他们似乎难以理解任务的要求以及这个任务的组成部分、难以解读环境线索以及根据任务需要做出最恰当的运动表现[65]。因此，他们不能有效运用过去的运动表现所形成的反馈为后续的动作做准备（提前准备），而且很难适应情景的需要[63,65,131]。有人提出假设，也许 DCD 患儿注意到了错误的线索，而没有去注意那些在活动反馈中更重要的方面[65]。另一些专业人员认为，DCD 患儿的问题可能是在运动任务中运用预期控制策略失败[238]，因此他们也许不得不大量依赖即时的反馈以及闭环策略来控制肢体活动[184,209]。

继发性损伤

肢体层面的损伤。尽管活动缓慢、笨拙是 DCD 患儿显而易见的典型表现，但那些不易观察到的运动技能也需要他们付出额外的努力，以及孩子们在适应和“微调”动作方面做出的努力[28]。因此，与最主要的运动协调性相关的继发性损害备受关注，它们包括了能量不足、疲劳以及力量、爆发力和耐力的下降[175,180]。DCD 患儿比同龄儿童更容易感觉疲劳，在每天快要结束的时候常感觉精疲力竭，因为他们在学校和家中参加活动时需要付出更多的努力[100]。经常会看到他们站立时倚靠在墙上或其他孩子身上，或无精打采、姿势懒散地坐着（图 17.1）。近期有充分的证据表明，DCD 患儿的力量和能力会随着时间的推移持续下降，在 6～9 岁间较为明显[175]。有人对 DCD 患儿的肥胖问题以及他们的运动障碍与心血管风险因素之间的关系进行了详细的研究[19,51]。我们在本章后续会进一步讨论，这些继发性后遗症是 DCD 患儿的体育和（或）休闲活动参与受限、社交机会减少、身体功能减退的前兆，而这些继发性损伤是可以预防的，对物理治疗来说是合适的治疗目标。

社交、情绪和行为层面的损伤。DCD 患儿通常会表现出相关的行为问题，会成为关注焦点，特别是在教室里[179]。DCD 患儿在校期间会表现得比较安静，沉默寡言，他们回避学校作业，会频繁出现“开小差”的行为[31,32,128]。或者，DCD 患儿会在课堂上表现出格，打断老师和（或）他人[120]。在体育课上学习新技能对 DCD 患儿来说始终是一种挑战，他们也许会试着通过表达身体不适或者表现出问题行为来回避参与这些课程。他们在逃避写作业时也会表现出各种“特殊行为”，如多次反复削尖铅笔、说话和提问、寻

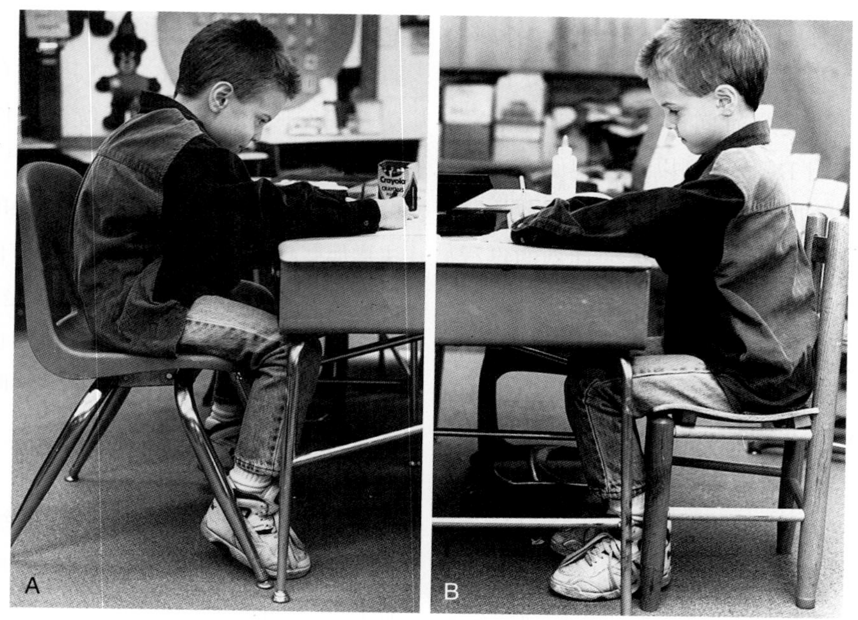

图 17.1 （A）这个孩子表现出不良的姿势，干扰了课堂活动中的精细运动。（B）桌、椅的改变改善了该儿童的坐姿，提高了他精细运动的准确度

求关注和影响其他儿童。在 DCD 患儿身上通常还能观察到对挫折承受力较低、动力不足和自尊心不足[204]，他们很容易就会放弃，有时会导致发怒、好斗的课堂行为。不论是在家中还是在学校里，任务的发起和完成对他们来说通常都是主要问题[128]。

和先前概述的身体缺陷一样，这些相关的社会、情感和行为障碍可能很严重，但并非不可避免，我们需要努力通过早期发现和管理来预防这些情况的发生。

活动受限

我们提出了身体结构和功能障碍，它们的实际意义是怎样表现出来的呢？DCD 患儿在掌握那些必须要学会的技能时往往最困难，尤其是那些需要精准和精确的手眼协调的技能，以及需要持续地监控反馈的任务会给 DCD 患儿带来巨大的挑战[132,216]，他会在精细运动、粗大运动中或者同时面对这两种活动时遇到困难[113]，在教室、学校操场以及家中都很容易观察到这些活动受限[31,128]。

精细运动活动受限

自理。DCD 患儿完成扣纽扣、拉上拉链、系鞋带、打开零食罐和果汁盒等自理活动的能力会低于同年龄儿童的预期表现。如系鞋带是学生在一年级时就需要熟练掌握的技能，DCD 患儿在系鞋带时会在步骤和顺序上出现困难，即使他们可能已提前练习了多次，但依然不能把系鞋带的步骤正确排序。当他们在其中一个步骤出错，就不得不从头再来，而不是返回上一步，或者他们可能会在每次系鞋带时遗漏不同的步骤（图 17.2）。在家中，家长会在 DCD 患儿使用餐具时注意到他们与其他孩子的不同，DCD 患儿很容易在喝水或者用汤匙舀液体时洒落。家长还会描述这些儿童在洗漱时出现问题，如洗澡、梳头、刷牙等[120,128,218]。在学校放学时，DCD 患儿通常会是最后一个穿上外套、保暖夹克和靴子并整理好书包准备回家的人。

学习能力。DCD 患儿在课堂内的精细运动障碍包括了书写障碍（图 17.3）[8,122]，他们书写的作业字迹难以辨认，字体大小不一，书写任务会消耗很大精力[188]；他们会频繁涂改作业，单词间距的控制不精确，字母构型存在异常[100]。他们在握铅笔和蜡笔时会比较笨拙，写作业时无法很好地让字对齐，铅笔时常会掉落，而且会出现由于用力过度而折断铅笔或戳破纸张的情况[28,100]。由于上述情况，老师和家长会注意到 DCD 患儿难以按时按要求完成家庭作业等学业任务，他们可能会很快敷衍完成任务，也有可能很慢完成。由于含有运动元素的学业任务通常需要更多的努力和注意力，DCD 患儿会变得很疲惫且容易受

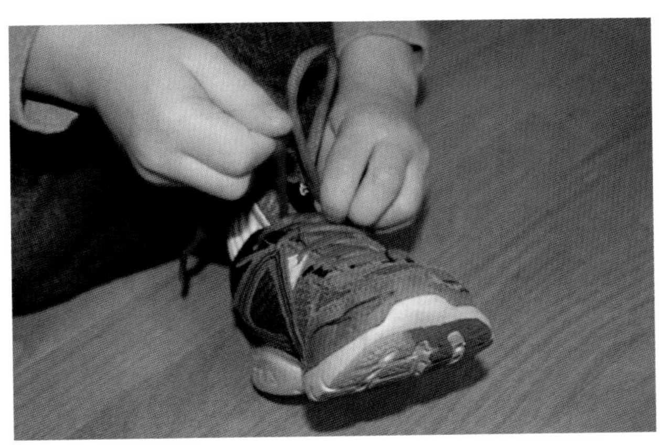

图 17.2　这个 8 岁的男孩还不能独立系鞋带。口头提示是“绕一圈，然后穿过去”。他忘了“绕一圈”，也忘了需要“再绕一圈”

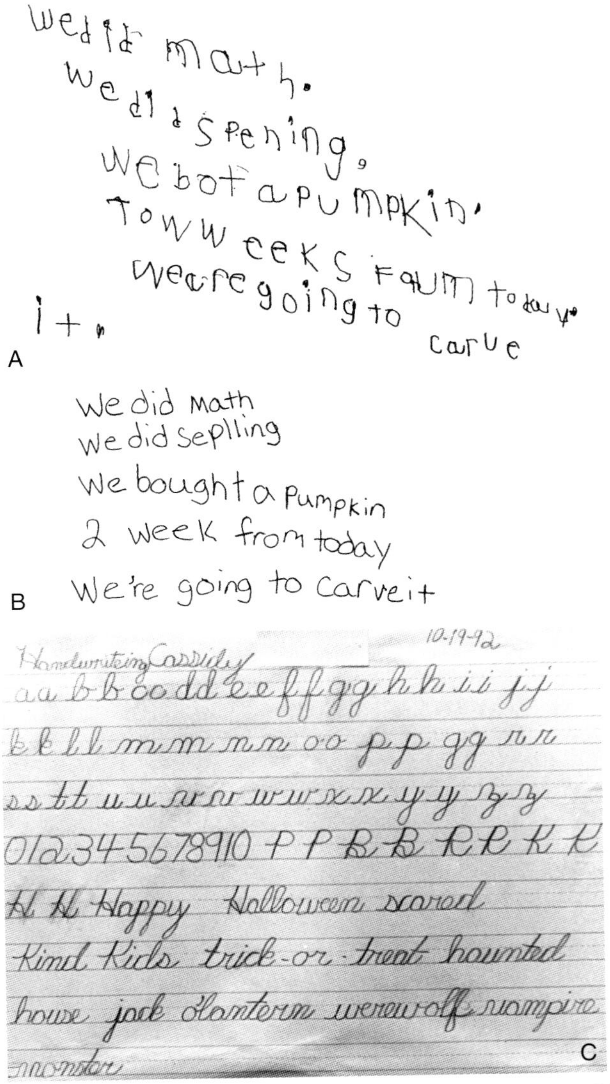

图 17.3 （A）有 DCD 以及学习障碍的三年级学生的书写样本。（B）随机选取的一个没有运动障碍的三年级学生的书写样本，用来进行对照。（C）另一个没有运动障碍的三年级学生的手写体书写样本，远高于一般三年级学生的预期表现

挫，因为他们完成相同任务时需要比同龄儿童更加努力。老师经常描述 DCD 患儿完成口头和书写作业时差异较大，抄写黑板上的内容、完成拼图、开关门把手和水龙头等精细运动任务的完成都会受到影响，许多 DCD 儿童会逃避去参加那些需要上色、剪纸、粘贴等任务的艺术课和手工活动 [120,134]。

综上，与正常同龄儿童相比，DCD 患儿在家里和在校园里都需要更多的支持和帮助以完成运动为基础的自理任务和学业任务 [129,218]。

粗大运动活动受限

由于缺乏较好的平衡能力和姿势控制能力，DCD 患儿在粗大运动中的灵活性和适应性都差。每次学习新能力时他们的反应可能会迟缓，如学习坐玩具车、骑三轮车或自行车以及荡秋千 [100,120,128]，在跑、蹦跳着走、单脚跳、双脚跳时协调性表现也比较差，在上下楼梯，尤其是当他们还需要躲避周围的人时就会存在困难（图 17.4）[8,31]。DCD 患儿在整个身体层面的手眼协调方面是有问题的，因此他们很难准确地完成抛、接、踢球 [4,5,26]。鉴于目前对于 DCD 病因学的理解，这些儿童球技差是由他们多方面能力差导致的，如需要判断应该使用多大的力气把球扔或踢到指定距离、协调肢体去拦截球的时机把握、当接球或击球时提前预测肢体位置，及在运动中根据需要调整肢体运动轨迹等能力。因此，DCD 患儿在完成这些任务时的表现像年幼的儿童。DCD 患儿在完成棒球、网球、跳绳等需要不断改变身体位置或适应环境变化的粗大运动功时，会更困难 [128]。在需要协调使用身体两侧的活动中（如跨越跳、挥动球拍、控制曲棍球棍）也会很困难 [128]。

根据 ICF 模型（表 17.3），DCD 患儿的粗大运动和精细运动活动受限可以理解为相关的身体结构和功能缺陷。我们理解这些潜在问题及其与日常活动表现之间的联系，有助于我们制订有效的、目标明确的干预方案。

参与受限

在 ICF 的框架背景下，DCD 患儿在学校和家庭环境中遇到的精细运动和粗大运动活动受限会导致他们的参与受限，妨碍他们获得肢体、社交、认知上最

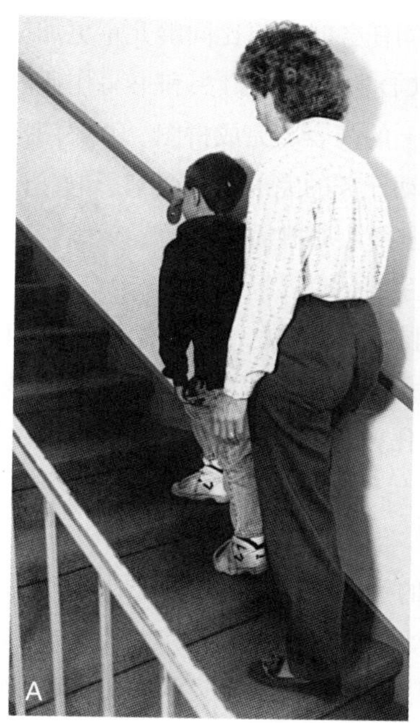

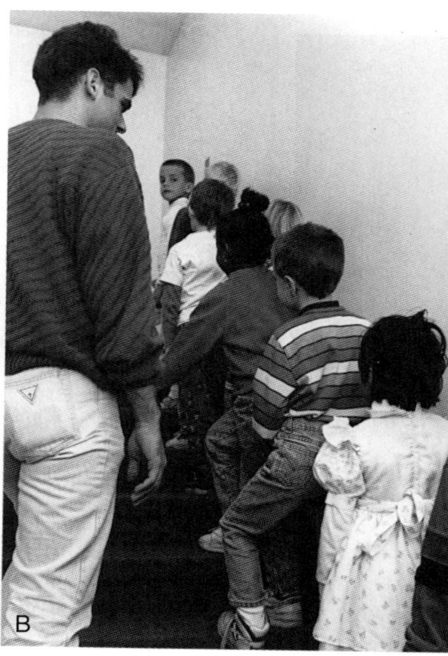

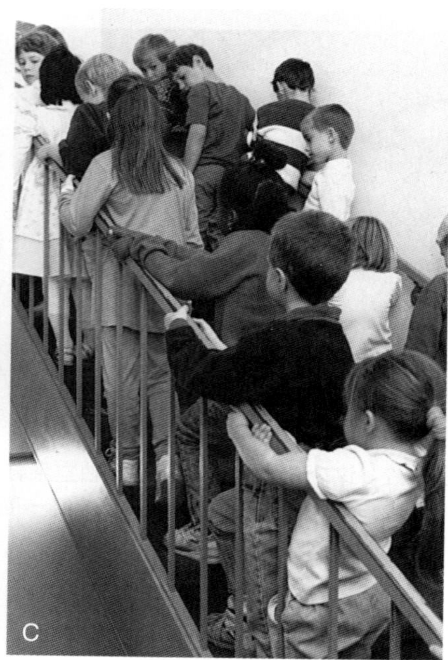

图 17.4 （A）由于在姿势和平衡方面的困难，上下楼梯的过程对 DCD 患儿具有挑战性。（B 和 C）当 DCD 患儿必须要在拥挤的楼道内躲避他人时，上下楼梯会更加具有挑战性

表 17.3 DCD 患儿活动受限和相关身体结构和功能障碍示例

活动受限	相关身体结构和功能障碍
自理活动	
进食：	
频繁洒落，进食凌乱	身体意识不足
经常倚靠在桌上	姿势性肌张力较低
进行涂抹、切割时刀具使用不当	用手操作存在困难
穿衣：	判断力度和距离、目标瞄准存在困难
动作缓慢而混乱	优势手 – 辅助手使用差
扣合（纽扣、拉链）方面有困难	身体意识和本体感觉差
衣物穿着扭曲或者穿反	缺乏平衡
穿鞋时左右不分	手指灵活性和肌力不足
	触觉感知、排序能力存在困难
学业活动	
书写：	
书写缓慢，字迹不易辨认	肌肉张力和姿势问题
握笔姿势笨拙	精细运动控制差
完成作业量减少	过度依赖视觉信息输入
频繁涂擦修改	使用其他注意力资源来保持姿势
逃避性行为	语言和学习的问题
在桌前 / 在课堂上的坐位：	肌肉张力低，易疲劳
姿势懒散	姿势控制减弱
抱着头	身体意识不足
倚靠他人，甚至躺下	需要边界来增加感觉反馈
扭动、摆动身体	需要运动来保持肌肉活动
从椅子上摔倒	
体育和休闲活动	
球类活动：	
打不中球或被球打到	对多自由度的运动管理不善
反应慢	把握时机的问题
不能跟上节奏	纠错困难、归纳泛化能力差
疲劳	对身体位置的注意存在困难
被动（看得多玩得少）	在应对机制中被动响应
与大人的互动多于与同龄儿童的互动	需要避免失败和受羞辱的可能性

佳发育的机会 [114]。当询问 DCD 患儿的家长他们的担忧是什么时，他们通常会认为是孩子的参与受到限制 [182,200]。由于运动障碍，DCD 患儿对体育活动兴趣降低，常常在年幼时就开始远离并逃避运动和体育活动 [21,180]。由于他们在校完成自理任务存在困难，他们通常会晚到操场进行课间休息，这限制了他们参与体育活动，更进一步减少了与他人进行肢体和社交互动的机会。

运动障碍儿童在肢体活动的方面面临的更复杂的挑战是，他们通常不知道如何参与体育游戏，也不理解游戏规则 [100]，这限制了他们和同龄儿童一起参与体育和社交活动。在团队游戏中选择队友时，他们通常会在最后才被选择，而且别人不会邀请他一起游戏 [120,231]，因此这些儿童很快就会被其他同龄孩子孤立 [100]。DCD 患儿在与同龄儿童相处方面通常都有困难 [100]，也许是因为同龄玩伴不会邀请他们参加以运动为基础的活动，也许是因为他们笨拙、无法预测的肢体活动会干扰自己与玩伴的游戏体验 [120]。DCD 患儿通常更愿意在旁边观看别人游戏，而不参与其中；他们更喜欢在操场周围闲逛或者与老师交流，不主动参与同龄玩伴的游戏和进行社交 [96]，这些行为表现也许和自信心不足有关 [169]。由于社交机会的减少，DCD 患儿往往没有学会社会环境中的“直觉”规则 [100]。

个人因素

DCD 患儿经常自我限制参与，他们觉得自己跟其他孩子相比能力不足，自我价值感较低，有更多的焦虑 [154,204,255]。DCD 患儿在粗大运动能力方面的不足导致他们不愿意参与及逃避对运动能力有要求的游戏，因而变得更不健康，并愈发逃避体育活动；而逃避对精细运动能力有要求的游戏会导致他们缺乏练习的机会，妨碍后续的学业能力发展。DCD 患儿家长反映，孩子在运动能力方面的障碍越大，他们就越不愿意去参与体育活动 [160]，自我限制下的孤立将会变成一个恶性循环，即能力发育不足 – 能力练习不足 – 表现欠佳 – 更加孤立 [167]。

环境因素

对于年幼的儿童来说，由于环境存在较大的正常变化范围，因而更容易包容他们的运动障碍。儿童在早期出现的运动不协调的体征，也许会被看作是部分正常的发育性笨拙或者是正常范围内的发育成熟稍慢。当学龄前儿童入学成为小学生后，同龄儿童、家长、教师和（或）社区内人员也许会建立一些没有根据的限制、人为的阻碍或者严格的期望 [170]。如果体育课或者社区内的兴趣小组对于诸如棒球、篮球或者舞蹈课等团体活动会严格地坚持他们的评判标准，那么 DCD 患儿就无法和同龄儿童一同参与其中；当家长因为担心孩子受伤而限制他们前往某些场所游玩或参与某些活动时，就会形成另一种阻碍，有可能会影响孩子与同龄朋友之间的关系；如果家人会因为孩子难以使用餐具、进食凌乱而不愿和孩子一起在餐厅吃饭或者和亲戚、朋友一起外出吃饭时 [218]，那么就会减少孩子去某些场所的机会，并过度限制了他们的社交活动。室内的操作性游戏也会遇到相同的问题，如果儿童在精细运动能力方面受限，他们在进行涂色、剪纸、堆叠物品、用纸进行想象性游戏、操作小件玩具、搭积木时会十分困难。当儿童不允许玩耍调适过的玩具或者他们的期望不被接受时，儿童的经历就会被人为地限制。

前景信息

PT 的作用

PT 擅长观察儿童的粗大运动活动表现，能帮助确认儿童是否存在运动表现不足，以及进而导致的活动和参与受限。PT 能够在 DCD 患儿幼年时就观察到他们缺乏适应的灵活性和运动前的组织能力，会有“锁住”关节等 DCD 患儿的特征 [140]，这些观察结果能够促进 DCD 的早期诊断，预防继发性损伤的发展。PT 能够为 DCD 患儿及其家庭提供宣教和指导，鼓励儿童参与到正常的童年活动，降低他们在生理健康、自尊心、自我效能、社会参与等在早期就能关注到的方面出现问题的风险 [11,82]。

确认并转介至物理治疗

对于 DCD 诊断的识别取决于肢体、社会、个人态度因素对学习运动能力的影响程度。尽管从理论上来说，DCD 的表现可以在出生后就出现，但儿童的发育进展会根据早期所提供的不同环境和任务需求而有所差异，因此对DCD患儿来说，明确的发病年龄仍各不相同。由于DCD是一种影响运动能力发育的疾病，运动障碍儿童通常直到入学年龄时才会完全表现出功能障碍，他们在入学前的受限可能会被认为是“发育较慢”或者是暂时性的不同。然而，随着DCD患儿达到入学年龄，他们会愈发不能忍受自己在日常活动中的差劲表现，直到这些孩子需要在运动速率、时机把握、力量把控方面有适应能力并以此来学习和使用各项能力时，他们的协调障碍才会明显表现出来。此外，就像上文提到的那样，继发性损伤以及共患病情况的出现会使DCD的确诊过程更加复杂。

通常来说，运动障碍儿童会通过两条主要渠道确认并转介至物理治疗——健康医疗系统或者教育系统。通过医疗系统渠道转介而来的运动障碍儿童，可能已经检查过潜在的肌肉骨骼系统或神经系统隐患，包括韧带松弛、肌张力低、异常步态以及早产或出生低体重儿的常规检查结果等方面[152]。而通过教育系统渠道转介来的运动障碍儿童，通常是因为他们的不良运动表现对学习有负面影响。在以上两种渠道内对儿童的运动障碍进行初步确认的专业人士包括首诊医生、社区内儿科医生、医院和新生儿科内的医生、授课老师、体育老师、资源教师、教育心理学家以及作业治疗师（occupational therapist, OT）。尽管这些运动障碍儿童有一部分会通过健康医疗系统确认并转介至物理治疗，但大部分儿童仍是通过教育系统途径转介至物理治疗并检查相关的运动障碍。

尽管通常来说家长会较早地意识到自己孩子的活动受限和参与受限[2,182]，但学校老师和特教老师能在学校里注意到这些儿童的能力发育不足及其对课堂作业和整体学习表现的不良影响，因此他们可能会更早地将这些儿童转介至康复专业人士[217]。由于课堂上明确的、固有的要求是希望儿童精准运动能力持续增加，以及儿童活动所需时间的范围逐渐缩短，所以这些要求和框架条例会给DCD患儿施加压力并使他们的活动表现受限。实际上，DCD患儿直到他们在学习表现方面开始出现问题时才会被发现，并且他们在5岁前通常不被确诊[122]。此外，老师会有更多的机会将运动协调不良的儿童与正常发育的同龄儿童进行比较。在学龄期，儿童的书写交流不良通常首先被老师发现，因此这些运动协调不佳的儿童更容易会被认为有书写障碍而被转介到OT那里接受干预。然而，儿童的书写交流不良通常只是“冰山一角”，因为这些儿童在教室里、在操场上、在家中还会经历其他方面的挑战。在学校里，运动障碍儿童可能会被转介至PT，在体育课程制定、安全事项、肌力和耐力方面接受帮助。在教育机构内工作的PT，其优势在于他们能在正常环境中观察儿童参与日常功能性活动的表现，并与授课老师、体育老师进行及时沟通，收集儿童在运动方面问题及其严重程度的信息。之后，恰当的物理治疗评估可以让PT更全面地观察这些儿童在教室里、在课间休息时以及在体育课上的功能表现和他们面临的功能障碍。如果儿童有DCD的可能并被转介至诊所接受检查，那么治疗师需要与家长和老师就儿童存在的运动障碍进行深度会谈，观察儿童如何完成功能性活动，以此来准确判断儿童在身体结构和功能以及活动受限方面存在的问题。

检查和评估

既往史和系统回顾

考虑到DCD的异质性，我们在进行物理治疗评估时要非常注意对于多种信息资源的利用[136]，PT需要将儿童的运动发育和医学背景（妊娠、分娩、先前和当前健康状态）作为儿童既往史的一部分进行收集；先前的肌肉骨骼和神经肌肉检查报告结果，以及从家庭和校方了解到的儿童当前功能状态的发育史等信息也需要一并收集。在诊断过程中，PT必须要将DCD患儿的运动表现与其他运动障碍患儿的表现加以区分。协调性较差和（或）运动发育迟缓的儿童在早期进行转介时，可能会有诸如脑性瘫痪、肌营养不良、全面发育迟缓或者DCD等诊断。PT需要根据协调性障碍的根源进行评估假设，为此可运用一些关键性问题来帮助自己聚焦于对不同运动表现模式的区分。对幼年儿童来说，重要的是在系统回顾时询问和观察以下几点：①儿童是否有肌张力增高或波动的迹象？（可观察到的肌张力变化可能会提示有脑性瘫痪的情况。）②从本质上来看，儿童的发育迟缓是否是整体的，而不是仅出现在运动方面？如果出现这种情况则有可能是整体发育迟缓（对学龄前儿童和学龄儿童来说，问题可能会围绕是否存在协调性欠佳的既往史）。③目前的这些障碍是否从幼年开始就已出现？④这些运动方面的问题是否随着时间逐渐加重？⑤先前已获得的运动能力是否有缺失？（如果存在这样的情况，则有可能会提示有肌营养不良的情况。）（关于本段内出现的这些特定诊断，可以在本书中查阅相应章节，了解更多鉴别诊断的信息。）

下面的举例将会介绍我们为运动障碍儿童进行评估的过程。在以学校为基础的服务提供环境中，一个正常的初次转介可能会由体育老师发起，这次体育老师转介的是一名经常跌倒的 5 岁幼儿园学生 Sarah。为何 Sarah 会比同龄儿童出现更多的跌倒，最初的假设有以下几个：①她跌倒是因为有轻度的脑性瘫痪、痉挛性双下肢型脑性瘫痪或者偏瘫型脑性瘫痪；②她的跌倒是肌营养不良的早期症状；③她患有 DCD；④她的跌倒是 ADHD 的典型表现，因此她易冲动、容易分神、会撞向他人或物品；⑤她穿的鞋太大因此会被鞋带绊倒；⑥她有知觉或视觉障碍。关于 Sarah 所面临问题的潜在原因，我们列出了数个工作假设，接下来非常重要的是开展进一步的评估和观察，并根据需要转介至其他医学专业人士。

我们通过直接观察 Sarah 在操场上活动和在体育课上的表现，可以排除跌倒与鞋不合脚的联系（假设 5）以及与 ADHD 的明显冲动行为和注意力不集中的联系（假设 4）。通过更多的观察，我们可以确认 Sarah 有 Gower 征阳性和腓肠肌较大，提示需进一步临床转介以判断是否有肌营养不良（假设 2）。我们在 Sarah 游戏时观察她的运动模式，也许会发现对称的协同反应，即髋关节内收且内旋，膝关节屈曲，踝关节跖屈（提示痉挛性双下肢型脑性瘫痪，假设 1）；也有可能发现一侧的肩关节后缩、内旋、内收，肘关节屈曲，前臂旋前，腕关节和手指屈曲，髋关节内收、内旋，膝关节屈曲，踝关节跖屈（提示偏瘫型脑性瘫痪，假设 1）。如果我们在整个观察过程中都没有发现以上情况，那么 Sarah 确诊为 DCD 的可能性就会增加（假设 3）。

在自然发生的情景下直接观察儿童的功能性活动是物理治疗评估中很重要的一部分。如果评估必须要在医院或者诊所内进行，那么我们同样要在一个嘈杂、让人分心的、节奏较快的环境，如在繁忙的休息室或者儿童游玩区域中观察儿童的行为和活动表现。例如，同样是穿上外套这件事，如果是在一个被 25 个 7 岁小朋友包围且狭小的空间，小朋友们拥挤着都准备穿好衣服去室外进行课间休息，在这种情况下完成穿衣任务，与在一个安静房间内、有一位大人始终给予积极鼓励的情况下去完成有很大不同。在前者这样更加常见的环境下完成穿衣任务，能够真实地反映儿童完成活动任务的能力。

从家人（及教师）处收集更多信息是非常重要的事。家人也许会描述 Sarah 从小时候就有整体上的不协调，包括言语发育落后、进食时会把周围变得杂乱，以及整体上的动作笨拙且没有与神经系统损伤有关的医学诊断（提示假设 3）。如果我们怀疑一个儿童有表现出 DCD 的特征，那么我们也会对儿童的其他发育问题（精细运动、自我照顾、休闲活动）提出疑问。我们应向家人询问在家中是否有观察到 Sarah 在操作纽扣、使用餐具、系鞋带方面存在困难。家长可以向我们提供信息，让我们了解 Sarah 完成运动任务所需的精力程度以及 Sarah 是否能参与有条理的运动或其他体育活动。家长访谈（与老师提供的信息相结合）能够帮助确认儿童在学业成就或者日常生活方面有明显的问题，而这正是 DCD 的一个关键诊断发现。

PT 为儿童进行直接检查和评估，也许能确认儿童的肌张力偏高且随着快速的移动而增加（可能有脑性瘫痪诊断，假设 1）。另一方面，如果在评估中发现肩关节、肘关节肌张力较低，膝关节过伸，那么 DCD 又会成为有效的假设（假设 3）。如果在肌肉检查中发现腓肠肌较弱且有假性肥大，那么肌营养不良的假设就会得到支持（假设 2）。在直接检查和评估期间，治疗师也许能将儿童最突出的活动受限与难以听从指令完成动作任务或者与较难将注意力集中在任务上联系起来，DCD 患儿通常不能模仿身体姿势，也不能跟随 2～3 步动作指令，这些儿童在进行标准化评估时，也许会需要频繁的动作示范以及肢体辅助。

测试和评估

初步筛查。为了确认儿童的运动障碍、尽早开展有效的介入，使用有信度和效度的筛查工具至关重要。为了实现这一需求，我们开发了一些筛查工具来帮助家长、老师以及儿童自己，引发他们对于运动问题的感知。

家长报告。家长了解自己孩子的发育史，在多种环境下观察过孩子的功能表现，因此在筛查可能存在的 DCD 时能够提供重要的诊断信息[56]。发育性协调障碍问卷（The Developmental Coordination Disorder Questionnaire, DCDQ）[245]是一个家长报告型的筛查工具（在 ICF 框架中的活动分级），可以用来评估儿童的运动协调障碍对功能造成的影响。作为一个筛查工具，DCDQ 能帮助临床医生判断是否要为儿童开展进一步更深层次的运动协调性评估。DCDQ 一共有 15 个测试项目，近期它进行了修订并把名称更改为 DCDQ'07[243]，适用人群从原先 8～14 岁儿童的家长，拓展至 5～15 岁儿童的家长。DCDQ 的各个测试项目均描述了运动受限儿童经常遇到问题的任务（如接球、汽车、书写等），并要求家人将自己孩子的运动协调性表现与同龄儿童进行比较，在 5 分制的表格上打分，打分结果得出的百分位数能帮助临床医生判断儿童是否有明确的运动障碍，还是"疑似"有运动障碍，或者是不太可能有运动障碍。DCDQ 的完成速度较快，能为家庭医生寻求 DCD 诊断（如 DSM-5 中的标准 B）[3]，在儿童的运动协调困难对日常生活活动的影响方面提供有价值的信息。对于 DCDQ 原始版本的研究，为 DCDQ 测试项目的内部一致性和结构效度提供证据；研究中有使用儿童活动能力评估工具（Movement Assessment Battery for Children, MABC）中的运动障碍测试[78]以及布尼斯动作熟练度测评（Bruininks-Oseretsky Test of Motor Proficiency, BOTMP）[15]这两个评估工具来为 DCDQ 的效度提供依据；研究还表明，DCDQ 原始版本在几个不同的国家中，对于鉴定有 DCD 风险的儿童人群和无 DCD 诊断的儿童人群具有较高的敏感度和特异性[35,38,67,194]。DCDQ 的更新版本 DCDQ'07 是以从加拿大阿尔伯塔省采集而来的以人群为基础的样本发展而来，并在正常发育儿童、有协调障碍儿童和疑似有协调障碍的儿童人群中得到验证。新版 DCDQ'07 同样具有较高的敏感度和特异性、结构效度以及同时效度[243]。最近关于 DCDQ 中与标准相关的心理测量学特征的研究，其结果存在争议[22,109]，这从某种程度上来说，是因为 DCDQ 评估的是协调性欠佳对儿童功能上的影响，然而这些用来和 DCDQ 进行比较的规范标准则是直接评估儿童在活动能力表现方面的困难。DCDQ'07 可以在网络上获得且不需要收费（http://www.dcdq.ca/pdf/DCDQ_Administration_and_Scoring.pdf），它已被翻译成多种语言，在多个文化背景下均经过验证[27,96,145,173,222]。此外，DCDQ 也有进行修改后适用于学龄前儿童的版本（The "Little" DCDQ）[177,244]和成人的版本（成人发育性协调障碍 / 运用障碍评估清单，Adult Developmental Coordination Disorder/Dyspraxia Checklist, ADC）[101]，对于这两个版本的心理测量学特征的评估在持续进行中[101,244]。

尽管老师能识别出部分儿童患有 DCD，但他们在某些案例中仍有不准确的情况[46,92,157]。在一个针对 9～11 岁儿童的研究中，课堂老师只能在 DCD 患儿中识别出 25% 的儿童患有 DCD，而体育老师只能识别出 49%[159]，这一差异在一定程度上是因为这两种老师在两种不同的环境下基于自己的观察进行识别，也有可能与老师无法观察到所有包含在评估清单内的功能性任务有关。在这个研究中使用的教师评估清单（ICF 中的活动分级）是儿童活动能力评估工具评估清单（Movement Assessment Battery for Children Checklist, MABC-C），它对老师来说比较费时，因此同样有一定的受限和不足。关于这个评估清单的心理测量学特质方面的研究，其结果喜忧参半。研究结果表明，MABC-C 能表现出其内部一致性和结构效度，当它与 MABC[78] 运动障碍测试进行比较时能表现出其同时效度[196]。然而，在研究中有注意到 MABC-C 的敏感度不足，意味着许多有潜在运动问题的儿童有可能没有被鉴别出来[92]。近期，MABC-C 进行了修订（MABC Checklist-2）[79]，其中评估项目有所减少，并有了新的由 395 名儿童建立的标准化样本。对新修订的评估清单来说，测定其心理测量学特质尤为重要，这决定了儿童突显出来的问题是否能得到解决和处理。尽管 MABC-C 有上文提到的这些受限和不足，但它能帮助我们在与老师确定儿童的功能障碍时指导我们的交流和讨论内容。

近期，儿童活动量表－教师版（Children Activity Scale for Teachers, ChAS-T）已开发出来，可以用来评估 4～8 岁的儿童[188]；此外，运动观察量表－教师版（Motor Observation Scale for Teachers，MOQ-Scale）

[先前名叫 Groningen 运动观察量表（Groningen Motor Observation Scale）] 进行了修订并建立了新的常模[192]，这个量表清单是给那些为 5～11 岁儿童上课的老师使用。评估这些量表信度、效度的工作均尚处于起步阶段[188,193]。在更多关于这些教师评估清单的效度研究出现之前，我们仅依靠课堂老师或体育老师的判断来识别 DCD 患儿时需要格外小心谨慎。

儿童自我知觉、偏好、身体活动量表（Children's Self-Perception of Adequacy in, and Predilection for, Physical Activity Scale, CSAPPA）[72] 是一个精简的评估量表，它由 19 个测试项目构成，通过儿童自评的方式评估儿童在体育活动方面的自我效能评价，适用于 9～16 岁儿童。比较特别的是，CSAPPA 是一个参与量表，它评估的是儿童对于自己是否能充分参与活动的察觉，以及希望参与活动的欲望。CSAPPA 包含 3 个子测试：参与活动是否充分的自我觉察、体育活动的偏好以及体育课的乐趣。CSAPPA 使用结构化的选择题形式，儿童可以根据题目中的两种表述选项，选择最能描述他们情况的一项（例如，"一些儿童在参与竞技游戏时会在最后才被选择为玩伴"与"另一些儿童在参与竞技游戏时通常会第一个就被选择为玩伴"），随后再选择这个选项的表述是否真实或者是非常真实。CSAPPA 有较高的再测信度、预测效度和结构效度，它主要以调查研究为目的，已在大量学龄儿童群组中使用并进行筛查，评估得分与一般的标准化运动能力评估得分吻合[73]。部分调查研究认为 CSAPPA 能在诊所中用作鉴别用途[20,23,73,74]。尽管当我们筛查儿童的运动障碍时可以仅使用 CSAPPA 中的子测试，但我们可以运用该评估量表中其他关于儿童运动表现方面的信息，来增加该评估量表的特异性[23]。

无论使用哪种筛查工具（家长报告、教师报告、儿童自评），我们需要注意的是，筛查工具仅仅是确定可能存在的 DCD 诊断的第一步。如果通过这些筛查工具之后发现儿童有运动障碍的可能，则应该进行更多详细的、适用于 DCD 患儿的测试和评估来确定这些运动障碍（标准 A）[216]。当使用多项评估工具后均确定了儿童的运动障碍（如用于初步筛查的检查清单、问卷及运动能力测试），我们仍需要明白的是，不同的评估工具评测的是不同的概念，包含儿童的能力（儿童能做什么，这可以通过标准化评估工具测评得知）以及儿童的实际表现（儿童在日常生活、不同场景和环境下能做什么）[35]。非常重要的一点是，我们要了解评估工具的优势和不足之处，并根据评估目的挑选适合的工具，各个不同的评估工具都能提供有价值的信息，帮助我们了解儿童所面临障碍的全貌。

常模参照测试和评估

DSM-5 界定标准中有一条是：儿童的运动协调性明显低于儿童生理年龄的预期[3]。因此，我们必须要使用标准化的常模参照评估来判断儿童面临的运动困难与同龄儿童相比是否落后。目前，尚没有公认的标准来鉴别 DCD 患儿的粗大运动落后[38,95,113,136]，从某种程度上是因为 DCD 的异质性和共患病的频繁出现。我们一定要注意到的是，研究发现，使用不同的、专为 DCD 患儿设计的标准化量表鉴别出 DCD 患儿的数量和类型，其结果不一致[38]。因为没有金标准来鉴别儿童，研究人员通常会使用一种以上的评估工具来确定调查研究中 DCD 患儿的样本[252]。我们一般会建议给 DCD 患儿进行的检查应包括大量详细的信息，如标准化测试、功能性任务分析，以及在自然环境中评估儿童完成任务的能力[38,136]。下文会描述多种适用于 DCD 患儿的评测工具，更多关于常模参照的标准化量表的信息可以在第 2 章中查阅。

我们通常不会为 5 岁以下的儿童确诊 DCD[11]，但非常重要的是我们仍要鉴别那些在早期就表现出运动能力落后的儿童，哪些儿童有可能会患有 DCD，哪些儿童会需要持续的监控、介入以及再评估[140]。Peabody 运动发育量表（第 2 版）（The Peabody Developmental MotorScales–Second Edition, PDMS-2）[55] 是一个适用于年龄范围在出生后至 71 月龄之间儿童的评估和诊断工具，可以用来监测在这个年龄段有 DCD 风险的儿童。

儿童运动能力评估工具（第 2 版）（The Movement Assessment Battery for Children, MABC-2）是一个常模参照评估量表，它由许多测试项目构成，适用于疑似 DCD 的学龄儿童[11]。MABC-2（ICF 框架中的活动层级）包含 3 个部分，每个部分包含 3 个年龄段，各有 8 个测试项目，这 3 个年龄段分别是：3～6 岁、7～10 岁以及 11～16 岁，而这 8 个测试项目分为3类：手灵巧度（3个测试项目）、瞄准和抓取（2个测试项目）以及平衡能力（3个测试项目），测试项目中的活动有串珠、插钉板、抛接沙袋、单脚站立、双脚跳、单脚跳、足跟足尖走等。测试得分可用来判断儿童的表现是否在正常范围内、儿童的运动表现是否处在临界线上或者有落后的风险、儿童是否存在运动障碍以及儿童的运动障碍是否明显。当儿童通过MABC-2评估后显示其表现有DCD的风险，那么他将会被监测并再次评估其运动能力发育的进展。如果在后续随访中发现儿童的运动能力进展依旧达不到适龄的水平和（或）处于怀疑的水平，那么该儿童就有必要接受治疗介入。当MABC-2得分结果显示儿童存在运动障碍时，我们会建议家长和家庭医生一起跟进这一情况，排除掉其他导致运动障碍的医学原因以寻求DCD诊断（可查阅本章节中的后续内容，了解DCD的长期管理），并接受治疗介入。治疗介入的形式以及地点取决于众多因素，包括运动障碍的严重程度、儿童及家庭的治疗目标，以及特定的功能障碍。我们在考虑治疗介入时，无论在任何情况下都应将儿童接受教育包含在内，并确保在儿童生活中其他重要方面的咨询（可查阅本章节中的后续内容，了解DCD的治疗介入）。

MABC的原始版本能表现出较好的再测信度，与BOTMP（Bruininks-Oseretsky Test of Motor Proficiency，运动能力试验）相比较也能表现出较好的同时效度[38,39,78]。此外，在世界范围内有大量的研究表明，MABC鉴别出的DCD患儿，他们的发病率与MABC的预测结果一致[185,207,252]，评估MABC使用情况的研究证据已有不少，将会持续稳定地增加。Geuze和其同事[62]调查研究了176篇出版文献并发表了一篇文献综述，其结论是：尽管MABC的活动评估中遗漏了很重要的一部分——书写[216]，但它依旧是最适用于DCD患儿的评估工具。关于新版的MABC-2，有2个由该测试的开发者进行的调查研究，结果表明MABC-2有尚可接受的再测信度（当评估较小年龄段的儿童时信度欠佳），而其他信度的信息则无法获得[79]。尽管近期在有关于MABC-2测试版本中较小年龄段和较大年龄段的调查研究中提供了部分组间信度、组内信度以及再测信度的证据，但是该研究也表明，将测试项目翻译成其他语言、跨文化测试、评估工具中单一年龄段的使用等问题都已被证实会影响研究结果。至今，MABC-2的结构效度和同时效度依旧没有证据来明确证实[14]。有其他涉及这些心理测量学特质的研究正在出现，研究包括了MABC-2与MABC-C、BOT-2相比较得出的同时效度，以及对再测信度的进一步调查研究[199,208,226]。

MABC-2与其他评估工具相比有不少优势，比如它所覆盖的年龄段从3岁至16岁，但因为评估人员只会为儿童提供适龄的活动，所以评估时间较为简短。MABC-2的原始版本MABC，与BOTMP相比能鉴别更多有协调性障碍的儿童[43]，且能更容易地鉴别出其他有学习问题或者注意力问题的儿童[38]。MABC-2的重要贡献之一就是它将儿童活动行为的定性描述符（如障碍水平的描述）包含在内，治疗师可以在执行每一个测试项目时重点关注这些描述。MABC-2包含了一个行为检查清单，有助于我们了解儿童的动机对测试结果以及测试参与依从性的影响。MABC-2的这些特点对医生来说十分有价值，能帮助他们鉴别运动障碍儿童或者疑似有运动障碍的儿童。尽管MABC-2表现出许多临床益处，考虑到MABC-2的心理测量学特质尚未明确证实，我们仍鼓励治疗师使用包括MABC-2在内的多种信息资源来帮助制订临床决策[14]。

单一项目活动水平测试和评估

尽管运动障碍的初评能够筛查并确认儿童明显的运动障碍，但这些初评中使用的评估工具仍不能提供该儿童在运动功能方面的完整剖析[89]，无法了解哪些方面是治疗计划和介入的重点[234]。此外，DCD的定义强调了它关注运动协调性障碍对日常生活功能的影响，说明我们在为DCD患儿进行全面评估时应包含对儿童在自然环境中完成功能性活动及日常活动能力的评估。仅有少部分评估工具会关注这些功能性活动及情景活动能力，例如Vineland适应行为量表（第2版）（Vineland Adaptive Behavior Scales, Second Edition, VABS-Ⅱ）[214]。当儿童出现继发性肢体障碍并严重影响到儿童活动和参与时，在儿童的身体结构和功能层级（如肌力、身体素质评估）进行其他评估就非常重要，这有助于重点针对这些继发性问题来制订治疗介入方案[56]，可以查阅第2章以了解更多关于单一项目活动水平结果评估的信息。

协助 DCD 的诊断

尽管正式为儿童下 DCD 诊断并不在 PT 的工作范围内，但是 PT 可以运用检查和评估的结果，识别潜在 DCD 儿童的运动和行为特点，因此 PT 作为一个理想的角色，能为儿童的就诊医生考虑 DCD 诊断标准 A 和 B 提供有价值的信息 [3]。DSM-5 中 DCD 诊断标准 A 要求：儿童必须存在明显的运动发育落后，但这一标准难以在诊室中进行判断 [3]。而 PT 能够观察儿童表现，为儿童进行运动落后相关的测试，并为儿童家庭和医生提供相关信息。DSM-5 中 DCD 诊断标准 B 要求：儿童的运动障碍肯定影响到他的学习、自理、休闲和游戏。PT 可以从家长、老师和儿童这里收集信息，了解儿童难以完成哪些任务，并把这些信息转告医生。

尽管健康专业人士在将观察到的运动障碍标记为 DCD 时会犹豫不决，但我们有充分的理由和需求来鉴别和识别 DCD，并且有强有力的证据表明 PT 在促进识别运动障碍方面有很重要的作用 [138]。DCD 对于儿童和其家庭都会产生非常重大的影响 [133,134,218]，家长的担忧时常无法被倾听和了解 [2,182]，当他们在为这些担忧寻求解答时，他们通常会对医疗系统和教育系统感到失望 [56]。在儿童完成家中日常生活和学校作业方面，整个家庭的压力将会显著增加。家长不仅会意识到自己的孩子从幼年时就已开始经历这些困难 [1,2,182]，而且始终在寻找解决方案和相关有帮助的资源，一旦他们对于儿童所面临的困难有了进一步的了解后，他们会有如释重负的感觉。近期研究表明，家长在自己的孩子确诊为 DCD 之前，通常会接触多位教育专业人士和（或）健康专业人士，为自己的担忧寻求解答 [2,134]。

促进确诊对于继发后果，尤其是儿童自尊问题的预防尤为重要。明确的诊断能够帮助儿童接受教育和治疗介入，为他们提供便利调整，让家长能去寻求相关资源。此外，明确诊断能够帮助促进患儿家庭与家庭医生之间的长期关系。随着儿童的生长发育，对于他们潜在的继发性问题的随访十分重要，与家庭医生的长期关系也有助于该家庭医生鉴别其他常与 DCD 共存的发育性疾病（如表达性和接受性语言障碍、注意力缺陷障碍），随后即可根据需要转介至其他适合的健康专业人士。如果怀疑儿童有 DCD 的可能，PT 应提议该家庭前往初诊医生处看诊。

转介至其他专业

正如本章中已讨论过的那样，DCD 不应被假定为单独存在的运动障碍，儿童有必要接受以下专业人士的检查：①当确定有神经肌肉或者肌肉骨骼问题时，需要接受家庭医生或神经科医生的检查；②当精细活动、自理、动作计划方面需要进一步检查时，需要接受作业治疗师的评估；③当观察到有口头言语、口部肌肉障碍或潜在的认知 – 语言障碍时，需要接受言语和语言病理学家（speech and language pathologist）的评估；④当面临智力或者行为问题时，需要就诊心理医生；⑤当需要更全面的粗大运动能力训练时，需要适配的体育老师的帮助。

治疗介入

直接干预方法

根据 ICF 模型，物理治疗介入旨在治疗损伤、减少活动受限和（或）提高活动参与 [251]。在过去，针对 DCD 患儿的治疗介入，其目标主要是通过提高那些被认为能改善运动表现欠佳的方面，如儿童的感觉处理能力（视觉、运动觉）或是患儿的运动能力（平衡、肌力），从而改变患儿在身体结构和功能方面的障碍。这些方法被称为“自下而上”的治疗介入，因为这些方法倾向于强调基础能力的发展来解决患儿的活动问题 [117]。自下而上的治疗介入有知觉 – 运动训练（perceptual-motor training）、过程取向法（process-oriented approach）、感觉统合（sensory integration，SI）以及神经发育疗法（neurodevelopmental therapy，NDT）。这些介入方法体现的是较为传统的运动发育理论，它们的理论观念是，通过改变这些运动障碍背后的问题可以提高儿童的任务表现能力 [117]。现在，治疗师在为 DCD 患儿提供治疗介入时依旧会使用部分自下而上的介入方法。但近期有一些全面的系统综述来探讨这些治疗方法的效果，结果发现这些介入方法在功能性疗效方面有少量作用，并且没有一种治疗方法能够明确优于其他治疗方法 [56,82,117,161,162,206]。当使用这些传统治疗方法后看到效果时，我们会提出一个问题，这究竟是治疗师的能力产生的作用，还是因为使用了通用的学习原则所产生的作用，这些疗效也许并非是运用这些治疗方法才产生[203,215]。PT 面临的挑战是要再三考虑为 DCD 患儿执行介入策略的重要性，这些策略只会改变原发性损伤。

动态系统理论者提出的想法是，功能性任务的表现提高取决于许多变量，且常常与特定环境有关[221]。这种思考方式强调治疗介入必须以情景为基础，让对儿童重要的人物参与其中，在日常生活场景中开展介入。近来更多针对 DCD 患儿的治疗介入体现了更倾向于重视某些特定能力的发展，而不是单独关注 DCD 障碍背后的各个能力的理念。这样的治疗策略被称为“自上而下”的治疗介入[117]，关注的是将运动学习原则与其他治疗理论相结合，突出了认知过程在学习新的运动技巧时的作用[131]。“自上而下”的治疗介入包含特定任务（task-specific）法以及认知法（cognitive approach），详见第 4 章中关于运动学习和特定任务法方面的更多信息。

当为 DCD 患儿选择介入方法时，PT 需要考虑这些孩子会存在特别明显的运动学习障碍，如转换、归纳能力以及从过去经历表现出的学习的能力不足。从运动学习的观点来看，比较合理的做法是在合适的学习阶段提供反馈，给予儿童机会来改善运动问题，这是非常有用的、适用于运动障碍儿童治疗介入的指导原则[131]。直接以转换和归纳新技巧为目标、强调运动学习的治疗介入有可能是最成功的选择。许多促进运动学习理论的技术可以结合到治疗介入中，包括提供口头指示、摆位、徒手辅助以及视觉或观察性学习的机会；肢体演示以及动作排序的示范同样可以帮助 DCD 患儿学习处理反馈（feedback）、规划自己身体使用的策略，这样他们就能注意到最明显的、有帮助的环境性提示，在为年幼儿童提供治疗时这些方法尤为起效。关于 DCD 患儿的任意一种介入方法，其关键因素都应是反复练习、在不同环境下练习，以及提供持续的反馈。在不同的环境中创造练习机会尤为重要，这样的话每一次重复运动目标都将会是崭新的、解决问题的机会[131]。

特定任务训练

越来越多的研究表明了特定任务训练的价值[159,176,203,206]。运动教育者发现特定任务可以作为一种有用的方法来教导 DCD 患儿特定的粗大运动技巧[176]，他们还强调了它对于提高 DCD 患儿在体育活动方面整体参与度的间接作用[103]。

特定任务的预期目标是减少 DCD 患儿的活动受限，也就是增加 DCD 患儿的参与程度，它的关注点是在适合的环境中直接教导 DCD 患儿功能性技巧。它采用个体化方法，试图根据儿童在任务表现中各个系统间（儿童、任务本身及环境）互动所受到的限制[103]，优化他们使用功能性技巧的方式。当儿童要试图解决运动问题时，他们也许会找到不少完成运动任务的方法（图 17.5）。儿童会探索出许多解决运动问题的方法，并且我们鼓励儿童去运用身体或环境中的不同方面，体验它们所带来的效果。治疗师会单独引导每一个儿童根据特定的环境，在这些不同的方法中选择最有效率、最优的一种。

在训练中，治疗师会直接提供口头指示、视觉提示或者通过引导、指导活动的方式提供肢体辅助，儿童因此能理解有效活动的“感受”。根据儿童需要或想要完成的任务，它的目标是教导儿童“充满人文气息的规范化任务 / 活动”[103]，达成的效果就是儿童能够减少笨拙程度，从先前表现较差的任务中获得更多乐趣[176]。也被称为神经运动任务训练[195]，强调运动学习中诸如口头反馈、多样化练习等组成部分。尽管有较好的证据表明儿童是通过任务导向性方法学习任务（重要的是这些任务都是充满人文气息的规范化任务），但并没有太多证据说明这个方法中关于能力的转换和归纳方面的内容[176]，而关于这点，是我们在为 DCD 患儿选择有效介入方法时非常重要的一点，我们需要更多关于如何达到最佳疗效的研究。

认知法

与先前描述的任务导向性治疗介入类似，使用认知法的治疗介入同样强调活动和参与的目标。认知法基于认知和教育心理学的理论架构以及运动学习原则，使用直接的技巧教导，并使用独特的解决问题的架构来试图帮助儿童开发认知策略，掌握活动任务，

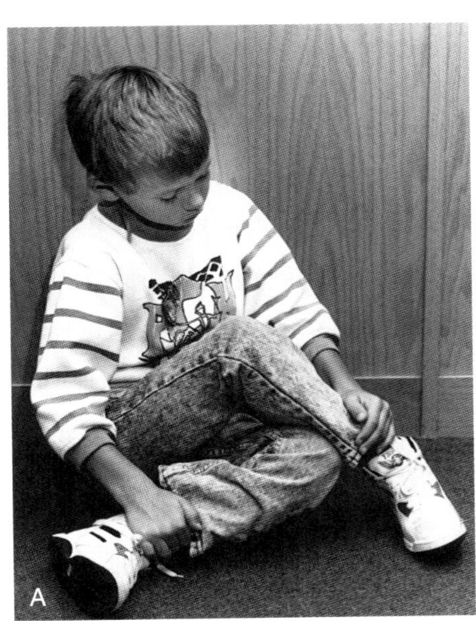

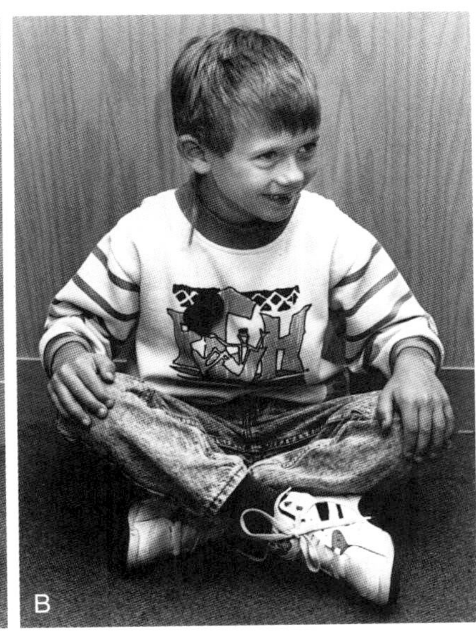

图 17.5 （A）在多次只提供口头和肢体提示的治疗后，儿童依旧无法独自盘腿坐于地面上。（B）当儿童被提醒需要自我口头提示后，他现在能够成功的盘腿坐于地面上

将一种技巧中的学习所得进行归纳并转换至其他技巧中[132]。认知法基于一种假设，在该假设中，DCD 患儿在与运动任务相关的陈述性知识方面存在缺陷，即他们缺乏如何处理任务、处理任务时需要什么，以及如何制订策略并在学习和执行运动任务时加以运用的知识。认知型治疗方法强调儿童学会监控自己的活动表现和运用自我评估的重要性，治疗师运用调解的方式让儿童在引导下探索问题、形成解决方案并独自评估任务的成功与否[141]。

有证据表明了称为日常作业表现的认知导向（cognitive orientation to daily occupational performance, CO-OP）的认知法的有效性[165]，这种方法会引导儿童探索基于口述的策略，帮助儿童在新的活动情景下解决问题[118,123,164,190]。CO-OP 强调以儿童为中心的方法，制订生态合理、在实际环境中执行的目标。CO-OP 的治疗会关注儿童的选择、运用、评估能力，并以促进新习得策略的转换和归纳为重点，关注儿童监控特定任务型认知策略的能力（参阅 Polatajko et al., 2001，回顾更加有深度的、详细的 CO-OP 治疗方案，了解 CO-OP 方法的必备成分，其中包含全面的、特定任务的认知策略的形成）[165]。CO-OP 在研究性诊所环境经证实确有疗效，值得注意的是，其疗效体现在 DCD 患儿对于技巧的归纳和转换上有所提高[164]。其他调查研究已经开始探索 CO-OP 在诊所环境下是否适用于较年幼的儿童[10,230]。

PT 使用认知法进行治疗介入的方式取决于儿童的年龄。对较年幼的儿童来说，参与式或咨询式的方法也许更加有效。PT 应运用运动学习的原则，为 DCD 患儿提供合适的反馈，这可以帮助 DCD 患儿在执行所给的任务时，通过模仿示范、接受口头引导的方式来关注任务中的突出部分。对较年长的儿童来说，PT 可以运用更多的认知法来提供直接的治疗介入，鼓励 DCD 患儿独自面对运动问题并深思熟虑。无论是使用直接的还是咨询式的介入方法，治疗的主要目标始终是提高儿童的自我效能。此外，如何向儿童的家庭开展咨询十分重要，它能确保儿童使用认知法习得的策略在家中、校内、社区环境中进行转换和归纳，从而使儿童的活动参与最大化。关于如何向儿童家庭开展咨询的内容在后文中进行了概述。

设定目标以及评估介入疗效的工具

根据治疗介入的目标，我们有不少的评估工具可以用来制订合作目标，评估介入的疗效。无论何时，治疗目标都应该以儿童为中心、以家庭为中心，并且在环境上应参考儿童在真实生活场景中的活动参与问题[56]。加拿大作业表现量表（Canadian Occupational

Performance Measure, COPM）[105] 能同时作为制定目标、评估疗效的工具，并且非常适用于 DCD 人群。COPM 的形式是一种半结构化的访谈，会在治疗开始前使用，让儿童和（或）家庭明确功能困难的领域（如活动受限或参与受限），并评估儿童对于该领域内每个任务的当前表现和满意度。患儿在接受治疗介入后，会被要求对每个既定目标的活动表现和满意度做出反馈，形成分数的变化。COPM 最适用于大于 8 或 9 岁的儿童，而对更年幼的儿童来说，自我观察效率和目标设定系统（Perceived Efficacy and Goal Setting System, PEGS）[166] 也许会是更加合适的目标制订工具。在这个形象化的评估中，患儿会反思并表明每天必须要做的 24 件任务的完成情况，并明确任何其他对他们来说比较困难的任务，再将所有这些任务进行挑选和优先级排序，作为治疗介入的目标。年幼儿童通过使用 PEGS，能让他们自己对运动任务的完成表现进行打分，为治疗介入设定目标 [137,139]。PEGS 包含陪伴者问卷，由患儿的照护者和老师完成。研究证据表明，患儿制订的目标通常不同于自己家长和老师的目标，因此我们还需征求至亲的观点 [45,137]。

目标达成量表（Goal attainment scaling, GAS）在评估个体化介入的疗效和方案方面，在康复疗效评估方面的运用逐渐增加 [11,99]。通过使用 GAS，可以为特定功能的达成建立 5 个潜在的等级，从而创建标准参照的个体化评估。至今，DCD 患儿对于 GAS 的使用主要仍处于项目阶段，GAS 会确保关注 DCD 患儿的活动和（或）参与，而不是只关注原发性损伤。

校园功能评估（School Function Assessment, SFA）[36] 是另一种评估 DCD 患儿活动和（或）参与的量表。SFA 可以用来描述 DCD 患儿的参与模式 [253]，但是关于治疗介入前后的疗效研究仍未有报道说明。

家长 / 儿童指导

为 DCD 患儿进行的评估的一个重要作用就是随访咨询，让 PT 有机会与儿童、家长、学校工作人员讨论儿童的活动和参与受限 [43]。向患儿家庭、学校工作人员以及社区工作者进行宣教和提供咨询，能帮助缓解可能限制患儿活动参与的环境影响以及个人 – 环境因素 [56]，家庭成员和学校工作人员是鉴别和提高 DCD 患儿疗效的关键人物，PT 应经常向家长和学校工作人员提供 DCD 相关信息，让他们了解 DCD 对功能性活动的影响，并根据儿童和家庭的需要提供相关资源，如打印出来网上的宣教材料（详见专家咨询栏中提供的资源网站）。在和家长与校方共同制定目标和治疗介入计划后，可以向他们提供书面建议以帮助他们。当治疗介入以特定技巧的习得为方向时，我们需要让 DCD 患儿在多种环境下进行反复多次、有意义的学习，每天进行环境调整和任务适应，对于 DCD 患儿提高活动表现和运动学习至关重要 [43]。

帮助家长理解自己孩子的强项和受限是预防继发性问题和风险管理环节中非常重要的一部分 [140]。由于家庭和文化上的期望会和儿童的运动能力不一致，对于竞技性运动、跳舞的较高期望和优秀笔迹的追求，会让儿童和家庭受挫并带来压力。PT 可以帮助儿童及其家庭，将儿童的兴趣、能力与家长的期望进行匹配，从而走向成功。当家长能够发现邻里内或者社区内的休闲项目中有游乐环境，并理解有哪些运动能力影响到了自己孩子参与游乐的能力后，他们能够让游乐环境来适应自己的孩子，并使儿童的参与最大化，帮助儿童预防由于无法完全参与社区活动所强加的社交受限。我们将会在该章节中的下一部分重点讲述，如何在促进 DCD 患儿参与体育活动方面向患儿家庭及老师提供咨询。

协调、交流、咨询

与其他专业人士沟通交流，同样也是为 DCD 患儿提供物理治疗介入的一部分 [56]。DCD 是一种多方面的障碍，因此会有其他专业服务人士在任何特定的时间内参与到患儿的介入中。如果患儿存在发育性协调障碍同时伴随言语发育迟缓和社交语言技巧欠佳，那么言语和语言病理学家的介入会比较合适。当儿童存在口部活动障碍时，治疗目标将是提高口头言语表达的发音与流畅性。

当患儿在自理、学习表现、社交参与方面正经历困难的话，OT 能够以多种方式帮助促进孩子在以上领域的表现。通常由 OT 进行的评估能够在 DCD 诊断标准 B 方面提供有用的信息 [138]。OT 经常会帮助老师来给儿童进行书写方面的评估和管理，他们还会关注教室和家庭环境调整，从而改善患儿在变化环境中的空间组织及定位问题[128]。

适配的体育老师能够与常规的体育老师协商，从而调整课程设置，让 DCD 患儿能够参与并有成功的体验。如先前讨论的那样，DCD 患儿的活动水平、肌力和爆发力均比同龄要低[175]。例如，当儿童无法安全地进行快跑且不跌倒，那么像棒球这样的游戏就能进行适当调整，如使用指定的跑垒手；或者将参与者进行分组归类，让他们完成整个活动中的某一部分，如让其中一人负责击球，一人负责跑垒或接球，一人负责投球。此外，我们可以指派一位同龄助手来帮助 DCD 患儿练习基本的运动能力，如单脚跳、双脚跳、跳绳。

如果发现 DCD 患儿有明确的注意力不集中、难以参与任务的问题，学校的心理咨询师可以辅助 PT 来管理 DCD 患儿的破坏性行为或者其他影响到学习运动技巧的负面行为。当儿童在注意力不集中、多动方面的关注增加后，我们应考虑将儿童转介至临床医生来评估可能的注意缺陷障碍，即 ADHD。许多儿童有 ADHD 但没有 DCD 诊断同样会出现动作笨拙，当这些孩子较难集中注意力时，他们会撞向环境中的物品或者被物品绊倒。当 ADHD 与 DCD 同时存在，那么我们会使用注意力、运动控制和知觉障碍（dysfunction of attention, motor control, and perception, DAMP）这一专业术语[64]。如果有诸如自尊心不足、抑郁、焦虑等行为和（或）情绪问题出现，那么由儿童的初级诊治医生进行随访就尤为重要。当抑郁或焦虑的程度很高时，就有可能需要心理治疗、药物治疗和（或）心理咨询。躯体和心理健康上的问题均需要慎重对待，先前尚未明确的临床情况也应及时排除，随后再实施其他治疗 DCD 的方法。

近期，专业人士开始探索创新的服务提供模型，会将治疗师们一同安排在基层医疗单位（医生的办公室内），并作为多学科团队的一部分。这些服务提供模型在提高社区内人群对 DCD 的意识、促进准确且早期的 DCD 鉴别并进行 DCD 患儿的转介方面有很大的潜能[59]。其他辅助的服务提供模型有通过在情景中进行协同咨询和带教（collaborative consultation and coaching in context, the “4 Cs,”，合作促改变）来提高 DCD 患儿家庭和教师的应对能力，并逐步强化治疗介入[127]，以及整合社区层面的治疗介入[24]。这些较新的服务提供方式能够提供多种模型，增加各专业人士间的协作，参与 DCD 患儿的治疗管理。

体力活动

任务导向性方法和认知法是将治疗介入定位在活动受限的层次。而为了增加治疗介入在活动参与的层次，物理治疗师的关键角色之一在于和体育老师进行早期的协商，讨论学校环境调整策略，为 DCD 患儿家庭进行宣教，挑选适合患儿且最有可能成功完成的休闲活动[56]。这些调整策略强调 DCD 患儿参与活动不会有受伤的风险，并以预防不活动所带来的肢体影响为目标[8,140]，这样开展调整策略可能会帮助 DCD 患儿预防许多先前记录在案的不利结果，包括体育活动减少[180]、活动参与减少[21]、肌力减弱[175]、身体素质下降[180,198]，以及自我胜任感和自尊心减弱[186,187,232]。尽管我们也许不能改变或“修理”DCD 患儿的主要障碍（如肌张力较低），但由于逃避体育活动而导致的肌力减少和身体素质下降却可以避免，并且可以通过提倡 DCD 患儿在家、在校、在社区内的主动生活模式来提高肌力、改善身体素质[167]。

体育课

尽管体育老师能通过调整学业活动来让运动表现不再作为主要关注点，但在体育课上减少运动需求并不容易。因此，我们可以使用策略来鼓励 DCD 患儿在自己的能力范围内保持进步，增强自尊心，为了长期的身体素质和健康而提升体育活动的价值。老师可以使用“匹配（MATCH）”任务的整体策略来满足 DCD 患儿的个体需求，鼓励他们最大化地参与活动[141]。匹配策略会鼓励老师调整任务，改变预期，教导 DCD 患儿各种策略，改变授课环境，理解 DCD 患儿并帮助他们（读者可以参考 CanChildCentre for Childhood Disability 的网站，地址是 http://www.canchild.ca。根据不同年级来下载教师用资源。这些资源提供了较多例子来示范各种不同的挑战方法。例如，匹配任务来让该任务适配 DCD 儿童的能力）。

当老师在为 DCD 患儿教导体育活动时，重点应始终在于鼓励趣味、努力、参与而不是注重水平高低，不将 DCD 患儿个体表现与其他孩子表现进行比较，非竞技类的游戏会有较大帮助[168]。另一种策略是在练习体育活动时将班级分成小组，减少需要避免的阻碍。当老师在班级里教导新的运动技巧时，可以在进行口头指导的同时将DCD患儿作为训练模特，这样能让DCD患儿在旁观之余也有机会来体验这些新的动作[134]。在球类技巧方面，教师可以通过调整活动设备来减少受伤的风险，并增加DCD患儿成功参与的可能性，如教师可以使用沙袋、碰碰球、体积较大的球来让DCD患儿能有效地在球类活动中使用它们。

学校操场

在室外活动方面，教师可以单独向DCD患儿介绍在玩耍操场设施时会遇到的运动困难，并在一个放松的环境下教会他们如何使用这些设施来增加独自尝试的动力。DCD患儿通常会从年幼时就开始回避操场设施，没有探索如何使用这些设施的经历[231]。其他的移动对象（此处指其他儿童）会显著增加环境的复杂性，因此教师需要引导他们，让体育活动朝着容易成功的方向进展（如用奔跑或标记游戏来替代球类游戏），从而提高DCD患儿积极的自尊心，促进活动参与。

体育和休闲活动

根据现在所理解的DCD患儿存在的某些身体结构和功能障碍，我们可以预测哪些类型的功能性任务有较大的可能会带来问题，并理解为何某些体育和休闲活动更容易成功。非常重要的一点是，首先要区分两种运动表现。DCD患儿的早期发育里程碑诸如坐、爬和抓握能力（这些被认为是基础运动能力）看似是相对自然地发展且不需要任何指导（尽管发育里程碑有时会有落后，活动水平不理想），而当这些孩子必须要特意学习某些技巧时，他们的协调障碍会表现得更加明显。这些技巧有接球、踢球、打棒球等，DCD患儿在学习这些需要较好的准确度、持续的适应性和手眼协调能力的活动技巧时会特别困难[17,131]。同样重要的是，我们要关注个体任务的需要。有些任务在过程中需要对自我表现进行持续的反馈监督，而有些任务在学习过后则不需要应对环境上的反馈进行调整。就如我们所预料的那样，当任务需要大量依赖对于各种感觉反馈的整合时，对DCD患儿来说会异常困难[131]。

当我们为DCD患儿推荐体育和休闲活动时，我们需要将任务类型和涉及教导的程度考虑在内。当DCD患儿在初学游泳、滑冰、滑雪、汽车等需要一些入门技巧指导的项目时会遇到一些挑战，这是因为这些全新的项目对他们来说较难，他们无法通过先前习得的经验进行较为容易的归纳[178]。DCD患儿在没有他人鼓励和特别关注时，他们会对这些活动表达出不满意的心态。我们要帮助DCD患儿及其家人去理解这些体育项目包含一系列重复的动作，而且在活动中不需要持续的反馈监控，DCD患儿可以非常成功地完成这些活动[71,140]。这些体育活动对DCD患者来说是重要的、“生活方式”（lifestyle）的运动，可以在一生中持续参加（详见http://canchild.ca/elearning/dcd_pt_workshop/index.html上的PT DCD教学模块，了解更多实用技巧，运用循证原则来教导他人诸如骑车这样的体育活动）。此外，由于我们倾向于通过口头引导来教导这些体育项目，这样更易于DCD患儿学习。相反，诸如冰球、篮球、足球、棒球（或者其他球类相关的体育活动）包含诸多不可预测性，活动环境始终在改变，儿童在这些活动中不仅要学习如何移动，还要持续监控环境来适应环境的改变。每当一位球员需要击打或者接收棒球、操作球棒来击打冰球、快速活动于其他球员之间时，会发生方向、力量、速度、活动距离等的改变。即使DCD患儿已经学习过这些技巧，他们仍要持续地在活动环境中适应改变，调适自己在活动环境中所处的位置。当需要完成的活动中存在大量的空间和时间上的不确定性和不可预测性时，那么这些活动对DCD患儿来说很有可能会是较大的挑战[74]，因为DCD患儿始终要考虑如何持续地适应环境中的改变。举例来说，让DCD患儿在一条诸如马路或者跑道这样的平整表面上跑步，会比在林间小道上跑步容易得多[140]。

DCD患儿的家长发现，当指导老师灵活地调整儿童的角色（如让DCD患儿来充当守门员）时，这些儿童在有组织的体育活动中的表现会得到较大提升[134]。通过参加有组织的体育活动，DCD患儿的自尊心会提高，会感激自己的努力和能力受到关注[29]。患儿家长、治疗服务提供人士、指导老师、社区领导者可以通过CanChild的网站（http://www.

canchild.ca）获取关于促进 DCD 患儿在社区体育和休闲活动中的方法等资源。

向成人过渡以及 DCD 终身管理

对患有 DCD 的青少年来说，开启高中生活、学习开车、职业探索会给他们带来新的挑战，目前明确的是 DCD 相关的问题对大部分 DCD 患者来说是终身存在的问题 [37]。对于 DCD 青少年患者的物理治疗再评估需要将如何预防继发性问题的讨论包含在内。首先，作为物理治疗最重要的疗效之一，我们要明确策略以预防由于活动和参与受限导致的身体功能障碍。其次，我们也应将肌肉骨骼或者神经肌肉问题的讨论包括在内，因为伴随着患儿的成长，会有环境和其他各方面的改变，这些都会对肌肉骨骼和神经肌肉系统方面提出新的要求，未来有可能仍需要物理治疗介入。积极预防措施同样很有必要，这是因为 DCD 的成人患者通常会有肌力下降、疼痛、有氧能力和耐力下降的问题，因此我们应提倡 DCD 患者进行适当的休闲活动来提高肌力、耐力和关节保护，PT 也可以帮助 DCD 患者来明确并参加合适的社区健身项目。我们应该与 DCD 的年轻成人患者讨论终身休闲和娱乐活动的目标，尽量减少竞技类和需要快速运动反馈的活动。游泳应该会比打网球更有趣且完成地更好，并且有助于身体健康；在社区合唱团内唱歌也许会比参加社区内的篮球联赛更好；出于锻炼和乐趣为目的的骑车活动会比参加排球比赛更加合适。其他针对青少年 [100] 和成人 [44] 的活动建议在各书中均有所提及。

职业选择对 DCD 患者来说是非常重要的决定，应关注那些工作环境对变化的、运动的需求可降到最低的工作。根据 Henderson 和 Sugden 的运动技巧难度四层分类，对于个人活动或环境变化均无需求的工作是最优选 [78]，而对于个人有活动要求且工作环境会有变化的工作对 DCD 的年轻成人患者来说会充满挑战（表 17.4）。

表 17.4　根据运动技巧难度进行分类的职业举例

个人	环境：稳定的	环境：变化的
静态的	初中或高校教学	空中交通管制人员
	管理类工作	学龄前和低年级小学教学
	心理学家	城市区域工作的出租车司机
	数据处理员	
	预算分析师	
动态的	监管员	消防队员
	邮递员	体育老师
	园丁	竞技运动员
	护士	
	饭店服务员	

总结

DCD 是一种慢性障碍，它的发生率一般为学龄人口的 5%～6%。DCD 是一种运动障碍，它对儿童的影响在于学习成绩不佳和每天以运动为基础的任务表现较差。DCD 的病因学和病理生理学尚未明确，但 DCD 似乎既有运动产生成分，也有运动学习成分。PT 的重要作用在于明确患儿与 DCD 有关的身体结构和活动受限，并为这些儿童提供介入，预防和减轻可能出现的、与人和环境有关的参与受限。DCD 是一种终身伴随的障碍，会给成人、青少年和儿童带来各种挑战。PT 作为一支全面医学团队中的一员，需要管理 DCD 的多种结果以及与之相关的学习和临床问题。

致谢

作者感谢 Doreen Bartlett, PhD, PT（Western University, London, Ontario, Canada）为本章内容所做出的贡献，以及 Kathryn Steyer David 为本章的更早版本所做的工作。

（顾　韡　译，张蓓华　审）

参考文献

1. Adams ILJ, Lust JM, Wilson PH, Steenbergen B: Compromised motor control in children with DCD: a deficit in the internal model? A systematic review, *Neurosci Biobehav Rev* 47:225–244, 2014.
2. Ahern K: Something is wrong with my child: a phenomenological account of a search for a diagnosis, *Early Ed Dev* 11:188–201, 2000.
3. American Psychiatric Association: *Diagnostic and statistical manual of mental disorders*, ed 5, Washington, DC, 2013, Author.
4. Asmussen MJ, Przysucha EP, Dounskaia N: Intersegmental dynamics shape joint coordination during catching in typically developing

children but not in children with developmental coordination disorder, *J Neurophysiol* 111:1417–1428, 2014.
5. Astill S, Utley A: Two-handed catching in children with developmental coordination disorder, *Motor Control* 10:109–124, 2006.
6. Astill S, Utley A: Coupling of the reach and grasp phase during catching in children with developmental coordination disorder, *J Motor Behav* 40:315–323, 2008.
7. Ayres AJ: Types of sensory integrative dysfunction among disabled learners, *Am J Occup Ther* 26:13–18, 1972.
8. Barnhart RC, Davenport MJ, Epps SB, Nordquist VM: Developmental coordination disorder, *Phys Ther* 83:722–731, 2003.
9. Benbow M: Hand skills and handwriting. In Cermak S, Larkin D, editors: *Developmental coordination disorder*, Albany, NY, 2002, Delmar, pp 248–279.
10. Bernie C, Rodger S: Cognitive strategy use in school-aged children with developmental coordination disorder, *Phys Occup Ther Pediatr* 24:23–45, 2004.
11. Blank R, Smits-Engelsman B, Polatajko H, Wilson P: European Academy for Childhood Disability (EACD): recommendations on the definition, diagnosis and intervention of developmental coordination disorder (long version), *Dev Med Child Neurol* 54:54–93, 2011.
12. Reference deleted in proofs.
13. Brookes RL, Nicolson RI, Fawcett AJ: Prisms throw light on developmental disorders, *Neuropsychologia* 45:1921–1930, 2007.
14. Brown T, Lalor A: The Movement Assessment Battery for Children- Second edition (MABC-2): a review and critique, *Phys Occup Ther Pediatr* 29:86–103, 2009.
15. Bruininks RH: *Bruininks-Oseretsky Test of Motor Proficiency*, Circle Pines, MI, 1978, American Guidance Service.
16. Reference deleted in proofs.
17. Burton AW, Miller DE: *Movement skill assessment*, Champaign, IL, 1998, Human Kinetics.
18. Reference deleted in proofs.
19. Cairney J, Hay JA, Faught BE, Hawes R: Developmental coordination disorder and overweight and obesity in children aged 9-14 y, *Int J Obes (Lond)* 29:369–372, 2005.
20. Cairney J, Hay J, Faught B, et al.: Developmental coordination disorder, self-efficacy toward physical activity, and play: does gender matter? *Adapt Phys Activ Q* 22:67–82, 2005.
21. Cairney J, Hay JA, Faught BE, et al.: Developmental coordination disorder, generalized self-efficacy toward physical activity, and participation in organized and free play activities, *J Pediatr* 147:515–520, 2005.
22. Cairney J, Missiuna C, Veldhuizen S, Wilson B: Evaluation of the psychometric properties of the Developmental Coordination Disorder Questionnaire for Parents (DCD-Q): results from a community based study of school-aged children, *Hum Mov Sci* 27:932–940, 2008.
23. Cairney J, Veldhuizen S, Kurdyak P, et al.: Evaluating the CSAPPA subscales as potential screening instruments for developmental coordination disorder, *Arch Dis Child* 92:987–991, 2007.
24. Camden C, Leger F, Morel J, Missiuna C: A service delivery model for children with DCD based on principles of best practice, *Phys Occup Ther Pediatr early online*, 2014.
25. Cantell M, Kooistra L: Long-term outcomes of developmental coordination disorder. In Cermak S, Larkin D, editors: *Developmental coordination disorder*, Albany, NY, 2002, Delmar, pp 23–38.
26. Cantin N, Polatajko HJ, Thach WT, Jaglal S: Developmental coordination disorder: exploration of a cerebellar hypothesis, *Hum Mov Sci* 26:491–509, 2007.
27. Caravale B, Baldi S, Capone L, et al.: Psychometric properties of the Italian version of the Developmental Coordination Disorder Questionnaire (DCDQ-Italian), *Res Dev Disabil* 36:543–550, 2015.
28. Case-Smith J, Weintraub N: Hand function and developmental coordination disorder. In Cermak S, Larkin D, editors: *Developmental coordination disorder*, Albany, NY, 2002, Delmar, pp 157–171.
29. Causgrove Dunn J, Watkinson EJ: Considering motivation theory in the study of developmental coordination disorder. In Cermak S, Larkin D, editors: *Developmental coordination disorder*, Albany, NY, 2002, Delmar, pp 186–199.
30. Cermak S: Developmental dyspraxia, *Adv Pschyol* 23:225–248, 1985.
31. Cermak S, Gubbay S, Larkin D: What is developmental coordination disorder? In Cermak S, Larkin D, editors: *Developmental coordination disorder*, Albany, NY, 2002, Delmar, pp 2–22.
32. Cermak S, Larkin D: Families as partners. In Cermak S, Larkin D, editors: *Developmental coordination disorder*, Albany, NY, 2002, Delmar, pp 200–208.
33. Chen HF, Cohn ES: Social participation for children with developmental coordination disorder: conceptual, evaluation and intervention considerations, *Phys Occup Ther Pediatr* 23:61–78, 2003.
34. Cherng RJ, Liang LY, Chen YJ, Chen JY: The effects of a motor and a cognitive concurrent task on walking in children with developmental coordination disorder, *Gait Posture* 29:204–207, 2009.
35. Civetta LR, Hillier SL: The Developmental Coordination Disorder Questionnaire and Movement Assessment Battery for Children as a diagnostic method in Australian children, *Pediatric Phys Ther* 20:39–46, 2008.
36. Coster W, Deeney T, Haltiwanger J, Haley S: *School function assessment*, San Antonio, TX, 1998, Psychological Corporation.
37. Cousins M, Smyth MM: Developmental coordination impairments in adulthood, *Hum Mov Sci* 22:433–459, 2003.
38. Crawford SG, Wilson BN, Dewey D: Identifying developmental coordination disorder: consistency between tests, *Phys Occup Ther Pediatr* 20:29–50, 2001.
39. Croce RV, Horvat M, McCarthy E: Reliability and concurrent validity of the Movement Assessment Battery for Children, *Percep Motor Skills* 93:275–280, 2001.
40. Debrabant J, Gheysen F, Caeyenberghs K, et al.: Neural underpinnings of impaired predicted motor timing in children with developmental coordination disorder, *Res Dev Disabil* 34:1478–1487, 2013.
41. Reference deleted in proofs.
42. Dewey D, Kaplan BJ, Crawford SG, Wilson BN: Developmental coordination disorder: associated problems in attention, learning, and psychosocial adjustment, *Hum Mov Sci* 21:905–918, 2002.
43. Dewey D, Wilson BN: Developmental coordination disorder: what is it? *Phys Occup Ther Pediatr* 20:5–27, 2001.
44. Drew S: *Developmental coordination disorder in adults*, West Sussex, UK, 2005, Whurr Publishers.
45. Dunford C, Missiuna C, Street E, Sibert J: Children's perceptions of the impact of developmental coordination disorder on activities of daily living, *Br J Occup Ther* 68:207–214, 2005.
46. Dunford C, Street E, O'Connell H, et al.: Are referrals to occupational therapy for developmental coordination disorder appropriate? *Arch Dis Child* 89:143–147, 2004.
47. Dwyer C, McKenzie BE: Impairment of visual memory in children who are clumsy, *Adapt Phys Activ Q* 11:179–189, 1994.
48. Edwards J, Berube M, Erlandson K, et al.: Developmental coordination disorder in school-aged children born very preterm and/or at very low birth weight: a systematic review, *J Dev Behav Pediatr* 32:678–687, 2011.
49. Engel-Yeger B, Hanna Kasis A: The relationship between developmental co-ordination disorders, child's perceived self-efficacy and preference to participate in daily activities, *Child Care Health Dev* 36:670–677, 2010.
50. Farhat F, Masmoudi K, Cairney J, et al.: Assessment of cardiorespiratory and neuromotor fitness in children with developmental coordination disorder, *Res Dev Disabil* 35:3554–3561, 2014.
51. Faught BE, Hay JA, Cairney J, Flouris A: Increased risk for coronary vascular disease in children with developmental coordination disorder, *J Adolesc Health* 37:376–380, 2005.
52. Ferguson GD, Duysens J, Smits-Engelsman BCM: Children with developmental coordination disorder are deficient in a visuo-manual tracking task requiring predictive control, *Neuroscience*

286:13–26, 2015.

53. Fitts PM, Posner MI: *Human performance*, Belmont, CA, 1967, Brooks/ Cole Publishing.
54. Fitzpatrick DA, Watkinson EJ: The lived experience of physical awkwardness: adults' retrospective views, *Adapt Phys Activ Q* 20:279–297, 2003.
55. Folio MR, Fewell RR: *Peabody Developmental Motor Scales-2*, Austin, TX, 2000, Pro-Ed.
56. Forsyth K, Howden S, Maciver D, et al: Developmental co-ordination disorder: a review of evidence and models of practice employed by Allied Health Professionals in Scotland—summary of key findings. Available at: URL: http://www.healthcareimprovementscotland.org/our_work/reproductive,_ maternal_child/programme_resources/dcd_review_response.aspx.
57. Francis M, Piek JP: The effects of perceived social support and self-worth on depressive symptomatology in children with and without developmental coordination disorder (DCD). *Presented at the 38th APS Annual Conference,* Perth, Western Australia, 2003.
58. Gaines R, Missiuna C: Early identification: are speech/language-impaired toddlers at increased risk for developmental coordination disorder? *Child Care Health Dev* 33:325–332, 2007.
59. Gaines R, Missiuna C, Egan M, McLean J: Interprofessional care in the management of a chronic childhood condition: developmental coordination disorder, *J Interprof Care* 22:552–555, 2008.
60. Geuze RH: Static balance and developmental coordination disorder, *Hum Mov Sci* 22:527–548, 2003.
61. Geuze RH: Motor impairment in DCD and activities of daily living. In Sugden D, Chambers M, editors: *Children with developmental coordination disorder*, London, England, 2005, Whurr Publishers, pp 19–46.
62. Geuze RH, Jongmans MJ, Schoemaker MM, Smits-Engelsman BCM: Clinical and research diagnostic criteria for developmental coordination disorder: a review and discussion, *Hum Mov Sci* 20:7–47, 2001.
63. Geuze RH, Kalverboer A: Inconsistency and adaptation in timing of clumsy children, *Journal of Hum Mov Sci* 13:421–432, 1987.
64. Gillberg C: Deficits in attention, motor control, and perception: a brief review, *Arch Dis Child* 88:904–910, 2003.
65. Goodgold-Edwards SA, Cermak SA: Integrating motor control and motor learning concepts with neuropsychological perspectives on apraxia and developmental dyspraxia, *Am J Occup Ther* 44:431–439, 1990.
66. Gramsbergen A: Clumsiness and disturbed cerebellar development: insights from animal experiments, *Neural Plast* 10:129–140, 2003.
67. Green D, Bishop T, Wilson B, et al.: Is questionnaire-based screening part of the solution to waiting lists for children with developmental coordination disorder? *Br J Occup Ther* 68:2–10, 2005.
68. Green D, Lingham R, Mattocks C, et al.: The risk of reduced physical activity in children with probable developmental coordination disorder, *Res Dev Disabil* 32:1332–1342, 2011.
69. Gubbay SS: *The clumsy child: a study of developmental apraxia and agnosic ataxia*, Philadelphia, 1975, Saunders.
70. Hamilton SS: Evaluation of clumsiness in children, *Am Fam Phys* 66:1435–1440, 2002.
71. Hands B, Larkin D: Physical fitness and developmental coordination disorder. In Cermak S, Larkin D, editors: *Developmental coordination disorder*, Albany, NY, 2002, Delmar, pp 172–184.
72. Hay J: Adequacy in and predilection for physical activity in children, *Clin J Sport Med* 2:192–201, 1992.
73. Hay JA, Hawes R, Faught BE: Evaluation of a screening instrument for developmental coordination disorder, *J Adolesc Health* 34:308–313, 2004.
74. Hay J, Missiuna C: Motor proficiency in children reporting low levels of participation in physical activity, *Can J Occup Ther* 65:64–71, 1998.
75. Hellgren L, Gillberg IC, Bagenholm A, Gillberg C: Children with deficits in attention, motor control and perception (DAMP) almost grown up: psychiatric and personality disorders at age 16 years, *J Child Psychol Psychiatry* 35:1255–1271, 1994.
76. Henderson SE, Henderson L: Toward an understanding of developmental coordination disorder, *Adapt Phys Activ Q* 19:12–31, 2002.
77. Henderson L, Rose P, Henderson S: Reaction time and movement time in children with developmental coordination disorder, *J Child Psychol Psychiatry* 33:895–905, 1992.
78. Henderson S, Sugden DA: *Movement Assessment Battery for Children*, San Antonio, TX, 1992, Psychological Corporation.
79. Henderson S, Sugden D: *The Movement Assessment Battery for Children-2*, London, 2007, Pearson Assessment.
80. Hendrix CG, Prins MR, Dekkers H: Developmental coordination disorder and overweight and obesity in children: a systematic review, *Obes Rev* 15:408–423, 2014.
81. Hill EL: Non-specific nature of specific language impairment: a review of the literature with regard to concomitant motor impairments, *Int J Lang Commun Disord* 36:149–171, 2001.
82. Hillier S: Intervention for children with developmental coordination disorder: a systematic review, *Internet J Allied Health Sci Pract* 5:1–11, 2007.
83. Hoare D: Subtypes of developmental coordination disorder, *Adapt Phys Activ Q* 11:158–169, 1994.
84. Hoare D, Larkin D: Kinaesthetic abilities of clumsy children, *Dev Med Child Neurol* 33:671–678, 1991.
85. Huh J, Williams H, Burke J: Development of bilateral motor control in children with developmental coordination disorders, *Dev Med Child Neurol* 40:474–484, 1998.
86. Iloeje SO: Developmental apraxia among Nigerian children in Enugu, Nigeria, *Dev Med Child Neurol* 29:502–507, 1987.
87. Ivry RB: Cerebellar involvement in clumsiness and other developmental disorders, *Neural Plast* 10:141–153, 2003.
88. Johnston LM, Burns YR, Brauer SG, Richardson CA: Differences in postural control and movement performance during goal directed reaching in children with developmental coordination disorder, *Hum Mov Sci* 21:583–601, 2002.
89. Johnston L, Watter P: Clinimetrics: movement assessment battery for children, *Aus J Physiother* 52:68, 2006.
90. Jongmans MJ, Smits-Engelsman BCM, Schoemaker MM: Consequences of comorbidity of developmental coordination disorders and learning disabilities for severity and pattern of perceptual-motor dysfunction, *J Learn Disabil* 36:528–537, 2003.
91. Joshi D, Missiuna C, Hanna S, et al.: Relationship between BMI, waist circumference, physical activity and probable developmental coordination disorder over time, *Hum Mov Sci* 40:237–247, 2015.
92. Junaid K, Harris S, Fulmer K, Carswell A: Teachers' use of the MABC checklist to identify children with motor coordination difficulties, *Pediatr Phys Ther* 12:158–163, 2000.
93. Kadesj B, Gillberg C: Developmental coordination disorder in Swedish 7-year-old children, *J Am Acad Child Adolesc Psychiatry* 38:820–828, 1999.
94. Kagerer FA, Bo J, Contreras-Vidal JL, Clark JE: Visuomotor adaptation in children with developmental coordination disorder, *Motor Control* 8:450–460, 2004.
95. Kaplan BJ, Wilson BN, Dewey D, Crawford SG: DCD may not be a discrete disorder, *Hum Mov Sci* 17:471–490, 1998.
96. Kennedy-Behr A, Wilson BN, Rodger S, Mickan S: Cross-cultural adaptation of the developmental coordination disorder questionnaire 2007 for German-speaking countries: DCDQ-G, *Neuropediatrics* 44:245–251, 2013.
97. Kashiwagi M, Iwaki S, Narumi Y, et al.: Parietal dysfunction in developmental coordination disorder: a functional MRI study, *Brain Imaging* 20:1319–1324, 2009.
98. Reference deleted in proofs.
99. King G, McDougall J, Tucker M, et al.: An evaluation of functional, school-based therapy services for children with special needs, *Phys Occup Ther Pediatr* 19:5–29, 1999.
100. Kirby A: *Dyspraxia: the hidden handicap*, London, UK, 2001, Souvenir Press.
101. Kirby A, Edwards L, Sugden DA, Rosenblum S: The development

and standardization of the adult developmental co-ordination disorders/dyspraxia checklist (ADC), *Res Dev Disabil* 31(1):131–139, 2010.

102. Konczak J, Timmann D: The effect of damage to the cerebellum on sensorimotor and cognitive function in children and adolescents, *Neurosci Biobehav Rev* 31:1101–1113, 2007.
103. Larkin D, Parker H: Task-specific intervention for children with developmental coordination disorder: a systems view. In Cermak S, Larkin D, editors: *Developmental coordination disorder*, Albany, NY, 2002, Delmar, pp 234–247.
104. Laufer Y, Ashkenazi T, Josman N: The effects of a concurrent cognitive task on the postural control of young children with and without developmental coordination disorder, *Gait Posture* 27:347–351, 2008.
105. Law M, Baptiste S, Carswell A, et al.: *Canadian Occupational Performance Measure*, ed 4, Ottawa, ON, 2005, CAOT Publications ACE.
106. Licari MK, Billington J, Reid SL, et al.: Cortical functioning in children with developmental coordination disorder: a motor overflow study, *Exp Brain Res* 233:1703–1710, 2015.
107. Lingam R, Hunt L, Golding J, et al.: Prevalence of developmental coordination disorder using the DSM-IV at 7 years of age: a UK population based study, *Pediatrics* 123:e693–e700, 2009.
108. Lingham R, Jongmans MJ, Ellis M, et al.: Mental health difficulties in children with developmental coordination disorder, *Pediatrics* 129: e882–e891, 2012.
109. Loh PR, Piek JP, Barrett NC: The use of the Developmental Coordination Disorder Questionnaire in Australian children, *Adapt Phys Activ Q* 26:38–53, 2009.
110. Lord R, Hulme C: Kinesthetic sensitivity of normal and clumsy children, *Dev Med Child Neurol* 29:720–725, 1987.
111. Mackenzie SJ, Getchell N, Deutsch K, et al.: Multi-limb coordination and rhythmic variability under varying sensory availability conditions in children with DCD, *Hum Mov Sci* 27:256–269, 2008.
112. MacNab JJ, Miller LT, Polatajko HJ: The search for subtypes of DCD: is cluster analysis the answer? *Hum Mov Sci* 20:49–72, 2001.
113. Maeland AF: Identification of children with motor coordination problems, *Adapt Phys Activ Q* 9:330–342, 1992.
114. Magalhaes LC, Cardoso AA, Misiuna C: Activities and participation in children with developmental coordination disorder: a systematic review, *Res Dev Disabil* 32:1309–1316, 2011.
115. Magalhaes L, Missiuna C, Wong S: Terminology used in research reports of developmental coordination disorder, *Dev Med Child Neurol* 48:937–941, 2006.
116. Mandich A, Buckolz E, Polatajko H: On the ability of children with developmental coordination disorder (DCD) to inhibit response initiation: the Simon effect, *Brain Cogn* 50:150–162, 2002.
117. Mandich AD, Polatajko HJ, MacNab JJ, Miller LT: Treatment of children with developmental coordination disorder: what is the evidence? *Phys Occup Ther Pediatr* 20:51–68, 2001.
118. Mandich AD, Polatajko HJ, Missiuna C, Miller LT: Cognitive strategies and motor performance in children with developmental coordination disorder, *Phys Occup Ther Pediatr* 20:125–143, 2001.
119. Marchiori GE, Wall AE, Bedingfield EW: Kinematic analysis of skill acquisition in physically awkward boys, *Adapt Phys Activ Q* 4:305–315, 1987.
120. May-Benson T, Ingolia P, Koomar J: Daily living skills and developmental coordination disorder. In Cermak S, Larkin D, editors: *Developmental coordination disorder*, Albany, NY, 2002, Delmar, pp 140–156.
121. Miall RC: Connecting mirror neurons and forward models, *NeuroReport* 14:2135–2137, 2003.
122. Miller LT, Missiuna CA, MacNab JJ, et al.: Clinical description of children with developmental coordination disorder, *Can J Occup Ther* 68:5–15, 2001.
123. Miller LT, Polatajko HJ, Missiuna C, et al.: A pilot trial of a cognitive treatment for children with developmental coordination disorder, *Hum Mov Sci* 20:183–210, 2001.
124. Missiuna C: Motor skill acquisition in children with developmental coordination disorder, *Adapt Phys Activ Q* 11:214–235, 1994.
125. Missiuna C, Cairney J, Pollock N, et al.: Psychological distress in children with developmental coordination disorder and attention-deficit hyperactivity disorder, *Res Dev Disabil* 35:1198–1207, 2014.
126. Missiuna C, Cairney J, Pollock N, et al.: A staged approach for identifying children with developmental coordination disorder from the population, *Res Dev Disabil* 32:549–559, 2011.
127. Missiuna C, Pollock N, Levac D, et al.: Partnering for Change: an innovative school-based occupational therapy service delivery model for children with developmental coordination disorder, *Can J Occup Ther* 79:41–50, 2012.
128. Missiuna C, Rivard L, Pollock N: Children with developmental coordination disorder: at home, at school, and in the community. (booklet). McMaster University, ON: CanChild (Online). Available at: URL: http://dcd.canchild.ca/en/EducationalMaterials/home.asp.
129. Missiuna C, Gaines BR, Pollock N: Recognizing and referring children at risk for developmental coordination disorder: role of the speechlanguage pathologist, *J Speech-Lang Pathol Audiol* 26:172–179, 2002.
130. Missiuna C, Gaines R, Soucie H: Why every office needs a tennis ball: a new approach to assessing the clumsy child, *Can Med Assoc J* 175: 471–473, 2006.
131. Missiuna C, Mandich A: Integrating motor learning theories into practice. In Cermak S, Larkin D, editors: *Developmental coordination disorder*, Albany, NY, 2002, Delmar, pp 221–233.
132. Missiuna C, Mandich AD, Polatajko HJ, Malloy-Miller T: Cognitive orientation to daily occupational performance (CO-OP): part I-theoretical foundations, *Phys Occup Ther Pediatr* 20:69–81, 2001.
133. Missiuna C, Moll S, King S, et al.: A trajectory of troubles: parents' impressions of the impact of developmental coordination disorder, *Phys Occup Ther Pediatr* 27:81–101, 2007.
134. Missiuna C, Moll S, Law M, et al.: Mysteries and mazes: parents' experiences of children with developmental coordination disorder, *Can J Occup Ther* 73:7–17, 2006.
135. Missiuna C, Polatajko H: Developmental dyspraxia by any other name: are they all just clumsy children? *Am J Occup Ther* 49:619–627, 1995.
136. Missiuna C, Pollock N: Beyond the norms: need for multiple sources of data in the assessment of children, *Phys Occup Ther Pediatr* 15:57–71, 1995.
137. Missiuna C, Pollock N: Perceived efficacy and goal setting in young children, *Can J Occup Ther* 67:101–109, 2000.
138. Missiuna C, Pollock N, Egan M, et al.: Enabling occupation through facilitating the diagnosis of developmental coordination disorder, *Can J Occup Ther* 75:26–34, 2008.
139. Missiuna C, Pollock N, Law M, et al.: Examination of the perceived efficacy and goal setting system (PEGS) with children with disabilities, their parents, and teachers, *Am J Occup Ther* 60:204–214, 2006.
140. Missiuna C, Rivard L, Bartlett D: Early identification and risk management of children with developmental coordination disorder, *Pediatric Phys Ther* 15:32–38, 2003.
141. Missiuna C, Rivard L, Pollock N: They're bright but can't write: developmental coordination disorder in school aged children, *Teaching Exceptional Children Plus 1:*Article 3, 2004.
142. Miyahara M: Subtypes of students with learning disabilities based upon gross motor functions, *Adapt Phys Activ Q* 11:368–382, 1994.
143. Mon-Williams MA, Wann JP, Pascal E: Visual-proprioceptive mapping in children with developmental coordination disorder, *Dev Med Child Neurol* 41:247–254, 1999.
144. Murphy J, Gliner J: Visual and motor sequencing in normal and

clumsy children, *Occup Ther J* 8:89–103, 1988.
145. Nakai A, Miyachi T, Okada R, et al.: Evaluation of the Japanese version of the Developmental Coordination Disorder Questionnaire as a screening tool for clumsiness of Japanese children, *Res Dev Disabil* 32:1615–1622, 2011.
146. Reference deleted in proofs.
147. O'Brien V, Cermak S, Murray E: The relationship between visual-perceptual motor abilities and clumsiness in children with and without learning disabilities, *Am J Occup Ther* 42:359–363, 1988.
148. O'Hare A, Khalid S: The association of abnormal cerebellar function in children with developmental coordination disorder and reading difficulties, *Dyslexia* 8:234–248, 2002.
149. Pangelinan M, Hatfield B, Clark J: Differences in movement-related cortical activation patterns underlying motor performance in children with and without developmental coordination disorder, *J Neurophysiol* 109:3041–3050, 2013.
150. Reference deleted in proofs.
151. Parush S, Pindak V, Hahn-Markowitz J, Mazor-Karsenty T: Does fatigue influence children's handwriting performance? *Work* 11:307–313, 1998.
152. Peters JM, Henderson SE, Dookun D: Provision for children with developmental co-ordination disorder (DCD): audit of the service provider, *Child Care Health Dev* 30:463–479, 2004.
153. Piek JP, Barrett NC, Allen LS, et al.: The relationship between bullying and self-worth in children with movement coordination problems, *Br J Educ Psychol* 75:453–463, 2005.
154. Piek JP, Bradbury GS, Elsley SC, Tate L: Motor coordination and social-emotional behaviour in preschool-aged children, *Int J Disabil Dev Educ* 55:143–151, 2008.
155. Piek JP, Dworcan M, Barrett N, Coleman R: Determinants of self-worth in children with and without developmental coordination disorder, *Int J Disabil Dev Educ* 47:259–271, 2000.
156. Piek JP, Dyck MJ: Sensory-motor deficits in children with developmental coordination disorder, attention deficit hyperactivity disorder and autistic disorder, *Hum Mov Sci* 23:475–488, 2004.
157. Piek JP, Edwards K: The identification of children with developmental coordination disorder by class and physical education teachers, *Br J Educ Psychol* 67:55–67, 1997.
158. Pitcher TM, Piek JP, Hay DA: Fine and gross motor ability in males with ADHD, *Dev Med Child Neurol* 45:525–535, 2003.
159. Pless M, Carlsson M: Effects of motor skill intervention on developmental coordination disorder: a meta-analysis, *Adapt Phys Activ Q* 17:381–401, 2000.
160. Pless M, Carlsson M, Sundelin C, Persson K: Preschool children with developmental coordination disorder: a short-term follow-up of motor status at seven to eight years of age, *Acta Paediatr* 91:521–528, 2002.
161. Polatajko H, Cantin N: Attending to children with developmental coordination disorder: the approaches and the evidence, *Israel J Occup Ther* 14:E117–E150, 2005.
162. Polatajko HJ, Cantin N: Developmental coordination disorder (dyspraxia): an overview of the state of the art, *Sem Pediatr Neurol* 12:250–258, 2006.
163. Polatajko H, Fox M, Missiuna C: An international consensus on children with developmental coordination disorder, *Can J Occup Ther* 62:3–6, 1995.
164. Polatajko HJ, Mandich AD, Miller LT, MacNab JJ: Cognitive orientation to daily occupational performance (CO-OP): part II-the evidence, *Phys Occup Ther Pediatr* 20:83–106, 2001.
165. Polatajko HJ, Mandich AD, Missiuna C, et al.: Cognitive orientation to daily occupational performance (CO-OP): part III-the protocol in brief, *Phys Occup Ther Pediatr* 20:107–123, 2001.
166. Pollock N, Missiuna C: *The Perceived Efficacy and Goal-setting System*, ed 2, Hamilton, ON, 2015, CanChild Centre for Childhood Disability Research, McMaster University.
167. Poulsen AA, Ziviani JM: Can I play too? Physical activity engagement of children with developmental coordination disorders, *Can J Occup Ther* 71:100–107, 2004.
168. Poulsen AA, Ziviani JM, Cuskelly M: General self-concept and life satisfaction for boys with differing levels of physical coordination: the role of goal orientations and leisure participation, *Hum Mov Sci* 25:839–860, 2006.
169. Poulsen AA, Ziviani JM, Cuskelly M: Leisure time physical activity energy expenditure in boys with developmental coordination disorder: the role of peer relations self-concept perceptions, *OTJR (Thorofare N J)* 28:30, 2008.
170. Poulsen AA, Ziviani JM, Cuskelly M, Smith R: Boys with developmental coordination disorder: loneliness and team sports participation, *The Am J Occup Ther* 61:451–462, 2007.
171. Pratt ML, Hill EL: Anxiety profiles in children with and without developmental coordination disorder, *Res Dev Disabil* 32:1253–1259, 2011.
172. Rasmussen P, Gillberg C: Natural outcome of ADHD with developmental coordination disorder at age 22 years: a controlled, longitudinal, community- based study, *J Am Acad Child Adolesc Psychiatry* 39:1424–1431, 2000.
173. Ray-Kaeser S, Satink T, Andresen M, et al.: European-French crosscultural adaptation of the Developmental Coordination Disorder Questionnaire and pretest in French-speaking Switzerland, *Phys Occup Ther Pediatr* 35:132–146, 2015.
174. Raynor AJ: Fractional reflex and reaction time in children with developmental coordination disorder, *Motor Control* 2:114–124, 1998.
175. Raynor AJ: Strength, power and co-activation in children with developmental coordination disorder, *Dev Med Child Neurol* 43:676–684, 2001.
176. Revie G, Larkin D: Task specific intervention for children with developmental coordination disorder: a systems view, *Adapt Phys Activ Q* 10:29–41, 1993.
177. Rihtman T, Wilson BN, Parush S: Development of the Little Developmental Coordination Disorder Questionnaire for preschoolers and preliminary evidence of its psychometric properties in Israel, *Res Dev Disabil* 32:1378–1387, 2011.
178. Rivard L, Missiuna C: Encouraging participation in physical activities for children with developmental coordination disorder. Available at: URL: http://dcd.canchild.ca/en/AboutDCD/resources/DCDPhysAct_Dec9Final.pdf.
179. Rivard LM, Missiuna C, Hanna S, Wishart L: Understanding teachers' perceptions of the motor difficulties of children with developmental coordination disorder (DCD), *Br J Educ Psychol* 77:633–648, 2007.
180. Rivilis I, Hay J, Cairney J, et al.: Physical activity and fitness in children with developmental coordination disorder: a systematic review, *Res Dev Disabil* 32:894–910, 2011.
181. Rizzolatti G, Fogassi L, Gallese V: Mirrors of the mind, *Scientific American* 295:54–61, 2006.
182. Rodger S, Mandich A: Getting the run around: accessing services for children with developmental co-ordination disorder, *Child Care Health Dev* 31:449–457, 2005.
183. Rogers M, Fay TB, Whitfield MF, et al.: Aerobic capacity, strength, flexibility, and activity level in unimpaired extremely low birth weight (800 g) survivors at 17 years of age compared with term-born control subjects, *Pediatrics* 116, 2005.
184. Rosblad B: Visual perception in children with developmental coordination disorder. In Cermak S, Larkin D, editors: *Developmental coordination disorder*, Albany, NY, 2002, Delmar, pp 104–116.
185. Rosblad B, Gard L: The assessment of children with developmental coordination disorders in Sweden: a preliminary investigation of the suitability of the Movement ABC, *Hum Mov Sci* 17:711–719, 1998.
186. Rose B, Larkin D, Berger BG: Coordination and gender influences on the perceived competence of children, *Adapt Phys Activ Q* 12:210–221, 1997.
187. Rose E, Larkin D: Perceived competence, discrepancy scores, and global self-worth, *Adapt Phys Activ Q* 19:127–140, 2002.
188. Rosenblum S: The development and standardization of the Children Activity Scales (ChAS-P/T) for the early identification of children with developmental coordination disorders, *Child Care*

Health Dev 32: 619–632, 2006.
189. Rosengren KS, Deconinck FJ, Diberardino 3rd LA, et al.: Differences in gait complexity and variability between children with and without developmental coordination disorder, *Gait Posture* 29:225–229, 2009.
190. Sangster CA, Beninger C, Polatajko HJ, Mandich A: Cognitive strategy generation in children with developmental coordination disorder, *Can J Occup Ther* 72:67–77, 2005.
191. Saywell N, Taylor D: The role of the cerebellum in procedural learning— are there implications for physiotherapists' clinical practice? *Physiother Theory Pract* 24:321–328, 2008.
192. Schoemaker MM: *Manual of the motor observation questionnaire for teachers*, Groningen, 2003, Internal Publication, Center for Human Movement Sciences (Dutch).
193. Schoemaker MM, Flapper BC, Reinders-Messelink HA, de Kloet A: Validity of the motor observation questionnaire for teachers as a screening instrument for children at risk for developmental coordination disorder, *Hum Mov Sci* 27:190–199, 2008.
194. Schoemaker MM, Flapper B, Verheij NP, et al.: Evaluation of the developmental coordination disorder questionnaire as a screening instrument, *Dev Med Child Neurol* 48:668–673, 2006.
195. Schoemaker MM, Niemeijer AS, Reynders K, Smits-Engelsman BC: Effectiveness of neuromotor task training for children with developmental coordination disorder: a pilot study, *Neural Plast* 10:155–163, 2003.
196. Schoemaker MM, Smits-Engelsman BC, Jongmans MJ: Psychometric properties of the M-ABC checklist as a screening instrument for children with a developmental co-ordination disorder, *Br J Educ Psychol* 73:425–441, 2003.
197. Schoemaker M, van der Wees M, Flapper B, et al.: Perceptual skills of children with developmental coordination disorder, *Hum Mov Sci* 20:111–133, 2001.
198. Schott N, Alof V, Hultsch D, Meermann D: Physical fitness in children with developmental coordination disorder, *Res Q Exer Sport* 78:438–450, 2007.
199. Schulz J, Henderson SE, Sugden DA, Barnett AL: Structural validity of the Movement-ABC-2 test: factor structure comparisons across three age groups, *Res Dev Disabil* 32:1361–1369, 2011.
200. Segal R, Mandich A, Polatajko H, Cook JV: Stigma and its management: a pilot study of parental perceptions of the experiences of children with developmental coordination disorder, *Am J Occup Ther* 56:422–428, 2002.
201. Sellers JS: Clumsiness: review of causes, treatments and outlook, *Phys Occup Ther Pediatr* 15:39–55, 1995.
202. Sigmundsson H, Hansen PC, Talcott JB: Do 'clumsy' children have visual deficits, *Behav Brain Res* 139:123–129, 2003.
203. Sigmundsson H, Pedersen AV, Whiting HT, Ingvaldsen RP: We can cure your child's clumsiness! A review of intervention methods, *Scand J Rehabil Med* 30:101–106, 1998.
204. Skinner RA, Piek JP: Psychosocial implications of poor motor coordination in children and adolescents, *Hum Mov Sci* 20:73–94, 2001.
205. Skorji V, McKenzie B: How do children who are clumsy remember modelled movements? *Dev Med Child Neurol* 39:404–408, 1997.
206. Smits-Engelsman BCM, Blank R, Van Der Kaay AC, et al.: Efficacy of interventions to improve motor performance in children with developmental coordination disorder: a combined systematic review and meta-analysis, *Dev Med Child Neurol* 55:229–237, 2013.
207. Smits-Engelsman BCM, Henderson SE, Michels CGJ: The assessment of children with developmental coordination disorder in the Netherlands: relationship between the Movement Assessment Battery for children and the Korperkoordinations Test Fur Kinder, *Hum Mov Sci* 17:699–709, 1998.
208. Smits-Engelsman BCM, Niemeijer A, Van Waelvelde H: Is the Movement Assessment Battery for Children - 2nd edition a reliable instrument to measure motor performance in 3 year old children? *Res Dev Disabil* 32:1370–1377, 2011.
209. Smits-Engelsman BCM, Wilson PH, Westenberg Y, Duysens J: Fine motor deficiencies in children with developmental coordination disorder and learning disabilities: an underlying open-loop control deficit, *Hum Mov Sci* 22:495–513, 2003.
210. Smyth MM, Anderson HI: Coping with clumsiness in the school playground: social and physical play in children with coordination impairments, *Br J Dev Psycholo* 18:389–413, 2000.
211. Smyth MM, Anderson HI, Churchill A: Visual information and the control of reaching in children: a comparison between children with and without development coordination disorder, *J Motor Behav* 33:306–320, 2001.
212. Smyth MM, Mason UC: Planning and execution of action in children with and without developmental coordination disorder, *J Child Psychol Psychiatry* 38:1023–1037, 1997.
213. Smyth TR: Abnormal clumsiness in children: a defect of motor programming? *Child Care Health Dev* 17:283–294, 1991.
214. Sparrow SS, Cicchetti DV, Balla DA: *Vineland adaptive behavior scales*, ed 2. Circle Pines, MN, 2005, American Guidance Service.
215. Sugden DA, Chambers ME: Intervention approaches and children with developmental coordination disorder, *Pediatr Rehabil* 2:139–147, 1998.
216. Sugden DA, Chambers M, Utley A: *Leeds consensus statement 2006.*
217. Sugden DA, Wright HC: *Motor coordination disorders in children*, Thousand Oaks, California, 1998, Sage Publication, Inc.
218. Summers J, Larkin D, Dewey D: Activities of daily living in children with developmental coordination disorder: dressing, personal hygiene, and eating skills, *Hum Mov Sci* 27:215–229, 2008.
219. Reference deleted in proofs.
220. Tervo RC, Azuma S, Fogas B, Fiechtner H: Children with ADHD and motor dysfunction compared with children with ADHD only, *Dev Med Child Neurol* 44:383–390, 2002.
221. Thelen E: Motor development: a new synthesis, *Am Psychol* 50:79–95, 1995.
222. Tseng M, Fu C, Wilson B, Hu F: Psychometric properties of a Chinese version of the Developmental Coordination Disorder Questionnaire in community-based children, *Res Dev Disabil* 31:33–45, 2010.
223. Vaivre-Douret L, Lalanne C, Ingster-Moati I, et al.: Subtypes of developmental coordination disorder: research on their nature and etiology, *Dev Neuropsychol* 36:614–643, 2011.
224. van der Meulen JH, Denier van der Gon JJ, Gielen CC, et al.: Visuomotor performance of normal and clumsy children: fast goal-directed arm movements with and without visual feedback, *Dev Med Child Neurol* 33:40–54, 1991.
225. van der Meulen JH, Denier van der Gon JJ, Gielen CC, et al.: Visuomotor performance of normal and clumsy children: arm-tracking with and without visual feedback, *Dev Med Child Neurol* 33:118–129, 1991.
226. van Waelvelde H, Peersman W, Debrabant J, Smits-Engelsman BCM: Factor analytical validation of the Movement Assessment Battery for Children-Second edition. *Paper presented at the DCD VIII Developmental Coordination Disorder International Conference*, 2009, June (Baltimore, MD).
227. Visser J: Developmental coordination disorder: a review of research on subtypes and comorbidities, *Hum Mov Sci* 22:479–493, 2003.
228. Volman M, Geuze RH: Relative phase stability of bimanual and visuomanual rhythmic coordination patterns in children with a developmental coordination disorder, *Hum Mov Sci* 17:541–572, 1998.
229. Wall AE, Reid G, Paton J: The syndrome of physical awkwardness. In Reid G, editor: *Problems in movement control*, Amsterdam, 1990, Elsevier Science, pp 284–316.
230. Ward A, Rodger S: The application of cognitive orientation to daily occupation performance (CO-OP) with children 5-7 years with developmental coordination disorder, *Br J Occup Ther* 67:256–264, 2004.
231. Watkinson EJ, Causgrove Dunn J, Cavaliere N, et al.: Engagement in playground activities as a criterion for diagnosing developmental coordination disorder, *Adapt Phys Activ Q* 18:18–34, 2001.

232. Watson L, Knott F: Self-esteem and coping in children with developmental coordination disorder, *Br J Occup Ther* 69:456–459, 2006.
233. Watter P: Physiotherapy management-minor coordination dysfunction. In Burns YR, MacDonald J, editors: *Physiotherapy and the growing child*, Toronto, Canada, 1996, Saunders, pp 415–432.
234. Watter P, Rodger S, Marinac J, et al.: Multidisciplinary assessment of children with developmental coordination disorder: using the ICF framework to inform assessment, *Phys Occup Ther Pediatr* 28:331–352, 2008.
235. Webster RI, Majnemer A, Platt RW, Shevell MI: Motor function at school age in children with a preschool diagnosis of developmental language impairment, *J Pediatr* 146:80–85, 2005.
236. Whitall J, Chang T-Y, Horn CL, et al.: Auditory-motor coupling of bilateral finger tapping in children with and without DCD compared to adults, *Hum Mov Sci* 27:914–931, 2008.
237. Reference deleted in proofs.
238. Williams H: Motor control in children with developmental coordination disorder. In Cermak S, Larkin D, editors: *Developmental coordination disorder*, Albany, NY, 2002, Delmar, pp 117–137.
239. Williams H, Woollacott M: Characteristics of neuromuscular responses underlying postural control in clumsy children, *Motor Dev Res Rev* 1:8–23, 1997.
240. Williams HG, Woollacott MH, Ivry R: Timing and motor control in clumsy children, *J Motor Behav* 24:165–172, 1992.
241. Williams J, Anderson P, Lee K: The prevalence of DCD in children born preterm: a systematic review. *Paper presented at the DCD VIII Developmental Coordination Disorder International Conference*, 2009, (Baltimore, MD).
242. Willoughby C, Polatajko HJ: Motor problems in children with developmental coordination disorder: review of the literature, *Am J Occup Ther* 49:787–794, 1995.
243. Wilson BN, Crawford SG, Green D, et al.: Psychometric properties of the revised Developmental Coordination Disorder Questionnaire, *Phys Occup Ther Pediatr* 29:184, 2009.
244. Wilson BN, Creighton D, Crawford SG, et al.: Psychometric properties of the Canadian Little Developmental Coordination Disorder Questionnaire for preschool children, *Phys Occup Ther Pediatr* 35:116–131, 2015.
245. Wilson BN, Kaplan BJ, Crawford SG, et al.: Reliability and validity of a parent questionnaire on childhood motor skills, *The Am J Occup Ther* 54:484–493, 2000.
246. Wilson PH, Maruff P, Ives S, Currie J: Abnormalities of motor and praxis imagery in children with DCD, *Hum Mov Sci* 20:135–159, 2001.
247. Wilson PH, McKenzie BE: Information processing deficits associated with developmental coordination disorder: a meta-analysis of research findings, *J Child Psychol Psychiatry* 39:829–840, 1998.
248. Wilson PH, Ruddock S, Smits-Engelsman B, et al.: Understanding performance deficits in developmental coordination disorder: a meta-analysis of recent research, *Dev Med Child Neurol* 55:217–228, 2013.
249. Wilson PH, Thomas PR, Maruff P: Motor imagery training ameliorates motor clumsiness in children, *J Child Neurol* 17:491–498, 2002.
250. Wocadlo C, Rieger I: Motor impairment and low achievement in very preterm children at eight years of age, *Early Hum Dev* 84:769–776, 2008.
251. World Health Organization: *The international classification of functioning, disability and health (ICF)*, Geneva, 2001, World Health Organization.
252. Wright HC, Sugden DA: A two-step procedure for the identification of children with developmental co-ordination disorder in Singapore, *Dev Med Child Neurol* 38:1099–1105, 1996.
253. Wynn K: *Exploring the participation of children with disabilities in school. Unpublished master's thesis*, Hamilton, Ontario, Canada, 2003, McMaster University.
254. Zoia S, Castiello U, Blason L, Scabar A: Reaching in children with and without developmental coordination disorder under normal and perturbed vision, *Dev Neuropsychol* 27:257–273, 2005.
255. Zwicker JG, Harris SR, Klassen AF: Quality of life domains affected in children with developmental coordination disorder, *Child Care Health Dev* 39:562–580, 2013.
256. Zwicker JG, Missiuna C, Boyd LA: Neural correlates of developmental coordination disorder: a review of hypotheses, *J Child Neurol* 24:1273–1281, 2009.
257. Reference deleted in proofs.

推荐阅读

背景

Barnhart RC, Davenport MJ, Epps SB, Nordquist VM: Developmental coordination disorder, *Phys Ther* 83:722–731, 2003.

Blank R, Smits-Engelsman B, Polatajko H, Wilson P: European Academy for Childhood Disability (EACD): recommendations on the definition, diagnosis and intervention of developmental coordination disorder (long version), *Dev Med Child Neurol* 54:54–93, 2011.

Cantell M, Kooistra L: Long-term outcomes of developmental coordination disorder. In Cermak S, Larkin D, editors: *Developmental coordination disorder*, Albany, NY, 2002, Delmar, pp 23–38.

Wilson PH, Ruddock S, Smits-Engelsman B, et al.: Understanding performance deficits in developmental coordination disorder: a meta-analysis of recent research, *Dev Med Child Neurol* 55:217–228, 2013.

前景

Forsyth K, Howden S, Maciver D, et al.: Developmental co-ordination disorder: a review of evidence and models of practice employed by Allied Health Professionals in Scotland—summary of key findings. Available at: URL: http://www.healthcareimprovementscotland.org/our_work/reproductive,_maternal_child/programme_resources/dcd_review_response.aspx.

Magalhaes LC, Cardoso AA, Misiuna C: Activities and participation in children with developmental coordination disorder: a systematic review, *Res Dev Disabil* 32:1309–1316, 2011.

Mandich AD, Polatajko HJ, MacNab JJ, Miller LT: Treatment of children with developmental coordination disorder: what is the evidence? *Phys Occup Ther Pediatr* 20:51–68, 2001.

Mandich AD, Polatajko HJ, Missiuna C, Miller LT: Cognitive strategies and motor performance in children with developmental coordination disorder, *Phys Occup Ther Pediatr* 20:125–143, 2001.

Missiuna C, Pollock N, Levac D, et al.: Partnering for Change: an innovative school-based occupational therapy service delivery model for children with developmental coordination disorder, *Can J Occup Ther* 79:41–50, 2012.

Missiuna C, Rivard L, Pollock N: Children with developmental coordination disorder: at home, at school, and in the community. (booklet). McMaster University, ON: CanChild (Online). Available at: URL: http://dcd.canchild. ca/en/EducationalMaterials/home.asp.

Missiuna C, Rivard L, Bartlett D: Early identification and risk management of children with developmental coordination disorder, *Pediatr Phys Ther* 15:32–38, 2003.

Missiuna C, Rivard L, Pollock N: They're bright but can't write: developmental coordination disorder in school aged children. *Teaching Exceptional Children Plus* 1:Article 3, 2004.

Polatajko HJ, Cantin N: Developmental coordination disorder (dyspraxia): an overview of the state of the art, *Sem Pediatric Neurol* 12:250–258, 2006.

Smits-Engelsman BCM, Blank R, Van Der Kaay AC, et al.: Efficacy of interventions to improve motor performance in children with developmental coordination disorder: a combined systematic review and meta-analysis, *Dev Med Child Neurol* 55:229–237, 2013.

第 18 章 运动和智力残疾

Mary Meiser, Melissa Maule, Irene McEwen, Maria Jones, Lorrie Sylvester

智力残疾儿童常常存在相关或继发性运动发育落后，同时在运动学习和运动控制方面也存在一些问题。这些问题在智力中度及重度受限的儿童中尤为突出。有些儿童的运动问题较为轻微，几乎不需要任何物理治疗，而其他一些患有脑性瘫痪或其他神经、骨骼、心肺损伤的儿童则需要物理治疗师（PT）以及团队其他成员给予重点关注。

正如本书其他章所述，许多针对智力残疾儿童的物理治疗检查及干预方法的应用与具备类似运动特征儿童的处理方法差别很小。然而鉴于智力障碍儿童的学习特征，有必要对这些方法进行更改与补充。这些方面的审查和干预，以及当前针对智力残疾儿童的循证与"最佳"实践便是本章的焦点。本章将涵盖背景信息，包括儿童智力残疾的定义、发病率、患病率、病因、病理生理学和儿童智力残疾的预防；以及前景信息，包括检查、结果确定和目标；还有减少损伤和活动受限、预防并发症并促进活动参与的干预措施，并以向成年期的过渡作为本章的结尾。

背景信息

智力残疾的定义

对智力残疾的定义以及认定儿童智力残疾的方法一直存在很大的争议[165]。许多争议围绕在将少数文化语言群体的儿童不恰当地归类为智力不健全儿童的风险，而在被确定为智力残疾和接受特殊教育的儿童中，属于少数文化语言群体的儿童存在比例过高的现象[130,219]。

存在运动和感觉障碍的儿童虽然没有智力残疾，但也有被识别为智力残疾的可能，或者会被归类为比实际情况更加严重的智力残疾。如果检查者使用了需要运动或语音反应的测试，或者没有足够的技能及经验来检查儿童，需要运用替代性的输入模式（如手动标志）测试以及反应模式（如语音输出设备）的测试时，这种问题则会更加显著。

在美国，一些组织、教育及社会服务机构仍然使用"精神发育迟滞"这个术语来定义智力残疾人士，然而自从 Obama 总统 2010 年签署《罗沙法案》（Public Law 111-256）以来[156]，"智力残疾"（intellectual disabilities）一词的使用也开始逐渐增加。该法案要求将健康、教育和劳工政策中的"精神发育迟滞"（mental retardation）改为"智力残疾"。随着法律和文件的修订，这种变化也是循序渐进的。

智力残疾的定义经过多年的演变，从强调智力测试分数转变为强调自然环境中个体的能力。美国智力与发育障碍协会（American Association On Intellectual and Developmental Disabilities，AAIDD）提出了最为广泛接受的定义，该定义已成为包括学区用于安置特殊教育学生在内的许多其他定义的基础[164]。AAIDD 将智力残疾定义为"在 18 岁之前出现并且在社会交往及实践适应性技能上存在智能水平与适应性行为两方面明显缺陷的特征"（P.1）[164]。

该定义基于人们在真实环境和日常惯例中所需的支持，并非基于智商（intelligence quotient，IQ）得出的智力功能水平，同时包含了参与的维度。尽管智商水平得分在 70 或 75 以下仍然是诊断智力残疾的必要条件，但定义中还包括了适应性技能、参与、互动和社会角色、健康以及符合国际功能、残疾和健康分类（International Classification of Function, Disability and Health，ICF）的条件[216]。该定义的使用取决于以下 5 个假设。

1. 必须在包含个人年龄、同龄人、文化的社区环境中考虑当下功能局限性。
2. 有效评估应考虑文化和语言多样性以及沟通、

感官、运动和行为因素的差异。

3. 对个体来说，功能受限往往与优势共存。

4. 描述功能受限的一个重要目的是建立起所需支持。

5. 通过持续且适当的个性化支持，智力残疾人士的生活能力通常将得到改善 [164]。

这些设想强调，为了在社区中正常生活，需要全生命周期不断变化的支持理念，而不单单关注个体的划分。例如，被确定为智力残疾的儿童需要获得帮助支持才能在学校环境中学习，当成年后独立参与家庭、工作和社交角色时，才能不会被贴上“残疾”的标签 [164]。

智力残疾或精神发育迟滞的其他定义与 AAIDD 定义共存，包括美国用于使学生获得特殊教育资格且为发育性残疾人士提供服务的定义。在美国，1984 年《发育障碍法案》（Development Disabilities Act）（Public Law 98-527）授权各州为智力残疾儿童和成人提供康复，医疗和社会服务，同时在某些州也为其他残疾人提供服务。最新版的 2000 年《发育障碍援助和权益法案》（Developmental Disabilities Assistance and Bill of Right Act）（Public Law 106-402）将发育性障碍一词定义为“在人的一生中持续存在并导致 3 个或更多生命活动领域的功能受限的一种由身体或精神残疾引起的严重慢性残疾”（Sec. 102[8] [A]）[184]。这一定义与 AAIDD 智力残疾定义的重点区别在于发育性障碍的定义没有智商要求，并且发病的年龄可达 22 岁。

因为对智力残疾定义和标准各不相同，所以在各州之间关于谁被认为具有智力残疾以及谁有资格获得哪些服务都可能存在差异。由于这个原因，PT 经常需要寻找有关其所在区域的项目信息，以确定合格标准以及谁有资格将儿童归类为智力残疾。一些项目为智力残疾儿童提供轮椅、矫形器和其他设备；而其他一些项目则提供例如物理治疗、暂托服务和娱乐活动的费用。

对于任何儿童而言，智力残疾的“标签”主要是一个接受早期干预、特殊教育、其他教育以及社会和医疗服务的“通行证”。如果这个标签导致其他人对孩子的能力有不恰当或不充分的期望，其实标签本身几乎没有提供任何个人优势或个人所需服务，并且还可能限制孩子的机会。

智力残疾的发病率及患病率

据报道估计智力残疾的发病率和患病率差别很大。这些差别被认为由很多因素造成，包括定义上的多样、采用的理论、样本的性别、年龄和社会群体，以及影响研究设计和解释的一些社会政治因素 [92]。美国医学会估计大约 1% ~ 3% 的人存在智力残疾。2012 年，根据《残疾人教育法案》（Individuals with Disabilities Education Act，IDEA），接受特殊教育服务的 6 ~ 21 岁学生中，7.3% 的人被归类为智力残疾，2.2% 的人被定义为多重残疾，其中普遍包含智力残疾 [194]。轻度智力残疾是最常见的（约占智力残疾的 85%），中度智力残疾占 10%，严重智力残疾占 4%，极重智力残疾占 4%[104]。在脑性瘫痪儿童中，大约有 50% 的患儿存在智力残疾。

智力残疾的病因学及病理生理学

造成智力残疾的原因多种多样，其中许多已被明确，也有相当一部分病因尚未查明。Shevell[169] 查阅了回顾性和前瞻性研究文献，并得出结论约 50% 的智力残疾儿童可被确定病因。了解儿童智力残疾的病因有助于 PT 和其他人更好地制订儿童生命规划以及了解当前和未来所需的支持，并明确可能与特定诊断相关的其他健康问题 [164]。

超过 350 种智力残疾的原因已被确定，大致可分为产前、产时和产后。产前因素可进一步分为染色体疾病、遗传综合征、先天代谢性疾病、脑结构的发育异常和环境的影响。产时因素包括宫内病变和新生儿疾病。一项包含 15 个早产儿智力状况研究的 Meta 分析显示，智力评测分数降低可能与早产本身有关 [18]。大量数据表明，足月儿智商测试分数显著高于早产儿。而产后导致智力残疾的病因包括颅脑损伤、感染、脱髓鞘改变、退行性疾病、癫痫、毒性代谢障碍、营养不良、环境剥夺和缺乏接触综合征 [164]。唐氏综合征、胎儿酒精综合征和脆性 X 染色体综合征也是最常见的智力残疾病因 [201]。

运动功能障碍通常仅与一些原因相关。一般来说，智力残疾越严重的儿童，出现严重运动发育迟缓和残疾的可能性就越大 [172]。多年前，Ellis[52] 提出，智力残疾者相对较差的运动表现是由于他们处理信息的能力有限并且随着时间推移所获信息会加速衰减。有些人也提出了智力与运动功能之间的关系，即认知过程可影响“注意力、执行功能、视觉运动技能、时间安排和学习”（p e954）[172]。

预防

目前，由苯丙酮尿症、风疹病毒和铅中毒引起的一系列智力残疾及相关功能障碍可以得到预防。此外，利用羊膜腔穿刺术、超声检查和其他技术已经能够对许多病症进行产前诊断，如通过剖宫产分娩脊髓发育不良的儿童，有助于降低智力残疾的发病率。此外，还可以提供遗传方面的咨询服务。

尽管已知导致智力残疾的因素可能存在于特定儿童中，但这些因素与日后成长环境之间复杂而强大的相互作用有可能改变认知能力受限和相关损伤的现状或严重程度。在一篇关于智力发展的研究和理论性回顾中，DiLalla[45] 认为，约有一半人的智商可能受到环境因素的影响。例如，一些婴儿在出生后的一段时期内，有神经解剖学和病理学的证据记录显示出严重的医学问题，但成年后几乎没有任何后遗症。此外，一些婴儿可能没有已知的病理学基础，但若曾经历一个或多个环境因素风险，最终也有可能发展为智力残疾。智力残疾两个最常见的环境因素是早期严重的心理社会剥夺和产前接触过如毒品或酒精之类的毒素 [169]。

美国 IDEA[191]C 篇部分描述的以家庭为中心的服务指导（在本书第 28 章及第 29 章也进行了介绍），反映了早期社会和物质环境的力量对于儿童发展影响的理念 [55]。C 篇中的规则还暗示 PT 和其他服务提供者要具备协助家庭给儿童提供既防止不必要的残疾，又促进实现其潜能的环境的能力。

原发性损伤

不管是在医学诊断之内还是尚未诊断，智力功能障碍和运动障碍被发现的时间都存在很大差异。在某些情况下，产前或新生儿诊断可以预测尚不明显的残疾，如患有唐氏综合征或骨髓增生异常的儿童。而在其他情况下，只有注意到功能受损后才会做出医学诊断，这也许要在出生几个月或几年之后。

诊断 / 问题识别

运动发育里程碑延迟或存在异常运动行为可能是出生前或围生期存在智力残疾的早期征象。对于患有严重智力残疾的儿童则更为明显。一些患有 Rett 综合征或 Tay-Sachs 病的儿童，似乎会在一段时间内发育正常，然后逐渐退化。同样地，在这种情况下，运动表现状况可能是更多发育性问题的首发征象 [50]。例如，许多患有自闭症的儿童伴有智力残疾 [58]，同时研究显示自闭症儿童早在婴儿期就存在运动障碍 [138]。本书第 24 章提供了关于自闭症的详细信息。

智力残疾儿童的神经运动障碍

智力残疾儿童是出现运动障碍的高风险群体。例如，有一项研究发现 82% 的轻度智力残疾儿童在运动协调性测试中得分在第 5% 位以下 [172]。尽管该研究未包含程度较重的智力残疾儿童，但认知功能严重受限的儿童可能存在更严重的运动技能受限。

智力残疾儿童的运动障碍与其原发症状一样存在多种原因。许多运动问题都以中枢神经系统病理学为基础，或许会导致灵活性（或多或少）、发力、协调、姿态控制、平衡、耐力和效率的受损。心肺和肌肉骨骼受损也会导致运动问题并影响注意力、执行能力、时间安排和学习认知过程 [172]。许多智力残疾儿童也存在如视力和听力障碍、脑性瘫痪、低水平唤醒、癫痫发作等其他可能进一步对运动发育、运动学习和运动表现产生负面影响的相关问题。

虽然运动的类型和程度以及相关问题存在很大差异，但一些医学诊断显示可能与特定的神经肌肉、肌肉骨骼和心肺功能损伤的神经丛有关。表 18.1 总结了经常接受物理治疗的相关疾病儿童常见的损伤。专栏 18.1 中总结了唐氏综合征儿童常见的运动、认知、语言和临床特征。美国唐氏综合征社团（http://www.ndss.org/）提供了一个很好的信息来源，包括唐氏综合征儿童的生长图表。美国唐氏综合征协会（http://www.nads.org/）同样也提供了有用的信息。

对存在智力残疾儿童的运动障碍进行物理治疗检查与处理其他儿童问题的方法相似。根据儿童的年龄、要评估的问题和评估的目的，应用可观察的、标准参照工具、常模对照测试和其他形式来进行评估。

表 18.1　由特定疾病所致智力障碍儿童常见的神经肌肉、肌肉骨骼和心肺功能损伤[a]

疾病	神经肌肉	肌肉骨骼	心肺
Angelman 综合征[197] 15 号染色体缺失的遗传机制是最常见的原因；患病率 1/10 000 ~ 1/20 000，高达 26% 临床诊断病例没有遗传原因	出生后前 6 个月肌张力降低和喂养问题，随后伴随发育延迟、震颤、共济失调、手部徐动、步态异常；小头畸形和癫痫发作	特殊面容，枕部扁平，斜视，脊柱侧凸，足踝内翻或外翻	迷走神经张力过高常导致心律失常
Cornelia deLange 综合征[119] 由 *NIPBL*、*SMC1A* 和 *SMC3* 基因突变引起，新生儿发病率是 1/10 000 ~ 1/30 000	痉挛，意向性震颤，癫痫发作（10% ~ 20%），小头畸形	严重的发育迟缓，骨龄减少，矮身材，手脚短小，小趾，其他前臂和手的缺失，近端拇指的位置和小指弯曲变形，肘部伸展受限	新生儿呼吸困难，先天性心脏病 反复上呼吸道感染
Criduchat 综合征[40] 罕见的染色体疾病（1/50 000 活体分娩儿）由染色体区域 5p（5p12）的片段丢失引起	童年早期的肌张力低下，有时后期肌张力增高	面部和轻微上肢异常，脊柱侧凸	常伴有先天性心脏病
巨细胞病毒（产前）[62] 发达国家的宫内产前感染最常见的原因之一，发病率预计在 0.15% 和 2.0% 之间	脑性瘫痪，癫痫发作，微小听神经电位（听障）	继发于神经肌肉问题	肺动脉瓣关闭不全，二尖瓣狭窄，房间隔缺损
胎儿酒精综合征[66] 产前酒精暴露，胎儿酒精综合征的患病率约占 1%	精细运动和视觉运动缺陷，平衡功能缺陷	特殊面容，位置或功能关节异位，上颌骨发育不全，发育迟缓	心脏缺陷
脆性 X 综合征[135] 最常见的遗传性精神发育迟滞形式，主要由 X 染色体 *FMR1* 基因序列扩展引起[135]	协调和运动不佳 癫痫发作	结缔组织异常，可能会导致先天性髋关节脱位，脊柱侧凸和扁平足	二尖瓣脱垂
Hurler 综合征[80] 常染色体隐性遗传性疾病 缺乏溶酶体水解酶 α-1- 艾杜糖醛酸酶	脑积水	关节挛缩，手的爪状畸形，短指，胸腰椎后凸，髋臼和关节盂窝浅，骨骼形状不规则	心脏畸形，心脏扩大，因为常见右心室高压，死于心力衰竭
Lesch-Nyhan 综合征[98] 由位于 X 染色体上的基因缺陷引起的。缺乏次黄嘌呤所需的鸟嘌呤磷酸核糖基转移酶	肌张力减退后的痉挛和舞蹈病，手足徐动症或肌张力障碍；强迫自伤行为	继发于神经肌肉问题	
苯丙酮尿症（Phenylketounria，PKU）[178] 遗传代谢性疾病，常染色体隐性遗传由 *PAH* 基因突变引起的疾病。用饮食方法治疗，酶疗法和药物补充疗法。发生率为 1/10 000 ~ 1/20 000，在新生儿中会进行 PKU 的筛选，渐进的未被处理	震颤，小头畸形，癫痫，多动症	生长减慢，湿疹，特殊气味	
Prader-Willi 综合征[35] 染色体微缺失综合征，发生率为 1/10 000 ~ 1/15 000 活产婴儿，它是导致遗传性肥胖主要原因[35]	婴儿期严重的张力减退和喂养问题，过量进食（通常发病在 1 ~ 6 岁）和童年期肥胖，粗大和精细运动协调性差，平均年龄（坐 12 个月，走路 24 个月）	小手脚，手指逐渐变细；脊柱侧凸，脊柱后凸，或两者都很常见；髋关节发育不良占 10%；常见骨质疏松症	有时上呼吸道阻塞，睡眠呼吸暂停和睡眠呼吸度降低
Rett 综合征[137] 确定性诊断是通过白细胞 DNA 的基因 *MECP2* 突变分析完成的	婴儿期头部生长速度减慢，6 ~ 18 岁后逐渐丧失获得的技能，失去了目的性手部技巧，刻板的手部动作（拍手、搓手、拧手），失用，磨牙，癫痫症	脊柱侧凸 / 脊柱后凸，生长障碍，骨质疏松	呼吸不规律，例如换气过度，屏气
威廉姆斯（小精灵相）综合征[115] 由 7q11.23 染色体弹性蛋白基因突变或缺失引起的，活产婴儿发生率为 1/20 000	轻度神经功能障碍，肌张力减退，反射亢进，小脑功能障碍	面部异常，缓慢而且异常生长，脊柱畸形 结缔组织异常，桡骨狭窄，年轻时关节过度伸展，年长时挛缩	腹主动脉狭窄，高血压 肺不张和二尖瓣脱垂

注：a 并非所有患病儿童都表现出所有损伤。

专栏 18.1 唐氏综合征儿童的共同特征

运动发育

肌张力低下 [199]
姿势控制和平衡问题 [199]
粗大和精细运动发育落后 [131]
3 岁以后，粗大运动发展开始趋于平稳 [131]
通常遵循典型运动发育的顺序 [131]
随着复杂性的增加，需要更多的时间来学习动作 [131]
保持姿势稳定性的非典型运动模式 [199]
张力降低 [199]
通过视觉而不是口头指示获得更好的运动表现 [109]
感知复杂视觉运动提示中的感知运动缺陷 [109]

认知发育

通常有中度到重度的智力障碍，但据报道有些属于典型范围 [199]
智力测验分数随年龄逐渐下降 [136]
痴呆早发（前 40 年）常见 [200,202]
动机可能较低 [199]

语言发育

与典型儿童或同一年龄相同心理的其他原因的智障儿童相比通常很差；低于其他发育领域 [199]
言语记忆技能和其他言语处理能力的损害 [202]
语言表达能力比语言理解损伤更明显 [199]

伴随疾病 [155]

先天性心脏病（66%）
弱视（60%）
听力障碍（60%～80%）
肥胖（60%）和身体健康状况不佳
皮肤粗糙（50%）
癫痫症（6%）
寰枢椎不稳（亚临床 14%；症状 1%）
甲状腺功能减退症（亚临床 30%～50%；显性 7%）
牙周病

其他问题

早发型阿尔茨海默病的风险增加 [199]
可能增加自闭症谱系障碍的发病率 [177]

尽管相同的检查方法 [2,3,5,19,23,24] 和工具可用于任何不确定是否存在智力障碍的儿童，但认识到儿童的智力障碍可能会影响其运动功能的表现是十分重要的，尤其是当儿童必须遵循指示或执行需要智力参与的运动任务时。受知识能力的影响，对年龄较小的婴幼儿的检查，可能需要更多地修改检查或参与的方法，而不是仅仅依靠损伤测评。

环境探索与知识能力的关系

因患有运动障碍而在环境探索方面受到限制的儿童，可能也会在其他功能领域出现继发性障碍的风险，特别是在认知、沟通和心理社会发展方面 [81]。Campos 和 Bertenthal[31] 提出独立移动是典型发育中婴儿心理变化的主导者，特别是在社会理解、空间认知和情绪的发展变化方面。他们还提出了独立移动与大脑结构的增长、自我意识、对他人的依恋以及应对环境能力之间的理论联系。

移动和空间认知之间的关系已经得到广泛的研究关注。一些研究表明，相对于年龄来说，位置移动和物体永久性的识别与空间智力任务的变化有关，如悬崖 [1]、斜坡 [3] 和物体表面 [17]。部分 Meta 分析支持的研究结果发现，自主运动对儿童的空间认知能力有影响 [217]。自主运动也被证明会影响婴儿的社交行为 [32]，并且与认知记忆相关。[37] 研究表明，经验塑造了动物的大脑。回顾 Kolb、Forgie、Gorny 和 Rowntree[90] 的研究，支持了大脑结构的发育和运动之间的联系。需要进一步研究以确定先天智力水平和感觉运动经验对智力发育各方面的相关作用，可能是某些孩子的先天智力能够弥补感觉运动能力的限制，从而与智力能力较弱的孩子相比，他们更不容易受到感觉剥夺的影响。

智力障碍儿童的学习

依照定义，学习能力受损是将智力障碍儿童与其他儿童区分开来的原因。尽管他们的运动问题通常与没有智力障碍的儿童相似，也能对相同原则的物理治疗干预做出反应，但这些原则的应用必须对儿童的学习特征和当前的运动学习理论有效，如本书第 4 章所述。

智力障碍儿童的学习障碍程度和类型差异很大，但也有相同的学习特点被确认。与正常发育的儿童相比，智力障碍儿童被发现：①学习到的内容更少；②需要多次重复学习；③泛化技巧的难度更大；④难以维持不定期练习的技能；⑤响应时间较慢；⑥可回复指令及反应能力有限 [129]。与无智力残疾的人群相比，轻度智力残疾群体的学习能力占无智力残疾群体的 50%～66%，中度智力残疾群体的学习能力占 33%～50%，重度智力残疾群体的学习能力占 24%～33%，极重度智力残疾的比率约为无智力障碍群体的 25%[201]。这些学习特征对物理治疗的影响将在本章后面的部分中介绍。

智力功能评估

确定儿童是否智力残疾需要标准化的、常模参照的智力测量工具，通常由心理学家或心理医生进行测定。尽管大多数物理治疗师不进行智力测试，但他们通常能够促进运动障碍儿童达到最佳的状态完成测试，如通过提供辅具来增强儿童的社交和手眼使用[171]或者协助测试者确定对有运动障碍的儿童使用可转换的应答模式。

婴儿评估

PT 可以参与旨在评估婴儿智力水平的测试设计，因为这些测试中的大部分都集中在婴儿的感知运动发育上，如完成运动发育里程碑或协调视力和听力以及身体运动[43]。本书第 2 章所讨论到的 Bayley 婴幼儿发育量表[16]和婴儿运动表现测试[30]是测量运动能力的量表，通常用于识别婴儿发育的落后状况。

遗憾的是，基于知觉运动的婴儿评估是后期智力不良的预测因素，但是婴儿的测试结果和以后的学龄前或学龄期儿童智力测验得分之间几乎没有任何关系[53]。Hack 及其同事使用贝利婴幼儿发育量表对比了极低出生体重儿在矫正年龄 20 月龄和 8 岁时的智力，他们发现 80% 没有神经感觉障碍且在 20 月龄时智力得分低于正常水平的极低体重儿，会在 8 岁时表现出更高的智力水平[70]。存在神经感觉障碍的极低出生体重儿的得分是稳定的[70]。婴儿和幼儿测试分数有限的稳定性也会受到其他因素的影响，如环境、经验和早期发育进程的快速与否[117]。

一些婴儿智力测验试图通过评估婴儿的信息处理能力而非感知运动技能来评估婴儿的智力功能。这些测试使用婴儿对新颖的刺激和先前呈现过的刺激的反应来评估他们的视觉或听觉记忆，以及他们区分刺激的能力[69]。这些测试基于婴儿从出生开始就会在较短的时间内对先前接触过的刺激做出反应的现象。因此，如果一个婴儿对新刺激的反应要比先前刺激呈现的反应时间更长，则显示出婴儿对熟悉刺激具有记忆并能区分两种刺激。视觉刺激像 Fagan 婴儿智力测试（Fagan Test of Infant Intelligence，FTII）[54]一样常被用于进行此类评估，但生理状态的变化（如心率，呼吸和警觉水平）也可用于解释对刺激的反应。

婴儿信息处理测试的一个优点是它们基本上不借助运动和语言，比起其他测试更适合患有运动和听力障碍的婴儿[53]。另一个优点是它们的预测效度比侧重于感知运动行为的测试效度要好得多。当婴儿在矫正年龄大约 9～10 月龄时进行测试，结果可能是最具预测性的[69]。这些测试利用类似于大龄儿童智力测验的信息处理能力。正如 Sattler 所指出的，认知发展从出生到 5 岁是高度可变的；5 岁以后，认知发展虽然也能改变，但幅度则较小[162]。

儿童评估

适用于 2～23 岁人群的 Stanford-Binet 智力量表 V[152]和适用于 6～16.11 岁儿童的 Wechsler 儿童智力量表 V[84]以及适用于 2.6～17.11 岁儿童的差异能力量表（第 2 版）[51]，都是评估儿童智力的常用工具[162]。和大多数其他智力测试的标准化测试一样，这些量表也需要语言和运动应答；而这也严重限制了其对具备沟通和运动障碍儿童的有效性。

一些已经被开发的智力测试仅要求儿童从一系列选择中指出一个选项。DeThorne 和 Schaefer 的《儿童非语言智商测验指南》（A Guide to Child Nonverbal IQ Measures）提出了不需要口头应答的智力测试概念[44]。该测试包括 5 项要求：①测试一般认知功能；②提供非语言能力的标准化分值；③近 15 年内发展或更新；④适合学龄前或学龄期儿童；⑤针对广大人群而非特定群体。非语言智力综合测试[73]、智力图像测试[60]和非语言智力测验[26]是不需要操控或言语反应的，只需要学生指出图示的反应。

瑞文标准推理测验（Raven's Progressive Matrices）[146]需要选择抽象设计中缺失的元素，Leiter 国际操作量表[153]是基于其他非语言的具有最少运动要求的测试。然而，他们可能会建议用于具有视觉感知缺陷或视力障碍的智力低下儿童。重要的是要意识到，与更传统的智力测试相比，具有有限运动和语言要求的智力测试仅围绕能力部分进行抽样。大多数智力测试在测试智力较低水平儿童时具有显著局限性[175]。目前的测试方法还不足以满足患有运动、视觉和（或）交流障碍儿童的需求[42]。捕捉这些孩子的智力分数依然较为艰难，需要采用多种评估方法来更全面又准确地了解孩子的优势、需求和表现能力。

适应性行为评估

尽管评估员经常在智力残疾诊断中强调智力测

验分数，但适应性行为也是评估智力功能的核心。AAIDD将适应性行为定义为日常功能所必需的概念以及社交和实践技能的总和[6]。评估适应性行为本身在选择评估手段及其解释方面很大程度上均依赖于专业判断。与智力测验相同，心理学家和心理医生通常在确定智力残疾时进行适应性行为测试。

已经开发出的用于测量适应性行为的仪器数量较少，但比许多智能测试更为先进。AAMR适应行为量表－学校（AMR Adaptive Behavior Scale-School，ABS-S：2）[75]通常用于测量年龄较大的儿童的适应性能力。ABS-S：2的有效性经研究结果证明，该工具的个人独立性和社会行为量表显示了普通儿童与智力残疾儿童之间的最大差异。[203]诊断适应行为量表（Diagnostic Adaptive Behavior Scale，DABS）由AAIDD开发。DABS测量AAIDD确定的适应性行为的3个领域为：概念技能、社交技能和适应技能。经常用于大龄儿童的另一个测试是Vineland自适应行为量表（第2版）（VABS-Ⅱ）[176]。VABS-Ⅱ作为问卷或评级表格进行测试，测量日常生活、认知、语言、游戏和社交能力。

PT通常可以提供有关儿童适应性行为的信息，如自理和移动能力，也有助于提供可以提高儿童适应能力的辅助工具。第2章中描述的儿科残疾评估量表（Pediatric Evaluation of Disability Invertory，PEDI）[72]经常被PT所使用。PEDI是一项适用于6月龄～7.5岁身体或智力残疾儿童的自我照护领域的适应行为的标准参考测试，也可以作为标准参考测试用于功能低于普通7岁儿童的年龄稍大的儿童。

智力参考范围

智力参考范围是一种用于确定儿童是否有资格获得服务的评估方法，特别针对公立学校的物理治疗，作业治疗和语言病理服务[13,83]。该方法基于一种设想，这个设想是儿童在获得运动和沟通发展方面的潜能和他们的智力能力相关，智力和认知能力低于或等于其运动能力或沟通能力的儿童不会从服务中获益，他们便因此没有获得这些服务的资格。在这种观点下，许多智力残疾的儿童可能被判定为没资格获得物理治疗服务。批评者已经提出至少有一项研究支持，该研究检查了智商分数与经过一个学年的作业治疗或物理治疗发展之间的关系[13]。根据智商分数将儿童分为两组，并接受运动损伤方面类似的物理治疗量，两组间显示出其在年龄相应分数方面的显著变化，而智商与运动测试分数的变化之间不存在显著相关性。美国教育部特殊教育项目办公室（Office of Special Education Programs，OSEP）声明，智力参考范围是确定儿童是否应在公立学校接受相关康复教育服务的一种不具法律效应的工具[143]，在2004年对IDEA的重新授权中[55]，使用认知参考来识别能力严重程度的内容已从美国联邦政策中删除[120]。

前景信息

物理治疗相关检查

智力和运动残疾儿童的复杂问题通常需要团队进行检查并计划、实施和评估干预[38,144]。团队要将孩子的家庭或其他照护者包括在内，并考虑孩子的需要、问题性质及严重程度、孩子的年龄和所提供的服务设施。许多孩子同时需要两个或以上的团队服务，如临床医疗团队和早期干预或学校团队。通常，医疗团队关注儿童的身体功能和结构，而早期干预或学校团队则负责解决活动受限，并为持续提高家庭和社区参与的水平不断努力。遗憾的是，这些团队经常彼此独立运作[68,125]，在消耗大量时间和金钱资源的同时，在治疗中产生重复交叉和专业壁垒[174,192]。当团队有共同的责任和考虑时，或许会出现分歧，导致家庭混乱和有限资源的不必要支出。努力实现以家庭为中心的治疗，理解并欣赏每个团队的角色，再整合到整个治疗团队中来，这对于实现儿童和家庭治疗的协调一致非常重要[77,144]。出于团队责任感，应在ICF框架指导下检查智力障碍和运动障碍的儿童[216]。

病史与回顾

如表18.1所示，智力障碍可能与神经肌肉、肌肉骨骼和心肺功能损伤的多种病因有关。儿童的病史包括从家庭成员、医疗记录、早期干预/教育记录、社会服务机构和其他任何相关资料中获得，这样可以帮助确定系统检查的重点。与没有智力残疾的儿童一样，了解病史也可以帮助治疗师确定患儿的活动和参与水平、先前的干预措施和结果、外科手术程序、家庭和儿童目标以及其他信息，以帮助确定使用哪些测试和评估。

测试和评估：活动

本卷其他章节中描述的用于评估其他类型残疾儿童的活动和参与的标准化测试工具可用于大多数智力障碍儿童。依据测试的特性可用于识别活动限制和能力，提供基线数据来衡量由时间产生的变化或干预后的变化，以预测未来的表现[89]，和（或）帮助确定干预的具体目标。

标准参考工具将儿童的表现与其他同龄儿童表现进行比较，主要用作判断儿童发育是否落后以及在哪些领域出现了落后。例如，Peabody 发育运动量表[57]经常被用作早期干预评估的一部分，以确定儿童是否因粗大和精细运动能力落后而有资格获得康复服务。用于评估移动、自我照护和社会功能的[7]PEDI 功能技巧评估[2]是 6 月龄 ~ 7 岁儿童的标准参考。PEDI 同时还能用于年龄稍大但是功能低于普通 7 岁儿童的标准化评估。PEDI 的新计算机化版本 PEDI-CAT 评估了一个额外责任领域，包括组织能力、日常活动和健康需求管理以及个人安全维护[71]。

PEDI 和其他标准化评估工具，如粗大运动功能评估（Gross Motor Funtion Measure，GMFM）[160]，可用作儿童当前运动相关活动表现的识别，也可用于确定随时间变化或者在接受干预之后的功能评估。一些标准化评估工具，如婴儿运动表现测试[30]和粗大运动功能分类系统[132]是有用的预测评估，可以提示儿童未来的运动表现如何，此信息对干预计划的制订特别有用。

测试和评估：参与

通常对儿童活动参与的检查最好在儿童实际参与的环境中或在相同年龄和社会背景的儿童环境中进行[108,144]。越来越提倡在自然环境中的检查支持所有残疾儿童的能力模式，包括那些难以将普通技能从一个环境转换到另一个环境的智力残疾儿童[64]。因为儿童功能在多种环境中发挥作用，所以需要通过情节检查来解决特定情境中的参与缺陷或需求。Shummay-Cook 和 Woollacott 指出，通过检查任务和发生任务的环境，可以最好地解决运动控制方面的挑战[170]。生态评估可以是一种检查儿童在特定目标中参与活动情况的有用方法。表 18.2 展示了一个年轻人在邻近商店独立购买商品的生态评估目标。

如果儿童和家庭的目标与参与有关，有几种工具可用作基线和结果评估。例如，如果孩子的目标是参加学校以外的娱乐和休闲活动，儿童参与和愉悦评估（Children's Assessment of Participation and Enjoyment，CAPE）和儿童活动偏好（Preference for Aceirities of Children，PAC）[88]可以提供年龄在 6 ~ 21 岁的儿童和青少年关于参与的有用信息。CAPE 衡量活动的多样性、强度、愉悦和内容。PAC 测试参与活动的偏好。PEDI 中的照护者援助量表[72]还测评在家庭环境中的移动、自我照护和相关参与的社会功能。学校功能评估[41]测量幼儿园到六年级儿童在学校环境中的参与、活动和必要的任务支持情况。

测试和评估：身体结构和功能

评估身体结构和功能有助于确定活动和参与受限的原因。本卷其他章中描述的儿童身体结构和功能检查的方法也适用于智力障碍儿童。但是，如果儿童难以回应口头请求和指令时，通常需要进行修正。如在确定疼痛水平时，治疗师可能需要依赖儿童的面部表情或身体动作以及照护者的提示来作出判断[196]。同样，一个智力缺陷的儿童可能无法重复标准化力量测试方案。那么力量缺陷可能通过儿童无法完成的功能性技巧来识别，如保持抵抗重力的位置或爬上台阶。在考虑实际应用时，对于有步行能力的智力残疾儿童而言，跑台可以作为测量心肺耐力的可靠方法[128]。对于有严重运动障碍的儿童，测量包括心率和呼吸频率在内的生命功能可能有助于识别耐力缺陷。当针对前屈试验的体位进行促进、运动指导和改变时发现[139]，9 分制 Beighton 运动过度测试（the 9-point Beighton Hypermobility Score）对智力障碍的儿童是可靠和可行的。检查智力和运动障碍儿童的皮肤系统也是必要的，因为他们可能有几种皮肤受损的危险因素，包括瘫痪、不能移动、区域感觉缺失、营养不良、尿失禁导致暴露在潮湿的环境下、转移产生的压力，以及轮椅和夹板等辅助设备的使用[105,148]。Smith 人类畸形识别模型（*Smith's Recognizable Patterns of Human Malformation*）[80]是儿童智力障碍相关的基

表 18.2 以目标为重点的生态评估示例

姓名：Jeff
目标：独立购物
环境：丹氏一站式商店（Dan's One-Stop）

所需步骤	Jeff 目前的表现	可以习得的步骤	可能无法习得的步骤	补偿策略	介入方案[a]
用电轮椅从家到商店然后返家	可以打开前门（向外），下坡，然后坐轮椅到拐角。不能沿路边走（没有路缘）、安全穿过马路或上人行道。一旦走上人行道，就可以开到商店。不能从外面开门。可以在店内操作，出门时向外打开门，回家时不能打开家门（从外面）	当门朝着他开时打开家门和店门 沿路边走 请求别人的帮助，告诉别人怎么帮助他上人行道 安全地过马路	在没有人帮助的时候上路边	为坐轮椅的人等使用的连接人行道和街道的斜坡	教 Jeff 开门，沿着路边走，安全地穿过街道（PT、PCA） 与城市相关部门讨论设置斜坡，与商店和开发商讨论如何改进店门（Jeff，CM） 提供可以求助和给予指导的通讯人（母亲、PT）
在商店选择商品	总是不会记得他需要买什么，也不能制作或阅读购物清单。可以拿到手边的物品，不能拿到有重量或者需要伸展手臂去够更低或更高的物品	制作并使用购物清单，改善能够到更高或更低的地方 在别人帮助下够到超出范围的物品	够得到很高或很低的地方的物品	取物器	教 Jeff 制订和使用购物清单（OT、PCA） 如果可以，使用取物器来够到更高或更低的货架（PT、PCA）
携带商品结账	不能操纵购物车，物品从膝上滑落，不想使用托盘	将物品放入袋子里或其他容器里，放在膝盖或椅子上	在不危及其他人和商店时推一辆购物车	给 Jeff 容易取到的袋子或者其他容器	找到有用的容器并教会 Jeff 使用它（OT、PCA）
把商品放在柜台上	可以把商品放在柜台上，但速度很慢，这会惹恼后面排队的人	把容器放在柜台上以便柜员可以清点物品或者寻求帮助	充分提高速度，或者将容器里的所有物品拿到柜台上	无	提着容器并加快速度（PT、PCA） 提供求助的通信工具并教会 Jeff 求助（母亲、PCA）
结账	不能把钱包从口袋里拿出来，也不能把钱从钱包里拿出来，不能支付正确的购物款和检查找回的零钱	从合适的容器里拿出钱 认识纸币和硬币 选择足够的钱来购物	把钱包从口袋里拿出来或者把钱从钱包里拿出来 确认找钱的数目是否正确	使用可以帮助 Jeff 顺利拿出钱的容器 寻找个性化的辅助，偶尔帮助比对纸币和找零	寻找易得到的装钱的容器并教会 Jeff 使用（OT、PCA） 教 Jeff 如何使用钱（OT、母亲、PCA）
把购买的商品带回家	可以在腿上携带小包，不能携带大包	将物品装在容器里并携带至轮椅	携带大包或多个小包	备用容器（可能如上文第 3 项所述）	找到合适的购物容器（OT、PCA）
把购买的商品放好	可以打开同平面的或有旋钮的橱柜、抽屉和冰箱。无法打开更高或更低平面的橱柜或抽屉。可以把物品放在他可以打开和够到的地方	打开他能够到的所有抽屉，把物品放到更高或更低的地方	把东西放到很高或很低的地方	做些调整以便 Jeff 可以达到并打开厨房抽屉 重新排列橱柜和抽屉使 Jeff 容易获得并使用。	讨论改进房屋安置的方案（OT） 提高 Jeff 的可及性（同上文第 2 项）（PT、PCA）

注：a 注意，在确定干预措施后确定每次干预所涉及的人员。此时，Jeff 得到了他的个人护理助理（PCA）、个案经理（CM）、母亲、作业治疗师（OT）和物理治疗师（PT）的帮助。

引自 Baumgart D, Brown L, Pumpian I, Nisbet J, Ford A, Sweet M, et al.: Principle of partial participation and individualized adaptations in educational programs for severely handicapped students. *J Assoc Severely Handicapped* 7:17-27, 1982.

因遗传异常的综合性资源，对于识别各种疾病状态条件下儿童的身体结构和功能障碍是有用的。

测试和评估：背景因素

AAIDD 对智力残疾的定义需要考虑其中的功能[6]。同样，ICF 将评估结果视为健康状况和背景因素之间相互作用的结果。背景因素包括个人和环境因素[216]。儿童以外的环境因素可以深刻地影响儿童发育、测试分数和干预计划[110]。Brooks-Gunn 及其同事[23]发现，非裔美国人和白人儿童智商测试分数之间存在差异，但在对贫困和家庭环境进行调整后，5 岁时非裔美国人和白人儿童的差异几乎消除。

与生理方面相比，PT 在检查环境的社会态度方面的经验往往较少。然而，儿童很少在其环境中独自运作，因此需要考虑社会和个人态度因素。幼儿是其家庭的一部分，年长的儿童大部分时间在课堂中、课外活动中以及在社区中与同龄儿、家人和其他社区成员共同度过。认识健康状况和环境之间的复杂关系可以让治疗师在检查和干预中更加注重环境影响[166]。

在 ICF 模式中，个人因素包括那些不属于健康状况的部分，如性别、种族、应对方式以及引起内在驱动力的事物[216]。PT 需要考虑的个人因素包括动机、自我效能、与年龄相关的兴趣和参与，能够有效地促进儿童选择在家庭、学校和社区环境中的活动和参与[91]。一种有助于确定有智力残疾或其他发育障碍的青少年和成人所需高质量社会参与的支持等级的评估工具是支持强度量表（Supports Intensity Scale，SIS）[5,185]。该工具为 16 ~ 70 岁以上的人士提供规范化的、测试日常生活活动所需和额外的医疗行为支持需求。还包括补充保护和辩护量表。SIS-C 是为 5 ~ 15 岁智力残疾儿童设计的量表，目前正在进行该领域的应用测试[8]。

确定干预目标和结果

多年来早期干预、特殊教育和物理治疗都强调了功能性目标[108,144,145]。功能性技能已被定义为与年龄相适应的活动和任务，即那些孩子如果不会做则其他人将会去做的，以及可以反映儿童和家庭的需求和兴趣的活动和任务。有些孩子可以学习完成任务或活动，而其他一些则只能学会并完成其中的一部分。例如，儿童可能无法独立转移，但可以学会解开安全带并支撑体重保持站立。此外，儿童可能无法将 DVD 放入播放器，但可以学会使用开关打开它。

提高儿童参与生活能力的干预效果必须展现儿童习得的具体功能技巧[108,144,145]。对于智力残疾的儿童来说尤其如此，他们容易忘记，并且不善于归纳，需要多次重复学习，这些特征使智力残疾的儿童难以或不可能将孤立的活动或运动成分综合成有意义的技能。

Campbell[29] 提出了一种“自上而下”的方法来确定结果，其中首先确定迫切的功能结果，然后明确其任务完成的障碍，然后计划和实施克服障碍的干预方法（图 18.1）。这类似于以假设为导向的临床诊疗思路（hypothesis-oriented algorithm for clinicians，HOACII）[158] 决策过程，这个过程首先是确定一个人的干预目标，然后对该患者进行检查以产生一个关于为什么目标现阶段可以或不可以达成的假设。

功能性结果可以是对儿童和家庭具有高度优先和意义的任何事物，与年龄适合，或者可能是一个

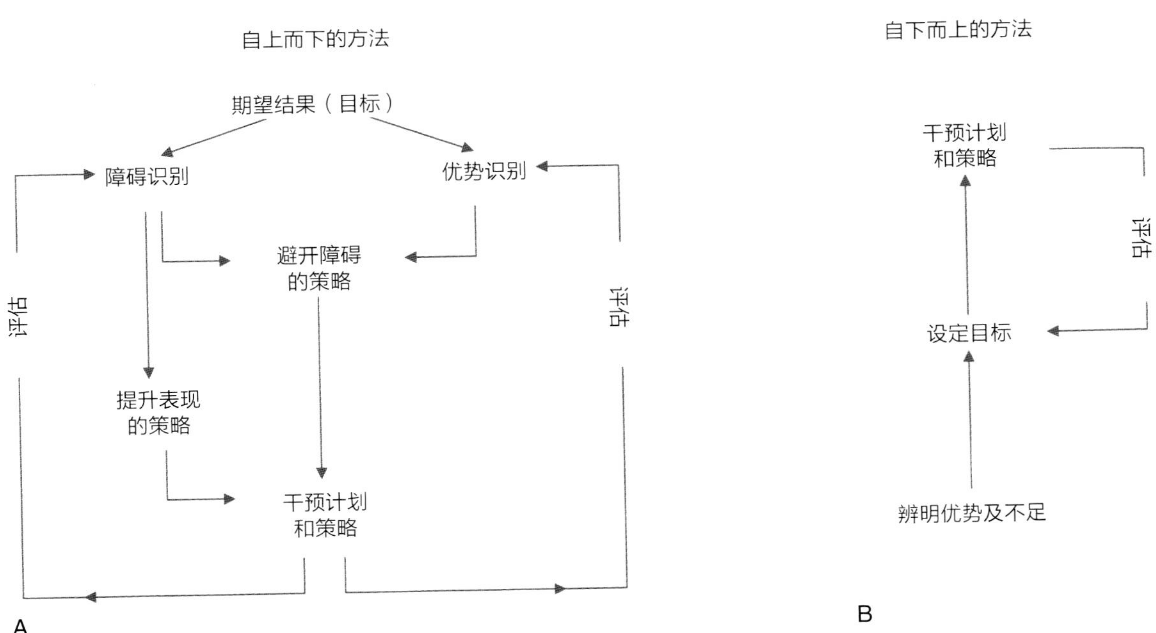

图 18.1　两种方法的比较：自上而下方法（A），其中评估确定实现预期结果的方法；自下而上方法（B），其中评估结果确定效果（引自 Campbell PH：Evaluation and assessment in early intervention for infants and toddlers. *J Early Intervent* 15:42 1991. ©1991 by Division for Early Childhood, the Council for Exceptional Children.）

家庭、社区、休闲娱乐或假期活动。Giangreco 及其同事们[63]为所有儿童提出了 5 项重要的生活能力总结，包括那些严重残疾的儿童：

1. 拥有一个现在或将来安全、稳定的家庭生活；
2. 可以进入各种场所并参与有意义的活动；
3. 拥有具有个人意义的社交网络关系；
4. 具有与年龄相匹配的个人选择和控制水平；
5. 安全健康。

对患有严重多重残疾的儿童来说，他们的行为和运动极其有限，团队通常最难确定有意义的结果。然而，即使是这些儿童，也可以实现需要主动行为改变的结果，如用指示的方式对食物或活动进行选择或使用身体移动来转换。这种积极的结果导致患儿增加获得参与的技能，并且与被动活动训练形成对比，如感觉刺激、ROM 训练和体位管理（通常规定为这是儿童可以“耐受”的）。被动活动可以作为干预的一部分，能帮助儿童完成技能，但只有儿童的积极主动行为才能提高真正的参与。

一个用来帮助家庭识别有意义的结果并衡量他们是否已完成的评估工具是加拿大作业表现量表（Canadian Occupational Performance Measure，COPM）[94]。COPM 被设计为一种衡量个体化的表现、自我照料的满意度、生活能力（工作、家庭管理、游戏 / 上学）和休闲的工具。尽管 COPM 是为 OT 设计的，但它对物理治疗师来说同样有用。此外，对 5 岁能理解语言的儿童有用的评估工具是自我察觉效率和目标设定系统（Perceived Efficacy and Goal Setting System，PEGS）[113]。PEGS 使用问卷形式帮助儿童评估他们在日常任务中的能力以及选择重要的目标。

当期望的目标首先确定下来时它们是无专业性的，也就是说，它们只是描述了儿童将在不考虑与专业相关问题的情况下完成的技能。只有在团队成员确定最高优先级的目标后，他们才能确定需要哪些专业来帮助儿童完成每个目标[144]。这种以团队为导向的目标确定过程不会与 HOACII 或物理治疗师实践指南[9]中描述的过程相矛盾、不一致[158]，因为 HOACII 和指南都主要描述了一种单一学科的方法，PT 只需要与患者或患者的家人一起做出决定。当处理儿童复杂问题需要专业团队一起工作时，这个过程中也必须包括其他专业人员。

干预

在对智力残疾儿童进行干预的计划实施过程中，重点是记住在针对智力残疾和其他发育障碍的儿童被广泛认同的最佳实践干预方法。其中一些方法先前已讨论过，包括将家庭和儿童作为完整和平等的团队成员，只要有可能就在自然环境[47]中进行测试，并强调儿童积极参与的功能结果[108]。基于环境评估和在自然环境中进行的干预比起在孤立或临床环境中的干预，前者更有可能提高儿童参与日常活动和适合年龄的生活角色能力，而孤立或临床环境中的干预是基于儿童的正常发育顺序，或主要侧重于识别损伤，如运动范围，姿势反应或反射残存[24,86,108,144]。成功的物理治疗服务更多地取决于关注任务身体方面的发展性干预。换句话来说，成功的干预往往取决于在社会支持和积极态度环境中的实践机会。

影响智力残疾儿童干预的其他因素包括限制障碍、促进活动和参与的干预措施，使用教学的方法最有可能影响智力残疾儿童获得技能，以及 PT 在非运动领域方面促进发育的作用。

身体结构和功能损伤的干预

早期识别神经肌肉、肌肉骨骼和心肺问题，无论其发生在什么年龄阶段，都可以进行干预，从而减少继发性损伤和活动受限的发展。原发性损伤是与疾病诊断症状相关联的[216]，继发性损伤通常来源于原发性损伤，随着时间的推移而发展，有时可以通过干预来避免或者减少[15]。例如，唐氏综合征儿童出生时常常伴随肌张力低和关节伸展过度[199]，这两种因素的结合可导致关节不稳定，导致继发性肌肉骨骼畸形，包括髋关节和髌骨不稳、脊柱侧凸和足部畸形[61,112]。智力和运动障碍儿童的原发性损伤程度因为不同的病情差异很大。表 18.1 列出了与特定状态相关的损伤以及通常根据这些条件的自然病程的后果。疼痛[126]、心肺顺应性下降[128]、肥胖[149]、疲劳[195]、皮肤损伤[105,150]、骨密度降低[87]和肌肉骨骼畸形[127]是儿童疾病中可能发生的众多的继发性损伤中的一部分，物理治疗干预可以给予支持保障。

物理治疗干预能够潜在地影响继发性损伤的发

展，并且将继发性损伤对活动、功能和参与的影响最小化。继续以唐氏综合征的儿童为例，旨在增强姿势控制和力量产生的干预可能有助于促进运动发育里程碑的完成并减少继发性损伤[154]。足矫形器的使用有助于提高稳定性以及保证站立和步行中的对位对线[102]，降低骨科问题的风险。专栏 18.2 为婴儿期到学龄期的唐氏综合征儿童的物理治疗提供了建议。

物理治疗干预经常直接减少二次损伤形成的可能性、严重程度和影响。智力和运动残疾的儿童可以在提高心肺功能顺应性和耐力的有氧运动中获益[151]，力量训练能够改善这类儿童的移动能力和肌肉耐力[159]。Rowland 及其同事阐述了患有唐氏综合征、脊柱裂、脑性瘫痪、杜氏肌营养不良和孤独症儿童的力量训练方案[159]。干预也可能侧重于提供体位固定辅助设备及同时教育照护者使用这些设备和体位的重新摆放来促进身体的对位对线，帮助减少由压力和姿势异常导致的皮肤损伤。通常提倡使用站立架作为干预措施，以帮助预防严重运动障碍儿童的骨质疏松症。在一项研究中发现，随着站立时间增加，腰椎骨密度增加 6%，但胫骨骨密度没有改善[34]。使用站立架也可以缓解压力，站立可以提高社会化[180]。本书其他章中描述了有关特定情况下损伤干预的其他信息，包括干预对肌肉骨骼系统的影响（第 5 章）、脊柱和骨科问题的管理（第 8 章和第 14 章）、协调障碍（第 17 章）以及与脑性瘫痪相关的损伤（第 19 章）。

物理治疗干预，以解决智力、沟通和心理社会限制

如果我们设想环境的探索和改造会影响智力、沟通和社会情感发展，那么 PT 在支持运动缺陷儿童的这些非运动领域的发展方面也扮演着重要角色。在本书第 3 章和第 4 章中有描述到一种提高运动表现的干预措施。本书的其他章节［包括脑性瘫痪（第 19 章）、脊髓和脊柱发育异常（第 23 章）和自闭症谱系障碍（第 24 章）］中描述了通常与智力残疾共患病的特定干预措施。此外，潜在的重要策略是在患儿爬行和行走的年龄段，当运动障碍限制了患儿对环境的探索时，可提供替代的运动手段。

专栏 18.2 唐氏综合征儿童的物理治疗

唐氏综合征的儿童的干预应该帮助儿童实现与父母共同设定的目标，当儿童年龄足够大有自己的观点时，还可以和儿童共同确定可达成的目标。随着儿童年龄的增长，儿童对物理治疗和特定干预的需求也会发生变化。婴儿和学步儿童的干预可能是直接的，而且更加密集，而学龄前和学龄期儿童需要更多的咨询而不是直接治疗。

婴幼儿期（年龄 0~3 岁）

早期干预服务从临床上生命体征已稳定的婴儿开始，为父母提供资源信息，以及唐氏综合征儿童发育的信息，还有促进儿童运动发育和功能技巧发展的方法[215]。

安排父母之间的支持[116]。

试图预防代偿性运动。

考虑从大约 10 月龄开始跑台训练，研究表明这可以减轻步行能力的发育落后情况，并可能促进独立运动的发育性益处[190]。

当儿童开始站立时，考虑灵活的足矫形器（SMO）以改善姿势的稳定性[102]。

与早期干预团队的其他成员（如言语 / 语言病理学家）协调和沟通，以促进沟通发展的策略。如果孩子不能按适当的年龄水平进行交流，请考虑利用手部表达[202]或其他的形式增强性沟通。

提供适应性座椅或其他体位装置，以弥补姿势控制的不足，便于伸手和发展手部功能，使儿童可以参加学习活动。

促进亲子互动。

促进早期感知运动能力，如眼睛凝视和对人、物体和环境的共同关注[200]。

与任何日间照料或学前教育机构协调和沟通。

学龄前期

与幼儿教师协调并咨询如何将儿童纳入促进运动发育的活动中以便能继续提升运动发育。

指导父母让孩子参与活动游戏，如骑三轮车、游泳等。

考虑需要矫形器以提高稳定性，以发展更高水平的运动技能[102]。

考虑利用手动标志或增强的辅助技术进行通信[202]。

学龄期

与年龄相关的问题预防很重要[14]。

与体育老师和家长协调并协商，让孩子参与促进健康的活动。

促进定期的身体活动，包括心肺耐力、灵活性、力量、平衡和敏捷性[49]。

与正常同龄人相比，通过构建更长持续时间、更高频率和更低强度的运动来最大限度地降低受伤风险[49]。

如果儿童有脊髓病变（颈部疼痛、头部倾斜、步态变化、虚弱）的症状，请咨询医生是否存在增加寰枢椎脱位的风险[4]。

选择各种有趣和激励孩子的活动[49]。

教孩子参加典型的运动活动，如骑自行车[189]。

考虑一项短期运动训练计划，以改善力量和灵活性[95]。

参与有组织的项目，终极目标是参加特殊奥林匹克运动会，将体育和包容性活动相统一。

使用动力移动设备来防止活动受限

Butler[27] 声称，自发的运动可以对发育产生巨大的影响，应该为所有行动受限的幼儿提供功能性的运动方式，不管儿童最终是否能像预期一样行走。最近，物理治疗师和其他人正在倡导在幼龄的儿童中使用动力移动设备，这些儿童的运动发育严重落后，并且预后独立行走能力是有限的 [81,97,100,157]。辅助移动不应被视为是对幼儿行走的"放弃"，而是在需要时提供关键帮助以促进与年龄相适应的活动和参与。

一些报告显示，幼童可以在 7 ~ 11 月龄的时候学会使用动力移动设备 [10,81,100,141]。动力移动设备的使用不仅与行动能力的提高有关，而且与社会技能的改善有关 [65,81]，可促进沟通 [81,82,100]、增加同伴互动 [142,213] 和改善认知 [81,100]。Jones、McEwen 和 Neas[82] 研究了动力轮椅对 14 ~ 30 月龄儿童发育的影响。学习和使用电动轮椅 1 年后，实验组的 Battelle 发育量表 [121] 中的接受性沟通、儿童生活功能评估量表 [72] 中的移动功能技巧、移动照护人员辅助和自我照护辅助的分数比对照组的分数提高得更多。

虽然这些研究中的幼儿被认为是智力正常儿童，其他研究表明智力残疾儿童也可以独立使用动力移动设备 [20,124]。一定的智力水平可能是实现独立使用动力辅助设备移动的必要条件，但必要的具体能力和评估它们的工具尚未确定。因为正常发育的儿童在他们 1 周岁前可以学会爬行并且能很好地进行独立的移动，在 2 岁之前他们使用动力移动设备可以独立移动，所以具有足够视力和 18 月龄（或年龄更小）的一般智力的智力残疾儿童在给予一定合适设备、指导和机会的情况下，会有学习使用动力移动设备的能力。然而，学习的效率各不相同，影响学习效率的因素还需要进一步研究 [82]。Tefft 及其同事 [182] 调查了在临床环境中经 6 个训练周期后学会独立使用动力移动设备幼儿的相关智力预测因子。他们发现，学会操作轮椅的儿童的空间关系和解决问题的能力要好于那些没有学习操作轮椅的儿童。具有较差空间关系和解决问题能力的儿童也能够学习使用动力移动装置，但也要求他们在每天日常安排中有更多高频次的练习机会，也可能需要更长时间才能实现独立移动。在设计这样的训练机会时，PT 应该记住典型发育中儿童练习的频次以及学习行走的失误 [2]。

利用辅助体位管理促进与环境互动

如第 33 章中所述的座椅和其他辅助体位管理装置，可以通过诸如沟通 [106]、呼吸 [96]、自我照护、精细运动功能和游戏等多样的形式影响儿童与物理和社会环境的互动 [148]。研究表明，体位管理也会影响儿童的社交行为和交流机会。满月后，当婴儿在沙发上半仰卧而不是由母亲抱着时，婴儿看他们的母亲时间更长 [93]。同样，处于仰卧姿势比起坐在轮椅上或在侧卧位的严重智力残疾和肢体残疾儿童与细心的老师和课堂助理互动的时间更长 [106]。这些发现的原因尚不清楚，尽管儿童仰卧位时环境可能缺少吸引力，或者说残疾儿童头控不好，但是仰卧位可以给他们提供必要的头部支撑以保持眼睛接触和互动。由于仰卧位可能导致社会孤立和对身体不利，因此应该仔细监控，并且只有在儿童主动积极参与社交互动时才使用。老师发现当儿童坐在轮椅上时比他们在垫子上侧卧或仰卧位时，可以较快开始进行高频率的互动 [106]。观察表明，学生坐在轮椅上相比被安置在地板上更能促进互动，因为他们处在和接近成人一样的互动水平面上。

体位管理可能会影响儿童与环境的互动，取决于体位对行为状态或觉醒的影响，在最严重的智力和运动残疾儿童中，低水平的觉醒和行为状态会妨碍儿童对环境刺激的关注 [67]。Guess 及其同事们 [67] 观察到，直立姿势的多重残疾儿童表现出的行为状态与那些被安置于斜倚卧位的儿童相比，能更好地学习。在对学校治疗师进行调查时，Taylor 发现，386 名受访者中有 90% 认为社交互动，自尊和活动参与是儿童直立的体位管理带来的益处 [180]。尽管针对有多种残疾的儿童的体位管理效果的研究是有限的，但也表明体位管理可能通过各种机制影响儿童与环境的互动和参与。研究人员进行的一项与改良座椅相关的系统效果回顾发现，虽然许多研究显示改良座椅对严重脑性瘫痪儿童的活动和参与有积极正面的影响，但还需要进一步研究以确定改良座椅对活动参与效果的影响 [11]。

支持智力障碍和运动障碍儿童的参与

许多有智力和运动双重残疾的儿童在成长过程中

需要广泛而普遍的支持。可能在整个生命周期需要不断提供物理治疗服务，并在所有年龄段儿童的适应性行为、健康、背景和参与中介入，这是重点要考虑的。康复[212]服务经常在婴儿期或幼儿期开始，然后在学校环境中支持儿童，并最终过渡到在社区、家庭和工作环境中。

在最小限制环境中提供服务也是考虑的重点。最小限制环境概念来源于美国宪法，该宪法明确政府应尽可能以最小限制的方式介入人们的生活[181]。自 1960 年以来，这一概念已被纳入州和联邦法律，对智力残疾人士提供服务产生影响，要求残疾人尽可能和没有残疾的人在一样的环境中学习、生活和工作。

对于智力残疾人士而言，最小限制环境定义一直在逐步从隔离服务转向提供完全包容的社区环境，这可以通过美国关闭许多智力残疾人士的机构和法院下令将智力残疾儿童列入普通教育课堂中得到证实。1992 年，美国新泽西州法院的一名法官命令新泽西州的一个学区制定一项计划，把一名患有唐氏综合征的 8 岁男孩收入邻近小学就学，并要求提供其所需的任何辅助支持和服务。法院的调查结果之一是“学区……必须考虑将残疾儿童安置在日常教学环境中，提供足够的辅助设备和服务……然后再探索其他更严格的可替代方案。”[179]2004 年的 IDEA 修正案进一步强调个性化教育计划（individualized education program，IEP），团队需要考虑是否可以在具有辅助支持和服务的普通教育课堂中解决特殊儿童的需求[55]。PT 参与对儿童教育安置相关的团队思考和决策过程。Giangreco 及其同事[63]撰写了一本有用的“操作方法”手册，如何将严重残疾儿童纳入普通教育课堂，并提供物理治疗和其他相关服务。Downing 和同事[46]也为在普通教室中的严重残疾儿童提供了实用和开创性的建议。

物理治疗服务能够帮助改善智力和运动残疾儿童的功能，以便他们在社区环境和邻近学校之间转换。基于学校和康复机构的服务提供者之间的协作和沟通，会使服务提供者之间逐渐形成强有力的联系，能够多方促进患儿能力的提升并且有助于确保持续成功地整合社区环境资源，如宗教、工作、娱乐和社交。例如，在确定患儿和家庭兴趣点后，治疗师可能会与当地基督教青年会（YMCA）、童子军领袖或教会青年团体的工作人员进行沟通，之后 PT 可以与 YMCA 工作人员协调建立体适能计划，通过社区运输部门安排儿童在适当的交通时间参加童子军会议，或与教堂设施经理协调，使儿童容易进入青年俱乐部会议室。PT 也可以为社区私立机构人员在转移、访问、安全和参与程度方面提供专业的教育培训。儿童的专业指导内容应该包括促使患儿具有参加基督教青年会体适能计划、乘坐社区交通车或在教堂里的移动能力。包括 PT 在内的团队应记录在评估当前计划中将儿童融入特定社区环境中的过程和遇到的问题，这一点非常重要。调整相关程序，包括社区合作伙伴的责任、需要与其他服务提供者的协商、物理治疗干预的频次以及预期的服务时间都需要所有包括儿童和家庭、社区机构及物理治疗师在内的各方人员考虑。

教学思索

PT 为解决活动和参与受限所做的大部分工作都涉及教育儿童更有效和更高效地运动。教育研究人员已经确定了许多教学策略，这些策略可以优化智力残疾学生的学习，并可能在设计和实施干预计划时帮助 PT。虽然大多数策略都是为教育计划而设计的，但它们也可以应用于运动学习。这些策略与当前的运动学习原则密切相关，包括提前的口头指导和演示、提供反馈、允许失误和后果，以及自然环境下的特殊任务（参见第 4 章关于运动学习的内容）。物理治疗师还应该与其他团队成员沟通，以确定儿童在日常生活中练习运动技能的机会，并应给予儿童和护理人员指导，以便这些人能够利用这些学习机会促进儿童运动学习。行为干预是 PT 应该利用其他服务团队成员（如教师和心理学家）的专业知识领域之一。物理治疗教育的先决条件和课程很少提供更多关于行为策略的外在信息，这限制了许多 PT 有效地利用它们促进智力残疾儿童运动技能发展的广度。

自然环境教学

50 多年前，如 Dunst 等（2001）所述[48]，Mead 观察到自然环境的变化和学习机会的不同与技能获取和泛化的差异有关。因为智力残疾的学生可能需要花费很长时间才能学到一点东西，并且因为他们难以泛化和保持技能，所以按传统次序建立基本的非功能性技能的课程通常不会带来有意义的收获[46]。智力残疾儿童往往无法将技能泛化，如将图钉钉在钉板上的非功能性活动不能泛化到将硬币放入机器中以获得软饮料的功能性活动。练习“先决条件”技能，如抄写字母表的字母，通常也不会产生诸如签名或在公共场所正确选择洗手间的功能结果。

当物理治疗的重点是非功能性或假定的先决技能时，严重运动障碍的儿童也会遇到相似的难题。例如，由于环境因素会影响患儿的表现，发展一组上下楼梯的技能训练与在图书馆或在其他社区环境里爬一组楼梯有着很大不同[64,74]。背景因素可能包括噪声、视觉干扰、环境中有其他的人和不同材质的楼梯[167]。很少有研究支持患儿有能力在孤立的物理治疗过程中将显现的技能泛化（转接）到其他环境或将假定的运动成分和先决条件整合成可测量的功能性活动[76]。

当强调在自然环境中获得特定的技能时，泛化是不必要的或不那么困难的。并且技能可依靠自然强化和持续的练习来维持[85]。如果几个人使用一致的理论来训练儿童的相同技能，那么儿童可多次学习（重复）机会和改变技能练习中的刺激条件来增强学习，从而促进泛化。提供患儿和照护者教育，包括在普通活动中实施的策略和日常的练习机会，对于促进功能性技能的实现至关重要。这些原则是包括 PT 在内的广大干预执行者所倡导的综合服务模式的基础[139]。尽管有限的研究已经导向支持在自然环境中教授运动技能的有效性，其他领域的研究，如生活技能、语言和社交互动等领域也表明这种方法很有价值[74,168]。

行为干预

行为规划基于这样的假设：行为是通过与社会、生理和生物环境的相互作用习得的；通过掌控这样的环境，行为是可以教化的[19]。在对有神经运动障碍的儿童运动技能指导的有效性研究进行回顾之后，Horn[76] 得出结论，PT 和 OT 应将行为技术纳入他们的干预计划中。该建议是基于使用行为技术与 OT 和 PT 常用的神经运动和感觉刺激技术进行干预的相对成功而制订的。通过将行为技术纳入其他干预策略，PT 不仅可以提高智力残疾儿童获得运动技能的速度和技能数量，还可以促进运动行为的泛化和维持。

正强化。如果对某种行为给予的激励不断增加，则儿童会通过激励得到积极的强化[134]。可能的强化物范围广泛，从有形物品，如食物和玩具，到社交强化物，如注意力或描述性表扬，以及活动强化物，如观看视频[163]。对于智力残疾儿童，特别是严重或极重度智力残疾的儿童，诸如表扬、获取活动和食物等常见强化物往往不会导致行为增加，对于这类儿童如何选择适合的强化物可能是一项挑战[79,173]。强化并没有被证明会导致儿童以前没有出现的习得行为会出现在儿童的全部技能中。然而，强化与先行技术和结果修正的结合会产生新的行为应答[173]。

先行技术。塑造新行为的第一步是通过提供所需行为近似的指令、演示、线索或身体提示来实现[173]。指令可以采取多种形式，如口头或手势指示（如“伸手去拿玩具”）或口头指示配以示范，线索或身体提示（如“伸手去拿玩具”，同时配合肩部的促进运动）。示范提供了孩子试图模仿的行为演示。不需要身体的辅助下，线索可直接将孩子的注意力引导到任务上，并可以产生预期行为的发生。为了提示儿童伸手去拿玩具，可以将玩具放在桌子上轻敲或放在儿童上方以鼓励儿童采取直立姿势或站立姿势去够取。PT 使用的许多技术为运动行为提供了身体提示。

为了获得最佳学习效果，提示的类型和数量必须与孩子的技能相匹配，最低程度的帮助最有利于孩子的学习[173]。当儿童回应时，提示应该消失，以便根据自然提示及时提供刺激来做出应答。自然提示是最不具侵入性的（如，朋友的出现作为孩子查找的线索），也是产生独立行为所需的提示水平。PT 经常使用的身体提示是最具侵入性的。

提供的结果。一旦提示了某个行为，就可以通过成形或链接技术来改进或扩展它。通过强化连续接近所需的行为，可以使用成形或链接来建立新的行为[173]。

新行为可以通过加强与目标行为越来越相似的行为来塑造，如加强从椅子上站立的成分，或将站立、行走、打开门或其他所需的行为连接起来以实现步行去吃午餐的目标。回顾任务链，先学习达成结果的最后一步是一种有用的技术，因为在整个学习技能的过程中，儿童会获得任务完成的成就感，通常这也是自然的强化物[173]。

正向行为支持。正向行为支持是发育障碍儿童包括智力残疾儿童的一种干预方法，他们可能缺乏在日常环境中有效运作所需的知识、沟通或社交技能。Lucyshyn 及其同事 [99] 假设具有这些局限性的儿童可能会产生不良行为，以此作为满足需求和限制厌恶事件的手段。正向行为支持涉及使用方法去重新设计儿童的社会和态度环境的干预手段，有时是重新设计他们的物理环境，以提高他们以更容易被他人接受的行为享受生活的能力。干预旨在用更多社会可接受的行为取代问题行为，并使问题行为失效和不适用 [33]。

正向行为支持显示了作为干预的期望是鼓励儿童参与日常生活而不限制他们的个人偏好。干预者首先在儿童的日常环境中观察儿童，寻找可能引发问题行为的前因，并确定任何影响行为的环境因素 [33]。干预者必须与家庭成员或其他初级护理人员密切合作才能对问题行为产生的原因提出假设，了解儿童的动机，并制订与儿童在环境中共处的人所接受的计划 [99]。有效的计划可以在儿童出现问题行为前，通过调整任务、环境或需求问题行为来重新引导儿童。

一些案例的研究描述了在各种日常环境中使用正向行为支持 [39,198]。Vaughn 及其同事们 [198] 利用儿童的视频任务分析来识别问题行为和反复出现的先前原因，以及在产生不良行为后导致日常家庭生活中的后果。针对不良行为的原因和功能以及对适当正强化物的识别，提出了假设。采用正向强化措施实施干预，以减少破坏性行为并提高家庭日常工作的整体参与。Cole 和 Levinson[39] 在两个发育障碍儿童的研究中发现，在不愉快的任务（如在哪里排队）方面提供选择减少了问题行为的发生。

Bradshaw、Mitchell 和 Leaf 展示了一项针对学校正向行为支持项目的随机对照研究，这项研究历时 5 年时间，结果显示，当正向行为支持项目被忠实实施时，停课和纪律惩罚的情况减少 [21]。案例研究表明，正向行为支持有望帮助家庭、教师和其他照护提供者帮助智力残疾儿童更成功地参与日常生活。作为团队成员，PT 可以让儿童一起参与任务分析，制订干预计划并实施干预措施。正向行为支持的一个重要方面是促进儿童的沟通能力，以便他们能以可接受的行为方式表达愿望和需求。

促进儿童的社交沟通发展

当为智力残疾儿童提供服务时，所有团队成员都有责任去促进通常不被视为其自身学科领域部分的发展。PT 能够为智力残疾儿童全面发展做出贡献的最有效方法之一是努力协助改善儿童沟通能力。在最基础的水平上，沟通能够让儿童去影响他们的社会和物理环境，以控制事情的发生。所有儿童，即便是那些最普遍多重残疾的儿童，都可以进行交流 [118]。交流可以通过辅助也可以不需要辅助进行，可以通过多种形式实现，包括面部表情、肢体语言、手势、以及电子和非电子设备（见第 33 章）。儿童控制环境及与环境互动的能力是预防或减少这些儿童普遍消极或“习得性无助”情况的关键，这种情况会导致儿童解决问题和控制任务困难 [218]。存在“习得性无助”时，儿童认为他或她无法完成某项技能，因此不愿意尝试或更愿意依靠他人。“习得性无助”可能是反复失败的原因，患儿往往相信其他人可以控制或者让别人管理日常需求 [147]。提供环境支持，让儿童有机会做出选择、解决简单问题以促进自我调节，这有助于限制“习得性无助”，提升自信心 [13]。社交沟通的重要性和所有小组成员参与沟通发展的必要性得到了美国重度障碍者沟通服务与支持联合委员会的认可。包括美国物理治疗协会在内的 7 个组织的代表均参与了最初的联合委员会，制订了跨越传统学科界限的指导方针，反映了“共同致力于促进严重残疾人士的有效交流，从而为各成员组织纪律提供一个共同基础，使他们得以联合起来，共同为改善严重残疾人士的生活质量做出努力”（P.1）[118]。这些指导方针以及沟通权利法案最近得到了更新，并持续给那些服务于严重残疾人士的团队以及专业人员提供帮助 [22]。PT 有责任促进各方面的有效沟通，不仅通过体位管理和提高运动技能等传统手段，而且还应提供一个对沟通障碍儿童而言普遍认可和考虑处理沟通权利法案的社会环境，进一步让他们获得沟通辅助 [118]（图 18.2）。

结果的评价

智力残疾儿童和青少年，特别是其中具有严重残疾的群体通常进步缓慢，因此采用能对微小变化感知的结果测量方法则尤为重要。这不仅对于确定是否正不论残疾的程度及严重性，所有人都有通过交流影响其自身基本生存条件的权利。除了这项一般权利之外，在涉及严重残疾人士的所有日常交往和干预中，应当确保一些具体的沟通权利，这些基本沟通权利如下。

1. 请求获得想要的对象、行为、事件和人以及表达个人偏好及感受的权利。
2. 被提供选择和替代品的权利。
3. 拒绝或抵制不想要的对象、行为、事件，包括拒绝或抵制所有已供选择的权利。
4. 请求并得到他人注意且与人互动的权利。
5. 请求有关状态、物体、人或感兴趣的事件的反馈与信息的权利。
6. 积极治疗和干预效果使得严重残疾人士能使用他们的特殊方式或能力有效且高效的沟通信息的权利。
7. 即使沟通行为目的无法被回应者实现，也拥有被人承认并回应的沟通行为的权利。
8. 任何时候都可以使用具备良好工作状态的增强或替代沟通设备以及辅助沟通设备的权利。
9. 期望并鼓励残疾人与其他人（包括同龄人）伙伴充分交流的环境、互动与机会的权利。
10. 了解当时周围环境中的人、事与事件的权利。
11. 以一种被承认且具备固有尊严称呼的方式与不同性别的在场人交流的权利。
12. 以有意义的、可理解的、在文化和语言上都恰当的方式进行交流的权利。

图 18.2 沟通权利法案［引自 National Joint Committee for the Communication Needs of Persons With Severe Disabilities. (1992). Guidelines for meeting the communication needs of persons with severe disabilities (Guidelines). 可通过 www.asha.org/policy 或 www.asha.org/njc 获得］

在取得进展来说很有必要，同时也能防止将时间与精力过多花费在对儿童及其家庭并无改进意义的干预策略上。对于评估智力残疾儿童物理治疗结果尤其有用的 3 种相关方法是：①完成行为目标和目标达成量表；②使用加拿大作业表现量表[94]；③单一受试者研究法。

使用行为目标和目标达成量表

如果在干预之前识别出导致结果的功能目标和行为目标，则对结果的评估便相对简单了当。正如 Randall 和 McEwen 所描述的那样[145]，行为目标的组成部分应该使得治疗师可以监测患儿实现目标的进度，决定是否有必要修改干预措施，确定何时以及是否达到了目标。一旦确定了一个目标，如“David 将要去厨房为自己做一个花生酱三明治”，就可以通过比较 David 的能力和完成这个目标的需求来制订一个完成任务的行为目标。将目标分解为行为目标有助于团队成员确定这些进步缓慢的智力残疾儿童是否在干预过程中取得了进步。

行为目标有 5 个组成部分：①谁来做；②做什么；③在何种条件下；④在何种程度上；⑤在何时[145]。这 5 个组成部分可以对目标是否在预计的时间范围内实现进行可量化的评估。为实现“制作三明治”这个目标，David 的行为目标之一可能是使他自己从客厅移动到厨房，这可以写成：“David 将在放学后连续的 4 ~ 5 天内，使用他的反式助行器以不到 2 分钟的时间从客厅走到厨房，截至 20__ 年 12 月 14 日。”无论采用何种干预方法，评估这个目标或目标中的部分内容是否完成都不会过于困难。

为了便于检测更小的目标，可以使用目标达成量表（goal attainment scalling，GAS）来评测[188]。从儿童期望实现的行为目标开始，确定了 4 个附加目标：2 个超出行为目标，2 个低于行为目标。通过识别确认儿童预期成就之上和之下的目标，可以评估与常规目标相关的一系列结果。有关目标达成比例的信息可以在第 2 章中找到。表 18.3 给出了一个符合 David 实现目标的 GAS 示例。

表 18.3 目标达成量表的示例

目标达成量表[156]
基于目标表现的 5 点得分量表
目标：David 将在放学后连续的 4 ~ 5 天内，使用他的反式助行器从客厅走到厨房，时间不超过 2 分钟，截至 20__ 年 12 月 14 日。

得分	目标
–2 远低于预期	David 将在放学后连续的 4 ~ 5 天内，使用他的反式助行器以超过 3 分钟的时间从客厅走到厨房，截至 20__ 年 12 月 14 日
–1 稍低于预期	David 将在放学后连续的 4 ~ 5 天内，使用他的反式助行器以不到 3 分钟的时间从客厅走到厨房，截至 20__ 年 12 月 14 日
0 预期结果水平	David 将在放学后连续的 4 ~ 5 天内，使用他的反式助行器以不到 2 分钟的时间从客厅走到厨房，截至 20__ 年 12 月 14 日
+1 稍高于预期	David 将在放学后连续的 4 ~ 5 天内，使用他的反式助行器以不到 1 分钟的时间从客厅走到厨房，截至 20__ 年 12 月 14 日
+2 远高于预期	David 将在放学后连续的 4 ~ 5 天内，使用他的反式助行器以不到 30 秒的时间从客厅走到厨房，截至 20__ 年 12 月 14 日

加拿大作业表现量表

COPM[94] 旨在帮助确定和衡量人们在自我照护，生活能力（工作、家庭管理、游戏 / 学校）和休闲方面的有意义的独立的目标。有关 COPM 的更多信息，请参见第 2 章。在患有智力障碍和运动障碍的儿童中，参与的目标通常是渐进的，同时包括部分任务的完成。COPM 可以捕捉到表现中的微小变化，从而使儿童或家庭感到满意。举个例子，青少年可能会认为参与啦啦队是一个重要而有意义的目标。比起记忆和表演错综复杂的啦啦队动作的能力，有意义的参与并获得增加满意度的来源可能包括与露天看台上的啦啦队员坐在一起，以及在使用啦啦队装饰绒球时能够保持平衡。COPM 可以衡量青少年对于考试欢呼的参与感与针对坐在看台上进行物理治疗干预后的参与感之间的差异，无论是通过改善坐姿平衡（如果可以实现）还是使用适应性设备。

单一受试者研究法

单一受试者研究法是评估临床、教育和其他服务环境中干预结果的一种有效手段。这个方法可用于评估儿童个体的结果，也可以评估群体儿童干预结果。与案例报告不同，单一受试者研究法的设计能控制识别干预措施和结果之间的因果关系 [107]。存在几种类型的单一设计，包括 A-B、戒断、交替治疗和多重基线 [140]。

康复医学文献中存在许多单一受试者研究法的例子 [59,186,187]。例如，Meiser 和 McEwen[111] 使用 A-B-A 单一受试者研究法来比较超轻和轻量轮椅对两个患有脊髓增生异常的年轻女孩的偏好和推进力的影响。几乎所有可测量的推进力变量，包括速度、距离和效果，都是超轻轮椅占据优势，儿童和他们的母亲也更喜欢它。家庭环境中的 PT 在为家中的孩子选择专用设备时可以使用类似的设计。同样，学校内的治疗师可以使用单一受试者设计来衡量使用站立架或步态训练器对儿童在课堂中的参与度和社交互动的影响。对于任何有兴趣使用单一受试者研究法来衡量干预结果的人来说，教科书和研究文献都是很好的资源。Portney 和 Watkins 在文中找到了关于单一受试者研究法的优秀参考资料 [140]。

向成年过渡

一些智力残疾人士，尤其是那些患有重度和严重多重残疾的人，可能在儿童期和成年期过渡期间都接受过作为特殊教育相关服务的物理治疗。其他人则接受短期的物理治疗服务，因为他们的能力和需求会随着时间的推移发生改变。因此，提供的服务类型、服务的强度和模式都会根据个人的需要进行个性化改变。在公立学校工作的治疗师更有可能参与儿童向成年期的过渡，因为 IDEA（2004）的 B 部分要求所有残疾学生至少从 16 岁就开始转衔计划 [55]。有 IEP 学生的过渡服务必须促进从高中开始过渡为有意义的社区生活、高等教育、培训和就业。PT 以及其他 IEP 和跨机构团队成员的作用应该是让学生在当前和未来可能的环境中尽可能充分并独立地发挥作用。有关高等教育后转衔计划的更多信息，请参阅本书第 32 章。

对许多年轻人来说，无论他们的能力或残疾程度如何，过渡到成年期都十分困难。直到最近，大多数患有智力和神经运动障碍的年轻人也才有少量适合他们的选择，存在的智力残疾越严重，所具备的选择就越少。纵观历史，他们并没有将就业选择仅限于在庇护工场或活动中心。尽管 2000 ~ 2010 年的 10 年间，残疾青年中等教育后就业、教育和独立生活上呈积极趋势，但智力残疾和发育障碍的学生不会被期望进入大学，只有不到 10% 的群体可以获得竞争上岗的机会 [123]。居住条件的选择也通常包括与年迈的父母留在家中或搬入大型住宅设施，很少有智力残疾和发育障碍的成人会表达独立生活的愿望和有独立生活的能力 [28,123]。年轻智力残疾人群在如何打发时间，与谁在何处共度时光上也没有太多选择。35% 的具有多重残疾的青少年则被报道没有参与过任何社区活动 [122]。

近年来，社会为包括最严重多重残疾在内的严重智力残疾人士提供了更多就业及社区生活的选择。为了能够充分利用这些机会，年轻人需要在学校生活中就为过渡到成人生活做好准备，然后在过渡时期和新生活开始时得到持续的支持。在追求成功过渡到成人生活的过程中，物理治疗支持通常可以为智力和运动残疾的年轻人提供不同选择。自我决定往往是学生实现理想就业、教育或成人生活目标的关键。

自我决定

残疾青年往往难以实现非残疾同龄人相对容易实现的目标，如独立生活、接受高等教育和就业。残疾人应该像所有人一样有自我决定的权利。Arc 将自我决定定义为："机会、尊重的支持以及在自我生活中施加控制的权力，在他们的选择范围内自行指导他们的服务，并为他们自己辩护。"[183] 专栏 18.3 中列出了 Arc 立场声明。Wehmeyer 将自我决定定义为："一种彰显意志的行为，使一个人能够通过自己的意图行动，从而改善其生活质量。"[206] 教育和支持自我决定已经被发现可以改善包括智力残疾在内的残疾青年的入学、就业和成人后的社区生活结果 [204,207,211]。

自我决定的人表现出 4 个基本要素：自主行为、自我调节行为、对事件的发起和反应，以及自我实现行为 [206]。这些要素构成了自我决定的教学模式 [205]，这是一种已经在各种教育和就业环境中被验证的切实可行的有用资源 [103]。

人们通过为自己做出日常决定和生活决定来表现出自我决定 [209]。在对自我决定文献的回顾中，Malian 和 Nevin[101] 发现了 6 门课程可用于教授经过实地测试的自我决定技能。总体而言，经过研究表明，自我决定技能的直接指导可以产生与自我决定相关的知识、态度和行为的积极变化。Wehmeyer 和 Schwartz[210] 研究了自主评定量表分数与毕业 1 年后智力残疾或学习障碍青年结果之间的关系。在 80 名参与者的样本中，量表中得分较高的学生比那些得分较低的学生更有可能被雇用，并且每小时的收入也更多。

Wehmeyer 和 Bolding[208,209] 也研究了这种环境与自我决定之间的关系。在一项研究中，他们通过智力、年龄和性别来匹配成人，以检验生活和工作环境与自我决定之间的关系。他们发现，那些在一般社区环境中生活或工作的患者的报告显示，比起在隔离社区环境中或非隔离社区环境中的同等情况的人，前者会具备更强的自我决定和自主功能。该研究表明，环境特别是包容性社区环境对于智力残疾人士的自我决定和自主权具有重要意义。Wehmeyer 和 Bolding[209] 也研究了工作或生活环境的变化对自我决定的影响。当智力残疾个人离开受限制性环境（如护理之家或庇护所时）搬到一个限制较少的环境时，与搬家前的测试成绩相比，他们的自我决定能力有所提高。

PT 可以帮助智力残疾儿童认识到他们日常生活中重要的事情 [9]。在这种指导下提供的物理治疗最好是通过团队方法来完成，该方法将儿童及其家庭置于优先位置，并考虑儿童将要从事或花费时间的环境。自我决定并非仅仅始于青春期，它需要尽早开始，这

专栏 18.3 关于自我决定的人权立场声明

具有智力残疾和（或）发育障碍（I / DD）的人 [a] 与普通人一样具备与自我决定相同的权利和责任，他们必须拥有机会、足够尊重的支持以及权利来控制自己的生活，在他们选择的范围内自行指导并代表自己进行宣传。

问题

许多有智力残疾和（或）发育障碍的人没有得到机会或支持，因此无法对自己生活中的重要方面做出选择和决定。他们反而总是受到过度保护，或是身不由己地被隔离，其他人却能对他们生活中的关键因素做出决定。许多患有 I/DD 的人并不具有能够让他们学习决策技能、对生活有更多的个人控制和做出选择的经验。

缺乏这样的学习机会阻碍了 I/DD 患者成为他们社区的参与者、受重视和受尊重的成员，过上他们自己选择的生活。

位置

具有智力残疾和（或）发育障碍的人与所有人一样有自我决定的权利，也必须有个人自由、权利和支持来练习控制他们的生活。

为达到这个目的，他们必须：

在他们的个人生活中：

有机会为自己辩护，并确保他们的愿望、兴趣和偏好会得到尊重与尊敬。

有机会获得和使用技能知识，使自己能够更好地进行选择。

有承担风险的权利。

有选择自己盟友的权利。

可以对他们生活的各个方面做出决定。

可以指导自我支持和服务及分配可用资源的选项。

获得雇用、培训、管理和解雇自己员工所必需的选择和支持。

在他们的社区生活中拥有：

有获得必要的支持和协助投票的权利。

有机会成为社区委员会、咨询委员会和其他组织的积极的、有价值的成员和领导人。

在为自我决定运动确定政策方向等方面发挥领导作用的机会。

在联邦、州和地方各级享有代表权和有实际意义地参与决策的权利。

改编自：Congress of Delegates, The Arc of the United States, 2011 年

[a] 智力残疾和（或）发育障碍"是指那些经由 AAIDD 定义和 DSM-5 分类的人。虽然这些专业术语和法律的定义包括其他术语且排除了一些被 DSM-5 定义的术语，但是在日常言语表述中他们经常被称为有认知、智力残疾和（或）发育障碍人士。

来自 Arc Position Statement on Self-Determination。来自 2015 年 6 月 15 日 http://www.thearc.org/who-we-are/posi-tion-statements/rights/self-determination.

使得年幼的孩子有机会以任何能够表明其偏好的方式做出选择。对于年龄较大的儿童可以期望他们能够对自我选择负责，对于年轻人则可以期望能详细思考并做出对他们最好的选择，同时其他人应该支持他们的选择。

就业

智力和运动残疾人士的就业应涵盖综合社区环境中的有偿就业，包括支持就业或自营职业。[184] 过去几年来，美国为智力残疾和多重残疾人士提供的就业选择已经扩大，特别是在一些特定地区。这一改进从美国劳工统计局[193]2013 年的一份报告中可以得到印证，该报告显示智力和发育障碍者（intellectual and developmental disabilities，IDD）的失业率从 2011 年的 15% 下降至 13%，同时 IDD 就业人数从 2011 年的 490 万上升到了 2013 年的 510 万。然而，其中只有 1/10 的发育性残疾青年在综合环境中工作，1/5 的人在等待着成人就业支持[28,161,214]。

许多地方仍主要以提供庇护场所和活动中心作为替代方案，甚至将其作为高中以外的第一选择[28,114,161,214]，但由联邦、州和其他公共及私人支持残疾人发展和扩大就业机会的倡议在全国范围内取得了一定进展[123]。支持就业协会（Association of Supported Employment，APSE）支持“就业优先”，这一概念旨在促进最严重残疾人士完全融入竞争性工作[12]。“就业优先”认为不论是否残疾，所有人都应有机会参加以社区为基础的、竞争性的、一体化的就业，并得到适当的政府资助，同时将其作为残疾人士首选的就业办法。

《发育障碍法案》（2000 年）[184] 中将支持就业服务描述为：在发生竞争性就业时，使发展性残疾人能够在综合工作环境中开展竞争性工作的服务；当竞争性就业因严重残疾而中断或间歇时；或者当需要密集或扩展的支持以便一个人进行有竞争力的工作时。支持性就业有助于增加许多严重残疾人的就业选择。受支持的就业人员在竞争性就业环境中能够学习到真正的工作技能，并在团队成员的不断支持下学习和维持工作，而不是在庇护环境中从事先决条件或职前技能，直到他们“准备好”工作为止[56]。美国卫生和公共服务部描述并验证了支持性就业是一种以证据为基础的方法，能使残疾人获得有偿职业[192]。

尽管 1986 年《职业康复法修正案》（Vocational Rehabilitation Act Amendments）（PL 99-506）对就业援助提供了大量支持，授权各州为重度残疾人提供新的就业援助服务资金，但迄今为止，很少有社区为重度残疾人提供就业援助、工作场所和日间活动中心之外的其他选择。2000 年，Cimera 回顾了 21 项调查就业支持的经济价值研究。这些研究总体上持续表明，从工人和纳税人的角度出发，就业支持计划都是具有成本效益的。他的研究还发现，对所有残疾人而言，获得就业支持的成本效益都很高，但与残疾程度较轻的人相比，残疾程度较重的人所获得的成本效益较低[36]。

PT 可以在成功雇用智力残疾和运动技能受限的个人方面发挥关键作用。PT 也可以协助就业专家评估个人执行与工作有关的运动技能，并匹配与这些技能相适应的工作。他们还可以识别辅助技术和环境改造，这些技术和改造或许可以使智力残疾人士完成一项原本不可能完成的工作。PT 还可以将职业规划评估工具纳入他们的技能体系，甚至帮助他们开展与工作相关的运动技能培训，以及工作时间内的自我照护和活动能力培训。

总结

不管得到什么医学诊断，智力残疾儿童都有其学习特征，PT 需要思索有效的物理治疗管理。与正常发育的儿童相比，智力残疾儿童已经表现出的反应种类更为有限，如能够学习的知识和技能更少，学习中需要更多的重复记忆，在环境转变中泛化技能的难度更大，难以维持那些不常进行练习的技能，学习过程中的反应时间更慢。针对这些学习特征的物理治疗干预策略，包括运动学习原则，促进沟通、包容和自我决定，可以在智力与运动残疾儿童的有效结果和参与中发挥重要作用。虽然智力与运动残疾的儿童在他们生命周期内可能需要广泛的支持，但物理治疗服务通常可以帮助扩展儿童和家庭的选项，从而帮助儿童转介到社区并参与社区活动，促进他们独立选择生活和工作的环境。

（康晓东　译，胡荣庆　审）

参考文献

1. Adolph KE: Specificity of learning: why infants fall over a veritable cliff, *Psychol Sci* 11:290–295, 2000.
2. Adolph KE, Cole WG, Komati M, Garciaguirre JS, Badaly D, Lingeman JM, et al.: How do you learn to walk? Thousands of steps and dozens of falls per day, *Psychol Sci* 23:1387–1394, 2012.
3. Adolph KE, Joh AS, Eppler MA: Infants' perception of affordances of slopes under high- and low-friction conditions, *J Exp Psychol Hum Percept Perform* 36:797–811, 2010.
4. American Academy of Pediatrics: Clinical report-health supervision for children with Down syndrome, *Pediatrics* 128:393–406, 2011.
5. American Association on Intellectual and Developmental Disabilities: Supports Intensity Scale™ information, 2009.
6. American Association on Intellectual and Developmental Disabilities: Definition of intellectual disability, 2015. Available from: URL: http:// aaidd.org/intellectual-disability/definition#.VX4tIEait28.
7. American Association on Intellectual and Developmental Disabilities: Diagnostic Adaptive Behavior Scale (DABS), 2016. Available from: URL: http://aaidd.org/intellectual-disability/diagnostic-adaptive-behaviorscale#. V9n5oYYrIdU.
8. American Association on Intellectual and Developmental Disabilities: Supports Intensity Scale for Children SIS-C, 2015. Available from: URL: http://aaidd.org/sis/for-children#.VX3LFkait28.
9. American Physical Therapy Association: Guide to physical therapist practice 3.0. Available from: URL: http://guidetoptpractice.apta.org/.
10. Anderson DI, Campos JJ, Anderson DE, Thomas TD, Witherington DC, Uchiyama I, Barbu-Roth MA: The flip side of perception-action coupling: locomotor experience and the ontogeny of visual-postural coupling, *Hum Mov Sci* 20:461–487, 2001.
11. Angsupaisal M, Maathuis CG, Hadders-Algra M: Adaptive seating systems in children with severe cerebral palsy across International Classification of Functioning, Disability and Health for Children and Youth version domains: a systematic review, *Dev Med Child Neurol* 57:919–930, 2015.
12. Association of People Supporting Employment, 2010. Available from: URL: http://www.apse.org/employment-first/statement/.
13. Baker BJ, Cole KN, Harris SR: Intellectual referencing as a method of OT/PT triage for young children, *Pediatr Phys Ther* 10:2–6, 1998.
14. Barnhart RC, Connolly B: Aging and Down syndrome: implications for physical therapy, *Phys Ther* 87:1399–1406, 2007.
15. Bartlett DJ, Palisano RJ: A multivariate model of determinants of motor change for children with cerebral palsy, *Phys Ther* 80:598–614, 2000.
16. Bayley N: *Bayley Scales of Infant and Toddler Development*, ed 3, San Antonio, TX, 2005, Pearson.
17. Bell MA, Fox NA: Individual differences in object permanence performance at 8 months: locomotor experience and brain electrical activity, *Dev Psychobiol* 31:287–297, 1998.
18. Bhutta AT, Cleves MA, Casey PH, Cradock MM, Anand KJS: Intellectual and behavioral outcomes of school-aged children who were born preterm, *JAMA* 288:728–737, 2002.
19. Bijou SW: A functional analysis of retarded development. In Ellis NR, editor: *International review of research in mental retardation*, vol. 1. New York, 1966, Academic Press, pp 1–19.
20. Bottos M, Bolcati C, Sciuto L, Ruggeri C, Feliciangeli A: Powered wheelchairs and independence in young children with tetraplegia, *Dev Med Child Neurol* 43:69–777, 2001.
21. Bradshaw C, Mitchell M, Leaf P: Examining the effects of schoolwide positive behavior interventions and supports on student outcomes: results from a randomized controlled effectiveness trial in elementary schools, *J Posit Behav Interv* 12(3):133–148, 2010.
22. Brady NC, Bruce S, Goldman A, Erickson K, Mineo B, Ogletree BT, et al.: Communication services and supports for individuals with severe disabilities: guidance for assessment, *Am J Intellect Dev Disabil* 121:121–138, 2016.
23. Brooks-Gunn J, Kelbanov PK, Duncan GJ: Ethnic differences in children's intelligence test scores: role of economic deprivation, home environment, and maternal characteristics, *Child Dev* 67:396–408, 1996.
24. Brown DA, Effgen SK, Palisano: Performance following ability-focused physical therapy interventions in individuals with severely limited physical and cognitive abilities, *Phys Ther* 78:934–950, 1998.
25. Brown L, Branston MB, Hamre-Nietupski S, Pumpian I, Certo N, Gruenewald L: A strategy for developing chronological age appropriate and functional curricular content for severely handicapped adolescents and young adults, *J Spec Ed* 12:81–90, 1979.
26. Brown L, Sherbenou RJ, Johnsen SK: *Test of nonverbal intelligence*, ed 4, Austin, 2010, Pro-Ed.
27. Butler C: Augmentative mobility: why do it? *Phys Med Rehabilitation Clin North Am* 2:801–815, 1991.
28. Cameto R, Levine P, Wagner M: *Transition planning for students with disabilities*, Menlo Park, CA, 2004, SRI International. Available from: URL: http://www.nlts2.org/reports/2004_11/index.html.
29. Campbell PH: Evaluation and assessment in early intervention for infants and toddlers, *J Early Interven* 15:36–45, 1991.
30. Campbell SK, Kolobe THA, Osten ET, Lenke M, Girolami GL: Construct validity of the Test of Infant Motor Performance, *Phys Ther* 75:585–596, 1995.
31. Campos JJ, Bertenthal BI: Locomotion and psychological development in infancy. In Jaffe KM, editor: *Childhood powered mobility: developmental, technical and clinical perspectives: proceedings of the RESNA First Northwest Regional Conference*, Washington, DC, 1987, RESNA, pp 11–42.
32. Campos JJ, Anderson DI, Barbu-Roth MA, Hubbard EM, Hertenstein MJ, Witherington D: Travel broadens the mind, *Infancy* 1:149–219, 2000.
33. Carr EG, Dunlap G, Horner RH, et al.: Positive behavior support: evolution of an applied science, *J Posit Behav Interv* 4:4–16, 2002.
34. Caulton J, Ward K, Alsop C, Dunn G, Adams J, Mughal M: A randomised controlled trial of standing programme on bone mineral density in non-ambulant children with cerebral palsy, *Arch Dis Child* 89:131–135, 2004.
35. Chen C, Visootsak J, Dills S, Graham Jr JM: Prader-Willi syndrome: an update and review for the primary pediatrician, *Clin Pediatr* 46:580–591, 2007.
36. Cimera RE: Cost efficiency of supported employment programs: a literature review, *J Voc Rehabil* 4:51–61, 2000.
37. Clearfield MW: The role of crawling and walking experience in infant spatial memory, *J Exp Child Psychol* 89:214–241, 2004.
38. Cloninger CK: Designing collaborative educational services. In Orelove FP, Sobsey D, Silberman RK, editors: *Educating children with multiple disabilities: a collaborative approach*, ed 4, Baltimore, 2004, Paul H. Brookes, pp 1–29.
39. Cole CL, Levinson TR: Effects of within activity choices on the challenging behavior of children with severe developmental disabilities, *J Posit Behav Interv* 4:29–37, 2002.
40. Cornish K, Bramble D: Cri du chat syndrome: genotype-phenotype correlations and recommendations for clinical management, *Dev Med Child Neurol* 44:494–497, 2002.
41. Coster W, Deeney T, Haltiwanger J, Haley S: *School Function Assessment (SFA)*, San Antonio, TX, 1998, Pearson.
42. Crisp C: The efficacy of intelligence testing in children with physical disabilities, visual impairments and/or the inability to speak, *Int J Spec Ed* 22:137–141, 2007.
43. Crowley JA, White-Waters K: Psychological assessment in pediatric rehabilitation. In Alexander MA, Matthews DJ, editors: *Pediatric rehabilitation: principles and practices*, ed 4, New York, 2009, Demos Medical, pp 21–52.
44. DeThorne LS, Schaefer BA: A guide to child nonverbal IQ measures, *Am J Speech Lang Pathol* 13:275–290, 2004.
45. DiLalla LF: Development of intelligence: current research and theories, *J School Psych* 38:3–7, 2000.
46. Downing J, Eichinger J, Demchak M: *Including students with*

severe disabilities in typical classrooms, Baltimore, 2002, Paul H. Brookes.

47. Dunst CJ, Bruder MB, Trivette CM, Hamby D, Raab M, McLean M: Characteristics and consequences of everyday natural learning opportunities, *Top Early Child Spec Ed* 21:68–92, 2001.
48. Dunst CJ, Trivette CM, Humphries T, Raab M, Roper N: Contrasting approaches to natural learning environments, *Inf Young Child* 14:48–63, 2001.
49. Durstine JL, Painter P, Franklin BA, Morgan D, Pitetti KH, Roberts SO: Physical activity for the chronically ill and disabled, *Sports Med* 30:207–219, 2000.
50. Einspieler C, Kerr AM, Prechtl HF: Is the early development of girls with Rett disorder really normal? *Pediatr Res* 57:696–700, 2005.
51. Elliott CD: *Differential Ability Scales, 2nd edition: introductory and technical handbook*, San Antonio, TX, 2007, The Psychological Corporation.
52. Ellis NR: *Handbook of mental deficiency: psychological theory and research*, London, 1963, McGraw-Hill.
53. Fagan JF: A theory of intelligence as processing: implications for society, *Psych Pub Pol Law* 6:168–179, 2000.
54. Fagan JF, Shepherd PA: *The Fagan Test of Infant Intelligence Training Manual*, Cleveland, 1991, Infatest Corporation.
55. Federal Register, Part II, Department of Education: 34 CFR Parts 300 and 301 Assistance to States for the Education of Children With Disabilities and Pre-school Grants for Children With Disabilities, *Final Rule* 71(156), August 14, 2006.
56. Flexer RW, Simmons TJ, Luft P, Baer RM: *Transition planning for secondary students with disabilities*, Upper Saddle River, NJ, 2001, Merrill Prentice-Hall.
57. Folio MR, Fewell RR: *Peabody Developmental Motor Scales*, ed 2, Austin, TX, 2000, Pro-Ed.
58. Fombonne E: Epidemiological trends in rates of autism, *Mol Psychiatry* 7(Suppl 2):S4–S6, 2002.
59. Fragala MA, O'Neil ME, Russo KJ, Dumas HM: Impairment, disability, and satisfaction outcomes after lower-extremity botulinum toxin A injections for children with cerebral palsy, *Pediatr Phys Ther* 14:132–144, 2002.
60. French JL: *Pictorial Test of Intelligence-second edition*, Austin, 2001, Pro- Ed.
61. Galli M, Rigoldi C, Brunner R, Virji-Babul N, Giorgio A: Joint stiffness and gait pattern evaluation in children with Down syndrome, *Gait Posture* 28:502–506, 2008.
62. Gaytant MA, Rours GI, Steegers EA, Galama JM, Semmekrot BA: Congenital cytomegalovirus infection after recurrent infection: case reports and review of the literature, *Eur J Pediatr* 162:248–253, 2003.
63. Giangreco MF, Cloninger CH, Iverson VS: *Choosing options and accommodations for children: a guide to educational planning for students with disabilities*, ed 2, Baltimore, 1998, Paul H Brookes.
64. Goldstein DN, Cohn E, Coster W: Enhancing participation for children with disabilities: application of the ICF enablement framework to pediatric physical therapy practice, *Pediatr Phys Ther* 16:114–120, 2004.
65. Guerette P, Furumasu J, Tefft D: The positive effects of early powered mobility on children's psychosocial and play skills, *Assist Technol* 25:39–48, 2013.
66. Guerri C, Bazinet A, Riley EP: Fetal alcohol spectrum disorders and alterations in brain and behaviour, *Alcohol Alcohol* 44:108–114, 2009.
67. Guess D, Mulligan-Ault M, Roberts S, Struth J, Siegel-Causey E, Thompson B, et al.: Implications of biobehavioral states for the education and treatment of students with the most profoundly handicapping conditions, *J Assoc Persons Severe Handicaps* 13:163–174, 1988.
68. Gupta VB, O'Connor KG, Quezada-Gomez C: Care coordination services in pediatric practices, *Pediatrics* 113:1517–1521, 2004.
69. Guzzetta A, Mazzotti S, Tinelli F, Bancale A, Ferretti G, Battini R, et al.: Early assessment of visual information processing and neurological outcome in preterm infants, *Neuropediatrics* 37:278–285, 2006.
70. Hack M, Taylor HG, Drotar D, Schluter M, Cartar L, Wilson-Costello D, et al.: Poor predictive validity of the Bayley Scales of Infant Development for cognitive function of extremely low birth weight children of school age, *Pediatrics* 116:333–341, 2005.
71. Haley SM, Coster WJ, Dumas HM, Fragala-Pinkham MA, Moed R: *Pediatric evaluation of Disability Inventory-Computer Adaptive Test*, 2012. Available from: URL: http://pedicat.com/category/home/.
72. Haley SM, Coster WJ, Ludlow LH, Haltiwanger JT, Andrellos PJ: *Pediatric Evaluation of Disability inventory*, Boston, MA, 1992, Department of Rehabilitation Medicine, New England Medical Center.
73. Hammill DD, Pearson NA, Wiederholt JE: *Comprehensive Test of Nonverbal Intelligence*, ed 2, Austin, 2004, Pro-Ed.
74. Hanft BE, Pilkington KO: Therapy in natural environments: the means or end goal for early intervention, *Infant Young Child* 12:1–13, 2000.
75. Harrison PL, Oakland T: *Adaptive Behavior Assessment System Second Edition (ABS-II)*, North Tonawanda, NY, 2004, MHS Inc.
76. Horn EM: Basic motor skills instruction for children with neuromotor delays: a critical review, *J Spec Ed* 25:168–197, 1991.
77. Idieshi RI, O'Neil ME, Chiarello LA, Nixon-Cave K: Perspectives of therapist's role in care coordination between medical and early intervention services, *Phys Occupat Ther Pediatr* 30:28–42, 2010.
78. Reference deleted in proofs.
79. Ivancic MT, Bailey JS: Current limits to reinforcer identification for some persons with profound multiple disabilities, *Res Dev Disabil* 17:77–92, 1996.
80. Jones KL, Jones MC, Casanelles MDC: *Smith's recognizable patterns of human malformation*, ed 7, Philadelphia, 2013, Elsevier Saunders.
81. Jones MA, McEwen IR, Hansen L: Use of power mobility for a young child with spinal muscular atrophy: a case report, *Phys Ther* 83:253–262, 2003.
82. Jones MA, McEwen IR, Neas BR: Effects of power wheelchairs on the development and function of young children with severe motor impairments, *Pediatr Phys Ther* 24:131–140, 2012.
83. Kaminker MK, Chiarello LA, O'Neil ME, Dichter CG: Decision making for physical therapy service delivery in schools: a nationwide survey of pediatric physical therapists, *Phys Ther* 84:919–933, 2004.
84. Kaplan E, Fein D, Kramer J, Delis D, Morris R: *Wechsler Intelligence Scale for Children-Fourth Edition Integrated*, San Antonio, TX, 2004, Pearson Education.
85. Karnish K, Bruder MB, Rainforth B: A comparison of physical therapy in two school based treatment contexts, *Phys Occupat Ther Pediatr* 15:1–25, 1995.
86. Ketelaar M, Vermeer A, Hart H, van Petegem-van Beek E, Helders PJ: Effects of a functional motor program on motor abilities of children with cerebral palsy, *Phys Ther* 81:1534–1545, 2001.
87. Kilpinen-Loisa P, Paasio T, Soiva M, Ritanen UM, Lautala P, Palmu P, et al.: Low bone mass in patients with motor disability: prevalence and risk factors in 59 Finnish children, *Dev Med Child Neurol* 52:276–282, 2010.
88. King GA, Law M, King S, et al.: Measuring children's participation in recreation and leisure activities: construct validation of the CAPE and PAC, *Child Care Health Dev* 33:28–39, 2007.
89. Kirschner B, Guyatt G: A methodological framework for assessing health indices, *J Chronic Dis* 38:27–36, 1985.
90. Kolb B, Forgie M, Gibb R, Gorny G, Rowntree S: Age, experience and the changing brain, *Neurosci Biobehav Rev* 22:143–159, 1998.
91. Kolobe THA, Christy JB, Gannotti ME, Heathcock JC, Damiano DL, Taub E: Research Summit III Proceedings on dosing in children with an injured brain or cerebral palsy: executive summary, *Phys Ther* 94:907–920, 2014.
92. Larson SA, Lakin KC, Anderson L, Kwak N, Lee JH, Anderson D: Prevalence of mental retardation and developmental disabilities: estimates from the 1994/1995 national health interview survey

disability supplements, *Am J Ment Retard* 106:231–252, 2001.
93. Lavelli M, Fogel A: Developmental changes in mother-infant face-to-face communication: birth to 3 months, *Dev Psychol* 2:288–305, 2002.
94. Law M, Baptiste S, Carswell A, McColl MA, Polatajko H, Pollock N: *Canadian Occupational Performance Measure*, ed 5, Toronto, 2014, Canadian Association of Occupational Therapists.
95. Linn HC, Wuang HP: Strength and agility training in adolescents with Down syndrome: a randomized controlled trial, *Res Dev Disabil* 33:2236–2244, 2012.
96. Littleton SR, Heriza CB, Mullens PA, Moerchen VA, Bjornson K: Effects of positioning on respiratory measures in individuals with cerebral palsy and severe scoliosis, *Pediatr Phys Ther* 23:159–169, 2011.
97. Livingstone R, Paleg G: Practice considerations for the introduction and use of power mobility for children, *Dev Med Child Neurol* 56:210–221, 2014.
98. Lopez JM: Is ZMP the toxic metabolite in Lesch-Nyhan disease? *Med Hypotheses* 71:657–663, 2008.
99. Lucyshyn JM, Horner RH, Dunlap G, Albin RW, Ben KR: Positive behavior support with families. In Lucyshyn JM, Dunlap G, Albin RW, editors: *Families and positive behavior support: addressing problem behavior in family contexts*, Baltimore, 2002, Paul H. Brookes, pp 3–43.
100. Lynch A, Ryu JC, Agrawal S, Galloway JC: Power mobility training for a 7-month-old infant with spina bifida, *Pediatr Phys Ther* 21(4):362–368, 2009.
101. Malian I, Nevin A: A review of self-determination literature: implications for practitioners, *Remedial Spec Ed* 23:68–74, 2002.
102. Martin K: Effects of supramalleolar orthoses on postural stability in children with Down syndrome, *Dev Med Child Neurol* 46:406–411, 2004.
103. Martin JE, Mithaug DE, Cox P, Peterson LY, Van Dycke JL, Cash ME: Increasing self-determination: teaching students to plan, work, evaluate, and ad-just, *Council Except Child* 69:431–447, 2003.
104. Maulik PK, Harbour CK: Epidemiology of intellectual disability. In Stone JH, Blouin M, editors: *International encyclopedia of rehabilitation*, 2010. Available from: URL: http://cirrie.buffalo.edu/encyclopedia/en/ article/144/.
105. McCaskey MS, Kirk L, Gerdes C: Preventing skin breakdown in the immobile child in the homecare setting, *Home Health Nurse* 29:248–255, 2011.
106. McEwen IR: Assistive positioning as a control parameter of social-communicative interactions between students with profound multiple disabilities and classroom staff, *Phys Ther* 72:634–647, 1992.
107. McEwen IR, editor: *Writing case reports: a how-to manual for clinicians*, Alexandria, VA, 2001, American Physical Therapy Association.
108. McEwen IR, Shelden ML: Pediatric physical therapy in the 1990s: the demise of the educational versus medical dichotomy, *Phys Occupat Ther Pediatr* 15:33–45, 1995.
109. Meegan S, Maraj BK, Weeks D, Chua R: Gross motor skill acquisition in adolescents with Down syndrome, *Down Syndrome Res Pract* 9:75–80, 2006.
110. Meisels SJ, Atkins-Burnett S: The elements of early childhood assessment. In Shonkoff JP, Meisels SJ, editors: *Handbook of early childhood intervention*, ed 2, Cambridge, MA, 2000, Cambridge University Press, pp 231–257.
111. Meiser MJ, McEwen IR: Lightweight and ultralight wheelchairs: propulsion and preferences in two young children with spina bifida, *Pediatr Phys Ther* 19:245–253, 2007.
112. Mik G, Ghlove PA, Scher DM, Widmann RF, Green DW: Down syndrome: orthopedic issues, *Curr Opin Pediatr* 20:30–36, 2008.
113. Missiuna C, Polluck N, Law M: *Perceived efficacy and goal setting system (PEGS)*, Hamilton, Ontario, 2004, McMaster University. Available from: URL: http://www.canchild.ca/en/measures/pegs.asp.
114. Moon S, Simonsen ML, Neubert DA: Perceptions of supported employment providers: what students with developmental disabilities, families, and educators need to know for transition planning, *Ed Training Autism Dev Disabil* 46:94–105, 2011.
115. Morris CA, Mervis CB: Williams syndrome and related disorders, *Ann Rev Genom Human Genet* 1:261–284, 2000.
116. Muggli EE, Collins VR, Marraffa C: Going down a different road: first support and information needs of families with a baby with Down syndrome, *Med J Austral* 190:58–61, 2009.
117. Nagle RJ: Issues in preschool assessment. In Bracken BA, Nagle RJ, editors: *Psychoeducational assessment of preschool children*, ed 4, Mahwah, NJ, 2007, Lawrence Erlbaum Associates, pp 31–37.
118. National Joint Committee for the Communicative Needs of Persons with Severe Disabilities: Guidelines for meeting the communication needs of persons with severe disabilities, *ASHA* 34(Suppl 7):1–8, 1992.
119. National Library of Medicine: cornelia de Lange syndrome, 2007. Available from: URL: http://ghr.nlm.nih.gov/condition=corneliadelange syndrome.
120. Nelson NW: Developmental language disorders. In Patel DR, Grydanus DE, Omar HA, Merrick M, editors: *Neurodevelopmental disabilities*, New York, 2011, Springer, pp 178.
121. Newborg J: *Battelle Developmental Inventory*, ed 2, Itasca, IL, 2005, Riverside Publishing.
122. Newman L, Wagner M, Cameto R, Knokey AM: *The post-high school outcomes of youth with disabilities up to 4 years after high school: a report from the National Longitudinal Transition Study-2 (NLTS2) (NCSER 2009-3017)*, Menlo Park, CA, 2009, SRI International.
123. Newman L, Wagner M, Cameto R, Knokey AM, Shaver D: *Comparisons across time of the outcomes of youth with disabilities up to 4 years after high school. A report of findings from the National Longitudinal Transition Study-2 (NLTS2)*, Menlo Park, CA, 2010, SRI International. Available from: URL: www.nlts2.org/reports/2010_09/nlts2_report_2010_09_complete.pdf.
124. Nilsson L: Training characteristics important for growing consciousness of joystick-use in people with profound cognitive disabilities, *Int J Ther Rehabil* 17:588–594, 2010.
125. Nolan K, Orlando M, Liptak GS: Care coordination services for children with special health care needs: are we family-centered yet? *Families Systems Health* 25:293–306, 2007.
126. Novak I, Hines M, Goldsmith S, Barclay R: Clinical prognostic messages from a systematic review on cerebral palsy, *Pediatrics* 130:e1285–e1312, 2012. Available from: URL: http://pediatrics.aappublications.org/ content/130/5/e1285.short.
127. Odding E, Roebroeck ME, Stam HJ: The epidemiology of cerebral palsy: incidence, impairments, and risk factors, *Disabil Rehabil* 28:183–191, 2006.
128. Oppewal A, Hilgenkamp TI, van Wijick R, Evenhuis HM: Cardiorespiratory fitness in individuals with intellectual disability-a review, *Res Dev Disabil* 10:3301–3316, 2013.
129. Orelove FP, Sobsey D: Designing transdisciplinary services. In Orelove FP, Sobsey D, editors: *Educating children with multiple disabilities: a transdisciplinary approach*, ed 3, Baltimore, 1996, Paul H. Brookes, pp 1–33.
130. Oswald DP, Coutinho MJ, Nguyen N: Impact of sociodemographic characteristics on identification rates of minority students as having mental retardation, *Ment Retard* 39:351–367, 2001.
131. Palisano RJ, Walter SD, Russell DJ, Rosenbaum PL, Gémus M, Galuppi BE, Cunningham L: Gross motor function of children with Down syndrome: creation of motor growth curves, *Arch Phys Med Rehabil* 82:494–500, 2001.
132. Palisano R, Rosenbaum P, Russell D, Wood E, Galuppi B: Development and reliability of a system to classify gross motor function in children with cerebral palsy, *Dev Med Child Neurol* 39:214–223, 1997.
133. Palmer S, Summers JA: Building a foundation of self-determination in the early years of life, National Gateway to Self-Determination,

2012. Available from: URL: http://ngsd.org/sites/default/files/research_to_practice_sd_-_issue_4.pdf.

134. Parrish JM: Behavior management. In Batshaw ML, editor: *Children with disabilities*, ed 4, Baltimore, 1997, Paul H. Brookes, pp 657–686.
135. Penagarikano O, Mulle JG, Warren ST: The pathophysiology of fragile X syndrome, *Ann Rev Genom Human Genet* 8:109–129, 2007.
136. Pennington BF, Moon J, Edgin J, Stedron J, Nadel L: The neuropsychology of Down syndrome: evidence for hippocampal dysfunction, *Child Dev* 74:75–93, 2003.
137. Percy AK: Rett syndrome: current status and new vistas, *Neurolog Clin* 20:1125–1141, 2002.
138. Phagava H, Muratori F, Einspieler C, Maestro S, Apicella F, Guzzetta A, et al.: General movements in infants with autism spectrum disorders, *Georgian Med News* 156:100–105, 2008.
139. Pitteti K, Miller RA, Beets MW: Measuring joint hypermobility using the Beighton Scale in children with intellectual disability, *Pediatr Phys Ther* 127:143–150, 2015.
140. Portney LG, Watkins MP: *Foundations of clinical research: applications to practice*, ed 3, Upper Saddle River, NJ, 2009, Prentice Hall Health.
141. Ragonesi CB, Galloway JC: Short-term, early intensive power mobility training: case report of an infant at risk for cerebral palsy, *Pediatr Phys Ther* 24:141–148, 2012.
142. Ragonesi CB, Chen X, Agrawal S, Galloway JC: Power mobility and socialization in preschool: a case study of a child with cerebral palsy, *Pediatr Phys Ther* 22:322–329, 2010.
143. Rainforth B: *OSERS clarifies legality of related services eligibility criteria*, TASH Newsletter, 1991, p 8. April 1991.
144. Rainforth B, York-Barr J: *Collaborative teams for students with severe disabilities: integrating therapy and educational services*, ed 2, Baltimore, 1997, Paul H. Brookes.
145. Randall KE, McEwen IR: Writing patient-centered functional goals, *Phys Ther* 80:1197–1203, 2000.
146. Raven J, Raven JC, Court JH: *Standard Progressive Matrices—Parallel Form*, Oxford, England, 1998, Oxford Psychologists Press.
147. Richards SB, Brady MP, Taylor RL: *Cognitive and intellectual disabilities: historical perspectives, current practices, and future directions*, ed 2, New York, 2015, Routledge Taylor and Francis.
148. Rigby PJ, Ryan SE, Campbell KA: Effect of adaptive seating devices on activity performance of children with cerebral palsy, *Arch Phys Med Rehabil* 90:1389–1395, 2009.
149. Rimmer JH, Yamaki K, Davis Lowery BM, Wang E, Vogel LC: Obesity and obesity related secondary conditions in adolescents with intellectual/ developmental disabilities, *J Intellect Disabil Res* 54:787–794, 2010.
150. Rodriguez-Key M, Alonzi A: Nutrition, skin integrity, and pressure ulcer healing in chronically ill children: an overview, *Ostomy Wound Manage* 53:56–66, 2007.
151. Rogers A, Furler B, Brinks S, Darrah J: A systematic review of aerobic exercise interventions for children with cerebral palsy: an AAPCDM evidence report, *Dev Med Child Neurol* 50:808–814, 2008.
152. Roid GH: *Stanford-Binet Intelligence Scales*, ed 5, Chicago, 2003, Riverside Publishing.
153. Roid GH, Miller L: *Lieter International Performance Scale—third edition*, Wood Dale, IL, 2013, Stoelting.
154. Roizen NJ: Down syndrome. In Batshaw ML, Roizen NR, Lotrecchiano G, editors: *Children with disabilities*, ed 7, Baltimore, 2013, Paul H. Brookes, pp 307–317.
155. Roizen NJ, Patterson D: Down's syndrome, *Lancet* 361:1281–1289, 2003.
156. Rosa's Law: pub L, pp 111–256. 2009. Available from: URL: https://www.govtrack.us/congress/bills/111/s2781.
157. Rosen L, Arva J, Furumasu J, Harris M, Lange ML, McCarthy E, Wonsettler T: RESNA position on the application of power wheelchairs for pediatric users, *Assist Technol* 21:218–225, 2009.
158. Rothstein JM, Echternach JL, Riddle DL: The hypothesis-oriented algorithm for clinicians II (HOAC II): a guide for patient management, *Phys Ther* 83:455–470, 2003.
159. Rowland JL, Fragala-Pinkham M, Miles C, O'Neil M: The scope of pediatric physical therapy practice in health promotion and fitness for youth with disabilities, *Pediatr Phys Ther* 27:2–15, 2015.
160. Russell DJ, Rosenbaum PL, Avery LM, Lane M: *Gross Motor Function Measure (GMFM 66 GMFM-88): user's manual*, London, 2002, MacKeith Press.
161. Sanford C, Newman L, Wagner M, Cameto R, Knokey AM, Shaver D: *The post-high school outcomes of young adults with disabilities up to 6 years after high school*, Key findings. From the National Longitudinal Transition Study-2 (NLTS2). NCSER 2011-3004. Menlo Park, CA, 2011, SRI International.
162. Sattler J: *Assessment of children: cognitive foundations*, ed 6, La Mesa, CA, 2008, Jerome M Sattler.
163. Sattler J, McGoey K: Functional behavior assessment. In Sattler J, editor: *Foundations of behavioral, social, and clinical assessment*, La Mesa, CA, 2014, Jerome M. Sattler, Publisher, Inc, pp 413–428.
164. Schalock RL, Borthwick-Duffy S, Bradley V, Buntinx WHE, Coulter DL, Craig EM, Yeager MH: *Intellectual disabilities: definition, classification, and system of supports*, ed 11, Washington, DC, 2010, American Association on Intellectual and Developmental Disabilities.
165. Schalock RL, Luckasson R, Shogren KA, et al.: The renaming of mental retardation: understanding the change to the term intellectual disability, *Intellect Dev Disabil* 45:116–124, 2007.
166. Schneidert M, Hurst R, Miller J, üstün B: The role of environment in the International Classification of Functioning, Disability and Health (ICF), *Disabil Rehabil* 25:588–595, 2003.
167. Sekerak DM, Kirkpatrick DB, Nelson DC, Propes JH: Physical therapy in preschool classrooms: successful integration of therapy into classroom routines, *Pediatr Phys Ther* 15:93–104, 2003.
168. Shelden ML, Rush DD: The ten myths about providing early intervention services in natural environments, *Infants Young Child* 14:1–13, 2001.
169. Shevell M, Majnemer A, Platt RW, Webster R, Birnbaum R: Developmental and functional outcomes in children with global developmental delay or developmental language impairment, *Dev Med Child Neurol* 47:678–683, 2005.
170. Shumway-Cook A, Woollacott MH: *Motor control: translating research into clinical practice*, ed 3, Philadelphia, 2007, Lippincott Williams Wilkins.
171. Smith-Zuzovsky N, Exner CE: The effect of seated positioning quality on typical 6- and 7-year-old children's object manipulation skills, *Am J Occupat Ther* 58:380–388, 2004.
172. Smits-Engelsman B, Hill EL: The relationship between motor coordination and intelligence across the IQ range, *Pediatrics* 130:950–956, 2012.
173. Snell ME, Brown: Designing and implementing instructional programs. In Snell ME, Brown F, editors: *Instruction of students with severe disabilities*, ed 6, Upper Saddle River, NJ, 2006, Pearson, pp 111–169.
174. Sobo EJ: Mastering the health care system for children with special health care needs. In Sobo EJ, Kurtin PS, editors: *Optimizing care for young children with special health care needs: knowledge and strategies for navigating the system*, Baltimore, 2007, Paul H. Brookes, pp 115–134.
175. Sparrow SS, Davis SM: Recent advances in the assessment of intelligence and cognition, *J Child Psychol Psychiatry* 41:117–131, 2000.
176. Sparrow SS, Cichetti CV, Balla DA: *Vineland adaptive behavior scales*, ed 2, Upper Saddle River, NJ, 2005, Pearson Education.
177. Starr EM, Berument SK, Tomlins M, Papanikolaou K, Rutter M: Brief report: autism in individuals with Down syndrome, *J Autism Dev Disorders* 35:665–673, 2005.
178. Strisciuglio P, Concolino D: New strategies for the treatment of

phenylketonuria (PKU), *Metabolites* 4:1007–1017, 2014.
179. TASH force strikes again: laski and Boyd win Oberti case in New Jersey: TASH Newsletter, November 1992, pp 1–2, 1992.
180. Taylor K: Factors affecting prescription and implementation of standingframe programs by school-based physical therapists for children with impaired mobility, *Pediatr Phys Ther* 21:282–288, 2009.
181. Taylor SJ: Caught in the continuum: a critical analysis of the principle of the least restrictive environment, *Res Practice Persons Severe Disabil* 29:218–230, 2004.
182. Tefft D, Guerette P, Furumasu J: Intellectual predictors of young children's readiness for powered mobility, *Dev Med Child Neurol* 41:665–670, 1999.
183. The Arc: Arc Position Statement on Self-Determination, 2015. Available from: URL: http://www.thearc.org/who-we-are/position-statements/ rights/self-determination.
184. The Developmental Disabilities Assistance and Bill of Rights Act (2000): PubL 106–402. Available from: URL: http://www.acl.gov/Programs/ AIDD/DDA_BOR_ACT_2000.
185. Thompson JR, Bryant B, Campbell E, Craig M, Hughes C, Rotholz D, et al.: *Supports Intensity Scale*, Washington, DC, 2004, American Association on Mental Retardation.
186. Thorpe DE, Valvano J: The effects of knowledge of performance and intellectual strategies on motor skill learning in children with cerebral palsy, *Pediatr Phys Ther* 14:2–15, 2002.
187. Tunson J, Candler C: Behavioral states of children with severe disabilities in the multisensory environment, *Phys Occupat Ther Pediatr* 3:101–110, 2010.
188. Turner-Stokes L: Goal attainment scaling (GAS) in rehabilitation: a practical guide, *Clin Rehab* 23:362–370, 2009.
189. Ulrich DA, Burghardt AR, Lloyd M, Tiernan C, Hornyak JE: Physical activity benefits of learning to ride a two-wheel bicycle for children with Down syndrome: a randomized trial, *Phys Ther* 91:1463–1477, 2011.
190. Ulrich DA, Lloyd MC, Tiernan CW, Looper JE, Angulo-Barroso RM: Effects of intensity of treadmill training on developmental outcomes and stepping in infants with Down syndrome: a randomized trial, *Phys Ther* 88:114–122, 2008.
191. United States Department of Education: Thirty-sixth annual report to Congress on the implementation of the Individuals with Disabilities Education Act, Washington, DC, 2014, US Department of Education.
192. United States Department of Health and Human Services, Health Resources and Services Administration, Maternal and Child Health Bureau: The national survey of children with special healthcare needs chartbook 2005-2006, Rockville, MD, 2007, USDHHS.
193. United States Department of Labor, Bureau of Labor Statistics: Current Population Survey, 2014. Available from: URL: bls.gov/cps/tables.htm# charemp.
194. United States National Institute of Medicine: Intellectual disability, 2015. Available from: URL: http://www.nlm.nih.gov/medlineplus/ency/article/001523.htm.
195. Unnithan VB, Dowling JJ, Frost G, Bar-Or O: Role of co-contraction in the O2 cost of walking in children with cerebral palsy, *Med Sci Sports Exerc* 28:1498–1504, 1996.
196. Valkenburg AJ, van Dijk M, de Klein A, van den Anker JN, Tibboel D: Pain management in intellectually disabled children: assessment, treatment, and translational research, *Develop Disabil Res Rev* 16:248–257, 2010.
197. Van Buggenhout GJ, Fryns JP: Angelman syndrome, *Eur J Human Genet* 17:1367–1373, 2009.
198. Vaughn BJ, Wilson D, Dunlap G: Family-centered intervention to resolve problem behavior in a fast-food restaurant, *J Posit Behav Interv* 4:38–45, 2002.
199. Vicari S: Motor development and neuropsychological patterns in persons with Down syndrome, *Behav Genet* 36:355–364, 2006.
200. Virji-Babul N, Kerns K, Zhou E, Kapur A, Shiffrar M: Perceptual-motor deficits in children with Down syndrome: implications for intervention, *Down Syndrome Res Prac* 10:74–82, 2006.
201. Walker WO, Johnson CP: Cognitive and adaptive disabilities. In Wolraich ML, Drotar DD, Dworkin PH, Perrin EC, editors: *Developmental- behavioral pediatrics: evidence and practice*, Philadelphia, 2008, Mosby Elsevier, pp 405–443.
202. Wang P: In Wolraich ML, Drotar DD, Dworkin PH, Perrin EC, editors: *Developmental-behavioral pediatrics: evidence and practice*, Philadelphia, 2008, Mosby Elsevier, pp 317–336.
203. Watkins MW, Ravert CM, Crosby EG: Normative factor structure of the AAMR Adaptive Behavior Scale-School, ed 2, *J Psychoeducational Assess* 20:337–345, 2002.
204. Wehmeyer ML, Agran M, Hughes C, Martin J, Mithaug DE, Palmer S: *Promoting self-determination in students with intellectual and developmental disabilities*, New York, 2007, Guilford.
205. Wehmeyer ML, Palmer SB, Agran M, Mithaug DE, Martin JE: Promoting causal agency: the self-determined learning model of instruction, *Exceptional Child* 66:439–453, 2000.
206. Wehmeyer ML: Self-determination and individuals with severe disabilities: reexamining meanings and misinterpretations, *Res Pract Persons Severe Disabil* 30:113–120, 2005.
207. Wehmeyer ML, Abery B: Self-determination and choice, *Intellect Dev Disabil* 51:399–411, 2013.
208. Wehmeyer ML, Bolding N: Self-determination across living and working environments: a matched samples study of adults with mental retardation, *Ment Retard* 37:353–363, 1999.
209. Wehmeyer ML, Bolding N: Enhanced self-determination of adults with intellectual disability as an outcome of moving to community-based work or living environments, *J Intellect Disabil Res* 45:371–383, 2001.
210. Wehmeyer ML, Schwartz M: Self-determination and positive adult outcomes: a follow-up study of youth with mental retardation or learning disabilities, *Except Child* 63:245–255, 1997.
211. Wehmeyer ML, Abery B, Mithaug DE, Stancliffe RJ: *Theory in self-determination: foundations for educational practice*, Springfield, IL, 2003, Charles C Thomas.
212. Wehmeyer ML, Buntinx WHE, Lachapelle Y, Luckasson RA, Schalock RL, Verdugo MA, et al.: Perspectives: the intellectual disability construct and its relation to human functioning, *Intellect Dev Disabil* 46:311–318, 2008.
213. Wiart L, Darrah J, Hollis V, Cook A, May L: Mothers' perceptions of their children's use of powered mobility, *Phys Occupat Ther Pediatr* 24:3–21, 2004.
214. Wills J, Luecking R: *Making the connections: growing and supporting new organizations: intermediaries*, Washington, DC, 2004, National Collaborative on Workforce and Disability/Youth US Department of Education.
215. Winters PC: The goal and opportunity of physical therapy for children with Down syndrome, *Down Syndrome Quart* 6(2):1–5, 2001.
216. World Health Organization: *International Classification of Functioning, Disability, and Health (ICF)*, Geneva, 2001, WHO.
217. Yan JH, Thomas JR, Downing JH: Locomotion improves children's spatial search: a meta-analytic review, *Perceptual Motor Skills* 87:67–82, 1998.
218. Ylvisaker M, Feeney T: Executive functions, self-regulation, and learned optimism in paediatric rehabilitation: a review and implications for intervention, *Pediatr Rehabil* 5:51–70, 2001.
219. Zhang D, Katsiyannis A: Minority representation in special education: a persistent challenge, *RASE Rem Spec Ed* 23:180–187, 2002.

推荐阅读

背景

Jones KL, Jones MC, Casanelles MDC: *Smith's recognizable patterns of human malformation*, ed 7, Philadelphia, 2013, Elsevier Saunders.

Linden DW, Paroli ET, Doron MW: *Preemies*, ed 2, New York, 2010, Gallery Books.

Riley EP, Infante MA, Warren KR: Fetal alcohol spectrum disorders: an overview, *Neuropsychol Rev* 21:73–80, 2011.

Schalock RL, Luckasson R, Shogren KA, Borthwick-Duffy S, Bradley V, Buntinx WH, et al.: The renaming of *mental retardation*: understanding the change to the term *intellectual disability*, *Intellect Dev Disabil* 45:116–124, 2007.

前景

American Association on Intellectual and Developmental Disabilities (AAIDD): Comprehensive website including education, policy, and publications about intellectual and developmental disabilities. Information available at aidd.org.

Downing JE, MacFarland S: Severe disabilities (education of individuals with severe disabilities: promising practices). In Stone JH, Blouin M, editors: *International encyclopedia of rehabilitation*, 2010. Available from: URL: http://cirrie.buffalo.edu/encyclopedia/en/article/114/.

Downing JE: *Including students with severe and multiple disabilities in typical classrooms*, ed 3, Baltimore, 2008, Paul H. Brookes.

Downing JE, Hanreddy A, Peckham-Hardin K: *Teaching communication skills to students with severe disabilities*, ed 3, Baltimore, 2015, Paul H. Brookes.

Levac D, Wishart L, Missiuna C, Wright V: The application of motor learning strategies within functionally based interventions with children with neuromotor conditions, *Pediatr Phys Ther* 21:345–355, 2009.

National Secondary Transition Technical Assistance Center: *Age appropriate transition assessment toolkit*, ed 3, University of North Carolina at Charlotte, 2013. Available from: URL: http://nsttac.org/content/age-appropriate-transition-assessment-toolkit-3rd-edition.

Novak I, McIntyre S, Morgan C, Campbell L, Dark L, Morton N, et al.: A systematic review of interventions for children with cerebral palsy: state of the evidence, *Dev Med Child Neurol* 55:885–910, 2013.

Palisano RJ, Walter SD, Russell DJ, Rosenbaum PL, Gémus M, Galuppi BE, Cunningham L, et al.: Gross motor function of children with Down syndrome: creation of motor growth curves, *Arch Phys Med Rehabil* 82:494–500, 2001.

Rosenbaum PL, Walter S, Hanna SE, Palisano RJ, Russell DJ, Raina P, et al.: Prognosis for gross motor function in cerebral palsy: creation of motor development curves, *JAMA* 288:1357–1363, 2002.

Washington State Department of Social and Health Services. Life skills inventory. *DSHS* 10-267. PDF available from: URL: http://www.iidc.indiana.edu/styles/iidc/defiles/INSTRC/Webinars/Life_skills_inventory.pdf.

Winders PC: *Gross motor skills for children with Down syndrome: a guide for parents and professionals*, ed 2, Bethesda, MD, 2014, Woodbine House.

第 19 章 脑性瘫痪

Marilyn Wright, Robert J. Palisano

物理治疗师（PT）在跨学科专业服务中发挥重要作用，帮助脑性瘫痪（Cerebral Palsy，CP）儿童在其家庭、教育和社会环境中充分发挥潜力。脑性瘫痪儿童不仅在运动障碍的性质方面各不相同，而且在运动、交流和认知能力方面也有很大差异。虽然其神经功能障碍是不变的，但存在的继发的肌肉骨骼和神经肌肉损伤问题以及环境因素会随年龄而变化。因此，脑性瘫痪患者目标的设定和干预的策略往往很复杂。本章应用国际功能、残疾与健康分类（International Classification of Functioning Disability and Health，ICF）框架，提供有关脑性瘫痪儿童的病因、诊断、预后和运动障碍特点的背景信息。背景信息部分为家庭与治疗师合作的框架，用于共同设定目标和干预方案，以实现活动和参与的预期结果。以循证依据为基础的决策制定为框架，在婴幼儿期、儿童期和青少年期，为脑性瘫痪儿童的综合管理提供解决方案。其主题包括：①与儿童、家庭、卫生专业人员和教育工作者的沟通和协调；②检查和评估过程，包括检查和评估的选择；③以循证为基础的干预；④支持儿童及其家庭参与所需的家庭和社区活动。PT 对脑性瘫痪儿童及其家庭近期和未来的生活有很大的影响力。

背景信息

“脑性瘫痪是一种由于发育中的胎儿或婴幼儿脑部非进行性损伤而引起的一组运动和姿势发育持续性障碍综合征，进而导致活动受限。”（P9）[313] 虽然脑部的病变是不变的，但其继发的肌肉骨骼问题，如肌肉 / 肌腱挛缩、骨性扭转、髋关节移位和脊柱畸形常常会造成患儿参与活动受限[201,313]。导致继发性障碍的因素包括了身体发育、肌肉痉挛和肌肉力量不足以及通过关节的生物力学的力积累效应[313]。

脑性瘫痪的运动障碍常伴有认知、行为、沟通、感觉、癫痫和感知觉障碍[313]。23% ~ 44% 的脑性瘫痪儿童会出现认知发育迟缓（IQ<70），而 25% 的脑性瘫痪儿童中存在行为问题，这是正常儿童的 5 倍。言语障碍（42% ~ 81%）、听力障碍（25%）和视力障碍（62% ~ 71%）、癫痫发作（22% ~ 40%）、尿失禁（23%）和便秘（59%），这些障碍的患病率都有所增加。据报道，44% ~ 51% 的脑性瘫痪儿童存在触觉障碍，这些障碍包括了实体觉、本体感觉和两点辨别觉方面的问题。视觉空间和视感知觉障碍也常见于脑性瘫痪患儿，其发病率分别为 90% 和 60%[298]，损伤共存的比率因不同的亚型而异。运动障碍越严重的儿童，其伴随的其他功能障碍也会高得多。肢体和认知障碍严重的程度也和社会经济环境（生存成本）有关[203]，脑性瘫痪的医疗保健、社会护理和生产力成本造成了巨大的社会经济负担。

脑性瘫痪是常见的儿童运动残疾，其患病率为每 1000 名活产婴儿中有 2 ~ 2.5 人（2‰ ~ 2.5‰）。Oskoui 等[272] 对 49 项研究进行了 Meta 分析，并报告了脑性瘫痪总患病率为 1000 名活产婴儿中有 2.1 人（2.1‰）。孕 28 周之前出生的儿童（每 1000 名活产婴儿中有 111.8 人）及出生体重为 1000 ~ 1499 克的儿童（每 1000 名活产婴儿中有 59.2 人）中的脑性瘫痪患病率是最高的。虽然早产儿的患病率最高，但只有 35% 的早产儿患有脑性瘫痪。脑性瘫痪的预期寿命与其运动、认知和视力障碍的严重程度有关。一名 2 岁有严重功能障碍的儿童活到 20 岁的概率为 40%，相比较而言，轻度功能障碍儿童存活到 20 岁的概率为 99%[174]。20 世纪 90 年代以来，严重功能障碍儿童的死亡率呈现下降趋势，特别是那些有喂养问题的儿童，这也反映了医疗人员能够更好地管理有喂养和吞咽困难的群体，且弱势人群的医疗护理得到全面改善。脑性瘫痪人群由于一些外部因素（如溺水和机动车事故）导致死亡率有所增加[348,349]。

病因学

脑性瘫痪的病因有很多，其中许多原因尚不完全清楚，单个儿童的确切病因往往是不明确的。最初，脑性瘫痪的病因主要归咎于分娩和出生时的急性缺氧，但目前的证据表明大多数损伤发生在妊娠后半期，也就是大脑发育的活跃期[149]。

子宫内的病理变化归咎于环境因素，如细菌性和病毒性宫内感染、胎儿生长受限、产前出血和脐带绕颈，在追溯变化原因的过程中很难确定具体是什么因素导致的[228]。由遗传因素导致脑性瘫痪方面的证据正逐步被发现并可能随着技术的进步而增加[228]。

磁共振成像（MRI）的发展让生理和病理学变化可视化，让人们对脑性瘫痪的发病原因和时间及大脑发育过程中的形态学变化有了全面的了解[200,201,261]。脑性瘫痪的病理生理学因脑损伤的性质、时间和位置而不同[201,261,262,321]。产前因素的影响越来越多地受到认可，许多围生期并发症继发于先前已经存在的中枢神经系统病变。在妊娠早期和妊娠中期，大脑损伤病理分为遗传性或获得性损伤；从妊娠中、后期开始，损伤通常是感染或缺血缺氧机制导致的[201]，在足月产的婴儿中，脑性瘫痪大多由产前的影响导致。

目前的证据表明脑性瘫痪是由多种高危因素导致而非单一因素。单一因素，如子宫破裂、脐带脱垂或胎盘早剥会导致大脑缺氧性损伤，这种情况只存在小部分脑性瘫痪患者中[261]。虽然出生时窒息的情况可以导致脑性瘫痪，但这通常不是前因，当缺氧是导致脑性瘫痪的真正原因时，所造成的损伤通常是大脑双侧的和广泛性的，包括基底神经节、灰质和白质，从而导致累及全身的痉挛和运动障碍。此外，如炎症等其他因素也可能与窒息相互作用，增加脑性瘫痪发生的风险[261]。

越来越明确的是，在出生后的 28 天内，脑血管意外是脑性瘫痪的重要病因。由于新生儿中风并不会出现偏瘫的临床表现，而神经影像学的出现为进一步了解该领域做出了重大的贡献，与成人相比，1/3 的围生期中风是双侧的。胎盘的病变，如血栓性病变可能是一个重要因素[261,262]。如弓形虫病、风疹病毒、巨细胞病毒、疱疹病毒、乙型肝炎、梅毒、人体免疫缺陷病毒（human immunodeficiency virus，HIV）和 B 型链球菌等感染都可能通过母体传播给婴儿，影响婴儿大脑发育并最终导致脑性瘫痪。胎盘的炎症（绒毛膜羊膜炎）也与神经系统的不良结果有关[261,262]。脑性瘫痪儿童相较于没有脑性瘫痪的儿童有更多的先天性畸形，如大脑畸形、唇裂或腭裂和肠道闭锁。这进一步表明了产前因素对于脑性瘫痪原发病因有着重大的影响[321]。产妇的创伤导致胎儿直接损伤、胎盘早剥或产前血管损伤也可导致脑性瘫痪。其可能的损伤机制包括胎盘血流量减少或胎盘栓塞[164]。母体甲状腺疾病也与脑性瘫痪有关联[169]。

早产会增加脑性瘫痪的风险，这类患儿潜在的脑病理学是运动感觉通路中的白质损伤。胎膜早破时间过长易造成宫内感染是一个重要的先行因素。由于生殖技术的发展，多胎妊娠越来越常见，但伴随而来的是早产或单个胎儿死亡的趋势，这可能增加脑性瘫痪发生的风险以及婴儿因血管萎缩而出现的畸形[261,262]。潜在的复杂临床进程，包括产后类固醇的使用，增加了破坏大脑发育的风险因素。

非典型宫内生长的婴儿，无论胎龄大小，患脑性瘫痪的风险都会增加。低体重儿可能与感染、子痫前期、母体血管疾病或血栓形成有关。巨大儿可能面临分娩问题，妊娠糖尿病是巨大儿的一个高危因素，但并不是脑性瘫痪的高危因素。胎儿过小或过大均会增加围生期脑卒中的风险[261]。

遗传因素可能在基因序列的多个位点上影响脑性瘫痪发病风险。遗传方面的风险因素包括早产、胎盘早剥、子痫前期、绒毛膜羊膜炎和血栓形成或存在某些基因型如载脂蛋白 E[206]。未来，基因 – 基因和基因 – 环境相互作用的研究可能会提供给我们更多重要的信息[261,262]。研究还发现了一种遗传性的痉挛型麻痹[96]。

报道的各种大脑病变的概率各不相同。在一项队列研究中，对一组 154 名被诊断为脑性瘫痪的儿童进行 MRI 检查，作者从大脑扫描结果中发现了以下的比例：16% 的患儿正常、31% 存在脑室周围白质损伤、16% 存在局灶性缺血 / 出血性病变、14% 存在弥漫性脑病、12% 存在大脑畸形、2% 存在感染和 8% 不能分型[304]。其中 66% 的患儿足月出生。大脑畸形的患儿更有可能足月出生，且比其他诊断为脑性瘫痪的儿童存在更严重的运动障碍。

预防相关的进展

尽管新生儿科学和产科学在不断发展，但脑性瘫痪的患病率仍未改善。如剖宫产、早期紧急分娩和分娩时持续胎儿心电监护等干预措施似乎没有解决导致大部分脑性瘫痪儿童大脑损伤的问题。有证据显示在女性妊娠不到37周将要分娩时使用硫酸镁作为神经保护因子和低温治疗（脑冷却）对预防脑性瘫痪是有效的。Cochrane综述[77]分析了37项随机对照实验，涉及了3571名女性，从而确定了在女性妊娠不到37周将要分娩时使用硫酸镁治疗的效果。其结论是硫酸镁不会显著延缓胎儿出生时间或避免早产，且对新生儿和孕产妇也没有明显的益处。但有子痫前期（高血压和尿蛋白高）的孕妇在产前使用硫酸镁是有效的，且能对保护胎儿大脑有帮助。在一份纳入11项随机对照实验、涉及1505名婴儿的Cochrane综述中[178]，比较了低温治疗与长期标准照护对足月或孕后期早产的缺血缺氧性脑病患儿疗效的影响。其结论是在出生后6小时内开始长达48～72小时的低温治疗可以降低婴儿18个月内的死亡率和神经发育障碍的概率。诸如树状高分子等纳米材料已被建议用于靶向药物和基因遗传治疗以干预神经炎症和损伤[14]。现已发现一些基础医学实验使用的神经干细胞具有部分再生能力，但对于理想的细胞来源、类型、治疗时机及可能的作用机制认识仍不清楚[113]。

产妇所处的社会阶层对于婴儿脑性瘫痪患病率有一定影响，婴儿出生时的体重、社会经济水平的影响等因素提示，若提高高危产妇教育、健康及产前照护质量，可以改善婴儿出生后的结果。体外受精时避免多胎植入可降低由于多胎妊娠所致的脑性瘫痪患病率[262]。

诊断

神经影像学检查结果和明确产前高危因素有助于确诊脑性瘫痪，然而单个或者多个高危因素，如新生儿癫痫、低体重或孕期感染这些高危因素在预测脑性瘫痪方面的特异性和敏感性却令人失望[287]。因此，当儿童没达到早期的发育里程碑和表现出异常肌张力或运动模式异常时，才会做出脑性瘫痪这一临床诊断[309,310]。物理治疗师通过在门诊参与高危儿的早期治疗干预而在诊断脑性瘫痪的过程中发挥着重要作用[158]。针对不对称、不自主的运动，异常的原始反射和姿势反应发育迟缓的评估对临床诊断有意义。

对全身运动评估（General Movement Assessment，GMs）的研究表明脑性瘫痪的病理运动特征能在出生后前几个月被确切地识别，其灵敏度为95%、特异性为96%[56,152]。Prechtl和其同事开发了一种全身运动的评估方法，该评估将脑性瘫痪中的运动模式描述为“痉挛－同步性全身运动”，该运动模式缺乏选择性关节运动，尤其是在组成旋转的运动中[55]。他们的研究还表明，对存在大脑病理生理损伤的儿童进行临床检查，可以明确这种损伤对于运动的影响。这些影响可以按照时间发展来定性和定量地描述患儿的情况，并用以预测神经肌肉系统早期紊乱的可恢复性或不可恢复性。

预测性和鉴别性的婴儿神经运动测试可以增强临床判断，有助于脑性瘫痪的预测和鉴别。Alberta婴儿运动量表（Alberta Infant Motor Scales，AIMS）具有良好的心理测量学特性，尤其是对于矫正月龄4～10个月的婴儿，并可用于临床与其他同龄婴儿比较发育水平[56]。婴儿运动表现测试（Test of Infant Motor Performance，TIMP）和神经感觉运动发育评估（NeuroSensory MotorDevelopmental Assessment，NSMDA）可以在Alberta婴儿运动量表评估之前使用也可以在此评估之后使用[57,70]。Prechtl的全身运动评估在早期几个月里预测婴儿是否患有脑性瘫痪有着最佳的灵敏性和特异性，但随着婴儿年龄的增长，AIMS和NSMDA则能更好地预测[342]。

精确诊断脑性瘫痪可能非常困难，尤其是在生长发育早期。虽然，我们认为，一名经验丰富的物理治疗师或儿科医生应该能够分辨除了年龄小于6月龄且症状最轻的儿童外，其他儿童脑性瘫痪的特征[329]，但是关于儿童能明确诊断为脑性瘫痪的最早时间仍未达成共识[56]。然而，我们也需要考虑和重视个体运动发育的差异性，在考虑可除脑性瘫痪诊断外其他的替代的解释后谨慎地做出明确的诊断，而不是拒绝提供合适的服务[59,310]。区分是由脑性瘫痪还是因为早期医疗并发症等其他情况引起的非典型性运动轨迹是十分重要的，包括那些与早产相关的并发症。根据出生时的矫正月龄进行调整的AIMS反映了早产儿粗大运动轨迹的变化[368]。物理治疗师也可以在鉴别诊断方面发挥作用，如患儿的短暂性低肌张力具有类似脑性瘫痪的神经系统体征，但这些症状是可缓解的[100,158,310,368]。

应由儿科医学专家排除相似临床症状的其他因素，如脑肿瘤或代谢障碍，然后再对儿童进行明确的诊断，应跟踪随访患儿的状态以确保其病情是否是非进行性的。建议所有被怀疑患有脑性瘫痪的儿童在不明病因的情况下接受脑部 MRI 扫描，对于疑似患有脑性瘫痪的但其脑部影像学检查正常的儿童，应考虑进行代谢检查，因为遗传性肌肉疾病和线粒体疾病可能存在与脑性瘫痪类似的症状[200,304]。产前、围生期和产后的医疗并发症都会增加脑性瘫痪的患病风险，具体请参阅第 29 章。

功能性活动分类

脑性瘫痪儿童在功能水平方面表现出相当大的差异。4 种五级分类系统可以有效地对 18 岁以下的脑性瘫痪儿童和青少年的粗大运动功能、手功能、沟通能力和饮食能力进行分级。每个系统均对脑性瘫痪儿童的功能性活动和受限程度进行分类，且提示应该在以下几方面加强医务专业人员与患儿家庭之间的沟通：①目标的设定和干预方案；②有效利用医疗和康复服务；③辅助技术；④比较和推广研究成果。该系统将具有相同诊断的患者分别按照功能相关组、残疾严重程度、案例组合的复杂性和风险调控等进行分组，在不同的亚组中评估内部质量标准和比较干预效果。由于分类等级是基于日常生活的表现，因此建议父母、儿童 / 青少年和专业人员能共同协作来评定患儿的功能等级。所有 4 种分类系统均免费提供，并已翻译成多种语言。总的来说，该系统共同描述了儿童当前功能水平的概况。需要认识到的是，分类系统并不是结果度量的标准，且并不能以儿童在分类水平上的改变作为干预目标。

粗大运动功能分级系统（Gross Gross Motor Function Classification System，GMFCS）[281,282] 在 CanChild 中心网站（www.can-child.ca）上就可以找到[58]。在网站的专家咨询版块还有关于幼儿及大龄儿童在每个 GMFCS 等级的功能表现的视频。GMFCS 是为 12 岁及以下的脑性瘫痪儿童开发的，随后扩展到 12 ~ 18 岁的年龄段，并在 6 ~ 12 岁和 12 ~ 18 岁年龄段评估中增加了环境和个人喜好因素。在图 19.1 中对 12 ~ 18 岁的年龄段的情况进行了总结。通过评估，需要确定 5 个等级中哪个等级最能代表儿童目前在家庭、学校和社区环境中的粗大运动功能水平及其受限程度，分级是基于儿童自发的运动尤其是坐和走。每个等级的描述都很宽泛，并不旨在描述该儿童运动功能的所有方面。每个等级分别描述了以下各个年龄段的儿童：2 岁以内、2 ~ 4 岁、4 ~ 6 岁和 6 ~ 12 岁的粗大运动功能状态。粗大运动功能等级之间的区别在于患儿功能受限情况、对手持辅助移动装置（助行器、拐杖、手杖）、轮式移动设备的需求程度以及运动质量。该量表不同等级之间的差距并不是相同的，也就是说脑性瘫痪儿童的功能水平并不是平均分布在这 5 个等级之中的。家长能可靠地将 GMFCS 应用于评价自己孩子的功能水平[127]，从而能够了解患儿所处的功能水平及对未来诊疗的需求。已经有文献研究了评估者间信度、效度、评估内容、量表结构和预测的有效性[239,281,282,286]。Gorter 等[141] 发现小于 2 岁儿童的分类不如大龄儿童分类精确。由于临床上可以获得更多关于 2 岁或 2 岁以上的儿童的信息，Gorter 等建议对此类人群进行重新分类。

手功能分级系统（Manual Ability Classification System，MACS）[109] 是适用于 4~18 岁脑性瘫痪儿童手部功能评估的五级分类系统（www.macs.nu）。该分类以日常生活中儿童操作物体的表现为基础，以儿童操作物体的能力以及所需帮助的程度或者儿童单独完成活动所需要适应性改变的程度来划分不同的等级。已有研究验证了 MACS 的信度和效度[109,296]。MACS 的创始人正在进行针对 4 岁以下的脑性瘫痪儿童（Mini-MACS）的手功能分级评估进行验证。

沟通功能分级系统（Communication Function Classification System，CFCS）[167] 是用于评估脑性瘫痪儿童日常沟通能力的五级分类系统（www.cfcs.us）。此分类以儿童每天的沟通包括言语、手势、眼神、面部表情和语言辅助沟通系统等所有沟通方式的表现为基础。以主动沟通和被动接受之间角色转换的表现、沟通的节奏和可交流对象的类型来划分不同的等级。

饮食能力分类系统（Eating and Drinking Abilities Classification System）[334] 是用于评估 3 岁至成年期

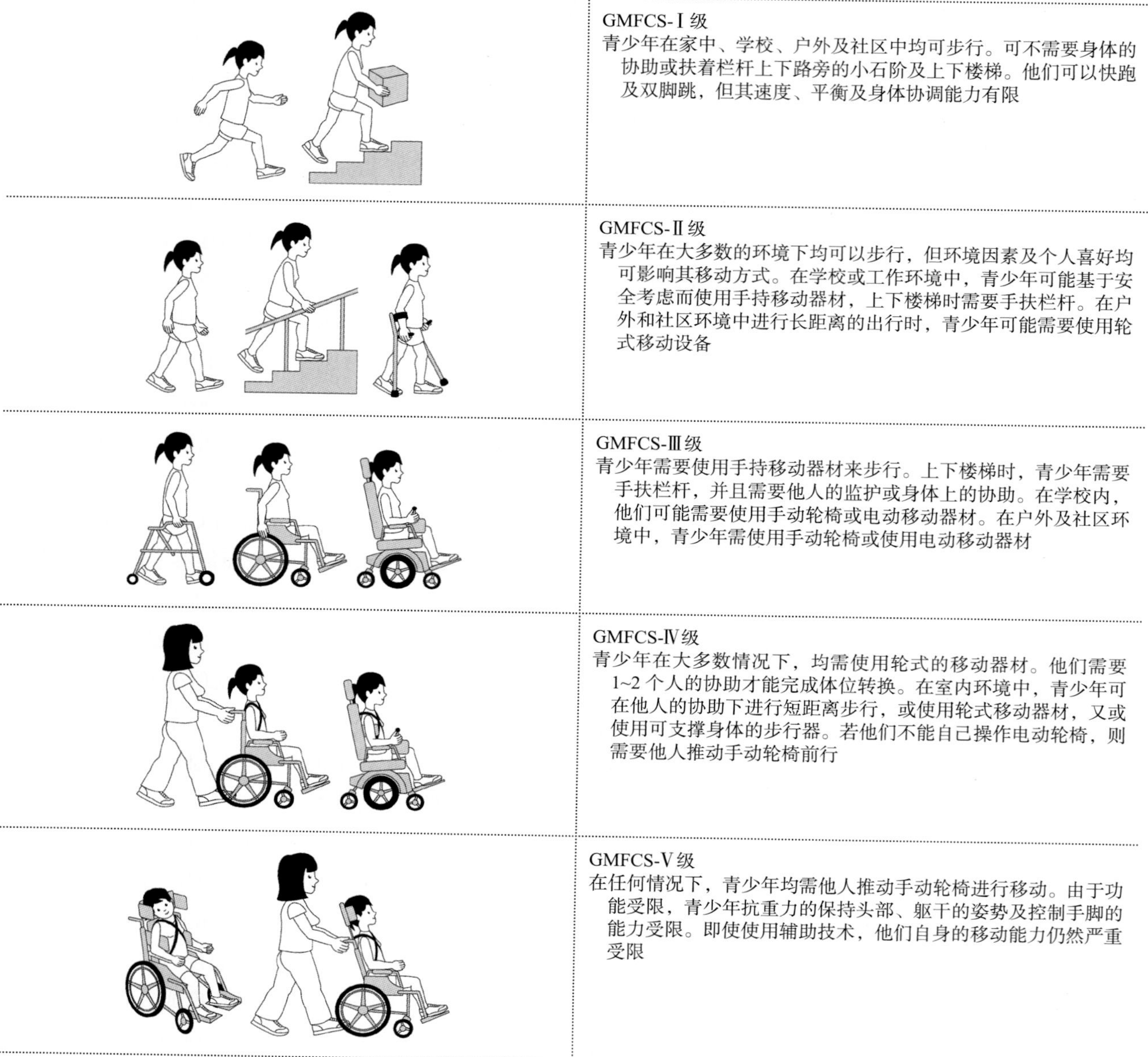

图 19.1 粗大运动功能分级系统——12~18 岁儿童的扩展和修订版（CanChild Centre for Childhood Disability Research）

脑性瘫痪患者饮食能力的五级分类系统，它还包含一个描述进食食物和饮料所需辅助程度的三级量表（www.EDACS.org）。以区别基于食物和液体在口腔中移动的能力以及患者在进食过程中协调呼吸和吞咽的能力为标准来划分不同的等级。已有研究证实该评估在家长与言语治疗师之间观察的可靠性[334]。

脑性瘫痪儿童也可根据其身体功能和结构的损伤及异常运动所累及的部位进行分类，可分为双瘫（下肢较上肢严重）、偏瘫或轻偏瘫（一侧肢体的上下肢）和四肢瘫（四肢）。虽然这些命名重点在肢体上，但这些类型通常也会涉及头部和躯干的肌肉。最近，欧洲学者将痉挛型脑性瘫痪分为痉挛型双瘫或痉挛型偏瘫[59]。由于缺乏对累及部位的标准化定义，因此限制了此分类系统的信度和效度[142]。

运动障碍因大脑损伤区域不同而存在差异。按照运动障碍类型可分为痉挛型、不随意运动型、共济失调型和混合型脑性瘫痪[59,330,331]。痉挛型脑性瘫痪是由大脑运动皮质或白质传入大脑皮质感觉运动区损伤引起的，其引起的痉挛和反射亢进会导致异常的姿势和运动模式。不随意运动型脑性瘫痪是由于基底神经节受损而引起的，其以异常的姿势模式及身体受累部位出现无意识的、不受控制的、反复出现和偶尔的刻板行为为特征。不随意运动型脑性瘫痪可进一步分为肌张力障碍型或手足徐动型这两个亚型。肌张力障碍型脑性瘫痪主要以无意识的持续或间歇性的肌肉收缩，同时伴有重复性运动和异常姿势为特征；手足徐动型的特点则是缓慢、持续、扭转的运动，其患者无法保持稳定的姿势。共济失调型的脑性瘫痪是由于小脑病变而导致患者无法产生正常或预期的自发运动轨迹，这些运动轨迹不是由于关节损伤而导致的肌肉无力或不自主运动引起的[33]。此种病变会影响患者整个躯体的稳定性，导致肢体姿势的异常模式及缺乏有序、协调、有节奏和准确的运动[59]。混合型脑性瘫痪的患者可能同时存在痉挛型和运动障碍的症状[59]，当患者被确诊为混合型脑性瘫痪时，应详细描述患者运动功能障碍的情况。脑性瘫痪各种类型的比例随研究报告和抽样来源而变化。随着预防水平的进步，早产率的变化以及脑性瘫痪诊断能力等医疗技术的进步，脑性瘫痪的病因也发生了改变，其发病率也随着时间而改变。

脑性瘫痪运动障碍的特征

国际功能、残疾和健康分类（ICF）为描述脑性瘫痪患者躯体功能和结构、活动以及参与度之间复杂的相互作用提供了一个共同的语言和概念的框架。ICF 分类方式可用在临床实践、科学研究、教学和项目评估过程中[129,332]。目前已将脑性瘫痪患儿按照年龄分组，开发了能系统描述患儿功能水平和发展轨迹的全面核心内容和概要核心内容[332]。

身体功能和结构

物理治疗师在脑性瘫痪儿童的综合康复中要解决患儿多种身体功能和结构障碍。这些障碍可能是原发的也可能是继发的，原发性损伤是现有病变的直接结果，随着时间推移而产生的挛缩或骨骼、关节排列不良等问题则是继发性病变[23]。了解这些过程对避免脑性瘫痪儿童产生不必要的残疾是非常重要的。以下将会讨论物理治疗师最常处理的损伤问题。

肌张力和伸展性

肌张力是一个临床专业术语，用于描述肌肉的神经和机械特性。肌张力是指肌肉在静止松弛状态下的紧张度或被动牵拉放松的肌肉所受到的阻力[59]，它并不包括因关节、韧带或骨骼特性所产生的阻力。肌张力低下的特点是肌肉静态张力低下和产生自主肌力的能力降低。肌张力增高是指由多种因素引起的关节对外力的抵抗异常增加，包括神经介质的反射僵硬、肌肉被动活动困难和肌肉主动活动困难[123]。我们很难区分异常的肌张力是原发性障碍还是继发性障碍，因为：①肌张力会随着时间的推移而发生变化，当个体需要越来越多地克服重力进行移动时，肌张力会增加（严重损伤者除外）；②早期由神经调节导致的肌张力异常是脑性瘫痪诊断的标志之一，随着时间的推移，肌肉僵硬和挛缩会加重病情。研究发现，脑性瘫痪儿童中的肌张力会在 4 岁以前持续增加，然后逐渐降低直至 12 岁[151]。

痉挛是神经对外部施加运动所产生的阻力，这种阻力随着牵伸速度的增加而增加，随着关节运动方向的改变而改变。在被动运动超过速度阈值或超过关节活动的角度时，阻力会快速增加并形成痉挛，这可能代表引起牵张反射发生的阈值[331]。痉挛可能与阵挛、病理反射及特定的姿势和运动模式有关。脊髓以上水平和神经元之间的作用机制似乎是痉挛形成的原因。病理生理学机制包括了拮抗肌运动神经元突触的交互抑制减少、突触前抑制减少和非交互抑制减少[331,333]。

被动肌肉僵硬是指由于肌张力异常增高或因异常机械特性导致的肌肉伸展性过低的现象。与正常的肌肉相比，痉挛的肌肉能承受被动牵拉的长度较短。此外，如果需要比正常情况下更多的力量使肌肉长度发生变化，肌肉的硬度就会增加，图 19.2 中显示了正常被动张力曲线（p，N）（图 19.2 D）和脑性瘫痪（p，CP）的被动张力曲线，曲线反映了踝关节从跖屈位置运动至背伸位置时的情况。当肌肉不能用适当的徒手力量牵拉至正常范围时，该肌群则被认为发生了挛缩，即脑性瘫痪儿童的肌肉会在关节活动时遇到极大阻力，这就与正常的肌肉存在差异。图 19.2 显示了假设痉挛型脑性瘫痪的跖屈肌在主动运动时肌力、长度的特点（a，脑性瘫痪；见图 19.2 B）与正常的跖屈肌（a，正常；见图 19.2 E）——也就是说，肌肉在短缩的基础上从较短的位置（跖屈）变化到较长的位置（背伸）时产生的力。值得注意的是脑性瘫痪患者最大肌力较低，且最大肌力较正常肌肉发生在更大跖屈幅度的位置上。脑性瘫痪患儿肌肉主动肌力的输出与被动活动僵硬度的综合效果的总和为总张力曲线 CP，而正常肌肉对应的曲线则为总张力曲线 N（图 19.3）。图 19.3 中所示的复杂性低估了通过临床方法（如肢体被动手法牵伸和临床肌肉力量评估）来确定肌张力增高原因的难度。脑性瘫痪中这些肌肉伸展性改变的潜在机制对制订干预措施的基本原理极为重要 [123]。

神经学、力学和生物学因素之间复杂的相互作用影响了肌肉结构的完整性。肌肉的神经支配、负荷改变和生长异常之间的这种相互作用影响了脑性瘫痪儿童肌肉中收缩和非收缩成分的发育 [143]。肌肉结构的特点指的是肌肉特性、肌纤维大小、类型、多样性、排列、分布、体积和细胞黏滞性的改变 [21,215]。现已发现痉挛性肌肉的机械性能较差，其细胞间质存在组织增生和排列不佳的现象 [123]。在脑性瘫痪儿童的肌肉中已经发现了这些异常的胶原纤维特征 [40]。

运动过程中，肌肉的生长与活动量和活动类型相对应。在正常发育的儿童中，可以用正常生理负荷来进行放松肌肉的常规牵伸。而脑性瘫痪儿童的肌肉在活动期间或许不能放松下来，且可能由于痉挛、肌力不足和异常的反射活动导致长期的肌肉不平衡、姿势异常和固定姿态。在快速线性生长期间，肌肉的生长可能跟不上骨骼的生长，从而导致肌肉伸展性降低。相反，由于反复的力学牵拉或矫形外科手术，某些肌

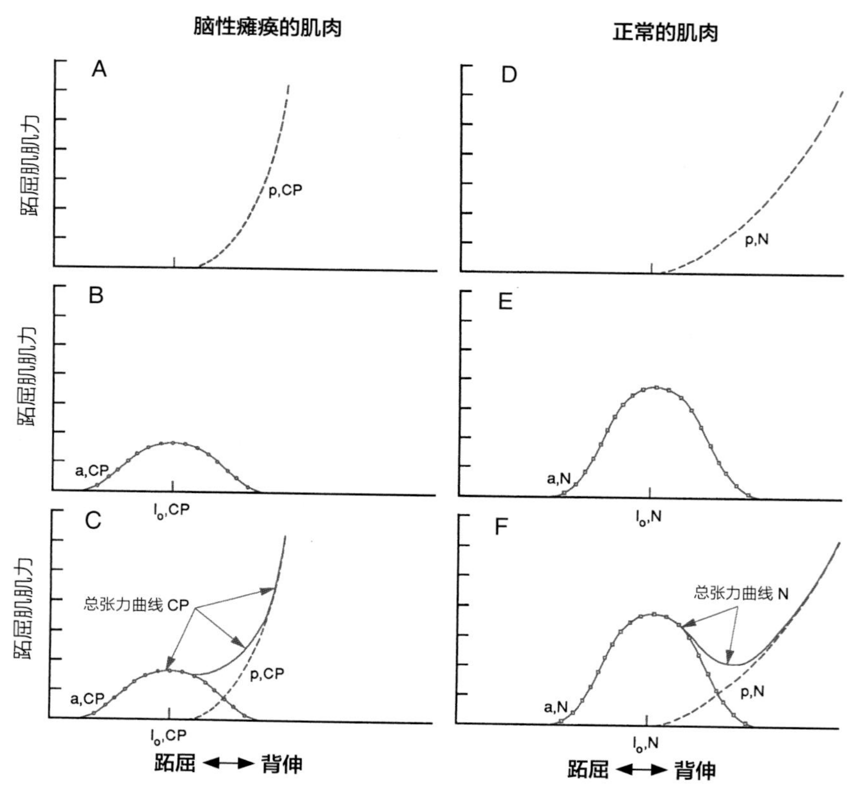

图 19.2　表示当踝关节处在不同的角度时，正常肌肉（N）和痉挛肌肉（CP）中跖屈肌的肌力。A. 痉挛肌肉（p,CP）被动牵伸时的阻力随踝背伸角度增加而增加。B. 主动收缩力量随关节角度而变化，l_0 表示肌肉在静息时的长度。C. 痉挛肌肉中被动活动和主动活动效应的总和。D. 在正常肌肉中被动牵伸时的阻力（p,N）。E. 正常肌肉主动收缩时的肌力（a,N）。F. 正常肌肉中被动活动和主动活动效应的总和。注：①图 A 中痉挛肌肉 p，CP 的斜率（即僵硬度）比图 D 中正常肌肉（p,N）的斜率大；②图 B 中痉挛肌肉（a,CP）所能达到的最大主动肌力较图 E 中正常肌肉（a,N）所能达到的最大主动肌力小；③图 B 中所示的痉挛肌肉（a,CP）的最大主动肌力发生在较图 E 中所示的正常肌肉（a,N）更大跖屈的位置上

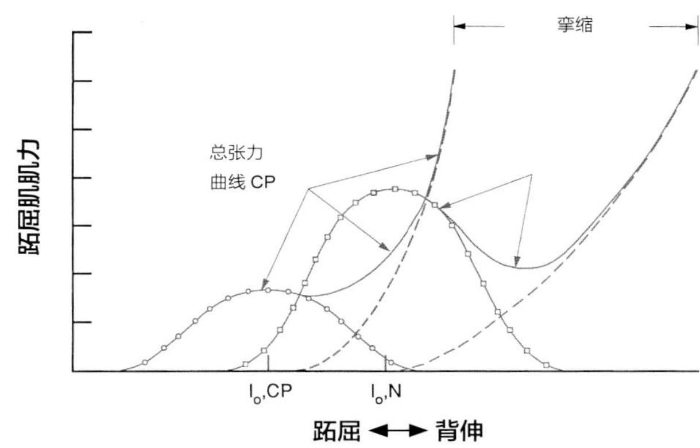

图 19.3　完整表示了正常肌肉（N）和痉挛肌肉（CP）在不同踝关节角度下跖屈肌的肌力，如图 19.2 所示，a,CP 为痉挛肌肉的主动收缩力；l_0,CP 为痉挛肌肉的静息长度；l_0,N 为正常肌肉的静息长度

肉可能会变得过长[405]。虽然肌肉紧张的模式不同，但最有可能发生挛缩风险的是肩内收肌、肘屈肌、腕屈肌和指屈肌、髋屈肌和内收肌、膝屈肌以及踝跖屈肌。一项基于脑性瘫痪青少年人群的研究表明，虽然那些粗大运动功能较差的人在关节上往往有很大的限制，但他们的 GMFCS 等级却各不相同。有些 GMFCS-Ⅰ级的青少年有肌肉挛缩；而有些Ⅴ级的却没有[401]。

肌肉力量

大量证据表明脑性瘫痪儿童的肌肉无法产生正常的随意肌力或在关节周围产生正常的力矩[315,330]。这种损伤可以表现为力矩输出减少、力量不足或长期做功时做功不足[270]。肌力这个专业术语可能代表这些可测因素中的任何一个，且产生肌力下降已被认为是脑性瘫痪的主要缺陷。肌力减弱与低水平的肌电图（electromyographic，EMG）活动相一致，且其原因归咎于神经元冲动的减少、拮抗肌群不适当的激活、继发性肌病和肌肉组织变性[108,111,123,125,315,343]。此外，肌肉短缩和骨骼畸形也可导致生物力学杠杆臂发生变化，从而导致肌肉力量在力矩方面的输出减少[269]。有报道称与近端肌肉相比，远端肌肉组织的弱势更为明显，其在向心和离心收缩，以及运动速度较快和较慢时的运动表现有更明显的下降[85]。肌力与步行速度和粗大运动功能等活动能力有关[84,269]。肌力不足也可能导致骨骼畸形，如髋部肌力不足被认为可能是发育期儿童和年轻人髋部畸形的病因[240]。

骨骼结构

诸如肌力下降、痉挛、伸展性异常和反射异常等损伤均可产生过度和异常的生物力学作用，可能累及诸如关节囊、韧带和骨骼等结构，也可能会造成长骨扭转、关节不稳定及负重关节的过早退行性改变等情况。尤其是个体在生长发育期间，脊柱及四肢的对称性可能会受影响。脑性瘫痪患者中脊柱侧凸的患病率随年龄和 GMFCS 等级的增加而增加，且发病率在痉挛型四肢瘫的儿童中超过了 60%[10,216]。此外，脑性瘫痪儿童在生长和发育过程中由于缺乏站立和行走，髋关节处于半脱位和脱位的风险中。髋关节脱位可能会产生疼痛，影响移动能力、姿势和 ADL 能力。GMFCS 等级与髋关节不稳定的风险呈线性关系。髋关节脱位的总发生率为 30%；然而 GCMAS（Gait and Clinical Movement Analysis Society，步态与临床运动分析学会）Ⅴ级的儿童患病的风险接近 90%[403]。脑性瘫痪儿童的骨密度也较低，且由于负重较少、抗癫痫药物的使用、营养不良及光照较少的原因可能存在脆性骨折的风险[115]。

选择性运动控制

正常运动的特点是肌肉有序分阶段激活，具有相似生物力学功能的肌肉同时激活，以及在阶段性或自由运动期间拮抗肌的有限共同激活。脑性瘫痪儿童对肌肉活动的选择性控制较差。这被定义为患儿根据随意姿势或者动作的需要，按照选定模式分离肌肉活动的能力受损[124,330,333]。脑性瘫痪患儿可能无法单独移动他们的髋关节、膝关节和踝关节，且在尝试做功能性运动时表现出共同的屈肌和伸肌模式[124]。选择性运动控制的缺乏是运动功能障碍的主要原因。例如，下肢的选择性运动控制与屈髋时伸膝的能力、摆动相末期踝背伸和步态中的首次触地有关[124]。选择性同脊神经背根切断术[110]或矫形外科手术等干预措施一样是干预成功的重要预测标准[124]。

姿势控制

姿势控制是指为了稳定或定位而控制身体在空间中的位置，保持在支撑物上的重心平衡能力[101]（参阅第 3 章）。感觉、运动和肌肉骨骼系统通过互相协同策略协调姿势性活动。脑性瘫痪儿童在面对姿势调整所做出的反应中存在功能障碍，且微调姿势活动有困难[95]。反应性姿势调整会在对突然的外部姿势干扰做出反应时出现。脑性瘫痪儿童的反应能力因其脑性瘫痪严重的程度而不同。功能水平在GMFCS Ⅰ级和Ⅱ级的脑性瘫痪儿童有一定能力，通过反应性姿势控制进行特定方向的调整来抵消干扰平衡的力，而这些能力随GMFCS分级的提高而降低，且在GMFCS Ⅴ级的儿童中基本不存在这种能力[45]。预判性的姿势调整与自主运动开始前预判的内部体位变化有关。在健康个体中，姿势变化之前是通过预判性的肌肉收缩来稳定身体，并让其在预期的运动中进行重心转移的同时保证重心在身体的稳定极限内。脑性瘫痪儿童表现出特有的运动无序或适应性改变，包括姿势性肌肉的头尾募集、拮抗肌的过度共同激活以及满足特定任务或情况的适当的肌肉收缩能力降低或缺乏[45,95]。

疼痛

急性和慢性疼痛会对脑性瘫痪人群的日常活动、身体活动、心理健康、社交生活、睡眠、体能和整体生活质量的完成度和满意度产生负面影响[23,104,356,399]。疼痛可能是由神经肌肉损伤、矫形外科手术创伤、胃肠道损伤引起或过度使用综合征和一些干预措施引起的，如手术、支具使用和药物注射[351]，也可能与训练有关，常有报道称牵伸训练会引起疼痛[351]。据报道，在青春期的脑性瘫痪儿童中64%的女孩和50%的男孩有疼痛问题，GMFCS分级中各个水平的儿童最常见的疼痛部位为足部、踝关节、膝关节和腰部，处于GMFCS Ⅰ级到Ⅳ级儿童的腰部功能问题会对他们的日常生活产生负面影响[104]。

疲劳

生理性的疲劳可能是由于高比率的能量消耗而引起的。在脑性瘫痪人群中潜在机制可能是由于过度的协同收缩和低效的运动模式引起机体产生力量能力的下降，与此同时能量消耗的增加会导致疲劳[49]。疲劳可能会从多方面影响生活中的参与性，随着个体发育成熟（如体型变大及某些活动需要更多体力的消耗），疲劳可能对个体造成的影响更大。

活动和参与

物理治疗师关注运动活动及其如何影响患儿在移动、日常任务和需求、自我照护、家庭生活和其他生活领域中的活动和参与度。导致脑性瘫痪儿童之间运动能力差异的因素包括痉挛、运动质量、姿势稳定性、力量输出、ROM和耐力情况差异还有受累及的部位、适应性行为（仅限于GMFCS Ⅲ～Ⅴ级）和社区活动的参与的不同（仅限于GMFCS Ⅰ～Ⅱ级）[24]。

残疾儿童的活动参与是一件复杂的事情，要使他们能学习技能并提高社会参与度，从而在生活中找到满足感[175]。随社会的进步脑性瘫痪儿童和青少年参与家庭、学校和社区活动的机会在逐步增加。许多人都有被正面看待的经历[176]。这归功于技术的进步和努力包容的传承，这已经影响了整个社会的态度以及与资金和环境适应度相关的政策。然而，与正常儿童相比，脑性瘫痪儿童和青少年的活动参与还是受限的[28,176,243]。他们可能被过度保护，被排除在同龄人之外或被错误对待[176]。成人脑性瘫痪者也会存在活动参与受限的情况，他们在融入社会交往、情感体验及合伙关系，以及确保有偿就业方面存在困难[305]。

许多因素都与生活活动的参与有关。物理环境（图19.4）、所处的GMFCS等级、手功能、如厕需求、疼痛、沟通交流、认知、态度障碍、父母的警惕和儿童的动机都是重要的预测因素[112,175,176,251]，步行能力的预测因素尤为显著[112]。即使控制了其他因素，不同国家在活动参与上也会有很大差异。除了与他人的关系之外，丹麦的患儿是所有地区中参与度较高的，很大程度上反映了政策和项目支持人人平等的权利对参与度的影响，包括按照此原则在公共交通、无障碍设施、辅助技术以及财政上给予支持。这些调查结果反映了社会和立法环境对残疾人生活的影响。

干预的循证研究

循证实践是儿童物理治疗的标准。在本章的“背景信息”部分，研究已应用于罹患脑性瘫痪的儿童和青少年的物理治疗管理，其中所应用的循证决策模型已在第1章中有所描述。本章会介绍将研究应用于儿童个体决策的考虑。

脑性瘫痪儿童干预研究数量的增加导致了系统评

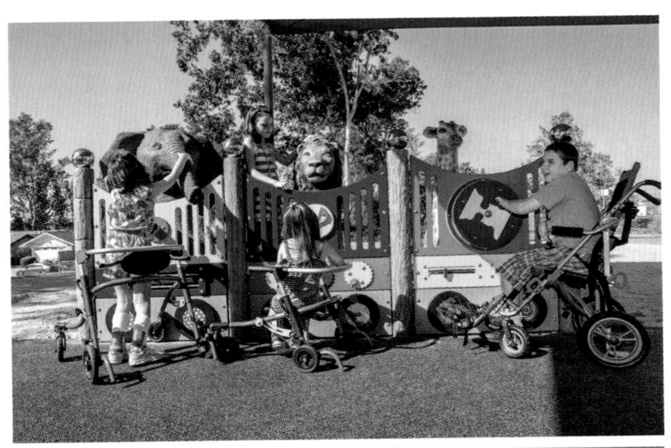

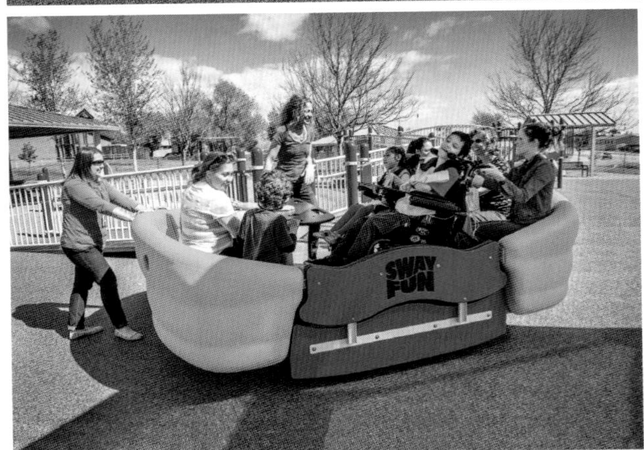

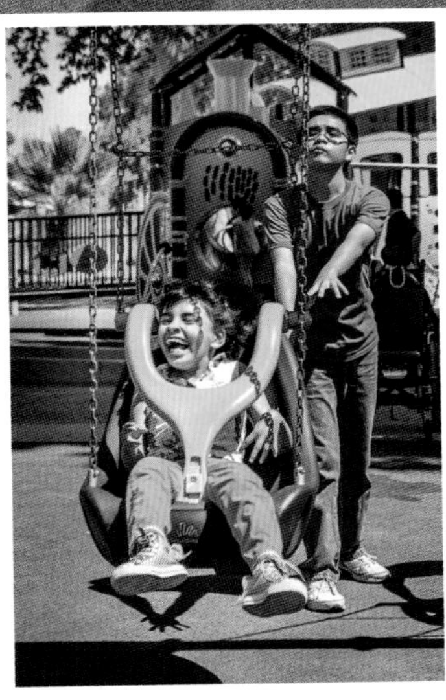

图 19.4　对游乐场环境的改造可以促使脑性瘫痪儿童参与正常的儿童活动 (Courtesy Land- scape Structures, Delano, MN.)

价和 Meta 分析的激增。系统评价是对所有干预研究的回顾性评价，从而确定总体的效果。Meta 分析是指使用统计学方法分析所有研究的综合数据，从而确定总体效果。目前 Meta 分析对从业人员来说是宝贵的资源。在系统评价中，分析的结果通常以描述性的语言进行叙述，因此需要读者更多地思考和判断，以确定干预的总体有效性。

虽然系统评价对于循证决策的制订至关重要，但对脑性瘫痪儿童物理治疗干预证据的强度和影响因子妨碍了对个别儿童预后的预测。换句话说，正如背景信息部分所述，研究支持基于小组数据的多种干预措施，然而大多数干预措施的影响因子是低至中等的，表明接受干预的儿童与对照组的儿童之间的结果存在相当大的重叠部分，因此不应从小组数据推断出个别儿童的反应 [80]。

同样重要的是，读者应认识到系统评价和所选取的研究的质量也是同等重要的。关于脑性瘫痪儿童干预措施效果的随机对照实验费用昂贵且难以持续，参与者的年龄和能力、干预强度、干预方式及评估结果通常存在差异，样本量通常很小，而方法学的质量多有不同，当数据从具有不同特征的研究中汇总时，循证决策制定的适用性也将是一个问题。

在许多案例中，当试图根据循证研究的证据来预测个别儿童的反应时，许多案例研究表现出对最有可能达到预期结果的儿童的特征、采取干预最有效的年龄、干预的最佳强度，以及与最佳结果相关的家庭和环境因素缺乏了解。我们鼓励治疗师将这些因素作为决策制订过程中的一部分来考虑。

前景信息

检查和评估

脑性瘫痪儿童的物理治疗检查包括通过访谈、观察、非正式评估和客观评估来确定其优势和能力、参与受限程度、身体结构和功能的损伤、环境以及个人因素 [192]。评估将这些发现与预后判断的相关知识结合，并考虑环境中的助力和阻力因素。区分功能（在一个标准化的环境里能做什么）、能力（在个体生活环境中能做什么）和表现（个体在日常生活中做得怎么样）是非常重要的 [168]。功能可以超过能力，而能力可以超过表现。表现和功能之间的差距代表了通过治疗来提高功能和参与能力的机会。然而，功能的提高可能但不一定转化为能力或表现的提高，因为这受到个人因素如年龄、动机、身体或社会环境因素的影响 [340]。当脑性瘫痪儿童穿戴设备进行运动技能评估时，应将设备的使用纳入考量，如佩戴矫形器可能会对个体的步行能力造成重大影响[320]。

通过对脑性瘫痪儿童进行持续的评估可以向治疗师、儿童及其家庭反馈患者的进展，这些反馈可以激励儿童及其家人并提示需要重点关注的领域，同时有助于对预后的判断。因此，这些评估可以持续为临床中的交流及临床决策提供指导[192]。除临床实践外，评估是研究的基础，可用于加强医疗服务和卫生资源的分配[192]。

ICF 提供了一个指导评估选择的框架，评估的选择应与检查的目的相一致：鉴别、预后的判断或评价。评估工具不但需要有严谨的信度，对于特定的临床或研究情况也应是可行的。同时也必须考虑成本、培训、管理和评定所需的时间、工作量和儿童及其家庭的接受程度。

目前有越来越多的评估工具可供使用。治疗师应具备脑性瘫痪儿童评估工具箱的概念，建议治疗师在 ICF 的框架内构建一套核心评估工具[397]。拍摄评估视频和照片，可与将来的情况做对比，家庭也可以通过影像来与治疗师分享儿童在诊所以外的环境中的功能表现。专栏 19.1 对适用于脑性瘫痪儿童和青少年的一系列评估进行了回顾。《发育障碍儿童的评估 -ICF-CY 方法》(Measurements for Children with Developmental Disabilities, an ICF-CY Approach) 对评估方式进行了全面的汇编[229]。

专栏 19.1 脑性瘫痪儿童和青少年可选择的测试和评估

身体功能和结构
改良 Tardieu 量表
脊柱排列及关节角度测量
下肢选择性控制评估
加速度计
非交流脑性瘫痪儿童的疼痛检查表 / 疼痛评估工具

活动和参与
定时的距离移动任务 (步行或轮式移动装具)
步态实验室评估、视频评估、爱丁堡步态评分
粗大运动功能评估
残疾儿童评估目录
儿童活动量表
儿童日常生活的参与量表
生活习惯的评估
脑性瘫痪生活方式评估问卷

环境
Craig 医院环境因素目录

生活质量
儿童生活质量量表 (PedsQL)，3.0 版，脑性瘫痪部分
照护者优先事项和残疾儿童健康指数
脑性瘫痪儿童生活质量问卷调查表

身体功能与结构

肌肉张力和伸展性

目前没有一种评估肌张力的方法是被普遍接受的或具有很强信度的。选择何种方式来评估肌张力应取决于评估的目的，重要的是要同时考虑神经和肌张力的被动力学成分并进行相应的评估。在临床中，通常我们通过在可活动的范围内进行被动运动时产生的阻力来评估痉挛的程度。改良 Ashworth 量表是一种无差别的、有序的衡量痉挛和伸展性的方法。研究表明，脑性瘫痪儿童的不同肌群的肌张力评估的信度存在不同，对足底屈肌的张力评估仅具有中等信度。它不仅将痉挛在解剖学的角度进行了量化，而且除了严重程度、速度依赖性的牵张反射外，对生物力学因素诸如肌肉内在的僵硬所导致的张力增高也进行了量化。

评估不同速度下的阻力对于制订方案和评价干预措施可能更为有用，特别是那些旨在降低痉挛或管理挛缩的干预措施[84,273]。改良 Tardieu 量表评估了快速牵伸时产生阻力或"卡住"的这个点，表示存在动态神经成分的张力或过度活跃的牵张反射，并有时称其为"R1"。将肢体缓慢移动到最大延伸位置表示了力学成分的张力或静息时的肌肉长度，通常称为被动关节活动或"R2"[42]。与产生的力学阻力之间的差异较大表明运动受限中反射成分较多，而差异较小则表明肌肉挛缩更为明显[42]。已经发现 Tardieu 量表比改良 Ashworth 量表更为可靠，特别是对于跖屈肌，但动态和静态之间广泛、封闭、多变的差异也限制了评估的结果。各种生物力学和神经生理学的评估工具，如测力计或肌电图，也可用于量化痉挛程度[120]。Barry-Albright 肌张力障碍评定量表是一种评估肌张力障碍的工具[20]。这是一种基于 8 个身体区域的姿势和不随意肌张力障碍运动的严重程度的五级量表。

角度测量法是最常用来评估 ROM 的工具。但是，在分析连续测量中必须严谨地对待测量误差，以根据测量结果做出临床决策[87]。一些研究人员建议，当两个疗程之间的角度变化在 15°~20° 时，就可以 95% 确定脑性瘫痪儿童多个关节的 ROM 发生了

真正的变化[191]。在评估过程中应使用统一的体位和流程来测量和记录 ROM，且需要采用相同的骨骼参照点，尤其是在评估旋转运动和跨双关节的肌肉时。由同一治疗师进行评估及保证儿童处于放松状态也可以提高准确度。

目测法可用来简化测量，并已证明可以用于评估踝背伸、髋伸展和腘角的角度测量[229]。脊柱排列及关节角度测量（The Spinal Alignment Range of Motion Measure，SAROMM）是一种诊断性的评估工具，用来评估脊柱的对位对线和活动范围受限情况并得出总分。SAROMM 用于判断儿童的脊柱排列是否正常，ROM、柔韧性是否有差异，是否存在在轻度、中度或重度的受限[22]。该评估在脑性瘫痪儿童中具有良好的信度。

力量 / 耐力

受年龄、认知水平、痉挛、反射亢进、肌肉和关节伸展性以及自主控制能力不足等因素的影响，对脑性瘫痪儿童进行肌力测试可能很困难。在某些情况下可以使用等速肌力测试，测试可精确稳定和量化个体在不同运动速度和不同肌肉收缩方式时的肌力[11]。临床上，肌力测试通常使用 6 级量表的徒手肌力测试，若儿童能够以相同的方式尽最大努力完成测试，则可通过手持式肌力测量仪测量患儿肌力[84,125]。当使用手持式肌力测量仪测试下肢肌肉时，维持试验（make test）比突破试验（break test）具有更好的信度。维持试验已被证明在单个治疗时段内具有很高的信度，而多疗程之间的信度则取决于测试的肌群、体位和稳定性，因而存在差异[76,376]。因此，肌力的变化应基于特定肌群的测量误差来考虑。

肌力也可以通过功能表现来评估。观察个体参与活动时的功能表现，如坐位和站立位之间的转移或上下楼梯，都有助于评估向心和离心肌力。在一定时间内记录功能性活动的重复次数可以量化功能性肌力。可以测试 30 秒内重复横向迈步、坐到站和单膝跪 – 站的次数来进行评估[376]。肌力可能因姿势、关节角度、运动速度或挛缩的存在程度而不同。由于肌肉过早疲劳、耐力降低或无法快速产生足够的力量增长，产生肌力的能力可能会下降，并且在某些情况下，同时测量长时间维持肌力和短时间内爆发肌力可能是非常重要的。

当儿童自己或与其同伴一起进行社区活动时，耐力和运动效率就变得越发重要。可以通过观察在适当的距离内步行或推动轮椅的能力来评估亚极限耐力。10 米、1 分钟、6 分钟和 10 分钟步行测试，600 码（约 550 米）步行测试和 6 分钟推行测试对于脑性瘫痪儿童来说都是可靠的测试[65,357]。测试较长距离的移动能力更接近模拟在社区中的移动，从而模拟参与社区活动的能力[357]。往返跑、推动轮椅、骑自行车或动力学测试已被证明可作为脑性瘫痪儿童和青少年的最大运动量测试，爆发力冲刺跑测试或 Wingate 测试（无氧试验）可提供有关肌肉无氧力量的信息[372]。加速计可用于评估非卧床脑性瘫痪儿童的身体活动水平[177]。诸如能量消耗指数之类的生理评估是临床上可行的，可用来提供能量消耗信息，但这些评估方法具有局限性，因为通过心率评估活动水平可能无法在所有条件下都准确评估能量消耗[125]。当针对同一个人比较两种或多种移动方式的能量消耗时，这些方法可能是有用的。长期进行运动测试以跟踪患者运动功能的提升或降低是非常重要的[372]。

选择性控制和姿势性控制

有很多测试能评估肌肉活动的选择性控制、姿势肌群的预期调整能力以及对特定运动的学习能力（使用能评估平衡功能、协调能力和运动控制的评定方法）或提供更为详细的评定，如使用选择性运动控制测试来量化踝关节主动背伸的能力[42]。下肢选择性控制评估（Selective Control Assessment of the Lower Extremity，SCALE）是用于量化下肢选择性运动控制的客观评估工具。评估将运动模式按其表现明确分为正常、受损或无法完成 3 类，并且其信度和效度已被验证[15,124,127]。

姿势性控制按照损伤或活动水平有许多标准化和非标准化的评估方法[101]。可以通过干扰支撑面、受试者或环境来评估受试者对于干扰的摇摆程度和反应。通过观察，运动学、动力学分析和测量压力中心或采用肌电图检查都可评估这些反应。在干扰期间分析肌电图的活动可侦测到肌肉收缩开始和持续时肌肉激活顺序和拮抗肌共同收缩的异常反应。多种平衡测试，如婴儿运动评估的自动反应部分、儿童平衡量表或早期临床平衡功能[233]评定均可用于脑性瘫痪儿童。婴儿运动表现测试（详见第29章）包括了对原始反射和自动姿势性反应的评估。

疼痛

治疗师应该定期询问患者的疼痛情况，因为脑性瘫痪患者可能会将慢性疼痛视为常态，因而不会主动提供这些信息[61]。最理想的情况是患者自己报告，可以是口头的或通过问卷调查或模拟量表进行评估。运动、认知和沟通交流问题会使疼痛评估变得更为复杂，但不应排除可以通过个体的行为或生理反应进行评估，个体的面部表情、发声或心肺功能、出汗、运动、语气、情感、睡眠和进食这些方面的变化都可能表明有疼痛的问题，虽然临床上要解释个人的这些反应会比较困难。非沟通儿童疼痛检查表提供了一种评定疼痛的标准化工具。脑性瘫痪疼痛评估工具是一种让患者自我报告疼痛的评估工具，且较他人评估能更准确地指出造成个体疼痛的潜在活动类型[38]。

活动和参与

儿童物理治疗师会使用多种测试来评估活动和参与能力，如婴儿运动表现测试[254]（参见第2章）、Alberta婴儿运动量表[89]、婴儿运动评估[63]和Peabody运动发育量表[380]（参见第2章），这些评估并不特定用于脑性瘫痪儿童。这些标准化的评估是以正常儿童的发育为常模的，用以确定脑性瘫痪儿童的运动发育迟缓或帮助儿童有资格获得早期干预和教育环境的服务。通过这些评估来为明确存在运动障碍和活动受限的儿童制订干预措施和记录个体功能变化是有争议的。此外，评估身体残疾儿童随时间变化或对于干预的反应的方法，是将其与同龄且有相似残疾的儿童的预期表现进行比较。这种方法的数据来自相关残障人士的数据。

最广泛用于脑性瘫痪儿童临床和研究的评估工具是粗大运动功能评定（Gross Motor Function Measure，GMFM）[157]。GMFM是一种具有良好信度和效度的标准参照评估工具，旨在检测脑性瘫痪儿童的功能变化[58,318]。该量表适用于6月龄~16岁的儿童。原始的GMFM有88个项目，5个类别能区：A. 卧位与翻身；B. 坐；C. 爬和跪；D. 站立；E. 走、跑和跳。每个类别都是按通用的4级分级来计分。在临床上若一个儿童的评分上升了5~7个百分位，则被认为其粗大运动功能有明显进步。GMFM-66是通过Rasch分析改进和验证的原始GMFM的中间版本。相对于GMFM-88，GMFM-66改进了评分方式、阐释评估结果以及提升了整体临床和研究的效用；GMFM-66中的评估项目更少且项目评估难度更小[10]。粗大运动功能估计器（Gross Motor Ability Estimator，GMAE）这一计算程序，将分数转换为区间标度，以图形的方式或在项目图上绘制分数，并提供95%的可信区间。已经开发了GMFM-66的项目集（GMFM-66-IS），以进一步提高管理效率[319]。此算法最后具有3个决策项，指示评估者使用哪一套工具。还有一种短版本则采用了从下到上的方法（GMFM-66-B&C）[23]。

挑战模块已经发展成为GMFM的一个辅助手段，旨在评估具有GMFCS Ⅰ级和Ⅱ级高水平粗大运动技能儿童的表现。如在操场周围跑来跑去的评估项目用于确定患儿是否具有与同伴一起参与游戏和运动的技能[138,392]。

功能质量评估（质量FM）是对粗大运动功能评估的改编，这是一种用于评估运动技能的定性评估。这是基于观看视频记录来评估GMFM能区（D. 站立和E. 走、跑及跳中的对位对线、分离运动、协调、稳定性和重心转移的运动质量）[396]。这个具有信度和效度的工具评估了脑性瘫痪青少年的移动情况以及目标功能区域，以提高运动控制的质量。

步行需要进行更具体的评估，因为这不但是许多物理治疗干预的重点，而且儿童及其家长认为这会影响生活质量[182]。步态分析是一个广义的术语，指的是评估和研究一级和二级步行偏差和补偿模式的多种不同的方法（图19.5）。三维步态分析仪被认为是一种客观准确的评估工具，可提升临床决策，并用来对脑性瘫痪儿童的干预措施进行批判性评估，尤其对于骨科或选择性脊神经背根切断术而言，同时作为这些干预措施效果的衡量标准[223,259,303]。

全面的步态分析包括对身体损伤的临床检查，包括了痉挛、ROM、骨骼畸形、肌力和选择性控制，以及对步行生物力学和生理学方面的动态评估。这些评估的结果被认为与步态实验室以外的功能性移动功能以及儿童环境和参与生活活动有关。视觉观察可用

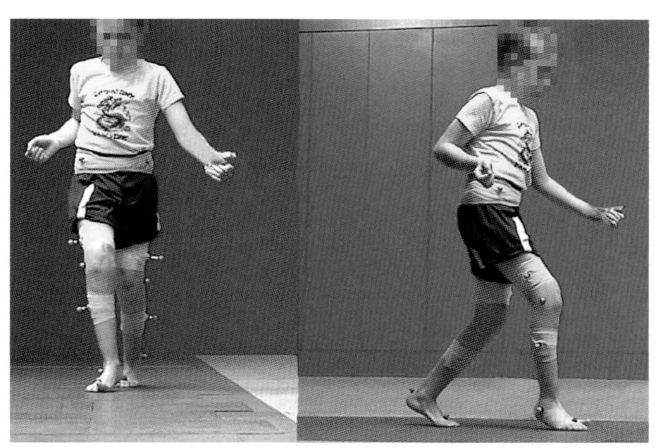

图 19.5 儿童正在进行步态分析。肌电图显示肌肉活动的模式，并有助于识别肌群的共同收缩。关节的标记点使计算机能计算关节的运动；嵌入地板的压力平台可测量单独的肌群在步行过程的表现 (引自 Chang FM, Rhodes JT, Flynn KM, Carollo JJ: The role of gait analysis in treating gait abnormalities in cerebral palsy, *Orthop Clin North Am* 41:489-506, 2010.)

于主观描述稳定性和平衡、速度和控制、对称性和运动模式、重心转移、脚的放置以及辅助装置的影响。使用仪器来记录和量化时间、空间、运动学、动力学和肌电信息，可以同时对多个关节和肢体节段进行客观测量，提供单凭观察无法检测到的复杂数据 [98]。了解肌群的放电和吸收对评估结果至关重要 [406]（参见第 34 章）。

虽然三维步态分析研究结果有助于广泛的临床和研究应用，但由于成本过高以及实验室结果在代表日常功能方面的有效性尚不确定，所以对于它的临床效用还存在争议 [259]。支持者认为它是临床实践和研究评估的金标准，并相信计算机化的三维步态分析对于寻找解决脑性瘫痪步行相关问题的最佳治疗方案是必要的 [264]。其他人则认为它是一种昂贵的工具，不足以保证其在临床上的使用 [71]。

基于视频的步态评估是对关键步态参数进行基本描述的一种更简单且更便宜的替代方案，它基于三维步态分析，具有中等的评估者间信度和效度 [223]。它可以提供反复检测的机会，记录不同时间的变化、治疗和干预的影响以及矫形器的影响。年龄较小的儿童或那些有行为或认知问题的儿童可能会妨碍完全仪器化的步态分析，这种方法对这些人可能是更有用的 [160]。已经开发出观察步态量表以使视频步态分析更加客观和可靠，爱丁堡步态评分是为脑性瘫痪患者开发的，包括矢状面、冠状面和水平面上的运动平面中的步态成分比例，它是心理测量学中最佳的工具，且与三维步态分析有很好的相关性。

如起立 – 行走计时测试（time up and go test）、计时上下楼梯测试（time up and down stairs）和计时跑步测试等都可用于功能性活动的评估。因为其简单易行且是社区性移动的重要预测因素，所以它们可能在学校或社区环境中应用 [118]。

儿童活动量表是针对 5~15 岁之间患有肌肉骨骼疾病的儿童及其父母进行自我报告的工具，并且对于脑性瘫痪儿童具有更好的信度和效度。它有能力和表现两个版本，用以评估日常身体活动，包括个人护理、穿衣、饮食、游戏、运动、站立技能、爬楼梯和转移 [162,404]。

儿童生活功能评估量表（Pediatric Evaluation of Disability Inventory，PEDI）使用结构化访谈来收集父母关于残疾儿童功能性技能的报告 [369]。PEDI-CAT 是计算机化版本，它基于先前的回答来选择项目，从而减少整体项目的数量。儿童功能独立性评估（Functional Independence Measure for Children，WeeFIM）是功能独立性评估的儿童版本，通过对照顾发育障碍儿童的负担进行量化来评估其功能 [12]。第 2 章提供了有关这些测试的更多信息。儿童结果数据收集工具（The Pediatric Outcomes Data Collection Instrument）可以用来确定各种技能的水平，包括转移和基本移动能力、体育和身体功能，同时包括参与部分 [19]。

参与评估具有复杂的架构，但评估有助于确保患儿在家庭、学校和社区环境中的功能得到认可。评估有助于制定目标、实施治疗计划和患者的整体护理策略 [327]。日常生活儿童参与（The Child Engagement in Daily Life）是一种由父母完成的评估，评估患儿参与家庭娱乐活动的频率和满意度以及 18~60 月龄儿童参与喂养、穿衣、洗浴和如厕这些自我照护活动的程度 [66]。生活习惯评估（Assessment of Life Habits，LIFE-H）可用来确定儿童的日常生活情况 [248,263]，它是依据与 ICF 一致的理论框架开发的，并对日常活动和社会角色的 11 个领域的完成度、援助类型和满意度进行了评估。

儿童参与和娱乐量表（Children's Assessment of

Participation and Enjoyment，CAPE）是一种由儿童报告的评估工具，包括5个方面：娱乐、身体主动活动、社交、基本技能和自我提升及教育，在正式和非正式活动中评估参与的多样性、强度、地点和满意度，包括儿童和谁一起参与。它没有把所需的协助纳入评分系统[195]。儿童和青少年参与和环境评估（Participation and Environment Measure for Children and Youth，PEM-CY），评估了参与家庭、学校和社区环境的因素以及支持或妨碍参与以上特定环境的因素[73]。脑性瘫痪生活方式评估调查表（The Lifestyle Assessment Questionnaire）评估了身体依赖性、移动受限、教育排斥、临床负担、经济负担和社会互动的限制。背景项目提供有关残疾对家庭单位参与影响的信息[227,248]。校园功能评估（The School Function Assessment）可用于评估教育环境中的参与、适应、协助和活动表现，提供有关环境和参与的信息[93,327]。

尽管使用这些标准化工具对于诊断和量化效果非常重要，但对儿童和照护者的访谈仍然是收集对儿童参与和环境的有用和有意义信息的十分重要的临床工具。一个家庭对他们平常白天和晚上的活动进行叙述，包括描述他们为患有脑性瘫痪的孩子提供的居家环境，这都是非常宝贵的信息[30,292,394]。有关个人和环境属性对形成或制造功能障碍的影响的信息可以通过日常活动来进行集中描述。这些因素包括儿童及其家庭内部特定的因素，如照护者的压力、家庭支持、经济状况以及社区物理环境和社会对残疾儿童的态度等更广泛的因素[30,385]。

与健康相关的生活质量

与健康相关的生活质量（Measures of health-related quality of life，QOL）的评估综合考虑了医务人员、父母和儿童自身认为重要的各种因素和价值观，这些因素和价值观会有助于患者获得幸福感和履行某些生活角色的能力[232,260,382]。儿童生活质量量表（Pediatric Quality of Life Inventory，PedsQL）3.0版脑性瘫痪模块，可用于评估脑性瘫痪与健康相关生活质量部分。量表包括5个部分：日常活动、运动和平衡、疼痛和损伤、疲劳和饮食[369]。照护者优先事项残疾儿童健康指数（Caregiver Priorities and Child Health Index of Life with Disabilities，CPCHILD）用于评估严重活动受限儿童的健康状况和幸福感[260]。脑性瘫痪儿童生活质量问卷（The Cerebral Palsy Quality of Life Questionnaire for Children）有自我报告和父母代为报告两个版本，用于评估生活质量的7个领域，包括社会福利和接受度、对现有功能的感受、参与和身体健康、情绪健康、服务的获得、疼痛、对残疾和家庭健康的感受[381]。儿童健康问卷（The Child Health Questionnaire）是一项与健康相关的QOL评估，已用于脑性瘫痪儿童。各种与健康有关的QOL评估，如简表SF-36已被用于研究脑性瘫痪成人[179]。

个性化的结果

提供个性化的参考标准进行评估，用以协助制定目标和评估目的的实现。加拿大作业表现量表可用于记录和量化与家庭相关的目标，并确定目标是否已实现[213]。目标达成量表可用于评估是否已达到特定的个体化治疗目标或结果[97,279,344]。这些评估表格对短期内有意义的临床变化高度敏感[192]并有所补充，但不能取代标准化评估。

对服务提供情况和环境因素的评估可以为实践提供有价值的信息。照护过程评价表记录了以家庭为中心的就服务方面的父母满意度。照护过程评价表（含20个问题的版本）（Measuring Processes of Care 20-question version，MPOC-20）评估了护理的5个领域：①支持和伙伴关系；②提供一般信息；③提供有关儿童的具体信息；④提供协调和全面的护理；⑤提供尊重和支持性的护理[78]。让青少年发声（Giving Youth a Voice）是MPOC评估的一种演变，旨在为残疾青少年提供反馈的机会[132,337]。服务提供者的观念可以通过对服务提供者的照护过程进行评估（Measure of Processes of Care for Service Providers）来获取[395]。克雷格医院环境因素目录（The Craig Hospital Inventory of Environmental factors，CHIEF）用于评估学校、工作和物理环境中的障碍，相关政策、服务和态度以及支持。支持和服务目录（The Supports and Services Inventory）用于评估家庭和儿童获得的服务以及他们对满足其服务需求的看法。

物理治疗的疗程可以用系统化、标准化和可靠的方法进行描述和评估。例如，确定婴儿治疗中促进运动与挑战运动行为所用的时间比例，或家庭参与和教育中所花费时间[35,103]，或儿童康复观察评估的准确度，评估干预的程度是否按预期执行[102]。这些项目可用于提高研究的严谨性，从而更好地评估临床效果。

粗大运动功能的预测

将评估结果与脑性瘫痪儿童的粗大运动功能预后知识相结合，可以促进治疗师与家庭就儿童粗大运动功能的预期进行沟通，促进协作和现实的目标设定，为选择适当的干预措施提供信息并评估干预结果[279]。脑性瘫痪儿童的父母最关心的问题之一就是他们的孩子是否会行走。步行能力因脑性瘫痪类型而异。偏瘫和共济失调型脑性瘫痪儿童更有可能获得步行能力，而不随意运动型和双瘫的儿童则不太可能获得步行能力。认知功能、视觉和听觉障碍以及癫痫也是所有类型脑性瘫痪步行能力的预测因素[29]。在 24 月龄内能否独立坐位仍是预测患儿在 8 岁时是否使用辅助器具步行 15 米或以上的最佳预测因素[383]。如果 3 岁仍无法完成独立坐位，那么实现功能性独立步行的机会就非常小。由于疼痛、疲劳、肌肉骨骼疾病恶化、手术效果差、体重和身高的增加或恐惧跌倒，一些脑性瘫痪患者在青春期或成年期的步行能力会下降[219]。

粗大运动发育曲线

GMFM-66[318] 和 GMFCS 让 CanChild 发育障碍研究中心的研究人员能够为脑性瘫痪儿童创建粗大运动发育曲线。在来自安大略省（加拿大）2108 名儿童中随机选择一组脑性瘫痪儿童进行了前瞻性队列研究。根据年龄和 GMFCS 水平对儿童进行分类。根据每个孩子在研究开始时的分类水平，创建了 5 个运动发育曲线。第一项研究[314] 包括 657 名平均接受 4.3 次 GMFM-66 评估的儿童，该模型提供 GMFM-66 得分最为匹配的结果是非线性的，包括 2 个参数：速率参数，即儿童接近其粗大运动功能极限的速度估计值，以及极限参数，即粗大运动功能的最大潜力估计值。

随后的一项研究已经完成，在原队列中 343 名年龄较大的儿童中，对其中 229 名在青春期和成年早期的患者再评估 5 年[155]。在决定如何对曲线进行建模时，需要考虑的一个问题是某些青少年可能表现出粗大运动功能的下降。为了解释这种可能性，研究者检验了一个模型，其中包括 3 个参数，以便在长期极限之前允许 GMFM-66 得分达到峰值和下降值。使用 2 个和 3 个参数对数据进行建模。双参数模型最适合Ⅰ级和Ⅱ级的儿童和青少年，而三参数模型最适合Ⅲ、Ⅳ和Ⅴ级的儿童和青少年。粗大运动发育曲线如图 19.6 所示。

粗大运动发育曲线代表 5 个分类水平中儿童和青年的平均发育模式。然而，不应该假设平均模式适用于所有脑性瘫痪患儿，因为在分类范围内存在很大差异。对于所有 5 条曲线，患儿在较小的时候能较快发育到 GMFM-66 的最大分数，然后表现出一个水平的分数（Ⅰ级和Ⅱ级）或者下降到下一个水平的分数（Ⅲ ~ Ⅴ级）。每个水平的预测中 GMFM-66 平均最大得分明显不同。平均而言，Ⅰ级的患儿最高分为 90 分，而Ⅴ级患儿在 6 岁时获得 24 分，然后下降至 17 岁的 21 分。预测Ⅲ、Ⅳ和Ⅴ级的患儿和青少年时，平均而言，GMFM-66 得分会下降 4.7 ~ 7.8 分。粗大运动发育曲线具有重要意义，它通过证据证明了特定干预措施可以改善儿童的粗大运动功能并使其超出曲线预测的范围。

当与脑性瘫痪儿童、家庭和其他医疗照护提供者

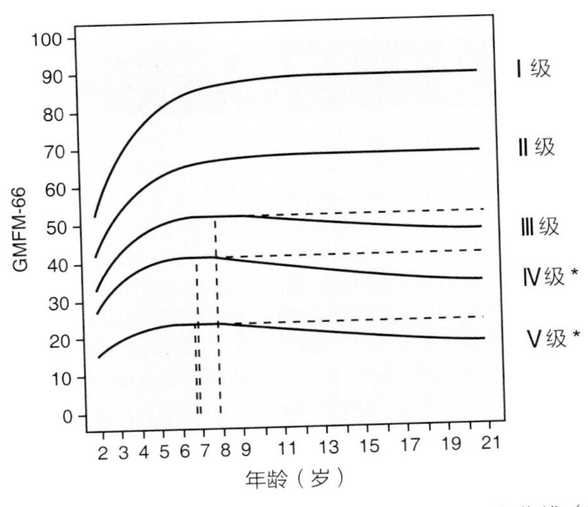

图 19.6　脑性瘫痪儿童和青少年的粗大运动发育曲线（引自 Hanna SE, Rosenbaum PL, Bartlett DJ, et al.: Stability and decline in gross motor function among children and youth with cerebral palsy aged 2 to 21 years, *Dev Med Child Neurol* 51, 295-302, 2009.）

分享粗大运动曲线时，治疗师必须清楚地解释曲线可以和不能评估什么。GMFM-66 评估活动，特别是患儿在没有矫形鞋或矫形器的标准使用情况下可以做的事情。被评估的活动对于没有运动障碍的儿童来说通常在 5 岁时就可达到。但由于纳入研究的 2 岁以下儿童和 18 岁以上成人人数较少，因此曲线的末端可能无法反映真实的发育情况。

专栏 19.2 描述了 GMFCS、GMFM-66 和粗大运动发育曲线在物理治疗师的检查、评估和预后判断中的应用的一个案例。Palisano 更详细地描述了这个案例[279]。对于目标和结果的预测，如对于轮式移动、使用移动辅助器或矫形器步行、运动效率或日常活动期间的移动表现，不应从运动发育曲线推断，因为这些不是使用 GMFM-66 评估的。

已经开发了百分位参考的曲线，以便在 GMFCS 水平内提供 GMFM-66 评分的进一步解释，但仅当有其他信息帮助解释随时间发生的变化时谨慎使用[154]（GMFM-66 的百分位参考列表可见 http://motorgrowth.canchild .ca/zh/MotorGrowthCurves/percentiles.asp）。

发育曲线是基于加拿大儿童的数据；然而，瑞典一项对 319 名 1 ~ 15 岁儿童的研究发现了类似的粗大运动发育模式。在 GMFCS 各水平中注意到 GMFM-88 评分的变异性，大多数儿童在 6 ~ 7 岁时达到稳定水平[28]。这些研究反映了在发达国家干预策略影响下的发育轨迹。

移动方式的概率估计

一种对决策有用的数据类型是日常生活中的移动能力。移动能力的表现为儿童在家、学校和社区中的实际移动方式，涉及儿童与环境的相互作用。因此，表现可能受到若干因素的影响，包括儿童的身体功能、物理环境、社会和环境以及儿童（或家庭）的个人偏好和选择。作为引导创建运动发育曲线的两项纵向研究的一部分，一个由 642 名儿童组成的基于人口样本的父母报告了他们的孩子在家、学校和户外每 6 或 12 个月之间的活动，平均为 5.2 次[277]。数据分析以模拟脑性瘫痪儿童和青少年步行（用或不用移动设备）、使用轮式移动（手动式或电动式移动器材）或使用需要身体辅助的移动方法（如携带、在协助下迈步、运输）的概率，以年龄和环境设置作为函数。

到 3 岁时，几乎所有Ⅰ级儿童能在所有环境中步行，而Ⅴ级儿童和青少年中只有少数可在没有他人辅助的情况下移动（电动式移动器材）。通常的移动方法因Ⅱ级、Ⅲ级和Ⅳ级儿童和青少年的年龄和环境设置而异。图 19.7 显示了Ⅲ级儿童和青少年的估计概率。在年龄较小的情况下，孩子有很大可能被送到或带到户外。步行的概率从 4 岁开始增加，9 岁时在学校环境中达到峰值（68%），11 岁时在户外环境中为 54%，14 岁时在家庭环境中为 52%。在所有 3 种情

专栏 19.2 粗大运动功能分类系统（GMFCS）、粗大运动功能评定（GMFM-66）和粗大运动发育曲线在物理治疗师的检查、评估和预后判断中的应用

Teresa Spataro 是双胞胎中的一个，17 个月大，胎龄 31 周，出生体重 1570g。她最近被诊断为脑性瘫痪并转诊进行物理治疗。在最初的访谈中，Spataro 夫人确定了以下需求和优先考虑的事：① Teresa 什么时候可以步行；②对腿部僵硬的担忧；③有什么好的建议。Teresa 可以用手和膝交替爬行，并开始可以拉着站起和迈步。治疗师使用 GMFCS 评定 Teresa 的粗大运动功能为Ⅱ级。治疗师使用由 Russell 等[319]开发的算法来识别要管理的能区（B 区包括 29 个项目）。Teresa 的 GMFM-66 得分为 44 分。如图所示，她的得分略高于Ⅱ级脑性瘫痪儿童 17 月龄时的平均得分。GMFM-66 得分为 56 分的儿童有 50% 的概率可以独立步行 10 步。平均而言，Ⅱ级儿童在 3 岁时可以达到 56 分。当治疗师在与 Spataro 先生和夫人谈论“Teresa 什么时候会走路”时，治疗师告知了他们这些循证依据。

4 岁时，Teresa 仍被评为Ⅱ级。她可在室内步行以及短距离户外步行。她在步行启动、改变方向和停止时很有困难。GMFM-66 项目 C 区（39 项）评估中，Teresa 在 GMFM-66 上得分为 60 分。Hanna 等[154]为 2 ~ 12 岁脑性瘫痪患儿的 GMFM-66 创造了百分位数（无图示）。Teresa 的得分在 80 分。治疗师告知了 Teresa 及其父母这些信息。Teresa 很自豪地说她只是“有一点脑性瘫痪”，她的父母对 Teresa 在粗大运动功能方面的进步表示很满意。

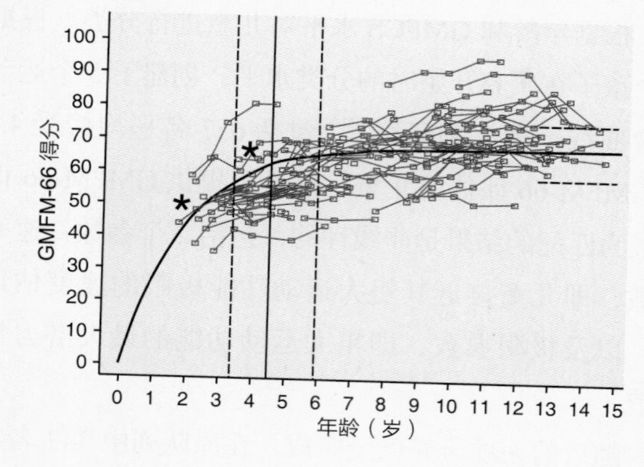

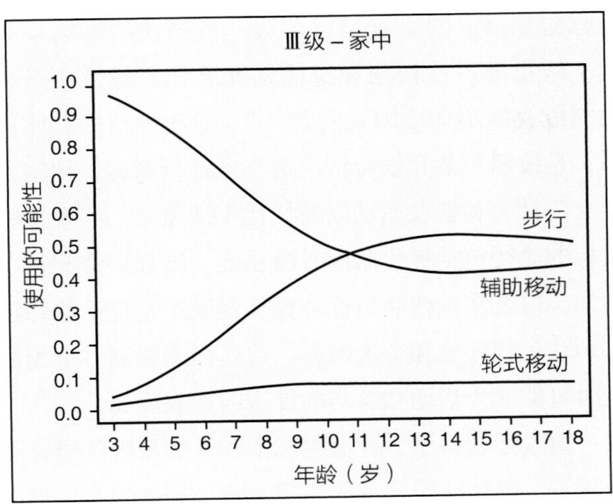

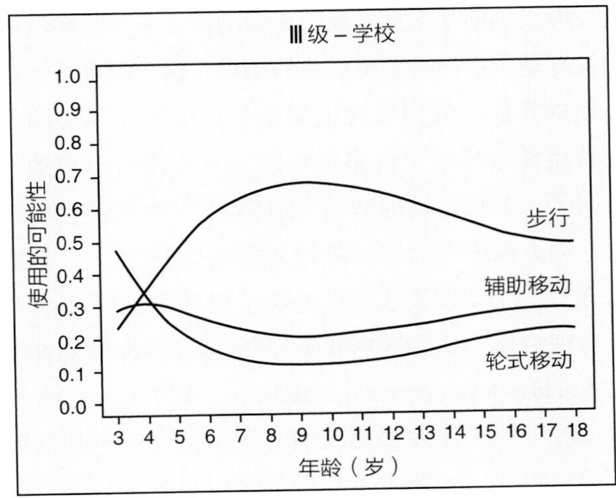

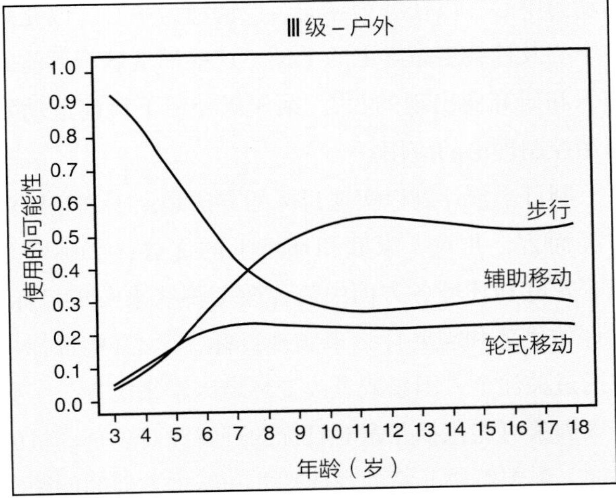

图 19.7 以年龄和环境为函数，GMFCS Ⅲ级水平的儿童和青少年步行、轮式移动和身体辅助下移动的概率估计（引自 PalisanoRJ, Hanna SE, Rosenbaum PL, and Tieman B: Probability of walking,wheeled mobility, and assisted mobility for children and youthwith cerebral palsy, *Dev Med Child Neurol* 52, 66-71, 2010.）

况下，18 岁时步行的可能性约为 50%。在家中，无法将步行作为常规移动方式的青少年更有可能通过身体辅助来移动而不是使用轮式移动设备。在学校和户外，无法将步行作为常规移动方式的青少年几乎很大可能使用轮式移动器材作为辅助移动方式。

概率估计提供了循证依据表明脑性瘫痪儿童和青少年的常规移动方式受年龄和环境设置的影响。概率是以人口基数为样本建模的，因此很可能推广到其他与加拿大安大略省人口相当、资源和服务也相似的地方。结果对长期规划、临床决策和以家庭为中心的服务均有影响。建议与儿童及其家庭一起讨论移动方式的选择以及让儿童参与决策，同时要理解在一种环境中参与的最佳移动方式可能并不是另一种环境中的首选移动方式。在制订有关移动的目标和干预措施的决策时，效率、安全性、自助以及环境特征（如距离和时间的需求）是重要的考虑因素。我们鼓励治疗师在规划干预措施以改善移动能力时评估日常环境的特征。

成人整体功能的预后取决于多个变量且报告差异性很大。6 项研究总结的平均值显示，31% 的成人脑性瘫痪患者可独立生活，12% 结婚，24% 达到高等教育 / 职业教育水平以及 28% 有工作 [219]。对于就业来说，积极的预后因素包括身体轻度受累，良好的家庭支持、教育、职业培训和良好的认知功能 [255]。多年来，教育和就业的成功率不断提高，这归功于电动轮椅和计算机的发展、环境准入和支持性立法等技术的进步和获取。

干预措施

循证决策策略

为脑性瘫痪儿童和青少年规划有效的物理治疗干预是一个复杂的过程。许多手段和治疗方法可用于解决运动功能变化潜力和资源获取方面存在差异的人群的物理治疗需求。除了这些差异之外，随着儿童年龄的增长，身体和社会环境的特征也会发生变化，并且还取决于孩子在学校和社区中想做或需要做的事情。确定哪种治疗最合适，以及在生命的哪个阶段最合适，这可能非常具有挑战性 [231]。目前还没有一种完全正确的方法为脑性瘫痪儿童提供物理治疗 [231]。循证决策不仅要考虑研究证据，还要考虑治疗师的临床专业知识、儿童及其家庭、专业人员和社会的价值观。这些可能需要物理治疗师同时考虑到。

以家庭为中心的医疗服务

以家庭为中心的医疗服务包括一系列价值观，可以提高父母对服务的满意度并减少父母的压力[214]。治疗师应认识到每个家庭都是独一无二的，而父母最了解他们自己的孩子。因此，他们尊重和鼓励家庭成员作为儿童支持者的作用和责任，并接受他们有选择的自主权[16,196,279]。治疗师努力以尊重和支持的方式提供协调、协作和全面的帮助并回答家庭成员提出的问题，分享对于家庭来说最有用和最有意义的一般信息和特定信息。家庭会重视治疗师的坦诚以及对他们孩子的承诺，并相信治疗师正在做的事情会为他们的孩子带来改变。

以社会关系为中心的医疗服务应重视社会关系的建立和维持，重视服务过程中所有参与者的观点，这是医疗服务的核心并成为令所有人满意和积极体验的源头[27,196]。所有参与者包括家庭成员、从业人员、组织和社区工作者。积极正面的关系能促进相互支持合作，其特征是尊重、信任、共同商议的目标、共同的计划和决策。

目标制订和干预计划中的合作

在制定目标和决定如何完成目标时，治疗师与家庭合作可以提高儿童目标完成度、父母的胜任感以及父母对日常活动中学习机会的认识。目标应该对儿童及其家庭的日常生活有意义，因此要根据他们的关注点、需求、期望、优先级和价值观来确定[279,311]。目标设定的过程是反复的。应定期评估目标的完成情况，以便根据治疗的进展或不足还有儿童及其家庭的意见来改进干预计划[367]。后者可以通过关注儿童所取得的成果、倾听父母的关注点以及认识儿童、家庭和社区的个人价值观和长处来改进[247]。父母评价干预措施时会主要关注其目标的短期性、可行性、细节和可实现性[202]。如果一个家庭的目标不现实，治疗师需要给予希望，但也要坦诚，即使有时这可能引发家庭愤怒和恐惧。

在整个生命周期中，脑性瘫痪患者的物理治疗目标包括 ICF 的所有组成部分：将损伤的影响最小化，防止继发性损伤和身体状况恶化，最大化运动功能以及解决环境因素问题[273]。活动参与的总体目标，是按照年龄和发育情况恰当地进行家庭、休闲、教育、社会和就业活动以及优化生活质量。实现这些目标的途径包括优化肌肉骨骼功能、增强姿势和运动功能，以及实现体能目标和整体健康。物理治疗师还必须认识到环境和个人因素，这些因素在制订干预措施时可能成为活动和参与的促进因素或障碍。

通过运动科学、社会生态学和家庭系统的研究不断深入，脑性瘫痪儿童的物理治疗干预已经有了很大的发展。早期基于神经成熟理论的假说表明运动技能的发育是中枢神经系统成熟的结果，这个观点已经有了新的发展。近期的理论描述了运动发育和协调是在特定任务情景下许多子系统相互作用后形成的，表明了一个更主动的运动学习模型[128]。运动控制理论、动力系统理论[88]、神经元群选择理论[150]、基础认知[222]和运动学习策略提供了更新的脑性瘫痪儿童物理治疗干预的概念框架[103]。例如，神经发育疗法（neuro-developmental treatment，NDT），一种从 Bobath 早期工作发展而来的方法，包含了更新的原理和实践[37,170]。物理治疗师使用以目标为导向、以活动为中心、以任务为导向、以情境为中心、以儿童为中心及社会生态学上的干预，这些都是基于目前的知识和研究而出现的[128]。第 3 章介绍了目前运动发育和控制理论的应用。

制订干预计划以实现目标的方法是：①确定针对目标而言，儿童、家庭和环境上的优势；②确定儿童、家庭和环境各方面中需要改变哪些来实现目标；③评估优势和需要什么来实现目标[278]。有些目标可以通过关注个人因素或者改变环境因素来实现。一些个人因素可能包括儿童对目标的理解和对表现动机的关注。需要解决儿童的身体功能和结构方面的问题以实现其他目标。不能假设特定损伤的治疗就可以改善日常生活中执行任务的能力[273,400]。治疗师使用临床推理技巧来决定哪种干预措施或干预措施的组合对于实现目标是合适的。

多种治疗可供选择，包括对个别儿童进行干预措施的组合，但同时要遵守共同的原则。尽管采用了各种各样的方法，但是对于脑性瘫痪儿童的任何治疗计划和联系都可被支持。我们建议采用循证决策的过程制订干预计划，以此来反映儿童及其家庭的价值观、研究证据和临床专业知识。一般性建议包括在专栏 19.3 中。

治疗量和治疗频率

关于物理治疗量的决定（多久一次、一次多长时间、在什么时间段）是很困难的，而且需要考虑许多因素。在很大程度上，健康保险计划报销的服务和公共资助服务的决策受到政策、资源和成本的限制。专注于实现特定目标的医疗案例是长期按规定时间安排的传统训练的替代方案。现已提倡进行短期密集型干预，对具有类似目标的儿童进行小组治疗可以对有潜力的儿童通过同伴仿效的方式来提高兴趣、动力和学习，同时也能降低成本。直接治疗服务的数量可能没有在自然环境中的练习总量和机会那么重要。同样，儿童在一天中的身体活动和参与社区娱乐以及体育活动的能力可能是决策过程中的一个考虑因素。

治疗师在提供服务时必须考虑各种道德准则。在为个人、项目和公共机构层面提供相关服务的决策时，必须考虑到善意（做那些对大多数人来说是好的事情）、非伤害（不伤害或伤害最少）和公正（做公平公正的事，包括道德和负责地使用家庭和机构资源）。其中许多问题涉及物理治疗量，这取决于可用资源、补贴规划、客户目标、父母的需求和愿望以及儿童对干预的反应。何谓最佳的频率目前仍不清楚，但是一段时间内更为频繁的干预可达到特定治疗目标的水平，并且只要技能融入了日常功能活动中，在干预的频率降低时仍可保持这个水平。家庭和治疗师都必须考虑成本、可行性、时间以及干预对家庭动态的影响。短期密集治疗要与不治疗的时间间隔的方案可以获得最佳的运动收益，且对儿童及其家庭的要求也可能较低 [69,361]。

专栏 19.3　脑性瘫痪儿童和青少年干预计划制订的一般推荐

- 以家庭为中心和以社会关系为中心的服务
- 解决儿童及其家庭的优先事项和信息需求
- 与其他服务提供方进行有效的沟通和协调
- 以目标为中心
  - 与儿童及其家庭建立合作
  - 可实现的目标
  - 定期随访
- 个性化的干预计划
- 关注在个人和环境情景下的身体功能和结构、活动和参与之间的关系
- 健康和并发症的管理
- 预防继发性损伤或功能恶化
- 与目标相关的活动如下
  - 年龄和适当的发育
  - 主动而不是被动
  - 功能性
  - 趣味性和积极性
  - 具有挑战性
- 纳入运动学习策略
  - 解决问题
  - 针对性的任务
  - 积极的反复尝试
  - 高频率的练习
  - 自我纠正、探索
- 在现实生活环境中学习和实践
- 为适应儿童的代偿方法，任务改进或环境调整
- 寿命延长的方法

密集干预的研究为改进服务提供的模式提供了一些指导；然而，研究中的治疗频率通常远高于实际许多情况下可达到的频率。通过 GMFM 评估后发现，每周超过 3 次的密集治疗，相比低频率的治疗可以改善运动功能，但临床意义值得怀疑，因为必须要考虑疲劳的情况——对于儿童及其家庭来说可能会让人感到疲惫和压力，因而医疗保健系统的依从性低且成本很高 [8]。许多调查治疗频率或粗大运动功能的研究显示，提供的干预和常规治疗都有相同程度的改善，而那些倾向于密集干预的显著结果往往具有较高的偏倚风险 [360]。

对脑性瘫痪儿童的一项建议是针对目标的持续治疗可以每周 1~2 次或每隔 1 周 1 次；然而，在不同的情况下，更高的频率或更少频率的咨询形式可能是合适的 [13]。家庭可能需要在特定情况（如术前、围术期和术后）下进行更为密集的治疗。不同时期的变化和过渡，如入学就是关键时期，这时可能需要额外的支持 [300]。更密集的治疗通常穿插在追踪期和咨询期之间交替进行。

服务提供的形式、公共卫生资金、私人资源和家庭可支配的时间也会影响治疗量的决定 [277]。脑性瘫痪儿童经常在不止一种环境下接受治疗 [277]。他们经常在治疗中心和学校环境中接受服务，或者面对相同或不同的治疗师。如果认为这些服务仍不足，有些家庭可以购买额外的私人服务来增加或替代公共资助的服务 [117]。理想情况下，多名治疗师可以同时相互建立合作关系；然而，他们也可能会发现他们之间会存在

康复原则和实践的争论。协作和沟通有助于避免这种情况[398]。

父母经常会考虑为孩子选择补充疗法或替代疗法。主要原因是补充传统治疗的不足。其他原因包括渴望得到更多治疗或对现有治疗的不满或认为他们的孩子可以做得更好以及希望症状得到缓解[173,328]。许多补充疗法和替代疗法缺乏研究证据[265]。即使某种治疗被证明无效，有些家庭也会寻求此种治疗。例如，有些父母让他们的孩子接受高压氧治疗，尽管有研究显示这种治疗效果不佳且与不良反应有相关性[234]。家庭成员可以参与治疗，如按摩，这些治疗虽然并没有特定的治疗目的，但可以提升儿童及其父母的幸福感[128]。替代疗法和补充治疗通常很昂贵，而且一些专业人员可能认为某些选择不合适。如果治疗师提供了一种方法，而家庭选择采取另一种方法，那就应该尊重他们的选择。治疗师不应该有抵触反应，而应该提供有关这些治疗方法的公正、客观的信息。

以下部分总结了不同年龄段脑性瘫痪儿童的干预措施。当与家庭合作做出循证决策时，除了研究证据，儿童及其家庭的价值观和偏好、环境优势、潜在的障碍以及治疗师的实践知识都是需要讨论的因素。

婴幼儿期

婴幼儿的生长和发育是对在家庭环境中父母和照护者的喜爱和抚养的回应。尽管婴幼儿在生活的大多数方面都需要依赖他人，但是婴儿与他们生活中和周围环境里的人以及他们与婴儿的不断交互中发展认知。从出生时起，脑性瘫痪儿童可能就无法表现出婴幼儿期的正常活动。因此，患有脑性瘫痪的婴幼儿的父母可能无法获得积极正面的养育经验以及观察到正常运动技能发育带来的喜悦。父母必须应对诊断所带来的影响和悲伤情绪，同时意识到他们对孩子的一些希望和期待可能无法实现。父母可能会对未来给自身、孩子和家庭所带来的不确定性感到不知所措。许多家长也关心当前婴幼儿基本护理方面的问题，并且可能会在与医务人员建立关系的同时，学习儿童最佳发育所需的专业护理。

物理治疗检查和评估

检查提供了预后的基本信息（有时是诊断），并对生长、发育和干预变化的监测建立基线。治疗师必须确定婴幼儿所处的环境以及家庭的资源、能力和关注点。

婴儿将运动和姿势的各种元素相结合从而形成粗大运动技能。这些技能包括将身体的一部分与另一部分对位对线的能力；通过身体的不同部位来承重；重心转移；抗重力移动；承担、保持和在不同的体位间转换；适当程度的努力下做不同等级的、分离的和多样化的运动。在检查功能性运动技能时，必须评估是否能熟练地将这些元素融入有目的和高效的运动中的能力。应考虑反射和姿势性反应对体位、操作和运动的影响。可以在婴儿时期运用 GMFM 标准化评估，并且其评估结果可以适用于个别家庭。坐位、喂食或呼吸问题的评估对在这些方面有问题的婴幼儿来说可能十分有必要。因为脑性瘫痪儿童的生长经常受到喂养、运动和能量效率的影响[205]。因此，治疗师应关注婴幼儿的生长。在评估婴幼儿时，重要的是要了解其性格、行为状态的调节和处理事情的耐心程度对运动表现的影响。

物理治疗的目标、结果和干预

主要目标是教育家庭了解脑性瘫痪，让他们掌握必要的信息，以便做出与孩子的物理治疗相关的决策[103]（www.afcp.on.ca/guide.html）。婴幼儿期是介绍协作制定目标和持续沟通这两个概念的重要时期。家庭在面对脑性瘫痪诊断时可能难以考虑明确的目标，并且对预后不确定甚至有不切实际的期望。在婴幼儿期，父母的目标可能过于乐观。治疗师必须现实地对待预后和物理治疗的疗效，同时也要保持积极的、充满希望的和支持的态度。

运动是婴幼儿学习和互动的重要组成部分。对于患有脑性瘫痪的婴幼儿，其损伤的性质和程度会影响他们通过运动发育和学习的潜力来发育粗大运动技能，以及与父母和他们所处环境的互动。物理治疗的重点是促进父母的照护和互动，并为在支援环境中提供优化感觉运动经验和技能的机会。这些能促使婴幼儿发挥其潜力去和其他人建立关系，发展游戏技巧和探索环境。在出生后最初的 2 年内，提倡利用大脑最具可塑性的时期进行早期干预，因为在这个时期，大脑对行为反应有活跃的重塑和修复能力[236,245,365]，尽管目前没有循证依据明确支持其在结果变化中的效果[54,342]。未确诊但存在脑性瘫痪风险的婴幼儿应介入早期干预。物理治疗师的观察有助于做出诊断，等待脑性瘫痪明确诊断的时间可能会妨碍婴幼儿在更好的大脑发育和可塑性的时期接受干预[103,245]。

照护者日常对婴幼儿的处理和摆位都会影响其发育[222]。俯卧位促进头部控制、负重，鼓励坐和站等活动，手的中线活动提供了强化感知觉运动的体验，从而提升了力量、姿势控制、手功能和社交互动等能力[222]。治疗应侧重于对称良好的姿势性稳定以及平稳移动能力的发育，以允许运动技能的出现，如探索个人和其他人的身体、在玩的时候去触摸、与物体互动以及最佳的动态动作和姿势。这些技能使婴幼儿能够获得有关他们自己的身体、物体和人之间相互关系的信息[222]，并获得最佳的移动能力从而有利于游戏、言语发育、社会互动和探索环境。

运动包括所有运动平面（前向或后向，然后侧向，接着旋转），身体部位的选择性控制、重心转移、负重以及分离和双手的运动都应纳入粗大运动训练和活动中。异常的姿势和动作会使一些婴幼儿难以处理和保持姿势。物理治疗师可以让照护者在处理和照护有这些问题的婴幼儿时更轻松和自信。父母在摆位、携带、喂养和穿衣技术方面得到指导，这些技术可以提高舒适度和对称性，限制功能障碍的姿势和运动，促进姿势稳定性和功能性运动活动，并限制继发性损伤。他们必须学会如何对孩子的行为和被处理的反应保持敏感[103]。指导这些方法的原则是运用各种运动和姿势来强化感觉运动的经验，通常包括充分牵伸痉挛或伸展性低的肌肉，以及采用一些体位来促进活动和功能性运动。中枢神经系统可塑性原则表明应将密集、重复、针对具体任务的干预纳入实践。即使在儿童年龄较小时，专注于自我探索、积极的反复尝试、实践的多变性、测试极限和高频率的练习也是治疗的理想组成部分[103,222]。一些治疗方法通过操作和引导自身产生运动来减少运动的困难，随着这些孩子自己开始运动且困难逐渐消失，其他人应避免协助，以允许婴幼儿通过反复尝试，使用自适应运动策略和他们自己的运动学习过程来学习而不是关注运动的结果[103]。临床医生需要在给予帮助和不给予帮助之间找到平衡点。[231]

有些婴儿会经历典型的翻身、坐、爬、站立和步行前技能的发育顺序，而有些儿童的粗大运动轨迹和环境适应能力的需求受到限制。哪个阶段发生这种情况取决于损伤的严重程度；对于某些儿童来说，它可能在生命的早期就出现了。

一些婴儿需要适应环境以实现与身体、物体或人的交互活动。处于 GMFCS Ⅴ级的婴儿，头部控制能力稍微提高可能就是目标，而对于Ⅰ级婴儿，所有人都期望他们能经历运动发育顺序的过程。治疗干预不应限制婴儿自发去移动和玩耍的渴望，同时探索他们所处的环境，因为即使非常年幼的婴儿也需要展现自我并驾驭世界的能力[55]。Dirk[103]、Lobo[222]和 Cameron 等[54]曾提到过各种有用的活动和策略的例子。

持续的支持和鼓励至关重要。明确的、书面的、有插图的和按时更新的家庭计划可能是有益的。将治疗活动融入日常生活中可以减轻家庭的负担。计算机程序或拍摄视频可用于制作关于活动、姿势和练习的个性化、有效和高效的记录。

当损伤在其他方面妨碍发展时，一些设备可以促进活动。例如，坐姿可以促进视觉参与、上肢使用和社交互动。患有脑性瘫痪的婴儿可能无法独坐，可能只能保持静态坐位，或者可能无法坐在一般商用婴幼儿设备中。可能需要定制座椅或改装常规婴幼儿座椅，以便可以提高在发育过程中其他领域的功能。功能水平在 GMFCS Ⅳ级和Ⅴ级婴幼儿应该获得睡眠时、坐位和站立位时的姿势管理，同时获得在 6 个月时坐位和 12 月龄时站立位姿势的支持。

对表现出不对称、伸肌姿势和肩关节内收的婴幼儿的护理中说明了这些方法。这类婴幼儿应该在对称的姿势下进行转移、就座和喂养，这种姿势不允许轴向过度伸展并保持屈膝屈髋；然而，通过变换各种姿势来让所有肌群伸展和感觉不同的体位是很有必要的。治疗师应该努力确保日常活动中不会总是保持任何一个姿势。通过上肢的摆位或者进行玩耍让这些婴幼儿看到他们的手，练习中线游戏，伸手去摸脚或吮吸手指或把玩具放进嘴里来促进感觉运动的意识。玩具的选择可能需要与相适应的年龄进行匹配。

干预的频率应根据家庭的需要量身制订。密集干预可以帮助父母更熟练地操作技能，但也可能对父母的自律是一种挑战，同时可能受到资源的限制，且与较少频率的干预措施相比，并不一定表现出更好的运动结果[365]。一些环境的设置可以实现基于家庭的早期干预计划，其强调指导父母对日常生活的管理，包括治疗的执行。

其他学科的作用

在所有年龄段，物理治疗师与其他学科的专家一起工作，以提供跨专业的护理。作业治疗师可能侧重于上肢功能，特别是因为上肢功能涉及游戏和手眼协调，以及感觉调节/调整。言语和语言治疗师则致力于早期沟通交流的发展，其中多个团队成员可能会解决口腔运动和喂养问题。社区婴儿发展工作者可能会参与家庭计划，以促进所有领域的发展。社工可以帮助父母度过悲伤的阶段，解释康复计划并指导他们获得适当的资源。家长支持小组或与有类似经历的家长的会面可能会有所帮助。根据个人需要，可咨询各种医疗和外科专家。

学龄前期

在学龄前期，运动、认知、沟通、精细动作、自理和社交能力的发展促进了儿童的功能独立。这种发展过程是一个动态过程，所有这些领域都在不断相互作用。在此期间，儿童所处的环境仍然是面对父母、家人和家庭，但他们已经开始与外部世界互动。幼儿看护中心、保姆、托儿所、兄弟姐妹和玩伴都可能成为学龄前儿童世界的一部分。

对于脑性瘫痪儿童来说，运动的限制可能会阻碍其参与学习和融入社会并限制其独立性。家长们会越来越意识到孩子在所有发展领域遇到困难的程度和影响。这些可能包括他们的孩子参与学龄前和社区娱乐活动的能力、孩子认知和沟通技能的发展以及孩子的残疾对未来生活和独立性的长期影响。

物理治疗检查和评估

我们主要关注的是对活动的评估，但确定损伤与活动和参与之间的相互关系是非常重要的。通过检查和评估，治疗师记录变化并与家人合作确保目标和干预措施解决家庭优先考虑和关心的问题。检查可能侧重于功能性的姿势和运动能力，然而治疗师需要认识到儿童的沟通、精细运动、自理、睡眠和社交能力，以及这些能力与粗大运动技能间的相互关系。儿童进行活动时所需照护者的协助，合适的辅助器材和对环境改造的需求也是评估的重要组成部分。检查的地点、在场人员和儿童的行为、注意力和合作等因素都可能会影响检查和评估过程。应询问父母或其他照护者关于孩子的表现是否与孩子的脾气性格有关。

物理治疗的目标、结果和干预

在学龄前期，预测儿童获得运动技能的潜力比婴儿期更准确，因为损伤、活动受限以及个人和环境因素的影响会更明显。家庭会更擅长于合作制定目标以及与服务提供方进行合适的沟通。治疗师与家庭成员一起制订有意义、现实、重要和可测量的目标。这些技能的不断发展使得父母能够做出决定，解决问题并确定优先事项，并成为孩子和他们自己最有效的支持。

物理治疗目标的重点是促进控制和对称的姿势及运动，以利于肌肉骨骼发育和体能、粗大运动、操作能力、自理以及参与能力的提升。肌肉需要定期拉伸到极限以保持其活动范围，而充分和频繁地使用可以获得最佳的力量；骨骼需要压力才能保持坚固；心血管系统需要定期进行运动来维持耐力和心肺适能[86,125,388]。在学龄前期，物理治疗的重点往往是儿童能实现独立行动的能力。具体的移动目标将取决于GMFCS等级。GMFCS Ⅳ级和Ⅴ级儿童的目标可以通过使用特殊的器材和特制的玩具来实现，而不是通过正常的发育顺序来形成。

在许多情况下，物理治疗目标的实现是其他学科的干预措施的基础，以改善沟通、自理、社交互动和解决问题的能力。治疗师在确定目标时应尊重儿童及其家庭和其他专业人员的优先事项，因为可能无法同时在所有领域开展治疗。干预措施应该是以儿童的目标为导向，同时具备功能性、积极性和趣味性[82,189]。

家庭训练计划的延续对于常规练习活动是重要的，这可以最大限度地发挥儿童的潜力并建立信心。这些计划也可以在其他环境中进行，如托儿所、学前班或娱乐场所。这可以促进儿童在自然环境中的学习，减轻家庭负担，因为这样父母可以尽力去平衡治疗和日常生活之间的压力[202]。

原发性损伤的管理和继发性损伤的预防

在学龄前期可以引入对痉挛的管理，目的是预防挛缩和疼痛等继发性损伤，确保摆位和护理的舒适性和难易程度，改善功能性运动，减少对矫形外科手术的需求。然而，减少痉挛状态并不一定能改善运动功能或活动参与，因为这只是解决了多种损伤情况中的一种 [400]。共存的损伤如肌力差、选择性运动控制、儿童的背景和环境因素都会影响功能。

牵伸已证实可在短期内改善痉挛状态，但变化太小且并不持久 [295]。更持久的干预措施是手术或药物治疗。有多种口服、肌肉注射和鞘内药物注射可用于减少脑性瘫痪患者的痉挛状态。一种广泛用于改善痉挛状态的干预措施是将少量 A 型肉毒毒素（Botox）注射到肌肉中以阻止乙酰胆碱在神经肌肉接头处释放并且影响其活化，效果长达 4 个月，并在注射后 2 周可观察到峰值效应。这种药物价格昂贵，但通常医疗保险（美国）可以报销。靶肌肉是那些具有良好的关节活动范围，但表现出痉挛并妨碍功能的肌肉，以及那些最易发生挛缩的肌肉 [223]。目前存在对马蹄足的小腿三头肌、上肢和髋内收肌的痉挛以及内收肌延长术后的儿童的疼痛控制进行注射治疗的证据 [25,116,225,339]。一些关于下肢多级注射的研究，包括髂腰肌、腘绳肌和股直肌，通过 GMFM-66 粗大运动功能评定和步态分析证实有轻度的改善 [98,324,333]。保妥适（Botox）结合康复治疗已被证明可有效改善姿势，便于护理、提高无法步行儿童的舒适度 [72]。保妥适可以解决痉挛状态造成的损伤，因此结合干预措施，如石膏、矫形器、夜间支具、体位摆放（长时间拉伸）和针对性运动训练，可以将重点放在共存的损伤（如伸展性不足、肌肉无力和功能性活动）上，从而达到最佳的效果 [97,223]。苯酚注射剂可与保妥适联合使用，以增加最大推荐剂量的注射次数 [139]。治疗量的计算可纳入制订使用保妥适治疗痉挛的策略中 [75]。对几年内反复注射保妥适的儿童进行的研究存在方法学上的争议并报告了不同的结果。人们记录到痉挛状况持续减少，关节活动范围和粗大运动功能得到改善 [163]。

有人质疑保妥适是否可以预防挛缩，甚至质疑反复注射是否会对脑性瘫痪患儿的肌肉生长产生累积性的不良影响 [355]。我们还需要纵向研究保妥适对肌肉生长和形态的影响。一项随机对照试验（randomized controlled trials，RCT）的系统性评价得出的结论是呼吸道感染、支气管炎、咽炎、哮喘、肌无力、尿失禁、癫痫、发热和未指明的疼痛均与脑性瘫痪儿童使用肉毒毒素有关 [1]。但是，已确定不良反应的发生率不会超过该人群通常的不良反应发生率 [268]。考虑到它在痉挛管理方案中的潜在优势和劣势，可以将其作为决策过程的一部分。

对于口服药物的使用研究很少，但它们可能适合某些儿童 [106,370]。必须仔细评估儿童的适应证并密切监测其副作用。一项初步研究显示，苯海索（Artane，安坦）在肌张力障碍型脑性瘫痪患儿中的使用并未改变肌张力障碍或上肢功能，但这却与治疗的目标的实现有关 [301]。巴氯芬是一种 γ 氨基丁酸的合成激动剂，对突触前兴奋性神经递质的释放有抑制作用，可减少脑性瘫痪患者的痉挛状态 [294,370]，口服大剂量足以在脑脊液中达到适当的浓度而出现困倦等副作用。

如果这是一个问题，巴氯芬可以通过植入腹部皮下的连续灌注泵进行鞘内注射，一旦儿童的体重达到 15 kg，可以以缓慢、恒定的速率将药物释放到蛛网膜下腔 [370]。鞘内注射巴氯芬最明显的效果是减少了下肢的痉挛。已被证实的还有功能的改善和更易于护理以及减少了对矫形外科手术的需求 [51]。这最常用于四肢瘫型的脑性瘫痪儿童，但也被证明可以提高步态的质量以及可步行儿童的粗大运动功能表现 [43,494]。与导管和泵的相关故障、感染、泄漏或与剂量有关的并发症也曾被报道。这些并发症有的与死亡率相关，但在大多数情况下，都是常见且易于解决的 [199]。鞘内注射巴氯芬也有助于治疗全身性肌张力障碍患者，这是一个很难解决的问题，目前的证据级别较低，但除了改善肌张力障碍外，在生活质量，护理便利度、言语、吞咽、姿势以及上肢和下肢功能方面均有主观的改善 [2,253]。

选择性神经后根切断术（selective dorsal rhizotomy，SDR）是一种神经外科手术，其中下肢高达 60%~70% 的感觉神经根被选择性地切断以减少对反射弧的传入冲动，目的是在减少痉挛状态和保持足够的力量之间建立平衡 [6,303]。SDR 被认为是一种安全的方案，对选择适当的儿童能提供显著和持久的功能提升。手术指征因选择标准而异，但是对 GMFCS Ⅰ~Ⅲ级的3~8岁的儿童最有效，这些儿童患有痉挛型双瘫，有早产史，对肌肉有良好的选择性控制，没有挛缩或畸形，且认知能力良好、有动机、有父母的支持和获得治疗的机会[148]。术后密集的物理治疗是解决手术导致的肌无力的必要措施（图19.8）。由于持续的运动控制和协调问题，SDR术后肌肉激活模式的异常可能持续存在。15~20年的长期研究表明患者术后下肢肌张力、步态、粗大运动功能和日常生活活动持续获得改善，但是，大多数患儿仍处于术前 GMFCS 的分级水平[6]。

所有痉挛管理的方法都被认为是需要治疗的共同干预才是最佳的。治疗干预包括力量训练、牵伸练习或通过支具、矫形器或系列石膏的长时间姿势管理以及改善步态和功能性运动技能的干预措施[295]。强化肌肉力量的物理治疗包括向心和离心肌肉力量活动。这些活动包括抗重力运动、球类运动、使用跑步机、骑三轮车、使用儿童滑板车以及上下楼梯。

在学龄前儿童中可以观察到关节活动受限，特别是那些 GMFCS Ⅳ级和Ⅴ级的儿童，大量资源用于维持或恢复肌肉的伸展性和ROM[388]。理想情况下，通过全活动范围的主动运动来维持ROM。Tardieu的一项经典研究发现，如果肌肉在日常活动中被牵伸超过最小阈值长度至少6小时，则可防止脑性瘫痪儿童跖屈肌的挛缩[352]。阈值长度是牵伸肌肉开始有阻力的长度。但是，得出此结果的数据是提示性的而非结论性的。对于主动运动受限的痉挛型脑性瘫痪儿童来说，自我牵伸是不可能的，尤其是对于那些 GMFCS Ⅳ级和Ⅴ级的儿童。目前缺乏对物理治疗训练范围内的长时间牵伸和其他干预措施是否能有效预防脑性瘫痪儿童肌肉挛缩的知识，尤其是在生长发育期间。

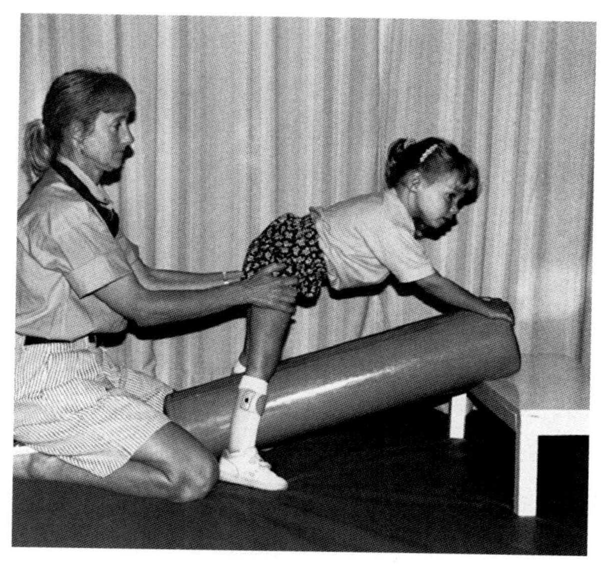

图19.8 神经后根切断术后针对增加伸肌力量的练习

因此，通常我们会综合使用各种方法，使我们很难评估个别方法是否有效[33]。通常建议进行被动牵伸训练来维持肌肉长度，但证据的有效性和临床相关性是有限且相互矛盾的[295,388]。一些家长报告说ROM训练会引起疼痛[351]，而另一些则认为它们可以缓解肌肉痉挛[295]。

长期持续低强度被动牵伸训练已被证明在增加ROM和减少痉挛方面更有效[295]。这可以通过系列石膏、矫形器或姿势管理来实现。重要的是不要将肌肉放在完全延伸的状态，因为这会导致不适，提倡在牵伸时保持最初产生阻力的位置上。这个位置可以随着肌肉拉长而改变。单次石膏或系列石膏（连续应用石膏来逐渐增加牵伸强度）的应用已经被用作小腿三头肌长时间牵伸的方法[33,47]。对于马蹄足来说，通常通过3~6周系列石膏固定足部和小腿后，脑性瘫痪儿童能表现出被动牵伸时的阻力下降和背伸末端范围的增加[47,362]。

在肌肉长度较长的情况下力量会达到峰值。在拆除石膏后效果可能会出现大幅下降，这表明石膏治疗后需要矫形器的跟进治疗[362]。虽然很明显的是石膏治疗可导致短暂的机械变化，但变化的确切性质以及是否涉及肌节数量的增加是未知的[33]。石膏治疗也被用于其他肌群，如腘绳肌和上肢肌肉。关于石膏治疗对步态或运动功能影响的研究结论是不一致的，并且缺乏活动参与的结果[33,362]。临床上，已经观察到石膏治疗可以避免手术，但是这一点尚未得到研究证实。有人表示关注的是，生长中的肌肉固定在拉长的位置上会导致肌节数量损失，并且随着肌腱长度适应性改变，肌腹围度也会减小，从而加剧了肌肉形态的改变[144]。

体位摆放、系列石膏和保妥适注射通常结合在一起使用以获得最佳的疗效[33]。临床推论表明保妥适可治疗痉挛，石膏治疗可减少挛缩，但目前仍没有明确的证据表明石膏治疗、保妥适注射或两者结合使用优于其他治疗马蹄足的方法。由于不同的方案还有其他方法学上的问题，研究分析很复杂。最终，治疗的选择应取决于循证研究并结合考虑一些因素，如可行性、成本、便利性、家庭偏好和治疗师的专业知识以及治疗和后续护理的经验[33]。同样，很难验证干预措施的有效性，如肌肉力量训练和功能活动结合针对痉挛的干预措施，但是已经观察到了这些训练的临床价值并且强烈提倡采用[211]。

关节的完整性，特别是髋关节，即使在脑性瘫痪患儿年幼时也是一个问题。早期确诊半脱位，并及时转诊至骨科进行评估和管理有助于防止脱位的进展和股骨头从髋臼下方完全侧向移位[152,391,403]。基于 GMFCS 水平和髋关节影像学评估的监测方案建议使用移位百分比并结合 ROM、肌张力、脊柱排列、坐位的耐受度、步态、骨盆倾斜度、长短腿或髋部疼痛等临床评估。建议在诊断时进行临床骨科评估，并在 12~24 月龄时接受一次正位 X 线检查，或如果在诊断时已经超过 24 月龄，则根据 GMFCS 水平和临床体征进行持续随访[403]。

物理治疗师应该为家庭提供宣教，并尽可能参与协商髋关节的监测方案[134]。他们通常最先注意到髋关节改变的临床先兆体征。关于睡眠姿势、座位、髋外展支具和肉毒毒素注射等非手术干预措施，尚未有随机对照试验显示可减少手术的需要或改善髋关节结构[391]，但它们对于姿势的舒适性和功能、保持肌肉伸展性、减少早期髋关节的问题可能具有价值[42,244]。在接受不同管理的儿童小组的前瞻性研究中，探讨了预防性干预措施的影响[152]。积极主动的方法——包括通过脊神经后根切断术，肉毒毒素注射和早期鞘内注射巴氯芬治疗痉挛，以及早期发现和手术避免脱位，这与改善无法步行儿童的 ROM 相关；挛缩、扭转畸形和足部畸形的矫形外科手术在减少，髋关节脱臼的抢救性手术也在减少，从 40% 降至 15%。

下肢矫形器可用于减少原发性损伤，防止继发性损伤，并且能充分促进有效的步行和其他功能性活动。具体目标是限制由于痉挛或肌肉无力引起的不正常的关节运动和对位对线；防止挛缩、过度伸展和畸形；加强姿势控制和平衡能力；降低步行的能量消耗；提供术后组织的保护[247]。在大多数研究中，使用踝足矫形器（anklefoot orthoses，AFO）与赤足状态相比，在步态运动学和动力学上显示出了积极的影响，包括地面反作用力、跖屈足趾蹬离的瞬间、跨步长、摆动相的足部廓清、足跟着地、支撑相中期的马蹄足、髋关节和膝关节相关运动以及时空测量，有时评估功能则运用 GMFM 中的走、跑和跳能区来进行[119,247,249]。研究表明，只有延伸到膝关节且固定踝关节、弹簧钢板或具有防跖屈铰链设计的矫形器才可以防止马蹄足畸形[247,249]。仅有少量观察证据表明，使用矫形器来限制跖屈的运动可以防止肌肉缩短，从而防止关节挛缩或畸形。因为挛缩要经过很多年才会发生，所以对照试验难以实施。尽管存在这些动态益处，但在负重期间的放射学检查显示，足和踝的静态骨的对位对线并未有临床显著变化[386]。结果变化取决于儿童特定的步态问题和矫形器的类型，表明我们需要进行个性化的评估并开具治疗处方。

许多不同类型的 AFO 也是可以使用的。可以根据儿童的生物力学和功能的需求做决定。治疗师和矫形师要密切合作，根据治疗目标确定最理想的矫形器。如果需要最大限度地限制踝关节运动，则使用固定式 AFO。关节可自由活动的儿童可以使用铰链式 AFO，有时可以使用制动装置来防止过度跖屈。铰链式 AFO 允许踝背伸，允许在步行期间牵伸跖屈肌群，并且已被发现这样比固定式矫形器能更好地促进正常和有效的步态模式且没有出现蹲伏步态的趋势。动态的、能量储存和释放的或后叶弹簧矫形器，旨在当蹬离的机械力增加时防止过度的马蹄足内翻，已被发现摆动相时可减少马蹄足内翻，同时允许踝关节背伸，并可在支撑相中期吸收更多的能量，但实际上患者在蹬离时减少了应有的力量[271]。足矫形器或踝上矫形器可用于有跟骨外翻或旋前的儿童，但不需要 AFO 来稳定踝关节。有关脑性瘫痪下肢矫形管理共识会议的材料，请访问 www.ispoweb.org[249]。

肌内效贴布或弹力衣已被用于帮助儿童改善生物力学和促进姿势控制功能。运动肌内效贴布已被证明可以改善动态活动，通过增强感觉系统的皮肤感受器来改善本体感觉，从而改善自主控制[186]。由斯潘德克斯弹性纤维或氯丁橡胶制成的衣服可以提供动态的压力，同时可提供身体的感觉输入，特别是本体感觉和深层压力觉，提高身体意识和肌肉的激活，从而改善姿势控制 [226]。在一篇前瞻性文章中，MacKenzie[226] 指出有限的研究表明弹力衣对运动功能和运动质量有即时功效，一些研究表明只有短期的持续效果。皮肤的耐受度可能是一个问题，儿童及其家庭有时会发现衣服穿着不适，不便于患者独立穿衣和上厕所 [122]。

儿童应该有各种各样的姿势，使他们可以安全舒适地做事、旅行和睡眠。因 GMFCS 水平以及个人和环境因素，姿势需求有很大差异 [323]。功能水平在 GMFCS Ⅳ级和Ⅴ级的儿童应该制订个性化姿势管理计划，以预防或改善挛缩和畸形的继发性损伤，防止皮肤破损，并促进功能和参与 [134]。运动功能水平较高的儿童可能需要一些座椅改造以优化姿势控制、手部功能、自理和游戏能力 [5,323]。在所有年龄段，睡眠期间如果改变身体姿势可能会引发不适、疼痛和呼吸问题，这可能导致脑性瘫痪患儿及其家属的睡眠不足 [399]。物理治疗师可能要介入并促进安全，舒适和生物力学最佳的睡眠姿势。睡眠时可使用矫形器、支具和床上姿势系统，但必须注意避免肌肉过度牵伸，防止干扰睡眠或造成不适 [145]。

舒适安全的坐、站、卧和地板上游戏的姿势对于学龄前儿童的发展非常重要。有姿势控制困难的儿童可能需要适配的座椅系统，这些可以通过改善沟通、上肢功能、喂养、如厕、独立性、安全性、社交互动和满足感对儿童产生积极的影响。通过对儿童的社会福利进行评估后发现这些益处可以转化为家庭生活质量的提升，以及在照护和管理方面减少父母额外的精力消耗。适配的座椅应该个性化，因为每个儿童控制姿势的能力和对位对线差异很大，具体建议包含在第 33 章辅助技术中。经批准的汽车安全座椅和限制装置是进行安全和舒适的车辆运输所必需的 [224]。姿势控制也可以促进肺部健康，由于胸壁生物力学的原因，喂养困难、无法活动和咳嗽能力差、运动受限的儿童存在发生胸部并发症的风险。自适应座椅或矫形器已被证明可以改善肺功能，但相关研究非常有限 [18]。

负重被认为可以减少或防止继发性损伤。最理想的情况下，站立涉及运动和活动以提供间歇性负荷和肌肉拉伸。维持下肢负重能力可以允许进一步参与站立转移的能力，并且减少年龄较大儿童站起时需要的帮助。通常在 9~10 月龄的儿童还不能有效地进行负重时就开始使用站立架。基于有限的研究和临床专业知识的站立处方建议包括：每天 45~60 分钟，以维持或增加髋、膝和踝的 ROM；每天 60~90 分钟，可影响骨密度；每天 60 分钟且全髋外展 30°~60°，可影响髋关节稳定性；每天 30~45 分钟，可在短期内减少痉挛 [275]。站立架也有利于膀胱功能改善、警觉性提升、循环系统增强或增多与同伴的互动 [275]。重要的是，要确定使用站立架时下肢承受的实际重量，事实证明，这一比例在 23%~102% 之间，平均为 68% 的体重 [166]。

疼痛的终身管理应该从童年早期开始。如上所述，座椅、姿势和痉挛管理可以提供即刻的舒适，还要通过预防骨骼对位对线不良等继发性损伤来进行长期的疼痛管理。治疗师应确保物理治疗干预尽可能无痛，但在无法避免不适的情况下，如术后的关节松动术，积极的治疗关系的发展会影响儿童应对不适的治疗措施的能力。诸如转移注意力、形象化、呼吸或放松等行为方法，以及同理心、表扬和休息都可能会有所帮助 [351]。

促进活动

痉挛、力量、感觉、ROM、选择性运动控制和认知的损伤之间存在复杂的关系，这会影响运动分析和提供指导，从而影响活动能力的提高 [358]。这些问题以及提供在不同环境中体验运动技能的机会，有助于改善学习运动策略的能力，从而提升粗大运动功能，促进在移动中完成任务并提升自理和社交能力。脑性瘫痪儿童在规划和执行运动技能时可能必须使用不同或额外的认知策略。

在学龄前期，促进活动的物理治疗通常是密集的。治疗师需要认识到何时切合实际地处理儿童的障碍以完成活动，以及何时需要调整任务或改造环境。干预通常包含以上两者。然而，功能水平在 GMFCS Ⅰ级和Ⅱ级的儿童可能需要很少的适应性改变，而处于Ⅴ级功能水平的儿童可能需要相当大的适应性改变和环境改造。动态系统理论、运动控制理论、运动学习原理和策略的组成部分应纳入以活动为导向的治疗（见第 3 章和第 4 章）。

运动学习包括一系列与实践或经验相关的过程，这些过程对形成熟练动作的能力产生相对来说是一个永久的改变（见第4章）。脑性瘫痪儿童由于肌张力的障碍，力量感觉处理、感知运动技能、认知能力以及缺乏在不同环境中执行运动技能的机会，而导致他们在学习运动策略的能力受限制。他们难以分析自己的运动并利用反馈来改善运动表现[358]，运动记忆通常也受损[107]。因此，脑性瘫痪儿童在规划和执行运动技能时可能会使用不同或额外的认知策略。目前对神经功能障碍儿童运动学习方面的认知研究有限，还需要进行更多的研究[358]。

运动学习原理提倡鼓励运动探索和儿童自我寻得处理任务的解决方法，使儿童适应环境的变化，同时重复练习对儿童有意义的与目标相关的功能性任务[189]。在家庭、学校和社区环境中进行充分和不同的练习非常重要，在学习熟练运动的过程中反馈很重要。儿童通过感觉感受器接收从外部来源获得的信息，对结果的了解有助于提供有关运动结果的信息，而对表现的理解则提供有关运动性质的反馈，反复尝试可以成为选择有效运动模式的基础[45]。还必须考虑前馈机制，因为运动技能具有认知成分，某些情况下，认知策略可以弥补固有的运动限制。相比抽象的指令，脑性瘫痪儿童可能更容易理解具体的指令。儿童在任务之间的转换可能受限，特别是对于认知障碍的儿童来说，因此建议练习有目标性的技能[366]，将技能整合到功能和认知为导向的任务中可能会促进残余能力的发展。

治疗师应关注儿童表现出具备完成特定任务相关先决条件的能力（准备就绪），并让儿童参与目标设定和干预计划[329]。治疗应具有挑战性和趣味性以保持积极性，将活动嵌入日常生活中时也应运用运动学习原理[278]。例如，踢足球是一种比单脚站立练习更有效、更有趣的发展平衡技能的方法。基于儿童的某一种运动能力，可以通过许多不同的方式去实现任务，前提是该运动是安全的，不会随着时间的推移而造成继发性损伤[366]。Ketelaar及其同事发现接受基于这些原理来进行干预的儿童与接受旨在使运动质量正常化的儿童相比，在日常环境中表现出的自理和移动活动的能力有更大改善[189]。

虽然关于脑性瘫痪儿童治疗的许多方面的文献正在增多，但最佳的策略和干预措施仍不清楚，因此分析儿童、任务和环境以确定实现目标所需的内容非常重要。基于实践的，以目标为导向的干预措施，如限制性诱导疗法（constraint-induced therapy，CIMT）（限制偏瘫型脑性瘫痪儿童的非受累侧肢体，同时鼓励受累侧上肢和手做更多高重复的主动运动）或双手训练（运用运动学习原理促进受累侧上肢和手作为辅助来使用），通过功能性磁共振成像和脑磁波描记术的测量，有证据表明上肢功能和手部运动的质量和有效性与皮质重塑相关[265,327,350]。功能相关、认知参与、大量实践、高强度训练、适合年龄的活动、同伴参与以及家庭计划的纳入都是成功训练计划的组成部分[3,86,327,360]。有关更多信息，见第4章。

物理治疗师的作用可能涉及与健康和幸福感相关的各种方面。由于口腔运动控制和吞咽、流涎、误吸、自我喂养困难以及难以表达饥饿或食物偏好等问题，脑性瘫痪儿童存在广泛的喂养、饮水和营养问题[9,205]。喂养问题加上运动障碍可影响生长发育，尤其是功能水平在GMFCS Ⅲ级、Ⅳ级和Ⅴ级的儿童。发育不良与健康状况较差、医疗保健资源的使用增加、社会参与度减少、错过上学的机会有关，这可能影响家庭参加日常活动的能力，令家庭成员觉得无法适当地喂养他们的孩子[9,205,346]。胃食管反流和误吸也可能会发生。口腔运动训练、合适的体位以及家长宣教和支持是综合护理的重要方面。缺乏身体活动可能导致慢性便秘。在某些情况下，建议进行胃造口术和抗反流治疗。目前已有为患有复杂疾病的儿童开发的生长曲线可供参考[9,205,346]。

相反，儿童（包括脑性瘫痪儿童）肥胖率的增加是一个值得关注的问题。脑性瘫痪儿童超重或有超重风险的总体发生率超过29%，并且在门诊患者中相对较高[172]。对于患有脑性瘫痪的人，肥胖有关的问题可能会被放大，如肌肉力量下降、疼痛、压疮和活动受限[238]。积极的干预措施包括使用一些技巧鼓励身体活动，比如采用激励策略，实现自我引导下的目标设定和活动选择，自我管理，正向强化，逐步增加运动负荷，鼓励参与超过15分钟的力量训练。以身体体重管理为目标会更具挑战性[238]，儿童的行为、性格和家庭娱乐的形式预示着休闲和娱乐不同的参与度[193]。物理治疗师可以参与健康行为的早期促进，包括身体活动的参与和保证健康饮食。

行动不便或有喂养问题的儿童的肺功能较差且存

在呼吸肌无力[207]。问题包括分泌物清除能力不佳、误吸以及对肺炎的易感性，这些可能需要心肺物理治疗、吸痰和其他技术来维持最佳的呼吸功能。

在学龄前期如未能养成适当的如厕规律，会导致参与受限和引来同伴的负面看法。与正常发育的儿童相比，脑性瘫痪儿童的膀胱控制发育可能会延迟，但大多数都能变得可以控制。认知能力和四肢瘫的不利诊断可能影响身体控制的发育[307]。治疗师可能需要推荐合适的辅助设备。

移动

在明确诊断时，儿童的步行能力是父母最关注的方面，是干预的常见目标，也是活动参与的预测因素，以及随着时间的推移是否出现技能退化的一个预测因素。因此，步行是学龄前后脑性瘫痪儿童的临床练习和研究的重点。步行并不总是一种现实的或最佳的移动方式。替代的移动方式对于一些儿童来说是必不可少的，并且在某些环境中应由儿童和成人来选择移动方式，从而提高效率[359]。

GMFCS 和粗大运动发育曲线提供了循证的信息，以帮助确定符合实际的移动目标[314]。如果步行的预后良好，干预措施将包括促进步行的预备技能，如有效和对线良好的负重、选择性运动控制以及步态和平衡所需的重心转移，配有体重支撑带的跑步机训练可为学习步行提供机会[230]。移动辅助器具如助行器、拐杖或手杖可在儿童进步到更高级的步态时短暂使用，或可作为独立移动的长期辅助手段。与使用前置助行器相比，使用后置助行器可以在步态中获得更为直立的姿势和更好的步态特征，并且能减少能量消耗（图 19.9）[289]。GMFCS Ⅳ级的儿童可以使用支撑躯干和骨盆的轮式行走装置，以发展直立姿势、迈步的能力和有限的移动。虽然治疗影响的证据很有限，但这些装置提供了与他人一起参与和探索环境的机会[276]。

3~5 岁的儿童正逐渐意识到成功的概念。步行可能是一种令人渴望的技能，但不应该成为一个为此耗尽所有精力的目标，特别是如果在年龄较大时还无法实现或保持步行的话。无法步行的成人总会记得，步行是他们的父母和治疗师为他们设定的最重要的目标，这导致他们从小就有失败感，甚至对康复专业人员失去信心[135,190]。

当步行不能实现或效率低下时，建议提供功能性的、独立移动的替代方法。这种需求可以通过改装三轮车（图 19.10）、手动轮椅或电动移动装置，有时需要特殊的控制方法来满足。特拉华州大学（University

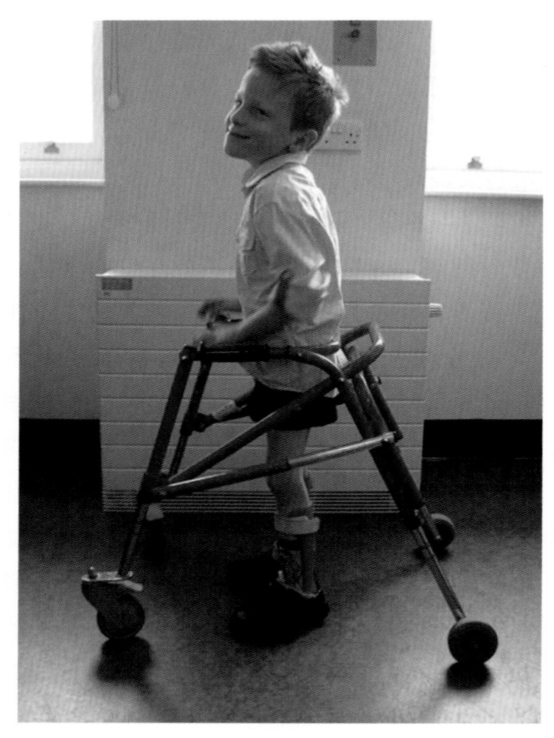

图 19.9 据报道，使用后置助行器的儿童与前置助行器相比，可以促进直立姿势的发展以及获得更高的步行速度（引自 Lissauer T, Clayden G. *Illustrated textbook ofpaediatrics*, ed 4. St. Louis, 2011, Elsevier.）

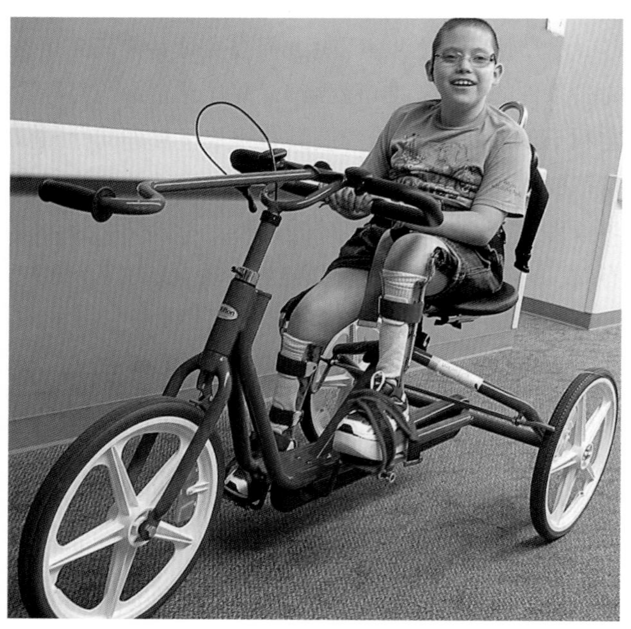

图 19.10 改装三轮车可满足儿童的移动需求（Courtesy Texas Children's Hospital, Houston.）

of Delaware's）的“GoBabyGo!”计划（http://www.udel.edu/gobabygo/program）已为残疾儿童制订了电动式和改装可驾驶玩具汽车的指南[171]。这些设备能够使脑性瘫痪儿童探索环境，获得独立的感觉和技能，并能更多地参与家庭、学校和社区生活。电动式移动工具也可以促进自发行为的综合发展和空间概念的获得。缺乏自我移动的能力可能会导致冷漠、退缩、消极和依赖的行为，这种行为会延续到将来的生活中。

电动式移动工具的使用通常是年幼脑性瘫痪儿童家庭的敏感话题，治疗师应尽可能鼓励家庭成员来分享他们的想法，尊重家庭的喜好非常重要。有些家庭可能因为接受程度的问题或面临可能的歧视而延长使用婴儿车并推迟轮椅的使用[135]。父母最初可能会对年幼的儿童配备电动移动方式犹豫不决，担心这意味着放弃步行，该话题可以在之后再重新讨论。电动式移动并不排除以支持性步行或使用移动设备进行步行（如助行器）为目标，但可以为儿童提供一种自我移动的方式去探索和体验学习。对于将继续完全依赖电动式移动以实现独立的儿童，它可以在儿童适当的年龄给他们提供移动能力，并让家庭了解电动式移动对家居、学校教育和交通需求的影响。

如果考虑电动式移动，则必须考虑精细运动控制、认知技能、视觉和听觉能力、行为、环境的可行性、交通和经济能力。关于临床实践的共识表明，儿童可以在 8 月龄时开始增强移动能力，当儿童开始爬行时，就可以开始学习如何在 14 月龄之前操纵电动式移动装置。那些能够使用操纵杆或其他转向装置的儿童在 18~24 月龄之间可以实现操控[220]。一些具有显著认知或感觉障碍的儿童需要适当的练习和环境的支持来学习使用电动式移动装置。更多信息见第 33 章关于辅助技术的内容。

游戏

游戏是儿童主要的活动，应该是有内在动机并且愉快的。游戏的好处包括帮助儿童发现他们可能对所处环境中的物体和人造成的影响，发展社交技能，并加强对环境的感知、概念、知识和语言技能的发展。脑性瘫痪儿童即使在有能力去游戏的情况下也经常受限。他们在家中比在社区或学校环境中能获得更多的支持[302]。身体的障碍、时间的限制以及社会和环境的障碍，导致身体残疾儿童参与游戏的局限性，这可能会影响他们从游戏中可获得的学习体验，并可能导致独立性、动机、想象力、创造力、自信、社交技能和自尊心的下降[34]。治疗应提供并演示游戏的机会，并提出可解决社会和环境障碍的游戏（图 19.11）。

应向父母和照护者推荐适当的玩具和游戏方法。如果儿童无法运用身体去玩普通玩具，则可以通过各种改装，如改装开关的通道，让玩具更适合脑性瘫痪儿童操作，环境控制装置也可以引入学龄前脑性瘫痪儿童的游戏中[208]。

重要的是不要过度保护脑性瘫痪儿童，应该鼓励父母让他们的孩子享受正常的游戏活动，如滚下山坡和玩泥巴。治疗师必须确保治疗和家庭计划能够促进而不是干扰正常的游戏体验。儿童早期融入社区娱乐活动可以为儿童和家庭带来健康积极的生活方式和社交机会。

家庭参与

干预计划应始终考虑到儿童是处于家庭环境中。治疗师应该对家庭的压力、情况变化、育儿方法、应对机制、隐私、价值观和文化差异保持敏感，并且使

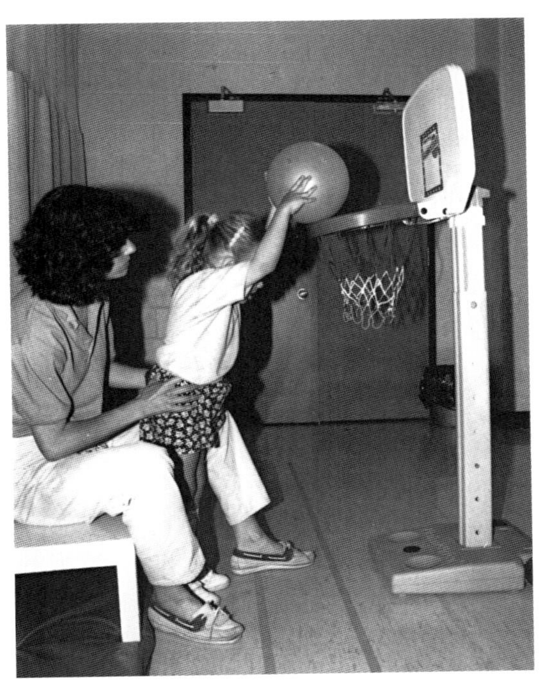

图 19.11 治疗性训练计划可包括高度激励性的游戏活动。投篮可能比躯干伸展训练更具激励性

治疗方法和计划灵活可变。家庭与治疗师的协作体现在日常活动和作息中，将目标融入学习机会中至关重要。家庭计划对于优化治疗结果非常重要，因为力量强化、肌肉延展性和运动学习都需要除正常治疗疗程外更多的训练输入。家长运用他们从家庭计划中获得的指导和支持，帮助孩子建立信心[267]。

治疗师也需要对家庭的幸福感保持敏感，并且必须在提供的家庭计划与家庭期望实际上无法实现之间找到平衡，特别是那些无法促进积极的亲子互动的计划。要求一个家庭花 15 分钟进行一个治疗活动意味着从另一个活动中失去 15 分钟[30]。家庭参与面对的障碍可能包括对时间、精力、技能或资源的限制，以及对亲子关系的负面影响。影响父母参与家庭计划的积极因素，包括关于计划内容和强度的协作决策、对家庭需求的认识，以及易于将活动融入日常生活的过程中，而不是给患儿或照护者带来压力[267]。兄弟姐妹可以在护理和游戏中发挥作用[103]。对兄弟姐妹进行关于脑性瘫痪的宣教以及告诉兄弟姐妹帮助患儿的方式，可以帮助脑性瘫痪儿童实现更多的独立性。当然，我们还必须考虑兄弟姐妹的幸福感[74]。

其他学科的作用

作业治疗师与学龄前儿童合作密切，帮助脑性瘫痪儿童在穿衣、喂食、如厕和游戏等活动中发展独立性。言语或语言治疗师能促进脑性瘫痪儿童对高效沟通方法的使用。心理学家评估认知技能，并与其他专业人士就知识能力与其他发展领域的相互作用进行商讨。社工和行为治疗师为家庭提供持续的支持，因为养育残疾儿童的压力会持续存在但也会变化。团队评估和干预对解决诸如喂养、增强沟通和过渡到学校等问题是必不可少的。矫形外科医生可持续监测患儿肌肉骨骼的发育。

学龄期和青少年期

在学龄期和青少年期，脑性瘫痪儿童通常会参与学校和社区生活，同时仍依赖家庭和生活在家中。他们保持并完善他们学到的基本功能性技能，变得越来越独立，因为他们能够有效地应对日常生活的需求、与同伴互动和过渡到成人的生活。这一时期，尤其对那些上过高中的脑性瘫痪儿童来说可能是非常艰难的[255]。青少年越来越意识到残疾对自己、家庭以及与同龄人的关系所产生的现实的、不同程度的影响。当他们努力应对成长时的正常压力，特别是青春期的压力时，他们还必须应对不同的、必须承认实现独立的潜在障碍问题，并努力克服它们。

随着儿童进入青少年期，参与生活活动的情况会更具挑战性[175]。在青少年期遇到的问题包括移动能力受限、日常活动的耐力差以及在隐私变得越来越重要的时候自理和卫生技能仍很困难且发展缓慢。青少年可能没有足够的机会在社会和性方面得到发展，或达到与家庭独立性的年龄相匹配的水平。与其他青少年相比，约会通常会推迟而且频率较低[389]。环境因素可能导致社区和学校设施的使用减少，限制了他们参与社会、文化、娱乐和体育活动的机会。

父母可能会担心他们孩子的残疾会影响他们参与适龄活动，以及将来成年后的生活[153]。父母仍会自然而然地关注他们的孩子，但必须要避免过度警惕或过度保护，并且必须开始允许他们的孩子参与冒险并在外界中独立[255]。在某些个案中，必须解决他们有关特殊设备、运输和家庭改造需求的财务问题。日常生活活动和转移活动不能独立的脑性瘫痪儿童父母可能要承受身体压力，如背部问题。

物理治疗检查和评估

确定继发性损伤的风险是检查的重要部分。由于儿童在此阶段粗大运动方面达到平稳期，所以粗大运动的评估可能不那么频繁[155]，但评估对于监测痉挛的管理、手术、矫形器的使用或密集性治疗或恶化期间等干预措施所引起的变化仍然很重要。对儿童所处的自然环境的评估可以提供有价值的信息，以区分能力和表现是否一致，并确定允许参与活动的必要条件。例如，与其他儿童在学校走廊中交谈所需的步行速度、耐力和敏捷性，这一过程中存在的噪声和障碍物可能不同于在步态实验室或在特定的定时距离测试中所评估出的步行速度、耐力和敏捷性。正常 7 岁的儿童在学校走廊里带领一队学生步行的平均速度是 4 英尺 / 秒（约 1.2 米 / 秒）[92]。这样的信息可以为脑性瘫痪儿童参与学校活动和确定治疗目标所需的步行能力提供指导。

我们应尊重所有年龄段儿童的个人隐私，特别是在青少年期，儿童越来越了解自己的身体和性征时，这一点变得尤为重要。在参与治疗和诊疗时，他们应该穿着合适，特别是在他们会被不熟悉的人看到、拍照或拍摄视频时。如果需要儿童脱掉衣服，应该给出这样做的理由并且征求他们的许可。

物理治疗的目标、结果和干预

在青少年期，治疗目标的转变反映了儿童生活方式和潜力的改变。大多数脑性瘫痪儿童在 5 岁左右达到其粗大运动功能的上限[59,155,314]。一些儿童和青少年可能会改善他们的运动功能或技能。例如，Dewar 等人（2014）对运动干预改善脑性瘫痪患儿的姿势控制进行了系统性回顾，结论表明，中等水平的证据支持粗大运动任务训练、马术治疗、减重下的跑步机训练、躯干训练和平衡反应训练的有效性。然而，重点更倾向集中在预防继发性损伤、维持已达到的运动功能水平、参与适龄的活动以及寻求代偿方案和环境改造。潜在的困难包括挛缩、疼痛、体型的增加、青春期发育、身体过度使用的累积、疲劳以及更费力和更具竞争性的生活方式[23]。

学龄期的儿童和青少年如果有认知能力，应该积极参与有关目标和计划的谈话。应该鼓励他们逐渐对自己的健康、营养、体能、个人护理、财务和决策承担责任，以便他们准备好在成年期承担这些责任。治疗师应该强调患儿自身的能力并鼓励他们参与擅长的活动以及帮助他们认识到自己的困难以确定适当的改进方案，如使用护理人员，以便努力培养儿童和青少年的自尊、自我效能和自信心。对于那些障碍更严重的儿童来说，目标可能是尽量将损伤带来的影响最小化，以便于照护和提高舒适度。在可能的情况下，脑性瘫痪儿童和青少年应该了解自己的健康状况并学会自我管理。当运动能力受限时，自我管理会涉及指导他人给自己提供援助。

如果可能，必须预防并避免继发性损伤。保持肌肉的延展性、力量、关节完整性和整体体能对于预防继发性损伤都非常重要。儿童和青少年需要制订解决问题的策略以克服环境和社会的障碍，使其在家庭、学校、娱乐、社交和社区生活中实现独立以及尽可能地进行主动活动。关于残疾的宣教是承担自我管理的一个重要但又往往欠缺的组成部分[305]，这可能是因为家庭在儿童年幼时的初始教育以及后续向儿童提供不充分的适龄信息造成的。

移动能力对儿童整体的健康、幸福感和独立性都至关重要。青少年可能有能力采用在年龄较小时使用的移动方式，但环境和个人因素可能会影响其表现[312]。关键是要确定能量过度消耗的根本原因并制订有效的策略以减少运动中的能量浪费，以及通过社区性练习和体育项目进行身体体能的训练。这些目标对于 GMFCS 水平范围内的儿童非常重要，但会以不同的方式实现[125]。

减少原发性损伤和预防继发性损伤

渐进式抗阻训练已经成为脑性瘫痪儿童和青少年常见的干预措施，因为已经证明，相关训练的努力程度与痉挛或疼痛的恶化无关[136]。弹力带、负重器械、等速设备和功能性运动等已经被应用，并且可在家庭、诊所或社区环境中进行训练。许多研究表明，儿童和青少年下肢的抗阻训练可以增加等张、等速、等长和功能性肌肉力量，但对功能性活动和参与的影响较小[128,136,353]。然而，一些研究报道了通过对粗大运动功能、步长和运动学等步态参数以及身体图示感知的评估发现抗阻训练对活动有所改善[128,288,363]。

对研究方法的回顾性分析表明，研究方案可能没有实施针对抗阻训练的循证指南[371]。Vershuren[371]、Park、Kim[288] 及 Gillett 等人[136] 讨论了对学龄期脑性瘫痪儿童和青少年的建议方案。包括以下内容：①肌力弱或多关节肌代偿明显时进行单关节训练；②休息间隔大于 1 分钟（可能长达 3 分钟）；③干预周期足够长（12 周），每周 3 次，每次 40~50 分钟；④考虑国家（美国）儿童力量和健康状况协会指南的其他条件。

脑性瘫痪青少年应该在合适的体位进行训练，并允许对目标肌群进行最佳的选择性控制。青春期前青少年的变化如运动技能的提高、运动单位募集和激活率的增加，以及运动协调改变多于肌肉增大可归因于神经因素[371]。力量训练应纳入常规训练或身体活动方案中，以在整个生命周期内保持最佳的肌肉骨骼功能[125]。力量训练也能增强年幼儿童的运动功能，减缓青少年时情况的恶化，因此即使在统计学上无显著性差异，在临床上也可能是有价值的。涉及高速训练、超等长训练或增加无氧运动的方案可能是有研究前景的[136,183]。

电刺激、心理意象和生物反馈可能对那些肌肉自主收缩有问题的儿童有所帮助[371]。各种神经肌肉电刺激方法已被用作治疗脑性瘫痪的辅助手段，可用于减轻痉挛状态、增加力量和肌肉延展性、促进选择性控制的初步学习并改善步态等功能性活动[68,402]。治疗性电刺激，即长时间不产生肌肉收缩的低强度刺激，尚未显示有临床效果[79]。功能性电刺激，即在活动实践中短时间内高强度刺激，当单独用于跖屈肌或与背伸肌相结合应用时，已显示出对步态参数具有较好的影响。在仔细分析运动后，应为患者制订个性化方案，并应密切监测其训练。当每天电刺激 30~60 分钟，至少 6~8 周时，可以观察到治疗效果[402]。一些研究表明，功能性电刺激并不比单独的运动训练更有效，但可能对由认知或选择性控制问题引发运动问题的儿童是有用的[68]。

在这个年龄段，痉挛管理仍然很重要。肉毒毒素注射仍是有效方法，如果存在挛缩，通常还应与系列石膏治疗相结合，以提供更显著和持久的效果[99]。挛缩在这个年龄段是普遍存在的，特别是在肢体受累更为严重的患者中[401]。学龄前期中描述的干预措施仍是合适的，但治疗师必须确定哪些身体结构会导致活动受限。因关节囊或韧带的紧张引起的关节活动过少可以采用关节松动术进行治疗[46,159]。

即使青少年在骨骼发育成熟后，也仍有脊柱侧凸、长短腿、步态或坐姿的改变等风险，因此还需要继续监测髋关节的完整性[403]。虽然痉挛管理和体位摆放可能会延缓或减少对矫形外科手术的需求，但一些儿童仍需要通过外科手术来解决进行性挛缩或骨骼畸形，并解决步态、姿势、卫生和疼痛等问题。儿童的步态可能会逐渐向屈曲模式发展并可能形成蹲伏步态模式，这种情况可能会因青春期的生长陡增而恶化。这种模式的特征是踝关节过度背伸，膝关节和髋关节过度屈曲，并可能伴有股骨过度前倾、髋关节半脱位、高位髌骨、胫骨过度外翻、跟骨外翻和膝关节疼痛。可采取的外科手术包括肌肉/肌腱延长和转移术、肌腱切断术，截骨术和关节稳定术。

一次麻醉下的多部位手术，包括髋关节、膝关节和踝关节的手术并行，可以同时在所有关节处实现生物力线的对齐。儿童和家庭只需要面临一次入院和一次康复治疗。对矫形外科手术长期影响的研究受限于随机对照实验的伦理问题，缺乏 GMFCS 的分类，以及评估时间、流程、不良事件、术后护理和康复方案的不一致。然而，多部位矫形外科手术已被证明可以改善 ROM、扭转、运动学和动力学步态参数，包括综合评估和能量效率，但对粗大运动功能的改变较细微，对生活质量的影响也不大可预测[235]。

更复杂的手术，包括股骨远端截骨和髌腱止点远端移位联合手术等，可以改善膝关节功能，进而使患儿获得社区活动能力[347]。功能水平在 GMFCS Ⅴ级的儿童的骨科优先考虑事项是能够舒适地保持坐位，并在骨盆保持水平的基础上稳定脊柱竖直排列，同时可灵活放置髋关节和平坦放置支撑足。参与站立位转移的能力是那些功能处于 GMFCS Ⅳ级的患儿的目标[235]。

物理治疗师在外科上的决策及在术前和术后护理管理中发挥着重要作用。治疗师、外科医生和家庭成员都是外科手术选择的协作者，手术的选择基于对步态和其他粗大运动活动、设备耐受度、疼痛、ROM、力量、选择性运动控制、痉挛和呼吸功能的评估。必须考虑儿童及其家庭的目标、资源、动机和优先事项以及外科医生的临床经验。随着儿童成长，他们应该积极参与并决定他们的护理，应尊重他们的兴趣、优先事项以及因住院、制动、恢复期和确保术后康复而导致的常规生活中断的问题。

在术前，治疗师可以对家庭宣教关于术后的要求，如体位摆放、升降、转移、运输，呼吸护理、喂养、睡眠和疼痛管理以及在家中可能需要的额外帮助。可以考虑用肉毒毒素注射和其他形式的痉挛管理来减少术后的不适[25]。力量训练和进行术前调整的呼吸训练可能是有益的。可以与作业治疗师一同协作引入家庭改造和辅助设备，作业治疗师可以提供有关如厕和洗浴需求方面的咨询。

术后即刻的体位摆放对舒适性和肌肉延展性很重要。在照护由于石膏固定、活动受限和疼痛而困扰的儿童时，照护者的身体素质非常重要。术后康复有助于获得最佳的手术效果，在术后 12~24 个月仍可持续改善并能维持多年。术后的肌肉力量，特别是腘绳肌的力量会明显减弱[335]。在功能性运动任务框架内的一个目标是对延长和转移的肌肉进行运动控制。具体的训练将根据制动、负重和运动限制而不同，但延展性和力量训练可以促进功能性运动技能，应将这些作为训练计划的基础[26,335]，水疗可能是有益的。对矫形管理进行重新评估，助行器和座椅对于保持对位对线、保护手术矫正以及促进功能性运动是有必要的。

痉挛、肌肉的异常延展性、肌肉失衡和无力可导致脊柱侧凸；反过来，脊柱侧凸可能会影响姿势、呼吸状态、疼痛和皮肤完整性，因此这可能是一个难题，特别是对于痉挛型四肢瘫的儿童[216]。多种类型的矫形器可用于治疗脊柱畸形，证据尚未表明支具可以防止脑性瘫痪儿童脊柱侧凸的进展，而且患儿可能不能耐受；然而，支具可以通过稳定躯干姿势来提供益处[216,249]。严重脊柱畸形可能需要进行手术矫正，尽管担心并发症甚至死亡，但照护者通常对手术结果感到满意（见第 8 章）[216]。

中度至重度脑性瘫痪儿童因骨质疏松症引发的骨折发生率的增加，与步行受限、既往骨折、抗癫痫药物的使用、喂养问题和较低的体内脂肪量有关[208]。涉及负重和双膦酸盐治疗的身体活动已被证明对脑性瘫痪儿童和青少年的骨密度有积极的影响[115]。

活动和参与

在学龄期和青少年期的发育中，儿童会达到新的粗大运动技能水平；即使是有严重身体和认知受限的儿童，如果目标是切合实际的并且配合适当的行为、交流和运动学习技术，他们的活动和参与水平也可能有所改善[48]。神经可塑性被认为可以持续到青春期甚至整个生命周期，但需要采用最佳类型和强度的治疗[393]。尽管缺乏粗大运动技能大幅增加的潜力，仍需要进行治疗训练以保持最佳的功能水平同时防止不必要的恶化。干预原则，如以家庭为中心的服务保持不变，但目标、任务和激励措施可能根据年龄进行调整。

脑性瘫痪青少年自己更重视独立性和参与能力。用双足行走并不一定是脑性瘫痪儿童唯一的移动方式[135]。正如在粗大运动功能预测这一章节中所讨论的那样，儿童和青少年可能有不止一种移动方式，这取决于不同的情况并且与能量消耗、活动、环境和个人偏好有关，特别是当儿童年龄更大、需要参加距离更远的社会和教育活动时[135,283]。即使功能水平为 GMFCS Ⅱ ~ Ⅳ级的能步行的脑性瘫痪青少年，在学校或社区环境中也经常选择使用手动或电动轮式移动来提高安全性、实用性或社会适应性[283,359]。使用移动设备可能需要对环境进行改造，如入口的坡道或洗手间的改造，以便于通行。驾驶员培训为能够驾驶汽车的人提供独立旅行的自由。如果驾驶不可行，则应提供使用公共或特殊交通的指导，对特殊交通方案或父母的依赖会限制他们自发参加社区活动的能力[283]。

步行可能继续被视为正常的象征，但可能会成为一种训练活动或为了满足他人的期望的活动，而非功能[135]。使用部分体重支撑带进行跑步机训练可以提供安全的、针对性任务的步态训练，为 GMFCS Ⅲ级、Ⅳ级和Ⅴ级的儿童提供多次重复和积极的活动参与[230,257]。虽然研究样本量小，但已经证明对于无法独立步行的儿童，在步行技能、步速和耐力等临床相关方面以及站立转移方面有所改善。迄今为止，这些研究的数量和质量不足以得出结论，部分体重支持的跑步机训练可以为脑性瘫痪儿童的功能带来显著改善[83,257,391]。强度更高，持续时间更长的治疗方案有更好的效果，使用被动矫正步态机器人辅助跑步机训练需要较少的人力，可在治疗期间以更高的速度和更远的距离进行高强度、高重复的步行训练，并且可能增强神经重组[242]。这种干预措施有望成为改善 GMFCS Ⅰ级、Ⅱ级、Ⅲ级和Ⅳ级儿童的步行速度和粗大运动功能治疗的选择[241]。跑步机训练也可用于增加耐力和力量，并且可以在没有支持带的情况下用于功能更高的脑性瘫痪儿童。

学龄儿童通常能发展出抽象思维和足够的认知能力来使用生物反馈和关于肌肉活动的电子反馈来学习自主控制。这方面的研究很有限，然而在脑性瘫痪儿童的研究中，已经发现反馈技术可以改善主动 ROM、力量和运动控制，如在一项踝背伸的研究中已被提及[105]。但相关设备的携带通常受到限制，对现实生活情景的概括并不容易被描述出来，并且治疗可能还很耗时。生物反馈已被纳入机器人技术。

移动通信技术，如智能手机、平板电脑和计算机及众多游戏和应用程序，使残疾青少年可以访问同伴通常使用的各种网站和社交媒体。虚拟现实技术为主动、重复的感觉和运动感觉训练提供了机会，并且成本相对较低、更商业化、更愉快、更具激励性、社会可接受度较高，对所有 GMFCS 水平的儿童都是安全的。它们可以改善平衡，增强视觉、感觉处理，促进姿势控制和功能性活动 [114]。需要参与者参与体育活动的视频游戏可以达到中等强度的训练水平，能促进体能并减少久坐的行为，从而增强心血管健康 [114]。

据报道，脑性瘫痪儿童和青少年的习惯性体力活动水平比同龄人低 13%~53%，比推荐的指南低约 30%[60]。力量、肌张力、平衡、协调障碍和疲劳均可导致身体活动参与水平下降，从而导致肥胖、心肺功能差、体力活动能力降低和耗氧量增加 [125,373]，还可能导致双向关联，两者互为因果。脑性瘫痪儿童步行的能量消耗可以是正常发育儿童的 3 倍，在不同 GMFCS 水平上还存在显著差异 [184,375]。

物理治疗师可以在促进健康的生活方式中发挥重要作用。个人或环境因素可能是身体活动的促进或障碍因素，治疗师需要了解并且应该解决背景因素问题，包括自我效能、关于为什么和如何运动的知识、疼痛管理、家庭支持、可支配的时间，并意识到合适的辅助设备或治疗方案、相关设施的可用性，了解有关交通、财务、训练有素的机构工作人员的情况，以及患儿对自身能力和条件的看法 [85,194,256,373]。

儿童期和青春期的体育活动行为很重要，因为他们可以通过这些活动建立持续到成人的生活习惯 [336]。研究表明，运动干预可以增加脑性瘫痪儿童和青少年的习惯性身体活动，但要维持可能很困难 [17]。研究显示有氧运动对脑性瘫痪儿童总体呈现积极的影响，但很少有报道其对日常活动和参与水平的影响 [129]，可能是由于训练强度不足或训练时间太短以至于无法在这些方面产生效果 [129]。

应对策略包含关于体能活动的益处、目标设定、结构化和非结构化组合的方案、反馈、积极的角色模型的宣教，以及为家庭提供支持以寻找合适的活动，以及消除活动参与的障碍 [17,317]。体育活动的建议可以建立在一般人群的指南之上，脑性瘫痪儿童和青少年可以每天参加 60 分钟的中度至高强度的身体活动，包括有氧运动、肌肉和骨骼力量活动以及遵循 FITTE（频率、强度、类型、时间和愉快）的原则 [317]。体育活动对身体功能（力量、灵活性、有氧和无氧运动能力、认知、日常活动、活动参与、自我能力和生活质量）影响的证据是积极的 [126,374,375]。定性的结果，如有能力在户外玩耍更长时间以及步行更长时间已被报道 [140]。活动可包括循环训练、蹦床、跑步、跳跃、跑步机、骑自行车活动和游泳。体育活动应被纳入家庭、学校和社区环境。在学校环境中提供的课程容易采用和实行。社区体能训练已被证明可以提高肌肉力量和身体外观的感知；参与者感到自信并能积极主动地继续参与体能训练 [91]。在线课程也取得了成功 [17]。

脑性瘫痪青少年每天久坐时间通常是推荐量的 2 倍 [60]。因此必须考虑久坐的时间对健康的负面影响，然而对于患有脑性瘫痪的人来说，一般久坐活动的定义可能并不合适。例如，虽然可能需要很长时间保持坐位，但非典型肌张力、共同收缩和平衡能力差等障碍而导致的非有意活动实际上可能会减轻久坐带来的影响 [177]。寻找方法来限制久坐的总时长，并确保久坐会被突然的运动和轻微活动所中断，如坐位练习，甚至坐在轮椅上进行摆动，都可以减少久坐带来的风险 [177,373]。

娱乐和体育活动为锻炼、玩耍和社交互动提供了极好的机会 [345]。这些活动包括骑马 [94]、游泳、骑自行车 [292]、滑雪 [345]、操控帆船、划独木舟、露营、划皮划艇、钓鱼、蹦极、练习瑜伽、滑雪和打太极拳（图 19.12）。调整后的游戏提供了训练、运动竞赛、参与团队体验和社交的机会（www.medicalhomeinfo.org/health/recreation.html）。

所有运动员都有运动相关损伤的风险，但是对于脑性瘫痪患者而言相对轻微的伤害就可能导致他们的

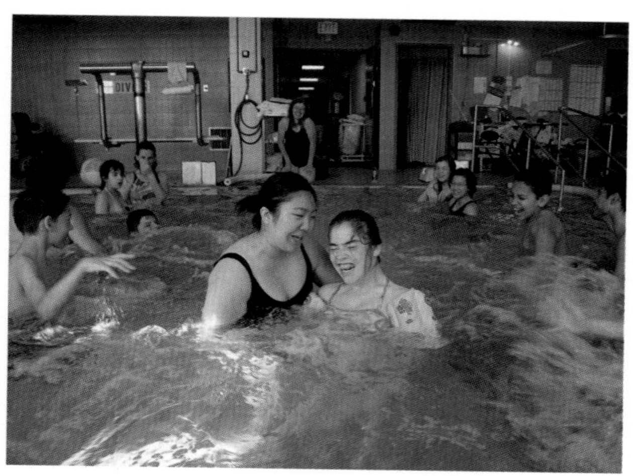

图 19.12 参与水上课程可以提供体能训练和社交的机会

失能。应该鼓励他们在体育活动中通过适当的调整、热身和运动后的整理运动对自己的身体进行负责的管理；遵循全面的损伤预防计划，包括力量、灵活性、有氧和无氧运动和长期保护关节完整性；并使用适当的护具和矫形器材。膝关节损伤通常继发于关节周围肌群痉挛的髌股关节损伤。踝关节和足部的畸形，包括马蹄足、足内翻和外翻畸形，都可导致受伤的风险增加 [198]。应该认真对待损伤并及时治疗。更多信息见第 15 章。

学校和社区

目前我们在将身体残疾的儿童纳入教育系统和社区活动方面取得了巨大进展。虽然许多经验非常成功，但有些脑性瘫痪儿童还是会遇到被孤立、边缘化，以及遭受社会排斥或身体上的欺凌，或无法脱离成人的照护 [176]。物理治疗师应参与以学校为基础的治疗计划，以支持学生获取机会并参与学校的活动。这些可能包括课堂内和课间以及休息期间的体位摆放、移动方式、体育教育、非课程的社交活动和实地考察。支持人员、设备、建筑物的可通过性和计算机技术等设施和资源，可能是满足学校系统中残疾儿童的教育、身体和自理需求的必要条件，治疗师应与学校人员建立并保持合作伙伴关系。他们可以解释医疗条件带来的影响，指导辅导员和教师如何进行体位摆放、升降和转移残疾儿童并开展训练计划，通过改造和改进教学内容来调整活动 [212]。治疗师也能参与解决运输、疏散等工作安全方面的问题。在学校环境中工作的治疗师，必须对教育环境对身体和时间安排限制情况反应敏感，并且愿意妥协以满足学生教育的优先事项。治疗的范围可以包括咨询和管理，对于那些被认为已达到最高功能水平的残疾学生，以及对有特定目标的儿童进行积极的治疗。当残疾儿童主要处于教育系统中时，必须努力使家庭参与护理和治疗的各个方面。治疗师可能会参与到家庭、学校、保健服务和社区机构中，并在他们有能力参与决策时赋予学生权力 [212]。有关物理治疗师在美国教育系统中的作用的详细信息见第 31 章。

治疗师还可以参与学生教育，以减少出现脑性瘫痪儿童被欺凌的情况，并提高学校人群对残疾儿童的接纳度。了解残疾人和与残疾人进行社交接触的正常儿童会对残疾同龄人有更积极的态度，并且更有可能在与残疾人互动时产生同情，同时也不会感到那么焦虑 [7]。

儿童和青少年应了解自己的身体、性别以及与其他人进行适当的互动。残疾儿童和成人可能遭受虐待，包括性侵犯，这可能导致在身体、社交、情感和行为上的不良后果 [341]。某些施暴者与残疾人受害者有特殊关系，这些人可能包括私人护理人员、交通服务提供者、一般护理人员和其他残疾人。物理治疗师必须知道如何识别虐待的迹象，对可能选择向他们倾诉的对象保持敏感和接受，并且如果他们怀疑有虐待的情况，应了解正确的处理程序。他们必须与其他专业人士合作，以促进诊疗对象的自信和积极的自尊。

教育包括青少年在内的所有脑性瘫痪患者要适应这个社会，他们在身体上以及有时在认知上的限制使他们特别容易受到犯罪行为的伤害。应该教会他们避免不安全的情况并告诫他们如何保护贵重物品。斜挎在轮椅手柄上的钱包或背包很容易抢走，可以提供专为残疾人设计的自卫课程。

医疗保健专业人员必须意识到，虽然父母多年来一直在照顾孩子的需求，但教育父母仍然很重要，因为孩子本身以及他们的需求在不断变化。脑性瘫痪儿童的父母可能会遇到身心健康问题，需要鼓励他们好好照顾自己。他们已报告的健康问题包括背部问题、胃 / 肠道溃疡、偏头痛、关节炎、情绪问题、疼痛和慢性身体状况 [43]。必须持续关注脑性瘫痪儿童抱起和转移方面的宣教，以防止儿童因自身年龄增长以及体重增加给护理人员带来的伤害。

其他学科的作用

作业治疗师可能参与促进日常生活活动的独立性，并与物理治疗师有密切的合作，管理上肢功能 [67]。跨学科的生活技能训练可以令患者专注于自理、社区生活和人际关系。职前教育和相关活动，如资金管理和寻找就业，这些可能是有益的。心理学家或社会工作者可能涉及青少年生活的各个方面，如社会和性问题。

到成年期的过渡

残疾成人努力实现功能独立和自给自足，受雇成为满足社交和情感生活并为社会做出贡献的人。他们努力实现独立生活或单独与他人一起在社区中生活。他们也有浪漫的关系和性经验，享受社交活动，通常会结婚，有时也会生育孩子。脑性瘫痪青少年有着和成人同样的梦想和抱负，就是像其他年轻人一样生活[196]。这些目标的实现程度取决于诸如自理活动和移动的独立性、认知水平、沟通技巧以及可用资源和支持等因素。对没有智力残疾的成人脑性瘫痪患者的回顾研究显示，60%~80% 完成了高中学业，14%~25% 完成了大学学业，高达 61% 的人在社区中实现独立生活，25%~55% 的人竞争就业，14%~28% 的人与伴侣保持长期的关系或建立了家庭[121]。

许多成人脑性瘫痪患者继续与家人居住或住在集体住所或机构里[219]。在大多数父母正在逐渐免去照护责任的时候，许多脑性瘫痪青少年的父母还要继续承担这些义务[153]。父母的担忧集中在他们的孩子如何作为一个独立的成人、当自己年长时如何能够继续照顾他们自己的孩子，以及谁能在他们无力照顾时去照顾孩子。有可能独立生活的儿童的父母必须解决放手后的焦虑问题[142]。许多人也可能正在应对可为年幼儿童提供服务的相关组织和可用的计划以及器械资源数量的减少的问题，这些问题包括可能缺乏持续的护理、可能很难找到具有管理残疾人医疗保健经验的医疗专业人员。

向成人生活方式和服务的过渡是很复杂的，规划和解决问题应该在整个青春期进行。成功过渡的特点是自我决定、自我意识和社区知识、解决问题及决策能力的提高，确定包括过渡诊所在内的支持系统和支持性环境[31]。在过渡期间，应该逐步将责任从父母身上转移到年轻人身上，这应在发展适当的情况下发展患者自我管理的能力[142]。这可以从青少年自己看医疗保健专业人员开始。待解决的过渡领域包括职业或高等教育、生活安排、个人管理、休闲时间、娱乐和社会活动以及财务规划。后者涉及有关对于政府福利、监护人、托管人、遗嘱和信托的教育。必须组建起初级和预防保健服务。这些包括在需要时提供治疗、医疗咨询、初级保健以及设备需求和维护。来自机构的互联网资源可帮助青少年及其家庭在过渡到成人期提供指导，包括了 Bloorview 儿童康复（www.bloorview.ca/programsandservices/programserviceaz/growingupready）和不列颠哥伦比亚省儿童与家庭发展部（www.mcf.gov.bc.ca/spec_needs/pdf/your_future_now.pdf）。详细信息见第 32 章。

物理治疗的作用

儿童物理治疗师与个人、家庭和医疗保健团队合作，提供全面的计划，以减少患儿过渡到成人的困难。在过渡期间，物理治疗的主要目标是最大限度地维持功能并防止恶化，以实现最佳的独立生活。理想情况下，整个童年时期所取得的医疗、治疗和教育成果已经为脑性瘫痪青少年做好了准备，以便在各个领域取得成功。治疗师需要鼓励有可能独自生活的青少年去解决问题，因为他们需要自给自足以管理自己的健康状况。

成人脑性瘫痪患者除了先前存在的损伤外，还必须处理正常衰老带来的影响[274]。他们可能会开始出现早期乏力、慢性疼痛、疲劳、骨关节炎、骨质疏松症、心脏和代谢疾病、肌肉减少症以及延展性和耐力下降[291]。这些可能导致跌倒、移动能力和独立性的下降，影响就业、社会融入以及参与运动和其他休闲活动的能力[291]。在能够步行的成人脑性瘫痪患者中，估计 25% 的人与更年轻时相比能力出现下降，在步行能力差、双侧而非单侧运动障碍、大龄以及疼痛和疲劳程度较严重的人中更是如此[246]。步行能力下降的表现可能是需要更多的步行辅助、感知力下降、步行距离减小、速度或环境的控制变差、爬楼梯的能力下降或出现疼痛、呼吸困难和疲劳等特征[246]。功能、移动能力和日常生活参与度的退化归咎于疼痛、身体疲劳、肥胖以及肌肉力量、平衡和心血管健康的丧失[291]。已报道有移动能力的成人脑性瘫痪患者会认可这种情况，会定期参与身体活动以维持平衡能力、力量和整体的健康[291]。

对于某些脑性瘫痪青少年和成人来说，疲劳是一个主要问题，特别是长距离步行，这与过度使用有关[49]。疲劳与疼痛、缺乏身体活动、一般健康问题、身体技能退化、情绪问题和生活满意度较低有关。物理治疗师要鼓励年轻人了解自己的身体，继续适当参与各个方面的活动，并就活动疼痛和疲劳所产生的积极和消极的影响，寻求适配设备和节奏控制方面的建议[50]。

力量训练可以提高步行能力，并可以减缓移动能力的下降[4]。与对照组相比，已发现成人脑性瘫痪患者进行力量训练可使目标肌肉的力量增加 27%，但在移动能力方面的评估没有改善[353]。

预防过度使用综合征、早期关节退变、挛缩进展、骨质疏松症、耐力变差和病理性骨折非常重要。由于过度和重复的身体压力，可能会出现颈部和背部疼痛、神经卡压综合征或肌腱炎[131]。一项针对成人脑性瘫痪患者的调查研究发现，67% 的人有一个或多个疼痛区域，下肢和背部疼痛最常见，53% 的人有中度至重度疼痛。

坚持牵伸、力量训练和有氧运动等训练计划可能很难，并且在成人期间获得治疗计划的机会可能会减少。治疗师应鼓励参加社区和娱乐项目，为促进健康和关注健康的生活方式提供必要的机会。不良的运动习惯可能会在青少年期开始，或者更早，这可能会导致健康和耐力下降的恶性循环[131]。

脑性瘫痪青年可能会在亲密关系方面体会到身体上的多种问题，包括痉挛、僵硬、运动困难、疲劳、无力和徒手能力受损[390]。卫生专业人员也许能够提供有关性行为适应性的建议和必要信息。

总体而言，成人脑性瘫痪患者需要在日常生活中减少不必要的能量消耗和维持体能消耗，以实现最佳的健康和功能状态[81]。治疗师可以提供最大限度地减少神经肌肉功能障碍长期影响的预防策略，包括选择最少造成关节压力过大的运动，额外使用助行器或矫形器等，并在适当的时候选择手术。为维持最佳的独立性，可能需要环境改造[274]。技术的进步为成人患者提供了许多选择，包括用于书面通讯的计算机、人工语音设备、环境控制和电动式移动设备。有关更多信息，见第 33 章。

在世界上许多地区，社会越来越关注受限人群的人权和需求，这种认识对影响活动参与的环境因素产生了积极影响。人权立法的存在是为了接纳残疾人并防止在就业、无障碍设施、法律制度和教育等领域出现歧视。政府的规划和服务可供残疾人使用，剧院、餐厅、图书馆、博物馆、政府大楼、教育设施、购物区、公园、露营地设施和停车场的通道处通常设有坡道，还有合适的洗手间设施和其他设施的改造。对于有特殊移动需求的人来说，空中和铁路旅行也越来越多，一些旅行团会满足残疾人的需求。治疗师应了解身体残障人士可获得的设施和资源，某些情况下，为辅助器具、生活津贴以及住房和免税提供资金上的帮助以防止过度的贫困。治疗师还应该认识到政治政策和问题对残疾人生活的影响，并倡导他们同等获得社区和政府资源的增加。

全球性问题

脑性瘫痪儿童的资源和服务在世界各地各不相同。物理治疗师使用不同的方法或将这些方法进行组合，这都取决于可用的设施、儿童及其家庭的需求、治疗师的培训和背景以及客户的价值观、信仰和优先事项的多样性。本章节讨论的许多干预措施和技术都是在资源丰富的国家实施的，在这些国家，服务虽然在程度、质量和资金方面各不相同，但通常是可以获得和实现的。然而，世界上大部分人口生活在资源贫乏、服务欠缺的地区，特别是在发展中国家或发达国家的偏远地区。在许多国家，残疾儿童的基本权利都无法实现，并且还要受制度化政策的约束，而不是接受以社区为基础和以家庭为中心的护理[299]。他们可能被剥夺社会活动参与的机会，被剥夺接受教育的机会以及可能遭受侮辱。尽管如此，其他地区发展的许多设备和理念可以适应各种情况。使用本地就有的材料制作有效和负担得起的设备、回收旧设备、培训当地人员或促进交流的计划可以为服务欠缺地区提供资源。

在针对不同环境调整计划时，对当地习俗、文化和环境状况保持敏感非常重要。由于经济、地理或文化差异，直接应用某种方法通常是不切实际或不适当的。在世界范围内，越来越强调以社区为基础的康复，这种康复促进了对特定环境、生活方式和文化具有实际的和功能性的干预措施。

专业性问题

已知在有效的物理治疗训练方面存在许多潜在的有利因素和障碍。为脑性瘫痪儿童及其家庭提供服务的治疗师应该意识到这项工作可能在身体和情感方面都很有挑战。他们必须采取适当的升降转移和操作技术，并且如果他们积极治疗患者，应该维持适当的体能水平。与脑性瘫痪儿童及其家庭一起工作既充实又充满情感压力，治疗师可能会面临道德问题、不切实际的期望和要求、有限的资源以及在悲伤和危机时期与家庭打交道的压力等挑战。

应鼓励治疗师与家庭成员合作，关注家庭和环境优势以及困难的解决方案。治疗师还可以倡导公共政策和资源方面发挥作用，使脑性瘫痪患者能够保持健康并在患者整个生命周期中充分参与。专业人士必须肯定他们自己的需求和反应，并乐于寻求他人的帮助和支持。

脑性瘫痪儿童及其家庭成员的终身物理治疗需求往往受到服务可用性、可行性、成本和政策的影响和限制。这些因素可能会影响服务的等待时间，并可能对服务频率产生影响，家庭的社会心理健康可能受到长期等待治疗的影响[117]。治疗师经常会面临这样的压力挑战，在机构中提供公平服务的同时要考虑对象或客户之间服务的个性化差异。服务的强度，包括频率、时间和持续时间，在家庭、治疗师、管理者、政策制订者和保险公司之间的差异很大[280]。家庭和财政资源会要求治疗师制订策略，为护理的儿童提供公平和适当的服务。持续治疗的替代方案包括咨询、监测或提供治疗策略，同时考虑到变化的准备阶段。确定儿童处于获取、改善、维持或泛化技能的哪一阶段，评估动机、支持和环境以帮助确定提供服务的最佳时间。小型或大型团体计划以及参与娱乐和体育运动的机会可以直接作为个人治疗的替代方案[280]。

最佳的实践包括可获得的最佳的研究证据、临床专业知识、需求和价值观[326]。必须在儿童、家庭和医疗保健系统资源的背景下考虑这些因素。鼓励物理治疗师考虑这些因素并与家人合作来为每个儿童做出个性化的决定。治疗师必须批判性地鉴别现有和适当的知识，包括阅读最新的文献、使用互联网、参加教育会议以及与同事和家庭分享实践产生的知识，以促进最佳决策的制订。相关机构需要支持这些策略[21,188]。

总结

物理治疗师在为脑性瘫痪儿童及其家庭提供服务的专业人员团队中发挥着重要作用。治疗师提供选择和建议并提供干预措施，以优化身体功能的发展，使其能参与到生活的各个方面并防止继发性损伤。在婴儿期、儿童期和青少年期给予的支持可能对成年期的功能和生活质量产生影响。ICF 框架、功能性能力分类系统、改进的预后信息、心理测量学的优势，让临床测试和评估得以实行；创新的干预措施的建立、辅助技术的进步以及对生活经验、优先事项和脑性瘫痪患者的偏好的结合，使脑性瘫痪儿童和青少年的物理治疗实践既具有挑战性又令人振奋。Rosenbaum 和 Gorter[308] 有关“F-words”的论文说明了这些概念：体能（fitness）、功能（function）、家庭（family）、乐趣（fun）、朋友（friends）和未来（future），建议强调通过增强体能、活动以及获得儿童和家庭有意义的成就来促进健康，鼓励建立友谊同时享受乐趣，并致力于实现梦想和拥抱未来[308]。根据我们的经验，家庭对未来的规划特别感兴趣。“预期指导（anticipatory guidance）”一词指的是与家庭合作，为儿童迎接新角色和适应不断变化的环境做好准备，如从早期干预到小学的过渡以及从中学到成人的过渡。

致谢

感谢参与研究的儿童、青少年和他们的家庭，感谢他们付出时间和提供宝贵观点，同时感谢同事提供临床专业知识。相关文献为我们提供了研究证据，但如果没有每天的互动学习，我们不可能获得最佳实践。

（严善钟 刘合建 译，王韩洁 审）

参考文献

1. Albavera-Hernandez C, et al.: Safety of botulinum toxin type A among children with spasticity secondary to cerebral palsy: a systematic review of randomized clinical trials, *Clin Rehab* 23:394–407, 2009.
2. Albright AL, et al.: Intrathecal baclofen for generalized dystonia, *Dev Med Child Neurol* 43:652–657, 2001.
3. Anderson JC, et al.: Intensive upper extremity training for children with hemiplegia: from science to practice, *Pediatr Neurol* 20:100–105, 2013.
4. Andersson C, et al.: Adults with cerebral palsy: walking ability after progressive strength training, *Dev Med Child Neurol* 45:220–228, 2003.
5. Angsupaisal M, et al.: Adaptive seating systems in children with severe cerebral palsy across International Classification of Functioning, Disability and Health for Children and Youth version domains: a systematic review, *Dev Med Child Neurol* 57:919–931, 2015.
6. Aquilina K, Graham D, Wimalasundera N: Selective dorsal rhizotomy: an old treatment re-emerging, *Arch Dis Child* 100:798–802, 2015.
7. Armstrong M, et al.: Children's with people with disabilities and their attitudes towards disability: a cross-sectional study, *Disabil Rehabil* 14:1–10, 2015.
8. Arpino C, et al.: Efficacy of intensive versus nonintensive

physiotherapy in children with cerebral palsy: a meta-analysis, *Int J Rehab Res* 33:165–171, 2010.

9. Arvedson JC: Feeding children with cerebral palsy and swallowing difficulties, *Eur J Clin Nutr* 67(Suppl 2):S9–S12, 2013.
10. Avery LM, et al.: Rasch analysis of the Gross Motor Function Measure: validating the assumptions of the Rasch model to create an interval-level measure, *Arch Phys Med Rehab* 84:697–705, 2003.
11. Ayalon M, et al.: Reliability of isokinetic strength measurements of the knee in children with cerebral palsy, *Dev Med Child Neurol* 42:398–402, 2000.
12. Bagley AM, et al.: Outcome assessments in children with cerebral palsy, part II. Discrimatory ability of outcomes tools, *Dev Med Child Neurol* 49:181–186, 2007.
13. Bailes AF, et al.: Development of guidelines for determining frequency of therapy services in a pediatric medical setting, *Pediatr Phys Ther* 20:194–198, 2008.
14. Balakrishnan B, et al.: Nanomedicine in cerebral palsy, *Int J Nanomed* 8:4183–4195
15. Balzer J, et al.: Construct validity and reliability of the Selective Control Assessment of the Lower Extremity in children with cerebral palsy, *Dev Med Child Neurol* 58:167–172, 2016.
16. Bamm EL, Rosenbaum P: Family-centered theory: origins, development, barriers, and supports to implementation in rehabilitation medicine, *Arch Phys Med Rehabil* 89:1618–1624, 2008.
17. Bania T, et al.: Habitual physical activity can be increased in people with cerebral palsy: a systematic review, *Clin Rehab* 25:303–315, 2011.
18. Barks L: Therapeutic positioning, wheelchair seating, and pulmonary function of children with cerebral palsy: a research synthesis, *Rehabilitation Nursing* 29:146–153, 2004.
19. Barnes D, et al.: Pediatric outcomes data collection instrument scores in ambulatory children with cerebral palsy: an analysis by age groups and severity level, *J Pediatr Orthop* 28:97–102, 2008.
20. Barry MJ, et al.: Reliability and responsiveness of the Barry-Albright Dystonia Scale, *Dev Med Child Neurol* 41:404–411, 1999.
21. Barrett RS, Lichtwark GA: Gross morphology and structure in spastic cerebral palsy: a systematic review, *Dev Med Child Neurol* 52:798–804, 2010.
22. Bartlett D, Purdy B: Testing of the spinal alignment and range of motion measure: a discriminative measure of posture and flexibility for children with cerebral palsy, *Dev Med Child Neurol* 47:739–743, 2005.
23. Bartlett DJ, et al.: Correlates of decline in gross motor capacity in adolescents with cerebral palsy in Gross Motor Function Classification System levels III to V: an exploratory study, *Dev Med Child Neurol* 52:e155–e160, 2010.
24. Bartlett DJ, et al.: Determinants of gross motor function of young children with cerebral palsy: a prospective cohort study, *Dev Med Child Neurol* 56:275–282, 2014.
25. Barwood S, et al.: Analgesic effects of botulinum toxin A: a randomised placebo trial, *Dev Med Child Neurol* 42:116–121, 2000.
26. BC Children's Hospital: http://www.bcchildrens.ca/NR/rdonlyres/37804B05-9233-463F-B352-AF91DC0611E4/63909/SEM-LSclinicalpathway.pdf.
27. Beach MC, Inui T: Relationship-centered care research network: relationship- centered care: a constructive reframing, *J Gen Intern Med* 21: S1, S3–S8, 2006.
28. Beckung E, et al.: The natural history of gross motor development in children with cerebral palsy aged 1 to 15 years, *Dev Med Child Neurol* 49:751–756, 2002.
29. Beckung E, et al.: Probability of walking in children with cerebral palsy in Europe, *Pediatrics* 121:e187–e192, 2008.
30. Bernheimer LP, Weisner TS: "Let me just tell you what I do all day …" The family story at the center of intervention research and practice, *Infants Young Child* 20:192–201, 2007.
31. Binks JA, et al.: What do we really know about the transition to adult-centered health care? A focus on cerebral palsy and spina bifida, *Arch Phys Med Rehabil* 88:1064–1073, 2007.
32. Reference deleted in proofs.
33. Blackmore AM, et al.: A systematic review of the effects of casting on equinus in children with cerebral palsy: an evidence report of the AACPDM, *Dev Med Child Neurol* 49:781–790, 2007.
34. Blanche EI: Doing with—not doing to: play and the child with cerebral palsy. In Parham LD, Fazio LS, editors: *Play in occupational therapy for children*, St. Louis, 1997, Mosby, pp 202–218.
35. Blauw-Hospers CH, et al.: Development of a quantitative tool to assess the contents of physical therapy for infants, *Pediatr Phys Ther* 22:189–197, 2010.
36. Reference deleted in proofs.
37. Bly L: A historical and current view of the basis of NDT, *Pediatr Phys Ther* 3:131–135, 1991.
38. Boldingh EJ, et al.: Assessing pain in patients with severe cerebral palsy: development, reliability, and validity of a pain assessment instrument for cerebral palsy, *Arch Phys Med Rehabil* 85:758–766, 2004.
39. Reference deleted in proofs.
40. Booth CM, et al.: Collagen accumulation in muscles of children with cerebral palsy and correlation with severity of spasticity, *Dev Med Child Neurol* 43:314–320, 2001.
41. Reference deleted in proofs.
42. Boyd R, Graham HK: Objective clinical measures in the use of botulinum toxin A in the management of cerebral palsy, *Eur J Neurol* 6(Suppl 4): 23–36, 1999.
43. Brehaut JC, et al.: The health of primary caregivers of children with cerebral palsy: how does it compare with that of other Canadian caregivers? *Pediatrics* 114:e182–e191, 2004.
44. Brochard S, Remy, et al.: Intrathecal baclofen infusion for ambulant children with cerebral palsy, *Pediatr Neurol* 40:265–270, 2009.
45. Brogren Carlberg E, Hadders-Algra M: Postural dysfunction in children with cerebral palsy: some implications for therapeutic guidance, *Neural Plasticity* 12:221–228, 2005.
46. Brooks-Scott S: *Mobilization for the neurologically involved child*, Tucson, AZ, 1995, Therapy Skill Builders.
47. Brouwer B, et al.: Serial casting in idiopathic toe-walkers and children with spastic cerebral palsy, *J Pediatr Orthoped* 20:221–225, 2000.
48. Brown DA, et al.: Performance following ability-focused physical therapy intervention in individuals with severely limited physical and cognitive abilities, *Phys Ther* 78:934–950, 1998.
49. Brunton LK, Rice CL: Fatigue in cerebral palsy, *Dev Neurorehabil* 15:54–62, 2012.
50. Brunton LK, Bartlett DJ: The bodily experience of cerebral palsy: a journey to self-awareness, *Disabil Rehabil* 35:1981–1990, 2013.
51. Butler C, Campbell S: Evidence of the effects of intrathecal baclofen for spastic and dystonic cerebral palsy. AACPCM Treatment Outcomes Committee Review Panel, *Dev Med Child Neurol* 42:634–645, 2000.
52. Reference deleted in proofs.
53. Reference deleted in proofs.
54. Cameron EC, et al.: The effects of an early physical therapy intervention for very preterm, very low birth weight infants: a randomized controlled clinical trial, *Pediatr Phys Ther* 17:107–119, 2005.
55. Campbell SK: Therapy programs for children that last a lifetime, *Phys Occup Ther Pediatr* 17:1–15, 1997.
56. Campbell SK, Barbosa V: The challenge of early diagnosis, *Dev Med Child Neurol* 45(Suppl 94):5–6, 2003.
57. Campbell SK, Hedeker D: Validity of the Test of Infant Motor Performance for discriminating among infants with varying risk for poor motor outcome, *J Pediatr* 139:546–551, 2001.
58. CanChild Centre for Childhood Disability Research. Retrieved from: http://www.canchild.ca.
59. Cans C: Surveillance of cerebral palsy in Europe: a collaboration of cerebral palsy surveys and registers, *Dev Med Child Neurol* 42:816–824, 2000.
60. Carlon SL, et al.: Differences in habitual physical activity levels of young people with cerebral palsy and their typically developing peers: a systematic review, *Disabil Rehabil* 35:647–655, 2013.

61. Castle K, et al.: Being in pain: a phenomenological study of young people with cerebral palsy, *Dev Med Child Neurol* 49:445–449, 2007.
62. Reference deleted in proofs.
63. Chandler LS, et al.: *Movement assessment of infants: a manual*, Rolling Bay, WA, 1980, Infant Movement Research.
64. Chang FM, et al.: Effectiveness of instrumented gait analysis in children with cerebral palsy: comparison of outcomes, *J Pediatr Orthop* 26: 612–616, 2006.
65. Chen F, et al.: The use of the 600 yard walk-run test to assess walking endurance and speed in children with CP, *Pediatr Phys Ther* 18:86, 2006.
66. Chiarello LA, et al.: Child engagement in daily life: a measure of participation for young children with cerebral palsy, *Disabil Rehabil* 36: 1804–1816, 2014.
67. Chin TYP, et al.: Management of the upper limb in cerebral palsy, *J Pediatr Orthop B* 14:389–404, 2005.
68. Chiu H, Ada L: Effect of functional electrical stimulation on activity in children with cerebral palsy: a systematic review, *Pediatr Phys Ther* 26:283–288, 2014.
69. Christiansen AS, Lange C: Intermittent versus continuous physiotherapy in children with cerebral palsy, *Dev Med Child Neurol* 50:290–293, 2008.
70. Cioni G, et al.: Comparison between observation of spontaneous movements and neurological examination in preterm infants, *J Pediatr* 130:704–711, 1997.
71. Cook RE, et al.: Gait analysis alters decision-making in cerebral palsy, *J Pediatr Orthop* 23:292–295, 2003.
72. Copeland L, et al.: Botulinum toxin A for nonambulatory children with cerebral palsy: a double blind randomized controlled trial, *J Pediatr* 165:140–146, 2014.
73. Coster W, et al.: Psychometric evaluation of the Participation and Environment Measure for Children and Youth (PEM-CY), *Dev Med Child Neurol* 53:1030–1037, 2012.
74. Craft MJ, et al.: Siblings as change agents for promoting the functional status of children with cerebral palsy, *Dev Med Child Neurol* 32:1049–1057, 1990.
75. Criswell SR, et al.: The use of botulinum toxin therapy for lower-extremity spasticity in children with cerebral palsy, *Neurosurg Focus* 21:e1, 2006.
76. Crompton J, et al.: Hand-held dynamometry for muscle strength measurement in children with cerebral palsy, *Dev Med Child Neurol* 49:106–111, 2007.
77. Crowther CA, et al.: Magnesium sulphate for preventing preterm birth in threatened preterm labour, *Cochrane Database Syst Rev* 8:CD001060, 2014.
78. Cunningham BJ, Rosenbaum PL: Measure of processes of care: a review of 20 years of research, *Dev Med Child Neurol* 56:445–452, 2014.
79. Dali C, et al.: Threshold electrical stimulation (TES) in ambulant children with CP: a randomized double-blind placebo-controlled clinical trial, *Dev Med Child Neurol* 44:364–369, 2002.
80. Damiano DL: Meaningfulness of mean group results for determining the optimal motor rehabilitation program for an individual child with cerebral palsy, *Dev Med Child Neurol* 56:1141–1146, 2014.
81. Damiano DL: Strength, endurance, and fitness in cerebral palsy, *Dev Med Child Neurol* 45(Suppl 94):8–10, 2003.
82. Damiano DL: Activity, activity, activity: rethinking our physical therapy approach to cerebral palsy, *Phys Ther* 86:1535–1540, 2006.
83. Damiano DL, DeJong SL: A systematic review of the effectiveness of treadmill training and body weight support in pediatric rehabilitation, *J Neurol Phys Ther* 33:27–44, 2009.
84. Damiano DL, et al.: Should we be testing and training muscle strength in cerebral palsy? *Dev Med Child Neurol* 44:68–72, 2002.
85. Damiano DL, et al.: Deficits in eccentric versus concentric torque in children with spastic cerebral palsy, *Med Sci Sports Exercise* 33:117–122, 2001.
86. Damiano DL: Is addressing impairments the shortest path to improving function? *Phys Occup Ther Pediatr* 28:327–330, 2008.
87. Darrah J, et al.: Stability of serial range-of-motion measurements of the lower extremities in children with cerebral palsy: can we do better? *Phys Ther* 94:987–994, 2014.
88. Darrah J, Bartlett D: Dynamic systems theory and management of children with cerebral palsy: unresolved issues, *Infants Young Child* 8:52–59, 1995.
89. Darrah J, et al.: Assessment of gross motor skills of at-risk infants: predictive validity of the Alberta Infant Motor Scale, *Dev Med Child Neurol* 40:495–491, 1998.
90. Reference deleted in proofs.
91. Darrah J, et al.: Evaluation of a community fitness program for adolescents with cerebral palsy, *Pediatr Phys Ther* 11:18–23, 1999.
92. David KS, Sullivan M: Expectations for walking speeds: standards for students in elementary schools, *Pediatr Phys Ther* 17:120–127, 2005.
93. Davies PL, et al.: Validity and reliability of the School Function Assessment in elementary school students with disabilities, *Phys Occup Ther Pediatr* 24:23–43, 2004.
94. Davis E, et al.: A randomized controlled trial of the impact of therapeutic horse riding on the quality of life, health, and function of children with cerebral palsy, *Dev Med Child Neurol* 51:111–119, 2009.
95. De Graaf-Peters VB, et al.: Development of postural control in typically developing children and children with cerebral palsy: possibilities for intervention? *Neurosci Biobehav Rev* 31:1191–1200, 2007.
96. Depienne C, et al.: Hereditary spastic paraplegia: an update, *Curr Opin Neurol* 20:674–680, 2007.
97. Desloovere L, et al.: The effect of different physiotherapy interventions in post-BTX-A treatment of children with cerebral palsy, *Eur J Paediatr Neurol* 16:20–28, 2011.
98. Desloovere K, et al.: Do dynamic and static clinical measurements correlate with gait analysis parameters in children with cerebral palsy? *Gait Posture* 24:302–313, 2006.
99. Desloovere K, et al.: A randomized study of combined botulinum toxin type A and casting in the ambulant child with cerebral palsy using objective outcome measures, *Eur J Neurol* 8:75–87, 2001.
100. DeVries AM, deGroot L: Transient dystonia revisited: a comparative study of preterm and term children at 2 years of age, *Dev Med Child Neurol* 44:415–421, 2002.
101. Dewar R, et al.: Exercise interventions improve postural control in children with cerebral palsy: a systematic review, *Dev Med Child Neurol* 57:504–520, 2015.
102. Di Rezze B, et al.: Development of a generic fidelity measure for rehabilitation intervention for children with physical disabilities, *Dev Med Child Neurol* 55:737–744, 2013.
103. Dirks T, et al.: Differences between the family-centres "COP-CA" program and traditional infant physical therapy based on neurodevelopmental treatment principles, *Phys Ther* 91:1303–1322, 2011.
104. Dorlap S, Bartlett DJ: The prevalence, distribution, effect of pain among adolescents with cerebral palsy, *Pediatr Phys Ther* 22:26–33, 2010.
105. Dursun E, et al.: Effects of biofeedback treatment on gait in children with cerebral palsy, *Disabil Rehabil* 26:116–120, 2004.
106. Edgar TS: Oral pharmacotherapy of childhood movement disorders, *J Child Neurol* 18(Suppl 1):S40–S49, 2003.
107. Ehrsson HH, et al.: Brain regions controlling nonsynergistic versus synergistic movement of the digits: a functional magnetic resonance imaging study, *J Neurosci* 22:5074–5080, 2002.
108. Elder GC, et al.: Contributing factors to muscle weakness in children with cerebral palsy, *Dev Med Child Neurol* 45:542–550, 2003.
109. Eliasson A-C, et al.: The Manual Ability Classification System (MACS) for children with cerebral palsy: scale development and evidence of validity and reliability, *Dev Med Child Neurol* 48:549–554, 2006.
110. Engsberg JR, et al.: Predicting functional change from preintervention

measures in selective dorsal rhizotomy, *J Neurosurg* 106(Suppl 4): 282–287, 2007.

111. Engsberg JR, et al.: Ankle spasticity and strength in children with spastic diplegia cerebral palsy, *Dev Med Child Neurol* 42:42–47, 2000.
112. Fauconnier J, et al.: Participation in life situations of 8-12 year old children with cerebral palsy: cross sectional European study, *BMJ* 338:b1458, 2009.
113. Faulkner SD, et al.: -The potential for stem cells in cerebral palsy-piecing together the puzzle, *Sem Pediatr Neurol* 20:146–153, 2013.
114. Fehlings D, et al.: Interactive computer play as "motor therapy" for individuals with cerebral palsy, *Sem Pediatr Neurol* 20:127–138, 2013.
115. Fehlings D, et al.: Informing evidence-based clinical practice guidelines for children with cerebral palsy at risk of osteoporosis: a systematic review, *Dev Med Child Neurol* 54:106–116, 2011.
116. Fehlings D, et al.: An evaluation of botulinum: a toxin injections to improve upper extremity in children with hemiplegia cerebral palsy, *J Pediatr* 137:331–337, 2000.
117. Felman DE, et al.: Is waiting for rehabilitation services associated with changes in function and quality of life in children with physical disabilities? *Phys Occup Ther Pediatr* 28:291–304, 2008.
118. Ferland C, et al.: Locomotor tests predict community mobility in children and youth with cerebral palsy, *Adapt Phys Activ Q* 29:266–277, 2012.
119. Figueiredo EM, et al.: Efficacy of ankle-foot orthoses on gait of children with cerebral palsy: systematic review of literature, *Pediatr Phys Ther* 20:207–223, 2012.
120. Flamand VH, et al.: Psychometric evidence of spasticity measurement tools in cerebral palsy children and adolescents: a systematic review, *J Rehabil Med* 45:14–23, 2013.
121. Frisch D, Msall ME: Health, functioning, and participation of adolescents and adults with cerebral palsy: a review of outcomes research, *Dev Disabil Res Rev* 18:84–94, 2013.
122. Flanagan A, et al.: Evaluation of short-term intensive orthotic garment use in children with cerebral palsy, *Pediatr Phys Ther* 21:201–204, 2009.
123. Foran JRH, et al.: Structural and mechanical alterations in spastic skeletal muscle, *Dev Med Child Neurol* 47:713–717, 2005.
124. Fowler EG, Goldberg EJ: The effect of lower extremity selective voluntary motor control on interjoint coordination during gait in children with spastic diplegic cerebral palsy, *Gait Posture* 29:102–107, 2009.
125. Fowler EG, et al.: Promotion of physical fitness and prevention of secondary conditions for children with cerebral palsy: section on Pediatrics Research Summit Proceedings, *Phys Ther* 87:1495–1510, 2007.
126. Fowler EG, et al.: Pediatric endurance and limb strengthening (PEDALS) for children with cerebral palsy using stationary cycling: a randomized control trial, *Phys Ther* 90:367–381, 2010.
127. Fowler EG, et al.: Selective control assessment of the lower extremity (SCALE): development, validation and interrater reliability of a clinical tool for patients with cerebral palsy, *Dev Med Child Neurol* 51:607–614, 2009.
128. Franki I, et al.: The evidence-base for conceptual approaches in children with cerebral palsy: a systematic review using the international classification of functioning, disability and health as a framework, *J Rehabil Med* 44:396–405, 2012.
129. Franki I, et al.: The evidence-base for basic physical therapy techniques targeting lower limb function in children with cerebral palsy: a systematic review using the International Classification of Functioning, Disability and Health as a framework, *J Rehabil Med* 44:385–395, 2012.
130. Reference deleted in proofs.
131. Gajdosik CG, Cicirello N: Secondary conditions of the musculoskeletal system in adolescents and adults with cerebral palsy, *Phys Occup Ther Pediatr* 21:4967, 2001.
132. Gan D, et al.: Giving Youth a Voice (GYC): a measure of youth's perceptions of the client-centeredness of rehabilitation services, *Can J Occup Ther* 75:96–109, 2008.
133. Reference deleted in proofs.
134. Gericke T: Postural management for children with cerebral palsy: consensus statement, *Dev Med Child Neurol* 48:244, 2006.
135. Gibson BE, et al.: Children's and parents' beliefs regarding the value of walking: rehabilitation implications for children with cerebral palsy, *Child Care Health Dev* 38:61–69, 2011.
136. Gillet JG, et al.: FAST CP: protocol of a randomized controlled trial of the efficacy of a 12-week combined Functional Anaerobic and Strength Training programme on muscle properties and mechanical gait deficiencies in adolescents and young adults with spastic-type cerebral palsy, *BMJ Open* 5:e008059, 2015.
137. Reference deleted in proofs.
138. Glazebrook CM, Wright FV: Measuring advanced motor skills in children with cerebral palsy: further development of the Challenge module, *Pediatr Phys Ther* 26:201–213, 2014.
139. Gooch JL, Patton CP: Combining botulinum toxin and phenol to manage spasticity in children, *Arch Phys Med Rehabil* 85:1121–1124, 2004.
140. Gorter H, et al.: Changes in endurance and walking ability through functional training in children with cerebral palsy, *Phys Ther* 21:31–37, 2009.
141. Gorter JW, et al.: Use of the GMFCS in infants with CP: the need for reclassification at age 2 years or older, *Dev Med Child Neurol* 50:46–52, 2008.
142. Gorter JW, et al.: Limb distribution, motor impairment, and functional classification of cerebral palsy, *Dev Med Child Neurol* 46:461–467, 2004.
143. Gough M, Shortland AP: Could muscle deformity in children with spastic cerebral palsy be related to an impairment of muscle growth and altered adaptation? *Dev Med Child Neurol* 54:495–499, 2012.
144. Gough M: Serial casting in cerebral palsy: panacea, placebo, or peril? *Dev Med Child Neurol* 49:725, 2007.
145. Gough M: Continuous postural management and the prevention of deformity in children with cerebral palsy: an appraisal, *Dev Med Child Neurol* 51:105–110, 2009.
146. Reference deleted in proofs.
147. Reference deleted in proofs.
148. Grunt S, et al.: Selection criteria for selective dorsal rhizotomy in children with spastic cerebral palsy: a systematic review of the literature, *Dev Med Child Neurol* 56:302–312, 2014.
149. Hadders-Algra M: Early diagnosis and early intervention in cerebral palsy, *Front Neurol* 5:1–13, 2014.
150. Hadders-Algra M: The neuronal group selection theory: promising principles for understanding and treating developmental motor disorders, *Dev Med Child Neurol* 42:707–715, 2000.
151. Hagglund D, Wagner P: Development of spasticity with age in a total population of children with cerebral palsy, *BMC Musculoskelet Disord* 9:150, 2008.
152. Hagglund G, et al.: Prevention of severe contracture might replace multilevel surgery in cerebral palsy: results of a population-based health care programme and new techniques to reduce spasticity, *J Pediatr Orthop B* 14:269–273, 2005.
153. Hallum A: Disability and the transition to adulthood: issues for the disabled child, the family, and the pediatrician, *Curr Prob Pediatr* 25:12–50, 1995.
154. Hanna SE, et al.: Reference curves for the Gross Motor Function Measure: percentiles for clinical description and tracking over time among children with cerebral palsy, *Phys Ther* 88:596–607, 2008.
155. Hanna SE, et al.: Stability and decline in gross motor function among children and youth with cerebral palsy aged 2 to 21 years, *Dev Med Child Neurol* 51:295–302, 2009.
156. Reference deleted in proofs.
157. Hanna SE, et al.: Measurement practices in pediatric rehabilitation: a survey of physical therapists, occupational therapists, and speech-language pathologists in Ontario, *Phys Occup Ther Pediatr*

27:25–42, 2007.
158. Harris SR: Listening to patients' voices: what can we learn? *Physiother Can* 39–47, 2006.
159. Harris SR, Lundgren BD: Joint mobilization for children with central nervous system disorders: indications and precautions, *Phys Ther* 71:890–896, 1991.
160. Harvey A, Gorter JW: Video gait analysis for ambulatory children with cerebral palsy: why, when, where and how, *Gait Posture* 33:501–503, 2011.
161. Reference deleted in proofs.
162. Harvey A, et al.: A systematic review of measures of activity limitation for children with cerebral palsy, *Dev Med Child Neurol* 50:190–198, 2008.
163. Hawamdeh ZM, et al.: Long-term effect of botulinum toxin (A) in the management of calf spasticity in children with diplegic cerebral palsy, *Europa Medicophysica* 43:311–318, 2007.
164. Hayes B, et al.: Cerebral palsy after maternal trauma in pregnancy, *Dev Med Child Neurol* 49:700–706, 2007.
165. Refernce deleted in proofs.
166. Herman D, et al.: Quantifying weight-bearing by children with cerebral palsy while in passive standers, *Pediatr Phys Ther* 19:283–287, 2007.
167. Hidecker MJC, et al.: Development of the communication function classification system (CFCS) for individuals with cerebral palsy, *Dev Med Child Neurol* 51(Suppl 2):48, 2009.
168. Holsbeeke L, et al.: Capacity, capability, and performance: different constructs or three of a kind? *Arch Phys Med Rehabil* 90:849–855, 2009.
169. Hong T, Paneth N: Maternal and infant thyroid disorders and cerebral palsy, *Sem Perinatol* 32:438–445, 2008.
170. Howle J: *Neuro-developmental treatment approach: theoretical foundations and principles of clinical practice*, Laguna Beach, CA, 2003, North American Neuro-developmental Treatment Association.
171. Huang H, et al.: Modified toy cars for mobility and socialization: case report of a child with cerebral palsy, *Pediatr Phys Ther* 26:76–84, 2014.
172. Hurvitz EA, et al.: Body mass index measures in children with cerebral palsy related to gross motor function classification: a clinic based study, *Am J Phys Med Rehabil* 87:395–403, 2008.
173. Hurvitz EA, et al.: Complementary and alternative medicine use in families of children with cerebral palsy, *Dev Med Child Neurol* 45:364–370, 2003.
174. Hutton JL, Pharoah POD: Life expectancy in severe cerebral palsy, *Arch Dis Child* 91:254–258, 2006.
175. Imms C, et al.: Diversity of participation in children with cerebral palsy, *Dev Med Child Neurol* 50:363–369, 2008.
176. Imms C: Children with cerebral palsy participate: a review of the literature, *Disabil Rehabil* 30:1867–1884, 2008.
177. Innes J, Darrah J: Sedentary behavior: implications for children with cerebral palsy, *Pediatr Phys Ther* 25:402–408, 2013.
178. Jacobs SE, et al.: Cooling for newborns with hypoxic ischaemic encephalopathy, *Cochrane Database Syst Rev* 1: CD003311, 2013.
179. Jahnsen R, et al.: Fatigue in adults with cerebral palsy in Norway compared with the general population, *Dev Med Child Neurol* 45:296–303, 2003.
180. Reference deleted in proofs.
181. Reference deleted in proof.
182. Jaspers E, et al.: Lower limb functioning and its impact on quality of life in ambulatory children with cerebral palsy, *Eur J Paediatr Neurol* 17:561–567, 2013.
183. Johnson BA, et al.: Plyometric training: effectiveness and optimal duration for children with unilateral cerebral palsy, *Pediatr Phys Ther* 26:169–179, 2014.
184. Johnston TE, et al.: Energy cost of walking in children with cerebral palsy: relation to the Gross Motor Function Classification System, *Dev Med Child Neurol* 46:34–38, 2004.
185. Kang M, et al.: Exercise barrier severity and perseverance of active youth with physical disabilities, *Rehabil Psychol* 52:170–176, 2007.
186. Kara OK, et al.: The effects of Kinesio Taping on body functions and activity in unilateral spastic cerebral palsy: a single-blind randomized controlled trail, *Dev Med Child Neurol* 57:81–88, 2014.
187. Refernce deleted in proof.
188. Ketelaar M, et al.: The challenge of moving evidence-based measures into clinical practice: lessons in knowledge translation, *Phys Occup Ther Pediatr* 28:191–206, 2008.
189. Ketelaar M, et al.: Effects of a functional therapy program on motor abilities of children with cerebral palsy, *Phys Ther* 81:1534–1545, 2001.
190. Kibele A: Occupational therapy's role in improving the quality of life for persons with cerebral palsy, *Am J Occup Ther* 43:371–377, 1989.
191. Kilgour G, et al.: Intrarater reliability of lower limb sagittal range-of-motion measures in children with spastic cerebral diplegia, *Dev Med Child Neurol* 45:391–399, 2003.
192. King G, et al.: Understanding paediatric rehabilitation therapists' lack of use of outcome measures, *Disabil Rehabil* 33:2262–2671, 2011.
193. King G, et al.: Predictors of the leisure and recreation participation of children with physical disabilities: a structural equation modeling analysis, *Child Health Care* 35:209–234, 2006.
194. King G, et al.: A conceptual model of the factors affecting the recreation and leisure participation of children with disabilities, *Phys Occup Ther Pediatr* 23:63–90, 2003.
195. King GA, Law, et al.: Measuring children's participation in recreation and leisure activities: construct validation of the CAPE and PAC, *Child Care Health Dev* 33:28–39, 2007.
196. King S, et al.: Family-centered service for children with cerebral palsy and their families: a review of the literature, *Sem Pediatr Neurol* 11:78–86, 2004.
197. Reference deleted in proof.
198. Klenck C, Gebke K: Practical management: common medical problems in disabled athletes, *Clin J Sport Med* 17:55–60, 2007.
199. Kolaski K, Logan LR: A review of the complication of intrathecal baclofen in patients with cerebral palsy, *Neurorehabilitation* 22:383–395, 2007.
200. Korzeniewski SJ, et al.: A systematic review of neuroimaging for cerebral palsy, *J Child Neurol* 23:216–227, 2009.
201. Kragloh-Mann I, et al.: The role of magnetic resonance imaging in elucidating the pathogenesis of cerebral palsy: a systematic review, *Dev Med Child Neurol* 49:144–151, 2007.
202. Kruijsen-Terpstra AJA, et al.: Parents' experiences with physical and occupational therapy for their young child with cerebral palsy: a mixed studies review, *Child Care Health Dev* 40:787–796, 2013.
203. Kruse M, et al.: Lifetime costs of cerebral palsy, *Dev Med Child Neurol* 51:622–629, 2009.
204. Reference deleted in proofs.
205. Kuperminic MN, et al.: Nutritional management of children with cerebral palsy: a practical guide, *Eur J Clin Nutr* 67(Suppl 2):S21–S23, 2013.
206. Kuroda MM, et al.: Association of apolipoprotein E genotype and cerebral palsy in children, *Pediatrics* 119:303–313, 2007.
207. Kwon YH, Lee HY: Differences of respiratory function according to level of the gross motor function classification system in children with cerebral palsy, *J Phys Ther Sci* 26:389–391, 2014.
208. Lagone J, et al.: Technology solutions for young children with developmental concerns, *Infants Young Child* 11:65–78, 1999.
209. Reference deleted in proofs.
210. Reference deleted in proofs.
211. Lannin N, et al.: AACPDM systematic review of the effectiveness of therapy for children with cerebral palsy after botulinum toxin A injections, *Dev Med Child Neurol* 48:533–539, 2006.
212. Laverdure PA, Rose DS: Providing educationally relevant occupational and physical therapy services, *Phys Occup Ther Pediatr* 32:347–354, 2012.
213. Law M, et al.: The Canadian Occupational Performance Measure:

an outcome measure for occupational therapy, *Can J Occup Ther* 57:82–87, 1990.

214. Law M, et al.: Factors affecting family-centered service delivery for children with disabilities, *Child Care Health Dev* 29:357–366, 2003.
215. Leiber RL, et al.: Structural and functional changes in spastic skeletal muscle, *Muscle Nerve* 29:615–627, 2004.
216. Legg J, et al.: Surgical correction of scoliosis in children with spastic cerebral palsy: benefits, adverse effects, and patient selection, *Evid Based Spine Care J* 5:38–51, 2014.
217. Reference deleted in proofs.
218. Reference deleted in proofs.
219. Liptak GS: Health and well being of adults with cerebral palsy, *Curr Opin Neurol* 21:136–142, 2008.
220. Livingstone R, Paleg G: Practice considerations for the introduction and use of mobility for children, *Dev Med Child Neurol* 56:210–222, 2014.
221. Reference deleted in proofs.
222. Lobo MA, et al.: Grounding early intervention: physical therapy cannot just be about motor skills anymore, *Phys Ther* 93:94–103, 2013.
223. Love SC, et al.: Botulinum toxin assessment, intervention an after-care for lower limb spasticity in children with cerebral palsy: international consensus statement, *Eur J Neurol* 17(Suppl 2):9–37, 2010.
224. Lovette B: Safe transportation for children with special needs, *J Pediatr Health Care* 22:323–328, 2008.
225. Lundy CT, et al.: Botulinum toxin type A injections can be an effective treatment for pain in children with hip spasms and cerebral palsy, *Dev Med Child Neurol* 51:705–711, 2009.
226. MacKenzie C, McIlwain S: Evidence-based management of postural control in a child with cerebral palsy, *Physiother Can* 67:245–247, 2015.
227. Mackie PC, et al.: The lifestyle assessment questionnaire: an instrument to measure the impact of disability on the lives of children with cerebral palsy and their families, *Child Care Health Dev* 24:473–486, 1998.
228. MacLennan AH, et al.: Cerebral palsy: causes, pathways, and the role of genetic variants, *Am J Obstet Gynecol* 213:779–788, 2015.
229. Majnemer A, editor: *Measures for children with developmental disabilities: an ICF-CY approach. Clinics in Developmental Medicine No. 194-195*, London, 2012, Mac Keith Press.
230. Mattern-Baxter K: Effects of partial body weight supported treadmill training on children with cerebral palsy, *Pediatr Phys Ther* 21:12–22, 2009.
231. Mayston M: From 'one size fits all' to tailor-made physical intervention for cerebral palsy, *Dev Med Child Neurol* 53:969–970, 2011.
232. McCarthy ML, et al.: Comparing reliability and validity of pediatric instruments for measuring health and well-being of children with spastic cerebral palsy, *Dev Med Child Neurol* 44:468–476, 2002.
233. McCoy SW, et al.: Development and validity of the early clinical assessment of balance for young children with cerebral palsy, *Dev Neurorehabil* 17:375–383, 2014.
234. McDonagh MS, et al.: Systematic review of hyperbaric oygen therapy for cerebral palsy: the state of the evidence, *Dev Med Child Neurol* 49: 942–947, 2007.
235. McGinley JL, et al.: Single-event multilevel surgery for children with cerebral palsy: a systematic review, *Dev Med Child Neurol* 54:117–128, 2012.
236. McIntyre S, et al.: Cerebral palsy—don't delay, *Dev Disabil Res Rev* 17:114–129, 2011.
237. Reference deleted in proofs.
238. McPherson AC, et al.: Obesity prevention for children with physical disabilities: a scoping review of physical activity an nutrition interventions, *Disabil Rehabil* 36:1573–1587, 2014.
239. Mergler S, et al.: Epidemiology of low bone mineral density and fractures in children with severe cerebral palsy: a systematic review, *Dev Med Child Neurol* 51:773–778, 2009.
240. Metaxiotis D, et al.: Hip deformities in walking patients with cerebral palsy, *Gait Posture* 11:86–91, 2000.
241. Meyer-Heim A, van Hedel HJ: Robot-assisted and computer enhanced therapies for children with cerebral palsy: current state and clinical implementation, *Sem Pediatr Neurol* 20:139–145, 2013.
242. Meyer-Heim A, et al.: Improvement of walking abilities after roboticassisted locomotion training in children with cerebral palsy, *Arch Dis Child* 94:615–620, 2009.
243. Michelsen SI, et al.: Frequency of participation of 8-12-year-old children with cerebral palsy: a multi-centre cross-sectional European study, *Eur J Paediatr Neurol* 13:165–177, 2008.
244. Molenaers G, et al.: The effects of quantitative gait assessment and botulinum toxin A on musculoskeletal surgery in children with cerebral palsy, *J Bone Joint Surg Am* 88-A:161–169, 2006.
245. Morgan C, et al.: Enriched environments and motor outcomes in cerebral palsy: systematic review and meta-analysis, *Pediatrics* 132e: e737–e746, 2013.
246. Morgan P, McGinley J: Gait function and decline in adults with cerebral palsy: a systematic review, *Disabil Rehabil* 36:1–9, 2014.
247. Morris C: A review of the efficacy of lower-limb orthoses used for cerebral palsy, *Dev Med Child Neurol* 44:205–211, 2002.
248. Morris C: Child or family assessed measures of activity performance and participation for children with cerebral palsy: a structured review, *Child Care Health Dev* 31:397–407, 2005.
249. Morris C: Aiming to improve the health care of people with cerebral palsy worldwide: a report of an International Society for Prosthetics and Orthotics conference, *Dev Med Child Neurol* 51:689, 2000.
250. Reference deleted in proofs.
251. Morris C, et al.: Do the abilities of children with cerebral palsy explain their activities and participation? *Dev Med Child Neurol* 48:954–961, 2006.
252. Reference deleted in proofs.
253. Motta F, et al.: Effect of intrathecal baclofen on dystonia in children with cerebral palsy and the use of functional scales, *J Pediatr Orthoped* 28:213–217, 2008.
254. Murney ME, et al.: The ecological relevance of the Test of Motor Performance elicited scale items, *Phys Ther* 78:479–489, 1998.
255. Murphy KP, et al.: Employment and social issues in adults with cerebral palsy, *Arch Phys Med Rehabil* 81:807–811, 2000.
256. Murphy NA, Carbone PS: Promoting the participation of children with disabilities in sports, recreation, and physical activities, *Pediatrics* 121:1057–1061, 2008.
257. Mutlu A, et al.: Treadmill training with partial body-weight support in children with cerebral palsy: a systematic review, *Dev Med Child Neurol* 51:268–275, 2009.
258. Reference deleted in proofs.
259. Narayanan UG: The role of gait analysis in the orthopedic management of ambulatory cerebral palsy, *Curr Opin Pediatr* 19:38–43, 2007.
260. Narayanan UG, et al.: Initial development and validation of the Caregiver Priorities and Child Health Index of Life with Disabilities (CPCHILD), *Dev Med Child Neurol* 48:804–812, 2006.
261. Nelson KB: Causative factors in cerebral palsy, *Clin Obstet Gynecol* 51:749–762, 2008.
262. Nelson K, Chang T: Is cerebral palsy preventable? *Curr Opin Neurol* 21:129–135, 2008.
263. Noreau L, et al.: Measuring participation in children with disabilities using the Assessment of Life Habits, *Dev Med Child Neurol* 49:666–671, 2007.
264. Novacheck TF, Gage JR: Orthopedic management of spasticity in cerebral palsy, *Child Nerv Syst* 23:1015–1031, 2007.
265. Novak I, et al.: A systematic review of interventions for children with cerebral palsy: state of the evidence, *Dev Med Child Neurol* 55:885–910, 2013.
266. Reference deleted in proofs.
267. Novak I: Parent experience of implementing effective home

programs, *Phys Occup Ther Pediatr* 31:198–213, 2011.
268. O'Flaherty S, et al.: Botulinum toxin A adverse events and health status in children with cerebral palsy in all GMFCS levels, *Dev Med Child Neurol* 53:125–130, 2011.
269. Nystrom EM, Beckung E: Walking ability is related to muscle strength in children with cerebral palsy, *Gait Posture* 28:366–371, 2008.
270. Olney SJ, et al.: Work and power in hemiplegic cerebral palsy gait, *Phys Ther* 70:431–438, 1990.
271. Oonpuu S, et al.: An evaluation of the posterior leaf spring orthosis using joint kinematics and kinetics, *J Pediatr Orthoped* 16:378–384, 1996.
272. Oskoui M, et al.: An update on the prevalence of cerebral palsy: a systematic review and meta-analysis, *Dev Med Child Neurol* 55:509–519, 2013.
273. Ostensjo S, et al.: Motor impairment in young children with cerebral palsy: relationship to gross motor function and everyday activities, *Dev Med Child Neurol* 46:580–589, 2004.
274. Overeynder JC, Turk MA: Cerebral palsy and aging: a framework for promoting the health of older persons with cerebral palsy, *Topics Geriatr Rehabil* 13:19–24, 1998.
275. Paleg GS, et al.: Systematic review and evidence-based clinical recommendations for dosing of pediatric supported standing programs, *Pediatr Phys Ther* 25:232–247, 2013.
276. Paleg G, Livingstone R: Outcomes of gait trainer use in home and school settings for children with motor impairments: a systematic review, *Clin Rehab* 29:1077–1091, 2015.
277. Palisano RJ, et al.: Probability of walking, wheeled, and assisted mobility in children and adolescents with cerebral palsy, *Dev Med Child Neurol* 52:66–71, 2010.
278. Palisano RJ, et al.: Amount and focus of physical therapy and occupational therapy for young children with cerebral palsy, *Phys Occup Ther Pediatr* 32:368–382, 2012.
279. Palisano RJ: A collaborative model of service delivery for children with movement disorders: a framework for evidence-based decision making, *Phys Ther* 86:1295–1305, 2006.
280. Palisano RJ, Murr S: Intensity of therapy services: what are the considerations? *Phys Occup Ther Pediatr* 29:107–112, 2009.
281. Palisano RJ, et al.: Content validity of the expanded and revised Gross Motor Function Classification System, *Dev Med Child Neurol* 50: 744–750, 2008.
282. Palisano RJ, et al.: Development and reliability of a system to classify gross motor function in children with cerebral palsy, *Dev Med Child Neurol* 39:214–223, 1997.
283. Palisano RJ: Mobility experiences of adolescents with cerebral palsy, *Phys Occup Ther Pediatr* 29:133–153, 2009.
284. Palisano RJ, et al.: Stability of the Gross Motor Function Classification System, *Dev Med Child Neurol* 48:424–428, 2006.
285. Reference deleted in proofs.
286. Palisano RJ, et al.: Validation of a model of motor development for children with cerebral palsy, *Phys Ther* 80:974–985, 2000.
287. Palmer FB: Strategies for the early diagnosis of cerebral palsy, *J Pediatr* 145:S8–S11, 2004.
288. Park EY, Kim WH: Meta-analysis of the effect of strengthening interventions in individuals with cerebral palsy, *Res Dev Disabil* 35:239–249, 2014.
289. Park ES, et al.: Comparison of anterior and posterior walkers with respect to gait parameters and energy expenditure in children with spastic diplegic cerebral palsy, *Yonsei Med J* 42:180–184, 2001.
290. Reference deleted in proofs.
291. Peterson MD, et al.: Chronic disease risk among adults with cerebral palsy: the role of premature sarcopenia, obesity and sedentary behaviour, *Obesity Rev* 14:171–182, 2013.
292. Pickering DM, et al.: Adapted bikes: what children and young people with cerebral palsy told us about their participation in adapted dynamic cycling, *Disabil Rehabil Assist Technol* 81:30–37, 2013.
293. Reference deleted in proofs.
294. Pin TW, et al.: Use of intrathecal baclofen therapy in ambulant children and adolescents with spasticity and dystonia of cerebral origin: a systematic review, *Dev Med Child Neurol* 53:885–895, 2011.
295. Pin T, et al.: The effectiveness of passive stretching in children with cerebral palsy, *Dev Med Child Neurol* 48:855–862, 2006.
296. Plasschaert VF, et al.: Classification of manual abilities in children with cerebral palsy under 5 years of age: how reliable is the manual ability classification system? *Clin Rehab* 23:164–170, 2009.
297. Reference deleted in proofs.
298. Pueyo R, et al.: Neuropsychologic impairment in bilateral cerebral palsy, *Pediatr Neurol* 40:19–26, 2009.
299. Puras D: Developmental disabilities: challenged for research practices and policies in the 21st century, *Dev Med Child Neurol* 51:415, 2009.
300. Reid A, et al.: "If I knew then what I know now": parents' reflections on raising a child with cerebral palsy, *Phys Occup Ther Pediatr* 31:169–183, 2011.
301. Rice J, Waugh M: Pilot study on trihexyphenidyl in the treatment of dystonia in children with cerebral palsy, *J Child Neurol* 24:176–182, 2009.
302. Rigby P, Gaik S: Stability of playfulness across environmental settings: a pilot study, *Phys Occup Ther Pediatr* 27:27–43, 2007.
303. Roberts A, et al.: Gait analysis to guide a selective dorsal rhizotomy program, *Gait Posture* 42:16–22, 2015.
304. Robinson MN, et al.: Magnetic resonance imaging findings in a population-based cohort of children with cerebral palsy, *Dev Med Child Neurol* 50:39–45, 2008.
305. Roebroeck ME, et al.: Adult outcomes and lifespan issues for people with childhood-onset physical disability, *Dev Med Child Neurol* 51:670–678, 2009.
306. Reference deleted in proofs.
307. Roijen LE, et al.: Development of bladder control in children and adolescents with cerebral palsy, *Child Neurol* 43:103–107, 2001.
308. Rosenbaum P, Gorter JW: The "F-words" in childhood disability: I swear this is how we should think! *Child Care Health Dev* 38:457–463, 2011.
309. Rosenbaum PL: Cerebral palsy: what parents and doctors want to know, *BMJ* 326:970–974, 2003.
310. Rosenbaum P: Variation and abnormality: recognizing the differences, *J Pediatr* 149:593–594, 2006.
311. Rosenbaum P, et al.: Family-centered service: a conceptual framework and research review, *Phys Occup Ther Pediatr* 18:1–20, 1998.
312. Rosenbaum PL, et al.: Development of the Gross Motor Classification System for cerebral palsy, *Dev Med Child Neurol* 50:249–253, 2008.
313. Rosenbaum P, et al.: A report: the definition and classification of cerebral palsy, *Dev Med Child Neurol Suppl* 109:8–14, 2007.
314. Rosenbaum PL, et al.: Prognosis for gross motor function in cerebral palsy: creation of motor development curves, *JAMA* 288:1357–1363, 2007.
315. Ross SA, Engsberg JR: Relation between spasticity and strength in individuals with spastic diplegic cerebral palsy, *Dev Med Child Neurol* 44:148–157, 2002.
316. Reference deleted in proofs.
317. Rowland JL, et al.: The scope of pediatric physical therapy practice in health promotion and fitness for youth with disabilities, *Pediatr Phy Ther* 27:2–15, 2015.
318. Russell DJ, et al.: *Gross Motor Function Measure (GMFM-66 & GMFM-88) user's manual. Clinics in Developmental Medicine*, ed 2, London, 2013, Mac Keith Press.
319. Russell DJ, et al.: Development and validation of item sets to improve efficiency of administration of the Gross Motor Function Measure (GMFM-66) in children with cerebral palsy, *Dev Med Child Neurol* 52:e48–e54, 2010.
320. Russell DJ, Gorter JW: Assessing functional differences in gross motor skills in children with cerebral palsy who use an ambulatory aid or orthoses: can the GMFM-88 help? *Dev Med Child Neurol*

47:462–467, 2005.
321. Russman BS, Ashwal S: Evaluation of the child with cerebral palsy, *Sem Pediatr Neurol* 11:47–57, 2004.
322. Reference deleted in proofs.
323. Ryan SE: An overview of systematic reviews of adaptive seating interventions for children with cerebral palsy: where do we go from here? *Disabil Rehabil Assist Technol* 7:104–111, 2012.
324. Ryll U, et al.: Effects of leg muscle botulinum toxin A injections on walking in children with spasticity-related cerebral palsy: a systematic review, *Dev Med Child Neurol* 53:210–216, 2011.
325. Reference deleted in proofs.
326. Sackett DL, et al.: *Evidence-based medicine: how to practice and teach EBM*, ed 2, Edinburgh, 2000, Churchill Livingstone.
327. Sakzewski L, et al.: Clinimetric properties of participation measure for 5- to 13-year-old children with cerebral palsy: a systematic review, *Dev Med Child Neurol* 49:232–240, 2007.
328. Samdup DZ, et al.: The use of complementary and alternative medicine in children with chronic medical conditions, *Am J Phys Med Rehabil* 85:842–846, 2006.
329. Samson JF, et al.: Muscle power development in preterm infants with periventricular flaring or leukomalacia in relation to outcome at 18 months, *Dev Med Child Neurol* 44:734–740, 2002.
330. Sanger TD, et al.: Definitions and classification of negative motor signs in childhood, *Pediatrics* 118:2159–2167, 2006.
331. Sanger TD, et al.: Classification and definition of disorders causing hypertonia in childhood, *Pediatrics* 111:e89–e97, 2003.
332. Schiariti V, et al.: International Classification of Functioning, Disability, and Health Core Sets for children and youth with cerebral palsy: a consensus meeting, *Dev Med Child Neurol* 57:149–158, 2015.
333. Scholtes VAB, et al.: Clinical assessment of spasticity in children with cerebral palsy: a critical review of available literature, *Dev Med Child Neurol* 48:64–73, 2006.
334. Sellers D, et al.: Development and reliability of a system to classify the eating and drinking ability of people with cerebral palsy, *Dev Med Child Neurol* 56:245–251, 2014.
335. Seniorou M, et al.: Recovery of muscle strength following multi-level orthopedic surgery in diplegic cerebral palsy, *Gait Posture* 26:475–481, 2007.
336. Shortland AP, et al.: Architecture of the medial gastrocnemius in children with spastic diplegia, *Dev Med Child Neurol* 44:158–163, 2002.
337. Siebes RC, et al.: Validation of the Dutch Giving Youth a Voice Questionnaire (GYV-20): a measure of the client-centeredness of rehabilitation services from an adolescent perspective, *Disabil Rehabil* 29:373–380, 2007.
338. Reference deleted in proofs.
339. Simpson DM, et al.: Assessment: botulinum neurotoxin for the treatment of spasticity (an evidence-based review): report of the Therapeutics and Technology Assessment Subcommittee of the American Academy of Neurology, *Neurology* 70:1691–1698, 2008.
340. Smits D, et al.: How do changes in motor capacity, motor capability, and motor performance relate in children and adolescents with cerebral palsy? *Arch Phys Med Rehabil* 95:1577–1584, 2014.
341. Sobsey D, Doe T: Patterns of sexual abuse and assault, *Sex Disabil* 9:243–259, 1991.
342. Spittle AJ, et al.: A systematic review of the clinimetric properties of neuromotor assessments for preterm infants during the first year of life, *Dev Med Child Neurol* 50:254–266, 2008.
343. Stackhouse SK, et al.: Voluntary muscle activation, contractile properties, and fatigability in children with and without cerebral palsy, *Muscle Nerve* 31:594–601, 2005.
344. Steenbeek D, et al.: Goal attainment scaling in pediatric rehabilitation: a critical review of the literature, *Dev Med Child Neurol* 49:550–556, 2007.
345. Sterba JA: Adaptive downhill skiing in children with cerebral palsy: effect on gross motor function, *Pediatr Phys Ther* 18:289–296, 2006.
346. Stevensen RD, et al.: Growth and health in children with moderate-tosevere cerebral palsy, *Pediatrics* 118:1010–1018, 2006.
347. Stout J, et al.: Distal femoral extension osteotomy and patellar tendon advancement to treat persistent crouch gait in cerebral palsy, *J Bone Joint Surg Am* 90:2470–2484, 2008.
348. Strauss D, et al.: Life expectancy in cerebral palsy: an update, *Dev Med Child Neurol* 50:487–493, 2008.
349. Strauss D, et al.: Survival in cerebral palsy in the last 20 years: signs of improvement? *Dev Med Child Neurol* 49:86–92, 2007.
350. Sutcliffe TL, et al.: Cortical reorganization after modified constraintinduced movement therapy in pediatric hemiplegic cerebral palsy, *J Child Neurol* 22:1281–1287, 2007.
351. Swiggum M, et al.: Pain in children with cerebral palsy: implications for pediatric physical therapy, *Pediatr Phys Ther* 22:86–92, 2010.
352. Tardieu C, et al.: For how long must the soleus muscle be stretched each day to prevent contracture? *Dev Med Child Neurol* 30:3–10, 1998.
353. Taylor NF, et al.: Progressive resistance training and mobility-related function in young people with cerebral palsy: a randomized controlled trial, *Dev Med Child Neurol* 55:806–812, 2013.
354. Reference deleted in proofs.
355. Tedroff K, et al.: Long-term effects of botulinum toxin A in children with cerebral palsy, *Dev Med Child Neurol* 51:120–127, 2009.
356. Tervo RC, et al.: Parental report of pain and associated limitations in ambulatory children with cerebral palsy, *Arch Phys Med Rehabil* 87:928–934, 2006.
357. Thompson P, et al.: Test-retest reliability of the 10-metre fast walk test and 6-minute walk test in ambulatory school-aged children with cerebral palsy, *Dev Med Child Neurol* 50:370–376, 2008.
358. Thorpe DE, Valvano J: The effects of knowledge of performance and cognitive strategies on motor skill learning in children with cerebral palsy, *Pediatr Phys Ther* 14:2–15, 2002.
359. Tieman BL, et al.: Variability in mobility of children with cerebral palsy in GMFCS levels II-IV, *Pediatr Phys Ther* 19:180–187, 2007.
360. Tinderholt Myrhaug H, et al.: Intensive training of motor function and functional skills among young children with cerebral palsy: a systematic review and meta-analysis, *BMC Pediatr* 14:292, 2014.
361. Trahan J, Malouin F: Intermittent intensive physiotherapy in children with cerebral palsy: a pilot study, *Dev Med Child Neurol* 44:233–239, 2002.
362. Tustin K, Patel A: A critical evaluation of the updated evidence for casting for equinus deformity in children with cerebral palsy, *Physiother Res Int*, 2015. http://dx.doi.org/10.1002/pri.1646.
363. Unger M, et al.: Strength training in adolescents learners with cerebral palsy: a randomized controlled trial, *Clin Rehab* 20:469–477, 2006.
364. Reference deleted in proofs.
365. Ustad T, et al.: Effects of intensive physiotherapy in infants newly diagnosed with cerebral palsy, *Pediatr Phys Ther* 21:140–149, 2009.
366. Valvano J: Activity-focused motor interventions for children with neurological conditions, *Phys Occup Ther Pediatr* 24:79–107, 2004.
367. Van den Broeck C, et al.: The effect of individually defined physiotherapy in children with cerebral palsy, *Eur J Paediatr Neurol* 14:519–525, 2010.
368. Van Haastert IC, et al.: Early gross motor development of preterm infants according to the Alberta Infant Motor Scale, *J Pediatr* 149:617–622, 2006.
369. Varni JW, et al.: The PedsQL in pediatric cerebral palsy: reliability, validity, and sensitivity of the Generic Core Scales and Cerebral Palsy Module, *Dev Med Child Neurol* 48:442–449, 2006.
370. Verrotti A, et al.: Pharmacotherapy of spasticity in children with cerebral palsy, *Pediatr Neurol* 34:1–6, 2006.
371. Verschuren O, et al.: Muscle strengthening in children with cerebral palsy: considerations for future resistance training protocols, *Phys Ther* 91:1130–1139, 2011.

372. Verschuren O, Balemans ACJ: Update of the core set of exercise, *Pediatr Phys Ther* 27:187–189, 2015.
373. Verschuren O, et al.: Health-enhancing physical activity in children with cerebral palsy: more of the same is not enough, *Phys Ther* 94:297–305, 2014.
374. Verschuren O, et al.: Exercise training program in children and adolescents with cerebral palsy: a randomized controlled trial, *Arch Pediatr Adolesc Med* 161:1075–1081, 2007.
375. Verschuren O, et al.: Exercise programs for children with cerebral palsy: a systematic review of the literature, *Am J Phys Med Rehabil* 87:404–417, 2008.
376. Verschuren O, et al.: Reliability of hand-held dynamometry and functional strength tests for the lower extremity in children with cerebral palsy, *Disabil Rehabil* 30:1358–1366, 2007.
377. Reference deleted in proofs.
378. Reference deleted in proofs.
379. Vos-Vromans DC, et al.: Responsiveness of evaluative measures for children with cerebral palsy: the Gross Motor Function Measure and the Pediatric Evaluation of Disability Inventory, *Disabil Rehabil* 27:1245–1252, 2005.
380. Wang HH, et al.: Reliability, sensitivity to change, and responsiveness of the Peabody Developmental Motor Scales second edition for children with cerebral palsy, *Phys Ther* 86:1351–1359, 2006.
381. Waters E, et al.: Psychometric properties of the quality of life questionnaire for children with CP, *Dev Med Child Neurol* 49:49–55, 2007.
382. Waters E, et al.: Quality of life instruments for children and adolescents with neurodisabilities: how to choose the appropriate instrument, *Dev Med Child Neurol* 51:660–669, 2009.
383. Watt J, et al.: Early prognosis for ambulation of neonatal intensive care survivors with cerebral palsy, *Dev Med Child Neurol* 31:766–773, 1989.
384. Reference deleted in proofs.
385. Welsh B, et al.: How might districts identify local barriers to participation for children with cerebral palsy? *Public Health* 120:167–175, 2006.
386. Westberry DE, et al.: Impact of ankle-foot orthoses on static foot alignment in children with cerebral palsy, *J Bone Joint Surg Am* 89:806–813, 2007.
387. Reference deleted in proofs.
388. Wiart L, et al.: Stretching with children with cerebral palsy: what do we know and where are we going? *Pediatr Phys Ther* 20:173–178, 2008.
389. Wiegeriak DJ, et al.: Social, intimate and sexual relationships of adolescents with cerebral palsy compared with able-bodies age-mates, *J Rehabil Med* 40:112–118, 2006.
390. Wiegerink D, et al.: Sexuality of young adults with cerebral palsy: experienced limitations and needs, *Sex Disabil* 29:119–128, 2011.
391. Willoughby K, et al.: The impact of botulinum toxin A and abduction bracing on long-term hip development in children with cerebral palsy, *Dev Med Child Neurol* 54:743–747, 2012.
392. Wilson A, et al.: Development and pilot testing of the challenge module: a proposed adjunct to the Gross Motor Function Measure for high-functioning children with cerebral palsy, *Phys Occup Ther Pediatr* 31:135–149, 2011.
393. Wittenberg GF: Neural plasticity and treatment across the lifespan for motor deficits in cerebral palsy, *Dev Med Child Neurol* 51(Suppl 4):130–133, 2009.
394. Woods JJ, Lindeman DP: Gathering and giving information with families, *Infants Young Child* 21:272–284, 2008.
395. Woodside JM, et al.: Family-centered service: developing and validating a self-assessment tool for paediatric service providers, *J Child Health Care* 30:237–252, 2001.
396. Wright FV, et al.: The Quality Function Measure: reliability and discriminant validity of a new measure of quality of gross motor movement in ambulatory children with cerebral palsy, *Dev Med Child Neurol* 56:770–778, 2014.
397. Wright FV, Majnemer A: The concept of a toolbox of outcome measures for children with cerebral palsy: why, what, and how to use? *J Child Neurol* 29:1055–1065, 2014.
398. Wright MJ, et al: *Ethics in childhood neurodisability: cases, principles and clinical practice*, London, in press, Mac Keith Press.
399. Wright MJ, et al.: Sleep issues in families of children with physical disabilities, *Phys Occup Ther Pediatr* 26:55–72, 2003.
400. Wright FV, et al.: How do changes in body functions and structures, activity, and participation relate in children with cerebral palsy? *Dev Med Child Neurol* 50:283–289, 2008.
401. Wright M, Bartlett DJ: Distribution of contractures and spinal malalignments in adolescents with cerebral palsy, *Dev Neurorehabil* 13:46–52, 2010.
402. Wright PA, et al.: Neuromuscular electrical stimulation for children with cerebral palsy: a review, *Arch Dis Child* 97:364–371, 2012.
403. Wynter M, et al.: Australian hip surveillance guideline for children with cerebral palsy: 5-year review, *Dev Med Child Neurol* 57:808–820, 2015.
404. Young NL, et al.: Measurement properties of the Activity Scales for Kids, *J Clin Epidemiol* 53:125–137, 2000.
405. Ziv I, et al.: Muscle growth in normal and spastic mice, *Dev Med Child Neurol* 26:94–99, 1984.
406. Zwick EB, et al.: Propulsive function during gait in diplegic children: evaluation after surgery for gait improvement, *J Pediatr Orthop Br* 10:226–233, 2001.

推荐阅读

Bania T, Dodd KJ, Taylor N: Habitual physical activity can be increased in people with cerebral palsy: a systematic review, *Clin Rehab* 25:303–315, 2011.

Bloemen MAT, Backx FJG, Takken T, et al.: Factors associated with physical activity in children and adolescents with a physical disability: a systematic review, *Dev Med Child Neurol* 57:137–148, 2015.

Cahill-Rowley K, Rose J: Etiology of impaired selective motor control: emerging evidence and its implications for research and treatment in cerebral palsy, *Dev Med Child Neurol* 56:522–528, 2013.

Dewar R, Love S, Johnston LM: Exercise interventions improve postural control in children with cerebral palsy: a systematic review, *Dev Med Child Neurol* 57:504–520, 2015.

Gannoti ME, Christy JB, Heathcock JC, Kolobe THA: A path model for evaluating dosing parameters for children with cerebral palsy, *Phys Ther* 94:411–421, 2014.

Gibson BE, Teachman G, Wright V, et al.: Children's and parents' beliefs regarding the value of walking: rehabilitation implications for children with cerebral palsy, *Child Care Health Dev* 38:61–69, 2011.

Hadders-Algra M: Early diagnosis and early intervention in cerebral palsy, *Front Neurol* 5:1–13, 2014.

Livingstone R, Paleg G: Practice considerations for the introduction and use of mobility for children, *Dev Med Child Neurol* 56:210–222, 2014.

Park EY, Kim WH: Meta-analysis of the effect of strengthening interventions in individuals with cerebral palsy, *Res Dev Disabil* 35:239–249, 2014.

Penner M, Xie WY, Binepal N, et al.: Characteristics of pain in children and youth with cerebral palsy, *Pediatrics* 132:e407–e413, 2013.

Rosenbaum P, Gorter JW: The "F-words" in childhood disability: I swear this is how we should think! *Child Care Health Dev* 38:457–463, 2011.

Sakzewski L, Ziviani J, Boyd RN: Efficacy of upper limb therapies for unilateral cerebral palsy: a meta-analysis, *Pediatr Phys Ther* 26:28–37, 2014.

Verschuren O, Darrah J, Novak I, et al.: Health-enhancing physical activity in children with cerebral palsy: more of the same is not enough, *Phys Ther* 94:297–305, 2014.

Vos RC, Becher JG, Ketalaar M, et al.: Developmental trajectories of daily activities in children and adolescents with cerebral palsy, *Pediatrics* 132:e915–e923, 2013.

第 20 章 臂丛神经损伤

Susan V. Duff, Darl Vander Linden

本章着重于介绍围生期臂丛神经损伤（perinatal brachial plexus injury，PBPI），但本章所提出的概念适用于任何年龄段发生臂丛神经损伤导致的功能损伤、活动限制和参与受限的儿童。治疗师可以在各种环境下给围生期臂丛神经损伤的婴儿和儿童进行治疗——包括早期干预项目、急诊住院护理和专科诊所。治疗师也可能参与到臂丛显微外科手术修复后婴儿或肩关节重建术后的幼儿和大龄儿童的治疗中。本章将综述围生期臂丛神经损伤儿童的病因、病理生理学、检查、程序性干预、家庭教育和医疗管理等内容。

背景信息

病因及发病率

在难产时可能会发生婴儿臂丛神经的牵拉损伤（图 20.1）[28]。阴道分娩过程中，让婴儿头部先出并让肩部紧随其后娩出的方式将导致强力牵拉和旋转婴儿头部，可能会损伤婴儿 C5 和 C6 神经根或相关的神经。臀位分娩时，牵拉新生儿肩部会损伤其颈神经根或神经，甚至造成锁骨或肱骨骨折、肩关节半脱位。剖宫产时，臂丛神经损伤的可能性从 0.2% 下降到了 0.02%[28]。C4 膈神经的相关损伤不太常见，但会导致同侧膈肌偏瘫。先天性异常，如颈肋、胸椎异常或斜角肌缩短，也会压迫下臂丛神经 [62]。

据报道，PBPI 的发病率为 0.38% ~ 5.1‰[14,21,34,78]。导致 PBPI 的危险因素包括肩难产（肩部卡住）、出生体重超过 90% 的新生儿体重（4500 ~ 5000g）、分娩时间延长、孕产妇妊娠期糖尿病和臀位分娩 [1,19,29,51,78]。在一项包括 62 名 PBPI 婴儿参与的前瞻性研究中，17 名婴儿患有永久性损伤，其中 16 名婴儿出生体重超过 3500 克，仅有 1 名婴儿出生体重不足 3500 克。13 名出生时被诊断为 PBPI 而体重不足 3500 克的婴儿中，有 12 名（92%）功能完全康复，但体重超过 3500 克的婴儿中，只有 67% 的婴儿功能完全康复（33/49）[78]。

病理生理学

神经结构的损伤可发生在与脊髓相连的神经根水平，前根或后根（根部聚集形成出椎管的混合神经根远端）或在脊髓神经本身 [79]。神经根、神经干、神经股、神经束和周围神经都会遭受损伤（完全断裂）、轴索断裂（轴突断裂而神经内膜保持完整）或神经失用（暂时性神经传导阻滞但轴突完整）[65,79]。由于近端紊乱的神经元试图向远端伸展，因此部分或完全断裂的神经可能会逐渐形成神经纤维瘤和大量纤维组织。

断裂后的恢复通常较为有限，需要显微外科手术修复。轴索断裂患儿的预后较好，因为具有完整的神经内膜，神经元的重新连接能更成功一些。据报道，轴突再生的速度约为每天 1 mm[65]。根据这一论断，大多数 PBPI 婴儿上臂的康复时间需要 4 ~ 6 个月，前臂需要 7 ~ 9 个月 [65]。持续恢复改善上臂可至 2 年，前臂可至 4 年 [22]。神经失用症后的早期恢复随着水肿的消退而发生，通常发生快速且完全，有时在几天或几周内即可恢复 [34]。在患有 PBPI 的婴儿和儿童中，常见这类病变的组合。此外，由于幼儿的神经可塑性及生长距离较短，该人群的轴突再生可能较为迅速，这可以解释个体肌肉运动功能恢复的可变性。

自然病程和预后

很难确定 PBPI 的自然病程和恢复情况，因为很少有研究对儿童进行长期的跟踪报道，作者主要使用损伤的结果进行预后判断，而非活动和参与的结

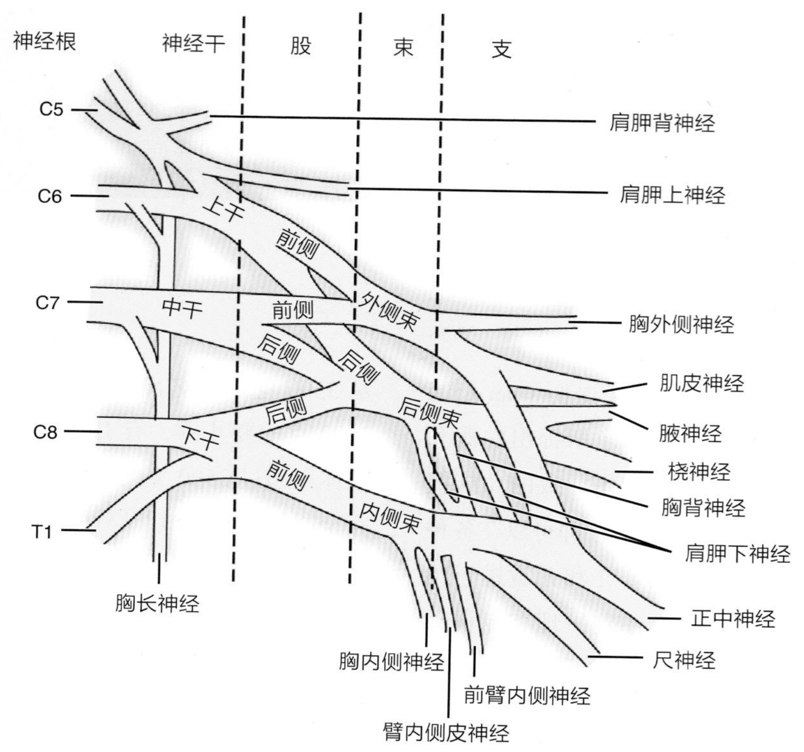

图 20.1 臂丛神经。当神经从脊髓分移行为臂丛时，损伤可以发生在神经的任何位置（重绘自 Waters PM: Obstetric brachial plexus palsy, *J Am AcadOrthop Surg* 5:205-214, 1997.）

果。在早期研究中，据报道，恢复率为 80%~90%，甚至以上[10,50]。其结果显示，大多数 PBPI 婴儿的预后良好。然而最近的研究报告称，恢复率为 66%~73%[34,54]。因此，将近 35% 的患病婴儿和儿童没有完全康复。在一项描述 PBPI 自然发展史的系统综述中，Pondaag 及其同事[60]调研了关于 PBPI 预后的文献。纳入标准为：①前瞻性设计；②从人口统计区域纳入的所有 PBPI 儿童均被跟踪随访；③最短随访 3 年，失访 <10%；④使用可靠的结果测量，具有可重复性的评分系统，无手术干预。在 103 篇官方文献中，没有一篇符合以上系统综述 4 个标准中的 3 个，但 103 篇中有 27 篇文献符合其中 2 个标准。基于这些发现，作者得出结论：经常被引用的关于 PBPI 有良好预后的文献数据并不是基于可靠的科学证据获得的[60]。

很难确定 PBPI 是否能自然恢复，因为许多儿童患有神经失用性损伤，这些损伤会在几天或几周内消失，因此这些儿童没有被纳入众多后续研究中。Hoeksma 及其同事发现[34]，事实上，有 34%（19/56）在出生时被诊断为 PBPI 的婴儿，到 3 周大时已经完全康复。但是，他们也发现，32%（18/56）的 PBPI 婴儿到 1 岁时已经发生“延迟”恢复，56 个中有 19 个（34%）婴儿在平均 3 岁时肌肉力量没有完全恢复。作者指出，如果“好”结果的标准就像 Michelow 及其同事[50]描述的“肩部和肘部活动范围大于正常的 1/2”，那么当我们将这一标准运用在这 56 名儿童中时，会有 93% 的儿童都将有“好”结果[33]。DiTaranto 及其同事[13]追踪了阿根廷的 91 名 PBPI 婴儿，这些婴儿至少 2 年没有接受神经外科干预。他们报道称，尽管有 69% 的婴儿完全康复，但 18% 的婴儿恢复甚微，13% 的婴儿有全臂干的 PBPI，手臂无力且无感知觉。

PBPI 儿童自然病史和结果之间报告的差异使得家长和专业人士很难准确预测儿童在受伤后会恢复到什么程度。研究已经开始对 PBPI 婴儿和儿童使用标准化的结果测量方法，如主动运动量表[10]和改良 Mallet 量表[2]。尽管最近的研究报道根据特定肌群的力量对结果进行了特别的定义[34,35]，但很少有研究报道诊断为 PBPI 的儿童、青少年和成人在活动受限和参与受限方面的结果。

身体结构和功能的变化

损伤分类和一般损伤

损伤可以发生在臂丛的任何水平，但最常见的损伤为上臂干损伤（C5 和 C6），会导致一种被称为 Erb 麻痹（Erb's palsy）的情况[28]。Strombeck 及其同事报告了 247 名 PBPI 儿童，有 52% 的儿童 C5 ~ C6 受累，另外 34% 的儿童 C5 ~ C7 受累[63]。由于上臂干的神经纤维受到损伤，儿童的肩部通常被维持在伸展、内旋和内收的状态，肘关节伸展，前臂旋前，腕关节和手指以“侍者手”（waiter's tip position）的姿态屈曲（图 20.2）。可能出现菱形肌、肩胛提肌、前锯肌、肩胛下肌、三角肌、冈上肌、冈下肌、小圆肌、肱二头肌、肱肌、肱桡肌、旋后肌和腕、拇指和其余四指的长伸肌的瘫痪或活动减少。抓握能力完好无损，但可能会出现感觉减弱或感觉丧失。如果 C7 也受累，肘部和手指的伸展会受到损害，被称为扩展的 Erb 麻痹。

全臂干麻痹涉及了上、下神经丛（C5 ~ T1）的损伤，导致受损侧手臂的所有肌肉发生瘫痪或活动减少，感觉丧失或减弱[28]。Strombeck 及其同事报告称，随访研究中有 13% 的 PBPI 儿童有 C5 ~ T1 神经根受累[63]。儿童通常是单侧受累，据报道，双侧受累的儿童比例较低[71]。运动损伤的模式并不总与经典定义相符，表明会出现上、下神经丛混合或不完全损伤的症状。霍纳综合征是 T1 神经根或交感神经节撕脱伤的结果，会导致少汗、眼球凹陷、瞳孔收缩异常、肌炎、上睑下垂和不同颜色的虹膜[14]。

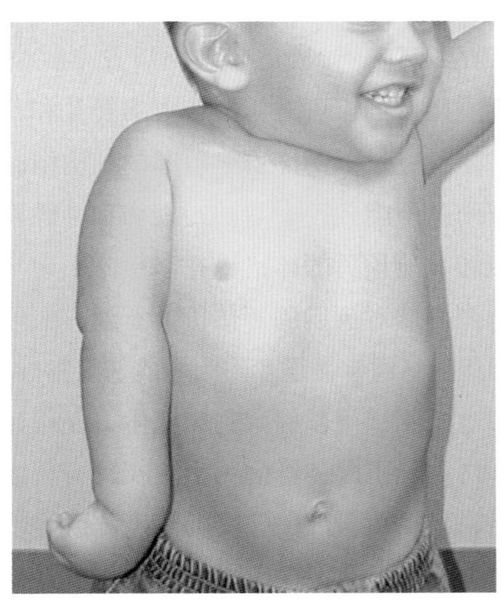

图 20.2　Erb 麻痹患儿，C5、C6 臂丛神经损伤，导致上肢远端呈“侍者手”姿态，为这种类型损害中常见姿态（引自 Shenaq SM, Bullocks JM, Dhillon G: Management of infant brachial plexus injuries, *Clin Plast Surg* 32:79-98, 2005.）

从定义来说，Klumpke 麻痹（Klumpke's palsy）仅涉及下神经根或脊神经 C8 ~ T1[37]。在 1995 年的一篇综述中，Al-Qattan 及其同事发现，在他们综述论文报告的 3508 例 PBPI 患者中，仅有 20 名 Klumpke 麻痹的患者，发病率仅为 0.6%[3]。当出现单纯的 Klumpke 麻痹时，患儿的肩部和肘部运动未受损害，但是前臂的休息位通常呈旋后位，伴有腕屈肌和伸肌以及腕和手的内在肌的麻痹。

姿势性斜颈的发生可能是由婴儿头部习惯性地远离患侧手臂而导致的，也可能是造成 PBPI 的同一创伤引起的[31]。此外，一些婴儿会因长时间保持一个姿势而发展成斜头畸形。有关斜颈和斜头畸形的检查和干预的更多信息，请参见第 9 章。

在 PBPI 之后的神经再生期间，婴幼儿会使用替代方法。例如，肩关节内旋，连同前臂旋前和腕关节屈曲，通常是用于获取目标物体的肌肉动作。对患肢的忽视可能是由于感觉迟钝或相对容易地使用对侧上肢和手完成任务而造成的。有些婴儿还会表现出肢体自残，比如去咬感觉减弱的肢体[45]。替代、忽略或伤害的模式随着重复被加强。由这些重复模式产生的问题包括软组织和肌肉的挛缩、肌肉萎缩和异常的骨骼生长。最容易发生的挛缩包括肩胛骨前伸，肩关节伸展、内收和内旋，肘关节屈曲。严重损伤或 Klumpke 麻痹的患儿可能会出现前臂旋前挛缩以及腕关节和手指屈曲。这些模式显然会因去神经模式的不同而有所不同。

肩部损伤

随着婴儿的发育，持续的肌肉失衡和习惯性姿势会导致肩部发生常见的解剖学变化。这些变化包括肱骨头扁平、锁骨异常短、肱骨头发育不良、肱骨头后方半脱位，不规则的关节盂、韧带病变和肌肉紧张[24,33,39]。这些缺陷与被动和主动的肩关节外旋（external rotation, ER）的丧失以及肩关节生物力学的其他变化有关[14,39]。据报道，典型发育中儿童平均盂肱关节：肩胛胸壁关节（glenohumeral-to-scapulothoracic, GH/ST）之比，在 6.7 ± 1.5 岁儿童中为 1.3：1[12]，在 9.12 ± 1.51 岁儿童中为 1.43：1[27]。Duff 及其同事[15]检查了 7.81 ± 2.93 岁已患有 PBPI 但还未接受显微外科手术或肩部重建术患儿的 GH /ST 比值情况。在肩胛骨平面的主动外展过程中，作者发现，手臂抬高受限（<75°）的患儿受限手臂的 GH/ST 比值（0.6：1）会下降。第一组儿童倾向于依靠肩胛骨上旋而不是盂肱关节抬高来抬起受损侧的手臂。第二组盂肱活动在 15°~75° 范围内，可将患臂抬高 75° 及以上的儿童，其 GH/ST 比值平均为 1.7：1。因此，第二组的盂肱关节对患肢抬高的贡献更大。

活动和参与受限

根据初始病理、神经再生和残余损伤的程度，患儿的活动受限程度会有很大差异。PBPI 儿童的主要活动受限与伸手抓物的技能和需要使用双侧手臂完成的任务表现有关，如抓住一个大球或举起一个大物体。PBPI 患儿完成需要使用双侧上肢的日常生活活动将受限，包括穿脱上衣和裤子、系鞋带和固定按扣。研究人员正在研究活动受限的性质和程度，如穿衣、吃饭或参与受限[32]。

PBPI 可能会影响儿童正常活动的发育。从俯卧位或仰卧位转换为坐位，患儿会习惯性地从一侧进行，从而不对称地加强躯干一侧的力量，或延缓平衡反应的发展。由于儿童的患侧手臂可能无法安全地承受身体的重量，或者儿童可能无法充分伸展手腕，所以四点爬行这一发育里程碑可能不会发生，也可能会有所适应性调整。孩子也可能坐着四处挪动，或者在适当的年龄直接学会走路。

由于感知觉减弱，儿童可能在活动期间忽略患侧肢体，以及出现咬肢体等自残行为[46]。如果敏感性严重受损，患儿对烧伤、昆虫叮咬和擦伤等损伤可能无法及时察觉。成年期的肩痛和神经炎是并发症，不仅会影响患侧手臂的功能，还会对个人的社会或职业活动有所影响。

背景信息

治疗性检查

出院前可能需要对 PBPI 新生儿进行临床检查。婴儿和儿童也可以在损伤后最初的几天、几周、几个月或几年内接受治疗。检查主动和被动关节活动范围、姿势、疼痛、感觉等是确定早期功能和能力基线的关键[4]。对婴儿或儿童的发育状况进行筛查，以确保不会遗漏其他病理情况。对于婴儿而言，随着神经再生的发生，应对其进行反复复查以记录运动和感觉的恢复情况。这些数据有助于制订后续的治疗方案，包括是否进行治疗性训练、体位管理、使用夹板固定、评估手术适应证，以及为出院做好准备。

损伤

成像：肌电图

新生儿期应拍摄 X 线片以评估锁骨或肱骨骨折情况[79]。无恢复迹象的婴儿可能在 1 ~ 6 月龄时开始接受影像学检查，但具体时间因人而异。影像学检查常用于确定神经根和神经结构的完整性以及盂肱关节的完整性。磁共振成像（MRI）、电诊断研究、计算机断层扫描（CT）、甲泛影酰胺 CT（CT– 脊髓造影）等影像学检查可用于病情诊断，并有助于制订手术方案[2,47,69]。CT– 脊髓造影和 MRI 是检查神经结构最常用的方法[79]。据报道，3 ~ 6 月龄患儿的肩关节无创超声[72]结果可用于诊断肱骨头向后方半脱位[61]。在进行肩部重建术前，可对年龄较大的婴儿和儿童重复进行影像学检查，以明确盂肱关节的结构情况。但影像学检查尚且不能代替针对神经损伤和神经再生所进行的临床和功能预后的体格检查。

肌电图虽然对预后的评估价值有限，但可以确定神经受累程度，通常被推荐作为术前基线指标[64,69,70]。重复的肌电图测试可以提醒临床医生，在明显的运动变化发生之前，肌肉神经的再生正在进行。诊断性肌电图的结果已被用于评估病变的程度和严重性，但其与手术探查结果可能不存在明显关联[30]。显微手术后的神经再生可以在手术后立即或在接下来的数周或数月内发生，在出现运动恢复的临床体征之前，可以通过肌电图来确定。这些信息可能会改变治疗目标和治疗方案，并可能显著改变患者的预后。

活动范围

对任意年龄段的患儿，需测量其患臂和颈部区域的被动关节活动范围（PROM），并与对侧进行比较。最初，应该非常小心地活动关节，因为儿童的关节可能不够稳定[38]，且其患肢可能出现疼痛或感觉减弱 / 缺失。在检查肌肉力量之前，应用角度测量法来建立基线 PROM 至关重要。在盂肱关节被动评估过程中，保持肩胛骨稳定也同样重要，[16,24] 如图 20.3A ~ C 所示。Gharbaoui 和其同事[24] 发表了围生期臂丛神经麻痹儿童盂肱关节和肩部解剖变化的综述。作者在文中建议测量 5 种肩部运动：①肩肱（scapulohumeral, SH）关节外展角度；②内收时的肩胛骨角度；③水平内收时的肩胛骨角度；④肩关节 90° 外展和 90° 屈肘时的盂肱关节内旋（internal rotation, IR）的运动弧度；⑤肩关节 90° 外展和 90° 屈肘时的盂肱关节外旋的运动弧度。有关测量位置和测角位置的完整描述和照片，请参考本文。

肌肉力量和运动功能

在婴儿期，临床医生可以在测试各种反射和反应时，如视觉跟踪、非对称性紧张性颈反射（asymmetrical neck righting reflex, ATNR）、拥抱反射（Moro 反射）、盖伦（Galant）反射或手放置反应，观察肢体运动或触诊肌肉的收缩情况[16]。在患儿清醒地玩耍，试图将手举到嘴边或伸手去拿玩具时，可观察到其手臂和头部的运动。应注意记录运动是在重力最小化的情况下进行，还是在抗重力的情况下进行。胸腹部运动的不对称可能表明存在膈神经麻痹。

主动活动量表（Active Movement Scale, AMS）的肌肉分级系统是专门为 PBPI 婴儿和儿童开发的，用于捕捉手臂主动运动中细微但重要的变化（表 20.1）[10]。结果表明，该方法具有足够的信度和效度，可以准确测量 1 岁以下婴儿的上肢运动功能[11]。Curtis 及其同事还回顾了测量 PBPI 患儿损

表 20.1　主动活动量表

15 个主动活动 *	等级
重力最小化	
没有收缩	0
等长收缩，无运动	1
运动≤ 1/2 被动活动范围	2
运动＞ 1/2 被动活动范围	3
完整运动	4
对抗重力	
运动≤ 1/2 被动活动范围	5
运动＞ 1/2 被动活动范围	6
完整运动	7

注：* 肩关节（外展、内收、屈曲、外旋、内旋）、肘关节（屈曲、伸展）、前臂（旋后、旋前），腕关节（屈曲、伸展）、拇指（屈曲、伸展）。在对重力活动范围进行评分（等级 5 ~ 7）之前，必须实现重力最小化情况下的全部活动范围（等级 4）。

引自 Clarke HM, Curtis GC: An approach to obstetrical brachial plexus injuries, *Hand Clin* 11:567, 1995.

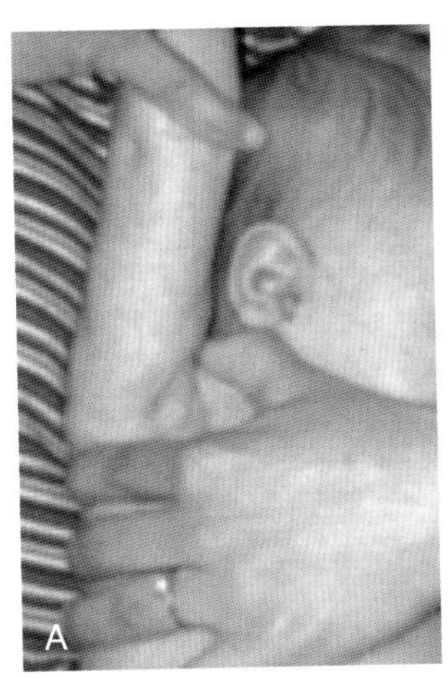

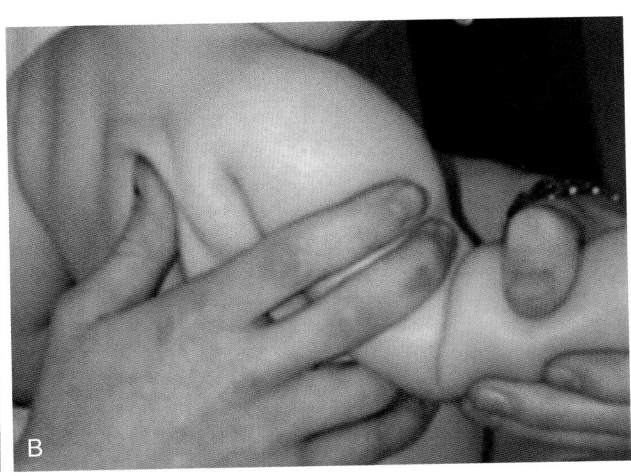

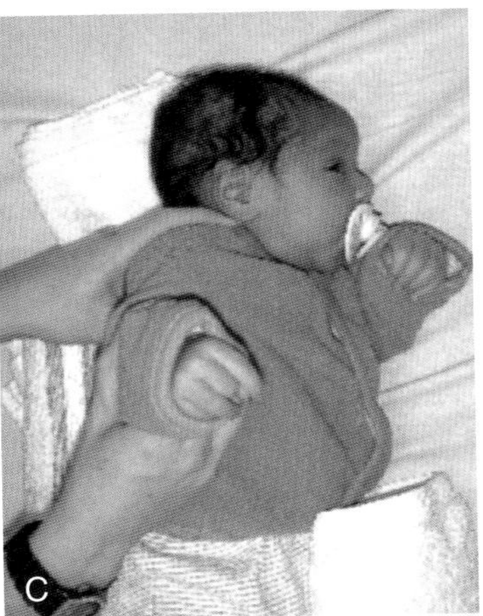

图 20.3　测量 PROM 时稳定肩胛骨：A. 肱骨抬高时的侧向稳定。B. 肱骨外旋时的内侧和上侧稳定。C. 侧卧位肱骨外旋时的内侧和上部稳定性（Images courtesy of SV Duff From Duff SV, DeMatteo C: Clinical assessment of the infant and child following perinatal brachial plexus injury, *J Hand Therapy* 28:126-134, 2016.）

伤的其他方法，包括英国医学研究委员会（British Medical Research Council，BMRC）的徒手肌力测试系统和使用4分测量表（M0～M3）来测量肌肉活动的改良BMRC量表[11]。

年龄较大的儿童可以使用标准徒手肌力测试和测力计来检查以获得肌肉力量的客观量度（有关儿童力量测试的更多信息，请参见第2章和第5章）。同时也应记录肌肉不平衡和减少或不存在感觉的手臂运动模式、非典型的替代模式和姿态。上肢功能的Mallet分级可用于3～4岁以上的儿童，并且已被证实用于PBPI患儿时结果是可信的[6,44]。改良的马莱（Mallet）量表（图20.4）[2]在原始Mallet量表的基础上扩展增加了第6项，即从90°肩外展位，向腹部方向完成肩内旋、肘屈曲动作。

PBPI中的损伤不包括痉挛。因此，检查中发现的任何痉挛状态都表明可能存在上运动神经元损伤，需要初级儿科医师或神经科医师进一步诊断评估。

感觉

Narakas[53]为PBPI儿童开发了感觉分级系统。S0为对疼痛或其他刺激没有反应；S1为对疼痛刺激而非触摸做出反应；S2为对触摸而非轻触作出反应；S3为正常感觉。感觉减弱或缺失不一定与运动障碍的程度相对应[18]；因此，应注意对于受PBPI影响较

改良Mallet量表分级 Ⅰ级＝无功能，Ⅴ级＝正常功能						
		Ⅰ级	Ⅱ级	Ⅲ级	Ⅳ级	Ⅴ级
整臂外展	不可测	无功能	<30°	30°~90°	<90°	正常
整臂外旋	不可测	无功能	<0°	0°~20°	>20°	正常
手碰颈部	不可测	无功能	做不到	困难	简单	正常
手碰脊柱	不可测	无功能	做不到	S1	T12	正常
手碰嘴	不可测	无功能	吹喇叭样	部分吹喇叭样	外展<40°	正常
整臂内旋	不可测	无功能	碰不到	屈腕代偿触碰	无屈腕触碰	

图20.4 改良Mallet臂丛神经功能分级。0级（未标明）是指在设定的平面中无活动，Ⅴ级（未标明）是指全范围活动（引自Skirven TM, Osterman AL, Fedorczyk JM, et al.: *Rehabilitation of the hand and upper extremity*, ed 6, Philadelphia, 2011, Mosby.）

轻的儿童不要忽视这一部分的检查。

随着神经再生的进展，感觉丧失可能会在感觉减弱或正常之前转变为感觉过敏[53]。婴儿或较大的儿童在对感官刺激和触摸的反应中，可能会感到疼痛或不适。应记录这种变化，这种变化可能代表神经再生的进展。可以对较大的儿童进行更明确的感觉测试，如测试接触压力、轻触和两点辨别，并且可以绘制出敏感度降低的特定区域。可能需要长达 2 年的时间才能恢复感觉[53]。

疼痛

对患侧颈部和上肩部的轻触诊可能会引起疼痛反应，如 PBPI 婴儿或儿童会表现出痛苦的表情。通过视觉跟踪得到的主动运动可以提供关于疼痛对颈部运动和视觉扫描的影响的进一步信息。这些行为线索可以用来评估面部表情、腿部活动、活动情况、哭闹和舒适度量表（Face、Legs、Activity、Cry、Consolability，FLACC）中的疼痛情况。FLACC 量表基于 5 类行为线索将疼痛分为 0 ~ 2 分：即面部表情、腿部活动、活动情况、哭闹和可安慰度[49]。许多临床机构已经采用了由此产生的 0 ~ 10 FLACC 量表来客观测量婴儿的疼痛。面部表情疼痛分级量表（Wong-Faces pain rating scale）[77]被推荐用于评估较大儿童的疼痛。

活动和参与

对婴幼儿的粗大和精细运动表现进行发育测试，可以用来确定并追踪由上肢损伤和功能障碍引起的任何延迟。虽然尚未有人对其在 PBPI 中的应用进行研究，但是对于 4 月龄以下的婴儿来说，婴儿运动表现测试（Test of Infant Motor Performance，TIMP）可能有助于记录其运动功能的变化，因为该测试共有 9 项活动，分别针对身体的两侧进行评分[9]。另一份实用的适用于 0 ~ 18 月龄的儿童粗大运动标准化评估是阿尔伯塔婴儿运动量表（Alberta Infant Motor Scale，AIMS）。粗大运动视频化可以用来评估大一点的孩子进行功能性活动的能力，如将手放在嘴边吃东西，将手放在头上梳头，以及充分握住选定工具（如牙刷）以备使用。拍摄这些活动的视频以便与后续测试进行比较。

对于大一点的孩子，关于活动和参与受限的事件信息，如在学校拿托盘吃午餐或使用录音机等 ADL 能力困难的，都应该记录下来[66]。幸运的是，适用于 PBPI 儿童的活动和参与的具体标准已经制定[32,41]。臂丛神经结果测量（Brachial Plexus Outcome Measure，BPOM）和臂丛神经结果测量活动量表是为 4 ~ 19 岁儿童设计的。BPOM 测试儿童在完成 11 项活动时上肢运动的质量，旨在测试臂丛神经麻痹儿童主要的有缺陷的功能运动模式，运动表现根据任务完成情况和可见的运动质量按 5 分顺序进行评分。辅助手评估（Assisting Hand Assessment，AHA）[41]和低龄 – 辅助手评估（Mini-AHA）[25]评估脑性瘫痪偏瘫或患有臂丛神经损伤儿童的双侧技能。标准的 AHA 适用于 18 月龄 ~ 12 岁的儿童，Mini-AHA 适用于 8 ~ 18 月龄的儿童。AHA、Mini-AHA 和 BPOM 是标准参考工具，旨在衡量患有单侧功能障碍的儿童在一次游戏的双侧任务中实际有效使用受影响的手和手臂的情况。随着时间的推移，这些评估工具可以用来测量患儿治疗或手术干预后的变化。

手术治疗

神经外科

对于患侧手臂的自发或有意识运动没有充分恢复的婴儿，建议进行显微手术干预。用于治疗 PBPI 的显微外科技术包括神经转移、神经移植、神经瘤分离和切除、神经松解术（减压和切除瘢痕组织）以及神经末梢的直接端到端吻合术[42,68]。选择哪一种技术进行手术取决于医师的解剖学发现和手术背景。

神经外科手术的适应证与时机

通常建议儿童在 3 ~ 8 月龄之间进行臂丛神经的显微手术，并在早期（如 3 月龄）选择适合的临床手术入路以获得最佳效果[7,26]。对于出现完全瘫痪和霍纳综合征的婴儿，强烈建议在 3 月龄前进行手术[30]。肱二头肌功能和肘关节屈曲的缺失常被用来确定哪些神经恢复不完全的婴儿是手术的候选对象[22,23]。有趣的是，Hoeksma 和其同事发现，相比肘关节屈曲，肩关节外旋和前臂旋后的可提升空间更有助于决定是否有手术介入的需求[34]。Fisher 和其同事[20]也报告说，主动活动量表总分比缺乏主动屈肘更有助于确定手术人选。因此，肩关节主动外旋和前臂旋后功能减弱或缺失以及主动活动量表总分可能是判断婴儿是否应进行针对臂丛神经损伤的显微外科修复手术的最有用的标准。

神经外科手术的预后

婴儿臂丛神经显微手术的结果比成人要好得多，原因是神经再生距离缩短，神经再生的潜力和神经中枢适应的潜力更大[68]。

有趣的是，Terzis和Kokalis[67]发现，一组在3月龄前接受显微外科手术的婴儿比在4～6月龄之间手术的婴儿有更好的肩关节功能，而且显示出较少的二次重建的需求。但是，一些作者已经证明晚期神经重建可以改善肩关节功能，并且建议选择延长手术窗口期3～8个月[26]。

显微手术后急性期，肢体被制动约3周[42]。这个时期过后，开始启动PROM和肌肉激活的康复策略。需要牢记的一点是，根据所做的显微外科手术的类型，肌肉激活的时间是可变的。接受神经转移的儿童实现肌肉激活的月份应早于接受神经移植的儿童[43]。治疗师应与外科医师密切沟通，以确定每个孩子的最佳干预计划。

Strombeck和其同事[63]报告说，对于全臂干瘫痪（C5～T1）的儿童，进行显微外科手术干预的儿童与未进行的儿童相比，肩关节AROM有明显的改善。在对同一组接受显微手术的儿童进行长期随访时[64]发现三角肌肌电图检查结果的完整性随着时间的推移而恶化，即使在那些完全康复的儿童中也是如此。然而，检查结果的敏感性受到的影响较小。最近，Strombeck和其同事们报告，基于主动活动量表，包括切除和移植在内的神经外科修复术（n=92）比单纯的神经松解术（n=16）有更好的运动结果。有学者进行了一次多中心回顾性研究，以检查通过转移尺神经或正中神经束增加肘关节屈曲和旋后的预后情况[43]。据报道，术后27/31例患者肘关节可完全屈曲，24/31例患者可完成抗重力屈肘。

在一篇对接受神经外科手术的PBPI患儿的预后的系统性回顾中，McNeely和Drake[46]发现大多数研究都是案例系列设计的，没有对照组（3级证据）。虽然研究结果总体上是有利的，但作者们认为，没有确凿的证据表明显微外科手术在治疗PBPI儿童上优于保守管理。在案例系列设计中，由于大多数的研究都涉及显微外科手术的时间和结果，因此在这个研究群体中似乎有必要通过随机对照试验（RCT）来检查显微外科手术的结果。比较早期手术与晚期手术是很有趣的，因为两者都被证明是有益的。理想情况下，随机对照试验应在损伤、活动和参与这3个领域中使用标准化、可靠和有效的结果测量。

骨科手术

骨科手术的主要目的是提供必要的AROM和PROM，使患者的手能够到达头部和嘴，从而获得有意义的ADL。手和腕关节重建可能被推迟至儿童的自发运动达到稳态及儿童可以充分参与术后的手部治疗为止。但是，肩部重建通常会提前很多。

PBPI后未完全恢复的儿童存在的永久性肌肉失均衡和软组织挛缩会导致进行性盂肱关节发育不良[24,33,75]。肩关节外旋肌群的长期无力伴随内旋肌群的过度牵拉，常常导致关节盂后倾、肱骨头扁平以及肱骨头渐进性的后脱位[24,75]。高达67%的PBPI儿童存在盂肱关节畸形[30,45]，通常与肩部内旋挛缩相关。Hoeksma和其同事发现，即使轻微的挛缩也与肩部畸形密切相关[33]。

常见的肩部手术包括将背阔肌和大圆肌的关节外肌腱转移到肩袖，将胸大肌或肩胛下肌的肌腱延长，减少盂肱关节脱位，以及截骨术[74,75]。在一项研究中，23名盂肱关节畸形的儿童因肩外旋无力而将背阔肌腱和大圆肌腱转移到肩袖，并延长了胸大肌或肩胛下肌。对于这些平均随访31个月的儿童而言，在Mallet量表（术前评分2分和术后评分4分）和主动活动量表（术前评分3分和术后评分6分）上主动肩外旋显著提高[44]。据报道，肌腱转移可以改善肩关节运动[37]，虽然一些研究证实术后存在盂肱关节重塑[75]，但其他术后研究并没有发现盂肱关节半脱位及盂肱关节对线的减少[40]。如果肩关节损伤持续存在至5～7岁甚至更大，则进行将手臂和手置于更多的功能位置的脱皮性截骨术更适用[76]。

为孩子选择进行骨科手术的父母应该了解有关目前正在考虑的手术技术和结局的最新研究。移植一块肌肉可能会导致肌肉力量的丧失，因此选择移植的肌肉在手术前应尽可能强壮。此外，家长应在进行任何手术前，清楚了解并确立功能目标。为了更好地对如何评估和管理患有 PBPI 的婴儿和儿童的肩部问题进行系统回顾，Pearl[58] 和 harbaoui 等人 [24] 都将患儿父母及治疗师纳入到了研究中。

肩关节重建后的康复目标与之前提出的类似，但也因骨科手术的不同而有所变化。在大多数肩部手术后，立即使用矫形支架或人字形石膏固定 4 ~ 6 周 [76]。固定时期过后，根据术后的治疗计划，儿童通常白天脱掉支架但可能在晚上需继续佩戴。

主动运动及力量训练通常在支架和石膏移除之后进行 [76]。肌腱转移后，放置和保持等距策略可以帮助孩子在新的功能位上激活肌腱 / 肌肉单位。等张训练可以紧跟着消除了阻力的等长收缩后开始。关节松解和肌肉延长术需要注意保持所达到的完全 PROM 和改善的 AROM。在耐受的情况下，鼓励患儿进行力量训练和新角度内的功能性任务。随着儿童的进步，将鼓励进行运动表现和功能最大化的康复战略。对术后和康复治疗的疗效会进行持续评估，以便根据需要调整方案。

康复目标

对于 PBPI 的新生儿来说，理想的结果是完全恢复运动控制和感觉，没有活动受限或参与受限。建议在婴儿早期立即开始治疗，但为获得有益的效果，需要进一步研究以确定最佳的治疗方案。诊断后的最初几个月的治疗目标是支持自发恢复、疼痛最小化、防止继发性损伤（如肌肉或关节挛缩）、促进典型的运动模式和全面发展。根据损伤和功能障碍的程度，提高被动关节活动、力量和感官意识，同时尽量减少功能性任务期间的疼痛仍然是儿童 2 岁内的目标。通过外科手术，神经再生和运动控制的恢复可以增强。大多数自发恢复发生在 9 月龄时，但持续恢复可能在受伤后 2 年内发生 [22]。

患有 PBPI 的儿童需要持续监测 ROM、敏感性、疼痛、功能状态和发育。在婴儿或蹒跚学步阶段的某个时间点，即使在显微外科手术后，显著的神经再生也不再出现。对于那些在几个月的恢复期中失去活动范围或停滞不前的孩子来说，他们的恢复目标需要进行修改。即使特别积极地执行家庭训练方案，当患儿存在肌肉失衡时，完全 PROM 也很难维持。如果患儿存在盂肱关节受限，该儿童可能是肩关节重建的适用者。

在蹒跚学步至儿童阶段的预期结果是儿童发展适合其年龄的自我照护技能，使用任意肢体完成穿脱衣物和洗漱，参与适合其年龄的运动活动和学校项目。目标将包括维持或增加 PROM 和运动力量。例如，孩子可能需要增加患侧手臂的肩关节上抬和肘关节伸展时的力量才能投篮。

干预与家庭教育

在婴儿期，治疗师可以在其出院前进行会诊。一旦其通过评估和治疗，临床医生可以通过本章节前面的描述进行基线检查。我们制作了一个家庭方案，为了避免患儿的颈部和上肢关节出现挛缩的风险，要求父母帮助儿童进行被动关节活动，还强调了有助于保持关节活动和激活或加强虚弱肌肉的定位策略和治疗性游戏活动。此外，我们还回顾了关于疼痛、感觉丧失或感觉减退区域的预防措施。对于年龄较大的儿童，提供视频已被证实可以提高家庭计划的依从性 [52]。有趣的是，用手机拍摄的视频或照片也被用来加强针对任何年龄的婴儿和儿童的家庭训练计划。无论他们是在没有手术的情况下或需要手术干预下进步的，治疗和家庭计划直观上似乎对这一人群有益。然而，支持各种干预策略的高质量证据是必需的。

主动运动

康复计划的目的是促进婴儿或儿童获得尽可能最高的功能，特别是在有意义的、适合发展的活动相关的可掌握技能方面。简单的策略往往效果最好。例如，当婴儿被放置在父母膝上，肘部处于屈曲位、前臂处于中立旋后位支撑时，父母将手指放在婴儿的手掌上，通常会刺激抓握反射或有意抓握的激活。这种活动可能会促进手臂肌肉的活动，如肱二头肌。在康复早期，在诊所和家庭计划中使用摆位策略是至关重要的。

侧卧位、俯卧位和仰卧位的策略性摆位可以帮助婴儿激活虚弱的肌肉。躺在患侧（头部支撑在中立位置）会促进独立的肘关节屈曲，而躺在健侧能鼓励肩部运动。考虑到肌肉和肩肱关节存在挛缩的高风险，当患侧卧位时，防止患侧手臂持续的肩部内旋（在可行的情况下）是很重要的。当婴儿俯卧时，还不能用肘部支撑的婴儿可以在这个位置休息时牵拉盂肱关节至外旋和水平外展。此外，当婴儿的受损侧肩部发育适宜且能够承重时，用毛巾卷提供胸部支撑可以使婴儿俯卧时完成肘支撑。这种支撑的负重姿势可以促进肩部肌肉和颈 / 躯干伸肌的激活。当婴儿被置于仰卧位时，重要的是将双臂的肘部和手置于比肩部更高的位置，以防止形成肩部伸展的姿势并使手臂在抗重力下更容易移动。

在进行够取活动时，注意肩胛骨是至关重要的，因为菱形肌瘫痪和连接肱骨和肩胛骨的肌肉挛缩会干扰最初 30° 的肩关节运动的正常的 6：1 的肩肱节律 [36]。当孩子伸手够玩具时，在主动抬高过程中辅助肩部，可以手动稳定肩胛骨。此外，一种选择是采用环境设置策略，使肩部主动活动所抗重力降到最低以募集较弱的肌肉和防止不典型的运动发生。对于年幼的婴儿，侧卧位使得肩关节在重力作用最小时屈曲。对于年龄较大的婴儿和儿童，肌内效贴布 [73] 可能是一种促进肩胛骨任何位置上稳定的方法。Walsh[73] 发表的病例研究报告称，肌内效贴布和运动治疗似乎能促进肌肉支持肱骨头在关节盂的位置。尽管病例研究取得了积极成果，但仍有必要进一步研究肌内效贴布和运动治疗对肩胛骨稳定性的具体益处。

在临床和家庭项目中，治疗者必须创造性地为患儿提供适当的机会，让他能在抓握和功能性任务中激活较弱的肌肉，以使所抗重力最小化和防止出现代偿模式。在这群儿童中，需要强调的运动行为和任务的数量是无穷的，包括手到口的任务、手到手的物体转移、在俯卧位和四点位的重心转移、用手在身体前面或后面支撑着坐、体位转移、爬行和伸手够物的行为。简单地放置和进行等距运动是一种在薄弱的肌肉组织中有效启动肌肉激活的方法。帮助完成任务的徒手指导也很有用，但可以用环境设置来代替，以简化任务的完成，并随着肌肉力量的提高鼓励自发运动。图 20.5A 显示了一个典型 C5～C6 臂丛神经损伤的婴儿可能采取的非功能性体位。图 20.5B 显示了如何徒手引导婴儿肩关节前屈和外旋，使婴儿体验更典型的功能性运动模式，并通过张开手掌获得更恰当的感官信息。通过设置环境，儿童可以在没有徒手指导的情况下进行任务实践，以产生自发运动和加强运动学习。在 C5～C6 臂丛神经损伤的儿童中，肩部外旋及前臂旋后力量往往较弱或丧失，所以应该在活动空间的不同区域有策略地摆放玩具，以鼓励不同的肌肉活动模式和不同的抓握技能。通过视觉 – 听觉生物反馈来增强虚弱肌肉主动活动的干预策略正在出现，并有望成为康复策略 [17]。

当肌肉获得抓握的力量时，在任何位置下，重力或手握的玩具都会提供阻力。有时，当鼓励孩子使用患侧的手臂时，可能需要温和地抑制健侧的手臂。对无力的肌肉进行触觉刺激或负重时轻柔的关节挤压、生物反馈或电刺激，也可以促进无力肌肉的活动。

由于臂丛神经损伤，典型的姿势和发育活动可能

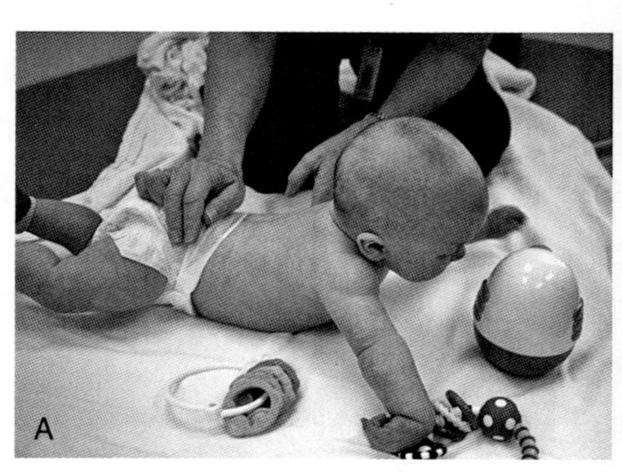
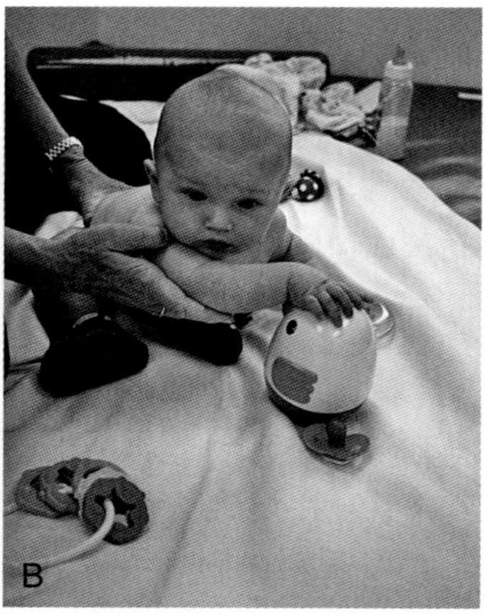

图 20.5 A.C5～C6 臂丛神经损伤的婴儿试图支撑和够取。B. 徒手指导下协助婴儿够取和抓握

会受影响。向坐位的过渡动作总是从一侧开始（如健侧）。因此，患儿躯干的姿势可能是不对称的，患侧的平衡反应可能会延迟。为了解决对健侧的依赖，必要时可运用徒手引导及刺激的方法来训练患儿从患侧转移至坐位或其他体位的转移活动。当获得坐位能力时，诱发患侧的保护反应可以促进肩部外展。

患儿典型的双侧上肢使用可能会被延迟，这些需要受到重视。鼓励孩子有机会体验和练习对称的双手活动，如掷球和接球，以及执行不对称的任务，这就需要固定一只手，另一只手来操作。在有目的任务的背景下提供的干预策略与单纯的练习相比，对儿童也有激励作用。例如，可以通过要求孩子把 10 个不同的玩具人拿起来放进指定区域（有目的），而不是重复 10 次肩部屈曲活动（运动）来加强肩部屈肌。对于尚未完全恢复运动功能的大龄儿童，为了孩子考虑，应提供适宜的设备以协助 ADL 和娱乐活动。在这个时候，游泳项目经常被推荐，因为这可以促进上肢运动，而且通常对孩子们来说也是快乐的。

已发现使用肉毒毒素注射可以提高所注射肌群的拮抗肌的主动运动[5]。Arad 和其同事[5] 研究了做过显微手术的儿童肩内旋肌和肱三头肌注射肉毒毒素后的短期和长期疗效，以改善肩部外旋和肘关节屈曲 / 旋后功能。这项研究包括平均年龄在 30 ~ 36 月龄时首次接受注射的儿童。根据 AMS 评分，作者发现肩部外旋功能在注射治疗 1 个月后显著改善，但在 1 岁时下降；肘关节屈曲 / 旋后最初并没有改善，但 1 年后有了明显的提高。随着时间的推移，只有肘部 / 前臂运动维持。作者强调说，非常重要的一点是要确定肌肉失衡的原因是由不同肌肉的无力还是共同收缩造成的。

关节活动范围

PROM 训练和牵伸可以单独进行，也可以在摆位时进行，或在父母和临床医生进行典型发育活动干预时进行。上肢 PROM 测量应每周或每 2 周进行 1 次，临床 / 家庭治疗方案应根据检查结果进行调整。维持 ROM 是很重要的，因为有多达 65% 恢复不完全的 PBPI 儿童肩部 ROM 受限[35]。牵伸不应该引起疼痛，并应始终轻柔。虽然鼓励进行 PROM 训练，但是过度牵伸对已经不稳定的关节和关节囊是有害的。将孩子的手臂置于最佳位置是延长软组织限制的一种省时方法，因为这可以在喂食、体位转移或坐在汽车座椅中完成。当孩子的手臂在睡眠中放松时，甚至可以尝试更大的被动范围。

预防肩肱关节粘连是治疗干预的一个重要目标。婴儿或儿童可以在耐受的情况下单独进行肩关节 PROM。如前所述，肩胛骨的稳定性至关重要，如图 20.3A ~ C 所示。再次鼓励读者回顾 Gharbaoui 和其同事[24] 的文章，其中介绍了应用于儿童的防止盂肱关节挛缩或鼓励 PROM 增加的 5 种关键的牵伸手法。

在进行够物活动时，肩胛骨可以被稳定或抑制，在外展的前 30° 牵伸连接肩胛骨与肱骨的肌肉。如前所述，在家里执行任务时，肌内效贴布可用来促进肩胛骨的稳定[73]。超过 30° 时，肩胛骨必须随肱骨外旋而旋转，以避免软组织对肩峰的撞击损伤。因此，应鼓励旋转。为了直观地显示肩肱节律，我们鼓励读者使用肩肱节律这个搜索词在网上搜索合适的视频进行学习。

感觉

感觉减退会引起对患侧手臂的忽略，甚至会自残[45]。家长必须注意身体感觉受损的部位有受到伤害的风险，并应注意任何自残的迹象，如咬伤感觉丧失的区域。让患侧肢体参与游戏活动，如拿着瓶子，可以让孩子感知到肢体是身体有用的一部分。把不同质地和温度的物体放在手上，玩游戏如用患侧手在发泡水或米里找玩具，或者让年龄较大的孩子在蒙上眼睛的情况下说出他们手上熟悉物体的名字，这些都可以增强他们的感知觉。当通过需要加强的运动模式来托着或引导患侧上肢时，应该鼓励父母不要忽视患侧手臂，而是像往常一样爱抚和玩耍。

矫形器

有时我们可能需要对患儿的手腕和手指间歇性使用矫形器。腕部矫形器可以保持手腕和手指肌腱 / 肌肉的完整性，直到运动功能恢复。休息位的夜间矫形器可以通过提供对肌肉、肌腱、软组织的低负荷牵伸来帮助防止手腕和手指 / 拇指挛缩。背侧或掌侧矫形器可以使手腕保持中立或部分伸展，使手指自由地抓取和释放玩具。为防止肩部出现内收和内旋挛缩，建议采用“自由女神像”式矫形器或外展矫形器。但是孩子可能无法长时间忍受或根本无法忍受这种姿势。

可以使用一种可收缩治疗带［如法布里泡沫塑料（Fabrifoam）］包裹在手/前臂周围，从手掌延伸至肘部以上，以促进前臂旋后。对年幼的婴儿来说，可以选择宽1/2英寸（约1.3 cm）的收缩带，对于年长的婴儿及儿童可选择3/4英寸（约2 cm）或1英寸（约2.5 cm）宽的收缩带。通常在儿童清醒的时候佩戴，可以接受多次休息，促进活动时前臂旋后。如果收缩带无法充分将前臂进行摆位，那么可以使用一个塑料制的前臂旋后支具进行前臂摆位，并用额外的、较宽的旋后收缩带替代。

限制性石膏、夹板或吊带可以用于健侧的肢体，以鼓励成功地使用患侧手臂和手作为一种强制使用的方式[8]。如果为患侧手臂和手设计活动并要求使用它们，而限制健侧手臂，这种方法被称为限制性诱导运动疗法（constraint-induced movement therapy，CIMT）。在Berggren和Baker报道的案例研究中[8]，当限制健侧肘关节屈曲时，孩子必须使用患侧手把玩具送到嘴边或进食。建议只在白天的短时间内使用这种限制，并仔细监测受挫程度。重要的是要记住，有些孩子不会容忍任何形式的约束，特别是当他们无法在部分独立地情况下完成功能性活动时。

电刺激

正如之前所介绍的，Berggren和Baker[8]发表了一篇回顾性案例报告，该案例是关于一名右侧全臂干PBPI并出现霍纳综合征的婴儿（蹒跚学步的婴儿）。在6周龄时，他在运动阈值下接受感觉电刺激（electrical stimulation，ES）（100μs的持续脉冲）直到注意到运动恢复。在3月龄时，他接受了臂丛神经的显微手术。在11月龄时，他开始接受交互感觉电刺激［150μs的持续脉冲与微量的（1/5）收缩水平］以培养有效的运动募集和主动运动。在他2岁前，在4个不同的时期使用CIMT。结果基于AMS评分、改良Mallet评分和干预后的AHA评分，在CIMT后AHA评分显著增加。Okafor和其同事[55]在一项小型研究（每组8名儿童）中报告，与常规治疗相比，6周后，感觉电刺激与常规物理治疗相结合可以改善主动肩关节外展和肘关节屈曲。建议对使用感觉电刺激作为辅助手段进行进一步地研究，以增加PBPI婴儿和儿童群体的肌肉活动。

预后

有PBPI病史的成人的长期结果的可用信息表明，日常活动中的残疾可能是终生的，并且通常与骨科疾病和疼痛相关。Strombeck和其同事[64]评估了70名年龄在7～20岁之间的参与者的长期功能变化。在这组中，43%的患者在随访时肩部功能得到改善，而约50%的患者在随访时伸肘功能下降。有趣的是，75%的参与者认为他们在ADL能力上没有任何困难。另一项对36名21～72岁患有PBPI的成人的研究中，Partridge和Edward[57]发现，60%的人有出现疼痛的骨关节炎，27%的人有脊柱侧凸。在这组患者中，80%存在穿衣困难、55%存在洗澡困难，66%存在烹饪困难。此外，被调查的36名参与者中，有33人（91%）报告说自己经历过疼痛，其中28人表示他们的疼痛正在“恶化”。使用与健康相关的生活质量和参与量表的结果研究将非常有助于治疗师和家长帮助患有PBPI的儿童进行长期规划。

预防

虽然已知PBPI的危险因素，但产前诊断PBPI的阳性预测值低于15%[56]。尽管如此，预防的目标仍在继续，因此，风险因素仍在研究中[19,47,48]。当婴儿在分娩过程中出现肩部难产的多重危险因素时，应考虑改良的分娩方法，如剖宫产。

总结

继发于难产的肩单侧牵引损伤是引起PBPI最常见的原因[29]。患有PBPI的婴儿在出生时就明显表现出肌肉无力或肌肉活动减少的缺陷。治疗师和家长可以采用策略来促进部分失神经肌肉的早期激活和感官意识的提高。在促进运动恢复、功能和获得与年龄相适应的发展行为时，保持肌肉的延展性和ROM是至关重要的。如果在3～6月龄内没有大量明显的自发恢复，则可考虑进行显微外科治疗。对于有盂肱关节发育不良的患者可及时进行肩关节重建术。长期的研究结果表明，PBPI 影响 ADL 能力，并在成年期造成残疾，但对社会参与的影响较小。随着干预策略的扩展，也许可以减少患者的残疾，从而更好地参与社会活动。

（张蓓华 译，顾 韡 审）

参考文献

1. Åberg K, Norman M, Ekéus C: Preterm birth by vacuum extraction and neonatal outcome: a population-based cohort study, *BMC Pregnancy Childbirth* 14:42, 2014.
2. Abzug JM, Kozin SH: Evaluation and management of brachial plexus birth palsy, *Orthop Clin N Am* 45:225–232, 2014.
3. Al-Qattan NM, Clarke HM, Curtis CG: Klumpke's birth palsy: does it really exist? *J Hand Surg Br* 20B:19–23, 1995.
4. American Physical Therapy Association: *Guide to physical therapist practice*, ed 2, American Physical Therapy Association, 2001. 81:9-744.
5. Arad E, Stephens D, Curtis CG, et al.: Botulinum toxin for the treatment of motor imbalance in obstetrical brachial plexus palsy, *Plast Reconstr Surg* 131:1307–1315, 2013.
6. Bae DS, Waters PM, Zurakowski D: Reliability of three classification systems measuring active motion in brachial plexus birth palsy, *J Bone Joint Surg* 85A:1733–1738, 2003.
7. Bain JR, DeMatteo C, Gjertsen D, et al.: Navigating the gray zone: a guideline for surgical decision making in obstetrical brachial plexus injuries, *J Neurosurg Pediatr* 3:173–180, 2009.
8. Berggren J, Baker LL: Targeted strategies using electrical stimulation and constraint induced movement therapy for muscle activation and active movement in neonatal brachial plexus palsy: a case review, *J Hand Ther* 28:217–220, 2015.
9. Campbell SK, Wright BD, Linacre JM: Development of a functional movement scale for infants, *J Applied Measure* 3:191–204, 2002.
10. Clarke HM, Curtis CG: An approach to obstetrical brachial plexus injuries, *Hand Clin* 11:563–580, 1995.
11. Curtis C, Stephens D, Clarke HM, et al.: The active movement scale: an evaluative tool for infants with obstetrical brachial plexus injury, *J Hand Surg Am* 27A:470–478, 2002.
12. Dayanidhi S, Orlin M, Kozin S, et al.: Scapular kinematics during humeral elevation in adults and children, *Clin Biomech* 20:600–606, 2005.
13. DiTaranto P, Campagna L, Price AE: Outcome following nonoperative treatment of brachial plexus birth injuries, *J Child Neurol* 19:87–90, 2004.
14. Dodds SD, Wolfe SW: Perinatal brachial plexus palsy, *Curr Opin Pediatr* 12:40–47, 2000.
15. Duff SV, Dayanidhi S, Kozin SH: Asymmetrical shoulder kinematics in children with brachial plexus birth injury, *Clin Biomech [Bristol, Avon]* 22:630–638, 2007.
16. Duff SV, DeMatteo C: Clinical assessment of the infant and child following perinatal brachial plexus injury, *J Hand Ther* 28:126–133, 2015.
17. Duff SV, Sargent B, Kutch JJ, et al.: Self-generated feedback to increase muscle activation in infancy, *Poster presentation at the Combined Sections Meeting of the American Physical Therapy Association*, February 2015.
18. Eng GD, Koch B, Smokvina MD: Brachial plexus palsy in neonates and children, *Arch Phys Med Rehabil* 59:458–464, 1978.
19. Executive summary: neonatal brachial plexus palsy. Report of the American College of Obstetricians and Gynecologists' Task Force on Neonatal Brachial Plexus Palsy, *Obstet Gynecol* 123:902–904, 2014.
20. Fisher DM, Borschel GH, Curtis C, et al.: Evaluation of elbow flexion as a predictor of outcome in obstetrical brachial plexus palsy, *Plast Reconstruct Surg* 120:1585–1590, 2007.
21. Foad SL, Mehlman CT, Ying J: The epidemiology of neonatal brachial plexus palsy in the United States, *J Bone Joint Surg Am* 90:1258–1264, 2008.
22. Gilbert A: Long-term evaluation of brachial plexus surgery in obstetrical palsy, *Hand Clin* 11:583–593, 1995.
23. Gilbert A, Tassin JL: [Surgical repair of the brachial plexus in obstetrical paralysis], *Chirurgie* 110:70–75, 1984.
24. Gharbaoui IS, Gogola GR, Aaron DH, et al.: Perspectives on glenohumeral joint contractures and shoulder dysfunction in children with perinatal brachial plexus palsy, *J Hand Ther* 28:176–183, 2015.
25. Greaves S, Imms C, Dodd K, Krumlinde-Sundholm L: Development of Mini-Assisting Hand Assessment: validation of the play session and item generation, *Dev Med Child Neurol* 55:1030–1037, 2013.
26. Grossman AL, Ditaranto P, Yaylali I, et al.: Shoulder function following late neurolysis and bypass grafting for upper brachial plexus birth injuries, *J Hand Surg Br* 29B:356–358, 2004.
27. Habechian FA, Fornasari GG, Sacramento LS, et al.: Differences in scapular kinematics and scapulohumeral rhythm during elevation and lowering of the arm between typical children and healthy adults, *J Electromyogr Kinesiol* 24:78–83, 2014.
28. Hale HB, Bae DS, Waters PM: Current concepts in the management of brachial plexus birth palsy, *J Hand Surg* 35A:322–331, 2010.
29. Hansen A, Chauhan SP: Shoulder dystocia: definitions and incidence, *Sem Perinatol* 38:184–188, 2014.
30. Haerle M, Gilbert A: Management of complete obstetrical brachial plexus lesions, *J Pediatr Ortho* 24:194–200, 2004.
31. Hervey-Jumper SL, Justice D, Vanaman MM, et al.: Torticollis associated with neonatal brachial plexus palsy, *Pediatr Neurol* 45:305–310, 2011.
32. Ho ES, Curtis CG, Clarke HM: The brachial plexus outcome measure: development, internal consistency, and construct validity, *J Hand Ther* 25:406–416, 2012.
33. Hoeksma AF, ter Steeg AM, Dijkstra P, et al.: Shoulder contracture and osseous deformity in obstetrical brachial plexus injuries, *J Bone Joint Surg Am* 85A:316–322, 2003.
34. Hoeksma AF, ter Steeg AM, Nelissen RG, et al.: Neurological recovery in obstetric brachial plexus injuries: an historical cohort study, *Dev Med Child Neurol* 46:76–83, 2004.
35. Hoeksma AF, Wolf H, Oei SL: Obstetrical brachial plexus injuries: incidence, natural course and shoulder contracture, *Clin Rehabil* 14:523–526, 2000.
36. Inman VT, Saunders JDM: Observations on the function of the clavicle, *Calif Med* 65:158, 1946.
37. Jennette RJ, Tarby TJ, Krauss RL: Erb's palsy contrasted with Klumpke's and total palsy: different mechanisms involved, *Am J Obstet Gynecol* 186:1216–1220, 2002.
38. Justice D, Rasmussen L, DiPietro M, et al.: Prevalence of posterior shoulder subluxation in children with neonatal brachial plexus palsy after early full passive range of motion exercises, *PMR*1–8, 2015, http://dx.doi.org/10.1016/j.pmrj.2015.05.013. Accessed September 1, 2015.
39. Kozin SH: The evaluation and treatment of children with brachial plexus palsy, *J Hand Surg* 36A:1360–1369, 2011.
40. Kozin SH, Chafetz RS, Shaffer A, et al.: Magnetic resonance imaging and clinical findings before and after tendon transfers about the shoulder in children with residual brachial plexus palsy: a 3-year follow-up study, *J Pediatr Orthop* 30:154–160, 2010.
41. Krumlinde-Sundholm L, Holmefur M, Kottorp A, Eliasson A-C: The Assisting Hand Assessment: current evidence of validity, reliability, and responsiveness to change, *Dev Med Child Neurol* 49:259–264, 2007.
42. Lin JC, Schwentker-Colizza A, Curtis CG: Final results of grafting versus neurolysis in obstetrical brachial plexus palsy, *Plastic Reconstruct Surg* 123:939–948, 2009.
43. Little KJ, Zlotolow DA, Soldado F, et al.: Early functional recovery of elbow flexion and supination following median and/or ulnar

nerve fascicle transfer in upper neonatal brachial plexus palsy, *J Bone Joint Surg Am* 96:215–221, 2014.
44. Mallet J: Primaute du traitement de l'epaule—methode d'expresion des resultants, *Rev Chir Orthop* 58S:166–168, 1972.
45. McCann ME, Waters P, Goumnerova LC: Self-mutilation in young children following brachial plexus birth injury, *Pain* 110:123–129, 2004.
46. McNeely PD, Drake JM: A systematic review of brachial plexus surgery for birth-related brachial plexus injury, *Pediatr Neurosurg* 38:57–62, 2003.
47. Medina LS, Yaylali I, Zurakowski D, et al.: Diagnostic performance of MRI and MR myelography in infants with a brachial plexus birth palsy, *Pediatr Radiol* 36:1295–1299, 2006.
48. Mehta H, Sokol RJ: Shoulder dystocia: risk factors, predictability, and preventability, *Sem Perinatol* 38:189–193, 2014.
49. Merkel S, Voepel-Lewis T, Malviya S: Pain assessment in infants and young children: FLACC scale, *Am J Nurse* 10255–10258, 2002.
50. Michelow BJ, Clarke HM, Curtis CG, et al.: The natural history of brachial plexus palsy, *Plast Reconstruct Surg* 93:675–680, 1994.
51. Mollberg M, Hagber H, Bager B, et al.: High birthweight and shoulder dystocia: the strongest risk factors for obstetrical brachial plexus palsy in a Swedish population-based study, *Acta Obstet Gynecol Scand* 84:654–659, 2005.
52. Murphy KM, Rasmussen L, Hervey-Jumper SL, et al.: An assessment of the compliance and utility of a home exercise DVD for caregivers of children and adolescents with brachial plexus palsy: a pilot study, *PMR* 4:190–197, 2011.
53. Narakas AO: Obstetrical brachial plexus injuries. In Lamb DW, editor: *The hand and upper limb, the paralyzed hand*, vol. 2. Edinburgh, Scotland, 1987, Churchill Livingstone, p 116.
54. Noetzel MJ, Park TS, Robinson S, et al.: Prospective study of recovery following neonatal brachial plexus injury, *J Child Neurol* 16:488–492, 2001.
55. Okafor UA, Akinbo SR, Sokunbi OG, et al.: Comparison of electrical stimulation and conventional physiotherapy in functional rehabilitation in Erb's palsy, *Nigerian Quarter J Hosp Med* 18:202–205, 2008.
56. Ouzounian J: Risk factors for neonatal brachial plexus palsy, *Sem Perinatol* 38:219–221, 2014.
57. Partridge C, Edwards S: Obstetric brachial plexus palsy: increasing disability and exacerbation of symptoms with age, *Physiother Res Int* 9:157–163, 2004.
58. Pearl M: Shoulder problems in children with brachial plexus birth palsy: evaluation and management, *J Am Acad Ortho Surg* 17:242–254, 2009.
59. Piper MC, Darrah J: *Motor assessment of the developing infant*, Philadelphia, 1994, WB Saunders.
60. Pondaag W, Malessy MJ, van Dijk JG, et al.: Natural history of obstetric brachial plexus palsy: a systematic review, *Dev Med Child Neurol* 46:138–144, 2004.
61. Pöyhiä TH, Lamminen AE, Peltonen JI, et al.: Brachial plexus birth injury: US screening for glenohumeral joint instability, *Radiology* 254:253–260, 2010.
62. Shepherd RB: Brachial plexus injury. In Campbell SK, editor: *Pediatric neurologic physical therapy*, ed 2, New York, 1991, Churchill Livingstone, pp 101–130.
63. Strombeck C, Krumlinde-Sundholm L, Forssberg H: Functional outcome at 5 years in children with obstetrical brachial plexus palsy with and without microsurgical reconstruction, *Dev Med Child Neurol* 42:148–157, 2000.
64. Strombeck C, Krumlinde-Sundholm L, Remalh S, et al.: Long-term follow-up of children with obstetric brachial plexus I; functional aspects, *Dev Med Child Neurol* 49:198–203, 2007.
65. Sunderland S: Nerves and nerve injuries. In Green DP, Hotchkiss RN, Pederson WD, et al., editors: *Green's operative hand surgery*, ed 4, New York, 1999, Churchill Livingstone, pp 750–779.
66. Sundholm LK, Eliasson AC, Forssberg H: Obstetric brachial plexus injuries: assessment protocol and functional outcome at age 5 years, *Dev Med Child Neurol* 40:4–11, 1998.
67. Terzis JK, Kokkalis ZT: Primary and secondary shoulder reconstruction in obstetric brachial plexus palsy, *Injury* 39S:S5–S14, 2008.
68. Tse R, Kozin SH, Malessy MJ, Clark HM: International Federation of Societies for Surgery of the Hand Committee Report: the role of nerve transfers in the treatment of neonatal brachial plexus palsy, *J Hand Surg Am* 40:1246–1259, 2015.
69. Vanderhave KL, Bovid K, Alpert H, et al.: Utility of electrodiagnostic testing and computed tomography myelography in the preoperative evaluation of neonatal brachial plexus palsy, *J Neurosurg Pediatr* 9:283–289, 2012.
70. van Dijk JG, Pondaag W, Buitenhuis SM, et al.: Needle electromyography at 1 month predicts paralysis of elbow flexion at 3 months in obstetric brachial plexus lesions, *Dev Med Child Neurol* 54:753–758, 2012.
71. van Ouwerkerk WJR, van der Sluijs JA, Nollet T, et al.: Management of obstetric brachial plexus lesions: state of the art and future developments, *Childs Nerv Syst* 16:638–644, 2000.
72. Vathana T, Vathana T, Rust S, et al.: Intraobserver and interobserver reliability of two ultrasound measures of humeral head position in infants with neonatal brachial plexus palsy, *J Bone Joint Surg Am* 89:1710–1715, 2007.
73. Walsh SF: Treatment of a brachial plexus injury using kinesiotape and exercise, *Physiother Theory Pract* 26:490–496, 2010.
74. Waters PM: Comparison of the natural history, the outcome of microsurgical repair, and the outcome of operative reconstruction in brachial plexus birth palsy, *J Bone Joint Surg Am* 81:649–659, 1999.
75. Waters PM, Bae DS: The early effects of tendon transfers and open capsulorrhaphy on glenohumeral deformity in brachial plexus birth palsy, *J Bone Joint Surg Am* 90:2171–2179, 2008.
76. Waters PM, Bae DS: The early effects of tendon transfers and open capsulorrhaphy on glenohumeral deformity in brachial plexus birth palsy. Surgical technique, *J Bone Joint Surg Am* 91(Suppl 2):213–222, 2009.
77. Wong D: *Reference manual for the Wong-Baker FACES pain rating scale*, Duarte, CA, 1995, Mayday Pain Resource Center.
78. Wolf H, Hoeksma AF, Oei SL, et al.: Obstetric brachial plexus injury: risk factors related to recovery, *Eur J Obstet Gyn R B* 88:133–138, 2000.
79. Yang LJ: Neonatal brachial plexus palsy: management and prognostic factors, *Sem Perinatol* 38:222–234, 2014.

推荐阅读

Bae DS, Waters PM, Zurakowski D: Reliability of three classification systems measuring active motion in brachial plexus birth palsy, *J Bone Joint Surg* 85A:1733–1738, 2003.

Bain JR, DeMatteo C, Gjertsen D, et al.: Navigating the gray zone: a guideline for surgical decision making in obstetrical brachial plexus injuries, *J Neurosurg Pediatr* 3:173–180, 2009.

Clarke HM, Curtis CG: An approach to obstetrical brachial plexus injuries, *Hand Clin* 11:563–580, 1995.

Duff SV, DeMatteo C: Clinical assessment of the infant and child following perinatal brachial plexus injury, *J Hand Ther* 28:126–133, 2015.

Ho ES, Curtis CG, Clarke HM: The brachial plexus outcome measure: development, internal consistency, and construct validity, *J Hand Ther* 25:406–416, 2012.

Krumlinde-Sundholm L, Holmefur M, Kottorp A, Eliasson A-C: The Assisting Hand Assessment: current evidence of validity, reliability, and responsiveness to change, *Dev Med Child Neurol* 49:259–264, 2007.

Mollberg M, Hagber H, Bager B, et al.: High birthweight and shoulder dystocia: the strongest risk factors for obstetrical brachial plexus palsy in a Swedish population-based study, *Acta Obstet Gynecol Scand* 84:654–659, 2005.

Vanderhave KL, Bovid K, Alpert H, et al.: Utility of electrodiagnostic testing and computed tomography myelography in the preoperative evaluation of neonatal brachial plexus palsy, *J Neurosurg Pediatr* 9:283–289, 2012.

van Dijk JG, Pondaag W, Buitenhuis SM, et al.: Needle electromyography at 1 month predicts paralysis of elbow flexion at 3 months in obstetric brachial plexus lesions, *Dev Med Child Neurol* 54:753–758, 2012.

Waters PM, Bae DS: The early effects of tendon transfers and open capsulorrhaphy on glenohumeral deformity in brachial plexus birth palsy, *J Bone Joint Surg Am* 90:2171–2179, 2008.

Yang LJ-S: Neonatal brachial plexus palsy: management and prognostic factors, *Sem Perinatol* 38:222–234, 2014.

第 21 章 脊髓损伤

Christina Calhoun Thielen, Therese Johnston, Christin Krey

获得性脊髓损伤在儿童中的发生率远低于成人，但儿童生长和发育独特的一面使得脊髓损伤（spinal cord injury，SCI）的治疗成为儿童物理治疗师的挑战。康复过程可能需要数年时间，因为幼儿需要时间来获得足够的力量、成人的身体结构比例、达到发育里程碑和获得认知技能，以实现最大程度的独立。骨骼尚未成熟的儿童可能在生长期间出现矫形问题，并引起功能改变。物理治疗师在直接干预、监测技能的获得过程、教育及评估辅助器具的需求等方面扮演重要角色。

本章介绍 SCI 病理生理学，伴随的神经系统变化，身体功能和结构变化，相应变化对儿童活动和参与的影响，SCI 患儿的检查、预后、目标、结局和物理治疗干预。

背景信息

流行病学

脊髓损伤占儿童所受伤害的一小部分，然而其后果可能是毁灭性的。美国儿科脊髓损伤的总发生率约为每 100 000 名儿童和青少年中有 1.99 例 [141]。此外，每年约有 5% 的 15 岁以下儿童发生 SCI，由于数据来源有限，这一估计可能低于实际百分比 [33]。从出生到 5 岁，受 SCI 影响的男性与女性的比例相当。随着年龄增长，男女比例增加到约 4：1[32,33,41,141]。机动车碰撞事故（motor vehicle crashes，MVC）、运动、跌倒和暴力是创伤性 SCI 的主要原因；但随年龄而有变化（表 21.1）[32-34,41,141,143]。MVC 是所有年龄组中最常见的原因，但暴力、运动和跌倒原因随着年龄增长而增多。在 13～15 岁年龄组中，运动造成的损伤最常见 [14,32,34,41]。儿童虐待在某些脊髓损伤病例中占主导地位，但虐待作为原因的概率尚不清楚 [34]。

当 MVC 是造成伤害的原因时，4 岁以下的儿童通常会出现高位颈段损伤，并且直到 8 岁时仍有颈段损伤的持续风险 [41,43]。5～8 岁儿童的损伤通常发生在腰段。由安全带造成的伤害经常发生在儿童过早地坐在汽车乘客座椅上时，普通座椅安全带的腰带部分会在儿童的上腹部，导致 MVC 脊髓损伤通常发生在胸腰连结处，并且发生显著的腹膜后损伤 [59,120]。因 MVC 而受伤的青少年通常遭受颈椎水平的伤害。

受伤儿童是否出现四肢瘫痪或截瘫以及严重程度（完全与不完全性损伤）因年龄变化而有不同 [32,41]。如儿童在 12 岁之前受伤，则约有 2/3 是完全性截瘫。在青少年人口中，大约一半受伤者是截瘫患者，略多于一半的患者是完全损伤。因 SCI 分类检查方法的可靠性问题，很难对 4 岁及以下儿童进行归类；因此，0～4 岁年龄组的数据有限 [105]。本章稍后将更详细地讨论该问题。

儿童脊髓损伤的非创伤性原因包括肿瘤（髓内肿瘤为主 [152]）、横贯性脊髓炎、硬膜外脓肿、动静脉畸形、多发性硬化及血栓栓塞性疾病引起的脊髓梗死等。颈椎的发育异常会增加脊髓受伤的风险。包括唐氏综合征患儿可见的寰枢关节不稳、青少年类风湿关节炎、齿状突游离小骨（齿状突到 C2 椎体融合先天不足）以及颅底或上颈椎发育不良等，均可在软骨发育不全中见到。

脊髓损伤儿童的长期存活率从脊髓不完全损伤患者正常预期寿命的 83% 到不依赖呼吸机高位颈椎损伤患者的 50%不等 [127]，原发性死亡原因主要由呼吸系统并发症引起 [3]。整体死亡率似乎与成人发病的 SCI 患者以及相应年龄的一般人群有不同 [3]。一项小规模研究表明，儿童患者的神经功能恢复率比成人高，且可在受伤后更长时间内得到恢复 [148]。

表 21.1　与年龄相关的儿童脊髓损伤的原因

年龄（岁）	车辆	暴力	运动	跌倒	医疗 / 手术	其他
0 ~ 5	65%	9%	0.2%	6.5%	12%	8%
6 ~ 12	52%	22%	11%	6.5%	5%	5%
13 ~ 15	41%	19%	28%	8%	3%	1.5%
16 ~ 21	49%	22%	18%	8%	0.6%	2%

图表改编自 Vogel LC，Betz RR，Mulcahey MJ：Spinal cord injuries in children and adolescents. In Verhaagen J, McDonald JW III, editors: *Handbook of clinical neurology*, vol 109, Amsterdam, 2012, Elsevier, Chapter 8, pp 131-148.

预防

正确使用车辆约束装置、水上安全指导和运动体格检查是预防儿童创伤性 SCI 的重要措施。必须将安全带置于骨盆上，而不是跨过腰部，并且肩带应跨过锁骨部，而不是颈部，以避免发生碰撞时腰椎或颈椎受伤。儿童应使用加高座椅，直到腰带和肩带佩戴合适，儿童在达到大约 4 英尺 9 英寸（约为 145 cm）高、8 ~ 12 岁或 80 磅（约 36 kg）之前尤其需要如此。乘车时应使用腰带和肩带，并将儿童束缚在后座中，直至 13 岁。一旦孩子足够大，身高足够高时，才可以坐在标准尺寸的座位上。根据美国国家公路运输安全管理局（National Highway Transportation and Safety Administration，NHTSA）、美国儿科学会和联邦法律规定，婴幼儿应坐在仅后向安全座椅或后向敞篷车安全座椅中，直至至少 2 岁或达到汽车座椅制造商确定的最高高度或体重。汽车座椅制造商已生产了后向位置具更高额定重量的汽车安全座椅，因为有人建议儿童要尽可能长时间地保持在后向位置。一旦儿童超过了后向座椅重量或高度限制，应尽可能提倡使用带安全带的前向汽车安全座椅，达到汽车座椅制造商允许的最高重量和高度。这些要求也开始在制造额定重量更高的组合式安全汽车座椅等方面有所体现。还应注意的是，必须正确安装汽车安全座椅以及安全带收紧和固定卡扣装置，才能将婴幼儿或儿童正确约束在适当的车辆安全系统中（http://www.safercar.gov-/parents/CarSeats/Car-Seat-Safety.htm）。

类似的全球儿童安全中心（Safe Kids Worldwide, SKW, www.safe kids.org）与儿童伤害预防研究中心（Center for Childhood Injury Prevention Studies, CChips）等组织都肩负着通过研究、公共政策制定、教育和促进意识来减少儿童意外伤害的使命。通过确定对儿童的可预防风险，制定教育成人和儿童如何、为什么会发生伤害以及预防伤害的计划。许多卫生保健机构和学校利用这些计划来提高公众认识和宣教。其中一些项目包括关于如何在机动车中、行走和运动中预防受伤和保证安全的提示，以及关于水上安全的说明（https://injury.research.chop.edu/center-child-injury-prevention-studies-cchip）。

由于唐氏综合征患儿存在寰枢椎不稳定的风险，美国儿科学会[36]建议对 3 ~ 5 岁儿童的颈椎稳定性进行影像学筛查。这种放射学检查对可能参加运动或有症状的儿童最有帮助。遗传学委员会（The Committee on Genetics）[135]还建议软骨发育不全的儿童参加诸如骑自行车或游泳等活动，但要避免进行体操和某些对抗运动，防止颈部或背部受伤。

SCI 恢复的进展

研究脊髓再生的科研人员会关注神经保护、神经可塑性、神经再生和细胞移植等治疗。许多人尝试过用药物干预来阻止神经损伤的继发事件，并保护受损但仍存活的细胞。抗氧化剂、自由基清除剂、阿片类拮抗剂、维生素、促甲状腺激素释放激素和钙通道阻滞剂是经过测试的几类药物[119]。

目前唯一现行方法是在急性期使用甲基泼尼松龙（甲强龙，皮质类固醇），以减少脊髓水肿及细胞死亡。在最初 8 小时内给药，并持续 24 ~ 48 小时的高剂量，已被证明能轻度提高人类的运动恢复能力[17-19,62,83]。缺乏关于甲基泼尼松龙对儿科人群的影响的数据。目前还没有专门针对儿童的研究，过去的研究只有 13 ~ 19 岁年龄段的少数受试者数据[19]。目前，类固醇的使用受到了质疑[66,67,110,128]，有报道称在使用时甚至会引起急性肌病[119]。

一名职业足球运动员在比赛中因抢断受伤后，一种适度低温治疗法引起了人们的注意[24]。这项技术在一段时间内缓慢地将身体核心温度冷却到92℉（约33.33℃），然后缓慢复温，有可能最大限度地减少了代谢需求和损伤脊髓内水肿。安全性较好，并且显示出神经功能结果的改善[42]。这种神经保护疗法仍在临床研究中。

最近，SCI学界的研究主要聚焦于干细胞移植上。使用各种来源的细胞，如嗅上皮细胞、骨髓基质细胞，以及最新的人类胚胎干细胞。美国以外的一些医生[45,122]给人类注射了这些细胞，但是这些疗法都没有经过严格的研究，而且报告的结果混乱。由于动物试验的必要步骤，以及人体初步试验和随后的大规模试验，将新的药物疗法引入临床实践是一个缓慢的过程。人体试验必须有安慰剂对照，并有足够的随访期来评估治疗的有效性。由于SCI并不常见，临床试验通常需要许多医疗中心的协作。因为人体受试者审查委员会和美国食品药品监督管理局（FDA）为保护这一弱势人群而倾向于不批准此类研究，所以将这些基于成人的研究转化到儿科人群中是非常困难的。尚不清楚年轻、不成熟的脊髓对损伤的反应是否与成熟脊髓完全相同。因此，正在对幼年动物进行更多的研究，以评估损伤事件后的结局。

更重要的是要认识到，患者及其家属将继续受到未经证实的治疗的诱惑，通常会造成相当大的个人经济支出。治疗师可以帮助他们评估潜在的治疗证据。任何所谓的治疗都应在提供给有希望但容易受到伤害的患者之前，接受随机临床试验。对患者和物理治疗师来说，抱有治愈SCI的希望是让人理解的。通常正是这种希望促使患者和照护者在预防继发性并发症方面更加谨慎。

病理生理学

如前所述，SCI发生的部位或水平通常与受伤原因和儿童年龄有关。SCI的许多非创伤性原因（肿瘤、椎管狭窄）发生在胸段并导致不完全损伤[98]。相比之下，椎体发育不良使上颈段或下脑干处于危险之中。在臀位分娩时脊柱的牵引和角度导致的出生创伤最常引起颈胸连结处的SCI。在8岁以下的儿童中，由于韧带松弛，小关节成角浅，椎骨未完全骨化以及颈部肌肉相对于头部大小的相对不发达，颈椎的活动性比成人更大[151]。因此，幼儿上颈椎受伤的可能性比成人更高[15]，脊髓损伤可能在没有任何骨损伤迹象的情况下发生，这一发现被称为放射学无异常的SCI或SCIWORA[16]。研究表明，SCIWORA在骨骼未成熟儿童中的发生率在6%～38%之间[21,34]。在儿童中，55%的创伤性脊髓损伤导致四肢瘫痪，是因为损伤发生在C1和T1之间，45%患者出现截瘫是因为损伤发生在C1水平以下[112]。

创伤性SCI的大多数病例是由脊髓的钝性非穿透性伤引起的，其中脊髓未被撕裂或横切，并且在大多数情况下，一些白质束在病变处保持完整。创伤的直接影响是立即破坏损伤部位和下方的脊髓灰质和白质中的神经传递，导致脊髓休克。反应性生理事件在数小时内发展并引起脊髓继发性损伤[78]。运动能量传递到脊髓和随后的神经元死亡之间的确切发生次序尚不清楚。动物模型显示缺血、出血、水肿、钙流入细胞，以及自由基的产生导致细胞膜降解和神经元死亡[62]。在灰质中，死亡的神经元不会被替换。在白质中，远离损伤的轴突区段退化并且突触不再起作用。尽管中枢神经系统（CNS）轴突萌芽的发生程度有限，但其功能似乎不明显，在不完全病变患者中观察到的大多数恢复可能是由于神经衰弱损伤的缓解所致。脊髓损伤几年后神经功能改善的病例报告很少见，但希望能够开发出增强其余脊髓组织功能的治疗方法[96]。

脊髓内的损伤区域通常大到足以引起数个脊神经根水平的神经功能从正常到异常或从正常到缺失的转变。在脊髓损伤后不久，随着继发性或间接性损伤过程的开始，脊髓损伤程度可能会发生变化。随后，随着这些因素的消解，随着神经萌芽的发展（脊髓内或周围去神经支配的肌肉），或薄弱肌肉增生的发生，损伤平面可能会向尾侧移动。损伤程度可能在长达1年里减轻，并且显然在明确脊髓损伤病史和恢复过程之前，实验性治疗可能会被不恰当地认为有助于恢复。

有几种明显不同模式的神经解剖不完全综合征，其临床表现各异。前脊髓综合征通常是由于脊髓前动脉的损伤导致脊髓梗死而引发。这种损伤产生可变的运动麻痹、疼痛和温度降低，但背侧脊柱功能保持不变，功能预后差。颈髓中央部位的出血会导致手臂松弛无力，下肢强直且痉挛，二便功能保留。因此行走是该人群的潜在恢复目标，但手部功能可能会受损，具体取决于损伤程度。后索病变是罕见的，并产生选择性的本体感觉丧失和运动功能保留。由于本体感觉丧失，行走仍然不可能。脊髓半切（Brown-Séquard 病变）导致同侧瘫和本体感受丧失以及对侧疼痛和温度感觉丧失。脊髓半切主要见于脊髓一侧的穿透性创伤，如刺伤。如可步行、膀胱和肠道可控制意味着预后良好。腰骶神经根损伤导致马尾综合征，表现为下肢无力、腿及膀胱无反射。马尾神经损伤基本上是周围神经或下运动神经元的损伤，并且由于神经失用的解决或受损轴突的再生以及周围神经萌芽，可能在几年内功能有所恢复。

医学诊断、紧急处理及固定

紧急固定（现场）

对脊髓损伤患儿的初步治疗主要强调脊柱稳定，以防止对未受损的脊髓造成进一步损伤。在运输过程以及在所有评估流程中脊柱都是固定不动的。婴儿和幼儿应使用改良的脊柱板，以使颈椎保持适当的中立位。由于头躯干比例较大，他们的脖子可在常规脊柱板上弯曲，可能造成进一步的伤害。修改方法包括枕部板去除或将躯干附加垫抬高（首选）以使颈椎处于中立位置[12,13,63]（图 21.1）。

诊断研究

在医院进行仔细的神经系统检查，确定脊髓损伤运动和感觉水平是否完全损伤。脊髓休克通常会出现，尽管有时患者在急诊室接受治疗时就已缓解。在脊髓休克中，肌肉在 SCI 损伤水平以下弛缓，所有皮肤和深腱反射不能引出。这种状态持续数小时至数周，当存在骶反射，包括球海绵体和肛门反射时，表明休克状态结束。

进一步评估 C1 到骶椎的整个脊柱 X 线平片，以识别任何骨折、小关节半脱位或脱位。由于 30% 的儿童发生多发、非连续性骨折，因此必须进行全面的影像学评估[14]。需要对整个脊柱进行前后位和侧位 X 线检查以排除这种情况[14]。CT 和 MRI 用于诊断神经根卡压、椎管内骨碎片的存在、脊髓压迫和脊髓出血。由于 SCIWORA 的发生率很高，特别是对于年龄小于 10 岁者，所有患儿都会接受 MRI 检查，其可发现普通影像学检查时不能发现的问题[14]。

手术稳定

立即进行外科手术干预以纠正骨损伤和进行脊髓减压，是否能有效减少瘫痪还是未知的，因为许多外科手术从未接受过随机临床试验研究。手术的主要目标是预防后期畸形、疼痛或神经功能丧失。如果可以通过牵引实现脊柱对位并且使用矫形器维持，

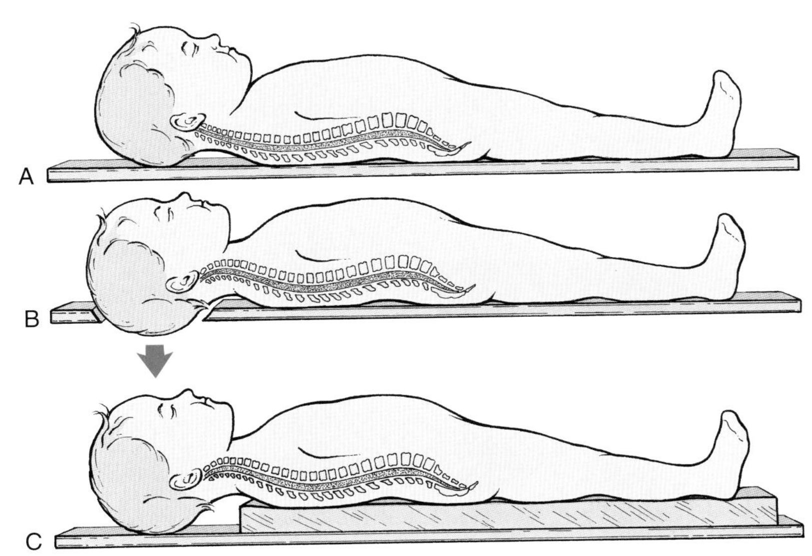

图 21.1　紧急情形下的脊柱稳定。A. 高枕骨使头向前屈曲。注意，为调整脊柱排列，可将担架颈部切掉（B）或垫高担架的躯干部（C），推荐此方法（引自 Mencio GA，Swiontkowski MF：*Green's skeletal trauma in children*, ed 5, Philadelphia, 2015, Elsevier.）

则可能不需要手术。然而，与成人相比，12岁以下儿童用钳式颈牵（Tonged）的风险更大。因此，Halo头颅环重力牵引也可能更安全、更可取，即使在中轴（C2）骨折中[12,88]。使用Halo牵引的变型是增加所使用的牵引销（pin）的数量，同时减少每个销上的力矩量。如果不能应用Halo牵引，可以选择Minerva型颈胸骶矫形器（cervicothoracolumbosacral orthosis，CTLSO）（图21.2）。在患有寰枢椎和枕颈不稳定的儿童中，传统上也将外部Halo矫形器[88]与内后路金属线结合使用。然而，研究已经确定C1～C2和枕颈稳定的儿童可以成功地进行刚性内固定[6]。

当存在穿透性损伤，牵引不能减少脱位，存在神经根撞击，脊柱高度不稳定并且有进一步损伤脊髓的风险，以及骨碎片压迫马尾等情况时，均提示可手术[50]。无论是否进行手术，如果发生骨损伤，患者通常会佩戴外部矫形器，直到骨融合完成，常需持续3个月或更长时间。然而，在脊柱融合术后使用脊柱矫形器的骨外科医师的实践存在区域差异。对于一些较低的腰椎（L4或L5）损伤，外科医生可能会让孩子佩戴有大腿部件的矫形器，只允许有限的髋屈曲（只有60°）。这样做是为了减小未成熟融合块上的力矩，该力矩可能由在髋屈曲位时骨盆上腘绳肌牵动而产生。

潜在的损伤和并发症

创伤性脑损伤是最常见的并发症之一，据报道，38%的脊髓损伤患者发生创伤性脑损伤[21]。可发生任何类型意识丧失的创伤性脑损伤，在初始检查中识别极为重要，因为它可以显著影响康复过程，且需要额外的治疗，如语言病理学和神经心理学测试（参见第22章关于获得性脑损伤的更多的信息）。

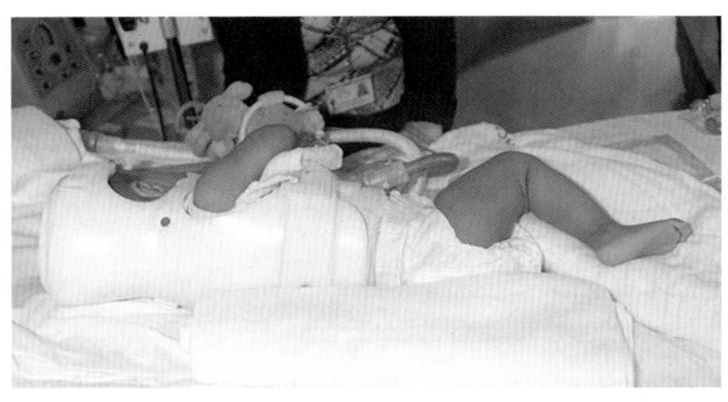

图21.2　婴儿佩戴CTLSO用于C1～C2损伤后的急性稳定

一个容易被忽视的并发症是臂丛神经损伤，特别是在颈部水平脊髓损伤患者中。损伤的机制包括肩关节任何类型的脱位和撞击或锁骨骨折导致上肢不对称、力量不足，均应考虑臂丛神经损伤。

医疗并发症、长期医疗管理和预防继发性损伤

儿童的脊髓损伤康复可能会受到许多医学并发症的影响，必须由整个康复团队，包括医生、护士、治疗师和护理人员共同解决以下各种并发症，以获得最佳结果。

自主神经反射异常

自主神经反射异常（autonomic dysreflexia，AD）是一种大规模的反射性交感神经放电，发生在T6及以上水平损伤后，对低于损伤水平的伤害性刺激做出反应，导致血压突然升高（血压超过基线收缩压15mmHg）[97]。如果不及时治疗，高血压危象可导致脑卒中、癫痫发作甚至死亡。临床特征包括头痛、潮红、出汗、纤毛运动、心动过缓或心动过速以及高血压。学龄儿童和青少年能够报告头痛，但年龄较小的儿童可能难以表达症状，且由于中枢和周围神经系统的成熟，会伴有更多的非特异性症状。结果导致这些人群常忽视自主神经反射异常。异常困倦、易怒或哭闹的婴儿和儿童可能正在经历AD发作并且应该检查他们的生命体征。了解基线血压是必要的，婴儿、学步儿童和13岁以下的儿童的血压正常值并不相同[137]。此外，SCI患者的静息血压通常较低（即90/60mmHg）[97]。

AD发作或损伤水平以下的有害刺激的主要原因是膀胱过度扩张需要留置导尿或导管扭结；过度扩张的肠道以及需要完成清肠；衣服褶皱、紧身袜或鞋太紧造成的损伤节段以下皮肤的过度受压。

AD的治疗包括监测血压、脉搏和体温（至少每5分钟1次）；患者头部抬高（除非禁忌）；去除产生压力的鞋袜和腹带；松开紧身衣服和鞋。接下来，临床医师执行膀胱管理步骤，并且如果血压没有降低，则完成肠道方案。随着各种管理技术的完成，持续检查生命体征以降低血压并确保恢复正常非常重要。如果上述方法均未解决反射异常发作，则可能需要医师进行药物干预。

呼吸功能障碍

呼吸功能不全可能发生在颈、胸脊髓损伤中，是脊髓损伤患者发病和死亡的主要原因[3]。呼吸功能障碍范围从完全膈肌麻痹和需要机械通气（C1 ~ C3 和偶尔 C4，取决于儿童的年龄、大小）到肺活量减少或咳嗽时由于辅助呼吸肌功能缺失或减弱导致强制呼气减弱（较低水平的颈椎和胸椎水平受伤）。

作为物理治疗康复的一部分，呼吸训练经常被忽视，但必须包括在内。在治疗过程的任何阶段，包括在垫子上移动和坐姿平衡活动中，都可以进行呼吸训练。当咳嗽清除分泌物无效时，应向儿童和护理人员传授徒手振动法技术（Quad coughing），以辅助强制呼气，即呼气时用手向里向上挤压腹部。

深静脉血栓形成

瘫痪和不能独立活动的下肢可出现水肿和深静脉血栓（deep vein thromboses，DVT）。脊髓损伤成人患者虽然常见此并发症，但脊髓损伤患儿的深静脉血栓发生率较低（5%）[136]，不过在 14 ~ 19 岁的青少年中发生率较高[136]。在急性护理住院期间和急性住院患者康复期间，通常会启动下腔静脉滤器（通常在大龄青少年中）或将药物治疗作为 DVT 预防方案。

高钙血症、骨密度、肌肉萎缩

对于儿童来说，几乎独具特点的问题之一就是顽固性高钙血症[91]。在 SCI 后的前 12 ~ 18 个月内，约 40% 的骨密度因尿液中排出钙而流失下降。儿童更容易发生快速骨转换，导致血液中钙负荷超过肾脏的排泄，这会导致高血清钙水平或高钙血症。非特异性症状包括嗜睡、恶心、情绪改变和厌食症。对于无脊髓损伤的人（如股骨骨折的儿童），再活动是治疗的一个重要方面，但目前尚不清楚这是否能有效降低脊髓损伤后的高钙血症。治疗顽固性高钙血症的主要方法主要是通过水化进行医学治疗，以提高尿液的钙排泄，并给予依替膦酸盐（Didronel）和降钙素（Miacalcin），以避免不应有的部位如关节或肾脏（肾结石）出现异位钙化（肾结石）。

病理性骨折在骨矿物质密度低于正常值的 40% 的人群中发生率增加，是骨质减少的潜在并发症。关节周围软组织中新骨的沉积也可发生在瘫痪的四肢。这种异位骨化可以是无症状的，或者它可能干扰关节周围的 ROM 或甚至引起关节强直。最常见的关节是髋、膝、肩和肘。肌肉萎缩出现得较早，并且在伤后 24 周的急性固定期间快速发生，损伤水平以下的瘦肌量大约丢失 15% 时，肌肉萎缩会达到稳定期[57]。

直立性低血压

直立性低血压是与位置相关的血压下降，是 SCI 的常见附加表现。由于肌肉麻痹导致下肢血液静脉回流减少、心排血量和动脉压降低，从而导致血压迅速下降。结果患者的血压在位置变化期间不能足够快地调整，如仰卧位到坐位，坐位到站立位，或改变电动轮椅的倾斜位置时。直立性低血压的治疗可包括穿着梯度压力袜、腹带，使用带靠背的轮椅（特别是在急性护理活动期间）、倾斜床或药物干预。

早期物理治疗可以保证在床上或轮椅中转移时保持血压稳定。在整个治疗过程中都应监测患者的血压。

体温调节功能障碍

患有脊髓损伤的人调节体温的能力受损，这是由于下丘脑体温调节控制的丧失以及损伤平面以下外周温度的传入途径的中断所致。当损伤高于 T6 平面时，立毛肌收缩和出汗功能完全丧失，并且在损伤平面以下外周循环调节丧失。向儿童和照护者提供的宣教内容必须包括如何避免寒冷天气中体温过低和冻伤以及炎热天气中的中暑衰竭和增加热射病的风险。因此患有脊髓损伤的儿童应避免过度日晒并保持充足的水分。

脊髓空洞症

受损脊髓内的迟发性空化（脊髓空洞症）可发生在完全或不完全病变的患者中。在脊髓损伤后，囊性空化或空洞（即中央管扩大，syrinx）的发生很常见，并可能逐渐扩大，导致脊髓损伤后数月至数年神经功能进一步丧失[145]。可能预示脊髓空洞存在的体征和症状包括运动功能丧失、感觉平面上升、痉挛、出汗增加，以及新发的疼痛或感觉迟钝。

痉挛和疼痛

痉挛在脊髓损伤后多发，通常在 1 ~ 2 年内进展。虽然最初患者肌肉松弛，但逐渐会出现张力过高，并在 SCI 反射亢进后的前 3 ~ 6 个月出现肌肉阵挛和屈肌痉挛。后续伸肌痉挛通常占主导地位。CNS 损伤后痉挛的发生很常见，可见于脑性瘫痪和脑卒中等其他疾病。在 SCI 中，脊髓抑制丧失的直接影响，以及失神经过敏、传入神经和侧支神经元快速生长的继发影响都有可能使得痉挛进展，但在痉挛临床表现背后，这些事件发生的顺序是未知的。

痉挛可以通过口服药物进行控制（如巴氯芬），肌内注射（如肉毒毒素或神经阻滞注射，如苯酚）。控制痉挛的康复治疗包括 PROM 训练、功能性电刺激（functional electrical stimulation，FES）、助力车和静态站立。许多患者感觉一定程度的痉挛是有益的，如体位转移和床上活动中，甚至在一些 ADL 中是有帮助的，因此除非痉挛严重到限制功能，否则通常不会建议药物治疗或治疗性干预。

脊髓损伤后神经源性或神经性疼痛可发生在损伤平面、损伤平面以上及以下。儿童和青少年将神经源性疼痛描述为灼痛，且疼痛发生在功能或皮肤感觉恢复之前。这种类型的疼痛可能是难以忍受的，但可以用加巴喷丁或普瑞巴林等药物控制。

皮肤破溃和压疮

压疮是由于在床上、轮椅上姿势不当或减压不足而导致的，会限制坐下的能力。脊柱矫形器、上下肢夹板及助行支架选取不合适也会导致压力性溃疡的发生。皮肤破溃会由于摩擦、剪切力和潮湿引起。臀部皮肤破溃的发生经常由于在轮椅上的转移过程中对皮肤产生的剪切力和继发于膀胱管理不当，或未在两次导尿之间使用干燥尿布，导致过于潮湿而引起。

因为幼儿受到护理人员的直接照护和指导，幼儿可能不会出现青少年和成人一样典型的皮肤破溃（由在轮椅或床上的体位摆放不良导致）；然而，幼儿会忽略身体不敏感的部位的感受。他们经常会在爬行的同时将下肢拖到地上，会咬伤手指至自伤。随着年龄增长，他们很难理解减压活动的重要性，他们倾向于与护理人员一起尝试调整体位。患者和护理人员还必须特别注意感觉缺失部位皮肤上的热的物品，以避免灼伤（如爆米花这类微波炉加热过的食物或笔记本电脑产生的热量）。

此外，还必须教授减压技术。在急性住院期间和康复期间，儿童 / 青少年每 2 小时翻身 1 次，并经常使用特殊的低漏气床垫。使用电动助行设备的儿童可以通过动力座椅执行减压技术，如倾斜和斜倚。使用手动轮椅的儿童可以进行轮椅中的引体向上或侧向和前向倾斜。建议减压频率在 15 ~ 30 分钟之间变化，并且应持续 1 分钟以使血液流到受压组织[38]。儿童可使用带计时设置的手表来提供声音提醒，在指定时间完成减重 / 减压措施。

骨科管理

关节挛缩可能由制动、痉挛或异位骨化导致，可能影响正常姿势及主动运动。因此，治疗中应使用 PROM 训练或支具牵伸。肌肉挛缩最常见于髋屈肌、腘绳肌、内收肌和踝背伸肌。患有弛缓性麻痹的儿童和青少年会出现“假性髋关节屈曲挛缩”，此时并不是髂腰肌和股直肌挛缩，实际上紧绷的肌肉为髂胫束。

髋关节脱位及半脱位（图 21.3）在 10 岁前患 SCI 的儿童中很常见，4 岁以下儿童的发病率高达 66%[93]。半脱位 / 脱位的预防措施包括牵伸髋内收肌和髋屈肌；使用楔形垫或枕头将下肢摆放在外展位；在轮椅上设置适合大腿形状的坐垫，如将大腿内侧垫

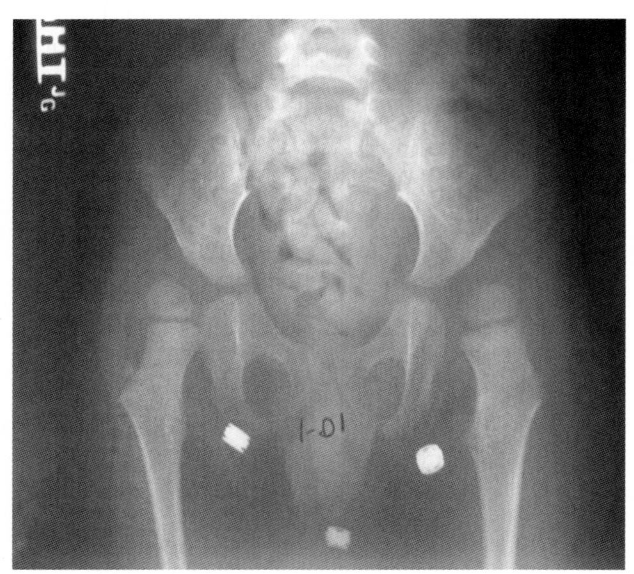

图 21.3　髋关节不稳

高。预防髋关节脱位很重要，因为髋关节脱位虽然不会产生明显疼痛，但会导致骨盆倾斜和其他姿势变化，这会使孩子面临更大的皮肤破溃风险，加剧神经肌肉性脊柱侧凸[93]。治疗可包括外科钢板螺钉固定恢复脊柱正常形态。

由于在转移、摔倒或力量训练时未注意瘫痪下肢，骨质减少的下肢易发生病理性骨折。与同龄儿童相比，SCI 患儿髋关节和膝关节的骨质减少最为明显[84]。

所有 SCI 患儿几乎都会发生神经肌肉性脊柱侧凸（据报道高达 98%[13]），特别是在青春期发育前脊髓损伤的患者，并可能影响坐姿和呼吸功能。其中 67%的患者会发展到需脊柱融合的程度[13]。虽然在轮椅中骨盆摆放在正确的位置和提供适当的躯干支撑很重要，但仅靠支撑装置并不能阻止脊柱侧凸的进展（图 21.4）[14]。

预防性支具的使用存在争议，因为胸腰骶矫形器（thoracolumbosacral orthosis，TLSO）会在穿着时限制活动能力和活动范围[30,130]。预防性支具可以避免（角度<10°）脊柱融合及延迟（角度<20°）脊柱融合。如果将手术延迟到了儿童完成了躯干生长后，支具治疗则是成功的。然而，一旦角度接近或超过 20°，支具治疗则可能是徒劳的[99]。支具处方的应用范围包括仅在非卧床时（不严重的侧凸）到每天 23 小时的佩戴，以接近 20° 临界点时，支具应用会延迟进展，特别是在快速发育阶段[99]。依从性不佳一直是支具使用的问题，因为许多儿童和青少年在随访时会将支具留在家中。一旦侧凸导致呼吸障碍或明显的骨盆倾斜时，会增加发生压疮的风险，这时就必须通过手术治疗。

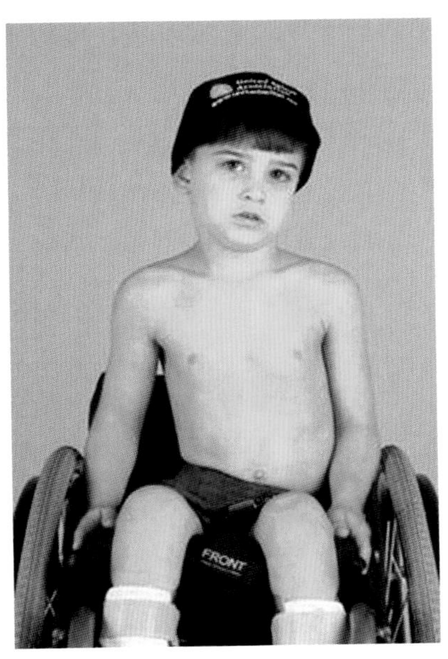

图 21.4　神经肌肉性脊柱侧凸

前景信息

物理治疗检查

脊髓损伤儿童的康复评定受到许多因素的影响，包括现在年龄以及损伤时的年龄、发育阶段、并发症，如脑外伤或认知障碍，以及家庭对 SCI 的了解程度。物理治疗师应在急诊、康复、门诊、家庭和学校环境中评估脊髓损伤儿童。每个环境中检查的内容取决于儿童的年龄、能力和需求以及环境情况。

主要病史和系统信息

物理治疗师必须了解孩子的病史、并发症和功能受限程度。患有脊髓损伤的儿童存在二次疾病的风险，如皮肤完整性问题、疼痛、心血管疾病、呼吸系统疾病及肌肉骨骼问题。在检查期间应筛选这些问题（专栏 21.1 列出了应包括的病史和系统回顾问题）。根据儿童年龄不同，这些问题可以由父母 / 照护者或儿童来回答。

身体结构和功能障碍评估

幼儿无法充分及长时间的配合评估，所以量化幼

专栏 21.1　病史和系统回顾问题

日期、原因、级别、ASIA、AIS 分类（如果已知）
伴随伤害
目前用药
内科、手术和康复治疗
神经系统改变
疼痛和对疼痛的反应
当前的功能表现：孩子能够做什么与孩子通常做什么，功能如何随着成长和发展而改变
直立性低血压和自主神经反射不足病史
脊柱侧凸、髋关节半脱位或其他继发病症
心理状态
自上次检查以来的变化
孩子或父母可能有的问题
环境障碍
社会支持
家庭、学校和社区的参与程度
运输方式
当前设备和设备的问题
当前目标
诊断

儿身体结构和功能的变化通常是不可行的。被动ROM评估是一个例外，但被动ROM的改变目前尚未与脊髓损伤有足够的相关性。即使对于没有脊髓损伤的儿童或骨髓发育不良的儿童，如果年龄小于5岁，徒手肌肉测试常不可靠[95,101]。治疗师通常通过鼓励和观察幼儿运动来估计肌力水平。理想情况下，治疗师将孩子置于不同的位置，并鼓励他伸手去拿玩具。评估包括去重力和抗重力状态下的运动，以及双侧比较。小物品［0.25磅（约110g）］或手持式玩具可提供阻力。最好的选择是物理治疗师观察自发的游戏并记录动作进行分析。分析中很难排除其他肌肉代偿的影响。与成人一样（不使用更精细的+或–级），肌力检查记录为0～5级。4级和5级肌力受测试者的主观影响大，特别是对于处于发育阶段的儿童而言，所以经验丰富的治疗师可以更准确地评估。治疗师在评估肌肉力量和功能时，应注意控制痉挛。物理治疗师还需要帮助引导基本姿势反射，如下肢持重或上肢的保护性伸展。此外应进行姿势评定以及坐位和站立位平衡评定。

国际脊髓损伤神经学分类标准或美国脊髓损伤协会检查

在描述儿童或成人的脊髓运动或感觉平面时，专业人员应使用通用术语。最广泛使用的是美国脊髓损伤协会（American Spinal Injury Association，ASIA）出版的脊髓损伤神经学分类国际标准（International Standards for Neurological Classification of Spinal Cord Injury，ISNCSCI）[2,80]。ISNCSCI标准是由多学科临床专家小组共识制定。自1982年首次发表以来，定期进行修订。ISNCSCI标准，通常称为ASIA检查，定义左右运动平面、左右感觉平面、神经系统平面、损伤严重程度（即完全损伤或不完全损伤），以及ASIA损伤量表（AIS）的分类。ISNCSCI标准已用作预测神经功能恢复情况的主要指标[20,89,92,150]，并且这些检查已用于确定与SCI相关的药物和器械试验[19,60,96,114,125,133,134]，包括基于活动的康复效果、密集型骑车活动、辅助跑步机训练和游泳[96]。

对于脊髓损伤后运动和感觉功能丧失的精确描述非常重要，原因有二：第一，它有助于预测神经完全和不完全恢复的可能性。例如，在C5完全性运动损伤中，大多数患者在受伤后的前8个月内实现了腕伸肌3级运动水平（C6）[44]。研究还确定，在T11平面以上的SCI中，因为脊髓上行疼痛感觉纤维和下行运动纤维接近，所以平面下针刺感的存在对运动功能恢复和独立行走有预测价值[114]。精确定义SCI平面的重要性的第二个原因是它有助于预测患者在行动、自理、沟通方面可以达到的最高独立水平。不完全SCI的患者的功能恢复可能会好于原本的损伤水平的结果预期。这种对预后判断也必须结合年龄和发育阶段考虑。学龄前儿童可能需要数年才能达到预期的独立水平，并且如果出现并发症，特别是骨科问题，很可能会达不到预期。环境和个人因素在儿童参与家庭生活、教育、社区活动和社会关系方面也发挥着重要作用。

确定脊髓损伤平面

ASIA标准采用已广泛使用的肌力分级：0＝无收缩，完全无力；1＝轻微收缩，可触知或可见的收缩；2＝较差，去重力主动完成全ROM运动；3＝中等，抗重力主动完成全ROM运动；4＝良好，抗中等阻力主动完成全ROM运动；5＝正常，抗完全阻力完成全ROM运动。左右侧的肌力平面可能不同。确定运动平面的关键肌肉列于表21.2中。因为所有肌肉都由神经根发出的神经支配，神经根损伤会导致损伤平面以下支配的肌肉的力量减弱。ASIA定义的运动平面是最大肌肉力量为3级或更高的平面，而下一个平面最大肌肉力量为5级。按照共识，当一个关键肌具有3级，而下一个平面的关键肌为5级，那么3级肌肉的平面则被认为具有完全神经支配。

表21.2 运动平面关键肌

C5	肘屈肌（肱二头肌、肱肌）
C6	腕伸肌（桡侧腕长伸肌和短伸肌）
C7	肘伸肌（肱三头肌）
C8	指屈肌（指深屈肌）
T1	小指外展肌（小指展肌）
L2	髋屈肌（髂腰肌）
L3	膝伸肌（股四头肌）
L4	踝背伸肌（胫骨前肌）
L5	趾伸肌（趾长伸肌）
S1	踝跖屈肌（腓肠肌、比目鱼肌）

注：引自American Spinal Injury Association: International standards for neurological and functional classification of spinal cord injury, Chicago, 2000, revised 2002, American Spinal Injury Association.

例如，对于具有 2 级 C8 关键肌肉、3 级 C7 关键肌肉、4 级 C6 关键肌肉和 5 级 C5 关键肌肉的患者，ASIA 定义的运动平面为 C6。仅使用 ASIA 关键肌肉来定义功能平面的一个缺点是忽略了检查髋伸肌、髋外展肌和膝屈肌。这些 L5 和 S1 支配的肌肉在转移、步行和爬楼梯等活动中发挥着重要作用。将两侧的关键肌肌力等级进行记录整合，以创建 ASIA 运动评分。该评分已被用于评估 SCI 药物治疗效果的研究中[7,17-19,45,79,83,122]。它也可用于预测功能和所需的辅助[121,123,150]。

感觉平面可能与运动平面不完全对应。因为 C5 以上或胸椎没有关键肌来确定脊髓损伤的平面，所以确定感觉平面对脊髓损伤特别有帮助。ASIA 标准不是依赖于从一个皮区到另一个不同皮区，而是依赖于左右 28 个皮区中每个皮区的关键点处的轻触和锐 / 钝辨别（针刺）感觉。身体两侧（图 21.5A 和表 21.2）。除此之外，还应评估不完全 SCI 患者平面以下的本体感觉，以确定脊髓背根功能的完整性。

分类

完全损伤或 AISA 分类定义为在脊髓损伤平面以下至最低位骶段运动感觉功能完全丧失（图 21.5B）。完全损伤时，可能会有一些感觉或运动平面低于损伤平面，定义为部分保留区域。

只有当最低位骶段存在运动或感觉功能时，才为不完全的 SCI、AIS B、AIS C 或 AIS D 分类，这意味着肛门外括约肌的自主控制功能、黏膜皮肤交界处的感觉功能保留。不完全分类之间的进一步分型基于损伤平面以下感觉或运动功能的保留程度。

自主标准评估量表（图 21.5C），突出了自主神经功能 / 功能障碍，可用于完善 ISNCSCI 标准。

儿科人群的适用性

ISNCSCI 标准或 ASIA 评估通常是用于评估 SCI 儿科患者的临床工具。它被认为是评估预后和结果的金标准，但直到最近才应用于儿科人群的评估。研究表明，ISNCSCI 对 4 岁以下儿童的整体效果不佳，因为患儿无法完成整个测试[105]。此外，结果表明，在针刺检查感觉皮区时，10 岁以下儿童配合不佳。结果还表明，15 岁以下儿童的总运动评分置信区间精度较低，所以运动检查的可靠性也存在疑问[105]。

其他问题围绕肛门直肠检查对 SCI 患儿进行分类的临床有效性，特别是在接受过便盆训练之前受伤的儿童，他们从未有排便运动的概念[147]。由于隐私问题，青春期少年也可能在肛门直肠检查的执行上有困难。

WeeSTeP 是对 InSTeP 的补充，是一个电子培训模块，在当前 ISNCSCI 标准基础上套上儿科框架（www.asialearningcen-ter.org）。一些改进包括改变接近儿童的方法，使用不易让儿童感到危险的方法进行感觉测试，使用儿童更易接受理解的词汇，在测试期间给予儿童控制感。替代方案还包括观察性运动评估或对应年龄的婴儿运动量表。然而，最重要的是向父母 / 照护者解释当前的标准，为何无法使用对应儿童年龄的分类标准，并且在各个阶段随访时重复测试用于识别神经系统改变，直到患儿长大到足以完成 ISNCSCI 标准（或直到儿科版本可在临床中应用）。

根据经验和政策，ISNCSCI 标准检查可由物理治疗师临床操作。检查者有责任对父母和患儿进行教育，包括检查目的、结果及儿童功能改进的方法。根据患儿的年龄和检查结果，物理治疗师能够确定 SCI 的损伤程度和损伤平面等特征。

活动和参与评估

物理治疗师必须建立儿童能力和活动的全面基线报告，并确定活动受限和参与受限是否是由于患儿的年龄、身体结构和功能的原发神经系统变化，或者关节挛缩、疼痛、耐力下降、脊柱矫形器的使用及其他继发状况所致。功能独立性测量（Functional Independence Measure，FIM）（针对青少年版本）、儿童功能独立测量（Functional Independence Measure for Children，WeeFIM）[1,113]、儿童残疾评估量表（Pediatric Evaluation of Disability Inventory，PEDI）[61,111]、儿童生活质量（Pediatric Quality of Life，PedsQL）和加拿大作业活动量表（Canadian Occupational Performance Measure，COPM）已被用于描述 SCI 患儿的功能和测量结果；然而还没有一个评定能充分体现脊髓损伤患儿恢复和康复的变化。

FIM 和 WeeFIM 用于许多疾病的急性康复中，用于确定“护理负担”。对于 SCI 患者，这些评估可

ASIA INTERNATIONAL STANDARDS FOR NEUROLOGICAL CLASSIFICATION OF SPINAL CORD INJURY (ISNCSCI) **ISCOS**

Patient Name ______ Date/Time of Exam ______

Examiner Name ______ Signature ______

RIGHT

MOTOR KEY MUSCLES

SENSORY KEY SENSORY POINTS

Light Touch (LTR) Pin Prick (PPR)

C2 C3 C4

UER (Upper Extremity Right)

Elbow flexors C5
Wrist extensors C6
Elbow extensors C7
Finger flexors C8
Finger abductors (little finger) T1

Comments (Non-key Muscle? Reason for NT? Pain?):

T2 T3 T4 T5 T6 T7 T8 T9 T10 T11 T12 L1

LER (Lower Extremity Right)

Hip flexors L2
Knee extensors L3
Ankle dorsiflexors L4
Long toe extensors L5
Ankle plantar flexors S1

S2 S3 S4-5

(VAC) Voluntary anal contraction (Yes/No)

RIGHT TOTALS

(MAXIMUM) (50) (56) (56)

C2 C3 C4 T3 T4 T5 T6 T7 T8 T9 T10 T11 T12 T2 C5 T1 C6 L1 L2 L3 L4 L5 C2 C3 C4 S3 S4-5 L2 S2 L3 L4 L5 S1 C8 C6 C7

Palm

● Key Sensory Points

Dorsum

LEFT

SENSORY KEY SENSORY POINTS

Light Touch (LTL) Pin Prick (PPL)

MOTOR KEY MUSCLES

C2 C3 C4

UEL (Upper Extremity Left)

C5 Elbow flexors
C6 Wrist extensors
C7 Elbow extensors
C8 Finger flexors
T1 Finger abductors (little finger)

T2 T3 T4 T5 T6 T7 T8 T9 T10 T11 T12 L1

MOTOR (SCORING ON REVERSE SIDE)

0 = total paralysis
1 = palpable or visible contraction
2 = active movement, gravity eliminated
3 = active movement, against gravity
4 = active movement, against some resistance
5 = active movement, against full resistance
5* = normal corrected for pain/disuse
NT = not testable

SENSORY (SCORING ON REVERSE SIDE)

0 = absent 2 = normal
1= altered NT = not testable

LEL (Lower Extremity Left)

L2 Hip flexors
L3 Knee extensors
L4 Ankle dorsiflexors
L5 Long toe extensors
S1 Ankle plantar flexors

S2 S3 S4-5

(DAP) Deep anal pressure (Yes/No)

LEFT TOTALS

(56) (56) (50) (MAXIMUM)

MOTOR SUBSCORES

UER ☐ + UEL ☐ = UEMS TOTAL ☐ LER ☐ + LEL ☐ = LEMS TOTAL ☐

MAX (25) (25) (50) MAX (25) (25) (50)

SENSORY SUBSCORES

LTR ☐ + LTL ☐ = LT TOTAL ☐ PPR ☐ + PPL ☐ = PP TOTAL ☐

MAX (56) (56) (112) MAX (56) (56) (112)

NEUROLOGICAL LEVELS
Steps 1-5 for classification as on reverse

R L
1. SENSORY
2. MOTOR

3. NEUROLOGICAL LEVEL OF INJURY (NLI)

4. COMPLETE OR INCOMPLETE?
Incomplete = Any sensory or motor function in S4-5

5. ASIA IMPAIRMENT SCALE (AIS)

(In complete injuries only)
ZONE OF PARTIAL PRESERVATION
Most caudal level with any innervation

R L
SENSORY
MOTOR

A

This form may be copied freely but should not be altered without permission from the American Spinal Injury Association. REV 11/15

Muscle Function Grading

0 = total paralysis
1 = palpable or visible contraction
2 = active movement, full range of motion (ROM) with gravity eliminated
3 = active movement, full ROM against gravity
4 = active movement, full ROM against gravity and moderate resistance in a muscle specific position
5 = (normal) active movement, full ROM against gravity and full resistance in a functional muscle position expected from an otherwise unimpaired person
5* = (normal) active movement, full ROM against gravity and sufficient resistance to be considered normal if identified inhibiting factors (i.e. pain, disuse) were not present
NT = not testable (i.e. due to immobilization, severe pain such that the patient cannot be graded, amputation of limb, or contracture of > 50% of the normal range of motion)

Sensory Grading

0 = Absent
1 = Altered, either decreased/impaired sensation or hypersensitivity
2 = Normal
NT = Not testable

When to Test Non-Key Muscles:

In a patient with an apparent AIS B classification, non-key muscle functions more than 3 levels below the motor level on each side should be tested to most accurately classify the injury (differentiate between AIS B and C).

Movement	Root level
Shoulder: Flexion, extension, abduction, adduction, internal and external rotation **Elbow:** Supination	C5
Elbow: Pronation **Wrist:** Flexion	C6
Finger: Flexion at proximal joint, extension **Thumb:** Flexion, extension and abduction in plane of thumb	C7
Finger: Flexion at MCP joint **Thumb:** Opposition, adduction and abduction perpendicular to palm	C8
Finger: Abduction of the index finger	T1
Hip: Adduction	L2
Hip: External rotation	L3
Hip: Extension, abduction, internal rotation **Knee:** Flexion **Ankle:** Inversion and eversion **Toe:** MP and IP extension	L4
Hallux and Toe: DIP and PIP flexion and abduction	L5
Hallux: Adduction	S1

ASIA Impairment Scale (AIS)

A = Complete. No sensory or motor function is preserved in the sacral segments S4-5.

B = Sensory Incomplete. Sensory but not motor function is preserved below the neurological level and includes the sacral segments S4-5 (light touch or pin prick at S4-5 or deep anal pressure) AND no motor function is preserved more than three levels below the motor level on either side of the body.

C = Motor Incomplete. Motor function is preserved at the most caudal sacral segments for voluntary anal contraction (VAC) OR the patient meets the criteria for sensory incomplete status (sensory function preserved at the most caudal sacral segments (S4-S5) by LT, PP or DAP), and has some sparing of motor function more than three levels below the ipsilateral motor level on either side of the body.
(This includes key or non-key muscle functions to determine motor incomplete status.) For AIS C–less than half of key muscle functions below the single NLI have a muscle grade >3.

D = Motor Incomplete. Motor incomplete status as defined above, with at least half (half or more) of key muscle functions below the NLI have a muscle grade ≥ 3.

E = Normal. If sensation and motor function as tested with the ISNCSCI are graded as normal in all segments, and the patient had prior deficits, then the AIS grade is E. Someone without an initial SCI does not receive an AIS grade.

Using ND: To document the sensory, motor and NLI levels, the ASIA Impairment Scale grade, and/or the zone of partial preservation (ZPP) whey the are unable to be determined based on the examination results.

ASIA AMERICAN SPINAL INJURY ASSOCIATION
INTERNATIONAL STANDARDS FOR NEUROLOGICAL CLASSIFICATION OF SPINAL CORD INJURY
ISCOS INTERNATIONAL SPINAL CORD SOCIETY

Steps in Classification

The following order is recommended for determining the classification of individuals with SCI.

1. Determine sensory levels for right and left sides.
The sensory level is the most caudal, intact dermatome for both pin prick and light touch sensation.

2. Determine motor levels for right and left sides.
Defined by the lowest key muscle function that has a grade of at least 3 (on supine testing), providing the key muscle functions represented by segments above that level are judged to be intact (graded as a 5).
Note: in regions where there is no myotome to test, the motor level is presumed to be the same as the sensory level, if testable motor function above that level is also normal.

3. Determine the neurological level of injury (NLI).
This refers to the most caudal segment of the cord with intact sensation and antigravity (3 or more) muscle function strength, provided that there is normal (intact) sensory and motor function rostrally respectively.
The NLI is the most cephalad of the sensory and motor levels determined in steps 1 and 2.

4. Determine whether the injury is Complete or Incomplete.
(i.e. absence or presence of sacral sparing)
*If voluntary anal contraction = **No** AND all S4-5 sensory scores = **0** AND deep anal pressure = **No**, then injury is **Complete**.*
*Otherwise, injury is **Incomplete**.*

5. Determine ASIA Impairment Scale (AIS) Grade:

Is injury Complete? If YES, AIS=A and can record ZPP (lowest dermatome or myotome on each side with some preservation)

NO ↓

Is injury Motor Complete? If YES, AIS=B

NO ↓ (No=voluntary anal contraction OR motor function more than three levels below the motor level on a given side, if the patient has sensory incomplete classification)

Are at least half (half or more) of the key muscles below the neurological level of injury graded 3 or better?

NO ↓ AIS=C YES ↓ AIS=D

If sensation and motor function are normal in all segments, AIS=E
Note: AIS E is used in follow-up testing when an individual with a documented SCI has recovered normal function. If at initial testing no deficits are found, the individual is neurologically intact; the ASIA Impairment Scale does not apply.

B

FIG. 21.5 A, Scoring sheet with key sensory testing areas by dermatome for ASIA Examination. Dot in each dermatome indicates exact location within dermatome to complete sensory testing. B, Muscle grading, impairment scale, and steps in classification.

ASIA **Appendix I** ISCoS

Autonomic Standards Assessment Form

Patient Name:__________________________

General Autonomic Function

System/Organ	Findings	Abnormal conditions	Check mark
Autonomic control of the heart	Normal		
	Abnormal	Bradycardia	
		Tachycardia	
		Other dysrhythmias	
	Unknown		
	Unable to assess		
Autonomic control of blood pressure	Normal		
	Abnormal	Resting systolic blood pressure below 90 mmHg	
		Orthostatic hypotension	
		Autonomic dysreflexia	
	Unknown		
	Unable to assess		
Autonomic control of sweating	Normal		
	Abnormal	Hyperhydrosis above lesion	
		Hyperhydrosis below lesion	
		Hypohydrosis below lesion	
	Unknown		
	Unable to assess		
Temperature regulations	Normal		
	Abnormal	Hyperthermia	
		Hypothermia	
	Unknown		
	Unable to assess		
Autonomic and Somatic Control of Broncho-pulmonary System	Normal		
	Abnormal	Unable to voluntarily breathe requiring full ventilatory support	
		Impaired voluntary breathing requiring partial vent support	
		Voluntary respiration impaired does not require vent support	
	Unknown		
	Unable to assess		

Autonomic Diagnosis: (Supraconal ☐, Conal ☐, Cauda Equina ☐)

Lower Urinary Tract, Bowel and Sexual Function

System/Organ		Score
Lower Urinary Tract		
Awareness of the need to empty the bladder		
Ability to prevent leakage (continence)		
Bladder emptying method (specify)__________		
Bowel		
Sensation of need for a bowel movement		
Ability to Prevent Stool Leakage (continence)		
Voluntary sphincter contraction		
Sexual Function		
Genital arousal (erection or lubrication)	Psychogenic	
	Reflex	
Orgasm		
Ejaculation (male only)		
Sensation of Menses (female only)		

2=Normal function, 1=Reduced or Altered Neurological Function
0=Complete loss of control, NT=Unable to assess due to preexisting or concomitant problems

Date of Injury____________ Date of Assessment____________

This form may be freely copied and reproduced but not modified.
This assessment should use the terminology found in the International SCI Data Sets (ASIA and ISCoS - http://www.iscos.org.uk)

Examiner____________________________________

C

Appendix II

INTERNATIONAL SPINAL CORD INJURY DATA SETS[4]

Urodynamic Basic Data Set Form

Date performed:__________________ ☐ Unknown

Bladder sensation during filling cystometry:

☐ Normal ☐ Increased ☐ Reduced ☐ Absent
☐ Non-specific ☐ Unknown

Detrusor function

☐ Normal ☐ Neurogenic detrusor overactivity
☐ Underactive detrusor ☐ Acontractile detrusor
☐ Unknown

Compliance during filling cystometry:

Low (< 10 mL/cm H_2O) ☐ Yes ☐ No ☐ Unknown

Urethral function during voiding:

☐ Normal ☐ Detrusor sphincter dyssynergia
☐ Non-relaxing urethral sphincter obstruction
☐ Not applicable ☐ Unknown

Detrusor leak point pressure__________cm H_2O
☐ Not applicable ☐ Unknown

Maximum detrusor pressure____________cm H_2O
☐ Not applicable ☐ Unknown

Cystometric bladder capacity____________mL
☐ Not applicable ☐ Unknown

Post void residual volume__________mL
☐ Not applicable ☐ Unknown

FIG. 21.5, cont'd C, Autonomic standards assessment, newly added assessment sheet to complement muscle and sensory testing of ASIA examination. (Adapted from American Spinal Injury Association: *International standards for neurological classification of spinal cord injury,* revised 2011, Atlanta, GA, Revised 2011, ASIA., Updated 2015.)

能不够灵敏，无法发现与功能恢复相关的变化，并且一部分测试具有天花板和地板效应。此外，FIM 或 WeeFIM 评分的变化可能更多地基于损伤的严重程度而不是住院康复的时长[56]。例如，在将完全性颈段损伤的儿童与胸段不完全损伤的儿童（每个患者进行为期 4 周的住院康复治疗）进行比较时，胸段不完全损伤的儿童可能表现出更大的 FIM 或 WeeFIM 分数变化。这种变化更多地与以下事实有关：根据受伤程度，FIM 或 WeeFIM 所测量功能变化的量本身就更大，而不是反映所接受康复的有效性及剂量。

总体而言，对于患有 SCI 的儿童和青少年来说，没有一种措施或测试被认为是最有效和最高效的。一种选择是 1994 年开发的脊髓独立测量（SCIM）Ⅲ，它用于测量脊髓损伤患者的日常活动的表现，在成人中已被证明具有较强的结构效度（0.8 ~ 1.4，$P<0.05$）、评估者间可靠性（SCIM Ⅲ kappa 0.64 ~ 0.84；ICC> 0.94）及对变化的敏感性（SCIM Ⅱ，2001）[26 ~ 28]，甚至与 FIM 相比更高[27]。目前正在评估 SCIM- Ⅲ在 SCI 患儿中的效用和心理特性。还有一种选择是计算机化适应测试（Computerized Adaptive Testing，CAT），其采用算法并基于先前给出的答案来调整每个特定个体的问题数量，以便在标准度量上实现所有儿童所需的分数精度[47]。专门针对脊髓损伤儿童的家长和儿童报告 CAT 的开发工作已经完成[22,103,104]，并正在进行临床部署。这些 SCI 特定的 CAT，用于评估一般移动性、轮椅移动性、自我护理、学校、家务和休闲功能以及活动参与，可用于纵向监测儿童或测定因干预而导致的变化。

系统地测试孩子完成各种姿势的能力也极为重要，如滚动、床上体位、坐下、坐位平衡、快速移动、爬行、在各种表面上转移、跪起、站立及行走。这些活动中部分或全部可能是无法完成的，因此需记录所需的辅助类型和数量，或者治疗师只将运动记录为“无法完成”。通常在评估功能时，采用的级别为：依赖、最大辅助、中等辅助及最小辅助、监督和独立（表 21.3）；但它常被发育的规律性进一步限定。例如，一个孩子可能能够靠自己将轮椅推到街对面；但是，孩子常不会独立这样做，因为普通孩子在没有监督的情况下一般不会穿过街道。此外，儿童可能可以独立完成任务，但通常情况下他们的父母会替他们完成（如在早上穿衣服）。随着时间的推移，两者都可以被注意到。

表 21.3 需要辅助水平的功能评估

术语	定义
独立	在没有他人辅助下能够安全、按时地完成任务且不使用辅助设备或装置
改进后独立	能够安全完成任务，但需要辅助设备或额外的时间
监督下	能够在没有身体辅助情况下完成任务，但需要有人在场保证安全或在需要时提供支持
最小辅助	需要少量辅助；一般患者完成 75%或更多的任务
中等辅助	需要更多的帮助，通常患者完成 50%~74%的任务
最大辅助	患者完成 25%~49%的任务
依赖 / 不能完成	患者完成不到 25%的任务

对患有 SCI 的婴儿、幼儿或青少年进行的检查需要根据年龄和发育年龄进行调整。如前所述，确定婴儿和幼儿的运动和感觉平面是具有挑战性的，并且可能需要多次检查以确定哪些运动是自主及反射性介导的运动。治疗师可以通过比较婴儿的运动技能（如头部控制、滚动、坐姿平衡、转移运动、爬行、站立及预期的发育里程碑）来确定活动受限。非常年幼的脊髓损伤患儿需要随着时间的推移进行仔细随访，以确保他们达到功能目标并且不会被照护者幼化。

物理治疗干预

康复和培健

针对成人的研究表明，与 SCI 患者的非专业护理相比，及时将脊髓损伤患者转诊至综合性、多学科的 SCI 中心更具成本效益，患者治疗效果会得到改善，医院和长期护理费用也会减少，患者长期收益前景会改善[25]。

脊髓损伤儿童的急性康复和长期治疗需要采用全面的跨学科方法，涉及医院和学校人员。团队成员通常包括物理治疗师、医师、护士、营养师、作业和语言治疗师、娱乐治疗专家、社会工作者、矫形师、临床心理学家、教师、伙伴和家庭。

物理治疗师经常与儿科康复医师一起工作，他们通常提供医疗管理并担任团队领导。然而，在一些中心，骨科医师、神经科医师或儿科医师可能会担任这一角色。主治医师还可以向其他医师（如骨外科医生或神经外科医生）进行咨询，以监测脊柱稳定性和力线，向泌尿科医生咨询泌尿道功能管理和向肺病专家咨询呼吸机管理。

物理治疗师负责制订适合年龄的ROM训练方法，加强SCI教育方案。方案涉及功能性移动，包括床上活动、转移、坐位平衡、步行以及基础的、进阶的轮椅技能。物理治疗师会对下肢矫形器提出建议，并在轮椅订购中起主要作用。目标必须根据通常的年龄预期来设定。儿童年龄越大，预计会有更大的独立性和不同程度的转移和移动能力。

持续管理

与物理治疗检查一样，干预措施可因儿童的年龄、能力和需求而有所不同。一般而言，在急症护理环境中，物理治疗的重点是教育、预防继发性并发症和制订出院康复计划。在住院康复期间，物理治疗干预包括训练，选择合适的设备和功能性活动（如参与适合发育规律的活动）和继续教育。随着发育和年龄的增长，回到“复习提高式康复（brush up rehab）”的住院康复环境是一种选择。在门诊环境中也可以学习适合发育的新技能或提高技能。如果重点是允许在家庭环境中独立，家庭护理服务可能是必要的，而基于学校的干预将在学校运作时满足患儿的需求。

宣教

在检查和干预阶段，物理治疗师应让父母积极参与。父母的目标通常集中在希望孩子可“再次行走”。然而，父母必须成为他们孩子活动和自适应设备等所有方面的专家。家长教育和培训应该是一个持续的过程，在首次诊查后即应开始，并且通过白天或晚上的外出活动来支持成功训练。这个人群的物理治疗目标集中在教育上，因为家庭必须在孩子的行动和护理的各个方面接受全面的培训。患儿还必须接受培训，这样就能指导他人护理他们，包括如何使用和维护轮椅、机械升降机、环境控制单元（environmental control unit，ECU）、使用计算机和任何其他设备。

结果

治疗师和SCI团队必须帮助家庭和患儿建立可实现的结果。必须考虑孩子的损伤平面（表21.4和21.5）、损伤的程度、年龄以及家庭对未来的期望。父母应尽可能参加治疗。虽然许多患儿在没有父母陪同情况下在治疗期间表现得更好，但父母应经常参与进来，以了解他们的孩子可以独立完成的新技能以及需要辅助完成的新技能。

每位父母和照护者都希望患有SCI的患儿能再次走路。行走是可行的，可以在一部分SCI患者中尝试；然而，行走目标必须切合实际[23]。在许多情况下，行走不会取代轮椅的使用，特别是在支撑行走时，因为它既耗费时间又耗力。有研究已经探讨了ISNCSCI检查结果与行走能力之间的关系[29,123,150]。一项儿科研究结果表明，下肢运动总评分可以预测行走潜能，包括将行走作为主要的活动模式[29]。

两项基于成人的研究发现，下肢运动总评分与SCI患者行走的可能性直接相关。如果总下肢运动评分小于或等于20，则个人的行走能力通常仅限于家庭内，而评分大于或等于30的人则通常是社区活动者[150]。此外，下肢运动总得分越高，个人的步行速度和耐力就越高[123]。

已经根据发育水平和神经功能障碍制定了指南，以帮助制订关于活动性和适当临床目标的决策[23,37]。建议T1和T1平面以上损伤的患者使用站立器，T1或T1平面以下损伤的患者使用站立器或支架。对于那些T1及以下受伤水平的人，可以通过各种类型的支撑来实现移动，这取决于受伤水平和下肢肌肉力量。随着更高水平的损伤，行走更多是治疗/训练目标而不是真正的功能目标。支架和辅助设备的成本必须与行走的实用性以及患者和家属在出院/疗程中进行步行的意愿相平衡。停止使用支架最常见的原因是能源成本过高以及需要协助才能穿上和移除以进行其他活动[146]。门诊定期重新检查患者的身体功能，结果可以用来确定带支撑的步行是否是一个合理的目标。许多患者随着时间的推移，伤害的永久性变得更加明显后，对需要大量支撑的步行越来越不感兴趣。那些仍感兴趣的患者可能对站立或受限的行走有特殊需求，这增加了长期使用矫形器的可能性[146]。

物理治疗干预将围绕患儿的玩耍动机来构建。在该框架内，治疗师设计的活动可以促进加强各种活动的组合，包括平衡、伸展、滚动、坐、转移和移动。

表 21.4 完全性四肢瘫痪的活动能力、预期功能和根据损伤程度配备必要设备

功能技巧	C1～C4	C5	C6	C7～T1
床上活动	D	A. 即使有电动床	I. 可以使用设备；电动床有帮助	I. 电动床很有帮助
转移	D. 可能需要机械升力	D. 可能需要机械升力	用或不用滑板	I. 可能需要滑板
轮椅	I. PWC、头、下颌、口或舌头控制	I. PWC，手控制夹板	I. MWC，可以使用改装的轮辋；社区中使用 PWC	I. MWC
减压	D. 床、MWC I. 电动倾斜 PWC	D. 床、MWC I. 电动倾斜 PWC	I. 倾向于一侧	I. 张开双手撑起
运输	U. 驾驶；需要升降机的货车	I. 上肢控制；需要升降机的货车	I. 手控 A. 载入 MWC	I. 手控 I. 载入 MWC

注：A. 需要协助；D. 依赖；I. 独立；MWC. 手动轮椅；PWC. 电动轮椅。

改编自 Massagli TL，Jaffe KM：Pediatric spinal cord injury, treatment and outcome, Pediatrician 17:244-254, 1990.

表 21.5 完全性瘫痪活动能力、预期功能和根据损伤程度配备必要设备

功能技巧	T2～T10	T11～L2	L3～S2
手动轮椅	I. 室内和社区	I. 室内和社区	I. 可能需要滑板
移动	SBA. 仅限运动；需要 KAFO 或 RGO 和前臂拐杖或助行器；对 T2～T6 不实用	I. 在室内使用 KAFO 或 RGO 和前臂拐杖；有些人可以利用栏杆上下楼梯	I. 室内和社区与 AFO；可能需要前臂拐杖或手杖
驾驶	I. 手动控制 I. 载入 MWC	I. 手动控制 I. 载入 MWC	可以驱动自动变速器，可能更喜欢手动控制

注：AFO. 足踝矫形器；I. 独立；KAFO. 膝踝足矫形器；MWC. 手动轮椅；RGO. 往复式步态矫形器；SBA. 随时需要协助。

改编自 Massagli TL，Jaffe KM：Pediatric spinal cord injury, treatment and outcome，Pediatrician 17：244-254,1990.

坐位平衡通常是治疗的主要目标之一。平衡受到强度和感觉改变的影响，并且通常受脊柱矫形器影响。相反，患有四肢瘫痪或高位截瘫的儿童可能会受益于柔软的矫形器，以便于保持坐位，让双手自由进行其他活动（图 21.6）。考虑到脊髓损伤和损伤程度，如果这是一个可实现的目标，可鼓励孩子在坐位下学习从治疗师支撑到桌面或垫子上的自我支撑，以及独立保持坐位。这些目标可以通过让孩子参与游戏活动来实现。

必须加强神经支配的所有肌肉组织，包括具有正常 5 级力量的肌肉，因为这些肌肉将用于代偿力量减弱或瘫痪的肌肉。保持完全 ROM，特别是在特定关节处是必不可少的。例如，必须保持肩部的完全 ROM 以便于穿衣。有相关研究对腕关节可伸展但没有手部功能的四肢瘫痪患者进行了牵伸治疗，该治疗允许他们产生轻微的手指屈肌紧张度以在腕关节伸展期间提供肌腱固定。然而，目前的建议是保持手部柔软性，甚至用夹板固定掌指关节保持屈曲和指骨间伸展［“内在肌 +” 位（intrinsic plus position）］以维持该 ROM。实践上的变化是由于针对四肢瘫痪患者的上肢重建手术的发展，它可以增强手腕的伸展，手指的抓握、侧向捏和伸展[102]。拉伸腘绳肌以允许髋屈曲 100°～110°，是穿衣和自我护理所必需的。具有特别柔韧的腘绳肌以防止腰部过度拉伸很重要。足踝 ROM 必须保持在中立状态，以便足正确放置在轮椅脚踏板上。

少数患有四肢瘫痪的儿童同时存在上颈椎（C1～C3）损伤，需要机械通气（见第 25 章）。这些儿童以及 C4 四肢瘫痪患者的物理治疗焦点更加狭窄，因为儿童床上活动、转移和坐位平衡均为依赖性（见表 21.2）。虽然每日 PROM 训练可以减少张力并易化摆位，但此类人群的痉挛往往更成问题。

床上移动和转移技术

根据受伤程度和患者的个人偏好，在教授移动性和转移技术时可以使用几种策略。对于物理治疗师和患者来说都是一个挑战。国际脊髓损伤物理治疗师网站（www.scipt.org）是一个宝贵的资源，因为它包含各种损伤级别的患者进行床上活动、转移、轮椅移动和步态技术的视频。在 SCI 相关康复教科书中也可

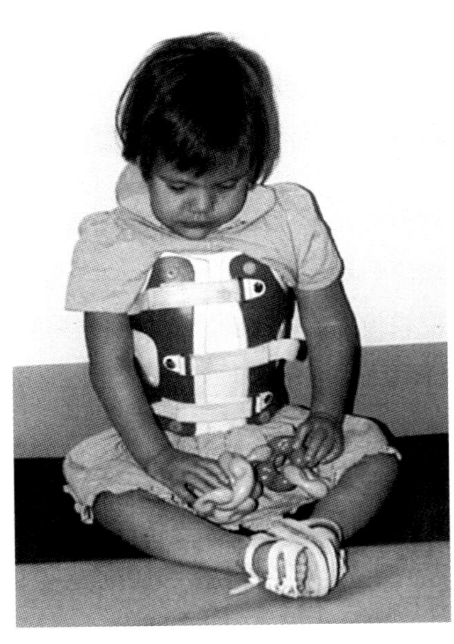
图 21.6　软矫形器提供外部支撑，改善坐姿平衡，并允许患有高位胸段脊髓损伤的儿童在游戏中使用双手

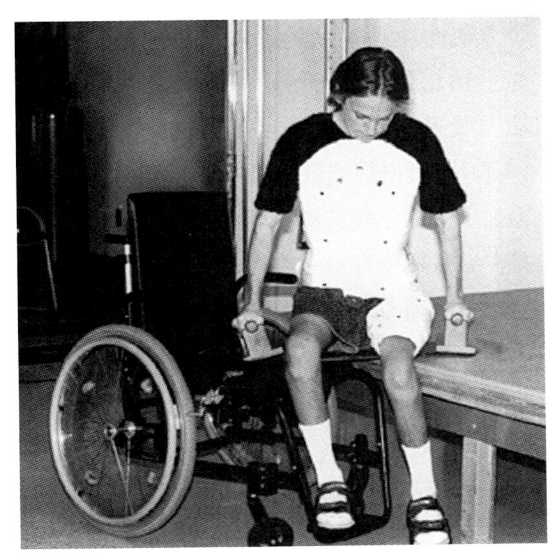
图 21.7　青少年穿着胸腰骶矫形器，大腿片会限制髋关节屈曲，利用转移板和撑起动作开始学习转移

以找到详细的细节[51,131]。

儿童和青少年的床上移动和转移技术与成人相似。成功的移动侧重于最大限度地利用生物力学，利用动量（冲力）并理解头 – 髋关系。头 – 髋关系，或将头与躯干上部向动作的相反方向移动并移开视线以减轻骨盆重量以进行移动或移动坐垫的概念，对儿童来说虽不直观。然而，掌握这一概念将为完成移动带来更多机会。

对于截瘫和下肢四肢瘫痪（C6 平面及以下）的儿童，转移训练最初可能包括使用转移（滑动）板。最好将它称为转移板，这样儿童就不会认为他们可以在板上滑动，因为这样做会因剪切力而损伤皮肤。首次学习转移时，撑起动作也很有用（图 21.7）。随着上肢力量和平衡能力的改善，孩子在没有转移板的情况下也可能完成转移。学习转移的类型应包括水平表面和非水平表面，还包括从地面到轮椅和从轮椅到地面的转移类型。年龄较大的儿童还应学习如何进出车辆。幼儿即使有能力转移自己，然而从安全角度来看，他们可能还需要照护者的帮助，因为他们可能完全无视自己腿的位置，使下肢处于骨折的风险中。幼儿可以采取更多的“前路”接近，而不是采取侧向接近转移到他们希望的地方，并且在腿处于长坐或环坐的情况下前进 / 后退。C5 平面及以上四肢瘫痪的儿童和青少年转移需要依赖，要求照护者能够抬起他们或使用机械升降机抬起。在任何一种情况下，所有照护者都必须接受适当的技术教育，孩子必须能够用语言表达安全转移所需的步骤。

轮椅移动

如果社区活动不是预期的结果，孩子需要利用轮椅来参与活动。目前已经有为脊髓损伤儿童制定的适当的活动指南，以协助治疗师和团队[23]。等于或高于 C6 平面的 SCI 幼儿独立移动需要用电动轮椅。由于缺乏上身力量和耐力，一些颈椎脊髓损伤平面较低或高位胸髓损伤的幼儿可能能够在平滑的水平表面上推动手动轮椅行驶有限的距离。为了让这些儿童接触更广泛的环境，如学龄前在操场或家庭住宅周围不平或陡峭的地形，配备电动轮椅是合理的，以促进适合年龄的功能性活动。年龄在 18 ~ 24 月龄之间的孩子可能会接受使用电动轮椅的培训，但需要成人监督以确保安全[82,100,119a]。当操作杆因损伤平面较高而不适用时，需要环境控制单元和复杂的电动轮椅以实现独立移动。操纵杆可被头部、舌头或呼吸气控制技术取代，电动倾斜装置必须允许呼吸装置的放置。此外，当电动椅需要维修时，需要有手动倾斜式轮椅为这些儿童提供替代选择。手动轮椅也适用于较大、较重的电动椅不能进行操作运输的地方。因为许多家庭住宅不带走廊或门宽不足够容纳电动轮椅，所以动力移动轮椅主要用于社区和学校环境，手动轮椅用于家庭。

动力辅助轮是电动轮，可以添加到手动轮椅上或作为手动轮椅的一部分。使用者提供一些推力，利用动力装置增强其推力。这种类型的轮椅最适用于 C6 ~ T1 平面损伤或缺乏上半身耐力的患者。动力辅助轮确实增加了轮椅的重量，但需权衡的是，通常仍然需在后备厢中存放一个手动轮椅，而不需要因使用电动轮而必须改装汽车或使用升降机。一项案例系列 [35] 研究结果显示了 7 ~ 11 岁患 SCI 或因功能障碍影响上肢力量的儿童利用电动轮在不同地形和上升坡道独立推进的积极结果。

操作手动轮椅将成为儿童 / 青少年独立行动的主要手段，除了轮椅的重量外，还必须特别注意轮椅的配置（图 21.8）。通常使用者会专注于采用超轻质材料的轮椅，但设置同样重要。正确的设置细节包括轮椅的整体宽度和深度、轴的位置、座椅到地板的高度，车轮和轮辋尺寸、脚轮尺寸以及靠背类型和高度。现在可以通过使用 SmartWheel（图 21.9）来量化设置的差异，SmartWheel 可以测量推进力、速度和节奏。

瘫痪退伍军人协会（Paralyzed Veterans Association, PVA）也发布了成人轮椅正确设置的指南 [39,82]，以保护上肢关节，由于缺乏儿科人群相关文献资料 [23,82]，因此可以参考这个指南，但最佳实践是针对儿科人群进行的治疗研究。在成人患者中，大部分人都存在肩部受损（肩袖撞击、关节囊损伤）和腕部过度使用（腕管综合征）[39]。类似的损伤很可能也发生在儿童中，因为他们操作轮椅多年，并且可能会更用力，因为轮椅的重量可能比孩子自身还重。此外，在椅背上添加背包，也会增加儿童需要推动的总重量。而且通常情况下，所提供的轮椅比实际需要的大，因为希望轮椅可以在孩子成长过程中使用较长时间，特别是因为保险公司大约每 5 年只支付一把新轮椅的费用。制造商设计了可以改变座椅宽度和深度的轮椅，但通常会牺牲正确的设置。其他制造商有一个折价程序或“增长工具包”选项，以便在需要时提供更合适尺寸和设置的轮椅框架。

电动或手动轮椅的座椅都带有皮肤保护和脊柱矫正部件（有关其他信息，请参阅第 33 章）。骨盆水平可减少对骶骨坐骨结节施加压力的量，从而改善了整体压力分布。在儿童和青少年中，坚固的座椅和靠背比吊带内饰更受欢迎。可以使用许多类型的轮椅垫，但是对于 SCI 患者而言，没有一种轮椅垫能够普遍有效地保持皮肤完整性，需要进行个体评估以最大限度地减少产生溃疡的外力（压力、剪切力、摩擦力和湿度）。

在轮椅上的定位和适配也可以限制继发性周围神经病变的发展。很多时候，腓神经病变被认为是小腿外下侧受压的结果，腓神经位于腓骨头的远端，会因腿部在轮椅的前端或腿部休息处而受压。此外，一些儿童和青少年使用上肢“钩住”轮椅的背部把手，以缓解小腿压力或协助平衡。随着时间的推移，肘窝内压力过大可能导致正中神经病变。

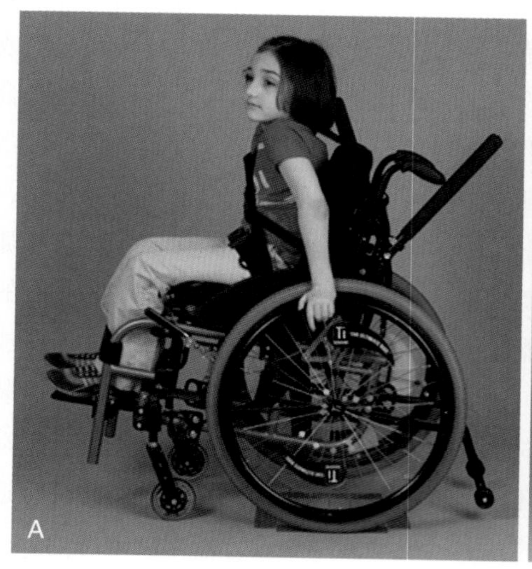

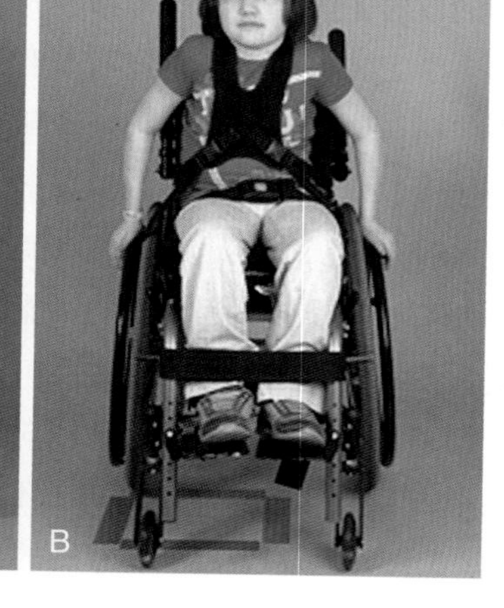

图 21.8 手动轮椅配置

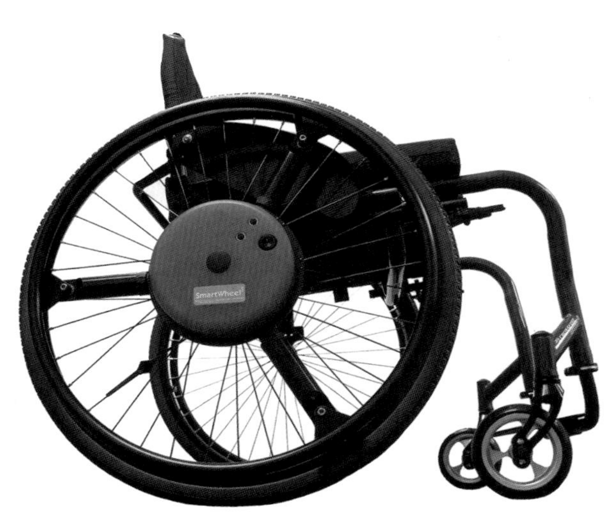

图 21.9 SmartWheel（由亚利桑那州梅萨市的 Out Front 提供）

轮椅评估可以在所有场景中进行，但首次通常是在康复机构中。在这段时间里最好尽可能多地试用各类轮椅框架和座椅系统，以确定临床上最合适的以及患儿和父母最喜欢的。如果预计神经系统状态和功能没有变化，则必须尽快订购轮椅，但由于新轮椅在出院前不太可能到达，因此可能需要租用轮椅。随着患儿的成长，轮椅评估可能在康复医院、门诊或学校里进行。所有轮椅和 ECU 应由康复团队、患儿和家庭与有能力的供应商商讨选择（见第 33 章）。治疗师应了解轮椅和其他耐用医疗设备的可用资金。由于覆盖范围可能有限，治疗师可以帮助家庭确定设备需求的优先顺序。

物理治疗师将致力于对患儿各种技能技巧的培训。在何时启动这些移动技能的学习没有固定时间，合适的时间取决于孩子目前的年龄和受伤年龄、功能水平以及周围的环境。这些技能包括在平坦和不平地形上的轮椅推进、障碍物的越过、上和下斜坡和路缘，以及遇见车轮离地、摔倒和楼梯时如何处理等（www.scipt.org）。

步行

对于那些活动性髋关节屈曲不足或有限的患者，可以使用髋膝踝足矫形器（hip-kneeankle-foot orthosis，HKAFO）。可锁定髋关节以实现摆动 – 通过步态模式，或解锁以使用活动的髋关节屈曲来实现交互步态。还可以选择往复式步态矫形器（reciprocating gait orthose，RGO），其具有允许被动往复步态的缆线系统，但儿童必须对重心转移和躯干伸展较为熟练。具有至少 4/5 股四头肌肌力或有强大的髋屈肌功能的患儿，可以通过 KAFO 实现行走。摆动 – 通过步态模式比其他步态模式更有效。许多被开具了 RGO 或膝踝足矫形器（KAFO）处方的成人从长远来看根本不会使用这些矫形器，其余大多数患者仅将其用于站立或运动。损伤程度较低的儿童，L3 平面及以下和一些不完全损伤的儿童可以通过踝足矫形器（AFO）实现独立移动。移动时通常还需要上肢辅助装置，特别是对于使用 HKAFO 和 RGO 的人。随着患儿在站立平衡方面的改善，可以在双杠中开始步态训练并推进使用适当的辅助装置（通常是前轮式助行器或 Loftstrand 拐杖）。在髋部和下躯干处于过度伸展的情况下，侧站（parastance）平衡必须依赖髋部的髂股韧带（y – ligament）来实现，以使利用 HKAFO 的患者成功行走。必须与儿童和照护者一起学习和实践穿脱矫形器以及一般矫形器的管理。还应学习如何在控制下实现从坐位到站立位的过渡。

与年龄较大的儿童和青少年相比，学龄前儿童（5 岁及以下）更有可能进行下肢活动，行走水平更高，并且行走时间更长[146]。然而，一旦这些年幼的孩子进入青春期，为了与同龄人保持同步，通常会为了在室外或校外活动而使用轮椅从而放弃行走[146]。

对于希望直立以获得生理和心理方面益处但不一定希望行走的儿童，有各种设备可供选择（图 21.10）。站立架（图 21.10B）可用于静态站立，但也有固定架（图 21.10A）或旋转式脚架，它们有一个脚踏板，与辅助装置相结合，可以让儿童旋转躯干做非常短距离移动。还可以使用移动式站立架（图 21.10C），其中儿童可以在使用大型轮椅式轮子推进时保持站立姿势。

移动训练（locomotor training，LT）是一种基于活动的治疗，通常包括通过体重支持（body-weight-supported，BWS）系统的踏步训练，最初在跑步机上进行，然后进行地上步态训练。BWS 系统可商业购买；一些是专门为跑步机使用而开发，而另一些是使用天花板上的轨道以允许更多的运动。术语“基于活动的疗法”用于描述干预，对脊髓损伤平面以下进行神经肌肉激活，以促进运动功能恢复，也证明了脊髓

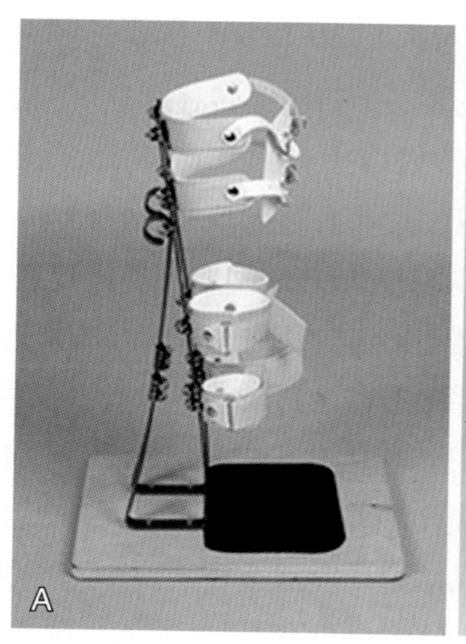

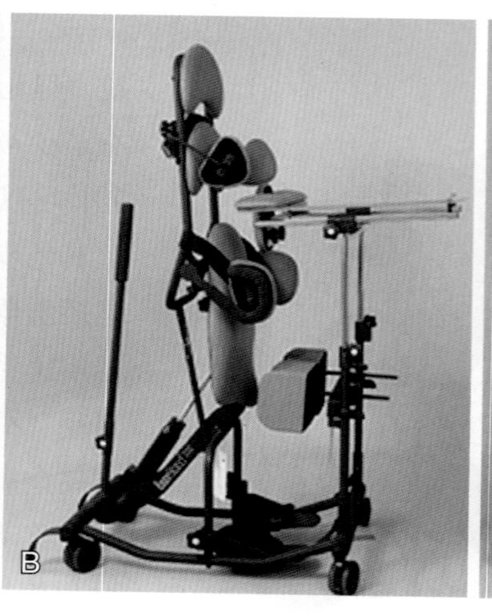

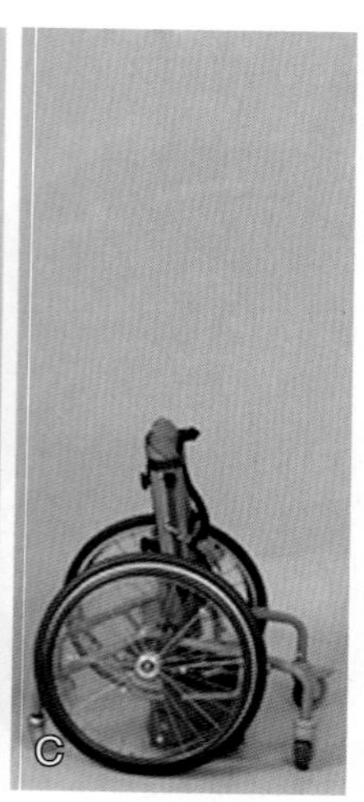

图 21.10 可供选择的静态和移动站立架

的神经可塑性[8-10]。LT 的目标是刺激脊髓中的运动中心模式发生器（central pattern generators，CPG）[52]。通过重复动作刺激这些 CPG，可以恢复行走反射运动[52]。在一项案例研究中，将 LT 作为幼儿急性期住院康复方案的一部分进行，结果表明下肢肌肉的独立自主收缩的恢复和功能活动都显著增加[117]。该领域的研究仍在继续，但早期结果很有前景，已显示出将 LT 纳入物理治疗干预的潜在价值[10]。

通过使用机器人辅助步行装置也可以实现移动。这些装置允许用户穿着外骨骼“套装”站立和走动，该套装为腿部肌肉组织提供机动辅助。它们的使用有特定的标准。大多数要求用户能够重心转移以激活运动并因此迈出一步。这些机器人系统面向成人，因为其使用标准是基于体重和身高制订的。有些系统设计用于医疗环境中与物理治疗师一起使用，也有供个人使用的设备。

儿童功能性电刺激

作为一项基于活动的康复策略，使用功能性电刺激（Functional Electrical Stimulation，FES）自行车已经越来越受欢迎，以促进 SCI 患者的神经可塑性和健康。可以在家中进行 FES 骑行，目前可以获得适合儿童的装置（图 21.11）。FDA 批准这些自行车可用于 4 岁及以上的儿童，但主要的限制因素是孩子的体型。通常，骑行适时可刺激双侧股四头肌、腘绳肌和臀肌。这种干预已应用于有和没有下肢感觉的 SCI 患者。对于有感觉的儿童，FES 可以逐渐应用并且控制强度，不超过儿童的耐受程度。文献中的运动方案通常为每周 3 ~ 5 次，骑行 30 ~ 60 分钟，每分钟 40 ~ 50 转（revolntions per minute，rpm）[54]。然而，目前理想方案尚不清楚，尤其是对于儿童。有关儿童的唯一出版文献是采用 FES 骑行 60 分钟，每周 3 次，每分钟 40 ~ 50 转[77]。

FES 自行车在成人患者中的疗效包括改善骨密度[11,31,40]，增加受刺激肌肉的肌力[77]、肌肉体积[40,55,64]、摄氧量[40,65,77]、心排血量[49,65]、每搏输出量[49]及减少脂肪含量[64,124]。儿童文献较为有限，疗效包括增加骨密度[77]、摄氧量[75,77]、肌肉体积[77]、受刺激肌肉的力量[77]以及静息心率降低[77]。此外，使用 FES 自行车的结果已显示骑行 6 个月后不会增加髋关节半脱位的风险[75]。

在儿科 SCI 中，大多数临床可用的 FES 采用放置在皮肤表面上的电极。对于 FES 应用，评估的关键点是确定受刺激肌肉的能力[106,134]。如果下运动神经元损伤，肌肉将无法被充分刺激，FES 则不适用[72]。例如，C5 平面损伤 SCI 的儿童可能有 C6 的 α 运动神经元或神经根的伴随损伤，即 C6 下运动神经元损伤，因此对腕伸肌的刺激可能是困难的。使用电刺激进行全面评估将提供哪些肌肉适合应用 FES 的结果。

使用 FES 表面电刺激进行站立和行走被称为“神经性假肢”（neuroprosthese）。这些系统利用腓神经退缩反射来模仿踏步，使腿往前迈步[81]。可商购的系统仅在骨成熟时批准使用；然而，使用便携式神

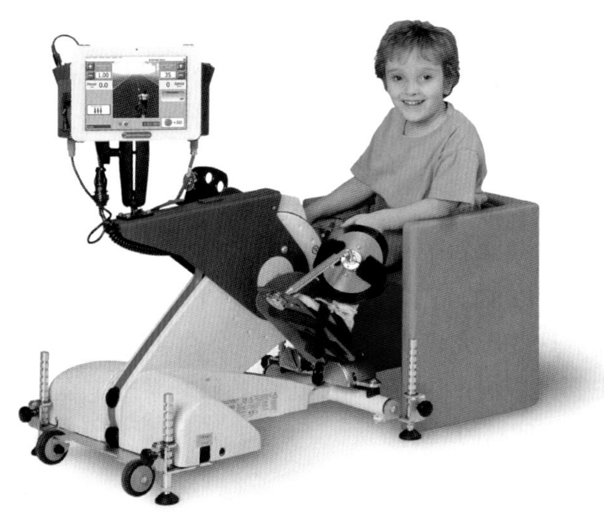

图 21.11 使用 RT300-SLP FES 的 5 岁儿童脊柱裂患者（由 Restorative-Therapies，Inc.，Balti-more，Maryland 提供）

经肌肉电刺激（neuromuscular electrical stimulation，NMES）机器及触发器可以获得腓神经退缩反射，如需要，可用于具有一定能力在站立期间保持稳定性的不完全 SCI 儿童。该技术是将电极放置在腓骨头附近并且将刺激强度设定得足够高以使腿部回缩成屈曲状。对不完全 SCI 患儿，步行期间的一个选择是使用便携式 NMES 来引起踝背伸[116]。对步态期间的两种应用，可以将开关放入鞋中以控制 FES 时间。表面系统可在商业上用于特定应用，如足下垂或手部功能，并且可提供儿科尺寸。为在无法提供商业购买的表面系统情况下可提供更通用的神经肌肉电刺激 NMES 装置，并使用触发器或开关来开启刺激，这对 FES 应用非常重要。FES 的常见刺激参数包括足以产生肌肉收缩 200~400 usec 的脉冲持续时间和以每秒脉冲 20~30pps 的低频率刺激以尽量减少疲劳。开启和关闭时间将由活动本身决定，只要不影响活动的时间（即在步行期间开始时间非常短），可以设置渐变时间（ramp time）以确保舒适度或减少痉挛[77]。

植入式设备已被用于儿科临床和应用研究中，包括促进抓握、站立和行走功能，膀胱和肠道功能[132]，及膈肌或膈肌起搏等[48,126]。膈神经和膈肌起搏系统已获 FDA 批准用于儿童。使用这种装置时，双侧膈神经电极通过腹腔镜进行放置，经过一段时间的调节可以提供全时通气支持而无需机械通气装置[48]。一份关于植入膈神经起搏器的 9 名儿童的报告显示，有 8 名儿童能够达到他们的起搏目标[126]。

协调、交通、咨询

在住院期间，儿童和青少年必须在结构化疗程之外练习活动技能。例如，照护者应该更新活动技能的进展，以鼓励孩子将这些能力融入游戏活动或进食中。

重返社区和学校活动通常是物理治疗师、作业治疗师和娱乐治疗专家的共同责任。儿童必须熟悉常见的建筑障碍，如路缘、厚重的门和高架子，并学习如何协调或寻求帮助。照护者需要接受有关援助类型和数量的培训，并注意不要过度帮助患儿。应鼓励青少年解决建筑障碍的管理问题，并在安全受到危害时寻求帮助。出院计划和长期管理应解决儿童家庭、学校和社区的移动问题。尽可能在孩子住院的早期进行家庭评估。如果轮椅的无障碍或安全使用需要对房屋进行改造，家庭需要时间来整合财务以完成改造。物理治疗师可能会被咨询有关家庭改造情况的问题。美国住房和城市发展部有可用的资源，并已发布关于使房屋更容易使用的指南[118,139]。这些改造可以在周末通行（weekend passes）期间进行评估。公立学校可咨询物理治疗师和作业治疗师，以便在孩子住院期间了解无障碍信息。入学后，可根据美国 1973 年《职业康复法》第 504 条的规定为孩子提供住宿[140]。治疗师作为学校管理、教师、家庭和学生的顾问，在可及性问题和需要修改建筑障碍或课程方面发挥着重要作用。对于离开医院的儿童，学校中的物理治疗师可以依据当地情况提供建议，并成为家庭治疗的资源。

社区再进入的一个关注领域是安全运输。物理治疗师可以协助家人评估孩子的安全运输。如果使用面包车，则需要轮椅固定。如果孩子较低胸段损伤且拥有平衡能力，可以坐在车辆座椅上，则可能需要适合儿童的汽车座椅或加高座椅。对于青少年患者，其朋友可能需要接受汽车转移培训，以便患者能够保持社交活动。可返回驾驶座的青少年需要独立进行转移和装卸轮椅。

运动和健身

心血管健康是 SCI 人群中的主要健康问题。与一般人群相比，四肢瘫的成人患心血管疾病的风险增加16%，而截瘫患者患冠状动脉疾病（心血管疾病的一种）的风险增加70%[107]。完全与不完全SCI患者有相关心血管疾病风险也较高（44%）。SCI群体中心血管疾病的患病率很难估计，因为存在可能未被发现的无症状缺血，但据报道心血管疾病是存活时间超过30年的SCI患者的主要死亡原因。这些数据表明，迫切需要采取干预措施来降低SCI人群中心血管疾病的发病率[107]。

脊髓损伤患者往往会采用久坐不动的生活方式，这进一步增加了患冠心病（coronary heart disease，CHD）的风险[68]。由于冠心病、肥胖症和糖尿病伴随着继发性健康并发症，所以SCI群体因活动水平较低而具有较高的健康风险[58,115]。然而，对许多脊髓损伤患者而言，由于瘫痪、缺乏适当的运动器材及缺乏训练有素的专业人员提供指导，自主运动很难。虽然截瘫患者有更强的运动能力，但并不比那些运动选择较少的四肢瘫痪患者有更适合的运动[108]。此外，25%的年轻SCI患者缺乏进行重要日常活动的健康水平[108]。鉴于SCI对心血管健康的重大影响，再加上这一人群缺乏可用性运动和运动需求，因此迫切需要对他们进行运动干预。

规律运动可减少脊髓损伤患者的代谢性疾病、骨骼和肌肉并发症[73,108,109]。一些运动选择包括上肢测力计、FES辅助活动、游泳和适应性运动[68,107]。强1级证据表明上肢运动能够改善心血管健康和摄氧能力[149]。SCI患者运动的中枢效应（心脏和肺部）包括峰值摄氧量增加高达65%，以及每搏输出量增加约16%[115]。此外，定期运动可对脂质谱[107,149]和葡萄糖稳态产生积极影响[149]。有证据表明，可能需要比目前正在进行的运动更剧烈的运动才能对SCI患者的脂质产生影响，可通过上肢运动和FES自行车来获得这些效果[149]。

对SCI儿童健康和健身进行的相关研究很少，但随着儿童肥胖症的普遍流行，早期干预SCI患儿可能有助于他们养成持续到成年期的健康习惯。一些证据表明，10~21岁的SCI患儿代谢综合征发病率增加（20名患儿中有11名）[109]。与超重和对照组相比，瘦肌质量减少[87]，脂肪量增加（截瘫22.9%，四肢瘫痪25.9%）[94]；与对照组相比，有氧能力下降[149]。此外，5~13岁的患儿有氧能力下降[74]。针对其中一些缺陷的运动干预措施有限[86]。Liusuwal和其同事[87]研究了一项为期16周计划的结果，该计划以营养、运动（有氧和抗阻训练）和生活方式改变为目标，结果显示上肢测力计测试中瘦肌组织、爆发力和效率有所增加。Johnston和其同事[76]研究了6个月FES自行车的影响，并报告了峰值摄氧量的增加。这些研究表明，运动可以对SCI患儿的健康产生积极影响；然而，需要更多的研究来确定SCI患者健康问题的最佳方法。

运动和娱乐

治疗师应鼓励SCI儿童和年轻患者进行规律的有氧运动，以帮助他们养成促进健康的终生习惯，特别是因为他们普遍倾向于低强度、更久坐的休闲活动[71]。随着儿童肥胖症和儿童2型糖尿病患病率的上升，SCI患者患病风险更高。大多数儿童和青少年患者没有机会参与有组织的活动，如体育、俱乐部或青年中心提供的活动[71]。娱乐治疗专家应参与适应性体育的设计，为残疾人提供基于社区的娱乐项目或鼓励他们参加竞技轮椅运动。在住院康复期间提供特定的娱乐项目或出院后运动的建议可以显著促进整体康复和生活质量。

心理社会方面

心理健康方面的团队成员应监测儿童对残疾的适应情况，并帮助儿童处理损伤和康复。可能需要一名熟练的社会工作者，但如需要使用强化行为管理计划，则应咨询临床心理专家。在极少数情况下，孩子可能确实患有临床抑郁症，如考虑进行药物干预，可以咨询精神科医师。正如Fordyce所描述的那样[53]，SCI伴有疼痛、医学并发症、容貌改变和身体形象受损，新的和具有挑战性的康复程序可能对患者的情感、自尊和行为产生巨大影响。儿童对SCI的调整不一定遵循可预测的危机反应阶段，如休克、拒绝、抑郁和适应。对SCI的调整可能会持续数年。新发SCI的儿童的言语或态度表达不如他们的行为那样可预测。物理治疗师可通过积极地让孩子获得最大化独立所需的技能来促进调整。在向儿童和青少年患者传授这些技能时，治疗团队必须包括父母和照护者，不能忘记青少年融入同龄人的重要性。心理专家或精神科医师可能还需要面对患病前的冒险行为甚至药物滥用的问题。心理专家、照护者和儿科康复医师合作，与患有SCI的青少年讨论性行为和性功能的变化。对于青少年及其照护者来说，性行为通常是一个难以触及的话题。如果青少年还没准备好表达与性有关的问题或疑虑，那么成人脊髓损伤模型系统中的一些在线资源可以提供额外的帮助，如阿拉巴马大学伯明翰分校相关的在线内容（www.spinalcord.uab.edu）。

青少年普遍表达的一个担忧是不能相信自己的身体。改变的运动、感觉过程以及肠和膀胱功能的潜在变化可以使他们觉得身体异常。此外，青少年习惯于在生活中保护隐私和独立。受伤以及随后对医院环境、适应性设备和护理人员的依赖都会破坏任何控制感。康复团队应尊重隐私，并鼓励患者参与治疗、护理和空闲时间的安排。

生活质量

物理治疗师可以对儿童因脊髓损伤可能面临的生活质量问题产生积极影响。慢性疼痛已被确定是影响SCI生活质量最常见[69]的限制因素之一，导致智力和身体健康状况、活动水平下降[142]（尽管活动似乎不像成人一样显著减少[70]）。肌肉骨骼疼痛在肩部、肘部及腕部最常见。内脏疼痛也很常见，特别是泌尿生殖系统，神经性疼痛亦然[69]。

抑郁症可能会影响生活质量和生活满意度，因为其限制了社区参与及自我包容。儿童期就患有脊髓损伤的成人会有不同程度的抑郁症状，这与医疗并发症、感知的心理健康生活质量、职业和损伤的严重程度（完全与不完全）有关[5]。

通过了解这些潜在问题，物理治疗师可以监控并在必要时进行转诊。通过不断监测发育变化和儿童的参与情况，可及时根据需要解决适合年龄的适应性训练和康复问题。

随访及向成年期过渡

确保SCI儿童最大限度参与的关键是持续检查损伤和活动，并定期更新合适的预期目标。至少有2种机制可用于实现这一目标。从康复中心出院的儿童每年常有2次或2次以上的随访。重新评估包括医学随访，以重新检查损伤的水平和完整性，评估膀胱、直肠功能和皮肤完整性变化，监测脊柱和髋关节发展，如脊柱侧凸和髋关节半脱位/脱位，以确定治疗痉挛或膀胱、肠道失禁的药物需求，以及发育适宜性。

物理治疗师的复查是这些随访的重要部分。应注意任何变化，包括ROM、力量、感觉和痉挛的变化。对儿童而言，可教授适合其年龄段的运动技能（即自我导尿、皮肤检查、高级轮椅技能和转移）。轮椅应根据需要进行重新评估和调整，以适应儿童的成长，并确保任何修改都能改善摆位和促进独立性。

康复机构的物理治疗复查遵循咨询模式。在基于医院的门诊治疗计划中，可能会出现结果的持续进展以适应其年龄变化，但更常见于通过门诊物理治疗环境、早期干预计划或公立学校提供的治疗服务来实现。理想情况下，这些计划中的治疗师会定期与康复中心联系，以更新进展和目标，并确定新的问题和设备需求。

尽管大多数年幼的SCI学龄期儿童在学校接受直接的物理治疗和作业治疗，但很少有青少年患者接受此类服务[90]。治疗师从咨询模式开始，利用教师和学生来执行计划和建议。

问题可能包括支持青少年患者定期进行压力释放、牵伸和基于损伤的家庭活动，以及将活动技能提升到社区范围。物理治疗师和作业治疗师还应与教师和学生就适当的体育课程进行协调；修改课堂和桌面设置；储物柜、浴室和午餐室的可及性。事实上，许多患有SCI的青少年不参加体育课程，会因学校无障碍设施的问题、轮椅故障（包括电动和手动）等导致缺勤[90]。尽管可通过调整和改造来支持他们完成教育，但这些支持更多用于增强儿童参与课堂活动，而不是为了提高竞争表现与生产力。治疗师应协助青少年患者通过活动、通讯和环境控制等辅助技术实现独立，也需要发展指导和管理人力助手的技能[46]。很少有青少年SCI患者在每学期选课之外接受教育或职业咨询[90]。在美国这些学生可能符合《身心障碍教育法案》第105-17号法的转衔计划[138]。学校物理治疗师可通过评估社区或工作学习环境中的功能性移动技能来参与转衔计划。当青少年SCI患者年满18岁时，他们有资格在美国获得州职业咨询服务。

这些服务往往是与职业相关的教育甚至是设备的重要资金来源。研究表明，儿童期发病的 SCI 患者生活满意度与教育、收入、就业满意度和社会机会有关，而与 SCI 的水平、发病年龄或持续时间无关，因此应强调促进教育和就业的重要性[144]。

对青少年患者，随访还应包括与性和生殖有关的讨论[85]。女性的生育能力不会受到 SCI 的影响，但性反应和性高潮可能会受到影响。患有 SCI 的孕妇应在高风险医疗中心进行管理，以避免呼吸道和泌尿道并发症、早产，并在分娩过程中预防自主神经反射不良。虽然大多数患有脊髓损伤的男性可以勃起，但往往是短暂的，不适合阴道插入式性交。脊髓损伤的男性很少有射精，精子质量会随着时间的推移而降低，原因并不完全清楚。用于获取精子和人工授精的新技术已经帮助一些男性患者生育孩子。除这些生理信息之外，在性行为的坦诚讨论中包括亲密关系信息也很重要。

成功过渡到成年期是所有患有 SCI 的儿童/青少年的目标。康复团队在促进成功方面发挥着重要作用。过渡到脊髓损伤模型系统（www.mscisdisseminationcenter.org）是继续专业护理的理想选择；但是，前往这些机构有时可能并不可行。来自专业中心的持续护理不仅将提供最佳医疗服务，还将支持寻求教育、职业发展和独立生活所需的服务。许多儿童发病的成年 SCI 患者完成了与未受伤的同龄人相当的教育水平；然而，就业率、收入、独立生活率及婚姻状况与未损伤的同龄人并不相同[4]。有关更多信息，请参见第 32 章。

总结

对于儿童期脊髓损伤的物理治疗，乍一看似乎很简单直接。保持 ROM、提升力量和耐力是获得与其损伤水平功能预后相一致的基石。然而，预测并实现长期、实际的效果，需要考虑更广泛和更复杂的方方面面。物理治疗师必须考虑损伤的原因（进展期与稳定期/进行性或病情已稳定）、损伤的程度（保留了运动功能、感觉功能）、潜在的或已经存在继发的问题（如脊柱变形、皮肤破损、挛缩）等。治疗师还必须对儿童的年龄、个人和环境因素以及所处的家庭、学校和社区中满足适合其年龄期望的能力保持敏感。与 SCI 成人不同，成人在住院康复出院时可能就非常接近预期的独立水平，而儿童通常需要多年的门诊治疗才能达到最佳疗效。因此，必须为儿童和其家庭整合包含多个学科和机构的方案，以最大限度地实现儿童的功能独立性和发掘其参与生活角色的潜力。

（余 波 译，纪任欣 审）

参考文献

1. Allen DD, et al.: Motor scores on the Functional Independence Measure after pediatric spinal cord injury, *Spinal Cord* 47:213–217, 2009.
2. American Spinal Injury Association: *International standards for neurological and functional classification of spinal cord injury*, Chicago, 2000, American Spinal Injury Association.
3. Anderson CJ, DeVivo M: Mortality in pediatric spinal cord injury. Paper abstract #10, *J Spinal Cord Med* 27:S113, 2004.
4. Anderson CJ, et al.: Overview of adult outcomes in pediatric-onset spinal cord injuries, implications for transition to adulthood, *J Spinal Cord Med* 27:S98–S106, 2004.
5. Anderson CJ, et al.: Depression in adults who sustained spinal cord injuries as children or adolescents, *J Spinal Cord Med* 30:S76–S82, 2007.
6. Anderson R, et al.: Untitled selection of rigid internal fixation construct for stabilization at the craniovertebral junction in pediatric patients, *J Spinal Cord Med* 30(Suppl):S193–S194, 2007. [abstract].
7. Baptiste DC, Fehlings MG: Pharmacological approaches to repair the injured spinal cord, *J Neurotrauma* 23:318–334, 2006.
8. Behrman AL, Harkema SJ: Locomotor training after human spinal cord injury: a series of case studies, *Phys Ther* 80:688–700, 2000.
9. Behrman AL, Harkema SJ: Physical rehabilitation as an agent for recovery after spinal cord injury, *Phys Med Rehabil Clin N Am* 18:183–202, 2007.
10. Behrman AL, et al.: Restorative rehabilitation entails a paradigm shift in pediatric incomplete spinal cord injury in adolescence: an illustrative case series, *J Pediatr Rehabil Med* 5:245–259, 2012.
11. Belanger M, et al.: Electrical stimulation: can it increase muscle strength and reverse osteopenia in spinal cord injured individuals? *Arch Phys Med Rehabil* 81:1090–1098, 2008.
12. Betz RR, Mulcahey MJ: Pediatric spinal cord injury. In Vaccaro AR, et al., editors: *Principles and practice of spine surgery*, Philadelphia, 2003, Mosby.
13. Betz RR, et al.: Sagittal analysis of patients with spinal cord injury: a radiographic analysis and implications for treatment. Poster presentation abstract #36, *J Spinal Cord Med* 27:S135, 2004.
14. Bilston LE, Brown J: Pediatric spinal injury type and severity are age and mechanism dependent, *Spine* 32:2339–2347, 2007.
15. Bohn D, et al.: Cervical spine injuries in children, *J Trauma* 30:463–469, 1990.
16. Bosch PP, et al.: Pediatric spinal cord injury without radiographic abnormality (SCIWORA): the absence of occult instability and lack of indication for bracing, *Spine* 27:2788–2800, 2002.
17. Bracken MB, et al.: A randomized, controlled trial of methylprednisolone or naloxone in the treatment of acute spinal cord injury: results of the second national acute spinal cord injury study, *N Eng J Med* 332:1405–1411, 1990.
18. Bracken MB, et al.: Efficacy of methylprednisolone in acute spinal cord injury, *JAMA* 251:45–52, 1984.
19. Bracken MB, et al.: Methylprednisolone for 24 or 48 hours or tirilazad mesylate for 48 hours in the treatment of acute spinal cord injury: results of the Third National Acute Spinal Cord Injury

Randomized Controlled Trial. National Acute Spinal Cord Injury Study, *JAMA* 277:1597–1604, 1997.
20. Brown PJ, et al.: The 72-h examination as a predictor of recovery in motor complete quadriplegia, *Arch Phys Med Rehabil* 72:546–548, 1991.
21. Brown RL, et al.: Cervical spine injuries in children: a review of 103 patients treated consecutively at a level 1 pediatric trauma center, *J Pediatr Surg* 36:1107–1114, 2001.
22. Calhoun CL, et al.: Development of items designed to evaluate activity performance and participation in children and adolescents with spinal cord injury, *Int J Pediatr* 854904, 2009.
23. Calhoun CL, et al.: Recommendations for mobility in children with spinal cord injury, *Top Spinal Cord Inj Rehabil* 19:142–151, 2013.
24. Cappuccino A: Moderate hypothermia as treatment for spinal cord injury, *Orthopedics* 31:243, 2008.
25. Cardenas DD, et al.: A bibliography of cost-effectiveness practices in physical medicine and rehabilitation, American Academy of Physical Medicine & Rehabilitation white paper, *Arch Phys Med Rehabil* 82:711–719, 2001.
26. Catz A, Itzkovich M: Spinal Cord Independence Measure: comprehensive ability rating scale for the spinal cord lesion patient, *J Rehabil Res Dev* 44:65–68, 2007.
27. Catz A, et al.: SCIM: Spinal Cord Independence Measure: a new disability scale for patients with spinal cord lesions, *Spinal Cord* 35:850–856, 1997.
28. Catz A, et al.: The Spinal Cord Independence Measure (SCIM), sensitivity to functional changes in subgroups of spinal cord lesion patient, *Spinal Cord* 39:97–100, 2001.
29. Chafetz RS, et al.: Relationship between neurological injury and patterns of upright mobility in children with spinal cord injury, *Top Spinal Cord Inj Rehabil* 19:31–41, 2013.
30. Chafetz RS, et al.: Impact of prophylactic thoracolumbosacral orthosis bracing on functional activities and activities of daily living in the pediatric spinal cord injury population, *J Spinal Cord Med* 30:S178–S183, 2007.
31. Chen SC, et al.: Increases in bone mineral density after functional electrical stimulation cycling exercises in spinal cord injured patients, *Disabil Rehabil* 27:1337–1341, 2005.
32. Chen Y, DeVivo MJ: Epidemiology. In Vogel LC, et al., editors: *Spinal cord injury in the child and young adult*, London, 2014, Mac Keith Press, pp 15–27.
33. Chen Y, et al.: Causes of spinal cord injury, *Top Spinal Cord Inj Rehabil* 19:1–8, 2013.
34. Cirak B, et al.: Spinal injuries in children, *J Pediatr Surg* 39:607–612, 2004.
35. Clayton GH, et al.: The use of push-rim power-assist wheels in three pediatric patients. Poster presentation abstract #13, *J Spinal Cord Med* 27:S126, 2004.
36. Committee on Genetics: American Academy of Pediatrics: health supervision for children with Down syndrome, *Pediatrics* 107:442–449, 2001.
37. Consortium for Spinal Cord Medicine: *Outcomes following traumatic SCI: clinical practice guidelines for healthcare professionals*, Washington, DC, 1999, Paralyzed Veterans of America.
38. Consortium for Spinal Cord Medicine: Clinical practice guideline: *Pressure ulcer prevention and treatment following spinal cord injury: a clinical practice guideline for health care professionals*, ed 2, Washington, DC, 2014, Paralyzed Veterans of America.
39. Consortium of Spinal Cord Medicine: Clinical practice guideline: *Preservation of upper limb function following spinal cord injury: a clinical practice guideline for healthcare professionals*, Washington, DC, 2002, Paralyzed Veterans of America.
40. Davis GM, et al.: Cardiorespiratory, metabolic, and biomechanical responses during functional electrical stimulation leg exercise: health and fitness benefits, *Artif Organs* 32:625–629, 2008.
41. DeVivo MJ, Vogel LC: Epidemiology of spinal cord injury in children and adolescents, *J Spinal Cord Med* 27:S4–S10, 2004.
42. Dididze M, et al.: Systemic hypothermia in acute cervical spinal cord injury: a case-controlled study, *Spinal Cord* 51:395–400, 2013.
43. Di Martino A, et al.: Pediatric spinal cord injury, *Neurosurg Q* 14:84–197, 2004.
44. Ditunno JF, et al.: Recovery of upper-extremity strength in complete and incomplete tetraplegia: a multicenter study, *Arch Phys Med Rehabil* 81:389–393, 2000.
45. Dobkin BH, et al.: Cellular transplants in China: observational study from the largest human experiment in chronic spinal cord injury, *Neurorehabil Neural Repair* 20:5–13, 2006.
46. Dudgeon BJ, et al.: Educational participation of children with spinal cord injury, *Am J Occup Ther* 51:553–561, 1997.
47. Dumas HM, et al.: Self-report measures of physical function for children with spinal cord injury: a review of current tools and an option for the future, *Dev Neurorehabil* 12:113–118, 2009.
48. Elefteriades JA, et al.: Long-term follow-up of pacing of the conditioned diaphragm in quadriplegia, *Pacing Clin Electrophysiol* 25:897–906, 2002.
49. Faghri PD, et al.: Functional electrical stimulation leg cycle ergometer exercise: training effects on cardiorespiratory responses of spinal cord injured subjects at rest and during submaximal exercise, *Arch Phys Med Rehabil* 73:1085–1093, 1992.
50. Fehlings MG, et al.: The role and timing of decompression in acute spinal cord injury, *Spine* 26:S101–S110, 2001.
51. Field-Fote EC: *Spinal cord injury rehabilitation*, Philadelphia, 2009, F.A. Davis.
52. Field-Fote EC, Behrman A: Locomotor training after incomplete spinal cord injury, neural mechanisms and functional outcomes. In Field-Fote EC, editor: *Spinal cord injury rehabilitation*, Philadelphia, 2009, F.A. Davis.
53. Fordyce WE: Behavioral methods in medical rehabilitation, *Neurosci Biobehav Rev* 5:391–396, 1981.
54. Fornusek C, Davis GM: Cardiovascular and metabolic responses during functional electric stimulation cycling at different cadences, *Arch Phys Med Rehabil* 89:719–725, 2008.
55. Frotzler A, et al.: High-volume FES-cycling partially reverses bone loss in people with chronic spinal cord injury, *Bone* 43:169–176, 2008.
56. Garcia RA, et al.: Functional improvement after pediatric spinal cord injury, *Am J Phys Med Rehabil* 81:458–463, 2002.
57. Giangregorio L, McCartney N: Bone loss and muscle atrophy in spinal cord injury, epidemiology, fracture prediction, and rehabilitation strategies, *J Spinal Cord Med* 29:489–500, 2006.
58. Ginis KA, Hicks AL: Considerations for the development of a physical activity guide for Canadians with physical disabilities, *Can J Public Health* 98(Suppl 2):S135–S147, 2007.
59. Glassman SD, et al.: Seatbelt injuries in children, *J Trauma* 33:882–886, 1992.
60. Glenn WW, et al.: Twenty years of experience in phrenic nerve stimulation to pace the diaphragm, *Pacing Clin Electrophysiol* 9:780–784, 1986.
61. Haley SM, et al.: *Pediatric evaluation of disability inventory*, Boston, 1992, New England Medical Center.
62. Hall ED: Pharmacological treatment of acute spinal cord injury: how do we build on past success? *J Spinal Cord Med* 24:142–146, 2001.
63. Herzenberg JE, et al.: Emergency transport and positioning of young children who have an injury to the cervical spine, *J Bone Joint Surg* 71A:15–22, 1989.
64. Hjeltnes N, et al.: Improved body composition after 8 wk of electrically stimulated leg cycling in tetraplegic patients, *Am J Physiol* 273:R1072–R1079, 1997.
65. Hooker SP, et al.: Physiologic effects of electrical stimulation leg cycle exercise training in spinal cord injured persons, *Arch Phys Med Rehabil* 73:470–476, 1992.
66. Hugenholtz H: Methylprednisolone for acute spinal cord injury: not a standard of care, *Can Med Assoc J* 168, 2003.
67. Hurlbert RJ: The role of steroids in acute spinal cord injury: an evidence-based analysis [review], *Spine* 26(Suppl 24):S39–S46, 2001.

68. Jacobs PL, Nash MS: Modes, benefits, and risks of voluntary and electrically induced exercise in persons with spinal cord injury, *J Spinal Cord Med* 24:10–18, 2001 (and exercise and fitness).
69. Janm FK, Wilson PE: A survey of chronic pain in the pediatric spinal cord injury population, *J Spinal Cord Med* 27:S50–S53, 2004.
70. Johnson KA, Klaas SJ: The changing nature of play: implications for pediatric spinal cord injury, *J Spinal Cord Med* 30:S71–S75, 2007.
71. Johnson KA, et al.: Leisure characteristics of the pediatric spinal cord injury population, *J Spinal Cord Med* 27:S107–S109, 2004.
72. Johnston TE, et al.: Patterns of lower extremity innervation in pediatric spinal cord injury, *Spinal Cord* 43:476–482, 2005.
73. Johnston TE, McDonald CM: Health and fitness in pediatric spinal cord injury: medical issues and the role of exercise, *J Pediatr Rehabil Med* 6:35–44, 2013.
74. Johnston TE, et al.: Exercise testing using upper extremity ergometry in pediatric spinal cord injury, *Pediatr Phys Ther* 20:146–151, 2008.
75. Johnston TE, et al.: A randomized controlled trial on the effects of cycling with and without electrical stimulation on cardiorespiratory and vascular health in children with spinal cord injury, *Arch Phys Med Rehabil* 90:1379, 2009.
76. Johnston TE, et al.: A randomized controlled trial on the effects of cycling with and without electrical stimulation on cardiorespiratory and vascular health in children with spinal cord injury, *Arch Phys Med Rehabil*. In press.
77. Johnston TE, et al.: Outcomes of a home cycling program using functional electrical stimulation or passive motion for children with spinal cord injury: a case series, *J Spinal Cord Med* 31:215–221, 2008.
78. Kakulas BA: A review of the neuropathology of human spinal cord injury with emphasis on special features, *J Spinal Cord Med* 22:119–124, 1999.
79. Kigerl K, Popovich P: Drug evaluation, ProCord: a potential cell-based therapy for spinal cord injury, *IDrugs* 9:354–360, 2006. [abstract].
80. Kirshblum SC, et al.: International standards for neurological classification of spinal cord injury, *J Spinal Cord Med* 34:535–554, 2011.
81. Klose KJ, et al.: Evaluation of a training program for persons with SCI paraplegia using the Parastep 1 ambulation system, Part 1. Ambulation performance and anthropometric measures, *Arch Phys Med Rehabil* 78:789–793, 1997.
82. Krey CH, Calhoun CL: Utilizing research in wheelchair and seating selection and configuration for children with injury/dysfunction of the spinal cord, *J Spinal Cord Med* 27(Suppl 1):S29–S37, 2004.
83. Lammertse DP: Invited review: update on pharmaceutical trials in acute spinal cord injury, *J Spinal Cord Med* 27:319–325, 2004.
84. Lauer RT, et al.: Bone mineral density of the hip and knee in children with spinal cord injury, *J Spinal Cord Med* 30:S10–S14, 2007.
85. Lisenmeyer TA: Sexual function and infertility following spinal cord injury, *Phys Med Rehabil Clin N Am* 11:141–156, 2000.
86. Liusuwan RA, et al.: Behavioral intervention, exercise, and nutrition education to improve health and fitness (BENEfit) in adolescents with mobility impairment due to spinal cord dysfunction, *J Spinal Cord Med* 30(Suppl 1):S119–S126, 2007.
87. Liusuwan RA, et al.: Body composition and resting energy expenditure in patients aged 11 to 21 years with spinal cord dysfunction compared to controls: comparisons and relationships among the groups, *J Spinal Cord Med* 30(Suppl 1):S105–S111, 2007.
88. Mandabach M, et al.: Pediatric axis fractures: early halo immobilization, management and outcome, *Pediatr Neurosurg* 19:225–232, 1993.
89. Mange KC, et al.: Recovery of strength at the zone of injury in motor complete and motor incomplete cervical spinal cord injured patients, *Arch Phys Med Rehabil* 71:562–565, 1990.
90. Massagli TL, et al.: Educational performance and vocational participation after spinal cord injury in childhood, *Arch Phys Med Rehabil* 77:995–999, 1996.
91. Massagli TL, Reyes MR: Hypercalcemia and spinal cord injury. http://emedicine.medscape.com/article/322109, 2008.
92. Maynard FM, et al.: Neurological prognosis after traumatic quadriplegia, *J Neurosurg* 50:611–616, 1979.
93. McCarthy JJ, et al.: Incidence and degree of hip subluxation/dislocation in children with spinal cord injury, *J Spinal Cord Med* 27:S80–S83, 2004.
94. McDonald CM, et al.: Body mass index and body composition measures by dual x-ray absorptiometry in patients aged 10 to 21 years with spinal cord injury, *J Spinal Cord Med* 30(Suppl 1):S97–S104, 2007.
95. McDonald CM, et al.: Assessment of muscle strength in children with meningomyelocele: accuracy and stability of measurements over time, *Arch Phys Med Rehabil* 67:855–861, 1986.
96. McDonald JW, et al.: Late recovery following spinal cord injury: case report and review of the literature, *J Neurosurg* 97:252–265, 2002.
97. McGinnis KB, et al.: Recognition and management of autonomic dysreflexia in pediatric spinal cord injury, *J Spinal Cord Med* 27:S61–S74, 2004.
98. McKinley WO, et al.: Nontraumatic spinal cord injury, incidence, epidemiology, and functional outcome, *Arch Phys Med Rehabil* 80:619–623, 1999. [abstract].
99. Mehta S, et al.: Effect of bracing on paralytic scoliosis secondary to spinal cord injury, *J Spinal Cord Med* 27:S88–S92, 2004.
100. Meyer A: Pediatric mobility issues, *Rehabil Management* 21:20–23, 2008.
101. Molnar GE, Alexander MA: History and examination. In Molnar GE, editor: *Pediatric rehabilitation*, ed 3, Philadelphia, 1999, Hanley & Belfus, pp 1–12.
102. Mulcahey MJ: An overview of the upper extremity in pediatric spinal cord injury, *Top Spinal Cord Inj Rehabil* 3:48–55, 1997.
103. Mulcahey MJ, et al.: Children's reports of activity and participation after sustaining a spinal cord injury: a cognitive interviewing study, *Dev Neurorehabil* 12:191–200, 2009.
104. Mulcahey MJ, et al.: Children's and parent's perspectives about activity performance and participation after spinal cord injury: initial development of a patient reported outcome measure, *Am J Occup Ther* 64:605–613, 2010.
105. Mulcahey MJ, et al.: The International Standards for Neurological Classification of Spinal Cord Injury: reliability of data when applied to children and youths, *Spinal Cord* 45:1–8, 2008.
106. Mulcahey MJ, et al.: Evaluation of the lower motor neuron integrity of upper extremity muscles in high level spinal cord injury, *Spinal Cord* 37:585–591, 1999.
107. Myers J, et al.: Cardiovascular disease in spinal cord injury, An overview of prevalence, risk, evaluation, and management, *Am J Phys Med Rehabil* 86:142–152, 2007.
108. Nash MS: Exercise as a health-promoting activity following spinal cord injury, *J Neurol Phys Ther* 29:87–103, 106, 2005.
109. Nelson MD, et al.: Metabolic syndrome in adolescents with spinal cord dysfunction, *J Spinal Cord Med* 30(Suppl 1):S127–S139, 2007.
110. Nesathurai S: Steroids and spinal cord injury: revisiting the NASCIS 2 and 3 trials, *J Trauma* 45:1088–1093, 1998.
111. Nichols DS, Case-Smith J: Reliability and validity of the Pediatric Evaluation of Disability Inventory, *Pediatr Phys Ther* 8:15–24, 1996.
112. Nobunaga AI, et al.: Recent demographic and injury trends in people served by the Model Spinal Cord Injury Care Systems, *Arch Phys Med Rehabil* 80:1372–1382, 1999.
113. Ottenbacher KJ, et al.: The stability and equivalence reliability of the Functional Independence Measure for children (WeeFIM), *Dev Med Child Neurol* 38:907–916, 1996.
114. Peckham PH, et al.: Efficacy of an implanted neuroprosthesis for resorting hand grasp in tetraplegia: a multicenter study, *Arch Phys*

Med Rehabil 82:1380–1388, 2001.

115. Phillips WT, et al.: Effect of spinal cord injury on the heart and cardiovascular fitness, *Curr Probl Cardiol* 23:641–716, 1998.
116. Pierce SR, et al.: Comparison of percutaneous and surface functional electrical stimulation during gait in a child with hemiplegic cerebral palsy, *Am J Phys Med Rehabil* 83:798–805, 2004.
117. Prosser LA: Locomotor training within an inpatient rehabilitation program after pediatric incomplete spinal cord injury, *Phys Ther* 87:1224–1232, 2007.
118. Residential Remodeling and Universal Design: Making homes more comfortable and accessible. Prepared by NAHB Research Center, Inc. US Department of Housing and Urban Development, May 1996.
119. Rhoney DH, et al.: New pharmacological approaches to acute spinal cord injury, *Pharmacotherapy* 16:382–392, 1996. 119a. Rosen L, Arva J, Furumasu J, Harris M, Lange M, McCarthy E et al.: RESNA position on the application of power wheelchairs for pediatric users, *Assist Technol* 21:218–226, 2009.
120. Rumball K, Jarvis J: Seat-belt injuries of the spine in young children, *J Bone Joint Surg (Br)* 74:571–574, 1992.
121. Saboe LA, et al.: Early predictors of functional independence 2 years after spinal cord injury, *Arch Phys Med Rehabil* 78:644–650, 1997.
122. Samdani AF: Commentary: spinal cord regeneration, injury modulation, repair strategies, and clinical trials: the Howard H. Steel Conference Precourse, *J Spinal Cord Med* 30(S1):S3–S4, 2007.
123. Scivoletto G, et al.: Clinical factors that affect walking level and performance in chronic spinal cord lesion patients, *Spine (Phila Pa 1976)* 33:259–264, 2008.
124. Scremin AM, et al.: Increasing muscle mass in spinal cord injured persons with a functional electrical stimulation exercise program, *Arch Phys Med Rehabil* 80:1531–1536, 1999.
125. Sharkey PC, et al.: Electrophrenic respiration in patients with high quadriplegia, *Neurosurgery* 24:529–535, 1989.
126. Shaul DB, et al.: Thoracoscopic placement of phrenic nerve electrodes for diaphragmatic pacing in children, *J Pediatr Surg* 37:974–978, 2002.
127. Shavelle RM, et al.: Long-term survival after childhood spinal cord injury, *J Spinal Cord Med* 30:S48–S54, 2007.
128. Short DJ, et al.: High dose methylprednisolone in the management of acute spinal cord injury: a systematic review from a clinical perspective, *Spinal Cord* 38:278–286, 2000.
129. Reference deleted in proofs.
130. Sison-Williamson M, et al.: Effect of thoracolumbosacral orthoses on reachable workspace volumes in children with spinal cord injury, *J Spinal Cord Med* 30:S184–S191, 2007.
131. Sisto SA, et al.: *Spinal cord injuries, management and rehabilitation*, St. Louis, MO, 2009, Mosby.
132. Spoltore T, et al.: Innovative programs for children and adolescents with spinal cord injury, *Orthoped Nurs* 19:55–62, 2000.
133. Stein RB, et al.: Electrical systems for improving locomotion after spinal cord injury: an assessment, *Arch Phys Med Rehabil* 74:954–959, 1993.
134. Triolo RJ, et al.: Application of functional electrical stimulation to children with spinal cord injuries: candidate for selection for upper and lower extremity research, *Paraplegia* 32:824–843, 1994.
135. Trotter TL, et al.: Health supervision for children with achondroplasia, *Pediatrics* 116:771–783, 2005.
136. Ugalde V, et al.: Incidence of venous thromboembolism in patients with acute spinal cord injury by age. Paper abstract #6, *J Spinal Cord Med* 27:S112, 2004.
137. Urbina E, et al.: Ambulatory blood pressure monitoring in children and adolescents, recommendations for standard assessment: a scientific statement from the American Heart Association Atherosclerosis, Hypertension, and Obesity in Youth Committee of the Council on Cardiovascular Disease in the Young and the Council for High Blood Pressure Research, *Hypertension* 52:433–451, 2008.
138. US Department of Education: 105th Congress, *Public Law* 105–117, 1997.
139. US Department of Housing and Urban Development: adaptable housing: a technical manual for implementing adaptable dwelling unit specifications. Publication # HUD-1124-PDR, Barrier Free Environments, Inc.
140. US Equal Employment Opportunity Commission: The Rehabilitation Act of 1973, sec, 504. 1973.
141. Vitale MG, et al.: Epidemiology of pediatric spinal cord injury in the United States, 1997 and 2000, *J Spinal Cord Med* 30:S196, 2006.
142. Vogel LC, et al.: Pain and its impact in adults with pediatric onset spinal cord injury, *J Spinal Cord Med* 30:S193, 2007.
143. Vogel LC, et al.: Spinal cord injuries in children and adolescents. In Verhaagen J, McDonald III JW, editors: *Handbook of clinical neurology*, vol. 109. Amsterdam, 2012, Elsevier, pp 131–148. Chapter 8.
144. Vogel LC, et al.: Long-term outcomes and life satisfaction of adults who had pediatric spinal cord injuries, *Arch Phys Med Rehabil* 79:1496–1503, 1998.
145. Vogel LC, et al.: Adults with pediatric-onset spinal cord injury, part 2, musculoskeletal and neurological complications, *J Spinal Cord Med* 25:117–123, 200.
146. Vogel LC, et al.: Ambulation in children and youth with spinal cord injuries, *J Spinal Cord Med* 30:S158–S164, 2007.
147. Vogel LC, et al.: Intra-rater agreement of the anorectal exam and classification of injury severity in children with spinal cord injury, *Spinal Cord* 47:687–691, 2009.
148. Wang MY, et al.: High rates of neurological improvement following severe traumatic pediatric spinal cord injury, *Spine* 29:1493–1497, 2004.
149. Warburton DER, et al.: Cardiovascular health and exercise following spinal cord. In Eng JJ, et al., editors: *Spinal cord injury rehabilitation evidence*, Vancouver, 2006, British Columbia, 7, 1–7, 28.
150. Waters RL, et al.: Prediction of ambulatory performance based on motor scores derived from standards of the American Spinal Injury Association, *Arch Phys Med Rehabil* 75:756–760, 1994.
151. Wilberger JE: *Spinal cord injuries in children*, New York, 1986, Futura.
152. Wilson PE, et al.: Pediatric spinal cord tumors and masses, *J Spinal Cord Med* 30:S15–S20, 2007.

推荐阅读

Calhoun CL, et al.: Recommendations for mobility in children with spinal cord injury, *Top Spinal Cord Inj Rehabil* 19:142–151, 2013.

Chen Y, et al.: Causes of spinal cord injury, *Top Spinal Cord Inj Rehabil* 19:1–8, 2013.

Consortium of Spinal Cord Medicine: *Clinical practice guideline. Preservation of upper limb function following spinal cord injury: a clinical practice guideline for healthcare professionals*, Washington, DC, 2002, Paralyzed Veterans of America.

Consortium for Spinal Cord Medicine: *Clinical practice guideline. Pressure ulcer prevention and treatment following spinal cord injury: a clinical practice guideline for healthcare professionals*, ed 2, Washington, DC, 2014, Paralyzed Veterans of America.

Consortium for Spinal Cord Medicine: *Outcomes following traumatic SCI: clinical practice guidelines for healthcare professionals*, Washington, DC, 1999, Paralyzed Veterans of America.

Field-Fote EC: *Spinal cord injury rehabilitation*, Philadelphia, 2009, F.A. Davis.

Harvey LA, Somers MF, Glinsky JV: Physiotherapy management. In Chhabra JS, editor: *ISCoS textbook on comprehensive management of spinal cord injuries*, New Dehli, India, 2015, Wolters Kluwer, pp 514–537. Chapter 34.

Johnston TE, McDonald CM: Health and fitness in pediatric spinal cord injury: medical issues and the role of exercise, *J Pediatr Rehabil Med* 6:35–44, 2013.

Kirshblum SC, et al.: International standards for neurological classification of spinal cord injury, *J Spinal Cord Med* 34:535–554, 2011.

McCarthy JJ, et al.: Incidence and degree of hip subluxation/dislocation in children with spinal cord injury, *J Spinal Cord Med* 27:S80–S83, 2004.

McGinnis KB, et al.: Recognition and management of autonomic dysreflexia in pediatric spinal cord injury, *J Spinal Cord Med* 27:S61–S74, 2004.

Mehta S, et al.: Effect of bracing on paralytic scoliosis secondary to spinal cord injury, *J Spinal Cord Med* 27:S88–S92, 2004.

Mulcahey MJ, et al.: The International Standards for Neurological Classification of Spinal Cord Injury: reliability of data when applied to children and youths, *Spinal Cord* 45:1–8, 2007.

Sisto SA, et al.: *Spinal cord injuries, management and rehabilitation*, St. Louis, MO, 2009, Mosby.

Vogel LC, et al.: Spinal cord Injuries in children and adolescents. In Verhaagen J, McDonald III JW, editors: *Handbook of clinical neurology, vol. 109*. Amsterdam, 2012, Elsevier, pp 131–148. Chapter 8.

Vogel LC, et al.: Ambulation in children and youth with spinal cord injuries, *J Spinal Cord Med* 30:S158–S164, 2007.

第 22 章　获得性脑损伤：创伤、溺水和肿瘤

Michal Katz-Leurer, Hemda Rotem

儿童获得性脑损伤（acquired brain injury，ABI）会给儿童和家庭带来极大的压力。发生在儿童成长期的损伤尤其会在很大程度上影响儿童日常已经基本具备的玩耍、学习、建立友谊以及逐步独立成长的能力。该损伤通常会导致各种情绪、认知和行为障碍。来自儿童对生活的期望和父母对孩子的愿望会因这突发情况而大幅度改变。这些儿童及其家庭独特的情感、社交和发展需求需要多学科团队整体协调介入，并需要团队或专业对口人员操作。本章重点介绍物理治疗师的作用以及治疗师 / 患者管理的要素：检查、诊断、预后和干预策略，强调 ABI 儿童及其家庭在康复过程中取得的进步。

ABI 是一种通用分类，描述出生后发生的任何脑损伤，可能是各种创伤（如交通事故或跌倒造成的头部损伤）、缺氧（如溺水）或非创伤性事件（如脑卒中、脑肿瘤、感染）造成的。ABI 是儿童和青少年发病率和死亡率的最常见原因 [35]。ABI 可能导致各种各样的障碍如运动失调、认知伤害、行为紊乱、情绪困难和自主神经系统功能异常。即使是轻微的损伤也可能导致严重的残疾，影响儿童未来的日常功能和活动。

多种理论阐述了脑损伤后的复苏和大脑功能适应过程。一种理论认为与大脑解剖位置上相连的区域功能受到抑制，功能复苏可能也同时发生在该区域 [110]。另一种理论认为大脑的恢复和功能适应可能发生在负责功能恢复的原始区域，或通过启用未损伤的大脑区域间接地促进功能恢复。此外，获得新技能的行为替代可弥补行为缺失而促使功能恢复 [110]。这些理论是物理治疗师用于 ABI 患儿各项干预措施的基础，从期望脑功能恢复的预防性治疗，到通过促进另一侧大脑运动以促使脑功能全面逐步恢复结构训练计划。后者是许多脑损伤患者的治疗策略创新的源泉。基础科学已经证明运动技能获取过程促使神经系统运动皮层的形态结构变化，同时导致运动表现的行为改变 [91]。研究人员和临床医生使用功能神经影像技术了解神经重组后的治疗效果，并且确认合适且有效的功能改善的干预序列和时机。

虽然脑损伤的结果很大程度上取决于伤害本身性质和严重程度，但是适当和及时的治疗仍在确定恢复水平方面发挥重要作用 [73]。

本章的第一部分描述儿童和青少年 ABI 流行病学、病理学和预后。详细描述儿童脑损伤的 3 个常见原因：创伤、溺水和肿瘤。第二部分重点介绍关于物理治疗、检查和干预在康复过程中的实施及相关信息。

背景信息

创伤性脑损伤

流行病学

在美国，创伤性脑损伤（traumatic brain injury，TBI）是儿童时期获得性残疾最常见的原因，死亡率为 4.5%，非致命性 TBI 的住院率为 63%。平均每 10 万名 0~14 岁儿童因 TBI 急诊者有 731 例 [65]。最常见造成伤害的原因是机动车事故和跌倒。后者是学龄前儿童 TBI 的主要原因；青少年和年轻人则更易在机动车事故中受伤。男孩发病率较高，尤其年龄在 15~20 岁之间最高。其次是由 6~10 岁的儿童群体 [56]。其他有关增加 TBI 风险的人口统计和社会环境因素包括贫困、拥挤的社区、不稳定家庭、酒精滥用、药物滥用以及学习困难等。

已经存在的行为特征，如冲动和多动症，以及注意力缺陷多动障碍，已证实与意外伤害风险增加有关 [15]；剧烈摇晃婴幼儿的肩膀、手臂或者腿脚而产

生的婴儿摇晃综合征也可导致脑损伤[12]。因此预防工作至关重要，其应包括针对儿童、青少年和父母的教育计划。已有研究指出预防危险行为和使用防护设备的有效性。例如，早在20世纪80年代人们就已经意识到儿童头部损伤率上升与骑自行车时未戴头盔有关。当时人们注意到只有15%年龄小于15岁的车手戴头盔。《头盔法》的实施减少了小儿TBI的发病率，其社会效应明显。1989年西雅图一项病例对照研究的结果显示使用自行车头盔减少了与自行车相关头部损伤风险的74%~85%[105]。

病理

由TBI引起的脑损伤通常分为原发性脑损伤和继发性脑损伤。原发性脑损伤与发生时的初始作用力有关；继发性脑损伤是因对初始创伤系列过程结果的反应引起的。

原发性脑损伤

原发性脑损伤可根据受伤机制进行分类，包括加速–减速伤害、挤压伤和贯通伤。加速–减速伤发生在施加的力是平移时（图22.1）或旋转时（图22.2），通常因车祸而引起。系因头部撞击不动的物体或移动物体撞击不动的头部所致的伤害。这类损伤可导致微小或显著的联合病灶，易发生在中脑、脑桥、胼胝体和脑白质[80]。加速–减速伤害，特别是旋转时的伤害，易产生在不同密度组成的相邻大脑组织层，因组织密度差异最大的区域极易受剪切力的影响。大约2/3的病变是这种类型，如弥漫性轴突损伤（diffuse axon injury，DAI）发生在灰白质交界处[92]。儿童的大脑含水量（88%）比成人大脑（77%）高，意味着大脑更柔软而且更容易受到加速–减速伤害。挫伤或挤压伤通常发生在额叶或颞部。这些损伤由相对低速的冲击造成，如撞击或跌倒。当有脑部挤压或颅内出血时，可能发生颅骨骨折，偶尔可观察到多发性小脑出血或更广泛的出血。穿透性损伤占儿童TBI的一小部分，被归类为非子弹穿透伤和子弹穿透伤。儿童容易发生非子弹穿透伤，可因意外事故如在家庭或操场跌倒而导致。这些通常包括指甲、铅笔和尖锐的棍棒引起的伤害，在大多数情况下为局部损伤。由手枪或气枪导致的子弹伤系颅内实质损伤。

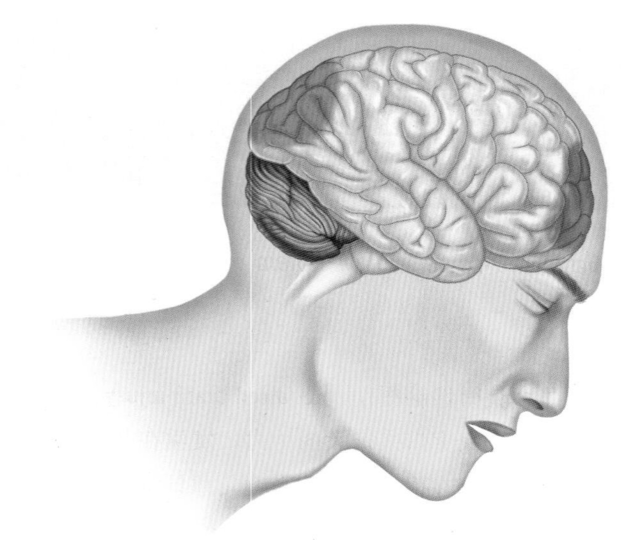

图22.1 贯通伤的发生机制

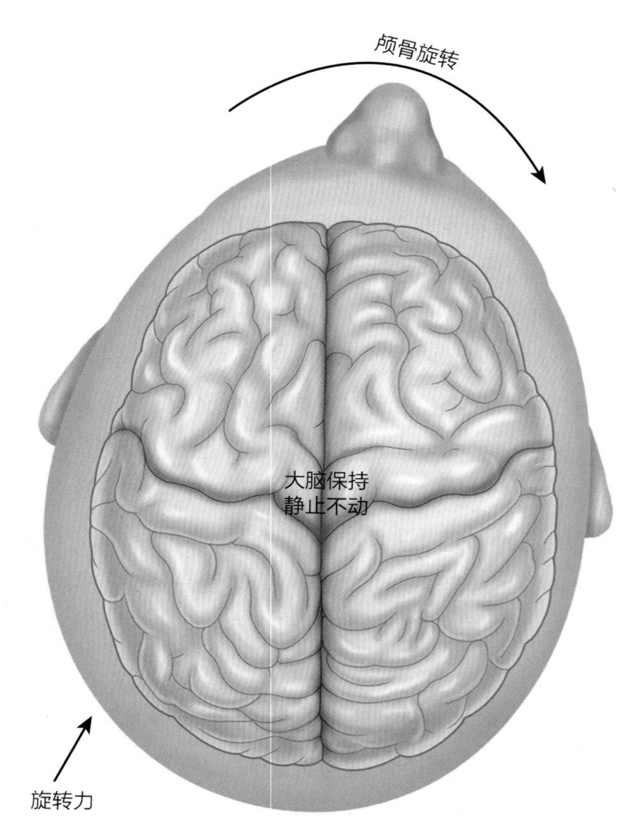

图22.2 旋转伤的发生机制

继发性脑损伤

继发性脑损伤通常由颅内外因素所致缺氧或缺血引起，如低氧血症或低血压（收缩压）<90mmHg[14]。继发性脑损伤的主要颅内原因是出血和脑血肿。有研究报道，颅内出血是由于大脑内或其表面的血管损伤导致硬膜外、硬膜下或蛛网膜下腔血肿。大脑的位移

可能是由于血肿引起的颅内压升高或大量病变引起。婴儿和儿童比成人更多见弥漫性肿胀。有人提出 TBI 后婴儿头骨和颅缝顺应性改变致其颅骨形状发生显著变化，引起更加弥漫的大脑扭曲模式，这种变化比成人明显。实验研究指出伤后早期的水肿位置可能与神经兴奋毒性递质在未成熟的大脑中增强扩散，继而在发育中的大脑中导致炎症反应并破坏血脑屏障有关。

未成熟大脑中枢神经系统（CNS）损伤后的通透性比成人大脑更高 [60]，进一步脑损伤可能发生在感染、脑积水、囊肿或抽搐后等并发症中。发生在开放性骨折后的脑部感染或脑脊液（cerebrospinal fluid，CSF）的鼻漏，可能是颅内监测或手术等医源性因素（如因穿刺收集脑脊液时）产生的血肿引起 [4]。创伤后癫痫发作根据创伤发病时间通常分为 3 种类型：发生在几分钟内的癫痫称为立即癫痫发作，发生在 1 周内称早期癫痫发作，发生在受伤 1 周之后则为晚期癫痫发作。患有 2 次或更多晚期癫痫发作的儿童被诊断为创伤后癫痫症。

预后

旨在确定 TBI 之后生存和功能的预后因素，同时有研究认为没有单因素可以充分预测 TBI 错综复杂伤害后的结果。然而，脑损伤严重性与结果直接相关 [61]。

确定大脑损伤严重程度最常用的参数是格拉斯哥昏迷量表、昏迷持续时间和创伤后遗忘症。格拉斯哥昏迷量表（Glasgow Coma Scale，GCS）是一种广泛用于初步评估和判断头部创伤患者严重度的方法 [114]。目前已经有适合婴儿和幼儿的儿童昏迷评估量表 [101]。GCS 通过评估 3 个方面的功能来判定昏迷水平：运动反应、言语表现和睁闭眼反应。每项回答结果按 1~5 分记录，最后的总分（3~15 分）来判定昏迷的深度和脑部损伤的严重程度。GCS 评分 13~15 分为轻微，9~12 分为中度，3~8 分为重度。GCS 的局限性在于它是一种时间依赖的评估工具，旨在评估创伤后最初 48 小时内的严重程度。

根据昏迷持续时间将损伤严重程度分为：轻度（昏迷持续时间低于 20 分钟）、中度（昏迷持续 20 分钟至 6 小时）、重度（昏迷持续 6~24 小时）和极重度（昏迷超过 24 小时）[6]。意识障碍程度和持续时间与功能结果负相关。昏迷持续时间比 GCS 测量的昏迷分度能更好预测运动和认知恢复情况。昏迷持续时间越久，特别是超过 4 周，恢复的可能性越小 [49]。尽管如此，有研究已经注意到昏迷持续时间短至 1 小时也可能会导致注意力缺陷多动障碍、行为障碍和情绪变化 [98]。

创伤后遗忘症（posttraumatic amnesia，PTA）的定义是创伤后随时间而发生的记忆变化。在此期间患者感到困惑和迷失方向；而逆行性遗忘则是无法记住并回忆新信息。PTA 持续时间越长，结果越差。如果 PTA 持续时间短于 2 个月，患儿出现严重残疾可能性较低。相反，如果 PTA 持续时间超过 3 个月，患儿则恢复良好的可能性低 [49]。

TBI 儿童的总存活率为 95% [61]。但在有严重 TBI 人群中，这一比例下降到 65%。2 岁以下 TBI 儿童的死亡率最高，2~12 岁死亡率逐步下降，然后 15 岁时又达第二个高峰 [56]。死亡很少是由于主要伤害直接引起，往往是颅内外脑损伤及其他并发症相关伤害的结果。

溺水

缺氧性损伤是指由任何损伤导致的组织缺氧，包括溺水（near drowning）、异物吸入、勒悬、窒息、呼吸暂停和其他 [42]。虽然溺水在某些方面有其独特表现，但它可以作为理解儿童人群中所有缺氧性损伤类型病理生理学、治疗学和预后方面的模型 [118]。

流行病学

溺水分为淹水后 24 小时内死亡的溺水和淹水后至少存活 24 小时以上的溺水，它是儿童期致死和致病的主要原因 [130]。2013 年在美国所有 0~14 岁死亡儿童中，有 2% 是由于溺水造成的。各年龄组中，男性比女性更容易死于溺水；男孩 1~4 岁溺水率最高（2.5/10 万人），其次是 15~19 岁的男孩（3.25/10 万人）（http://www.cdc.gov-/nchs/data/nvsr/nvsr64/nvsr64_02.pdf）。有效的预防措施包括成人在浴室、浴缸和游泳池加强监护，并设立四面围栏以免儿童从房屋或庭园直接进入水池。

病理

孩子淹没于水中通常会导致恐慌和向水面挣扎。

在试图呼吸时，孩子可能会吸入水（湿溺）或因喉痉挛导致没有呼吸（干溺）[119]。溺水发病和死亡的最重要因素是低氧血症而致重要组织氧气输送减少。持续低氧血症使神经元受损，最终导致循环衰竭、心肌损害和多器官功能障碍，进一步引起缺血性脑损伤。在最初几分钟内，大脑氧供减少（缺氧性损伤）。随着心血管系统的衰竭，脑血流量减少并发生缺血性脑损伤。脑组织中白质和灰质对缺氧缺血的易感性不同。对缺血性损伤最易感的区域通常在血管末端区域、海马、岛叶皮质和基底神经节。即使在海马体内，对缺氧缺血性损伤的易感性也各不相同[62]，严重缺氧缺血导致大脑皮质更广泛损伤。

预后

中枢神经系统损伤及其结果决定了生存期和长期存活率。大约 1/3 的幸存儿童会留有因缺氧缺血引起的严重神经系统损害性脑病[21]。对于严重者，很难在病情发生后最初几小时内预测其结果。虽然心肺复苏时间延长、瞳孔固定或扩大、GCS 3 项评估低都预示结果不佳[42]，然而，采用最佳通气策略提供充足的氧气以尽量减少脑和肺损伤、提供心血管支持及避免医源性并发症可以减少继发性脑损伤的损害程度[42]。

脑肿瘤

流行病学

脑肿瘤是儿童最常见的实体瘤形式，总体来说是儿科第二常见癌症[36]。美国脑肿瘤的年发病率为每百万儿童中约有 38 例。有些脑肿瘤是先天性的，最常见于 1~10 岁的儿童，男孩比女孩略多见[36]。

病理

脑肿瘤可以是良性或恶性、原发性或转移性的。良性一词可能意味着可以完全治愈，但如果肿瘤体积很大或导致颅内压增高，导致脑水肿或脑疝，特别是如果累及脑中用于维持重要功能的关键区域，如脑桥或髓质，则一样会危及生命。占儿童脑肿瘤 80% 的恶性肿瘤多有生命危险。原发性脑肿瘤是那些直接来自大脑细胞并很少传播到中枢神经系统之外的肿瘤。转移性脑肿瘤起源自脑外的组织肿瘤。肿瘤可以通过渗透或压迫脑组织直接引起症状，或间接增高颅内压引起症状。最常见的症状包括头痛、恶心、呕吐、烦躁、平衡失调、共济失调、癫痫发作、偏瘫和视力损害[67]。幼儿的小脑和脑干肿瘤发病率相对较高[37]。根据他们的细胞特征和位置对肿瘤进行分类（图 22.3）。童年和青春期最常见的实体瘤是星形细胞瘤

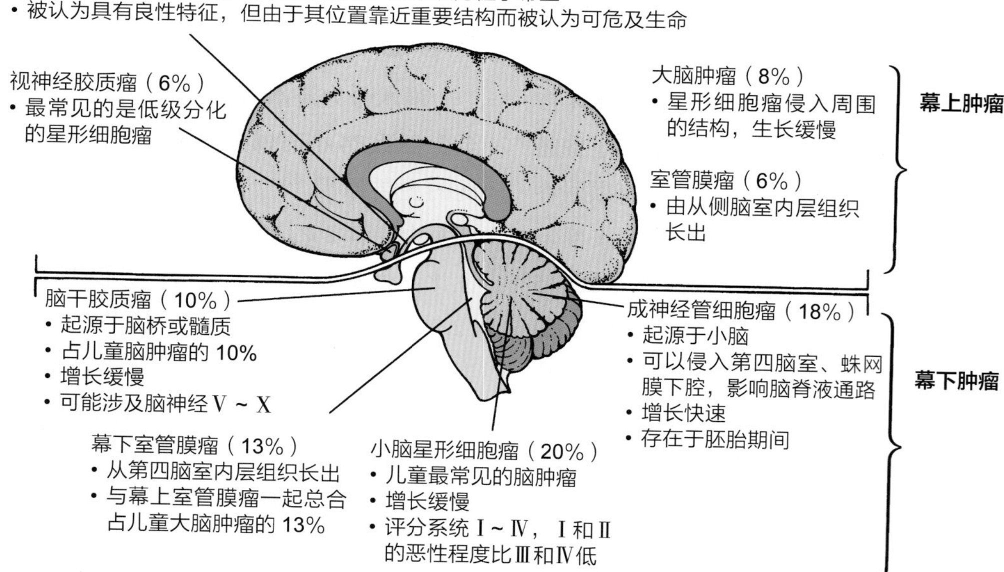

图 22.3 儿童脑肿瘤的常见部位（引自 James SR, Nelson K, Ashwill J: *Nursing care of children: principles and practice*, ed 4, St. Louis, 2013, Saunders.）

和成神经管细胞瘤，主要发生在小脑内，其早期迹象有颅内压增高、共济失调等小脑征象。

肿瘤转移可能发生在整个脑膜中或大脑外的部位。室管膜瘤是一种主要的大脑肿瘤，可发生在后颅窝和大脑半球。初步迹象和症状包括颅内压增高的相关症状，如后颅窝压增高、癫痫发作和局灶性小脑缺陷[67]。颅咽管瘤组织学上良性，主要发生在鞍上中线区域，主要症状有视力障碍、头痛、呕吐以及内分泌紊乱。脑干胶质瘤的初步迹象包括进行性脑神经功能障碍和步态障碍。

预后

脑肿瘤的治疗通常包括手术切除、放射治疗和化疗。放射治疗必须在幼儿中谨慎使用，因为它的迟发效应影响认知和学习。化疗因难以穿过血脑屏障而使其有效性受到影响。放置分流器可用于缓解因肿瘤引起的脑积水导致脑脊液循环受阻。虽然儿童肿瘤生存率一直在持续增长，但总体来说，这取决于肿瘤恶性程度和发病的年龄，发病年龄越大预后越好。例如，星形细胞瘤预后比成神经管细胞瘤更好[100]，因为星形细胞瘤中星形胶质细胞是一种在中枢神经系统内有营养和各种清理功能的细胞，通常生长缓慢，因此被认为可以治疗。然而，成神经管细胞瘤起源于原始神经外胚层，通常位于小脑，增长快，恶性程度高[67]。粗略估计儿童恶性脑肿瘤的 5 年生存率大约为 70%[36]。尽管预测数据普遍令人鼓舞，但许多长期幸存者会持续出现严重的神经心理学或认知缺陷[83]。

获得性脑损伤：诊断方法

成像技术可以提供大脑的结构、代谢活动及其功能活动的特定而准确的信息。这些技术有助于进行临床诊断、制订治疗策略及对预后进行预测。提供有关大脑结构信息的成像技术包括 MRI、X 线检查（信息量最少）、CT 和血管造影[57]。MRI 是基于置于磁场中组织质子产生的信号。MRI 能敏感检测出血或缺氧缺血性脑损伤，经常用来分析肿块组织内的密度变化，从而区分良性和恶性肿瘤。CT 是利用 X 线来对大脑进行断层扫描。该技术可用于区分不同的软组织、定位、显示肿瘤和水肿的密度及现状，因此在识别异物和骨骼异常方面特别有效。与 CT 相比，MRI 在组织对比度分辨率方面更有效，且不使用电离辐射，故没有副作用。但 MRI 扫描要求孩子长时间静卧，故常常需要镇静。CT 则更便宜、更快。血管造影术主要用于诊断并呈现血管图像，特别有助于提供有关大脑血液供应的信息[7]。提供大脑细胞代谢活动信息的成像技术，从而协助反映大脑功能的影像技术包括功能性磁共振成像（functional magnetic resonance imaging，fMRI），正电子发射断层扫描（positron emission tomography，PET）和磁性共振光谱（magnetic resonance spectroscopy，MRS）。这些技术的优点是他们能对活跃的脑组织区域进行空间关系定位。fMRI 需要快速连续的扫描，可以检测到测试期间激活的大脑区域氧气消耗量和血流量的微小变化。PET 检测脑组织中发生的不同葡萄糖摄取水平。例如，脑肿瘤比正常脑组织具有更高水平的葡萄糖吸收，而坏死组织几乎没有葡萄糖摄取。MRS 是一种检测代谢变化的成像技术，无创且不需要造影剂或示踪剂[103]。

提供有关大脑功能活动信息的技术包括脑电图（electroencephalography，EEG）和对感觉、运动或认知进行的诱发电位测试（evoked potential tests，EPTs）。这些技术优点是与时间相关的卓越分辨率。脑电图是对大脑活动时的频率、幅度、组织休息时的波形和对刺激反应的电子动态记录。相比记录大脑自发活动的 EEG，EPT 是记录大脑受刺激后产生的潜在活动。EPT 记录感觉器官受刺激后的大脑活动，如视觉（通过闪光灯引发）、听觉（通过耳机的咔嗒声或音调刺激引起）、触觉或体感诱发电位（通过触摸或电刺激周围的感觉或混合神经诱发）。在运动诱发中，大脑的一个区域受电刺激，其反应通过外周肌肉运动记录[74]。合适的测试项目应根据可疑的病理学来选择，经常重复测试可以监测治疗进展。

前景信息

儿童获得性脑损伤的物理治疗管理

对脑损伤儿童进行物理治疗是一个独特而具有挑战的过程。不断变化的临床表现、不可预测的预后和多样化的恢复过程促使治疗师不得不多次重新评估，并由此而调整治疗计划。此外，评估和干预受儿童年龄、个体发育成熟度、认知和功能受限的影响。更重要的是，ABI 儿童的管理计划还应该基于儿童和家人希望达到的活动和参与水平，以及因损伤调整后的期待值而定。只有这样，治疗师才能设计一个包括既恢复生理机制所需的干预措施，又适应损伤和活动技能水平的治疗计划。

行为和认知障碍

通常临床情况很复杂，不仅因为神经元损伤直接干扰运动功能，而且对与运动和学习相关的认知过程也有损害。受伤后，儿童出现各种器官、行为和认知障碍，同时出现因伤害和残疾引起的情绪反应，这可能影响他们参加评估和干预活动。常见情况包括以下。

- 对挫折耐受度低、社会判断力差、有侵略性和冲动性是 ABI 儿童中经常出现的现象[129]。注意力缺陷多动症可能包括无法集中注意力、注意力分散，甚至持续注意力障碍。在急性期恢复期间，儿童往往有全方位的注意力困难，并可能会影响运动和学习能力。
- 脑损伤儿童的记忆障碍是多种多样的。根据儿童学习新材料的能力对记忆进行评估。外显记忆，是基于事实和事件的记忆，由内侧颞脑部分包括海马和间脑的区域介导[109]。内隐记忆，是技能发展和习惯培养的能力。运动技能学习是一种内隐学习，其中运动表现的获得与反复实践学到的技能有关。内隐学习的相关领域包括前额叶大脑皮质、基底神经节和小脑区域主管感觉和运动的神经网络区域[109]。外显性和内隐性学习系统有功能和神经解剖学上的区别。例如，儿童认知缺陷会干扰他们外显回忆的能力，但不会干扰他们学习新运动技能的能力。
- 颞叶病变可致语言表达或接受技能损伤，从而阻碍儿童听从指令的能力[129]。表达障碍影响儿童与他人沟通的能力，从而导致其情绪沮丧和恶化。
- 视觉空间和感知障碍可能会影响儿童对环境的感知，如识别周围环境中特定形状的能力[129]。虽然儿童在有矫形器辅助下能独立移动，但是儿童可能会由于自己无法穿戴矫形器而不能独立移动。与这些障碍相关的领域涉及大脑皮质的颞叶或枕叶。

这些认知和行为障碍发生的程度可不同，并经常干扰儿童参与检查和干预训练的能力。虽然神经心理专家对这些领域有正式的具体测试项目，物理治疗师仍需要大致确定儿童的认知能力水平以提高检查和干预训练的有效性。Rancho 认知功能等级评定（Rancho Levels of Cognitive Functioning，RLCF）是一种通过行为观察来界定儿童认知功能水平的序数量表，将儿童意识水平分为 3 个年龄组：婴儿（6 月龄 ~2 岁），学龄前儿童（2~5 岁）和学龄儿童（5 岁及以上）。每个量表的等级范围从 V 级（对刺激没有反应）到 I 级（正常水平）。每个级别的行为期望随年龄组而变化（表 22.1）。12 岁及以上的儿童可以使用成人 RLCF 进行认知功能评估。与儿童量表相比，成人量表修订为 8 个等级来描述成人认知功能（表 22.2）。

表 22.3 提供了检查和评估的基本框架，适合 ABI 患儿功能恢复期间认知的各个阶段。下一节描述适合 ABI 患儿的损伤和功能活动评估 。

物理治疗检查

大多数 ABI 儿童在康复过程中环境设置会改变，从急诊室到住院康复病房、门诊治疗科、社区服务和教育场所。每次进入新环境都应再进行系统性的检查和评估。

病史

体检过程应包括回顾医疗记录和病史。医疗记录信息包括受伤前病史、受伤原因、最早的 GCS 评估结果、影像报告中的受损部位和程度、其他伤害、病情进展和手术情况、药物治疗、并发症和既往治疗进度报告。向其他康复训练师和特教人员咨询可促使每个参与治疗的团队成员更好地了解儿童的需求和能力。

作为检查的一部分，从家庭收集的信息包括发育过程中的学习能力、行为和认知水平。与父母和家庭成员交谈可以促使治疗师更全面地了解家庭成员对损伤的看法，以及家庭环境对损伤后功能水平的影响，同时也允许家庭成员表达治疗期望和目标。在这些讨

表 22.1　Rancho 儿童能力分级

	6 月龄 ~2 岁婴幼儿	2~5 岁学龄前儿童	5 岁以上学龄儿童
Ⅰ	与环境相互作用 表现出对玩具的积极兴趣；在安装或放弃玩具之前操纵、检查玩具 看其他孩子玩耍，有目的地接近他们 主动发起与成人的社交联系；享受社交 表现出对瓶子的积极兴趣 接近或移向人或物体	有自我和周围环境概念 提供有关自我的准确信息 知道他或她不在家 知道放置玩具、衣服等的地方 积极参与治疗 认识自己的房间，知道卫生间、护理室的路径 逐步自我控制大小便 与成人建立社交联系，享受社交	有时间和空间概念 提供准确关于自我和现状的详细信息 了解往返日常活动的地点 知道日常生活的顺序 知道自己的居住环境，认识自己的房间 找到自己的床；知道个人物品的放置地方 自我控制大小便
Ⅱ	认识环境 回应姓名 认出母亲和其他家庭成员 喜欢模仿声音游戏 在交谈或玩耍时嬉笑或微笑 柔和的声音或触摸能平息情绪	对环境有反应 遵循简单的命令 通过摇头或说不来拒绝遵循命令 模仿检查者的手势或面部表情 回应姓名 认识母亲和其他家庭成员 喜欢模仿声乐游戏	对环境有反应 遵循简单的口头或手势请求 发起有目的的活动 积极参与治疗计划 通过摇头或说不来拒绝遵循命令 模仿检查者的手势或面部表情
Ⅲ	给予感觉刺激的局部反应 强光刺激视野时有眨眼反射 跟随视野内移动的物体 转向或远离大的声源 对疼痛刺激有局部反应		
Ⅳ	感觉刺激反应泛化 大的声音引出广泛的惊吓反应 以增加或减少活动对反复的听觉刺激作出反应 对疼痛刺激出现广泛反射反应		
Ⅴ	对刺激没有反应 在视觉、听觉或疼痛刺激中完全没有可观察到的变化		

注：引自 Professional Staff Association of Rancho Los Amigos Hospital, Inc: *Rehabilitation of the head injured child and adult: pediatric levels of consciousness, selected problems*,Downey, CA, 1982, Rancho Los Amigos Medical Center, Pediatric Brain Injury Service and Los Amigos Research and Education Institute, Inc.d

表 22.2　Rancho 成人认知功能等级（RLCF）

Rancho 成人等级		
Ⅰ	无反应	完全对任何刺激都没反应
Ⅱ	一般反应	对刺激反应不持续且无针对性
Ⅲ	定位反应	对刺激反应有针对性但不持续；反应与刺激类型相关（转向声音）
Ⅳ	不安和困惑	高度活跃状态。显示与相关环境无目的和奇怪的行为
Ⅴ	困惑——不适应	不能连续听从简单指令；对环境有一定兴趣，但是易分心且在具体任务上缺乏注意力；记忆严重受损，学习了解新信息困难
Ⅵ	困惑——适应	对环境有适当的目标行为和指向反应；能持续跟随简单命令并能执行反复学会的任务；依赖外部线索来定方向；独立完成新获得的任务能力弱
Ⅶ	自动——适应	表现出适应环境的自我行为；自动参加日常活动；近期记忆受损，导致对活动回忆浅，学习新信息的速度下降
Ⅷ	有目的——适应	能回忆和整合过去和现在的事件；适应环境变化；一旦学会某项运动，能独立执行并不需要指导；在抽象思维领域、抗压能力和对紧急状态的判断方面存在缺陷

注：引自 Malkmus D, Booth B, Kodimer C: *Rehabilitation of head injured adult: comprehensive cognitive management*, Downey, CA, 1980, Los Amigos Research and EducationInstitute, Inc.

表 22.3　基于 RLCF 项目的检查策略

Rancho 成人等级	Rancho 儿童等级	一般检查描述	策略
Ⅰ ~ Ⅲ	Ⅴ ~ Ⅲ	早期无反应	测试应侧重于被动操纵和观察自发或刺激引起的运动
Ⅳ ~ Ⅴ	Ⅱ	不安，困惑	测试应集中于观察自发和对简单指令的反应
Ⅵ ~ Ⅷ	Ⅰ	高级别反应	测试重在观察更复杂及对两个阶段功能性或非功能性的反应

论中，治疗师可建构一幅关于儿童损伤前的图像，包括其个性、最爱的音乐或电视节目、偶像、特殊爱好、休闲活动以及朋友和兄弟姐妹的相关信息。该信息可以帮助治疗师整合一些儿童熟悉的、有吸引力和激励的元素融入治疗，并将此计划纳入家庭和社区活动中。

系统回顾

物理治疗师应该在实施物理评估和测试之前，获得有关儿童医疗状态、药物、心脏、呼吸、肌肉骨骼或腹部状态以及受伤的信息。脑损伤可导致显性和隐性的功能障碍。隐形损伤的一个例子是神经内分泌受损，如经常在脑损伤术后观察到的垂体功能障碍，在伤后急性期伴随诊断的尿崩症等。然而，其他脑垂体激素减少可能几个月或几年都不能被诊断出来。如因生长激素缺乏引起的生长障碍综合征，需考虑的因素为特征性的力量减弱、氧负荷降低和自我感觉不良等，尤其有面部骨折、脑神经损伤和自主神经功能障碍的病例[18]。

检查与测试

在下一阶段，治疗师选择适当的测试和方法来诊断脑损伤，了解儿童参与活动受限情况，并在治疗计划中适当地设立短期和长期治疗目标。应该强调许多描述性的测试尚未在ABI儿童中经过可靠性验证或评价。必须考虑到经历过创伤或溺水的儿童可能有其他损伤，这会削弱他们根据指南进行测试的能力，从而影响和限制测试结果。

身体结构和功能受损

被动活动范围

活动范围（range of motion，ROM）受限可能与一个或多个因素相关，如长期卧床、固定、疼痛、周围神经损伤、痉挛、医疗副作用，以及骨骼由于关节周围新骨形成（periarticular new bone formation，PNBF）引起的损伤，也称为异位骨化（heterotopic ossification，HO）[22]。PNBF是一种局部和进展形成的病理性骨骼，多发生在大关节附近的软组织中（髋、肘、肩和膝关节）。大约20%的TBI儿童可能会患有PNBF，这种风险随着损伤严重程度、骨骼固定长度、昏迷持续时间、痉挛或骨折而增加，尤其是如果骨折涉及内固定或关节脱位的开放复位[41]。评估一个无法遵循命令儿童的ROM可能会有困难，因为孩子会因疼痛哭泣而抵触运动。观察自发运动和轻柔被动的进行ROM训练将协助治疗师了解关节受限程度。

关节周围新骨形成的诊断

被动关节活动范围减少和关节疼痛可能是PNBF的第一个临床症状。血清碱性磷酸酶水平测试可反映成骨细胞活性水平从而有助于早期诊断，尤其是对不能主诉疼痛的患者。虽然放射线检查提供了识别神经源性异位骨化的可行方法，但骨化可能需要长达6周的时间才能很明显。MRI和CT等检查被认为是早期检测异位骨化最敏感的方法，超声波检查（US）也可以在早期诊断HO[122]。

痉挛的特点为肌肉僵硬，其速度依赖性抵抗被动运动性肌肉张力增加。改良的Ashworth量表是一个简单、快速的主观测试工具[23]，其可信性仍有疑问[13]。

有效活动范围 / 肌肉力量

长期卧床或久坐不动，通常会导致肌肉萎缩和无力。例如，卧床30天即可导致膝伸肌肌力峰值降低18%~20%[11]。由化疗引起的周围或脊髓神经损伤可导致肌肉力量下降。徒手肌肉测试（MMT）需要特别注意受试者遵循简单命令的能力——不恰当的指令会令孩子感到困惑。在这个阶段，治疗师须通过简单观察来评估孩子的肌力。应在各种重力消除的情况下观察运动，或观察各种指令下儿童完成的抗重力运动，如躺、坐、站、静止或移动。当孩子可以听从诸如从坐到站或举重的简单指令时（如通过让孩子提踵来评估跖屈肌的力量）[77]，这个简单的步骤会提供运动肌群功能程度的信息。在可以遵循简单指示的7岁以上TBI儿童中，可以使用标准化的测试方法和手持式测力计测试下肢肌肉力量[55]；5岁及以上儿童手部力量测试可用预先精准设定的定量力量仪来进行客观分析[34]。有关力量测试的更多信息详见第2章。

感觉测试

感觉测试在ABI患儿中具有挑战性。儿童可能有认知缺陷，导致其准确回应感觉输入的能力受到损伤。 低龄也可能使他们难以觉察和表达感觉体验。感觉刺激应有选择性地引入，并仔细观察孩子表现以确定其反应。关注全身反应有助确定感觉起源和定位感觉障碍。对特定系统刺激后再去判断定位反应更合适。

活动水平测试和措施

运动表现

运动表现的状态和变化可以通过使用多项活动水平测试来识别，如粗大运动功能评估（Gross Motor Function Measure，GMFM），旨在评估和衡量脑性瘫痪（cerebral palsy，CP）患儿的运动功能随时间推移的总体变化[107]。可检测到的最大功能表现在典型的 5 岁儿童中（有关更多信息，请参阅第 2 章和第 19 章）。重要的是要注意到这一措施尚未在患 ABI 儿童评估中进行验证，即使它可以为治疗师提供识别儿童运动能力的客观信息，并有助于设定干预计划和评估孩子在运动功能方面的进步。

常模对照、多项标准化测试可用于将 ABI 儿童与同龄参照组进行比较。这些工具用于确定儿童是否达到、低于或高于同龄儿童的运动技能。其中包括针对从出生到 18 月龄儿童的阿伯塔婴儿运动量表（AIMS）[96]；用于从出生到 42 月龄的婴儿贝利Ⅲ发育量表[9]；用于从出生到 83 月龄的儿童 Peabody 运动发育量表（PDMS）[99]；用于年龄 4.5~21 岁的 Bruininks-Oseretsky 运动能力测试（BOTMP）（有关更多心理测量信息，请参阅第 2 章）[27]。

上肢运动表现也可以使用 PDMS 精细运动量表或 BOTMP 与同年龄组进行比较。Purdue Pegboard 测试用于评估精细运动协调性，其中一项是测试儿童以尽可能快的速度在 30 秒内将钉钉入板孔，然后将试验中钉入钉子的平均数与标准年龄比较[1]。发育性手功能测试包含完成 7 个标准化动作所需的时间：书写、翻页、操纵小物体、用勺子模拟进食、叠积木、举轻物和举重物[46]。

共济失调主要是一种平衡和控制协调运动障碍。运动时出现震颤，随着任务难度增加，震颤随之加剧，这可以在功能活动期间检测到并记录在临床观察中。在完成诸如伸手够物等动作时可在四肢或躯干中观察到共济失调现象，并在直立姿势下随抗重力需求增加而变得明显。共济失调的常见原因是小脑或感觉结构受损。感觉性共济失调在儿童闭眼时会加重[8]。

姿势控制和平衡

有几项研究报道 TBI 儿童运动能力长期缺陷会导致明显的平衡损伤和功能残疾[54,63]。姿势定向问题可能是由于感觉障碍，如偏盲或本体感觉或触觉受损，也可能是由其他原因中枢神经系统缺陷引起，包括无法协调来自前庭、视觉和体感系统的感觉输入。姿势反应可能受神经损伤的影响或生物力学约束。知觉缺陷对儿童姿势控制的影响可能会因年龄和姿势发展而异。年幼儿童更依赖视觉输入；7 岁以上儿童则出现类似成人的模式[123]。随着抗重力姿势下主动运动增加，在平衡和翻正反应中可观察到大脑受损征象。这些反应在各种体位和活动中可以测试。测试时，观察反应的完成性、对称性和速度可获得大量信息。姿势控制和平衡的结构性评估只能由可以准确地回应简单指令的儿童执行。适用于 4~9 岁的儿童平衡感觉相互作用的临床测试[102]和适用于 8 岁及以上的儿童的平衡感觉相互作用的临床测试[108]，要求儿童在 6 种感觉条件下保持站立平衡，以协助识别在可变的感觉环境中运动反应损伤。儿科平衡量表是评估与粗大运动技能有关的平衡测试，含 14 个任务如无支撑的坐和站、站立时从地板上举物并且转动 360° 等[33]，对于 TBI 儿童功能范围测试可信度高并且内容翔实[53,89]。对于 ABI 儿童，起立 – 行走计时测试（TUG）[125]内容丰富且重测信度高（关于儿童的 FRT 和 TUG，详见第 2 章）。BOTMP 是与静态和动态平衡有关的评估测试，它主要关注儿童的预期姿势控制评估[27]。

步态

运动评估中的步行项目可以作为评估步态功能的衡量标准（关于步态测试和措施详见第 2 章）。对于那些在行走项目上取得最高分的孩子，通常评估中也包括对其他步态参数，如步行速度、距离及时间范围和空间状态的评估。已观察到 TBI 儿童行走时有支撑面宽、双支撑期长、步长不稳定等情况[54]。电子走道（the electronic walkway）可以提供可靠和有效的（如同步评估和三维运动分析系统）方法来评估在功能性步态中达到上限效应的儿童的步态改善情况[122]。计时步行测试和走 – 跑往返测试有常模可供参考，具有良好的重测信度；该测试是专为 TBI 患者而设计的[121]。

心肺功能状况与体能

自主神经不稳定在 ABI 患者中很常见，经常出现交感神经兴奋的症状（包括心动过速、心律失常和心率变异性降低）。这些常见症状随着神经功能的恢复而减轻[58]。ABI 后呼吸系统并发症直接与创伤有关，包括气胸、血胸和连枷胸，以及与溺水事件直接相关的症状。许多肺部并发症可能至少部分或全部与后续的神经功能障碍有关，包括呼吸衰竭、吸入性肺炎、神经源性肺水肿和气管 – 支气管并发症[124]。在系统筛查期间应通过测量静息心率、呼吸频率、血压和血氧饱和度来评估心肺功能状态；然后在活动期间和之后重新评估。这一点在伴有意识障碍儿童中进行初始治疗或长时间卧床休息后尤为重要，可作为评估肌肉拉伸、疼痛或体位变化后的异常反应。一旦儿童可以步行，其耐力受限和困难则会变得明显。有研究注意到与正常健康同龄成人的能力相比，中度至重度脑损伤患者运动能力与心肺功能峰值明显低于对照组[86]。心率监测作为运动强度的指标在耐力训练中很重要；此外，感知运动速率量表，如 OMNI Walk / Run 也可以用来评估。Rossi 和 Sullivan 描述了一个适合 8~17 岁 TBI 儿童和青少年的健身系列组合[32]。此组合项目评估包括灵活性、力量、心肺耐力、敏捷性、平衡、速度和协调性[106]。

参与水平测试和措施

儿童能力评估量表（Pediatric Evaluation of Disability Inventory，PEDI）[38] 和儿童功能独立测量 WeeFIM[117]（见第 2 章）是对身体状态和功能技能的变化如运动和自我照护等标准化的参考指标。PEDI 常模对照的标准分和比例分，可用于比较儿童随着时间推移的表现。PEDI 侧重于特定任务的功能并对照护者的协助和调整进行评测。对 ABI 儿童全面发育和特定项目的敏感性高[115]。在 PEDI 0~100 分的范围内，11 分被认为是有临床意义的最小分数[43]。WeeFIM 专为 6 月龄 ~7 岁的儿童设计；FIM 可用于 7 岁以上的儿童[177]。

儿童和父母可以与医疗保健专业人士通过使用个性化的测量结果，合作设定明确反映儿童及其父母的意见、偏好和关注点的功能目标[26]。加拿大作业表现量表（COPM）是一个个性化的儿童和家庭测量工具，用于衡量对儿童而言有意义的目标变化。COPM 是围绕自我保健、娱乐和生产力领域的访谈工具。儿童和家庭先确定治疗难度，优先考虑这些困难领域，然后对儿童的表现进行评分，同时确定并满足儿童这些重要领域的发展。目标达成量表（GAS）是一项标准对照性量表。GAS 允许儿童及其父母与他们的治疗师一起设定明确的功能目标。这是一个在干预期之前建构的 5 分制目标，0 分代表预期达到的水平。如果患者达到的水平超过预期，根据达到的程度，得分为 1 或 2。如果患者的进度低于预期，得分为 –1 或 –2。

两项关于儿童参与娱乐和休闲活动的自我报告措施是儿童参与及娱乐量表（Children’s Assessment of Participation and Enjoyment，CAPE）及其配套儿童活动偏好评估量表（Preferences for Activities of Children，PAC）。CAPE 包含 5 个方面 55 项衡量标准：多样性、强度、与谁、在哪里以及娱乐，并提供 3 个级别的评分：①总体参与度得分；②反映正式和非正式的活动参与度的领域得分；③反映 5 种类型活动的参与度得分：娱乐活动、体力活动、社交、基础技能和自我改善活动。PAC 是对儿童活动偏好的平行测量，可以在同样的 3 个级别上进行评分[5,59]。

结果和干预策略

物理治疗师根据检查期间收集的数据，以及与儿童、家人和其他团队成员沟通合作，整合所需的信息，然后制订最适合特定儿童的干预策略。治疗师需要考虑所有存在的损伤情况：脑损伤持续时间、恢复的速度、之前的干预、儿童年龄、意识和认知状态。关于整个过程的详细描述需展示真实案例的情形，与整体治疗目标和治疗策略相关的一般概念被总结在 RLCF 的框架等级里（表 22.4）。接下来提供儿童各级认知功能所需主要干预信息。

干预

物理治疗师采用许多治疗策略解决运动控制问题。传统方法通常用于促进运动和姿势控制，如神经

表 22.4 有关 RLCF 水平的干预策略

Rancho 成人水平	Rancho 儿童水平	一般描述	一般治疗目标和策略
Ⅰ ~ Ⅲ	Ⅴ ~ Ⅲ	早期无反应	预防肌肉骨骼并发症；感官刺激；家庭教育
Ⅳ ~ Ⅴ	Ⅱ	焦虑，困惑	通过运动提高孩子活动的动力；家庭教育
Ⅵ ~ Ⅷ	Ⅰ	高水平反应	逐步练习挑战性任务；减少环境限制；增加物理训练

发育疗法（NDT）、本体神经肌肉促进疗法（PNF）和 Brunnstrom 方法——源于本体感觉刺激的概念，通过传入感觉刺激用于改变异常肌张力和促进运动模式向可预测的正常方向发展，以促进脑损伤恢复。其他治疗目标为诸如损伤区域肌肉力量的恢复。更现代的任务特定训练是基于这样一种假设，即当练习期间的表现与保留和技能转移期间的表现相一致时，最有效的运动再教育和学习形式就会出现（见第 4 章）。然而，临床试验中专门针对 ABI 患儿治疗效果的资料很贫乏。从治疗脑性瘫痪儿童和脑卒中后成人得来的证据可能为未来设计 ABI 儿童干预试验措施提供依据，以期有效改善患者功能。系统回顾显示脑卒中后患者可从以目标为导向的物理治疗干预措施中获得更大益处，而不是以减少损伤为重点作为干预目标，几乎没有证据支持使用传统方法可使结果得到改善 [90,114]。然而，传统方法仍继续影响当今的治疗。近端控制、中线定位、独立的关节运动和选择性控制是恢复的标志，利用发育姿势来加强功能性任务的结果都是治疗过程的组成部分。

对早期反应阶段无应答

RLCF 评估中患有严重认知功能障碍的 ABI 儿童，成人Ⅰ～Ⅲ级和儿科Ⅴ～Ⅲ级无法遵循命令者，都可能对早期反应无应答。物理治疗干预的主要焦点是预防与长期固定有关的并发症，同时营造有利于恢复的环境。干预过程和患者相关指导包括以下这些：

- 预防肌肉骨骼并发症
- 多感官刺激
- 家庭教育

预防肌肉骨骼并发症

实现这一目标的主要治疗策略包括在床上体位、被动运动、夹板或系列石膏、辅助性坐和站。

体位

体位管理包括预防挛缩并尽可能减轻不对称性。应尽可能避免仰卧位，因为这个位置会引出肌张力异常姿势或导致过度反射活动。孩子一般处于侧卧或半卧位姿势，置一个枕头在孩子略微弯曲的双腿之间可以防止髋内收，将上肢放在枕头上以伸展肩部和肘部。注意保持皮肤完整性，尤其在骨性隆起部位，这很重要。标准做法是将头部抬高到心脏水平以上以促进静脉血回流而不损害脑血管灌注压和心排血量，这是降低颅内压措施的一部分 [88]。

被动关节活动范围训练

目前还不清楚被动 ROM 训练对预防挛缩的发展有何影响，但每天牵伸肌肉至少 30 分钟可以使肌肉避免出现短缩的风险 [3,126]。此外，被动 ROM 训练可能对软组织有害；动作过于剧烈或范围过大可能造成肌肉微撕裂，导致的出血进入肌肉后有发展成 PNBF 的风险 [79,84]。对于瘫痪或无力的肌肉，极限范围活动可能会过度扩张关节周围结缔组织，如果动作太快可能会增加肌肉痉挛状态 [2]。因此被动 ROM 训练只有在没有已知其他方法可以活动患者关节的情况下才能进行。这些训练需要做得很慢，非常小心地避免过度拉伸关节。在运动时，治疗师（或父母）应该口头向孩子描述正在做什么。其他选择是运用持续被动运动仪（continuous passive motion，CPM）来实现关节在整个运动弧线内被动地移动，并协助获得和增加 ROM。使用 CPM 时，应仔细确定活动范围和弧度并定期重新评估。

关节周围新骨形成的治疗

预防应该从关节活动早期开始，物理治疗的作用尚有争议。有人认为积极的 ROM 训练可能会增加骨骼形成 [62]。非甾体抗炎药（NSAID）已经证明在预防异位骨化（heterotopic ossification，HO）方面有良好的效果。双膦酸盐在预防中的作用是抑制有机类骨质的钙化，停止使用后对预防 HO 仍可能具有长期影响。然而，必须记住 TBI 后经常会伴有其他肌肉骨骼损伤，因此使用抑制新骨的药物会影响骨折愈合 [112]。

放射治疗（radiation therapy，RT）是用于管理 HO 患者的一种治疗方法，并且被认为其通过阻止间充质干细胞分化为 HO 成骨细胞起作用。HO 的手术管理目标为改善活动能力，减少缺乏运动引起的并发症，如压疮、顽固性疼痛和侵犯重要神经血管结构的并发症。此外，手术可改善患者活动能力以便看护人员易于护理 [45,112]。

系列石膏或体位夹板

已经发现系列石膏和夹板可以短期内预防和纠正肌肉短缩 [85]，对脑损伤的成人的肘关节和踝关节 ROM 的保持也有作用 [66]，但很少有研究报道其能改善痉挛 [20,40]。因此，夹板用于治疗早期，以预防为主，系列石膏只在有明显挛缩倾向时使用。对双关节肌肉，使用系列石膏比较容易实现肌肉起止点的全范围固定（即先固定一个关节，另一个关节屈曲然后利用石膏来延长）。石膏应塑模完好并定期更换，更换石膏时可以评估皮肤状况并进一步随着变化逐渐增加角度。微小的角度增加都是有用的，可以通过重复应用系列石膏以纠正肌肉短缩引起的关节挛缩[70,71]。

虽然石膏和夹板经常被使用，但没有固定程序规定夹板或石膏需要应用多长时间[28,68,69,78]。此外，现有文献报道，将夹板与其他治疗合用对 CP 儿童治疗效果更好，如目标导向训练、双手训练、限制诱导性运动疗法或 A 型肉毒毒素注射疗法等[30,64]。

被动坐和站立

一旦儿童生命体征特别是血压和脉率稳定后，就需实施通过外部辅助进行定期的坐、站训练。在倾斜台上站立可以使骨骼和软骨持重[24]、拉伸软组织，同时刺激内脏功能如排便和排空膀胱、促进肺部扩张，从而改善通气[17]。站立训练，需要监测血压变化，血压有波动时，需要缓慢增加直立的角度。被动站立应该成为其日常生活的一部分，至少每次 45~60 分钟，每周 5 次，直到儿童获得独站能力[95,116]。

多感官刺激

治疗师通常会直接刺激 5 种感官以评估儿童的反应，并随回应的复杂性增加而强化刺激。 延长感觉刺激计划的疗效尚有争议。Cochrane 在关于对 TBI 个体处于昏迷或植物状态感官刺激的回顾性文献中指出，认知 – 身体康复在这个特定领域还在个案研究水平，尚无强有力的证据证明其能有效提高意识水平[76]。

家庭教育

鼓励家庭成员参与干预过程，并尽可能多地沟通和协助实施治疗。在早期阶段，儿童的所有功能性的移动和自理活动都不能独立进行。因此，应该指导家长安全有效地实施所有照护活动（即穿衣、梳洗、洗澡和喂食），以及进行床上活动以及床和轮椅之间的转移活动等。指导照护者进行如预防挛缩和保持皮肤最佳完整状态的干预措施。

植物状态和最小意识状态

RLCF 成人Ⅰ级、儿童Ⅴ级的植物状态，为有睡眠 – 觉醒周期、有睁眼和眼球运动，可以出现躁动不安，但是对外界没有足够的响应，回应仅限于原始姿势和肢体的反射运动。最小意识状态为有睡眠 – 觉醒周期、有痛感，但自我意识非常有限。植物状态与最小意识状态是大脑神经通路的原发性受损，而不是昏迷的延伸。昏迷是一种过渡状态，特征在于没有睡眠 – 觉醒周期，无法听从命令、没有表达及睁眼运动[97]。植物状态和最小意识状态可能被昏迷掩盖，从而阻碍了诊断。

植物状态与最小意识状态的患者通常会有痉挛和肌肉挛缩。对于此类儿童群体来说，维护 ROM 对卫生和护理非常重要。药物干预和神经外科手术后必须接受物理治疗才能减少肌肉痉挛和改善 ROM。如前所述，干预中保持被动 ROM 训练在一些成人 TBI 研究中被发现有效[128]。A 型肉毒毒素注射结合系列石膏、夹板和强化的物理治疗可提高 Ashworth 量表中的 ROM 评分。

躁动 / 困惑阶段

处于 RLCF 成人Ⅳ和Ⅴ级、儿童Ⅱ级功能水平的儿童，能听从简单的命令，但判断和解决问题的能力受损，因此有必要持续监管以防止受伤。 治疗师的目标是鼓励成功练习合适的任务。主要的干预过程和达到以患者为中心治疗目标的指导策略包括：

- 指导性活动
- 提升儿童的活动动机
- 家庭教育

指导性活动和增加儿童动机可通过以下干预实现：

- 简单的任务练习
- 调整任务以确保成功
- 构建结构化环境
- 进行多次短期间隔治疗

简单的任务练习

功能活动可通过使用程序记忆和在适当的时间、个人和地点中反复练习任务而获得。在这个阶段，儿童经常出现错误和表现多变的情况。练习和反馈是两个重要的可以影响运动表现和学习的训练变量。儿童主要依赖于视觉和语言提示线索组织他们的运动。在这个早期的学习阶段，治疗师是增强视觉或触觉反馈信息的重要来源，可提供关于结果和对错的信息。有些 TBI 儿童如果没有大量的提示，就不能行动。需要高度结构化、一致性和强化的环境来确保儿童积极参与训练。儿童需要适当的时间来完成每项任务并提高表现。当错误减少时，其他形式的反馈如运动觉可以用来发现和纠正错误。

调整任务以确保成功

通常，物理治疗师需要创造性地保持儿童的注意力并增加其活动的动机。治疗师确保治疗活动与儿童的需要相关并激励其参与（图 22.4 和图 22.5）。恢复阶段指令太多或难而复杂的动作要求可能会导致儿童沮丧和烦乱。

构建结构化环境

一个安静的结构化刺激环境可以增强儿童在短时间内听从指令的能力。治疗师应该观察儿童在不同环境和不同人群中的行为，并应确定影响其积极和消极行为的环境变量。消极因素应该被淘汰，取而代之的是那些可强化期望行为的积极因素。这个程序是动态的，治疗师需要重新评估修整后环境对进展的影响，并调整干预策略以促进功能改善。

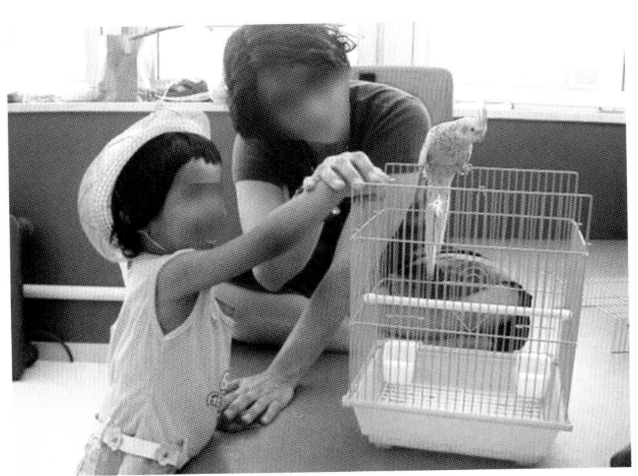

图 22.4　动物辅助训练

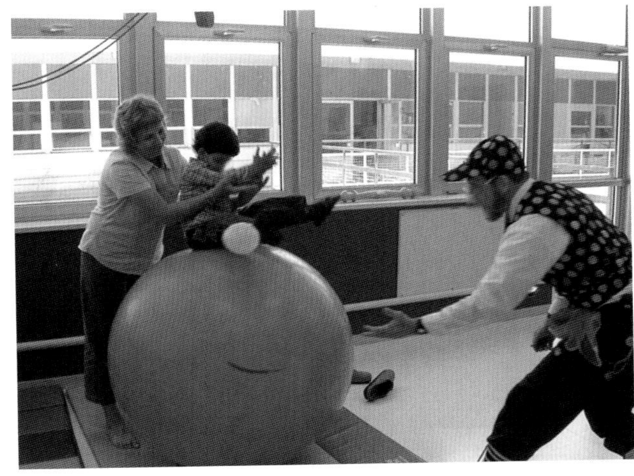

图 22.5　“小丑医生”辅助训练

进行多次短期间隔治疗

在这个阶段，儿童在治疗期间的耐受性和注意力范围很短。优选的多次短期治疗可最大化利用儿童的警觉性和注意力来达到治疗要求。

家庭教育

在这个阶段，照护者通常会全天与儿童一起。儿童的判断力受损且注意力短暂，因此需要密切监管。使用持续的日常活动和常规治疗时间表是很有效的策略。与护理人员合作将干预策略融于日常生活中并实施非常重要。期望值是经过这一阶段的重复性任务训练，可以逐步改善儿童的运动表现，并重新获得任务训练所需独立的运动技能。人们经常注意到在康复期间儿童有时会感到无聊甚至沮丧，在这种情形下，创新，如选择适合儿童条件的外出活动，可能是一个很好的解决方案。带领年幼儿童去公园并在操场上从事与干预相关的活动，既可以达到治疗目标又让儿童尽情享受了运动的快乐，而且观察儿童在自然环境中的行为还可能引导治疗师形成额外的治疗目标。此外，父母也可能会在儿童自由玩耍活动中发现实现治疗目标的线索。

更高层次的响应阶段

在这个水平上（RLCF 儿科 Ⅰ 级或成人 Ⅵ～Ⅷ级），随着短期记忆改善，儿童的行为会更适应和集中，与他人和环境的互动增加，意识会比前一阶段困惑更少。然而，他们的洞察力、抽象推理和解决问题的能力仍然有限。虽然这个水平的儿童相对独立，但治疗仍需集中于日常复杂生活中的活动和所需的任务和技能，以达到促进其融入社会的目的。其中重点是帮助儿童获得达到自我照护、社交和教育目标所需的技能。如果需要，可以实施增加肌肉力量和耐力的活动。实现治疗目标的主要干预策略程序包括如下：

- 逐步增加有挑战性的活动
- 减少环境限制
- 增强体质

逐步增加有挑战性的活动

治疗师应该积极为孩子提供机会参与并实践有意义和激励的活动（图 22.6 和图 22.7）。治疗师还应在多样化的环境中通过有效的方式实施功能性的、关联性的和多样化的技能训练。然而，常见的情况是，儿童在所练习任务中会表现出功能改善，却不能将此技能转移至其他任务情境中[87]。

儿童学习新任务需要无数次的重复以获得技能，接下来儿童会以同样的技能完成同样性质的任务，以后再在不同情形中完成相同性质的任务，这样会为儿童获得技能提供其他线索[81,87]。

最近推出的治疗包括限制诱导性运动疗法和利用跑步机进行持重或减重的训练（图 22.8）。这些治疗策略基于神经可塑性和神经恢复的基础研究结果。类似的干预治疗的可行性已经在脑损伤成人和 CP 儿童中进行了评估。证据显示 CP 患儿在跑步机上持重训练的功效一般较弱[25]，且尚未发现这种用于 ABI 成人的步态疗法功能参数优于常规方法[16]。相关证据表明患有偏瘫的 CP 儿童可能受益于限制诱导性运动疗法以改善其手功能[113,127]。对于重症 ABI 儿童，考虑到所需的练习强度和限制可能会随着时间推移而产生挫败感，他们参与限制诱导性运动疗法可能会出现困难。多重 ABI 儿童的个案研究指出，只有在整个团队包括父母完全坚持团体协作治疗的情况下，才可能实施限制诱导性运动疗法[48]。

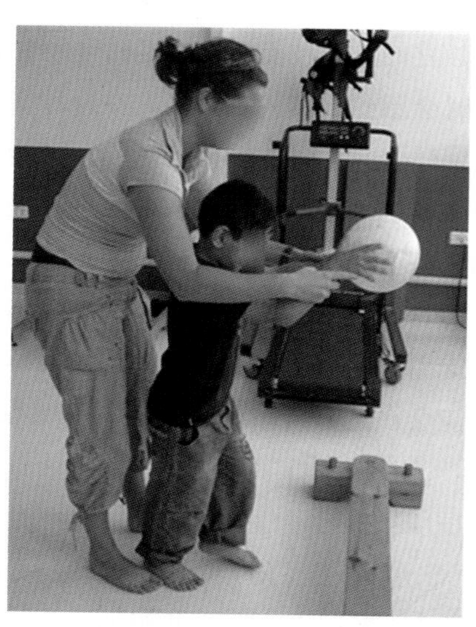

图 22.6 投球训练图

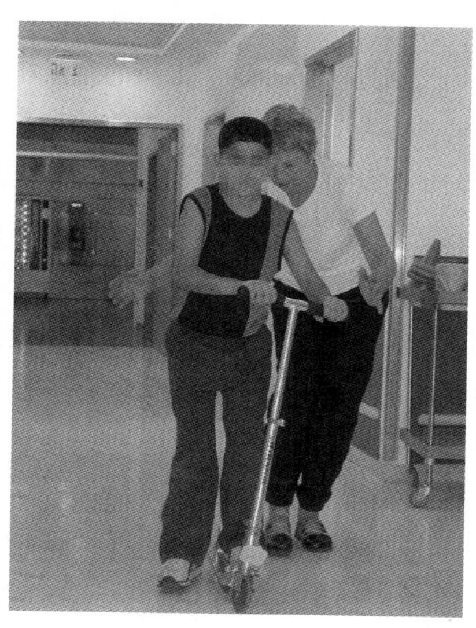

22.7 滑板骑行

减少环境限制

治疗师可能会根据功能活动的难度来修改任务或调整环境。例如，步行可以先在室内进行，然后再逐步向室外和不同的地面转移。

增强体质

肌力减弱是 ABI 患儿常见的问题[29]。青少年可能需要根据自身需求重复性地和持续性地参加一项标准的肌肉强化训练计划，或者他们有意愿和同龄人一起参加健身活动（图 22.9 和图 22.10）。对于年龄较小的儿童，治疗师必须选择适当活动来加强发育中的肌肉力量（如与爬楼梯相结合的游戏活动）。心肺功能减退可能由运动能力减弱、长时间卧床休息缺乏活动或自主神经系统的病变而引起。与健康对照组相比，TBI 儿童中静息时的平均心率更高而心率变化性更低[52]。只有一些研究调查了 ABI 儿童因心血管系统疾病带来的挑战，使临床医生难以制订出基于证据

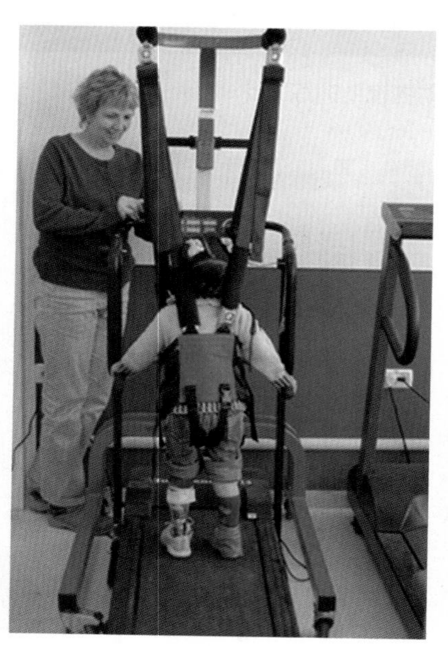

图 22.8 减重步行训练

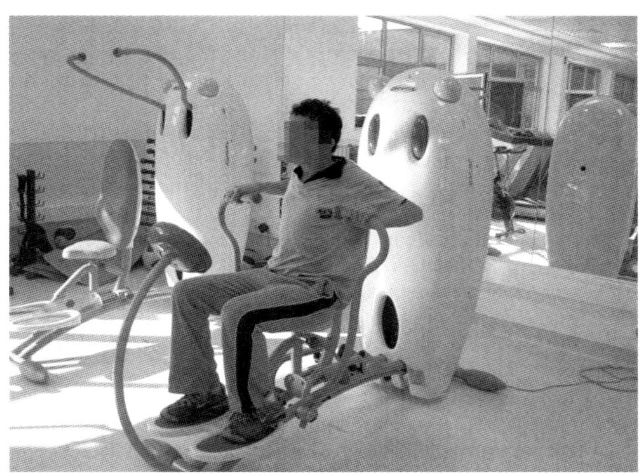

图 22.9　上肢力量强化训练

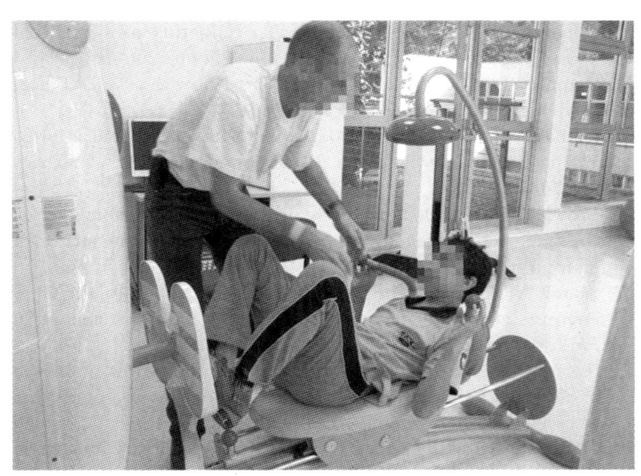

图 22.10　下肢力量强化训练

的适用于儿童的增加体能的计划。已有证据显示中度至重度脑损伤成人患者在亚急性期后对有氧训练的反应性和耐受性已经得到证实 [10,44]。证据表明这是一个安全、易于接受和可行的干预（图 22.11）。由于研究对象为儿童的数据不充分，治疗师在强化耐力治疗期间必须监测和使用可接受的生理参数 [94]。

返家

一旦儿童从康复场所出院，应在必要时继续进行门诊服务以实现在家、学校和社区的独立。认知功能中决策、判断和解决问题的能力通常不能完全恢复，活动中要求这些技能需要密切监护才能确保安全。

在这个时候，父母、兄弟姐妹和患儿本人都试图适应新的家庭体系。家庭生活的许多方面，从情绪到财务，都可能会因患者的损伤和结果受到直接影响，

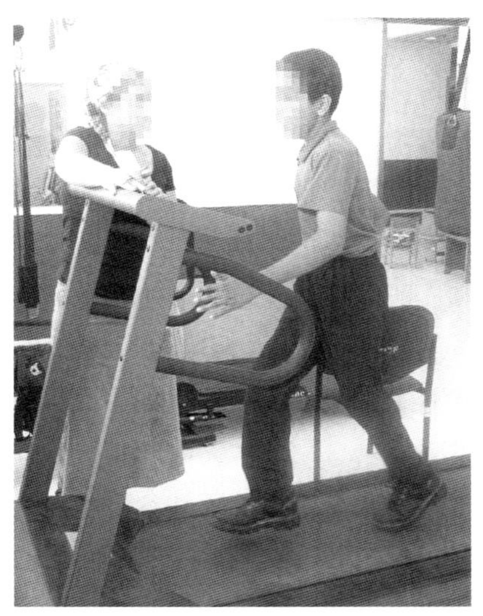

图 22.11　有氧训练

兄弟姐妹间也经常受这些不利因素影响。大约一半的家庭报告说兄弟姐妹表现出行为问题，如回避他们受伤的兄弟姐妹，恐惧感增加等。此外，存在过度参与引发的家庭纠纷 [82]。大约 1/3 的家庭报告因儿童受伤经济状况恶化 [93]。家长需要帮助和指导来重建家庭结构，需要时间来加强儿童和其兄弟姐妹间关系的持续发展，同时处理好他们自己的生活。

可以向家庭推荐以家庭为基础的门诊协同训练方案。因为康复过程需要持续整个童年时期，而教育系统提供的干预不足以解决医疗问题，同时也可能与教育需求相违背。研究发现以家庭为基础的计划对 ABI 儿童有效 [50,51]，也包括减少往返治疗的时间。在成人 TBI 中，发现以家庭为基础的训练计划对心肺健康有改善 [39]。此外，教育儿童将训练作为他们日常生活的一部分，可长期预防继发性损伤如体重增加、挛缩和疼痛等 [104]。

很少有研究考察过其他主要涉及下肢功能活动（支撑、平衡和力量）重复持重性训练对功能恢复的影响 [75]。例如，坐－站训练和上台阶训练是儿童日常生活中需要多次进行的功能性活动。这需要提升肌肉力量来支撑身体重量，同时需要从大支撑面到相对较小支撑面进行重心转移的能力，从而挑战肌肉和平衡系统。因此，这些练习潜在地锻炼了运动表现的各个方面，如平衡、力量和耐力等。人们发现，对于严重 ABI 儿童而言，在家短期进行诸如坐－站和上台阶的活动也会增加平衡 [50] 和步行能力 [51]，甚至在训

练后这些功能仍然保持。

因为坚持训练对治疗成功至关重要，所以将训练流程简单化以增加儿童依从性被认为也有效。例如，每周给孩子和家长拨打一次电话以鼓励他们继续坚持训练计划，同时为每个儿童和家庭提供关于该计划的详细解释和实践的书面信息。如何执行每个任务，以及要求儿童用日记记录每天所执行的任务。所有这些策略都可能将训练的坚持性和依从性提高 50% 以上[31,50]。

对于学龄期儿童，应鼓励其参与体育活动和娱乐活 动，这些都有可能提高自尊，从而增加同伴的接受度。建议为有特殊需要的儿童在很多领域开展具有挑战性实用性运动，如骑自行车、骑马等。

辅助设备

不能步行的儿童需要适当的辅助工具，并且正确使用这些设备是治疗干预的重要方面之一。在选择合适的设备过程中需要考虑可用性、成本、资金、便携性、稳定性、易调整性、易修改性、材料质量和美观性。由于儿童功能有不断发展变化和成长的特性，因此必须比成人更频繁地重新评估其所使用的设备。

在环境中探索对学龄前儿童来说至关重要。 对无法步行的儿童而言，诸如三轮车这样的设备是比轮椅更有趣的替代品。许多适用设备可通过商业渠道获得。选择设备时，应考虑儿童功能所需的环境和照护者的需求。此外，要考虑的因素是家庭的生活方式和主要活动内容。青少年非常关注其外貌和同伴的社会接受度，所以选装备及仪器设备时应该尽量满足其美观需求。

（陈晓燕 译，连理枝 审）

参考文献

1. Aaron DH, Jansen CW: Development of the Functional Dexterity Test (FDT): construction, validity, reliability, and normative data, *J Hand Ther* 16:12, 2003.
2. Ada L, et al.: Care of the unconscious head-injury patient. In Ada L, Canning C, editors: *Key issues in neurological physiotherapy*, Oxford, 1990, Butterworth Heinemann, pp 249–286.
3. Ada L, et al.: Thirty minutes of positioning reduces the development of shoulder external rotation contracture after stroke: a randomized controlled trial, *Arch Phys Med Rehabil* 86:230–234, 2005.
4. Adamo MA, et al.: Decompressive craniectomy and postoperative complication management in infants and toddlers with severe traumatic brain injuries, *J Neurosurg Pediatr* 3:334–339, 2009.
5. Anaby D, et al.: Predictors of change in participation rates following acquired brain injury: results of a longitudinal study, *Dev Med Child Neurol* 54:339–346, 2012.
6. Asikainen I, et al.: Predicting late outcome for patients with traumatic brain injury referred to a rehabilitation programme: a study of 508 Finnish patients 5 years or more after injury, *Brain Inj* 12:95–107, 1998.
7. Baridd J, et al.: Static neuro-imaging in the evaluation of TBI. In Zasler N, et al., editors: *Brain injury medicine*, New York, 2007, Demos Medical Publishing.
8. Bastian AJ: Mechanisms of ataxia, *Phys Ther* 77:672–675, 1997.
9. Bayley N: *Bayley Scales of Infant Development II*, San Antonio, 1993, Psychological Corporation.
10. Bhambhani Y, et al.: Effects of circuit training on body composition and peak cardiorespiratory responses in patients with moderate to severe traumatic brain injury, *Arch Phys Med Rehabil* 86:268–276, 2005.
11. Bloomfield SA: Changes in musculoskeletal structure and function with prolonged bed rest, *Med Sci Sports Exerc* 29:197–206, 1997.
12. Blumenthal I: Shaken baby syndrome, *Postgrad Med J* 78:732–735, 2002.
13. Bohannon RW, Smith MB: Interrater reliability of a modified Ashworth scale of muscle spasticity, *Phys Ther* 67:206–207, 1987.
14. Bouma GJ, Muizelaar JP: Cerebral blood flow in severe clinical head injury, *New Horiz* 3:384–394, 1995.
15. Brehaut JC, et al.: Childhood behavior disorders and injuries among children and youth: a population-based study, *Pediatrics* 111:262–269, 2003.
16. Brown TH, et al.: Body weight-supported treadmill training versus conventional gait training for people with chronic traumatic brain injury, *J Head Trauma Rehabil* 20:402–415, 2005.
17. Chang AT, et al.: Standing with the assistance of a tilt table improves minute ventilation in chronic critically ill patients, *Arch Phys Med Rehabil* 85:1972–1976, 2004.
18. Casano-Sancho P, et al.: Pituitary dysfunction after traumatic brain injury in children: is there a need for ongoing endocrine assessment? *Clin Endocrinol (Oxf)* 79:853–858, 2013.
19. Centers for Disease Control, National Center for Injury Prevention and Control: WISQARS. Retrieved from: http://www.cdc.gov/ncipc/wisqars, 2002.
20. Childers MK, et al.: Inhibitory casting decreases a vibratory inhibition index of the H-reflex in the spastic upper limb, *Arch Phys Med Rehabil* 80:714–716, 1999.
21. Christensen DW, et al.: Outcome and acute care hospital costs after warm water near drowning in children, *Pediatrics* 99:715–721, 1997.
22. Citta-Pietrolungo TJ, et al.: Early detection of heterotopic ossification in young patients with traumatic brain injury, *Arch Phys Med Rehabil* 73:258–262, 1992.
23. Clopton N, et al.: Interrater and intrarater reliability of the Modified Ashworth Scale in children with hypertonia, *Pediatr Phys Ther* 17: 268–274, 2005.
24. Damcott M, et al.: Effects of passive versus dynamic loading interventions on bone health in children who are nonambulatory, *Pediatr Phys Ther* 25:248–255, 2013.
25. Damiano DL, DeJong SL: A systematic review of the effectiveness of treadmill training and body weight support in pediatric rehabilitation, *J Neurol Phys Ther* 33:27–44, 2009.
26. de Kloet AJ, et al.: Gaming supports youth with acquired brain injury? A pilot study, *Brain Inj* 26:1021–1029, 2012.
27. Deitz JC, et al.: Review of the Bruininks-Oseretsky Test of Motor Proficiency, Second Edition (BOT-2), *Phys Occup Ther Pediatr* 27:87–102, 2007.
28. Elliott CM, et al.: Lycra arm splints in conjunction with goal-directed training can improve movement in children with cerebral palsy, *NeuroRehabilitation* 1:47–54, 2011.
29. Foran JR, et al.: Structural and mechanical alterations in spastic skeletal muscle, *Dev Med Child Neurol* 47:713–717, 2005. review.
30. Reference deleted in proofs.

31. Fragala-Pinkham MA, et al.: A fitness program for children with disabilities, *Phys Ther* 85:1182–1200, 2005.
32. Reference deleted in proofs.
33. Franjoine MR, et al.: Pediatric Balance Scale: a modified version of the Berg Balance Scale for the school-age child with mild to moderate motor impairment, *Pediatr Phys Ther* 15:114–128, 2003.
34. Gölge M, et al.: Recovery of the precision grip in children after traumatic brain injury, *Arch Phys Med Rehabil* 85:1435–1444, 2004.
35. Greenwald BD, et al.: Congenital and acquired brain injury. I. Brain injury: epidemiology and pathophysiology, *Arch Phys Med Rehabil* 84:S3–S7, 2003.
36. Gurney JG, et al.: Brain and other central nervous system tumors: rates, trends, and epidemiology, *Curr Opin Oncol* 13:160–166, 2001.
37. Gurney JG, et al.: *CNS and miscellaneous intracranial and intraspinal neoplasms. SEER pediatric monograph*, Washington, DC, 1999, National Cancer Institute.
38. Reference deleted in proofs.
39. Hassett LM, et al.: Efficacy of a fitness centre-based exercise programme compared with a home-based exercise programme in traumatic brain injury: a randomized controlled trial, *J Rehabil Med* 41:247–255, 2009.
40. Hill J: The effects of casting on upper extremity motor disorders after brain injury, *Am J Occup Ther* 48:219–224, 1994.
41. Hurvitz EA, et al.: Risk factors for heterotopic ossification in children and adolescents with severe traumatic brain injury, *Arch Phys Med Rehabil* 73:459–462, 1992.
42. Ibsen LM, Koch I: Submersion and asphyxial injury, *Crit Care Med* 30:402–408, 2002.
43. Reference deleted in proofs.
44. Jackson D, et al.: Can brain-injured patients participate in an aerobic exercise programme during early inpatient rehabilitation? *Clin Rehabil* 15:535–544, 2001.
45. Jang SH, et al.: Radiation therapy for heterotopic ossification in a patient with traumatic brain injury, *Yonsei Med J* 41:536–539, 2000.
46. Jebsen RH, et al.: An objective and standardized test of hand function, *Arch Phys Med Rehabil* 50:311–319, 1969.
47. Jennett B, Plum F: Persistent vegetative state after brain damage: a syndrome in search of a name, *Lancet* 1:734–737, 1972.
48. Karman N, et al.: Constraint-induced movement therapy for hemiplegic children with acquired brain injuries, *J Head Trauma Rehabil* 18: 259–267, 2003.
49. Katz DI, Alexander MP: Traumatic brain injury: predicting course of recovery and outcome for patients admitted to rehabilitation, *Arch Neurol* 51:661–670, 1994.
50. Katz-Leurer M, et al.: Effects of home-based treatment in acquired brain injury children using a task-oriented exercise program, *Physiotherapy* 94:71–77, 2008.
51. Katz-Leurer M, et al.: The effects of a "home-based" task-oriented exercise programme on motor and balance performance in children with spastic cerebral palsy and severe traumatic brain injury, *Clin Rehabil* 23:714–724, 2009.
52. Katz-Leurer M, et al.: Heart rate and heart rate variability at rest and during exercise in boys who suffered a severe traumatic brain injury and typically-developed controls, *Brain Inj* 24:110–114, 2010.
53. Katz-Leurer M, et al.: Functional balance tests for children with traumatic brain injury: within-session reliability, *Pediatr Phys Ther* 20:254–258, 2008.
54. Katz-Leurer M, et al.: Relationship between balance abilities and gait characteristics in children with post-traumatic brain injury, *Brain Inj* 22:153–159, 2008.
55. Katz-Leurer M, et al.: Hand-held dynamometry in children with traumatic brain injury: within-session reliability, *Pediatr Phys Ther* 20:259–263, 2008.
56. Keenan HT, Bratton SL: Epidemiology and outcomes of pediatric traumatic brain injury, *Dev Neurosci* 28:256–263, 2006.
57. Kemp AM, et al.: What neuroimaging should be performed in children in whom inflicted brain injury (iBI) is suspected? A systematic review, *Clin Radiol* 64:473–483, 2009.
58. Keren O, et al.: Heart rate variability (HRV) of patients with traumatic brain injury (TBI) during the post-insult sub-acute period, *Brain Inj* 19:605–611, 2005.
59. King G, et al.: *Children's Assessment of Participation and Enjoyment (CAPE) and Preferences for Activities of Children (PAC)*, San Antonio, TX, 2004, Harcourt Assessment.
60. Kochanek PM: Pediatric traumatic brain injury: quo vadis? *Dev Neurosci* 28:244–255, 2006.
61. Kraus JF: Epidemiological features of brain injury in children: occurrence, children at risk, causes and manner of injury, severity, and outcomes. In Broman SH, Michel ME, editors: *Traumatic head injury in children*, New York, 1995, Oxford University Press, pp 22–39.
62. Kreisman NR, et al.: Regional differences in hypoxic depolarization and swelling in hippocampal slices, *J Neurophysiol* 83:1031–1038, 2000.
63. Kuhtz-Buschbeck JP, et al.: Sensorimotor recovery in children after traumatic brain injury: analyses of gait, gross motor, and fine motor skills, *Dev Med Child Neurol* 45:821–828, 2003.
64. Lai JM, et al.: Dynamic splinting after treatment with botulinum toxin type-A: a randomized controlled pilot study, *Adv Ther* 26:241–248, 2009.
65. Langlois JA, et al.: The incidence of traumatic brain injury among children in the United States: differences by race, *J Head Trauma Rehabil* 20:229–238, 2005.
66. Lannin NA, et al.: Effects of splinting on wrist contracture after stroke: a randomized controlled trial, *Stroke* 38:111–116, 2007.
67. Laws ER, Thapar K: Brain tumors, *CA Cancer J Clin* 43:263–271, 1993.
68. Law M, et al.: Neurodevelopmental therapy and upper extremity inhibitive casting for children with cerebral palsy, *Dev Med Child Neurol* 33:379–387, 1991.
69. Law M, et al.: A comparison of intensive neurodevelopmental therapy plus casting and a regular occupational therapy program for children with cerebral palsy, *Dev Med Child Neurol* 10:664–670, 1997.
70. Leong B: Critical review of passive muscle stretch: implications for the treatment of children in vegetative and minimally conscious states, *Brain Inj* 16:169–183, 2002.
71. Leong B: The vegetative and minimally conscious states in children: spasticity, muscle contracture and issues for physiotherapy treatment, *Brain Inj* 16:217–230, 2002.
72. Lettinga AT: Diversity in neurological physiotherapy: a content analysis of the Brunnstrom/Bobath controversy, *Adv Physiol* 4:23–36, 2002.
73. Levin M, et al.: What do motor "recovery" and "compensation" mean in patients following stroke? *Neurorehabil Neural Repair* 23:313–319, 2009.
74. Lew H, et al.: Electrophysiologic assessment technique: evoked potentials and electroencephalography. In Zasler M, et al., editors: *Brain injury medicine*, New York, 2007, Demos Medical Publishing, pp 150–157.
75. Liao HF, et al.: Effectiveness of loaded sit-to-stand resistance exercise for children with mild spastic diplegia: a randomized clinical trial, *Arch Phys Med Rehabil* 88:25–31, 2007.
76. Lombardi F, et al.: Sensory stimulation for brain injured individuals in coma or vegetative state, *Cochrane Database Syst Rev*, 2002. CD001427.
77. Lunsford BR, Perry J: The standing heel-rise test for ankle plantar flexion: criterion for normal, *Phys Ther* 75:694–698, 1995.
78. McNee AE, et al.: The effect of serial casting on gait in children with cerebral palsy: preliminary results from a crossover trial, *Gait Posture* 25:463–468, 2007.
79. Melamed E, et al.: Periarticular new bone formation following traumatic brain injury, *Harefuah* 139:368–371, 2000.
80. Meythaler JM, et al.: Current concepts: diffuse axonal injury-associated traumatic brain injury, *Arch Phys Med Rehabil* 82:1461–1471, 2001.
81. Monfils MH, et al.: In search of the motor engram: motor map plasticity as a mechanism for encoding motor experience,

Neuroscientist 11:471–483, 2005.
82. Montgomery V, et al.: The effect of severe traumatic brain injury on the family, *J Trauma* 52:1121–1124, 2002.
83. Moore BD, et al.: Neuropsychological outcome of children diagnosed with brain tumor during infancy, *Childs Nerv Syst* 14:504, 1998.
84. Morley J, et al.: Does traumatic brain injury results in accelerated fracture healing? *Injury* 36:363–368, 2005. review.
85. Mortenson PA, Eng JJ: The use of casts in the management of joint mobility and hypertonia following brain injury in adults: a systematic review, *Phys Ther* 83:648–658, 2003.
86. Mossberg KA, et al.: Aerobic capacity after traumatic brain injury: comparison with a nondisabled cohort, *Arch Phys Med Rehabil* 88:315–320, 2007.
87. Neistadt ME: Perceptual retraining for adults with diffuse brain injury, *Am J Occup Ther* 48:225–233, 1994.
88. Ng I, et al.: Effects of head posture on cerebral hemodynamics: its influences on intracranial pressure, cerebral perfusion pressure, and cerebral oxygenation, *Neurosurgery* 54:593–597, 2004.
89. Reference deleted in proofs.
90. Novak I, et al.: A systematic review of interventions for children with cerebral palsy: state of the evidence, *Dev Med Child Neurol* 55:885–910, 2013.
91. Nudo RJ, et al.: Neural substrates for the effects of rehabilitation training on motor recovery after ischemic infarct, *Science* 171:1791–1794, 1996.
92. Ommaya AK, et al.: Biomechanics and neuropathology of adult and paediatric head injury, *Br J Neurosurg* 16:220–242, 2002.
93. Osberg JS, et al.: Pediatric trauma: impact on work and family finances, *Pediatrics* 98:890–897, 1996.
94. Peel C: The cardiopulmonary system and movement dysfunction, *Phys Ther* 76:448–455, 1996.
95. Paleg GS, et al.: Systematic review and evidence-based clinical recommendations for dosing of pediatric supported standing programs, *Pediatr Phys Ther* 25:232–247, 2013.
96. Piper MC, et al.: Construction and validation of the Alberta Infant Motor Scale (AIMS), *Can J Public Health* 83:S46–S50, 1992.
97. Plum F: Coma and related global disturbances of the human conscious state, *Cerebral Cortex* 9:25–42, 1991.
98. Ponsford J, et al.: Impact of early intervention on outcome after mild traumatic brain injury in children, *Pediatrics* 108:1297–1303, 2001.
99. Provost B, et al.: Concurrent validity of the Bayley Scales of Infant Development II Motor Scale and the Peabody Developmental Motor Scales-2 in children with developmental delays, *Pediatr Phys Ther* 16:149–156, 2004.
100. Reference deleted in proofs.
101. Reilly PL, et al.: Assessing the conscious level in infants and young children: a pediatric version of the Glasgow Coma Scale, *Childs Nerv Syst* 4:30–33, 1988.
102. Richardson PK, et al.: Performance of preschoolers on the Pediatric Clinical Test of Sensory Interaction for Balance, *Am J Occup Ther* 46:793–800, 1992.
103. Ricker J, Arenth P: Functional neuro-imaging in TBI. In Zasler N, et al., editors: *Brain injury medicine*, New York, 2007, Demos Medical Publishing, pp 130–149.
104. Rimmer JH, et al.: Physical activity participation among persons with disabilities: barriers and facilitators, *Am J Prev Med* 26:419–425, 2004.
105. Rodgers GB: *Bicycle and bicycle helmet use patterns in the United States: a description and analysis of national survey data*, Washington, DC, 1993, US Consumer Product Safety Commission.
106. Rossi C, Sullivan SJ: Motor fitness in children and adolescents with traumatic brain injury, *Arch Phys Med Rehabil* 77:1062–1065, 1996.
107. Russell D, et al.: *Gross motor function manual*, Hamilton, Ontario, 1993, McMaster University.
108. Shumway-Cook A, Horak FB: Assessing the influence of sensory interaction of balance: suggestion from the field, *Phys Ther* 66:1548–1550, 1986.
109. Squire LR, Zola SM: Structure and function of declarative and nondeclarative memory systems, *Proc Natl Acad Sci U S A* 93:13515–13522, 1996.
110. Stein DG: Concepts of CNS plasticity and their implication for understanding recovery after brain damage. In Zasler N, et al., editors: *Brain injury medicine*, New York, 2007, Demos Medical Publishing.
111. Stevenson MR, et al.: Childhood drowning: barriers surrounding private swimming pools, *Pediatrics* 111:e115–e119, 2003.
112. Sullivan MP, et al.: Heterotopic ossification after central nervous system trauma: a current review, *Bone Joint Res* 2:51–57, 2013.
113. Taub E, et al.: Efficacy of constraint-induced movement therapy for children with cerebral palsy with asymmetric motor impairment, *Pediatrics* 113:305–312, 2004.
114. Teasdale G, Jennett B: Assessment of coma and impaired consciousness: a practical scale, *Lancet* 13:81–84, 1974.
115. Tokcan G, et al.: Item-specific functional recovery in children and youth with acquired brain injury, *Pediatr Phys Ther* 15:16–22, 2003.
116. Tremblay F, et al.: Effects of prolonged muscle stretch on reflex and voluntary activations in children with spastic cerebral palsy, *Scand J Rehabil Med* 22:171–180, 1990.
117. *Uniform Data System for Medical Rehabilitation*, 2000. http://www.udsmr .org/WebModules/WeeFIM/Wee_About.aspx.
118. Reference deleted in proofs.
119. Van Peppen R, et al.: The impact of physical therapy on functional outcomes after stroke: what's the evidence? *Clin Rehabil* 18:833–862, 2004.
120. van Rhijn J, et al.: Botulinum toxin type A in the treatment of children and adolescents with an acquired brain injury, *Brain Inj* 19:331–335, 2005.
121. Vitale AE, et al.: Reliability for a walk/run test to estimate aerobic capacity in a brain-injured population, *Brain Inj* 11:67–76, 1997.
122. Webster KE, et al.: Validity of the GAITRite walkway system for the measurement of averaged and individual step parameters of gait, *Gait Posture* 22:317–321, 2005.
123. Westcott SL, et al.: Evaluation of postural stability in children: current theories and assessment tools, *Phys Ther* 77:629–645, 1997.
124. Wiercisiewski DR, McDeavitt JT: Pulmonary complications in traumatic brain injury, *Head Trauma Rehabil* 13:28–35, 1998.
125. Reference deleted in proofs.
126. Williams PE: Use of intermittent stretch in the prevention of serial sarcomere loss in immobilised muscle, *Ann Rheumat Dis* 49:316–317, 1990.
127. Willis JK, et al.: Forced use treatment of childhood hemiparesis, *Pediatrics* 110:94–96, 2002.
128. Yablon SA, et al.: Botulinum toxin in severe upper extremity spasticity among patients with traumatic brain injury: an open-labeled trial, *Neurology* 47:939–944, 1996.
129. Ylvisaker M, Feeney T: Pediatric brain injury: social, behavioral, and communication disability, *Phys Med Rehabil Clin N Am* 18:133–144, 2007.
130. Zuckerman GB, et al.: Predictors of death and neurologic impairment in pediatric submersion injuries: the Pediatric Risk of Mortality Score, *Arch Pediatr Adolesc Med* 152:134–140, 1998.

推荐阅读

Anaby D, Law M, Hanna S, et al.: Predictors of change in participation rates following acquired brain injury: results of a longitudinal study, *Develop Med Child Neurol* 54:339–346, 2012.

Casano-Sancho P, Suárez L, Ibáñez L, et al.: Pituitary dysfunction after traumatic brain injury in children: is there a need for ongoing endocrine assessment? *Clin Endocrinol (Oxf)* 79:853–858, 2013.

Hassett LM, Moseley AM, Tate RL, et al.: Efficacy of a fitness centre-based exercise programme compared with a home-based exercise programme in traumatic brain injury: a randomized controlled trial, *J Rehab Med* 41:247–255, 2009.

Katz-Leurer M, Rotem H, Keren O, et al.: Heart rate and heart rate variability at rest and during exercise in boys who suffered a severe traumatic brain injury and typically developed controls, *Brain Injury* 24:110–114, 2010.

Keenan HT, Bratton SL: Epidemiology and outcomes of pediatric traumatic brain injury, *Develop Neurosci* 28:256–263, 2006.

Paleg GS, Smith BA, Glickman LB: Systematic review and evidence-based clinical recommendations for dosing of pediatric supported standing programs, *Pediatric Phys Ther* 25:232–247, 2013.

Ricker J, Arenth P: Functional neuro-imaging in TBI. In Zasler N, Katz DI, Zafonte RD, editors: *Brain injury medicine*, New York, 2007, Demos Medical Publishing.

Stein DG: Concepts of CNS plasticity and their implication for understanding recovery after brain damage. In Zasler N, Katz DI, Zafonte RD, editors: *Brain injury medicine*, New York, 2007, Demos Medical Publishing.

Sullivan MP, Torres SJ, Mehta S, et al.: Heterotopic ossification after central nervous system trauma: a current review, *Bone Joint Research* 2(3):51–57, 2013.

Ylvisaker M, Feeney T: Pediatric brain injury: social, behavioral, and communication disability, *Phys Med Rehabil Clin North Am* 18:133–144, 2007.

第 23 章 脊髓和脊柱发育异常

Kathleen Hinderer, Steven Hinderer, William O. Walker, Jr., David Shurtleff

相较于大多数确诊为其他疾病的残疾儿童，患有脊髓和脊柱发育异常的儿童和青少年的物理治疗，可能更具挑战性，儿科物理治疗师需要整合应用多方面知识和技能。由于多个身体系统受先天性畸形影响，这些患者的干预措施比解决单独先天性脊髓问题更复杂。物理治疗师要意识到这种疾病存在许多可能的表现，同时要学会检查和明确此疾病的方法，尤为重要的是评估患者当前每种异常表现对活动受限的影响。同时，需具备预测未来需求和潜在问题的能力，目的是选择最佳干预措施，优化功能，预防继发性损伤。相反，缺乏对这些问题的认识会带来严重后果，当临床医生不知道或没能识别出与骨髓发育异常相关的可预防的并发症早期体征和症状时，就可能导致严重的继发性或永久性损伤。

本章目的是使物理治疗师熟悉脊髓和脊柱发育异常的多种表现形式；清楚它对身体系统和功能的影响；根据参与程度提供发展期望和预后信息；明确团队管理中所涉及的各个学科的作用；讨论检查、评估和诊断方法；重点掌握针对特定问题的干预策略。

背景信息

脊髓和脊柱发育异常的类型

《多兰医学词典》(Dorland’s Medical Dictionary)将脊髓和脊柱发育异常定义为“脊髓任何部位（尤其是下段）的发育缺陷”。不同类型的骨髓增生异常如图 23.1 所示。脊柱裂是一个常用的术语，指各种形式的脊髓和脊柱发育异常。脊柱裂分为两种，一种是可见的开放性损伤，另一种是不可见的隐匿性损伤。这些病变引起的运动和感觉丧失的程度从无损伤到严重损伤均有。无论个体最初神经功能受损的程度如何，都会有进一步丧失功能的风险。瘫痪可能发生在生命后期，作为异常组织生长（发育异常）引起神经压迫（如脊髓脂肪瘤或皮样组织）的并发症。相关结缔组织在畸形脊髓周围生长缺乏，可导致使脊髓栓系的缺血和进行性神经损伤。

脊柱裂常被认为是一种脊髓脊膜膨出（myelomeningocele，MM），这是一种开放性的脊髓缺损，通常向背侧膨出。脊髓脊膜膨出表面没有皮肤覆盖，通常伴发脊神经麻痹（见图 23.1C~D）。脑膜和神经也可以向前或向外侧膨出，使它们在外部看不见，但仍伴发神经麻痹。一些 MM 患者没有相关的瘫痪症状。

脑膜膨出也被归类为脊柱裂。它们被皮肤覆盖并且开始不伴发脊髓瘫痪（见图 23.1B）。脑膜膨出只包含在囊壁终止的膜或非功能性神经。然而，其他皮肤覆盖的病变可能与瘫痪有关。

脊髓和脊柱发育异常的一种最常见的形式是脊髓脂肪瘤。脂肪瘤被归类为隐匿性脊柱裂，但大多数是可见的。它们可大可小，表现为明显的皮下脂肪块，常与皮肤异常色素沉积、多毛、皮肤附着和臀沟上方的凹陷有关。脂肪瘤或纤维束从皮下脂肪瘤向腹侧不同程度地延伸，进入与脊髓相邻的硬膜下腔。因此，脊髓脂肪瘤是根据脊髓束的位置来分类。它们可以是：①伴有瘫痪的脊髓脂肪瘤；②不伴有瘫痪的脊髓脂肪瘤；③通常没有瘫痪的终末丝状脂肪瘤；④出生时伴有或不伴有瘫痪的马尾或脊髓圆锥状脂肪瘤。如果出生时没有瘫痪，随着年龄的增长可能会出现；如果出生时出现瘫痪，它将随着时间的推移而恶化。一些涉及脊髓的脂肪瘤与皮下脂肪的延伸无关。脊髓脂肪瘤可能或可能不与双侧椎体（真正的隐匿性脊柱裂）有关。

脊髓纵裂是一种纤维性、软骨性或骨性的束带或针状体，将脊髓分成半圆形，每个半圆形周围都有一层硬膜囊包裹。它可与椎体异常一起构成一项缺陷，

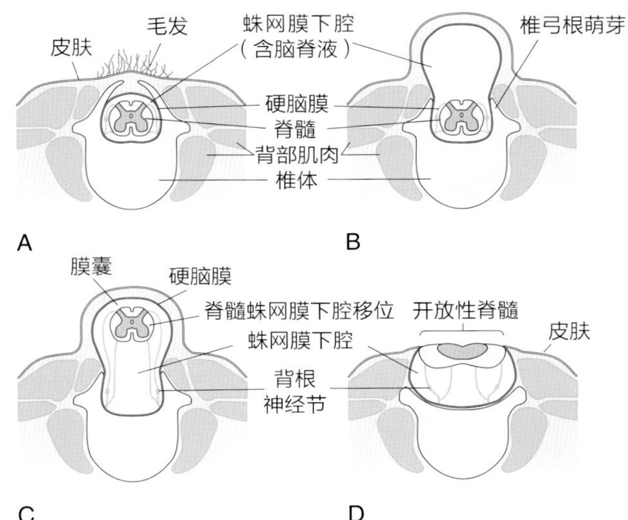

图 23.1　各种类型脊柱裂及常见的相关神经系统畸形示意图。（A）枕裂。大约 10% 的人在 L5 和 / 或 S1 有这种椎体缺陷，它通常不会引起背部问题。（B）脊柱裂伴脑膜膨出。（C）脊柱裂伴脊髓膜膨出。（D）脊柱裂合并骨髓炎。B~D 中所示的类型通常统称为脊柱裂囊肿，因为囊肿与脊柱裂相关（引自 Hagen-Ansert SL: *Textbook of diagnostic sonography*. 7th ed. St Louis: Mosby, 2012.）

也可与 MM 或脂质脊髓膜膨出联合发生。基于视脊髓和脑膜的累及程度，脊髓纵裂最初可能与瘫痪有关，或由于脊髓栓系而导致的隐匿性病变可在稍后发展为进行性肌肉无力。

最罕见的脊髓和脊柱发育异常是分离或分隔的囊肿。这些髓样囊肿与脊髓中央管和蛛网膜下腔分开。它们发生在腰椎下段和骶部，并有皮肤覆盖。它们可能与脊髓的神经损伤或脂肪瘤有关或可能无关。当髓细胞囊肿与原始肠道和腹部开放相关时，它被归类为泄殖腔的外翻。当骶骨的骨性元素缺失或异常时，这种髓细胞性病变被称为骶骨发育不全。

病理胚胎学

从胚胎学角度，脊髓和脊柱发育异常病变可能与神经系统形成的两个不同过程有关，即神经和神经管发育异常。神经系统形成是脊索（原始脊髓）两侧的外胚层（原始皮肤和相关结构）的折叠，以形成一个从后脑延伸到 S2 的椎管。因此脑膜膨出可以出现在颅骨和脊柱上。脑膜膨出（沿颅骨中线包含大脑）和 MM 是由于发育过程中中胚层（原始结缔组织、肌肉和神经组织）发育异常而导致的完全导管形成失败，可发生在 C1~S2 椎体的椎管内。异常的中胚层发育产生表皮窦瘘、脂肪瘤和纵隔肌瘤以及未分化的后椎板（即真正的隐形脊柱裂）。[101] 神经形成出现在发育早期，即妊娠第 28 天。

脊髓的远端延伸至 S2 后即发育成导管状。在中胚层的背侧中央中线的细胞群；延伸至 S2 椎骨远端后成为神经细胞。这些细胞聚集成团块，形成囊状结构，连接形成许多管道。这些管道最终融合成一个管状结构，该结构形成脊髓远端，这是前面描述的神经管发育过程。未能发育正常的神经管结构化，以及该区域随后的发育退化，从胚胎学上解释了皮肤覆盖的脊膜膨出、脊髓脂肪瘤和脊髓脊膜膨出的发生，所有这些最常见于 L3 椎体的尾端。[101]

在病灶中观察到许多结构形成较好的、本质正常的、与非正常导管结构有关联的中枢神经系统疾病，以及一些与神经管形成有关联的中枢神经系统畸形率高的疾病（如Ⅱ型 Arnold-Chiari 综合征、精神障碍、脑神经麻痹和脑积水）等，可以从神经形成的角度解释。神经嵴先在 C1 椎体附近融合，后神经管在头端和尾端同时闭合。同样的胚胎神经发育过程也形成了从颅顶到中段腰椎的中枢神经系统。因此，一个足以干扰椎管内神经形成的因素也会干扰头端发育，产生脊髓水平以上的中枢神经系统畸形，这是合乎逻辑的，在这一群体中很常见 [101]。由于导管和神经形成的时间不同，它发生在不同的胚胎发育阶段，任何干扰导管结构的因素都不是影响神经形成的必要因素，因此中枢神经系统通常在腰椎中段以上正常形成（图 23.2）。

病因学

神经管结构障碍的原因尚不明确。因此，本部分讨论的重点是神经发育障碍，尤其是脊髓脊膜膨出。这些原因也可能适用于神经发育缺陷导致的其他 MM（无脑畸形、脑膨出、脑膜膨出和脂质脊髓膜膨出，均伴有或不伴有脊髓纵裂）。为简便起见，我们在本部分将所有这些病变称为 MM，即脊髓脊膜膨出及其相关畸形 [181]。

遗传学

作为一组疾病的统称，MM 的致病因素是多样化的，通常由复杂的遗传和环境因素联合导致。MM 通常与遗传异常有关，包括染色体突变（13、18 和

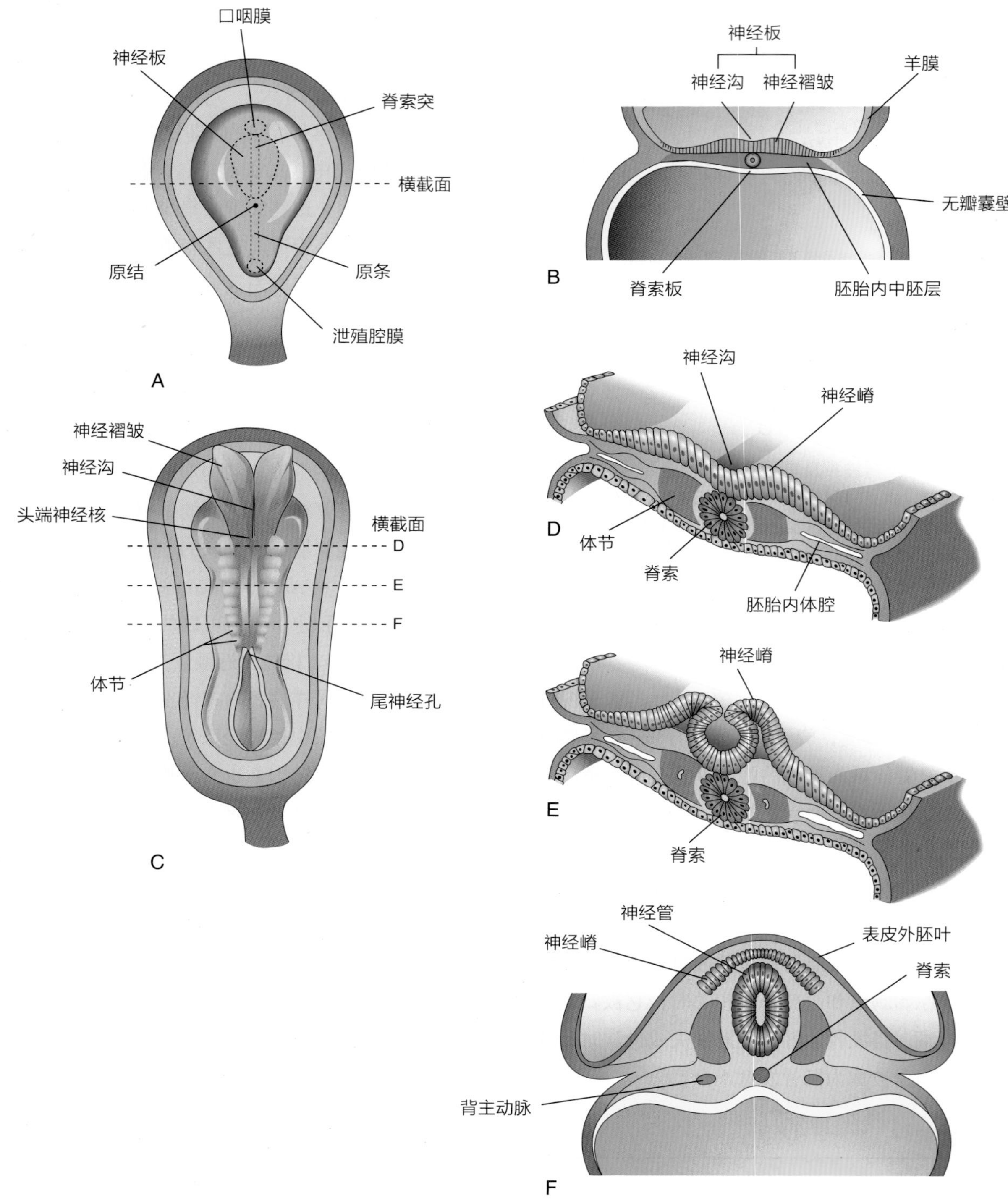

图 23.2　神经板及其折叠形成神经管的示意图。（A）约 17 天胚胎的背面观，通过去除羊膜暴露。（B）胚胎横截面显示神经板和早期发育的神经沟和神经褶皱。（C）胚胎背面观，约 22 天。神经褶皱在第 4 和第 6 体细胞的对面融合，但在两端都是开放的。（D~F）胚胎的横截面，如图 C 所示，显示神经管的形成及其与外胚层的分离。注意，有些神经外胚层细胞不包括在神经管中，而是作为神经嵴存在于神经管与外胚层表面之间（引自 Moore KL, Persaud TVN, Torchia MG: *Before we are born: essentials of embryology and birth defects*. 9th ed. Philadelphia: Elsevier, 2016.）

21 三体）和其他典型的“综合征”/ 单基因疾病。因此，每个出生即患有 MM 的患儿都需要儿科医生进行仔细的体格检查，因为在确定预后方面，“综合征”通常比脊柱病变更为重要。在美国，兄弟姐妹的再发风险为 2%~3%[181]。

根据地区、种族 / 民族和性别的不同，人们对儿童和青少年中 MM 的患病率的估计存在差异，这表明出生时 MM 的患病率可能存在差异或存活率不均等[84]。MM 的发生率在世界不同的种族和地区之间有所不同，非洲黑色人种的发病率最低，为万分之一；凯尔特人（东爱尔兰人、西苏格兰人以及威尔士人）出生时发病率可达到 1/80。从这些数据中我们可以得出结论，MM 受多种遗传因素影响或者一种或多种致畸物引起的多种遗传结果[181]。然而，随着产前诊断和选择性终止妊娠的出现，目前胎儿 MM 的患病率无法估计。

致畸剂

致畸剂可导致 MM，母体摄入过量酒精可导致典型的胎儿酒精综合征合并 MM。妊娠期间服用丙戊酸或卡马西平（抗惊厥药物）也与新生儿 MM 发病率增加有关。许多其他可能的致畸因素已经被研究过，但是对病变的病理描述不足，同时由于它们发生的相对频率较低，导致观察结果不确定。母亲孕前有胰岛素依赖型糖尿病可使相关发病率增加 2~10 倍，母亲孕前肥胖（体重指数 >29）可使相关发病率增加 1.5~3.5 倍。必须结合详细的家族史、病理解剖和详细的身体检查进行更多的研究，以确定致畸剂对 MM 形成的影响程度。

营养不良

在英国的一项产前叶酸给药安慰剂对照试验中观察到，在产前诊断为 MM 的产妇中，MM 分娩和流产的发生率显著下降[134]。报告显示，欧洲和英国关于补充叶酸益处的研究可以应用于其他不同文化和基因的人群，MM 的出生发病率体现在种族和地区差异。来自美国的早期统计数据不包括因子宫内诊断 MM 而终止的妊娠，因此导致了争议[17,128,130,165]。

MM 是少数几种可以使用主要预防策略（叶酸强化食物）的先天性缺陷之一。与饮食改善或补充相比，这是一种非常有效的干预措施，因为营养素补充可以使所有育龄妇女都能获得叶酸（folie acid，FA），而不需要日常行为的改变。1998 年，美国是第一个要求对标准化浓缩谷类食品、婴儿配方食品、医疗食品和特殊饮食用途食品强制添加叶酸的国家。在此之后，美国 MM 患病率下降了 31%，从 1995~1996 年的 5.04 / 10 000 下降到 2006 年底的 3.49 / 10 000。但是，这种下降在各种族群体中不一致。自强制添加叶酸以来，MM 患病率下降存在差异的原因尚不清楚。但截至 2013 年 6 月，包括英国在内的欧洲国家均未实施强制膳食补充。

当前疾病控制中心建议女性服用叶酸，以减少家庭成员中 MM 再发[134] 和没有 MM 家族史的家庭成员发病[16,33]。有 MM 的一级亲属或有既往儿童或胎儿开放性 MM 病史的女性应建议每天服用 4mg，无阳性病史的女性建议每天服用 0.4mg。两者都应在受孕前至少 3 个月开始服用叶酸。叶酸在这个年龄段被认为是无害的，唯一可能的担忧是由于钴蛋白缺乏导致的恶性贫血。随机对照试验观察和干预研究表明，孕期摄入足够量的叶酸可以预防 50%~70% 的 MM。服用叶酸不能消除开放性神经管缺陷的发生，对闭合性 MM 的发生也没有已知的影响。叶酸如何在某些个体中起到预防 MM 的作用，而在其他个体中似乎没有任何预防能力，这仍然是一个重要但尚未解决的问题。

发病率和患病率

在世界范围内新生儿 MM 发病率普遍下降之外，还存在一系列其他影响因素，这些因素同时导致 MM 出生发病率下降和患病率的增加，后者主要是 MM 患儿存活条件改善的结果。工业文明时代的许多地区人们都可获得更好的营养。羊膜腔穿刺术、产妇血清甲胎蛋白筛查的广泛应用，以及胎儿超声诊断具有更精确的分辨率，使孕有 MM 胎儿的父母可以选择终止妊娠[7,111]。如今，母体血清甲胎蛋白的测定是三重筛查（甲胎蛋白、人体绒毛膜促性腺激素、雌二醇）和四重筛查（甲胎蛋白、人体绒毛膜促性腺激素、雌二醇、抑制素 A）的一部分。据报道，MM 母体甲胎蛋白水平是中位数（multiples of the median，MoM）的数倍；关于开放型 MM 的结果，其水平大于 2.5 倍中位数。

现在关于 MM 的诊断经常发生在妊娠 18 周时，让父母有时间考虑如何选择[192]。据估计，国际上约有 23% 的孕妇在产前诊断 MM 时自愿终止妊娠[139]。经产前无脑畸形和MM诊断后，终止妊娠是最常见的妊娠结局[84]。一项系统综述显示，产前诊断无脑畸形后发生终止妊娠的总频率为83%（范围为59%~100%），MM为63%（范围为31%~97%）。当产前诊断发生在妊娠期小于24周时，MM的终止妊娠更常见（86%vs27%），造成的缺陷更严重，在欧洲和北美洲为（66%vs50%）[84]。相反，产前诊断允许其父母在胎膜破裂和分娩之前选择剖宫产，从而避免阴道分娩对神经囊造成损伤。与阴道分娩相比，剖宫产分娩的结果使幼儿瘫痪减少、中枢神经系统感染风险降低，这两者都是以往发病率增加和早期死亡的重要因素[182]。医疗保健的改善提高了患儿存活率，同时使MM的患病率也增加了。据报道，美国的新生儿发病率为每1000名新生儿中出现0.4~0.9例，具体取决于报告来源[181]。另据报道在美国每1000名新生儿MM的患病率是西班牙裔母亲为4.17例，非西班牙裔白人母亲为3.22例，非西班牙裔黑人母亲为2.64例。

围生期管理

自20世纪80年代末以来，对MM的干预已经从严重的产后危机转变为产前选择终止妊娠或通过剖宫产改善妊娠结果。通过广泛使用母体血清甲胎蛋白筛查作为三重筛查或四重筛查的一部分，这一进展已经成为可能[111]。不幸的是，这种类型的筛查不能发现皮肤覆盖的神经缺陷，如脑膜膨出、脂质脊髓脊膜膨出或其他皮肤覆盖的罕见病变。

超声检查技术的改进使鉴别诊断MM的解剖变异/标志物成为可能。人们认为，超声检查是在妊娠头3个月结束时鉴别MM的可靠方法。这些标志物对开放性脊柱缺损更有特异性，代表了相关的Chiari Ⅱ畸形的后果。

脊髓脊膜膨出常见颅超声征象描述包括[34]：

1. 柠檬征（额骨扇贝状/重叠）：大脑横截面呈柠檬形而非椭圆形，可预测MM，80%的病例可见；
2. 小脑（经小脑直径小于10个百分位）；
3. 枕大池消失（后颅窝轴位扫描宽度小于2 mm）；
4. 香蕉征（由于后脑结构向下移位，小脑半球向前弯曲，枕大池消失），93%的病例可见；
5. 心室扩大（心房的宽度：严重者大于>14 mm；边界线大于10 mm）；
6. 后颅窝呈漏斗状（上枕角小于72°）。

它们的发生顺序尚未确定，研究人员对小脑征象是否先于大脑出现存在分歧。这些超声征象在确定与脊髓脊膜膨出相关的颅骨畸形方面比在检测脊柱异常方面更准确。正如在病理胚胎学一节中所讨论的，这些超声征象与S2椎体的脊髓脊膜膨出的头状位有关。但不包括血管化缺陷，血管化缺陷通常与导致Arnold-Chiari Ⅱ型畸形的颅骨畸形无关[176]，它是“柠檬征”和“香蕉征”的原因。一些脊柱失稳状态和腰骶部背侧有肿块与血管化缺陷的表现相一致，如脊髓膨出或脂质脊髓脊膜膨出可通过超声诊断。还可以检测到与宫内存活不一致的综合征或与器官畸形一致的其他异常，如无脑畸形。

产前诊断的第三种方式，即羊水分析，对于评估胎儿是否有脊髓脊膜膨出至关重要。在妊娠中期的前半部分或之前检测到有脊髓脊膜膨出的胎儿中，有高达10%的胎儿有相关的染色体错误，通常是13或18三体[108]。因此，羊膜细胞的染色体分析对父母决定终止妊娠至关重要。对同一羊水标本进行染色体分析，可测定乙酰胆碱酯酶水平。该试验比先前使用的羊水甲胎蛋白水平的测定更准确，因为前者仅在有开放性脊髓脊膜膨出的胎儿中呈阳性[111]。背部脊柱病变的存在和乙酰胆碱酯酶试验的阴性结果可提示存在皮肤覆盖的脑膜膨出或其他皮肤覆盖的脊髓脊膜膨出，这是正常阴道分娩的指征。超声检查显示胎儿膝关节或踝关节功能正常，但脊髓脊膜膨出病变的神经突出于背部平面，需要剖宫产、无菌分娩和闭合背部开放病变，以保持神经功能[108]。

产前诊断也允许对子宫内的脊髓脊膜膨出囊进行修复。以往在其他情况下对胎儿进行干预的目的是防止胎儿/新生儿死亡，而胎儿脊髓脑膜膨出（fetal meningomyelocele，fMMC）修复的目的是在已有有效的产后治疗情况下改善长期预后。Tulipan和其团队[197]报道了这可以减少对脑脊液分流术的需求，并声称Chiari Ⅱ畸形得到改善，这一点在子宫内修复时，通过MRI检查可以看到。Bannister认为，MRI并不能提示功能改善。然而，Tulipan及其团队宣称在其他中心接受治疗的病例结果显示不能证实

Bannister[9] 的说法。由于选择标准的差异和缺乏与进行产后修复人群的比较，国家儿童健康和人类发展研究所在具有先前宫内手术经验的三个中心启动了脊髓脊膜膨出研究（Management of Myelomeningocele Study，MoMS）（2003—2010）的管理。MoMS 显示了 fMMC 在理想情况下在特定同质群体中的效果；这些结果可能无法在 MoMS 中规定的资格标准之外进行推广。因此，目前还不清楚 fMMC 在典型环境下对真实患者是否有效。最初的研究结果发表于 2011 年[1]，当时大多数参与者的年龄为 12~30 月龄。报告显示，与产后修复的婴儿相比，接受产前闭合 / 修复的胎儿受益更多：

1. 减少产后脑室 – 腹腔分流器放置的需要（40% 对 82%，$P<0.001$）；
2. 重度后脑疝的显著逆转（22% 对 6%，$P<0.001$）；
3. 不使用辅助设备行走的可能性更大（42% 对 21%，$P<0.01$）；
4. 运动功能 2 级或 2 级以上，高于解剖水平预期（32% 对 12%，$P<0.005$）。

然而，MoMS 也发现，与出生后接受修复的婴儿相比，fMMC 手术增加了接受产前闭合 / 修复的胎儿的若干风险：

1. 自发性胎膜破裂风险增加（46% 对 8%，$P<0.001$）；
2. 羊水过少的风险增加（21% 对 4%，$P<0.001$）；
3. 早产风险增加（79% 对 15%，$P<0.001$）；手术组 13% 的胎儿在妊娠 30 周之前出生。

泌尿学结果是一个特殊的领域，fMMC 修复的好处仍然不清楚。所有这些问题都需要进一步评估和延长后续行动。这是 MoMS Ⅱ 研究的主要目标，将评估 5~8 岁的参与者。

损伤

病理胚胎学和诊断的讨论描述了 MM 患者除了脊髓外，大脑和脑干也有潜在受累。中枢神经系统的多灶性受累导致若干可能的复杂问题，使得这些个体的护理比具有创伤性脊髓损伤的儿童更具挑战性并且显著不同。MM 所遇到的广泛问题要求在综合门诊护理环境中采用多学科团队合作方法。本部分描述脊髓脊膜膨出可能出现的各种损伤。此外，还讨论了与每种损伤相关的一般检查和干预问题。在本讨论中，损伤被定义为身体结构和功能的改变，而活动受限则是由于损伤而无法执行任务。本章后面的章节将讨论特定年龄层遇到的活动受限和参与受限，以及特定年龄的检查、评估和干预问题。

肌肉骨骼畸形

脊柱和下肢畸形以及关节挛缩在 MM 患儿中经常发生。骨科畸形和关节挛缩对体位管理、身体形象、负重（包括坐姿和站立时）、日常生活活动（ADLs）、能量消耗和从婴儿期到成年期的活动能力均产生负面影响。导致姿势异常、肢体畸形和关节挛缩的因素有很多，包括继发于神经功能障碍的肌肉失衡、进行性神经功能障碍、宫内姿势、同时存在的先天性畸形、关节屈曲、出生后习惯性姿势、主动关节活动范围减少或缺失以及骨折后的畸形[115,175]。上肢也可因痉挛或不良姿势习惯受累及。其最可能有活动受限的区域是肩带，由过度手臂负重和不良姿势习惯导致。

姿势稳定性是有效执行功能任务的必要条件。对称的对位对线对于最小化关节应力和变形力并允许肌肉在其最佳长度发挥作用是非常重要的。未纠正的姿势缺陷可导致关节挛缩和畸形、伸展无力和肌肉骨骼疼痛。儿童时期看似影响不大的缺陷，一旦成年后往往会变严重，会导致活动受限和不适（如因腰椎前凸和髋关节屈曲挛缩增加引起的下腰痛）。因此，应在整个生命周期中监测患者的肢体、颈部和躯干的关节活动范围、肌肉延展性和关节力线，以便根据需要实施适当的干预措施。

典型的姿势问题包括头部前伸、圆肩、脊柱过度后凸、脊柱侧凸、脊柱过度前凸、骨盆前倾、髋关节或胫骨旋转畸形（趾内翻、趾外翻或膝过伸）、髋和膝屈曲及足内旋。在一个特定的位置保持一段时间后，观察姿势和姿势控制是很重要的，以确定疲劳的影响。坐、四点跪位、跪、半跪、站，以及这些姿势之间的转换，都要保持静态和动态平衡。还应注意对称和重量分布。此外，应了解睡眠姿势和坐姿，以确定习惯性的姿势是否会导致姿势问题或关节畸形（如俯卧位或仰卧位的“蛙腿”姿势、W 型坐姿、环形坐姿、足跟坐姿、盘腿坐姿和蹲姿）。这些习惯性姿势应该避免，因为它们可能产生变形力和改变肌肉肌腱长度，从而导致继发性损伤的发生，如骨畸形、关节挛缩和力量不足。坐姿和站立姿势的照片或视频通常有助于记录当前的状态，并为将来的干预结果提供视觉对比的依据。

个体病变在脊髓平面典型的姿势偏差和挛缩总结如下。具有高平面病变（胸椎至 L2）的个体通常会有髋关节屈曲、外展和外旋挛缩；膝关节屈曲挛缩和踝关节屈曲挛缩。腰椎表现出典型的前凸。患有腰椎中段病变的个体（L3~L5）经常出现髋关节和膝关节屈曲挛缩，腰椎前凸增大，膝关节外翻和跟腱外侧畸形，以及足部承重期出现内翻。它们通常以明显的蹲伏步态行走，主要靠跟骨负重。骶椎病变的患者通常只有轻微的髋关节和膝关节屈曲挛缩，腰椎前凸角度增加，踝关节和足部可能发生内翻或外翻，同时伴有足旋前或旋后。除非跖屈肌肌力至少达到 3/5 级，否则他们行走时可能会有轻微的蹲伏步态，并可能主要由跟骨承重。

蹲伏站立是一种典型的姿势异常动作，在相应病变平面可以观察到，其特点是持续的髋和膝关节屈曲和腰椎前凸增加。蹲伏姿势常因肌肉无力（如比目鱼肌力量不足，无法保持胫骨垂直）和骨畸形（如跟骨外翻，导致胫骨内旋和膝关节屈曲）而发生。髋关节和膝关节屈曲挛缩通常是继发性的，这是由于长期蹲伏站立姿势导致肌肉适应性短缩所致。正常姿势改变，如蹲伏站立，会对任务要求（通过增加维持姿势所需肌肉的力矩）和肌肉骨骼系统产生力矩的能力有负面影响 [66]。当以蹲伏姿势站立和行走时，对肌肉骨骼系统的要求增加可能会对其功能产生负面影响，并导致继发性损伤。重要的是要实施适当的干预措施来改善蹲伏姿势，以减少对肌肉骨骼系统的过度体力需求和压力，并将继发性损伤的发生率降到最低。

大约 50% 的 MM 患儿出现脊柱侧凸，可能是先天或后天的；先天性脊柱侧凸通常与潜在的椎体异常有关，侧凸的弯曲通常不灵活，而获得性的侧凸通常由肌肉不平衡引起，在骨骼成熟之前弯曲是灵活的 [115]，此时通常观察不到进一步的进展 [175]。在病变水平较高的人群中更常见于脊柱侧凸（胸椎段为 90%；腰椎中段为 40%；腰椎低段为 10%），并且随着年龄的增长所有人群的脊柱侧凸都变得更加普遍并且越来越严重 [115]。

与脊柱侧凸同时发生或分开发生的其他脊柱畸形包括脊柱后凸畸形和脊柱前凸畸形（图 23.3）。先天性后凸发生在 10%~15% 的脊髓脊膜膨出患儿中 [131,196]。麻痹性脊柱后凸在青春期早期约占 1/3，每年以 7%~8% 的速度发展。脊柱后凸可以发生在腰椎脊柱前凸的逆转中，或者脊柱后凸可以更加弥散地分布在整个脊柱上。腰椎过度前凸是一种常见的畸

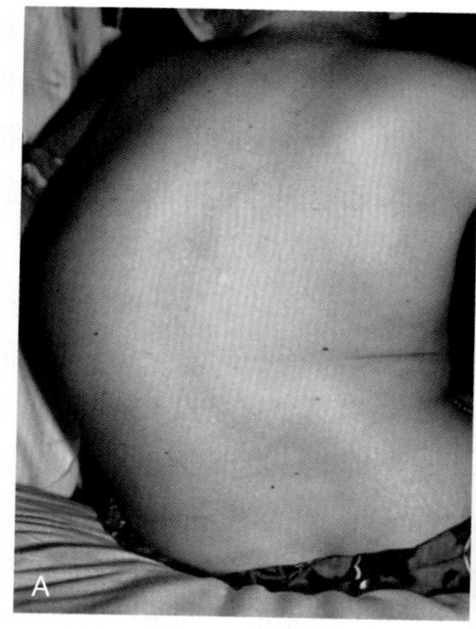
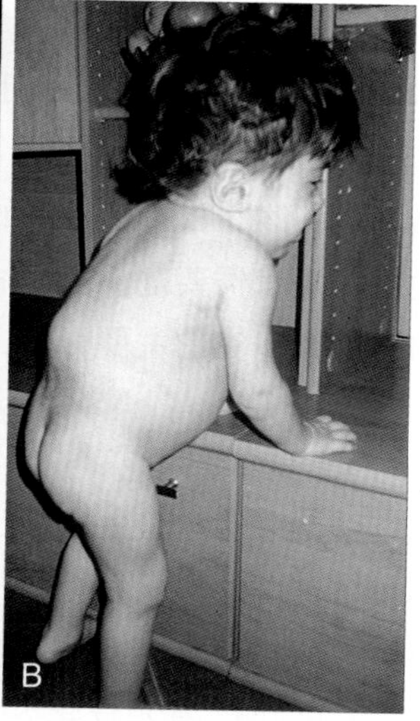

图 23.3 脊柱畸形。（A）前凸塌陷型；（B）脊柱后凸畸形 [(A) 引自 Zitelli BJ, McIntire SC, Nowalk AJ: Zitelli and Davis' atlas of pediatric physical diagnosis. 6th ed. Philadelphia: Saunders, 2016. (B) 引自 Hoyt CS, Taylor D: *Pediatric ophthalmology and strabismus*. 4th ed. Edinburgh: Saunders, 2013.]

形。与脊柱侧凸一样，脊柱重度损伤的儿童脊柱后凸和前凸都更为常见，且曲线往往随着年龄的增长而发展[115]。严重的脊柱后凸和脊柱侧凸可限制胸廓扩张，从而限制肺通气和引发频繁的呼吸道感染。由此导致的肺部疾病会限制运动耐力，在极端情况下可能危及生命[115]。不良的坐姿、肌肉失衡和反复出现的皮肤溃疡是常见的并发症[25]。

脊柱畸形的治疗目标是保持躯干和骨盆的平衡[86]。通常采用双壳硅橡胶胸腰骶矫形器（thoracolumbosacral orthosis，TLSO）矫正，有助于维持功能活动的躯干位置，但不能阻止获得性脊柱畸形的进展[115]。对于有进行性脊柱畸形的儿童，继续进行矫正治疗，直到儿童生长到足够的年龄可允许采用脊柱融合手术，以防止畸形的进一步发展。骨龄 10 岁之前的长时间脊柱融合，由于融合块内椎体生长板的消融，对躯干高度影响较大[115]。此外，骨龄太小时的手术与器械使用失败率增加相关，这是因为骨骼脆弱及大型脊柱器械引起的皮肤破裂所致[115]。实施脊柱融合术的理想最低年龄为女孩 10~11 岁，男孩 12~13 岁[115]。一般来说，脊髓脊膜膨出的儿童比正常儿童更早进入青春期，生长陡增，因此在适当的年龄进行脊柱融合术，只有极少量的躯干缩短发生。随着生长器械的植入，如垂直扩张的假体钛肋系统和生长棒，年幼时严重脊柱侧凸的儿童可以增加脊柱稳定性而不会影响躯干生长高度。

值得注意的是，复发性尿路感染或营养不良史增加了脊髓脊膜膨出儿童脊柱内固定手术围术期感染的风险[64]。

髋关节畸形也容易发生在脊髓脊膜膨出患儿身上。固定屈曲畸形通常需要手术干预，因为它们会影响移动和矫正适应。术后纠正应通过鼓励站立和行走来维持[41,125]。例如，腰椎上段病变（L1、L2）的患儿，其髋关节无法抗阻屈曲和内收，逐渐会将股骨头向上和向后推。1/3~1/2 的多发性硬化症患儿，股骨近端和髋臼出现的挛缩和继发性骨畸形可导致半脱位或脱位（图 23.4A 和 B）[41]。

长期跟踪调查结果表明，在髋关节半脱位或脱位的儿童中，髋关节复位并不是行走的先决条件[168]。Mayfield 指出，对于功能而言，骨盆位置和良好的 ROM 比髋关节复位更重要[115]。同时他还指出，股骨头存在于髋臼中并不一定改善髋关节的 ROM 或步行。此外，与脑性瘫痪儿童不同的是，这对需要的矫形调节量、髋关节疼痛或步态偏差并不产生影响[159]。MM 儿童髋关节手术的适应证仍有争议；然而，许多临床实践的一个基本原则是，当股四头肌功能存在时，只对 L3 或 L3 以下平面损伤的儿童进行手术，因为这些儿童更有可能在成年后具有功能性步行能力[115,175]。例如，因单侧髋关节半脱位或脱位导致的固定骨盆倾斜会影响坐姿或站姿，导致脊柱侧凸，影响皮肤护理。髋关节手术复位的一种适应证，就是不论病变程度或移动潜能如何，移动者都伴有髋关节发育不良的疼痛[189]。

Shurtleff[175] 评估了大量脊柱损伤程度不同的儿童中所有类型髋关节挛缩的概率。他指出，在婴儿期测量到的挛缩严重程度往往会减轻，直到约 3~4 岁，然后在青春期加重。髋关节挛缩严重程度的最初下降可以解释为宫内位置所致挛缩的正常生理恢复现象。然而，对物理治疗师来说，青春期前挛缩严重程度的增加尤其令人担忧。幼儿轻微的功能性挛缩在儿童期后期和青春期可能会急剧加重，需要治疗师进行持续的干预和随访，以防止明显的功能丧失。因此，物理治疗师应积极预防挛缩的进展。胸椎和腰椎上段（L1、L2）病变的儿童由于缺少拮抗的髂腰肌功能，无论他们是否参加了站立干预，其挛缩的发生率和严重程度都更高[103]。

Shurtleff[175] 报告称在 L3、L4、L5 及骶椎病变的儿童组中，发生挛缩的频率和严重程度都逐渐下降。他的研究有一个意想不到的发现：每个病变平面组中，只有一定比例的儿童患侧有髋关节挛缩、半脱位或二者兼有。这些并发症出现率不因髋关节进行外科手术而改变，而是在不同年龄组中均保持不变。为什么有些患者易发生挛缩，而其他具有类似神经功能障碍的患者不易发生挛缩，目前原因尚不明确。

MM 患儿的膝关节常发生关节挛缩或畸形，包括屈肌和伸肌挛缩；前者通常发生在主要使用轮椅活动的儿童中[103]，后者通常发生在骨折、压疮或外科手术后的静养期。患者也会出现内翻和外翻畸形（图 23.4C~D）。屈曲畸形可能使行走困难甚至不能行走，伸展畸形可能使坐姿复杂化。如果屈曲或伸展畸形严重的话，可能需要通过手术改善[189]。Wright 和其同事[208]报告称，60%的治疗屈曲挛缩角度小于20°的患者以及L3及以上平面损伤的患者仍然在青春期后期使用双下肢步行器，而需要治疗屈曲挛缩大于20°的个体只有不到总患病数5%。他们还指出，肌肉失衡和痉挛似乎不是主要诱因；相反，缺乏正常的关节活动可能会导致关节僵直。与前面髋关节的描述相同，Shurtleff[175]研究了不同损伤平面儿童膝关节挛缩和畸形的发病率。还需要注意的是，在婴儿挛缩测量中膝关节挛缩在减少，L3及更高病变平面的患者在4~5岁时发病率最低，L3以下病变平面的患者在2~3

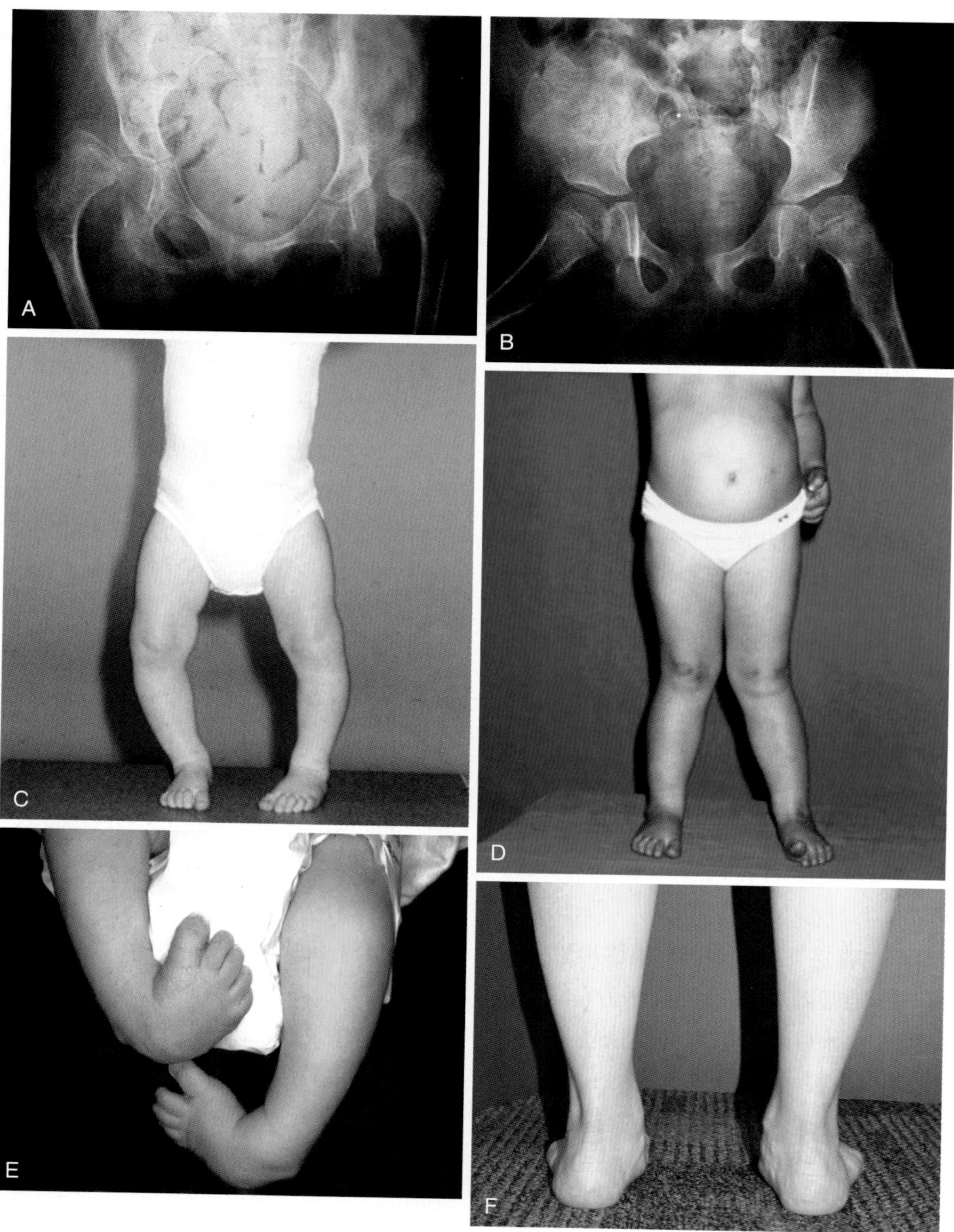

图23.4 下肢畸形。(A)髋关节脱位；(B)髋关节发育不良和半脱位；(C)膝内翻；(D)膝外翻；(E)马蹄内翻足；(F)跟骨外翻[(C、D)引自Macnicol MF: Paediatric knee problems. Orthop Trauma 4(5):369-380, 2010;(E) 引 自Herring JA: Tachdjian's pediatric orthopaedics: from the Texas Scottish Rite Hospital for Children. 5th ed. Philadelphia: Saunders, 2014;(F)引自Sahrmann S: *Movement system impairment syndromes of the extremities, cervical and thoracic spines*. St. Louis: Mosby, 2011.]

岁时发病率最低。从儿童早期到青春期，所有年龄组的关节挛缩发生率和严重程度都有所增加。在 6~8 岁的胸椎组和腰椎上段损伤组中，65%~70% 的患儿会发生膝关节挛缩；在 9~12 岁的 L4~L5 损伤组中，20%~25% 的患儿会发生膝关节挛缩；偶有发生骶椎平面病变的患儿。外翻和内翻畸形在 L3 及以上平面损伤组中最常见，在青春期发生率略有增加。

所有患儿都可能发生踝关节和足部畸形，病变平面在 L5 及以上的儿童中最常见 [175]。局部神经支配和伴随发生的肌肉失衡决定了畸形发生的类型。即使通过手术矫正，这些畸形也会复发，除非消除导致变形的力。与脊髓栓系相关的痉挛和运动能力丧失的发展也会导致进行性踝关节和足部畸形，存在“小腿三头肌痉挛导致跳跃式步态”病变的儿童（见运动瘫痪部分）特别容易发生进行性足畸形 [175]。

各种各样的足部和踝部畸形都可能发生（图 23.4E~F），包括踝关节马蹄内翻足（足内翻）、前足内翻或外翻、前足外旋或内旋、跟骨内翻或外翻、高弓足或扁平足、爪状趾畸形。踝关节跖屈肌最可能挛缩。据调查，不同病变平面组的足部畸形发生率在 20%~50% 之间 [175]，高位瘫痪高达 90%，低位瘫痪达 60%~70%[24,52,189]。尽管某些畸形常与特定的神经节段平面损伤相关（如胸椎和腰椎病变中的马蹄内翻足，骶椎病变中的爪状趾），但在每个病变平面组的儿童中都能观察到所有类型的踝关节和足部畸形。先天性马蹄内翻足很常见，一旦孩子发育到要站立阶段，就需要手术 [25]。随着时间的推移，肌肉失衡可能导致其他足部畸形。Dias[40] 指出，在腓骨缩短的情况下会发生踝外翻，后者与比目鱼肌无力高度相关。当使用矫形器不能减轻畸形程度时需要进行踝外翻外科手术治疗。无论病变平面如何，踝关节和足部畸形的存在都会极大地影响坐姿和站立姿势、平衡、灵活性、足部溃疡和穿鞋的舒适度。负重通常会导致踝关节和足部畸形，随着时间的推移，即使部分负重在轮椅脚踏板上不正确的对线也会导致足部畸形和足部溃疡。因此，无论行走状态如何，首先要实现前足着地行走。外科手术是必要且有效的 [189]，应适当调整矫形器和辅助装置以使患者行走时身体处于中立位且可以前足着地。

扭转畸形很常见，由于髋关节前倾、后倾或胫骨扭转，经常出现足部行进角过大和下肢扭转（图 23.5）。这些扭转畸形会对坐位平衡、体重分布和行走产生负面影响。了解导致发育障碍患者扭转畸形的因素、检查程序、参考值和干预建议请参考 Cusick 和 Stuberg 的相关研究 [32]。

在行走或轮椅推进等动态活动中，关节对齐和异常关节应力的表现最为明显。在不平坦的路面、楼梯或路缘上行走时，关节应力往往会增大。观察鞋和矫形器上的磨损情况可以为明确异常应力和关节错位提供额外的线索。如果关节畸形是灵活的，那么拉伸关节会有反应，结合矫形器或定位夹板可以保持关节对齐。整体矫形器可能对固定畸形有作用（如足部畸形），但通常需要手术治疗（如脊柱侧凸、单侧髋关节脱位或胫骨扭转）。如果肌肉失衡严重，且变形力不能通过拉伸、强化或固定有效抵消的话，则可以实施肌肉力线转移（如通过平衡 L5 平面损伤儿童的踝背伸力，将一部分胫骨前肌力线向跟骨移动，以实现前足着地姿势）。

关节活动受限会影响以下方面：ADLs、床上活动和转移。对需要保持关节活动性的人来说，他们的床上活动很关键，这决定他们能否生活自理 [68]。ROM 受限加上肌无力，可导致不良的姿势习惯和步态偏差。因此必须保持足够 ROM 来进行日常活动，如洗澡和如厕。ROM 受限会造成较弱肌肉过度伸展，使其无法在长度 – 张力曲线的最佳范围内发挥作用。ROM 受限也可能造成疼痛，特别是卧位时（如紧绷的髋屈肌会牵拉腰椎）。严重的挛缩也不利于身体形象。在儿童时期看似无关紧要的挛缩，一旦当个体达到成人体形比例，就可能限制功能（如膝关节伸展挛缩会影响操作轮椅的能力）。在极端情况下，由于关节挛缩难以支配瘫痪肢体，可能会增加患者继发性损伤的概率，面临皮肤破损甚至截肢的风险 [68]。因此，在决定是否进行干预之前，应考虑 ROM 受限对功能的影响。

瘫痪肢体的 ROM 测量和定位应谨慎进行，不要用力过大，以免骨折 [163]。内收髋关节时也要小心，避免髋关节脱位。由于脊柱和骨盆畸形以及下肢痉挛对传统的托马斯试验存在干扰 [13]，因此测量髋关节伸展度的俯卧伸髋试验是该人群的首选方法 [188]。应在踝关节始终保持距下中立位的情况下测量踝关节 ROM，以

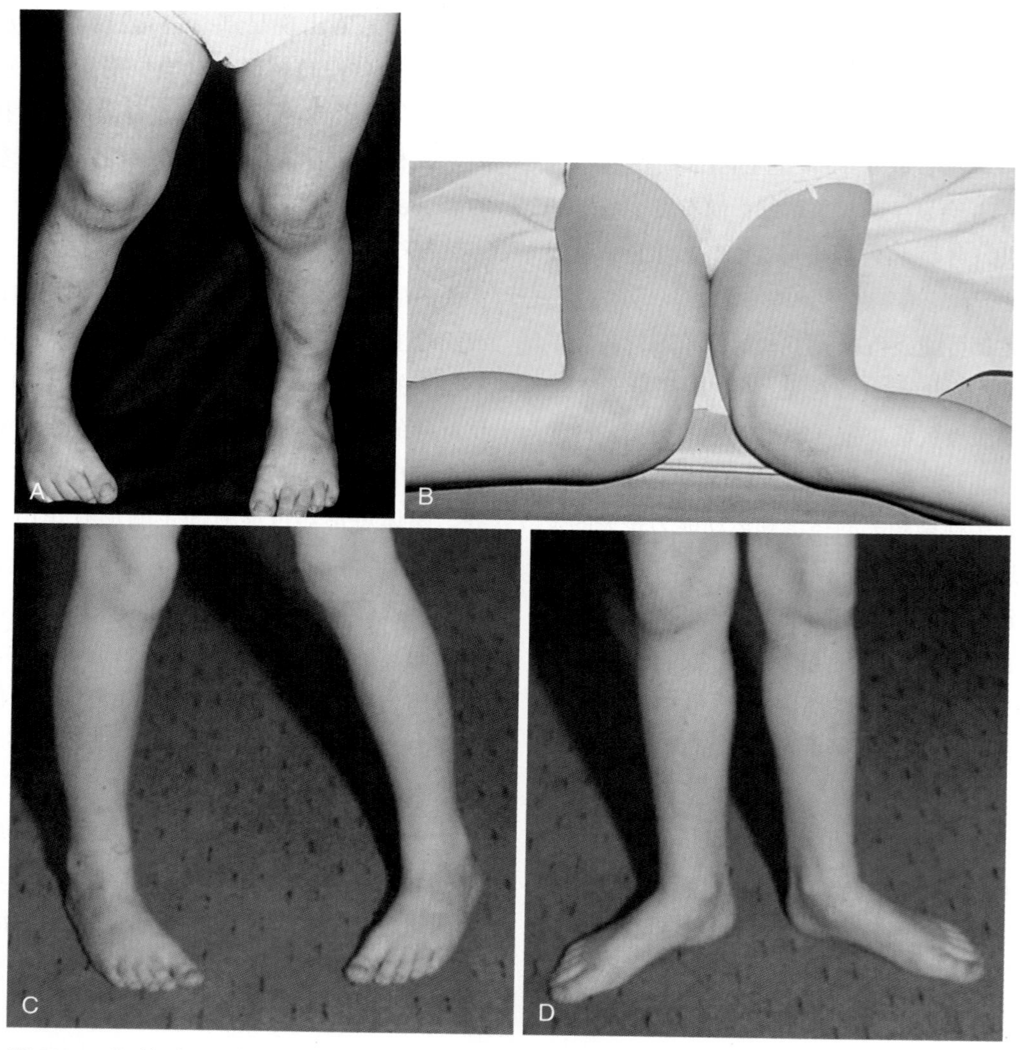

图 23.5 扭转畸形。(A)股骨颈前倾。(B)胫骨外扭转。(C~D)胫骨内扭转 [(A~B) 引自 Zitelli BJ, McIntire SC, Nowalk AJ: Zitelli and Davis' atlas of pediatricphysical diagnosis. 6th ed. Philadelphia: Saunders, 2016. (C~D) 引自 Coughlin MJ, SaltzmanCL, Anderson RB: *Mann's surgery of the foot and ankle*. 9th ed, Philadelphia: Saunders, 2014.]

便治疗师在治疗的不同阶段评估对比。

手术干预和负重对无知觉关节的长期影响会随着 MM 患者的成长越来越明显 [25]。老年人发生膝关节退化和关节炎继发性损害的概率增加 [107]。Nagankatti 及其同事 [137] 报告了 MM 人群中每 100 名患者有 1 例行沙尔科(Charcot)关节置换术。

有几种方法可以降低肌肉骨骼应力，降低获得性骨畸形的发生率。通过提供自行车手套来提高手的摩擦力，减少轮椅移动所需的握力。轮椅座椅的位置会影响移动效果和上肢关节肌肉所受的应力 [114]。对于步行的人来说，防滑鞋可以提高足底的摩擦力。无论是坐位还是站立位，都应通过合适的矫形器或座椅设备保持关节中立对称。站立时避免将重心转移到一侧腿上，坐位时避免双腿交叉，这也很重要。应避免 ROM 过大，尤其是在负重的情况下。拐杖和助行器手柄应有一定角度，避免手腕过度伸展，而且重量应分布在宽阔的缓冲区域内。矫形器应完全接触肢体，尽量降低受压区域压力增大的风险。避免肌腱和手掌承受过大的压力以降低发生腕管综合征的风险。通过适应家庭、学校和工作环境，尽量减少头部后仰和体力活动。此外，还应使用长距离移动设备，减少关节应力。坐位时，负重要均衡，骨盆中立，腰轻微前凸，髋关节和膝关节呈 90°，双脚平放在地板上。应提供良好的腰部支撑，将座椅向后倾斜 15° 可将腰部的压力降至最低，并有助于骨盆向后坐在椅子上 [28]。倾斜桌子或桌面可以改善躯干上部、头部和肩部的位置。

骨质疏松症

据报道，MM 患儿的骨折发生率为 11%~30%[44,113,193]。这种高骨折率是由 MM 引起的活动受限和肌无力导致的骨密度降低造成的[112]。

人们认为，在 MM 患儿中经常发生的骨密度降低继发于低张力或肌肉组织松弛，再加上活动能力改变导致长骨负荷减少，因此经常导致患儿骨质疏松性骨折。Paleg[148] 在一篇评估儿童支持站立项目的综述中总结道："每周 5 天的站立项目可增加骨密度（60~90 分 / 天）；提高髋关节稳定性（在双侧髋关节外展 30°~60° 范围内 60 分 / 天）；增加髋关节、膝关节和踝关节的 ROM（45~60 分 / 天）；减轻痉挛（30~45 分 / 天）。"然而，这些项目必须在 MM 人群中被进一步研究。弛缓性瘫痪儿童的骨反应可能截然不同。Rosenstein 及其同事[157] 在 MM 人群中研究了这一项目并报告，在家庭或社区中行走者的骨密度比非功能性行走者（仅训练行走或不行走者）要高 38%~44%。Salvaggio 及其同事[160] 称，对于青春期前的 MM 儿童来说行走能力是骨密度的一个重要决定因素。然而，由于在这些研究中没有关于控制损伤平面的影响，因此无法确定肌肉活动与负重状态对骨密度差异的潜在影响。此外，这两项研究都没有涉及降低骨质疏松性骨折发生率的问题。

研究骨折发生的概率是一种检验站立训练作用的更直接、更有临床意义的方法。Shurtleff[175] 提出这样一个问题："与同样瘫痪久坐不动的同龄人相比，站立或步行训练患者骨折的发生率是否更低？" Asher 和 Olson[6] 发现骨折和轮椅使用之间没有显示出相关性。DeSouza 和 Carroll[39] 报告说 7 名非步行者没有骨折，16 名步行者有 38 处骨折。他们的数据表明，暴露在可能产生骨折的外力（即直立行走）下是骨折的重要危险因素，而不是我们所预期的弛缓性瘫痪。Liptak 及团队[103] 发现，一组坐轮椅的儿童和一组使用矫形器行走的儿童骨折发生率没有差异。临床上，对于腰椎和胸椎病变严重的儿童，使用站立架、义肢或髋膝踝足矫形器（HKAFO）并不能预防骨折。对于腰部和骶部损伤程度较低的儿童，直立姿势和活动能力是重要的功能活动，不应因害怕骨折而过度限制身体活动。事实上，如果有人认为骨密度更可能由神经肌肉活动产生的力矩维持，那被动负重可能无法降低儿童骨折风险。肌肉主动收缩对长骨的应力比被动负重产生的压力大几倍。

骨折常因感觉不敏感而呈亚急性状态，患儿仅出现骨折部位肿胀发热和低热。骨折经常发生在手术后，用石膏固定期，或作为踝关节固定术的后遗症。由于石膏的固定时间与骨折的发生率之间存在相关性，所以要最低限度的固定，并且软固定要使骨折对位对线[25]。应尽快恢复负重以避免进一步发生骨折的风险[86]。

运动能力丧失

先天性 MM 明显表现为脊髓畸形引起的截瘫。无论损伤程度如何，这一人群都可能出现上肢无力，这通常是进行性神经功能障碍的表现。运动损伤平面的信息对于预测相关异常和功能结局是有用的。关于每个运动损伤平面的发育和功能预期的详细讨论将在后面结果及其决定因素内容中提及。评估力量和增强运动功能的干预计划策略在特定年龄检查和物理治疗干预策略中会提及。

运动平面定义为最低的完整功能性神经肌肉节段。例如，L4 平面表示第 4 腰椎神经及其所支配的肌肉功能正常，而 L4 以下的节段功能缺失。表 23.1 提供了国际脊髓发育异常研究小组（International Myelodysplasia Study Group，IMSG）根据肌力强度测量结果确定运动平面的标准[80]。与其他脊髓节段分类系统相比，IMSG 标准已被证明最能反映 MM 患者的神经支配模式。当比较身体左右两侧的运动或感觉功能时，MM 脊髓病变可能不对称。因此，应分别对左右两侧的运动功能进行分级。

MM 患者的神经肌肉参与可表现为以下 3 种方式之一：①类似完整脊髓横断的病变；②不完全病变；③跳跃性病变[175]。类似完整脊髓横断的病变在特定平面以上表现为正常功能，在此平面以下表现为弛缓性瘫痪、感觉和反射丧失。不完全病变综合表现为痉挛和随意控制。在跳跃性病变中可观察到，尽管在完整的头端脊髓节段之间有一个或多个非功能节段位，但仍有更多的尾端节段发挥功能。个别跳跃性病变运动损伤表现为肌肉功能低于损伤上一功能平面或神经支配，高于最低功能平面的肌力不足[149]。因此，评估神经支配低于损伤平面的肌肉，以确定是否存在跳跃性病变是很重要的。此外，还应仔细记录痉挛和反射情况。

McDonald 及其同事[119]证明了臀中肌和腿部内侧肌肉肌力等级与髋内收肌、髋屈肌和膝伸肌的肌力等级的相关性比先前描述的由 L4、L5 及骶神经支配的下肢前侧肌肉更高。这些数据可能解释了 MM 患者虽然下肢前侧肌肉较弱或不活跃，但臀中肌和内侧腘绳肌功能较强这一临床现象。从本研究中可以得出结论，在临床上，根据表 23.1 中所示的特定肌肉组的肌力强度，而不按照传统的神经节段平面对 MM 患者进行分组更有用。

感觉缺陷

这一人群中，感觉缺陷并不常见，因为通常感觉平面与运动平面不相关，而且可能存在缺乏感觉的跳跃区域。由于跳跃区可能出现在特定的皮肤区域内，因此必须测试特定皮肤区域内的所有皮肤组织和多个部位，以便进行准确的基线检查。缺陷应记录在皮肤图上，根据不同的感觉方式（如轻触、针刺、振动和热）用不同颜色对感觉缺失和感觉减退区进行编码记录。上肢和下肢的本体感觉和运动感觉也应进行评估。

一项对 30 名成年 MM 患者进行的研究结果显示，在这一人群中不需要进行轻触和针刺刺激测量，因为这对检测无痛区域几乎没有价值[70]。相反，振动刺激可以在轻触和针刺感觉下方的一个皮节感受到。根据这些结果，除了评估轻触或针刺感觉外，还应评估振动感觉。

对 MM 患者来说，意识到他们的感觉缺失并学习通过其他感觉模式（如视觉）来进行补偿的技能是很重要的。应注意告知患者感觉缺失对他们自身安全的影响，特别是在检查温度（如洗澡水或坐在壁炉旁时）和赤脚时。应尽早教授患者皮肤检查和减压技术，以便他们融入日常生活。应强调减压垫和坐姿俯卧撑对减压的重要性。在患者学习如何进行 ADLs 栏目时（如转移等），应教授他们适当的下肢干预和关节保护技能。

在教授患者功能性任务时，应牢记感觉缺失对功能表现的影响。MM 患者可能严重依赖视觉来弥补感觉缺失[166]。他们可能缺乏允许潜意识完成许多重复性运动任务的动觉敏锐度。因此，视觉注意力可能无法集中在环境中的其他因素上[4]。在患者足踝或助行器上增加少量的重量可能增强本体感觉，促进步态训练。因为矫形器能接触到完整感觉区域的皮肤，所以使用髌腱支撑矫形器（图 23.6）代替传统的踝足矫形器（AFO）也有助于 L3 神经支配个体的足部放置。

表 23.1 IMSG 制定运动平面标准

运动平面	指定运动平面标准
T10 或 T11 以上	由感觉平面或腹部肌肉触诊决定
T12	坐姿和仰卧位时存在一些骨盆控制（可能来自腹肌和椎侧肌肉）。也可能出现从腰方肌开始的髋部移动
L1	髂腰肌功能较弱（2 级）
L1~L2	超过 L1 标准但未达到 L2 标准
L2	髂腰肌、缝匠肌和髋内收肌肌力都必须达到 3 级或以上
L3	达到或超过 L2 并且股四头肌肌力为 3 级或以上
L3~L4	超出 L3 标准，但未达到 L4 标准
L4	达到或超过 L3 标准，内侧腘绳肌或胫骨前肌肌力为 3 级或以上，也可观察到腓骨肌较弱
–	超出 L4 标准，但未达到 L5 标准
L5	达到或超出 L4 标准，外侧腘绳肌肌力为 3 级或以上，加上以下各项之一：臀中肌肌力为 2 级或以上，第三腓骨肌肌力为 4 级或以上，胫骨后肌肌力为 3 级或以上
L5~S1	超出 L5 标准，但不达到 S1 标准
S1	达到 L5 标准或以上，加上以下至少 2 个标准：腓肠肌 / 比目鱼肌力为 2 级或以上，臀中肌肌力为 3 级或以上，或臀大肌肌力为 2 级或以上（可抬起臀部）
S1~S2	超出 S1 标准，但未达到 S2 标准
S2	达到或超出 S1 标准，腓肠肌 / 比目鱼肌肌力必须为 3 级或以上，臀中肌和臀大肌肌力必须为 4 级或以上
S2~S3	所有下肢肌群的肌力都正常（有 1 组或 2 组肌群肌力可能是 4 级）。也包括年龄太小无法接受排便和膀胱训练的正常婴儿（见“无缺陷”）。
“无缺陷”	达到所有 S2~S3 标准，无排便或膀胱功能障碍

注：当描述说“达到标准……”时，上述级别的肌力应分别增加。

经许可改编自 Patient Data Management System. Myelodysplasia Study Data Collection Criteria and Instructions, 1994. (Available from D. B. Shurtleff, MD, Professor, Department of Pediatrics, University of Washington, Seattle, WA 98195.)

脑积水

脑积水是脑脊液（cerebrospinal fluid，CSF）在脑室的过度积聚导致的。大约 25% 或更多的 MM 患

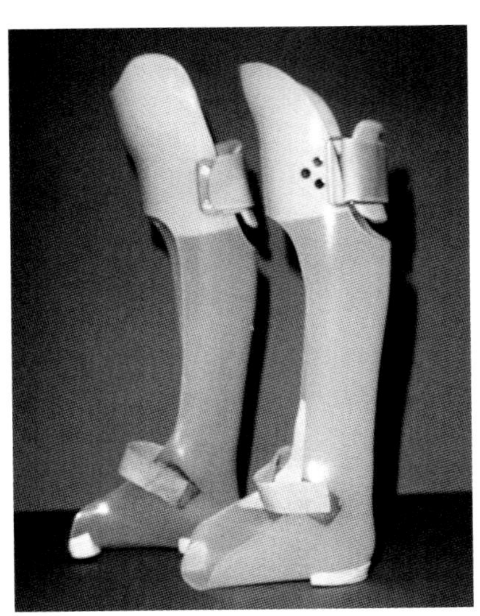

图 23.6 地面反作用力踝足矫形器。承受地面反作用力的聚丙烯腈腱踝足矫形器，用处于距下中立位的脚采模。注意足跟最低点和第一跖骨头的软垫

专栏 23.1 分流功能障碍的早期表现和症状

言语变化
发热和不适
复发性头痛
活动水平下降
学习成绩下降
开始斜视或加重
食欲和体重的变化
出现尿失禁或恶化
出现脊柱侧凸或恶化
痉挛发作或加剧
人格改变（易怒）
握力下降或不变
早晨很难醒来
视觉运动协调下降
视力下降或出现复视
视知觉协调性下降
癫痫发作或发作频率增加

改编自 Shurtleff DB, Stuntz JT, Hayden P：Hydrocephalus. In Shurtleff DB, editor: *Myelodysplasias and exstrophies: significance, prevention, and treatment*. Orlando, FL: Grune & Stratton, 1986.

儿出生时患有脑积水。此外 60% 的患者在手术闭合背部损伤后会出现这种情况[153]。如果不进行治疗，脑室继续扩张会导致大脑皮质的缺失并伴随认知功能障碍。小脑发育不全伴有后脑尾侧移位穿过枕骨大孔，称为 Arnold-Chiari Ⅱ型畸形，常与脑积水有关。

脑积水偶尔会自发停止；然而，80%~90% 的脑积水患儿需要脑脊液分流器[181]。脑室 – 腹腔分流管将多余的脑脊液从大脑的侧脑室分流到腹腔，在那里脑脊液被重吸收。因为分流器是一种异物，它可能会变成感染的源头也可能形成栓塞，所以需要神经外科的干预。反复或长期的分流功能障碍和感染往往会导致儿童功能和认知能力进一步下降。分流功能障碍通常是渐进的，伴有轻微的症状。治疗师应熟悉这些症状，以便及早发现，并在适当的时候将患者转诊至内科医生以便做进一步评估。专栏 23.1 列出了分流阻塞的早期表现和症状。特别有趣的是，Kilburn 及其同事的发现[90]，握力不变或下降可能是神经功能障碍的早期指征，如分流功能障碍或症状性 Arnold-Chiari 畸形。脑积水将会持续终生，因此需要一位熟悉 MM 相关并发症的医生对患者持续进行随访。

认知功能障碍

早期用抗生素来干预治疗脊髓损伤以预防脑膜炎和改进脑脊液分流术提高了先天性 MM 患儿的预期认知功能。但是，越来越多的研究支持这样一种观点：MM 患者特定智力缺陷可归因于大脑结构性的缺陷。更高程度的脊髓损伤已被用作更严重的大脑异常发育的标志。在传统报道中，与胸椎病变组相比，腰椎和骶椎病变组的智力得分较高[166]。然而，最近有研究比较了病变平面与智力、学习技能和适应行为之间的关系，其研究结果并不一致。

Dise 和 Lohr[43] 证明了对个体“高阶”认知功能进行分析的必要性，包括概念推理、问题解决、思维灵活性和 MM 个体的思维效率，而不论病变平面或综合的智力水平。他们认为，这种神经心理缺陷可能是在这个群体中观察到的“动机”和学术困难的基础，特别是对于那些智商一般的人。语言、数学和执行能力等方面的缺陷在一生中都存在。

当前神经心理学关注的是多重复杂作用导致的 MM 表现型，而不是一种二分法（视觉对听觉感知；语言学习障碍对非语言学习障碍）。这些多重复杂作用的结果是识别出一个更为多变的认知表现型。尤其重要的是在集成处理（跨不同内容域组装、构造和集成信息的能力）和相对完整的关联处理（激活或分类信息的能力；数据驱动）中的缺陷[38]。大约 25% 的患有脊柱裂的学龄儿童有数学学习障碍。患有脊柱裂的儿童在执行功能的特定方面有困难，包括解决问题、计划和目标导向行为、集中注意力、转移注意力

的能力、反应抑制和工作记忆[87]。

MM患者的脑结构异常是神经心理学特征重要的决定性因素。在对患有MM的个体的神经心理学评估中，有3个核心缺陷，并且与特定大脑结构异常相关：与小脑体积相关的时间缺陷；与中脑、后皮质和胼胝体状态相关的注意力缺陷；与脊髓功能障碍和影响感觉的小脑畸形相关的运动缺陷。

大多数无脑积水或无脑积水并发症（无感染或脑出血）的儿童智力水平将会在智力测量的正常分数范围内。然而，分数的分布往往向正常值的上、下两端倾斜，得分在中间水平的儿童较少，在区间的下端得分的比例更大[166]。有严重中枢神经系统感染的儿童的智力表现低于没有感染的儿童[173]。语言项测量分数通常超过表现项测量分数[166]。然而，表现项测量分数低，可能并不代表语言和非语言推理技能的真正差异。相反，这些差异可能是上肢协调障碍（稍后讨论）和记忆缺陷造成的[166]。协调障碍和记忆缺陷表现为在测量评估获得的知识（如算术）、左右半球综合功能（如图像排列、组块设计和编码）、运动反应速度（如编码）和记忆（如数字跨度、编码和算术）时，出现注意力分散。必须进行进一步的对照研究，以确定在患有MM的个体中观察到的不一致的语言与智力表现得分的来源。

“鸡尾酒人格”是一种与认知相关的行为障碍，不论年龄或智力水平如何，都会发生在某些脑积水患者中。这些人口齿清晰，言辞冗长，表面上似乎有很高的语言技能。然而，仔细检查他们的演讲内容，却发现他们经常使用陈词滥调和行话。个别词经常被误用。尽管这些人最初表现出有能力，但他们经常受到伤害，他们在日常生活中的表现低于他们表面上所表现出的能力[78]，而且他们缺乏社交技能[183]。他们通常在规范行为方面有困难，包括识别规则、在游戏中保持目标导向的活动、在非结构化的社交环境中表现自我以及不能从其行为的反馈或指导中获益。患脊柱裂儿童的注意力缺陷/多动障碍（attention deficit/hyperactivity disorder，ADHD）发生率比普通人群高，在客观和主观的注意力测量上，甚至在控制智力功能的差异上，通常表现为注意力不集中而不是冲动和多动。对于物理治疗师来说，重要的是能够直接观察这些孩子所说的可以在家里完成的任务的情况，也能够与父母和照护者确认任务的定期执行，来确定患者提供的信息是否准确。

语言功能障碍

尽管语言曾经被视为一种有利条件，但是MM和脑积水患者表现出或完整或受损的语言技能。他们的长处在于语法的形式化、结构固定化、单字或短语（词汇）和“存储的”意义。他们的弱点包括语篇缺陷，其特点是不相关的话语频率高，抽象语言而非具体语言的表现较差。他们的沟通可能难以处理，不实用且不明确。这些语言弱点对他们在社会交往活动中会有不利影响。Culta和Young在4个抽象层次上对MM患儿和语言年龄正常的儿童（对照组）使用了学前语言评估工具（Preschool Language Assessment Instrument，PLAI）。MM患儿在具体PLAI任务上的表现与对照组相似，但他们在抽象任务上产生的“无反应”和不相关的反应比对照组更多。

乳胶过敏

据报道，多达73%的MM患儿对乳胶过敏[167,210]，而对照组只有1%~5%。不幸的是，2%的乳胶含有LgE敏感蛋白，并且在我们的产品中普遍存在，一些患有MM的儿童在接触它们时会有危及生命的过敏反应。含乳胶的材料几乎从未出现在手术室或医院其他地方使用的产品中；然而，乳胶仍然存在于整个社区中。乳胶中的IgE敏感蛋白可能存在于轮椅座椅和轮胎、夹板和支撑件上的泡沫橡胶内衬里、尿布和衣服上的松紧带中、奶嘴、皮球、用于检查膀胱和肠道的手套以及许多其他日常用品中。虽然几乎所有的儿童医院都有乳胶过敏预防政策，但对于学校和社区诊所的治疗师来说，认识到MM儿童避免接触乳胶产品的必要性是很重要的。

上肢协调性障碍

MM患儿常表现为上肢协调性障碍，尤其是脑积水患儿[166]。协调性障碍可能有3种原因：①小脑共济失调最可能与Arnold-Chiari Ⅱ型畸形有关；②脑积水继发的运动皮质或锥体束损伤；③由于上肢用于平衡和支撑而导致的运动学习障碍，而不是由于操作和探索导致这些孩子在定时精细运动技能任务上表现很差[166]。他们的行动可以被描述为停顿和过度谨慎，而不是像期望中身体健全的儿童那样平稳、连续地运动。他们往往严重依赖视觉反馈，而不是动觉。因此，即使经过大量的训练，这些儿童也常常难以在潜意识水平上整合经常使用的精细运动动作[166]。然而，研究发现，练习精细的运动任务是有益的，而且经常会延续到功能性任务中[49]。这些协调性障碍被一些作者描述为明显的运动失用或运动学习缺陷[26,97]。考虑到这些儿童经常出现上肢协调障碍，真正的失用症可能没有这些研究显示的那么常见。

一个可能导致上肢协调性障碍的因素是优势手发育迟缓。大量患有 MM 的儿童都是混合优势手或左利手，这暗示了可能有大脑左半球损伤[166]。Brunt[26]指出，优势手的发育迟缓可能导致双侧上肢功能整合障碍，导致进一步完成精细运动任务困难。

视知觉缺陷

如文献所述，评估视知觉的研究未明确 MM 患儿的视知觉缺陷是否常见[126,161,195]。一些需要良好手眼协调能力的测量，如视知觉的 Frostig 发育测试，可能会因上述中的上肢不协调而人为地降低 MM 患儿的得分。当使用无动态视觉感知测量去除上肢运动功能作为测量因素时，患有 MM 的儿童已达到适龄水平[166]。因此，我们在诊断存在视知觉缺陷之前，必须结合其他检查仔细解释视知觉测量的结果。

脑神经麻痹

Arnold-Chiari 畸形以及脑积水或脑干发育不良可能导致脑神经缺损。可能会发生眼部肌肉麻痹，如脑神经Ⅵ（展神经）受累，伴有眼外侧直肌无力和受累侧的内斜视。因此，为了预防弱视和美观[155]，有必要通过眼部修复、处方镜片或门诊小手术进行矫正。Gaston[55]对 322 名患有 MM 的儿童进行了 6 年的眼部并发症监测。这些儿童中有 42%有明显的斜视，29%有动眼神经麻痹或肌肉痉挛性眼球震颤，14%有视神经盘水肿，17%有视神经萎缩。只有 27%的受访者有明确的正常视力。有证据表明 70% 的 CSF（脑脊液）分流功能障碍导致颅内压升高（intracranial pressure，ICP）。分流手术是首要任务，但可能无法恢复正常的眼球运动和视觉功能，需要进一步的补偿性干预。脑神经Ⅸ（舌咽部）和Ⅹ（迷走神经）也可能受到咽和喉部功能障碍（丘疹、哭声嘶哑）和吞咽困难的影响[176]。严重症状的 Arnold-Chiari Ⅱ型畸形可能会出现呼吸暂停和心动过缓，可能危及生命。这些严重的症状通常出现在出生后的最初几周内，也可能出现在任何时间[153]。在这些严重的病例中，患者的存活率仅为 40%左右。但存活下来的婴儿脑神经功能得到逐渐改善。神经外科后颅窝减压术和高位颈椎椎板切除术似乎没有显著改善预后[57,174]。相比之下，Arnold-Chiari 畸形的手术减压已被证明有利于干预进行性上肢和下肢痉挛[57]。

痉挛

患有 MM 的婴儿和儿童的肌张力可以从弛缓到正常再到痉挛。Stack 和 Baber[187]发现大约 2/3 的 MM 患儿有一些上运动神经元征；然而，只有约 9%患有真正的痉挛性下肢瘫痪。该研究对象的其余患儿主要具有较低的运动神经元表现，并伴有有分散的上运动神经元征（如屈肌退缩反射）。在没有上运动神经元征的儿童组中，大多数在脊柱病变的节段平面以下出现完全弛缓性麻痹，但是一小部分患儿具有正常的功能。相比之下，Mazur 和 Menelaus[117]指出，由于相关的中枢神经系统异常，大约 25%的 MM 患者表现出下肢痉挛状态。与其他中枢神经系统疾病一样，痉挛和异常反射会影响 MM 患者的功能、活动和生活质量。

进行性神经功能障碍

神经功能障碍或感觉的轻微改善虽然很罕见，但可以在生命的第 4 个十年发生。然而，更严重的是并发症引起的神经系统病变的恶化。这些可能发生在上肢、下肢或躯干，包括感觉、力量缺失、囊修复部位疼痛、沿皮区放射的疼痛、痉挛的发作或恶化、脊柱侧凸的发展或快速进展、下肢畸形的发展，然而这些不能通过先前记录的肌肉失衡或肠道、膀胱括约肌控制的变化来解释。这种变化可能是由于 CSF 分流阻塞、脊髓积液、修复部位皮样或脂肪瘤生长、脊髓蛛网膜下囊肿或脊髓栓系引起，可通过 MRI 检查明确。脊髓栓系发生于神经基板，或脊髓瘢痕形成于上覆的硬脑膜或皮肤上，导致牵拉神经纤维[180]。1/3 的

MM 患儿需要手术治疗脊髓栓系。脊髓栓系综合征也可能由其他先天性异常引起，如终末期脊髓纵裂增厚[154]。研究报告显示，脊髓功能障碍的后天性原因是椎间盘严重突出进入椎管，导致脊髓受压[177]。Lais 及其同事[96]指出，神经功能的缓慢恶化并不罕见。神经外科干预可以阻止由这些原因引起的脊髓功能逐渐恶化。步态模式的恶化通常是患者或其父母首要面对的困难。因为物理治疗师比内科或外科医生接触这些患者更多，所以治疗师通常是最早发现这些变化的人，并且应该警惕是否需要立即转诊给神经外科医生。由于存在功能逐渐丧失的风险，所以必须在 MM 患者整个生命周期内监测密切相关变化。

癫痫

据报道，在患有 MM 的儿童和青少年中癫痫发生率为 10%~30%[168]。癫痫发作的病因包括脑畸形，CSF 分流功能障碍或感染，及其导致的残余脑损伤。不幸的是，预防癫痫发作所必需的抗惊厥药物也可能加重已经存在的认知缺陷或协调障碍[54,155]。未经治疗的癫痫发作可导致永久性认知或神经功能丧失，甚至死亡。

神经性肠道功能障碍

低于 5% 的 MM 患儿能自动控制其尿道或肛门括约肌[153]。S2~S4 神经支配这些器官，因此 S2~S4 的功能异常或缺失是大小便失禁的主要原因。由于肛门括约肌的松弛、张力低下或痉挛，因此在排便期间会出现不同的功能障碍。肛门直肠感觉也常常受损，使患者无法接收即将排便的感觉输入，从而无法采取适当行动。除了大小便失禁，便秘和梗阻也可能发生。幸运的是，针对个体设计的排便方案可以产生有效的结果，最大限度地减少尿失禁和便秘的问题[92,153,201,202]。球海绵体肌或肛门皮肤反射的存在（表明存在括约肌下运动神经元神经支配）可高度预测肠道训练计划成功情况[92]。King 和其同事[92]还报告说，在 7 岁之前进行肠道训练会有更好的依从性，干预结果会改善。当大便失禁干扰孩子的学校和社交活动时，物理治疗师会参与帮助解决问题。失禁经常影响自我形象和自尊，这又会影响与治疗师干预计划相关的其他活动的表现。

神经性膀胱功能障碍

就像控制排便的神经受损一样，控制膀胱的神经也会受损。85% 的 MM 患者具有潜在的神经性膀胱功能障碍[53]。可能会出现各种不同类型的功能障碍，这取决于膀胱壁逼尿肌和膀胱出口括约肌的相对张力。膀胱干预策略针对功能障碍的一个或多个点。我们的干预目标是无感染的社会控制和保留肾功能。尿液从膀胱向上输送到肾脏的逆行流动，称为膀胱输尿管反流，可能在不可逆性肾衰竭的后期阶段出现症状或体征不明显。膀胱排空不充分，膀胱内残留的尿液是细菌最佳的培养基，可引起复发性尿路感染和可能的全身性败血症。因此，充足的膀胱干预是 MM 患者维持健康和正常寿命的重要组成部分，此外还是一个重要的社会问题。

患儿的膀胱功能障碍会在子宫内开始（5%~10% 的 MM 新生儿显示存在肾积水和反流），这通常是由于膀胱逼尿肌和尿道外括约肌之间不协同（即膀胱收缩，但括约肌未放松使尿液不能流出尿道）。这导致高膀胱压力和膀胱输尿管反流。现在，所有患有 MM 的新生儿在新生儿期都需要进行全面的泌尿外科检查。婴儿期间间歇性导尿的早期实施有助于预防逼尿肌功能的继发问题，如膀胱壁过度拉伸[14]。

对大多数人来说，有效的膀胱干预是通过定期定时排尿、间歇导尿来实现的。通过尿道将小导管插入膀胱，直到尿液开始流动。在膀胱排空或尿液停止流动后，取出导管，用肥皂和水清洗并储存以备将来使用。研究表明，与无菌导尿技术不同，清洁导尿方法足以预防尿路感染[153]。间歇性清洁导尿术对尿道或膀胱造成伤害的风险较低，应当教育幼儿自我导尿。幼儿通常在 6~8 岁时掌握这项技能，具体情况取决于神经受累的严重程度[179]。建议通过药物配合间歇性清洁导尿，以减少膀胱储存压力，改善尿失禁，并通过改变逼尿肌痉挛功能［如奥昔布宁（Ditropan）、托特罗定（Detrol）］、痉挛性括约肌功能（苯氧苄胺）或低张性括约肌功能（麻黄碱、伪麻黄碱、苯丙醇胺）实现干预目标。药物可以口服、透皮和经血管注射。对这些患者而言，注射 A 型肉毒毒素是一种相对较新的治疗手段，并且 A 型肉毒毒素（保妥适）最近已获得 FDA 批准用于治疗神经性膀胱疾病患者。夜间导尿管引流也已经有效地用于年幼的、顺应性较差的神经性膀胱功能障碍患者，以降低上尿路恶化的风险。建议对 MM 患者每 6 个月定期进行一次泌尿科随访，2 岁之后随访频率降至每年 1 次。

物理治疗师必须了解患者所用的排尿方法，当涉及轮椅姿势、转移技术和矫形器时，确保辅助装置不会干扰尿液排出技术的有效性。重要的是让 MM 患者有时间在治疗期及之后关注肠道和膀胱的扩张反应，以便他们在身体活动期间感到舒适并可控。膀胱或直肠扩张引起的不适可能会影响活动功能。患者在个人护理时间方面往往缺乏信心，治疗师应该鼓励他们经常练习以避免尴尬。

性功能也会受到影响，特别是生殖器感觉减弱或缺失。对于男性来说，将髂腹股沟神经移位到阴茎背神经可以为性活动提供感觉[144]。该手术有助于提高青少年和年轻男性的生活质量并帮助他们适应成年生活。

皮肤破损

研究发现，随着 MM 儿童进入青少年期，85%~95%会发生压疮溃疡或其他类型的皮肤破损[172]。Okamoto 及其同事[141] 对 524 名 MM 患者进行了广泛的皮肤破损研究。82%的胸椎平面病变的 1~20 岁患者出现会阴压疮和脊柱后凸曲线（驼背）顶点皮肤的破损，62%的腰椎高平面病变患者和 50%~53%的低平面病变患者出现了同样问题。所有病变平面组的下肢皮肤破损程度大致相当（30%~46%）。虽然皮肤破损的部位和原因在不同病变平面组之间有所不同，但总体概率是相同的。皮肤破损的发病率为 20%~25%。研究确定了几种儿童皮肤破损的病因：42%的儿童由于压力过大导致组织缺血；23%的儿童在穿戴矫形装置时存在皮肤磨损或压迫；23%的儿童由于尿液和大便污染导致皮肤浸渍；摩擦和剪切力引起的占 10%；烧伤引起的占 1%；还有 1%病因不明。还有其他作者描述了皮肤破损的不同原因[172]，包括脊柱畸形、肥胖、下肢自主神经功能障碍伴有血管功能不全或静脉淤滞、骨盆骨质突出过度以及术后骨质突出。随着轮椅坐垫技术和座椅选择的改进，我们期望 MM 儿童的皮肤破损率降低；然而，近几年没有研究来评估这个问题的广泛性和严重性。

年龄是皮肤破损的一个重要影响因素。Shurtleff[172] 研究表明，没有受过如厕训练的儿童最容易因为在皮肤腐蚀（如氨烧伤）导致皮肤破损方面出现问题。活跃的 MM 年幼患儿，在足和膝关节处出现摩擦烧伤的频率最高，这类烧伤型破损通常是由于患儿在地毯上快速滑行、热水烫伤以及矫形器或石膏压力造成的压疮。年龄较大的儿童由于体形改变而逐渐增加的压力、畸形导致的不对称承重、转移能力缺陷引起的臀部或下肢擦伤以及下肢血管问题，即使在年幼时没有出现溃疡的儿童、青少年或者青年仍然可能出现集中于下肢的皮肤破损。因此，物理治疗师应该针对不同年龄可能引起皮肤破损的常见病因进行预防性的健康教育。在早期培养患儿对无感肢体的意识对以后发展独立的个人护理十分重要。Mobley 和其团队[133] 研究发现，患有 MM 的学龄前儿童已经有了自我认知的改变，因为他们的自画像上画的躯干、腿和脚比健康的同龄人少。

压疮会导致运动迟缓甚至丧失[42]。在无知觉患侧脚上的压疮是行走能力下降的常见原因。在步行或在轮椅脚凳上休息时，由于过大的压力而导致的皮肤破损的影响因素包括足部僵硬、对位不正确或外科关节固定术[116]。足趾的抓伤可能是一个影响鞋穿着的因素。为了避免发生足部溃疡，物理治疗师应该检查并记录足畸形、感觉平面和压力区域。合适的鞋、矫形器或手术可以保护无知觉的足部。此外，全接触石膏在溃疡愈合中很有用[25]。

肥胖

肥胖是一种常见的多因素问题。肥胖不仅会增加矫形器和轮椅的制作难度，也会影响患儿的转移能力、灵活性和生活自理能力。对于需要活动的肥胖患儿来说，参与体力活动需要花费更多的能量，这就意味着他们很可能会减少身体活动的时间，而把更多时间用在久坐上，如看电视。无论是具备行走能力还是坐轮椅的行动受限儿童，当他们试图参加具有身体挑战的活动时，可能不会被身体健全的同龄人全面接受，或者因为自己赶不上进度而承受他人异样眼光。这种情况也降低了患儿参与体力活动的可能性。随着肥胖的发展，进一步增加了活动参与的复杂性，并且对患儿的自我形象产生负面影响，形成一个持续增重的恶性循环。此外，MM患儿可能在生理上处于劣势。一项旨在评估MM患儿能量消耗的实验表明，与身体健全的肥胖儿童相比，MM患儿的摄入量应该更低[173]，而且这可能不仅是MM患儿活动水平降低的结果。下肢大肌群肌肉质量的下降降低了他们能量消耗的能力（MM患儿的基础代谢率可能低于正常值）。这与儿童观察实验得出的结论是一致的：腰椎和胸椎高平面损伤的患儿面临更严重的肥胖问题。肌肉量不足和下肢活动的极度缺乏降低了每日所需的热量，所以一个以轮椅作为主要活动工具的年轻人，每天需要的能量不应大于1500卡就能维持目前的体重[109]。Liusuwan和其小组[105]通过采用双能X线吸收仪和开路间接量热计研究患儿的体重与基础代谢率发现，在11~21岁的人群中，MM患者的瘦体重和基础代谢量远小于对照组。

筛查普通人群肥胖的一种简单易行的指标是身高体重比；然而，MM患儿更适合用臂展重量比来监测。Shurtleff[173]指出，身高重量比对MM患儿没有意义，因为他们的身材矮小，畸形的肢体生长缓慢，而且脊柱或下肢畸形会导致他们的身高降低。他建议MM患儿应该通过测量肩胛下皮褶厚度、沿着长骨轴测量线性长度（考虑到髋关节和膝关节的萎缩）、用扳手测量臂长和在台秤上测量体重（减去轮椅或适应辅助设备的重量）来监测身体肥胖情况。结果应利用国家卫生统计中心百分位图记录[61]。测量臂展应该使用校正因子调整以避免低估身体脂肪含量：0.9百分位臂展儿童腿部肌肉无质量（胸椎和腰椎上段病变），0.95百分位臂展的儿童肌肉部分损失（腰椎中部下段病变）和1.0百分位臂展儿童极少或完全没有肌肉损失。Del Gado和其小组[37]报告称，与对照组相比，32名MM患儿的身高明显较低，体重较高，躯干皮下脂肪沉积较多，后者与心血管疾病的风险因素有关。

然而，控制MM患儿体重不仅仅是降低能量摄入就可以完成的，还必须配合有规律的运动。为患者找到适合其年龄的、有趣的、可以完成的体育活动是对物理治疗师的一个挑战；通过这种方式，加强参与体育活动的积极性，促进患者形成一种终生从事此类活动的习惯。Liusuwan和其组员[104]联合开展了一项结合行为干预、训练和营养教育的试点项目，有望成为改善MM青少年健康的一种方法。

前景信息

年龄特异性检查和物理治疗干预

不同年龄组的MM患儿有不同的问题。为了跟上正常发育的进程，患儿需要医疗干预[18,171]。在整个生命周期，关注患儿和他们家庭的需求是很重要的。参与治疗MM患儿的卫生保健专业人员的数量庞大。除了物理治疗师之外的其他学科的研究者，也可能要牺牲一部分陪伴家人的时间来完成此类人群的干预。相对于其他科室的目标，每个专业人员应当将自己的目标置于优先位置并进行协调规划，使治疗目标与患者和家庭的要求契合。最好是与患者家人和其他学科人员作为一个团队工作，将适当的干预方案纳入患者的日常生活。此外，如果向照护者提供的信息相互矛盾，往往会令他们感到困惑，也可能使他们缺乏合适的信息来为孩子制定现实的目标（如移动、自我照护、就业和独立生活的目标）。因此，与家庭进行多学科团队合作对于确立适当的目标和期望是很重要的。

下面的内容将重点讨论贯穿患者一生的特殊考虑事项，包括4个年龄段：婴儿期、学龄前期、学龄期和青春期。针对这4个年龄段将讨论典型存在的参与受限及活动受限对预期生活角色的影响。检查和评估身体结构和功能、活动和参与受限程度以及不断监测的建议，还有典型的物理治疗目标和干预策略用以防止继发性损害和活动限制也将被讨论。此外，在青春期和成年过渡期相关内容中将会讨论在青春期遇到的典型的次级参与受限和活动受限以及它们对成年过渡期的影响。后文提供的信息对儿童期和青春期的预防干预具有重要意义，可将后天损害和活动受限的发生率降到最低，而这些往往在以后的生活中才会显现出来。

重要的是我们要记住，许多障碍的相互作用可能会影响个人的功能表现，但每个年龄组只讨论几个关键障碍。读者可以参考前面关于损害的部分，以便更深入地讨论其他因素。同样，每部分只讨论特定年龄类别的关键检查和干预策略。整个生命周期的共同目标是预防关节挛缩、纠正现有的畸形、预防或最小化感觉和运动缺失带来的影响、优化在自然环境中的灵活性[117]。

婴儿期

典型的参与受限：原因和意义

患有MM的新生儿的多重障碍和巨大的医疗需求可能会干扰亲子间的互动。家长往往害怕与他们患MM的婴儿相处，并且由于医疗并发症，家长和孩子相处和互动的机会可能会进一步受到限制。父母和家庭成员在与婴儿相处时可能会很谨慎，导致婴儿接受的刺激减少。婴儿发育需要的早期环境刺激、观察、探索和社会交往的自然机会也可能由于躯体感觉和运动障碍、肌张力低下和视觉障碍而受到限制。额外照护职责（如肠道和膀胱干预措施）、频繁就医及并发症的住院治疗可能会进一步阻碍家庭成员和婴儿的互动。

在婴儿期，由于多种障碍，包括关节挛缩和畸形、运动和感觉缺失、肌张力低下、上肢协调性障碍、中枢神经系统功能障碍、视觉和知觉障碍以及认知缺失，精细运动和粗大运动的发育标志通常会延迟出现。MM婴儿缺乏正常的运动，加之感觉受损，会降低运动觉知觉，抑制知觉运动觉的发展。早期ADL的独立性，如拿着瓶子或用手指进食，也会受到MM导致的功能障碍的负面影响，尤其是吞咽障碍、上肢协调性障碍和视知觉障碍。

障碍评估

如第5章所述，治疗师在评估新生儿时必须要注意髋关节和膝关节的正常生理屈曲。正常新生儿的生理弯曲最高可达35°。MM婴儿由于相对不活跃的胎儿期长时间宫内定位，这些挛缩可能在刚出生时更为明显。由于重力和下肢自发运动的影响，健全婴儿的生理屈曲会自发性地减少。MM患儿的生理屈曲通常不会因为肌力不足而引起下肢自发活动减少或缺失。因此，即使是骶神经功能正常的儿童，如果臀肌力量不足，也会发生挛缩。

现阶段，两个主要的骨科问题是识别和处理脱位的髋关节和足部畸形。早期对这些畸形的矫形治疗可提高站立平衡的能力，并更及时地获得诸如坐和行走等运动能力[115,124]。无论预后如何，获得跖行足位都是非常重要的。对于鞋的适合度、坐姿的定位和重量分布，以及站立时重心转移或行走时的承重稳定性，跖行位是最佳选择。

当评估婴儿的肌肉张力时，无论是Harris婴儿神经运动测量[63]（Harris Infant Neuromotor Test，HINT），还是婴儿的运动评估[29]，都是合适的工具。即使骶神经平面功能存在，低张力症也是MM婴儿的典型症状[207]。头部控制不良、颈部和躯干恢复迟缓、无意识的反应、躯干和下肢肌肉张力低下都是典型表现。四肢可能同时出现低张力和痉挛。当评估肌肉功能时，区分自发动作和反射动作是很重要的。

在治疗新生儿MM时，物理治疗师应考虑的关键因素是建立一个可靠的肌肉功能基线。这个基线对于预测未来的功能和监测状态非常重要。此外，重要的是要确定关节周围的肌肉失衡和现有的关节挛缩不太可能自发减少。

在新生儿中，在背部手术结束之前和之后需要对肌肉功能进行评估，以确定运动瘫痪的程度。为了避免损伤暴露在外的神经组织，通常选择侧卧位对新生儿进行检查[163]。在评估新生儿或婴儿时，必须考虑并记录其警觉状态。可能需要在一天中的不同时间进行反复检查，以观察婴儿在不同行为状态下的肌肉活动。如果婴儿处于睡眠状态，就无法了解其最佳表现。当婴儿警觉、饥饿或哭泣时，肌肉活动最容易观察到。有几种技术可以用来唤醒沉睡的婴儿，包括评估肢体ROM，垂直摇动来刺激前庭系统，以及提供触觉和听觉刺激[69,163]。理想情况下，在检查人员开始评估之前，婴儿的自发活动应在仰卧位、俯卧位和侧卧位下观察。

在检查人员评估之前改变婴儿的体位可能会抑制其自发活动。我们通常可以通过声音、视觉跟踪、伸手去拿玩具、挠痒痒、把四肢放在反重力的位置来引发抓握反应，以及把四肢移动到活动末端位置来观察婴儿是否会离开这个位置[69]。对于年长的婴儿，在发育阶段肌肉活动可以被观察到、触摸到并有抵抗力。如果MM婴儿除了一般运动表现，尾端肌节支配的腿部也出现了运动，表明与MM的功能性神经传导有关[184]。

治疗师通常不记录婴儿和幼儿的具体力量等级。

相反，通常提倡使用二分制量表（存在或不存在）或三点有序量表（正常、弱或不存在）[135,146,163]。然而，这种三点有序量表缺乏敏感性和预测效度[135]。相比之下，已经发现特定的徒手肌肉测试力量评分（0~5级）可以为患有MM的婴幼儿提供有用的信息，并且可以预测以后的功能[120]。因此，当徒手评估婴儿肌力时，无论处于哪一年龄段，我们都建议使用徒手肌肉测试。还应记录预测的评估的质量，表明测试者根据孩子的合作水平对结果的信心程度。如果孩子能够进行与发育相适合的活动，则颈部和躯干肌肉组织应按“正常年龄”进行分级[88]。

对婴幼儿进行感觉测试是一项特殊的挑战任务。在儿童获得足够的认知和语言能力对测试做出准确反应之前，我们无法对多种感觉状态进行完整的测试[163]。在可能的感觉迟钝区域，父母经常可以提供有用的信息，帮助孩子集中注意力。最好是在安静的环境下测试孩子。用大头针或其他锋利的物体进行测试，应该从骶神经刺激的最低水平开始，然后逐步接近神经支配的皮节，直到发现有害反应（如哭泣或面部表情痛苦）。

Teulier和其同事[194]使用电动跑步机来评估1~12月龄的MM患儿的迈步反应。在跑步机上练习可以引出一些身体活动，以此增加运动量。将患有MM的婴儿放置在移动的跑步机上，比将他们放置在不动的跑步机上全年的全身活动要多17%。然而，MM患儿的步数比正常发育的婴儿要少（14.4步/分，而不是40.8步/分），而且与任何年龄阶段正常发育的婴儿相比，他们不大可能产生交替步伐。步行反应受病变水平的影响，但由于其他混杂因素，如分流矫正、药物治疗、关节和韧带结构情况以及家庭支持资源，患儿之间的反应差异显著。随着时间的推移，病变平面最高的患儿（L1~L3）表现出很低的步频，作者认为这是由于肢体肌肉力量发展和控制显著延迟，而不是天生缺乏能力，因为这组患儿中有3/4在44月龄时发展出了借助步行器行走的能力。与肢体间步进模式相比，MM患儿的肢体内步进参数与正常发育的婴儿非常相似。作者计划研究跑步机练习对MM患儿产生的积极影响的可能性，如增加肌肉力量和改善心血管功能、骨密度，以及直立运动所需的神经运动控制。

持续监控

在生命的第一年，应监测关节对位、肌肉失衡和挛缩情况。典型的下肢挛缩是髋关节和膝关节屈曲挛缩与髋外旋相结合。髋部肌群力量薄弱或缺失的儿童通常处于“蛙腿”姿势，髋关节屈曲并向外旋转，膝关节屈曲。因此，这些肌肉群通常处于缩短的位置。在快速生长期间，密切监测ROM和肌肉的延展性是很重要的。软组织的生长通常滞后于骨骼的变化，导致延展性下降。应尽早开始伸展运动训练，正如预测的那样，如果挛缩是相对灵活的，则干预反应良好。如果使用矫形器或夜间定位夹板矫正畸形，应监测这些设备的配合情况，以防皮肤破损。

进行性神经功能障碍可观察到肌张力和肌肉功能的改变。因此，基线测量是必不可少的，应当密切监测这些参数。治疗师还应注意行为的改变、表现的下降，以及分流障碍或癫痫发作的其他细微迹象（见表23.1）。我们必须观察儿童的运动发育状况，以确定患儿是否与正常的发育预期保持同步。这些区域的任何异常都应报告给儿童的初级保健医生。

典型的物理治疗目标和策略

在新生儿时期，物理治疗师必须对那些正在学习如何应对患有MM的孩子所面临的巨大问题的父母和其他家庭成员的感受和需求保持敏感。这些父母正在经历一个巨大的适应阶段，他们除了要满足正常的婴儿需求之外，还要处理广泛的医疗和外科问题，并适应孩子多重障碍的长期影响。因为父母需要了解大量信息，所以他们无法很快接收全部。因此，在随访中，治疗师往往必须审查和加强指示。同时，物理治疗师们应提供书面指导以补充口头解释。

如果ROM受限，应该指导家长体位管理技术。通过体位管理来保持ROM是最理想的选择，因为家庭不需要额外花时间。如果挛缩不能通过体位管理来解决或挛缩不灵活，应该指导父母进行拉伸训练和使用软组织牵伸技术。在换尿布的同时进行拉伸和软组织牵伸通常是最有效的。

对于表现出低张力的婴儿，治疗师应指导父母掌握操作技巧，以促进头部和躯干的控制。这些技巧对低张性脑性瘫痪儿童[21]往往是有益的。治疗师应鼓励父母为婴儿提供坐着的机会，以促进头部和躯干控制的发展。高椅、婴儿车和汽车座椅通常需要额外的头部和腰部支撑。如果运动发育明显滞后，则需要干预，本书第 19 章部分内容讨论的改善姿势和运动控制的最佳处理技术和治疗方法也可应用于这一人群。

理想情况下，治疗师应规划治疗干预措施和适应设备，使其与正常发育时间保持同步，以便为儿童提供典型的发育经验。在出生后第一年的下半年，这些筹备都应该已经完成。随着孩子的发育，治疗师的重点应放在平衡、躯干控制并促进直立姿势的形成。

预防继发性损伤和活动受限

治疗师应指导父母准确使用体位管理、ROM 和下肢力线对齐的处理技术，以防止挛缩的发生。如果儿童髋关节脱位或半脱位，应指导父母复位，尽可能指导家长使用双尿布以及夜间矫形器 [158,162]。如果手术的目的是重置髋关节脱位（见前文关于骨科畸形的章节内容），那么一般在 6 月龄后进行。足部畸形通常通过手术或固定夹板来治疗。

治疗师应指导家长在换尿布和穿衣过程中，检查患儿无感觉的皮肤区域是否有压力或受伤的迹象。父母需要了解皮肤检查的重要性，并且在整个生命周期中，每天都要检查那些皮肤无感区。

幼儿期及学龄期

典型的参与受限：原因和含义

实现精细运动和粗大运动的发育里程碑继续被推迟。由于矫形器具的使用、运动和感觉障碍，这一人群行动通常会受限。在孩子 1 岁末为他们提供环境探索的机会十分重要。如果儿童在 1 岁末还没有一种有效的独立行动方式，则应提供一个行动辅具。

环境探索对发展主动性和独立性至关重要。由于早期活动受限会影响孩子的好奇心和主动性，并可能对其他方面的发展产生负面影响 [15,27,175]。如果一个蹒跚学步的孩子没有有效的独立探索和与环境互动的方法，他或她可能形成被动依赖人格。早期活动受限对人格和行为发展的负面影响可能会持续一生。被动依赖行为是 MM 患者的一种常见的人格特征。

孩子的活动受限也会对其社会交往产生负面影响，尤其是与其他孩子的互动。如果超过了脱离婴儿车的年龄，孩子仍然坐婴儿车去社区玩，其他孩子会把患有 MM 的孩子视为“婴儿”。如果孩子没有有效的活动方式，玩耍的机会也是有限的。

由于精细和粗大运动障碍、上肢协调性障碍和中枢神经系统功能障碍，患者独立完成日常生活活动时经常受限，活动受限的儿童可能会缺失正常的童年经历（如玩耍时间），而且会等待其他人帮助他们掌握基本技能。如果其他孩子取笑他们的依赖性，他们的自尊也可能会受到负面影响。

重要的是，家长、照护者和幼儿园教师要注意这一人群经常出现的其他运动障碍，如手眼不协调。应认识到这些缺陷对书写功能表现和获得诸如喂养和穿衣等 ADLs 技能的潜在影响，以便制订合理的目标和使用恰当的辅助器具。

检查和评估损伤和活动受限

正常儿童 1 岁末关节 ROM 会在正常范围内。如果关节活动受限持续存在，则需要区分痉挛性挛缩和柔软性挛缩，确定肌肉的延展性，并评估骨科畸形，以确定关节是固定的还是可活动的。

对 2~5 岁儿童提倡使用徒手肌肉测试进行肌力评定，因为这一年龄段的孩子可能不会配合传统的测试程序 [69,146]。功能性活动有助于确定下肢关键肌群的力量，检查项目包括步态观察、足跟或足尖行走、爬行上下台阶、单腿站立、足趾触摸、蹲站、臀桥、仰卧位骑自行车、俯卧悬垂、俯卧踢腿、独轮车姿势、仰卧起坐、拉坐、坐立转换俯卧撑。通常可以让幼儿配合其他动作，如推动一个木偶，以显示他们有多强壮。为了激发年龄较大的学龄前儿童（3~4 岁）的合作，给肌肉命名并描述它的“工作”（肌肉动作）通常是有帮助的。孩子们认为肌肉的名字很有趣，有助于他们保持注意力。要求孩子们让肌肉做它的“工作”会使力量测试更容易理解 [65]。我们发现使用 MMT 可能从 4 岁的儿童身上获得客观、可靠的力量测试数据 [69]。同时仍应记录测试者对儿童取得最佳成绩的信心。

当孩子 2 岁时，触觉和位置觉通常可以通过挠痒反应或根据孩子触摸木偶反应来评估。当孩子 5~7 岁，其他的感官模式通常可以被准确测试。由于注意力持续时间短，反应持续时间长，因此常常需要反复检查反应的准确性。两种感觉测试方法可以最大限度地降低反应的持续性。第一种方法是轻触和针刺之间随机交替进行，让孩子确定感觉的类型。第二种方法是当离开触摸位置时让孩子指出刚刚被触摸的位置。

精细和粗大运动的发育应该用合适的标准化测试来评估，就像本书第 2 章所讨论的那样。对 ADL 的检查除了关注个人的能力之外，还应该关注个人每天实际做了什么。如果 ADL 的独立性受到限制，应实施合适的干预措施，以促进患儿独立性。功能性活动评估为 MM 患者 [142,185,186] 提供了特定的关于 ADL 的数据（图 23.7）。项目可通过直接观察或家长报告进行评分。执行给定任务所需的辅助器具也被记录在案。“能”和“做”的评分格式允许测试者记录孩子能做什么和孩子实际上经常做什么。此外，如果直接观察孩子执行任务，就可以记录孩子的独立程度和完成任务的时间。

持续监控

应持续监控关节对线、肌肉失衡、挛缩、姿势和进行性神经功能障碍这些问题。童年时期发生的看似无关紧要的挛缩有可能导致其在成年后出现功能性限制。例如，膝关节伸展挛缩会影响到操作轮椅的能力。

典型物理治疗目标及策略

关节对线、挛缩、肌肉力量、姿势调整应得到持续的相关治疗。应保证患者正确使用卧位、坐位姿势。如果有必要做一些拉伸或力量训练的话，家庭成员最好也参与到相关训练中，因为这有助于让孩子感受到没有被孤立。对于髋关节、膝关节肌肉较弱的孩子，只要他们愿意配合，力量训练的效果会非常好。除了一些传统的姿势训练 [88]，许多游戏活动也能很好地促进良好姿势的形成与发展 [48]。治疗球与相关技术的使用也有助于加强姿势肌。在拉伸运动后使用肌肉再学习技术，如功能性电刺激技术（functional electrical stimulation，FES）、生物反馈技术，有助于引导肌肉在一个新的 ROM 内活动。在这一人群中使用功能性电刺激技术对增加肌肉力量和改善功能表现也同样有益。[85]

对于学龄前儿童，我们的关注点应在于其 ADL 的独立性、效率、有效性以及机动性。学龄前儿童独立穿衣、摄取食物的能力也应得到培养。家长应在孩子特定年龄段给予正确指导。儿童积极参与到皮肤检查、肠道和膀胱干预、戴取矫形器、轮椅干预以及其他 ADL 任务非常重要。尽早教孩子相关技能，让孩子积极参与，这样有助于孩子独立并更好地将这些活动融入日常生活中。因此，MM 患儿的一些额外日常生活技能的早期学习（如刷牙）也同样重要。如果不进行早期学习训练，随着孩子成长，最终会遇到某方面的困难，通常表现在他们发现其他同龄人没有这些困难时。

到了幼儿园时期，健康儿童一般都能独立穿衣（除了纽扣衫）、如厕、进食，并且活动自如 [49]。而对于 MM 患儿，他们应从早期就开始训练这些技能，这样他们就能在进入学校后生活自理。我们对不同年龄患儿获得 ADL 独立性进行了功能性活动评估（见图 23.7）。在给定的运动水平下，获得技能年龄差异很大，这说明消极的态度与期望会明显导致儿童习得 ADL 技能年龄推迟。Fay 等人 [49] 认为，这种推迟是由于家长期望低下和保护态度，家长认为他们帮助孩子完成这些日常生活活动会更快更方便，而且家长们一般不愿相信孩子生活自理能力受限。向这些 MM 患儿的父母展示他们孩子的 ADL 标准数据有助于提高其培养孩子生活独立性的认识。在患儿独立性的培养过程中，家长积极的干预帮助非常重要，这样孩子才会有动力学习。

帮助父母了解患儿尿失禁是如何阻碍其正常探索、学习和与其他学龄前儿童进行社会交往的，这一点也很重要。父母应为 MM 患儿提供充足的选择机会。

应尽早教授父母皮肤检查和减压技术，以便其用于日常生活中。当实施 ADL 技能（如转移）时，正确的下肢干预及关节保护技术是必要的，以防止无知觉部位的损伤。当进行步态训练或其他功能性任务时，应注意感觉缺失对功能表现的影响。

为幼儿提供有效的独立行动手段是必要的。如果儿童在 1 岁前没有在环境中有效移动，必须要使用其他的办法来保证他可以进行家庭活动和短距离社区活动 [27,175]。患儿应尽可能探索并使用合适的移动工具，这样才能积极参与到普遍的儿童活动中去。从手

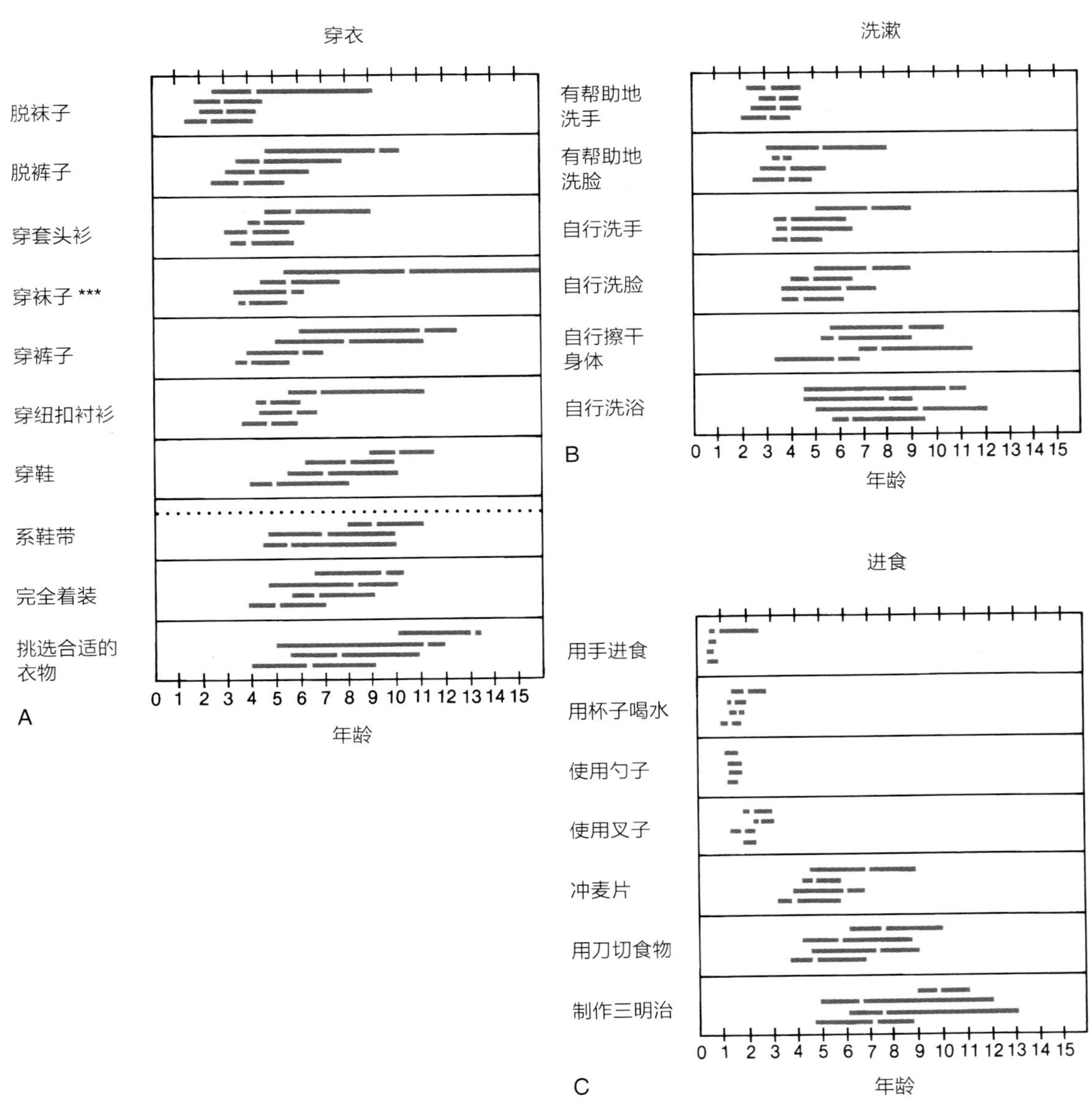

图 23.7 功能性活动评估。对患有 MM 的 173 名儿童进行穿衣（A）、洗漱（B）、进食（C）方面的评估。图中绿色条的前端表示有 20% 的儿童在相应年龄段学会相关技能，绿色条之间的白色空隙表示有 50% 的儿童在相应年龄段学会相关技能，绿色条末端表示有 80% 的儿童在相应年龄段学到了相关技能。*** 表示该组学会比例未达到 80%。虚线表示该组相关技能的学习失败。图中的绿色条从上至下分别指：①胸椎段和 L1~L2；② L3 和混合性损伤，L2~L4；③ L4~L5；④骶椎段。研究历时 2.5 年（包括 4 个月进入研究的时间），数据均来自患儿习得相关技能时的记录，确切来说是照护者在日志中记录孩子取得学习进展时的明确时间。这些图表数据由 Okamoto 等人[142] 以及 Sousa 等人[186] 记录并发表（引自 Shurtleff DB, editor: *Myelodysplasias and exstrophies: significance, prevention, and treatment*. Orlando, FL: Grune & Stratton, 1986.）

动操作（如手推车）到电动轮椅，有多种移动方式可供选择。对于 24 月龄的儿童来说，电动轮椅的使用是可行并且有益的[27]。如果轮椅的使用不可避免，最好用积极的方式向家长们展示这一移动方式。根据我们的临床经验，使用轮椅不会妨碍行走。事实上，早期开始使用轮椅的孩子会对机动性、独立性、环境探索更感兴趣。因此，在日后生活中，他们在各种形式的活动中会更具独立性。举个例子，Ryan 等人[159] 建议在孩子 18 月龄时就可以引入轮椅的使用，这样他们就能跟上同龄人，同时促进自信心增长、培养独立性、提高活动水平。最近的一份病例报告[110] 表明，训练 7 月龄的婴儿操作移动装置是可行的。

1~2 岁的患儿早期运动干预的重点应放在平衡、躯干控制以及直立姿势上。当这些身体不稳定的孩子尝试站立的时候，应充分考虑矫形器的承重力线。在推荐合适的、能够使用效用最大化的矫形器时，预测未来可能存在的动态需求是非常重要的。

对于高位损伤的儿童（胸段至L3），应该重视轮椅的准备活动（如坐位平衡、臂力训练、转移训练、轮椅推进和操作电动轮椅开关等）。对于这些高位损伤的幼儿或者学龄前儿童，轮椅训练的重点在于行动、环境探索、安全和转移技能。可以尝试使用假足、HKAFO、KAFO或往复式步态矫形器（reciprocating gait orthosis，RGO）进行家庭性步行，但这些方法非常消耗能量。因此对于这类患儿，社区性的行动会更依赖轮椅，特别是随着成长身体比例相对增加时。

对于仍有L4及以下运动功能的婴幼儿和学龄前儿童，有效的双脚两点步行是可行的。但是为了参与体育和长期运动，他们长大后会需要一定的轮椅技能。保证足够的ROM、强调直立姿势非常重要，这样承重力就能得到合理分配，肌肉也能在其最佳长度工作。

促进躯干控制和平衡的治疗活动是有益的。患有腰椎病变的儿童需要上肢支撑才能行走。一般来说，当孩子在学习走路时，反向助行器是最好的方法，因为它能让孩子保持直立并最大限度地减轻上肢负重。研究发现，与使用前向助行器方法相比，使用反向助行器方法能更好地促进姿势对齐[106]。当建立直立步态时，孩子可以向前推进到使用前臂拐杖。

如果有骶椎平面运动功能的儿童需要上肢支撑才能开始行走，通常最好使用反向助行器，以尽量减少上肢的负重。此外，如果孩子能够在操作拐杖时直立行走，可以使用前臂拐杖。患有L5平面和S1平面病变的儿童在年幼时，往往会放弃使用上肢辅助器，而且他们的重心离地面更近。在长距离行走时，上肢辅助器可用于增强耐力，减少躯干的摇摆，在崎岖的地形上行走时保持平衡，或将负重的下肢关节的压力降到最低。当儿童长大后，身体比例和环境要求发生变化时，应重新评估其对上肢辅助器的需要。

对于这一人群，常建议使用正向强化，以便提高实施检查程序和干预方案时的协作性。一般来说，食物并不是一种合适的强化形式，因为可能会导致肥胖问题。在这个年龄，语言强化是首选。

预防继发性损伤和活动受限

当关节周围肌肉失衡、一天中大部分时间采用坐位、术后需要长期固定或卧床位，以及在快速增长期软组织增长可能落后于骨骼增长时，人们可能会出现关节挛缩的风险。在这些时期密切监测MM患者是很重要的，以便在必要时，在挛缩仍然灵活且对干预反应良好时，尽早开始干预。早期发现和干预挛缩可预防固定畸形和过伸肌肉延伸无力。同样，为了使预防措施常规化，应在早期检查感觉不适的皮肤部位、使用减压垫和坐位撑起来减压。在幼儿期可以通过检查皮肤和口面部有无红色区域来进行日常的无感觉区域的监测。触摸和寻找身体部位的游戏有助于提升身体表象。

我们应劝阻可产生变形力的习惯性姿势。当孩子学习走路时，强调直立的姿势是很重要的。如果我们允许孩子用蹲伏姿势站立和行走，习惯就会渐渐形成，而且由于继发性损伤的发展（如关节挛缩和过伸肌肉的延伸无力）会导致再难教会孩子更直立的姿势。治疗师应密切观察儿童站立时的关节对线和姿势。当孩子还小时，看似微不足道的姿势偏差往往会随着身体比例的增加而放大。

入学年龄

典型的参与受限：原因和意义

在这个年龄段，ADL的独立性通常继续受到损害。那些有ADL独立性障碍的儿童在等待父母或老师帮助他们掌握基本技能的同时，可能会错过正常的童年经历（如玩耍时间或休息时间）。如果其他孩子取笑他们的依赖性，他们的自尊可能会继续受到消极影响。

一旦儿童开始上学，由于社区活动距离增大和所需的技能增加，活动受限就会扩大。再如路缘、坡道、不平坦的地形和台阶等环境障碍，他们会需要更高的移动能力。如果其他孩子帮忙拿课本和午餐盘或推着轮椅，这些无效或低效的社区活动性会进一步强化依赖行为。

有限的活动性和身体限制对社会化的负面影响在这个年龄变得更加明显。如果孩子没有有效的活动方式，玩耍和娱乐的机会就会受到限制。患有MM的孩子经常被排除在课间休息或体育课之外。因此，他们错过了社交的机会。即使他们有机会参与到这些活动中，他们的参与也往往是外围的（如在体育课上担任记分员）。活动受限、ADL 依赖、如厕困难以及管理辅助设备的困难常会干扰他们与同伴互动的其他方面，如去朋友家玩耍或与朋友共度夜晚。

最后，重要的是家长和老师要意识到知觉运动、视觉操作和感觉缺失问题，这些缺陷对写作速度、易读性和准确性存在潜在影响；会降低执行 ADL 技能的效率和有效性；对解决问题，实现认知能力，建立合理的目标，使用合适的辅助设备也有影响。多次住院或医疗并发症也会对学习成绩产生负面影响。

检查、评估损伤和活动受限

与年幼的儿童一样，我们应继续监测关节对线、力量、肌肉失衡、挛缩、肌肉延展和姿势情况。其他需要评估的参数包括感觉、协调性、精细运动技能、ADL、移动能力、步态、身体意识和功能性技能。

对于学龄儿童，可以获得可靠、灵敏、客观的肌肉力量测试指标[65]。我们建议采用客观的力量测试方法，如手持式肌肉力量测试法，对年龄足够大（通常为 4 岁或以上）的 MM 患者进行持续监测。固定等速或应变计装置也可以提供客观的肌力测试，但这些装置在典型的临床或学校环境中是不可行的。

我们也应该评估 ADL 的独立性。除了在功能活动评估中评估基本的 ADL 技能外，还应评估学龄儿童携带物品和协助基本家务的能力。治疗师也会评估轮椅撑起动作的间隙、持续时间、频率和可靠性。照护者通常会评估肠道和膀胱功能以及尿失禁的程度。但重要的是物理治疗师要了解这些以及肠和膀胱功能的独立性，因为定位、辅助设备和移动性问题往往会限制肠和膀胱干预计划的独立性。

家庭、学校和社区环境应是无障碍的，这样 MM 患者就可以充分参与所有活动。1990 年的《美国残疾人法案》规定，在美国，公众应可使用所有的建筑物、项目和服务设施。即使只有部分活动被排除在学校课程之外，也会对学生的社交和情感发展产生持久的负面影响[8]。在整个学校、家庭和社区活动中提供便利，让 MM 患者知道他们与其他人拥有相同的机会和权利。限制其他人传播排斥、疏远的信息。应解决阻碍参与的物理和社会障碍。有关评估学校环境可接受性的更深入讨论，请参见 Baker 和 Rogosky-Grassi 的文献[8]。此外，还应该评估社区包容性。理想状态下，患者应该能够进入社区学校、教堂、杂货店和药店、邮局、银行、清洁室、商店和购物中心、图书馆、餐馆、剧院、体育馆、医院、医生办公室、工作环境和公共交通场所。街道、人行道、人行横道和停车场也应该是可方便进出的。

持续监控

应继续监测关节对线、肌肉失衡、挛缩、姿势和进行性神经功能障碍的迹象。随着学龄儿童的成熟，在洗澡和穿衣时，照护者更应该负责每天检查感觉迟钝的皮肤区域。还应监测减压策略的实施情况。应注意皮肤破损的区域，以便对设备和预防行为进行适当调整或检查。

在学龄儿童快速生长期间，应密切观察学龄儿童，因为他们有因脊髓栓系而丧失功能的危险。家长和老师应注意进行性中枢神经系统并发症的迹象，以便他们能够知道何时将孩子转诊给初级保健医生。

典型的物理治疗目标和策略

前两个年龄组所讨论的拉伸和力量训练策略也适用于学龄儿童。应强调改善下背部伸肌、屈肌、腘绳肌和肩带肌群的柔韧性。在可能的情况下，拉伸和力量训练也应纳入体育课程。重要的是，患有 MM 的孩子应以有意义的方式参加体育课和体育活动。如前所述，如果依赖支撑设备和拐杖的儿童在幼年学习轮椅技能并使用轮椅，他们在进入青春期时就不会感到抑郁，也不会认为使用轮椅是一种失败。

睡觉和坐着的时候要保持正确的姿势。在教室里，座位应该提供稳定性和对称对齐。脚应平放在地板上或轮椅脚踏板上。座位和书桌的高度应根据孩子的身体比例进行调整。桌面应该向上倾斜，来改善颈部和上半身的对线。此外，还应提供适当的缓冲。孩子的椅子应该放在教室内合适的位置，可以不需要转动椅子就能保持身体中立位地看到老师和黑板。

如果正常儿童的 50% 可独立完成给定的 ADL 任务，而患儿还没有在给定的 ADL 任务中达到独立，则应评估该患儿的表现，以确定是否需要辅助设备或是否需要进一步干预。ADL目标除了独立性之外还应该包括效率。如果孩子的效率跟不上照护者，那照护者很可能会帮助孩子完成工作。因此，导向目标是让孩子能够像照护者一样高效地执行任务。向父母展示MM患儿日常活动能力的标准数据并促进父母对获得独立的积极期望是有益的（图23.7）。对父母来说，积极地尝试加强孩子的独立性是很重要的，这样孩子就有动力去实现目标。减压方法应该融入日常生活中，还应尽早实施联合保护措施，防止将来发生退化。

一旦患有MM的儿童开始上学，他们就必须拥有独立、高效和有效的移动方式，以适应家庭和较长的社区距离。家长可能需要考虑远距离移动的替代方法，以确保MM患儿能够跟上同龄人，并仍有精力参加课堂活动。应根据专栏23.2所列的准则评价各种选择，以确定在一个特定环境下最有效的移动手段。应该教授孩子社区轮椅和步行技能，强调效率和安全。应该评估社区、家庭和学校环境，以确定是否存在妨碍日常活动的建筑障碍。正常的社会性发展必须包含所有学校、家庭和社区活动，包括实现课间休息、体育和实践活动[8]。

家庭和学校应通过消除障碍和改造环境来创造一个功能性环境，以促进患儿获得高效和独立的功能。应提供辅助设备和有效的移动设备，以最大限度地发挥活动功能。可能需要练习社区移动技能，以促进独立功能。耐力训练也可以用来确保个人有足够的耐力和效率在所有活动中有效地发挥作用。

娱乐和身体健康对生理、心理和社会适应都很重要。参与娱乐活动带来的社会心理的积极作用包括增强信心和自尊、增加社交、提高团队参与能力、提供一种更正常的锻炼方式，以及保持灵活性、增强耐力的兴趣和动机。相反，身体上的限制会导致久坐不动的生活方式，可能会使这些人容易患上肥胖症和退行

专栏23.2 轮椅和双足行走的可行性：评价标准

家庭距离

耐力

足够在房间之间走动吗？

足够走到院子和汽车上吗？

效率

记录心率和计算能量消耗

记录正常和快速的家庭步行速度

快速地行走足以应付紧急情况吗？

正常步速能进行日常活动吗？

有效性

能够独立地转移吗？

能够携物、到达某地、提物和上台阶吗？

能够进行日常生活活动吗？

能够向前、向后、向侧方行走及转向吗？

安全性

有良好的稳定性和平衡能力吗？

能够密切关注关节和皮肤保护吗？

能绕过障碍吗？

能够安全地在光滑的表面和地毯上移动吗？

能安全转弯吗？

可到达性

能够独立进出房间吗？

可到达必需的家庭房间吗？

可到达紧急出口吗？

社区距离

耐力

能否以正常速度走完平均社区距离（如去学校、商店、医院和进行社会活动）？

能够进行游戏和娱乐活动（如操场、公园、海滩、剧院、运动场、体育参与）？

能否进行远距离的社区移动（如去购物中心、动物园、音乐会、体育赛场、徒步旅行）？

效率

记录心率并计算能量消耗

记录正常和快速的步行速度

能否到达足够的速度来横穿交叉路口？

正常步速能够适应社区距离吗？

有效性

能够独立转移吗？

能够在各个方向上移动吗？

能够攀爬和跨越障碍吗？

能够携带包裹和杂物吗？

能够从货架上拿到物品吗？

安全性

是否有良好的稳定性和平衡能力？

能够密切关注关节和皮肤的保护吗？

在潮湿或光滑的表面上可安全行走吗？

能够绕过障碍物吗？

能够在拥挤地区移动吗？

能够在不平坦的地面、路缘、斜坡和台阶上安全移动吗？

可到达性

能够独立上下小汽车和公共汽车吗？

可以进入无障碍社区建筑吗？

性疾病。激发人们对健身和娱乐的终身兴趣是很重要的。此外，还必须考虑到社区资源、交通的可行性以及家庭生活方式。

必须仔细选择娱乐活动，以确保它们是有益的、可行的并且可以愉悦身心的。理想情况下，娱乐活动应该把有氧运动和社交活动结合起来。对于 MM 患者来说，参加有规律的有氧运动对保持身体健康和有效地控制体重是非常重要的。娱乐和身体健康目标包括保持和提高柔韧性、力量、耐力、有氧运动能力、心血管健康以及协调性和控制体重。低强度有氧运动是首选，可以最大限度地减少对关节的压力。已经有为残疾人制作的有氧运动视频。游泳对这一人群来说是一项理想的运动，因为在此运动中他们经常能够与身体健康的同龄人竞争，并且对关节的压力很小（www.brighthub.com/education/special/articles/44574.aspx）。其他低强度活动包括骑自行车、划船、越野滑雪、轮滑和滑冰以及有氧舞蹈（www.cureourchildren.org/sports.htm）。

在这个年龄，最好的选择是口头强化或实施象征性的经济奖励，以加强介入方案与检查程序的配合。如上所述，食物并不是一种恰当的强化形式。

继发性损伤和活动受限的预防

儿童时期可能看起来不重要的缺陷往往在达到成人比例时会被放大，导致活动受限和不适（如腰椎曲度的增加和髋屈曲挛缩造成的下腰痛）。从幼儿期开始的关节保护也很重要。过度应激造成的关节创伤在整个生命周期中是累积的。儿童通常不能明确感受疼痛，患有 MM 的儿童可能不能准确感知不敏感区域的疼痛。因此，过度关节压力的来源必须通过仔细观察儿童执行 ADL 和转移、步行，以及推动轮椅的方式来确认。允许学龄儿童在监督下承担日常皮肤检查的责任，为他们青春期的独立做好准备 [151]。在皮肤上随意放置一个小的彩色黏着点并进行定位是一种教会孩子仔细检查皮肤的方法。

儿童及其父母应尽可能参与残疾问题的决策进程和干预。应解释辅助装置和治疗干预的采用理由，使他们同意干预计划，并对医疗保健和服务的获得渠道有更多了解，而不是被动进行干预。

青春期和向成年期的过渡

典型的参与受限：原因和影响

如果 MM 患儿没有完成早期正常发育，那么青春期就会出现困难。让 MM 患儿为成功过渡到成人生活的准备工作，必须基于对发育的关注和从婴儿期到成年生活过程中所有发育阶段中的时间问题 [151]。青春期为 MM 患者带来了更广泛的活动空间。学校建筑越来越大，给身体残疾人群带来更多的环境障碍。为了跟上同龄人的步伐，社区移动必须包括在教室之间移动、作为参与者或观众移动到运动场、在购物中心周围活动，以及在拥挤的电影院、舞会和娱乐场所中快速高效地长距离移动。独立的成人生活还需要灵活性和平衡技能，以便完成高级 ADL 任务，如做饭、清洁、洗衣服、购物、庭院工作、修葺房屋和设备维修、驾驶、乘坐公共交通工具和上下班。那些使用笨重的辅助设备来发挥缓慢、低效的行走技能，或者在平地上有基本的轮椅行动能力，但不能行走在坡道、山坡、路缘和不平地面的儿童，会发现自己落后于其他同龄人。在一项对 30 名 MM[72] 患者进行的研究显示，几乎所有的 MM 成人都需要向物理治疗师咨询，以解决高级移动或设备问题。作者观察到，许多青少年和年轻人没有足够的移动技能，不能在社区中独立移动，必须努力追赶才能发挥他们的功能。这种功能性移动的延迟发展和缺乏独立性的代价是社会能力不足、对高级生活技能的依赖和无就业能力，所有这些问题都必须在移动技能改善后加以解决。因此，训练工作能力和自立能力也很重要。Blumand 和其同事 [18] 说，那些认为自己受到过度保护的 MM 患者的幸福感和自尊感都较低，焦虑较高，自我感觉受欢迎程度较低，自我意识较强。

功能性活动技能的改变往往与青春期的变化同时发生。以前可以走动的人往往变得更加依赖轮椅。Dudgeon 和其同事 [45] 认为，患有多发性 MM 的青少年经常出现步态的变化，而这些变化并不能够用进行性并发症所解释。他们认为，这些变化反映了运动对新环境和社会需求的适应性，这些环境和社会需求需要不同于儿童时期的速度、可及性和耗能需求。如果需要髋部和膝部的矫形稳定，或者两者都需要，患有 MM 的青少年不太可能保持社区活动；相反，大多数青少年变得不能步行[45]。Brinker 和其同事[23]报告，在 35 名骶椎平面 MM（19~51 岁）的成人中，有 11 人的步行能力下降。在 34 名最初可进行社区性步行的成人中，有 5 名步行能力已变为家庭性步行，2 名变为非功能性步行，4 名变为不能步行。有 1 名成人曾经可进行家庭性步行，后来变为不能步行。步行能力下降最常见的原因是足部皮肤溃疡、感染和截肢。从青春期到成年的过渡过程中的轮椅转移能力也在下降。在一项包含 30 例从胸椎至骶椎平面有运动功能障碍的成人 MM 患者的研究中，有 43% 的 MM 患者的运动功能自之前青春期检查以来有所下降[72]。有几个潜在的因素在功能下降中起作用。

在生长期，身体比例和身体成分发生变化，但这些变化的速度在青少年时期显著加快[69]。由于肌肉长度和阻力臂的变化，肢体长度的增加影响了肌肉产生的力矩。此外，身高的增加会将重心位置提高到离地面更高的位置，从而使保持站立位平衡变得更加困难，执行移动任务所消耗的能量也更大。身体成分的变化也改变了运动生物力学，影响了运动表现。发力的肌肉、脂肪和骨组织的相对比例改变了发力的组织与肢体负荷的比例。肥胖的发展经常发生在青少年时期，并会进一步加重这些变化。Banta[10] 认为，身体质量随立方体或体积的增加而增加，而力量只随正方形或横截面积的增加而增加。青少年生长高峰期的必然结果是步行效率随着能量需求的增加而下降，而且在青少年生长高峰期，骨骼生长速度超过肌肉质量的增长速度，后者在青春期后期骨骼生长减缓后加速增长。躯干和双关节肢体肌肉的灵活性降低常常被认为是这一发展过程中的一部分。正常青少年在学习如何协调他们较长的肢体长度和增加的肌肉质量的过程中，也经常会变得笨拙。患有 MM 的青少年已经有了身体上的缺陷，因此更容易出现协调性和灵活性下降的情况。这些发育变化很可能是导致运动能力下降的原因，而这通常发生在患有 MM 的青少年中。

神经功能障碍的进展是导致运动功能下降的一个潜在原因，青少年在快速成长期间面临的风险更高。在我们的成人随访研究[72]中，有 40% 的 MM 参与者与青少年时期的力量相比，有下肢力量下降。27% 的患者下肢感觉能力下降。最严重的运动和感觉损失发生在 L5 及以下平面病变组，即功能丧失最多的个体。此外，10% 的研究参与者表现出上肢力量下降。因此，渐进性神经功能障碍似乎是许多患者从青春期到成年期活动状态变化的一个重要因素。

MM 继发性并发症的制动干预也可导致活动能力下降。压疮、骨折和脊柱融合术等骨科手术通常需要长时间的固定，从而导致失用、耐力下降和挛缩发生，所有这些都会降低移动和转移任务的执行能力。

长时间的卧床休息通常必须进行压疮管理，避免在压力区承受重量。成人与较小的儿童相比，压疮的发生率通常会增加。这是因为他们的体重增加，导致臀部周围骨骼突出处承受更大的压力，同时受这些部位出汗的影响。在我们的研究[72]中，56% 的 MM 成人自他们青少年的最后一次检查以来就有皮肤破溃史；近 17% 的人在检查时有皮肤破溃症状。尽管他们都曾接受过护理教育，但相当多的人们对预防皮肤破溃的方法知之甚少。更令人不安的是，有 3 个人（10%）自青春期以来由于无法愈合的溃疡发展为了骨髓炎而进行了下肢截肢手术（2 个为双侧截肢，1 个为单侧截肢）。很明显，功能性活动受压疮的影响，特别是当肢体缺失时。

肌肉骨骼问题也会影响青少年的移动能力。脊柱畸形的进展通常发生在生长高峰期间或与之前讨论过的神经系统并发症之一同时发生。坐立平衡会受到这些脊柱变化的影响，导致移动能力和转移技能下降。用以保持最佳姿势的脊柱矫形器也限制了躯干活动性以及髋关节的屈曲范围，降低了轮椅转移和从坐到站的移动能力。脊柱的外科融合术可以纠正畸形并防止进一步发展导致的受限，对于移动能力的影响如前所述。骨质疏松症导致的下肢骨折也可能需要固定，从而增加了功能丧失的风险。

由于这些关节受到过度负荷和所必需的神经功能的缺损，青少年往往出现负重关节的退行性变化，引起过度使用综合征。关节疼痛、韧带不稳定或肌腱炎会进一步限制活动能力。在参与这项研究的成人 MM 患者中，有 50% 的人存在关节痛，100% 的人在检查时被发现有关节或脊柱畸形。

在青春期，物理治疗师还需要注意其他一些重要的问题。独立自理和其他日常活动对正常的社会化和个人准备过正常的成人生活是必不可少的。排便和排尿的独立干预对于获得同龄人的社会认可是至关重要的，尤其这一阶段更为关键，因为这会对约会、性行为、高等教育、就业和独立生活产生影响。轮椅设备、助行器和矫形器的设计和安装会影响这些任务的独立性。美观也是选择设备的一个考虑因素，因为身体的形象和外表在青少年时期变得越来越重要。设备不恰当的设计或安装会严重限制这些领域的正常发展。

损伤和活动受限的检查和评估

在讨论参与受限及其原因的基础上，物理治疗师应该评估几种损伤。对特定损伤的强调应基于已知或疑似的并发医疗问题上。

对 ROM、双关节肌肉（尤其是髋关节和膝关节屈肌）以及躯干肌肉的延展性进行评估。由于 MM 患者肌肉失衡和不良的姿势习惯，其颈部和下背部的活动经常受到限制，特别是青少年和成人。关节出现肿胀、韧带不稳、捻发音和伴或不伴关节运动时疼痛均应记录在案。如果这些情况是进行性的或严重到影响功能，则应将患者转介给医生做进一步评估和干预。注意出现退行性病变的关节所在部位与活动功能和肥胖的相关性，以确定异常关节应力对疼痛和功能障碍的影响。

应持续监测所有主要上肢和下肢肌肉群的肌力。当怀疑有渐进性神经功能障碍时，协调性测试和连续握力测试也会有助于明确评估。在坐姿和站姿时（对于移动设备）应评估姿势和躯干平衡。存在足部和踝关节畸形、下肢挛缩、单侧或双侧髋关节脱位或与脊柱曲线相关的骨盆倾斜患者可能有真性或明显的双腿不等长。

对轮椅使用者来说，必须彻底评估他们床上移动、地板上移动、轮椅活动和转移能力，以及轮椅设备的适用性。应评估活动的耐力和有效性，以确定个人目前的活动方式是否适用于社区水平。专栏 23.2 提供了需要评估的重要领域的进一步细节。当矫形器需要保持适当的对齐或方便有效地移动时，物理治疗师必须评估其适用性。专栏 23.3 和 23.4 提供了该人群使用下肢矫形器的更多信息。

持续监测

考虑到青少年期和成年期众多的可能发生的潜在风险，全面的检查和评估至少应该每年进行一次。遇到高度可疑的情况时，要增加频次。缺少定期复诊，这些个体会遭受进一步功能障碍，而这些障碍是可以避免的。这里分享一个不幸的例子，一位参与我们研究的患有脂肪瘤型 MM 的成人，在青少年期得到的诊断 / 分类为“该神经阶段没有功能障碍”，而在我们的研究中对其重新评估时，他的损伤平面在第 5 腰神经（L5），原因是浸润到脊髓的脂肪瘤没有被及时发现及切除，造成了永久性的神经功能障碍。他自己认为原发的脂肪瘤型 MM，在婴儿期已经手术切除了，就不会再有发展的风险，所以一直没有就医，直至造成不可逆的功能障碍。如果物理治疗师早期发现肌力下降、脊柱侧凸、进展性痉挛状态、挛缩等问题并及时转介，同时进行强化的物理治疗（见预防继发性损害和活动受限部分），就可以避免此类不幸事件的发生。该案例提示了 MM 患者终身随访的作用，

专栏 23.3 下肢矫形器指标

足部矫形器和足踝上矫形器的优点

允许全范围的背伸和跖屈

保持距下关节处于中立位

提供了足踝内侧和外侧的稳定性

运动功能

S1 到“无障碍”

必须具有足够的足廓清和足够的腓肠肌 / 比目鱼肌力量，以提供足够的推力和减小胫骨向前移动的速度

指标

体重分布不均，导致皮肤破裂、足部畸形或鞋的异常磨损

足踝内侧和外侧不稳定，导致平衡问题，尤其难以穿越不平坦地形

距下关节、前足或后足对位不良

踝足矫形器（标准踝足矫形器和地面反作用力踝足矫形器）

优点

一般来说，地面反作用力踝足矫形器（见图 23.6）对该人群是有利的。近端矫正线可以延伸到内侧以控制膝外翻。地面反作用力踝足矫形器也有助于支撑相的推离和膝关节伸展，并改善静态站立平衡。地面反作用力踝足矫形器采用髌腱承重设计。这种设计将压力分布在一个广泛的区域，可防止皮肤破损和小腿畸形，而这在传统的踝足矫形器前束带长期佩戴中很常见。如果使用传统的踝足矫形器，使用者则必须对前束带进行充分的填充

运动功能

L4~S1

踝关节肌肉肌力不足或缺失

膝伸肌肌力至少 4 级

专栏 23.3 下肢矫形器指标（续）

指标

膝关节或踝关节内侧和外侧不稳定，膝关节伸展力矩不足（地面反作用力型踝足矫形器），推力不足

足廓清不足

蹲步态模式

膝踝足矫形器

优点

关节挛缩或肌力不足而无法保持直立姿势或者膝关节不稳定时，则提示使用膝踝足矫形器

如果主要为膝关节未锁定时提供内侧和外侧稳定性，或者在膝关节解锁及膝关节未锁定时进行移动，则最好将地面反作用力踝足矫形器组件纳入膝踝足矫形器设计中，以提供踝足矫形器具有的优势

运动功能

L3~L4

膝关节肌肉肌力不足

踝关节肌肉肌力缺失

指标

膝关节内侧和外侧不稳定

肌力不足（4 级或以下）

往复步态矫形器或髋膝踝足矫形器

优点

往复步态矫形器连线系统通过耦合一侧髋关节屈曲与髋关节伸展来促进支撑相髋关节伸展，在摆动相促进髋关节屈曲

坐位时两条连线松开可以使髋关节屈曲

与传统的膝踝足矫形器相比，往复步态矫形器减少了行走所需的能量

运动功能

L1~L3（一些医学中心也提倡胸椎平面）需要弱化屈髋来有效操作系统

指标

髋关节伸展不能保持直立姿势

往复步态矫形器用以促进髋关节伸展和摆动相

胸髋膝踝足矫形器、截肢假肢

优点

直立体位，用于高平面损伤

通常仅用于步行训练

运动功能

胸椎到 T2。由于需高耗能和行走速度缓慢且笨重，步行对于这些高平面病变通常是无效的

指标

移动距离有限

直立姿势

行走训练

专栏 23.4 下肢矫形器的规格、目的和临床适配性检查

矫形器规格

后跟高度

低后跟［1/4～1/2 英寸（0.64cm~1.27 cm）］通过跟骨承重有利于重心前移来改善平衡；会引起通过重心前移，降低膝过伸的程度。

较高的后跟会引起重心前移过多，加剧跖屈肌无力患者的平衡问题，导致其髋、膝关节屈曲的角度加大，同时伴有腰椎前凸增加或腰背部凹陷的姿势。

踝关节角度

只要足廓清合适及膝关节不产生过伸，理想的矫形器踝关节角度是保留 5° 的跖屈位，有足够的刚性支撑和前后制动能减少能量消耗及增加膝关节伸展力矩。若足廓清有问题，减小跖屈的角度，但不超过中立位，以完成摆动相最低需要的角度即可。支具（plastic）必须包裹踝关节以有效抵抗背伸，并在髌腱处施加硬质前阻挡让膝关节伸展（rigid anterior stop）[100]。

除非以控制膝过伸为目的，踝的角度不要大于中立位，因为那样会增加能量消耗。

足底支撑（keel）

一般来讲，长度应该足以支撑到跖骨头的远端（通过长杠杆减少能量消耗），塑料足托（the plastic）应该超过足趾的末端保证足趾合理排列，跖骨头的远端必须拉薄以保证足趾背伸的灵活性。若足趾背伸的活动空间不足，可能会使膝关节的伸展力矩过大，导致膝过伸。另一种方法就是在跖骨头的远端修剪长度，以使足趾背伸有适当灵活度，但后者会使足趾部支撑不足。

延长足部支撑长度至足趾会增加膝伸展力矩，所以不要将力臂长至趾末端，那样会导致膝过伸或者影响平衡能力（特别是在上下楼梯时）。

跖屈的成分

在后足和足跟处可能需要附件（posting）以保证距下关节在中立位，然而跖屈位是要达到的。附件会帮助跖屈范围力的分布，避免内翻或外翻。

固定带

所有的固定带都要加衬垫。踝关节处的固定带的固定端要以 45° 角固定以使足跟位置合适，并避免活塞样运动和产生摩擦。

膝踝足矫形器（KAFO）需要三点压力分布，髌骨上下各有一条固定带联合分布压力最佳。也可以使用蜘蛛形髌骨罩分布压力，但是它会对膝关节产生较大的剪切力。

由于压力分布不佳，长时间使用髌骨下固定带常常会造成小腿变形。推荐使用修剪优良的髌腱网（patellar tendon-bearing orthotic trim），因为该结构使压力分布较好。

矫形器制作及目的

增加内外侧稳定性

距下关节控制在中立位[93,200]。修剪线应尽量靠近近端和前方，对踝关节提供合适的杠杆从而有足够支撑并使压力均匀分布。另外可通过各种附件（external posting）增加支撑面和平衡负重的力。

外翻足或足弓塌陷

在跟骨内侧及第一跖骨头下支撑，将内侧附件调整以增加支撑面，阻止外翻的发生。

专栏 23.4 下肢矫形器的规格、目的和临床适配性检查（续）

内翻足或高足弓

在第一跖骨头下内侧支撑，以适应前足的旋后并使压力均匀分布。跟骨下贴零支撑（需要时可将外侧加宽），以避免足跟着地时出现旋后动作。

支具需要在鞋子内与鞋子匹配良好。系紧鞋带以避免矫形器在鞋子内滑动。

减少能量消耗

踝的角度要塑形良好或保持 5° 的跖屈，硬阻挡控制前向运动（参照踝关节角度）。

远端至跖骨头以提供长力臂，便于足廓清和易化蹬离动作。

阻挡跖屈（plantar flexion stop），如果摆动相趾离地时不伴有过度的屈膝，最好将跖屈的角度设定为 5°（参照踝关节角度）。

一般情况下需要硬质阻挡背伸（rigid dorsiflexion stop），除非患者有足够的跖屈肌的力量在站立相时能控制胫骨的前向运动。

增加膝伸展的方法

地面反作用力矫形器、髌腱网支具（patellar tenden-bearing orthosis）

固定踝、软足跟 (cushioned heel)、足跟前向楔形垫，这些都在足跟着地时利用地面反作用力向前推进。

踝在 5° 的跖屈位硬质阻挡踝背伸（参照踝关节角度）

跖骨头远端的硬性足部支撑提供长杠杆，但是仍然允许灵活的趾背伸动作（参照踝关节角度）。甚至可以通过趾端延伸的稳定的杠杆（rigid lever）提供更强的伸展动量。这些通常需要慎重取舍，因为这些设置会影响平衡（特别是在上下楼梯时）。

预防膝过伸

通过增加膝关节屈曲力矩预防膝过伸

足后部加宽使地面反作用力位于膝关节轴的后方，在足跟着地时产生屈膝的力矩，踝设置在中立位并硬质阻挡背伸及跖屈（若这样不能避免膝过伸的发生，可以减少跖屈的角度，向背伸的方向加大角度）。然而，角度越向背伸的方向，能量消耗越大[93]。

低后跟［1/4~1/2 英寸（0.64~1.27 cm）］通过重心前移可能减小膝过伸的程度。

足部支撑至跖骨头远端通过长杠杆的作用降低能量消耗。拉薄的塑材必须超过该位置，但是允许趾背伸（不要使足底部长至脚趾末端，那样会增加蹬离时的膝伸展的力矩）

如果前述的调整仍然不能有效控制膝过伸，使用带有阻止膝伸展的膝踝足矫形器（KAFOs）。

改善压力分布

使用全接触支具，所有的固定带均需加好衬垫。

骨突出部位加衬垫（如外踝、足舟骨、髌腱处）

支撑使压力在足部均匀分布，减低外踝和足舟骨处的压力。髌腱网的压力分布优于近端固定带。

KAFOs 的髌骨上和髌骨下固定带联合使用时，压力分布最有效。

改善平衡

对跟骨承重者（跟骨可以着地者），加较低［1/4~1/2 英寸（0.64~1.27 cm）］的后跟，可以通过重心前移改善平衡。加较高的后跟可以使重心前移过多导致平衡出现问题，特别是跖屈肌无力或跖屈肌没有功能者。

支具的检查

受压部位

足跟在支具内的贴合度

足部支撑材料硬度及趾背伸的灵活性

膝与膝关节轴的一致性

固定带及骨突出部位的衬垫

内、外侧排列，确保支具将距下关节固定在中立位

踝的角度（前侧 / 后侧，内侧 / 外侧）

确保前后阻挡可以有效控制活动，促进蹬离、摆动相的趾离地

鞋内支具各部件的排列，若塑形恰当，即使在不平坦的地面，支具应该能够平衡和站立。

即使是那些手术后被分类为“没有功能障碍”的患者，同样需要定期随访。

典型的物理治疗的目标及策略

本章前面的内容已经讨论了基于诸多因素的青少年及成年期的治疗目标。这里主要提供基于神经系统功能的预期结局的指南。简言之，除了极严重神经损伤的患者，总的目标是达到基本的和社区内的独立移动能力，因此，物理治疗师必须意识到所有的环境、距离、障碍物等患者可能遇到的问题，以及与患者预演社区活动所需要处理的状况及进行耐力训练等。物理治疗师和作业治疗师通常需要参与驾照培训以及提供改良的设备以使患者获得驾车的能力。

Goodwyn[56] 拓宽了功能活动评定（Functional Activities Assessment，FAA）的范围，将青少年独立生活所需的技能包含在内。他从现有的面向成人的技能成就测量中选取项目，对青少年人群进行了常模研究。他选取了一组年龄在 6~73 岁（平均值 21.3 岁）的受试者进行运动及处理技能评价（Assessment of Motor and Process Skills，AMPS），这一测试也被认为是对 ADL 的有效评估[94]。AMPS 主要从效率、工作量、安全性和独立性水平等方面评估移动技能。Kohlman 生活技能评估量表[122] 是一个有效的筛选工具，用于确定成人独立生活技能，如自我照护、安全、健康维持、财务管理、转移、电话使用以及工作和休闲活动。对于青少年和成人而言，评估其是否具有举起和携物如端热菜、拿购物袋、洗衣篮以及较重家居用品的能力也很重要。特别需要注意评估过程中的安全问题，并使用适当的身体力学来提高其生活技能。此外，应该按功能需求来确定和增加患者的最大转移距离。如果其 ADL 的独立性和有效性受限，则应进行适当的调整和干预，以促进其独立性。同时，

治疗师应该根据患者功能活动需求的不同而进行环境改造或选择辅助设备，来满足青少年和成人的社会、教育、职业以及工作能力的需求。职业咨询和规划应该在高中时期尽早开展。社会工作者需要帮助患者家庭完成使患者独立生活的转变，因为MM患者父母以及兄弟姐妹对其生活往往有过度参与和帮助，这促使他们之间会形成高度依赖关系。娱乐疗法可用于协助患者购物和购买个人物品、使用公共交通工具以及开展适宜的成人休闲活动。作业治疗有助于提高生活技能，如烹饪、清洁、洗衣、财务管理以及为合适的人选提供驾驶培训。社会工作者可以协助患者确定无障碍住房的位置并使其获得适当的支持服务，来帮助患者解决其难以完成的体力工作。然而，根据实际情况，这些问题可能需要物理治疗师来解决。对于那些智力在正常范围内并有充分的活动功能照顾自己的MM患者，康复期望是有能力成为社会中独立的成人。有关向成年期过渡的更多内容，请参阅第32章。

预防继发性损伤和活动受限

当之前描述的MM医学并发症增加了继发性损伤的风险时，物理治疗师在预测功能丧失的潜在可能性方面发挥了重要作用。例如，当青少年接受了需要长时间卧床休息的外科手术后，应尽早地在床旁进行维持肌肉延展性、ROM以及力量的训练，以防止长期或永久性的活动技能丧失及下降。不幸的是，医护工作者通常意识不到这些问题，往往干预措施只有在患者失去功能无法恢复时才会实施。在这种情况下，物理治疗师必须指出问题，并帮助患者进行早期康复。同时，定期的皮肤检查对于监测皮肤的完整性也很重要。一种预防继发性损伤的机制是对患者及其父母进行关于辅助装置的安装、规格、状况以及维护的教育。他们应该知道如何监测皮肤对于辅助装置的耐受度和适应度。他们还应该了解推荐的辅助装置和设计特点的基本原理。知识水平较高的消费者可以在压疮等并发症出现之前就发现并报告潜在问题。他们需要意识到辅助装置不适配的潜在后果，这样他们才会主张使用高质量的辅助装置。我们的随访研究发现，大多数成人的装置安装不当或缺乏优化功能所需要的辅助装置。这些成人也不了解辅助装置维护的正确技术[72]。结果显示，由于不合适的矫形器或不适当的轮椅设计和座位，他们中的许多人的功能表现远远低于他们的实际能力，并伴有皮肤破损、背疼或关节疼痛。

结果及其决定因素

在英国剑桥市[77,138]对一组患有MM的成人进行了关于生存、残疾、健康和生活方式的调查，集中调查了1963—1971年出生的117名患者在35岁时的结果。其中63名（54%）死亡，主要是受疾病影响最严重的人。其余人的平均年龄为35岁（32~38岁），54人中有39人的智力水平高于80。16人可以独立或协助下步行到社区（距离为50m或更多），这16人都有L3及以下平面的感觉损伤。30人有压疮，30人超重，只有11人能完全控制自己的大小便。在独立生活状态方面，22人独立生活在社区中，12人住在能随时提供帮助的疗养院，20人需要日常援助。20人还在驾驶汽车，而另外9人放弃了驾驶。有13人受雇佣，其中5人需要坐轮椅。有7位女性和2位男性生育有后代，总共有13个孩子（没有一个有明显的MM）。Hunt和其同事[76]还报告，在同一组患有MM的成年幸存者中，特别是2岁以后实施分流翻修术，与较差的长期表现不佳有关。根据他们的独立生活状况、就业情况和汽车使用情况来定义他们的功能表现。McDonnell和McCann[121]在对Hunt和其同事的一篇评论文章中报道，北爱尔兰的贝尔法斯特其接受分流术治疗的MM幸存者在身体活动和就业方面有更为乐观的结果。Hunt[75]报告说，根据69个样本，只有50%的成人能够独立生活，其中68%的人智力正常。在日本一个18名16~47岁的患者样本中，Oi及其同事[140]报道，无论是否在婴儿时期接受过全面的预防性手术，隐性脊柱裂（脊髓脂肪瘤）患者都有神经功能恶化的风险。这种恶化主要与较差的脊柱功能有关。例如，行走和排便、膀胱控制，这可能是由脊髓栓系、残余脂肪瘤的二次膨胀或脊髓空洞症引起的。

相反的是，这些作者却关注了开放性脊柱裂患者的心理问题。Padua和其同事们[147]指出患有脊柱发育不良的青少年有相对轻微的活动受限（即这些青少年能跑能走），但那些有泌尿系统疾病的青少年需要的心理帮助要远远大于那些活动严重受限和独立活动受限的青少年。有许多原因促成了这些能够被观察到的结果。

当下的运动功能是预测结果的一个重要因素。本节阐述各病变平面的共同特征。由于肌肉神经支配存在个体差异，功能运动平面并不总是与解剖损伤平面对应。这里提供的信息旨在作为运动功能水平预期的一般指南。除肌力外，许多因素都影响着个体的功能潜力并导致了特定病变平面内的表现差异。这些因素包括年龄、身体比例、体重、感觉、脊椎畸形、关节挛缩、痉挛、上肢功能及认知能力。这些因素的不断发展是高度个性化的，对每个儿童进行彻底检查和随访是非常必要的，以帮助其最大限度地发挥潜力。

胸椎平面

具有胸椎平面功能的个体有颈部、上肢、肩带和躯干肌肉的神经支配，但无下肢的自主运动。Banta[10] 指出，在胸椎平面矫形的目的是维持脊柱直立，骨盆处于正常水平位和下肢对称。颈部、上肢和肩带肌群由 C1~T4 脊神经支配；背伸肌群由 C2~L4 脊神经支配；肋间肌群由胸神经支配；腹肌由 T5~L1 神经支配。因此，T10 神经及以上完好的个体具有较强的上肢和上胸颈部的运动功能，但他们的下半身的肌肉力量较弱。他们在无支撑坐姿平衡方面有困难，并可能伴随呼吸功能下降。由于躯干的控制不良和上肢的协调性障碍，可能需要使用转移板来进行轮椅的转移。

具有 T12 运动功能的个体具有较有力的躯干肌肉，能保持良好的坐位平衡，可以使用腰方肌进行轻微的髋部提升运动（由 L2~L3 支配）。这一平面损伤的患者可以尝试使用足架进行训练，但这不是一种有效的移动手段[103]，在家庭和社区的功能性活动中仍需要使用轮椅。

患有胸椎病变的儿童中枢神经系统的其他区域也更容易受累，并伴有相应的认知障碍。因此，尽管这些人中的许多人在儿童期快结束时就通过掌握基本的自我照护技能和行动能力获得了独立，但他们往往在一生中都需要有监督的生活环境。他们很少参加竞争性较大的工作，通常是去特殊工厂工作或者从事志愿活动[172]。

腰椎上段（L1~L2）

有高位腰椎损伤的个体髋关节运动功能较弱。髂腰肌由 L1~L4 神经支配，其主要神经支配在 L2~L3。缝匠肌由 L2~L3 神经支配，而内收肌群由 L2~L4 神经支配。有 L1 运动功能的患者可能存在髋关节屈曲较弱，而有 L2 运动功能的人，其髋关节屈曲、内收和旋转肌的肌力在 3 级或者 3 级以上。根据 Schafer 和 Dias 的研究[162]，髋关节屈曲和内收挛缩常发生在 L2 运动平面，这种肌肉失衡常导致髋关节脱位。当身体比例较小时，借助 KAFO 或者 RGO 和上肢的支撑，腰椎上段的神经支配（L1 和 L2）使得家庭短距离步行成为可能。这些孩子通常在社区内活动时使用轮椅，当到了二十几岁的时候，使用轮椅通常是唯一一种与增加的能量需求和增长的身体比例相适应的活动方式[72,175]。

有高位腰椎损伤的儿童成年后的功能和独立生活的预后与前文描述的胸椎损伤情况相似[72]。然而，这个群体中更多人获得了独立生活的能力（约 50%），但是他们成年后很少能参加有竞争力的工作。

L3 平面

具有 L3 平面肌肉功能的个体有较强的髋关节屈曲和内收功能，稍弱一些的髋关节旋转功能和能对抗重力的膝关节伸展功能。股四头肌群由 L2~L4 神经支配。股四头肌肌力为 3 级的儿童需要借助 KAFO 和前臂拐杖支撑才能在家庭和社区内进行短距离行走，在社区内进行较长距离的行走时则需要轮椅。大多 L3 平面病变患者成年时主要依靠轮椅生活[72,178,190]。

这种病损程度的患者中的 60% 能在成年后达到独立生活状态[68]。虽然他们有较高的独立水平，但也只有一小部分人（约 20%）能够积极参加全职的有竞争力的工作[72]。

L4 平面

在 L4 运动平面，可能会出现能抗重力的膝屈肌和有 4 级肌力的踝关节跖屈肌和背伸肌。腘绳肌内侧肌群由 L4~S2 神经支配，胫骨前肌由 L4~L5 神经支配，部分由 S1 神经支配。如果一个人的腘绳肌内侧肌群或胫骨前肌能至少达到 3 级肌力水平，则认为他具有 L4 运动功能。在这个运动平面上常见的症状是足部的跟骨畸形，是胫骨前肌的拮抗作用导致的[162]。膝关节伸展有力的人群一般使用功能齐全的步行器并配有 AFO 和前臂拐杖。但是在第一次学习走路时，可能需要 KAFO、助行器或者两者兼备。长距离的移动时则常常需要轮椅。

在我们对成年患者进行的随访调查中，只有 20% 的 L4 运动功能患者在成年后继续步行活动 [72]。许多人在青春期发育陡增期后停止行走，而另一些患者由于踝关节和膝关节的外翻畸形，以及多年负重导致的肘关节和手腕疼痛而无法进行正常活动。为了增加具有 L4 运动功能的个体在整个成年期保持双足行走的可能性，应该强调步行时的直立姿势，以最大限度地减轻上肢关节的负重压力。矫形器必须与距下关节保持贴合并使踝关节保持中立位以支持踝关节稳定。如果踝关节处错位，膝关节的位置就会受到有害影响，因此在负重时保持膝关节和足踝的中立是非常重要的，避免屈曲和外翻。Ounpuu 和其同事证明 [143]，30% 的力学作用发生在正常步态中的踝关节，这强调了控制踝关节的重要性，以便地面反作用力与身体的力线保持一致。通常髌腱承重，地面反作用力矫形设计是保护膝关节和增加膝关节伸展力矩的最佳方案。如果需要，可以将近端内侧修剪线适当延长到更高位置，以提供额外的膝关节内侧支持，来减少膝外翻畸形的发生（图 23.4）。应加强膝关节肌肉组织，便于在负重时帮助膝关节保持在中立位。我们应尽可能地来改善步行，利用踝足矫形器和前臂拐杖，使短距离步行和长距离轮椅移动更容易结合。拐杖可以配备在轮椅上运输，而踝足矫形器是最佳选择，不像 KAFO，它不会干扰穿衣或如厕，也不会在坐位时造成皮肤磨损。本组独立生活和就业的预后情况与 L3 平面病变组相似。

L5 平面

根据 IMSG 标准，L5 运动平面的分类是基于拥有至少 3 级肌力的外侧腘绳肌或 2 级肌力的臀小肌和臀中肌（L4~S1）、3 级肌力的胫骨后肌（L5~S1）或 4 级肌力的腓骨肌（L4~S1）。因此，有 L5 运动平面的个体至少能做到膝关节抗重力屈曲和使用腘绳肌进行微弱伸髋、微弱髋外展以及伴有内翻的微弱跖屈，伴有外翻的较强背伸，或两者兼有。轻微的足趾运动也可能存在。后足外翻畸形或跟骨畸形是常见的肌肉失衡的结果。具有 L5 运动功能的个体能够在没有矫形器辅助的情况下行走，但他们需要纠正足部力线并代偿足趾蹬地乏力。除非使用上肢支撑，否则骨盆倾斜很明显。在社区距离中行走通常推荐双侧上肢支撑移动，以减少能量消耗，减少骨盆倾斜和躯干摇摆，保持对称力线，保护下肢关节，提高安全性。对上肢支撑的需求往往随着身高的增加而变得更加明显。穿越崎岖的地形往往很困难。当身体比例快速变化（如妊娠）或在崎岖的地形上长距离行走时，可能需要轮椅。自行车也适用于长距离的转移。

在 L5 及以下平面病变的个体中，约 80% 的人在成年时获得独立的生活状态 [72]。约 30% 的人从事全职工作，另外 20% 的人从事兼职工作，远低于一般成人的平均就业率。

S1 平面

当存在 S1 平面肌肉功能时，至少有 2 个额外的肌肉功能出现：腓肠肌 / 比目鱼肌（2 级）、臀中肌（3 级）或臀大肌（2 级）。具有 S1 平面运动功能的个体髋关节稳定性得到改善，可以在没有矫形器或上肢支撑的情况下行走。在跑步或爬楼梯时，很明显有一个蹬地无力。轻度至中度骨盆倾斜经常出现。Vankoski 和其同事 [199] 记录了这种损伤程度使用拐杖的好处，可改善骨盆和髋关节在步态中的运动。步态偏差和活动受限往往在青少年成长陡增后更加明显。足趾肌肉组织通常很有力。足部畸形在这一运动平面不太常见，但可能需要足矫形器或踝足矫形器改善下肢的力线，并允许肌群以更理想的长度发挥作用。跖屈肌在推离过程中，必须保持内侧和外侧的稳定，才能发挥足够的功能 [98]。

S2、S2~S3 和“无损失”平面

如果跖屈肌肌力至少为 3 级，臀肌肌力为 4 级，则运动功能分类为 S2 平面。在这个平面上唯一明显的步态异常通常是来自跖屈肌的力量下降，当快速行走或跑步时，蹬地力量和步幅长度减少。如果只有一两组肌群是 4 级肌力，其余所有肌群均为 5 级肌力，则根据 IMSG 标准将运动水平分为 S2~S3 平面。如果肠道和膀胱功能正常，并且通过徒手肌力测试判断下肢力量不正常，则使用“无损失”（No Loss）一词。然而，被归类为无损失个人也可能存在功能缺失。足

矫形器通常用于维持踝关节在距骨下关节的中立位，并通过保持最佳的肌肉长度来优化踝关节的功能。

对肌肉骨骼问题、活动能力和功能技能的检查、评估和干预指导

评估 MM 患者的主要步骤有 3 个：①确定个体的现状，以便进行适当的规划；②确定潜在的继发性损伤，以便采取预防措施；③监测状态的变化，以明确进行性神经功能障碍。由于与 MM 有关的问题的复杂性，残疾的许多方面必须由不同学科进行评估。物理治疗师需要向其他团队成员提供必要的信息，以进行干预项目规划和监测状态。详细的记录对于团队成员之间的沟通和一段时间内的前后比较是很重要的。一般检查和干预策略将在本部分讨论。特定年龄类别的注意事项将在特定年龄的检查和物理治疗干预内容中讨论。

检查策略

物理治疗师通常使用的测试包括检查 ROM、肌肉延展性、关节对位或骨科畸形、肌张力、肌肉力量和耐力、感觉、姿势、运动发育、ADL、移动技能、设备需求和环境可及性。重要的是，在可行的情况下，遵循具有良好可信度和效度的标准化程序，以便在个人内部和个人之间进行比较。（MM 患儿 ADL 表现范围见图 23.7）。如果存在 1 种以上的测试方法（如髋关节外展的 ROM），则所采用的具体方法应记录在案并在之后评估中采用一致方法。对于所有患有 MM 的个体，应在整个生命周期内定期进行全面检查。此外，为避免潜在偏差，建议治疗师对以前的主观测试结果（如徒手肌肉测试分级或步态偏差）持保留态度，直到检查完成。在步态、关节畸形和姿势的临床检查中，视频和照片是有用的辅助工具。如果怀疑状况恶化，这些可视记录为进行比较提供了可靠的依据。在更自然的环境中对受环境或耐力因素（如轮椅移动、步态或 ADL）影响的活动进行检查是有必要的。

IMSG 建议对所有 MM 患者进行全面的、多学科评估，无论他们的功能水平如何，因为正如前面讨论过的，他们都有罹患进行性神经功能障碍的风险。建议新生儿术前、术后、6 月龄、12 月龄、18 月龄、24 月龄及以后每年检查 1 次，直至成年[174]。建议在个人出生日期前后进行年度检查，以免遗漏。应在快速生长期间更密切地监测 ROM、肌肉延展性、力量、耐力、协调性和功能参数，因为此时 MM 患者丧失功能的风险增加了。应当教育患者家庭成员和照护者了解神经功能丧失的症状，以帮助进行监测。对于接受手术或其他治疗程序的患者，应获得干预前和干预后的测试结果。对于接受持续治疗干预的个体，应更频繁地评估具体目标的实现情况。当身体比例或环境要求发生变化时，应评估 ADL 的灵活性和独立性，以确定个人是否具有有效工作所需的力量、耐力、协调性和适应能力。

患有 MM 的患者应至少每年在综合护理中心接受多学科检查。然而，重要的是，综合护理中心和当地学校的干预设置要协调他们的测试目标和干预计划，以避免重复工作，并确保干预目标的恰当优先顺序。PDMS 的使用促进了团队成员之间服务的沟通和协调。学校识别功能需求量表[158]也提供了一个有用的格式来识别损伤，学习和活动受限，以及推荐的补救措施。学校所评估的领域需要包括种类有与健康有关的服务要求、身体干预指导、可访问性、安全性和消防演习、入学准备、教育权利和相关服务、学习困难、心理评估、感觉运动障碍、视知觉缺陷、自助技能、社会认可、社会和情感问题、家长和学校的关系、过渡服务，以及其他需求。学校功能评估（School Function Assessment，SFA）测量从幼儿园到六年级学生[30]在学校相关功能任务期间的需求和能力。SFA 由 3 个部分组成：①参与各种学校活动；②任务所需支持（身体和认知 / 行为辅助和适应）；③在学校相关功能活动中的活动表现（如使用材料、遵守规则和沟通需求）。学校功能评估技术报告（The School Function Assessment Technical Report）可在 www.pearsonassessments.com/NR/rdonlyres/D50E4125-86EE-43BE-8001-2A4001B603DF/0/SFA_TR_Web.pdf 上找到，该报告描述了 676 名学生的标准化样本，其中包括来自美国 40 个州和波多黎各自由邦 112 个地区的 363 名有特殊需要的学生。

干预策略

一旦通过全面的检查和评估确定了原发性和继发性损伤、活动受限和参与受限，就必须确定其功能意

义，以制订适当的干预策略。如果损伤目前干扰了功能或如果损伤进展到可能对未来功能产生负面影响的程度，则必须对损伤进行干预。如果能够提高表现的效率、有效性和安全性，也需要进行干预。同时应当强调力量、耐力和执行任务的效率。负重关节必须得到保护，以防止骨关节炎和疼痛的早期发作并延长保持活动能力的时间。此外，还应确定在一个特定环境中最有效的移动方式。干预的目标设置必须考虑前面讨论的多重损伤对功能预期的影响。在损伤部分讨论的认知、社会和行为问题也应该被考虑进来。

Fay 和其同事[49]推荐了 3 种针对该人群发育迟缓的具体干预方法。第 1 种是促进发育的计划，在这种计划中，家长、教师和治疗师鼓励儿童在存在“风险”的区域进行“大剂量”的正常发育性活动以促进发育。这种方法背后的原理是对潜在问题区域补充早期的强调和练习，将以后的缺陷最小化。这些早期干预方法通常是在确定可测量的延误之前为 MM 患儿启动的。第 2 种方法，即补救，一旦问题区域被清楚地标识出来就会实施。这种方法从理论上讲，通过训练来提高表现，并可以应用到功能活动中。第 3 种方法是教授代偿技能。当其他两种方法没有产生足够的效果或当患儿年龄较大以及受到更严重的损伤时，往往会实施代偿方法。这种干预方法包括确定和制订策略，帮助儿童尽可能独立生活或提供适应性辅具，以解决日常生活中的潜在问题并尽量减少失能。

具体检查和干预策略

本部分将重点介绍具体的检查和干预策略，包括力量、灵活性、步态和辅具问题，因为这些因素对这一人群功能的影响较大，但与年龄和损伤平面无关。关于损伤特定参数（如 ROM、骨畸形和感觉）的建议在前文已有讨论。发育问题年龄特异性检查和物理治疗干预部分也进行过讨论。

力量

应检查上肢、颈部和躯干肌肉组织是否存在肌力不足。如果存在肌无力的证据，则应进行更具体的力量检查。对于胸椎或腰椎上段受累的患者，重要的是触诊躯干肌肉组织，以确定肌群的哪些部分功能正常。还应进行握力和捏力测试。Kilburn 和其同事[90]认为握力数值可以作为一个进展性神经功能障碍的敏感指标。Level[102]为获得儿童握力测试值和标准值提供了标准化测量方案。

检查单个肌肉是否正常工作，下肢肌肉分离运动的特异性试验很关键。应该采用标准化的测试方法。因为力量的丧失可能是神经功能障碍开始的标志，所以需要尽快检查这一人群的力量变化。因此，我们建议使用定量方法结合徒手肌肉测试检查肌肉力量。区分反射性和自发性运动也很重要。应记录反射性运动，但在确定损伤平面时不应考虑。

徒手肌肉测试是一种用于筛查肌肉力量的方法，以确定特定肌肉中是否存在主动活动，并确定单个肌肉的功能在整个运动过程中是否发生变化。如第 5 章所述，仅仅依靠徒手测试进行力量连续监测有局限性。

徒手肌肉测试具有测试者间可重复测试可靠性有限的问题。徒手肌肉测试的变化必须超过一个完整的等级，才能可靠地表明真正的力量变化已经发生[62]。此外，徒手肌肉测试与更多的量化测量方法相比效度较差，几项研究已经证明了这一点：在肌力下降不大于 50% 时，徒手肌肉测试无法检测出来[2,3,20,58,127]。Agre 和其同事选取了 33 个样本研究这个问题。患有 MM 的青少年通过徒手肌肉测试显示“没有运动缺陷”，但与正常数据相比，实际上存在力量不足，髋伸肌和膝伸肌分别有 40% 和 60% 的缺失。与定量测量结果相比，徒手肌肉测试缺乏同时效度，说明徒手肌肉测试在检测肌力不足方面的敏感性有限，不足以检测 MM 患者早期的肌力丧失。

徒手肌肉测试的预测效度已在两项针对 MM 患儿的研究中被证实，在对 Murdoch 家族[135]的 2 项研究中进行了检验。在检查新生儿徒手肌肉测试的预测效度时，采用截断的 3 分制。新生儿肌肉力量与 3~8 岁儿童的活动能力相关性“非常差”。相比之下 Murodch 和其同事[119]使用完整的 0~5 分评分量表对 825 名 MM 儿童进行了徒手肌肉测试的预测效度检验。从出生到 5 岁，徒手肌肉测试的预测效度普遍提高。用给定的徒手肌肉测试精确预测未来分数的概率随年龄和测量的特定肌群而变化。这些概率在新生儿中为 23%~68% 不等，在年龄较大的儿童中为 54%~87%。然而，单次测试得分预测未来肌力在徒手肌肉测试等级在 ±1 范围内的概率要高得多，新生儿为 70%~86%，年龄较大儿童为 87%~97%。这些结果表明，徒手肌肉测试有助于预测等级内的未来肌肉功能。因此，使用完整的徒手肌肉测试量表在婴儿期获得的肌力测试结果似乎为预后和干预过程的规划提供了有用的信息。

徒手肌肉测试有限的可靠性和有效性表明，它不是监测随着时间推移肌力变化的良好方法。相反，使用手持仪器测试肌力已被发现是一种可靠且灵敏的方法，用于评估患有 MM 的儿童和青少年的肌力。使用该技术的组内相关系数和重测相关系数在 0.73~0.99 之间 [47,65]，另一些作者报告说，当用手持仪器测试其他儿童和青少年的肌力时，可靠性很高 [51,67,69,74,79,123,191]。几种便携式手持仪器可与徒手肌肉测试结合使用。这些工具相对于非便携式仪器的优点是在典型的临床环境中易于应用，并可与标准的徒手肌肉测试技术结合使用，以获得大多数肌群的客观肌力读数。

最好进行 3 次肌肉测试并报告平均得分 [60,65]，因为多次测试间和评分者间的平均数更稳定。应报告力矩值（力乘以杠杆臂的长度），以便于对前后数值进行比较，而无论身体比例如何变化，至少要到骨骼发育成熟为止。力矩值也用来直接比较不同身体比例的个体之间的力产生能力。在使用手持仪器评估肌力时，必须实施标准化测试技术，以确保测量结果的一致性。许多因素会影响测试结果，在测试时必须加以控制，包括测试位置、提供的指示和命令、强化和反馈的使用、阻力的应用、收缩的类型以及测试者的身体力学 [69]。

测量 MM 患儿的肌力时，应考虑年龄、发育水平、认知水平、听从指示的能力、注意力持续的时间、动机、运动计划技能、感觉和本体感觉等因素。测试者必须仔细观察肌肉的代偿。这在患有 MM 的人群中尤其具有挑战性，因为骨畸形导致拉力角度发生了变化。对于多关节肌，如腘绳肌，通常很难进行运动。应注意终点和中点位置之间的功能差异。

测试婴幼儿时的特殊注意事项将在年龄特异性检查和物理治疗干预措施部分中讨论。正如损伤部分所讨论的，一些中枢神经系统并发症可导致这一人群的肌肉功能丧失，因此需要进行一系列肌力测试以便早期发现。有许多因素可以导致肌力的变化，但在解释测试结果时也应该考虑这些因素。这些因素包括身体比例的变化、激素的影响、运动学习、疾病、受伤、手术、固定、身体或心理疲劳、先前的活动状态、季节变化、时间因素、动机、合作和理解。讨论这些因素的具体影响超出了本章的范围。关于这些因素对力产生的影响的进一步信息，请参见 Hinderer and Hinderer[69]。由于有多方面的因素能够影响力的产生，因此，如果怀疑有肌力丧失，必须要更加频繁地重复测试，以确定是否得到一致的测量结果。当解读肌肉测试的结果时，多种可变因素应当被考虑在内，包括所用测试方法的可靠性和标准误差、试验结果和预测的有效性，以及能解释肌力波动的因素 [69]。

静态肌力测试应该和功能性测试相关联，用来观察疲劳的影响并确定肌力降低和耐力受限对功能的影响。由于较低的疲劳阈值和较慢的虚弱肌肉恢复速率，神经源性肌无力的个体在力产生方面可能具有较高的变异性。局部肌肉耐力在某些神经肌肉疾病中似乎是缺乏的。虽然这一问题还没有在 MM 人群中进行专门的测量，但这些结果表明，在 MM 患者的弱肌群中，力的产生可能更加多变。

肌群功能对姿势稳定性、ADL、灵活性或关节周围肌肉力量的平衡很重要，所以肌群存在无力时则需要进行强化训练。要强调训练应根据特定肌群的病变程度和功能需求而异。一般来说，强壮的上肢肌肉群是进行转移、轮椅推进和使用辅助设备行走时所必需的。增加躯干肌肉的力量，可改善坐姿的平衡和姿势的稳定性。增加对步行至关重要的关键下肢肌肉群的力量可以改善步态，并可能将矫形器和辅助设备的需求降到最低。例如，增加具有 L4 平面运动功能的个体的股四头肌和腘绳肌的力量，可能使步行的过程从使用膝踝足矫形器到使用踝足矫形器。

肌肉群应在功能范围内得到强化。除了传统的强化练习外，许多游戏活动也会有用 [48]。肌肉再教育技术，如功能性电刺激和生物反馈，对训练肌肉在新的活动范围发挥功能是有用的。功能性电刺激也被发现对增加这类人群的力量和提高功能表现有益。当个体有肌肉力量和耐力损失的风险时（如最近的手术后、固定、疾病或卧床休息），以及个体在快速增长期身体比例变化而导致失去功能时，应该实施肌肉强化方案。

耐力活动对控制体重和提高有氧能力也很重要。MM患者必须有足够的耐力来应对在社区移动中的挑战。最好进行低强度有氧运动，以减少关节压力。一般情况下，因为下肢肌肉力量不能提供足够的减速，导致关节应力增加，应避免跳跃活动。耐力训练和节约能量技术指导的适应证包括有氧能力下降、活动消耗能量高的移动和有限的耐力。

灵活性

无效移动是MM患者的一个特点。有效移动被定义为在空间中移动的任何有效的方法，使个人能够轻松地穿越和探索环境，成长和发展，并独立追求教育、职业或业余爱好[175]。提供的移动选项应满足个人所遇到的所有环境的这些标准，这样个人生活方式就不会因耐力和穿越不平坦地面而受到限制。

身体比例的变化会显著影响运动能力。移动选择、矫形器和辅助设备在某些时候是符合理想要求的，但一旦身体比例、环境要求或两者都改变，可能它就不再有效。因此，必须在整个生命周期内重新评估适应性设备和移动选择的适当性。医疗服务提供者应向患者强调这一点，以便在将来需要其他移动选择时帮助减少预防失败的感觉。很多情况下，MM患者在成长过程中会因为走路而不是坐轮椅或走路时没有使用辅助设备而受到表扬，这取决于他们的病变程度。这种强调给人的印象是，正常的两足行走是社会上唯一可以接受的移动方式。在我们的后续研究中，有几个成人报告说，他们在成长过程中很难接受轮椅或其他辅助设备的使用，因为他们觉得自己是个失败者，或者他们感觉会让父母和医疗服务提供者失望[72]。必须强调，轮椅和其他辅助装置是有效移动的辅助工具，它们的使用并不代表行走的失败。

床上活动能力、地板上的活动能力、使用轮椅的活动能力、行走能力和转移能力都应该进行评估，并与独立功能的要求进行比较。评估移动参数的标准是耐力、效率、有效性、安全性、独立性和可达性。关于这些参数的客观资料往往有助于使儿童及其父母相信，应当考虑其他的移动方法。移动效率可以通过测量完成一项任务所需的时间来估计。能量消耗可以通过测量心率（heart rate，HR）来估算。目前已有为这一人群确定的回归方程，计算心率与给定任务所需的能量消耗是否相等[205]。这一群人的回归方程或能量支出和效率如下：

能量消耗［ml O_2/（kg·min）］=

0.073（HR）+ 6.119

能量效率［ml O_2/（kg·m）］=

0.006（HR）– 0.313

决定从家庭到社区的最实际和有效的移动方式的标准见专栏23.2。第2章讨论了对评估低级别病变人群的移动性有用的标准化测量。此外，患者活动时间测量[83]有助于评估活动的效率，因为可记录执行床上活动、转移、轮椅活动和步行活动任务所需的时间，并与标准数据进行比较[83]。我们建议在每项任务所需的独立、安全、实用和辅助设备的等级量表上，增加患者活动时间测量的效率时间分数[72]。其他针对轮椅功能的测量包括轮椅定位、到达和驾驶任务[36]的功能性任务表现评估，以及坐的方式和功能性运动的坐姿控制测量[50]。

步态

我们认为所有患有MM的儿童，包括骶椎平面病变的儿童，可能会较晚才会学会行走，而对于有高平面病变的儿童来说，可能在学会两足行走后的3~4年后不能再行走[203]。对步态状态的全面检查和记录对于监测功能性运动状态和观察进行性神经功能障碍的进展来说起着重要的作用。患儿或他们的父母通常会在注意到肌肉无力增加之前发现步态模式和行走耐力的变化。同时我们还需要仔细观察步态，以选择最合适的矫形器和辅助设备。通过检查矫形器和辅助设备的佩戴模式有助于确定它们是定期使用还是仅用于临床环境。要求在自然环境中的不同的步行平面上对步态进行评估。患者应该被放在典型家庭和社区中观察行走的距离，以确定疲劳的影响。步态速度的10米行走测试和耐力的6分钟步行测试是标准化测量并且十分有效，可用于评估MM患者的直立步行能力。关于这些测试的更多信息可见第2章。

很多时候，通常通过观察的患者在光滑的地板上进行短距离移动情况确定步态问题以及是否需要使用矫形器或者辅助器具，在家庭或社区环境中的表现可能与临床情况大不相同，尤其是当行走在许多障碍物周围、在拥挤的地区或穿越不平坦的地形及天气恶劣时。因此，我们在提出建议时，必须考虑这些因素的影响。

对于矫形器和移动辅助设备的需求应该记录在案。治疗师应该密切观察步态偏差并记录数据。如果可能的话，应观察有无使用矫形器和辅助设备的步态偏差和效率参数。评估的典型步态参数包括手臂摆动、躯干位置和摇摆、骨盆倾斜和旋转、代偿或非补偿的特伦德伦堡步态、过度的髋关节屈曲和旋转、膝关节过度屈曲或伸展、足趾间隙、足位置、蹬离效果和足的前进角度。

步态的观察分析是在临床环境中常用的评估步态技术[95]。如果被怀疑功能状态恶化，视频分析通过允许评估者低速多次观察步态和永久性记录数据来增加临床观察效果对比，是非常有价值的。然而，据报道，通过视频进行观察分析的评分者之间的可靠性是低到中等的[46,95]。足迹分析是一种获得速度、步频、足前进角度、支撑基础、足趾间隙、步幅和步长等客观信息的低成本方法[170]。

专栏23.2提供了在家庭环境和社区中步行移动的有效性、效率性和安全性标准。可以通过监控心率、正常和快速行走速度，以及最大步行距离来评估行走效率和实用性。其他时间–距离变量（如步长和步幅、步频和周期时间）提供了关于对称性、稳定性和功能性的有用信息。如果这些变量根据身高进行了标准化调整，则可以用于目的比较[156]。

时间–距离变量通过比较步长的左右差异和支撑相与摆动的相比率来提供关于步态对称的信息。通过测量支撑相不同于摆动相的节奏以及时间的利用比，提供了关于步态稳定性的信息。例如，相对于摆动相来说，支撑相中的高步频或者不平衡可能代表不稳定。行走速度和节奏等参数提供了关于步态功能实用性的信息。如果速度太低或迈步频率太快，行走可能无法满足环境要求。

对于身高来说，使时间–距离变量标准化是非常重要的，以便在给定时间内连续比较这些个人参数或在不同身高的个体之间进行比较（例如，与标准数据进行比较）。这些参数通过除以腿部长度来标准化。标准化时间–距离参数的一种不太精确的方法是除以高度，因为总高度与单个肢体长度密切相关。如果这些参数没有根据身高标准化，关于功能差异的结论可能会因身体比例随时间的变化而混淆。

专栏23.3提供了下肢矫形器的使用适应证。规格及其对步态的影响见专栏23.4。步态训练的适应证包括儿童第一次学习走路时；当有发展到使用新型矫形器或上肢辅助装置的可能时；用于发展到更有效的步态模式（从四点步态到两点交替步态）时；当有可能改善步态时（如蹲伏步态模式、过大的足前进角度）；通过高级步行活动提高安全性和自信心（如在斜坡、崎岖地形、台阶上行走；学会安全跌倒和独立站立；搬抬物体）时；提高步态、转移和介入治疗的效率和安全性时。

一些作者建议，股四头肌力量的测量是患有MM的儿童行走潜力的最佳预测指标[164,205]，其他人则指出髂腰肌的力量更有意义。McDonald和其助理[118]研究了291名患有MM的儿童的力量模式与移动性之间的关系，这些患有MM儿童在5岁后至少接受了3次标准化力量检查，并因其行动能力状况被分为行走社区者、部分（家庭）步行者和非步行者。髂腰肌力量被发现是行走的最佳预测因子。股四头肌、胫骨前肌和臀肌也被认为对这些儿童的行走能力具有重要意义。0~3级髂腰肌肌力总是与部分或完全依赖轮椅有关。具有4~5级髂腰肌和股四头肌肌力的患者几乎都是社区步行者，并且其中没有完全依赖轮椅的人。具有4~5级臀肌和胫骨前肌肌力的儿童都被归类为社区步行者，不需要使用辅助设备或矫形器。

对于具有社区行走能力的关键肌群，按重要顺序排列是髂腰肌、臀中肌和臀大肌、股四头肌、胫骨前肌和腘绳肌。这些肌群的特定肌力的影响占移动状态差异的86%。我们发现臀中肌肌力是辅助设备或矫形器需求的最佳预测指标。在臀中肌肌力为2~3级的个体中，72.2%需要辅助设备、矫形器或两者兼需要。如果人们没有锻炼或很少锻炼该肌肉，那么95.7%的人需要辅助设备、矫形器或两者兼需要。相反，如果臀中肌肌力为4~5级，则只有11.2%的人需要辅助设备、矫形器或两者兼需要。Mazur和Menelaus[117]的研究表明，所有股四头肌肌力为4~5级的人中，至少98%的人可进行功能性家庭内步行，其中82%可做功能性社区内步行。相比之下，股四头肌肌力为3级或更低的人中有88%的人需要坐轮椅。

Agre及其合作者的研究表明[2]，最大步行速度与髋关节和膝关节伸肌力量相关。他们比较了患 MM 的儿童与身体健全同龄人的能量消耗和行走效率，发现 MM 患儿在行走时使用的能量几乎是正常儿童的 2 倍，并且行走速度降低了 41%。报告显示，患儿坐轮椅比步行有更高效率，在能量需求方面接近正常步态。此外，通过徒手肌肉测试分类为“无损失”的 MM 患儿个体与健全的同龄人相比，步行速度降低，能量消耗增加。

辅助设备

MM 患者通常需要各种各样的辅具。对辅具的需求随病变程度和年龄而变化，且变化显著。治疗师必须了解可用的选项，并能够针对特定情况选择最合适的设备类型。此外，应当教导父母和患者关于自适应性设备的适合性和适当性，这一点很重要，他们由此可以具备相应知识。讨论具体的设备项目超出了本章的范围。有关适应性设备和矫形器的更多信息，请参见 Baker 和 Rogosky-Grassi[8]、Knutson 和 Clark[93] 及 Pomatto[152] 的文章。专栏 23.3 提供了下肢矫形器的使用适应证。在评估组件和矫形器的适合度时，设计规范、目标和考虑因素可见专栏 23.4。

适应性设备和矫形器的检查应至少每年进行一次。在快速生长发育期间，检查应更加频繁；当环境需求发生变化（如改变学校或工作环境）时，以及生活方式、目标或职业发生变化或当状态发生变化时，设备的运动控制或移动性可能会受到影响。

总结

很少的人群像 MM 患者一样对物理治疗师的技能和知识领域的广泛性有如此大的挑战。本章重点讨论了患有 MM 的儿童和青少年遇到的问题的广泛性和复杂性。对每个病变平面都做出一定的功能预期，有助于从早期阶段就开始对物理治疗目标进行引导。尽管 MM 是一种需要物理治疗师在婴儿期和儿童期就进行干预的先天性疾病，但正如本章中所描述的，大多数损伤和功能缺陷将贯穿患者整个生命周期。我们应对患有 MM 的儿童定期随访，直至成年期，也应该在多学科的专科门诊中，进行定期随访研究。

因为物理治疗师对 MM 患儿的随访已从婴儿期延伸至青春期。除了更多的传统物理治疗作用外，对于潜在的问题，治疗师在筛查和分类中起着重要作用。这类人群带来的挑战和收获也因此是非同寻常的。

（鲍　捷　魏国荣　王国红　译，薛　婷　审）

参考文献

1. Adzick N: Fetal surgery for spina bifida: past, present, future, *Semin Pediatr Surg* 22:10–17, 2013.
2. Agre JC, Findley TW, McNally MC, et al.: Physical activity capacity in children with myelomeningocele, *Arch Phys Med Rehabil* 68:372–377, 1987.
3. Aitkens S, Lord J, Bernauer E, et al.: Relationship of manual muscle testing to objective strength measurements, *Muscle Nerve* 12:173–177, 1989.
4. Andersen EM, Plewis I: Impairment of motor skill in children with spina bifida cystica and hydrocephalus: an exploratory study, *Br J Psychol* 68:61–70, 1977.
5. Andersson C, Mattsson E: Adults with cerebral palsy: a survey describing problems, needs, and resources, with special emphasis on locomotion, *Dev Med Child Neurol* 43:76–82, 2001.
6. Asher M, Olson J: Factors affecting the ambulatory status of patients with spina bifida cystica, *J Bone Joint Surg Am* 65:350–356, 1983.
7. Babcook CJ: Ultrasound evaluation of prenatal and neonatal spina bifida, *Neurosurg Clin North Am* 6:203–218, 1995.
8. Baker SB, Rogosky-Grassi MA: Access to the school. In Kelly FL, Reigel DH, editors: In *Teaching the student with spina bifida*, Baltimore, 1992, Paul H. Brookes, pp 31–70.
9. Bannister CM: The case for and against intrauterine surgery for myelomeningocele, *Eur J Obst Gynecol Reproduct Biol* 92:109–113, 2000.
10. Banta JV: Bracing for ambulation: basic principles, brace alternatives by motor level and predictive long-term goals. In Matsumoto S, Sato H, editors: *Spina bifida*, New York, 1999, Springer Verlag, pp 307–311.
11. Banta J, Hamada J: Natural history of the kyphotic deformity in myelomeningocele, *J Bone Joint Surg* 58A:279, 1976.
12. Bar-Or O: Pathophysiological factors which limit the exercise capacity of the sick child, *Med Sci Sports Exerc* 18:276–282, 1986.
13. Bartlett MD, Wolf LS, Shurtleff DB, Staheli LT: Hip flexion contractures: a comparison of measurement methods, *Arch Phys Med Rehabil* 66:620–625, 1985.
14. Bauer SB: Neurogenic bladder: etiology and assessment, *Pediatr Nephrol* 23:541–551, 2008.
15. Becker RD: Recent developments in child psychiatry: I. The restrictive emotional and cognitive environment reconsidered: a redefinition of the concept of therapeutic restraint, *Isr Ann Psychiatr Relat Discip* 12:239–258, 1975.
16. Berry RJ, Li Z, Erickson JD, et al.: Prevention of neural-tube defects with folic acid in China, *New Engl J Med* 341:1485–1491, 1999.
17. Birth Defects and Genetic Diseases Branch of Birth Defects and Developmental Disabilities Office: National Center for Environmental Disease and Injury: use of folic acid prevention of spina bifida and other neural tube defects, 1983-1991, *MMWR Morb Mortal Wkly Rep* 40:1–4, 1991.
18. Bleck EE, Nagel DA: *Physically handicapped children: a medical atlas for teachers*, Orlando, FL, 1982, Grune Stratton.
19. Reference deleted in proofs.
20. Bohannon RW: Manual muscle test scores and dynamometer test scores of knee extension strength, *Arch Phys Med Rehabil* 67:390–392, 1986.
21. Bower E, editor: *Finnie's handling the young child with cerebral*

palsy at home, Burlington, MA, 2009, Butterworth- Heinemann.
22. Brazelton TB: Touchpoints: *your child's emotional and behavioral development*, Reading, MA, 1992, Perseus Books.
23. Brinker M, Rosenfeld S, Feiwell E, et al.: Myelomeningocele at the sacral level: long-term outcomes in adults, *J Bone Joint Surg* 76A:1293–1300, 1994.
24. Broughton NS, Graham G, Menelaus MB: The high incidence of foot deformity in patients with high-level spina bifida, *J Bone Joint Surg* 76B:548–550, 1994.
25. Brown JP: Orthopedic care of children with spina bifida: you've come a long way, baby! *Orthop Nurs* 20:51–58, 2001.
26. Brunt D: Characteristics of upper limb movements in a sample of meningomyelocele children, *Percept Mot Skills* 51:431–437, 1980.
27. Butler C, Okamoto GA, McKay TM: Motorized wheelchair driving by disabled children, *Arch Phys Med Rehabil* 65:95–97, 1984.
28. Chaffin DB, Andersson GBJ, Martin BJ: *Occupational biomechanics*, ed 3, New York, 1999, John Wiley Sons.
29. Chandler LS, Andrews MS, Swanson MW: *Movement assessment of infants: a manual*, Rolling Bay, WA, 1980, Authors.
30. Coster W, Deeney TA, Haltiwanger JT, Haley SM: *School function assessment*, Boston, 1998, Boston University.
31. Culatta B, Young C: Linguistic performance as a function of abstract task demands in children with spina bifida, *Dev Med Child Neurol* 34(5):434–440, 1992.
32. Cusick BD, Stuberg WA: Assessment of lower extremity alignment in the transverse plane: implications for management of children with neuromotor dysfunction, *Phys Ther* 72:3–15, 1992.
33. Czeizel AE, Dudas I: Prevention of first occurrence of neural tube defects by periconceptual vitamin supplementation, *New Engl J Med* 327:131–137, 1992.
34. D'Addario V, Rossi AC, Pinto V, et al.: Comparison of six sonographic signs in the prenatal diagnosis of spina bifida, *J Perinat Med* 36(4):330–334, 2008.
35. De Villarreal LM, Perez JZ, Vasquez PA, et al.: Decline of neural tube defects after a folic acid campaign in Neuvo Leon, Mexico, *Teratology* 66:249–256, 2002.
36. Deitz JC, Jaffe KM, Wolf LS, et al.: Pediatric power wheelchairs: evaluation of function in the home and school environments, *Assist Technol* 3:24–31, 1991.
37. Del Gado R, Del Gaizo D, Brescia D, et al.: Obesity and overweight in a group of patients with myelomeningocele. In Matsumoto S, Sato H, editors: *Spina bifida*, New York, 1999, Springer Verlag, pp 474–475.
38. Dennis M, Barnes MA: The cognitive phenotype of spina bifida meningomyelocele, *Dev Disabil Res Rev* 16(1):31–39, 2010.
39. DeSouza L, Carroll N: Ambulation of the braced myelomeningocele patient, *J Bone Joint Surg Am* 58:1112–1118, 1976.
40. Dias L: Management of ankle and hindfoot valgus in spina bifida. In Matsumoto S, Sato H, editors: *Spina bifida*, New York, 1999, Springer Verlag, pp 374–377.
41. Dias L: The management of hip pathology in spina bifida. In Matsumoto SS, Sato HH, editors: *Spina bifida*, New York, 1999, Springer Verlag, pp 321–322.
42. Diaz Llopis I, Bea Munoz M, Martinez Agullo E, et al.: Ambulation in patients with myelomeningocele: a study of 1500 patients, *Paraplegia* 31:28–32, 1993.
43. Dise JE, Lohr ME: Examination of deficits in conceptual reasoning abilities associated with spina bifida, *Am J Phys Med Rehabil* 77:247–251, 1998.
44. Dosa NP, Eckrich M, Katz DA, et al.: Incidence, prevalence, and characteristics of fractures in children, adolescents, and adults with spina bifida, *J Spinal Cord Med* 30(Suppl 1):S5–S9, 2007.
45. Dudgeon BJ, Jaffe KM, Shurtleff DB: Variations in midlumbar myelomeningocele: implications for ambulation, *Pediatr Phys Ther* 3:57–62, 1991.
46. Eastlack ME, Arvidson J, Snyder-Mackler L, et al.: Interrater reliability of videotaped observational gait-analysis assessments, *Phys Ther* 71:465–472, 1991.
47. Effgen SK, Brown DA: Long-term stability of hand-held dynamometric measurements in children who have myelomeningocele, *Phys Ther* 72:458–465, 1992.
48. Embrey D, Endicott J, Glenn T, Jaeger DL: Developing better postural tone in grade school children, *Clinical Management in Phys Ther* 3:6–10, 1983.
49. Fay G, Shurtleff DB, Shurtleff H, Wolf L: Approaches to facilitate independent self-care and academic success. In Shurtleff DB, editor: *Myelodysplasias and exstrophies: significance, prevention, and treatment*, Orlando, FL, 1986, Grune Stratton, pp 373–398.
50. Fife SE, Roxborough LA, Armstrong RW, et al.: Development of a clinical measure of postural control for assessment of adaptive seating in children with neuromotor disabilities, *Phys Ther* 71:981–993, 1991.
51. Florence JM, Pandya S, King W, et al.: Strength assessment: comparison of methods in children with Duchenne muscular dystrophy (Abstract), *Phys Ther* 68:866, 1988.
52. Frawley PA, Broughton NS, Menelaus MB: Incidence and type of hindfoot deformities in patients with low-level spina bifida, *J Pediatr Orthop* 18:312–313, 1998.
53. Frimberger D, Cheng E, Kropp BP: The current management of the neurogenic bladder in children with spina bifida, *Pediatr Clin North Am* 59(4):757–767, 2012.
54. Gadow K: *Children on medication*, San Diego, CA, 1986, College Hill Press.
55. Gaston H: Ophthalmic complications of spina bifida and hydrocephalus, *Eye* 5:279–290, 1991.
56. Goodwyn MA: *Biomedical psychological factors predicting success with activities of daily living and academic pursuits.* Unpublished doctoral dissertation, Seattle, 1990, University of Washington.
57. Griebel ML, Oakes WJ, Worley G: The Chiari malformation associated with myelomeningocele. In Rekate HL, editor: *Comprehensive management of spina bifida*, Boca Raton, FL, 1991, CRC Press, pp 67–92.
58. Griffin JW, McClure MH, Bertorini TE: Sequential isokinetic and manual muscle testing in patients with neuromuscular disease: pilot study, *Phys Ther* 66:32–35, 1986.
59. Gucciardi E, Pietrusiak MA, Reynolds DL, Rouleau J: Incidence of neural tube defects in Ontario, 1986-1999, *CMAJ* 167:237–240, 2002.
60. Hack SN, Norton BJ, Zahalak GI: A quantitative muscle tester for clinical use (Abstract), *Phys Ther* 61:673, 1981.
61. Hamill PV, Drizd TA, Johnson CL, et al.: Physical growth: National Center for Health Statistics percentiles, *Am J Clin Nutr* 32:607–629, 1979.
62. Harms-Ringdahl K: *Muscle strength*, Edinburgh, 1993, Churchill Livingstone.
63. Harris SR, Megans AM, Daniels LE: *Harris Infant Neuromotor Test (HINT)*, Test User's Manual Version 1.0 Clinical Edition. Chicago, IL, 2010, Infant Motor Performance Scales, LLC, p 2009.
64. Hatlen T, Song K, Shurtleff D, Duguay S: Contributory factors to postoperative spinal fusion complications for children with myelomeningocele, *Spine* 35:1294–1299, 2010.
65. Hinderer KA: *Reliability of the myometer in muscle testing children and adolescents with myelodysplasia*, Unpublished master's thesis, Seattle, 1988, University of Washington.
66. Hinderer KA: *The relationship between musculoskeletal system capacity and task requirements in simulated crouch standing*, Doctoral dissertation, Ann Arbor, MI, 2003, University of Michigan.
67. Hinderer KA, Gutierrez T: Myometry measurements of children using isometric and eccentric methods of muscle testing (Abstract), *Phys Ther* 68:817, 1988.
68. Hinderer KA, Hinderer SR: Mobility and transfer efficiency of adults with myelodysplasia (Abstract), *Arch Phys Med Rehabil* 69:712, 1988.
69. Hinderer KA, Hinderer SR: Muscle strength development and assessment in children and adolescents. In Harms-Ringdahl KK, editor: *International perspectives in physical therapy: muscle strength*, Vol. 8. London, 1993, Churchill Livingstone, pp 93–140.

70. Hinderer SR, Hinderer KA: Sensory examination of individuals with myelodysplasia (Abstract), *Arch Phys Med Rehabil* 71:769–770, 1990.
71. Hinderer SR, Hinderer KA: Principles and applications of measurement. In Frontera WR, editor: *DeLisa's Rehabilitation medicine: principles and practices*, ed 5, Philadelphia, 2010, Lippincott-Williams Wilkins, pp 221–242.
72. Hinderer SR, Hinderer KA, Dunne K, Shurtleff DB: Medical and functional status of adults with spina bifida (Abstract), *Dev Med Child Neurol* 30(Suppl 57):28, 1988.
73. Hislop HJ, Montgomery J: *Daniels and Worthingham's muscle testing*, ed 7, Philadelphia, 2002, WB Saunders.
74. Hosking GP, Bhat US, Dubowitz V, Edwards RHT: Measurements of muscle strength and performance in children with normal and diseased muscle, *Arch Dis Child* 51:957–963, 1976.
75. Hunt GM: Open spina bifida: outcome for complete cohort treated unselectively and followed into adulthood, *Dev Med Child Neurol* 32:108–118, 1990.
76. Hunt GM, Oakeshott P, Kerry S: Link between the CSF shunt and achievement in adults with spina bifida, *J Neurol Nerosurg Psychiatry* 67:591–595, 1999.
77. Hunt G, Oakeshott P: Outcome in people with open spina bifida at age 35: prospective community based cohort study, *Br Med J* 326:1365–1366, 2003.
78. Hurley AD: Conducting psychological assessments. In Rowley-Kelly FL, Reigel DH, editors: *Teaching the student with spina bifida*, Baltimore, 1992, Paul H. Brookes, pp 107–124.
79. Hyde S, Goddard C, Scott O: The myometer: the development of a clinical tool, *Physiotherapy* 69:424–427, 1983.
80. IMSG: International Myelodysplasia Study Group Database Coordination: *Department of Pediatrics*, Seattle, 1993, University of Washington.
81. Reference deleted in proofs.
82. Janda V: *Muscle function testing*, Boston, 1983, Butterworths.
83. Jebsen RH, Trieschman RB, Mikulic MA, et al.: Measurement of time in a standardized test of patient mobility, *Arch Phys Med Rehabil* 51:170–175, 1970.
84. Johnson C, Honein MA, Dana Flanders W, et al.: Pregnancy termination following prenatal diagnosis of anencephaly or spina bifida: a systematic review of the literature, *Birth Defects Res A Clin Mol Teratol* 94:857–863, 2012.
85. Karmel-Ross K, Cooperman DR, Van Doren CL: The effect of electrical stimulation on quadriceps femoris muscle torque in children with spina bifida, *Phys Ther* 72:723–731, 1992.
86. Karol L: Orthopedic management in myelomeningocele, *Neurosurg Clin North Am* 6:259–268, 1995.
87. Kelly NC, Ammerman RT, Rausch JR, et al.: Executive functioning and psychological adjustment in children and youth with spina bifida, *Child Neuropsychol* 18(5):417–431, 2012.
88. Kendall FP, McCreary EK, Provance PG: *Muscles: testing and function*, ed 4, Baltimore, 1999, Williams Wilkins.
89. Reference deleted in proofs.
90. Kilburn J, Saffer A, Barnes L, et al.: *The Vigorimeter as an early predictor of central neurologic malformation in myelodysplastic children*, Seattle, 1985, Paper presented at the meeting of the American Academy for Cerebral Palsy and Developmental Medicine.
91. Kimura DK, Mayo M, Shurtleff DB: Urinary tract management. In Shurtleff DB, editor: *Myelodysplasias and exstrophies: significance, prevention, and treatment*, Orlando, FL, 1986, Grune Stratton, pp 243–266.
92. King JC, Currie DM, Wright E: Bowel training in spina bifida: importance of education, patient compliance, age, and anal reflexes, *Arch Phys Med Rehabil* 75:243–247, 1994.
93. Knutson LM, Clark DE: Orthotic devices for ambulation in children with cerebral palsy and myelomeningocele, *Phys Ther* 71:947–960, 1991.
94. Kottorp A, Bernspang B, Fisher AG: Validity of a performance assessment of activities of daily living for people with developmental disabilities, *J Intellect Disabil Res* 47(8):597–605, 2003.
95. Krebs DE, Edelstein JE, Fishman S: Reliability of observational kinematic gait analysis, *Phys Ther* 65:1027–1033, 1985.
96. Lais A, Kasabian NG, Dryo FM, et al.: The neurosurgical implications of continuous neurological surveillance of children with myelodysplasia, *J Urol* 150:1879–1883, 1993.
97. Land LC: Study of the sensory integration of children with myelomeningocele. In McLaurin RL, editor: *Myelomeningocele*, Orlando, FL, 1977, Grune Stratton, pp 115–140.
98. Lehmann JF, Condon SM, de Lateur BJ, Price R: Gait abnormalities in peroneal nerve paralysis and their corrections by orthoses: a biomechanical study, *Arch Phys Med Rehabil* 67:380–386, 1986.
99. Reference deleted in proofs.
100. Lehmann JF, Esselman PC, Ko MJ, et al.: Plastic ankle-foot orthoses: evaluation of function, *Arch Phys Med Rehabil* 64:402–404, 1983.
101. Lemire RJ, Loeser JD, Leech RW, Alvord ED, editors: *Normal and abnormal development of the human nervous system*, Hagerstown, MD, 1975, Harper Row.
102. Level MB: *Spherical grip strength of children*, Unpublished master's thesis. Seattle, 1984, University of Washington.
103. Liptak GS, Shurtleff DB, Bloss JW, et al.: Mobility aids for children with high-level myelomeningocele: parapodium versus wheelchair, *Dev Med Child Neurol* 34:787–796, 1992.
104. Liusuwan RA, Widman LM, Abresch RT, et al.: Behavioral intervention, exercise, and nutrition education to improve health and fitness (BENEfit) in adolescents with mobility impairment due to spinal cord dysfunction, *J Spinal Cord Med* 30:S119–S126, 2007.
105. Liusuwan RA, Widman LM, Abresch RT, et al.: Body composition and resting energy expenditure in patients aged 11 to 21 years with spinal cord dysfunction compared to controls: comparisons and relationships among the groups, *J Spinal Cord Med* 30:S105–S111, 2007.
106. Logan L, Byers-Hinkley K, Ciccone CD: Anterior versus posterior walkers: a gait analysis study, *Dev Med Child Neurol* 32:1044–1048, 1990.
107. Lollar D: *Preventing secondary conditions associated with spina bifida or cerebral palsy. Proceedings and Recommendations of a Symposium (pp. 54–64*, Washington, DC, 1994, Spina Bifida Association of America.
108. Luthy DA, Wardinsky T, Shurtleff DB, et al.: Cesarean section before the onset of labor and subsequent motor function in infants with myelomeningocele diagnosed antenatally, *New Engl J Med* 324:662–666, 1991.
109. Lutkenhoff M, Oppenheimer S: *Spinabilities: a young person's guide to spina bifida*, Bethesda, MD, 1997, Woodbine House.
110. Lynch A, Ryu J, Agrawal S, Galloway JC: Power mobility training for a 7-month old infant with spina bifida, *Pediatr Phys Ther* 21:362–368, 2009.
111. Main DM, Mennuti MT: Neural tube defects: issues in prenatal diagnosis and counseling, *Obstet Gynecol* 67:1–16, 1986.
112. Marreiros H, Loff C, Calado E: Osteoporosis in paediatric patients with spina bifida, *J Spinal Cord Med* 35(1):9–21, 2012.
113. Marreiros H, Monteiro L, Loff C, et al.: Fractures in children and adolescents with spina bifida: the experience of a Portuguese tertiary-care hospital, *Dev Med Child Neurol* 52(8):754–759, 2010.
114. Masse LC, Lamontagne M, O'Riain MD: Biomedical analysis of wheelchair propulsion for various seating positions, *J Rehabil Res Dev* 29:12–28, 1992.
115. Mayfield JK: Comprehensive orthopedic management in myelomeningocele. In Rekate HL, editor: *Comprehensive management of spina bifida*, Boca Raton, FL, 1991, CRC Press, pp 113–164.
116. Maynard J, Weiner J, Burke S: Neuropathic foot ulceration in patients with myelodysplasia, *J Pediatr Orthop* 12:786–788, 1992.
117. Mazur JM, Menelaus MB: Neurologic status of spina bifida patients and the orthopedic surgeon, *Clin Orthop Rel Res* 264:54–

63, 1991.

118. McDonald CM, Jaffe KM, Mosca VS, Shurtleff DB: Ambulatory outcome of children with myelomeningocele: effect of lower-extremity muscle strength, *Dev Med Child Neurol* 33:482–490, 1991.
119. McDonald CM, Jaffe KM, Shurtleff DB, Menelaus MB: Modifications to the traditional description of neurosegmental innervation in myelomeningocele, *Dev Med Child Neurol* 33:473–481, 1991.
120. McDonald CM, Jaffe K, Shurtleff DB: Assessment of muscle strength in children with meningomyelocele: accuracy and stability of measurements over time, *Arch Phys Med Rehabil* 67:855–861, 1986.
121. McDonnell GV, McCann JP: Link between the CSF shunt and achievement in adults with spina bifida, *J Neurol Neurosurg Psychiatry* 68:800, 2000.
122. McGourty LK: Kohlman Evaluation of Living Skills (KELS). In Hemphill BJ, editor: *Mental health assessment in occupational therapy*, Thorofare, NJ, 1988, Black, pp 131–146.
123. Mendell JR, Florence J: Manual muscle testing, *Muscle Nerve* 13 (Suppl):16–20, 1990.
124. Menelaus MB: Orthopedic management of children with myelomeningocele: a plea for realistic goals, *Dev Med Child Neurol* 18(Suppl 37):3–11, 1976.
125. Menelaus MD: The hip: current treatment. In Matsumoto S, Sato H, editors: *Spina bifida*, New York, 1999, Springer Verlag, pp 338–340.
126. Miller E, Sethi L: The effect of hydrocephalus on perception, *Dev Med Child Neurol* 13(Suppl 25):77–81, 1971.
127. Miller LC, Michael AF, Baxter TL, Kim Y: Quantitative muscle testing in childhood dermatomyositis, *Arch Phys Med Rehabil* 69:610–613, 1988.
128. Mills JL, Rhoads GG, Simpson JL, et al.: The absence of a relation between the periconceptual use of vitamins and neural tube defects, *New Engl J Med* 321:430–435, 1989.
129. Milner-Brown HS, Miller RG: Increased muscular fatigue in patients with neurogenic muscle weakness: quantification and pathophysiology, *Arch Phys Med Rehabil* 70:361–366, 1989.
130. Milunsky A, Jick H, Jick SS, et al.: Multivitamin/folic acid supplementation in early pregnancy reduces the prevalence of neural tube defects, *JAMA* 262:2847–2852, 1989.
131. Mintz L, Sarwark J, Dias L, Schafer M: The natural history of congenital kyphosis in myelomeningocele, *Spine* 16(Suppl 5):348–350, 1991.
132. Mitchell L: Epidemiology of neural tube defects, *Am J Med Genet C Semin Med Genet* 135C:88–94, 2005.
133. Mobley C, Harless L, Miller K: Self perceptions of preschool children with spina bifida, *J Pediatr Nurs* 1:217–224, 1996.
134. MRC Vitamin Study Research Group: Prevention of neural tube defects: results of the Medical Research Council vitamin study, *Lancet* 338:131–137, 1991.
135. Murdoch A: How valuable is muscle charting? A study of the relationship between neonatal assessment of muscle power and later mobility in children with spina bifida defects, *Physiotherapy* 66:221–223, 1980.
136. Murphy KP, Molnar GE, Lankasky K: Medical and functional status of adults with cerebral palsy, *Dev Med Child Neurol* 37:1075–1084, 1995.
137. Nagankatti D, Banta J, Thomson J: Charcot arthropathy in spina bifida, *J Pediatr Orthop* 20:82–87, 2000.
138. Oakeshott P, Reid F, Poulton A, et al.: Neurologic level at birth predicts survival to the mid-40s and urological deaths in open spina bifida: a complete prospective cohort study, *Dev Med Child Neurol* 57(7):634–638, 2015.
139. Oi S: Current status of prenatal management of fetal spina bifida in the world: worldwide cooperative survey on the medico-ethical issue, *Child Nerv Syst* 19:596–599, 2003.
140. Oi S, Sato O, Matsumoto S: Neurologic and medico-social problems of spina bifida patients in adolescence and adulthood, *Child Nerv Syst* 12:181–187, 1996.
141. Okamoto GA, Lamers JV, Shurtleff DB: Skin breakdown in patients with myelomeningocele, *Arch Phys Med Rehabil* 64:20–23, 1983.
142. Okamoto GA, Sousa J, Telzrow RW, et al.: Toileting skills in children with myelomeningocele: rates of learning, *Arch Phys Med Rehabil* 65(4):182–185, 1984.
143. Ounpuu S, Davis RB, Banta JV, DeLuce PA: *The effects of orthotics on gait in children with low-level myelomeningocele*, Chicago, IL, 1992, Proceedings of the North American Congress on Biomechanics, pp 323–324.
144. Overgoor MLE, Kon M, Cohen-Kettenis PT, et al.: Neurologic bypass for sensory innervations of the penis in patients with spina bifida, *J Urol* 176:1086–1090, 2006.
145. Reference deleted in proofs.
146. Pact V, Sirotkin-Roses M, Beatus J: *The muscle testing handbook*, Boston, 1984, Little, Brown.
147. Padua L, Rendeli C, Rabini A, et al.: Health-related quality of life and disability in young patients with spina bifida, *Arch Phys Med Rehabil* 83:1384–1388, 2002.
148. Paleg GS, Smith BA, Glickman LB: Systematic review and evidence-based clinical recommendations for dosing of pediatric supported standing programs, *Pediatr Phys Ther* 25(3):232–247, 2013.
149. *Patient Data Management System: Myelodysplasia Study Data Collection Criteria and Instructions*, 1994.
150. Persad VL, Van den Hof MC, Dube JM, Zimmer P: Incidence of open neural tube defects in Nova Scotia after folic acid fortification, *CMAJ* 167:241–245, 2002.
151. Peterson P, Rauen K, Brown J, Cole J: Spina bifida: the transition into adulthood begins in infancy, *Rehabil Nurs* 19:229–238, 1994.
152. Pomatto RC: The use of orthotics in the treatment of myelomeningocele. In Rekate HL, editor: *Comprehensive management of spina bifida*, Boca Raton, FL, 1991, CRC Press, pp 165–183.
153. Reigel DH: Spina bifida from infancy through the school years. In Kelly FL, Reigel DH, editors: *Teaching the student with spina bifida*, Baltimore, 1992, Paul H. Brookes, pp 3–30.
154. Rekate HL: Neurosurgical management of the newborn with spina bifida. In Rekate HL, editor: *Comprehensive management of spina bifida*, Boca Raton, FL, 1991, CRC Press, pp 1–28.
155. Reynolds EH: Mental effects of antiepileptic medication: a review, *Epilepsia* 24(Suppl 2):S85–S95, 1983.
156. Rose SA, Ounpuu S, DeLuca PA: Strategies for the assessment of pediatric gait in the clinical setting, *Phys Ther* 71:961–980, 1991.
157. Rosenstein BD, Greene WB, Herrington RT, Blum AS: Bone density in myelomeningocele: the effects of ambulatory status and other factors, *Dev Med Child Neurol* 29:486–494, 1987.
158. Rowley-Kelly FL, Kunkle PM: Developing a school outreach program. In Rowley-Kelly FL, Reigel DH, editors: *Teaching the student with spina bifida*, Baltimore, 1992, Paul H. Brookes, pp 395–436.
159. Ryan KD, Pioski C, Emans JB: Myelodysplasia—the musculoskeletal problem: habilitation from infancy to adulthood, *Phys Ther* 71:935–946, 1991.
160. Salvaggio E, Mauti G, Ranieri P, et al.: Ability in walking is a predictor of bone mineral density and body composition in prepubertal children with myelomeningocele. In Matsumoto S, Sato H, editors: *Spina bifida*, New York, 1999, Springer Verlag, pp 298–301.
161. Sand PL, Taylor N, Rawlings M, Chitnis S: Performance of children with spina bifida manifest on the Frostig Developmental Test of Visual Perception, *Percept Mot Skills* 37:539–546, 1973.
162. Schafer MF, Dias LS: *Myelomeningocele: orthopaedic treatment*, Baltimore, Williams Wilkins 13.
163. Schneider JW, Krosschell K, Gabriel KL: Congenital spinal cord injury. In Umphred DA, editor: *Neurologic rehabilitation*, ed 4, St. Louis, 2001, Mosby, pp 454–483.
164. Schopler SA, Menelaus MB: Significance of strength of the

quadriceps muscles in children with myelomeningocele, *J Pediatr Orthop* 7:507–512, 1987.

165. Seller MJ, Nevin NC: Periconceptual vitamin supplementation and the prevention of neural tube defects in south-east England and Northern Ireland, *J Med Genet* 21:325–330, 1984.
166. Shaffer J, Wolfe L, Friedrich W, et al.: Developmental expectations: intelligence and fine motor skills. In Shurtleff DB, editor: *Myelodysplasias and exstrophies: significance, prevention, and treatment*, Orlando, FL, 1986, Grune Stratton, pp 359–372.
167. Shapiro E, Kelly KJ, Setlock MA, et al.: Complications of latex allergy, *Dia Pediatr Urol* 15:1–5, 1992.
168. Sherk H, Uppal G, Lane G, Melchionni J: Treatment versus nontreatment of hip dislocations in ambulatory patients with myelomeningocele, *Dev Med Child Neurol* 33:491–494, 1991.
169. Shin M, Besser LM, Siffel C, et al.: Prevalence of spina bifida among children and adolescents in 10 regions in the United States, *Pediatrics* 126:274–927, 2010.
170. Shores M: Footprint analysis in gait documentation, *Phys Ther* 60:1163–1167, 1980.
171. Shurtleff DB: Timing of learning in the myelomeningocele patient, *Phys Ther* 46(2):136–148, 1966.
172. Shurtleff DB: Decubitus formation and skin breakdown. In Shurtleff DB, editor: *Myelodysplasias and exstrophies: significance, prevention, and treatment*, Orlando, FL, 1986, Grune Stratton, pp 299–312.
173. Shurtleff DB: Dietary management. (1986b). In Shurtleff DB, editor: *Myelodysplasias and exstrophies: significance, prevention, and treatment*, Orlando, FL, 1986, Grune Stratton, pp 285–298.
174. Shurtleff DB: Health care delivery. In Shurtleff DB, editor: *Myelodysplasias and exstrophies: significance, prevention, and treatment*, Orlando, FL, 1986, Grune Stratton, pp 449–514.
175. Shurtleff DB: (1986d). Mobility. In Shurtleff DB, editor: *Myelodysplasias and exstrophies: significance, prevention, and treatment*, Orlando, FL, 1986, Grune Stratton, pp 313–356.
176. Shurtleff DB: Selection process for the care of congenitally malformed infants. In Shurtleff DB, editor: *Myelodysplasias and exstrophies: significance, prevention, and treatment*, Orlando, FL, 1986, Grune Stratton, pp 89–116.
177. Shurtleff DB, Dunne K: Adults and adolescents with myelomeningocele. In Shurtleff DB, editor: *Myelodysplasias and exstrophies: significance, prevention, and treatment*, Orlando, FL, 1986, Grune Stratton, pp 433–448.
178. Shurtleff DB, Lamers J: Clinical considerations in the treatment of myelodysplasia. In Crandal DB, Brazier MAB, editors: *Prevention of neural tube defects: the role of alpha-fetoprotein*, New York, 1978, Academic Press, pp 103–122.
179. Shurtleff DB, Mayo M: Toilet training: the Seattle experience and conclusions. In Shurtleff DB, editor: *Myelodysplasias and exstrophies: significance, prevention, and treatment*, Orlando, FL, 1986, Grune Stratton, pp 267–284.
180. Shurtleff DB, Duguay S, Duguay G, et al.: Epidemiology of tethered cord with meningomyelocele, *Eur J Pediatr Surg* 7(Suppl 1):7–11, 1997.
181. Shurtleff DB, Lemire RJ, Warkany J: Embryology, etiology and epidemiology. In Shurtleff DB, editor: *Myelodysplasias and exstrophies: significance, prevention, and treatment*, Orlando, FL, 1986, Grune Stratton, pp 39–64.
182. Shurtleff DB, Luthy DA, Benededetti TJ, Mack LA: Meningomyelocele: management in utero and post partum. Neural tube defects, *CIBA Found Symp* 181:270–286, 1994.
183. Simeonsson RJ, Huntington GS, McMillen JS, et al.: Development factors, health, and psychosocial adjustment of children and youths with spina bifida. In Matsumoto S, Sato SH, editors: *Spina bifida*, New York, 1999, Springer Verlag, pp 543–551.
184. Sival DA, Brouwer OF, Bruggink JLM, et al.: Movement analysis in neonates with spina bifida aperta, *Early Hum Dev* 82:227–234, 2006.
185. Sousa JC, Gordon LH, Shurtleff DB: Assessing the development of daily living skills in patients with spina bifida, *Dev Med Child Neurol* 18(Suppl 37):134–142, 1976.
186. Sousa JC, Telzrow RW, Holm RA, et al.: Developmental guidelines for children with myelodysplasia, *Phys Ther* 63:21–29, 1983.
187. Stack GD, Baber GC: The neurological involvement of the lower limbs in myelomeningocele, *Dev Med Child Neurol* 9:732, 1967.
188. Staheli LT: Prone hip extension test: method of measuring hip flexion deformity, *Clin Orthop* 123:12–15, 1977.
189. Staheli LT: *Practice of pediatric orthopedics*, Philadelphia, 2001, Lippincott Williams Wilkins.
190. Stillwell A, Menelaus MB: Walking ability in mature patients with spina bifida, *J Pediatr Orthop* 3:184–190, 1983.
191. Stuberg WA, Metcalf WK: Reliability of quantitative muscle testing in healthy children and in children with Duchenne muscular dystrophy using a hand-held dynamometer, *Phys Ther* 68:977–982, 1988.
192. Sutton LN: Fetal surgery for neural tube defects, *Best Pract Res Clin Obstet Gynaecol* 22:175–188, 2008.
193. Szalay EA, Cheema A: Children with spina bifida are at risk for low bone density, *Clin Orthop Relat Res* 469(5):1253–1257, 2011.
194. Teulier C, Smith BA, Kubo M, et al.: Stepping responses of infants with myelomeningocele when supported on a motorized treadmill, *Phys Ther* 89(1):60–72, 2009.
195. Tew B, Laurence KM: The effects of hydrocephalus on intelligence, visual perception, and school attainments, *Dev Med Child Neurol* 17(Suppl 35):129–134, 1975.
196. Torode I, Godette G: Surgical correction of congenital kyphosis in myelomeningocele, *J Pediatr Orthop* 15:202–205, 1995.
197. Tulipan N, Sutton LN, Cohen BM: The effect of intrauterine myelomeningocele repair on the incidence of shunt-dependent hydrocephalus, *Pediatr Neurosurg* 38:27–33, 2003.
198. Turk MA, Weber RJ: Adults with congenital and childhood onset disability disorders. In DeLisa JB, Gans BM, editors: *Rehabilitation medicine: principles and practice*, ed 3, Philadelphia, 1998, Lippincott-Raven, pp 953–962.
199. Vankoski S, Moore C, Satler K, et al.: The influence of forearm crutches on pelvic and hip kinematic parameters in childhood community ambulators with low-level myelomeningocele-Don't throw away the crutches, *Dev Med Child Neurol* 37(Suppl 75):5–6, 1995.
200. Weber D, Agro M: *Clinical aspects of lower extremity orthotics*, Winnipeg, Manitoba, 1993, Canadian Association of Prosthetists and Orthotists.
201. Wicks K, Shurtleff DB: (1986a). An introduction to toilet training. In Shurtleff DB, editor: *Myelodysplasias and exstrophies: significance, prevention, and treatment*, Orlando, FL, 1986, Grune Stratton, pp 203–219.
202. Wicks K, Shurtleff DB: (1986b). Stool management. In Shurtleff DB, editor: *Myelodysplasias and exstrophies: significance, prevention, and treatment*, Orlando, FL, 1986, Grune Stratton, pp 221–242.
203. Williams EN, Broughton NS, Menelaus MB: Age-related walking in children with spina bifida, *Dev Med Child Neurol* 41:446–449, 1999.
204. Reference deleted in proofs.
205. Williams LV, Anderson AD, Campbell J, et al.: Energy cost of walking and of wheelchair propulsion by children with myelodysplasia: comparison with normal children, *Dev Med Child Neurol* 25:617–624, 1983.
206. Winter DA: Knee flexion during stance as a determinant of inefficient walking, *Phys Ther* 63:331–333, 1983.
207. Wolf LS, McLaughlin JF: Early motor development in infants with myelomeningocele, *Pediatr Phys Ther* 4:12–17, 1992.
208. Wright J, Menelaus M, Broughton N, Shurtleff D: Natural history of knee contractures in myelomeningocele, *J Pediatr Orthop* 11:725–730, 1991.
209. Yi Y, Lindemann M, Colligs A, et al.: Economic burden of neural tube defects and impact of prevention with folic acid: a literature review, *Eur J Pediatr* 170(11):1391–1400, 2011.
210. Zsolt S, Seidl R, Bernert G, et al.: Latex sensitization in spina bifida appears disease-associated, *J Pediatr* 134:344–348, 1999.

第 24 章 自闭症谱系障碍

Toby Long, Jamie M. Holloway

引言

自闭症谱系障碍（autism spectrum disorder，ASD）是一种发育障碍疾病，会给患者的社交、沟通和行为方面带来挑战。美国疾病控制与预防中心（Centers for Disease Control and Prevention，CDC）的数据提示，尽管有丰富经验的专业人士可以在孩子2岁时识别出自闭症，但自闭症的确诊通常在儿童4岁甚至更大年龄[23]。造成自闭症的原因尚未可知，但是遗传和环境风险因素被怀疑与此有关。CDC估计，每68个孩子中就有1个被诊断为自闭症[23]。然而，根据Blumberg等研究者[17]对家长进行的关于自闭症诊断调查结果显示，患病率也许会高达1/50。其中，男孩被诊断为自闭症谱系障碍的可能性是女孩的4倍[6,32]。

本章将阐述ASD的特点、诊断流程、治疗计划和循证决策。也强调了物理治疗师在综合跨学科团队干预ASD儿童和青少年中的作用。

背景信息

自闭症谱系障碍的病因和病理生理学

自闭症的致病原因尚不清楚。可能是由于遗传因素和环境的相互作用而产生的神经系统疾病。除了有ASD家族史会增加儿童ASD发生率外，还有一些与ASD相关的遗传性疾病，包括结节性硬化症、脆性X染色体综合征、15号染色体缺失综合征［如普拉德－威利（Prader-Willi）综合征和天使（Angelman）综合征］、唐氏（Down）综合征、莫比斯（Moebius）综合征和联合畸形（包括眼组织残缺、心脏缺陷、鼻孔后闭锁、生长发育迟缓、耳部畸形及耳聋）[56]。

家族研究也为ASD的遗传学基础研究提供了信息[53]。Hallmayer等人的研究发现，在美国加利福尼亚州的192对双胞胎样本中，77%的同卵男孩双胞胎和31%的异卵男孩双胞胎患有ASD。一项来自婴幼儿同胞研究联盟（Baby Siblings Research Consortium，BSRC）[24]的Charwarska等人的研究表明，ASD患儿的兄弟姐妹若在3岁确诊，其异样行为模式最早可追溯至18个月。同时，ASD儿童的兄弟姐妹在36月龄时被诊断为ASD的可能性是非ASD儿童的兄弟姐妹的14.7倍。这项研究还指出从儿童18月龄的行为模式可以预测当他36月龄时被诊断为自闭症的风险，即当一个孩子在18月龄就表现出异常行为模式时，他在36月龄时被诊断为ASD的概率将是其他儿童的3倍。例如，在目光接触之际或日常社交互动时表现出较差的注视；不会和他人分享东西；除了指指点点外，很少使用带有情绪或描述性的交流手势。此外，有眼神交流障碍和不能主动参与扮演类游戏的儿童被诊断为ASD的可能性几乎是其他儿童的2倍。在这项研究的第3组实验中，一些ASD儿童的兄弟姐妹在18月龄时就表现出重复刻板行为，很少或从不参与分享行为，无正常的眼神接触及其他适当的交流行为。尽管研究人员认为他们当时处于边缘状态，但是这些孩子在36月龄时被诊断为ASD的可能性是那些非ASD兄弟姐妹的孩子的3倍。

在ASD患者中发现了多种神经系统异常的证据。研究表明，大脑的连接不足会导致大脑区域之间的交流减少，从而导致损伤出现[49,61,86]。Libero[71]等人的研究发现，ASD成人的大脑皮质厚度、白质连通性和脑内神经化学物质浓度都显著降低，以及ASD患者大脑神经胶质中存在炎症。这些大脑的异常可能与ASD儿童的运动障碍有关[52]。例如，Bailey[8]等人研究发现，小脑蚓部和半球的浦肯野细胞数量减少可能是导致ASD儿童协调能力差的原因[44]。

其他神经学证据表明，ASD儿童的镜像神经元功能或许是可被改变的。镜像神经元会参与运动活动的识别，它在人们执行和观察活动时都会被激活[41]。研究表明，镜像神经元系统的功能障碍或许可以为ASD儿童的社交和认知障碍提供解释。

虽然特定的环境因素与基因相互作用可能会导致自闭症症状的表达，但目前很少有迹象可以指明这些特定的环境因素究竟是什么[97]。

自闭症的诊断标准

《精神疾病诊断与统计手册》第5版（*Diagnostic and Statistical Manual, Fifth Edition, DSM-5*）中列出了ASD的诊断和统计标准[34]。DSM-5中的自闭症谱系障碍包含了自闭症、阿斯伯格（Asperger）综合征、儿童紊乱性障碍，以及未注明的广泛性发育障碍（pervasive developmental disorder not otherwise specified，PDD-MOS）。基于以下表现做出ASD诊断：

- 导致功能障碍
- 发病于幼儿时期
- 无法被其他症状更好地描述

基于同龄儿童的生长发育标准，ASD的严重程度取决于其对沟通、问题解决、运动和行为所需的支持。严重程度同时也能反映“并发症”的影响，如智力障碍或注意力缺陷障碍等。

存在3类症状：

- 社交的互动性
- 有目的的沟通
- 重复行为

这3种症状又可以被归类为2种类型的ASD：

- 社交型
- 行为型

被诊断为社交型ASD的儿童，必须表现出如下3种行为：难以建立或维系互动、难以维系人际关系，以及无语言交流。而对于一个被诊断为行为型ASD儿童来说，至少在以下4种行为中表现出2种：刻板的表现；复述性言语、动作或游戏；偏执于某种习惯或仪式；非常刻板、反常的兴趣；对感觉输入极敏感/极不敏感，或对感觉输入的异常兴趣。专栏24.1描述了DSM-5的相关标准。

已经确定的与ASD相关的其他特征[6]包括：

- 运动障碍，如异常的步态、动作笨拙或提踵行走
- 自我伤害行为，如撞头或咬人
- 焦虑或抑郁
- 智力和自我照护/适应能力之间存在很大差距
- 即使没有智力障碍，在日常照护活动中也会表现出严重的能力延迟或缺陷

以前，运动技能表现被认为是自闭症儿童的一个优势。然而研究表明，只有与其他有困难或缺乏的领域相比时，运动表现才算是一个优势。通过Downey和Rapport[33]的研究发现，患有ASD的儿童，在精细和粗大运动能力发展测试中的得分低于非自闭症儿童。当前的文献也显示了ASD儿童在身体协调和姿势控制方面有所困难[33]。基于儿童动作系列评估（Movement Assessment Battery of Children-2，MABC）中的测试，Green[50]等人研究发现，样本中79%的ASD儿童有运动缺陷，其中10%的分数还处于临界范围。最近研究表明，ASD儿童相较于正常发育儿童或注意力缺陷障碍（多动症）儿童，会表现出更多的整体运动缺陷[2]。与之前研究结果一致的是，ASD儿童在维持平衡和接球动作上会表现出更多困难[2,50]。

并发症

患有ASD的儿童可能也会伴有一些其他相关疾

专栏24.1 DSM-5标准下的自闭症谱系障碍

- 多方面的社交沟通和社交互动的缺陷
  - 社交的互动性的缺乏
  - 非言语交流的缺乏
  - 在发展、维持和理解关系方面的缺乏
- 刻板行为、兴趣或活动的重复模式；个人须在以下4个标准中表现出2个方可诊断
  - 刻板或重复的动作、物品使用或说话方式（排列玩具、言语模仿等）
  - 坚持同一性，遵守固定的日程，或程式化的语言，或非语言行为模式（转换困难、问候刻板等）
  - 刻板和固定的兴趣方面，表现出异常程度或关注（持续的兴趣、对不寻常的事物的强烈依恋或全神贯注等）
  - 对感觉输入反应过度或过低，或对环境感觉方面的异常兴趣（对声音或质地的抗拒、对疼痛/温度的明显漠视等等）
- 症状必须是在早期发育阶段出现
- 症状必须在社交、职场或其他重要的功能领域引起显著临床损害
- 障碍不能被智力障碍或发育延迟更好地解释

病，如发育学、精神病学、神经学、染色体和遗传学方面的问题（表 24.1）。ASD 儿童伴随 1 个甚至多个非 ASD（如智力障碍、学习障碍或感觉处理障碍等）相关诊断的概率达 83%[70]。伴随 1 个或多个精神疾病诊断（如焦虑或抑郁症等）的发生概率达 10%[70]。因此，跨学科团队合作将 ASD 和其他可能的诊断区分并加以确诊，同时与家庭成员分享导致自闭症儿童行为和性格特征的原因。表 24.1 描述了 ASD 儿童常见的相关疾病。

常规医疗诊断流程

筛查

早期诊断和干预对 ASD 患儿至关重要[128]。研究显示早期干预对 ASD 儿童的发育和功能有积极影响[100]。筛查工具将有助于家庭判断是否需要更进一步的评估。研究表明，常规筛查增加了患儿转诊接受适当干预和支持的概率[31,51]。许多工具已经被开发运用在 ASD 的早期筛查中。由于这些工具是基于之前

表 24.1　自闭症谱系障碍的共患疾病

疾病	特点 / 发病率
注意力缺陷障碍	表现为儿童的注意力不良，冲动和多动行为 发生概率：41%~95%[4]
交流障碍	通过言语或其他方式表达（如手势、信号、辅助工具）有困难 / 理解口头或书面语来表明个人意图有困难[3]。 发音障碍（参考中国台湾的文献）：构音困难 语言障碍：理解困难 语言使用：与交流适应的功能和社会性 处理障碍：中枢神经系统信息处理的缺陷 生成障碍：无法发声。包括言语不流利，例如口吃等 发生概率：63.4%[70]
癫痫	无诱因（任何类型）的 2 次以上癫痫发生率 16%~44%[69]
胃肠道疾病	据报道最常见的胃肠道症状是便秘，腹泻，呃逆，食物反流，挑食，食物不耐受或过敏。发生率：42%[129]
智力障碍	平均智力水平低于（<70）和适应能力水平差。发生率 18.3%[70]
学习障碍	智力达到正常儿童智力平均水平，但难以掌握和运用口语，阅读，书写和数学相关能力（DSM-5）发生率 6.3%[70]
运动计划障碍	难以制订，协调，发起运动和活动 实践或运动制订需要： —思维能力（产生运动的想法） —运动制订（组织行动） —执行（实际执行动作） 病因可能是由于潜在的感觉处理障碍或中枢神经系统低效 / 损伤导致，有证据表明，运用障碍可能是自闭症谱系障碍的核心构成特点 眼球运动、行走和跳跃能力困难 容易撞到物体 精细运动技能困难 触觉敏感 对于年长儿，运动障碍可能会导致： —难以协调体育运动所需的更复杂的技能 —语言障碍 —书写困难 —社会关系发展困难 34%[134]
肥胖	体重指数 > 第 95 百分位 青少年中约占 31.8%[93]
精神障碍（情绪失调，焦虑，抑郁，强迫症，精神分裂）	心理或行为会干扰影响一个人与他人互动和日常生活能力；儿童自闭症中最常见的是焦虑情绪，最少见的是精神分裂症 10%[70]
感觉统合障碍	不能组织、处理来自身体（视觉、听觉、味觉、嗅觉、触觉、前庭）和环境的感觉输入，有如下 3 类[9,10,84,123] —感觉反应不足 —感觉反应过度 —感觉寻求，15.7%[70]
睡眠障碍	入睡困难或睡眠难以延续，50%~80%[64]
妥瑞症（抽动症）	0.5%[70]
脚趾行走	20.6%[12]

的诊断标准开发设计的，由此可能无法准确地按照当前 DSM-5 标准筛查 ASD，所以在使用这些工具时应注意。目前，只有少数研究根据 DSM-5 标准来评估这些筛选工具的准确性。尽管如此，在临床，利用筛查工具以确定进一步的测试的必要性仍是有价值的。一般发育筛查工具（如年龄与发育进程问卷 -3 [113] 或丹佛儿童发展量表 [48]）也被用来评估儿童是否有全面性发育迟缓。表 24.2 描述了用于 ASD 儿童的筛查工具。美国儿科学会 [60] 建议在儿童 18 月龄和 24 月龄的健康检查中做自闭症筛查，当父母或儿科医师有特别需要或者孩子的兄弟姐妹患有 ASD 时，建议进行更早期的筛查。物理治疗师也需要了解 ASD 筛查的相关内容，以便在需要的情况下将患儿转诊至跨学科团队进行诊断评估。根据筛查结果，以决定是否建议采取全面综合的诊断检查，同时确定目标并在必要时制订一个综合的方案计划。

诊断评估

如果筛查显示儿童可能患有 ASD，将通过完善的诊断性评估以确定诊断。研究表明，24 月龄的婴儿即能得出准确的诊断 [31]。权威实践指南建议诊断评估应由跨学科团队完成，成员包括心理学专家、精神病学专家、儿童生长发育医生、神经病学专家、物理治疗师、作业治疗师、语言病理学专家，有时还会有一位特殊教育学专家。参与诊断评估过程的物理治疗师将对儿童的感觉运动能力和行为进行全面的相关检查并提出建议。如果物理治疗师接受过诊断工具使用的专门培训，他们也可以参与并管理诊断工具，以帮助 ASD 的诊断。

跨学科评估检查涉及全领域的发展状态，包含沟通、言语、语言、精细运动、粗大运动、感知运动、自助、社交情绪和认知方面的技能。诊断是基

表格 24.2　ASD 筛查工具对比

工具名	适用年龄	形式	灵敏性和特异性 [a]	评价	途径	参考文献
改良版婴幼儿自闭症谱系障碍筛查量表（Modified Checklist for Autism Spectrum Disorder in Toddlers，M-CHAT)）	16~48 月龄	家长问卷	0.85/0.93	免费在线使用 较高的灵敏和特异性	来自 First Signs 网址：http://www.firstsigns.org/downloads/m-chat.PDF	98, 109
广泛性发育障碍筛查量表 – Ⅱ（Pervasive Developmental Disorders Screening Test-Ⅱ，PDDST-Ⅱ）	18~48 月龄	家长问卷	0.92/0.91	付费且需要分发给家长	来自 Pearson Clinical Assessments Ordering Department 地址 P.O. Box 599700 San Antonio, Texas 78259 800.627.7271 网址：http://www.pearsonclinical.com/psychology/products/100000132/pervasive-developmental-disorders-screening-test-ii-pddst-ii-html.	79
2 岁儿童自闭症谱系障碍筛查量表（Screening Tool for Autism Spectrum Disorder in Two-Year-Olds，STAT）	24~36 月龄	（与临床医师）交互问答的量表	0.92/0.85	高灵敏性 需要临床医师操作执行 耗时长 需要培训	来自 Vanderbilt University 网址：http://stat.vueinnovations.com/products	115, 135
社交沟通量表（Social Communication Questionnaire，SCQ）	大于 4 岁	家长问卷	0.85~0.96/0.67~0.80	付费	来自 Western Psychological Services 地址：625 Alaska Avenue Torrance, CA 90503-5124 800.648.8857 网址：http://www.wpspublish.com/store/p/2954/social-communicationquestionnaire-scq	18

注：引自 Long T, Brady R: *Contemporary practices in early intervention for children birth through five: a distance learning curriculum*, Washington, DC, 2012, Georgetown University. Available at teachingei.org.

[a] 基于研究报道。

于 DSM-5 的标准，还有一些工具专门用于帮助临床医生收集自闭症诊断的显著特征。如筛查所示，由于这些诊断工具在 DSM-5 出版之前被开发，因此要谨慎解释与 DSM-5 诊断标准相关的信息。表 24.3 显示了 3 种用于评估和服务 ASD 儿童及其家属的诊断工具特点。专栏 24.2 描述了关于儿童 ASD 评定量表（Childhood Autism Rating Scale）（第 2 版）[106] 的具体信息，该量表是区分 ASD 儿童和有严重认知障碍儿童的常用工具。跨学科团队里包括物理治疗师在内的所有成员都有资格接受这些工具使用的培训。

前景信息

物理治疗检查

病史

一个全面的物理治疗检查应当包括通过病历回顾、家庭访谈、与其他照护者或老师的访谈来获得一个周详的病史。关键的医学病史可能会涉及癫痫发作史、过敏史、药物治疗史、免疫接种史和任何重大住院史。特别是对于 ASD 儿童，应该知晓诸如治疗史及其结果、早期干预项目和社区活动的参与及表现情况。患有 ASD 的儿童经常参加替代性方案项目，如特殊饮食。记录这些干预措施以及可能产生的影响是重要的。

系统回顾

物理治疗检查从解剖学和生理学的系统回顾开始。在系统回顾中发现任何值得关注的问题，都有必要在评估身体结构与功能、活动和参与时进一步明确。ASD 儿童通常有多种生理和心理方面的相关并发症（见表 24.1）。由于 ASD 是一种复杂的、多系统的疾病，物理治疗检查仅是多学科评估中的一个组成部分。特定于认知、沟通、社交技能等方面的信息将由其他团队成员进行评估检查，但物理治疗师仍需留意孩子沟通和互动的方式与能力水平，以便与他们有效地进行交流。物理治疗检查涉及对肌肉骨骼系

表 24.3　ASD 诊断工具

工具名	简介	适用年龄	形式	途径	参考文献
自闭症诊断访谈量表（修订版）（Autism Diagnostic Interview-Revised，ADI-R）	收集以下 3 方面的信息：语言 / 交流能力；社交互动；局限、重复刻板的行为和兴趣	2 岁以上儿童 / 心智年龄在 2 岁以上的成人	1.5~2.5 小时的家长面谈形式	网址：http://www.wpspublish.com/	Rutter, Le Couteur, and Lord, 2003
自闭症诊断观察量表 – 新版（Autism Diagnostic Observation Schedule-Revised，ADOS-2）	由 5 个模块组成 根据语言表达水平和按年龄顺序选择相应模块 根据模块 1~4 提供的分数可以划分为 ASD 或非 ASD 模块 1：31 月龄以上还不能经常使用短语的儿童 模块 2：可以短语表达，但言语不流利的任何年龄段儿童 模块 3：言语流利的儿童和青少年 模块 4：言语流利的大龄青少年和成人 幼儿模块提供“关注范围”，以帮助临床初诊，但避免进行正式分类 12~30 月龄儿童，交流过程不经常使用 3 个或以上的单词（短语表达）	12 月龄至成人	直接观察儿童与照护者 40~60 分钟谈话时的表现	网址：http://www.pearsonclinical.com	Lord, Rutter, and DiLavore et al., 2012
儿童自闭症评定量表第 2 版（Childhood Autism Rating Scale 2nd，CARS-2）	根据行为确定症状的严重程度 根据行为的频率、强度、特性和持续时长分为 4 级评分 可区分 ASD 和其他严重的认知障碍 标准版量表（Standard Version Rating Scale，ST）和高功能量表（High-Functioning Rating Scale，HF） 每套含有 15 个条目（见表 24.5） 这套评估含有一个面向家长和照护者的量表，用以评估 ASD 儿童的早期发育、社交、情绪和沟通能力、重复行为、游戏和日常及异常的感官偏好（见表 24.5）	2 岁到成人	直接观察	网址：http://www.wpspublish.com/	Schopler et al., 2010

专栏 24.2 CARS-2 功能区域评估

- 与人的关系
- 模仿（ST）；社交——情绪理解能力（HF）
- 情绪反应；情绪的表达及调节（HF）
- 身体控制
- 实物使用（ST）；游戏中的实物使用（HF）
- 适应改变（ST）；适应改变 / 兴趣受限（HF）
- 视觉反应
- 倾听反应
- 味觉、嗅觉、触觉反应和运用
- 恐惧或紧张（ST）；恐惧或焦虑（HF）
- 言语交流
- 非言语交流
- 活动水平（ST）；思维 / 认知整合技能（HF）
- 智力反应的水平与连续性
- 总体印象

注：HF（High-Functioning Rating Scale），高功能自闭症量表；ST（Standard Version Rating Scale），标准版自闭症量表。

统、神经肌肉系统和感觉运动系统的具体检查，在系统检查之前，应先进行简要检查，以确定与这些系统相关的原发问题。例如，身体活动受限或肥胖的大龄 ASD 儿童可能会需要进一步的心肺系统检查，进行如耐力和速度的评估。对皮肤系统的简要检查，可以评估皮肤的完整性以及询问是否有自伤行为或跌倒史。从系统回顾中发现的重要问题，将有助于确定后续物理治疗检查的具体项目和方式。物理治疗师应通过家庭访谈或病史回顾了解患儿胃肠道、听力和视力等方面的状况。

检查和评估

损伤

身体结构和功能的缺陷可能会影响 ASD 儿童的日常活动与参与。因此，本部分将描述可用于 ASD 儿童的肌力、关节活动范围、肌肉张力和平衡能力的评估。

感觉处理的评估是 ASD 儿童物理治疗检查的一个重要因素。在 ASD 儿童中，感觉处理的差异已经得到了明确证实。感觉处理异常发生率从 40% 到 90% 不等[101]。Tomchek、Huebner 和 Dunn[123] 提供了这些差异的背景资料，这些资料在基础科学文献、临床文献和第一人称叙述文献中均有记载。感觉处理困难与社交挑战[130]、社交参与[96]、社会适应行为有关[14]。

感觉处理能力剖析量表 2（Sensory Profile 2，SP-2）[36] 是一个家庭用工具，描述儿童对日常感觉信息的反应表现。该量表是一个家长报告工具，适用于新生到 14 岁 11 个月的儿童。通过 6 个感觉系统来评估感觉处理能力；听觉、视觉、触觉、运动、身体位置觉和口腔感觉。该表格帮助评估孩子在各种场景（如学校、家庭等）的感觉处理模式。

研究表明，使用感觉处理能力剖析量表[35,36] 能够反映 ASD 儿童的感觉处理障碍，以及区分出他们与正常发育同龄儿童的不同感觉处理模式[123]。Tomchek、Huebner 和 Dunn[124] 进行了一项大规模的研究（n=400），用感觉处理能力剖析量表的简版明确了 6 个可能影响发育、学习和社会互动感觉处理的因素。包含低能量 / 无力、触觉 / 运动敏感性、味觉 / 嗅觉敏感、听觉 / 视觉敏感、感觉寻求 / 注意力分散及低反应。这些因素与自 20 世纪 90 年代以来进行的小规模研究结果一致。研究表明[35,81,82]，这些领域的缺陷限制了孩子集中注意力，导致他们注意力分散，影响觉醒，而所有这些都是学习的必要组成部分。物理治疗师掌握的感官处理领域的知识及相应评估对团队全面描述儿童、解释表现，以及制订全面、个性化、功能性的计划有着独特的贡献。

活动和参与

检查评估儿童在日常活动参与过程中的优势和局限，是物理治疗检查的重要组成部分。如果条件允许，检查应在儿童的日常生活中进行，以了解孩子能力的真实情况。检查内容应贴近儿童和家庭的需求。

有一些评估工具可用来帮助物理治疗师确定发育能力水平[13,19,46]。运动障碍是许多 ASD 儿童的特征之一，有一些工具可以用于帮助运动障碍儿童评估运动或运动技能[101]。例如，粗大运动发展测试量表第 3 版[125]；儿童动作系列评估工具第 2 版[54]；以及可能对轻度 ASD 儿童有帮助的 Miller 功能和参与量表[83]。正如前面所讨论的，Ament 等人[2] 的研究结果证实了儿童动作系列评估工具第 2 版（Movement Assessment Battery of Children-2，MABC-2）可以将 ASD 儿童与有注意力缺陷症的儿童和正常发育的儿童区分开来，因此 MABC-2 是对物理治疗师非常有帮助的工具。MABC-2 的目的是对一个需要视觉、时间和空间特征的动作（如接球动作）进行技能区分。

强调检查儿童的参与度已变得越来越重要，而且全面的物理治疗检查中也有相应工具来指导进行。儿童参与及娱乐量表（Children's Assessment of Participation and Enjoyment，CAPE）和儿童活动偏好量表（Preferences for Activities of Children，PAC）[63] 旨在衡量从 6 岁儿童至 21 岁青少年的活动参与情况。这些自我报告工具用于衡量儿童在学校活动之外的娱乐和休闲活动的参与度。CAPE 用以衡量正式和非正式的娱乐活动、体育活动、社交、技巧活动和自我提升活动。PAC 是一个了解儿童偏好的额外评估。学前活动卡片分类（Preschool Activity Card Sort，PACS）[15] 是为了调查 3~6 岁儿童的参与情况而开发的，通过家长访谈的形式进行评估。PACS 的评估涉及家庭生活、自我照护、移动性、教育、人际互动与关系，以及社区、社会和城镇化评估等。

McWilliam 和其同事 [80] 基于家庭日常活动，开发了一套可以帮助衡量幼儿功能活动的参与度和独立性的工具。贴近日常生活的访谈对于早期干预、决策和结果的确定特别有帮助。团队发现的另一套工具——学校日常生活功能评估量表（School Function Assessment，SFA）[28]，有助于确定儿童的活动受限和参与度。SFA 帮助以学校为核心的团队确定幼龄小学儿童在课堂和学校完成学习以外活动的参与度。技能包括课堂活动，如计算机使用、学校环境周边的活动能力以及在自助餐厅进餐。第 2 章内容曾将对这些帮助治疗师评估活动参与度和局限性的治疗工具进行了详细介绍。此外，由美国物理治疗协会下的儿科物理治疗学会开发的学校环境 ASD 儿童选择性评估工具（Selected Assessment Tools for the Evaluation of Children with Autism Spectrum Disorder in School Based Practice）是帮助物理治疗师进行跨领域评估的工具。

由于足尖行走和其他异常步态在 ASD 儿童中很常见，所以步态评估也是检查的一个重要组成部分。超过 20% 的 ASD 儿童用足尖着地走路 [12]。Esposito 等人 [42] 的一项研究发现，患有 ASD 的幼儿在步态上比正常发育的幼儿和发育迟缓的幼儿表现出更多的不对称性。例如，足尖行走等步态异常可导致踝关节活动范围减小，因此尽早解决这个问题显得非常重要。

明确患儿的独立性和适应能力（如自我照护）也很重要。研究表明，成年 ASD 患者更高的适应能力与积极结果相关 [43]。儿科残疾评估目录－计算机版测试（Pediatric Evaluation of Disability Inventory-Computer Adapted Test，PEDI-CAT），通常用于衡量个体从出生到 21 岁的自我照护、行动力和社会功能的能力和表现。研究人员对 PEDI-CAT 进行了调整，以适应自闭症儿童的特征。研究表明，PEDI-CAT（ASD）是家长容易上手使用的可靠工具。文兰适应行为量表第 2 版（Vineland Adaptive Behavior Scales，VABS- Ⅱ）[111] 用于评估从出生到成年的适应行为。VABS- Ⅱ的项目包括沟通、日常生活技能、社会化、运动技能以及 1 个（可选择的）不适应行为指数。VABS- Ⅱ是通过与家长或老师进行面谈来评估的。Kramer、Lilenquist 和 Coster[65] 发现 PEDI-CAT（ASD）的日常活动、社会 / 认知和责任子项目与 VABS- Ⅱ在 ASD 儿童中的应用类似，为其在 ASD 群体中应用的有效性提供了依据。作者们还发现，相对于 VABS- Ⅱ，家长更喜欢使用 PEDI-CAT（ASD），因为计算机版更容易操作使用，也更快捷有效率。

环境因素

ICF 框架将残疾和功能视为健康状况和背景因素相互作用的结果 [133]。背景因素包括外部环境因素和内在个人因素。环境因素包括与个人无关的限制因素和有利因素，如社会态度、法律政策和体系特征。物理治疗师可能无法直接控制或改变环境因素，但是了解儿童在环境中的功能对于建立适当的干预策略是必要的。在治疗 ASD 儿童时，考虑当前的环境刺激是很重要的。例如，某个 ASD 儿童可能喜欢低噪声、低视觉干扰的环境，而另一个 ASD 儿童可能更喜欢嘈杂、热闹的环境。个人因素是个人内在的因素，包括年龄、应对方式和过去的经历。了解个人因素可以促进治疗师为儿童提供有帮助的干预措施。这一点对治疗有局限兴趣的 ASD 儿童尤为重要。感觉处理能力剖析量表 2 就是一个有效将环境因素与儿童的行为联系起来的评估工具。虽然，改变 ASD 儿童的某些特征（如触觉敏感）可能是一个挑战，但像去掉衣服标签或避免接触某些材料，可能会减少触觉敏感的 ASD 儿童因感觉不适而首先采取的负面行为。

评估/解释——临床决策物理治疗服务的诉求

物理治疗师将利用检查信息以及从团队成员那里获得的信息，与团队合作设计一个适当、有意义、功能性的干预计划。循证决策过程应考虑儿童和家庭的优势和需求、干预策略和流程的研究证据、临床专业知识以及家庭和社区环境。目前实践表明，专业人士应在日常环境下为儿童及其家庭提供支持，以期最大限度满足他们的要求[38,120]。

疗效和目标的确定

全面综合的物理治疗检查过程应包括信息收集的过程，以对项目规划有帮助。方案规划包括确定疗效和目标，如促进儿童的功能活动和参与、避免损伤或预防进一步失能。根据物理治疗的实践环境（如早期干预、学校、住院、门诊等），这些疗效可能在团队合作或物理治疗师独立工作中得到进步。除了前面描述的 CAPE/PAC、SFA 等以外，加拿大作业表现测验（Canadian Occupational Performance Measure）[68]、目标达成量表（goal attainment scaling）[105]，以及自上而下的方法对于方案规划都是有帮助的。

第 18 章中描述的自上而下的方法对帮助患有复杂诊断疾病（如 ASD）的儿童非常有帮助，它可以帮助识别儿童在完成特定任务时可能遇到的障碍。这种以家庭为中心、以团队为基础的做法将为残疾儿童提供支持，尤其是对于美国《残疾人教育法》（Disabilities Education Act，DEA）B 部分和 C 部分所提及的服务对象。这种方法可以帮助治疗师将特定的损伤或活动受限与期望的结果联系起来，便于衡量和记录功能的变化结果。

如前所述，小组商讨后将决定哪些专业人员将为儿童提供干预以及多久进行一次干预。

物理治疗的介入

协调、沟通、记录

物理治疗师必须与团队中其他专业人士沟通协调，以确保 ASD 儿童能够接受全面的服务，从而在不同专业领域达成目标和成果，帮助儿童在技能与活动方面扬长避短。物理治疗师有责任与团队其他成员交流检查结果，并阐述和解释检查结果，以确保与团队共同制订一套全面综合的服务计划。在实施干预的过程中，由于支付和管理系统的不同，物理治疗师可能需要以不同的方式记录他们为 ASD 儿童提供的服务。例如，根据美国《残疾人教育法案》（IDEA）下的“婴幼儿计划”（Infants and Toddlers Program），物理治疗师需要通过个性化家庭服务计划（Individualized Family Service Plan，IFSP）流程记录他们的服务。他们也可能需要根据提供医疗补助的第三方支付系统的要求记录服务。为患有复杂发育障碍的儿童（如 ASD 儿童）提供服务的过程中存在多方监管和支付系统，物理治疗师经常面临由低效、烦琐和多变（随着儿童成长而变化）的文件处理任务所带来的问题。

患者/照护者指导

儿童物理治疗需要家庭成员和其他照护者的积极配合。有证据表明，当干预密集地融入日常生活和活动中时，有助于儿童发展新的技能和学习任务，以及有效地促进参与度。家长和照护者的指导策略应该着眼于促进儿童参与日常生活与活动。

过程干预

当代实践支持团队协作的干预和服务方法，以促进 ASD 儿童积极参与社区活动。同其他残疾儿童/发育迟缓儿童一样，对 ASD 儿童的干预，应建立在循证依据之上。干预实践应：①以团队为基础，家庭成员平等，团队其他成员都有所贡献；②让儿童在自然环境中学习所需技能；③以儿童的兴趣为基础；④儿童能够掌握所教授技能[25]。关于 ASD 儿童干预的信息可以在专业书籍或大众媒体上轻易地被找到。

ASD 儿童家庭会收到各种关于干预效果的混杂信息。专业人员应当意识到，父母们常常根据非医疗人员和出版物的建议选择干预措施[85]。因此，专业人员须根据客观和循证信息向家庭提供干预选择，并帮助家庭梳理这些庞杂的信息。被认为是补充和替代医学（complementary and alternative medicine，CAM）的干预措施与这一点尤其相关。据估计，52%~95% 的 ASD 儿童使用过 CAM[1]。物理治疗师应该客观公正地与家庭成员讨论各种 CAM 的效果证据。Akins、Anguskustsiri 和 Hansen[1] 提供了一份可供 ASD 家庭使用的 CAM，内容常见且全面。这篇综述的一个独特的方面在于，它将每种干预措施分为安全或不安全两种，同时它提供了基于证据的建议，以阻止或监督其使用，对物理治疗师来说可能特别有帮助。

有效干预的指导原则

目前有许多适用于自闭症儿童的干预措施和项目。本章附录描述了多种常用于 ASD 儿童的项目。虽然关于干预有效性的研究正逐渐兴起，但是很明显，目前没有一种方法是可以适用于所有 ASD 儿童的。然而，2003 年对一份关于 ASD 特异性干预的文献回顾显示 [57]，在被认为对 ASD 儿童有效的治疗方案中，往往具有 6 个共同的特点或线索。并且随后的文献也证实了这些特性 [62,89]。

- **早期干预**。研究支持尽早干预的重要性。接受了早期干预的儿童更可能在各个领域都有改变 [128]。
- **家庭参与**。因为家庭对儿童的生活有着一致和稳定的影响，所以家庭参与干预是迫切需要的。家庭参与包括培训家长促进儿童发育或形成理想行为的策略。美国个性化家庭支持计划（individualized family support plan，IFSP）和个人教育发展计划（individualized education program，IEP）中的家庭参与是由 IDEA 提出执行。研究表明，有家庭参与的干预计划会让孩子更快地达到预期结果 [37]。
- **个性化规划**。鉴于没有某种单一的方法会使所有 ASD 儿童受益，因此建议采取个性化的干预措施，以满足 ASD 儿童及其家庭和团队的需要。在确定干预措施和要达到的结果时，个性化方案规划应考虑家庭的偏好和儿童期望（如课堂期望）。将孩子的喜好和兴趣融入干预中，关注孩子的长处也是重要影响因素。
- **系统性干预**。指系统地收集数据，以确定发展结果，期间需要仔细记录和评估进展。系统干预的目标是发展有意义的技能和收集随着时间推移而发生变化的数据 [55,104]。
- **结构化 / 可预测的环境**。对儿童、教师、治疗师和家庭来说，当活动、时间安排和环境清晰时，即被认定是结构化的。证据表明，年幼的儿童，包括那些 ASD 儿童在可预测的结构化环境里，能更快速成长 [27]。
- **行为功能支持法**。当前的研究建议，要使用正向行为支持的方式，明确问题行为背后的功能，并以教授新技能或沟通方法来代替负面行为 [30]。

有效证据

有 2 个重要研究对 ASD 儿童的干预措施的有效性进行了调查。美国国家标准项目（National Standards Project）[87] 在其 2009 年发布的关于有效性研究的系统综述中，对用于 ASD 儿童的干预措施进行了分类和描述，发现这些措施对于改善行为、沟通、社交技能和其他重要的参与技能（如运动）是有效的。为 ASD 儿童提供服务的团队需要了解这些评价，以帮助 ASD 儿童家庭做出干预决定。综述描述了许多干预组成部分，尽管有些内容被认为不是传统的物理治疗技术，但会在团队综合治疗中经常使用（如示范、实践、激励、时间表、父母培训和自然环境调整）。需要注意，物理治疗师经常使用的一种 ASD 儿童干预策略——感觉统合训练，被归类为一种未确定证据的治疗。以下分类用于描述证据级别：

- **有证实**：这些干预措施有足够的证据确信它们能产生有益的治疗效果。
- **已知有效**：一项或多项研究表明，这些干预措施将产生有益的治疗效果，但需要进一步研究证实。
- **不确定**：几乎没有或根本没有证据支持这些干预策略（表 24.4）。

美国国家 ASD 专业发展中心（National Professional Development Center on ASD）回顾了相关文献 [29]，发现 27 种干预策略符合循证实践的标准。这篇综述也描述了能够有效地被纳入物理治疗阶段的策略。例如，除了美国国家标准项目描述的策略之外，美国国家 ASD 专业发展中心提及的任务分析、消退法、视觉支持和强化同样具有循证依据。

从这些综述可以得出，ASD 儿童服务提供者应该把注意力集中在干预措施的细节上而不是全部。物理治疗师需要将这些细小的干预措施纳入进综合的物

表 24.4 适用于 ASD（22 岁以下）的干预项目（美国国家标准项目，2015）

证实有效（$n = 14$）	已知有效（$n = 18$）	尚无确证（$n = 13$）
• 行为干预（离散试训、联合注意力训练、强化、练习、示范等） • 认知行为干预 • 幼儿的综合行为治疗：基于应用行为分析原则的强化服务 • 语言表达训练 • 示范法（现场或视频） • 自然情景教学策略：自然环境、特定情景 • 同伴训练 • 家长培训 • 关键反应训练 • 时间表法 • 情景练习 • 自我管理法 • 社交技能：转换话题、识别面部表情、模仿互动等 • 以故事为基础的干预	• 辅助与替代沟通系统 • 基于关系的发展疗法 • 运动 • 暴露法 • 功能性沟通训练 • 基于模仿的干预 • 启动训练 • 语言训练（表达及理解） • 按摩疗法 • 多元组合法 • 音乐疗法 • 图片交换沟通系统 • 还原法 • 手语教学法 • 社会沟通干预 • 结构化教学 • 基于科技的干预 • 心理理论训练	• 动物辅助治疗 • 听觉整合训练 • 概念图法 • 发育、个体差异、基于关系 / 地板时间 • 辅助沟通训练 • 无麸质 / 无酪蛋白饮食疗法 • 以运动为基础的干预 • SENSE 剧场干预 • 感官干预 • 电击疗法 • 社会性行为学习策略 • 社会性认知干预 • 社会性思维干预

注：引自 National Autism Center: Findings and conclusions: National Standards Project, Phase 2. Retrieved on May 2, 2015. 网址：http://www.nationalautismcenter.org/national-standards-project/phase-2/.

理治疗阶段。例如，在面对学龄前个案时，物理治疗师可以组织一个关于促进运动技能发展的小组会议。但为了达到最有效的治疗效果，正如 Bhat、Landa 和 Galloway [16] 等人针对 ASD 儿童的多系统物理治疗干预所描述的，物理治疗师应结合示范法、消退法、同伴教学、激励和时间延迟等策略来进行干预。已经有研究证实了用于改善发展、功能技巧和行为的运动干预效果。下一节将讨论两种以运动为基础的干预措施，物理治疗师可将其用于 ASD 儿童综合干预过程中。

运动干预

ASD 儿童在运动表现和技能发育方面表现出迟缓或障碍，最近的报告显示，除感觉处理障碍、社交技能差、沟通困难和挑战性行为外，肥胖率也有所上升 [114]。和其他类型的发育障碍儿童一样，ASD 儿童更多的是参与一些久坐形式的活动或单人活动（如游泳），这限制了他们参与团体或社会活动 [110]。目前，关于运动和身体活动的有效性研究是有限的，并且这类研究主要关注干预对行为和社交活动的改变。Lang 等人进行了一项系统综述，包含了 18 个关于 ASD 儿童的运动治疗（年龄在 4~20 岁）的研究。结果表明，运动可以有效地减少 ASD 儿童的刻板行为、攻击行为、不专注行为以及走失，并且提高了运动技能习得水平。研究涉及各种各样的运动项目，有举重训练、有氧训练、骑自行车和慢跑等。虽然结果是积极的，但因为 18 项研究的参与人数很少（64 人），而且研究多是单受试者或组内设计，考虑到运动时涉及其他已被证明有效的行为干预，如强化、激励和示范，所以对运动有效性的研究结果应当谨慎看待。同样的，Sowa 和 Meulenbroek 进行了关于运动对 ASD 儿童和成人影响的荟萃（meta）分析，结果相似 [110]。此外，他们研究发现，个体干预相对于团体干预更容易成功。同样的，在一对一的干预情况下，其他的行为干预策略也可能会影响结果。

关于运动对心血管、肌肉骨骼功能状况和体重管理影响的相关信息缺乏，Srinivasan、Pescatello 和 Bhat[114] 认为这对增加物理治疗师治疗的参与度是个绝佳机会。治疗师有必要系统地收集数据并采取专业测试评估身体素质，运动专家、物理治疗师可以确保干预计划中包含训练和体力活动内容。

显示出对自闭症儿童有效的运动是游泳，物理治疗师多年来一直将水上运动作为一种治疗策略，因此水上运动对研究 ASD 儿童运动干预的有效性是一个理想选择。

尽管研究有限，但是关于游泳对 ASD 儿童影响的研究看起来很有前景的。Pan 教授进行了一系列实验，测试游泳对 ASD 儿童水上运动技能 [92]、体能 [91-92] 和社会行为 [91] 的改善效果。他最近的一项研究有 23 名 ASD 儿童及其兄弟姐妹（非 ASD，发育正常）参与。结果表明，经过 14 周的水上运动干预，ASD 儿童及其兄弟姐妹的各项指标都有所提高。与其他将游泳纳入研究方法的研究相比，这个项目侧重于运动学习和身体素质原则。通过力量、灵活性和耐力测试表明，所有小组在游泳技能和身体素质方面都有所提高。然而，体重指数评估显示游泳对身体成分并没有积极影响，效果也并不持久。正如先前所建议的，这项研究包含一个有目标导向的结构化课程，以渐进的方式教授相应技能。此外，该研究的运动量是容易引起改变的程度：频率（每周 2 次）、强度（60 分 / 次）和时长（共 14 周）。由于积极的变化无法持续，因此建议治疗师应多帮助儿童建立健康积极的生活方式，而不是仅仅提供医疗上的干预措施。物理治疗师的理想做法是帮助家庭采取积极的生活方式，以及促进儿童参与社区活动，以帮助家庭和儿童在整个生命周期保持积极的生活方式。

感觉处理干预

正如前面所讨论的，许多 ASD 儿童表现出对感觉输入的敏感性，并伴有感觉处理障碍 [123]、运动障碍 [76]、协调障碍 [47]。为了改善这些，治疗可能应用了各种各样的策略，但效果甚微甚至无效 [21,99]。无效的策略包括：①负重马甲或压力衣，用于提供本体感觉输入，以帮助 ASD 儿童平静下来并提高兴趣度、关注度和专注力；②毛刷和感觉配方 [131]，以增加对触觉输入的耐受性，提高注意力和改善条理组织性；③玩玩具以帮助维持注意力和专注力；④听觉整合训练 [108]。尽管以感官损伤修复为重点的干预措施未被证明有效，但 Dunn 等人 [37] 指出，感官的症状可以通过调整任务、改变环境和时间安排、建立规则等管理策略有效地预防 ASD 儿童出现功能行为方面的问题。

基于 Dunn 的感官处理模型 [35]，Dunn 和其同事通过基于情境的干预措施提高了 ASD 患者父母的能力和儿童的行为结果，这些干预措施的重点是控制 ASD 儿童感官症状的有害影响。在家庭和社区为主的背景下，家长在自然情境中发现问题并得到训练。治疗师根据家庭完成的感觉处理能力剖析量表，以确定 ASD 儿童的感觉优势或障碍，帮助实现功能结果。治疗师应教导家庭成员如何根据方案来确定强度，以达到促进效果的目的，而不是仅仅告诉家庭成员做什么。这项研究表明，使用像感觉处理能力剖析量表这样的评估工具是有效策略，因为它可以帮助家庭确定解决方案甚至可能引起 ASD 儿童的功能变化。

关于物理治疗干预反应的结果测量和临床决策

在选定并实施干预决策后，应当持续收集数据并监测进展。物理治疗师在干预过程中进行持续的评估，可以及时发现需修改的地方。数据收集应考虑下列几点。

- 利用数据监测进展情况并排除障碍。
- 将评估结果与干预过程联系起来，利用数据指导需要提高的技能。
- 应当牢记没有某个单一方法可以适合所有 ASD 儿童，儿童可能更受益于多种干预方法的结合。
- 采集的数据，应当能说明干预措施的有效性。
- 持续观察和记录数据。当数据表明 ASD 儿童没有进步或成功时，请考虑其他方法。
- 收集关于家庭对 ASD 儿童成功的观点。询问家庭成员如何看待孩子的进步。

使用目标达成量表（见第 2 章）来衡量干预的有效性，可能会有助于治疗师处理有复杂需求的 ASD 儿童。Schaaf、Kelly 和 Mailloux-Magio [105] 发现，目标达成度将功能 / 参与的变化与感觉处理的变化联系起来，作为 ASD 儿童的感觉统合治疗方案的结果参照是非常有用的。使用目标达成量表、加拿大作业表现量表和父母能力感量表的结果作为参考，Dunn 和其同事发现，基于家庭的感觉处理干预辅导提高了父母胜任力和孩子参与日常活动的能力。

确定干预训练量：类型、强度、频率

治疗师和家长们常会对干预的类型、频率、强度表现出疑问和关心。干预的类型、强度和频率应因人而异，以满足 ASD 儿童和家庭的需要。以下 5 个基于证据的因素，可以协助治疗师和家长为 ASD 儿童确定适当的干预方法 [26]。

（1）强度。强度是指干预项目的数量，通常由家长和治疗师们概念化为治疗的小时数。研究表明，参

与度是儿童成长发展的一个有力预测指标，因此可以根据儿童日常生活和活动的参与程度来衡量合适的强度[80,116]。团队应该考虑到策略和干预是否足够有效地影响儿童参与所有的日常生活和达到既定的结果或目标，而不是仅考虑干预项目（IFSP、IEP、PT 照护计划）的小时数。

（2）干预实施的准确性。在选择有循证依据的干预措施时，小组应审查干预执行者对该方法的经验，以及干预执行者是否能确定干预措施的正确实施，以及如果没有取得进步，是否有备选计划。干预执行者可能需要额外的培训、支持和监督，以达到干预方法的准确。

（3）结果的社会有效性。社会有效性是指干预结果对儿童参与社会生活的影响程度。例如，教一个孩子在诊所里走 3 级台阶，然后转身再下来，与教他在家里走铺着地毯的楼梯进游戏室相比，前者社会有效性较低。对后一种情况而言，习得的新技能可以帮助孩子适应环境，满足眼前的需要，因此该活动具有较高的社会有效性[7,88]。

（4）干预的综合性。针对 ASD 儿童干预的研究表明，单个发育领域的进步对其他领域的影响是微不足道的（木桶效应）[75,118]。大量重复和有力的证据证实，综合干预计划才能全方面帮助儿童和家庭解决问题[77]。

（5）基于循证依据的决策。收集和监测数据是有效干预的一个重要组成部分，为决策提供信息，并优化干预的实施[59]。

除了上述的 5 个因素之外，还需考虑其他能够影响干预类型、频率和强度决定的因素，包括以下内容：

- 团队商议的结果
- 儿童的年龄
- 家庭参与干预实施的总时长
- 儿童的发展概况
- 儿童的学习特点
- 儿童以前参与干预的情况
- 家庭能否在儿童和家庭的日常生活中提供合适的干预
- 问题行为的质量和数量

团队中参与家庭合作的成员将决定干预的类型、频率和强度，以期达到团队制订的目标。团队成员视儿童年龄和提供服务的体系而定，但不管体系如何，家庭都是团队人员，并且家庭成员的意见同团队其他成员的意见一样重要。团队决策的前提是所有成员共享信息，并且是通过协商一致达成的。这种协商一致是基于达成最有利于 ASD 儿童的预期和效果，而不是基于任何成员个人的意见、愿望或管理限制。团队成员的角色可能根据体系的不同而不同。最终，关于频率和强度的确定应以帮助 ASD 儿童实现理想的效果为基础。团队必须确定干预目标并客观地监控其进度。

美国物理治疗协会下的儿童物理治疗学会有 3 个关键的文件，可能有助于在不同的干预环境（如校园服务机构、急诊、门诊）下确定物理治疗的训练量（Academy of Pediatric Physical Therapy，2014，2013，2012）。虽然这些文件并不是专门为 ASD 儿童制定的，但对治疗师做出决策仍有帮助。物理治疗师与家庭成员及其他团队成员通力合作，基于这些文件的 5 个循证依据，根据 ASD 儿童和家庭的特征来设计干预计划和治疗的强度、频率和持续时间，以促进治疗效果。由于儿童的能力在不断变化，以及儿童和家庭还会接受除物理治疗师以外的服务和支助，加上家庭条件限制，ASD 儿童实际投入治疗的训练量将随着时间的推移而变化。以结果为导向，以家庭为中心的物理治疗可以协调家庭和孩子不断变化的需求、担心和优先次序。

干预的水平分级

三级干预模式（图 24.1）为 ASD 儿童在发育、功能和社交技能方面的习得提供支持，并限制异常或有问题的行为[26,104]。

- 第 1 级描述了具有普适性的支持策略，无论 ASD 儿童的能力如何，都可参照。
- 第 2 级涉及行为策略，旨在提高 ASD 儿童行为能力和预防问题行为。

当第 1 级的策略不足以满足孩子的需要时，就采用第 2 级。

当问题行为发展成影响学习和社会化情绪的障碍时，采用第 3 级。第 3 级包括的步骤较容易与问题行为的干预联系起来。表 24.5 提供了如图 24.1 所示的 3 个层级的详细说明。这个三级模式表明，强调早期

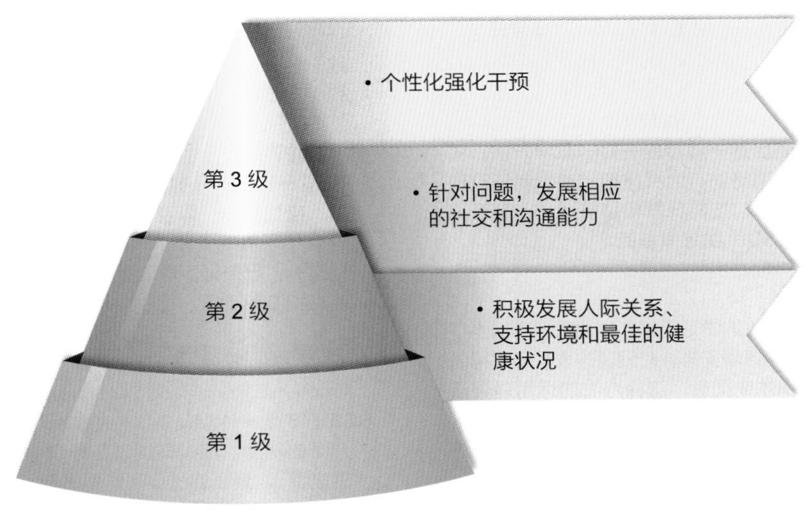

图 24.1　三级干预模式

预防可带动 ASD 儿童向更积极的社会行为发展以及预防严重问题行为发生。此外，这个模式提示如果有第 1 级和第 2 级策略的基础，将会减少对第 3 级更多劳力密集型干预措施的需求。

物理治疗的作用和终身影响

向成人期过渡

对于 ASD 患者来说，从青春期过渡到成年期是充满艰辛的。与早期干预或学校服务系统（美国校园服务范围包括护理、交通、教育以及就业准备）不同，对 ASD 成人的支持通常不采用服务协调模式，这使得家庭难以了解到可实行方案，甚至无法共同参与。患有 ASD 的年轻人社交孤立的可能性是患有智力障碍、情绪障碍或学习障碍年轻人的 3~14 倍。因此，及早参与过渡与就业支援是成功过渡的关键 [78]。

表 24.5　关于三级干预模式的描述

层级	描述	举例
1	• 照护者与儿童之间积极关系的建立 • 提供一个安全、全面、具启发性和可回应的环境 • 干预过程中强调确保儿童身体健康 • 激发和提升功能性运动技能的要求	• 一场由成人带着儿童开始的游戏，当游戏暂停后，应让儿童使用眼神或手势示意（成人）游戏继续 • 为儿童创造机会，让他们在不同（材料的）表面上行走，玩各种尺寸或质地的球，或玩类似“123 木头人”之类的游戏（需要孩子快速启动 / 停止保持姿势的游戏）等
2	• 过程设计应注意强化幼儿的行为能力，以及预防问题行为的出现	• 适当参与的策略，如将运动训练干预策略结合，以促进沟通和语言，或构建儿童在运动领域的优势，来促进社会技能发展 • 关键反应训练 • 随机教学法
3	• 用于改善缺陷、避开受限活动或排除问题行为	• 正向行为的支持 • 使用个性化的行为管理策略进行具体的运动技巧教学 • 提供感觉运动干预，以消除感觉输入带来的负面影响

总结

物理治疗师参与帮助 ASD 儿童在全生命周期内获得最佳治疗效果的机会很多。因此，物理治疗师应熟知 ASD 的特征，以在必要时提醒家庭进行诊断评估。此外，将适当的行为策略和当前针对 ASD 儿童的循证干预纳入物理治疗，对达到预期效果是很必要的。

附录

行为

应用行为分析法（Applied Behavior Analysis，ABA）

基于 ABA 的干预措施已被证实，可显著提高 ASD 儿童的各项能力（覆盖各发展领域）。任务被分解成小步骤，通过反复强化建立积极的行为。ABA 采用高“师生比”，可在家中、教室、社区进行。干预频率通常是密集的（每周 25~40 小时），包括个性化的目标技能训练。可培训家长成为活跃的帮辅教师。充足的证据支持 ABA 可作为对 3 岁以上的 ASD 儿童的干预措施 [112,127]。

区别强化（Differential Reinforcement）

作为 ABA 的一种形式，这种方法通过奖励来增加期望（功能性）行为的发生，而干扰行为减少是因为它们没有被强化。有证据支持，区别强化法可应用于4岁以上儿童[66]。

回合式教学（Discrete Trial Training，DTT）

DTT是一种将技能分解，随后逐一教授的一对一教学方法。采用表扬或奖励的方式强化期望的行为或技能。教学者通过数据收集，以确定进展和挑战、技能获取和技能泛化。有证据表明，DTT对2~9岁的ASD儿童是有益的[45]。

时间表

时间表可以通过提供一个可视化的学习策略，帮助管理不恰当行为，让儿童明确日常生活的各项安排。时间表的表现形式可以有照片、线条画、三维物体或图标。这种方法的运用是灵活的，它可以是运用到一整天规划，也可以是针对某件事。它可以在单一地点（如教室）使用，也可以游走在社区内的不同地点之间。时间表是针对3~14岁ASD儿童的干预措施[87]。

自我管理

自我管理是指教导ASD儿童通过记录目标行为（是否发生）来调节自己的行为。ASD儿童独立寻求或实施强化。自我管理可涉及检查表的使用、视觉符号提示、代币或腕式计数器。自我管理是针对3~18岁ASD儿童的一项有效干预措施。研究显示自我管理可有效提高人际交往能力和自我调节能力[87]。

沟通

辅助与替代沟通（Augmentative and Alternative Communication，AAC）

大量AAC方法被用以提高ASD患者的社交和沟通技巧。常用的AAC模式主要分为辅助沟通系统（使用图片、符号、文字线索或工具等外在装置，如语音生成设备）和非辅助沟通系统（使用手势、手语或面部表情等）。研究表明，语言生成设备常被用于教学技能[126]。AAC模式是一种新兴的干预措施，适用于3~9岁患有ASD的儿童[87]。

Hanen手册

专为ASD儿童父母制作的Hanen手册，也被称为《无需言语》（*More Than Words*），适用于家中有5岁以下的ASD儿童的家庭。该指导手册的重点是指导家长成为孩子沟通和语言发展的推动者。采用这种方法，家长可以最大限度地利用日常生活活动发展交流技能。初步研究表明，该指导可以提高早期语言技能，为亲子互动带来积极影响，并增加社会互动。

图片交流沟通系统（Picture Exchange System，PECS）

PECS是非辅助沟通系统的一种。这种方法将图片作为沟通手段，与ASD儿童进行交流。PECS是一种针对0~9岁ASD儿童的新型干预措施[87]。

教育

学龄前儿童和其父母的学习经验及替代课程（Learning Experiences and Alternative Program for Preschoolers and Their Parents，LEAP）

LEAP是一个包容性的教育项目，让患有ASD的儿童与正常发育的同龄人一起接受教育。这个课程教导同龄人介入并促进ASD儿童的社会和交流行为。LEAP模式包含ABA、同伴指导、随机教学、自我管理和家长培训策略。

自然情境教学法（Naturalistic Teaching Strategies）

自然情境教学法使用儿童主导的互动环境向ASD儿童教授实用技能。干预内容包括示范操作、提供选择、鼓励对话或提供一个有启发性的环境。自然情景教学是一种对ASD儿童的有效干预，已被证明可以改善沟通、人际交往技巧、学习准备和游戏技巧。

核心反应训练法（Pivotal Response Training，PRT）

PRT是一种教育干预手段。干预内容包括参与社会交流的动机、自我管理，以及对多线索的反应。PRT注重家庭参与及对自然环境的干预。PRT是针对3~9岁ASD儿童的有效干预措施，已被证实可以提高ASD儿童的沟通水平、人际交往能力和游戏技巧。

社会交往-情绪调节-交往支持（Social Communication Emotional Regulation Transactional Supports，SCERTS）

SCERTS是一种涉及多学科的综合性教育模式，用于改善ASD儿童的功能。该模型通过在环境中增强参与，以达到“真正的进步”。真正的进步在这里表示，在各种环境下或与不同人交往时学习与运用相关技能的能力。SCERTS模型也可以与其他方法相结合进行共同干预[94]。

自闭症与相关沟通障碍儿童治疗与教育模式的结构化教学（Treatment and Education of Autistic and Related Communication-Handicapped Children，TEACCH）

TEACCH是一个旨在帮助儿童发展用于独立生活技能的全面教育项目。TEACCH模式基于所有ASD儿童都有“规律可循的神经心理缺陷和优势”的观点。该模型基于对ASD儿童学习特点和视觉习惯的理解，采用结构化教学法促进儿童的独立性。TEACCH可以在任何环境下使用，包括家庭和教室[121]。

人际关系

发育、个体差异、人际关系模式（Developmental, Individual Difference, Relationship-Based Model，DIR）

DIR地板时间模式侧重于社会、情感和智力方面，而不是侧重于某个技能或单独行为。家长、教育工作者和临床医师通力协作进行全面的评估，并针对个体的优势和困难制订干预计划。该模式的发展部分侧重于6个发育里程碑（自我调节和对外界的兴趣；亲密关系、参与和恋爱；双向沟通；复杂的交流；情感的意图；感性和逻辑思维），这些是健康的情感和智力成长所需要的。6个发育部分的差异造成的生物学影响对个体都是独一无二的。可能包括处理干扰孩子学习能力的问题。DIR模式的人际关系部分是指学习如何与照护者、同龄人、教育工作者和治疗师建立关系，期间的互动活动也是根据儿童的个体差异和发展能力特别安排的[32]。

丹佛早期干预模式（Early Start Denver Model，ESDM）

ESDM的重点是提高儿童的社交情绪、认知和语言技能。ESDM将行为干预、基于关系的发育疗法、基于游戏的智力干预结合起来，具有个性化和标准化的特点。干预是由训练有素的治疗师在家里进行，以自然生活为背景。父母和照护者全程参与[40]。

共同注意干预（Joint Attention Intervention）

共同注意干预目的是教会ASD儿童对他人的（非语言）社交信号做出直接或间接反应。干预内容包括向他人展示物品、跟随目光或指向物品。共同注意干预是针对0~5岁ASD儿童的有效治疗方法。研究表明干预有益于ASD儿童的沟通和人际交往技巧[87]。

示范法（Modeling）

示范法是一种由成人或同伴为ASD儿童示范目标行为的干预方

式，并在干预过程中鼓励 ASD 儿童模仿。示范法通常与其他策略（如激励和强化）相结合。这种干预可能是现场示范或视频示范。示范法是针对 3~18 岁 ASD 儿童的干预措施。研究表明，示范法对沟通、认知技能、人际交往能力、自我调节能力和个人责任感方面都有所提升，并有助于减少问题行为[87]。

自闭症儿童游戏课程干预措施（Play and Language for Autistic Youngsters，PLAY Project）

PLAY 计划基于 DIR 模式的原则，旨在帮助父母成为孩子最好的游戏伙伴。该计划被设计用于 18 月龄或以上的儿童，采用一对一的方式，每周执行至少 25 小时[122]。

人际关系发展干预疗法（Relationship Development Intervention，RDI）

训练父母或照护者在日常生活中引导 ASD 儿童干预。由受过训练的专业人士向家庭传授，最开始需要经过 6 天的强化培训，之后每周或每 2 周举行例会，每 6 个月需要 1 次重新评估。RDI 最适用于 9 岁以下无智力障碍的儿童[95]。

感觉 – 运动（Sensory-Motor）

警觉（Alert）

重点教导 ASD 儿童意识到自身的警觉状态，以及如何根据当前的情况和环境进行调节。ASD 儿童学习如何自我调节兴奋状态，而父母和老师学习如何帮助他们促进这些积极行为。警觉干预可用于感觉统合失调的所有年龄段的儿童，通常与感觉配方结合使用。

感觉配方（Sensory Diet）

感觉配方是一项个性化的活动计划，旨在提供儿童每天需要的感官输入。感觉配方的目标是帮助孩子接触和耐受不同的感觉，调节他们的警觉性，延长注意力的持续时间，限制感官寻求行为，并通过重组神经系统以减少压力[11]。

感觉统合（Sensory Integration）

感觉统合干预的重点是创造一个环境，调动 ASD 儿童可以运用所有感官。感觉统合治疗的目标是解决来自环境的过度刺激或不敏感。一些研究表明，感觉统合干预可以提高游戏表现，增强社交互动并降低感觉过敏的程度[11]。由于研究结果不一致或无效，因此感觉统合被认为是一种未确立证据的干预方法[87]。

药物干预

这些干预措施通常用于 ASD 儿童，以控制或改善注意力，减少强迫行为、发脾气、易怒、自残或攻击等行为。有不同程度的证据表明了 ASD 儿童的药物治疗有效性。由家庭与家庭医生协商后做出决定是否使用药物，并且药物可与其他干预措施结合使用。药物干预包括：抗惊厥药物、抗抑郁药物、抗精神病药物和兴奋剂。

饮食干预

ASD 的饮食干预措施包括“现在就战胜自闭症”（Defeat Autism Now，DAN）方案的无麸质和酪蛋白饮食及 ω-3 脂肪酸。目前很少有证据表明，这些饮食干预在促进技能或（积极）影响行为或症状的有效性。作为家长，可能会询问关于饮食干预措施的问题，或者有兴趣尝试饮食干预措施。重要的是要和家长公开讨论这些干预措施的使用、支持这些措施的有限证据，以及明确个人使用的相关益处、风险和成本。在开始任何饮食干预之前，家长应该咨询医务人员。

（胡荣庆　魏国荣　译，康晓东　审）

参考文献

1. Akins RS, et al.: Complementary and alternative medicine in autism: an evidence-based approach to negotiating safe and efficacious interventions with families, *Neurotherapeutics* 7:307–319, 2010.
2. Ament K, et al.: Evidence for specificity of motor impairments in catching and balance in children with autism, *J Autism Dev Disord* 45:742–751, 2015.
3. American Speech and Hearing Association, *Ad Hoc Committee on Service Delivery in the Schools: definitions of communication disorders and variations*, 1993. Available from: http://www.asha.org/policy/RP1993-00208.htm.
4. Antshel K, Hier B: Attention deficit hyperactivity disorder (ADHD) in children with autism spectrum disorders. In *Comprehensive guide to autism*, New York, 2014, Springer, pp 1013–1029.
5. Reference deleted in proofs.
6. Autism spectrum disorder. In *Diagnostic and statistical manual of mental disorders*, ed 5, Washington, DC, 2013, American Psychiatric Association, pp 50–51.
7. Bagnato SJ, et al.: Authentic assessment as “best practice” for early childhood intervention: national Consumer Social Validity Research, *Topics Early Child Spec Educ* 34:116–127, 2014.
8. Bailey A, et al.: A clinicopathological study of autism, *Brain* 121(Pt 5): 889–905, 1998.
9. Baranek GT, et al.: Sensory experiences questionnaire: discriminating sensory features in young children with autism, developmental delays, and typical development, *J Child Psychol Psychiatry* 4:591–601, 2006.
10. Baranek GT: Autism during infancy: a retrospective video analysis of sensory-motor and social behaviors at 9-12 months of age, *J Autism Dev Disord* 29:213–224, 1999.
11. Baranek GT, et al.: Efficacy of sensory and motor interventions for children with autism, *J Autism Dev Disord* 32:397–422, 2002.
12. Barrow W, et al.: Persistent toe walking in autism, *J Child Neurol* 26:619–621, 2011.
13. Bayley N: *Bayley scales of infant and toddler development III*, San Antonio, TX, 2006, Psychological Corporation.
14. Ben-Sasson A, et al.: A meta-analysis of sensory modulation symptoms in individuals with autism spectrum disorders, *J Autism Dev Disord* 39:1–11, 2009.
15. Berg C, LaVesser P: The preschool activity card sort, *OTJR: Occupation, Participation, Health* 26:143–151, 2006.
16. Bhat AN, et al.: Current perspectives on motor functioning in infants, children, and adults with autism spectrum disorders, *Phys Ther* 91: 1116–1129, 2011.
17. Blumberg SJ, et al.: Changes in prevalence of parent-reported autism spectrum disorder in school-aged US children: 2007 to 2011-2012, *Natl Health Stat Report* 65:1–12, 2013.
18. Bolte S, et al.: The social communication questionnaire (SCQ) as a screener for autism spectrum disorders: additional evidence and cross-cultural validity, *J Am Acad Child Adolesc Psychiatry* 47:719–720, 2008.
19. Bruininks R, Bruininks B: *Bruininks-Oseretsky test of motor proficiency*, ed 2, Minneapolis, MN, 2005, NCS Pearson.
20. Reference deleted in proofs.
21. Case-Smith J, et al.: A systematic review of sensory processing interventions for children with autism spectrum disorders, *Autism* 19:133–148, 2015.
22. Centers for Disease Control and Prevention: facts about AUTISMs, 2012. Retrieved on May 3, 2015, from: http://www.cdc.gov/ncbddd/autism/facts.html.
23. Centers for Disease Control: *Prevalence of autism spectrum disorder among children aged 8 years: Autism and Developmental Disabilities Monitoring Network, 11 Sites, United States, 2010, Surveill Summ*, 2014, pp 1–21.
24. Chawarska K, et al.: 18-month predictors of later outcomes in younger siblings of children with autism spectrum disorder: a

baby siblings research consortium study, *J Am Acad Child Adolesc Psychiatry* 53: 1317–1327, 2014.

25. Childress DC, et al.: Infants and toddlers with autism spectrum disorder. In Raver SA, Childress DC, editors: *Family centered early intervention*, Baltimore, MD, 2015, Brookes Publishing, pp 190–210.
26. Connecticut Birth to Three System: *Autism spectrum disorder intervention guidance for service providers*. Retrieved May 3, 2015, from: http://www .birth23.org/files/SGsPlus/SG1-ASDSpectrum, 2011. DisoderAutism.pdf.
27. Corsello CM: Early intervention in autism, *Infants Young Child* 18:74–85, 2005.
28. Coster W, et al.: *School function assessment*, San Antonio, TX, 1988, Pearson.
29. Cox AW, et al.: National Professional Development Center on ASD: an emerging national educational strategy, *Autism Services Across America*, 2013, pp 249–266.
30. Crosland K, Dunlap G: Effective strategies for the inclusion of children with autism in general education classrooms, *Behav Modif* 36:251–269, 2012.
31. Daniels AM, et al.: Approaches to enhancing the early detection of autism spectrum disorders: a systematic review of the literature, *J Am Acad Child Adolesc Psychiatry* 53:141–152, 2014.
32. DIR and the DIRFLoortime Approach. Retrieved May 3, 2015, from: http://www.icdl.com/DIR.
33. Downey R, Rapport MK: Motor activity in children with autism: a review of the current literature, *Pediatr Phys Ther* 24:2–20, 2012.
34. DSM-5 Autism Spectrum Disorder Fact Sheet: retrieved on June 8, 2013, from: http://www.dsm5.org/Documents/Autism Spectrum Disorder Fact%20Sheet.pdf.
35. Dunn W: The impact of sensory processing abilities on the daily lives of young children and their families: a conceptual model, *Infants Young Child* 9:23–35, 1997.
36. Dunn W: *Sensory profile 2*, San Antonio, TX, 2014, Pearson Clinical.
37. Dunn W, et al.: Impact of a contextual intervention on child participation and parent competence among children with autism spectrum disorders: a pretest-posttest repeated-measures design, *Am J Occup Ther* 66:520–528, 2012.
38. Dunst CJ, et al.: Family capacity-building in early childhood intervention: do context and setting matter? *School Community J* 24:37–48, 2014.
39. Reference deleted in proofs.
40. Early Start Lab. Retrieved on May 3, 2015, from: http://www. ucdmc .ucdavis.edu/mindinstitute/research/esdm/.
41. Enticott PG, et al.: Mirror neuron activity associated with social impairments but not age in autism spectrum disorder, *Biol Psychiatry* 71:427–433, 2012.
42. Esposito G, et al.: Analysis of unsupported gait in toddlers with autism, *Brain Dev* 33:367–373, 2011.
43. Farley MA, et al.: Twenty-year outcome for individuals with autism and average or near-average cognitive abilities, *Autism Res* 2:109–118, 2009.
44. Fatemi SH, et al.: Consensus paper: pathological role of the cerebellum in autism, *Cerebellum* 11:777–807, 2012.
45. Fleury VP: Discrete trial teaching (DTT) fact sheet. Chapel Hill: the University of North Carolina, Frank Porter Graham Child Development Institute, The National Professional Development Center on Autism Spectrum Disorders. Retrieved May 12, 2015, from: http://autismpdc .fpg.unc.edu/sites/autismpdc.fpg.unc.edu/ files/DTT_factsheet.pdf.
46. Folio MR, Fewell RR: *Peabody developmental motor scales*, ed 2, Austin, TX, 2000, Pro-Ed.
47. Fournier K, et al.: Motor coordination in autism spectrum disorders: a synthesis and meta-analysis, *J Autism Dev Disord* 40:1227–1240, 2010.
48. Frankenburg WK, et al.: *Denver II*, Denver, CO, 1990, Denver Developmental Materials.
49. Gotts S, et al.: Fractionation of social brain circuits in autism spectrum disorders, *Brain* 135:2711–2725, 2012.
50. Green D, et al.: Impairment in movement skills of children with autistic spectrum disorders, *Dev Med Child Neurol* 51:311–316, 2009.
51. Guevara J, et al.: Effectiveness of developmental screening in an urban setting, *Pediatrics* 131:30–37, 2013.
52. Gupta S, et al.: Transcriptome analysis reveals dysregulation of innate immune response genes and neuronal activity-dependent genes in autism, *Nat Commun* 5:1–8, 2014.
53. Hallmayer J, et al.: Genetic heritability and shared environmental factors among twin pairs with autism, *Arch Gen Psychiatry* 68:1095–1102, 2011.
54. Henderson SE, et al.: In *Movement assessment battery for children*, ed 2, San Antonio, TX, 2007, Pearson Clinical, 2007.
55. Hurth J, et al.: Areas of agreement about effective practices among programs serving young children with autism spectrum disorders, *Infants Young Child* 12:17–26, 1999.
56. Hyman S, Levy S: Autism spectrum disorders. In Batshaw M, et al., editors: *Children with disabilities*, ed 7, Baltimore, MD, 2013, Paul H. Brookes, pp 345–367.
57. Iovannone R, et al.: Effective educational practices for students with autism spectrum disorders, *Focus Autism Other Dev Disabl* 18:150–165, 2003.
58. Reference deleted in proofs.
59. Jimenez BA, et al.: Data-based decisions guidelines for teachers of students with severe intellectual and developmental disabilities, *Educ Train Autism Dev Disabil* 407–413, 2012.
60. Johnson CP, et al.: Identification and evaluation of children with autism spectrum disorders, *Pediatrics* 120:1183–1215, 2007.
61. Just MA, et al.: Autism as a neural systems disorder: a theory of frontalposterior underconnectivity, *Neurosci Biobehav Rev* 36:1292–1313, 2012.
62. Kasari C, Smith T: Interventions in schools for children with autism spectrum disorder: methods and recommendations, *Autism* 17:254–267, 2013.
63. King G, et al.: *Children's Assessment of Participation and Enjoyment (CAPE) and Preferences for Activities of Children (PAC)*, San Antonio, TX, 2004, Harcourt Assessment.
64. Kotagal S, Broomall E: Sleep in children with autism spectrum disorder, *Pediatr Neurol* 47:242–251, 2012.
65. Kramer JM, et al.: Validity, reliability, and usability of the Pediatric Evaluation of Disability Inventory-Computer Adaptive Test for autism spectrum disorders, *Dev Med Child Neurol* 58:255–261, 2016.
66. Kucharczyk S: *Differential reinforcement of alternative, incompatible, or other behavior (DRA/I/O) fact sheet*, Chapel Hill, NC, 2013, The University of North Carolina. Frank Porter Graham Child Development Institute, The National Professional Development Center on Autism Spectrum Disorders. Retrieved May 12, 2015, from: http://autismpdc.fpg.unc .edu/sites/autismpdc. fpg.unc.edu/files/Differential_Reinforcement _factsheet.pdf.
67. Lang R, et al.: Physical exercise and individuals with autism spectrum disorders: a systematic review, *Res Autism Spectr Disord* 4:565–576, 2010.
68. Law M, et al.: *Canadian occupational performance measure*, ed 4, Toronto, 2005, Canadian Association of Occupational Therapists.
69. Lee BH, et al.: Autism spectrum disorder and epilepsy: disorders with a shared biology, *Epilepsy Behav* 47:191–201, 2015.
70. Levy SE, et al.: Autism spectrum disorder and co-occurring developmental, psychiatric, and medical conditions among children in multiple populations of the United States, *J Dev Behav Pediatr* 31:267–275, 2010.
71. Libero LE, et al.: Multimodal neuroimaging based classification of autism spectrum disorder using anatomical, neurochemical, and white matter correlates, *Cortex* 66:46–59, 2015.
72. Long T, Brady R: *Contemporary practices in early intervention for children birth through five: a distance learning curriculum*, Washington, DC, 2012, Georgetown University. Available at: teachingei.org.

73. Reference deleted in proofs.
74. Reference deleted in proofs.
75. Lovaas OI: Behavioral treatment and normal education and intellectual functioning in young autistic children, *J Consult Clin Psychol* 53:3–9, 1987.
76. MacNeil LK, Mostofsky SH: Specificity of dyspraxia in children with autism, *Neuropsychology* 26:165–171, 2012.
77. Magiati I, et al.: Patterns of change in children with autism spectrum disorders who received community based comprehensive interventions in their pre-school years: a seven year follow-up study, *Res Autism Spectr Disord* 5:1016–1027, 2011.
78. McDonough JT, Revell G: Accessing employment supports in the adult system for transitioning youth with autism spectrum disorders, *J Vocat Rehabil* 32:89–100, 2010.
79. McQuistin A, Zieren C: Clinical experiences with the PDDST-II, *J Autism Spectrum Disord Devel Disord* 36:577–578, 2006.
80. McWilliam RA, et al.: The routines-based interview: a method for assessing needs and developing IFSPs, *Infants Young Child* 22:224–233, 2009.
81. Miller LJ, Lane SJ: Toward a consensus in terminology in sensory integration theory and practice: part 1: taxonomy of neurophysiological processes, *Sensory Integration Special Interest Sect Q* 23:1–4, 2000.
82. Miller LJ, Summers C: Clinical applications in sensory modulation dysfunction: assessment and intervention considerations, *Understanding the nature of sensory integration with diverse populations* 247–274, 2001.
83. Miller LJ: *Miller function and participation scales*, San Antonio, TX, 2006, Pearson Clinical.
84. Miller LJ, et al.: Concept evolution in sensory integration: a proposed nosology for diagnosis, *Am J Occup Ther* 61:135–140, 2007.
85. Miller VA, et al.: Factors related to parents' choices of treatments for their children with autism spectrum disorders, *Res Autism Spectr Disord* 6:87–95, 2012.
86. Nair A, et al.: Impaired thalamocortical connectivity in autism spectrum disorder: a study of functional and anatomical connectivity, *Brain* 136:1942–1955, 2013.
87. National Autism Center: Findings and conclusions: national Standards Project, Phase 2. Retrieved on May 2, 2015, from: http://www.nationalautismcenter. org/national-standards-project/phase-2/.
88. Noyes-Grosser DM, et al.: Conceptualizing child and family outcomes of early intervention services for children with ASD and their families, *J Early Interv* 35:332–354, 2013.
89. Odom S, et al.: Moving beyond the intensive behavior treatment versus eclectic dichotomy evidence-based and individualized programs for learners with ASD, *Behav Modif* 36:270–297, 2012.
90. Orsmond GI, et al.: Social participation among young adults with an autism spectrum disorder, *J Autism Spectr Disord Dev Disord* 43:2710–2719, 2013.
91. Pan CY: Effects of water exercise swimming program on aquatic skills and social behaviors in children with autism spectrum disorders, *Autism* 14:9–28, 2010.
92. Pan CY: The efficacy of an aquatic program on physical fitness and aquatic skills in children with and without autism spectrum disorders, *Res Autism Spectr Disord* 5:657–665, 2011.
93. Phillips KL, et al.: Prevalence and impact of unhealthy weight in a national sample of US adolescents with autism and other learning and behavioral disabilities, *Matern Child Health J* 18:1964–1975, 2014.
94. Prizant BM, et al.: *The SCERTS model and evidence-based practice*, 2010. Retrieved on May 2, 2015, from: http://www.scerts.com/docs/scerts _ebp%20090810%20v1.pdf.
95. RDI Connect: Retrieved on May 3, 2015, from: http://www.rdiconnect.com/.
96. Reynolds S, et al.: Sensory processing, physiological stress, and sleep behaviors in children with and without autism spectrum disorders, *OTJR: Occupation, Participation Health* 32:246–257, 2012.
97. Rizzolatti G, Fabbri-Destro M: Mirror neurons: from discovery to autism, *Exp Brain Res* 200:223–237, 2010.
98. Robins DL, et al.: The modified checklist for autism spectrum disorder in toddlers: an initial study investigating the early detection of ASD and pervasive developmental disorders, *J Autism Spectr Disord Dev Disord* 31:131–144, 2001.
99. Rodger S, Polatajko HJ: Occupational therapy for children with autism. In *Comprehensive guide to autism*, New York, 2014, Springer, pp 2297–2314.
100. Rogers SJ, et al.: Autism treatment in the first year of life: a pilot study of infant start, a parent-implemented intervention for symptomatic infants, *J Autism Spectr Disord Dev Disord* 44:2981–2995, 2014.
101. Roley SS, et al.: Sensory integration and praxis patterns in children with autism, *Am J Occup Ther* 69, 6901220010p1–6901220010p8, 2015.
102. Reference deleted in proofs.
103. Rutter M, et al.: *Autism spectrum disorder diagnostic interview—revised*, Torrance, CA, 2003, Western Psychological Services.
104. Sansosti FJ: Teaching social skills to children with autism spectrum disorders using tiers of support: a guide for school-based professionals, *Psychol in Schools* 47:257–281, 2010.
105. Schaaf RC, et al.: Occupational therapy and sensory integration for children with autism: a feasibility, safety, acceptability and fidelity study, Department of Occupational Therapy Faculty Papers, paper 13, 2012. http://jdc.jefferson.edu/otfp/13.
106. Schopler E, et al.: *Childhood autism spectrum disorder rating scale*, ed 2, Torrance, CA, 2010, Western Psychological Services.
107. Reference deleted in proofs.
108. Sinha Y, et al.: Auditory integration training and other sound therapies for autism spectrum disorders, *Cochrane Database Syst Rev*, 2004. CD003681.
109. Snow AV, Lecavalier L: Sensitivity and specificity of the modified checklist for autism spectrum disorder in toddlers and the social communication questionnaire in preschoolers suspected of having pervasive developmental disorders, *Autism* 12:627–644, 2008.
110. Sowa M, Meulenbroek R: Effects of physical exercise on autism spectrum disorders: a meta-analysis, *Res Autism Spectr Disord* 6:46–57, 2012.
111. Sparrow SS, et al.: *Vineland adaptive behavior scales*, ed 2, Upper Saddle River, NJ, 2005, Pearson Education.
112. Spreckley M, Boyd R: The efficacy of applied behavioral intervention in preschool children with autism for improving cognitive, language, and adaptive behavior: a systematic review and meta-analysis, *J Pediatr* 154:338–344, 2009.
113. Squires J, et al.: *Ages & Stages Questionnaires*, (ASQ-3™), ed 3, Baltimore, MD, 2009, Brookes Publishing.
114. Srinivasan SM, et al.: Current perspectives on physical activity and exercise recommendations for children and adolescents with autism spectrum disorders, *Phys Ther* 94:875–889, 2014.
115. Stone WL, et al.: Use of the screening tool for autism spectrum disorder in two year olds for children under 24 months: an exploratory study, *Autism* 12:557–573, 2008.
116. Strain P, Schwartz I: Positive behavior support and early intervention for young children with autism: case studies on the efficacy of proactive treatment of problem behavior. In Sailor W, et al., editors: *Handbook of positive behavior support*, New York, 2009, Springer, pp 107–123.
117. Strain P: Empirically-based social skill intervention, *Behav Disord* 27:30–36, 2001.
118. Strain PS, Hoyson M: On the need for longitudinal, intensive social skill intervention: LEAP follow-up outcomes for children with autism spectrum disorder as a case-in-point, *Topics Early Child Spec Educ* 20:116–122, 2000.
119. Sussman F: More than words research summary. Retrieved May 3, 2015, from: http://www.hanen.org/SiteAssets/Helpful-Info/Research-Summary /More-Than-Words-Research-Summary.aspx.
120. Swanson J, et al.: Strengthening family capacity to provide young children everyday natural learning opportunities, *J Early Child*

Res 9:66, 2011.
121. TEACCH Autism Spectrum Disorder Program. Retrieved on May 3, 2015, from: http://www.teacch.com/.
122. The PLAY Project. Retrieved on May 3, 2015, from: www.playproject.org.
123. Tomcheck SD, Dunn W: Sensory processing in children with and without autism: a comparative study using the short sensory profile, *Am J Occup Ther* 61:190–200, 2007.
124. Tomchek SD, et al.: Patterns of sensory processing in children with an autism spectrum disorder, *Res Autism Spectr Disord* 8:1214–1224, 2014.
125. Ulrich D, Webster EK: *Test of gross motor development*, ed 3, Austin, TX, 2015, Pro-Ed.
126. Van der Meer LAJ, Rispoli M: Communication interventions involving speech-generating devices for children with autism: a review of the literature, *Dev Neurorehabil* 13:294–306, 2010.
127. Virues-Ortega J: Applied behavioral analytic intervention for autism in early childhood: meta-analysis, meta-regression and dose response meta-analysis of multiple outcomes, *Clin Psychol Rev* 30:387–399, 2010.
128. Volkmar FR: Editorial: the importance of early intervention, *J Autism Dev Disord* 44:2979–2980, 2014.
129. Wang LW, et al.: The prevalence of gastrointestinal problems in children across the United States with autism spectrum disorders from families with multiple affected members, *J Dev Behav Pediatr* 32:351–360, 2011.
130. Watson LR, et al.: Behavioral and physiological responses to child-directed speech as predictors of communication outcomes in children with autism spectrum disorders, *J Speech Language Hearing Res* 53:1052–1064, 2010.
131. Wilbarger P, Wilbarger JL: *Sensory defensiveness in children ages 2-12: an intervention guide for parents and other caretakers*, Santa Barbara, CA, 1991, Avanti Educational Programs.
132. Williams MS, Shellenberger S: How does your engine run? The Alert Program™ for Self-Regulation, *Autism-Asperger's Digest Magazine* 14, 2000.
133. World Health Organization: *Towards a common language for functioning, disability, and health ICF*, Geneva, Switzerland, 2002, Author.
134. Xue M, et al.: Prevalence of motor impairment in autism spectrum disorders, *Brain Deve* 29:565–570, 2007.
135. Zwaigenbaum L: The screening tool for autism in two year olds can identify children at risk of autism, *Evid Based Ment Health* 8:69, 2005.

推荐阅读

背景

Autism spectrum disorder: In *Diagnostic and statistical manual of mental disorders*, ed 5, Washington, DC, 2013, American Psychiatric Association, pp 50–51.

Centers for Disease Control: Prevalence of autism spectrum disorder among children aged 8 years: Autism and Developmental Disabilities Monitoring Network, 11 Sites, United States, 2010, *Surveill Summ*, 2014, pp 1–21.

Chawarska K, et al.: 18-month predictors of later outcomes in younger siblings of children with autism spectrum disorder: a Baby Siblings Research Consortium Study, *Child Adolesc Psychiatry* 53:1317–1327, 2014.

Cox AW, et al.: National Professional Development Center on ASD: an emerging national educational strategy, Autism Services Across America, 2013, pp 249–266.

Hyman S, Levy S: Autism spectrum disorders. In Batshaw M, et al.: *Children with disabilities*, ed 7, Baltimore, MD, 2013, Paul H. Brookes, pp 345–367.

Levy SE, et al.: Autism spectrum disorder and co-occurring developmental, psychiatric, and medical conditions among children in multiple populations of the United States, *J Dev Behav Pediatr* 31:267–275, 2010.

前景

Ament K, et al.: Evidence for specificity of motor impairments in catching and balance in children with autism, *J Autism Dev Disord* 45:742–751, 2015.

Bhat AN, et al.: Current perspectives on motor functioning in infants, children, and adults with autism spectrum disorders, *Phys Ther* 91:1116–1129, 2011.

Case-Smith J, et al.: A systematic review of sensory processing interventions for children with autism spectrum disorders, *Autism* 19:133–148, 2015.

Downey R, Rapport MK: Motor activity in children with autism: a review of the current literature, *Pediatr Phys Ther* 24:2–20, 2012.

Lang R, et al.: Physical exercise and individuals with autism spectrum disorders: a systematic review, *Res Autism Spectr Disord* 4:565–576, 2010.

Odom S, et al.: Moving beyond the intensive behavior treatment versus eclectic dichotomy evidence-based and individualized programs for learners with ASD, *Behav Modif* 36:270–297, 2012.

Pan CY: The efficacy of an aquatic program on physical fitness and aquatic skills in children with and without autism spectrum disorders, *Res Autism Spectr Disord* 5:657–665, 2011.

Rush DD, Shelden MLL: *The early childhood coaching handbook*, Baltimore, MD, 2011, Brookes Publishing.

Shelden M, Rush D: *The early intervention teaming handbook: the primary service provider approach*, Baltimore, MD, 2013, Brookes Publishing.

Sowa M, Meulenbroek R: Effects of physical exercise on autism spectrum disorders: a meta-analysis, *Res Autism Spectr Disord* 6:46–57, 2012.

Srinivasan SM, et al.: Current perspectives on physical activity and exercise recommendations for children and adolescents with autism spectrum disorders, *Physical Ther* 94:875–889, 2014.

Tomchek SD, et al.: Patterns of sensory processing in children with an autism spectrum disorder, *Res Autism Spectr Disord* 8:1214–1224.

Volkmar FR: Editorial: the importance of early intervention, *J Autism Dev Disord* 44:2979–2980, 2014.

第 4 篇

心肺疾病的管理

第 25 章 需要长期机械通气的儿童

Helene M. Dumas, M. Kathleen Kelly

随着医疗及生物医学技术的进步，需要较多复杂医疗照护儿童的存活率得到提高，尤其是需要长期机械通气的儿童。机械通气（Mechanical Ventilation，MV）是一种维持生命的医疗技术，它可以替代或帮助儿童呼吸。因疾病过程导致的呼吸功能不全使得儿童需要 MV 作为一种治疗手段。从定义上讲，当需要 MV 超过 21 天，即被定义为长期呼吸机使用者[90]。虽然不同儿童需要的支持和照护的程度不同，但是每个长期依赖 MV 的儿童都需要高成本的照护，这些照护需要复杂的设备和 24 小时的监测。

呼吸机依赖的儿童对于所有医疗专业人员来说都独具挑战性，因为专业医疗人员的目标已远不止于提高此类患儿的生存率，而是探索有循证依据可优化患儿生活质量的实践操作。对于长期依赖 MV 的儿童来说，预后目标包括降低功能障碍、减少活动受限，同时最大限度实现家庭、学校和社区中的活动参与[52]。而对于这些目标的实现，儿科物理治疗师扮演的角色十分重要。物理治疗师可在不同环境中为该类患儿提供帮助，如以医院为基础的环境，新生儿或儿科重症监护室（neonatal or pediatric intensive care unit, NICU 或 PICU）、三级护理医院或急症期后的康复机构；也可以在公立或私立学校以社区环境、医疗日托、家庭或中心为基础的早期干预项目及家庭中。

本章为物理治疗师提供了关于长期依赖 MV 儿童的检查、干预及预后的参考框架。慢性呼吸衰竭相关的病理生理过程及常用通气支持模式同样在本章也有描述。

发病率

虽然长期依赖 MV 的儿童只占危重症儿童的很小一部分，但由于医疗保健技术的进步和发展，这部分儿童的数量在持续增加[49,60,88]。2000—2006 年，依赖机械通气儿童的出院人数增加了 55%[4]。据估计，1996—2004 年，在美国犹他州家庭使用 MV 的儿童数量增长了 33%[26]。在美国印第安纳州，因支气管发育不良（bronchopulmonary dysplasia, BPD）导致需要在家使用 MV 的儿童慢性呼吸衰竭的发病率在 1984 年时为 1.23/10 万活产儿，到 2010 年时增至 4.77/10 万活产儿。在美国马萨诸塞州，依赖 MV 的儿童人数从 1990 年的 70 名增加到 2005 年的 197 名，增长了近 3 倍[27]。据估计，2012 年美国有 8000 名依赖 MV 儿童生活在家中[8]。而这一稳步增长的流行趋势在美国以外的其他国家和地区也已显现[31,49,60,70,88]。

随着安全便携且适用于家庭护理的呼吸设备的推广，预计的总体护理成本降低，为不同地区有家用呼吸机使用需求的儿童带来了希望[15,20]。然而，由于不同的医疗行为、父母对长期生存的期望以及对能够在家照护需要呼吸机儿童的期望，有呼吸机依赖的儿童的数量可能存在地区差异[3,13,15,26,27,88]。不幸的是，目前没有中心追踪系统记录长期依赖 MV 儿童的呼吸机使用、护理结果或护理设置[27]。

需要 MV 的儿童占比最高的原因不再是与早产相关的慢性肺部疾病，而是先天性和神经功能障碍以及神经肌肉疾病[13,27,31,69]。这一变化对于物理治疗师至关重要，因为患有先天性、神经性、神经肌肉疾病的儿童是物理治疗师的常见诊断群体，这也意味着物理治疗师遇到一个依赖 MV 的儿童的可能性将越来越大。一项针对在美国东北部 6 所急症后医院住院治疗过的需要 MV 的儿童的研究中发现，83% 的儿童在住院期间需要康复治疗，出院时需要呼吸机的儿童中有 50% 在出院后需要康复治疗[59]。

慢性呼吸衰竭

需要长期 MV 是由于持续性的呼吸功能受损所

致。正常的呼吸功能需要气体交换器官（肺）进行氧气和二氧化碳有效的交换，“泵”机制（胸腔、膈肌、肋间外肌、腹直肌、肋间内肌以及非被动呼吸所需的肌肉）以及呼吸的神经控制中枢（延髓、脑桥、皮质）。在正常情况下，个体的呼吸功能可适应由于运动、体温升高或其他需求所致的代谢增加，但是当这些系统不能有效输送氧气和从肺循环中清除二氧化碳时，呼吸衰竭会随之发生，气体交换功能受损[55,66,85]。

慢性呼吸衰竭和对技术的依赖，对于需要长期机械辅助通气的儿童来说，不仅仅只是一种医疗或康复诊断，而是他们所独有的一种机体状态。急性呼吸衰竭可能在几分钟或几小时内发生，而慢性呼吸衰竭则持续几天或者数周（专栏 25.1）。慢性呼吸衰竭是由于呼吸系统不可纠正的失衡所致，这种失衡包括氧气和二氧化碳在肺泡内交换失败，同时伴随肺部扩张所需肌肉的失效或脑内中枢控制失败。在这种情况下，呼吸肌动力和中枢呼吸驱动不足以承担呼吸负荷。无论病因如何，都需要平衡这些儿童的医疗、发育和心理需求[66,67,85]。

儿童慢性呼吸衰竭的原因通常可归为以下几类：①导致呼吸中枢失调的情况（如缺血性脑病、创伤性脑损伤、脊髓损伤）；②影响肺、肺实质和气道的情况（如 BPD、气管支气管软化症）；③影响呼吸泵的胸壁和胸腔疾病 / 紊乱（如脊髓性肌萎缩、脊柱侧凸）[55,56,74,85]。见表 25.1。

专栏 25.1 慢性呼吸衰竭的临床表现

临床表现

吸气音减弱
使用辅助呼吸肌 / 胸壁收缩
呼吸深度和模式改变（深、浅、呼吸暂停、不规则）
咳嗽无力
鼻翼翕动
喘息 / 呼气鼻鸣音 / 呼气时间延长
气道分泌物残留 / 吞咽不良 / 咽反射减弱或缺失（神经、神经肌肉和骨骼情况）
发绀
心动过速
高血压
心动过缓
低血压
心搏骤停
疲劳 / 活动水平下降
体重下降
过度出汗
心理状态变化
气道分泌物残留
焦虑 / 易激惹
头痛
视神经盘水肿
抽搐
昏迷

生理 / 实验室发现

低氧血症（急性或慢性）：PaO_2<65 mmHg
高碳酸血症（急性或慢性）：$PaCO_2$>45 mmHg
呼吸室内空气时氧饱和度 <95%（代谢或呼吸）

Mechanical ventilation: Beyond the ICU quick reference guide. (July 2009). 引自 <http://www.chestnet.org/education/cs/mechvent/qrg/p14.php>.

Vo P，Kharasch VS: Respiratory Failure. Pediat rics in Review 35: 476-486, 2014. 引自 Sarnaik A, Clark JA, Sarnaikk AA: Respiratory distress and failure. In Kliegman RM, Stanton BMD, St. Geme J, et al., editors: Nelson textbook of pediatrics, ed 20,Philadelphia: Elsevier, 2016.

引自 Noah ZL, Budek CE: Chronic severe respiratory insufficiency. In Kliegman RM, Stanton BMD, St. Geme J, et al., editors: Nelson text-book of pediatrics, ed 20, Philadelphia: Elsevier, 2016.

引自 Panitch HB: Children dependent on respiratory technology. Wilmott RW, Bush A, Boat TF , et al., editors: Kendig and Chernick's disorders of the respiratory tract in children, ed 8, Philadelphia: Saunders, 2012.

呼吸中枢失调

呼吸中枢失调是指控制非自主呼吸深度和频率的呼吸中枢（如脑干或延髓）的紊乱。适宜的呼吸节律和频率可维持动脉血氧、二氧化碳和氢离子的平衡。

表 25.1 常见导致慢性呼吸衰竭的病理生理机制

肺、肺实质和气道	呼吸中枢失调	胸壁和胸腔疾病（泵衰竭）
支气管肺发育不良	先天性中枢性低通气综合征	先天性肌病
呼吸窘迫综合征	脑 / 脑干感染性疾病	肌营养不良
婴儿期慢性肺疾病	脑肿瘤	膈神经损伤
气管支气管软化	先天性小脑扁桃体下疝畸形	膈肌功能障碍
气管扩张	创伤性脑损伤	肉毒中毒
气管食管瘘	脊髓损伤	侏儒症
声门下狭窄	颅内出血	脊柱侧凸
喉闭锁	缺氧性脑病	吉兰 – 巴雷综合征
支气管闭锁		

自主呼吸受控于大脑皮质（如说话、屏息），这些自主神经通路绕过延髓的呼吸中枢直接作用于位于脊髓的呼吸运动神经元。

先天性中枢性低通气综合征（Congenital Central Hypoventilation Syndrome，CCHS）（曾被称为“奥丁的诅咒”）是一种在出生后不久或婴儿早期即发病的罕见疾病。其特征是在没有原发性肺或神经肌肉疾病或脑干损伤的情况下，中枢自主通气控制衰竭。CCHS 是由 *PHOX2B* 同源基因缺陷引起的，该基因产物是调节神经嵴细胞迁移的重要转录因子 [5,42]。该疾病症状通常在新生儿期可被发现，即婴儿睡眠时出现的通气不足或呼吸暂停。现已知 CCHS 与先天性巨结肠 [41] 和神经母细胞瘤等遗传或肿瘤疾病有关。虽然 CCHS 发病率低，但这一类患者面临的是终身依赖于 MV，几乎完全依赖于正压通气或膈肌起搏器。因此，早期治疗对于减少缺氧对神经系统的影响是至关重要的 [42]。如不治疗，CCHS 是致命的 [78]。

影响呼吸的脑干障碍通常由创伤、感染性疾病、脑干肿瘤或小脑扁桃体下疝畸形并发症引起 [82]。在这些情况下，慢性呼吸衰竭可以是短暂或长期的，可能表现为呼吸暂停或其他形式的睡眠呼吸障碍。外伤或获得性脊髓疾病同样也可导致慢性呼吸衰竭，从而导致对 MV 的依赖。MV 依赖的预后取决于病变程度、神经损伤程度和病变性质 [14]。上颈部或颈胸相关区域损伤后，由于膈神经和肋间神经根损伤影响膈肌和辅助呼吸肌的功能，呼吸功能常常受到损害。颈部水平损伤的患者通常白天和夜间均需要 MV，或者偶尔在夜间需要。脊髓损伤后呼吸功能和运动功能恢复的速度和程度是影响生活质量结局的因素 [75]。

肺、肺实质和气道

原发性肺衰竭的一种常见病因是呼吸窘迫综合征（Respiratory Distress Syndrome，RDS），此过程是由于肺或气道的原发疾病损害肺气体交换造成。RDS 与早产、肺发育不良、肺表面活性物质缺乏有关，是婴儿依赖呼吸机的常见病因，同样也是新生儿死亡的主要原因。由于解剖结构和生理功能的不成熟，婴儿更易出现呼吸功能障碍，如肺不张、气道阻塞、肺血管阻力增加和肺水肿。此外，他们也更易出现膈肌疲劳和呼吸神经控制不稳定。新生儿呼吸窘迫的治疗包括产前类固醇、肺表面活性物质替代治疗、氧疗和新生儿期早期使用高频通气。

更小及发育更不成熟的婴儿需延长 MV 的使用，从而增加了呼吸机诱导的肺损伤，导致了 BPD 和婴儿慢性肺疾病（Chronic Lung Disease of Infancy，CLDI）的风险。BPD 最早由 Northway 等人于 1967 年报道，其诊断定义为实足年龄为 28 天的婴儿，持续需要氧气供给，且临床检查及胸部 X 线片显示异常。当母亲停经 36 周时，如临床检查及胸部 X 线片显示持续异常且需要吸氧，则诊断为 CLDI。BPD 是 CLDI 的主要原因。

由于肺表面活性物质的使用和具有肺保护性的重症监护措施的改进，一种较新型、温和的 BPD 类型已出现 [68]。BPD 的分型取决于几种因素，而严重程度分类则分为不同胎龄：生后胎龄满 36 周时（出生胎龄小于 32 周）或生后 56 天时（出生胎龄大于等于 32 周），根据该患儿需要吸氧或正压通气的依赖情况，可分为轻度、中度、重度。这种新表型的特征是肺泡发育受损 / 中断，而不是 BPD 经典模式的气道损伤和纤维化所引起 [47]。虽然在预防 BPD 上目前并没有突破，但由于医疗和药物治疗的改进，如肺表面活性物质使用和高流量氧气及无创正压通气的肺保护性通气策略，BPD 的长期结局有所改善，疾病的严重程度也有减轻 [62,6]。虽然很多婴儿能从 BPD 中“恢复”并最终具备无须依赖机械通气辅助或氧疗的呼吸功能，但仍然有一小部分婴儿需要长期机械通气。有关 RDS、BPD 的早期管理信息，读者可以参阅第 29 章。

慢性呼吸衰竭可由先天或获得性气道异常引起。这些异常包括气管异常（如气管软化、气管扩张和气管闭锁）、支气管异常（如支气管闭锁、支气管狭窄和支气管软化）、气管食管瘘、声门下狭窄。所有这些情况都会阻碍肺泡通气，增加呼吸负荷，且需要 MV 支持 [66]。

呼吸泵衰竭

呼吸衰竭可发生于呼吸泵衰竭。呼吸肌功能减弱或疲劳导致呼吸肌容量下降，或呼吸工作负荷超过呼吸泵的能力，都可能导致泵输出不足。不论哪种情况，这类不平衡都会导致呼吸动力不足且无法维持呼吸需求。

影响呼吸肌的先天性肌肉疾病是呼吸泵衰竭的常见原因。患有先天性肌病的儿童通常在病程早期即表现出呼吸衰竭症状，而肌营养不良的患儿通常直到学龄晚期或青春期早期才表现出呼吸障碍。肌肉无力的程度取决于疾病的类型和性质。在以上两种疾病中，MV 均可用于代偿明显下降的呼吸肌功能 [2,22,66]。肌营养不良和脊髓性肌萎缩参阅第 12 章。

呼吸泵衰竭也可由先天性胸腔和胸廓异常引起。在这类情况中，胸壁顺应性降低或结构异常会限制肺部及胸廓扩张。胸廓异常常与各种综合征相关，如窒息性胸腔失养症、关节挛缩（第 10 章）、成骨不全（第 11 章）、侏儒症及脊柱侧凸（第 8 章）[38,48,84]。

机械通气

虽然不同个体间潜在的疾病过程和呼吸衰竭的严重程度有很大差异，但是 MV 仍是慢性呼吸衰竭患者最终的常见治疗方法。MV 的设计目的是协助或替代呼吸功能（即将空气输入和输出肺部）从而使呼吸肌得到休息，直到疾病消退或减轻。

MV 的使用通常是一种挽救生命的措施，但同时 MV 也越来越多地用于维持生理功能和提高生活质量。在许多涉及婴儿和儿童情况中，临床决策原则是利用肺的生长和成熟潜能，最大限度地促进儿童的整体发展。因此，对于许多儿童来说，理想的结局是肺部生长和恢复良好、医疗状态稳定，从而最终停止辅助通气 [66,84,90]。

MV 的使用类型及参数是个体化的，取决于目前有限的研究证据，同时在一定程度上，还取决于医疗团队的经验。每个患者的最佳通气设置取决于患者的代谢需求、呼吸驱动、肺动力情况。MV 的类型及不同参数的选择取决于儿童的年龄、导致通气衰竭的潜在疾病过程、可用的设备、现有的研究证据、特定机器类型、操作者的经验以及护理地点（如 PICU、家庭环境）（详见表 25.2）。通常，呼吸机调整到能维持儿童在清醒或睡眠状态时的 >95% 氧饱和度，且二氧化碳分压在 35~45 mmHg 范围内 [66,67,85]。

自 20 世纪 50 年代 MV 的发展进入现代，呼吸机技术不断取得重大进展。特别是儿科 MV 正经历不断变化，反映了人们对发育中的心肺系统的认知、了解和领悟的增加。目前，呼吸机使用的保护性策略是通过使用最大肺泡压、最小呼气末正压和允许的高碳酸血症避免肺不张和肺过度扩张。当前对呼吸生理学知识和对呼吸系统疾病的病理生理机制更详细的了解在继续推动这一领域的研究和发展。虽然详细介绍 MV 技术信息已超出了本章的内容范围和意图，但是我们仍将提供 MV 的简要综述。

正压通气（Positive-Pressure Ventilation, PPV）是最常用的通气策略，可以通过无创方式或有创方式实施。大多数情况下，PPV 是通过气管内插管（用于三级护理医院内短期使用）或气管造口（用于长期管理）的有创方式进行，吸气时将加压气体送入气道和呼吸回路，直至呼吸机终止呼吸动作。当气道压力降至零时，胸弹性回缩力通过将潮气量挤出而完成被动呼气。PPV 大致可分为压力限制和容量限制两种类型，即区别源于由吸气相切换到呼吸相的方式：对于容量式呼吸机，终止呼吸机吸气活动的信号是预先设定好的容量。对于压力式呼吸机，则是预先设定的压力限定。各类别的模式根据吸气支持类型分类（见专栏 25.2）

表 25.2 机械通气的选择标准

指标	表现
临床	
呼吸 [a]	呼吸暂停；呼吸音减少；胸壁运动受限；通气减弱
心脏	心搏停止；末梢循环衰竭；严重心动过缓或心动过速
脑	昏迷；对物理刺激反应缺乏；不受控制的不安；焦虑面容
一般情况	疲倦；不哭
实验室 [b]	
$PaCO_2$	新生儿 > 60~65 mmHg 年长儿 >55~60 mmHg 迅速升高超过 5 mmHg
PaO_2	新生儿 <40~50 mmHg 年长儿 <50~60 mmHg

[a] 即使在没有血气数据的情况下，一次以上的呼吸暂停伴心动过缓或心搏骤停是开始机械通气（MV）的充分指征。

[b] 实验室值低于所示的极端值，必须辅以严重程度的临床证据，以保证启动 MV。

引自 Laghi F , Tobin M: Indications for mechanical ventilation. In M. Tobin,editor: *Principles and practice of mechanical ventilation*, ed 2, New Y ork: McGraw Hill, 2006; Venkataraman ST: Mechanical ventilation and respiratory care. In Fuhrman BP , Zimmerman JJ, editors: *Pediatric critical care*, ed 4, Philadelphia: Saunders, 2011.

专栏 25.2　正压通气类型

无创正压通气

应用模式

- CPAP：在整个呼吸周期中使用单一水平的气道压力
- BiPAP：吸气时提供气道压力，呼气时提供压力维持肺扩张

有创正压通气

通气模式

压力限制型通气：吸气末予以既定吸气压力；潮气量可变化

模式

- 压力限制型 MV：每分通气量由设定的呼吸频率和吸气压力决定；患者无需额外每分通气
- 压力限制辅助 – 控制 MV：设定最小分钟通气量，患者触发额外的限压呼吸
- 压力限制同步间歇 MV（SIMV）：呼吸机呼吸与患者自主呼吸同步
- 压力支持通气：患者触发预设正压，利用患者自身吸气时机和容量；常用于脱机
- 容量限制型通气：吸气末予以既定潮气量

模式

- 控制型 MV：给予预设潮气量和呼吸频率；患者无须触发通气
- 辅助 – 控制 MV：预设每分通气量；患者可触发既定潮气量的额外呼吸
- 间歇性强制通气（intermittent mandatory ventilation，IMV）：允许患者在机械通气呼吸间有自主呼吸
- 同步间歇（synchronized intermittent MV，SIMV）：允许患者自主呼吸触发指令通气

Siegel TA: Mechanical Ventilation and Non-invasive Ventilatory Support. In Marx JA,Hockberger RS, Walls RM, editors: *Rosen's Emergency Medicine*, ed 8, Philadelphia: Saunders, 2014.

Venkataraman ST: Mechanical Ventilation and Respiratory Care. In Fuhrman BP,Zimmerman JJ: *Pediatric Critical Care*, ed 4, Philadelphia: Saunders, 2011.

Hyzy RC: *Modes of Mechanical Ventilation*. UpToDate http://www.uptodate.com/contents/modes-of-mechanical-ventilation?source=search_result&search=modes+of+mechanical+ ven atilation&selectedTitle=17~150#H29, 2015.

Vo P , Kharasch VS: Respiratory failure. Pediatrics in Review 35: 476-486, 2014.

部分通气辅助策略的应用越来越多，究其目的是避免出现控制型 MV 的并发症的发生[73]。理想状况下，所期望的呼吸机模式是具有最佳同步性和患者 – 呼吸机（人机）联系的，同时又兼有肺保护策略。随着微处理技术的出现，新型的呼吸机模式将能够提供更具灵活性的氧气输送模式。

虽然长期 MV 降低了婴儿和儿童的死亡率，但并发症仍对他们的整体健康、生长发育和生活质量造成影响。长期有创 PPV 需要气管切开，这增加了护理的复杂程度（图 25.1）[35,64]。气管切开引起的并发症，如支管炎、意外脱管、气管溃疡或肉芽肿的发生

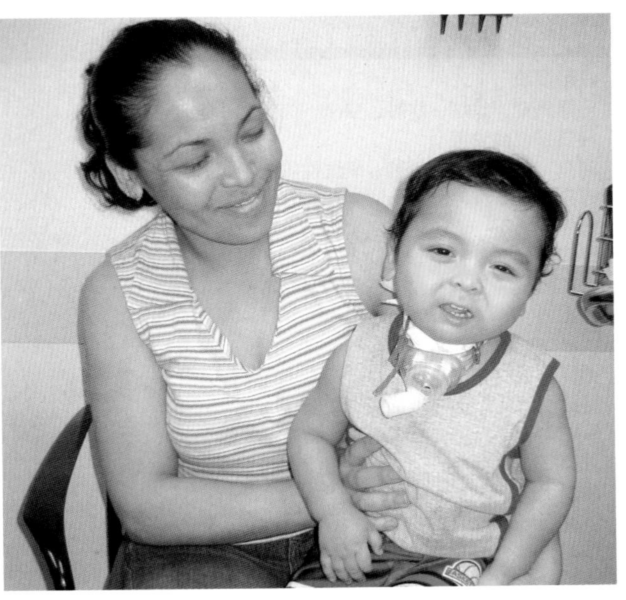

图 25.1　做了气管造口术的儿童（引自 Hockenberry MJ, Wilson D: *Wong's nursing care of infants and children*, ed 10, St. Louis, 2015, Mosby.）

十分常见。气管切开或并发症常需要外科监护或外科介入（支气管镜检查）[36]。人工气道同样也会干扰语言和营养摄入。已报道的继发性疾病包括呼吸机相关肺炎[79]和呼吸道合胞病毒感染[87]。

除外 PPV 带来的益处，PPV 的使用仍然存在继发性肺部感染的风险。有创 PPV 与多种并发症相关（见专栏 25.3），因此对于长期和依赖 MV 的儿童在一起工作的人员，了解正常及病理呼吸生理学、解剖学、发育期呼吸系统生理变化、人机的生理联系是十分必要的。

PPV 同样也可采用无创方式。持续气道正压通气（Continuous Positive Airway Pressure，CPAP）或者双相气道正压通气（Bilevel Positive Airway Pressur，BiPAP）可通过使用面罩正压通气实现。CPAP 在整个呼吸周期中对肺泡提供持续膨胀力，维持肺泡部分张开从而使其在各周期中更易扩张。CPAP 可通过鼻腔进行，故可最小化不适感。BiPAP 使用两个 CPAP 水平间的循环变化允许每个通气阶段有自主呼吸，这有效的帮助儿童断开长期 MV 使用。

除了能避免气管造口的明显优点，无创 PPV 可减少获得性感染的风险且患者更易行动[37]。但是，儿童无创通气仍存在难点，如面罩不合适、漏气导致通气不足、高流量导致眼刺激和鼻腔干燥等情况均有

专栏 25.3 机械通气相关复杂因素

呼吸系统
气管病变（糜烂、水肿、狭窄、肉芽肿、阻塞、穿孔）
导管移位或脱管
漏气（气胸、纵隔气肿、间质性肺气肿）
感染（气管炎、肺炎）
气体排出不畅（过度充气）
过多分泌物（肺不张）
氧危害（通气抑制、支气管肺发育不良）
肺出血

循环系统
静脉回流受损（心排量减少和低血压）
氧中毒（早产儿视网膜病变、脑血管收缩）
败血症
颅内出血
过度通气（脑血流减少）

胃肠
胃肠蠕动减弱
应激性溃疡

代谢
呼吸做功增加（呼吸机抵抗）
碱中毒（钾缺乏、过量碳酸氢盐治疗）

肾脏和体液平衡
抑尿
吸入气体中过量水分

设备故障
电源故障
加湿不当（吸入气体过热、吸气管路冷凝）
管道连接不当（扭转、断开）
通气故障（漏气、阀门故障）

引自 Zielinska MS, et al: Mechanical ventilation in children: problems and issues. Adv Clin Exp Med 23:843–848, 2014; Slutsky AS, Ranieri VM: Ventilator-induced lung injury. N Engl J Med 369:2126–2136, 2013; Venkataraman ST: Mechanical ventilation and respiratory care. In Fuhrman BP , Zimmerman JJ, editors: Pediatric critical care, ed 4, Saunders, 2012.

报道。此外，对于先天性面部畸形的患者，由于无法使用合适紧贴的面罩，且存在感染风险，如面部外伤或烧伤，无创通气的使用也受到限制[37]。

无创 MV 的另一使用策略是负压通气（Negative-Pressure, NPV）。NPV 提供一个压力梯度，该梯度通过吸气时在整个人体周围（颈部以下）产生负压，从而使空气进入肺部。这一类型通气的典型连接方式是一个定制的胸甲，或外裹 / 斗篷，或者一个通气箱（见图 25.2）。NPV 的主要优点是它可避免或推迟气管切开的需要，从而减少感染风险。NPV 的另一优点是吸出分泌物时不会打断通气。NPV 已成功地应用于肺力学正常及肺换气不足的患者，也可用于需要周期性或夜间通气支持的神经肌肉疾病及肺疾病患者。但对于婴儿和儿童的 NPV 使用则存在限制：睡眠中可能出现气道阻塞；对于需要高呼吸频率、潮气量或膨胀力的儿童来说，胸腔外壳或包裹是无效的。因此，NPV 并不常用[49,66,88]。

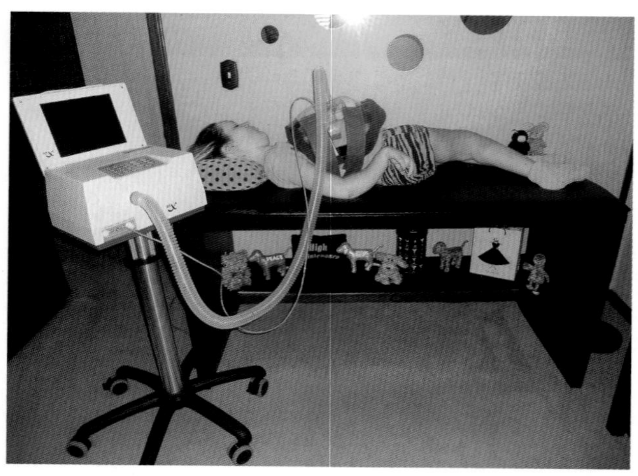

图 25.2 胸甲负压通气装置（引自 McDonald CM, Joyce NC: Neuromuscular disease management and rehabilitation, part II: specialty care and therapeutics. *Phys Med Rehabil Clin N Am* 23:xiii-xvii, 2012.）

脱机

从机械通气过渡到非辅助呼吸是一个复杂的过程。儿童从机械通气的支持下脱机是高度个体化的，该过程需要患儿对呼吸功能缺陷的恢复做出反应，而这些患儿最终也不能完成这一过程。首要考虑的关键因素是儿童是否能在自主呼吸的状态下维持足够的肺泡通气。这需要足够的中枢神经系统调节、支持完成呼吸运动的呼吸肌能力，以及没有被疾病严重损害的肺和气道。虽然对于很多儿童来说，从 MV 脱机可能是一个目标，但目前尚没有如何停止长期呼吸机支持的标准方案。

在危重症护理中，气管内插管的拔管和脱机往往是反复试验的过程，因为呼吸机的关闭时间是可变的，取决于高碳酸血症和缺氧的情况。除了延长脱机过程的时间，儿童急症期后脱机策略本质上不同于新生儿或儿科 ICU 内的策略，因为短期气管内插管的使用和更长期而稳定的气管切开术适用前提是不同的。目前对于急症期后儿童医院内环境下可脱机的建议标准如下：①脱机前 2 天内的呼吸机支持没有增加；②胸片显示情况稳定；③血 $PaCO_2$ 水平不高于基线 10%；④血 pH 值在正常范围；⑤补充 FiO_2 小于等于 0.6；⑥近 5~7 天的血压稳定；⑦心率最高不超过年龄正常标准最大值的 95%；⑧可耐受充足营养；⑨无活动性感染、急性疼痛或其他可能影响脱机过程的医疗问题；⑩家庭 / 监护人和所有卫生保健提供者都了解脱机的必要性。在儿科肺康复中，儿童从可以完全脱离 MV，进步到使用便携式设备，逐渐发展到更温和的通气水平（如降低压力支持），或者脱机至使用侵入性较低的支持模式（如 CPAP）[58]。

在急症期后住院环境中，尽管对于呼吸机依赖儿童的脱机有预期的经济、临床和社会心理优势，但是仅有少数研究报道了对长期 MV 依赖的儿童采用脱机计划。在一项单中心研究中，在住院 – 出院期间成功完成脱机的患儿只有 30%，而诊断（早产伴 BPD）和年龄（更小的）是脱机是否成功最强有力的预测因素。在一项为期 1 年的前瞻性多中心研究中，近 1/2 在住院时全天依赖 MV 的患儿，在康复出院时不再需要 MV。此外，只有 4 名患儿在出院时只需要每天 12 小时或更少的呼吸机支持 [59]。尽管没有密切监测呼吸功能，但有报道称，儿童在家接受护理时，对 MV 的依赖程度可降到最低。有项目报道，多达 57% 的儿童在家中实现脱机 [26,57]。

脱机在生理上和心理上都是一项艰巨的任务，必须谨慎进行。增强心肺力量和耐力、给予充足营养和提升整体健康，可以促进脱机的预后，但是在脱机期间需要避免肌肉和呼吸疲劳。物理治疗师对于脱机时机和预后的理解是非常重要的，以便他们能进行恰当的操作。物理治疗师与医疗团队进行协作和沟通，以确定可以安全耐受的体力消耗量。在脱机期间，患儿的活动安排需要进行调整。此外，物理治疗师的观察和正在进行的临床评估可能会对脱机产生影响。呼吸机设置通常受儿童功能影响，如力量、耐力和发育性 / 功能性技能。当与医疗护理团队就这些问题进行沟通后，脱机可能会继续进行，或停止，或中断。相反，作者未发表的临床观察则表明，当儿童积极进行脱机时，物理治疗的参与度是有限的。在脱机期间，婴幼儿可能会表现为睡眠需要增加，而年长儿对于同等水平的体力活动则更为不耐受，直到他们逐步适应其呼吸系统对呼吸机需求减少。

连续护理

物理治疗师可能会在任何医疗保健的机构内遇到需要机械通气的儿童。新生儿重症监护室中的婴儿可能由于肺或气道异常、影响呼吸的神经紊乱或呼吸泵障碍而进行 MV[83]。儿科 ICU 中的儿童则可能由于外科术后、近期创伤、疾病或器官衰竭、慢性呼吸衰竭等原因需要 MV。但是，这些患儿中仅有很小一部分需要长期 MV[81]。

对于需要更长时期 MV 的儿童，住院治疗的地点已经从急性护理医院的新生儿和儿科 ICU 转至急性期后康复病区或医院，在那里，患儿可能会有更长的时间进行康复，同时费用更低。在康复病区或医院，患儿可能脱离氧气或呼吸机，或转至无创通气 [31,59]。更加适合发育的环境和康复机构旨在优化从依赖呼吸机至限制较少的呼吸支持模式的脱离，以便安全出院回家。在促进医疗状态稳定的同时，也应促进亲子互动、家长教育和关注生长发育情况 [59]。在建议患儿转至康复治疗，为患儿和家庭、临床工作人员、支付者提供现实预期时，理解这一点是十分重要的。无论是完全脱机、脱机到每天更少时间使用 MV，还是脱机至无创通气模式，最终的目标都是让患儿能出院回家。

当患儿可以使用适合非医院使用的呼吸机、有适当的照护者而且其医疗状态稳定后，可在家进行护理并且可以参与社区活动 [57]。设计、效率及便携性方面技术的进步增加了在院外环境使用 MV 的机会。这一选择取决于许多因素，但主要取决于气道稳定、氧气需求通常低于 40%、$PaCO_2$ 水平不高于基线 10% 以及有维持生长发育需求的足够营养摄入 [58]。家庭呼吸机的使用使医院感染的风险最小化，促进了儿童社会心理发展、社会融入，提高了生活质量 [13,15,63,67,69]。

导致无法出院的障碍包括没有合格的家庭护理人员、家庭护理资源资金不足或延迟、住房条件不适、未能及时获得合适的设备，以及具备护理能力的家庭成员有限。家庭或指定照护者必须能够参与并学习儿童护理的所有方面。这种护理不仅包括管理呼吸机或其他监测设备，还包括能够识别医疗窘境的征象且能进行紧急医疗操作。要求父母或照护者具备高度的医学和技术专业知识可能会给家庭造成巨大的压力[19,67]。

向家庭过渡还意味着可能伴随着其他压力的增加，如经济负担、家庭日常、生活方式和人际关系的重大改变。医疗责任从卫生保健专业人员转移至家庭，会导致无数需要心理、社会、伦理、经济以及政策解决方案的问题[12,13,19,46]。在许多情况下，主要照护者不得不离开工作岗位在家照护患儿[51]。此外，对于在家使用MV的儿童，再次入院也非常常见[11,34,87]。再次入院给儿童及家庭带来的负担包括了从家庭分离、面对疾病本身以及诸如收入损失和住院费用等经济问题。而且，儿童和家庭还会面临由于服务中断而造成其现有社区服务提供者人际关系网崩溃的可能性[19]。虽然这些额外的负担并不一定会超过儿童在家成长并能融入社区所带来的巨大好处，但这些负担仍然可能是压倒性的，且可能对儿童及其家庭的生活质量造成影响[12,19,46,67]。

随着损害程度和复杂性、活动受限和参与受限程度的增加，患儿及其家庭的生活质量往往会降低——特别是当经济、社会心理和情感支持减少时。考虑到这一点，卫生保健服务提供者最重要的任务之一就是当儿童考虑出院和在家期间，要与家庭成员密切合作。我们鼓励物理治疗师与家庭合作，明确他们的信息需求，分享干预方案，使家庭在家照护儿童的问题上做出明智的选择[30,43,67]。重要的是，儿童的治疗计划必须整合于家庭的日常生活中，而不是变成家庭日常计划的重心[43,51]。

物理治疗管理

对于长期依赖MV的儿童，他们可能存在与先天性或后天因素所致的肌肉骨骼、神经肌肉、心血管、肺或皮肤系统相关的问题，从而导致其发育障碍、活动及参与受限，对于这类儿童，是可以进行物理治疗的。如前所述，需要长期MV的儿童是一个多样化且异质性的群体。尽管导致呼吸功能不全的潜在原因不同，这些儿童在活动受限和参与受限方面的情况是相似的。

长期依赖MV的儿童在自我照顾、活动能力、认知能力、沟通[32]及经口喂养方面都存在局限性。由于心肺耐力下降或管道长度及呼吸机本身所致周围环境受限，自我照护及活动能力的限制会随患儿疲劳度的增加而增多。由于缺乏频繁多变的练习机会，该类患儿技能的获得变得特别困难，因而导致各发育能区的技能储备有限（有关运动学习的更多细节，请参见第4章）。举例来说，儿童在典型的发育过程中获得独立的行动能力，这使他们能够获得与他们有关的世界的信息，并根据他们自身的行动形成对世界的认知。因此，认知能力发展，如认识物体的永恒性，是通过肌肉运动促进的。各发育能区之间的交织及相互依赖是众所周知的，因此，运动总量、类型的限制以及缺乏环境的支持的影响可能是巨大的。

一则报道描述了一患儿在使用CPAP同时获得了独立行走的能力[16]。一名患有婴儿期慢性肺疾病和气管支气管软化症的18月龄幼儿被提供了一个CPAP设备，该设备可以使压缩的空气通过延长管道的气管切开管输送。假设传统CPAP装置管道因为更短更重，严重限制了儿童的活动能力，那么新型CPAP装置的应用则为儿童提供了高达10 m半径的活动范围，从而促进了心理运动发育。不幸的是，对于长期依赖MV的儿童，并没有研究记录物理治疗干预、脱机和运动/活动结局之间的关系。

除了上述的损伤和活动受限，并发症所带来的附加影响还包括缺氧发作、反复感染、体重增加不良、身体生长不良，可直接导致无数的继发性损伤和随之而来的活动受限。例如，由于在疾病早期长时间的不活动或者活动受限，这类儿童常会表现出诸如感觉防御、全身无力及软组织和肌肉紧张等损伤。同样，如果儿童出现缺氧或缺血发作，神经系统的损伤可能会进一步限制运动技能的习得和流畅性。患有BPD的婴儿以及有MV使用史的极低出生体重婴儿，被诊断为脑性瘫痪、注意缺陷障碍及发育性协调障碍（Developmental Coordination Disorder, DCD）的风险会增加[92]。

由于儿童的残疾、需要依赖电源和安全备用材料的外部设备（如Ambu包、额外的气管导管），以及需要训练有素的成人护理人员，这类患儿参与家庭以外的活动可能会很困难，很难找到合适的娱乐和休闲活动。目前有关于患儿参加滑冰项目[23]以及医院的健身项目的报道[24]。在美国多个州，已有为依赖MV的儿童提供了户外过夜的夏令营活动[39]。

多学科团队合作的方式对于长期依赖 MV 儿童的管理是十分必要的，无论物理治疗师的实践背景如何，多学科团队合作都应是管理该类患儿的标准模式。在最优的患者管理，除了了解典型和非典型的运动技能发展外，与依赖 MV 的婴儿、儿童和青少年一起工作的物理治疗师还应全面了解心肺生理学以及该系统出现问题后的影响。物理治疗师还应了解慢性呼吸衰竭的病理生理学、依赖 MV 的生理学状态、呼吸机参数、不同类型的 MV 以及生理监测设备的使用（表 25.3）。呼吸机的类型和设置根据儿童年龄、诊断、护理地点、可用设备、提供者对于特定类型呼吸机的知识和经验而有所不同。虽然婴儿或儿童可能处于医疗稳态，但因人工气道可能会移位或阻塞，仍随时可能出现意外严重情况。此外，婴幼儿由于不能很好地沟通，故需由治疗师有能力解读任何即将发生或已经发生的危急迹象。

检查

在进行任何检查或干预前，治疗师应与患儿的主要照护者协商确定患儿目前的医疗状态及其生理参数基线。由于疾病诱因的性质和严重程度不同，患儿的心肺参数可能与典型的儿童年龄参数不同（见表 25.4）。通常应谨慎建立安全的生理参数以便能在其范围内进行治疗。一般情况下，儿童在使用呼吸机时，心率、呼吸频率及氧饱和度都会进行电子监测。

物理治疗师应熟悉儿童使用的呼吸机类型，了解呼吸机是否能完全替代患儿完成呼吸运动，或者在呼吸深度和次数上帮助患儿。物理治疗师还应了解儿童需要呼吸帮助的临床症状、呼吸机报警系统、氧饱和度水平监测、心率和呼吸情况以及护理中对紧急情况的应对程序。治疗师应具备观察儿童呼吸窘迫症状体征、指示缺氧的皮肤颜色改变、呼吸频率、呼吸模式、胸腔扩张对称性、姿势及调整舒适程度的能力。当患儿使用呼吸机时，呼吸窘迫的体征，如凹陷、鼻煽、呼气声及喘鸣可能不明显。关于心肺系统评估更多的详细信息，请参阅其他章节[53]。

与任何转介至物理治疗的儿童一样，治疗师需首先完善全面的检查，包括病史、系统回顾、特定的测试或评估。由于 MV 依赖儿童的年龄、诊断、预测及干预的不同，测试和评估应针对量化儿童的有氧活动能力和耐力、运动功能、肌肉骨骼性能（灵活性、力量、姿势）、符合年龄且与儿童及其家庭目标相关的一般自适应行为以及临床环境。

神经肌肉 / 肌肉骨骼检查应提供关于儿童神经和肌肉骨骼状态的一般信息，包括对运动、力量、灵活性、感觉和姿势的主动控制的评定。检查程序可以是多样的，依据儿童的年龄、认知水平而定；关注的领域也可能因诊断、护理环境、儿童及其家庭的目标而不同。这其中一个重要部分是对长期 MV 儿童的神

表 25.3　常见的无创监测设备[a]

设备	生理参数监测
心肺功能监测	心率和呼吸频率
脉搏血氧仪[b]	经皮动脉血氧饱和度监测低氧血症
呼吸机警报	不同个体选择不同的模式、气道压力、气体浓度和潮气量
经皮 PaO_2 和 $PaCO_2$	动脉血中氧气和二氧化碳分压
呼吸机氧气分析仪	呼吸机回路内的供氧
血压计	血压

[a] 这些是一些非侵入性设备，可以用来监测对活动和一般状态的反应。在进行任何检查或治疗之前，治疗师应该熟悉患儿使用的所有设备。

[b] 脉搏血氧仪对于鉴别高氧是无用的，因为血液在 150mmHg 的 PaO_2 中完全饱和。

表 25.4　生理值正常范围[a]

参数	新生儿 / 婴儿（<1 岁）	年长儿和儿童（>1 岁）
呼吸频率（次 / 分）	24~40 40~70（早产儿）	20~30（1~3 岁） 20~24（4~9 岁） 14~20（>10 岁）
心率（次 / 分）	100~160 120~170（早产儿）	70~120（1~10 岁） 60~100（>10 岁）
收缩压（mmHg）	60~90 55~75（早产儿）	80~130（1~3 岁） 90~140（>3 岁）
舒张压（mmHg）	30~60 35~45（早产儿）	45~90（<3 岁） 50~80（>3 岁）
PaO_2（mmHg）	60~90	80~100
$PaCO_2$（mmHg）	30~35	30~35（<2 岁） 35~45（>2 岁）
动脉血氧饱和度（%）	87~89（低）94~95（高） 90~95（早产儿）	95~100

[a] 这些测量值代表“正常”生理值；对于具有不同病理生理过程的婴儿和儿童，“正常”值可能不同。

引自 Bernstein D: History and physical examination. In Kliegman RM, Stanton BMD, St. Geme J, et al., editors: Nelson textbook of pediatrics, ed 20, Philadelphia: Elsevier 2016; Marx J, Hockberger R, editors: Rosen's emergency medicine: concepts and clinical practice, ed 8, Philadelphia: Saunders, 2014.

经运动发育和运动控制的评估，因为这些儿童极有可能出现全面性的发育迟缓，这种发育迟缓可能有也可能没有病理生理学改变。

对儿童功能活动水平的检查应包含年龄相适应的日常生活活动、一般运动技能、沟通能力以及儿童在家庭和相关环境内角色的评价。功能评估为儿童在多大程度上融入其周围环境、家庭和社区（如果可行）提供了一个指标。基于患儿表现的评估或患者报告的评价是较为适宜的；基于表现的标准发育评估或功能评估工具可用于量化运动里程碑的获得或功能性运动技能的变化。对于依赖呼吸机的儿童，没有可推荐的特别评估工具，而且现有可用的工具中仅有少数被报道用于依赖呼吸机的儿童群体。当进行评估工具选择时，治疗师应考虑儿童的年龄、护理环境、预后、诊断和预期结果（如发育里程碑里的翻身、功能性技能如转移、影响生活质量的因素如如何上学）。但要记住，标准化的发育评估极少考虑到与运动耐力相关的因素。关于物理治疗的测试和评估的信息，请参阅第2章。

复评应包括执行选定的测试和措施，以评价针对家长/照护者提出或担忧的问题、物理治疗师的干预、生长发育和医疗康复的进展情况。当出现新的临床情况，患儿对物理治疗反应欠佳，或护理环境出现变化时，都需要进行复评[29]。对于依赖MV的儿童来说，呼吸机类型、设置的变化、每日呼吸机支持时间的减少都提示应该对运动任务的需氧能力和耐力或者适宜设备的适应性进行重新检查。

评估和诊断

治疗师根据物理治疗检查中所收集的信息对物理治疗进行评估和诊断。评价检查的结果应综合分析以确定儿童的障碍、活动受限和参与受限，并能识别出优势和可利用资源以最小化儿童障碍造成的影响。理想情况下，应采用多层面的测试和评估方式，其结果应与干扰儿童生活质量的活动受限和参与受限相关。例如，患有慢性肺疾病和由于BPD继发的机械通气依赖的儿童可能同时存在神经功能障碍、胃肠道异常和生长障碍。因此，其物理治疗诊断可能包括发育延迟、需氧能力和耐力限制以及运动模式的减少。又如，神经学诊断为先天性中枢性低通气综合征的儿童只有在长期住院的情况下，才可能有稳定的医疗状态，但这些儿童同时也有发育迟缓的风险。因此，此阶段的临床决策、诊断决定将会因儿童年龄、肺部疾病的严重程度和慢性程度以及共存诊断而不同。

预后及护理计划

长期依赖MV儿童的物理治疗预后可能难以明确。预后指对疾病能得到最大限度地改善的预测，以及预估患儿需要多长时间能获得这一改善。由于这类儿童在其医学诊断和年龄范围上是多种多样的，因此关于对其进行预后评估以减少损伤、改善功能、促进参与家庭和社区生活的文献是有限的。

有关患儿活动模式、强度和频率的决策需要与儿童医疗团队的其他成员一起商议，该决策还需要随着疾病过程变化进行调整。在实施任何干预措施时，物理治疗师必须认识到潜在的不良生理应激以及对儿童预后的潜在影响。运动的量和类型必须个体化且根据儿童耐受水平进行分级，从而使由于患儿生理不成熟或系统不稳定导致的风险不会被放大。

然而，儿科物理治疗最终的目标之一应该是推广终身健康和健身的理念。除非有任何医疗禁忌证，否则应鼓励依赖呼吸机的儿童进行体育活动且将此纳入护理计划中。体育活动和终身健身的长期益处包括心理健康方面的益处，如增强自尊和信心[61]。

物理治疗干预

依赖呼吸机的儿童的多种医疗、情感、教育和康复的需求已超出单一专科医疗人员的专业领域范畴，因此需要跨学科团队的护理和协调。这个团队应包括一名初级保健医师和多名专科医师。治疗长期依赖MV儿童的治疗师应经常与儿童、家庭、其他日常照护者（如护士、家庭健康助理）和儿童的主治医师进行沟通。治疗师还应与其他医疗专科人员如呼吸内科医师、物理治疗师、矫形外科医师和神经科医师，就儿童的治疗目标和对干预的机体反应进行沟通。

家庭环境中儿童的照护团队成员可以扩展到包括病例管理人员、呼吸设备供应商和持久的医疗设备供应商。此外，学校环境团队的成员可以包括老师、助教、学校护师和交通人员（校车司机和管理员）。在美国许多州，院外使用气管切开式呼吸机的儿童身边通常会一直有一名护士陪护。物理治疗师、作业治疗师和言语治疗师之间成功的沟通和激励策略，以及贯彻交流的所有康复总目标，不仅能促进良好的治疗师 – 患者关系，还能提高应对儿童和家庭需求的方法的稳定一致性。团队应与家庭一起进行短期目标制订和长期目标规划，同时需始终记住从身体、认知、社会情感和家庭动力等角度来实现能力最大化的最终目标。

对于任何诊断团队来说，组内物理治疗师对于单一治疗策略或强度的接受是不一致的。同样，对于长期依赖呼吸机的儿童，物理治疗也因不同的管理理念和不同问题的广泛领域而存在很大差异。因此，本节内容的目的不是予以具体的干预措施建议，而是提出一个概念框架，从中可以组建合适的护理计划并强调对于某一类儿童的独特考虑。具体的干预措施已在物理治疗实践指南里详细列出[29]。表 25.5 总结了对 MV 依赖儿童进行物理治疗干预的关键考虑因素。

典型的正在发育的婴儿和儿童能使用各种不同的运动技能来探索和学习。儿童时期的运动发育意味着心肺和肌肉骨骼系统之间能流畅地相互作用，也是认知发育的必要基础。对于有慢性呼吸功能不全的儿童，生理稳定性受损可能导致患儿无法像正常儿童一样进行无止境的探索和实践。患有慢性疾病的儿童，活动或运动能力的下降可能是其潜在病理生理过程的直接或间接结果。例如，Smith 等人[78] 报道了一大批极早产出生的学龄期儿童，发现尽管他们仅有轻度的小气道阻塞和气体滞留，但其运动能力仍然明显受损。无论原因是什么，缺乏运动的恶性循环可能是由于不活动且拒绝移动和探索，导致耐力和体能下降，从而进一步导致运动缺乏。

另需考虑的是长期使用 MV 的儿童可能会将运动与疲劳、缺氧和疼痛等负面经历联系在一起，这将影响他们进行活动的积极性。物理治疗师在治疗依赖呼吸机的儿童方面的一个主要目标就是二级预防，即防止由于缺乏活动所致的感觉和运动体验剥夺，以及这种剥夺所导致的各种后遗症。无论儿童的医学诊断如何，干预都应旨在为运动挑战和探索提供多种机会，并增加他们的功能和运动能力。依据儿童是否存在特殊的运动障碍，这些目标都可以通过使用或不使用辅助器具来实现。例如，对于患有 BPD 且伴脑室内出血史的患儿，由于较差的躯干抗重力控制而需要体位控制，或由于下肢无力或痉挛需要步行辅助的适应性器具设备。又如，患有先天性中枢性低通气综合征且没有运动控制障碍的儿童可能有独立运动的能力，但同时又表现出运动不耐受。

表 25.5　物理治疗干预的考虑

干预种类	手段
气道清理技术	气道清理的呼吸策略 人工 / 机械气道清理技术 体位 引流体位
辅助技术	夹板、石膏、假肢和矫形器具 日常生活及卫浴技术（如适应性马桶、淋浴椅等） 移动技术（如婴儿车、站立架、轮椅） 坐姿和体位固定设备 转移技术（如机械升降机）
生物物理因子	生物反馈 贴扎 电刺激 水疗
皮肤修复和保护技术	清创术 敷料选择 矫形、保护和支持装置的推荐和调整 外用制剂
手法治疗技术	徒手牵引 按摩 松动术 / 手法 被动关节活动范围训练
运动功能训练	平衡训练 步态训练 手动及电动轮椅训练 知觉训练 姿势稳定及其训练 任务导向性训练 前庭训练
治疗性运动	有氧能力 / 耐力调节或再调节 水疗法 发育性活动 柔韧性训练 步态和移动训练 放松技巧 力量、爆发力和耐力训练
患者或委托人指导	活动耐受性，生命体征监测，需紧急干预的临床体征信号 诊断 / 预后 呼吸机使用的适应证以及呼吸机对运动和移动能力的影响 摆位、矫正和设备使用 交通策略——家庭、学校和社区的交通选择 文娱活动的资源

患者或监护人指导

儿童保健包括以家庭为中心的保健[40]，并且需要意识到家庭成员是孩子生活中最重要的人。家庭在塑造儿童生长发育的环境方面的作用是至关重要的。

重要的是，从实践角度看，当儿童需要长期依赖 MV 时，其生活质量就依赖于父母对于能保障儿童健康和安全的重症监护知识知晓多少。

物理治疗师可为儿童、家庭和其他团队成员提供关于儿童诊断、呼吸机使用适应证和儿童功能能力的信息。治疗师同样也可提供关于体位、矫形器及辅具使用、活动耐受性、生命体征监测、需紧急干预的临床指征、家庭和学校环境内的行动策略、交通工具选择、文娱活动资源和影响干预的社会心理因素的咨询。

气道廓清技术

虽然治疗师通常会注重加强呼吸和核心肌群，但保持胸廓、脊柱和肩带灵活性对于非辅助通气有重要的促进作用。物理治疗师选择、指示和实施的气道廓清技术可能包括扩气道廓清的呼吸策略、人工 / 机械气道廓清技术、摆位和肺体位引流。虽然物理治疗师的目的是提高运动表现、减少危险因素和并发症、提升或维持体能表现、改善咳嗽、改善氧合和通气或保护和修复身体功能结构及减少活动受限或参与受限，但他们也可以教儿童及家庭气道廓清技术和肺体位引流。

辅助技术

适当的辅助技术可将呼吸机依赖儿童对照护者的依赖性降至最低，并帮助儿童获得仅靠他们自身是无法获得的功能技巧和行动能力。辅助技术也可用于减轻疼痛，尽量减少因潜在疾病过程或无法行动而造成的继发性损害，同时促进儿童的功能和参与。能提高安全性、功能性和独立性的辅助技术包括夹板、石膏、假肢和矫形器、转移技术（如传送板、机械式升降机）、日常生活及卫浴技术（如适应性马桶、淋浴椅等）以及婴儿车、站立架和轮椅。

矫形器可用于控制关节活动、保持关节灵活性或提供适当的躯干、腿、手或手臂的对线功能。对于需要躯干矫形器以保持直立姿势或控制脊柱侧凸的儿童来说，尤其重要的是使用一种装配有能使胸腔充分扩张并能容纳胃造口术管的矫形支具。

座椅、摆位和移动相关器材的选择非常广泛（如定制的座椅、轮椅的上肢支撑托盘、卧式支架、手动或电动轮椅）。年幼儿可能需要特殊改制带有能携带呼吸机功能的婴儿车。年长儿则可能需要配备能移动呼吸机的手动或电动轮椅。呼吸机和其他设备必须安全固定在座位系统上（图 25.3）。假如儿童能走动，则可在孩子或照护者携带的背包中放置便携式呼吸机。

所有的运输系统均应符合车座椅和公共汽车运输的国家机动车辆安全标准。这包括可以将呼吸机固定在儿童旁边的座位上。此外，依据作者的经验，当转运呼吸机时，应通常为儿童配备额外的气管造口管、Ambu 包、氧气罐或带有无菌导管的便携式吸入装置，以及一个呼吸机外接电源。

虽然物理治疗师并不是为没有语言及有学习障碍的儿童提供促进交流辅助技术的人选，但他们仍然可就这类设备的设计和获得提供咨询。

生物物理因子

生物物理因子主要通过各种形式的能量以增加肌力、组织灌注、愈合或组织延展性，或减轻疼痛及炎症，可与其他物理治疗干预措施联合使用[29]。然而，对于长期依赖 MV 的儿童，没有证据支持或反对此类治疗的有效性。用于治疗患有神经肌肉疾病儿童的生物物理因子的例子也可能适用于长期依赖 MV 的患有神经肌肉疾病的儿童，包括生物反馈、贴扎、电刺激、水疗和机械装置（如站立架）。

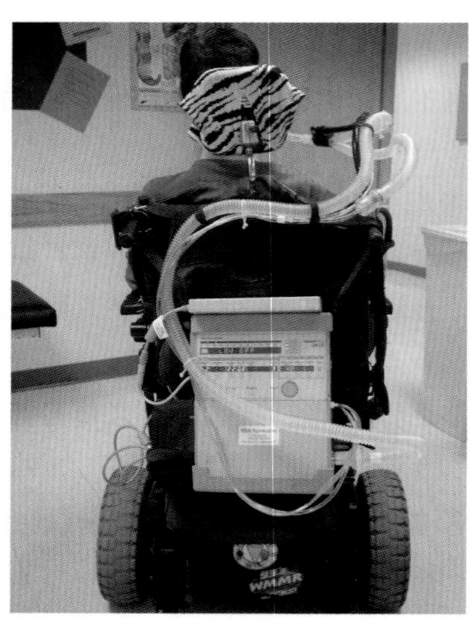

图 25.3 轮椅后部装有便携式呼吸机（引自 Panitch HB: Diurnal hypercapnia in patients with neuromuscular disease, *Paediatr Respir Rev* 11:3-8, 2010.）

皮肤修复和保护技术

其方法和技术可包括清创术、敷料选择、矫形术选择、保护性和支持性装置的推荐和调整、生物物理材料和局部制剂 [29]。由于一名呼吸机依赖的儿童有多个医疗提供者，所以医疗护理团队中的任一成员可能是同时使用其中几项技术的人。长期需要 MV 的患儿尤其应注意气管造口周围的皮肤情况，由于潮湿和导管的原因，其破损风险会增高。

手法治疗技术

手法治疗技术包括关节和软组织的熟练运动，旨在改善组织的延展性、增加活动范围、诱导放松、松动关节和减轻疼痛、肿胀及炎症 [29]。这一技术可包括徒手牵引、按摩、松动术 / 手法和被动关节活动范围训练。如有指征，儿童对呼吸机的依赖本身并不限制这些技术的使用。

运动功能训练

运动功能训练是计划性的进行身体动作、姿势摆位或活动。运动功能训练可包括动态和静态的平衡训练、步态训练、手动和电动轮椅训练、知觉训练、任务导向性训练、前庭训练、姿势稳定及其训练 [29]。物理治疗师对患有神经肌肉疾病的儿童通常采用运动功能训练活动，因此这些方法也可能适用于长期 MV 依赖儿童的护理计划。

治疗性运动

治疗性运动可包括以下内容：有氧能力 / 耐力调节或再调节、发育性活动、水疗法、柔韧性练习、步态和移动训练、放松技巧以及对头颈部、四肢、盆底、躯干和呼吸肌肉（主动、主动辅助和抗阻训练）的力量、爆发力和耐力的训练。这类广泛的活动旨在促进力量、灵活性、肌肉和心肺耐力、平衡、协调、姿势和运动功能或发育。

简单来说，对训练的“正常”反应是心率的增加，然后回到基线。通气同样也随着代谢率线性增加，直至耗氧量达 60% 左右，此时增加更加迅速（参见第 6 章）。这些关联，以及其他在运动过程中支持充分通气和灌注的生理过程，会在伴有肺部疾病的情况下发生改变。虽然运动通常会受心脏功能的限制，但在有慢性肺部疾病的患者中，可能由于缺乏运动能力和气体交换或肺力学不良，运动常会因通气受到限制。然而，患有慢性肺疾病的儿童的最佳体育活动水平与疾病严重程度无关。因此，应评估每个儿童对训练的反应和改善的能力。

运动带来的有益影响在患有呼吸系统疾病的特定人群中已有证明，如囊性纤维化患者 [50]（见第 26 章）和哮喘（见第 27 章）[21]。无成组别设计研究调查了需要 MV 儿童的主动运动训练和力量训练。力量训练已被发现对患有神经和神经肌肉疾病的患儿有效 [25]。与任何健康状况一样，运动局限性和受限应在运动计划开始前就确定。在所有训练中，应严密监测儿童以免出现肌肉骨骼损伤、心率呼吸过快和导管移位。

在依赖 MV 的婴儿和儿童中，体育活动可被视作一种提高耐力和运动耐受力的方法。对于发育性干预对心肺功能和训练耐受性的影响的研究甚少。一项对有慢性呼吸功能不全的儿童对于物理治疗干预活动和心肺反应的研究调查显示，坐位活动最常用，而俯卧位活动运用最少 [18]。假如儿童需要维持就近连接一台不可移动的呼吸机，依赖呼吸机通常意味着有限的运动性和机动性。例如，俯卧位的时间通常是有限的且可能只出现在物理治疗中。俯卧位的训练和活动对于加强颈部和肩带肌肉系统和发展翻正反射是很有用的。转体运动和越过身体中线对于许多功能活动都非常重要，但往往受到儿童呼吸管道的限制。对于所有年龄段的儿童来说，坐位或站立位的直立体位对于生理功能和骨密度非常重要，当发育程度和医疗条件允许时应予以鼓励促进。对于一个在医院里连在地板上玩耍的机会都非常有限的幼儿来说，可促进他在床上进行一些活动，如拉站或沿着婴儿床移动 [17]。

总结

长期依赖 MV 的儿童有复杂的医疗状况，包括早产和慢性肺疾病、心脏病、先天异常以及最常见的神经肌肉和神经系统疾病。由于医疗和技术的进步，依赖 MV 的婴儿和儿童的数量持续增加。需要长期 MV 的儿童在出现继发疾病、反复住院、全面性发育迟缓、气管切开相关并发症及设备故障方面有很高的风险。尽量减少儿童对MV的依赖，对儿童及其家庭的生活质量都有重要益处，这包括减少住院时间、促进身心健康以及更多的社会参与机会。而关于多久可以从呼吸机上脱机的证据是有限的。

物理治疗师在促进患有慢性呼吸衰竭的婴儿、儿童和青少年的健康和发展及其家庭支持方面发挥着重要作用。一旦决定开始使用人工通气，对于相关并发症的预防和治疗就是医疗和康复管理的主要目标。虽然干预的类型和强度不同，但物理治疗所期望的结果都包括了最大限度提高儿童活动能力、自我护理和参与程度。一些物理治疗师的干预与医疗相关，如叩击和体位引流。物理治疗师干预的一个主要专注点是将目标融入日常活动中，并为家庭在照护儿童健康和发育需求方面予以支持。如果目标成为日常活动常规的一部分，干预的生态有效性将会提高。

我们鼓励物理治疗师参与临床研究，为需要长期使用呼吸机的儿童的管理提供支持依据。有效的方案规划、方案改进、适当的资源利用以及为长期依赖MV的婴儿、幼儿和儿童设定预期结果都需要进行研究以明确。其他的研究问题还可能包括脱机过程对康复干预的影响以及康复干预对儿童及其家庭生活质量结局的影响。

（李文藻　译，单　玲　审）

参考文献

1. Reference deleted in proofs.
2. Allen J: Pulmonary complications of neuromuscular disease: a respiratory mechanics perspective, *Paediatr Respir Rev* 11:18–23, 2010.
3. Bach JR, et al.: Long-term survival in Werdnig-Hoffmann disease, *Am J Phys Med Rehabil* 86:339–345, 2007.
4. Benneyworth BD, et al.: Inpatient health care utilization for children dependent on long-term mechanical ventilation, *Pediatrics* 127:e1533–e1541, 2011.
5. Berry-Kravis EM, et al.: Congenital central hypoventilation syndrome: PHOX2B mutations and phenotype, *Am J Respir Crit Care Med* 174:1139–1144, 2006.
6. Bertrand P, et al.: Home ventilatory assistance in Chilean children: 12 years' experience, *Arch Bronconeumol* 42:165–170, 2006.
7. Bhandari V, Gruen JR: The genetics of bronchopulmonary dysplasia, *Semin Perinatol* 30:185–191, 2006.
8. Boroughs D, Dougherty JA: Decreasing accidental mortality of ventilatordependent children at home: a call to action, *Home Healthc Nurse* 30:103–111, 2012.
9. Reference deleted in proofs.
10. Reference deleted in proofs.
11. Carrozzi L, Make B: Chronic respiratory failure as a global issue. In Ambrosino N, Goldstein R, editors: *Ventilatory support for chronic respiratory failure: lung biology in health and disease*, vol. 225. New York, 2008, Informa Healthcare, pp 27–38.
12. Cockett A: Technology dependence and children: a review of the evidence, *Nurs Child Young People* 24:32–35, 2012.
13. Com G, et al.: Outcomes of children treated with tracheostomy and positivepressure ventilation at home, *Clin Pediatr (Phila)* 52:54–61, 2013.
14. Como JJ, et al.: Characterizing the need for mechanical ventilation following cervical spinal cord injury with neurologic deficit, *J Trauma* 59:912–916, 2005.
15. Cristea AI, et al.: Outcomes of children with severe bronchopulmonary dysplasia who were ventilator dependent at home, *Pediatrics* 132:e727–e734, 2013.
16. Dieperink W, et al.: Walking with continuous positive airway pressure, *Eur Respir J* 27:853–855, 2006.
17. Dudek-Shriber L, Zelazny S: The effect of prone positioning on the quality and acquisition of developmental milestones in four-month old infants, *Pediatr Phys Ther* 19:48–55, 2007.
18. Dumas HM, et al.: Cardiorespiratory response during physical therapist intervention for infants and young children with chronic respiratory insufficiency, *Pediatr Phys Ther* 25:178–185, 2013.
19. Dybwik K, et al.: Fighting the system: families caring for ventilator-dependent children and adults with complex health care needs at home, *BMC Health Serv Res* 11:156, 2011.
20. Edwards EA, et al.: Paediatric home ventilatory support: the Auckland experience, *J Paediatr Child Health* 41:652–658, 2005.
21. Fanelli A, et al.: Exercise training on disease control and quality of life in asthmatic children, *MedSci Sports Exerc* 39:1474–1480, 2007.
22. Fauroux B, Khirani S: Neuromuscular disease and respiratory physiology in children: putting lung function into perspective, *Respirology* 19:782–791, 2014.
23. Fragala-Pinkham MA, et al.: Evaluation of an adaptive ice skating programme for children with disabilities, *Dev Neurorehabil* 12:215–223, 2009.
24. Fragala-Pinkham MA, et al.: A fitness program for children with disabilities, *Phys Ther* 85:1182–1200, 2005.
25. Fragala-Pinkham MA, et al.: Evaluation of a community-based group fitness program for children with disabilities, *Pediatr Phys Ther* 18:159–167, 2006.
26. Gowans M, et al.: The population prevalence of children receiving invasive home ventilation in Utah, *Pediatr Pulmonol* 42:231–236, 2007.
27. Graham RJ, et al.: Chronic ventilator need in the community: a 2005 pediatric census of Massachusetts, *Pediatrics* 119:e1280–e1287, 2007.
28. Reference deleted in proofs.
29. Guide to pysical therapist practice 3.0, Alexandria, VA, 2014, American Physical Therapy Association. Available at: http://guidetoptpractice .apta.org/. Accessed August 5, 2015.
30. Hefner JL, Tsai WC: Ventilator-dependent children and the health services system: unmet needs and coordination of care, *Ann Am Thorac Soc* 10:482–489, 2013.
31. Hsia SH, Lin JJ, Huang IA, Wu CT: Outcome of long-term mechanical ventilation support in children, *Pediatr Neonatol* 53:304–308, 2012.
32. Hull EM, et al.: Tracheostomy speaking valves for children: tolerance and clinical benefits, *Pediatr Rehabil* 8:214–219, 2005.
33. Reference deleted in proofs.
34. Jurgens V, et al.: Hospital readmission in children with complex chronic conditions discharged from subacute care, *Hosp Pediatr* 4:153–158, 2014.
35. Kendirli T, et al.: Mechanical ventilation in children, *Turk J Pediatr* 48:323–327, 2007.
36. Kharasch VS, et al.: Bronchoscopy findings in children and young adults with tracheostomy due to congenital anomalies and neurological impairment, *J Pediatr Rehabil Med* 1:137–143, 2008.
37. Kissoon N, Adderley R: Noninvasive ventilation in infants and

children, *Minerva Pediatr* 60:211–218, 2008.
38. Koumbourlis AC: Chest wall abnormalities and their clinical significance in childhood, *Paediatr Respir Rev* 15:246–255, 2014.
39. Krcmar S: Room to breathe, RT: for decision makers in respiratory care, Overland Park, Kansas. *Allied Media,* LLC 2006.
40. Kuo DZ, et al.: Family-centered care: current applications and future directions in pediatric health care, *Matern Child Health J* 16:297–305, 2012.
41. Lai D, Schroer B: Haddad syndromes: a case of an infant with central congenital hypoventilation syndrome and Hirschsprung disease, *J Child Neurol* 23:341–343, 2008.
42. Lesser DJ, et al.: Congenital hypoventilation syndromes, *Sem Respir Crit Care Med* 30:339–347, 2009.
43. Lindahl B, Lindblad BM: Family members' experiences of everyday life when a child is dependent on a ventilator: a metasynthesis study, *J Fam Nurs* 17:241–269, 2011.
44. Reference deleted in proofs.
45. Reference deleted in proofs.
46. Mah JK, et al.: Parental stress and quality of life in children with neuromuscular disease, *Pediatr Neurol* 39:102–107, 2008.
47. Maitre NL, R, et al.: Respiratory consequences of prematurity: evolution of a diagnosis and development of a comprehensive approach, *J Perinatol* 35:321, 2015.
48. Mayer OH: Chest wall hypoplasia: principles and treatment, *Paediatr Respir Rev* 16:30–34, 2015.
49. McDougall CM, et al.: Long-term ventilation in children: longitudinal trends and outcomes, *Arch Dis Child* 98:660–665, 2013.
50. McIlwane M: Chest physical therapy, breathing techniques and exercise in children with CF, *Paediatr Respir Rev* 8:8–16, 2007.
51. Meltzer LJ, et al.: The relationship between home nursing coverage, sleep and daytime functioning in parents of ventilator-assisted children, *J Pediatr Nurs* 25:250–257, 2010.
52. Mesman GR, et al.: The impact of technology dependence on children and their families, *J Pediatr Health Care* 27:451–459, 2013.
53. Moffat M, Frownfelter D: *Cardiovascular/pulmonary essentials: applying the preferred physical therapist practice patterns*, Thorofare, NJ, 2007, Slack.
54. Reference deleted in proofs.
55. Nitu Mara E, Eigen H: Respiratory failure, *Pediatr Rev* 30:470–478, 2009.
56. Noah ZL, Budek CE: Chronic severe respiratory insufficiency. In Marx JA, Hockberger RS, Walls RM, editors: *Rosen's emergency medicine*, ed 8, 2014, Philadelphia: Saunders (imprint of Elsevier).
57. Noyes J: Health and quality of life of ventilator-dependent children, *J Adv Nurs* 56:392–403, 2006.
58. O'Brien JE, et al.: Weaning children from mechanical ventilation in a post-acute setting, *Pediatr Rehabil* 9:365–372, 2006.
59. O'Brien JE, et al.: Ventilator weaning outcomes in chronic respiratory failure in children, *Int J Rehabil Res* 30:171–174, 2007.
60. Oktem S, et al.: Home ventilation for children with chronic respiratory failure in Istanbul, *Respiration* 76:76–81, 2007.
61. O'Neil ME, et al.: Community-based programs for children and youth: our experiences in design, implementation, and evaluation, *Phys Occup Ther Pediatr* 32:111–119, 2012.
62. O'Reilly M, et al.: Impact of preterm birth and bronchopulmonary dysplasia on the developing lung: long-term consequences for respiratory health, *Clin Exp Pharmacol Physiol* 40:765–773, 2013.
63. Ottonello G, et al.: Home mechanical ventilation in children: retrospective survey of a pediatric population, *Pediatr Int* 49:801–805, 2007.
64. Overman AE, et al.: Tracheostomy for infants requiring prolonged mechanical ventilation: 10 years' experience, *Pediatr* 131:e1491–e1496, 2013.
65. Reference deleted in proofs.
66. Panitch HB: Children dependent on respiratory technology. In Wilmott RW, et al., editors: *Kendig & Chernick's disorders of the respiratory tract in children*, 2012, Philadelphia: Elsevier.
67. Peterson-Carmichael SL, Cheifetz IM: The chronically critically ill patient: pediatric considerations, *Respir Care* 57:993–1002, 2012.
68. Philip AGS: Bronchopulmonary dysplasia: then and now, *Neonatology* 102:1–8, 2012.
69. Preutthipan A: Home mechanical ventilation in children, *Indian J Pediatr* 82:852–859, 2015.
70. Racca F, et al.: Invasive and non-invasive long-term mechanical ventilation in Italian children, *Minerva Anestesiologica* 77:892–901, 2011.
71. Reference deleted in proofs.
72. Reference deleted in proofs.
73. Rsovac S, et al.: Complications of mechanical ventilation in pediatric patients in Serbia, *Adv Clin Exp Med* 23:1, 57–61, 2014.
74. Sarnaik AP, et al.: Chapter 71. In Marx JA, et al., editors: *Rosen's emergency medicine*, ed 8, 2014, Philadelphia: Saunders (imprint of Elsevier).
75. Sharma H, et al.: Treatments to restore respiratory function after spinal cord injury and their implications for regeneration, plasticity and adaptation, *Exp Neurol* 235:18–25, 2012.
76. Reference deleted in proofs.
77. Reference deleted in proofs.
78. Smith LJ, et al.: Reduced exercise capacity in children born very preterm, *Pediatrics* 122:e287–e293, 2008.
79. Srinivasan R, et al.: A prospective study of ventilator-associated pneumonia in children, *Pediatrics* 123:1108–1115, 2009.
80. Sritippayawan S, et al.: Optimal level of physical activity in children with chronic lung disease, *Acta Paediatrica* 97:1582–1587, 2008.
81. Traiber C, et al.: Profile and consequences of children requiring prolonged mechanical ventilation in three Brazilian pediatric intensive care units, *Pediatr Crit Care Med* 10:375–380, 2009.
82. Van den Broek MJ, et al.: Chiari type I malformation causing central apnoeas in a 4-month-old boy, *Eur J Pediatr Neurol* 13:463–465, 2008.
83. van Kaam AH, et al.: Ventilation practices in the neonatal intensive care unit: a cross-sectional study, *J Pediatr* 157:767–771, 2010.
84. Venkataraman ST: Mechanical ventilation and respiratory care. In Fuhrman BP, Zimmerman JJ, editors: *Pediatric critical care*, ed 4, Philadelphia: Elsevier, 2012.
85. Vo P, Kharasch VS: Respiratory failure, *Pediatr Rev* 35:476–486, 2014.
86. vom Hove M, et al.: Pulmonary outcome in former preterm, very low birth weight children with bronchopulmonary dysplasia: a case-control follow-up at school age, *J Pediatr* 164:40–45, 2014. e4.
87. von Renesse A, et al.: Respiratory syncytial virus infection in children admitted to hospital but ventilated mechanically for other reasons, *J Med-Virol* 81:160–166, 2009.
88. Wallis C, et al.: Children on long-term ventilatory support: 10 years of progress, *Arch Dis Child* 96:998–1002, 2011.
89. Reference deleted in proofs.
90. White AC: Long-term mechanical ventilation: management strategies, *Respir Care* 57:889–899, 2012.
91. Wilmott RW: Long-term respiratory impairment with the new Bpd, *J Pediatr* 164:1–3, 2014.
92. Wocadlo C, Rieger I: Motor impairment and low achievement in very preterm children at eight years of age, *Early Human Dev* 84:769–776, 2008.
93. Reference deleted in proofs
94. Reference deleted in proofs.

第 26 章 囊性纤维化

Jennifer L. Agnew, Blythe Owen

随着囊性纤维化（cystic fibrosis,CF）患者寿命的延长以及治疗的持续进步，使得物理治疗师作为多学科医疗团队的一员能在治疗中发挥更大的作用。在本章中，背景信息介绍了 CF 的病理生理学、病因学、诊断和医疗管理，这对于设定目标、执行和修改物理治疗计划至关重要。同时还讨论了物理治疗师在促进呼吸功能和身体活动的自我管理方面的作用，即从幼年时开始进行，持续整个童年、青春期并至成年。支持性家庭和儿童的自我效能是促进幸福感和生活质量干预的重要组成部分。

背景信息

CF 于 1928 年被发现，当时 Andersen 发表了一篇论文，描述了许多死于肺部和消化问题的儿童的临床病程。她将这种疾病称为"胰腺囊性纤维化"[5]。此后这种疾病被归类为一种影响呼吸系统、胰腺、生殖器官和汗腺的外分泌腺功能紊乱。有时，家长报告的第一个迹象是："我轻吻孩子的时候发现有咸味。"而"汗液测试"通常能证实诊断结果。随后的研究使人们对该疾病有了更清晰的认识，并采取了综合性措施来治疗相关的损伤。随着时间的推移，这种当时引起 Andersen 极大兴趣的疾病已为人所知，被称之为囊性纤维化（CF），并且对此疾病的研究仍在继续，从而使人们对这种慢性疾病有了越来越多的了解。

CF 被归类为遗传性疾病，通常为常染色体隐性遗传，其中导致 CF 的基因双拷贝被传递给受影响的个体。被诊断患有 CF 的儿童的父母至少有一个是 CF 相关基因突变的携带者。具有 CF 单拷贝基因的那些人被称为杂合子携带者，他们并没有 CF 阳性指征。1989 年，在第 7 号染色体上发现了导致 CF 的基因，这是一项重大的科学突破[169]。从那时起，CF 的病理生理得以确定。

虽然 CF 曾被认为是白种人群中最常见的遗传性疾病，但其管理方面的进步已经改善了患者的生活质量和提高了预期寿命[55]。在美国，大约 30 000 名被诊断为 CF 的患者中，45% 的患者年龄超过 18 岁，因此 CF 不再被认为是一种儿童疾病；美国 CF 患者的平均预期生存年龄中位数目前为 41.1 岁[151,198]。越来越多的 CF 患者正在接近生命的第 5 个十年；加拿大的 CF 患者平均生存年龄为 50.9 岁[46]。肺移植外科手术的进步为慢性肺功能障碍的患者延长生命带来了希望。

在美国白人父母所生的孩子中，每 3500 名中就有 1 人被诊断患有 CF，对这一发病率进行统计分析后，对杂合子携带者的比率做出了最佳估计，即世界上有大量白人定居的地区杂合子携带者约占人口的 5%[19,147]。而黑人和亚洲人的 CF 发病率明显低于白人：黑人人群中每 17 000 个新生儿中约有 1 人，亚洲估计为每 90 000 个新生儿中有 1 人[19]。一些报告记录了南亚人群中 CF 的发病率，估计在 1/（10 000~40 750[125]）。最近的研究和携带者筛查对 CF 杂合子携带者的发病率进行了更精确的统计估计，提示之前的概率可能被低估了[210]。现在可以进行 CF 的产前诊断，以及对携带者进行筛查，本章将稍后进行详细讨论。

CF 基因于 1989 年由 Drs Tsui、Collins 和 Riordan 领导的国际研究团队确定[93]。这一发现是分子遗传学方面的一项非凡成就，并促进了随后在全球范围内对 CF 的遗传和病理学的研究进展。在许多种族群体中，大约已发现有 2000 种不同的 CF 突变基因，尽管其中只有不到 10 种有突变发病的概率大于 1%[182]。三核苷酸缺失，delta-F508 是临床 CF 最常见的突变，见于全球 66% 的 CF 患者[166]。该突变导致产物蛋白质中丙氨酸的丢失，最终影响其产生、调节

和 / 或功能。现在，这种特殊的基因突变可用于预测肺病的严重程度和存活的预后[43,124]。

通常美国区域 CF 中心会提供专业医疗服务。针对 CF 的综合治疗方案建立于 50 多年前[59]，它是提供专业医疗服务的主要方式。CF 中心改变了注重治疗正在发展的疾病的做法，而是采取了一种积极主动的方法，即早期干预、健康管理和维持肺功能[198]。CF 中心可以为其客户提供呼吸科医生、消化内科医生、物理治疗师、呼吸治疗师、药剂师、营养师、遗传咨询师、社会工作者、心理学家、运动生理学家和专业护理人员的服务。多学科团队致力于为 CF 患者及其家属提供最有效和愉悦的治疗方法，从而提高健康水平至最佳。CF 中心在全球范围内开展合作，分享临床专业技能和知识，以发展新的治疗方案，并重燃起最终治愈 CF 的希望。本章中使用的关键术语的定义见专栏 26.1。

病理生理学

CF 基因缺陷导致囊性纤维化跨膜传导调节因子（cystic fibrosis transmembrane conductance regulator，CFTR）蛋白缺失或功能障碍，导致上皮细胞的氯离子传导异常。虽然生殖系统、鼻窦和汗腺也会受损，但受影响的主要器官是呼吸系统和消化系统。外分泌腺的阻塞阻止了相关物质传递到靶组织和器官，从而使相关系统出现临床功能障碍。

专栏 26.1 关键术语的定义

气道廓清：有助于打开气道使气道分泌物松动、脱落、聚集，从而促使其从外周呼吸道运输到中心气道，以促进肺部黏液运输的一项心肺技术。
囊性纤维化：由 2CFTR 突变引起的常染色体隐性遗传病。
囊性纤维化跨膜传导调节因子（CFTR）：一种蛋白质通道，将带负电荷的氯离子转运穿过外分泌细胞膜，引起水和其他离子穿过上皮细胞膜。在肺中，离子和水的平衡使气道表面液体层水合以支持纤毛稳定性和功能，并最终促进黏膜纤毛运输。
运动测试：用于评估体能极限和有氧能力的客观运动评估，测试结果可用于制订个性化运动计划。
1 秒用力呼气量（Forced Expiratory Volume in 1 sec，FEV_1）：用力肺活量测定时，第 1 秒呼出的气体量。
吸入疗法：在药物雾化时使用适当的呼吸技术。
肺功能测试：一组评估肺部运作状况的测试；确定肺容量，肺通气功能和肺换气效率。
汗液氯化物测试：一种检测汗液中氯化物升高的临床诊断测试，有助于诊断囊性纤维化。

在肺部，异常的 CFTR 蛋白会导致黏液分泌的外分泌腺和高黏性分泌物的阻塞，从而使得气道表面液层（Airway Surface Liquid layer，ASL）减少，这将导致纤毛塌陷和黏膜纤毛运输减弱。而高黏性分泌物的积累会导致进行性气道阻塞、继发感染、炎症，随之而来的是支气管扩张和不可逆的气道损伤。这种恶性循环可因支气管狭窄和慢性肺气肿而复杂化。呼吸系统肌肉的失用和营养不良也会导致呼吸系统的功能受限[166]。

CF 的小气道阻塞以及随后的空气滞留和肺不张将导致通气和血流灌注不匹配，从而导致低氧血症。长期低氧血症可导致肺动脉高压和肺心病或右心衰竭。大气道的扩张合并小气道阻塞可降低肺活量和潮气量，导致肺泡通气量减少。因此，动脉二氧化碳分压（$PaCO_2$）会逐渐增加，这可能导致高碳酸血症型呼吸衰竭。呼吸衰竭占 CF 死亡率的 95%[143]。

在消化道，体内的黏性分泌物即开始阻塞胰管，导管的炎症和纤维化导致胰腺外分泌功能丧失。由此导致脂肪和蛋白质消化不良，引起脂肪过多及粪便中脂肪过量排泄[60]。粪便表现为体积大、次数频繁、“黏稠”并且有强刺激性气味。患有 CF 的婴儿会表现出蛋白质 – 热量营养不良、腹部突出、肌肉萎缩，尽管有些父母会说孩子食欲旺盛，但仍被初步诊断为营养不良[111]。对丧失的胰腺功能进行代偿是整个生命周期中一项重要的管理内容。

另一种病理学状态——胎粪性肠梗阻，见于 10%~20% 的 CF 患者，包括新生儿[133]。胰腺功能异常和肠腺体分泌的高黏稠物共同作用导致胎粪黏度发生变化，从而导致回肠末端阻塞，使胎粪无法在新生儿初期排出[111]。一些老年患者则出现远端肠梗阻综合征（distal intestinal obstruction syndrome，DIOS），与肠道分泌物异常和肠黏液黏附增加有关[35]。

据报道，胰功能不全患者的肝胆疾病发病率会更高。多达 30% 的 CF 患者会合并有 CF 相关的肝脏疾病，但仅在少数个体会出现肝硬化、门静脉高压症等严重的临床问题。CF 患者和胰腺功能不全的患者发生急性胰腺炎的风险会增加[62]。CF 相关性糖尿病（CF-related diabetes mellitus，CFRD）是一种系统性并发症，其患病率随年龄增长而增加。2% 的儿童，19% 的青少年和 40%~50% 的成人存在 CFRD。

30~39岁女性的发病率和患病率较高，但除此之外，其他方面未发现性别差异[128]。

在生殖系统中，输精管阻塞导致98%的CF男性患者不育[35]。较早的研究指出，CF女性患者的生育率为正常人的20%~30%，但最近的数据表明大多数CF女性的生殖道正常。因此，体重和肺功能良好的CF女性可期望具有正常的激素水平，这有助于正常排卵和月经。影响CF女性患者生殖系统功能唯一的机械屏障是宫颈黏液栓塞[61]。

在上呼吸道中，99%的CF患者有慢性鼻窦炎，并以此处成为感染蓄积地而导致下呼吸道感染。鼻窦炎可导致持续性头痛，6%~40%的患者会出现鼻息肉，并可在初次切除后复发[35]。肺性肥大性骨关节病通常与肺部疾病的严重程度相关，临床上会出现典型的"槌状指"或跖趾末节出现圆形肥厚性改变[110]。85%的成年患者会出现骨量减少，而10%~34%患有骨质疏松症。在儿童中，因为是与不同的对照组人口做比较，且生长期儿童的骨骼大小需要校正，导致其所报告的患病率并不一致[180]。

病因学

CF的原因可追溯到异常基因产物CFTR蛋白，其似乎在呼吸系统、胃肠和生殖系统的上皮细胞的顶膜表面和汗腺中表达最为丰富。正常上皮细胞允许氯离子（带负电荷）通过上皮细胞管腔膜以分泌液体。由于钠离子（带正电荷）也可通过管腔膜，故其可被动跟随转运；而后氯化钠浓度增加从而刺激液体分泌。气道内的液体层必须维持在足够的水平，以保证正常的黏膜纤毛运输环境。CFTR有6种不同类型的突变：①蛋白质的合成障碍；②蛋白质加工和转运障碍；③CFTR通路障碍；④蛋白质通道电导障碍；⑤CFTR的合成减少；⑥细胞表面CFTR蛋白质的高转运[22,53]。其结果是导致电解质异常（氯离子渗透性下降和钠离子通透性高）使气道管腔中过量的液体流失，导致气道表面液层（ASL）量减少，黏液水化不足。反过来，这些损伤会导致下呼吸道黏膜纤毛清除受损和黏液滞留[21,111]。气道上皮细胞中CFTR蛋白的异常表达或调节是CF患者呼吸系统障碍的主要原因。

诊断

早期诊断，包括产前确定是否存在CF突变基因，使研究人员能够从许多患者出生时就跟踪疾病的症状和进展。呼吸系统的损害可能不会立即显现出来，故出生时肺部影像学检查往往是正常的。患者既往有呼吸系统疾病史，如反复呼吸道感染、复发性细支气管炎，甚至肺炎，但在80%的新诊断病例中，没有CF的家族史[111]。胸部CT扫描可发现感染和炎症，这种情况在3月龄的CF患儿中占很大比例，而且已证明这些早期结构变化是渐进的。分泌黏液的杯状细胞的扩张和肥大在生命早期就开始了，导致随后的黏膜纤毛清除功能受损、阻塞性黏液栓、空气滞留、肺不张和支气管扩张，这些都反映了异常的通气和血流灌注。CT扫描结果与患者生存和健康相关的生活质量有关；此外它还可用于识别有肺部预后不良风险的儿童，并可能有助于指导治疗[192]。

如果患者具有该疾病的一种或多种临床特征，兄弟姐妹中有CF病史或新生儿筛查试验阳性，以及CFTR基因或蛋白质异常的实验室证据，则可诊断为CF。CFTR异常的证据包括通道功能障碍的生物学证据（如汗液氯化物浓度异常或鼻电位差异常）或每个CFTR拷贝基因（每条染色体上）上发现CF引起的突变。50多年来，汗液中氯化钠含量的升高一直是CF的主要诊断指标[70]。如果氯化物浓度大于60 mmol/L或者在此范围内：6月龄以下婴儿为30~59 mmol/L，老年人为40~59 mmol/L，则汗液测试为阳性[147]。

在一些拥有专业实验室和专业人员的医疗中心，可以进行另一种诊断测试，即鼻电位差（nasal potential difference，PD）。该测试测量鼻上皮表面（黏膜）上的电荷（电位差）。在正常受试者中，存在–5~–30mV的小电荷，而CF受试者的值为–40~–80mV[143]。鼻PD测量的CFTR功能障碍程度与CFTR基因突变的数量和严重程度相关[192]。

目前可以对已知CF基因携带者的准父母（先前的孩子患有CF或自己患有CF）进行筛查测试，但进行产前CF检测同时也会引起一些伦理问题。因此，CF中心可提供遗传咨询。通过对已知杂合子父母的血液以及羊膜穿刺术或绒毛膜绒毛取样获得的胎儿组织进行分析，可以确定家族史中是否存在常见的 CF 突变基因。

目前新生儿筛查正在北美和世界各地的许多州和省开展。采集血液样本后，用于筛选 CF 的 IRT（immunoreactive trypsinogen，IRT）（免疫反应性胰蛋白酶原）和 DNA 测试，测试包括两个阶段。第 1 阶段测试是在婴儿足跟血液样本中寻找高水平被称为 IRT 的酶。如果 IRT 的量高于某一水平，则第 2 阶段对同一血样进行 DNA 测试。通过 DNA 测试寻找与 CF 相关的最常见的突变基因。阳性结果表明孩子患 CF 的风险增加，则必须进行汗液测试以确诊。在未进行新生儿筛查的情况下，患有 CF 的儿童通常直到出现呼吸道症状或发育迟缓时才被诊断出患有该疾病。一些研究表明，新生儿筛查 CF 后可改善患儿的营养状况，从而改善日后的肺功能 [147]。

有些患者甚至到成年期才被诊断患有 CF，因为这些患者通常表现为较轻的肺部疾病和胰腺功能不全。他们的诊断经常被推迟，因为通常认为 CF 是一种儿科疾病，且发现一些成人的汗液测试结果是正常的，故这类人群的诊断常常被延迟。目前成人和儿童的诊断标准是相同的 [213]。

医疗管理

CF 患者应定期在 CF 诊所接受多学科团队的随访（通常每 3~4 个月 1 次，但也可能有所不同），这种做法有助于提高预期寿命 [55]。为确定个体的护理计划，临床团队会进行影像学评价、肺功能测试（pulmonary function testing，PFT）、痰培养、营养状况和体重下降模式评估、血液分析、运动测试和治疗依从性的评估。所有这些评估都有助于团队解决 CF 患者不断变化的治疗需求，并启动以预防或减缓功能受限进展为目标的治疗方案。患者 1 秒用力呼气量的改善与在 CF 中心诊疗频率的增加和适当药物使用的增加有关（FEV_1 见肺功能测量部分）[89]。

CF 患者的发病率主要与肺功能恶化有关。对 CF 患者肺部的治疗旨在减少由慢性支气管炎（异常黏液分泌物）引起的气道阻塞和慢性细菌感染继发的进行性炎症 [112]。不可逆的气道损伤是由早期感染呼吸道的细菌（可能难以根除）和相关的侵袭性炎症反应引起的。多重抗生素治疗后抗生素耐药性的发展也导致慢性持续性的感染。尽管最常见的 CF 病原体是铜绿假单胞菌，然而在婴幼儿中，金黄色葡萄球菌和流感嗜血杆菌感染较为多见。有研究表明，吸入的铜绿假单胞菌对 CF 气道具有高亲和力，这可能是该菌在 CF 患者中高度流行的原因。一些细菌，如铜绿假单胞菌和洋葱伯克霍尔德菌复合物也可以产生保护自己的生物膜，这解释了为什么大多数 CF 患者尽管在尝试根除细菌感染，但细菌感染却持续存在 [52]。慢性假单胞菌感染与肺功能降低和预后较差有关 [134]。

抗生素治疗似乎对以 CF 为代表的慢性支气管感染有着显著的效果，并且 60 多年以来一直是主要的治疗手段 [55]。抗生素的选择需要基于痰培养和药物敏感性试验的结果 [19]。痰培养表明感染的许多微生物存在一种共同模式，其随着疾病的严重程度和患者的年龄而变化。条件致病菌，如铜绿假单胞菌、金黄色葡萄球菌、流感嗜血杆菌、洋葱伯克霍尔德菌、嗜麦芽寡养单胞菌和木糖氧化无色杆菌，是最常见的微生物。传染性微生物的组合是常见的，当疾病严重程度和患者年龄增加时，常见微生物组合感染。一些证据表明，早期积极使用抗生素比症状已经进展时再使用效果更好 [19]。

吸入抗生素，如妥布霉素和黏菌素，有利于抑制细菌性肺部感染，因为气溶胶化的药物会以更高的剂量直接作用于气道，药物可覆盖到所有的气道黏膜，同时最大限度地减少全身暴露和毒性。Ramsey 及其同事认为，肺急性加重期每天 2 次吸入不含防腐剂的妥布霉素会显著增加 FEV_1，同时减少 36% 的抗生素静脉注射 [4,164]。在早期 TOBI 干预治愈（ELITE）试验中，吸入 TOBI（preservative-free tobramycin solution，不含防腐剂的妥布霉素溶液）1 个月的单药治疗达到了 90% 的根除率。在短疗程根除方案实施后，大约 70% 的患者细菌培养结果会持续 800 天以上的阴性。吸入的抗假单胞菌抗生素与改善生活质量、降低肺部恶化风险、改善肺功能和降低死亡率有相关性 [65]。

延迟慢性铜绿假单胞菌的发病和黏液菌株的形成可能有助于长期保持肺功能 [167]。当口服或吸入抗生素不能改善与肺部恶化相关的呼吸道症状时，假单胞菌感染的住院患者则需要静脉注射抗生素，如头孢他啶和其他氨基糖苷类。与单独使用静脉注射抗生素相比，静脉注射抗生素联合强化气道廓清可显著改善肺功能[17]。雾化氨曲南（Cayston）是一种相对较新的吸入性抗生素，已经被证明可改善 CF 患者的肺功能和呼吸系统症状，如减少咳嗽、咳痰和喘息。该药物每日吸入 3 次，必须使用特殊的雾化吸入器，即一种振动筛网技术的电子流动装置[2]。

洋葱伯克霍尔德菌复合物由 9 种不同的物种组成（如 *B.cenocepacia*、*B.multivorans*），是 CF 和其他患者身上的一种条件致病菌[111]。洋葱伯克霍尔德菌复合物被认为是一种特别致命的病原体，因其高水平的内在抗生素耐药性、长期肺内存活，且与更严重的肺疾病相关的特性。多种抗生素的协同作用研究可能有助于确定更有效的抗菌疗法[24]。洋葱伯克霍尔德菌复合物在人与人之间具有高度传播性，使人们需进行隔离治疗，并且要避免许多医疗中心的设备间交叉污染。洋葱伯克霍尔德菌复合物感染可导致肺功能快速下降，并且由于可能出现类似脓毒症情况，导致 CF 患者的死亡率增加 4 倍[35]。

气道中存在的烟曲霉不会引起感染，但该菌会引起强烈的过敏反应，在高达 15% 的 CF 患者中出现过敏性支气管肺曲霉菌病（allergic bronchopulmonary aspergillosis，ABPA）。ABPA 的临床表现包括喘息、肺浸润和主支气管扩张[147]。非结核分枝杆菌，如脓肿分枝杆菌复合物和鸟分枝杆菌复合物，对于 CF 患者是最常见的威胁。过去曾被认为是一种相对良性的环境细菌，但现在已被公认为是可以影响 CF 发病率和死亡率的条件致病菌[162]。

尽管一些细菌感染的毒性产物会引起气道炎症和进行性上皮破坏，进而对 CF 患者的肺部损伤的严重程度有显著影响[111]，但也有报道称炎症可以先于感染发生，正如在婴儿支气管肺泡灌洗（bronchoalveolar lavage，BAL）研究中所观察到的[96]。抗炎糖皮质激素可以减缓进行性肺部恶化，但长期使用时会产生许多副作用，故使用前需要认真考虑[111]。它们可能用于一小部分患者的特定适应证，如真菌感染和 ABPA[19]。

流行性感冒、风疹和百日咳感染对 CF 患者尤其有害，可引发肺功能下降。强烈建议早期进行免疫接种，并在定期诊疗中进行常规的流感疫苗接种[19]。

目前已建议使用吸入高渗盐水作为改善 CF 患者的黏膜纤毛清除和肺功能的廉价治疗选择。但高渗盐水可能导致支气管痉挛，因此患者应使用支气管扩张剂进行预处理。最近的研究表明，高渗盐水（7%）可能会增加气道表面液层（ASL），促进黏膜纤毛清除能力，从而在短期内改善年长儿和成人的肺功能[202]。大多数研究包括了患有中度至重度肺病的患者。尽管已证实该方法可被用在 6 岁以下 CF 患儿中，但对于肺部恶化的患者，吸入高渗盐水和等渗盐水相比结果并无差异[63,170]。

另一种黏液溶解剂，重组人类脱氧核糖核酸酶（多聚酶 α）通过死亡中性粒细胞释放的 DNA 来稀释黏液，而死亡的中性粒细胞本身是造成呼吸道黏液黏稠的原因。每日吸入雾化脱氧核糖核酸酶可以逆转早期空气潴留和通气不均，降低痰液炎症指标和肺部恶化风险，改善或延缓肺功能下降[65]。

由于胰腺上皮中的 CFTR 缺陷导致胰管阻塞，故营养不良是 CF 的一个关键特征。当超过 95% 的胰腺外分泌功能丧失时，CF 患者表现出胰腺功能不全。这些患者会出现营养吸收不良，并伴有维生素和矿物质缺乏的风险[4]。营养和肺功能是相关的，营养不良和体细胞生长不良会影响肺部疾病的恢复能力。同样，肺部疾病会抑制食欲和增加能量消耗从而影响人体生长。患者需要特别注意适当的平衡的高热量的饮食，同时注意补充胰酶和维生素。在呼吸急性加重发作期间，因为剧烈咳嗽伴随厌食症、黏液分泌增加和呼吸量的增加，这使得为患者提供足够的营养摄入成为一项挑战。患有进行性肺病或营养不良的 CF 患者的静息能量消耗水平是正常人的 150%[111]。可以通过口服营养补充剂补充营养，但如果患者体重仍得不到改善，可通过胃造瘘管进行额外的营养补充[4]。

CF 患者可发生囊性纤维化相关性糖尿病（cystic fibrosis–related，CFRD），平均发病年龄为 18~21 岁。从 10 岁开始，每年进行一次口服葡萄糖耐量试验对 CFRD 进行筛查。在应激期间，如肺部恶化或服用类固醇时，可能发生高血糖症[4]。女性 CFRD 患者的生存率低于男性患者[147]。间歇性 CFRD 可以用胰岛素治疗，目的是使血糖水平正常化。

CF 患者的气道内腔不仅受到分泌物的损害，还受到气道水肿、平滑肌肥大和支气管狭窄的损害。吸入类固醇虽然在对照临床试验中从未被证实有效，但其可能减轻气道水肿。尽管并非所有患者在测试中都对支气管扩张剂有即刻反应，但支气管扩张剂如 β-肾上腺素能受体激动剂或茶碱旨在放松气道平滑肌，可常规使用。气道通常由肌肉张力保持其开放，而一些患者可能由于气道的广泛性损伤而导致肺功能反常下降[55]。在运动或肺部物理治疗之前使用支气管扩张剂，可能有助于预防某些患者诱发支气管痉挛，因此使用支气管扩张剂通常被认为是物理治疗的重要辅助手段[111]。

许多治疗 CF 的药物都需要雾化。因此，当选择吸入药物的使用方法时，必须考虑雾化器的性能特征。比较不同气溶胶输送系统效率的研究发现，不同系统在颗粒大小、液体总输送量和输送药物所需时间等方面存在显著差异[38,107]。为了达到减少药物浪费、减少治疗时间的效果，可根据个人的呼吸模式选择适当的相匹配的药物吸入方法[38]。

有效清除气道黏液阻塞有助于改善肺通气和肺换气，并限制反复感染导致的组织损伤，从而使呼吸系统受益。现代的气道廓清技术基于生理策略，即通过打开气道让气体进入有分泌物的远端，松动和聚集外周呼吸道的分泌物，将其运送到主气道，最后清除分泌物[102]。促进气道廓清的物理治疗技术包括体位引流和叩击、体位管理、呼气振动、呼气末正压（positive expiratory pressure，PEP）治疗、振荡 PEP 治疗、高频胸壁振动（high-frequency chest wall oscillations，HFCWO）和特定的呼吸技术，如主动呼吸循环技术（active cycle of breathing technique，ACBT）和自主引流，这些呼吸技术都需要利用哈气和咳嗽。为使肺部功能达到最佳状态，医生常建议患者进行运动训练、胸部活动训练和姿势调整训练。

目前还需要更多的科学研究来支持肺部物理治疗在 CF 患者中的疗效。大多数研究通过检查痰液的性质（即体积、重量和黏度）或放射性标记气溶胶从肺部清除的速率来评估对气道廓清的短期影响。尽管某些方式可以使这些标志物在短期得到改善，但很少有人能够对其进行长期医疗结局的临床研究，如与健康相关的生活质量或恶化率、住院率和死亡率等指标。Cochrane 综述表明相关研究还需要有更充分的对照、随机设计和取样，更大的样本量以及使用有效的测量指标[119,131]。对 CF 患者进行长期随机对照试验是存在伦理问题的，因为这种治疗被认为是护理的标准，且其在增加咳痰量和增强黏液清除方面具有明确的即时效应。除气道廓清外，CF 患者的医疗管理还包括运动。加拿大多伦多儿童医院做了一项持续 3 年的家庭运动锻炼的疗效研究，结果发现运动组的肺功能下降速度比对照组慢，这表明规律的有氧运动对 CF 患者有益[175]。

随着对 CFTR 功能障碍导致肺部疾病的原因的进一步了解，出现了针对这一基本障碍的新疗法。一种是 CFTR 替代疗法，包括基因转移疗法。由于不良反应、转染效率和短时间基因表达，这种方法受到了如何选择合适载体的限制。另一种治疗方法是 CFTR 药物疗法，它影响 CFTR 的转运、表达或功能，但这取决于疾病突变类型。最近一个巨大的突破是疾病改良治疗（disease-modifying therapy）伊伐卡托（Kalydeco），它是一种口服药物增强剂，可以恢复Ⅲ类突变 G551D 引起的细胞表面 CFTR 的功能缺陷。在一项随机安慰剂对照试验中显示它可以使患者肺功能、体重、生活质量和汗液氯水平得到改善，可降低肺恶化频率。该药物已在加拿大和美国获得批准用于具有特定的 CFTR 突变的 2 岁以上儿童。此外，伊伐卡托与鲁玛卡托联合用药用于治疗 12 岁以上、2 种 F508 CFTR 突变患者的 3 期临床试验已在进行。这种新方法包括 2 步策略：鲁玛卡托将缺陷 CFTR 带到细胞表面，然后伊伐卡托通过恢复水和电解质的紊乱来降低分泌物的黏性从而改善 CFTR 蛋白的活性[53]。因为被认为可以改善气道液层，吸入渗透剂目前正处于不断研发中（图 26.1）。这些令人兴奋的疗法正在被开发用于治疗早期 CF 患者和 CF 的驱动因子，从而改善疾病预后，并有可能减轻护理负担[166]。目前大量的研究数据和新的、有效的 CF 疗法的出现，要求从业者必须不断接受专业教育并调整他们的管理计划以及护理 CF 患者的关键方法。

肺移植

器官移植现在是很多疾病终末期的治疗方法，包括 CF。手术技术的进步和术后改良的免疫抑制疗法已经使一些 CF 患者获得了新生（有关物理治疗在术后护理中的详细内容，请参阅第 28 章。）

在北美，心肺和双肺移植治疗都曾用于患有终末期肺病的 CF 患者。1987 年，加拿大多伦多肺移植

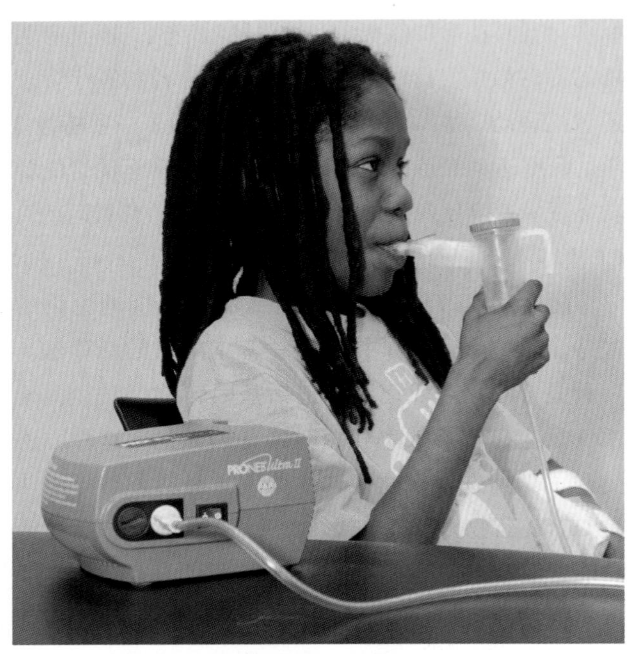

图26.1 一名青少年正在用带有吹嘴并可重复使用的增强型雾化器进行吸入治疗

团队进行了世界上首例成功的双肺移植手术[155]。囊性纤维化已逐渐成为肺移植的主要适应证。在北美有54%的肺移植受者患儿为CF，欧洲则占73%[14]，在国际上，17%的成人肺移植受者是CF[216]。儿童肺移植的存活率与已报道的成人存活率相似。1990年1月至2011年6月期间接受肺移植的患者的中位生存期分别为4.9年和5.4年[14]。

活体肺叶移植自1993年开始实施，但由于其需要招募2个供体，且外科手术会给供体带来一定的风险，因此存在一些问题。这项技术对存活率统计数据的影响似乎与其他方法相当，但需要进行长期分析[184]。并发症通常是由移植后早期的感染或移植物排斥反应引起的。在儿童中，闭塞性细支气管炎综合征是一种慢性排斥反应的指征，也是肺移植后死亡的主要原因[14]。由于CF患者的吸收障碍，移植后充分的免疫抑制治疗存在困难。个人移植中心应指导和监测免疫抑制方案，因为密切监测血清水平和调整剂量对于移植后成功管理至关重要[212]。

指南指出CF患者进行肺移植的手术指征包括FEV_1占预计值的30%或肺功能快速下降（肺部症状急性加重，住院频率和持续时间增加、感染细菌对抗生素耐药性增加、氧气需求增加、高碳酸血症和肺动脉高压）。患者还应具有药物治疗依从史、好的社会心理状态和重要器官的功能完整[99,212]。考虑到等待合适供体的时间很长，这些患者应该尽早提出移植手术需求（被列入等候名单），同时以便根据患者身体状态制订术前治疗方案。在许多医疗中心，这都是肺移植计划的一个组成部分。这些治疗方案旨在优化患者的功能和运动耐力，并在漫长的等待移植过程中帮助患者保持情绪健康[45]。最近，一项研究发现，移植手术前能够步行超过229~305m的儿童肺移植候选者，在术后进行6分钟步行试验，其结果更好[215]。在儿童肺移植后，以家庭为基础或医院参与的个性化运动治疗，可改善患者的健康状况[57]。物理治疗师在术前和术后运动计划的制订和实施中发挥主要作用。

目前，双肺移植最常在双侧乳腺下进行双侧前外侧胸廓切开术，与1990年首次描述的一致[149]。双肺相继进行移植时，先更换肺功能最差的一侧肺，同时通过原生肺维持通气和换气。在新植入的肺维持通气和换气的情况下再进行另外一侧肺的替换。这项技术的应用使手术期间需要抗凝和体外循环的患者数量减少到30%~35%。这一手术创新还降低了围术期出血导致的并发症的严重程度，这对于CF患者来说是一个重要的问题，因为患者胸膜腔内存在炎性粘连[209]。

CF患者不进行单肺移植，因为移植后仅存的原生肺会继续通气，其过度扩张会压迫移植肺[110]。残留的肺也可能会导致感染扩散至移植肺。

肺功能和消化吸收功能的障碍

患者气道中的黏液堵塞和细支气管炎导致通气–血流灌注异常，随着气道阻塞的加重，低氧血症也会进一步恶化[110]。睡眠期间动脉氧合会进一步下降，因此可能需要整夜监测血气，以评估是否需要夜间吸氧[132]。运动期间氧气需求的增加可能是导致CF患者低氧血症的一个因素。虽然动脉血气测量被认为是血气分析的“黄金标准”[218]，但由于血气分析是侵入性的，故不常用于CF患者。首选的是其他非侵入性技术，如脉搏血氧测定法，其是测量血液中的氧饱和度水平。该方法还可用于评估运动期间是否需要吸氧。

血气分析其他指标的变化提示有严重的晚期病

变。CF 患者的高碳酸血症说明肺部疾病处于晚期且预后不良。在一项对表现出有高碳酸血症的 CF 患者的生存状况研究中，发现在没有进行无创通气或肺移植等治疗的情况下，死亡通常发生在慢性高碳酸血症出现后的 1 年内 [201]。

胸部 X 线片可以为 CF 患者肺部疾病的进展提供详细证据（图 26.2）。在肺部受累的初始阶段，胸部 X 线片可能显示出过度充气和支气管周围肺纹理增粗。随着疾病的进展，支气管扩张可能变得明显，特别是肺上叶，肺部浸润在 X 线片上表现为结节状阴影。当存在严重的肺部疾病时，肺部过度扩张可导致膈肌扁平，胸椎后凸和胸骨弯曲——这些都可通过胸部 X 线检查发现 [110]。通过胸部 X 线检查也可以确认气胸的发展。当肺部疾病加重时，可在影像学检查中发现肺动脉肥大，这是与肺心病相关的肺动脉高压的标志 [110]。

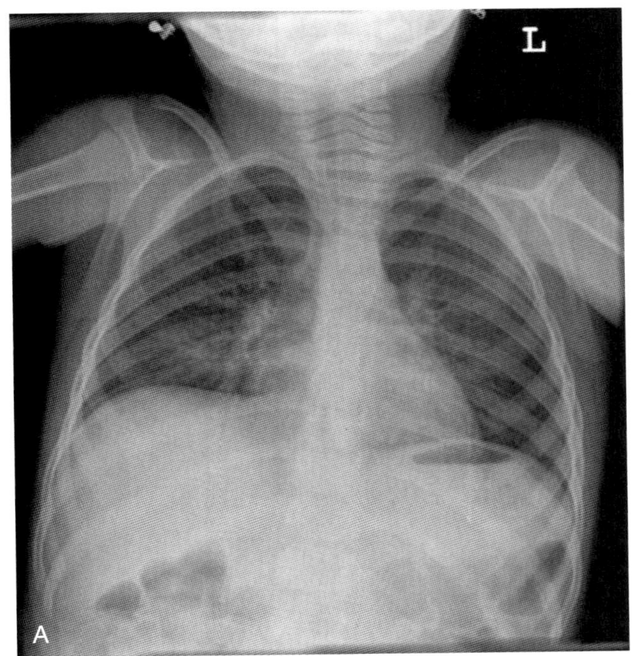

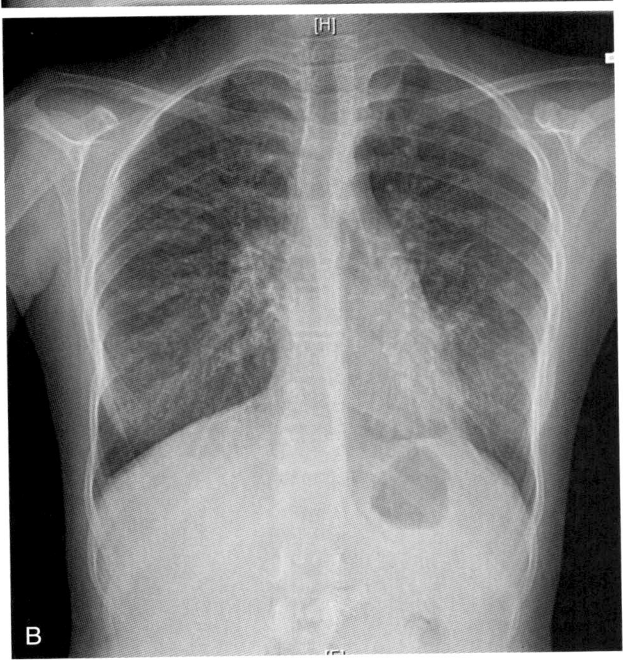

图 26.2 胸部 X 线片提示同一患者肺部在 10 年内出现明显的恶化。A. 在 4 岁时已有证据表明双侧肺门周围支气管壁增厚和右肺中叶斑片状浸润，提示黏液堵塞。B. 弥漫性双侧支气管扩张伴囊性纤维化，并有过度充气和双侧实变

从 CF 患者的痰培养物中可以发现下呼吸道感染的各种细菌。之后可进行敏感性试验以确定哪种抗生素治疗有效 [143]。CF 中心会定期进行痰液细菌学检查，以确保患者抗生素治疗充分，并帮助患者监测细菌感染状况 [112]。

体格检查可以提供很多肺功能相关的有价值的信息。胸部检查包括视诊、触诊、叩诊和听诊。视诊可以发现姿势异常（图 26.3）、呼吸模式的改变（图 26.4）或呼吸窘迫的症状。了解是否有慢性排痰性咳嗽是必要的。由于桶状胸畸形在阻塞性肺部疾病中很常见，因而检查胸廓的前后径和左右径及其比值是很重要的 [86]。检查手指和足趾时可能会发现甲床呈蓝色，手指呈杵状，这反映了甲床软组织的变化与肺部疾病有关。胸廓活动性和语音颤音的触诊检查可发现肺不张、气胸或大气道分泌物。通过叩诊可以检查胸部的共振模式。叩诊音的异常变化说明肺部有异常致密区域 [86]。患者的年龄可能会影响体格检查的可靠

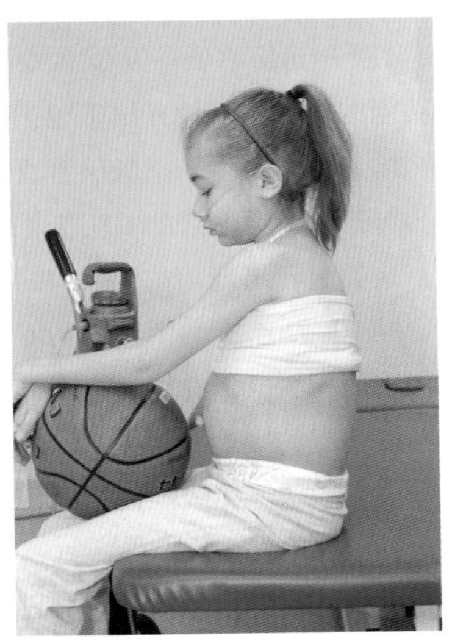

图 26.3 个体姿势改变案例：肩部抬高，肩胛骨前伸，胸部前后径增大。注意有肋间凹陷

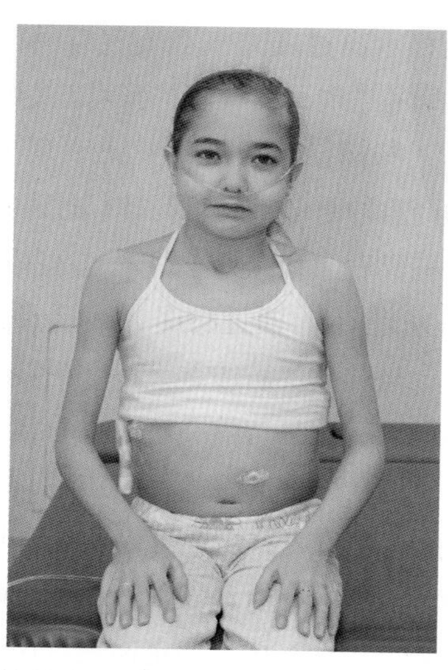

图 26.4 体格检查中发现呼吸时利用辅助呼吸肌，会出现气管牵引和锁骨上窝凹陷。注意有胃造口管和端口导管线

性和有效性。婴儿较难进行胸壁扩张的检查，叩诊可能也不合适[44]。

胸部听诊有助于发现肺部不同区域的通气情况和气道阻塞的相关证据。呼吸音减弱或有吸气性爆破音（也称啰音）则表明通气减少。如果在吸气相和呼气相都听到水泡音，则表明存在分泌物清除功能障碍。弥漫性气道阻塞可能导致出现哮鸣音。检查者必须意识到慢性肺过度扩张会掩盖或导致难以听到异常杂音[86]。熟悉患者的呼吸音非常重要，因为这种变化可能预示着肺功能的变化，否则肺功能的改变可能被忽视。

CF 患者必须努力摄入足够的能量以满足呼吸功能的提高和消化吸收功能的改变。胰腺功能不全的 CF 患者需要口服补充酶以便能从饮食中吸收足够的营养。胰腺功能的测定有多种方法，包括粪便脂肪测定、胰腺底物测定，以及十二指肠插管直接收集胰腺分泌物等[111]。胰腺功能正常的 CF 患者能够维持正常脂肪吸收，这类患者出现肺功能障碍的情况要少于胰腺功能不全的 CF 患者[42]。由于肺功能与充足的营养和体重增加密切相关，因此肺功能降低、能量消耗增加、食欲不振引起的摄入量减少，以及由于吸收不良而导致的损失会导致身体级联性消耗，因此治疗的目标是预防这种情况的发生。

与预后相关的其他因素包括诊断时只有单个器官受累、痰培养阴性或只有单致病菌、确诊后 1 年胸片正常等。多器官受累、诊断时胸片异常、痰培养发现多种致病菌定植、发育迟缓和反复咯血都是预后不良的相关因素。此外不同性别患者的疾病表现存在差异，如男性的预后优于女性[112]。

肺功能检查

肺功能检查（pulmonary function tests，PFT）用于评估肺功能，由肺功能技师完成测试。PFT 用于判断是否存在肺部疾病，量化已有肺部疾病对肺功能的影响，并评价各种治疗是否有益或有害。

PFT 包含很多不同的测试，测试类型取决于需要了解什么问题。CF 患者最常见的问题是“阻塞程度是多少?”，该参数易于通过肺活量测定法测量。肺活量测定法可以在呼气的不同阶段期间测量出用力肺活量（forced vital capacity，FVC）、FEV_1 和呼气流速（用力呼气流量在 25%~75% 之间），从而判断支气管阻塞的程度。FEV_1 的测量记录了呼气的早期阶段，常报告为 FVC 比值。在健康的个体中，FEV_1/FVC 为 0.70~0.80，表明在用力呼气的第 1 秒内已呼出 FVC 的 70%~80%[78]。该比值的下降则说明呼气受限。

早期发现 CF 肺功能异常至关重要，因为早期改变涉及小气道病变。Miller 认为，在检测小气道是否阻塞时，25%~75% 肺活量的用力呼气量（forced expiratory flow，FEF）比 FEV_1 或 FEV_1/FVC 更加敏感[127]。因为小气道阻力对气道总阻力的影响较小，高肺容量（如 FEV_1）时的呼气流量可能保持在正常范围内[91]。因此，FEV_1 在早期肺部疾病的检测中并不是敏感指标，但它能表明主支气管阻塞，且随着疾病进展而明显异常[111]。

另一种形式的 PFT 是容积描记法，在空气体积恒定的情况下，患者通过咬嘴呼吸来测量密封腔室（箱体）内的气压变化。可以测量的肺容量包括功能残气量（functional residual capacity，FRC）、总肺活量（total lung capacity，TLC）和残气量（residual volume，RV），这些指标也可以通过气体稀释法进行测量[172]。这两种技术都可以通过测量阻塞性疾病（如 CF）中气流受阻的程度来评估肺部疾病的严重程度。

美国国家卫生研究院（The US National Institutes of Health）在对 307 例 CF 患者进行的比较分析报告称，PFT 评分呈现出一种常见模式：呼气流速和肺活量（vital capacity，VC）的降低，RV/TLC 比值的升高，与临床检查的疾病恶化程度相关[58]。随着肺部疾病不断恶化，PFT 评分可用于帮助预测预期寿命。在一项研究中，动脉血气较差且 FEV_1 低于预测值 30% 的患者，其 2 年死亡率超过 50%[94]。CF 患者的中段呼气量（$FEF_{25\%\sim75\%}$）呈特征性下降，而这种下降速度是预后的一项重要指标[77]。PFT 数值的持续恶化与临床症状恶化相关，并被用作肺移植的手术指标之一[95]。FEV_1 已被证明是 CF 最强的死亡率预测因子，并且已成为许多临床试验中的主要测量指标[206]；然而，由于大多数 CF 患者在青春期之前具有正常的 FEV_1，故其可能不具备足够的灵敏度检测出肺功能的变化。

虽然 PFT 对于肺部疾病早期诊断有重要的参考价值，但这些检查并不容易进行。患者必须配合并能按特定的指令进行测试，并且须尽最大努力去完成。故而 6 岁以下儿童往往不能完成有效的 1 秒用力肺活量测试。最近的研究表明，3~6 岁的儿童可以成功进行肺活量测定[139]；然而可能需要额外预约时间去让他们学习如何完成测试。另一项针对 2~5 岁患儿的研究发现，对于幼儿而言，FEV0.75 指标比 FEV_1 指标更能说明其肺功能状况[10]。目前测量婴儿的肺功能方法正在不断研究中，如提升肺容积的快速胸腹挤压（raised-volume rapid thoracoabdominal compression，RVRTC）技术和分级肺容积。此外，研究人员还研发了改进的肺容量增量 TLC 快速按压胸廓和多次呼吸冲洗技术。婴儿 PFT 需要使用镇静剂、特殊设备和训练有素的人员，但这在美国目前只有少数几个中心可以进行测试[206]。

在年长儿和成人中，许多其他因素，如痰液滞留、营养不良和疲劳，都会影响患者肺活量测定结果。值得注意的是，许多 CF 患儿在重复测试中，较典型测试对象表现出更大的变异范围[41]。身体体积描记法测试可以通过测量患者的肺容量（FRC、TLC 和 RV）更准确地评估肺功能。在"箱体"中接受检测的患者可能出现幽闭恐惧，因此体积描记法可能并不适合所有幼儿。

在疾病早期阶段，肺廓清指数（lung-clearance index，LCI）是一种比肺活量测定更敏感的测试方法，因为它与 CT 显示的结构变化相关，并且已被证明可预测后期肺功能异常[186]。该测试包括多次呼吸冲洗不可吸收的气体（六氟化硫，氮气），以测量由炎症导致的气道狭窄或黏液部分阻塞导致的通气不均。该技术操作简单，仅需要潮式呼吸，不需要额外的配合或用力练习，对于婴儿和学龄前患者，可以重复测量得到有复验性的结果。一项小型研究表明，FEV_1 正常的 CF 幼儿患者 LCI 值却可能异常[196]，因为吸入的气体不会到达完全阻塞的肺部区域，因此 FEV_1 测量可能会低估疾病的严重程度[51]。最新研究表明，肺功能测量技术是标准化的，在短期和中期有着良好的可重复性，对静脉用抗生素，高渗盐水和 DNase 等干预措施能灵敏响应[192]。

前景信息

物理治疗检查、评估和治疗

物理治疗师可以为婴儿期、学龄前、学龄期、青春期和向成年期过渡的孩子及其家庭提供服务。建议读者访问囊性纤维化基金会（http://www.cff.org）的网站，获得可用资源。表 26.1 和 26.2 提供了针对 CF 患儿物理治疗师可进行的检查、评估和治疗方法。

婴儿期

目前在世界上许多国家都在进行 CF 的新生儿筛

表 26.1　由物理治疗师使用或解读的可选择的检查和测试

检查和测试	执行人员
运动测试：功率自行车、固定自行车、跑台	运动生理学家
肺功能检查（PFT）：肺活量测定、肺廓清指数 LCI	肺功能技师
场地运动测试（6 分钟步行试验、12 分钟步行试验、往返步行试验、3 分钟台阶试验）	物理治疗师
15-Count 呼吸困难评分 主观体力感觉（rate of perceived exertion，RPE），使用改良 Borg 量表	物理治疗师
胸片	技师
脉搏氧饱和度法	物理治疗师
心率	物理治疗师
呼吸频率	物理治疗师
痰液：量、颜色、黏性、气味	物理治疗师
徒手肌力检查	物理治疗师
姿势筛查和关节活动范围	物理治疗师
呼吸模式	物理治疗师

表 26.2 囊性纤维化患儿的物理治疗干预措施概述

治疗	实例
气道廓清技术	改良体位引流和叩拍、呼气正压、振荡呼气正压、主动循环呼吸技术、自主引流
姿势训练	下颌与肩回缩
运动训练	脊柱侧屈、胸廓扩张
牵伸训练	球上胸肌伸展
力量训练	核心肌群、大肌群训练
有氧训练	游泳、跑步
吸入疗法	使用压缩器、雾化器进行药物管理的宣教
力量保存	呼吸急促时的体位、呼吸频率和活动时机
有效呼吸模式训练	膈式缩唇呼吸
尿失禁训练	核心和盆底肌力量训练与技巧（在骨盆压力增加之前和期间收缩盆底肌）

查，包括美国和加拿大的大多数省份。目前的筛查方法表明，并不是所有患有 CF 的新生儿都能被鉴别诊断出来。研究表明，通过新生儿筛查，可以检查出营养不良，早期干预可能有助于防止肺功能丧失 [19]。对于 CF 患儿的父母而言，更早的诊断与负面情绪的减少和对医疗行业的信心增加有关 [126]。

对父母而言，孩子被诊断为 CF 意味着很多。在最基本的层面上，这意味着他们的孩子有很多特殊需求，而这些需求会很大程度的影响家庭动态 [106]。孩子的家庭成员会被迫熟悉 CF 以及接受诊断后所固有的心理和实际需求。解决家庭信息需求，包括熟知孩子的期望是至关重要的。通常必须在诊断后立即干预治疗，家庭需要进行必要的调整和准备，以确保符合建议的治疗方案。

家庭支持

在与有 CF 婴儿的家庭互动时，敏感而镇定的心态对于有效沟通非常重要，因为这对所有相关人员来说都是一个很有压力的时期。积极倾听，在分享信息后询问反馈、澄清问题，这是物理治疗师减少沟通失误的策略；家人或专业人士“听到”的内容可能与实际所说的不同 [26]。家庭希望得知的相关信息在既承认疾病严重性的同时，又能强调家庭生活能够快乐和充实。治疗安排的灵活性能使儿童治疗能更好地融入家庭的日常生活中。父母可能会有许多顾虑和一大堆问题，尤其可能会因疾病的不确定性所困扰。由于CF 的进展因人而异，因此对儿童进行持续检查是确保个性化治疗以满足儿童和家庭需求的唯一方法。这意味着家庭成员必须与 CF 中心保持联系，并且要把家属作为护理团队中不可或缺的成员。

研究表明，患有慢性病的儿童出现心理社会功能障碍的风险更高，包括自尊心低下、出勤率低，而家庭因素在患儿的适应能力中发挥着重要作用 [193]。由于父母的过度保护与儿童心理社会适应不良存在密切相关 [85]，所以必须提醒 CF 患儿的父母，没有必要限制孩子正常活动的各个方面。在婴儿期，父母可能会给孩子穿得严严实实来预防感冒，或者不让孩子参加探索性游戏。物理治疗师应该让父母放心并认识到 CF 婴儿与其他婴儿有同样的兴趣，需要通过相似的社交互动、运动和游戏来学习。鼓励父母和他们的婴儿跟随其发育里程碑顺序一起摆放体位和玩耍，以促进患儿的胸部活动、腿部力量和耐力训练。

在一项涵盖 9 个国家的大型研究中，17% 的 CF 患者报告有抑郁症，这是社区人群报告的 2 倍；37% 的母亲和 31% 的父亲报告存在临床抑郁症状加重，这是社区样本中的 3 倍。作者的结论是，应该对患有严重慢性疾病的患者和家庭进行心理健康问题的评估和治疗 [161]。物理治疗师可以帮助识别 CF 患者及其家人是否有相关问题，并将他们转诊给团队中的心理学家或精神科医生，以便及早解决问题。大多数 CF 中心都有很好的参考资料。CF 中心的工作人员会设计一些补充相关信息的手册分发给患者家庭，同时也可供其他感兴趣的照护者参阅，如幼儿护理工作者或学校教师。

肺功能损害的管理

在新生儿中，CF 最常见的症状是胎粪性肠梗阻、营养吸收障碍和发育迟缓，均与胃肠道受累有关 [171]。因为出生时肺形态正常，故显著的肺部受损在新生儿期并不明显 [80,110]。然而，在几个月内，一些 CF 患儿会出现呼吸功能受损的迹象，表现出细支气管炎的症状。有时会出现明显的气道高敏感型的喘息，胸部 X 线片提示过度通气。气流阻塞可能与气道炎症、黏膜水肿、大量黏性分泌物潴留和气道张力增加有关 [189]。婴儿期气流阻塞的主要部位为细支气管。支气管肺泡灌洗的研究显示，每个 CF 婴儿，无论是否有症状，都存在支气管黏液栓导致的小气道阻塞[211]。婴儿不能以常规方式（如肺活量测定）测量肺功能，因此研究人员必须修改标准方案，使用提升容积的快速胸腹按压技术（raised-volume rapid thoracoabdominal compression technique，RVRTC）来替代常规方法。婴儿（中位年龄为 28 周）在被诊断之后不久以及 6 个月后分别测量 $FEV_{0.5}$，可发现 6 个月后的测量结果显著下降[165]。

与典型对照组相比，CF 患儿的肺顺应性降低，通气分布不均匀[191]。Tepper 及其同事在有症状和无症状的婴儿中都发现了这些变化[190]。流量曲线异常[71]和最大呼气流速[83]表明婴儿期气流受限与支气管狭窄有关[80]。在使用支气管扩张剂后，患有 CF 婴儿的支气管音发生了变化，这与气流速度明显增加有关，这在对照组中并未发现[83]。乙酰甲胆碱激发试验也表明患儿的气道反应性增高[1]。

研究使用的婴儿 PFT 在大多数诊所或 CF 中心是不可行或不实用的。婴儿期肺部受损的检查通常仅限于观察胸廓和呼吸模式、呼吸系统症状史和胸片。应仔细观察呼吸窘迫的迹象，如鼻翼翕动、呼气噜声、胸廓塌陷、呼吸急促、脸色苍白或发绀，这些迹象可以表明呼吸状态。婴儿或幼儿的听诊更具有挑战性，因为薄胸壁下邻近的组织结构很容易传导声音，但仔细听诊是必要的，以确定是否有任何喘息的迹象。影像学检查可见的改变是早期肺部受损最可靠的指征，因为气流阻塞可能先于明显的呼吸道症状。此外还必须仔细考虑呼吸道疾病的病史。

早期治疗可能会减慢 CF 患者肺功能恶化的速度。CF 婴儿的支气管肺泡灌洗结果显示，早在生后 4 周有临床表现之前，气道内就存在感染和炎症，这可能会损害呼吸道上皮，导致黏膜纤毛运输障碍和分泌物潴留。CF 患儿的气道也存在形态异常，气道直径较大、壁较厚[108]。呼吸模式和力学的变化表明早期干预可能会延迟呼吸障碍症状的出现，尽管各种理论依据已提出尽快开始治疗，但在症状出现之前开始肺部治疗的价值仍然存在争议。发生结构变化之前的时间为干预和预防进行性气道损伤提供了机会[23]。将气道廓清治疗纳入儿童的日常生活中，可改善依从性；在治疗计划的早期应强调呼吸系统的损害预防[211]。需要培养 CF 患儿父母敏感的观察能力，以尽早发现婴儿状况的变化，并尽快与治疗团队联系[102]。

一项研究评估了支气管扩张剂和心肺物理治疗对新诊断为 CF 的婴儿的联合作用，以解决无症状儿童治疗的争议问题[80]。在干预前，所有受试者均应有基线，测量其呼吸力学和呼吸能量相关指标。在吸入支气管扩张剂后 20 分钟，对受试者进行心肺物理治疗，包括在 5 个不同的体位引流姿势下进行胸部叩拍和振动，共 20 分钟。在物理治疗后立即重新测量肺功能。在接受支气管扩张剂和物理治疗后，大多数婴儿（13 个中的 10 个）的肺阻力基线值下降，随后呼吸做功下降[80]。研究人员推测，支气管扩张剂缓解了亚临床支气管痉挛，并有助于减轻黏膜水肿，而物理治疗通过有效移动分泌物和改善气道通畅以此辅助黏膜纤毛系统[80]。当能连续进行 PFT 时，对损伤进展和特定治疗效果的客观测量可为判断早期干预的效果提供证据[80]。

预防黏液阻塞气道是肺部物理治疗的首要目标。既往 CF 婴儿的气道廓清的主要方式是体位引流、叩拍和振动，都使用杯形手进行叩拍，同时利用重力辅助体位引流分泌物。最近，辅助自主引流、婴儿 PEP 面罩和移动训练已被认为是婴儿气道廓清的替代方案[87]。

在诸如 CF 的阻塞性气道疾病中，食管和胃交界处防止反流的机制的有效性降低[145]。咳嗽导致腹内压增加，从而促使胃食管反流[176]。由于婴儿胸部的解剖结构，其抗反流屏障的有效性进一步降低。婴儿的软骨性胸廓，肋骨走向较为水平，同时膈肌变平，胸肋角增加，导致他们的胸廓偏向圆柱状[102]。一项研究表明在新诊断为 CF 的患儿中，35% 的患儿有症状性胃食管反流[197]；另一项研究表明 连续 10 例新诊断为 CF 的婴儿在 24 小时食管监测中出现异常[48]。有人认为反流会加重 CF 的肺部疾病并导致上呼吸道症状[214]。Button 及其同事进行了一项为期 5 年的比较研究，比较了标准的 30° 头低脚高位和改良体位（无倾斜）两种体位引流对 20 名无症状 CF 患儿的影响[29]。调查人员发现，与接受头低脚高位体位引流的儿童相比，应用改良体位的婴儿出现上呼吸道症状的天数明显减少，出生后第一年抗生素疗程较短，2.5 岁时胸部 X 线检查结果评分更好，5 岁时肺功能更好。因此，建议使用改良的体位引流。

为降低胃食管反流的风险，应该根据进食时间来安排物理治疗。将婴儿按照预想的体位放置在照护者大腿上，可以很容易地实现体位引流。以这种方式抱持婴儿似乎也为其提供了额外的安全感。调整手部位置（通过抬起中指）或使用合适的橡胶手掌杯在胸壁上进行叩拍（图 26.5）。叩拍的力度应随婴儿的大小和状况而变化，同时通过监测婴儿的反应来调整叩拍的力度。由于婴儿的呼吸频率快，人工振动的时间与婴儿的呼气频率保持一致较为困难，所以这项技术对于父母来说非常具有挑战性。

PEP 面罩和体位引流在 CF 婴儿患者中的应用已经进行了比较。Constantini 及其同事对 26 名 CF 新生儿进行了超过 12 个月的追踪研究，研究中将 PEP 和体位引流作为气道廓清技术 [39]。与体位引流相比，应用 PEP 的患儿，胃食管反流症状较轻。气道廓清的有效性没有显著差异，但是患者和父母更喜欢 PEP。辅助自主引流是一种可供选择的气道廓清技术，适用于无法配合的婴儿或个体 [195]。该技术的目的是延长呼气时残气量，增加呼气流速，从而增强黏液向较大气道的转移。治疗师将手放在胸壁上，给予一定压力以逐渐限制吸气 [87]。与家庭持续进行沟通、教育和指导非常重要。定期要求父母或照护者演示治疗体位和徒手技术，可找出问题，强化合适的技术并合理应用。指导父母与婴幼儿一起玩呼吸游戏是进行膈肌呼吸和哈气训练的第一步。呼吸训练可以促进侧支通气，并可以引入一些在年龄更大的患者身上使用的技术。在一些 CF 中心，物理治疗师还负责订购、演示和安排药物雾化必需的设备。正确护理和使用这些雾化器对于确保正确吸入处方药物至关重要。

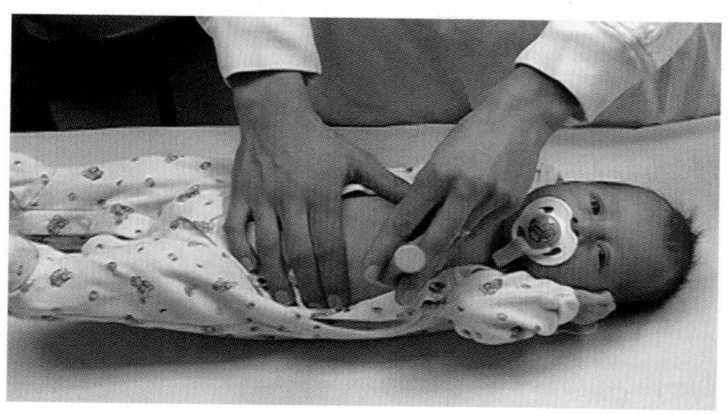

图 26.5 父母可使用勺状掌对婴儿进行改良的体位引流和叩拍

对于照护者而言，必须要严格执行患者的治疗方案。照护时需要额外关注营养问题、药物治疗和物理治疗等，这些照护要求看似很极端，以致家庭难以满足照护要求，感到压力过大。通过社会工作者或心理学专家的介入可能有助于识别处于危机中的家庭，这样可以帮助家庭制订策略，以使他们能适应在抚养 CF 患儿时所面对的各种挑战。

学龄前和学龄期

超过 75% 的 CF 患儿在 2 岁前被确诊 [151]。有 CF 阳性家族史的父母对该疾病很熟悉，但在多数情况下，先前对该疾病无任何认识的父母会对诊断结果感到震惊。在最初的震惊之后可能会出现怀疑、愤怒或悲伤 [106]。儿童确诊的年龄会在一定程度上影响父母的反应。被确诊时孩子的年龄越大，父母遭受的打击会越大 [25]。我们必须重视家庭所遭受的痛苦。

不同 CF 患儿的临床症状有很大差异。一些患儿可能已经经历过肺部并发症并且反复住院，而其他患儿的呼吸功能则几乎没有受到损害。因为吸收不良而导致患儿蛋白质 – 能量缺乏，最终可能表现为发育迟缓，如身材矮小或者体重 – 身高比低于平均水平；因此，从外观上可以发现患儿与其健康的兄弟姐妹或朋友的差异。

自我效能和参与

需要培养患儿在家庭以外的社交活动能力。对学校和友谊的需求可以减弱其对父母的依恋，同时获得某种程度的独立能力 [106]。对于 CF 患儿，这种类型的自主性可能难以实现。如果父母认为他们的孩子身体格外脆弱，他们可能会过度保护孩子。Cappelli 及其同事发现，父母过度保护与儿童心理失调之间存在很强的相关性 [31]。鼓励 CF 患儿参加各种社交和体育活动对于他们的身心健康是有益的。物理治疗师应强调将积极的生活方式融入家庭的重要性。

帮助儿童获得自我效能感是一个重要的目标。能够终身坚持进行必要的治疗的一个关键因素是获得自我效能感（对自己有能力实施某种行为的信心）。通过与可靠的榜样互动，鼓励完成自我管理任务和发展能力来提升依从性。为每个孩子制订个人护理计划，并向家庭提供自我护理手册作为指导。在孩子年幼时开始教学，并定期加强对父母和孩子的教育，可以抵消依从性和年龄增长之间的负相关关系 [7]。如果父母坚信有必要进行 CF 治疗，则这些患儿能更好地坚持 CF 治疗的可能性更大 [72]。在一项评估肺部药物使用依从性和医疗照护使用之间的关系的研究中，低依从性是后续医疗照护使用和开销的重要预测因素 [160]。

检查和评估

幼儿的检查和评估包括病史、体格检查、胸部 X 线检查、血气分析、血氧测定和痰培养。如果有相关设备，且儿童能执行必要的主动肺活量测定，则可以通过肺廓清指数来测定幼儿的肺功能。

物理治疗师的检查应包括详细病史采集、体格检查（必要时包括姿势检查），以及某类型的运动耐力测试。少数患有 CF 的幼儿可能有慢性咳嗽、低氧血症和肺顺应性下降 [191]，导致最大耗氧量受限、呼吸量增加、静息能量消耗增加 [181]。这些因素都会影响运动耐力。

运动测试是一种客观方法，物理治疗师可以通过该方法量化患者的疾病严重程度和功能水平 [163]。由于疾病进展缓慢，CF 患者通常不会意识到其体能的局限性 [33]。运动试验可以检测出静息状态下不易发现的轻度肺功能障碍，还有助于揭示患者在功能受限的状态下如何应对活动。

在选择运动测试方案时，应仔细考虑测试目的、受试者年龄和疾病严重程度。如何选择适当的运动测试取决于所要评估的特定问题。例如，如果要评估有氧运动表现中的活动受限，测试应该循序渐进，并且应该使受试者的心肺呼吸系统达到症状限制的最大限度。测试还应该是可重复的，且能够得到有意义的结果 [81]。

功率自行车常用于测试患有肺部疾病儿童的运动能力 [34,138]。因为踩踏功率自行车的机械效益与体重无关，因此测试效果对于所有个体而言几乎相同，故其可以获得精确的耗氧量预测值 [33]。尽管跑步机测试通常会产生较高的耗氧，但是功率自行车具有相对便宜、便携和安全的优点。因为骑自行车对许多人来说是一种熟悉的运动，所以不太可能引起恐惧。与跑步机测试一样，功率自行车测试是可重复的。此外，受试者相对静止，因此更容易监测生命体征。大多数功率自行车具有适合儿童的可调节高度的座椅，也能够调节车把和踏板曲柄的长度。

在功率自行车上可以使用几种渐进式运动方案来确定最大耗氧量或个体的峰值工作能力（图 26.6；见第 6 章）。Cerny 及其同事通过功率自行车测量了 CF 患者和对照组非 CF 人群在逐步增加运动负荷时的心肺系统反应能力 [34]。每 2 分钟增加 1 级运动负荷，直到受试者无法继续。该研究表明，发育正常的受试者平均需要增加 0.32 W/kg 的负荷，才能使心率每分钟增加 10 次。要使心率有相同的变化，患有 CF 的受试者需要增加（0.15~0.35）W/kg 的负荷，具体取决于疾病的严重程度。Cerny 及其同事得出结论，运动耐力的限制因素是肺部受损的严重程度而不是心血管功能 [34]。

如果患儿太小而不能成功使用功率自行车，则可以使用跑步机，因为跑步机测试只需要患儿具有行走能力。在测试过程中，应密切监测孩子以保持其自信心。仰角和速度是根据受试者的体格和技能调整的，即使是严重功能障碍的受试者，也能完成 2~3 个难度阶段的测试 [33]。功率自行车测试的 Godfrey 方案和跑步机测试的 Bruce 方案是常用于 CF 患儿的两种方案 [163]。

对于有严重肺疾病的患者，适合进行场地步行测试，如 6 分钟或 12 分钟步行试验 [27]，或往返步行试验 [177]。6 分钟步行试验 [76] 和往返步行试验 [179] 在 CF 患儿中应用的可靠性和有效性已得到证实，且健康儿

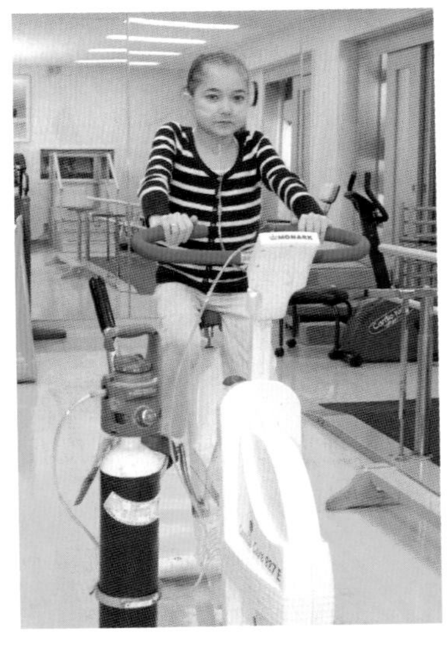

图 26.6　在吸氧状态下对年轻患者进行运动测试

童的标准值已经发表[163]。步行测试简单、费用低，并且适用于所有年龄段和不同能力的人，几乎没有受伤风险[156]。因其具有高度可重复性，步行测试与日常活动的需求密切相关。在临床中被证明有用的另一种快速便携的测试是3分钟台阶测试，其氧饱和度、最大心率和改良Borg呼吸困难量表等测量指标的结果与6分钟步行试验相似[11]。然而，当Narang及其同事将3分钟台阶测试与功率自行车测试进行比较时发现，3分钟台阶测试对轻度肺部疾病人群的运动表现提供的信息有限[135]。他们建议，该组人群应该接受更高强度的更合适的测试，测试方式需要与受试者的身体活动水平相匹配。

受试者必须在严密监测下进行运动测试，且必须特别注意与预期不成比例的呼吸量增加的迹象[33]。可以在运动测试之前、期间和之后采用呼吸困难量表测量主观呼吸感知水平，如Borg感觉评级量表[16]。Borg感觉评级量表是生理和心理负荷的良好指标，它允许受试者根据主观感受来说明他们的运动强度[148]。为了解有关量化增加的呼吸量的更多信息，15分呼吸困难量表是一种客观测量方法，且可与Borg感觉评级量表或视觉模拟评分一起使用[157]。

肺病患者的通气量限制了他们的最大做功能力[33]。气体交换缺陷和呼吸力学不良进一步加重了运动能力的下降[34]。由于在运动测试中患有CF的受试者未能达到预期的峰值心率，证明运动能力受限是肺功能缺陷引起的，进一步表明了这类受试者的运动能力不受心血管因素的限制[30]。

全面的体格检查有助于获得个人的健康水平，从而帮助物理治疗师选择最合适的运动测试方案。通过评估个体对运动的反应，可以检查体能受限、运动相关症状和有氧能力。运动测试的结果可用于设计个性化的训练计划，以提高个体的运动能力和健康水平，同时应鼓励CF患者终身保持积极运动。

呼吸功能障碍的管理

CF患者所表现出的疾病严重程度具有广泛差异性，因为不同的个体，疾病的发展速度不同，但在儿童时期通常均已表现出一些慢性气流阻塞症状。多数早期肺部病变发生在外周小气道，小叶性肺不张和通气–血流灌注异常导致功能性无效腔增加和明显的低氧血症[110]。

幼儿物理治疗的目标不仅包括通过持续关注利用分泌物廓清技术来提高运动耐力，还应强调调整和保持正确的对位对线姿势。考虑到儿童的发育阶段和家庭的优先事项和关注事项，治疗目标应该由儿童及其家人决定。治疗计划必须适应儿童的学习方式，指定的任务要避免超出儿童能力，以便促进其自我效能和依从性。在规划家庭计划时，与照护者的协作至关重要。应鼓励患有慢性疾病的儿童对自己的治疗承担一定的责任，能够在一定程度上掌控自己的健康，可以培养自尊，并有助于抑制焦虑[92]。

虽然体位引流和叩拍技术在CF治疗中已应用了很长时间，但被认为过于耗时且难以独立完成。据报道，每日进行物理治疗的依从性要低于所有其他方面的治疗[150]。物理治疗有效的证据可能会提高依从性，但由于测量指标的多种多样，包括不同的PFT、分泌物量和受试者主观感觉等，故对体位引流和叩拍的临床效果很难解释[185]。对处于疾病不同阶段和（或）具有不同特征的患儿所做的对照研究也存在问题。鉴于所使用的技术组合多样化，识别自变量有时很复杂，如很少单独使用叩拍治疗而不使用体位引流和配合咳嗽，因此难以确定单个技术的效果。最近的综述表明，有必要进行治疗与不治疗的对比研究，但由于不予治疗关系到伦理问题，导致研究人员无法进行此类研究[82]。

在Lorin和Denning开展的一项研究中，与单纯咳嗽相比，CF患者应用体位引流和叩拍等物理治疗的短期效果会产生更多的痰液[109]。其他研究也认为患者存在过量分泌物的体征时，体位引流和叩拍对受试者咳出的痰量增加是有效的[13,114]。产生的痰量可用体积或重量来量化，但在解释此类测量结果时必须谨慎。因为许多人可能会吞下部分痰液，所以测量结果可能低于实际产生的分泌物量。由于很难确定污染痰液的唾液量，这导致一些研究会测量痰液的干重。然而在大多数临床环境中，干重的测量是不实际的。此外，并不能说明产生的痰液来源于哪个部位。

已有人提出用于动员分泌物和刺激咳嗽的其他方法，通常包括定向呼吸技术，包括哈气、PEP、振荡PEP（Flutter and Acapella）、自主引流和主动循环式呼吸（既往称为用力呼气技术或 FET）。哈气是一种用力呼气，其原理与咳嗽相似。一项研究表明，支气管镜显示在整个操作过程中保持声门开放可以稳定有慢性气流阻塞受试者的气管壁，这是使用哈气技术的原因[84]。声门通常在咳嗽的压缩阶段关闭，在气管支气管树上转化为高压，可能导致细支气管塌陷[185]。不受控制的咳嗽往往无效且费力。

气管腔内压力和腔外压力相等的点称为等压点。等压点（equal pressure point，EPP）的概念有助于解释哈气是如何有效清除分泌物的。在哈气过程中，腔内压力从外周气道向口腔方向递减，因此能控制 EPP 的位置从而控制气管塌陷的程度。为了完成哈气，要求受试者采取低、中或高肺容量（取决于分泌物的位置）吸气，然后在声门开放的情况下，通过腹部肌肉强烈收缩以帮助用力呼气。保持声门开放的动作可以与“ha”或“ho”的发声动作进行比较[185]。哈气是一种简单的呼吸技巧，可以很容易地教给幼儿，做哈气训练可以让孩子认识控制呼吸或定向呼吸技术的概念。

用力呼气技术（forced expiratory technique，FET）和哈气技术一样采用用力呼气结合声门开放的方法，呼气时将肺容量控制在中低水平。Reisman 等人进行了一项为期 3 年的研究，研究对象是轻中度肺部损伤的受试者，通过比较 FET 与体位引流和叩拍物理治疗的治疗效果，发现相对于对照组而言，仅进行 FET 的受试者 FEV_1、$FEF_{25\%\sim75\%}$ 的下降率明显更高，Shwachmann CXR 评分也更低[168]。

为了阐明如何正确进行 FET，其中往往还包括更好的呼吸控制技巧和胸部扩张训练，Pryor 及其同事将其重新归类为主动循环呼吸技术[158]。在一个循环中将三个部分进行组合：放松和呼吸控制，重复 3~4 次胸部扩张练习，然后重复上述动作 2 次，接着进行 1 次或 2 次用力呼气，然后再回到放松和呼吸控制。根据个人需要，可以调整一个循环内的呼吸次数。当分泌物到达近端大气道时，可以通过高肺容量的哈气或咳嗽将其清除。结合体位引流可增强分泌物清除效果，但如果重力辅助位置是禁忌的，则可以采用坐位[205]。

PEP（图 26.7）已被推荐作为 CF 患者分泌物流动的方法之一使用。早在 20 世纪 80 年代丹麦就

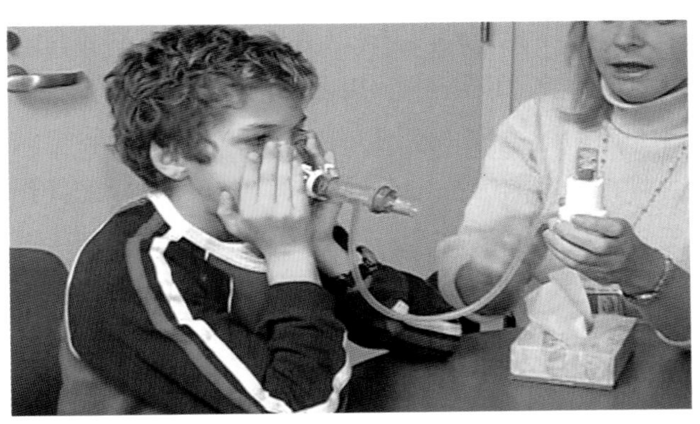

图 26.7　青少年在物理治疗师的指导下进行常规 PEP 治疗

已将 PEP 应用在这一人群中，在慢性（基线）CF 期[69,118,140]和急性肺部并发症急性加重期，PEP 已被证明与传统心肺物理治疗一样有效[119,141]。这种调节流量技术的目的是短期内增加 FRC，使潮气量超过受阻塞肺泡扩张所需要的气量[28]。在整个呼气阶段，通过保持正压产生跨壁压，目前认为这可以使气流通过通气旁路到达一些受阻塞的肺泡中。通过 PEP 的维持，气道被动开放，从而促进周围分泌物流向中央气道[103]。PEP 技术以膈肌呼吸和缩唇呼吸的方式，在哈气和咳嗽后，通过咬嘴或面罩完成 10~15 次比潮气量稍大的呼吸。这些步骤重复 5~6 次，总共进行 15~20 分钟的气道廓清训练。

一项为期 1 年的随机研究比较了儿童和青少年的体位引流和叩拍与 PEP 的疗效，结果发现 PEP 组的肺功能有所改善，而体位引流和叩拍组的肺功能则恶化[118]。一项对受试者进行为期 2 年[66]的研究发现，PEP 治疗是替代体位引流和叩拍的有效方法[69]。在另一项长期研究中，相较于体位引流和叩拍，使用 PEP 的受试者的肺功能评分得到改善，受试者会优先选择 PEP，因此使用 PEP 还能提高依从性[118]。低效 PEP 和高效 PEP 的生理学基础被证明可改善 CF 患者的气体混合，这些改善与肺功能增加、咳痰和动脉血氧饱和度增加有关[49]。PEP 的禁忌证包括未引流的气胸和明显咯血[28]。

振荡 PEP 是另一种有效的气道廓清技术[131]。振荡 PEP（Flutter 装置、Acapella、RC Cornet）被开发用于在呼气期间产生可控的振荡正压并且使气流中断，这可以通过手持设备完成（图 26.8）。Flutter 装置是在 20 世纪 80 年代末在欧洲研发的，该装置由钢

球和塑料咬嘴组成，钢球装在有孔盖的塑料锥里。该装置的效果取决于使用时的角度，而球的位置决定了振动的频率（范围：6~26 Hz）。Flutter 装置产生的 PEP 范围为 18~35 cmH_2O。Acapella 是 21 世纪在美国发展起来的，它通过平衡阀和磁铁来产生振荡气流[28]。与 Flutter 装置相比，Acapella 不依赖于角度，并且具有可调节的刻度盘，可根据个体来调整 PEP 和振荡的强度。振荡 PEP 已被证明与其他常用的气道廓清技术一样有效[131]。一项针对儿童的长期比较研究发现，在保持肺功能方面仅使用 Flutter 装置这一种气道廓清技术不如使用 PEP 有效，而且由于住院次数和抗生素使用的增加导致其费用更高[123]。自进行该研究以来，Flutter 技术已进行调整。Newbold 及其同事报道，使用现在推荐的技术，PEP 和 Flutter 装置的使用在成人患者的肺功能和健康相关的生活质量方面没有显著差异[136]。一项比较 Acapella 与 Flutter 装置的研究发现，它们表现出相似的性能特征。研究人员认为，Acapella 可能比 Flutter 装置有一些优势，因为它不依赖于使用位置，并且在呼气流量非常低时也能使用[199]。Main 及其同事将单独使用 RC Cornet（一种振荡型 PEP）和单独使用 PEP 进行了比较，结果显示，在 6 个月以及 12 个月内，无论 PEP 还是 Cornet 都与肺功能的显著变化无关[113]。

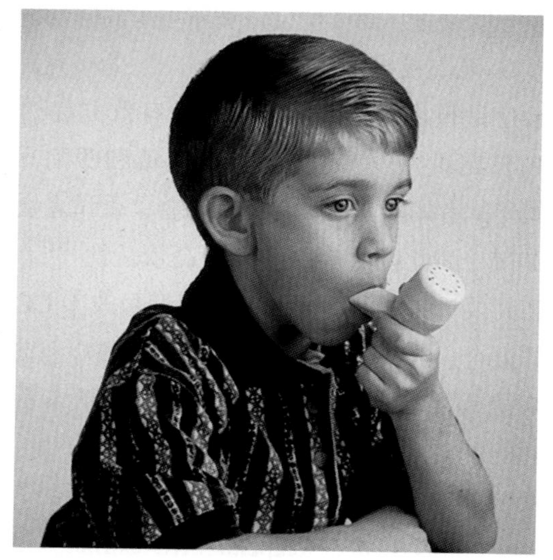

图 26.8 一名儿童使用 Flutter 装置进行日常气道廓清训练（引自 Hockenberry MJ, Wilson D: *Wong's nursing care of infants and children*. 10th ed. St. Louis: Mosby, 2015.）

BubblePEP 是另一种可用于幼儿的振荡 PEP。在家中，可以用 5~10 cm 高和直径为 5 mm 的水容器来组装，以此产生 10~20 cmH_2O 的压力。通过吹气可在水中产生气泡，气泡产生的振荡会传导至气道中。可以添加食用色素或泡沫溶液，让幼儿觉得活动更有趣。该装置不是封闭系统，因此仅会引起 FRC 的瞬时增加。应定期对设备或 BubblePEP 装置进行适当的清洁，以防止微生物滋生。振荡 PEP 的禁忌证是明显咯血和未引流的气胸，对于颅内压增高、血流动力学不稳定、近期进行过面部或口腔手术、急性鼻窦炎或中耳病变的患者使用时应采取预防措施[28]。

高频胸壁振荡疗法（high-frequency chest wall oscillation，HFCWO）是利用一个连接在气泵上的充气式背心在外胸壁上产生高频振动。HFCWO 被认为以 3 种方式增强黏膜纤毛运输：改变黏液的流变性；产生咳嗽样的呼气流量偏差，促使黏液从气道壁松动并向上运动；提高纤毛摆动频率[79]。短期研究发现 HFCWO 和体位引流与叩拍在气道廓清效果上是具有可比性的[73,188,203]，但在比较这些研究时必须谨慎，因为不同制造商生产的设备可能参数不一样[153]。最近，在加拿大进行了一项为期 12 个月的多中心随机对照研究，对 107 名患有 CF 的 6 岁以上儿童和成人进行了 HFCWO 与 PEP 面罩治疗效果的比较。该研究发现 HFCWO 组需要使用抗生素的肺急性加重（pulmonary exacerbations，PE）的人数和首次发生肺急性加重的时间明显高于 PEP 组[120]。PE 数量和时间与肺功能下降增加、更高的发病率和死亡率相关，并且认为是一种更敏感的改善指标[204]。McIlwaine 等人报道了他们的研究结果，不支持把 HFCWO 作为 CF 患者气道廓清的主要手段。

肺叩击振动疗法（intrapulmonary percussive vibration，IPV）是一种物理疗法，通过口腔将振动传至呼吸道以集中移动分泌物，同时增加静息肺容量。IPV 的目标是结合叩拍和振动来移动滞留的分泌物，输送高密度气雾剂以水化黏液，然后通过 PEP 使肺泡复张[28]。在 CF 患者中，虽然仍需要更多的长期研究，但目前已将 IPV 与其他气道廓清技术进行了比较。

体育活动

从肌肉骨骼和心肺角度来看，体育活动是囊性纤维化的一个重要治疗组成部分。众所周知，运动可以通过改变呼吸模式、呼气流量和通气分布来刺激呼吸系统，同时还可以松动分泌物。一项为期 30 个月的研究表明，患者停止使用其他气道廓清方法，转而参与有氧运动，在临床症状、影像学结果或 PFT 结果等方面没有显著改善[6]。对急性加重期的研究对象进行肺功能复查时，发现运动与体位引流和叩拍一样有效。被分配到运动组的患者继续接受物理治疗师每天 1 次的支气管廓清治疗，而体位引流和叩拍物理治疗组每天接受 3 次这样的治疗。Cerny 的结论认为，住院患者可以用运动替代部分标准的住院治疗[32]。也有研究表明，CF 患者在运动时鼻腔上皮的钠通道受到抑制，这可能有助于水合黏液改善黏膜纤毛的清除能力[194]。

运动训练的好处不仅增加了峰值耗氧量，增加最大做功能力，增加黏性痰排出和改善呼气流速[144,217]，还可以改善一般健康状况、自尊和生活质量。运动是社会可接受的，有助于促使患者的生活正常化，而不是一种显示患者与同龄人更加不同的治疗方法。有氧能力也可以作为一个预后指标。在 CF 患者中，有氧适能水平较高的患者存活率更高。虽然这可能仅限于不太严重的疾病，但维持有氧能力似乎对延长寿命有价值[138]。在对 187 名（99 名女性）7~25 岁患者进行的日常体力活动研究中，将受试者分为高活动组和低活动组，并进行为期 6 年的随访。与高活动组相比，低活动组的 FEV_1 下降速度明显更快。作者的结论是，较高的活动水平与 FEV_1 下降速度较慢存在高相关性[208]。Selvadurai 及其同事发现，CF 患者的青春期前活动水平与性别无关，CF 患者与对照组的青春期前活动水平也相似[178]。青春期后，在 CF 严重程度相似的情况下，女孩的活动量明显低于男孩。在另一项日常体育活动研究中，Nixon 发现尽管肺功能良好，但 CF 患儿的体育活动少于非 CF 儿童。因此，我们的结论是，应鼓励 CF 患儿更积极地参与活动，以促进有氧能力，最终可能会对其生存产生影响[137]。

低活动水平也与低骨密度有关，反之亦然。重要的是鼓励 CF 患儿优化营养并进行有规律的体育活动，以最大限度地提高儿童获得骨量的潜力[207]。预防和治疗 CF 相关骨病必须面对无数的风险因素。这些因素包括脂溶性维生素的吸收减少和由于胰功能不全导致的营养状况不良、性激素分泌的改变、慢性肺部感染导致的骨活性细胞因子水平升高、运动缺乏和糖皮质激素治疗。慢性肺部炎症导致血清细胞因子水平升高，这被认为会增加骨吸收并减少骨形成。在童年后期，骨密度的数量和质量下降可导致病理性骨折和脊柱后凸畸形。脊柱后凸会导致身高下降、疼痛和虚弱以及肋骨和椎骨骨折，同时胸壁畸形会导致肺功能下降，抑制有效咳嗽，阻碍气道廓清，并最终加速 CF 的进程。骨骼疾病的患病率似乎随着肺部疾病和营养不良的加重而增加。横向研究报道 CF 患者的骨折发生率更高[8]。建议采取旨在维持胸背部和肩部关节良好活动的姿势性训练，以防止胸椎后凸，同时保持身体结构的功能，提高自我形象和身体意识。教导患者如何区分可耐受的气短和异常呼吸困难，以及如何根据症状表现来调整运动强度，这对于患者而言是很有帮助的[104]。

应鼓励 CF 年幼患者使用最适合他们的治疗方法，以充分清除分泌物，防止临床状况恶化。对治疗的依从性可以极大地影响任何治疗方案的有效性，而物理治疗师面临的挑战是设计一种既有效又实用的治疗方案。在设计治疗计划时应考虑以下因素：疾病表现和严重程度，患者年龄，积极性和注意力，医师、照护者和儿童的目标，研究证据，训练注意事项，工作需求，需要哪些辅助或仪器设备及费用。患儿应学会将物理治疗融入日常生活活动中，而不是一种负担或惩罚，这样才更有可能坚持治疗计划。

青春期

青春期是许多发育领域发生快速转变的时期。性成熟是骨骼系统成熟时循环激素发生重大变化的结果，通常是在儿童 11 岁或 12 岁时。这些激素的分泌会导致青少年的生长陡增[74]。当骨骼成熟减慢或延长时，会出现“成熟延迟”。这通常是 CF 青少年患者青春期延迟的原因[58]。性发育受阻，再加上体格低于平均水平，可能会加剧与健康同龄人的隔绝感。骨质疏松症（低骨量）是 CF 患者可能的并发症之一，可能与营养因素、青春期延迟、运动或负重活动减少、使用皮质类固醇治疗和慢性感染有关[40]。在制订治疗方案时，必须考虑骨质疏松症的预防和骨质疏松症患者骨折的风险。加强独立性的需求可能与日常医疗照护的需求相冲突，使得坚持日常活动似乎很困难。对于 CF 青少年患者来说，如果他们的外表和感觉与他们所感知的“正常”不同，他们可能会反对继续进行耗时的治疗，因为这种治疗会强化他们的不同或异样感[20]。

呼吸功能障碍的管理

在 CF 青少年人群中，坚持每天进行体位引流和叩拍训练的情况较差[150]。该人群面临的一个挑战是如何通过其他治疗方法来提高自我效能。PEP 的使用、主动循环呼吸技术或有规律的训练计划可能有助于促进独立性，这在前文已经讨论过了。自体引流（autogenic drainage，AD）是一种涉及自主呼吸技术的治疗方式。

自体引流不需要任何设备或特殊的环境来实施，它依靠使用者控制吸气和呼气气流的能力，从而在不同级别的支气管内产生最大的气流[36]。这项技术分 3 个阶段进行，首先“松动”外周气道的黏液，然后将黏液“聚集”到中央气道，最后通过控制肺容量的大小将黏液从中央气道“排出”[117]。通过自体引流动员气道分泌物不依赖体位引流所需的重力辅助，因此可以在坐位下进行。

对 AD 的有效性的相关研究很少[130]。一项研究比较了 AD 结合体位引流和叩拍物理治疗与 PEP 在 CF 患者[122]中的应用，还有一项为期 2 年的对照试验，对比研究了 AD 与体位引流和叩拍物理治疗的疗效。以上两项研究发现，以临床症状和 PFT 评分作为疗效指标，组间无显著差异[50]。学习 AD 技术对于青少年和教师而言都很困难。该技术要求注意力集中，并能使用本体感觉和感觉线索来定位不同级别支气管中的分泌物。动手操作实践是必不可少的，而且要尽量屏蔽环境的干扰。经常参与培训课程和复习是必要的。这种专注的自我指导训练对于 12 岁以下的儿童通常无法完成。

对于 CF 患者而言，保持正确的姿势对于维持有效的呼吸机制非常重要。随着 FRC 的增加，呼吸肌的长度 – 张力关系可能发生变化，从而造成力学上的缺陷，导致呼吸量增加和肌肉疲劳[33]。在不同严重程度的 CF 青少年患者中发现了几种身体姿势变化，这些变化与慢性肺过度充气有关，包括胸廓前后径增大、肩部上提和前伸，以及腰部屈曲。胸椎后凸容易导致背部疼痛，高达 94% 的成人 CF 患者报告有慢性背痛[105]。

物理治疗师进行姿势评估，并判断姿势偏差是否可逆或适合治疗。改善姿势训练包括加强背部和脊柱的支撑肌肉的力量、牵伸短缩的肌肉，以及提高对姿势调整的意识。负重训练可以促进骨形成。能够解决上述问题并使青少年保持活动的一种创新方法是“球疗”（图 26.9）。球疗法也可用于促进有氧能力、平衡、协调和放松[183]。对于青少年来说，有良好的外表非常重要，可以对维持良好姿势和坚持负重训练的 CF 青少年患者提供必要的激励，帮助确保患者坚持训练。

最近，Schneidermann 和其同事发现，尽管 CF 肺病呈自然进展，但每天增加 17 分钟左右的日常体力活动是可行的，这与 FEV_1 每年 1.63% 的较慢下降速度相关，这低于已记录的肺功能平均下降水平。这项研究显示了在整个童年期间加强身体活动，并维持活动延续到成年期，将会对肺功能产生积极的影响[174]。英国的一项回顾性试验研究分析了 5 年的数据，比较了参与运动和无运动记录的 24 名 CF 患者。尽管 2 组之间的 FEV_1 无差异，但运动组需要静脉注射抗生素的天数明显缩短，这表明不经常运动的一组需要更密集的治疗来维持肺功能[115]。

抗阻力量训练的继发效应可能会提高青少年的自信心，因为训练已被证明在促进体重增加方面是有益的[187]。随着肺功能的下降，营养状况也是一个需要高度重视的问题。CF 患者的无氧能力降低主要是由于营养状况不佳[97]。营养师可以识别在哪种情况下需要进行干预，如管理得当，运动训练可以促进体重增加。营养师是治疗支持者，可以强化这一概念的执行。与营养师保持沟通可以确保饮食与物理治疗之间的平衡。

尽管有 5%~16% 的男性和 30%~68% 的女性会出现尿失禁，但尿失禁在 CF 患者中仍是一个因心理抗拒而被低估的问题[129,146]。患有 CF 的女孩早在 9~11

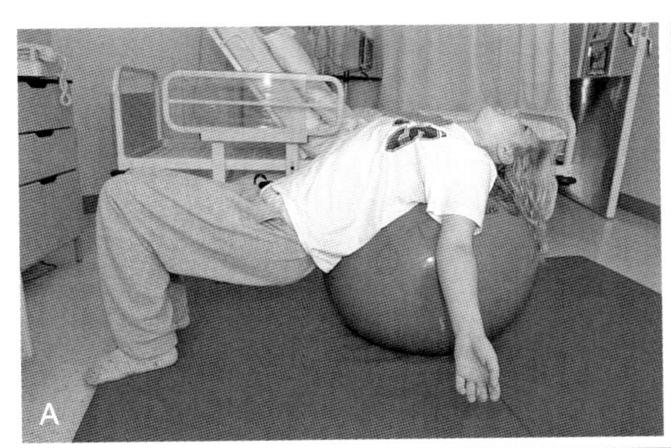
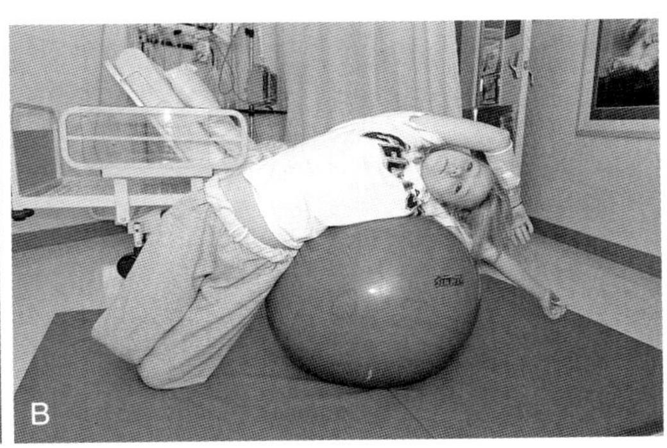
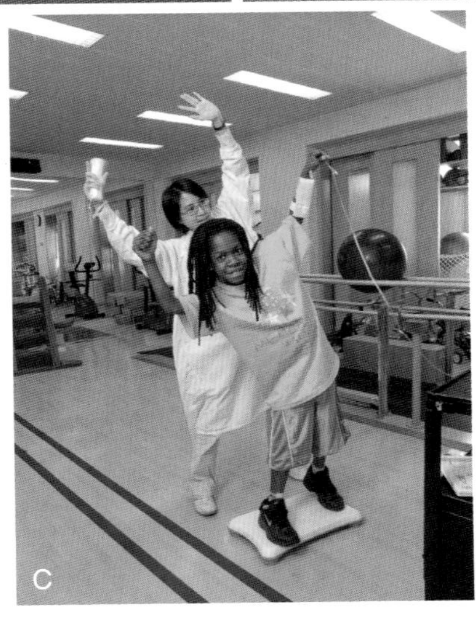

图 26.9 A~B. 治疗球牵伸可以促进正确的姿势和胸廓活动。C. 使用现代技术“任天堂 Wii FIT 瑜伽板”进行锻炼

岁时就可能会出现尿失禁，反复的咳嗽、气道廓清、肺疾病恶化以及各种类型的体育活动都会加重尿失禁[2]。解决这一问题应成为日常管理的一部分，并应定期随访。盆底肌肉收缩训练、下腹部核心肌群的力量和耐力训练，以及气道廓清期间分泌物的精准定位都有助于减少对盆底肌的压力。

过渡到成年期

当 1938 年首次发现 CF 时，只有不到 1/2 的患者在第 1 年存活下来，[54] 但如今 CF 不再仅仅是儿科疾病了。尽管许多患者活到了 50 岁，但目前报告的中位生存年龄为 41.1 岁[198]。尽管物理治疗师在儿科患者中关注的许多问题与成人相似，但应考虑一些特殊的差异。从儿科到成人的标准转衔计划中应包括医疗中心的所有团队成员，以确保患者照护的连续性[64]。持续的照护可以提高其有效性，并最大限度地减少年轻患者及其家人的不确定性和痛苦。从儿科到成人 CF 团队的转变对患者来说是一个重要的里程碑，必须谨慎处理。当儿科和成人治疗机构密切合作时，这种转变则更容易实现[101]。

成年期的心理问题和青少年期是截然不同的，因为正常的心理成熟过程会给每个发育阶段带来新的问题[54]。提高临床认识、早期治疗和更有效的管理都有助于改善预后[154]。患者必须在教育、就业（医疗保险）、婚姻和家庭方面做出选择。对于患有 CF 的成人来说，这些选择通常要复杂得多，他们不仅要考虑目前的健康状况，还必须尝试预测结局和为未来的健康状况做准备。

选择工作时应考虑医疗保险范围、弹性工作时间和病假时间[213]。体力要求较高的职业可能不适合有肺功能障碍的 CF 患者，因此必须仔细考虑任何所承担的工作任务对身体的要求。应避免经常接触灰尘、化学烟雾或烟尘等的工作[54,143]。CF 成年患者在就业选择方面几乎没有限制，然而在选择医疗保健事业时，应该仔细考虑感染控制问题[213]。成年患者的治疗复杂性和治疗负担都非常高，这对患者的自我管理和依从性构成挑战[173]。物理治疗师应该帮助患者适应成人忙碌的生活方式，并将治疗方案纳入工作日程。更方便和促进独立性的廓清方法，如PEP口罩、Flutter装置或AD，对于在学校学习或者工作的成人来说可能更合适。

因为许多CF成年患者目睹了同龄人的死亡，自身健康状况的恶化对他们来说可能具有重要的意义。青少年时期选择不坚持物理治疗的成年CF患者可能会决定再次开始治疗。一般来说，CF患者有很强烈积极的人生观，尽管要面对不同寻常的困难，他们仍然能够充分享受成年期的许多快乐[143]。患者的生活态度和人生观对CF的病情发展有很大的影响，并被纳入预后评分[54]。

一般而言，心脏状态与肺部受损的严重程度有关：肺对低氧血症适应越差，肺动脉高压和右心衰竭情况则会越严重。在肺部疾病程度相当的情况下，成人患者超声心动图的异常程度高于儿童，尤其是患有轻度肺病的成人。这可能反映了轻度低氧血症和夜间氧饱和度降低的累积效应，该效应即使在肺功能受损最轻的CF患者中也会发生[54]。

肺功能障碍的管理

CF的进行性加重的自然特征可能使许多成人患者比儿童更容易出现症状和活动受限[143]。因此，物理治疗师必须与患者密切合作，以便相应地调整治疗计划。高达60%的CF成年患者出现轻微咯血或痰中有血丝[58]，多数是因为支气管感染的加重刺激血管造成的[142,144]。肺部出血会为细菌提供更适宜生存的环境，从而使感染恶化，因此如果咯血没有加重，可继续进行常规气道廓清。Webber和Pryor认为，出现血丝后物理治疗也应该继续进行[205]。强调哈气和呼吸控制治疗相比频繁且不受控制的咳嗽，增加出血的可能性要小，这种咳嗽可能会在气道廓清完全结束后发生。

大量咯血[54]是指支气管血管破裂，血液进入气道，在24小时内产生240 ml以上的血液，或者几天内反复出血大于100 ml/d，大量咯血也与年龄增长密切相关。大量咯血的平均发生率为每年115例患者中有1例，所有CF患者中约有4.1%的患者会出现这种并发症，中位发病年龄为23岁[66]。这种并发症需要住院治疗并可能需要输血[106]。CF基金会肺治疗委员会建议，在少量咯血的情况下，患者可继续使用常用的气道廓清技术，但如果大量咯血，则应停止气道廓清治疗，直到活动性出血停止[67]。

每年167例CF患者中会有1例发生自发性气胸，所有患者中约有3.4%的患者会出现这种并发症，中位发病年龄为21岁[66]。气胸的一个常见原因是肺尖处的肺大泡自发性破裂，这是由于病变的肺内空气滞留增加和小脓肿形成所致[110]。如有未经治疗的、进展性的或张力性气胸，则禁止进行心肺物理治疗；然而，针对轻微且稳定的气胸、已经进行开胸手术治疗和利用胸腔引流管来引流空气的气胸，可以继续进行心肺物理治疗[56]。由于存在胸腔引流管移位的风险，不能直接在引流管部位进行叩拍，但如果患者耐受，可以在胸廓的其他地方进行安全地叩拍。PEP面罩是一种相对禁忌证，因其可在气道中形成反复增加的压力，理论上会使气胸恶化。如果气胸较严重或者不稳定，建议停止某些气道廓清治疗，包括PEP、振荡PEP和IPV[67]。总之，如果某一特定技术似乎使情况变得更糟，那应该停止使用，此时使用其他形式的呼吸技术可能是有益的。

随着年龄的增长，肺性肥大性骨关节病的发病率也随之增加[54]。在肺部疾病严重的患者中杵状指变得更加明显[143]。标准抗炎药可用于治疗与肺性肥大性骨关节病相关的关节疼痛[152]。物理治疗师可以在维持ROM的同时，帮助患者缓解疼痛。家庭治疗计划包括牵伸、肌力训练和特定关节的ROM训练，这些可以很容易地添加到患者现有的治疗计划中。

当肺部病变致使患者难以进行日常生活活动时，物理治疗目标应该围绕这些日常需求开展。患者可能必须接受体能节省技术的指导，如膈式缩唇呼吸和可以缓解呼吸困难的姿势。这些体位能促使患者舒适和放松，应鼓励胸廓运动和脊柱支撑。这些体位还应包含髋关节屈曲以放松腹部肌肉，并有助于增加腹腔内压力以促进咳嗽[56]。节能体位如图26.10所示。对呼吸模式的再训练，可以使用缩唇呼吸结合膈肌移动的方法，有增加潮气量、降低呼吸速率、降低$PaCO_2$水平、改善PaO_2水平的短期益处，同时患者有主观感觉的改善。这可能是因为缩唇呼吸可通过即时控制氧合来提高信心并减少焦虑[37]。

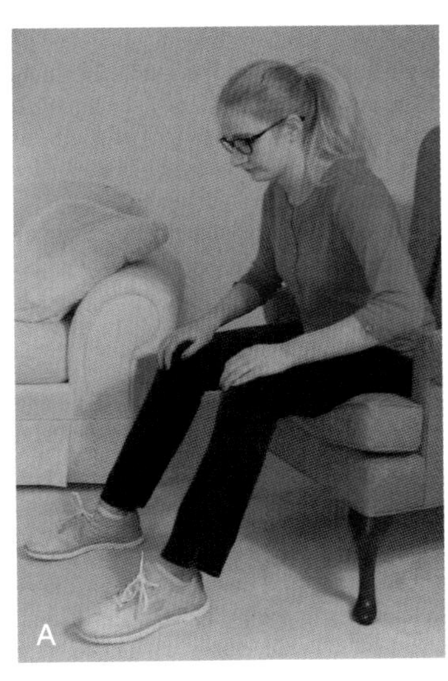
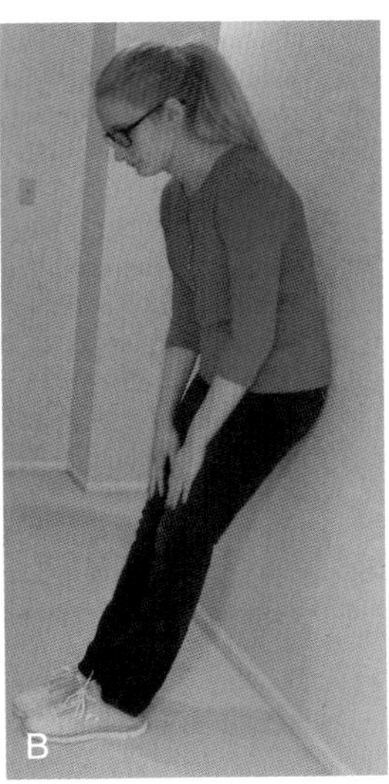

图 26.10　A~B. 通过调整姿势节省能量，促进放松，缓解呼吸困难

此外可能还需要评估运动时的氧气需求。所有 CF 患者都应该保持积极的生活方式，以优化身体状况并保持乐观的心态。如果患者正在考虑进行肺移植，物理治疗师必须为患者制订规范的运动计划。加拿大多伦多综合医院的肺移植项目有一个完善的康复方案。通过 6 分钟步行试验和耳部血氧测量来评估运动能力，在跑步机上进行改良 Bruce 运动测试也能评估患者运动能力[45]。评估患者运动能力的目的是确定肺移植治疗时是否需要考虑残疾的严重程度。6 分钟步行试验结果小于 400 m，是患者是否被列入肺移植名单中的一项重要指标[90]。还可以通过这些测试来定期监测患者，以评估其功能状态的潜在恶化情况。一旦被纳入肺移植计划，大多数中心都要求患者参加正式的康复计划[75]，其中包括有氧运动、肌力训练、牵伸运动和小强度有氧操。

CF 成人患者的物理治疗预期结果包括优化肺功能、运动耐量和情绪健康。对于等待肺移植的患者，整体功能的改善能使他们更轻松地度过手术以及术后早期[45]。Arnold 及其同事发现，13 例终末期 CF 患者在等待双肺移植期间，通过参与肺康复治疗，其功能有所改善[9]。在双肺移植等待期间，肺康复治疗需要采用每周 3~5 次的跑步机步行训练和下肢力量训练。每 2 周进行 1 次 6 分钟步行试验以评估运动能力的变化和制订跑步机和功率自行车训练的运动强度。6 分钟步行距离及跑步机和功率自行车的负荷都显著提高。从这些数据中得出的结论证实，尽管肺功能受到严重限制，但在等待双肺移植的终末期 CF 患者，有通过训练提高其运动能力的可能性。

无创通气，最常见的是双相气道正压通气（Biphasic Positive Airway Pressure，BiPAP），对患有呼吸衰竭和等待肺移植的 CF 患者有益。尽管夜间氧疗尚未显示可改善长期预后，但夜间 BiPAP 可减少缺氧、高碳酸血症和呼吸做功，并可增强气道廓清以及降低肺动脉高压[200]。

物理治疗师在为处于疾病晚期的患者提供服务方面扮演着重要角色。此阶段的干预包括提供使患者舒适的治疗，并且必须根据患者的意愿进行。单次治疗持续时间可能会缩短，可在一天中增加治疗频率。患者可能必须采用适应体位引流等治疗的体位，以便能够耐受治疗。由于咳嗽等动作可能会造成疲劳或痛苦，因此可以采用其他方式，如使用辅具和哈气技术等。采用按摩等方法，可以控制疼痛、降低焦虑，使其放松，这可能是临终患者的主要需求。仅仅倾听这些患者的忧虑就能起到治疗作用。保持同情心的倾听的作用不应该被低估。考虑到这对所有相关人员来说都是一个情绪不稳定的时期，治疗晚期患者的物理治疗师应该谨慎考虑患者家属的需求。

总结

物理治疗师在促进从小就患有 CF 的儿童和青少年的呼吸功能以及身体活动的自我管理方面发挥着重要作用。支持家庭和儿童的自我效能对于促进幸福感和提高生活质量至关重要。CF 的多系统障碍和长期性需要物理治疗师跟上医疗管理的步伐，不断与专业团队互动，以沟通和协同照护。与多学科医疗团队合作能激励、促进创造和达到令人满意的物理治疗实践。新技术的发展预示着 CF 患者未来有令人兴奋的照护可能性。我们鼓励为患有 CF 的儿童和青少年服务的物理治疗师根据现有知识和研究不断调整他们的治疗方案。

（李剑华　译，彭光阳　审）

参考文献

1. Ackerman V, Montgomery G, Eigen H, Tepper R: Assessment of airway responsiveness in infants with cystic fibrosis, *Am Rev Resp Dis* 144:344–346, 1991.
2. Agent P, Parrott H: Inhaled therapy in cystic fibrosis: agents, devices and regimens, *Breathe* 11(2):111–118, 2015.
3. Reference deleted in proofs.
4. Amin R, Ratjen F: Cystic fibrosis: a review of pulmonary and nutritional therapies, *Adv Pediatr* 55:99–121, 2008.
5. Andersen DH: Cystic fibrosis of the pancreas and its relation to celiac disease: a clinical and pathologic study, *Am J Dis Child* 56:344–395, 1938.
6. Andreasson B, Jonson B, Kornfalt R, et al.: Long-term effects of physical exercise on working capacity and pulmonary function in cystic fibrosis, *Acta Paediatr Scand* 76:70–75, 1987.
7. Arias Llorente RP, Bousono Garcia C, Diaz Mattin JJ: Treatment compliance in children and adults with cystic fibrosis, *J Cyst Fibros* 7(5):359–367, 2008.
8. Aris RM, Merkel PA, Bachrach LK, et al.: Consensus statement: guide to bone health and disease in cystic fibrosis, *J Clin Endocrinol Metabol* 90:1888–1896, 2005.
9. Arnold CD, Westerman JH, Downs AM, Egan TM: Benefits of an aerobic exercise program in C.F. patients waiting for double lung transplant, *Pediatr Pulmonol* (Suppl 6):287, 1991.
10. Aurora P, Stocks J, Oliver C, et al.: Quality control for spirometry in preschool children with and without lung disease, *Am J Resp Crit Care Med* 169:1152–1159, 2004.
11. Balfour-Lynn IM, Prasad SA, Laverty A, et al.: A step in the right direction: assessing exercise tolerance in cystic fibrosis, *Pediatr Pulmonol* 25:223–225, 1998.
12. Reference deleted in proofs.
13. Bateman JRM, Newton SP, Daunt KM, et al.: Regional lung clearance of excessive bronchial secretions during chest physiotherapy in patients with stable chronic airway obstruction, *Lancet* 1:294–297, 1979.
14. Benden C, Edwards LB, Kucheryavaya AY, et al.: The Registry of the International Society for Heart and Lung Transplantation: sixteenth Official Pediatric Lung and Heart-Lung Transplantation Report-Focus Theme: age, *J Heart Lung Transplant* 32(10):989–997, 2013.
15. Reference deleted in proofs.
16. Borg GAV: Psychophysical bases of perceived exertion, *Med Sci Sport Exerc* 14:377–381, 1982.
17. Bosworth DG, Nielson DW: Effectiveness of home versus hospital care in the routine treatment of cystic fibrosis, *Pediatr Pulmonol* 24:42–47, 1997.
18. Reference deleted in proofs.
19. Boucher RC, Knowles MR, Yankaskas JR: Cystic fibrosis. In Murray J, Nadel J, editors: *Textbook of respiratory medicine,*, ed 3, vol. 2. Toronto, 2000, WB Saunders, pp 1291–1323.
20. Boyle IR, di Sant'Agnese PA, Sack S: Emotional adjustment of adolescents and young adults with cystic fibrosis, *J Pediatr* 88:318–326, 1976.
21. Brennan G, Brennan AL, Geddes DM: Bringing new treatments to the bedside in cystic fibrosis, *Pediatr Pulmonol* 37:87–98, 2004.
22. Brodlie M, Haq IJ, Roberts K, Elborn JS: Targeted therapies to improve CFTR function in cystic fibrosis, *Genome Med* 7:101, 2015.
23. Brody AS: Early morphological changes in the lungs of asymptomatic infants and young children with cystic fibrosis, *J Pediatr* 144:145–146, 2004.
24. Burns JL: Treatment of cepacia: in search of the magic bullet, *Pediatr Pulmonol* (Suppl 14):90–91, 1997.
25. Burton L: *The family life of sick children: a study of families coping with chronic childhood disease*, London, 1975, Routledge Kegan Paul.
26. Bush A: Giving the bad news-your child has cystic fibrosis, *Pediatr Pulmonol* (Suppl 14):206–208, 1997.
27. Butland RJA, Pang J, Gross ER, et al.: Two, six and 12-minute walking test in respiratory disease, *Br Med J* 284:1607–1608, 1982.
28. Button BM, Button B: Structure and function of the mucus clearance system of the lung, *Cold Spring Harb Perspect Med* 3(8):a009720, 2013. http://doi.org/10.1101/cshperspect.a009720.
29. Button BM, Heine R, Catto-Smith A, et al.: Chest physiotherapy in infants with cystic fibrosis: to tip or not? A five-year study, *Pediatr Pulmonol* 35:208–213, 2003.
30. Canny GJ, Levison H: Exercise response and rehabilitation in cystic fibrosis, *Sports Med* 4:143–152, 1987.
31. Cappelli M, McGrath PJ, MacDonald NE, et al.: Parental care and overprotection of children with cystic fibrosis, *Br J Med Psychol* 62:281–289, 1989.
32. Cerny FJ: Relative effects of bronchial drainage and exercise for inhospital care of patients with cystic fibrosis, *Phys Ther* 69:633–639, 1989.
33. Cerny FJ, Darbee J: Exercise testing and exercise conditioning for children with lung dysfunction. In Irwin S, Tecklin JS, editors: *Cardiopulmonary physical*, St. Louis, 1990, Mosby, pp 461–475.
34. Cerny FJ, Pullano TP, Cropp GJA: Cardiorespiratory adaptations to exercise in cystic fibrosis, *Am Rev Resp Dis* 126:217–220, 1982.
35. Chernick V, Boat T, Wilmott R, Bush A: *Kendig's disorders of the respiratory tract in children*, ed 7, Philadelphia, 2006, Saunders, pp 848–900.
36. Chevaillier J: Autogenic drainage. In Lawson D, editor: *Cystic fibrosis: horizons*, New York, 1984, Wiley, p 235.
37. Ciesla N: Postural drainage, positioning and breathing exercises. In Mackenzie CF, editor: *Chest physiotherapy in the intensive care unit*, Baltimore, 1989, Williams Wilkins, pp 93–133.
38. Coates AL, MacNeish CF, Lands LC, et al.: Comparison of the availability of tobramycin for inhalation from vented vs. unvented nebulizers, *Chest* 113:951–956, 1998.
39. Constantini D, Brivio A, et al.: PEP-mask versus postural drainage in CF infants: a long-term comparative trial, *Pediatr Pulmonol* (Suppl 22):308, 2001. A400.
40. Conway SP: Impact of lung inflammation on bone metabolism in adolescents with cystic fibrosis, *Paediatr Respir Rev* 2:324–331, 2001.
41. Cooper PJ, Robertson CF, Hudson IL, Phelan PD: Variability of pulmonary function tests in cystic fibrosis, *Pediatr Pulmonol* 8:16–22, 1990.
42. Corey M, Gaskin K, Durie P, et al.: Improved prognosis in C.F. patients with normal fat absorption, *J Pediatr Gastroenterol Nutrit* 3(Suppl 1): 99–105, 1984.
43. Corvol H, Blackman SM3, Boëlle PY, et al.: Genome-wide association meta-analysis identifies five modifier loci of lung disease severity in cystic fibrosis, *Nat Commun* 6:8382–8382, 2015. http://dx.doi.org/10.1038/ncomms9382.
44. Crane L: Physical therapy for the neonate with respiratory disease. In Irwin S, Tecklin JS, editors: *Cardiopulmonary physical therapy*, St. Louis, 1990, Mosby, pp 389–416.
45. Craven JL, Bright J, Dear CL: Psychiatric, psychosocial, and rehabilitative aspects of lung transplantation, *Clins Chest Med* 11:247–257, 1990.
46. Cystic Fibrosis Canada: *The Canadian Cystic Fibrosis Registry: annual Report*, Toronto, 2013, Cystic Fibrosis Canada. Available at: URL: http://www.cysticfibrosis.ca/wp-content/uploads/2015/02/Canadian-CF-Registry-2013-FINAL.pdf.
47. Reference deleted in proofs.
48. Dab I, Malfroot A: Gastroesophageal reflux: a primary defect in cystic fibrosis, *Scand J Gastroenterol* (Suppl 143):125–131, 1988.
49. Darbee JC, Ohtake PJ, Grant BJ, Cerny FJ: Physiologic evidence for the efficacy of positive expiratory pressure as an airway clearance technique in patients with cystic fibrosis, *Phys Ther* 84:524–537, 2004.
50. Davidson AGF, McIlwaine PM, Wong LTK, Pirie GE: Long-term comparative trial of conventional percussion and drainage physiotherapy versus autogenic drainage in cystic fibrosis, *Pediatr*

Pulmonol(Suppl 8): 298, 1992.

51. Davies JC, Alton E: Monitoring respiratory disease severity in cystic fibrosis, *Respir Care* 54:606–617, 2009.
52. Davies JC, Bilton D: Bugs, biofilms, and resistance in cystic fibrosis, *Respir Care* 54:628–638, 2009.
53. Davies JC, Ebdon A, Orchard C: Recent advances in the management of cystic fibrosis, *Arch Dis Child* 99:1033–1036, 2014.
54. Davis PB: Cystic fibrosis in adults. In Lloyd-Still JD, editor: *Textbook of cystic fibrosis*, Stoneham, MA, 1983, Wright, pp 351–370.
55. Davis PB: Cystic fibrosis since 1938, *Am J Resp Crit Care Med* 73:475–482, 2006.
56. DeCesare JA, Graybill CA: Physical therapy for the child with respiratory dysfunction. In Irwin S, Tecklin JS, editors: *Cardiopulmonary physical therapy*, St. Louis, 1990, Mosby, pp 417–460.
57. Deliva R, Hassall A, Manlhiot C, et al.: Effects of an acute, outpatient physiotherapy exercise program following pediatric heart or lung transplantation, *Pediatr Transplant* 16(8):879–886, 2012.
58. di Sant'Agnese PA, Davis PB: Cystic fibrosis in adults: 75 cases and a review of 232 cases in the literature, *Am J Med* 66:121–132, 1979.
59. Doershuk CF, Matthews LW, Tucker AS: A five-year clinical evaluation of a therapeutic program for patients with cystic fibrosis, *J Pediatr* 65:1112–1113, 1964.
60. Durie PR, Gaskin KJ, Corey M, et al.: Pancreatic function testing in cystic fibrosis, *J Pediatr Gastroenterol Nutrit* 3(Suppl 1):S89–S98, 1984.
61. Edenborough FP: Women with cystic fibrosis and their potential for reproduction, *Thorax* 56:649–655, 2001.
62. Elborn J: How can we prevent multi-system complications of cystic fibrosis? *Pediatr Pulmonol* 28:303–311, 2007.
63. Emer PR, Molloy K, Pohl K, McElvaney NG: Hypertonic saline in treatment of pulmonary disease in cystic fibrosis, *ScientificWorldJournal*, 2012. http://dx.doi.org/10.1100/2012/465230.
64. Farrell PM, Rosenstein BJ, White TB, et al.: Guidelines for diagnosis of cystic fibrosis in newborns through older adults: cystic fibrosis foundation consensus report, *J Pediatr* 153:s4–s14, 2008.
65. Flume P, Van Devanter DR: State of progress in treating cystic fibrosis respiratory disease, *Medicine* 18:88, 2012.
66. Flume P: Pulmonary complications of cystic fibrosis, *Respir Care* 54(5):618–627, 2009.
67. Flume P, Mogayzel PJ, Robinson KA, et al.: Cystic fibrosis pulmonary guidelines, *Am J Respir Crit Care Med* 180(9):802–808, 2009.
68. Reference deleted in proofs.
69. Gaskin L, Shin J, Reisman JJ, et al.: Long term trial of conventional postural drainage and percussion vs. positive expiratory pressure, *Pediatr Pulmonol* (Suppl 15):345a, 1998.
70. Gibson LE, Cooke RE: A test for concentration of electrolytes in sweat in cystic fibrosis of the pancreas utilizing pilocarpine by iontophoresis, *Pediatrics* 23:545–549, 1959.
71. Godfrey S, Bar-Yishay E, Arad I, et al.: Flow-volume curves in infants with lung disease, *Pediatrics* 72:517–522, 1983.
72. Goodfellow NA, Hawwa AF, Reid AJ, et al.: Adherence to treatment in children and adolescents with CF: a cross-sectional, multi-method study investigating the influence of beliefs about treatment and parental depressive symptoms, *BMC Pulm Med* 15:43, 2015. http://dx.doi .org/10.1186/s12890-015-0038-7.
73. Grece CA: Effectiveness of high frequency chest compression: a 3-year retrospective study, *Pediatr Pulmonol* (Suppl 20):302, 2000.
74. Green OC: Endocrinological complications associated with cystic fibrosis. In Lloyd-Still JD, editor: *Textbook of cystic fibrosis*, Stoneham, MA, 1983, Wright, pp 329–349.
75. Grossman RF: Lung transplantation, *Med Clin North Am* 24:4572–4579, 1988.
76. Gulmans VAM, van Veldhoven NHMJ, de Meer K, Helders PJM: The six-minute walking test in children with cystic fibrosis: reliability and validity, *Pediatr Pulmonol* 22:85–89, 1996.
77. Gurit D, Corey M, Francis PJ, et al.: Perspectives in cystic fibrosis, *Pediatr Clin North Am* 26:603–615, 1979.
78. Hancox B, Whyte K: *Pocket guide to lung function tests*, ed 2, New York, 2006, McGraw-Hill.
79. Hansen LG, Warwick WJ, Hansen KL: Mucus transport mechanisms in relation to the effect of high frequency chest compression (HFCC) on mucus clearance, *Pediatr Pulmonol* 17:113–118, 1994.
80. Hardy KA, Wolfson MR, Schidlow DV, Shaffer TH: Mechanics and energetics of breathing in newly diagnosed infants with cystic fibrosis: effect of combined bronchodilator and chest physical therapy, *Pediatr Pulmonol* 6:103–108, 1989.
81. Hebestreit H, Arets H, Aurora P, et al.: Statement on exercise testing in cystic fibrosis, *Respiration* 90(4), 2015 http://dx.doi.org/10.1159/000439057.
82. Hess DR: The evidence for secretion clearance techniques, *Respir Care* 46:1276–1293, 2001.
83. Hiatt P, Eigen H, Yu P, Tepper RS: Bronchodilator response in infants and young children with cystic fibrosis, *Am Rev Resp Dis* 137:119–122, 1988.
84. Hietpas B, Roth R, Jensen W: Huff coughing and airway patency, *Respir Care* 24:710–713, 1979.
85. Holmbeck GN, Johnson SZ, Wills KE, et al.: Observed and perceived parental overprotection in relation to psychosocial adjustment in preadolescents with a physical disability: the mediational role of behavioral autonomy, *J Consult Clin Psychol* 70(1):96–110, 2002.
86. Humberstone N: Respiratory assessment and treatment. In Irwin S, Tecklin JS, editors: *Cardiopulmonary physical therapy*, St. Louis, 1990, Mosby, pp 283–322.
87. International Physiotherapy Group for Cystic Fibrosis: Canada, International Physiotherapy Group. 2009. Available at: URL: http://www.cfww.org/docs/ipg-cf/bluebook/bluebooklet2009websiteversion.pdf.
88. Reference deleted in proofs.
89. Johnson C, Butler SM, Konstan MW, et al.: Factors influencing outcomes in cystic fibrosis, *Chest* 123:20–27, 2003.
90. Kadikar A, Maurer J, Kesten S: The six-minute walk test: a guide to assessment for lung transplantation, *J Heart Lung Transplant* 16:313–319, 1997.
91. Kattan M: Pediatric pulmonary function testing. In Miller A, editor: *Pulmonary function tests: a guide for the student and house officer*, Philadelphia, 1987, WB Saunders, pp 199–212.
92. Kellerman J, Zeltzer L, Ellenberg L: Psychological effects of illness in adolescence: anxiety, self-esteem and perception of control, *J Pediatr* 97:126–131, 1980.
93. Kerem BS, Rommens JR, Buchanan JA, et al.: Identification of the cystic fibrosis gene: gene analysis, *Science* 245:1073–1080, 1989.
94. Kerem E, Reisman J, Corey M, et al.: Prediction of mortality in patients with cystic fibrosis, *N Eng J Med* 326:1187–1191, 1992.
95. Khaghani A, Madden B, Hodson M, Yacoub M: Heart-lung transplantation for cystic fibrosis, *Pediatr Pulmonol* (Suppl 6):128–129, 1991.
96. Khan TZ, Wagener JS, Bost T, et al.: Early pulmonary inflammation in infants with cystic fibrosis, *Am J Resp Crit Care Med* 151:1075–1082, 1995.
97. Klijn PH, Terherggen-Largo SW, van der Ent CK, et al.: Anaerobic exercise in pediatric cystic fibrosis, *Pediatr Pulmonol* 36:223–229, 2003.
98. Reference deleted in proofs.
99. Kreider M, Kotloff RM: Selection of candidates for lung transplantation, *Proc of the Am Thoracic Soc* 6:20–27, 2009.
100. Reference deleted in proofs.
101. Landau LI: Cystic fibrosis: transition from paediatric to adult physician's care, *Thorax* 50:1031–1032, 1995.
102. Lannefors L, Button BM, McIlwaine M: Physiotherapy in infants and young children with cystic fibrosis: current practice and future

developments, *J R Soc Med* 97(Suppl 44):8–25, 2004.
103. Lannefors L: Different ways of using positive expiratory pressure to loosen and mobilize secretions, *Pediatr Pulmonol* (Suppl 8):136–137, 1992.
104. Lannefors L, Dennersten U, Gursli S, Stanghelle J: In Johan Sundberg C, editor: *Chapter 22: Cystic Fibrosis in Physical Activity in the Prevention and Treatment of Disease*, Sweden, 2010, Swedish National Institute of Public Health, Professional Associations for Physical Activity. http://www.fyss.se/wp-content/uploads/2011/02/fyss_2010_english.pdf.
105. Lee A, Holdsworth M, Holland A, Button B: The immediate effect of musculoskeletal physiotherapy techniques and massage on pain and ease of breathing in adults with cystic fibrosis, *J Cyst Fibros* 8:79–81, 2009.
106. Lloyd-Still DM, Lloyd-Still JD: The patient, the family and the community. In Lloyd-Still JD, editor: *Textbook of cystic fibrosis*, Stoneham, MA, 1983, Wright, pp 443–446.
107. Loffert DT, Ikle D, Nelson HS: A comparison of commercial jet nebulizers, *Chest* 106:1788–1792, 1994.
108. Long FR, Williams RS, Castile RG: Structural airway abnormalities in infants and young children with cystic fibrosis, *J Pediatr* 144:154–161, 2004.
109. Lorin MI, Denning CR: Evaluation of postural drainage by measurement of sputum volume and consistency, *Am J Phys Med Rehabil* 50:215–219, 1971.
110. MacLusky IB, Levison H: Cystic fibrosis. In Chernick VI, editor: *Kendig's disorders of the respiratory tract in children*, vol. 5. Philadelphia, 1990, WB Saunders, pp 692–730.
111. MacLusky IB, Levison H: Cystic fibrosis. In Chernick VI, editor: *Kendig's disorders of the respiratory tract in children*, vol. 6. Philadelphia, 1998, WB Saunders, pp 838–882.
112. MacLusky IB, Canny GJ, Levison H: Cystic fibrosis: an update, *Paediatr Rev Commun* 1:343–384, 1987.
113. Main E, Tannenbaum E, Stanojevic S, Scrase E, Prasad A: The effects of positive expiratory pressure (PEP) or oscillatory positive pressure (RC Cornet) on FEV1 and lung clearance index over a twelve month period in children with CF, *Pediatr Pulmonol* (Suppl 29):351, 2006.
114. Mazzacco MC, Owens GR, Kirilloff LH, Rogers RM: Chest percussion and postural drainage in patients with chronic bronchiectasis, *Chest* 88:360–363, 1985.
115. McAuley K, Green S, Major E, Daniels T: Does exercise participation affect FEV1 and the number of IV antibiotic days over 5 years in adults with CF? *J Cystic Fibro* 14(Suppl 1):S27, 2015.
116. Reference deleted in proofs.
117. McCool FD, Rosen MJ: Nonpharmacologic airway clearance therapies: ACCP evidence-based clinical practice guidelines, *Chest* 129(Suppl 1): 250S–259S, 2006.
118. McIlwaine, et al.: Long-term comparative trial of conventional postural drainage and percussion versus positive expiratory pressure physiotherapy in the treatment of cystic fibrosis, *J Paediatr* 131(4):570–574, 1997.
119. McIlwaine M, Button B, Dwan K: Positive expiratory pressure physiotherapy for airway clearance in people with cystic fibrosis, *Cochrane Database Syst Rev* 17;6:CD003147, 2015.
120. McIlwaine MP, Alarie N, Davidson GF, et al.: Long-term multicentre randomised controlled study of high frequency chest wall oscillation versus positive expiratory pressure mask in cystic fibrosis, *Thorax* 68(8):746–751, 2013. http://dx.doi.org/10.1136/thoraxjnl-2012-202915.
121. Reference deleted in proofs.
122. McIlwaine PM, Davidson AGF, Wong LTK: Comparison of positive expiratory pressure and autogenic drainage with conventional percussion and drainage therapy in the treatment of cystic fibrosis, *Pediatr Pulmonol* 4(Suppl 2):132a, 1988.
123. McIlwaine PM, Wong LT, Peacock D, Davidson AG: Long-term comparative trial of positive expiratory pressure versus oscillating positive expiratory pressure (flutter) physiotherapy in the treatment of cystic fibrosis, *J Pediatr* 138:845–850, 2001.
124. McKone EF, Velentgas P, Swenson AJ, Goss CH: Association of sweat chloride concentration at time of diagnosis and CFTR genotype with mortality and cystic fibrosis phenotype. *J Cystic Fibro* 14(5):580–58, 2015.
125. Mei-Zahav M, Durie P, Zielenski J, et al.: The prevalence and clinical characteristics of cystic fibrosis in South Asian Canadian immigrants, *Arch Dis Child* 90:675–679, 2005.
126. Merelle ME, Huisman J, Alderden-van der Vecht A, et al.: Early versus late diagnosis: psychological impact on parents of children with cystic fibrosis, *Pediatrics* 111(2):346–350, 2003.
127. Miller A: Spirometry and maximum expiratory flow-volume curves. In Miller A, editor: *Pulmonary function tests: a guide for the student and house officer*, Philadelphia, 1987, WB Saunders, pp 15–32.
128. Moran A, Dunitz J, Nathan B, et al.: Cystic fibrosis related diabetes: current trends in prevalence, incidence and mortality, *Diabetes Care* 32:1626–1631, 2009.
129. Moran F, Bradley JM, Boyle L, Elborn JS: Incontinence in adult females with cystic fibrosis: a Northern Ireland survey, *Int J Clin Pract* 57:182–183, 2003.
130. Morgan K, Osterling K, Gilbert R, Dechman G: Effects of autogenic drainage on sputum recovery and pulmonary function in people with cystic fibrosis: a systematic review, *Physiother Can* 67(4):319–326, 2015.
131. Morrison L, Agnew J: Oscillating devices for airway clearance in people with cystic fibrosis, *Cochrane Database Syst Rev* CD006842, 2014. http://dx.doi.org/10.1002/14651858.CD006842.pub3.
132. Muller N, Frances P, Gurwitz D, et al.: Mechanisms of hemoglobin desaturation during rapid-eye movement sleep in normal subjects and in patients with cystic fibrosis, *Am Rev Resp Dis* 119:338, 1980.
133. Munck A, Gerardin M, Alberti C, et al.: Clinical outcome of cystic fibrosis present with or without meconium ileus: a matched cohort study, *J Pediatr Surg* 41:1556–1560, 2006.
134. Murray TS, Egan M, Kazmierczak BI: *Pseudomonas aeruginosa* chronic colonization in cystic fibrosis patients, *Curr Opin Pediatr* 19(1):83–88, 2007.
135. Narang I, Pike S, Rosenthal M, et al.: Three-minute step test to assess exercise capacity in children with cystic fibrosis with mild lung disease, *Pediatr Pulmonol* 35:108–113, 2003.
136. Newbold E, Tullis E, Corey M, et al.: The Flutter device versus the PEP mask in the treatment of adults with cystic fibrosis, *Physiother Can* 57:199–207, 2005.
137. Nixon PA, Orenstein DM, Kelsey SF: Habitual physical activity in children and adolescents with cystic fibrosis, *Med Sci Sport Exerc* 33:30–35, 2001.
138. Nixon PA, Orenstein DM, Kelsey SF, Doershuk CF: The prognostic value of exercise testing in patients with cystic fibrosis, *N Eng J Med* 327:1785–1788, 1992.
139. Nystad W, Samuelsen SO, Nafstad P, et al.: Feasibility of measuring lung function in preschool children, *Thorax* 57:1021–1027, 2002.
140. Oberwaldner B, Evans JC, Zach MS: Forced expirations against a variable resistance: a new chest physiotherapy method in cystic fibrosis, *Pediatr Pulmonol* 2:358–367, 1986.
141. Oberwaldner B, Theissl B, Rucker A, Zach MS: Chest physiotherapy in hospitalized patients with cystic fibrosis: a study of lung function effects and sputum production, *Eur Respir J* 4:152–158, 1991.
142. Orenstein DM: *Cystic fibrosis: a guide for patient and family*, ed 2, Philadelphia, 1997, Lippincott-Raven.
143. Orenstein DM: *Cystic fibrosis: a guide for patient and family*, ed 3, New York, 2003, Lippincott-Raven. 144. Orenstein DM, Franklin BA, Doershuk CF, et al.: Exercise conditioning and cardiopulmonary fitness in cystic fibrosis, *Chest* 80:292–298, 1981.
145. Orenstein SR, Orenstein DM: Gastroesophageal reflux and

respiratory disease in children, *J Pediatr* 112:847–858, 1988.

146. Orr A, McVean RJ, Webb AK, Dodd ME: Questionnaire survey of urinary incontinence in women with cystic fibrosis, *Br Med J* 322:1521, 2001.
147. O'Sullivan B, Friedman S: Cystic fibrosis, *Lancet* 373:1891–1904, 2009.
148. Paley CA: A way forward for determining optimal aerobic exercise intensity? *Physiotherapy* 83:620–624, 1997.
149. Pasque MK, Cooper JD, Kaiser LR, et al.: Improved technique for bilateral lung transplantation: rationale and initial clinical experience, *Ann Thorac Surg* 49:785–791, 1990.
150. Passero MA, Remor B, Solomon J: Patient-reported compliance with cystic fibrosis therapy, *Clin Pediatrics* 20:264–268, 1981.
151. Pettit RS, Fellner C: CFTR modulators for the treatment of cystic fibrosis, *P T* 39(7):500–511, 2014.
152. Phillips BM, David TJ: Pathogenesis and management of arthropathy in cystic fibrosis, *J R Soc Med* 79(Suppl 12):44–49, 1986.
153. Phillips GE, Pike SE, Jaffe A, Bush A: Comparison of active cycle of breathing and high-frequency oscillation jacket in children with cystic fibrosis, *Pediatr Pulmonol* 37:71–75, 2004.
154. Pinkerton P, Trauer T, Duncan F, et al.: Cystic fibrosis in adult life: a study of coping patterns, *Lancet* 2:761–763, 1985.
155. Pizer HF: *Organ transplants: a patient's guide*, Cambridge, MA, 1991, Harvard University Press.
156. Porcari JP, Ebbeling CB, Ward A, et al.: Walking for exercise testing and training, *Sports Med* 8:189–200, 1989.
157. Prasad SA, Randall SD, Balfour-Lynn IM: Fifteen-count breathlessness score: an objective measure for children, *Pediatr Pulmonol* 30:56–62, 2000.
158. Pryor JA: The forced expiratory technique. In Pryor J, editor: *Respiratory care*, London, 1991, Churchill Livingstone, pp 79–100.
159. Reference deleted in proofs.
160. Quittner AL, Zhang J, Marynchenko M, et al.: Pulmonary medication adherence and health-care use in cystic fibrosis, *Chest* 146(1):142–151, 2014. http://dx.doi.org/10.1378/chest.13-1926.
161. Quittner AL, Goldbeck L, Abbott J, et al.: Prevalence of depression and anxiety in patients with cystic fibrosis and parent caregivers: results of The International Depression Epidemiological Study across nine countries, *Thorax* 69:1090–1097, 2014.
162. Qvist T, Pressler T, Høiby N, Katzenstein TL: Shifting paradigms of nontuberculous mycobacteria in cystic fibrosis, *Respir Res* 15(1):41, 2014.
163. Radtke R, Stevens D, Benden C, Williams C: Clinical exercise testing in children and adolescents with cystic fibrosis, *Pediatr Phys Ther* 21(3):275–281, 2009.
164. Ramsey BW, Pepe MS, Quan JM, et al.: Intermittent administration of inhaled tobramycin in patients with cystic fibrosis. Cystic Fibrosis Inhaled Tobramycin Study Group, *N Engl J Med* 340:23–30, 1999.
165. Ranganathan SC, Stocks J, Dezateux C, et al.: The London Collaborative Cystic Fibrosis Group. The evolution of airway function in early childhood following clinical diagnosis of cystic fibrosis, *Am J Resp Crit Care Med* 169:928–933, 2004.
166. Ratjen FA: Cystic fibrosis: pathogenesis and future treatment strategies, *Respir Care* 54:595–602, 2009.
167. Ratjen F, Munck A, Kho P: Short and long-term efficacy of inhaled tobramycin in early *P. aeruginosa* infection: the ELITE study, *Pediatr Pulmonol* (Suppl 31):319–320, 2008.
168. Reisman JJ, Rivington-Law B, Corey M, Marcotte J, et al.: Role of conventional physiotherapy in cystic fibrosis, *J Pediatr* 113:632–636, 1988.
169. Riordan JR, Rommens JM, Kerem BS, et al.: Identification of the cystic fibrosis gene: cloning and characterization of complementary DNA, *Science* 245:1066–1073, 1989.
170. Rosenfeld M, Ratjen F, Brunback L, et al.: Inhaled hypertonic saline in infants and children younger than 6 years with cystic fibrosis: the ISIS randomized controlled trial, *JAMA* 307(21):2269–2277, 2012.
171. Rosenstein B, Langbaum T: Diagnosis. In Taussig LM, editor: *Cystic fibrosis*, New York, 1984, Thieme-Stratton, pp 85–115.
172. Ruppel G: *Manual of pulmonary function testing*, ed 7, St. Louis, 1998, Mosby.
173. Sawicki GS, Ren CL, Konstan MW, et al.: Treatment complexity in cystic fibrosis: trends over time and associations with site-specific outcomes, *J Cystic Fibro* 12(5):461–467, 2013.
174. Schneiderman JE, Wilkes DL, Atenafu EG, et al.: Longitudinal relationship between physical activity and lung health in patients with cystic fibrosis, *Eur Respir J* 43(3):817–823, 2014.
175. Schneiderman-Walker J, Pollock S, Corey M, et al.: A randomized controlled trial of a 3-year home exercise program in cystic fibrosis, *J Pediatr* 136:304–310, 2000.
176. Scott RB, O'Loughlin EV, Gall DG: Gastroesophageal reflux in patients with cystic fibrosis, *J Pediatr* 106:223–227, 1985.
177. Scott SM, Walters DA, Singh SJ, et al.: A progressive shuttle walking test of functional capacity in patients with chronic airflow limitation, *Thorax* 45:781a, 1990.
178. Selvadurai HC, Blimkie J, Cooper PJ, et al.: Gender differences in habitual activity in children with cystic fibrosis, *Arch Dis Child* 89:928–933, 2005.
179. Selvadurai HC, Cooper PJ, Meyers N, et al.: Validation of shuttle tests in children with cystic fibrosis, *Pediatr Pulmonol* 35:133–138, 2003.
180. Sermet-Gaudelus I, Castanet M, Retsch-Bogart G, Aris R: Update on cystic fibrosis-related bone disease: a special focus on children, *Pediatr Respir Rev* 10:134–142, 2009.
181. Shepherd R, Vasques-Velasquez L, Prentice A, et al.: Increased energy expenditure in young children with cystic fibrosis, *Lancet* 2:1300–1303, 1988.
182. Sosnay PR, Siklosi KR, Van Goor F, et al.: Defining the disease liability of variants in the cystic fibrosis transmembrane conductance regulator gene, *Nat Genet* 45(10):1160–1167, 2013.
183. Spalding A, Kelly L, Santopietro J, Posner-Mayor J: *Kid on the ball: Swiss balls in a complete fitness program*, Windsor, 1999, Human Kinetics.
184. Starnes VA, Bowdish ME, Woo MS, et al.: A decade of living lobar lung transplantation: recipient outcomes, *J Thorac Cardiovasc Surg* 127:114–122, 2004.
185. Starr JA: Manual techniques of chest physical therapy and airway clearance techniques. In Zadai CC, editor: *Pulmonary management in physical therapy*, New York, 1992, Churchill Livingstone, pp 99–133.
186. Subbarao PJ, Stanojevic S, Brown M, et al.: Clearance Index as an outcome measure for clinical trials in young children with cystic fibrosis, *Am J Respir Crit Care Med* 188:456–460, 2013.
187. Swisher AK, Hebestreit H, Mejia-Dopwns A, et al.: Exercise and habitual physical activity for people with cystic fibrosis: expert consensus, evidence-based guide for advising patients, *Cardiopul Phys Ther J* 26(4):85–98, 2015.
188. Tecklin JS, Clayton RG, Scanlin TF: High frequency chest wall oscillation vs. traditional chest physical therapy in CF: a large, 1-year, controlled study, *Pediatr Pulmonol* (Suppl 20):304, 2000.
189. Tepper RS: Assessment of pulmonary function in infants with cystic fibrosis, *Pediatr Pulmonol* (Suppl 8):165–166, 1992.
190. Tepper RS, Hiatt PW, Eigen H, Smith J: Total respiratory compliance in asymptomatic infants with cystic fibrosis, *Am Rev Resp Dis* 135: 1075–1079, 1987.
191. Tepper RS, Hiatt P, Eigen H, et al.: Infants with cystic fibrosis: pulmonary function at diagnosis, *Pediatr Pulmonol* 5:15–18, 1988.
192. Tiddens H, Puderbach M, Venegas J, et al.: Novel outcome measures for clinical trials in cystic fibrosis, *Pediatr Pulmonol* 50(3):302–315, 2015.
193. Turkel S, Pao M: Late consequences of pediatric chronic illness, *Psychiatr Clin North Am* 30(4):819–835, 2007.
194. van de Weert-van Leeuwan, Arets H, van der Ent CK, Beekman JM: Infection, inflammation and exercise in cystic fibrosis, *Respir*

Rese 14:32, 2013.
195. Van Ginderdeuren F, Malfroot A, Dab I: Influence of 'assisted autogenic drainage (AAD),' 'bouncing' and 'AAD combined with bouncing' on gastro-oesophageal reflux (GOR) in infants, *J Cyst Fibros Book of abstracts* 112, 2001.
196. Vermeulen F, Proesmans M, De Boeck K: Longitudinal changes in lung clearance index in children with CF, *J Cystic Fibr* 14(Supp):S48, 2015.
197. Vinocur CD, Marmon L, Schidlow DV, Weintraub WH: Gastroesophageal reflux in the infant with cystic fibrosis, *Am J Surg* 149:182–186, 1985.
198. Volsko TA: Cystic fibrosis and the respiratory therapist: a 50-year perspective, *Respir Care* 54:587–593, 2009.
199. Volsko TA, DiFiore JM, Chatburn RL: Performance comparison of two oscillating positive expiratory pressure devices: Acapella versus Flutter, *Respir Care* 48:124–130, 2003.
200. Wagener JS, Headley AA: Cystic fibrosis: current trends in respiratory care, *Respir Care* 48:234–244, 2003.
201. Wagener JS, Taussig LM, Burrows B, et al.: Comparison of lung function survival patterns between cystic fibrosis and emphysema or chronic bronchitis patients. In Sturgess JM, editor: *Perspectives in cystic fibrosis*, Mississauga, Canada, 1980, Imperial Press, pp 236–245.
202. Wark P, McDonald VM: Nebulized hypertonic saline for cystic fibrosis, *Cochrane Database Syst Rev* 2:CD001506, 2009.
203. Warwick WJ, Hansen LG: The long term effect of high frequency chest compression therapy on pulmonary complications of cystic fibrosis, *Pediatr Pulmonol* 11:265–271, 1991.
204. Waters V, Stanojevic S, Atenafu EG, et al.: Effect of pulmonary exacerbations on long term function decline in cystic fibrosis, *Eur Respir J* 40(1):61–66, 2012.
205. Webber BA, Pryor JA: *Physiotherapy for respiratory and cardiac problems*, ed 2, New York, 1998, Churchill Livingstone.
206. Weiser G, Kerem E: Early intervention in CF: how to monitor the effect, *Pediatr Pulmonol* 42:1002–1007, 2007.
207. Wilkes DL, Schneiderman-Walker J, Atenafu E, et al.: Bone mineral density and habitual physical activity in cystic fibrosis, *Pediatr Pulmonol* (Suppl 31):436, 2008.
208. Wilkes DL, Schneiderman-Walker J, Corey M, et al.: Long-term effect of habitual physical activity on lung function in patients with cystic fibrosis, *Pediatr Pulmonol* (Suppl 30):358, 2007.
209. Winton T: Double lung transplantation for cystic fibrosis: operative technique and early post-operative care, *Pediatr Pulmonol* (Suppl 8):208–209, 1992.
210. Witt DR, Blumberg B, Schaefer C, et al.: Cystic fibrosis carrier screening in a prenatal population, *Pediatr Pulmonol* (Suppl 8):235, 1992.
211. Wood RE: Why commence conventional chest physiotherapy for CF at diagnosis? *Pediatr Pulmonol* (Suppl 9):89–90, 1993.
212. Yankaskas JR, Mallory, GB, and the Consensus Committee: Lung transplantation in cystic fibrosis: consensus conference statement, *Chest* 113(1):217–226, 1998. 1998.
213. Yankaskas JR, Marshall BC, Sufian B, et al.: Cystic fibrosis adult care: consensus conference report, *Chest* 125:1S–39S, 2004.
214. Yellon RF: The spectrum of reflux-associated otolaryngologic problems in infants and children, *Am J Med* 103:125–129, 1997.
215. Yimlamai D, Freiberger DA, Gould A, et al.: Pretransplant six-minute walk test predicts peri- and post-operative outcomes after pediatric lung transplantation, *Pediatr Transplant* 17(1):34–40, 2013.
216. Yusen RD, Christie JD, Edwards LB, et al.: The Registry of the International Society for Heart and Lung Transplantation: thirtieth Adult Lung and Heart-Lung Transplant Report-2013; Focus theme: age, *J Heart Lung Transplant* 32(10), 2013.
217. Zach MS, Purrer B, Oberwaldner B: Effect of swimming on forced expiration and sputum clearance in cystic fibrosis, *Lancet* 2:1201–1203, 1981.
218. Zadai CC: Comprehensive physical therapy evaluation: identifying potential pulmonary limitations. In Zadai CC, editor: *Pulmonary management in physical therapy*, New York, 1992, Churchill Livingstone, pp 55–78.

推荐阅读

Bush A, Bilton D, Hodson M: Physiotherapy. In Bush A, Bilton D, Hodson M, editors: *Hodson and Geddes' cystic fibrosis*, ed 4, London, 2015. CRC Press.

Button BM, Button B: Structure and function of the mucus clearance system of the lung, *Cold Spring Harb Perspect Med* 3(8):a009720 2013. http://doi.org/10.1101/cshperspect.a009720.

Cystic Fibrosis Foundation. Available at: URL: https://www.cff.org/.

International Physiotherapy Group for Cystic Fibrosis: *Canada:* International Physiotherapy Group, 2009. Available at: URL: http://www.cfww.org/docs/ipg-cf/bluebook/bluebooklet2009websiteversion.pdf.

Lannefors L, Button BM, McIlwaine M: Physiotherapy in infants and young children with cystic fibrosis: current practice and future developments, *J R Soc Med* 97(Suppl 44):8–25, 2004.

Ratjen FA: Cystic fibrosis: pathogenesis and future treatment strategies, *Respir Care* 54:595–602, 2009.

Schneiderman JE, Wilkes DL, Atenafu EG, et al.: Longitudinal relationship between physical activity and lung health in patients with cystic fibrosis, *Eur Respir J* 43(3):817–823, 2014.

Swisher AK, Hebestreit H, Mejia-Downs A, et al.: Exercise and habitual physical activity for people with cystic fibrosis: expert consensus, evidence-based guide for advising patients, *Cardiopul Phys Ther J* 26(4):85–98, 2015.

Tiddens H, Puderbach M, Venegas J, et al.: Novel outcome measures for clinical trials in cystic fibrosis, *Pediatr Pulmonol* 50(3):302–315, 2015.

Volsko TA: Cystic fibrosis and the respiratory therapist: a 50-year perspective, *Respir Care* 54:587–593, 2009.

第 27 章 哮喘：多系统的影响

Mary Massery

哮喘是一种常见的会影响生活质量并导致活动受限和参与受限的儿童健康状况。哮喘的特点是气道炎症、气道阻塞和支气管对刺激的高反应性。哮喘的病理生理学由复杂的多系统相互作用形成，从而使每个哮喘儿童都有独特的表现。本章的目的在于：①描述从婴儿期到成人期的病理生理学；②讨论哮喘的原发性和继发性损害及其对儿童长期健康和发展的影响；③展示医疗和物理治疗管理。物理治疗师需要具备病理生理学、原发性和继发性损伤以及药理学管理知识，以理解哮喘是如何对儿童参加体育活动的能力造成影响的，并且了解治疗师在优化儿童健康、运动发育和体育活动方面所发挥的作用。本章将通过对大量专家专作的纵向研究案例阐述物理治疗的管理。

背景信息

流行率

根据美国疾病控制和预防中心（CDC）的数据，美国有近 1/10 的儿童被诊断患有哮喘 [2,11]。而早产儿中的患病比例几乎翻了一番 [5]。美国哮喘实例和数据的完整列表可在 CDC 网站上找到（http://www.cdc.gov/asthma/faqs.htm）。

病理生理学

根据美国国立卫生研究院（National Institutes of Health, NIH）的定义，哮喘是一种各种症状反复出现的肺部疾病，表现出 3 个显著特征：①气道炎症；②可逆性气道阻塞，通常是自发的或药物引起的；③支气管对刺激的高反应性 [40]。哮喘是一种大小气道均受累的疾病，伴有反复发作的呼吸短促、喘息、胸闷和咳嗽 [40]。外源性或过敏性（特异性）刺激包括但不限于花粉、霉菌、动物皮屑、烟雾、食物、药物、灰尘和其他环境因素。内源性或非过敏性刺激包括但不限于病毒感染、吸入刺激性物质、运动和情绪压力（图 27.1）。个体可能对其中任何一类，也可能对两类刺激都敏感。对刺激的高反应性反过来会引起炎症反应。炎症反应已明确为哮喘的主要诱因，并可能是导致气道慢性炎症的主要因素 [40]。随着时间的推移，这种结构变化可能会使气道对药物的反应减弱。

遗传因素在哮喘中也起作用，但并不能解释哮喘的所有类型和严重程度。与哮喘相关的物理、环境、神经源性、化学和药理因素因个体而异。它们刺激或触发免疫系统（如肥大细胞、嗜酸性细胞、中性粒细胞、T 淋巴细胞、巨噬细胞、上皮细胞）释放化学介质，进而导致支气管平滑肌收缩、黏液生成增加和黏膜肿胀。由哮喘专家小组制订的最新 NIH 指南指出了 2 个会显著增加哮喘发病风险的主要环境因素：空气过敏和呼吸道病毒感染［特别是呼吸道合胞病毒（respiratory syncytial virus, RSV）］[40]。最近的研究也证实并解释了婴儿时期暴露于 RSV 会增加哮喘患病风险 [6]。其他环境因素，如二手烟，也会增加患哮喘的风险并影响疾病的严重程度。例如，经常暴露于二手烟的 6~11 岁患有哮喘的儿童较未暴露的同龄哮喘患儿表现出更多负面的健康和参与结局。

早期损害

诊断

哮喘诊断是依据病史、体格检查、听诊和触诊以及肺功能检查（pulmonary function tests, PFTs），尤其是醋甲胆碱的激发反应来进行的 [4]。即使患儿没有出现呼吸困难，听诊时也可闻及哮鸣音和干啰音。呼吸情况恶化通常出现在夜间或清晨。体格检查可发现胸腔过度扩张、辅助呼吸肌活动增加、体位改变、鼻

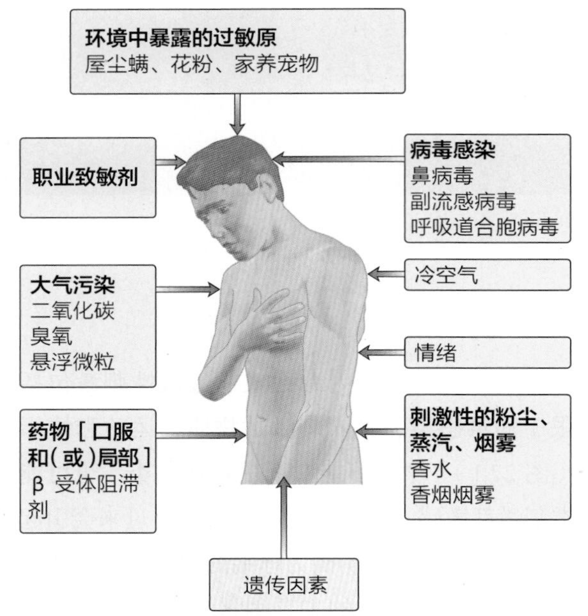

图 27.1 哮喘的病因和诱因（引自 Kumar P, Clarke ML: *Kumar and Clark's clinical medicine*. 8th ed. Edinburgh: Saunders, 2012.）

腔分泌物增多、黏膜肿胀、鼻息肉、"变态反应性着色"（眼眶下暗影）和过敏性皮肤的证据。

在急性哮喘发作期间，患儿可能表现出呼吸频率增加、呼气呼噜声、肋间肌肉收缩和鼻腔扩张、吸气呼气比改变和咳嗽等。在严重的情况下，口唇和指甲可能会出现蓝色（氧饱和度降低）。其他疾病也有可能出现类似哮喘的症状，如声带功能障碍、气道高反应性、其他小气道疾病、功能性呼吸障碍、非阻塞性呼吸困难和换气过度等。在鉴别诊断过程中，应排除这些"模仿式"的情况，以避免做出错误的诊断[3,27,33]。

分级和治疗指南

美国国立卫生研究院于 2007 年组建了一个专家小组，旨在简化医学专业人员和研究人员之间的交流，并制定了一个分级系统和哮喘阶梯治疗的指导方针[40]。该分级系统将儿童哮喘按年龄（0~4 岁、5~11 岁、12 岁及以上）和临床症状进行分级。疾病分为：①间歇性或持续性；②轻度持续性；③中度持续性；④重度持续性。报告摘要和各年龄段的建议可以在网上查阅：http://www.nhlbi.nih.gov/health-pro/guidelines/current/asthma- guidelines/summary-report-2007。以 12 岁及 12 岁以上儿童的严重程度分级表为例（表 27.1），分级系统有助于从业者和研究人员之间更为一致的交流。我们期望的分级目标包括改进治疗选择以及根据疾病严重程度能更准确地记录患者结果。综上所述，希望通过国家分级和治疗指南能够更好地管理这种慢性疾病。目前大约每 10 年会组织新的专家小组报告和汇编哮喘管理方面的最新发现[32]。

肺功能检查

肺功能测试（PFT）是一组测量肺功能的测试。测量值将与基于年龄、性别和身高的预测值进行比较[12]。对哮喘患者进行 PFT，以确定在支气管扩张剂（醋甲胆碱激发反应）给药后，呼吸道损伤的位置、程度及支气管收缩的可逆性（图 27.2）[29]。PFT 测量值通常用于揭示以下 1 种或多种问题：①用力肺活量（forceal vital capality，FVC）降低；②1 秒 FVC（Forced Expiratory Volume, FEV_1）降低；③用力呼气容积与用力肺活量（FEV/FVC）比值降低；④由于大气道或小气道阻塞，最高呼吸流速变异率（peak expiratory flow rate, PEFR）降低；⑤由于小气道的气道阻塞，用力呼气量（forced expiratory flow, FEF）只有 FVC 的 25%~75%（FEF 的 25%~75%）；⑥残气量（residual volume, RV）增加；⑦因为空气滞留，所以功能残气量（functional residual capacity, FRC）增加[40]。哮喘是一种阻塞性肺病，意味着有空气滞留在炎症气道的远端部分，使患者难以呼气；因此，患者的呼气流量如 FEV_1 和 PEFR 都可能很低。然而，肿胀和黏液也可能限制患者的吸气能力（限制性肺疾病）；因此 FVC 也可能很低。医生会明确哪些检查是可以表明每位患者的疾病 / 健康状况的最敏感措施。

患有哮喘的学龄儿童和青年通常在家里使用峰值

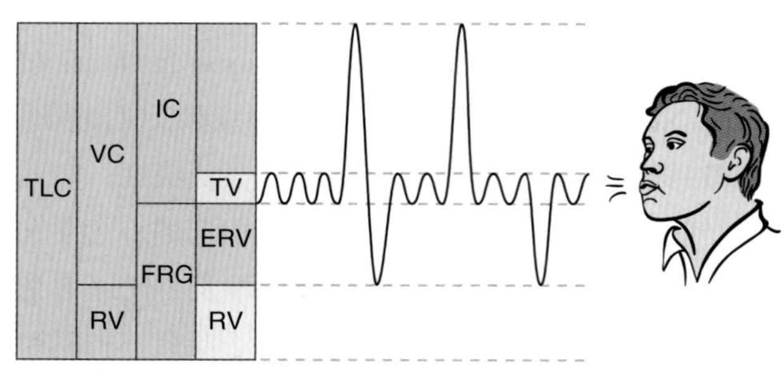

图 27.2 肺活量图（肺功能检查）（引自 Frownfelter DL, Dean E: *Cardiovascular and pulmonary physical therapy: evidence to practice*. St. Louis: Mosby, 2012.）

表 27.1 哮喘严重程度的 NIH 分级

儿童哮喘的严重程度按 3 个年龄组进行分级：0~4 岁、5~11 岁和 12 岁及以上。这个例子适用于年龄较大的儿童：12 岁或 12 岁以上的青少年

对现阶段未进行长期药物治疗的患者进行严重程度和起始治疗的评估

严重性的部分		≥ 12 岁以上 哮喘严重度分级			
		间歇性	持续性		
			轻度	中度	重度
损伤 正常 FEV_1/FVC： 8~19 岁 85% 20~39 岁 80% 40~59 岁 75% 60~80 岁 70%	症状	≤ 2 天 / 周	≤ 2 天 / 周但非每天	每天	全天持续出现
	夜醒	≤ 2 次 / 月	3~4 次 / 月	> 1 次 / 周但非每夜	通常 7 次 / 周
	短效 β_2 受体激动剂用于症状控制（非长期 EIB 预防）	≤ 2 天 / 周	> 2 天 / 周 但非每天，且任一天内不超过 1 次	每天	每天数次
	对正常活动的影响	无	轻度受限	部分受限	极度受限
	肺功能	• 疾病加重期的间歇 FEV_1 正常 • FEV_1 > 80% 预计值 • FEV_1/FVC 正常	• FEV_1 > 80% 预计值 • FEV_1/FVC 正常	• FEV_1 > 60% 但 < 80% 预计值 • FEV_1/FVC 降低 5%	• FEV_1 < 60% 预计值 • FEV_1/FVC > 5%
风险	需口服系统性皮质类固醇药物的疾病加重情况	0~1 岁（见注解）	≥ 2 岁（见注解）		
		考虑继上一次发作后的严重程度和间隔时间。 对于任何严重程度级别的患者，发病频率和严重程度可能随时间出现波动。			
开始治疗的推荐步骤 （见“哮喘逐级管理”的治疗步骤）		步骤 1	步骤 2	步骤 3 考虑短期口服皮质类固醇药物	步骤 4 或 5 考虑短期口服皮质类固醇药物
		在 2~6 周内对所达到的哮喘控制情况进行评估并对治疗进行相应调整			

注： EIB，运动诱发的支气管痉挛；FEV_1，1 秒用力呼气量；FVC，用力肺活量；ICU，重症监护病房

注：

- 逐级管理策略旨在进行辅助，并非替代，是针对个体病患需求的临床决策
- 严重程度分级的确定需包括损伤和风险的评估。对于损伤的评估是基于患者本人 / 照护者对近 2~4 周呼吸情况的回顾及呼吸量的测定
- 目前，并没有足够的确切数据对应不同严重等级的哮喘严重度的频率。通常来说，频率越高、症状越重（如需紧急处理；未进行常规护理；住院；或需进入 ICU）都意味着更重的疾病严重程度。从治疗角度出发，对于过去有 2 次以上需要口服皮质类固醇药物的病患，应将其与长期患有哮喘，即便没有出现与哮喘一致的损伤水平的患者，同等对待

来自 NIH：*Expert panel report 3: guidelines for the diagnosis and management of asthma: National Institutes of Health: National Heart, Lung, and Blood Institute.* Expert Panel Report 3, p. 43.

流量计通过每日或每周的 PEFR 测试来监测他们的肺部状况，以帮助医生进行药物调整。峰值流量计不能代替正式的 PFT，但它有助于在家中监测患儿的情况[40]。由于需要受试者的合作和持续用全力才能完成测试，故而对于 5 岁以下的儿童来说，PFT 通常是不可靠的[40]。对于 5~6 岁以下的儿童，通常根据其临床体征和症状来进行监测[10]。儿科医生使用的哮喘指南也在不断更新中[26,57]。可以通过查看当前文献来获取最新信息。

身体功能和结构的损伤

哮喘是一种症状反复出现的肺部疾病，因此通常在患儿 3~5 岁，已经表现出很多肺部症状的发作且与哮喘症状一致时，才能做出诊断[40]。最初，患儿可能被诊断为“反应性气道疾病”[30]。随着时间的推移，医生才会确定哮喘的诊断是否合适。诊断为哮喘的幼儿可能存在多种相互作用从而导致哮喘以及影响其疾病严重程度的风险因素，包括：哮喘家族史或特应性（过敏）倾向、早产、肺畸形、暴露于二手烟或其他环境污染物、喘息性支气管炎发作史、喉炎、反复上呼吸道感染、慢性支气管炎、反复肺炎、呼吸窘迫综合征、睡眠困难、支气管肺发育不良、RSV 感染、胃食管反流病（gastroesophageal reflux disease, GERD）、睡眠功能障碍、婴儿期体重迅速增加、儿童期后期肥胖、慢性脱水，以及维生素 D 水平低下等[16,31,41,42,45,48,51,55,58]。近期的研究着重于可能会增加哮喘风险或疾病严重性风险的早期生活事件和环境的暴露，同时强调了会导致哮喘较高风险并且易于儿童物理治疗师筛查发现的重大并发症。

胃食管反流病。胃酸自发反流进入食管，有时反流进入上呼吸道，对组织造成化学性损伤时，会发生胃食管反流病[7,13]。反流可导致上呼吸道过度刺激，诱发哮喘发作或加重哮喘的严重程度。哮喘患儿在休息和劳作时都需要更加用力地呼吸。他们需要靠肌肉的强力收缩吸入空气（吸气），以克服气道阻塞，有些患儿不得不通过腹部肌肉排出空气（呼气），以克服气道阻塞。这增加了食管下括约肌的气压差，增加了发生反流的风险。关于 GERD 是引起哮喘还是只影响疾病严重程度，目前仍存在相互矛盾的结果[15,30,52,54]。但目前仍一致认为，应对疑似哮喘的儿童进行 GERD 筛查[42]。

睡眠。睡眠中断或不良睡眠模式是哮喘的常见症状[41,51]，这也与胃食管反流病有关[13]。但对于胃食管反流病、睡眠中断或哮喘，哪种疾病最先出现目前仍不清楚。睡眠呼吸障碍在哮喘患者中的患病率（26%）明显高于同年龄对照组（11%），还包括习惯性打鼾（分别为 36% 和 16%）[20]。睡眠障碍是儿童哮喘特征的一个重要组成部分，而不应被计入疾病严重程度的重要因素中[9,36,45,51]。在儿童中，慢性睡眠呼吸障碍与神经心理发育和大脑发育不良呈正相关，因此排除这一高危人群的睡眠障碍至关重要[24,35]。因为睡眠质量与健康状况不佳（如哮喘）和认知能力受损风险增加有关，物理治疗师应定期询问儿童的睡眠模式，以筛查可能存在的睡眠障碍。

婴儿期体重快速增加。众所周知，早产儿罹患哮喘的风险更高[30,55]，但越来越多的证据表明，早产患儿体重的快速增加（尤其是前 3~4 个月时）与其在学龄期后哮喘患病风险的增高有关[48]。在一项针对 800 多个早产儿的研究中，出生后第一年体重快速增加与哮喘发病风险的增加独立相关，而同期身高的增加与哮喘发病风险的增加无相关性[5]。一项研究对 25 000 多名足月婴儿进行了调查，并随访至其学龄期，发现婴儿期体重快速增加的儿童哮喘发病风险更高[58]。由于目前有大量证据表明早期体重增加对肺部健康不利，医生必须向父母说明这种可控的会导致哮喘的危险因素。物理治疗师也需要意识到这种风险。

病毒感染。病毒感染，特别是婴儿期严重的 RSV 感染，与后期哮喘诊断高度相关[55]。最近的 2 项研究发现，炎症标志物可以用于解释这一风险的增加[6,46]。我们希望通过了解炎症反应的生理学，从而改进治疗方法，降低儿童后期哮喘患病风险。同时，物理治疗师应仔细观察有婴儿期 RSV 感染史的儿童是否有哮喘症状。

预后

到青春期时，哮喘症状往往会减轻。然而，即使这些青少年的症状已消失，他们仍通常伴有呼吸系统生长发育障碍。与健康的同龄人相比，他们的肺部更小，而且更容易表现出肺功能下降[25,50]。早产且伴有呼吸系统问题的患儿在儿童后期和青年至成年期更容易出现肺和气道功能受限 [6,22,25,38]。据推测，早产且患有哮喘的个体在中年时出现肺气肿样疾病的风险更高 [4,21,50]。但这仍只是一个假设，因为研究中的极早产的幸存者目前还未到中年。基于这些原因，应鼓励儿童物理治疗师就哮喘和其他慢性肺部疾病的持续风险对患儿及其家庭进行筛查和教育，并应将这一工作持续到患儿成年期。

医疗管理

哮喘不是一种可治愈的疾病，因此医疗计划的重点在于短期缓解和长期管理，以尽可能最有效地控制或预防症状 [40]。NIH 一直是根据现有的最佳证据和哮喘专家的共识来制定和传播哮喘指南的领导者 [40]。如需获取完整的、最新的指南请访问 http://www.nhlbi.nih.gov/health- pro/guidelines/current/asthma-guidelines/summary-report-2007。短期目标集中在管理急性气道阻塞（支气管狭窄）。长期治疗则着眼于引起支气管高反应性和潜在炎症反应的触发因素。

短期。即使是同一病患，哮喘发作的频率、持续时间和严重程度也是高度可变的。哮喘症状通常是可逆的，且当确定了个体特定的触发因素后，可以在某种程度上加以预防或改变。急性期治疗的目的是逆转支气管痉挛性收缩，因此支气管扩张药物是首选药物。支气管扩张剂，如通用沙丁胺醇，是短效 β_2 激动剂（short-acting beta2-agonists, SABAs）[40]。支气管扩张剂可放松气道平滑肌，通常在用药 5 分钟内可使收缩立即得到缓解。缓解可能持续 3~6 小时。SABAs 通常通过剂量吸入器（metered dose inhaler, MDI）或雾化器吸入（图 27.3）。SABAs 并不能控制哮喘，但通常用于管理急性哮喘发作，或在已知的触发因素（如运动诱发的哮喘）之前有目的地使用。其最常见的副作用是心率增快、头痛、恶心和焦虑。医生在制订哮喘护理计划时要考虑到患儿对 SABAs 的个体反应。通常当 SABAs 使用超过 2 次 / 周时，应将护理计划调整为注重长期控制而不是快速急性缓解 [40]。

如果哮喘发作很严重并且对支气管扩张剂没有反应，那么患儿可能会发展成哮喘持续状态 [40]。这是一种危及生命的紧急情况。物理治疗师应立即停止治疗，并寻求医院应急小组（住院环境）或救护车（社区环境）的医疗看护。

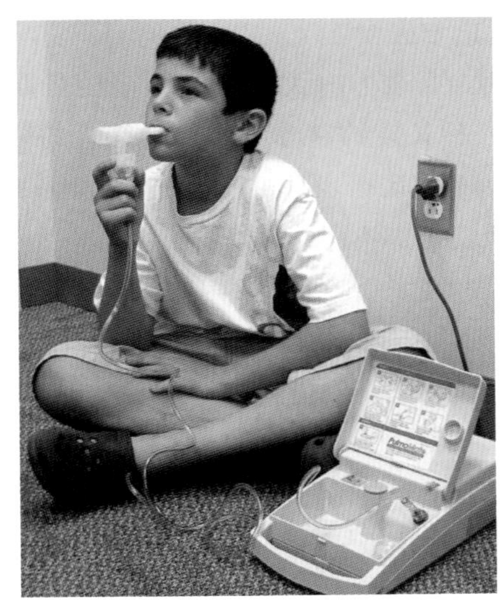

图 27.3　吸入雾化气溶胶的处理（引自 Courtesy Texas Children's Hospital, Houston. From Hockenberry MJ, Wilson D: *Wong's nursing care of infants and children*. 10th ed. St, Louis: Mosby, 2015.）

长期。哮喘长期治疗目标是预防慢性和棘手的症状，保持肺功能和体力活动水平，防止复发性加重，减少急诊就诊或住院的需要，并提供最佳的药物治疗，以满足患者和家庭的需要。要实现所有的目标，就意味着没有任何 2 种医疗计划是完全相同的。每一份书面计划都应说明疾病严重程度、疾病控制和对治疗的反应性，并应根据患儿个体情况的变化而改变 [40]。

NIH 指南根据疾病严重程度提出了具体的治疗计划建议：间歇性哮喘或持续性哮喘（轻度、中度或重度）（见表 27.1）。除了控制哮喘本身之外，还必须控制影响疾病严重程度的共病因素，如过敏原、环境因素（如烟雾、污染物）、运动反应（运动诱发哮喘）、GERD、睡眠功能障碍、鼻炎、鼻窦炎、肥胖、压力、抑郁、营养等 [40]。易于改变控制的因素，如过敏、二手烟、避免 EIA 反应的运动和体重增加，都应立即解决。在评估完患儿对初始计划的反应以及恶化风险后，应适当对行动计划进行调整。该计划应定期与学校和其他与患儿有关的人员进行分享。患儿或家庭的认知、理解和遵循该计划的意愿（依从性）是能进行长期哮喘管理成功的关键 [18,40]。研究人员经常发现，对于哮喘治疗计划依从性差的患儿，他们的健康预后更差，故目前也正在不断寻求提高依从性的方法[44,49]。

药物。目前NIH关于哮喘指南的最新出版物描述了一种长期控制哮喘的药物管理的阶梯式方法[40]。因为有证据表明相较于成人，儿童对于哮喘药物的反应更加不同，所以给药建议要基于疾病的严重程度和儿童年龄（0~4岁、5~11岁和12岁及以上）。长期的控制应从控制哮喘的炎症组成开始。吸入性皮质类固醇药物仍然是所有年龄组长期控制炎症的首选药物[40]。色甘酸钠和奈多罗米可用于稳定肥大细胞反应，能有效控制由运动和过敏原诱发的哮喘症状[40]。其他药物还包括免疫调节剂、白三烯调节剂、长效 β_2 激动剂和甲基黄嘌呤。在使用吸入性皮质类固醇药物的情况下，症状控制仍不佳的患儿，可能还需要开具上述药物。大多数患儿都采用联合用药，并需调整每一种药物的使用以达到哮喘管理目标。物理治疗师需要了解其哮喘患者的药理学管理。

尽管药物治疗在哮喘管理中是必要的，但其副作用可能会对日常生活产生意想不到的影响。例如，口服皮质类固醇药物可能导致食欲增加、体重增加、体液潴留、挫伤增加和轻度血压升高等[40]。报道的其他源于哮喘药物的副作用还包括紧张、头痛、震颤、心悸、眩晕或头昏、口部和咽喉干涩或刺激、胃灼热、恶心、口臭、烦躁不安、注意力不集中和失眠等[40]。因此，对于患有哮喘的儿童来说，异常的运动、认知或情绪行为可能与他们的药物治疗有关，故应注意排除这一影响因素。例如，注意力集中困难可能被误诊为原发性注意力缺陷障碍；焦虑的后果可能被误诊为原发性心理障碍；暴饮可能被误诊为原发性饮食障碍；头晕和震颤可能被误诊为原发性运动平衡和精细运动障碍，而最终影响患儿的参与水平。

由于新药物不断地被研究和开发，因此任何所列的药物清单都只在有限的时间内有效。长期哮喘治疗的总体目标是找到可以在早期阻止炎症过程或完全防止哮喘出现的单药或联合用药。随着对哮喘的病理生理学和遗传学了解的不断加深，将会开发出更具特异性且副作用更少的新药。治疗过敏和GERD等共患疾病的药物同样也有助于有效治疗哮喘。物理治疗师应与患儿的医生就当前药物的使用及其对患儿最佳体力活动和耐力的影响进行沟通。

继发性损伤

生活质量

哮喘是一种慢性病，需要管理治疗，而不是治愈。因此，哮喘的诊断影响到的不仅仅是患儿的生活，还包括整个家庭的生活[57]。许多生活质量研究显示了哮喘对家庭生活有广泛的影响。例如，患有哮喘的青少年不如其他非哮喘同龄人活跃[39]。尤其是当父母不能很好地应对儿童的哮喘时，这种不良结果会加剧[39]。其他的家庭决定也同样反映了父母对患儿健康的关心程度。例如，父母可能出于对哮喘恶化或社会影响的恐惧而限制患儿参与正常的儿童活动[56]。事实上，不仅是患儿的参与受到限制，父母也被迫缺勤，而这些因素叠加，会降低整个家庭的生活质量[47]。

对于患有哮喘的个体来说，伴随这种慢性疾病的成长过程无疑会对他们一生的生活质量和选择都会造成影响[17]。事实上，最近的一项研究表明，88%的中重度哮喘患者报告说，他们的哮喘没有得到很好的控制，这给照护者带来了负担和对生活选择造成消极影响[59]。在制订哮喘儿童护理计划时，鼓励物理治疗师让患儿和家人参与有关卫生和健康的对话，对于患儿如何安全地参与到其热爱的体育和社会活动中给予建议。治疗师的建议应支持坚持医疗管理的重要性，并鼓励患儿进行自我管理。

生长和发育

哮喘儿童通常较同龄人矮。与无哮喘的同龄人相比，长期使用大剂量吸入性皮质类固醇会影响身高[53]。在制订护理计划时应考虑到成人期可能出现的身高不足，但对于儿童哮喘的控制仍是最重要措施。一些调整的方法包括认识到吸入性皮质类固醇比频繁口服皮质类固醇能更好地维持骨密度水平[19]。因此，医生可以据此改变药物或给药方式以控制哮喘，同时尽可能减少不良反应。目前的建议是呼吁使用最低剂量的吸入皮质类固醇控制哮喘症状的同时，最小化不良反应对患儿肌肉骨骼发育的不利影响，以优化成人期的肺生长和身高生长，并最大限度地提高BMD[19]。维生素D是一种能抵消吸入式皮质类固醇对身高和BMD的不良影响的补充剂。早期的研究结果表明很有希望，但还需要更多的长期研究[16]。

对家庭和社会的经济影响

据美国疾控中心称，哮喘与高昂的相关医疗费用有关，据报道，这个费用每年超过 560 亿美元（http://www.cdc.gov/asthma/impacts_nation/asthmafactsheet.pdf.），患有中重度哮喘的儿童的医疗费用更高，而那些病情恶化的儿童的医疗费用是最高的[28]。因此，患有哮喘的儿童不仅增加了家庭对儿童医疗需求的关注，而且还消耗了家庭和社区的财政资源。

前景信息

物理治疗管理

物理治疗师会参与哮喘儿童运动项目的选择，且研究表明了这些运动项目有提高耐力和减少哮喘症状的效果[43]。第 6 章已介绍了运动测试的具体内容和健身计划的制订，此处不再详述。但一些常见的耐力项目，如跑步机训练并不包括在内，因为作者更偏向患儿参加典型的儿童活动，而不是在条件允许的情况下通过刻意的体育活动来提高身体素质和耐力。假如把获得体格健康看作是一种“锻炼责任”而不是成长机会，那么根据作者的经验，患儿和家庭不太可能会坚持下去。由于促进哮喘儿童运动依从性的干预措施与健康结局的改善有关，因此，找到一项儿童喜欢的运动或活动，才能很好地获得预期结果（图 27.4）[44]。

患有哮喘的儿童可能需更多的鼓励和情感支持来进行与年龄相适应的身体活动。很少有研究涉及哮喘（或其他儿童慢性肺疾病）可能导致的继发性身体限制，如不良肌肉骨骼变化 / 排列以及呼吸或躯干控制的神经运动策略，这些都可能限制儿童的功能潜能[34,37]。《物理治疗师实践指南》将物理治疗定义为一种“具有广泛临床应用，用于恢复、维护和促进最佳身体功能的专业”[23]。因此，如果发现有继发于哮喘的身体功能和活动障碍，那么物理治疗将是恢复、维持和促进最佳身体功能和解决活动受限的合适措施。

物理治疗检查、评估以及物理治疗干预的考虑因素将在专家咨询案例中进行深入纵向的讨论。例如，有一位名叫乔纳森的患儿，因其运动诱发的哮喘限制了他参加竞技足球的能力，他在 9 岁时开始接受物理疗法。此外，他的哮喘还加重了其先天性胸壁畸形（漏斗胸），这进一步限制了他的吸气能力和姿势。

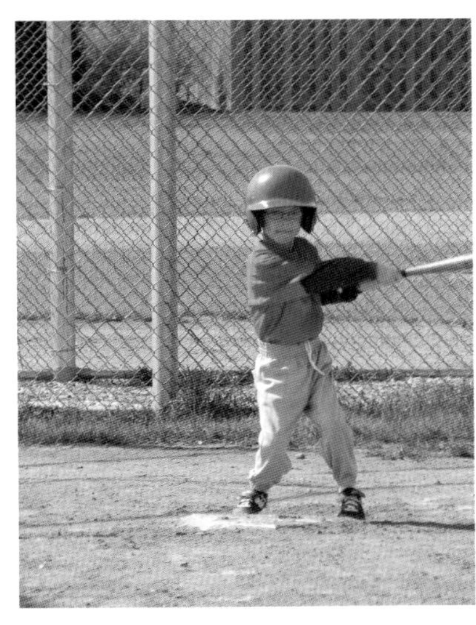

图 27.4　打棒球的患有哮喘的 7 岁男孩。打棒球是孩子喜欢做的一项代表性运动

本病例情景旨在：①告知物理治疗师对哮喘儿童可能出现的潜在身体和活动障碍进行鉴别诊断的过程；②提出干预策略和程序，使哮喘儿童能够玩耍并参与适合其年龄的体育活动，而非成人监督的运动项目。对于运动性哮喘儿童来说，这是一个特别重要的考虑因素，因为运动性哮喘是导致学龄期活动参与较少的常见原因。此外这些干预措施对长期结果也有影响。

总结

本章介绍了与儿童哮喘相关的病理生理学和当前的医疗管理策略。哮喘有 3 个主要特征：气道炎症、气道阻塞和支气管对刺激的高反应性。其病理生理学机制复杂且相互影响，因此必须针对患者个体制订物理治疗和医疗护理计划。儿童和家庭对哮喘药物治疗的坚持对积极的长期结果来说是至关重要的。专家咨询案例从多系统和多学科的角度阐述了物理治疗师的诊断和管理。鼓励治疗师筛查心肺、神经肌肉、肌肉骨骼、皮肤和胃肠系统的损伤，这些损伤会导致患病儿童活动受限和参与受限，而仅凭哮喘无法完全解释。病例情景中呈现的个体化物理治疗方案以及短期、长期结果可作为哮喘儿童制定目标和规划干预措施的根据。

（彭光阳　王　臣　译，李剑华　审）

参考文献

1. Akinbami LJ, Kit BK, Simon AE: Impact of environmental tobacco smoke on children with asthma, United States, 2003—2010, *Acad Pediatr* 13(6):508–516, 2013.
2. Akinbami LJ, Moorman JE, Simon AE, Schoendorf KC: Trends in racial disparities for asthma outcomes among children 0 to 17 years, 2001—2010, *J Allergy Clin Immunol* 134(3):547–553, 2014. e545.
3. Balkissoon R, Kenn K: Asthma: vocal cord dysfunction (VCD) and other dysfunctional breathing disorders, *Semin Respir Crit Care Med* 33(6): 595–605, 2012.
4. Baraldi E, Carraro S, Filippone M: Bronchopulmonary dysplasia: definitions and long-term respiratory outcome, *Early Hum Dev* 85(Suppl 10):S1–S3, 2009.
5. Belfort MB, Cohen RT, Rhein LM, McCormick MC: Preterm infant growth and asthma at age 8 years, *Arch Dis Child Fetal Neonatal Ed* 101:F230–F234, 2016.
6. Bertrand P, Lay MK, Piedimonte G, et al.: Elevated IL-3 and IL-12p40 levels in the lower airway of infants with RSV-induced bronchiolitis correlate with recurrent wheezing, *Cytokine* 76(2):417–423, 2015.
7. Bhatia J, Parish A: GERD or not GERD: the fussy infant, *J Perinatol* 29(Suppl 2):S7–S11, 2009.
8. Bravata DM, Gienger AL, Holty JE, et al.: Quality improvement strategies for children with asthma: a systematic review, *Arch Pediatr Adolesc Med* 163(6):572–581, 2009.
9. Brockmann PE, Bertrand P, Castro-Rodriguez JA: Influence of asthma on sleep disordered breathing in children: a systematic review, *Sleep Med Rev* 18(5):393–397, 2014.
10. Callahan KA, Panter TM, Hall TM, Slemmons M: Peak flow monitoring in pediatric asthma management: a clinical practice column submission, *J Pediatr Nurs* 25(1):12–17, 2010.
11. Centers for Disease Control and Prevention: vital signs: asthma prevalence, disease characteristics, and self-management education: United States, 2001—2009, *MMWR Morb Mortal Wkly Rep* 60(17):547–552, 2011.
12. Cherniack RM, Cherniack L: *Respiration in health and disease*, ed 3, Philadelphia, 1983, WB Saunders.
13. Czinn SJ, Blanchard S: Gastroesophageal reflux disease in neonates and infants: when and how to treat, *Paediatr Drugs* 15(1):19–27, 2013.
14. Dean BB, Calimlim BM, Kindermann SL, et al.: The impact of uncontrolled asthma on absenteeism and health-related quality of life, *J Asthma* 46(9):861–866, 2009.
15. Deeb AS, Al-Hakeem A, Dib GS: Gastroesophageal reflux in children with refractory asthma, *Oman Med J* 25(3):218–221, 2010.
16. Fares MM, Alkhaled LH, Mroueh SM, Akl EA: Vitamin D supplementation in children with asthma: a systematic review and meta-analysis, *BMC Res Notes* 8:23, 2015.
17. Fletcher JM, Green JC, Neidell MJ: Long term effects of childhood asthma on adult health, *J Health Econ* 29(3):377–387, 2010.
18. Friend M, Morrison A: Interventions to improve asthma management of the school-age child, *Clin Pediatr (Phila)* 54(6):534–542, 2015.
19. Fuhlbrigge AL, Kelly HW: Inhaled corticosteroids in children: effects on bone mineral density and growth, *Lancet Respir Med* 2(6):487–496, 2014.
20. Goldstein NA, Aronin C, Kantrowitz B, et al.: The prevalence of sleep-disordered breathing in children with asthma and its behavioral effects, *Pediatr Pulmonol* 50(11):1128–1136, 2015.
21. Grad R, Morgan WJ: Long-term outcomes of early-onset wheeze and asthma, *J Allergy Clin Immunol* 130(2):299–307, 2012.
22. Greenough A, Alexander J, Boit P, et al.: School age outcome of hospitalisation with respiratory syncytial virus infection of prematurely born infants, *Thorax* 64(6):490–495, 2009.
23. Guide to Physical Therapist Practice, 3:0. Available at: URL: http://www.apta.org/Guide/.
24. Halbower AC, Barker PJ, et al.: Childhood obstructive sleep apnea associates with neuropsychological deficits and neuronal brain injury, *PLoSMed* 3(8):1391–1401, 2006.
25. Harmsen L, Ulrik CS, Porsbjerg C, et al.: Airway hyperresponsiveness and development of lung function in adolescence and adulthood, *Respir Med* 108(5):752–757, 2014.
26. Huffaker MF, Phipatanakul W: Pediatric asthma: guidelines-based care, omalizumab, and other potential biologic agents, *Immunol Allergy Clin North Am* 35(1):129–144, 2015.
27. Idrees M, FitzGerald JM: Vocal cord dysfunction in bronchial asthma. A review article, *J Asthma* 52(4):327–335, 2015.
28. Ivanova JI, Bergman R, Birnbaum HG, et al.: Effect of asthma exacerbations on health care costs among asthmatic patients with moderate and severe persistent asthma, *J Allergy Clin Immunol* 129(5):1229–1235, 2012.
29. Joseph-Bowen J, de Klerk NH, Firth MJ, Kendall GE, Holt PG, Sly PD: Lung function, bronchial responsiveness, and asthma in a community cohort of 6-year-old children, *Am J Respir Crit Care Med* 169(7):850–854, 2004.
30. Kase JS, Pici M, Visintainer P: Risks for common medical conditions experienced by former preterm infants during toddler years, *J Perinat Med* 37(2):103–108, 2009.
31. Kippelen P, Fitch KD, Anderson SD, et al.: Respiratory health of elite athletes–preventing airway injury: a critical review, *Br J Sports Med* 46(7):471–476, 2012.
32. Levy BD, Noel PJ, Freemer MM, et al.: Future Research Directions in Asthma: an NHLBI Working Group Report, *Am J Respir Crit Care Med* 192(11):1366–1372, 2015.
33. Lowhagen O: Diagnosis of asthma–new theories, *J Asthma* 52(6): 538–544, 2015.
34. Lunardi AC, Marques da Silva CC, Rodrigues Mendes FA, et al.: Musculoskeletal dysfunction and pain in adults with asthma, *J Asthma* 48(1): 105–110, 2011.
35. Mahoney D: Treating kids' sleep apnea can improve brain function (according to Dr. Ann Halbower), *Chest Physician* 7(8):11, 2012.
36. Marcus CL, Brooks LJ, Draper KA, et al.: Diagnosis and management of childhood obstructive sleep apnea syndrome, *Pediatrics* 130(3):576–584, 2012.
37. Massery M: Musculoskeletal and neuromuscular interventions: a physical approach to cystic fibrosis, *J R Soc Med* 98(Suppl 45):55–66, 2005.
38. Metsala J, Kilkkinen A, Kaila M, et al.: Perinatal factors and the risk of asthma in childhood–a population-based register study in Finland, *Am J Epidemiol* 168(2):170–178, 2008.
39. Nabors LA, Meerianos AL, Vidourek RA, et al.: Predictors of flourishing for adolescents with asthma, *J Asthma* 1–9, 2015.
40. NIH: *Expert panel report 3: guidelines for the diagnosis and management of asthma*, *National Institutes of Health: National Heart, Lung, and Blood Institute*, 2007. Expert Panel Report 3.
41. Parish JM: Sleep-related problems in common medical conditions, *Chest* 135(2):563–572, 2009.
42. Patra S, Singh V, Chandra J, et al.: Gastro-esophageal reflux in early childhood wheezers, *Pediatr Pulmonol* 46(3):272–277, 2011.
43. Philpott JF, Houghton K, Luke A: Physical activity recommendations for children with specific chronic health conditions: juvenile idiopathic arthritis, hemophilia, asthma, and cystic fibrosis, *Clin J Sport Med* 20(3):167–172, 2010.
44. Reddel HK, Bateman ED, Becker A, et al.: A summary of the new GINA strategy: a roadmap to asthma control, *Eur Respir J* 46(3):622–639, 2015.
45. Ross KR, Storfer-Isser A, Hart MA, et al.: Sleep-disordered breathing is associated with asthma severity in children, *J Pediatr* 160(5):736–742, 2012.
46. Saravia J, You D, Shrestha B, et al.: Respiratory syncytial virus disease is mediated by age-variable IL-33, *PLoS Pathol* 11(10):e1005217, 2015.
47. Schmier JK, Manjunath R, Halpern MT, Jones ML, Thompson K, Diette GB: The impact of inadequately controlled asthma in urban children on quality of life and productivity, *Ann Allergy Asthma*

Immunol 98(3):245–251, 2007.
48. Sonnenschein-van der Voort AM, Howe LD, Granell R, et al.: Influence of childhood growth on asthma and lung function in adolescence, *J Allergy Clin Immunol* 135(6):1435–1443, 2015. e1437.
49. Stanford RH, Gilsenan AW, Ziemiecki R, et al.: Predictors of uncontrolled asthma in adult and pediatric patients: analysis of the Asthma Control Characteristics and Prevalence Survey Studies (ACCESS), *J Asthma* 47(3):257–262, 2010.
50. Stocks J, Hislop A, Sonnappa S: Early lung development: lifelong effect on respiratory health and disease, *Lancet Respir Med* 1(9):728–742, 2013.
51. Teodorescu M, Broytman O, Curran-Everett D, et al.: Obstructive sleep apnea risk, asthma burden, and lower airway inflammation in adults in the Severe Asthma Research Program (SARP) II, *J Allergy Clin Immunol Pract* 3(4):566–575, 2015. e561.
52. Thakkar K, Boatright RO, Gilger MA, El-Serag HB: Gastroesophageal reflux and asthma in children: a systematic review, *Pediatrics* 125(4):e925–e930, 2010.
53. Umlawska W, Gaszczyk G, Sands D: Physical development in children and adolescents with bronchial asthma, *Respir Physiol Neurobiol* 187(1): 108–113, 2013.
54. Valet RS, Carroll KN, Gebretsadik T, et al.: Gastroesophageal reflux disease increases infant acute respiratory illness severity, but not childhood asthma, *Pediatr Allergy Immunol Pulmonol* 27(1):30–33, 2014.
55. Van Bever HP: Determinants in early life for asthma development, *Allergy Asthma Clin Immunol* 5(1):6, 2009.
56. van den Bemt L, Kooijman S, Linssen V, et al.: How does asthma influence the daily life of children? Results of focus group interviews, *Health Qual Life Outcomes* 8:5, 2010.
57. VanGarsse A, Magie RD, Bruhnding A: Pediatric asthma for the primary care practitioner, *Prim Care* 42(1):129–142, 2015.
58. Wandalsen GF, Chong-Neto HJ, de Souza FS, et al.: Early weight gain and the development of asthma and atopy in children, *Curr Opin Allergy Clin Immunol* 14(2):126–130, 2014.
59. Wertz DA, Pollack M, Rodgers K, Bohn RL, Sacco P, Sullivan SD: Impact of asthma control on sleep, attendance at work, normal activities, and disease burden, *Ann Allergy Asthma Immunol* 105(2):118–123, 2010.

推荐阅读

Levy BD, Noel PJ, Freemer MM, et al.: Future Research Directions in Asthma: an NHLBI Working Group Report, *Am J Respir Crit Care Med* 192(11):1366–1372, 2015.

NIH: *Expert panel report 3: guidelines for the diagnosis and management of asthma: National Institutes of Health: National Heart, Lung, and Blood Institute. Expert Panel Report 3*. Available at: URL: http://www.nhlbi.nih.gov/health-pro/guidelines/current/asthmaguidelines/summary-report-2007.

Sonnenschein-van der Voort AM, Howe LD, Granell R, et al.: Influence of childhood growth on asthma and lung function in adolescence, *J Allergy Clin Immunol* 135(6):1435–1443, 2015.

第 28 章 先天性心脏疾病

Betsy Howell, Chris D. Tapley

在每年出生的儿童中，每1000名中有6~10例伴有中度到重度先天性心脏结构缺陷[88]。产前检查、内科和外科管理、不同的缺陷类型和儿童自身的特点，共同决定了先天性心脏缺陷对患儿的最终影响。例如，两名儿童同样被诊断为室间隔缺损，病史可能完全不同。一名可能出生后多年都未被诊断，而另一名可能在婴儿期就需要做手术。现代医疗使很多儿童在宫内时就可进行诊断，这对左心发育不良综合征（hypoplastic left heart syndrome，HLHS）的儿童尤为重要。在过去，大多数先天性心脏缺陷至少需要等到患儿1岁甚至更大的时候才能修复，而现在这些手术在患儿生后数天或数月时即可进行，干预的时间关系到先天性心脏缺陷儿童的生长和发育。由于越来越多儿童经历心脏直视手术（体外循环心脏手术）而存活下来，物理治疗师接诊曾经做过心脏直视手术的儿童的机会也越来越多。儿童期进行先天性心脏缺陷修补手术长大成人的患者数量也持续增加。

服务先天性心脏病儿童的物理治疗师，需要密切监测并记录患儿发育差异的性质与程度，这些差异可能来自外科修复、心脏缺陷本身或术后并发症造成的潜在神经障碍。为了使治疗师能更好地服务于此类儿童，本章会描述先天性心脏缺陷及其外科修复，包括心脏移植以及机械辅助装置、继发于心脏缺陷及手术的急性和慢性生理损伤、严重的发绀或神经系统的影响及并发症。心脏手术后的物理治疗，以及伴有先天性心脏缺陷的婴儿、儿童及青少年的持续管理也会在此一并讲述。

背景信息

尽管胚胎学专家能够识别某些缺陷发生在胎儿发育的哪个时期，以及哪些危险因素会促使先天性心脏病的发生，但是先天性心脏缺陷的成因仍不甚清楚。同一个家庭或家族中有一个以上儿童患有先天性心脏缺陷的情况，提示可能与遗传因素有关。心脏结构缺陷可能与一些综合征相关，如唐氏综合征（Down syndrome）、特纳综合征（Turner syndrome）、威廉姆斯综合征（Williams syndrome）、马方综合征（Marfan syndrome）、克斯提洛弹性蛋白缺陷症（Costello syndrome）、乔治综合征（DiGeorge syndrome），以及VATERL联合畸形（VATERL association），即具有以下几个症状：脊柱异常（vertebrae）、肛门闭锁（imperforate anus）、心脏畸形（cardiac anomalies）、气管食管瘘（tracheoesophageal fistula）、肾脏畸形（renal anomalies），以及肢体畸形（limb anomalies）。美国心脏协会（The American Heart Association）就目前所知的先天性心脏缺陷的基因学发表了一篇长篇报道[167]，详细描述了上述许多综合征及相关染色体异常和相关的心脏缺陷。美国心脏协会亦就先天性心脏缺陷的非遗传风险因素发表了一篇长篇报告[98]。

糖尿病母亲产下的婴儿发生先天性心脏病（congenital heart disease，CHD）的概率更高。其他与先天性心脏缺陷相关的非遗传高危因素包括，母系苯丙酮尿症（maternal phenylketonuria）、风疹（rubella）、母系肥胖（maternal obesity）以及多种药物的使用[98]。据报道，在孕前或者孕后立即服用多种维生素补充剂的女性，其子代心脏缺陷的发病率明显降低[29]。

心脏缺陷的诊断可能在产前或者出生时做出。有些先天性心脏缺陷需要立即重视，有些则可以先评估、随访。尽管诊断技术已改进，一些有严重发绀症状的婴儿在出院前也未能明确诊断，而是在数周后，当出现感染性休克症状时才被诊断为心脏缺陷。产前检查对于某些情况十分重要，特别是对于左心发育不良综合征（hypoplastic left heart syndrome）的儿童。

一项不同机构每年统计的心脏病例数和死亡率的报告显示，相较于严重缺陷的结局，做过小手术者的死亡率更高[223]。有些心脏缺陷可能诊断得更晚，甚至到青春期才被诊断。例如，主动脉狭窄，通常是在体检时偶然间发现上肢和下肢血压相差很大，或者上肢血压异常增高才得以诊断。

患有先天性心脏缺陷的婴儿，通常伴有呼吸系统异常的表现，包括用力呼吸模式、呼吸频率增加，患儿可能会有多汗以及心跳过速。症状还可能包括眼周水肿和尿量减少（尿片干燥）。随着呼吸节律增加，吮吸和吞咽协调困难，进而产生进食问题。通常还会出现难以安抚的烦躁易怒。这些充血性心力衰竭的症状有助于心脏缺陷的诊断，或者提示已知的缺陷正在恶化。

先天性心脏缺陷通常分为非发绀性和发绀性。在非发绀性心脏病中，患儿皮肤呈粉红色，血氧饱和度正常。若血液在心脏中发生混合或是分流，血液由左心分流到右心，含氧的血液同时进入肺和躯体中。常见的非发绀性缺陷包括房间隔缺损（atrial septal defects，ASD）、室间隔缺损（ventricular septal defects，VSD）、动脉导管未闭（patent ductus arteriosus，PDA）、主动脉狭窄、肺动脉瓣狭窄和主动脉瓣狭窄。

在发绀性心脏病中，血液主要由右心分流到左心，未氧合的血液回流到躯体，导致动脉血氧含量较正常值低 15%~30%。常见的发绀性缺陷包括法洛四联症（tetralogy of Fallot）、大动脉转位（transposition of the great arteries）、三尖瓣闭锁（tricuspid atresia）、肺动脉瓣闭锁（pulmonary atresia）、共同动脉干（truncus arteriosus）、全肺静脉回流异常（total anomalous pulmonary venous return）、左心发育不良综合征。

干预的种类以及时机取决于缺陷的性质和患儿的年龄。某些缺陷需要立即修复，而另一些则需要分期处理，前期的手术则主要是姑息治疗而非矫正治疗。某些非发绀性缺陷可等患儿几岁以后再进行修复[140]。由于越来越多的婴儿经历早期复杂的手术存活下来，手术后神经系统的并发症以及其对长期功能和认知发育的影响逐渐引起人们重视[120]。非发绀性以及发绀性缺陷将在后面内容中展开讨论，且会与正常心脏解剖结构进行对比（图 28.1）。表 28.1 总结了先天性心脏缺陷的常见类型、典型的修复手术、相关的损伤，以及功能限制，这些将在接下来的内容中详述。

非发绀性缺陷

房间隔缺损（ASD）

作为最常见的先天性心脏缺陷之一，房间隔缺损是指左心房和右心房之间异常相通（图 28.2），根据缺损在隔膜上的位置可对房间隔缺损进行分类。血液一般是由左心房分流到右心房。由于对心脏和肺的损害进程较慢，这种缺损一般不需要立即进行修复。手术的时机依据患儿年龄、确诊时间、患儿症状等来决定，但一般都是在 5 岁前进行手术。如果患儿的症状比较严重，缺损修复就会早些[10]。一些早前未诊断出来的 ASD，到成年期会出现心脏衰竭的表现。随着医学技术的进步，延迟诊断的情况会越来越少。

ASD 的闭合手术，一般是通过心脏导管放置一个中隔缺损关闭器或者用合成材料去堵住孔洞。如果 ASD 发生在罕见位置，难以通过心脏导管关闭，或者患者有其他的心脏缺陷需要修复，那么可能需要外科手术。手术可能通过胸骨正中切口，也可以利用微创技术，微创技术的切口大概只有 4 cm[10,103]。可以用线缝合，必要时通常使用补片堵住大的缺损进行闭

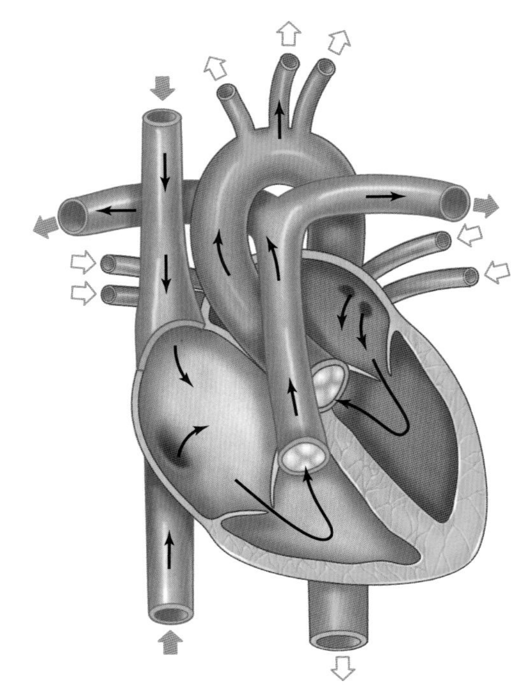

图 28.1　心脏解剖

表 28.1　先天性心脏缺陷、手术修复以及相关问题总结

缺陷类型	手术修复	相关问题	物理治疗重点
房间隔缺损	缝合或补片闭合 / 器械闭合		
室间隔缺损（VSD）	合成补片闭合 / 器械闭合	生长迟缓；肺动脉高压	生长迟缓
房室中隔缺损 / 心内膜垫缺损	心包膜片	唐氏综合征；生长迟缓	发育迟缓
主动脉狭窄	支架或者锁骨下补片 / 端端吻合	高血压	上肢关节活动范围
肺动脉狭窄	瓣膜切开术		
主动脉瓣狭窄	瓣膜切开术；主动脉瓣置换术；置管术		
法洛四联症	闭合 VSD；右心房流出道切除	发绀发作	
大动脉转位（右袢型）	动脉转换术	水肿；左心室功能欠佳	运动耐力随年龄减低
肺动脉闭锁（PA）伴 VSD	Blalock-Taussig（BT）分流术；闭合 VSD；右心室 – 肺动脉置管	发育迟缓；摄食困难	发育迟缓；喂养问题
肺动脉闭锁不伴 VSD	瓣膜切开术 /BT 分流术；右心室流出道补片、闭合 ASD、Fontan 术	术后非常虚弱，血氧饱和度低	发育迟缓
全肺静脉回流异常	变异静脉联合到左心房；闭合 ASD	生长迟缓	生长迟缓
三尖瓣闭锁	心房间隔切开术，BT 分流术 双向 Glenn 或半 Fontan 术、Fontan 术	血氧饱和度低	生长迟缓
共同动脉干	闭合 VSD，右心室 – 肺动脉置管	肺高压危象	发育迟缓；生长迟缓
左心发育不良综合征	切开肺主动脉；PA 连接到主动脉；BT 分流以及动脉导管结扎；双向 Glenn 或半 Fontan 术；开窗 Fontan 术	血氧饱和度低	进食困难；发育迟缓；可能不会爬行；神经和行为问题；运动耐力低下，尤其在存在右向左分流的情况下

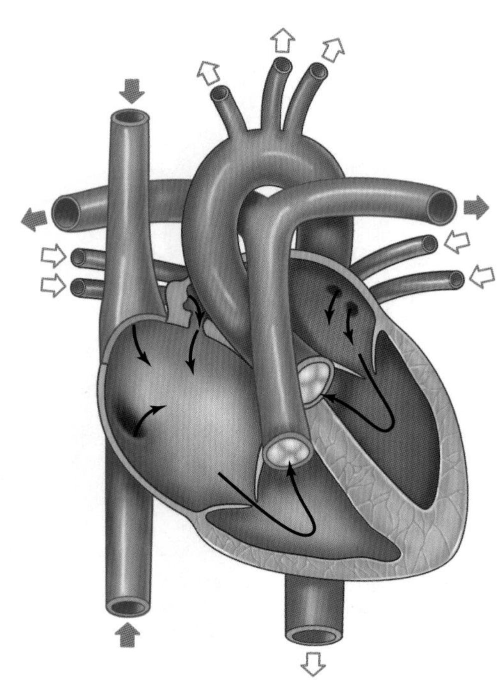

图 28.2　房间隔缺损

合[10,103]。一项纵向研究表明，儿童期进行过 ASD 闭合的患者，生存率高同时发病率低[182]。

室间隔缺损（VSD）

VSD 是最常见的先天性心脏缺陷，占所有心脏异常的 40%[28]。VSD 可能单独出现，也可能伴随其他异常，如法洛四联症和大动脉转位，此处只讨论单纯 VSD。

VSD 是指心室之间相通，导致血液在心室间分流，分流通常是由左心室至右心室（图 28.3）。由于通过右心室进入肺部的血流增加，可能会导致肺高压，严重的情况下，肺动脉的压力超过体循环压力，分流转为由右向左，称之为艾森曼格综合征（Eisenmenger syndrome）[142]。大的缺损可能会导致过早出现左心室衰竭。有严重 VSD 的患儿表现出严重的呼吸窘迫、多汗和疲倦，当进食的时候，对患儿

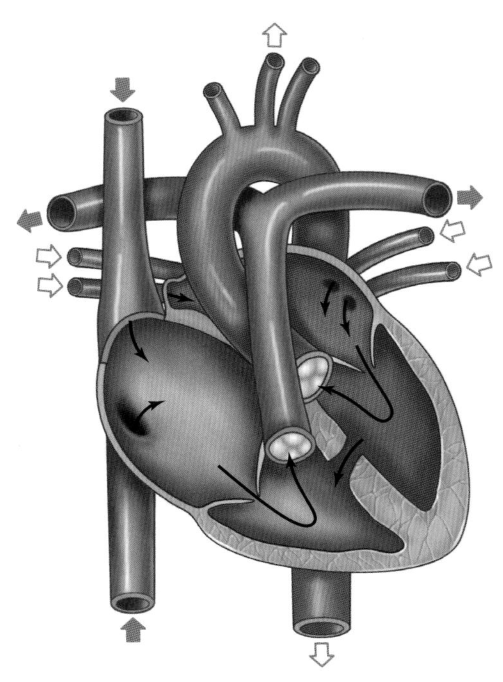

图 28.3　室间隔缺损

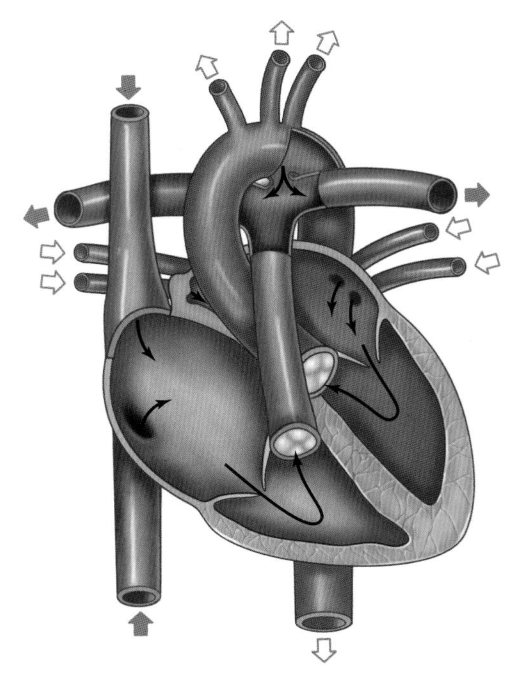

图 28.4　动脉导管未闭

的耐力受到要求较高，症状尤为明显[28]，这种情况下，患儿的体重会受到严重影响。与无症状的患儿相比，如果病情对患儿影响较大，需要尽早进行手术修复。

小的缺损可能会自然闭合，危及患者临床状态的缺损必须手术闭合。手术的时机各异，根据患儿对缺损的耐受性不同而定，缺损较大的患儿一般较早进行手术，以减轻对生长及呼吸系统的负面影响。

外科干预是通过纵隔路径，通常需要合成补片闭合[28,142]。导管装置已经作为常规使用，可以关闭肌肉缺损型 VSD，但是成功率比膜周边缺损型低[142]。

动脉导管未闭（PDA）

动脉导管是一条大的血管，连接肺主动脉与降主动脉弓（图 28.4）。动脉导管一般在出生后立即闭合，存在缺氧或前列腺素 E_1、前列腺素 E_2 缺乏时，动脉导管可能张开（保持未闭）。在某些发绀性心脏缺损中，动脉导管保持开通很重要（稍后详述）。动脉导管自然闭合对未诊断有心脏缺陷的患儿很重要[64]。某些病例不会发生自然闭合，足月婴儿动脉导管不闭合的原因不明，但是一般认为与导管异常、基因原因，以及某些先天感染相关。由于呼吸窘迫以及随之而来的缺氧，动脉导管未闭在早产儿中发病率较高[152]。

如果 PDA 不能自然闭合，或药物治疗也失败，那么有几个选择，其中一个选择是影像辅助胸腔镜手术。这项手术是在胸腔开多个小造口，这样就不需要切开胸壁肌肉，也不需要伤及肋骨[152]。另外一个选择是通过心导管进行线圈关闭术，这个手术可以在门诊做，除了低龄儿童以外，这个术式是闭合手术的首选。影像辅助胸腔镜手术及线圈关闭术创伤较小，住院时间也较短[64]，并且能降低发生脊柱侧凸的风险，脊柱侧凸常在心脏直视手术后发生。如果不能进行影像辅助胸腔镜手术和线圈闭合术，可以通过左侧切口对导管进行结扎缝合，这是心脏直视手术的标准手术路径。

主动脉狭窄

主动脉狭窄是指主动脉某一部分的缩窄或者闭锁（图 28.5）。这种异常可能单独发生或与其他缺陷同时发生，如二叶式主动脉瓣、VSD 及新生儿 PDA[116]。严重狭窄的婴儿可能在动脉导管闭合后发展成心血管塌陷。若患儿的临床表现很严重，则有必要进行早期修复[9]。没有临床症状的儿童或成人可能无从诊断，直到常规体格检查查出高血压后才被发现[9]。

手术干预是治疗主动脉狭窄的常规方法。经左侧

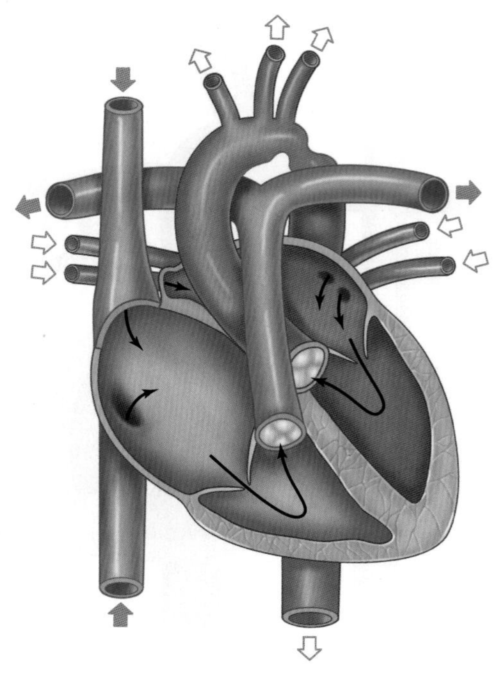

图 28.5 主动脉狭窄

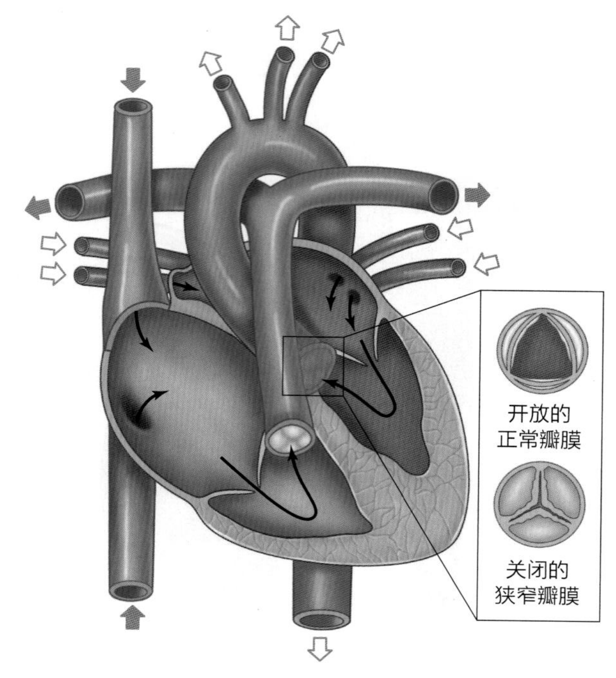

图 28.6 主动脉瓣狭窄

胸廓切口，到达主动脉，然后通过端端吻合的方法，以锁骨下动脉瓣或者补片进行主动脉成形术。狭窄部分也可以通过心导管治疗，利用充气球囊扩充狭窄部分，但是这项技术有很多并发症 [9]。

肺动脉瓣狭窄

肺动脉瓣狭窄，是指右心室流出通道的缩窄，根据狭窄位置与肺动脉瓣之间的关系可对其进行分类。肺动脉瓣狭窄通常与其他心脏缺损同时发生。干预时机取决于狭窄的程度、功能受损的程度、以及右心室压力升高的程度，干预通常是通过心导管进行气囊瓣膜切开术。如果有必要，会通过胸骨正中切口进行外科手术，手术类型因狭窄的位置而定，某些可以进行瓣膜切开术，若是严重的病例，则需要进行瓣膜置换手术 [95]。

主动脉瓣狭窄

主动脉瓣狭窄，是指左心室流出通道的缩窄，依据狭窄位置与主动脉瓣的关系进行分类（动脉瓣上、动脉瓣、动脉瓣下）(图 28.6)。狭窄导致左心室需要用力泵血通过狭窄部位。是否需要外科矫正，主要根据狭窄的部位以及狭窄的严重程度来决定。根据狭窄的类型以及部位的不同，手术类型也各异 [31]。

发绀性心脏缺陷

法洛四联症

法洛四联症是最常见的复杂性心脏缺陷，其发生率大概每1000个活体婴儿有3.3个患病。法洛四联症的最主要异常包括VSD、右心室流出通道受阻、主动脉覆盖在右心室以及右心室肥厚（图 28.7）[155]，其临床表现主要取决于右心室流出道狭窄的严重程度。出生后6~12个月，随着狭窄的加重，发绀程度也逐渐增加。部分患儿发展为高度发绀或者“发绀发作”，即严重的发作性体循环缺氧，一般发生在大哭、进食或排便时。发绀发作的特点是严重的肺动脉血流减少，通过VSD的右向左分流增加，左心室血流增加，通过主动脉流出的血液增加，临床表现为呼吸困难，昏厥，严重发绀 [155]。可以通过下蹲或者将膝屈向胸位，缓解发绀发作，其原理是这些方法可以增加体循环血管的阻力，从而增加肺动脉的血流。医学处理包括通过口服补液或者静脉输液增加血流量、用碳酸氢盐治疗酸中毒、镇静以及必要时用药物增加体循环血管阻力 [155]。

外科治疗根据患者的症状以及整体临床表现而定。如果可能的话，可以及早进行完全修复。如果患儿情况比较严重，矫正术后可能难以存活，那么就需

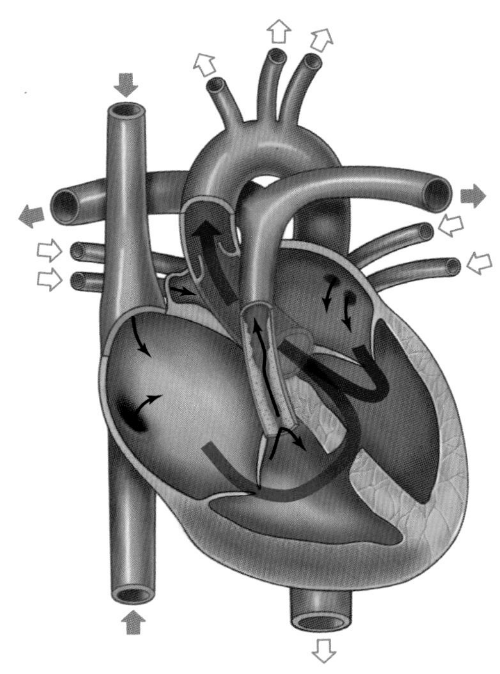

图 28.7　法洛四联症

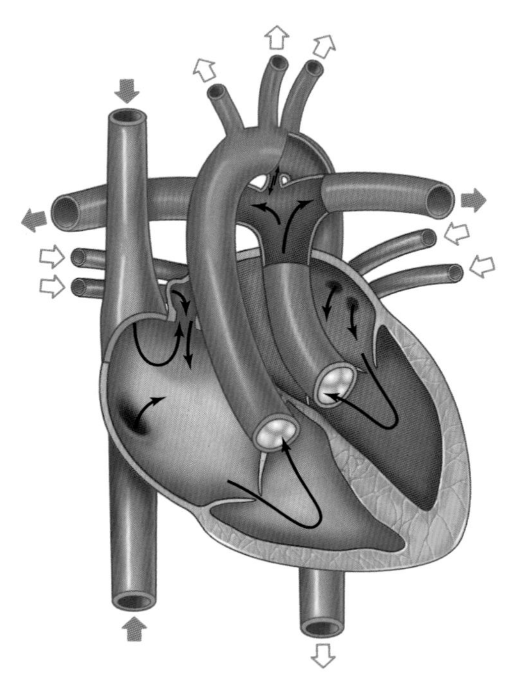

图 28.8　大动脉转位

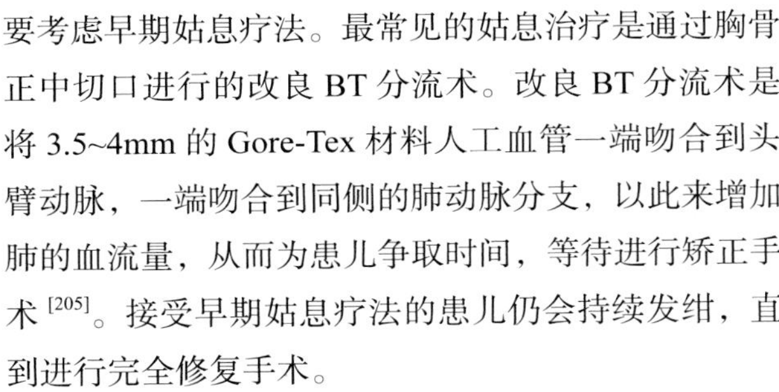

要考虑早期姑息疗法。最常见的姑息治疗是通过胸骨正中切口进行的改良 BT 分流术。改良 BT 分流术是将 3.5~4mm 的 Gore-Tex 材料人工血管一端吻合到头臂动脉，一端吻合到同侧的肺动脉分支，以此来增加肺的血流量，从而为患儿争取时间，等待进行矫正手术 [205]。接受早期姑息疗法的患儿仍会持续发绀，直到进行完全修复手术。

矫正手术包括关闭 VSD，缓解右侧流出道的阻塞。手术后室性及房性的心律失常的发生率增加，随着术后活动能力改善，心律失常需要引起重视 [205]。术后早期（医院内）死亡率介于 1%~5% 之间 [155]。

大动脉转位

大动脉转位中，肺动脉由形态上的左心室发出，主动脉由右心室发出（图 28.8）[50]。如果不伴有其他缺陷，未氧合的体循环血液流到身体，而氧合的肺循环血液则流到肺部。单纯大动脉转位很难存活，除非合并动脉导管未闭。立即干预的手段通常是注射前列腺素 E_1，以维持动脉导管开放。通过心脏导管房间隔切开术，可以暂且维持患儿存活，直至进行外科修复手术 [141]。

大动脉转位的首选术式是动脉调转手术。一般倾向于在出生后 2~4 周进行手术，这样左心室供血就能达到体循环的需求。外科修复手术是通过胸骨正中位切口，将主动脉弓和肺动脉横断，通过主动脉上宽大的冠状动脉出口切除冠状动脉，然后植入到原肺动脉血管上，从而转换并吻合大血管，达到主动脉弓连接左心室，肺动脉连接右心室的效果。Mustard 或 Senning 手术常会伴有心律失常和右心衰竭，动脉调转避免了这些并发症 [141]。此前，曾使用 Mustard 或 Senning 手术，通过在心房壁建立板障，将静脉血重新导入相应心房内。这两项技术使得右心室成为体循环血液的泵出器官，只是生理上的纠正，而非解剖上的纠正 [141]。由于上腔静脉阻塞、板障漏、房性和室性心律失常、三尖瓣闭锁不全，以及右心室衰竭等并发症，目前 Mustard 或 Senning 手术渐渐被弃用 [141]。治疗师可能仍会接触到一些青少年或者年轻患者曾经接受过这种修复手术。

当患有严重的左心室流出道受阻并伴有 VSD 时，常进行一种称为 Rastelli 的外科手术。通常在患儿 6~12 月龄时进行，利用一条导管，将血流由左心室通过 VSD 及右心室转接到主动脉，形成右心室到肺动脉的通道，从而缓解此前的分流 [141]。

三尖瓣闭锁

三尖瓣闭锁是指三尖瓣膜发育不良，导致右心房和右心室之间的流通受阻。一般会合并 ASD 或 VSD，抑或二者同时并存，以维持肺循环的血液流动（图 28.9）。右向左分流使得未氧合的血液与氧合的血液相混合，所以患儿表现出发绀，并常伴有右心室发育不良 [172]。

外科修复会分期进行，初步手术是利用改良 BT 分流术，使体循环血液分流到肺。如果 VSD 比较大，有大量血液流入肺部，会在肺动脉放置一个环，以减少流向肺部的血液 [141]。患儿会持续发绀数年。下一期的手术修复通常采用 Fontan 术式（或者改良版），通过胸骨正中切口，利用导管或补片，将右心房与肺动脉吻合，或者右心房直接吻合到右心室，术中可以同时关闭 VSD。某些情况下，在 Fontan 手术之前接受双向 Glenn 手术，可以提高预后效果。在 Glenn 术式中，上腔静脉被吻合到右肺动脉上。患儿虽然仍旧有发绀，但可争取到时间，使患儿继续成长，直至可进行 Fontan 手术 [141]。

肺动脉闭锁

肺动脉瓣发育不良时，就产生了肺动脉闭锁，右心流到肺部的血液受阻，流向肺部的血液是由 PDA 维持的，也可能同时存在 ASD 或 VSD，使得血液由右心分流到左心，最后到达躯体。右心室的大小各异，影响了后续的手术决策。早期干预包括维持动脉导管开放，从而增加肺部血流量，直至接受手术治疗。依据右心室的发育程度以及并存的其他畸形，手术修复差异很大 [83]。

共同动脉干

如果主动脉弓和肺动脉在子宫内不能分离，而是从两侧心室发出共同的血管干，即为共同动脉干（图 28.10）。根据肺动脉的位置，共同动脉干可分为 4 个类型。共同动脉干需要尽早进行手术治疗。修复手术是通过胸骨正中切口，先从共同动脉干处移除肺动脉，再闭合 VSD，最后通过心外补片将肺动脉连接到右心室。院内死亡率介于 4.3%~17% 之间，死亡病例多数是复杂病例 [24]。

全肺静脉回流异常

当肺静脉不能与左心房连接，而是连接到右心房的冠状动脉窦，或者连接到体循环静脉上时，就形成了全肺静脉回流异常（total anomalous pulmonary venous return，TAPVR），动脉导管通常保持开放（图 28.11）。通过右心流到肺部的血流增加，可能会导致先天性心脏衰竭，需要尽早通过胸骨正中切口将肺静脉吻合到左心房。由于此前血流过多，肺部硬化及水肿，术后可能出现换气困难。死亡率持续改善，单纯 TAPVR 早期和后期死亡率分别为 10% 和 4%[164,216]。

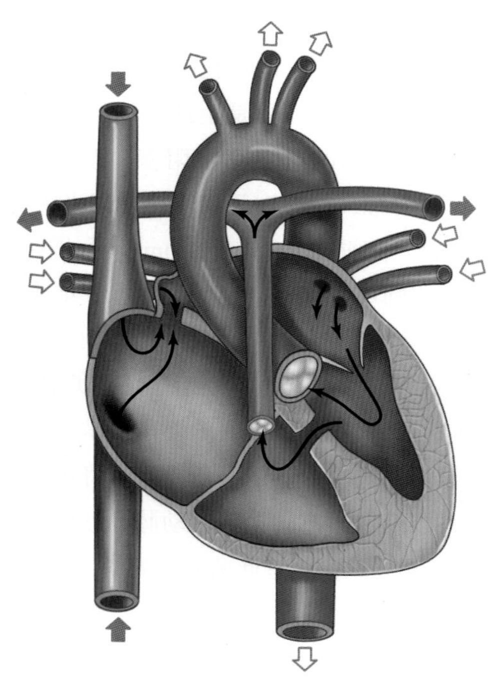

图 28.9 三尖瓣闭锁

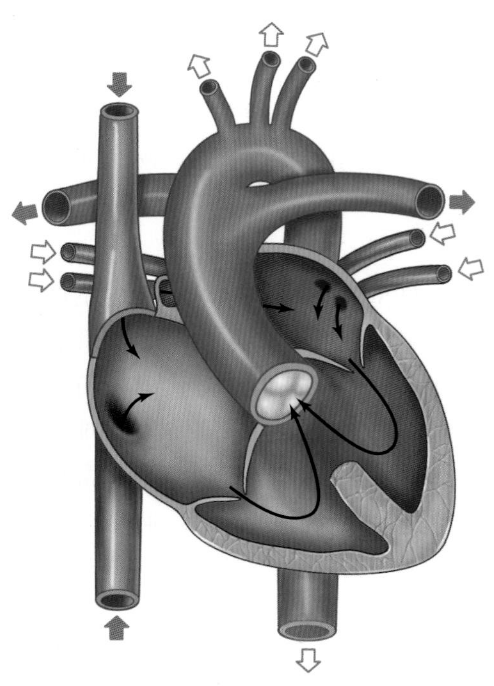

图 28.10 共同动脉干

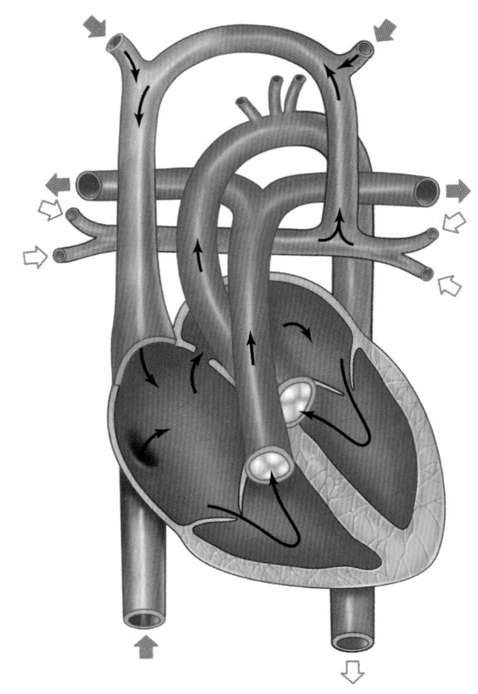

图 28.11 全肺静脉回流异常

有个案报道，一例 48 岁的患者，TAPVR 术后存活了 47 年[42]。

左心发育不良综合征

左心室发育不良（发育不充分或者发育不完全）或者左心室缺失，以及升主动脉发育不良，共同构成左心发育不良综合征（hypoplastic left heart syndrome, HLHS），这是最常见的一种单心室心脏疾病，通常合并有严重的主动脉瓣发育不良。PDA 可以维持体循环血流，直至进行手术。如果不采取手术治疗，必定会导致死亡。医院生存率（HLHS 术后，存活离开医院的儿童的比率）仍旧低于其他先天性心脏病手术生存率，但当今手术生存率也能达到 90%[168]。Bove 报道，第 2 阶段姑息治疗后的生存率是 97%，Fontan 手术后的生存率是 81%[30]。5 年生存率介于 69%~71% 之间，最终结局取决于患者的解剖结构[30]，10 年生存率约 55%[16]。

产前诊断和护理对父母来说很重要，让他们提前做准备以及咨询预后和手术选择，也能让父母和医疗工作者一起商量分娩和产后计划[16]。Tibballs 观察发现，产前诊断后终止妊娠的比率，在欧洲为 44%~71%，在美国为 18%~45%[210]。Mahle 及其同事观察发现，与出生后诊断相比，产前诊断可以减少术后神经系统损伤事件[128]。

患儿诊断为 HLHS 后，其父母有 3 个选择：第 1 个是进行非外科干预；第 2 个是等待心脏移植；第 3 个选择是进行一系列的姑息治疗[36]。

初步外科治疗（Norwood I[30]），包括扩大 ASD，横断肺主动脉，并将其吻合到主动脉上，以及重建主动脉根部，BT 手术或者放置中央分流器，可使肺部血液流动。有些中心以放置右心室（right ventricle, RV）至肺动脉（pulmonary artery, PA）导管作为第 1 期手术[16,127,168,193]，这个手术后可能需要尽快进行第 2 期治疗，而切入到右心室的远期结局还未知[30]。第 3 个方法，是针对医学上比较虚弱的患儿，将心导管与外科手术相结合。包括心房间隔切开术，放置肺动脉环以限制肺血流，以及在动脉导管放置支架保持动脉导管开放，患儿无须进行体外循环[16]。第 2 期手术之前，患儿的血氧水平和活动能力可能会下降，患儿可能进食困难，尤其在用奶瓶或吮乳时，需要更多的力量。第 2 期手术一般在 4~10 月龄完成，名为半 Fontan 手术或双向 Glenn 手术。在手术过程中，上腔静脉被吻合到肺动脉上，同时结扎 BT 分流，然后在 18~24 月龄时进行 Fontan 手术。这个手术使右心房和肺动脉之间连通，肺静脉回流与体循环分开，从而右心室可以将完全氧合的血液泵至全身[86]。

心脏衰竭

儿童心脏衰竭可能源于先天性心脏缺陷、扩张性心肌病、心肌炎、代谢病、修复手术或者姑息治疗失败等[184]。随着单心室姑息治疗的患儿数目的渐增，青年期或成年期心脏衰竭的患者数目也增加[46]。这些患者可能要通过药物治疗手段及外科手术手段进行管理，包括放置动力辅助装置，严重病例则需要进行原位心脏移植。这些患者可能要经常入院，留医较久，功能会持续减退，因此需要短期和长期康复干预[184]。在本部分内容中，我们将向儿科物理治疗师介绍相关康复管理办法及其应用。

强心剂

静脉给强心剂普遍用于末期先天性心脏衰竭的儿童[23]。强心剂是指在前负荷与后负荷期增加或降低心脏收缩能力的药物。这类药物包括地高辛、多巴胺、去甲肾上腺素、肾上腺素、异丙肾上腺素、多巴酚丁胺、氨力农、米力农等。这些药物曾经只限定在医院使用，因为需要密切监测和观察[23]。现在倾向于在门诊完成移植前的药物强心治疗，如米力农。Berg 和其同事报道，14 例末期先天性心脏衰竭的儿童在家中使用强心剂治疗，仅有少数并发症，既能节省开支，又能改善家庭动态[23]。Birnbaum 和其同事[25]最近报道了一项包含了 106 例患者的大型研究，这些患者接受家庭支持，以米力农作为心脏移植的先导治疗，获得了有意义的结果：85% 的患者进行了移植手术，8% 的患者在门诊成功停用了支持治疗，6% 的患者死亡[25]。McBride 和其同事也报道了，儿科心脏移植者接受多种强心剂支持，在监测下进行运动训练是安全的[143]。他们发现患者可以每周进行 3 次有氧运动以及肌肉骨骼强化训练，而不会出现低血压发作，或是严重的复杂性心律失常等不良反应。由于相关医疗的进步，物理治疗师更需要留意居家使用这些药物的情况。虽然研究显示使用强心剂时进行治疗性运动是安全的，但使用强心剂的患者在进行治疗性运动时仍需要密切监测。

技术支持

体外膜肺氧合

体外膜肺氧合（extracorporeal membrane oxygenation，ECMO）可以用于患儿心脏直视手术后的心血管系统和呼吸系统的支持。ECMO 是利用一个体外回路，将静脉血运送到人工气体交换装置，这个装置能够使血液氧合并去碳酸基。ECMO 支持可以通过静脉–静脉（veno-venous，VV）或静脉–动脉（veno-arterial，VA）模式。VV ECMO 只提供呼吸系统支持，替代患者肺部，VA ECMO 则可以提供呼吸系统和循环系统的支持，同时替代心和肺[195]。当患儿的心脏和肺“休息”时，ECMO 回路承担了氧合和灌注的功能。术后早期利用 ECMO 进行双心室支持的指征包括进行性低血压、心室充盈压升高、外周灌注不良、尿量减少、混合静脉血氧饱和度下降[57,107]。对于病情极严重，以致不能立即接受修复手术的患者，可以利用 ECMO 进行术前或移植前的先导治疗。Bautista-Hernandez 和其同事发现，如果没有 ECMO 先稳定病情，很可能存活不过第 1 期手术，使用了 ECMO 后有 62% 的患者能存活并成功出院[18]。ECMO 可以提供数天或最多数周的支持[11]，但可能会伴有严重的并发症，如脑梗死、脑出血、肾衰竭，甚至多器官系统衰竭等。过去，使用 ECMO 的患者必须采用插管和镇静，所以其间不能活动[93]，目前则提倡使用 ECMO 的患者在医学允许的情况下早期活动，主要适用于 VV ECMO 的患者，并且主要是针对呼吸衰竭的情况[115,169,212,231]。随着技术进步，接受其他形式的 ECMO 的患儿早期活动逐渐成为可能，早期康复介入有助于改善预后。在医院急诊或门诊为有心脏问题儿童提供服务的治疗师需要留意患儿是否有 ECMO 的使用史，因为 ECMO 使用易合并神经系统损伤，这可能会影响患儿的发育和功能。

心室辅助装置

如前文所述，伴有严重心脏衰竭的患儿通常需要 ECMO 支持[93]。另一个办法是使用心室辅助装置（ventricular assistive devices，VAD）。VAD 是一个循环泵，可以补充或者完全取代一侧或者双侧心室的泵血功能，多年来被广泛用于成人，作为心脏移植的先导治疗，或是被用作康复装置。然而由于没有合适的装置能够符合儿童生理及心脏血流需要，其在儿科使用一直有限[11,180,208]。Bastardi 和其同事及其他专家认为，尽管没有儿童专用的装置，VAD 仍是儿科心脏移植先导治疗或康复治疗的可行办法[17,35,84,180]。此外，Adachi 等人及 Zafar 等人分别提出，自从在儿科广泛使用 VAD 以来，心脏移植等待名单上的患儿死亡率明显减少[2,230]。

现阶段，能够用于儿科群体的 VAD 仍旧有限，尤其是针对婴儿或者幼童人群。在美国，这一群体所使用的装置主要是柏林心（Berlin Heart Excor）（Berlin Heart AG，德国柏林）。它是一个气压驱动的装置，脉冲 VAD 可以用作左心室辅助装置（left ventricular assistive device，LVAD）或双心室辅助装置（biventricular assistive device，BiVAD）。柏林心支持多种血液泵出功能，每次能够泵出的血量为 10~80 ml，所以从仅 3 kg 体重的小婴儿到成人都适用[84,136,147,180,208]。

柏林心也是唯一一个被美国食品药品监督管理局（FDA）批准用于儿童的装置。

Morales 和其同事报道他们在北美多个中心使用柏林心的经验。从 2000 年 6 月到 2007 年 5 月期间，73 例患者在 17 个不同机构进行了柏林心植入，其中 51 例（70%）患者成功进行了心脏移植，5 例（7%）最后康复，17 例（23%）患者死亡 [151]。Rockett 和其同事也报道了他们使用柏林心的经验。在 2005 年 4 月至 2008 年 5 月期间，17 例患者植入了柏林心，其中 11 例患者最终进行了移植手术，2 例患者康复并移除了装置，3 例患者在使用过程中死亡，1 例直至文章发表时仍在使用 [180]。Malarisrie 和其同事汇报了类似的发现，8 例患者使用柏林心 [134]，有 5 例存活至心脏移植，3 例在使用中死亡。值得注意的是，两篇文章都报道了神经系统并发症的高发生率，Rockett 的报道中，11 例中有 7 例出现并发症 [180]，Malarisrie 的报道中，8 例中有 5 例出现并发症 [134]。虽然两个研究中都发现神经系统并发症频发，但毕竟很多患儿能存活到移植，而这些患儿如果不使用 VAD 很可能会死亡。

除了柏林心以外，最近将最初设计用于成人的 VAD 用于大龄患儿的趋势逐渐增强。大多是小尺寸且更易装配的持续性血流装置。心件（Heart Ware HVAD）（HeartWare 公司，美国马萨诸塞州弗雷明汉）已经被成功应用于体表面积（body surface area，BSA）超过 0.7 m[2] 的对象 [125,147]。心伴 Ⅱ（Heart Mate Ⅱ）（Thoratec 公司，美国加利福尼亚州普莱森顿）成功应用于 BSA>1.2 m^2 的人群 [125,148]。相比于柏林心，这两种装置都能够增加患者出院回家的能力，而柏林心的使用到目前为止，都无法让患者出院回家。

使用 VAD 或其他动力支持系统也有其他益处，对物理治疗师比较特别的是，无论哪个年龄段的患儿，进行 VAD 植入以后很快就能进行活动并且参与积极物理治疗 [178,180]，多个中心的经验证明了 VAD 植入后进行运动的好处及安全性 [63,91,163,178,180,198,203]。在术后早期，患者仍在插管，物理治疗的重点是体位摆放及预防痉挛。拔管以后，需要根据患者的年龄以及临床状态决定物理治疗的进度。

另一个关注重点是，针对婴幼儿护理中的抱扶手法和体位摆放，对家人进行宣教和支持 [91,178]。很多情况下，家人在 VAD 植入后不敢动手抱扶和照护他们的孩子。通过宣教和支持，父母和其他家庭成员能够有信心采用适当的手法抱扶和转移患儿，家人的照护需要跟医疗和护理团队相互协调。

待婴幼儿情况稳定后，有必要尽力保证其正常的日常生活规律，适当安排物理治疗、作业治疗、言语治疗、学校和日常活动。要特别留意装置的限制，但如果情况允许的话，患儿需要尽可能通过活动来促进其发育达标。每种装置都有各自的特点，不同专业的人员应互相合作和学习，进而为患儿提供最适当的照护 [63,91,178]。

对于大龄儿童和青少年，很多适用于婴幼儿的情况同样适用。利用团队合作模式，使患者的每日日程尽可能趋于正常。早期物理治疗重点在于增加患儿的日常生活活动（ADLs）的独立性、转移及移动能力。之后待患儿情况允许，物理治疗的重心过渡到高级功能活动、力量和耐力活动。目的是待心脏移植时，患儿能有最好的状态。适当讨论装置的安全性以及弊端同样重要 [91,178,203]。如果可以，患儿应该在培训过的人员和家人陪伴下，参与医疗中心以外的躯体活动和社交活动。持续血流装置能保证患儿重返学校、社区和家庭环境 [163,198]。在不同地区的儿科物理治疗师都应该促进并密切留意有 VAD 患儿的躯体活动。

置入 VAD 的儿童很大概率会伴有神经系统并发症 [17,35]。物理治疗师可能是团队里第一个发现神经系统损伤体征和症状的人，如肌肉乏力、觉醒度改变、平衡障碍、言语改变等，见到这些“警惕信号”需要第一时间跟医疗团队汇报并在治疗中有针对性的处理。即使在出现神经系统并发症后，仍有很大的功能康复空间，患者参与治疗的能力会极大地影响康复进程 [180]。

机械辅助装置作为儿童心脏移植的前导治疗，其作用很重要，所以科研方向之一是研发可以用于不同发展阶段儿童的装置 [11,208]。儿科治疗师会见到越来越多使用机械辅助装置的儿童，制订综合康复计划和管理方案时，要兼顾到使用机械辅助装置的儿童在家庭、学校和社区的不同活动。

心脏移植

心脏移植是先天性心脏缺陷继发终末期心脏衰竭儿童或者心肌病儿童的可行的治疗方法。随着外科技术、免疫抑制药物、排斥反应的处理手段的进步，婴儿心脏移植后中位存活期可达20.6年，1~5岁期间心脏移植的儿童中位存活期可达17.3年，6~10岁期间移植的儿童中位存活期可达14.6年，青年期移植可达12.9年[51,209]。

在过去，儿童心脏移植的指征大部分是心肌病（62%），近年来，因先天性心脏病而进行心脏移植的数字超过了心肌病。在婴儿中，55%的移植是由于先天性心脏病，而心肌病只占41%。其他年龄组的数据也类似，因心肌病和先天性心脏病而进行心脏移植的比例，在11~17岁组，分别为66%和23%，6~10岁组分别为59%和32%，1~5岁组分别为54%和40%[51]。

Lamour和其同事做了一篇关于年龄、诊断及既往手术史对于心脏移植儿童影响的综述，其中数据来源于儿童心脏移植研究（Pediatric Heart Transplantation Study）及心脏移植研究数据库（Cardiac Transplant Research Database）[112]。他们发现CHD患者心脏移植后3个月的生存率（86%）低于心肌病患者术后3个月的生存率（94%）。1990—2002年期间接受心脏移植的儿童5年生存率大约为80%，其他增加发病率的变量包括缺血时间长、移植前做过Fontan手术，以及移植受体年龄较大。Glenn手术之后再进行心脏移植的死亡率较Fontan手术后低[97]。Griffiths评估了Fontan手术失败患者的生理及对心脏移植的反应[77]。他们发现，由于心室功能受损而进行移植的患者，与心室功能尚存，但是有继发问题的患者，如蛋白质丢失性肠胃病、塑形性支气管炎、腹水、水肿等相比，前者死亡率较低。总体来讲，青年期进行心脏移植的患者，超过50%的患者可以存活15年以上，而在婴儿期进行心脏移植的患者的存活年限更高[104]。

手术是通过胸骨正中切口，移除受体的心脏，保留心房入口部分，然后将心房与供体心脏吻合，再将大动脉连接[185]，切断迷走神经和颈胸部心交感神经使心脏去神经[160]。心脏有一个内在调解系统，所以其功能不必依赖神经的支配，窦房结自发去极化产生心脏搏动，因此心率会较正常静止心率升高，以及心率反应减弱[160]。

运动后心率增加的主要调控机制是由于肾上腺释放儿茶酚胺，激素释放后需要数分钟才能对心率和心脏收缩性产生影响，因此在康复早期，一般建议患儿剧烈运动前先进行几分钟的热身运动。身体激素水平降至正常同样需要数分钟，所以也建议运动后花些时间来进行缓和的整理运动。心脏移植后受体的静息心率高于正常，心率的峰值则低于正常，因此心脏移植患者运动时需要注意以上两点[160]。对于心脏移植后患儿最有效的康复手法，一直存有争议。有的证据支持某种程度上的恢复神经支配[160]，有的则建议较高强度的间歇式训练，而中度到大强度的运动的益处尚未明确，有待进一步研究[160]。

抗排斥治疗始于联合使用3种免疫抑制药物，包括皮质类固醇、钙调磷酸酶抑制剂（如环孢素或他克莫司）以及抗增殖药物（如硫唑嘌呤或山喜多）[185]，这些药物均用于抑制对供体心脏的排斥。所谓排斥是指针对供体心脏的免疫反应，主要是通过T细胞免疫以及体液免疫机制导致炎症反应。如果不能有效控制炎症反应，将会导致心脏组织的坏死和死亡，排斥是移植后死亡的首要原因[4]。移植受体通常会尽早停用类固醇，以减少长期使用类固醇带来的不良反应[4]。抗排斥药能够导致骨质流失、光敏感、牙龈肿胀、骨骼肌无力、头痛、血钾升高、恶心、胆固醇增高等。

所有接受心脏移植的患儿都需要关注排斥反应，排斥的症状和体征包括：发热、皮疹、食欲差、体重升高、心动过速、呼吸急促、尿少、心脏传导阻滞、肺水肿和休克[4,150]。曾有数例青少年心脏移植患者仅因漏服了一剂免疫抑制剂就出现严重的排斥反应的报道。

心脏移植的严重并发症在儿童中很常见。移植后经常立即出现高血压，这是由多种原因导致的，包括体循环血管阻力持续增高、使用了过大的供体器官及使用皮质类固醇治疗[150]。其他移植后早期并发症包括由于免疫抑制剂肾毒性导致的肾功能损害、免疫抑制导致的感染、移植前身体状况导致肌肉功能失调[150]。长期并发症包括持续排斥，相应的症状有虚弱、疲倦、乏力、发热以及流感样症状。我们会使用上文提到的呼吸困难指数让患者知道他们的心脏状态可能发生变化，以及何时需要联系心脏科医生。如果接受心脏移植的患者，其基础呼吸困难指数为一口气能大声数到 15，那么他就能够进行运动训练并达到正常的运动耐力，如果患者需要 2 次或更多次呼吸才能大声数到 15，那就需要联系心脏科医生了。其他并发症有：移植心脏冠状动脉疾病（coronary allograft vasculopathy）、慢性感染、持续肾功能失常、高血压、高血脂、移植后淋巴增生性疾病等（posttransplant lymphoproliferative disease，PTLD）。PTLD 可表现为多种异常增生，从良性的扁桃体增生，到导致死亡的淋巴癌都有可能 [4,150]。接诊心脏移植后的患儿时，治疗师需要留意这些潜在的并发症及其表现。通常是治疗师首先发现症状，再报告给医疗团队，才引起重视。随着越来越多的儿童心脏移植后成功存活下来，对再次移植的潜在需求也在增加。供体的可使用性、长期存活以及功能预后等都需要持续探索。

专栏 28.1 物理治疗师管理先天性心脏病患儿的注意事项

术后管理

姿势设定和呼吸技巧（如拍打、震动、辅助咳嗽）以使分泌物松动，促进通气

早期运动，包括 ROM 训练和行走

神经系统损伤的筛查

家庭支持，促进与患儿的互动和照护

易化适合年龄的活动和游戏

幼年和童年早期

神经系统损伤的筛查和监测

发育迟缓和感觉运动迟缓的筛查及干预

推动双向亲子互动

评估进食困难并给予宣教，提供必要支持

鼓励家长允许患儿进行自限性活动和游戏，而非他限性活动和玩耍

向家长提供信息，让其预先知道儿童的心脏状况将如何影响发育（如发绀性心脏缺陷的婴儿爬行通常受限制）

儿童期及青少年期

神经系统损伤筛查和监测

评估耐力、视知觉、视觉运动、运动计划、精细运动技巧，提供适当的躯体活动建议，必要时进行家长宣教

制订运动计划，以提升儿童的耐力、力量、自尊，减少家长的焦虑

帮助患儿参加恒常训练，包括参加特别期待的娱乐活动，并关注家长的忧虑

前景信息

心脏手术后的管理

大多数胸腔手术后的急性损伤于术后立即或者术后早期发生，物理治疗师对于减少和帮助处理这些损伤起到很重要的作用。本节将着重介绍肺部并发症的处理、疼痛、镇静、移动能力下降、发育护理等相关内容。心脏手术后物理治疗的重点列在专栏 28.1 中。

肺部管理

心脏修复后要重点关注的问题之一是患者的肺部情况。儿科患者开胸术后使用机械通气很常见，近年来由于体外循环技术的进步、手术时间的减少、术后液体管理加强，都促进了早期拔管，通常是术后实时或 4~6 个小时之内可以拔管 [206]。这既减低了费用，也有助于早期活动，并能减少呼吸系统并发症。

拔管之后，部分患者转为非侵入性的通气，如持续气道正压通气（CPAP）和双水平气道正压通气（BiPAP）。非侵入性通气能改善气体交换、减少呼吸做功及减少插管。非侵入性通气可以有以下不同的方式，包括鼻导管、鼻面罩、全面罩或头盔，当今使用的非侵入性通气提供了多种设定 [206]。除了 CPAP 和 BiPAP，也可以利用鼻导管传送加温加湿的高流量氧气，高流量氧气能产生持续正向气道压力 [206]。术后肺性高血压的患者也可以吸入一氧化氮（NO）。

尽管物理治疗师的干预随着患儿的年龄而有所不同，但首要目标都是让分泌物松动、增加通气、提升活动能力（图 28.12）。

需要定时转换患儿的体位，以促进有效的通气和氧合。完全直立体位是最有效的，应该尽快置于该体位，而仰卧位可能会引起肺泡容积、功能储备量（functional residual capacity，FRC）及肺顺应性降低，因此会影响气体分布、呼吸肌的效度及气体交换，并且加速气道关闭。相较于仰卧位，侧卧位更利于氧合功能。在成人群体，如果“好”肺处于下方，能够促进氧合 [222]。而在儿童群体则刚好相反，“好”肺在上方会促进气体交换 [222]。“好”肺在下方的侧卧位可能会促进通气与灌流相匹配，但是需要严密监测情况变差或者改善的征象 [222]。俯卧位可以改善通气并减少呼吸做功 [222]，俯卧位可能有助于预防拔管后儿童的呼吸困难。

手术后黏液运送会变慢，这可能会导致肺不张。

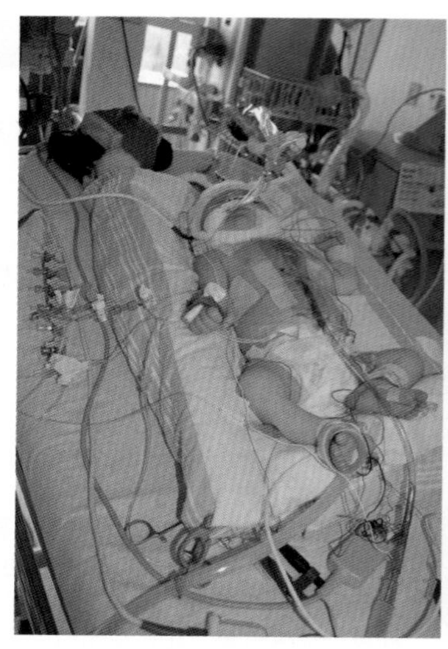
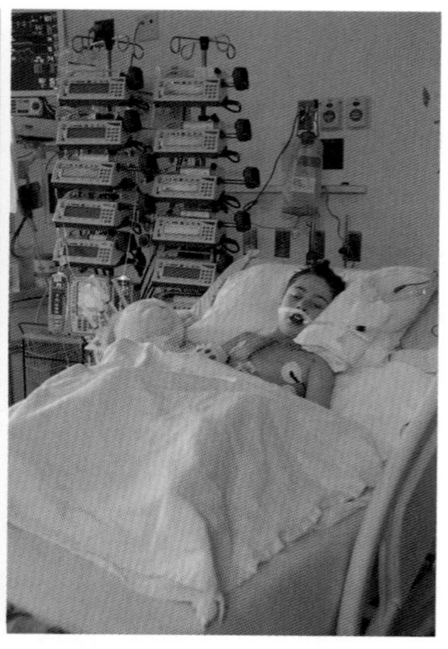

图 28.12　两名心脏直视手术后 24 小时的儿童

肺不张也可能是由于呼吸模式转变、长期仰卧位姿势以及术后早期膈肌功能异常引起的[222]。诱发性肺活量计是能在儿科群体中减少肺不张发生的有效工具。诱发性肺活量计或其他呼吸干预方法，主要原理是通过深且慢地吸气，增加呼吸末肺容量，从而减少肺不张的发生[206]。幼童可以用吹泡泡或吹风车的方法代替（图 28.13）[206]，在进行这些活动时，儿童常在吹气之前先大口吸气。其他呼吸技巧如拍背、体位引流、振动、局部肺扩张的呼吸运动、辅助咳嗽技巧（图 28.14）等也可以松动分泌物并增进通气[222]。

局部肺扩张的呼吸运动技巧可用于减少术后并发症并优于补充局部肺扩张法（augment localized lung expansion）。目标是促进通气的重新分布、提升换气、帮助肺泡重新扩张、活动胸腔，以及增加力量、耐力和呼吸肌的效力[222]。

肺扩张技巧的具体实施，是将手放于特定的肺段，让手随着呼吸机或呼吸循环运动，在呼气相末尾，吸气相之前对胸壁施以轻微压力，如此可以促进气流到达特别的肺段。如果某个肺叶或肺段通气减少，这个技巧与持续轻压对侧上肺叶同时进行，可能会增加受损部位的通气[222]。当患儿抗拒或者不能耐受拍背或者其他治疗技术时，这个技巧特别有帮助。这个技巧也可能会降低呼吸频率，在患儿不能听从治疗师的口头放松指令时特别有效。我们也曾将这个技术用于肺移植的患者，当其不能配合或不能执行深呼吸用力咳嗽的指令时，这个方法可以有效地减少肺不张，增加含氧量。在运用其他呼吸技巧之前进行局部肺扩张的呼吸运动也同样有效。

拍背可以用于帮助排出过多的分泌物，所谓拍背是指用空心手掌在受影响肺段部位随着呼吸循环节律

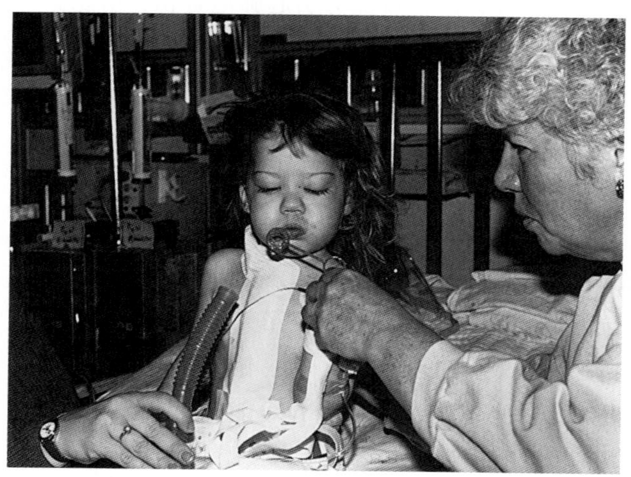

图 28.13　心脏直视手术后 24 小时，患儿吹泡泡

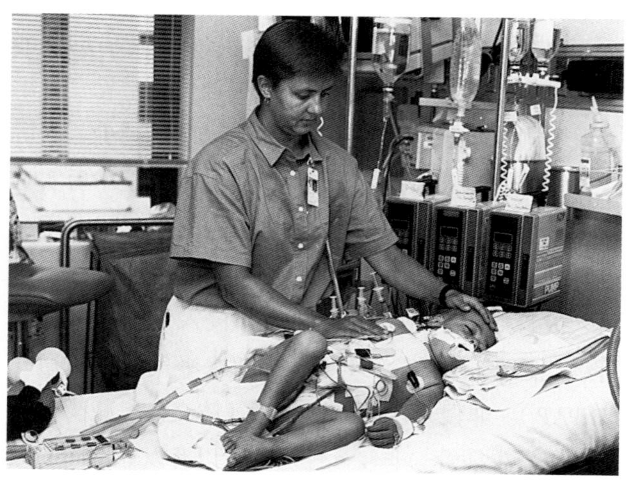

图 28.14　心脏直视手术后患儿接受拍背

性地拍击，目的是机械性地清除肺部分泌物[222]。振动也有助于松动分泌物，振动是通过在呼气相开始之前用手在胸廓叩击制造细微震颤并持续到吸气相开始[222]。

叩拍和振动技术可以和姿势性引流同时进行。最佳引流姿势由 Crane 提出，并在 Frownfelter 关于胸部物理治疗的文献中有图片示范[43]。手术后的姿势摆放一定要谨慎，如特伦德伦堡（Trendelenburg）姿势通常是开胸术后的禁忌，操作时需要跟护士或者医生确认，该患儿是否适合平卧于床。尽管有些限制，仍然可以在许可的姿势设定下进行拍打和振动。根据笔者的经验，即使是在术后第 1 天，患儿对拍打和振动的反应也是很好的。鼓励患儿告诉治疗师是否有疼痛，这样可以促进合作，因为治疗不应该引起疼痛，这项治疗和镇痛药同时使用也有帮助。如果血小板偏低、肺动脉压力过高或者患儿十分抗拒，则不适合进行拍背。振动术则相对安全。治疗过程中需要严密监视血压和心内压，因为这两个参数是了解是否耐受治疗的指征，医生通常会根据情况设定个体化的参数。

Massery 提出一个反向旋转技术，用以改变神经损伤患者的呼吸频率，这个技术仅可安全用于经胸骨正中切口进行心脏直视手术后的儿童[222]。笔者曾使用反向旋转技术减慢呼吸频率，增加肺侧段的扩张。此技术可以令患儿放松，增加潮气容积。如果将这项技术用于心脏手术后，治疗师一定要特别注意避免干扰胸部插管及其他静脉内置管，只建议在心内置管移除后使用。由于胸骨切口稳定，操作过程中不会移位，因而不会妨碍采用此技术。执行反向旋转技术时，患儿取侧卧位，治疗师站在背后，靠近患儿臀部位置。一只手置于髂前上棘，另一只手置于患儿肩关节后方。吸气时，臀部的手向下向后拉，肩部的手向上向前推。呼气时，治疗师的手和患儿的身体回到中线位。此动作随着呼吸重复数次，对患儿来说是很放松和舒适的。

上述方法不仅能增加肺扩张，也能促进分泌物移动。分泌物一旦松动，患儿深吸气时就会刺激气道，咳嗽就自然产生了[222]。由于不配合或者因年幼的无法配合，患儿可能需要协助清除过多的分泌物，可以通过气道抽吸帮助清除分泌物。

疼痛和镇静的管理

疼痛管理以及镇静的程度对心脏术后患儿的活动至关重要。大部分做儿童心脏手术的机构，都配有疼痛管理团队，以帮助外科团队对术后患儿进行疼痛监测和管理，因为若疼痛不控制，很不利于恢复。疼痛和镇静水平的检测和评估，是有效镇痛和镇静管理方案中至关重要的部分，FLACC 量表通常用于判断患儿是否存在疼痛（表 28.2）。

鸦片类药物如吗啡和芬太尼是有效镇痛的首选药物。由于大多数药物有不良反应，包括呼吸抑制、恶心、呕吐，所以一定要密切监测，并且要在用量和镇痛之间取得平衡[175]。除了镇痛，镇静管理也是很重要的。镇静通常是为了增加对治疗的依从性和耐受性，此外，也有助于有效通气及支持心脏功能。镇静的程度各不相同，从轻微的安静到接近麻醉[175]。很多药物能达到镇静作用，最常用的两种药物是盐酸右美托咪定和咪达唑仑。两种药都能起到镇静作用，而不会引起呼吸抑制，但是心脏科患者对于咪达唑仑的耐受性比较差[175]。其他用于处理手术后疼痛的方法包括区域麻醉和患者自控镇痛泵[175]。

表 28.2 FLACC 量表

项目	评分		
	0	1	2
面部表情	微笑或无特殊表情	偶尔出现痛苦表情、皱眉、退缩，不愿交流	经常或持续出现下颌颤动或紧咬下颌
腿部活动	保持平常姿势或放松	不安、乱动、紧张	踢腿或腿部拖动
活动	安静卧位、正常姿势、轻松移动	扭动、翻身、紧张	身体呈弓形、僵硬、痉挛
哭叫	无哭闹（醒着或者睡着）	呻吟、呜咽、偶主诉疼痛	一直哭闹、尖叫、经常主诉疼痛
可安抚性	满足、放松	偶尔抚摸、拥抱和言语可安抚，可转移注意力	难于安抚

Merkel S: The FLACC: A behavioral scale for scoring postoperative pain in young children. *Pediatr Nurs* 23:293-297, 1997. Copyright 1997 by Jannetti Company, University of Michigan Medical Center.

早期活动

术后早期活动和行走可以减少呼吸系统和循环系统的并发症，并能促进功能康复，提高生活质量[90,101,226]。在成人 ICU 进行早期活动和物理治疗，对提高肌肉力量、躯体功能、健康相关的生活质量，以及尽早脱离呼吸机、减少留医 ICU 和留院时间等都有帮助[101]。虽然针对儿科人群的研究数量有限，但是得到的结果仍相似[91,226]。术后不动可能导致一系列问题，包括通气和灌流分布减少、呼吸浅表、发热、分泌物潴留、体液转移、肌肉力量减弱以及制动带来的不适[219,222]。接下来的内容会阐述早期活动和体位摆放的重要性，以及如何安全操作。

关节活动范围（ROM）训练应该尽早进行。由于不适、静脉内或动脉内置管，起初可能达不到完全关节 ROM，但是关节 ROM 训练仍有助于患者移动。ROM 训练对于接受胸廓切开手术的儿童尤其重要，因为该切口相较胸骨正中切口更易产生肌肉紧绷。被动至主动辅助肩关节前屈 90° 通常可以耐受，手臂回归到中立位时常会产生不适，由于手臂肌肉收缩可以缓解不适，所以在儿童将手放回中立位时，治疗师可以对手臂施以轻柔阻力。

在治疗中心，患儿一旦移除动脉导管和腹股沟导管就会立即进行早期活动包括行走。机械通气插管可能会限制活动，但并不是物理治疗的禁忌证。儿童初次行走时通常带有中心静脉压力导管、周围静脉内导管、动脉导管、胸管、临时起搏器和氧气管（图 28.15）。第 1 次一般只行走 5~10 英尺（1.5~3m），这对患儿来说可能已经相当困难。焦虑和不适可能是导致感到困难的首要原因，在第 1 次行走之前使用镇痛药可能有所帮助。患儿通常很紧张，所以需要向他们解释早期活动的优点，并同时强调卧床可能产生的问题。

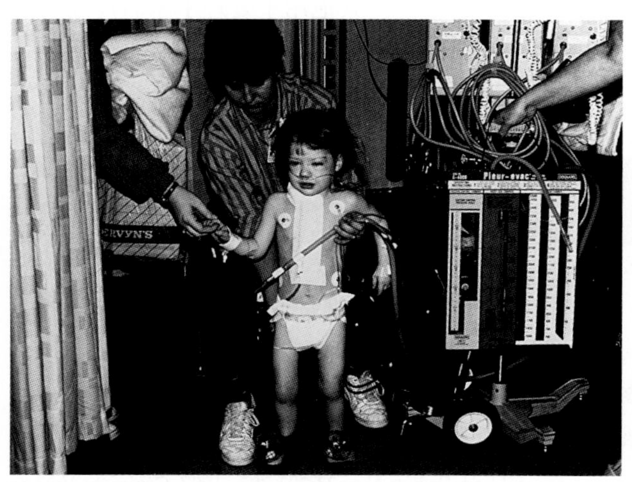

图 28.15　患儿心脏直视手术后第 1 次的行走训练

心脏手术对于早期运动发育的潜在影响

心脏手术对于早期运动发育的潜在影响总结在表 28.3 中。生后数天即接受外科手术的婴儿，手术干扰了正常新生儿该有生活的各个方面。婴儿通常被镇静、被约束、被插管，这些打乱了本该有的拥抱、包裹和喂养。物理治疗师可以告诉家长，其婴儿难以经历正常的感觉运动活动，并介绍感觉运动活动缺失的替代方法。治疗师可以鼓励家长及照护者，尽早抱起孩子，让婴儿趴在家长的胸前有益于早期发育和建立关系。孩子的先天性异常可能会影响亲子依附关系的建立[123]。治疗师可以建议家长亲自安抚他们的孩子，从而促进亲子之间的互动，并帮助家长学会姿势摆放以减少术后并发症。治疗师应尽早让家长融入到治疗中。

经历心脏手术的幼儿通常恢复较快，并且损伤较小。在这个年龄的孩子中，独自被留在医院产生的焦虑可能是影响他们功能恢复的最大障碍[123]。患儿可能觉得被遗弃，从而表现得被动和冷漠，或者相反，表现出攻击性。这些行为通常见于第 1 次入院的儿童，如患有 ASD 的儿童。

相较自身躯体上的限制，幼儿通常受到更多来自父母的限制[40,123]。治疗师需要跟家长定期沟通活动指导，用举例子的办法可能更易奏效。提前向家长解释他们的孩子可能会有何经历，可能有一定帮助，但等到幼儿正在经历某种问题时，向父母再行解释帮助会更大。Connolly 和其同事针对 5~12 岁接受心脏手术的儿童进行了研究，评估其术前和术后创伤后应激障碍综合征（posttraumatic stress disorder，PTSD）的症状[41]，他们发现 23% 的患儿有 PTSD 症状，12% 达到 PTSD 的诊断标准，他们同时发现症状增加与留医 ICU 超过 48 小时相关。治疗师设计术后活动时可以增加活动的趣味性，让活动易于接受，也能令效果更好。

对于接受心脏手术的青少年，治疗师可能需要鼓

表 28.3 先天性心脏病患儿早期运动发育的潜在影响

年龄	年龄期望技能	潜在不足
0~3 月龄	俯卧位：抬头至 45°，转头以畅通气道 仰卧位：交替踢腿，收下颌，上肢随意挥动 坐位：头控 2~5 秒，手扶平面支撑 站立位：下肢负重，髋关节和躯干不对线	俯卧位：较少时间处于俯卧位，缺少俯卧位下的刺激 仰卧位：长期处于仰卧位，颈过伸，由于需要静脉输注，手臂活动受限 坐位：直坐 / 被抱扶时间少；上肢不在屈曲位或负重位 站立位：站立时间少或者没机会站立
3~6 月龄	俯卧位：上肢伸展支撑身体，手臂与肩关节对线 仰卧位：双手触到口；下肢屈曲，手抓足和膝关节，仰卧位翻身到俯卧位 坐位：3~4 月龄时，坐位头部稳定，6 月龄时能独立支撑坐位 站立位：扶站时髋关节和躯干对线	俯卧位：不鼓励俯卧位支撑双上肢；由于很少抱扶，所以躯干力量不足 仰卧位：由于身体前方有手术切口，长期处于仰卧位，腹肌力量不足，所以双手难伸到中线；不鼓励抬脚、脚触脸和脚触手动作；不鼓励或者不做伸手越过中线以启动翻身的动作 坐位：由于缺少坐位机会、扶持太多、很少坐在照护者大腿上，所以通常不坐 站立位：由于腹股沟的静脉置管，所以早期下肢负重受到限制；处于俯卧位的时间短，所以下肢伸展对抗重力的机会减少
6~12 月龄	俯卧位：俯卧位旋转，四点跪位，四点跪位摇摆身体，腹爬；自由翻身 仰卧位：自由翻身 坐位：自由进行坐位，无须支撑 站立位：在平面上扶站，扶着四处走，独站，早期踏步	俯卧位：缺少处于俯卧位的时间、上肢支撑的时间及核心稳定性；腹爬和四点爬太消耗体力，可能用翻身或者卧位蹭的方法移动，而避免四点跪位，如果强迫四点跪位，可能会使血氧下降 仰卧位：由于核心肌力较差，难以进行分段式翻身 坐位：不喜欢屈曲身体，以达到坐位和站立位的转换 站立位：上肢用得少，很少抬高手到头部以上；玩具由他人递给，而不是自己转换重心或者转身主动去拿玩具
1~2 岁龄	独立行走，上肢下垂的姿势，跑步，手向下的方式抛球，重心转移踢球	发育迟缓，核心力量弱，肢体远端力量弱，站立位机会少，站立平衡和躯干旋转差
2~3 岁龄	爬过物品或者爬上家具；熟练行走或跑步，双手向下交替摆动；成熟步态上下台阶，一只手扶持可做交替步态；双脚同时跳离地面；用足尖或足跟行走；踢得准；手向上抛球	上身较弱，核心肌力弱，下肢伸肌和姿势肌力量弱；站立平衡反应差；活动机会少

励他们活动，帮助他们变得更加主动。相较青少年本人，家长可能更不愿意他们进行早期活动，包括行走，家长需要再三确认尽早活动对于孩子有益处。青少年可能会选择坚持己见，喜欢自己独立完成所有事情，也可能选择完全依赖父母和医院员工。无论哪种情况，早点告诉年轻人如何活动以及他们该做什么都是对他们有帮助的，这样可以帮助他们了解别人对他们的期望，他们需要有人明确告诉他们必须做什么并付诸实践[215]。

医疗并发症

一些医疗并发症可能会影响术后功能。由于术后膈神经麻痹，部分患儿会伴有膈肌瘫痪从而影响他们术后早期进程及长期的呼吸状况和耐受性[206]。婴儿肋弓扁平，并且缺乏正常的胸廓起伏运动，因此呼吸主要依赖膈肌运动。由于单侧或者双侧膈神经麻痹，可能导致长期呼吸问题，包括难以脱离呼吸机[206]。非侵入性正压呼吸器已经成功用于双侧膈神经麻痹，直至膈肌功能恢复[109]。在一项由 Ross Russell 和其同事进行的研究中，接受心脏手术的婴儿并伴有膈神经麻痹的情况占总数的 20%，这些患儿至少要接受 72 小时的机械通气，出院前死亡率超过 10%[188]，18 月龄以下的患儿死亡率更高。2/3 的膈神经麻痹患儿在术后 3 个月内可以完全康复。

先天性心脏缺陷手术后，部分患儿需要长期机械通气，特别是婴儿。机械通气可能伴随医院内肺炎、外科风险增高、术后液体增多、心脏排血量减少[201]。儿童心脏手术后需要气管造口和（或）胃造口的病例也多有报道，早期进行这些操作可能有利于尽早出院，术后气管造口的概率大概是 1% 或更低[186]。Kelleher 和其同事报道，接受 Norwood 手术的患者中有 28% 的人需要鼻胃管进食或者出院前放置胃管[102]。Guillemaud 和其同事发现先天性心脏病术后患儿中至少 3% 的人会伴有气道问题，最常见的是声带麻痹[79]。当患儿难以脱离呼吸机或者伴有喂养问题时，需要留意这个情况。

神经损伤和并发症

人们一直认为术后神经损伤主要是由于手术时间较长造成的，也与低温心搏骤停的时长、心脏低排血量或术后心律失常等相关[58,224]。一项针对先天性心脏病婴儿的研究发现，患儿在术前就存在大脑成熟较迟缓[118]、大脑血流减少[119]、脑体积变小的症状[121]，并且部分会有轻微缺血性损伤，导致脑室周围白质软化[119,130]。Miller 等人[149]发现患有 CHD 的新生儿在心脏手术前就已经存在广泛的脑部异常。Lynch 等人研究患有 HLHS 的新生儿发现，早期 Norwood 代偿治疗可以减少获得性白质损伤。先天性心脏缺陷修复手术后的儿童的神经发育也会受到影响，可能的原因有几种，包括在术后如何复温[191]、遗传因素[68,232]、癫痫发作[66]、循环骤停的类型[20]、术后制动的时长等[157]。术后初期癫痫与神经肌肉异常息息相关，与其他脑区癫痫的儿童相比，额叶癫痫的患儿利用贝利婴幼儿发育量表Ⅱ评估得到的平均精神发育指数更低[66]。

血流动力不稳定以及凝血机制被破坏也是导致婴儿术后神经问题的高危因素。在早产、出生体重小于2kg、经历心脏直视手术的患儿中，35% 的人会伴有神经系统并发症[187]。其原因可能与空气栓塞、长期低血压[215]、长期发绀以及大脑缺氧缺血有关[87]。单心室患儿由于主动脉到肺的分流，流到大脑的血液减少，从而抑制大脑发育[59]。某些体外循环后的患儿会伴有手足徐动，如果同时发现基底节损伤，则预后较差[89]。在接受 Fontan 术后的近 700 名儿童中，仅有不到 3% 伴有脑卒中[54]。

为了降低术中神经损伤的风险，某些中心使用持续区域脑灌注，特别是在主动脉弓重建手术中[30]。很多中心在围术期使用近红外光谱监测脑血氧，但是在一篇综述中，Hirsch 和其同事发现围术期近红外光谱对神经系统的影响的循证依据较薄弱[85]。在一项包含 131 名有 CHD 但不伴有遗传问题的患儿的研究中，重复心脏手术、长期留医、生长速度缓慢及胃管进食等与神经系统负性结果相关[153]。Norwood 术式后 48 小时内大脑局部含氧量较低，与神经系统不良后果高度相关[166]。

物理治疗师可以多参与研究，以探索有助于术后神经系统结果的心脏监测方法。伴有持续神经系统损伤的患儿，出院后需要早期进行干预和物理治疗。伸肌张力严重增高的患儿，可以使用下肢抑制性支具和手部支架以减轻高肌张力的影响，并维持 ROM。一经确诊，需要尽早针对神经系统损伤对父母进行宣教，包括肌张力增高儿童的抱扶和姿势设定、适当的刺激、使用改良工具、长期随访等。专栏 28.2 总结了神经发育损伤高危的先天性心脏病儿童的特点。

专栏 28.2 神经发育损伤高危的先天性心脏病儿童

1. 需要进行心脏直视手术的新生儿或者婴儿
2. 有发绀性心脏损伤但无需婴儿期进行心脏手术
3. 先天性心脏病合并以下：
   a. 早产 < 37 周
   b. 发育迟缓
   c. 疑似遗传异常或者伴有发育迟缓的症状
   d. 使用机械支持病史（ECMO 或者 VAD）
   e. 心脏移植
   f. CPR
   g. 术后留院 > 2 周
   h. 围术期抽搐
   i. 头部影像学有异常发现或者小头围

引自 Marino，BS，Lipkin PH，Newburger JW，et al.: Neurodevelopmental outcomes in children with congenital heart disease: evaluation and management: a scientific statement from the American Heart Association. *Circulation* 126（9）:1143-1172，2012.

儿童长期活动受限的管理

慢性失能和活动受限

先天性心脏缺陷可以导致各种残疾和活动受限（见表 28.1）。物理治疗的注意要点总结在表 28.1 中。亲子依附关系较差的话，失能进程可能开始得很早[75]。经历过心脏手术的儿童与正常儿童相比，正面情绪较少，与父母亲密度较差，使得本身已经很焦虑的母亲压力更大[65]。依附关系较差可能会导致社交发育不佳。

来自父母的过度保护加上过多限制活动可能会共同引起活动受限，父母表示他们不敢放手让 CHD 孩子进行躯体活动[78]。物理治疗师的一个重要任务是指导家长，去识别哪些活动是孩子喜欢并且有能力安全参与的。相较于疾病本身的严重性，母亲对于孩子疾病严重性的认知，对于其情绪调适的预测性更强[49]。情绪失调可能导致自信心较低，这在有先天性心脏缺陷的儿童中很常见。由于活动不足、发育迟缓、自信心低下、父母过度保护、躯体疾病等导致的活动受限可能会进一步引起和同龄人的互动不佳以及社交参与性较差。治疗师需要跟家长和患儿尽早探讨这方面的潜在问题，从而降低对发育的影响。

婴儿期

近年来的科学研究对于弄清先天性心脏缺陷婴儿术前大脑状态、大脑发育以及潜在的神经系统损伤很重要。Licht 和其同事在术前对左心发育不全及大动脉转位的婴儿进行评估[118]，发现这些婴儿的头围较正常婴儿小一个标准差，大脑发育较其胎龄滞后 1 个月，这表明患儿在子宫内大脑发育已经受到心脏缺陷的影响。这个研究团队也发现术前大脑血流减少，部分会导致脑室周围白质软化[119]，因此先天性心脏缺陷的儿童起步就处于神经和发育上的劣势。

完全型大动脉转位的婴儿如果接受过术前气球导管心房造口术，其栓塞性脑卒中的概率较未接受此项操作的患儿增加[113,157]，因此这些患儿术后需要立即密切监控这个风险。

有些情况会导致 CHD 婴儿损伤和活动受限，常见的包括进食困难、生长不良、发育滞后[153]。Owen 等人[162]发现 CHD 婴儿行为调节能力较差，导致他们很容易表现出情绪崩溃，这也会加重父母的焦虑。家长需要持续留意孩子在静止和进食时是否出现先天性心脏衰竭的症状和体征，包括呼吸加快、行为改变、水肿、盗汗、疲乏、呕吐、进食欠佳[40]。家长的挫败感和压力可能会影响早期亲子依附关系的建立。观察发现，安全型依附的婴儿，其生后第 1 年健康状况较非安全依附型患儿明显更好[74]。Gardner 及其同事发现有心脏缺陷的婴儿与母亲的亲密程度持续低于无心脏缺陷的婴儿[65,67]。

与健康婴儿以及囊性纤维化的婴儿相比，CHD 的婴儿与母亲的依恋程度最低，他们的父母焦虑程度是最高的[75]。在孩子患病需要经常入院的情况下，很难建立正常的依附关系。医护团队需要尽早帮助父母，让他们知道如何与孩子互动，从而促进建立良好依附关系，也避免过度刺激孩子。当严重 CHD 患儿与母亲之间的亲子互动改善，父母掌握更多育儿技巧后，患儿喂食、家长焦虑和担忧及婴儿精神状态都有改善[145]。

患有 CHD 的婴儿常存在进食较差，这会进一步增加父母的压力。与非发绀性心脏缺陷纠正术后的患儿相比，发绀性心脏缺陷纠正后的婴儿第 1 次进食明显较晚，第 1 次进食至出院的时间也更长[94]。开始喂食的时间较迟，加上可能伴随的进食困难，都可能会增加父母的压力。

很多心脏中心会接诊来自各地的复杂性心脏缺陷的儿童。当调查患儿的营养状态时，需要留意各个地方不同家庭的膳食和食物、患儿父母的体型，以及其他相关问题。Vaidyanathan 和其同事研究印度南部先天性心脏缺陷手术修复后儿童的营养状态后发现，患儿的出生体重、早期营养状态，以及父母的体型可以预测患儿营养不良持续的情况[214]。

婴儿进食时会消耗大量能量，正常婴儿进食时通气会减少，导致氧分压的下降，二氧化碳分压升高[137,138]。通气减少可能会严重危及患有 CHD 的儿童，并伴随代谢率增加。患儿生长亦需要更多能量[71]。Nydegger 和其同事发现，出生 10 天后接受修复手术的 CHD 婴儿，其术前静态能量消耗增加的情况会持续到术后，到 6 月龄时，仍然与非 CHD 儿童具有可比性[159]。已经有多个研究发现 CHD 患儿肠系膜灌注异常，以及 Norwood 术后肠系膜低灌注的情况[47,82]，这除了导致不能摄取足够能量以外，还可能会导致进食不耐受。

面对孩子生长不良，父母会十分难过，这更增加他们喂食和劝说进食的焦虑[71]。患儿需要更长时间喂食，可能会令父母感到沮丧和自我否定[32,123]。有研究发现 CHD 患儿当中，24% 的病例会伴有吞咽困难，术后利用吞咽造影检查这些患儿，发现其中 63% 伴有误吸[228]。如果用替代性喂养方法，如鼻胃管或胃造瘘，家长除了需要知道如何喂食，也要熟知喂食过程中如何抱扶及安慰他们的孩子[123]。让家长知道花时间进行无压力的互动有助于改善亲子依恋关系，进而改善孩子的健康状况。家长要明白替代性喂养的时长因人而异，有些患儿在出院后 1 周内就能停止替代性喂养，而有些患儿则需要数月才能够经口摄取足够食物，从而停止替代性喂养。很多家长表示，他们的孩子在家中进食较好，在家中能够按照需要进食，也能拥有更规律的日常活动。

物理治疗评估可能提示家长有必要进一步观察患儿进食，以及在喂养过程中保持亲子之间的互动。CHD 患儿可能存在耐力差以外的问题。如果患儿有口腔运动功能异常，治疗师需要尽早与家长一起解决。有些家长需要协助在喂食过程中更好地抱扶和帮助孩子。有时需要让家长知道无论谁来喂食，孩子都会存在进食问题，对减少家长的自责感可能会有一定帮助。

生长不良与进食差密切相关。患有发绀性心脏病的婴儿身高和体重增长较差，而非发绀性心脏病患儿，尤其是在存在较大左向右分流的情况下，随着代谢异常增高，其体重也表现为严重低下[71]。手术后生长会改善，但未必能达到正常范围，生长不能达到正常水平在有右向左分流的发绀性心脏缺陷的儿童中尤其明显[71,183]，而单心室婴儿的身高生长较差与神经发育不良有关[174]。

患有心脏疾病的婴儿会伴有功能和活动受限，以及运动技能发育较慢的情况。Schultz 和其同事评估 6 月龄前接受修复手术的 CHD 婴儿的发育，并与他们无 CHD 的双胞胎兄弟姐妹进行比较[197]，他们发现 CHD 婴儿在贝利婴幼儿发育量表Ⅱ的精神运动发展指数较智力发展指数低，并且 2 项指数都低于他们未患 CHD 的兄弟姐妹。采用 Alberta 婴儿运动量表评估单心室婴儿，其评分明显低于健康婴儿，特别是在俯卧位和站立位亚项的评分更低。患有左心发育不良综合征的婴儿在所有亚项评分都偏低[171]，很多患儿直到近 18 月龄才会行走。考虑到很多婴儿都在 ICU 留医数月，并且在发育期经历了不同程度的缺氧，这样的结果也不足为怪。

营养不良加上心脏功能不足可能让婴儿太虚弱，没有足够能量进行正常的运动[123]。一些发绀性心脏缺陷的儿童喜欢用臀移的办法四处活动，而不选择爬行，即使经过家庭强化干预也很难纠正，他们通常跳过爬行阶段，直接行走[99]，原因可能是爬行时需要同时动用上肢和下肢，所需要的能量较高。鉴于患儿的血氧饱和度较低，发绀性心脏缺陷的儿童会自发地只做力所能及的事情[40]，他们通常无缘无故就休息，除非他们自己愿意，别人不能强迫他们做事情。干预不一定能改善患儿的功能，但是有助于减轻父母的焦虑。干预的重点是增加探索和玩耍活动的质量和效度，而并非着重于改善发育迟缓。治疗师要和父母通力合作，解决他们对患儿躯体活动的担忧，设计可以促进亲子互动的活动，并融入家庭日常生活当中，而非某段时间专做运动。

先天性心脏衰竭会伴随着精神和运动发育迟缓，先天性心脏衰竭的婴儿早在 2 月龄时其贝利婴儿发育量表Ⅰ得分就低于正常[3]。Haneda 和其同事发现循环骤停超过 50 分钟的婴儿和儿童的 Gesell 婴幼儿发育量表中的发育商表现明显低下[81]，这个结果可以帮助家长了解 CHD 患儿典型的发育特点。然而这并不意味着干预不重要。有研究发现 CHD 患儿在 4~6 月龄时被发现存在神经运动损伤，其后接受物理治疗，到 15 月龄时其结果可以得到改善[37]。治疗师应与家长合作，共同促进患儿运动发育。如果躯体结构和功能损伤及活动受限的程度下降，那么可以说明修复性手术效果明显。

手术修复相关的生理因素也可能会导致神经损伤和活动受限。深低温停循环术对于婴儿精神运动和智力发育的影响存在个体差异[26,80,146,187,200]。Messmer 和其同事发现深低温后患儿的精神运动和智力发育并无滞后[146]。Kaltman 和其同事评估了 VSD 患儿早期修复术后的精神运动发育[100]，对于无疑似或确诊基因异常的患儿，其平均智力和精神运动指数均在正常范围。在另外一个研究中，患儿术后无神经系统损伤，但却表现出轻度发育迟缓，多数发生在发绀性心脏缺陷的患儿中[80]。Bellinger 和其同事发现，曾经在大动脉转位手术中采用完全性循环骤停的婴儿，其 1 岁时贝利婴儿发育量表评分较低流量分流的婴儿低[21]，这些患儿在 2.5 岁时会有表达性语言问题，并会出现更多行为问题[21]。

深低温停循环术超过 40 分钟与术后癫痫具有相关性[68]。Clancy 和其同事发现超过 11% 的婴儿在术后立即发生癫痫[39]，这些婴儿手术中都经历过体外循环[39]。具有遗传学异常表征是贝利婴儿发育量表低评分的一个强预测因子[156]。Gessler 和其同事在术前和术后对婴儿进行神经学检查，他们发现 1/3 的患儿术前存在轻度肌张力不对称，近 2/3 的患儿术后有轻度肌张力不对称[69]，他们同时发现体外循环术中的炎症反应对神经运动结果有负性影响。Sahu 和其同事的研究发现，与稍高温度相比，低温下解除体外循环可以降低术后神经生理功能异常的风险[191]。Parental 报道开胸术后 1 年和 4 年患儿的健康相关生活质量中在躯体和认知方面较差，特别是在有潜在遗传缺陷或者通过胃管进食的患儿中[225]。

有必要进一步研究探索心脏手术后神经系统损伤

的预测因子[211]，鉴于证据不一致，治疗师需要留意存在的不确定性，告知家长他们的孩子可能比其他人要花更长的时间发育才能达标。在一篇大型综述中，分析了 20 世纪 70 年代中期到 90 年代末期的文献，发现婴儿期进行 CHD 修复或者姑息治疗的儿童，其各项长期发育水平在大部分标准测试中都能达到期望数值[131]。

儿童早期

患有 CHD 相关慢性残疾的低龄儿童（3~5 岁）有很长时间是生活在医疗环境中的，对于医疗环境的熟悉可能有助于减轻部分患儿和家长临近手术时的焦虑。由于家长开始意识到他们孩子的心脏问题可能对生长和发育造成影响，这一时期家长的焦虑可能会加剧。患儿的症状也可能持续恶化，需要尽快安排其他手术。这个时期根据家长的反应与之沟通是很重要的，可能家长已经开始产生过度保护患儿的趋向，并且这个趋势可能在学龄前期加重。

母亲对于他们孩子病情的认知较实际病情的严重程度更能影响患儿情绪调节[49]。CHD 修复后的儿童到 4 岁时，家长的压力会随着他们的行为问题增加而增加[218]。在非发绀性心脏缺陷的儿童中，智力问题与情绪调节不良、依赖增加、母亲过度放纵和焦虑等有关[173]。这些结果提示，如果母亲高估他们孩子病情的严重程度，从而限制他们的孩子，那么孩子的身体发育和社会参与度都会受到影响。为避免这一点，我们建议治疗师和父母一起讨论患儿力所能及的活动，必要时要留意是否有孩子自己限制身体活动的情况。

Atallah 和其同事评估 Norwood 术后患儿心理和精神运动发育参数，并且将传统改良 BT 分流术和新的右心室到肺动脉分流术进行比较[7]。两组患者的精神发育参数无显著差异，接受右心室到肺动脉分流的患儿的精神运动发育指数较高，并更易患有神经性听力损伤。

CHD 儿童会伴有发育迟缓，尤其是有发绀性疾病的儿童[21,56,135,173]。与非发绀性和正常儿童相比，发绀性儿童在 Gesell 发育评估、Stanford-Binet 和 Cattell 智力测试的各个分量表中评分都明显更低[173]。发绀性心脏缺陷儿童坐和走都较非发绀性心脏缺陷以及正常发育的儿童晚，说短语的时间也较无残疾的儿童迟[56,173,202]。严重心脏功能异常的儿童躯体活动较少，影响了他们对物品的把玩，而对物品的把玩有助于感觉运动发育[173,202]。使用 Peabody 发育量表对 24 月龄的幼儿（在 3 月龄之前接受心脏直视手术）进行评估，发现粗大运动商有进步，但是精细运动商明显低下，所有评分都低于平均水平，精细运动商较平均值低 1 个标准差以上[192]。尽管粗大运动和精细运动量不足，但是智力和行为通常在年龄期望值之内[73]，日常生活活动能力的发育亦是一个需要留意的范畴[120]。

让父母知道他们的孩子能做什么和不能做什么是同等重要的。随着父母的情感关爱增多，以及控制减少，患儿的粗大运动到 2 岁时会明显改善。若家长能有意识地促进他们孩子的发育，CHD 儿童在智力测试中也会表现更好[173]。家长需要了解患有心脏病的孩子，尤其是发绀性心脏病的孩子，可能会自行限制活动，他们在需要时会自动停下来休息[40]。物理治疗师可以帮助家长自信地放手让孩子在体力允许范围内玩耍。如果家长能执行治疗师的建议，唐氏综合征和心脏缺陷的患儿在发育测试中可能得分更高，喂养也能更早达标[44]。

儿童期

3~17 岁时经历体外循环术下 ASD 修复手术的患儿，其认知功能不会受到影响[204]。但是无论是手术闭合或是导管闭合，患儿都有可能伴有学习困难和学业问题[194]。这个发现很重要，因为一直以来都认为先天性心脏缺损术后神经损伤导致的认知问题是个棘手问题。ASD 儿童可不伴有其他先天性缺损，尤其是发绀性先心病常有的问题，如血流动力学不稳定、慢性低氧血症、代谢性酸中毒等。Visconti 和其同事对比手术闭合 ASD（利用体外循环）和用心导管闭合 ASD 的儿童，发现外科手术闭合组的韦氏儿童智力评估量表的得分明显偏低[217]，这主要是缘于视觉运动和视觉空间功能受损。而采用心导管闭合 ASD 的儿童则注意力分数明显低下。

Bellinger 和其同事比较了术中使用低温循环骤停以及低流量体外循环的患儿的发育和神经学指标[22]，发现这两组的 IQ 和整体神经学状态并无差异，但是两组的视觉空间和视觉运动统合能力都低于年龄期望值。低温循环骤停的患儿在平衡能力、非移动性运动能力、精细运动等评分较低，言语方面有更多困难，特别是在口腔运动模仿和言语发音方面。Bellinger 和其同事亦证实了婴儿期经历心脏外科修复的儿童伴有视知觉运动缺陷[19]。这些发现与手术方法无关，文献支持所有进行过心脏缺陷外科修复的患儿都要警惕神经发育问题的风险，尤其是视知觉的问题。Mahle 和其同事进行过类似的研究，但是无论患儿是否接受过体外循环，都没有发现语言或者操作 IQ 的差异[129]。除了先天性心脏病和针对性的手术外，患儿若伴有其他缺陷或社会经济状态较差，他们的 IQ 评分也倾向偏低[60]。家庭收入较低会对生理和心理社会功能有负面影响[144]，对于有先天性心脏缺损，社会经济状态又较低的儿童，需要给予特别关注。

学校适应以及与同龄人之间的互动在 CHD 中亦有差异。Youssef 做过的一项研究中，CHD 儿童缺课率更高，并与疾病严重性成正比[229]。与 CHD 对患儿的身体限制相比，家长的约束是影响儿童学校适应性的主要因素[34]。老师发现 CHD 的儿童在学校有更多问题，尤其是男孩。有更多行为问题的孩子，其自尊心更低，更抑郁[229]。不能在某件事上保持专注并维持注意力，可能和手术、患有心脏缺陷、视觉运动技能较差和完成精细活动时的力不从心有关[19,105]。手术以后，部分行为问题可能会得到缓解，术后缺课和活动减少的情况都有改善[122]。手术修复后可能需要康复治疗，以帮助他们了解自己的能力范围、解决视知觉和精细运动的不足、减轻活动受限或者不能参与活动的问题。鉴于 CHD 儿童的行为问题与运动问题相互关联，所以康复治疗对他们是十分重要的[117]。

纠正发绀性心脏缺陷的手术对于患儿的发育有正向影响。有报道称，心脏手术后，患儿 IQ 有所提高[122,161]，尤其是 Fontan 手术后，其智力发育可以达到正常[213]。Mahle 和其同事发现，学龄期左心发育不良综合征的儿童，如果在手术前曾发生过抽搐，其 IQ 各分项目的评分均会较低[132]。左心发育不良综合征的儿童运动耐力较低，教育和行为问题则较多[45]。手术后患儿的自信心、社交自信、以及一般的适应性都有所提高[122]，心脏缺损修复术后，患儿的自我知觉有明显提高[227]。由于探索环境的机会减少是发育迟缓的原因之一，如果心脏缺损的儿童活动能力不再受限的话，那么他们的发育速度自然会加快。

父母的过度保护对于儿童发育的影响超过缺陷本身对发育的限制。在 Casey 和其同事的研究中，80% 的家长会低估他们孩子的运动耐受性[33]。家长对他们孩子的认知评估，也低于实际上由专业人员利用标准化的神经学测试所得的分数[129]。父母的限制一般是始于医生的建议，并自此逐渐加剧[40,108]，但一开始家长对于医生的建议可能就不够清楚。Longmuir 与 McCrindle 评估了 Fontan 术后儿童的躯体活动受限[124]，20% 受到来自父母的非必要的躯体活动限制，只有 40% 的家长知道他们的孩子不应该参与竞技性运动项目，更有 50% 的父母不知道他们的孩子在使用了抗凝药物后，要特别注意身体接触。

心脏疾病患儿的社交和情绪调节不良可能是由于母亲的不适应及负罪感[108]，父母的压力与 IQ 分数、感受性语言能力、行为和社交技巧等相关[133]。建议由专业人士进行心理社会或者家庭治疗干预，以促进正向亲子互动。患儿心脏缺损手术纠正以后，母亲的互动和态度会有不同程度的改善[161]。Laane 和其同事在研究中有个有趣的发现，先天性心脏缺陷儿童的生活质量高过健康儿童[111]。患有左心发育不良综合征的儿童的家长认为他们孩子的健康、躯体能力和学校表现跟正常儿童一样甚至高过正常[132]，接受肺动脉闭锁修复的儿童的整体生活质量和健康儿童相同[55]。治疗师与患有先天性心脏缺陷的儿童及其家人接触时，需要留意以上问题。

青少年期

患有 CHD 并存在躯体活动受限的青少年可能会感到焦虑和冲动[110,154]。专业人员早期介入，帮助父母和儿童应对其躯体活动受限，可能会对此有所帮助。婴儿期做过 CHD 手术的患者，在青少年期仍需要持续监测。有研究发现此类患者存在大脑白质减少，这可能导致皮质灰质减少和认知问题[181,220]。与不伴有 CHD 的同龄人相比，做过 CHD 修复手术的青少年在执行功能、知觉推理、记忆、视知觉、视觉运动整合能力等方面较差[196,220]。

CHD 青少年的青春期到来较迟，这可能会影响社交发展和社会参与性。CHD 青少年身体结构与正常发育的青少年相比也有所不同[6]。CHD 青少年的身高和体重明显偏低，头、颈和肩的尺寸与健康青少年相似，但胸廓、躯干、骨盆和下肢则明显偏小，骨盆前后径变短，几乎呈扁平状。身体上的差异会令 CHD 青少年感觉自己异于常人，自尊心较低。

CHD 青少年参加躯体活动，包括掌握如何参加活动的指引，可能会增加其与同龄人之间的互动，从而改善其自尊心。参加训练活动的儿童自尊心和力量都有所提高，孩子参加正规训练计划以后，家长对孩子的限制会减少，焦虑也会减轻[52]。

为 CHD 儿童制订训练计划的时候，心脏缺损的类型、手术方式以及患儿对训练可能产生的不同反应都需要考虑在内。美国心脏协会发表了一篇关于先天性心脏缺损儿童的运动测试和运动建议的大型综述[96]。Fontan 术后 5~18 年对儿童进行运动测试，其最大负荷量、最大摄氧量、最高心率都明显低于无 CHD 的同龄人，亚极量运动中的摄氧效率也较低[179]。Fontan 术后持续右向左分流的儿童，在运动中其血氧饱和度会降低[207]。因此 Fontan 术后的儿童，无论做什么治疗，都应该留意以上问题。

参加心脏康复项目的儿童在血流动力学方面有明显效果，运动耐力和耐量也有进步[12,15,72,106,139,165,189]。运动训练以后，CHD 青少年可以达到接近正常的活动水平[72]。大动脉转位术后 10 年，患儿的运动能力很好[92]，心理上的改善也是显而易见的，并且与躯体上的进步同等重要[52,106,134]。

经历过心脏移植的青少年，运动训练以后，其心排血量会随之增加，但是其负荷峰值以及最大耗氧量仍无法达到正常年轻人的水平[38]。在康复早期，很多心脏移植、肺移植或是心肺移植的儿童由于太虚弱，不能承受能令心率增加的运动强度。作为 Stanford 心脏移植协定（Stanford heart transplant protocol）的一部分，呼吸困难指数可以用于监测患儿在活动中的躯体耐受性[190]。患儿大声数到 15，目标是能一口气数完。一开始，可能静息时需要 3 口气数到 15，运动时数到 15 的呼吸次数会增加，但只会增加 1~2 次，直到到达静息基线。大部分儿童都进展迅速，通常开始练习后 1 周内就可以达到一口气数到 15。呼吸困难指数是一个简单易用的方法，可以在家自我监测运动耐力[99]。在婴儿期进行心脏移植的儿童，其运动能力并不逊于没有心脏问题的儿童[1]。虽然他们的最大心率、最大耗氧量稍微低些，无氧域值也略低，但是呼吸交换率是一样的，氧脉搏指数也没有显著差异。

经历心脏移植、肺移植或心肺移植的儿童和青少年在康复治疗后症状通常会有明显改善[27]。心肺移植后，儿童对运动的通气反应增加[13,14,199]，可以利用呼吸困难指数检测活动时躯体的耐受性。笔者发现呼吸困难指数对于心肺移植后的青少年极其有用，有助于改变其生活方式，并且增加躯体耐力。心脏移植术后，患儿的生活质量通常会急剧改善。大部分患儿说他们能够达到与年龄相适应的功能水平，并不伴有发育迟缓[53,114,158]。

在一篇关于 CHD 患者长期存活和死亡率的系统综述中，Verheught 和其同事报道，CHD 患者的存活率低于正常存活率，复杂 CHD 患者的死亡率更高。这篇综述同时也得出结论，室上性心律失常在 ASD、大动脉转位（TGA）以及法洛四联症（TOF）患者中很普遍，而室性心律失常则在 TOF 中较常见，CVA 在 TGA、ASD 以及主动脉狭窄中较普遍。心脏衰竭、发绀、损伤的复杂性是成年 CHD 死亡率增加的预测因子。大动脉转位患者经历 Mustard 或 Senning 术后 25 年，其通气反应增加或者运动能力差会增加心脏急症或者死亡的风险[70]。Fredriksen 与同事[61]发现 TGA 经过外科纠正手术以后的患者，随着年龄增加，运动表现逐渐下降，其运动能力明显低于健康同龄人。国际成人先天性心脏病学会（International Society for Adult Congenital Heart Disease）发表过一篇关于成年 CHD 的指引和管理报告[221]，读者可以从中参考有关先天性心脏缺陷修复术后成人的管理信息。

总结

物理治疗师在先天性心脏病患儿的康复道路上承担着不可或缺的角色。本章为物理治疗师提供了先天性心脏病、手术、医疗管理的基础知识，以及物理治疗在患儿躯体活动和发育方面的应用。由于提倡早期医疗干预和手术干预，物理治疗师通过监测患儿的运动发育，促进亲子互动，从而推动患儿社会情绪发育的作用变得越来越重要。物理治疗师另一个主要角色是通过教育和引导，以解除家长对于患儿参与躯体活动的担忧。了解先天性心脏病儿童的活动能力，有助于促进其运动发育，以及参与娱乐活动。

（靳晓坤 译，顾秋燕 审）

参考文献

1. Abarbanell G, Mulla N, Chinnock R, Larsen R: Exercise assessment in infants after cardiac transplantation, *J Heart Lung Transplant* 23:1334–1338, 2004.
2. Adachi I, Khan MS, Guzmán-Pruneda FA, et al.: Evolution and impact of ventricular assist device program on children awaiting heart transplantation, *Ann Thorac Surg* 99(2):635–640, 2015.
3. Aisenberg RB, Rosenthal A, Nadas AS, Wolff PH: Developmental delay in infants with congenital heart disease, *Pediatr Cardiol* 3:133–137, 1982.
4. Ameduri R, Canter CE: Pediatric Heart Transplantation. In Mavroudis C, Backer C, editors: *Pediatric cardiovascular medicine*, ed 4, Hoboken, NJ, 2013, Blackwell, pp 1001–1120.
5. Amitia Y, Blieden L, Shemtove A, Neufeld H: Cerebrovascular accidents in infants and children with congenital cyanotic heart disease, *Isr J Med Sci* 20:1143–1145, 1984.
6. Angelov G, Tomova S, Ninova P: Physical development and body structure of children with congenital heart disease, *Hum Biol* 52:413–421, 1980.
7. Atallah J, Dinu IA, Joffe AR, et al.: Two-year survival and mental and psychomotor outcomes after the Norwood procedure, *Circulation* 118:1410–1418, 2008.
8. Reference deleted in proofs.
9. Backer CL, Kaushal S, Mavroudis C: Coarctation of the aorta. In Mavroudis C, Backer C, editors: *Pediatric cardiovascular medicine*, ed 4, Hoboken, NJ, 2013, Blackwell, pp 256–282.
10. Backer CL, Mavroudis C: Atrial septal defect, partial anomalous pulmonary venous connection, and scimitar syndrome. In Mavroudis C, Backer C, editors: *Pediatric cardiovascular medicine*, ed 4, Hoboken, NJ, 2013, Blackwell, pp 295–310.
11. Baldwin JT, Borovetz HS, Duncan BW, et al.: The National Heart, Lung and Blood Institute pediatric circulatory support program, *Circulation* 113:147–155, 2006.
12. Balfour IC, Drimmer AM, Nouri S, et al.: Pediatric cardiac rehabilitation, *Am J Dis Child* 145:627–630, 1991.
13. Banner N, Guz A, Heaton R, et al.: Ventilatory and circulatory responses at the onset of exercise in man following heart or heart-lung transplantation, *J Physiol* 399:437–449, 1988.
14. Banner NR, Lloyd MH, Hamilton RD, et al.: Cardiopulmonary response to dynamic exercise after heart and combined heart-lung transplantation, *Br Heart J* 61:215–223, 1989.
15. Bar-Or O: Physical conditioning in children with cardiorespiratory disease. In Terjung RL, editor: *Exercise and sport science review*, New York, 1985, Macmillan, pp 305–334.
16. Barron DJ, Kilby MD, Davies B, et al.: Hypoplastic left heart syndrome, *Lancet* 374:551–564, 2009.
17. Bastardi HJ, Naftel DC, Webber SA, et al.: Ventricular assist devices as a bridge to heart transplantation in children, *J Cardiovasc Nurs* 23:25–29, 2008.
18. Bautista-Hernandez V, Thiagarajan RR, Flynn-Thompson F, et al.: Preoperative extracorporeal membrane oxygenation as a bridge to cardiac surgery in children with congenital heart disease, *Ann Thorac Surg* 88:1306–1311, 2009.
19. Bellinger DC, Bernstein JH, Kirkwood MW, et al.: Visual-spatial skills in children after open-heart surgery, *J Dev Behav Pediatr* 24:169–179, 2003.
20. Bellinger DC, Jonas RA, Rappaport LA, et al.: Developmental and neurologic status of children after heart surgery with hypothermic circulatory arrest or low-flow cardiopulmonary bypass, *N Engl J Med* 332:549–555, 1995.
21. Bellinger DC, Rappaport LA, Wypij D, et al.: Patterns of developmental dysfunction after surgery during infancy to correct transposition of the great arteries, *J Dev Behav Pediatr* 18:75–83, 1997.
22. Bellinger DC, Wypij D, duPlessis AJ, et al.: Neurodevelopmental status at eight years in children with dextro-transposition of the great arteries: the Boston circulatory arrest trial, *J Thorac Cardiovasc Surg* 126:1385–1396, 2003.
23. Berg AM, Snell L, Mahle WT: Home inotropic therapy in children, *J Heart Lung Transplant* 26:453–457, 2007.
24. Bibevski S, Friedland-Little J, Ohye R, et al.: Truncus arteriosus. In Da Cruz EM, Ivy D, Jaggers J, editors: *Pediatric and congenital cardiology, cardiac surgery and intensive care*, London, 2014, Springer, pp 1983–2001.
25. Birnbaum BF, Simpson KE, Boschert TA, et al.: Intravenous home inotropic use is safe in pediatric patients awaiting transplantation, *Circ Heart Fail* 8(1):64–70, 2015.
26. Blackwood MJ, Haka-Ikse K, Steward DJ: Developmental outcome in children undergoing surgery with profound hypothermia, *Anesthesiology* 65:437–440, 1986.
27. Bolman RM, Shumway SS, Estrin JA, Hertz MI: Lung and heart-lung transplantation, *Ann Surg* 214:456–470, 1991.
28. Bonello B, Fouilloux V, Le Bel S, et al.: Ventricular septal defects. In Da Cruz EM, Ivy D, Jaggers J, editors: *Pediatric and congenital cardiology, cardiac surgery and intensive care*, London, 2014, Springer, pp 1455–1478.
29. Botto LD, Mulinare J, Erickson JD: Occurrence of congenital heart defects in relation to maternal multivitamin use, *Am J Epidemiol* 151:878–884, 2000.
30. Bove EL, Ohye RG, Devaney EJ: Hypoplastic left heart syndrome: conventional surgical management, *Semin Thorac Cardiovasc Surg Pediatr Card Surg Annu* 7:3–10, 2004.
31. Brink J, Brizard C: Sub-aortic stenosis. In Da Cruz EM, Ivy D, Jaggers J, editors: *Pediatric and congenital cardiology, cardiac surgery and intensive care*, London, 2014, Springer, pp 1599–1614.
32. Bruning MD, Schneiderman JU: Heart failure in infants and children. In Michaelson CR, editor: *Congestive heart failure*, St. Louis, 1983, Mosby, pp 467–484.
33. Casey FA, Craig BG, Mulholland HC: Quality of life in surgically palliated complex congenital heart disease, *Arch Dis Child* 70:382–386, 1994.
34. Casey FA, Sykes DH, Craig BG, et al.: Behavioral adjustment of children with surgically palliated complex congenital heart disease, *J Pediatr Psychol* 21:335–352, 1996.
35. Cassidy J, Haynes S, Kirk R, et al.: Changing patterns of bridging to heart transplantation in children, *J Heart Lung Transplant* 28:249–254, 2009.
36. Chang RK, Chen AY, Klitzner TS: Clinical management of infants with hypoplastic left heart syndrome in the United States, 1988-1997, *Pediatrics* 110:292–298, 2002.
37. Chock VY, Chang IJ, Reddy MV: Short-term neurodevelopmental outcomes in neonates with congenital heart disease: the era of newer surgical strategies, *Congenit Heart Dis* 7(6):544–550, 2012.
38. Christos SC, Katch V, Crowley DC, et al.: Hemodynamic responses to upright exercise of adolescent cardiac transplant patients, *J Pediatr* 121:312–316, 1992.
39. Clancy RR, Sahrif U, Ichord R, et al.: Electrographic neonatal seizures after infant heart surgery, *Epilepsia* 46:84–90, 2005.
40. Clare MD: Home care of infants and children with cardiac disease, *Heart Lung* 14:218–222, 1985.
41. Connolly D, McClowry S, Hayman L, et al.: Posttraumatic stress disorder in children after cardiac surgery, *J Pediatr* 144:480–484, 2004.

42. Cooley DA, Cabello OV, Preciado FM: Repair of total anomalous pulmonary venous return, *Tex Heart Inst J* 35:451–453, 2008.
43. Crane LD: The neonate and child. In Frownfelter DL, editor: *Chest physical therapy and pulmonary rehabilitation*, Chicago, 1987, Year Book, pp 666–697.
44. Cullen SM, Cronk CE, Pueschel SM, et al.: Social development and feeding milestones of young Down syndrome children, *Am J Ment Defic* 85:410–415, 1981.
45. Davidson J, Gringras P, Fairhurst C, et al.: Physical and neurodevelopmental outcomes in children with single-ventricle circulation, *Arch Dis Child* 100(5):449–453, 2015.
46. Davies RR, Pizarro C: Decision-making for surgery in the management of patients with univentricular heart, *Front Pediatr* 3:61, 2015.
47. Del Castillo SL, Moromisato DY, Dorey F, et al.: Mesenteric blood flow velocities in the newborn with single-ventricle physiology: modified Blalock-Taussig shunt versus right ventricle-pulmonary artery conduit, *Pediatr Crit Care Med* 7:132–137, 2006.
48. Reference deleted in proofs.
49. DeMaso DR, Campis LK, Wypij D, et al.: The impact of maternal perceptions and medical severity on the adjustment of children with congenital heart disease, *J Pediatr Psychol* 16:137–149, 1991.
50. Deshpande S, Wolf M, Kim D, Kirshbom P: Simple transposition of the great arteries. In Da Cruz EM, Ivy D, Jaggers J, editors: *Pediatric and congenital cardiology, cardiac surgery and intensive care*, London, 2014, Springer, pp 1919–1940.
51. Dipchand AI, Edwards LB, Kucheryavaya AY, et al.: The registry of the International Society for Heart and Lung Transplantation: seventeenth official pediatric heart transplantation report—2014; Focus theme: retransplantation, *J Heart Lung Transplant* 33(10):985–895, 2014.
52. Donovan EF, Mathews RA, Nixon PA, et al.: An exercise program for pediatric patients with congenital heart disease: psychological aspects, *J Cardiac Rehabil* 3:476–480, 1983.
53. Dunn JM, Cavarocchi NC, Balsara RK, et al.: Pediatric heart transplantation, at St. Christopher's Hospital for Children, *J Heart Transplant* 6:334–342, 1987.
54. duPlessis AJ, Chang AC, Wessel DL, et al.: Cerebrovascular accidents following the Fontan operation, *Pediatr Neurol* 12:230–236, 1995.
55. Ekman-Joelsson BM, Berntsson L, Sunnegardh J: Quality of life in children with pulmonary atresia and intact ventricular septum, *Cardiol Young* 14:615–621, 2004.
56. Feldt RH, Ewert JC, Stickler GB, Weidman WH: Children with congenital heart disease, *Am J Dis Child* 117:281–287, 1969.
57. Fenton KN, Webber SA, Danford DA, et al.: Long-term survival after pediatric cardiac transplantation and postoperative ECMO support, *Ann Thorac Surg* 76:843–847, 2003.
58. Ferry PC: Neurologic sequelae of open-heart surgery in children, *Am J Dis Child* 144:369–373, 1990.
59. Fogel MA, Li C, Wilson F, et al.: Relationship of cerebral blood flow to aortic-to-pulmonary collateral/shunt flow in single ventricles, *Heart August* 101(16):1325–1331, 2015.
60. Forbess JM, Visconti KJ, Hancock-Friesen C, et al.: *Circulation* 106 (Suppl I):I-95–I-102, 2002.
61. Fredriksen PM, Pettersen E, Thaulow E: Declining aerobic capacity of patients with arterial and atrial switch procedures, *Pediatr Cardiol* 30:166–171, 2009.
62. Reference deleted in proofs.
63. Furness S, Hyslop-St. George C, Pound B, et al.: Development of an interprofessional pediatric ventricular assist device support team, *ASAIO J* 54:483–485, 2008.
64. Garcia E, Granados M, Fittipaldi M, Comas J: Persistent arterial duct. In Da Cruz EM, Ivy D, Jaggers J, editors: *Pediatric and congenital cardiology, cardiac surgery and intensive care*, London, 2014, Springer, pp 1425–1437.
65. Gardner FV, Freeman NH, Black AM, Angelini GD: Disturbed mother-infant interaction in association with congenital heart disease, *Heart* 76:56–59, 1996.
66. Gaynor JW, Jarvik GP, Bernbaum J, et al.: The relationship of postoperative electrographic seizures to neurodevelopmental outcome at 1 year of age after neonatal and infant cardiac surgery, *J Thorac Cardiovasc Surg* 131:181–189, 2006.
67. Gaynor JW, Stopp C, Wypij D, et al.: Neurodevelopmental outcomes after cardiac surgery in infancy, *Pediatrics* 135(5):816–825, 2015.
68. Gaynor JW, Wernovsky G, Jarvik GP, et al.: Patient characteristics are important determinants of neurodevelopmental outcome at one year of age after neonatal and infant cardiac surgery, *J Thorac Cardiovasc Surg* 133:1344–1353, 2007.
69. Gessler P, Schmitt B, Pretre R, Latal B: Inflammatory response and neurodevelopmental outcome after open-heart surgery, *Pediatr Cardiol* 30:301–305, 2009.
70. Giardini A, Hager A, Lammers AE, et al.: Ventilatory efficiency and aerobic capacity predict event-free survival in adults with atrial repair for complete transposition of the great arteries, *J Am Coll Cardiol* 53:1548–1555, 2009.
71. Gingell RL, Hornung MG: Growth problems associated with congenital heart disease in infancy. In Lebenthal E, editor: *Textbook of gastroenterology and nutrition in infancy*, ed 2, New York, 1989, Raven Press, pp 639–649.
72. Goldberg B, Fripp RR, Lister G, et al.: Effect of physical training on exercise performance of children following surgical repair of congenital heart disease, *Pediatrics* 68:691–699, 1981.
73. Goldberg CS, Schwartz EM, Brunberg JA, et al.: Neurodevelopmental outcome of patients after the Fontan operation: a comparison between children with hypoplastic left heart syndrome and other functional single ventricle lesions, *J Pediatr* 137:646–652, 2000.
74. Goldberg S, Simmons RJ, Newman J, et al.: Congenital heart disease, parental stress, and infant-mother relationships, *J Pediatr* 119:661–666, 1991.
75. Goldberg S, Washington J, Morris P, et al.: Early diagnosed chronic illness and mother-child relationships in the first two years, *Can J Psychiatry* 55:726–733, 1990.
76. Reference deleted in proofs.
77. Griffiths ER, Kaza AK, Wyler von Ballmoos MC, et al.: Evaluating failing Fontans for heart transplantation: predictors of death, *Ann Thorac Surg* 88:558–564, 2009.
78. Gudermuth S: Mothers' reports of early experiences of infants with congenital heart disease, *Matern Child Nurs J* 4:155–164, 1975.
79. Guillemaud JP, El-Hakim H, Richards S, Chauhan N: Airway pathologic abnormalities in symptomatic children with congenital cardiac and vascular disease, *Arch Otolaryngol Head Neck Surg* 133:672–676, 2007.
80. Haka-Ikse K, Blackwood MA, Steward DJ: Psychomotor development of infants and children after profound hypothermia during surgery for congenital heart disease, *Dev Med Child Neurol* 20:62–70, 1978.
81. Haneda K, Itoh T, Togo T, et al.: Effects of cardiac surgery on intellectual function in infants and children, *Cardiovasc Surg* 4:303–307, 1996.
82. Harrison AM, Davis S, Reid JR, et al.: Neonates with hypoplastic left heart syndrome have ultrasound evidence of abnormal superior mesenteric artery perfusion before and after the modified Norwood procedure, *Pediatr Crit Care Med* 6:445–447, 2005.
83. Hazekamp M, Schneider A, Blom N: Pulmonary atresia with intact ventricular septum. In Da Cruz EM, Ivy D, Jaggers J, editors: *Pediatric and congenital cardiology, cardiac surgery and intensive care*, London, 2014, Springer, pp 1543–1555.
84. Hetzer R, Stiller B: Technology insight: use of ventricular assist devices in children, *Nat Clin Pract Cardiovasc Med* 3:377–387, 2006.
85. Hirsch JC, Charpie JR, Ohye RG, Gurney JG: Near infrared spectroscopy: what we know and what we need to know-A systematic review of the congenital heart disease, *J Thorac Cardiovasc Surg* 137:154–159, 2009.
86. Hirsch JC, Devaney EJ, Ohye RG, Bove EL: Hypoplastic left heart syndrome. In Mavroudis C, Backer C, editors: *Pediatric*

cardiovascular medicine, ed 4, Hoboken, NJ, 2013, Blackwell, pp 619–635.

87. Hoffman GM, Brosig C, Mussatto K, et al.: Perioperative cerebral oxygen saturation in neonates with hypoplastic left heart syndrome and childhood neurodevelopmental outcome, *J Thorac Cardiovasc Surg* 146(5):1153–1164, 2013.
88. Hoffman JI, Kaplan S: The incidence of congenital heart disease, *J Am Coll Cardiol* 39:1890–1900, 2002.
89. Holden KR, Sessions JC, Cure J, et al.: Neurologic outcomes in children with post-pump choreoathetosis, *J Pediatr* 132:162–164, 1998.
90. Hollander SA, Callus E: Cognitive and psychologic considerations in pediatric heart failure, *J Card Fail* 20(10):782–785, 2014.
91. Hollander SA, Hollander AJ, Rizzuto S, et al.: An inpatient rehabilitation program utilizing standardized care pathways after paracorporeal ventricular assist device placement in children, *J Heart Lung Transplant* 33(6):587–592, 2014.
92. Hovels-Gurich HH, Kunz D, Seghaye M, et al.: Results of exercise testing at a mean age of 10 years after neonatal arterial switch operation, *Acta Paediatrica* 92:190–196, 2003.
93. Imamura M, Dossey AM, Prodhan P, et al.: Bridge to cardiac transplantation in children: Berlin Heart versus extracorporeal membrane oxygenation, *Ann Thorac Surg* 87:1894–1901, 2009.
94. Jadcherla SR, Vijayapal AS, Leuthner S: Feeding abilities in neonates with congenital heart disease: a retrospective study, *J Perinatol* 29:112–118, 2009.
95. Jaggers J, Barrett C, Landeck B: Pulmonary stenosis and insufficiency. In Da Cruz EM, Ivy D, Jaggers J, editors: *Pediatric and congenital cardiology, cardiac surgery and intensive care*, London, 2014, Springer, pp 1557–1576.
96. James FW, Blomqvist CG, Freed MD, et al.: Standards for exercise testing in the pediatric age group, *Circulation* 66:1377A–1397A, 1982.
97. Jayakumar KA, Addonizio LJ, Kichuk-Chrisant MR, et al.: Cardiac transplantation after the Fontan or Glenn procedure, *J Am Coll Cardiol* 44:2065–2072, 2004.
98. Jenkins KJ, Correa A, Feinstein JA, et al.: Noninherited risk factors and congenital cardiovascular defects: current knowledge. A scientific statement from the American Heart Association Council on cardiovascular disease in the young, *Circulation* 115:2995–3014, 2007.
99. Johnson BA: Postoperative physical therapy in the pediatric cardiac surgery patient, *Pediatr Phys Ther* 2:14–22, 1991.
100. Kaltman JR, Jarvik GP, Bernbaum J, et al.: Neurodevelopmental outcome after early repair of a ventricular septal defect with or without aortic arch obstruction, *J Thorac Cardiovasc Surg* 131:792–798, 2006.
101. Kayambu G, Boots R, Paratz J: Physical therapy for the critically ill in the ICU: a systematic review and meta-analysis, *Crit Care Med* 41(6):1543–1554, 2013.
102. Kelleher DK, Laussen P, Teizeira-Pinto A, Duggan C: Growth and correlates of nutritional status among infants with hypoplastic left heart syndrome after stage 1 Norwood procedure, *Nutrition* 22:236–244, 2006.
103. Kendall S, Karamichalis J, Karamlou T, et al.: Atrial septal defect. In Da Cruz EM, Ivy D, Jaggers J, editors: *Pediatric and congenital cardiology, cardiac surgery and intensive care*, London, 2014, Springer, pp 1439–1454.
104. Kirk R, Edwards LB, Aurora P, et al.: Registry of the International Society for Heart and Lung Transplantation: eleventh official pediatric heart transplantation report-2008, *J Heart Lung Transplant* 27:970–977, 2008.
105. Kirshbom PM, Flynn TB, Clancy RR, et al.: Late neurodevelopmental outcome after repair of total anomalous pulmonary venous connection, *J Thorac Cardiovasc Surg* 129:1091–1097, 2005.
106. Koch BM, Galioto FM, Vaccaro P, et al.: Flexibility and strength measures in children participating in a cardiac rehabilitation exercise program, *Phys Sports Med* 116:139–147, 1988.
107. Kolovos NS, Bratton SL, Moler FW, et al.: Outcome of pediatric patients treated with extracorporeal life support after cardiac surgery, *Ann Thorac Surg* 76:1435–1442, 2003.
108. Kong SG, Tay JS, Yip WC, Chay SO: Emotional and social effects of congenital heart disease in Singapore, *Aust Paediatr J* 22:101–106, 1986.
109. Kovacikova L, Dobos D, Zahorec M: Non-invasive positive pressure ventilation for bilateral diaphragm after pediatric cardiac surgery, *Interact Cardiovasc Thorac Surg* 8:171–172, 2009.
110. Kramer HH, Aswiszus D, Sterzel U, et al.: Development of personality and intelligence in children with congenital heart disease, *J Child Psychiatry* 30:299–308, 1989.
111. Laane KM, Meberg A, Otterstad JE, et al.: Quality of life in children with congenital heart defects, *Acta Paediatrica* 86:975–980, 1997.
112. Lamour JM, Kanter KR, Naftel DC, et al.: The effect of age, diagnosis, and previous surgery in children and adults undergoing heart transplantation for congenital heart disease, *J Am Coll Cardiol* 54:160–165, 2009.
113. Latal B, Kellenberger C, Dimitropoulos A, Beck I, et al.: Can preoperative cranial ultrasound predict early neurodevelopmental outcome in infants with congenital heart disease? *Dev Med Child Neurol* (7):639–644, 2015.
114. Lawrence KS, Fricker FJ: Pediatric heart transplantation: quality of life, *J Heart Transplantat* 6:329–333, 1987.
115. Lee H, Ko YJ, Suh GY, et al.: Safety profile and feasibility of early physical therapy and mobility for critically ill patients in the medical intensive care unit: beginning experiences in Korea, *J Crit Care* 30(4):673–677, 2015.
116. Lee M, Udekem Y, Brizard C: Coarctation of the aorta. In Da Cruz EM, Ivy D, Jaggers J, editors: *Pediatric and congenital cardiology, cardiac surgery and intensive care*, London, 2014, Springer, pp 1631–1646.
117. Liamlahi R, von Rhein M, Buhrer S, et al.: Motor dysfunction and behavioural problems frequently coexist with congenital heart disease in school-age children, *Acta Paediatrica* 103(7):752–758, 2014.
118. Licht DJ, Shera DM, Clancy RR, et al.: Brain maturation is delayed in infants with complex congenital heart defects, *J Thorac Cardiovasc Surg* 137:529–537, 2009.
119. Licht DJ, Wang J, Silvestre DW, et al.: Preoperative cerebral blood flow is diminished in neonates with severe congenital heart defects, *J Thorac Cardiovasc Surg* 128:841–850, 2004.
120. Limperopoulos C, Majnemer A, Shevell MI, et al.: Functional limitations in young children with congenital heart defects after cardiac surgery, *Pediatrics* 108:1325–1331, 2001.
121. Limperopoulos C, Tworetzky W, McElhinney DB, et al.: Brain volume and metabolism in fetuses with congenital heart disease: evaluation with quantitative magnetic resonance imaging and spectroscopy, *Circulation* 121(1):26–33, 2010.
122. Linde LM, Rasof B, Dunn OJ: Longitudinal studies of intellectual and behavioral development in children with congenital heart disease, *Acta Paediatrica* 59:169–176, 1970.
123. Loeffel M: Developmental considerations of infants and children with congenital heart disease, *Heart Lung* 14:214–217, 1985.
124. Longmuri PE, McCrindle BW: Physical activity restrictions for children after the Fontan operation: disagreement between parent, cardiologist and medical record reports, *Am Heart J* 157:853–859, 2009.
125. Lorts A, Zafar F, Adachi I, Morales DLS: Mechanical assist devices in neonates and infants, *Semin Thorac Cardiovasc Surg Pediatr Card Surg Ann* 17(1):91–95, 2014.
126. Lynch JM, Buckley EM, Schwab PJ, et al.: Time to surgery and preoperative cerebral hemodynamics predict postoperative white matter injury in neonates with hypoplastic left heart syndrome, *J Thorac Cardiovasc Surg* 148(5):2181–2188, 2014.
127. Maher KO, Pizarro C, Gidding SS, et al.: Hemodynamic profile after the Norwood procedure with right ventricle to pulmonary artery conduit, *Circulation* 108:782–784, 2003.

128. Mahle WT, Clancy RR, McGaurn SP, et al.: Impact of prenatal diagnosis on survival and early neurologic morbidity in neonates with the hypoplastic left heart syndrome, *Pediatrics* 107:1277–1282, 2001.
129. Mahle WT, Lundine K, Kanter KR, et al.: The short term effects of cardiopulmonary bypass on neurologic function in children and young adults, *Eur J Cardiothorac Surg* 26:920–925, 2004.
130. Mahle WT, Tavani F, Zimmerman RA, et al.: An MRI study of neurological injury before and after congenital heart surgery, *Circulation* 106(Suppl I):I-109–I-114, 2002.
131. Mahle WT, Wernovsky G: Long-term developmental outcome of children with complex congenital heart disease, *Clin Perinatol* 28:235–247, 2001.
132. Mahle WT, Wernovsky G, Moss EM, et al.: Neurodevelopmental outcome and lifestyle assessment in school age and adolescent children with hypoplastic left heart syndrome, *Pediatrics* 105:1082–1089, 2000.
133. Majnemer A, Limperopoulos C, Shevell M, et al.: Developmental and functional outcomes at school entry in children with congenital heart defects, *J Pediatr* 153:55–60, 2008.
134. Malaisrie SC, Pelletier MP, Yun JJ, et al.: Pneumatic paracorporeal ventricular assistive device in infants and children: initial Stanford experience, *J Heart Lung Transplant* 27:173–177, 2008.
135. Marino BS, Lipkin PH, Newburger JW, et al.: Neurodevelopmental outcomes in children with congenital heart disease: evaluation and management: a scientific statement from the American Heart Association, *Circulation* 126(9):1143–1172, 2012.
136. Mascio CE: The use of ventricular assist device support in children: the state of the art, *Artif Organs* 39(1):14–20, 2015.
137. Mathew OP: Respiratory control during nipple feeding in pre-term infants, *Pediatr Pulmonol* 5:220–224, 1988.
138. Mathew OP, Clark ML, Pronske ML, et al.: Breathing pattern and ventilation during oral feeding in term newborn infants, *J Pediatr* 106: 810–813, 1985.
139. Mathews RA, Nixon PA, Stephenson RJ, et al.: An exercise program for pediatric patients with congenital heart disease: organizational and physiologic aspects, *J Cardiac Rehabil* 3:467–475, 1983.
140. Mavroudis C, Backer CL, Wiley Online Library (Online service): *Pediatric cardiac surgery*, Chichester, West Sussex, UK, 2013, Wiley Blackwell.
141. Mavroudis C, Backer CL: Transposition of the great arteries. In Mavroudis C, Backer C, editors: *Pediatric cardiovascular medicine*, ed 4, Hoboken, NJ, 2013, Blackwell, pp 492–529.
142. Mavroudis C, Backer CL, Jacobs JP, Anderson RH: Ventricular septal defect. In Mavroudis C, Backer C, editors: *Pediatric cardiovascular medicine*, ed 4, Hoboken, NJ, 2013, Blackwell, pp 311–341.
143. McBride MG, Binder TJ, Paridon SM: Safety and feasibility of inpatient exercise training in pediatric heart failure: a preliminary report, *J Cardiopulm Rehabil Prev* 27:219–222, 2007.
144. McCrindle BW, Williams RV, Mitchell PD, et al.: Relationship of patient and medical characteristics to health status in children and adolescents after the Fontan procedure, *Circulation* 113:1123–1129, 2006.
145. McCusker CG, Doherty NN, Molloy B, et al.: A controlled trial of early interventions to promote maternal adjustment and development in infants born with severe congenital heart disease, *Child Care Health Dev* 36(1):110–117, 2010.
146. Messmer BJ, Schallberger Y, Gattiker R, Senning A: Psychomotor and intellectual development after deep hypothermia and circulatory arrest in early infancy, *J Thorac Cardiovasc Surg* 72:495–501, 1976.
147. Miller JR, Lancaster TS, Eghtesady P: Current approaches to device implantation in pediatric and congenital heart disease patients, *Expert Rev Cardiovasc Ther* 13(4):417–427, 2015.
148. Miller JR, Boston US, Epstein DJ, et al.: Pediatric quality of life while supported with a ventricular assist device, *Congenit Heart Dis* 10(4):E189–E196, 2015.
149. Miller SP, McQuillen PS, Hamrick S, et al.: Abnormal brain development in newborns with congenital heart disease, *N Engl J Med November* 357(19):1927–1938, 2007.
150. Miyamoto S, Campbell D, Auerbach S: Heart transplantation. In Da Cruz EM, Ivy D, Jaggers J, editors: *Pediatric and congenital cardiology, cardiac surgery and intensive care*, London, 2014, Springer, pp 2827–2850.
151. Morales DLS, Almond CSD, Jaquiss RDB, et al.: Bridging children of all sizes to cardiac transplantation: the initial multicenter North American experience with the Berlin Heart EXCOR ventricular assist device, *J Heart Lung Transplant* 30(1):1–8, 2011.
152. Mumtaz MA, Qureshi A, Mavroudis C, Backer CL: Patent ductus arteriosus. In Mavroudis C, Backer C, editors: *Pediatric cardiovascular medicine*, ed 4, Hoboken, NJ, 2013, Blackwell, pp 225–233.
153. Mussatto KA, Hoffmann R, Hoffman G, et al.: Risk factors for abnormal developmental trajectories in young children with congenital heart disease, *Circulation* 132(8):755–761, 2015.
154. Neal AE, Stopp C, Wypij D, et al.: Predictors of health-related quality of life in adolescents with tetralogy of Fallot, *J Pediatr* 166(1):132–138, 2015.
155. Nelson J, Bove E, Hirsch-Romano J: Tetralogy of Fallot. In Da Cruz EM, Ivy D, Jaggers J, editors: *Pediatric and congenital cardiology, cardiac surgery and intensive care*, London, 2014, Springer, pp 1505–1526.
156. Newberger JW, Sleeper LA, Bellinger DC, et al.: Early developmental outcome in children with hypoplastic left heart syndrome and related anomalies, *Circulation* 125:2081–2091, 2012.
157. Newberger JW, Wypij D, Bellinger DC, et al.: Length of stay after infant heart surgery is related to cognitive outcome at age 8 years, *J Pediatr* 143:67–73, 2003.
158. Niset G, Coustry-Degre C, Degre S: Psychosocial and physical rehabilitation after heart transplantation: 1-year follow-up, *Cardiology* 75:311–317, 1988.
159. Nydegger A, Walsh A, Penny DJ, et al.: Changes in resting energy expenditure in children with congenital heart disease, *Eur J Clin Nutrit* 63:392–397, 2009.
160. Nytroen K, Gullestad L: Exercise after heart transplantation: an overview, *World J Transplant* 3(4):78–90, 2013.
161. O'Dougharty M, Wright FS, Loewenson RB, Torres F: Cerebral dysfunction after chronic hypoxia in children, *Neurology* 35:42–46, 1985.
162. Owen M, Shevell MCM, Donofrio M, et al.: Brain volume and neurobehavior in newborns with complex congenital heart defects, *J Pediatr* 164(5):1121–1127e1, 2014.
163. Ozbaran M, Yagdi T, Engin C, et al.: New era of pediatric ventricular assist devices: let us go to school, *Pediatr Transplant* 19(1):82–86, 2015.
164. Patel P, Rotta A, Brown J: Partial and total anomalous pulmonary venous connections and associated defects. In Da Cruz EM, Ivy D, Jaggers J, editors: *Pediatric and congenital cardiology, cardiac surgery and intensive care*, London, 2014, Springer, pp 1885–1904.
165. Perrault H, Drblik SP: Exercise after surgical repair of congenital cardiac lesions, *Sports Med* 7:18–31, 1989.
166. Phelps HM, Mahle WT, Kim D, et al.: Postoperative cerebral oxygenation in hypoplastic left heart syndrome after the Norwood procedure, *Ann Thorac Surg* 87:1490–1494, 2009.
167. Pierpont ML, Basson DT, Benson DW, et al.: Genetic basis for congenital heart defects: current knowledge. A scientific statement from the American Heart Association Congenital Cardiac Defects Committee, Council on Cardiovascular Disease in the Young: endorsed by the American Academy of Pediatrics, *Circulation* 115:3015–3038, 2007.
168. Pizarro C, Malec E, Maher KO, et al.: Right ventricle to pulmonary artery conduit improves outcome after stage I Norwood for hypoplastic left heart syndrome, *Circulation* 108(Suppl II):II-155–II-160, 2003.

169. Polastri M, Loforte A, Dell'Amore A, Nava S: Physiotherapy for patients on awake extracorporeal membrane oxygenation: a systematic review, *Physiother Res Int*, 2015. [Epub ahead of print].
170. Reference deleted in proofs.
171. Rajantie IPT, Laurila MPT, Pollari KPT, et al.: Motor development of infants with univentricular heart at the ages of 16 and 52 weeks, *Pediatr Phys Ther* 25(4):444–450, 2013.
172. Rao PS: Tricuspid atresia. In Mavroudis C, Backer C, editors: *Pediatric cardiovascular medicine*, ed 4, Hoboken, NJ, 2013, Blackwell, pp 487–508.
173. Rasof B, Linde LM, Dunn OJ: Intellectual development in children with congenital heart disease, *Child Dev* 38:1043–1053, 1967.
174. Ravishankar C, Zak V, Williams IA, et al.: Association of impaired linear growth and worse neurodevelopmental outcome in infants with single ventricle physiology: a report from the pediatric heart network infant single ventricle trial, *J Pediatr* 162(2):250–256e2, 2013.
175. Rawlinson E, Howard R: Post-operative sedation and analgesia. In Da Cruz EM, Ivy D, Jaggers J, editors: *Pediatric and congenital cardiology, cardiac surgery and intensive care*, London, 2014, Springer, pp 705–719.
176. Reference deleted in proofs.
177. Reference deleted in proofs.
178. *Rehabilitation of patients on Berlin Heart EXCOR pediatric ventricular assist devices at Texas Children's Hospital*, Presented at Texas Children's Hospital, May 29, 2009.
179. Robbers-Visser D, Kapusta L, van Osch-Gevers L, et al.: Clinical outcome 5 to 18 years after the Fontan operation performed on children younger than 5 years, *J Thorac Cardiovasc Surg* 138:89–95, 2009.
180. Rockett SR, Bryant JC, Morrow WR: Preliminary single center North American experience with the Berlin Heart pediatric EXCOR device, *ASAIO J* 54:479–482, 2008.
181. Rollins CK, Newburger JW: Neurodevelopmental outcomes in congenital heart disease, *Circulation* 130(14):e124–e146, 2014.
182. Roos-Hesselink JW, Meijboom FJ, Spitaels SE, et al.: Excellent survival and low incidence of arrhythmias, stroke and heart failure long-term after surgical ASD closure at young age: a prospective follow-up study of 21-33 years, *Eur Heart J* 24:190–197, 2003.
183. Rosenthal A: Care of the postoperative child and adolescent with congenital heart disease. In Barness LA, editor: *Advances in pediatrics*, Chicago, 1983, Year Book, pp 131–167.
184. Rossano JW, Jang GY: Pediatric heart failure: current state and future possibilities, *Korean Circ J* 45(1):1–8, 2015.
185. Rossano JW, Morales D, Fraser CD: Heart transplantation. In Mavroudis C, Backer C, editors: *Pediatric cardiovascular medicine*, ed 4, Hoboken, NJ, 2013, Blackwell, pp 813–826.
186. Rossi AF, Fishberger S, Hannan RL, et al.: Frequency and indications for tracheostomy and gastrostomy after congenital heart surgery, *Pediatr Cardiol* 30:225–231, 2009.
187. Rossi AF, Seiden HS, Sadeghi AM, et al.: The outcome of cardiac operations in infants weighing two kilograms or less, *J Thorac Cardiovasc Surg* 116:29–35, 1998.
188. Ross Russell RI, Helms PJ, Elliot MJ: A prospective study of phrenic nerve damage after cardiac surgery in children, *Intensive Care Med* 34:727–734, 2008.
189. Ruttenberg HD, Adams TD, Orsmond GS, et al.: Effects of exercise training on aerobic fitness in children after open heart surgery, *Pediatr Cardiol* 4:19–24, 1983.
190. Sadowsky HS, Rohrkemper KF, Quon SYM: *Rehabilitation of cardiac and cardiopulmonary recipients: an introduction for physical and occupational therapists*, Stanford, CA, 1986, Stanford University Hospital.
191. Sahu B, Chauhan S, Kiran U, et al.: Neuropsychological function in children with cyanotic heart disease undergoing corrective cardiac surgery: effect of two different rewarming strategies, *Eur J Cardiothorac Surg* 35:505–510, 2009.
192. Sananes R, Manlhiot C, Kelly E, et al.: Neurodevelopmental outcomes after open heart operations before 3 months of age, *Ann Thorac Surg* 93(5):1577–1583, 2012.
193. Sano S, Ishino K, Kado H, et al.: Outcome of right ventricle-to-pulmonary artery shunt in first-stage palliation of hypoplastic left heart syndrome: a multi-institutional study, *Ann Thorac Surg* 78:1951–1958, 2004.
194. Sarrechia I, De Wolf D, Miatton M, et al.: Neurodevelopment and behavior after transcatheter versus surgical closure of secundum type atrial septal defect, *J Pediatr* 166(1):31–38e1, 2015.
195. Scaravilli V, Zanella A, Sangalli F, Patroniti N: Basic aspects of physiology during ECMO support. In Sangalli F, Patroniti N, Pesenti A, editors: *ECMO-extracorporeal life support in adults*, Milan, Italy, 2014, Springer-Vertag Italia, pp 19–36.
196. Schaefer C, von Rhein M, Knirsch W, et al.: Neurodevelopmental outcome, psychological adjustment, and quality of life in adolescents with congenital heart disease, *Dev Med Child Neurol December* 55(12): 1143–1149, 2013.
197. Schultz AH, Jarvik GP, Wernovsky G, et al.: Effect of congenital heart disease on neurodevelopmental outcomes within multiple-gestation births, *J Thorac Cardiovasc Surg* 130:1511–1516, 2005.
198. Schweiger M, Vanderpluym C, Jeewa A, et al.: Outpatient management of intra-corporeal left ventricular assist device system in children: a multi-center experience, *Am J Transplant* 5(2):453–460, 2015.
199. Sciurba FC, Owens GR, Sanders MH, et al.: Evidence of an altered pattern of breathing during exercise in recipients of heart-lung transplants, *N Engl J Med* 319:1186–1192, 1988.
200. Settergren G, Ohqvist G, Lundberg S, et al.: Cerebral blood flow and cerebral metabolism in children following cardiac surgery with deep hypothermia and circulatory arrest: clinical course and follow-up of psychomotor development, *Scand J Thoracic Cardiovasc Surg* 16:209–215, 1982.
201. Shi SS, Zhao ZY, Liu XW, et al.: Perioperative risk factors for prolonged mechanical ventilation following cardiac surgery in neonates and young infants, *Chest J* 134:768–774, 2009.
202. Silbert A, Wolff PH, Mayer B, et al.: Cyanotic heart disease and psychological development, *Pediatrics* 43:192–200, 1969.
203. Staveski SL, Avery S, Rosenthal DN, et al.: Implementation of a comprehensive interdisciplinary care coordination of infants and young children on Berlin Heart ventricular assist devices, *J Cardiovasc Nurs* 26(3):231–238, 2011.
204. Stavinoha PL, Fixler DE, Mahony L: Cardiopulmonary bypass to repair an atrial septal defect does not affect cognitive function in children, *Circulation* 107:2722–2725, 2003.
205. Stewart RD, Mavroudis C, Backer CL: Tetralogy of Fallot. In Mavroudis C, Backer C, editors: *Pediatric cardiovascular medicine*, ed 4, Hoboken, NJ, 2013, Blackwell, pp 410–427.
206. Stigall W, Willis B: Mechanical ventilation, cardiopulmonary interactions, and pulmonary issues in children with critical cardiac disease. In Da Cruz EM, Ivy D, Jaggers J, editors: *Pediatric and congenital cardiology, cardiac surgery and intensive care*, London, 2014, Springer, pp 3147–3181.
207. Stromvall-Larsson E, Eriksson E, Holgren D, Sixt R: Pulmonary gas exchange during exercise in Fontan patients at a long-term follow-up, *Clin Physiol Funct Imaging* 24:327–334, 2004.
208. Throckmorton AL, Chopski SG: Pediatric circulator support: current strategies and future directions. Biventricular and univentricular mechanical assistance, *ASAIO J* 54:491–497, 2008.
209. Thrush PT, Hoffman TM: Pediatric heart transplantation-indications and outcomes in the current era, *J Thorac Dis* 6(8):1080–1096, 2014.
210. Tibballs J, Cantwell-Bartl A: Outcomes of management decisions by parents for their infants with hypoplastic left heart syndrome born with and without a prenatal diagnosis, *J Paediatr Child Health* 44:321–324, 2008.
211. Trittenwein G, Nardi A, Pansi H, et al.: Early postoperative prediction of cerebral damage after pediatric cardiac surgery, *Ann Thorac Surg* 76:576–580, 2003.
212. Turner DA, Rehder KJ, Bonadonna D, et al.: Ambulatory ECMO

as a bridge to lung transplant in a previously well pediatric patient with ARDS, *Pediatrics* 134(2):e583–e585, 2014.

213. Uzark L, Lincoln A, Lamberti JJ, et al.: Neurodevelopmental outcomes in children with Fontan repair of functional single ventricle, *Pediatrics* 101:630–633, 1998.
214. Vaidyanathan B, Radhakrishnn R, Sarala DA, et al.: What determines nutritional recovery in malnourished children after correction of congenital heart defects. *Pediatrics* 124(2):e294–e299.
215. van Breda A: Postoperative care of infants and children who require cardiac surgery, *Heart Lung* 14:205–207, 1985.
216. Viola N, Caldarone CA: Total anomalous pulmonary venous connection. In Mavroudis C, Backer C, editors: *Pediatric cardiovascular medicine*, ed 4, Hoboken, NJ, 2013, Blackwell, pp 659–673.
217. Visconti KJ, Bichell DP, Jonas RA, et al.: Developmental outcome after surgical versus interventional closure of secundum atrial septal defect in children, *Circulation* 100(Suppl):II145–II150, 1999.
218. Visconti KJ, Saudino KJ, Rappaport LA, et al.: Influence of parental stress and social support on the behavioural adjustment of children with transposition of the great arteries, *J Dev Behav Pediatr* 23:314–321, 2002.
219. Vollman KM: Introduction to progressive mobility, *Crit Care Nurse* 30(2):S3–S5, 2010.
220. von Rhein M, Buchmann A, Hagmann C, et al.: Brain volumes predict neurodevelopment in adolescents after surgery for congenital heart disease, *Brain* 137(1):268–276, 2014.
221. Warnes CA, Williams RG, Bashore TM, et al.: ACC/AHA 2008 Guidelines for the Management of Adults with Congenital Heart Disease: a report of the American College of Cardiology/American Heart Association Task Force on Practice Guidelines (writing committee to develop guidelines on the management of adults with congenital heart disease), *Circulation* 118(23):e714–e833, 2008.
222. Watchie J: *Cardiovascular and pulmonary physical therapy: a clinical manual*, ed 2, St. Louis, 2009, Saunders.
223. Welke KF, O'Brien SM, Peterson ED, et al.: The complex relationship between pediatric cardiac surgical case volumes and mortality rates in a national clinical database, *J Thorac Surg* 137:1133–1140, 2009.
224. Wells FC, Coghill S, Caplan HL, Lincoln C: Duration of circulatory arrest does influence the psychological development of children after cardiac operation in early life, *J Thorac Cardiovasc Surg* 86:823–831, 1983.
225. Werner H, Latal B, Valsangiacomo Buechel E, et al.: Health-related quality of life after open-heart surgery, *J Pediatr* 164(2):254–258e1, 2014.
226. Wieczorek B, Burke C, Al-Harbi A, Kudchadkar SR: Early mobilization in the pediatric intensive care unit: a systematic review, *J Pediatr Intensive Care* 129–170, 2015.
227. Wray J, Sensky T: How does the intervention of cardiac surgery affect the self-perception of children with congenital heart disease? *Child Care Health Dev* 24:57–72, 1998.
228. Yi SH, Kim SJ, Huh J, et al.: Dysphagia in infants after open heart procedures, *Am J Phys Med Rehabil* 92(6):496–503, 2013.
229. Youssef NM: School adjustment of children with congenital heart disease, *Matern Child Nurs J* 17:217–302, 1988.
230. Zafar F, Castleberry C, Khan MS, et al.: Pediatric heart transplant waiting list mortality in the era of ventricular assist devices, *J Heart Lung Transplant* 34(1):82–88, 2015.
231. Zebuhr C, Sinha A, Skillman H, Buckvold S: Active rehabilitation in a pediatric extracorporeal membrane oxygenation patient, *PM R* 6(5): 456–460, 2014.
232. Zetser I, Jarvik GP, Bernbaum J, et al.: Genetic factors are important determinants of neurodevelopmental outcome after repair of tetralogy of Fallot, *J Thorac Cardiovasc Surg* 135:91–97, 2008.

推荐阅读

Almond CS, Thiagarajan RR, Piercey GE, et al.: Waiting list mortality among children listed for heart transplantation in the United States, *Circulation* 119:717–727, 2009.

Chock VY, Chang IJ, Reddy MV: Short-term neurodevelopmental outcomes in neonates with congenital heart disease: the era of newer surgical strategies, *Congenit Heart Dis* 7(6):544–550, 2012.

Kayambu G, Boots R, Paratz J: Physical therapy for the critically ill in the ICU: a systematic review and meta-analysis, *Crit Care Med* 41(6):1543–1554, 2013.

Majnemer A, Limperopoulos C, Shevell M, et al.: Developmental and functional outcomes at school entry in children with congenital heart defects, *J Pediatr* 153:55–60, 2008.

McCusker CG, Doherty NN, Molloy B, et al.: A controlled trial of early interventions to promote maternal adjustment and development in infants born with severe congenital heart disease, *Child Care Health Dev* 36(1):110–117, 2010.

Newburger JW, Bellinger DC: Brain injury in congenital heart disease, *Circulation* 113:183–185, 2006.

Verheugt CL, Uiterwaal C, Grobbee DE, Mulder BJM: Long-term prognosis of congenital heart defects: a systematic review, *Int J Cardiol* 131:25–32, 2008.

第 5 篇

特殊状况和特殊支持

第 29 章 新生儿重症监护病房

Beth McManus, Yvette Blanchard, Stacey Dusing

为新生儿重症监护病房（the neonatal intensive care unit，NICU）的高危儿及其家人提供服务是儿童物理治疗的一个复杂领域，治疗师需要具有将专业知识和技能融入到实践中的能力。NICU 的新生儿是物理治疗师（physical therapist，PT）面对的身体状况最脆弱的患者之一，在 NICU 内开展物理治疗需要治疗师深刻理解早产和医疗脆弱性对婴儿及家庭可能产生的影响。因此，儿科物理治疗师需要在胎儿和婴儿早期发育、婴儿神经行为、家庭对新生儿患病的反应、NICU 的环境、NICU 内患儿的生理评估和监测、新生儿疾病、干预措施和结果、如何设计最佳的出院计划、与医疗团队其他成员的合作等领域接受进一步的教育。

本章将就 NICU 和物理治疗师在 NICU 中的角色进行阐述。在背景信息部分，我们将对 NICU 内物理治疗的概念进行系统描述。接下来，我们会回顾 NICU 最常见的呼吸系统、神经系统和消化系统并发症，以及物理治疗的意义。前景信息部分介绍 NICU 中婴儿的检查和评估，包括由物理治疗师实施的最常规的测试和测量。此外，本章介绍了 NICU 物理治疗干预现有的证据基础，包括直接干预（如手法操作）以及 NICU 婴儿及其家长在院外随访的最佳实践。

背景信息

新生儿护理的进展

NICU 旨在满足各种婴儿的需求，从监测有严重疾病风险的健康新生儿到为患急性疾病的新生儿提供强化治疗均需涵盖。自 20 世纪 70 年代以来，NICU 相关发育性干预方式和范围发生了巨大变化。因此，新生儿物理治疗师的角色在过去的几十年里也发生了巨大的变化。两个主要但相互重叠的因素促成了物理治疗师角色的演变：① NICU 特殊照护的发展与医疗技术的进步；② NICU 中治疗和发育干预框架的转变。

Julian Hess 博士在 20 世纪 40 年代建立了第一个儿童特殊护理中心。当时新生儿照护的主要原则是保持体温、控制院内感染、最低限度的处理和提供特殊照护。有趣的是，当时的护理中心很安静，晚上的灯光也很暗。Hess 博士将早产儿的死亡率控制在了 20%，这在当时是相当了不起的结果 [225]。为了将早产儿成活率提高到和 Hess 报告的一样，美国多个地区实施了之前提到的照护原则 [170]。

到了 20 世纪 50 年代，随着新生儿特殊护理中心的增加，早产儿护理中心也得到了极大的发展。当时，对高危儿的管理措施就包括将其送到附近区域的特别护理中心（如果可能的话），而婴儿的母亲则在产科医生的照护下留在分娩医院 [87]。到 20 世纪 60 年代后期，随着微量血液生化测定微型实验技术的进步，以及监测设备的小型化、通气支持系统和保持体温方法的发展，重症新生儿的照护得到了改善。新生儿用药的发展、光照疗法在高胆红素血症管理中的广泛应用，以及肠外营养在无法经口喂养婴儿中的应用，也提高了危重症新生儿的成活概率 [87]。

随着特殊护理医学技术的进步，1975 年产生了新生儿学和围生期医学两个分支学科，使得高科技护理中心中更加需要拥有能够熟练照护婴儿的专业人员 [87]。随着新生儿科和特殊护理中心数量的增加，很明显，单独护理中心所提供的昂贵医疗保健并不是一种可持续的、经济有效的照护模式。相反的，有必要建立一个将危重婴儿转介到区域中心的转诊体系 [170]。为了提高获得特殊护理的机会并扩大区域化转诊率，美国 1974 年颁布的《国家卫生规划法》支持对地方和州一级的卫生服务需求进行评估，这有助于规划改善患儿获得照护机会的活动。特别是，在美国亚利桑那州、马萨诸塞州和威斯康星州3个州率先颁布了新生儿病房的标准，并建立了区域性围生期护理中心。这就要求尽早识别高危妊娠，并在分娩前将母亲转移到本区域的围生期护理中心。在20世纪70年代，来自这3个州和美国医学会、美国妇产科学会、美国儿科学会和家庭医生学会的报告，促进了区域性围生期服务组织的发展[87,170]。

1976年美国畸形儿童基金会明确提出了将孕产妇和新生儿分为三级护理的区域化围生期护理的概念[69,170]。随后的一份报告重申了区域化的重要性并建议将其从Ⅰ级、Ⅱ级和Ⅲ级的名称改为扩展标准的基础、专业和亚专业的命名方式[184]。美国儿科学会于2004年和2012年分别发布了一份名为"新生儿护理水平"的政策声明，对上述命名方式进行了更新[18]。专栏29.1中描述了美国儿科学会推荐的新生儿护理的三个级别和能力。虽然很难准确评估，但最近的调查表明，美国每1000名活产婴儿中约有3人会住进NICU[170]。

新生儿因疾病从充满浮力的、温暖、封闭、相对安静和昏暗的子宫环境而进入明亮、嘈杂、充满科技手段的、受重力影响的环境中，并且要接受经常会引起疼痛和不适的治疗，他们非常容易受到重症监护室的环境影响。在过去的几十年里，减少NICU环境影响和促进NICU内婴儿发育的研究和建议不断增多和发展。

专栏29.1 医院围生期护理分级

Ⅰ级：健康新生儿病房

提供新生儿基础护理；
评估并为稳定的足月新生儿提供产后护理；
为胎龄35~37周出生、生命体征平稳的婴儿提供护理；
将患病新生儿和胎龄35周以内出生的婴儿转移到更高水平的护理病房之前，为其提供治疗。

Ⅱ级：特殊新生儿护理病房

在Ⅰ级的基础上增加如下护理：
- 为出生胎龄≥32周、体重≥1500 g，生理发育不成熟或患有中度疾病（预计会迅速缓解，不急需亚专科服务）的婴儿提供护理；
- 为重症监护后处于恢复期的婴儿提供护理；
- 提供短时间的机械通气（< 24小时）或持续气道正压通气或两者兼备；
- 为胎龄< 32周、体重< 1500 g的婴儿提供护理直至其转入新生儿重症监护病房。

Ⅲ级：新生儿重症监护病房

在Ⅱ级的基础上增加如下护理：
- 提供持续的生命支持；
- 为胎龄< 32周、体重< 1500 g的危重症婴儿提供全面的护理；
- 提供及时、便捷的儿科各亚专科医师、儿外科专家、儿科麻醉师和儿科眼科医师的会诊；
- 提供全方位的呼吸支持，包括常规和（或）高频通气和一氧化氮吸入；
- 提供高级成像的检查功能（包括CT、MRI和超声心动图），并在紧急情况下进行解释。

Ⅳ级：区域性新生儿监护病房

在Ⅲ级基础上有如下特点：
- 病房位于有能力对复杂的先天性或后天性疾病进行外科修复的机构内；
- 在病房内拥有儿科各亚专科医师、儿外科医生和儿科麻醉师的全面服务；
- 交通便利并能对外提供教育培训

引自American Academy of Pediatrics Committee on Fetus and Newborn: Levels of neonatal care. Policy statement. *Pediatrics* 130:587-597, 2012.

如前所述，最早的新生儿特殊护理病房是光线暗淡和安静的环境[1]。当时普遍认为，脆弱的新生儿对外部环境刺激过于敏感，应注意模仿子宫内环境、减少婴儿接触光和声音等环境危害。然而，随着医疗保健的进步和改善早产儿特殊护理机会的增多，上述观点又向应该为这部分儿童提供感官刺激上转变。早产儿的预后与足月儿相比仍然较差，普遍认为早产会使新生儿出现感觉被剥夺的问题，可以通过感觉刺激的方式来弥补早产儿与足月婴儿之间的发育差距[169]。

在20世纪80年代，人们开始担心在新生儿科住院几周的经历可能会对极低出生体重儿（< 1500g）日后的行为发育产生不利影响[113]。当时，NICU的特点是日夜灯火通明、噪声水平高、使用具有侵入性的高科技医疗操作[54,98]。在认为护理环境可能影响新生儿发育的前提下，人们进行了不同感觉输入对发育影响的研究。认为最佳护理应该是调节环境以促进发育、识别婴儿的压力和不适，以及以家庭为中心的照护[256]。随着新生儿治疗的日益普及，心理学家、物理治疗师和作业治疗师率先开展了感觉刺激计划。然而，这些方案并不成功，似乎并没有减轻早产儿和足月儿在发育结果方面的差距。因此，人们又转向了另一种照护模式。当前的概念框架支持个体化、发育支持性照护，其中感觉刺激要与婴儿的独特需求、优势和弱势相匹配[169,256]。

在过去30年中，新生儿重症监护的提供改善了高危婴儿（包括早产儿和有严重医疗问题或需要手术的婴儿）的结局[18]。自1988年以来，低出生体重儿和极低出生体重儿的成活率不断提高[87,138,143,237]。而成活率的提高与产前类固醇激素的应用、产房内更积极的复苏及新生儿病房中肺表面活性剂等高级治疗手段的应用有关[139]。最近的一份美国畸形儿童基金会的研究报告[163]显示，在接受研究的 18 万多名新生儿中，14% 曾有特殊新生儿照护的经历。在接受新生儿照护的婴儿中，约有一半是早产（即胎龄 < 37 周），另外一半是足月儿。此外，该研究报告的平均新生儿住院天数约为 13 天。

早产儿及低出生体重儿

在美国，每年有 50 多万早产儿（胎龄 < 37 周）[102]。活产婴儿中约 1% 是胎龄 < 32 周的超早产儿[269]，8%（占所有早产儿的 74%）是妊娠胎龄在 34~36[6/7] 周之间的晚期早产儿[154]。早产是导致婴儿死亡和患病的主要原因，占新生儿死亡原因的 70%、长期神经系统残疾（如脑性瘫痪、认知障碍和行为问题）的 50%[164,166]。美国目前新生儿的早产率为 12%[102]。早产儿或小于胎龄儿分为 3 大类：低出生体重儿（low birth weight，LBW），出生体重 1501~2500 g；极低出生体重儿（very low birth weight，VLBW），出生体重 1000~1500 g；超低出生体重儿（extremely low birth weight，ELBW），出生体重 < 1000 g。

早产的原因尚不清楚，但似乎涉及包括遗传、社会和环境在内的多种因素的相互作用。自然发生的早产，最近被认为是像心脏病、糖尿病和癌症一样的具有家族史、复发和种族差异特征的常见复杂疾病[102,269]。美国黑人女性的早产率是白人女性的 1.5 倍，早产造成的婴儿死亡率是白人女性的 4 倍[71]。约 40% 的早产被认为是由宫内或全身感染或两者共同作用引起的，直到分娩才被诊断出来[36]。妊娠特异性压力与吸烟、咖啡因摄入和不健康饮食有关，与健康饮食、维生素的使用、运动以及分娩时的胎龄呈负相关[153]。最后，与对照组相比，通过辅助生殖技术出生的婴儿出生体重和孕周均较低[158]。

由于产房内更积极的新生儿复苏、肺表面活性剂的应用和败血症发生率的降低，VLBW 和 ELBW[139] 患儿的成活率显著提高[88,139,271]。能够存活下来的超低出生体重儿大约有一半会存在中到重度神经发育障碍[139]。脑损伤、早产儿视网膜病变、支气管肺功能不良和新生儿感染增加了这些儿童死亡或神经感觉障碍的风险（本章稍后将对此进行描述）[32,164]。

2003 年由美国畸形儿基金会发起的全国预防早产活动延长到了 2020 年[163]。《早产研究扩展与早产儿母亲教育法案》（P.L.109-450）于 2006 年通过，2008 年召开了以预防早产为主题的卫生部部长会议[177]。此次会议的目标是：①提高美国社会对早产的认识；②对早产的原因、影响和预防研究中的主要发现进行回顾；③制订适用于公立或私立机构的、可以解决这一公共卫生问题的议程。会议建议包括：①增加与早产相关的医学、流行病学、心理社会和行为因素的研究；②专业教育和培训；③与公众的沟通和宣传；④解决种族差异；⑤提高医疗和保健服务的质量。

物理治疗师在 NICU 内的作用

随着新药物、新技术的出现，新生儿医学发生了迅速的变化。NICU 的环境是尖端、快节奏和高压力的，但因为其特殊的医疗条件、婴儿的高敏感度、与其他医务人员频繁的交流，以及对新生儿家庭可能带来的积极影响，NICU 也为物理治疗师提供了无与伦比的学习机会。这个技术性很强的专业领域为物理治疗师提供了一个以家庭为中心、婴儿充分参与的物理治疗的机会，这些原则是儿科物理治疗实践的核心。

NICU 内的新生儿和婴儿由于其疾病的复杂性，生理、神经和发育上的脆弱性以及其家庭所面临的压力，需要给予特殊的照护。由于这种复杂性，在 NICU 工作的物理治疗师需要由技能熟练、经验丰富的新生儿物理治疗师或新生儿专科医生给予直接指导。NICU 物理治疗临床实践指南已发表在 2 篇系列文章中[245,246]。第 1 篇文章阐述了获得专业能力的方法，并描述了物理治疗师的临床能力、NICU 临床培训模型和临床决策原则[245]。第 2 篇文章介绍了支持新生儿物理治疗的循证实践指南、建议和理论框架[246]。美国物理治疗协会（American Physical Therapy Association，APTA）儿科分会实践委员会也发表了一份关于新生儿物理治疗实践专业知识的建议说明（http://www. apta.org/NICU/）。这些资料清楚地表明，经验不足的治疗师不适合承担 NICU 内的物理治疗工作。

NICU 内的团队合作

与儿科物理治疗的其他领域类似，团队合作和协作是 NICU 实践中的一个关键部分。团队合作和协作是指“为了共同的目标，以合作和协调的方式共同工作”[185]。实际上，NICU 内有许多医学治疗、发育和支持相关的专业人员。医疗团队主要关注婴儿的医疗护理，通常包括新生儿医生、新生儿护理从业者、注册护士、呼吸治疗师和注册营养师。医疗团队的人员组成因机构而异，例如，新生儿主治医生、专科医生和新生儿护理从业人员的存在和人数通常取决于该机构是学术教学机构、儿童医院还是产科医院[28,255]。

治疗和发育护理团队主要关注在 NICU 内提供个体化、发育支持性的护理。发育护理团队可以包括物理治疗师、作业治疗师、言语和语言病理学家以及儿童发育专家。通常，治疗和发育护理团队的成员将根据新生儿医生或护士的要求，对 NICU 中的婴儿给予评估和治疗。这些要求可以是常规需求（例如，所有胎龄 < 32 周出生的婴儿均接受治疗服务）或针对特定的婴儿的（如肌张力异常的婴儿）[28,256]。NICU 中每个涉及婴儿发育相关的人员的作用可能因其专业培训和专业知识的不同而有所不同。

物理治疗师在 NICU 中的作用是多方面的，包括：①对婴儿进行筛选和检查，以确定其是否需要在 NICU 内直接接受服务、是否需要转介到其他医疗保健专业人员处进行咨询，以及出院后针对发育情况是否需要进行早期干预或门诊治疗。②设计和实施适合婴儿的生理、运动、神经和发育需要的个体化和发育性干预措施。③与其他医疗保健专业人员合作，以满足婴儿和家庭成员的需求。④让家庭成员参与照护，以优化婴儿的发育结局。本章稍后将详细介绍 PT 检查、评估和干预的更多细节。

作业治疗师在 NICU 中的角色是进行促进发育的作业活动、感觉运动技能和神经行为的组织。新生儿作业治疗包括：①与照护者进行沟通；②正确使用 NICU 内设备；③管理标准化评估工具；④制订个性化的发育性支持干预措施；⑤监测婴儿对干预措施的反应；⑥与家庭合作；⑦提供全面而简明的文件；⑧制订适当的出院计划[28,255,256]。

言语和语言病理学家在 NICU 内的作用是给那些高危的婴儿或者那些被认为有沟通、认知、喂养和（或）吞咽障碍的婴儿提供评估和干预[20,28,256]。新生儿言语及语言治疗服务包括：①进行沟通、认知、喂养 / 吞咽和神经发育评估；②应用评估工具进行喂养 / 吞咽评估；③提供以发育支持、以家庭为中心、以循证证据为基础的言语治疗干预；④为 NICU 患儿家庭和工作人员提供教育、咨询和支持；⑤团队和家庭协作、共同制订决策；⑥改进质量和风险管理；⑦制订出院计划；⑧参与 NICU 婴儿及其家庭相关的研究、教育和宣传活动[20]。

发育专家的作用是确定婴儿的优势和劣势，并且需要完成如下工作：①与父母合作，识别并应对婴儿的行为（如在护理过程中）；②改变护理环境，以促进婴儿的优势发育；③促进最佳的亲子互动。发育专家的专业范畴和作用也因机构而异，可能是物理治疗师、作业治疗师或语言治疗师，注册护士或心理学专家。与新生儿个体化发育护理及评估计划（Newborn Individualized Developmental Care and Assessment Program，NIDCAP）联合会有关联的新生儿病房通常会有一名发育专家[28,50,256]。

除了上述的医疗和发育团队成员外，还有其他一些专业人员在支持 NICU 患儿家庭方面发挥着关键作用。经过资质认证的哺乳顾问可以为 NICU 家庭提供母乳喂养支持，包括协助使用吸乳器、确定吸乳和母乳喂养时间表，以及提供与增加母乳供应和婴儿喂养技能发展相关的支持、指导和直接干预。社会工作者为 NICU 中的家庭提供情感支持，并协助其获得如妇女、婴儿和儿童营养补充计划（Supplemental Nutrition Program for Women, Infants, and Children, WIC）、营养补充援助计划（Supplemental Nutrition Assistance Program, SNAP）或医疗补助计划等资源。最后，出院规划人员可能是社会工作者或护士，他们的主要职责是协助家庭完成从 NICU 到家庭生活的过渡。虽然不同机构的角色可能不同，但出院规划人员会帮助家庭获得如氧气泵、喂食泵这样的家庭设备，解决与医疗保险有关的问题，并协调家庭的随访服务（如随访专家或儿科医生的预约）[28,256]。

鉴于 NICU 内广泛的学科专业和角色需求，团队合作和协作是必不可少的。为确定多学科成功合作和质量改进所需的 NICU 的组织文化和特征，专家们曾召开了一次相关国家专家小组会议。会议确定了NICU 的如下特征：①有明确的、共同的目标；②团队成员之间需要有效沟通；③以身作则的管理；④彼此信任和尊重的环境；⑤建立卓越的标准；⑥团队成员的能力及其之间的承诺；⑦冲突管理的办法[185]。

服务模式

目前关于 NICU 内康复治疗服务模式的类型、频率和变化性相关的文献有限[28]。然而，儿科康复中常见的服务模式也适用于 NICU。例如，在一些 NICU 中，治疗和发育计划仅由一个专业方向（如物理治疗）构成。实际上 NICU 应该采用多学科合作的模式，其中治疗和发育护理团队由多个专业（如物理治疗和作业治疗）组成（图 29.1）。在这种模式中，团队成员角色不同但作用互补[28]。例如，作业治疗师可能负责夹板固定治疗，言语治疗师负责促进经口进食，物理治疗师则专注于体位和治疗性操作或抚触。因此，需要根据婴儿最需要解决的问题来确定由哪个专业领域的技术人员进行检查和干预指导。根据我们的经验，当确定了婴儿的主要需求（如使用夹板）时，这种多学科护理模式可以促进更有针对性的使用资源和专业知识。然而，正如本章后面所述，婴儿经历了各种医疗、神经行为障碍和互动方面的问题，需要进行多方面的检查和综合干预。多学科合作的一个可能局限是，多个治疗师一起与家庭合作，可能造成信息碎片化、照护者负担和对婴儿的不必要处理。

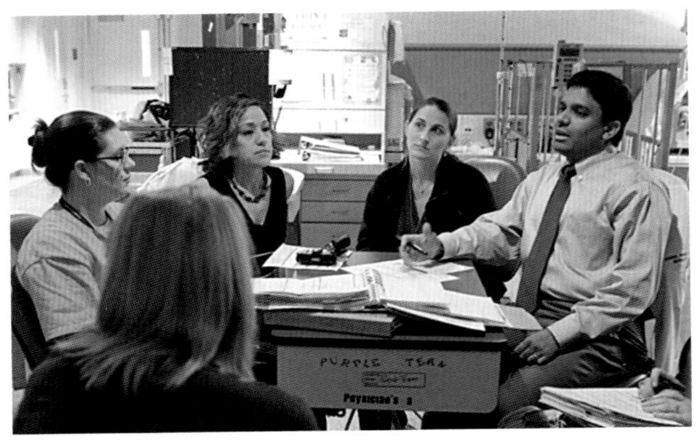

图 29.1 NICU 内多学科护理查房［引自 Walden M, Elliott E, Gregurich MS: Delphi Survey of Barriers and Organizational Factors Influencing Nurses' Participation in Patient Care Rounds. *Newborn Infant Nurs* Rev 9（3）: 169-174, 2009.］

为了解决多学科参与的潜在问题，跨学科的照顾模式采用了全面和整体的观点来看待婴儿。这种模式要求团队成员共享专业角色，这样不同学科的界限就不那么明显了[28,51]。例如，所有的治疗和发育护理团队成员都能胜任经口喂养、体位管理和新生儿抚触等相关的操作。该模式具有许多优势，如减少了处理婴儿的治疗人员数量，允许采用统一和综合的方法管理婴儿，其中“学科之间的角色区分是由具体情形的需要而不是由学科具体特征来定义的”[51]。然而，如果治疗师觉得 NICU 干预的某个特定领域（如经口喂养）是其专科的范畴，这种不确定的角色分工有时可能会有问题[28]。因此，跨学科的护理模式和专业角色之间的平衡是至关重要的。

除了提供服务的模式之外，在满足新生儿重症监护室中婴儿和家庭的需要方面，还有其他重要的因素需要考虑。虽然医院内其他专业的治疗师通常每天 8 小时（上午 9 时至下午 5 时）接诊 8~10 名患者，但 NICU 的物理治疗师由于受到频繁的医疗程序、严格的喂养计划、父母探视计划及对非 NICU 人员交叉感染考虑的限制，每天处理的患者人数有限。因此，NICU 服务提供的模式需要在人力需求、工作时间和管理 NICU 以外患者时间表方面具有灵活性。康复部门的需求与实际情况，以及确保所有治疗师的责任平等，这些都是特别需要考虑的因素。

专业作用描述

根据 NICU 的人力资源、组织文化和医院类型，物理治疗师可以与作业治疗师、语言病理学家和发育专家密切合作。因此，与经口喂养、体位管理、婴儿抚触以及促进发育相关操作的专业角色分工可能会变得模糊。根据 APTA 的规定，物理治疗师应该是检查和处理神经、肌肉、骨骼系统在身体功能、结构损伤及活动受限方面的专家[245]。为此，所涉及的专业知识可能会跨越传统的专业界限，物理治疗师在促进自身专业发展的同时应该与其他学科的同事合作。事实上，如前所述，每个治疗和发育支持性护理小组成员的专业角色是重叠的。但是，大家有一个共同的目标就是支持发育性护理[28,256]。根据我们的经验，所有治疗和发育支持性护理团队的成员都应该具备神经行为评估和治疗的能力，以便在不同的 NICU 护理背景下提供以家庭为中心的、个性化的、发育支持性的护理（如体位管理、日常照护、经口喂养、环境改造、亲子互动）。特定的团队成员可以选择在NICU干预措施（即婴儿抚触、经口喂养技术）方面进行高级临床实践培训，并可以作为NICU治疗和发育护理团队的重要人才，在必要时提供专家咨询。

指导NICU实践的理论框架

NICU内给婴儿提供物理治疗的3个理论框架是家庭系统，国际功能、残疾和健康分类（the International Classification of Functioning, Disability and Health，ICF）模型以及协同理论。这些理论框架涉及物理治疗的3个主要组成部分：沟通和协调、与父母共享信息以及规范性干预（更多细节请参阅第1章和第30章）。

家庭系统

早产以及NICU住院的经历，不仅对婴儿，而且对其父母及整个家庭都会造成很大压力，甚至可能会是创伤性的打击。根据婴儿患病严重程度和父母在婴儿进入NICU之前的准备程度，父母对NICU的体验可能有所不同[180,256]。尽管对可能早产或特殊分娩的相关问题的事先了解，可能会减弱这种压力的强度，但所有早产儿的父母在婴儿的整个新生儿期都特别脆弱。对于早产儿父母来说最重要的是婴儿的成活问题。一旦成活没有威胁了，关注点就会转移到婴儿的发育结局上来。早产儿父母在努力与自己“真正的孩子”建立联系的同时，可能会因为失去了自己“想象中的”或“希望中的”婴儿而感到忧伤[52,133]。这些父母们认为，NICU的经历往往会让他们暂时失去父母的角色和身份，孩子出院时他们可能会感到不知所措、担心，甚至恐慌，尤其是如果他们的婴儿在NICU需要机械通气的情况下[209]。出院后父母们往往立即进入焦虑调整阶段，在此期间，妈妈们往往在照护早产儿方面缺乏信心和安全感[199]。我们鼓励物理治疗师要认真对待父母因新生儿早产或患病带来的影响、暂时失去父母角色和身份的感觉，以及在孩子出院时不知所措的感觉。

婴儿在NICU住院时间的长短因入院时病情的严重程度不同而有很大差异。有些婴儿可能只需在NICU中住1天（如呼吸窘迫患儿），而有的婴儿可能会住院数月（如超早产、短肠综合征患儿）。关于NICU患儿父母的研究报告高度一致的显示，在新生儿进入NICU后父母压力和焦虑程度较高，并且可能导致创伤后应激反应（post-traumatic stress reaction，PTSR）。PTSR是患儿在18月龄时是否会存在睡眠和饮食问题的一个预测因子[200]。NICU中新生儿母亲的产后抑郁症（postpartum depression，PPD）的患病率（45%）要高于生产健康婴儿的初产妇（8%~15%）[33]。值得高兴的是，最近的一项研究表明，美国大多数医院都实施了“父母友好型”的变革，这有助于父母更好地适应NICU婴儿的特殊性[62]。

新生儿进入NICU也是家庭计划的关键时刻。在生命的最初几个月，对于婴儿来说，是从子宫内到子宫外生物行为的转变阶段[180]，对于父母来说，是他们寻找自己和新生儿之间“契合度”的时候[249]，其核心的挑战是找到一种专门的、促进孩子发育的亲子互动方式[234]。许多因素可能使父母和早产儿之间的关系变得脆弱。早产儿生理节律的自我调节能力较差、注意力有限，这可能导致婴儿无法在与父母的互动中保持同步，而同步对于亲子互动是很重要的[89]。早产儿比足月儿更易激惹、笑容更少、脸部表情也更不清晰[229]，这些都会影响父母识别和回应婴儿信息的能力[89]。Steinberg认为，创伤后应激反应和抑郁都会影响父母解读婴儿信息和对婴儿需求做出敏感反应的能力[233]。许多研究表明，婴儿在NICU住院的这个困难时期，帮助父母了解婴儿的行为似乎对帮助其维持父母的角色和减轻压力是至关重要的[141,156,210]。

物理治疗师凭借其在观察婴儿行为和发育干预方面的独特技能，能够在这一困难时期为父母提供重要的支持。物理治疗师可以帮助父母解读婴儿信息，并对婴儿的反应做出反馈。一些学者对婴儿发育、亲子互动、母亲自信和自尊以及父亲对照护的态度和参与程度进行了为期9个月至2年的研究[73,97,192,208]。表29.1总结了由新生儿行为评分量表（Neonatal Behavioral Assessment Scale，NBAS）（本章后文将介绍）演变而来的、促进父母和孩子互动的行为干预内容，这些内容可能也是NICU中治疗师的可用资源。

表 29.1 NICU 中患儿父母的需求及最有帮助的支持行为

父母需求	支持行为
准确的信息	情感支持
与婴儿接触	家长授权
参与婴儿的照护	支持的政策及环境
悉心的观察与保护婴儿	引导家长学习实践技能操作
受到 NICU 工作人员的积极关注	
个体化照护	
与护理人员的治疗性关系	

引自 Cleveland LM: Parenting in the neonatal intensive care unit. *J Obstet Gynecol Neonatal Nurs* 37:666-691, 2008.

以家庭为中心的照护

以家庭为中心的照护（family-centered care，FCC）是由前任美国卫生部长 Everett Koop 于 1987 年所提议的以家庭为中心、以社区为基础，协调照护有特殊医疗保健需求的儿童及其家庭的倡议中的一部分。美国儿科学会认识到了 FCC 作为一种医疗保健方法的重要性，并强调了家庭在患者功能结局中所扮演角色的重要性[160]。FCC 的核心是认识到家庭在孩子生命中是永恒存在的。因此，FCC 是建立在家庭和专业人员伙伴关系的基础之上的。FCC 研究所确定了为子女有特殊健康需求的家庭提供服务的、FCC 的 8 大核心理念：①尊重；②选择权；③信息发布；④协作；⑤优势导向；⑥支持；⑦授权；⑧灵活性（www.familycenteredcare.org）。

美国各地的许多医疗机构和 NICU 都制定了自己的 FCC 指导方针和实践指南，但在大多数情况下，它们都会对家庭最关注的问题及选择做出反应。Cleveland 发表了一篇系统文献综述，为家长对 NICU 的需求和在 NICU 期间对他们最有帮助的护理支持类型进行了总结（见表 29.1）[66]。父母需要准确的信息、与婴儿接触并要充分参与到婴儿的护理中去。个体化护理以及了解到 NICU 的工作人员正在照看和保护他们的婴儿对父母来说也很重要。NICU 中最能支持父母的行为是那些让他们随时感到自己受欢迎、鼓励他们参与孩子的护理，并与护理人员建立治疗性关系的行为。家长社团能够为家庭提供额外的情感支持[66,83]。家长们喜欢通过动手操作、书面和小组会议等多种不同的形式，来学习如何在准备 NICU 出院前支持婴儿的发育[83]。物理治疗师在 NICU 中实施以家庭为中心的干预措施时可以考虑这些建议。我们也鼓励读者思考物理治疗师可以提供支持 NICU 婴儿家庭的多种方式。

功能、残疾和健康国际分类

国际功能、残疾和健康分类（ICF）是在个人和群体水平上理解健康与残疾之间关系的框架，如第 1 章所述[274]。ICF 旨在创建一种共同语言，以改善医务人员、研究人员、政策制定者和残疾人之间的沟通，并为理解和研究与健康和健康相关的状态、结果和决定因素提供科学依据[189]。在身体、个人和社会角度将健康从身体结构和功能、活动和参与两个领域进行分类。由于个人的功能和残疾是在特定的背景下发生的，ICF 还包括一系列环境和个人因素（更多信息，见 www.who.int/classifications/icf/en）。

ICF 为 NICU 内如何进行婴儿检查和干预策略的选择提供了一个框架。高危新生儿经常表现出肌张力、关节活动范围、感觉统合和姿势反应的异常。这些身体结构和功能的损伤可能导致活动受限、呼吸困难、进食困难、视觉和听觉反应障碍，以及头部控制和手到口的运动受限。损伤和活动受限之间的相互作用可能会导致亲子互动（参与）受限。ICF 模型还考虑了个人和环境因素对身体结构和功能、活动和参与的影响。个人因素包括婴儿医疗并发症和性格。环境因素的范围从新生儿病房内的照明和噪声水平，到家庭和社区支持，如合适的住所和获得直接影响婴儿健康和预后的必要食品和用品的途径（表 29.2 展示了 ICF 在 NICU 中应用的例子）。

协同理论

自 20 世纪 80 年代末以来，围生期和新生儿重症监护技术的进步显著降低了早产儿的死亡率和患病新生儿出现发育问题的概率。随着早产儿出生胎龄变得更小（早到妊娠 23 周）、出生体重变得更轻（低至 450 g），医务人员越来越关心的是不仅要确保他们的成活，而且要优化他们的发育过程和结局。其中发育性护理是目前更广为人知的解决这些问题的模式，其特点是要先详细观察婴儿神经行为功能，然后再设计高度个体化的照护计划，同时要在医院环境中为新生

表 29.2 国际功能、残疾和健康分类在 NICU 中的应用

健康状况（包括疾病或受伤）		
例如：早产、呼吸窘迫、脑室出血、脑室周围白质软化、关节畸形、脊柱裂、发育不良、短肠综合征、唐氏综合征		
身体结构和功能	活动	参与
机体的生理和心理功能	独自执行任务或行动	个体对 NICU 生活情境的参与
例如：肌肉张力、姿势反应、活动范围、感觉统合、行为状态控制、神经行为功能、生理稳定性↓	例如：呼吸、吮吸、哭泣、头部控制、手到口、踢、抓、视觉和听觉反应↓	例如：亲子互动、沟通、被父母抱着、喂食、睡眠、生长
损伤	活动受限	参与受限
例如：骨骼畸形、肌张力变化、惊吓、失聪、活动范围缩小、行为紊乱	例如：不能自主呼吸、管饲、追听差、自我平衡、手到口活动	例如：由于生理指标不稳定和神经行为组织，不能由父母抚养或喂养
环境因素		个人因素
物理、社会、家庭的态度和 NICU 的环境		个人特征
例如：光照和噪声水平、产假、家庭支持、居住地与医院的距离、兄弟姐妹		例如：并发症、性情、敏感性、偏好

儿提供适合促进发育的机会，并为婴儿的家人提供支持性护理[12]。最近的研究表明，个体化的发育性护理可以改善一些医疗并发症和短期结果，如住院时间、警醒程度和进食能力的发展[167,196]。

Als 的协同理论为婴儿的神经行为功能提供了框架[5]。协同理论认为婴儿神经行为功能是由 4 个相互依赖的子系统按顺序逐渐发育起来的[5]，分别是①自主神经系统或生理功能的稳定；②调节或控制运动行为的能力；③通过与社会和物理环境的互动来组织行为状态和反应的能力；④面对有生命和无生命的物体做出反应的能力。通过不断的成熟和经验获得，婴儿能够组织自己的行为子系统并积极参与社交互动（包括与照护人员互动以满足自身需求）[5,48]。行为组织能力可以通过仔细观察婴儿在每个行为维度中所表现的状态来确定。Als 将每个行为维度中的行为分类为"接近/调节"或"逃避/压力"[5]。调节行为指的是一种良好的状态，当婴儿的自我调节能力能够满足社会和环境对他的要求时，就可以观察到这种状态，然后婴儿的内在系统会被认为是组织有序的[72]。压力行为表明一种疲惫的状态，当对婴儿的要求超过自我调节的阈值时，可以观察到该情况，之后婴儿内在系统就会呈现为无序的状态[72]。

神经行为观察是通过临床实践中的新生儿个体化发育性护理及评估计划（Newborn Individualized Developmental Care and Assessment Program, NIDCAP）来正式应用的[8,9]。NIDCAP 提出了由具备 NIDCAP 认证资质的发育专家或物理治疗师每周观察和评估婴儿行为的结构化方法。在这些观察的基础上，经过与婴儿家庭和医疗小组的协商，制订并实施个体化照护计划。干预的目的是通过加强婴儿的自我调节能力，同时支持家庭自己照护婴儿，以达到婴儿长期有序生存的目的[11,12,42]。研究表明，NIDCAP 的结果与缩短住院时间、降低脑出血发生率、改善长期医疗和发育结局有关[8,12,167]。

NICU 的医疗并发症

了解入住 NICU 的婴儿的常见医疗并发症，对于了解健康状况是如何影响婴儿的具体活动能力、生长发育和父母在 NICU 的经历非常重要。

呼吸系统

新生儿的肺部疾病、神经系统疾病、心脏和其他健康状况可能会使其认知、运动、感觉、行为及心理社会发展相关的身体功能和结构受损的风险增加，并可能导致长期的活动和参与受限[139]。在 NICU 内提供服务的物理治疗师应具备新生儿生理学、病理生理学和相关的身体功能和结构损伤的基本知识，并要了解这些损伤如何影响婴儿的行为。NICU 的康复实践是儿科物理治疗的一个复杂子专业，需要通过高级别的教学和实践课程来获得知识和技能。Sweeney、Heriza 和 Blanchard 给出了新生儿物理治疗的临床指南和临床训练模型，本章稍后将对其进行描述[245]。

呼吸窘迫综合征

呼吸窘迫综合征（respiratory distress syndrome，RDS）或肺透明膜病，是早产儿患病和死亡的最重要的原因，也是新生儿呼吸窘迫最常见的原因（图 29.2）[236]。美国所有早产儿中 RDS 发生率为 10%。在胎龄 < 29 周的婴儿中，这一比例增加到 50%~60%[19,65]。引起 RDS 病理生理改变的主要因素是肺发育不成熟和肺表面活性物质分泌不足。肺表面活性物质不足会导致肺泡表面张力增加、肺泡塌陷、弥漫性肺不张和肺顺应性下降。这些因素会导致肺动脉高压，从而导致肺外血液从右向左分流和通气灌注不匹配。RDS 的临床表现包括呻吟、三凹征、鼻翼翕动、发绀和出生后需氧量增加。对于可能早产的、妊娠满 34 周的孕妇可以在产前预防性使用类固醇激素加速胎儿肺成熟，能显著降低 RDS 的发生率和死亡率[65]。

RDS 的治疗目标包括改善氧合和保持最佳肺容积[65]。干预的类型取决于呼吸系统疾病的严重程度，包括吸氧、辅助通气、肺表面活性物质的使用和体外膜肺氧合（extracorporeal membrane oxygenation，ECMO）。持续正压通气（continuous positive airway pressure，CPAP）或呼气末正压通气（positive end-expiratory pressure，PEEP）可用于防止呼气时容积损失。经鼻和鼻咽管一般与呼气末正压通气装置一起使用。对于严重的 RDS 病例可使用气管导管进行机械通气（有关呼吸机的更详细描述请参阅第 25 章）。机械通气可能因气道高压（气压伤）、容气量过大（容量性损伤）、肺泡萎陷和再充盈（萎陷性损伤）和感染加重（生物性创伤）对早产儿肺部造成损伤[24]。

新一代呼吸机配备微处理器，可实现有效的同步（患者触发）通气[130]。高频振荡通气（high-frequency oscillatory ventilation，HFOV）是为了减少机械通气相关并发症发展而来的。传统的间歇正压通气提供每分钟 30~80 次呼吸，而 HFOV 提供每秒 10~15 次或每分钟 600~900 次的振荡频率（“呼吸”）。目前，尚无证据支持常规使用 HFOV[110]。

对有发生 RDS 风险的婴儿（胎龄小于 30~32 周的婴儿），预防性使用肺表面活性剂已被证明可以降低气胸、间质性肺气肿的发生风险和死亡率[236]。早

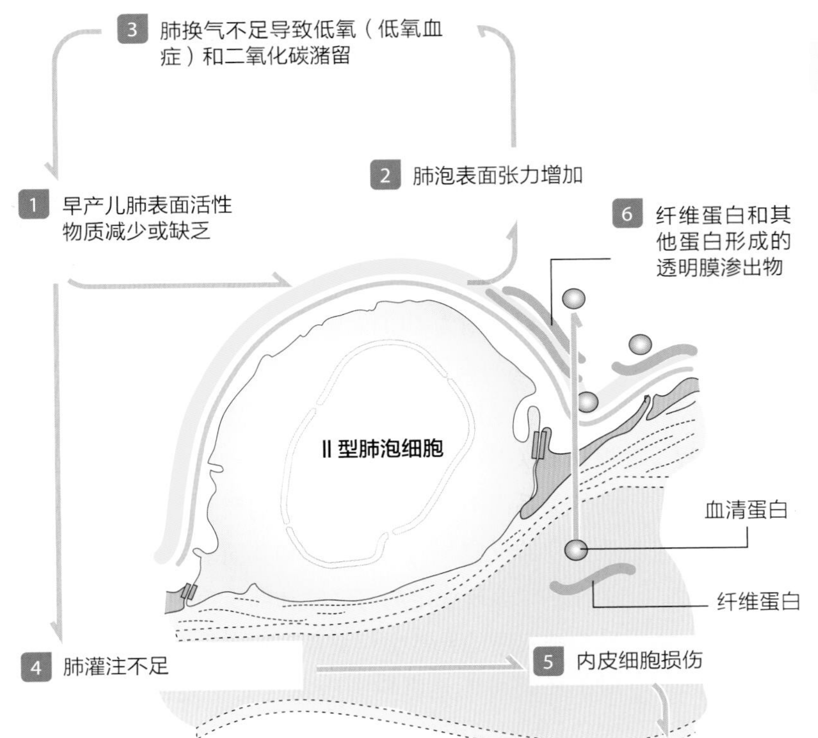

图 29.2　新生儿呼吸窘迫综合征（RDS）（引自 Kierszenbaum TL: *Histology and cell biology: an introduction to pathology*. 4th ed. Philadelphia: Saunders, 2016.）

期多次给予的天然或合成的肺表面活性物质可提高临床疗效。天然肺表面活性物质的使用可以在早期降低患儿对辅助通气的需求，当有天然或合成肺表面活性物质可供选择时，应选择天然肺表面活性物质[228,277]。新型人工合成肺表面活性剂包括全部或部分表面活性蛋白（肽）。一项临床试验表明，这些制剂降低了死亡率和坏死性小肠结肠炎的发生率，其他临床结果与天然表面活性物质制剂相似[204]。一项初步研究显示，吸入性类固醇布地奈德与肺表面活性剂同时通过气管内给药，可以降低患RDS的极低出生体重儿的死亡率和患慢性肺病的概率，且无直接不良反应[276]。

ECMO是一种体外循环技术，是由开胸手术时心肺功能支持技术改良而来（有关ECMO及其对儿科物理治疗的意义，请参阅参考文献[193]）。对于患有急性呼吸衰竭的新生儿，应该允许未发育成熟的肺部休息和恢复，以避免机械通气的破坏作用。因为应用ECMO时需要全身使用肝素，有全身和颅内出血的风险，所以ECMO适用于胎龄≥34周、体重>2000g且没有颅内出血的表现、辅助通气<10天，以及患有可逆性肺病的患儿[240]。因为应用ECMO时需要全身抗凝，会引起脑血管压力及血流动力学异常，因而对于胎龄<34周的婴儿，发生颅内出血的概率会增高，此时应用ECMO是禁忌。ECMO被用于治疗近足月儿顽固性低氧血症，以及新生儿胎粪吸入、RDS、肺炎败血症和先天性膈疝等[65]。

虽然RDS患儿的预后与原发病的严重程度有关，但患儿的死亡往往是由超早产的并发症所致，如感染、坏死性小肠结肠炎、颅内出血等，而非急性呼吸衰竭[130]。不需要辅助通气的婴儿会在没有发育及医疗后遗症的情况下康复，但是超早产儿的临床病程可能因肺气漏和肺支气管发育不良（bronchopulmonary dysplasia，BPD）而变得复杂。患严重RDS但成活下来的婴儿往往因上呼吸道感染需要频繁住院治疗，并有较高的发生神经系统后遗症的概率[116]。

用于管理RDS的技术包括吸入一氧化氮（nierous oxide, NO）、液体通气或液体和气体的混合通气。液体通气的基本原理是通过向肺泡内充入液体，消除气液平面，从而降低肺泡表面张力[65]。吸入一氧化氮有助于降低肺动脉阻力和细胞因子引起的肺部炎症，并能够增加气体交换。关于使用一氧化氮和预防慢性肺病及神经损伤是否有直接关系还没有研究定论[22]。吸入一氧化氮治疗严重RDS是一种实验性治疗方法，可减少慢性肺病和降低死亡率。但是一项相关研究表明颅内出血率会增加，因此该方法于2006年被中止[114]。

婴幼儿肺支气管功能不良及慢性肺病

超早产发生在肺实质发育的阶段，没有外部支持时婴儿氧合不会维持在正常水平[25]，这就需要吸氧和（或）机械通气支持。因此，许多早产儿肺部会发展为肺支气管发育不良（bronchopulmanary dysplasia, BPD），此后会发展为婴儿慢性肺病（chronic lung disease，CLD）。BPD的主要预测因素是低胎龄和生后第7天的机械通气需求。但是，识别有BPD风险的婴儿的指征目前是不完善的[123,243]。美国国家儿童健康和人类发展研究所定义：轻度BPD为需要氧气支持28天，胎龄达到36周时可以自然呼吸室内空气氧浓度的患儿；中度BPD为需要氧气支持28天，胎龄到36周时需要吸氧浓度<30%的患儿；重度BPD为需要氧气支持28天，胎龄36周时需要吸氧浓度>30%的患儿[124,239]。Stoll和其同事报告，在2003—2007年间出生的9575名患儿中，轻度BPD的发生率为27%，中度为23%，重度为18%[239]。BPD的发生率随着出生体重的降低而增加，出生体重<1250g的婴儿占BPD患儿总数的97%[262]。到胎龄36周时，如果需要持续补充氧气、胸片有异常表现，可以诊断为CLD。

BPD的病因是多方面的，但主要与早产和继发于为这些早产儿提供通气和氧气支持过程中所致的肺损伤有关[25]。绒毛膜羊膜炎（产前感染）与BPD之间的关系尚不清楚，但可能影响婴儿对肺表面活性物质治疗的反应[123]。Balinotti和其同事的研究表明，即使在临床表现稳定的有轻微肺部疾病的婴幼儿中也会发生肺实质的异常生长发育，肺实质发育程度和出生时的胎龄可能是影响肺泡发育的相关因素[25]。妊娠24~26周肺组织处于微管发育晚期，妊娠30~32周处于肺组织发育的囊泡期。在这些阶段，肺组织终端球囊内会有广泛的血管生发，然后形成继发峰，并伴有间质细胞外基质的消失和重塑。虽然有些婴儿在妊娠 32 周时就有肺泡组织，但要到妊娠 36 周，肺组织发育到肺泡期时大部分胎儿才会出现肺泡组织。而早产和肺气体交换的开始会中断正常的肺泡和远端血管的发育 [68]。早产儿出生后，发育不成熟的肺组织会使肺泡化的过程受损（而不是停止），并且会出现毛细血管形态的异常及间质细胞 / 纤维增生，这些均会导致肺泡化程度降低和肺泡的增大，是 BPD 主要的病理改变 [67,68]。

由于 BPD 是一个在肺损伤和恢复之间不断演变的过程，其病理生理学在不同时期可能存在差异 [262]。Walsh 和其同事提出了 BPD 发展的 3 个阶段，以指导特定治疗方式的实施。第 1 阶段是要在围生期（出生前到生后 4 天）及产后早期（至生后 7 天）预防 BPD；第 2 阶段为生后 7~14 天开始治疗进展中的 BPD；第 3 阶段是在出生后 28 天开始治疗已经明确存在的 BPD。在第 1 阶段，以炎症反应为主，需要通过抗炎治疗来解决主要问题（如产前应用皮质激素、抗氧化治疗）。第 2 阶段的目标是通过全身或吸入皮质类固醇、抗炎药和利尿剂来控制炎症和肺水肿以阻止或减轻疾病的发展。在第 3 阶段，主要问题与气道反应过度、肺液潴留和氧合缺陷有关。Jobe 提倡努力减少 NICU 的侵入性护理，同时要使早产儿能够自主呼吸和生长 [123]。

胎粪吸入综合征

胎粪吸入综合征（meconium aspiration syndrome，MAS）的定义是胎儿在宫内或娩出过程中吸入被胎粪污染的羊水而发生呼吸窘迫，其症状无法用其他原因解释 [87]。它的特征是足月和近足月婴儿生后出现的早发性呼吸困难、肺顺应性差、低氧血症和 X 线片显示两肺透亮度增强伴有斑片状模糊影，肺部听诊可以出现干啰音 [268]。由于这些婴儿经常发生气漏，禁止应用正压通气。目前尚不清楚是胎粪本身导致肺炎引起上述症状，还是羊水中胎粪的存在其实是其他事件的结果，如分娩压力、过期产和脐带血 pH 降低，这些都可能导致胎儿患严重肺部疾病 [65]。咽部吸痰不会减轻 MAS，建议患有胎粪吸入同时生理功能低下的婴儿经气管内进行抽吸 [251]。抗生素通常要使用到无细菌感染证据时才能停用。这些婴儿对环境刺激高度敏感，应在尽可能安静的环境中治疗。Cochrane2014 年的一篇综述指出，肺表面活性物质的使用可以减轻 MAS 的严重程度，减少 ECMO 的使用率 [85,224]。产科预防 MAS 的方法，如产时监测、羊膜腔灌注术和产房管理，并没有使 MAS 的发生率降低 [275]。尽管 MAS 患儿对传统治疗的反应良好，但大约 20% 的患儿会在 3 岁之前表现出神经发育迟缓 [34]。

心血管系统

NICU 常见的心脏疾病主要是先天性心脏缺陷，如动脉导管未闭（patent ductus arteriosis，PDA）、肺动脉闭锁、法洛四联症（tetralogy of Fallot，TOF）、主动脉狭窄（coarctation of the aorta，COA）。心血管系统病变详见第 28 章。

神经系统

脑室内出血与脑室周围出血

出生体重在 500~750 g 的婴儿中约 45% 会发生脑室内出血（Intraventricular hemorrhage，IVH），出生体重 < 1500 g 的婴儿中约 20% 会发生 IVH [121,270]。尽管医学在不断进步，IVH 仍然是早产儿的一个主要问题。大多数出血发生在生后 48 小时内，与位于尾状核头部和室管膜下方的生发基质较脆弱有关 [26]。当出血量大时，室管膜破裂，血液流入脑室 [26]。往往通过常规或因为特殊症状而进行的颅脑超声筛查来进行诊断。Papile 开发了一个基于超声检查的四级量表来对出血进行分级 [190]。Ⅰ级：生发基质出血。Ⅱ级：脑室内出血但无脑室扩大。Ⅲ级：脑室内出血伴脑室扩大。Ⅳ级：脑室内出血伴脑室周围白质出血。IVH 主要与生发基质脉管系统的脆弱性高、脑血流量（cerebral blood flow，CBF）的紊乱以及血小板和凝血功能紊乱有关 [26]。影响 CBF 的危险因素包括阴道分娩、Apgar 评分低、严重呼吸窘迫综合征、气胸、缺氧、高碳酸血症、癫痫、动脉导管未闭、血小板减少、感染 [26]，以及机械通气 [16]。

IVH 的症状和体征从轻微、非特异性到灾难性不等。临床症状包括意识水平、运动、肌肉张力、呼吸和眼球运动异常。大量急性出血会导致疾病的灾难性恶化，临床表现为意识状态逐渐进展为昏迷，呼吸窘迫进展为呼吸暂停，全身性强直性发作，去大脑强直，全身强直性癫痫发作和四肢无力[26]。

有Ⅰ～Ⅱ级IVH的早产儿在2~3岁时会存在神经感觉障碍、发育迟缓、脑性瘫痪和失聪的风险[44]；对于IVH较严重的患者，特别是Ⅳ级患儿，脑性瘫痪的风险可高达39%，高达37%的患儿会出现脑积水，其认知功能从Ⅰ级的97分到Ⅳ级的77.5分[206]。显然，早产儿IVH的发生具有终生的影响，即使对于出血程度较轻的婴儿也是如此。

可以通过应用血管生成抑制剂来增强生发基质血管系统、减少对婴儿的刺激来稳定CBF，上述方法在预防IVH上取得了不同程度的成功[27]。可以通过产前护理，如高危妊娠的预防性产科照护、细菌性阴道炎的治疗和早产的预防来达到防止IVH的目的[165]。产前使用类固醇激素（倍他米松、地塞米松）已被证明可以降低IVH的严重程度和发生率[63]。吲哚美辛通常用于治疗动脉导管未闭，也被证明可以预防IVH[27]。

IVH发生后的干预措施包括密切监测和处理脑室扩张。急性期治疗包括生理支持以维持氧合、灌注、体温和血糖水平。物理治疗应该最小化。脑室扩张的治疗包括脑室–腹腔引流或暂时性脑室引流。

脑室周围白质软化

脑室周围白质软化（periventricular leukomalacia，PVL）是一种脑白质损伤，包括脑室周围局灶性坏死，随后在周围白质形成囊性和弥漫性脑胶质细胞增生组成[21,260]。它是脑性瘫痪（cerebral palsy，CP）的主要病因，并且通常与认知障碍和视觉障碍有关[260]。它在早产儿中更为常见，并且随着胎龄和出生体重的降低而发生率增高[76]。PVL的发病机制主要与早产儿缺血、感染有关[131]，并且可能与脑室内和脑室周围出血有关[2]。一项病例对照研究旨在查明除早产以外其他危险因素对PVL发生率的影响，发现母亲肥胖和绒毛膜羊膜炎与PVL相关，而胎龄与PVL无关。孕妇年龄＞35岁、既往及妊娠期糖尿病、体外受精、重度子痫前期、产前未使用类固醇激素、阴道分娩、小胎龄与PVL无相关性[111]。

PVL是由一系列事件引起的，这些事件导致大脑中高度脆弱的脑室周围区域（大脑前、中、后动脉末端交汇处）的脑血流量减少，这种缺血改变常常与IVH相关[260]。脑血流量减少导致缺血和抗氧化物的减少。由此产生的游离氧自由基和谷氨酸的释放，会对妊娠24~34周脑室周围区域中占优势的髓前少突胶质细胞产生毒性作用[126]。由于发育未成熟脑的血流供应和自动调节能力受损，早产儿的白质损伤发生率增加[132,260]。PVL还可以导致位于发育中的大脑皮质下方的板下神经元（subplate neurons）程序性凋亡（细胞死亡）。板下神经元在丘脑皮层神经突触与轴突的靶向连接中起重要作用，它们受损可能导致运动、视觉和认知障碍[76]。

脑室内或脑室周围出血影响的区域主要包括从运动皮层到脊髓白质的下行运动神经元。由于控制双下肢运动的皮质束距离脑室最近，因此更容易受到损伤，从而造成双下肢痉挛性瘫痪，它是脑性瘫痪中最常见的运动损伤。如果病变向外侧扩展，可能累及双臂，导致同时累及双侧上、下肢的脑性瘫痪。视辐射损伤可以造成视觉障碍[272]。

出生后头颅超声（cranial ultrasonography，CUS）是常规筛查出血性病变的常用方法；也可以诊断出随后出现的脑白质异常，如PVL[215]。通过磁共振成像也可以进行确认。足月儿或足月前后出现的脑白质异常与神经病理学改变及随后的神经发育结果（脑性瘫痪和认知障碍）相关性最高。双侧脑顶叶或枕叶存在直径超过3mm囊变的患儿中，有90%会发生脑性瘫痪[75]。

医疗管理的重点是预防导致脑血流量下降和IVH的事件，包括预防宫内缺氧或缺血性事件、产后维持适当的通气和灌注、避免全身性低血压、控制癫痫发作[260]。预防宫内缺氧和缺血性事件包括高危妊娠的识别、胎儿监护、胎儿血样检查和剖宫产。产后保持足够的通气主要是为了避免引起低氧血症的常见事件，如不适当的喂食、插管或移除呼吸机、痛苦的手术和检查、操作性处理和过度的噪声。如果婴儿出现呼吸暂停和严重的心动过缓，适当的治疗可以维持足够的灌注。

缺氧缺血性脑病

缺氧缺血性脑病（hypoxic ischemic encephalopathy，HIE）是低氧血症或缺血导致神经组织缺氧和葡萄糖缺乏的结果。低氧血症是指血液循环中的氧气量减少，而缺血是指脑灌注血流量减少。其中缺血造成的损伤更大，因为向大脑输送的葡萄糖减少了[257]。HIE 是一种新生儿脑病，临床表现为胎儿期异常（胎儿心率异常、胎儿呼吸窘迫综合征），是一种临床急症，伴随着特征性临床表现（呼吸抑制、肌张力异常、脑神经功能紊乱，常伴癫痫发作），动脉血气分析显示代谢性酸中毒（pH < 7.0），Apgar 评分降低（5 分钟或 10 分钟≤ 5 分，需要呼吸支持），以及与缺氧缺血性疾病一致的影像学表现[259]。典型症状通常在出生后 72 小时内出现。缺血似乎是 HIE 脑损伤的主要原因，通常会出现在血管终末区和边缘区，包括本来就很脆弱的神经元和髓前少突胶质细胞（会产生兴奋性神经毒性）中[260]。缺氧和缺血会导致细胞能量衰竭、酸中毒、谷氨酸释放、细胞内钙蓄积、脂质过氧化和一氧化氮神经毒性，进而导致细胞基本成分的破坏，最终导致细胞死亡[257]。脑结构的损伤程度与缺氧缺血性事件发生的时机、严重程度和持续时间一致，可以导致受影响的区域坏死和神经元细胞死亡。

HIE 的发病率为每 1000 名活产婴儿中 1~8 例[137]。HIE 的病因是多种多样的，包括母亲因素（如低血压、胰岛素依赖型糖尿病、心搏骤停）、子宫胎盘异常（如胎盘血管病变）、分娩时异常（如脐带脱垂、胎盘早剥、创伤性分娩伴窒息）或胎儿并发症[147]。Sarnat 等[216]采用临床和脑电图标准将脑病分为了轻度、中度和重度 3 个等级，是记录损伤严重程度并与婴儿期神经发育障碍密切相关的有用工具[222]。神经系统和发育结局的预测因素包括神经系统检查异常、新生儿癫痫发作、癫痫发作同时伴有脑电图和 MRI 异常，上述因素与患儿 1 岁时发育不良密切相关[95]。神经发育的结果取决于脑损伤的严重程度和范围，通常是影响深刻且多感官受累的。

新生儿缺氧缺血性脑病的治疗包括提供充足的灌注、通气和氧合，如果有癫痫发作则加以控制[257]。连续 72 小时将患儿全身温度降低至 33~34℃，可以降低死亡率或发病率[222]，但不能完全解决 HIE 的负面影响。亚低温治疗在孩子出生后 6 小时内开始实施效果最佳。将婴儿放在预冷的毯子上，通过鼻子将食管温度探针插入 T6~T9 水平，连续监测体温 72 小时[257]。其他神经保护干预措施包括使用氧自由基清除剂和兴奋性氨基酸拮抗剂，如别嘌呤醇和正在研究中的谷氨酸受体拮抗剂[257]。

中度 HIE 有 10% 的死亡风险，高达 30% 的婴儿会出现因为矢状旁皮质和皮质下损伤导致的双侧上下肢和认知功能均受累的脑性瘫痪[260]。中度 HIE 婴儿的初始临床表现包括嗜睡、中度喂养问题、尖叫和癫痫发作。重度 HIE 死亡率为 60%，大多数存活患儿将遗留丘脑、基底神经节、海马和中脑结构损伤的长期表现。长期后遗症包括认知障碍、痉挛性四肢瘫痪、癫痫发作、共济失调、延髓性麻痹和假性延髓性麻痹、弛缓性四肢瘫痪、多动和注意力受损。重度 HIE 初始临床表现为昏迷、需要通气支持、严重的喂养问题、肌张力降低和癫痫发作[216]。

疼痛

疼痛被定义为一种与实际或潜在的组织损伤相关的不愉快的感觉和情感体验，最好通过自我报告来描述[105]。显然，新生儿不能报告疼痛，但可以通过特定的疼痛行为、生理变化、脑血流变化以及疼痛处理通路的细胞和分子变化来表达疼痛。疼痛的不良后遗症可能包括死亡、神经功能不良、身体异常及以后生活中对疼痛的反应异常[105]。妊娠 20 周后，胎儿的周围神经系统能够对刺激做出反应。在妊娠 20~24 周时，周围受体的数量和类型与成人相似，因此新生儿的受体密度比成人高。脊髓和脑干束髓鞘化尚未完全，因此中枢神经传导速度较慢。有证据表明，在胎龄 20~24 周早产婴儿的疼痛通路、皮层和皮层下痛觉中枢，以及与疼痛传播相关的神经化学系统就已经具有功能了[92]。

大多数疼痛的冲动通过无髓 C 纤维传递，也通过 A 型 δ 和 A 型 β 纤维传递，它们在成人中传递轻触觉和本体感觉[105]。然而，通过释放抑制性神经递质（如 5- 羟色胺、多巴胺和去甲肾上腺素）来抑制疼痛的疼痛调节束要到妊娠 36~40 周才发育成熟。因此，早产儿比足月或更大的婴儿对疼痛更敏感[105,235]。由医疗条件和医疗程序（如足跟采血、插管、通气、眼部检查和静脉注射）引起的疼痛刺激可导致疼痛通路结构和功能的长期变化，这种变化可能会持续到成年[39,92]。婴儿也可能将触摸与痛苦的输入联系在一起，这可能会干扰亲子关系和依恋关系的建立。

虽然新生儿的疼痛很难评估，但在NICU工作的物理治疗师应了解减轻疼痛的检查和非药物干预方法。新生儿对伤害性或疼痛性刺激的生理和行为反应均已被证实。疼痛的生理表现包括心率加快、心律不齐、血压和呼吸的变化、血氧饱和度降低、皮肤苍白或潮红、出汗或手掌出汗。疼痛的其他指标还包括肌肉张力的增加、瞳孔的扩大以及代谢或内分泌变化的实验室证据[207]。新生儿对疼痛性输入的行为反应包括持续和强烈的哭泣；痛苦面容、眉头紧锁、下颌颤抖、眼睛紧闭的表情；肢体退缩、抖动、僵硬、无力、握拳、手指张开、肢体伸展等行为；以及行为状态的变化[104]。疼痛可能导致营养摄入不足、伤口愈合延迟、活动能力受损、睡眠障碍、易激惹和其他发育退化[261]。

减轻疼痛的非药物方法包括减少有害刺激的数量、减少刺激、用襁褓包裹、非进食性吸吮、触觉安抚措施、摇动、密闭的空间和听音乐[261]。早产儿在进行足跟采血后将其全身进行屈曲（用手轻柔地抱着婴儿，使婴儿的四肢轻微地弯曲），与没进行上述操作的婴儿比较起来，其平均心率较低、哭泣时间较短、睡眠间断的时间也较短（图29.3）[70,265]。母乳、蔗糖溶液和非进食性吸吮可能有助于降低新生儿的疼痛反应[142,220]。研究发现，感觉刺激，包括轻触觉、前庭觉、味觉、嗅觉、听觉和视觉刺激，可以有效地减少早产儿采足跟血后的疼痛反应[35]。

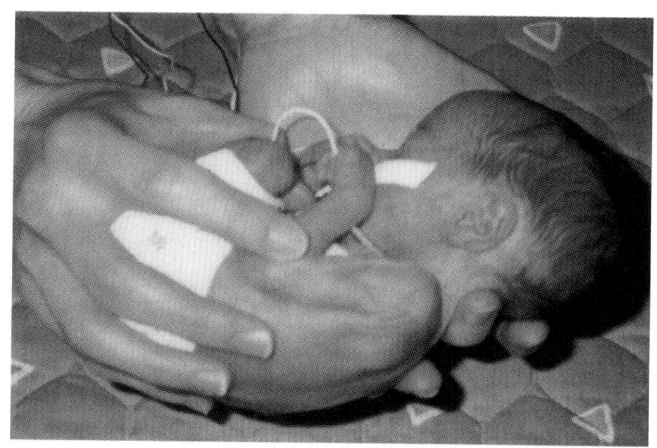

图29.3 根据婴儿的表现进行缓慢的操作[引自VandenBerg KA: Individualized developmental care for high risk newborns in the NICU: a practice guideline. *Early Hum Dev* 83（7）:433-442, 2007.]

其他并发症

胃食管反流

2/3的健康婴儿会出现胃食管反流（gastroesophageal reflux，GER），因此需要向其儿科医生或其他医疗保健提供者寻求帮助[148]。GER是以胃内容物反流回食管为主要表现的疾病，其与胃食管反流病（gastroesophageal reflux disease，GERD）不同，后者包括与GER相关的临床症状或并发症。GERD远没有GER常见[254]。GER是一种正常的生理过程，婴儿、儿童和成人均每天会发生几次，通常与食管下括约肌的短暂放松导致胃内容物进入食管有关，而与吞咽无关[148]。GER通常发生在进食后，很少或没有症状。在婴儿中，GER可能与反酸、反流甚至呕吐有关[212]。回流的胃内容物通常是非酸性的，并且随着发育成熟情况会逐渐改善[148]。

GERD可以分为食管内和食管外2种类型，并且可以根据上消化道内镜下的黏膜损伤来进一步区分[148]。食管内GERD症状包括呕吐、易激惹、体重增加不良、吞咽困难、腹痛或胸骨后疼痛和食管炎[148]。食管外症状包括呼吸道症状，包括咳嗽和喉炎，以及婴儿期的喘息[223]。随着儿童年龄的增长也会出现牙齿腐蚀、咽炎、鼻窦炎和复发性中耳炎。与其他人群相比，患有神经功能障碍、某些遗传疾病、食管闭锁、慢性肺病、囊性纤维化病和早产的儿童患GERD的风险更高。与人工奶喂养的婴儿相比，母乳喂养婴儿的GERD发生率较低[188]。

GER的诊断通常基于婴儿的症状和体格检查。如果婴儿正常生长并且总体健康，则不需要进一步检查。GERD的诊断测试包括食管pH值监测，以测量婴儿食管的酸度。将一根管子插入婴儿的鼻孔或口腔，放置24小时，以监测食管酸暴露的频率和持续时间[148]。如果怀疑有梗阻，可能需要做X线检查，也可以做上消化道内镜检查以排除食管的问题（狭窄或炎症）。若婴儿能够耐受，上消化道造影也是一种选择。一项称为婴儿胃食管反流问卷（Infant Gastroesophageal Reflux Questionnaire，I-GERQ）的GERD行为量表问卷已被证明是有效且具有特异性[134]，经Birch和Newell修改后已经可以用于早产儿[40]。

GER 的治疗是通过改变生活方式来减少症状，不需要药物。GER 和 GERD 的生活方式改变包括饮食改变和体位摆放的结合。改变母乳喂养的母亲的饮食、改变奶粉配方、在增加喂养频率的同时减少喂养量，以及使用增稠剂，这些策略在控制 GER 症状方面被证明是有效的[254]。药物治疗包括抑酸剂、抗酸剂、组胺 H_2 受体拮抗剂（histamine 2 receptor antagonists，H_2RAs）、质子泵抑制剂（proton pump inhibitors，PPIs）和促动力药物。对于有顽固性症状或是出现危及生命并发症的 GERD 患儿应给予手术干预。手术选择包括将胃底包裹在食管远端的胃底折叠，如果胃底折叠失败，则进行全食管胃分离术。

新生儿戒断综合征

新生儿戒断综合征（neonatal abstinence syndrome，NAS）或新生儿戒断是指突然停止接触母体在妊娠期间服用的物质（主要是阿片类药物）后，新生儿出现的一系列症状和神经行为[122]。导致 NAS 常见的物质和药物包括阿片类药物，如海洛因和美沙酮；含有阿片类药物的处方药，如氢可酮或羟考酮、苯二氮䓬类药物；酒精、抗抑郁药和抗精神病药。这些药物由胎盘代谢，其代谢产物通过不同的扩散和转运过程穿过胎盘屏障[37]。对暴露的婴儿来说，更复杂的情况是可能使用多种药物、共患精神疾病和暴力，以及缺乏产前检查和营养不良等其他生活因素[122]。

新生儿常见的临床表现包括尖叫、易怒、睡眠–觉醒障碍、原始反射亢进、短暂的肌张力变化（震颤、高张力）、进食困难、胃肠道紊乱（呕吐和稀便）、自主神经功能障碍（斑疹、呼吸急促、出汗、打喷嚏、鼻塞、发热、打哈欠）、发育不良和癫痫发作[91]。戒断症状通常发生在出生后 72 小时内[219]。

NAS 的诊断是基于母亲病史、母婴毒理学实验室检测和婴儿临床检查。戒断的严重程度通常采用芬尼根评分系统（Finnegan Scoring System）进行评分[91]。这份评分系统包含了接触阿片类药物的婴儿中最为常见的 21 种症状。每种症状及其严重程度都需要被打分，最后总计每个症状的分数来确定总戒断分数。新生儿重症监护病房网络神经行为量表（the Neonatal Intensive Care Unit Network Neurobehavioral Scale，NNNs）可用于对新生儿神经功能和行为功能进行综合评价[144]。

有戒断症状的婴儿可能需要进入 NICU 进行密切监测和药物治疗，并密切监测含阿片类药物（吗啡、鸦片酊或美沙酮）或丁丙诺啡的药理学症状的减轻（随着戒断症状的逐渐减轻）。在持续服药期间，还要提供支持措施来支持婴儿的进食、睡眠和互动能力。支持治疗包括非进食性吸吮、摆位 / 用襁褓包裹、轻柔操作、按需喂养、最小限度的刺激、改善环境，为患儿提供安静、柔和的环境[135]。

坏死性小肠结肠炎

坏死性小肠结肠炎（Necrotizing enterocolitis，NEC）是一种急性肠道炎症性疾病，常见于出生体重 < 2000 g、生后 6 周内的早产儿[99,157]。虽然其病因尚不明确，但一些因素似乎在 NEC 发病过程中发挥了作用。这些因素中有许多会导致肠道血流动力学受损，并导致肠壁黏膜细胞坏死、肠壁通透性增加，使产气性细菌更易侵入受损区域，产生肠腔积气、肠黏膜下或浆膜下积气[149]。

肠梗阻的症状包括呕吐、腹胀、胃肠减压抽吸物增加、血便、大便潴留、嗜睡、少尿和呼吸状态改变。NEC 的诊断主要通过体格检查、实验室检查和影像学检查。放射或腹部超声检查可用于跟踪疾病的进程，当形成气体的细菌进入肠壁时会出现明亮的气泡[117]。NEC 的治疗包括禁食、鼻饲管胃肠减压、静脉注射抗生素、纠正体液和电解质失衡[45]。当有影像学证据显示肠袢固定、扩张，伴有肠扩张、穿孔、肠坏疽、腹壁水肿时，应进行外科干预。

早产儿视网膜病变

早产儿视网膜病变（retinopathy of prematurity，ROP）是由新生视网膜异常血管增生引起的，分 2 个阶段。第 1 阶段是早产儿生后视网膜血管生长迟缓。第 2 阶段是在第 1 阶段缺氧刺激新生血管增生时发生的[162]。ROP 的结局从正常视力到完全失明程度不等，这取决于视网膜至晶状体是否存在进行性瘢痕而导致视网膜脱落[242]。ROP 的发生率随着胎龄、出生体重和 BPD 的降低而增加[162]。

ROP 的分级系统有着明确的评判标准，包括使用区域和时钟时间描述视网膜病变的位置、疾病的严重程度或阶段，以及特定危险因素的存在[119]。该分级系统于2005年修订，有利于ROP疾病情况的快速评估[120]。ROP的分级包括5个阶段[241]。第1阶段的特征是在后带血管蒂的视网膜和前无血管的视网膜之间有一条明显的分界线。第2阶段的特征是视网膜区域新生血管形成，在血管/无血管交界处呈嵴状。第3阶段的特征包括新的血管形成和向玻璃体凝胶的迁移。第4阶段的特征是视网膜部分脱离。第5阶段是视网膜完全脱离。

高胆红素血症

高胆红素血症或生理性黄疸，是血液中胆红素的过量积累所致。胆红素是红细胞血红蛋白分解的产物之一。这种情况常见于肝功能不成熟的早产儿，由于血液中红细胞浓度高、红细胞溶血增加、红细胞寿命缩短，或者可能由于出生损伤而出现红细胞增多症所致。高胆红素血症的发病机制可能是多因素的，并与晚期早产、纯母乳喂养和ABO溶血性疾病（母亲与胎儿血液不相容）有关[266]。治疗高胆红素血症的主要目的是预防核黄疸，核黄疸是指未结合的胆红素在大脑中沉积，尤其是在基底神经节、脑神经核、前角细胞和海马体中沉积。光疗是其治疗方法，是通过一组光或光纤毯来完成的。

前景信息

检查和评估

NICU的物理治疗检查和评估的目的是确定：①导致活动受限和参与受限的身体功能和结构损伤；②婴儿的发育情况；③婴儿对压力和自我调节的个体化反应；④需要熟练的体位管理和操作；⑤调整环境来优化生长和发育。检查和评估必须要针对与婴儿年龄相适合的发育活动（如喂养、躯干的屈曲、自我安抚、与照护者的互动）以及与家庭互动（如建立关系、依恋）相关的目标。

神经行为学观察

对高危婴儿的检查和评估最好采用观察和操作相结合的方法，可分几个阶段进行。在NICU住院的婴儿往往无法接受全面的标准化发育检查。物理治疗师通常通过对婴儿行为的观察来了解其基本的神经行为特征。物理治疗师要明确婴儿在实现和维持自我调节方面的能力和问题，并且要确定最有利于婴儿自我调节和发育水平的策略（专栏29.2）[42]。

因为医疗操作对于脆弱的婴儿可能会造成生理压力，所以物理治疗必须根据婴儿的神经行为特征适当地调整时间及策略。根据以家庭为中心的原则，检查和干预应与家庭合作，协助建立亲子联系，实施促进发育的体位管理与操作，并且要有灵活性。最后，要进行团队合作，物理治疗师只是一个跨学科的医疗服务团队的一部分。参照物理治疗实践指南（http://guidetoptpractice e.apta.org）的要求，与来自所有学科的专业人员进行有效的沟通和协作以及准确记录相关资料是至关重要的。在下一节中，将介绍一个用于高危婴儿检查的神经行为框架，并举例说明具体诊断的注意事项。

行为状态

意识状态最初是由Wolff提出的，现在已经扩展到包括6种行为状态：①深度睡眠；②浅睡眠；③昏昏欲睡；④清醒安静；⑤清醒活跃；⑥哭泣[273]。因此，当临床医师进行神经行为观察时，意识状态和行为状态这两个术语经常交替使用。也就是说，每一种意识状态都有一系列相关的行为特征。Als将这一模式扩展到包含12种状态，以区分脆弱婴儿从适应良好到适应不良的自我调节策略[8]。随着婴儿的发育成熟，他们能够平稳地在不同的状态间过渡。重要的观察包括：行为状态的范围、明确性和稳健性，状态之间的不稳定性和过渡模式，以及自我安慰的能力。例如，一个矫正胎龄（corrected gestational age，CGA）为25周的婴儿，可能一天的大部分时间都处于浅睡眠状态，并会有短暂的清醒时间。相比之下，CGA 40周的婴儿应该有更长的清醒安静时间，尤其是在喂食前后。婴儿获得并保持睡眠和清醒状态的能

专栏29.2 NICU物理治疗检查和评估的建议

保护婴儿脆弱的神经系统，特别是对那些可能无法耐受操作或进行标准化评估的婴儿。
随时间的推移重复观测。
与家长和NICU团队成员合作。
观察、解释并与家长和NICU团队成员沟通婴儿的行为。

力将受到其医学和神经发育状况的影响。物理治疗师在指导父母和工作人员识别状态转换和优化环境（如对光、声音和互动的调整）以促进睡眠和觉醒之间的平稳过渡中起着关键作用。

NAS 的患儿（稍后在 NICU 住院婴儿的常见诊断中描述）会出现状态维持困难[217]。在对 NAS 患儿进行检查时，物理治疗师应仔细观察患儿的状态转变模式、各状态持续时间及自我安慰策略。检查前，应咨询婴儿护理小组，以确定如何评估 NAS 症状（如标准化评分方法）和进行医疗管理。

自主神经系统

在自主神经系统检查过程中，物理治疗师通过心肺监护仪器获得婴儿的心率和呼吸信息，并观察其呼吸模式、皮肤颜色、内脏体征、抽搐、惊吓和颤抖的情况。新生儿心率为每分钟 120~180 次，呼吸频率为每分钟 40~60 次[155]。此外，在休息、日常照护、操作和社交活动期间，应注意其呼吸功能和消化功能。呼吸不规律或眼口鼻周围皮肤苍白、溢奶、全身用力、排便和打嗝，表明患儿的状态不稳定或自我调节困难。平稳的呼吸、皮肤颜色均匀，以及较少的惊吓反应、颤抖、消化系统的不稳定，均表示目前婴儿自我调节的能力较好。

患有 CLD（在 NICU 住院婴儿的常见诊断中描述）的婴儿对功能性活动的耐力有限。检查时应仔细观察其呼吸运动的变化。肋间隙凹陷、点头呼吸和鼻翼翕动是存在呼吸困难的证据，应仔细注意它们的存在、持续时间和缓解情况[191]。为了配合利尿剂治疗的最佳时机，物理治疗师应与护理和呼吸治疗人员合作进行发育检查，包括在检查过程中如何调整吸氧浓度，以及是否可以更改氧疗的模式使床边检查更方便。在对 CLD 患儿进行检查时，需要频繁地让患儿休息、保持适当的活动节奏、调整环境（如灯光、声音和互动），以便能使患儿更好地进行自我调节。

运动系统

物理治疗师是医疗团队中最有资格检查脆弱婴儿的运动系统并解释结果的成员之一。检查应包括观察婴儿静息时的肌张力和姿势，以及清醒安静状态下的主动运动、日常照护、互动和喂养。运动应根据随着孕龄增加而出现的主动屈曲模式的演变来解释。通常，下肢的主动屈曲出现在妊娠 32 周，上肢主动屈曲出现在妊娠 35 周，头部和躯干的主动屈曲出现在妊娠 37~39 周[256]。早产儿不成熟的神经运动系统常常妨碍其自主的抗重力屈曲运动，并且会使婴儿出现肩胛骨后缩，双下肢外展、外旋，以及颈椎和躯干的过度伸展和旋转的代偿姿势[247]。按照前面描述的框架，检查及评估时较少强调原始反射的测试。相反，物理治疗师检查评估应该倾向于“功能”相关的反射（如吸吮、吞咽、手抓握和足抓握，以及早期翻正反应）[176]。

IVH 患儿有轻度到重度不等的神经运动受损的风险[112,164]。在检查 IVH 的婴儿时，治疗师应注意姿势和四肢的主动运动的不对称，包括是否存在孤立的末梢运动或旋转运动的缺失。检查是否存在双侧踝阵挛。应观察并记录休息和运动时肌肉张力的变化。还应对屈肌张力和抗重力运动，以及婴儿清醒和警觉状态时的运动模式进行评估，因为行为状态会对运动系统的活动造成影响，也会因此影响婴儿的运动控制。

互动

婴儿进入这个世界一开始就有交往倾向。健康足月婴儿可以通过视觉跟踪人脸或色彩鲜艳的物体、对熟悉的声音保持警觉及定向能力[39]，早产儿或身体虚弱的婴儿能够在照护人员或治疗师的支持和帮助下完成这些任务[8,41]。发育检查可能包括对婴儿进行视觉和听觉刺激。物理治疗师应该为婴儿提供社交互动的机会，因为这些复杂的任务可能会对婴儿造成压力，并且可能超出婴儿的自我调节能力。物理治疗师在促进婴儿和照护者之间的社交互动方面发挥着关键作用，其方法包括建立发育支持性的互动模式，根据需要调整环境，并为父母提供关于婴儿社交技能发展的预期指导[43]。

测试和测量

测试和测量的结果用于：①客观地记录婴儿随时间变化的功能情况；②证明 NICU 内需要进行发育干预的必要性；③评估干预结果；④确定 NICU 出院后发育随访和干预的必要性。对身体虚弱和医学条件复杂的婴儿进行测试时需要结合临床判断，并对生理稳定性持续监测，以确定婴儿对测试的耐受性是否良好，测试结果是否能代表婴儿目前的能力。许多婴儿在测试期间因生理稳定性差而不能耐受测试。对于这类生理上不稳定的婴儿，测试必须推迟或在短时间内完成。

对物理治疗师最有用的是神经功能、神经行为功能、运动行为和口腔运动功能的测试和测量。物理治疗师使用的测试和测量方法各不相同，但婴儿运动表现测试（Test of Infant Motor Performance，TIMP）已成为NICU中使用最广泛的婴儿功能运动行为评估方法。这个评估是由物理治疗师设计的，胎龄32周以上的婴儿均可使用[179]。新生儿行为观察系统（Newborn Behavioral Observation system，NBO）源自传统的神经行为观察系统，是一种评估神经行为关系的工具，其支持物理治疗师与家长建立融洽关系，并在积极的背景下与他们分享有关其婴儿的发育信息[179]。Dubowitz量表用于婴儿出生时的胎龄评估，为物理治疗师提供了一个极好的了解婴儿在足月前几周的神经成熟度的机会[81]。一些测试，如新生儿个性化发育护理和评估计划（Newborn Individualized Developmental Care and Assessment Program, NIDCAP）、新生儿行为评定量表（Neonatal Behavioral Assessment Scale，NBAS）和早产儿行为评估（Assessment of Preterm Infant Behavior，APIB）需要由经过资质认证的治疗师进行，且需要90分钟左右的时间完成操作、评分和解释。团队合作和专业人员之间的信息共享可能有助于解决时间和成本问题，并提高照护的效率。TIMP、NIDCAP、NBAS或APIB评估将大大提高物理治疗师处理较小婴儿的临床技能。表29.3列出了NICU中物理治疗师常用的测试和评估方法，并在本节中进行了描述。

早产儿和足月新生儿的神经学评估

早产儿和足月新生儿的神经系统评估，俗称Dubowitz评估，是一个系统的、操作快捷的神经学和神经行为评估。通过新生儿期神经学和神经行为的变化来记录早产儿出生后的行为变化，进行早产儿与相应胎龄新生儿的比较，并检测神经系统体征的偏差及其随后的演变[80,81]。评估需要15分钟或更少的时间，分6个部分：①姿势和张力；②肌张力模式；③反射；④运动；⑤异常体征/模式；⑥定向力和行

表29.3 NICU内用于评估婴儿的测试和措施

项目	ICF相关领域
早产儿和足月新生儿的神经学评估（Neurological Assessment of the Preterm and Full-Term Newborn Infant）[a]	身体结构和功能、活动能力
新生儿行为评定量表（NBAS）[b]	身体结构和功能、活动能力
新生儿行为观察系统（NBO）[c]	身体结构和功能、活动及参与能力
新生儿个性化发育护理和评估计划（NIDCAP）[d]	身体结构和功能、活动与参与能力
早产儿行为评估（APIB）[e]	身体结构和功能、活动能力
NICU网络神经行为量表（NNNS）[f]	身体结构和功能、活动能力
婴儿运动表现测试（TIMP）[g]	身体结构和功能、活动能力
全身运动（GMs）质量评估	身体结构和功能、活动能力
早产儿神经行为评估（Assessment of Preterm Infant Behavior, NAPI）	身体结构和功能、活动能力
新生儿口腔运动评估量表（Neonatal Oral-Motor Assessment Scale，NOMAS）[h]	身体结构和功能、活动能力
婴儿哺喂评估量表（Nursing Child Assessment Feeding Scale，NCAFS）[i]	身体结构和功能、活动与参与能力
早期喂养技能评估（Early Feeding Skills Assessment，EFS）[j]	身体结构和功能、活动能力

[a]Dubowitz L, Dubowitz V: The *neurological assessment of the preterm and full-term newborn infant*. London: Heinemann, 1981.

[b]Brazelton TB, Nugent JK: *The Neonatal Behavioral Assessment Scale 4th ed*. Mac Keith Press, Cambridge, 2011.

[c]Nugent JK, Keefer CH, Minear S, et al.: *Understanding newborn behavior & early relationships: The Newborn Behavioral Observations (NBO) system handbook*. Baltimore: Brookes, 2007.

[d]Als H: A synactive model of neonatal behavioral organization: framework for the assessment of neurobehavioral development in the premature infant and for support of infants and parents in the neonatal intensive care environment. *Phys Occupat Ther Pediatr* 6(3/4):3-54, 1986.

[e]Als H, Lester BM, Tronick EZ, Brazelton TB: Manual for the assessment of preterm infants' behavior (APIB). In Fitzgerald HE, Lester BM, Yogman MW, editors: *Theory and research in behavioral pediatrics*. New York: Plenum Press, 1982. p. 65-132.

[f] Lester BM, Tronick EZ, Brazelton TB: The Neonatal Intensive Care Unit Network Neurobehavioral Scale Procedures. *Pediatrics* 113(3 Pt 2):641-667, 2004.

[g]Campbell SK, Hedeker D: Validity of the Test of Infant Motor Performance for discriminating among infants with varying risk for poor motor outcome. *J Pediatr* 139:546-551, 2001.

[h]hBraun MA, Palmer MM: A pilot study of oral-motor dysfunction in "at-risk" infant. *Phys Occupat Ther Pediatr* 5(4):13-26, 1985.

[i]iBarnard KE, Eyres SJ: *Child health assessment. Part 2: the first year of life*. (DHEW Publication No HRA79-25). Bethesda, MD: US Government Printing Office, 1979.

[j]Thoyre SM, Shaker CS, Pridham KF: The early feeding skill assessment for preterm infants. *Neonatal Netw* 24(3):7-16, 2005.

为。评分是基于反应模式，而不是总结或总分。虽然 Dubowitz 量表在 NICU 中有着很长的使用历史，但它主要被医师用来确定出生时的胎龄。对于在 NICU 工作的物理治疗师来说，学习应用 Dubowitz 将有助于获得小婴儿张力和姿势评估的专业知识。

新生儿行为评估量表（NBAS）

NBAS 是目前全球最常用的婴儿神经行为功能评定量表[47]。此量表在各种研究中广泛使用。共包含 28 项行为项目，采用 9 分制评分；18 项反射项目，采用 4 分制评分。反射项目可用于识别严重的神经系统异常，但不提供神经系统诊断。NBAS 还包括一组 7 项的补充项目，旨在总结婴儿在评估期间的反应能力以及需要给予婴儿多少辅助。这些补充项目是为了更好地获得高危婴儿的行为质量而设计的。NBAS 非常适合用于高危儿，其使用范围是生后 2 个月以内的足月儿和状态稳定的近足月的高危儿。

NBAS 被广泛用于研究和记录早产、宫内生长迟缓、产前暴露于可卡因、酒精、咖啡因和烟草对新生儿行为的影响[182]。NBAS 还激发了适用于不同人群的量表开发。例如，适用于早产儿的早产儿行为评估[10]和用于在子宫内药物暴露的新生儿的 NICU 神经行为网络量表[145]，在本节中均有描述。NBAS 的核心重点是由训练有素且敏感的检查人员来促进婴儿能力的发育，是一种适用于各种家庭的强大的干预工具。随后这导致了许多基于 NBAS 工具的开发，如婴儿行为的母亲评估法（Mother's Assessment of the Behavior of the Infant，MABI）[267]、体格和行为联合检查（Combined Physical Exam and Behavioral Exam，PEBE）[127]、家庭管理的新生儿活动评估（Family Administered Neonatal Activities，FANA），[61] 以及本章中描述的 NBO 系统[180]。更多关于 NBAS 的信息可以查看 www.brazelton-institute.com。

新生儿行为观察系统（NBO）

如前所述，NBO 不是一种评估工具，而是一种关系构建工具，旨在帮助从业人员提高父母对孩子的能力和独特性的认识，支持发展积极的亲子关系，并促进从业人员与父母关系的发展[180]。NBO 由 18 个神经行为项目组成（如睡眠行为、婴儿的互动能力和刺激阈值、运动能力、哭泣、可安抚性和状态调节能力），用于激发婴儿的能力并观察新生儿的行为[180]。因为它被认为是一种互动的行为观察。NBO 是在家庭成员在场的情况下实施的，为父母和医师提供一个观察和讨论新生儿行为的机会。一次 NBO 评估需要 45 分钟或更长时间，适用于足月（在某些情况下也用于生命体征平稳的矫正胎龄 36 周的婴儿）到生后满 2 月龄的婴儿。NBO 很容易与临床实践环境相结合，已被用于医院、诊所和家庭常规产后儿科检查等各种不同的环境，并且儿科物理治疗师在多种不同需求中实施 NBO 是可行的。研究表明，NBO 能够有效地帮助专业人员为父母在照护婴儿方面的信心和能力提供支持，并促进父母和临床医师之间的合作[171,181,214]。有关 NBO 的更多信息，请访问 www.brazelton-institute.com。

新生儿个体化发展护理与评估计划

NIDCAP 是 NICU 照护婴儿的一种综合方法，它在发育上支持婴儿，并根据婴儿的目标和稳定程度进行个性化处理[8,9]。NIDCAP 需要家庭和专业人员共同参与。计划最初为直接和系统地观察早产儿或足月婴儿在照护活动前、中、后的情况，而不是在观察者操作或互动下进行。观察由行为检查表指导，记录照护事件、体位、环境特征（如光、声和活动）以及婴儿的行为。观察开始于照护前 10 分钟，观察婴儿在未受干扰时的稳定性和行为反应，操作过程中观察持续进行，直到照护完成然后再观察 10 分钟，或者直到婴儿达到观察前的稳定水平。行为观察检查表每 2 分钟记录一次心率、呼吸频率、血氧饱和度、婴儿的体位和照护事件的发生情况。观察时间可以是几分钟，也可以是几小时，这取决于照护事件和婴儿的稳定性。观察结束后，需要书写一份描述性记录，从婴儿的角度描述照护事件，并要详细强调婴儿行为与照护和环境事件之间的关系。

在描述性记录的基础上，还应提出对照护方式的改进建议，以支持婴儿的生理成熟和自我调节。经过 NIDCAP 培训和认证的物理治疗师可以与 NICU 团队分享这些信息，并为改善环境和照护活动提供建议。这些建议可能涉及照明、噪声水平、活动水平、床上用品、促进自我调节能力、互动、操作的时机以及促进从一项活动到另一项活动的过渡。NIDCAP 被发现在影响医疗结果方面是最有效的 [11,12]，并且这可能是改变大脑功能和结构的原因之一 [6,7]。更多信息和 NIDCAP 培训中心的列表可以在 www.nidcap.org 上获得。

早产儿行为评估（APIB）

APIB 是一项基于 NBAS 演变而来的 [249]，针对早产儿和高危婴儿的全面、系统的神经行为评估 [10,13,14]。APIB 也被视为一种神经心理学评估，通过观察婴儿的行为，使用者可对婴儿的自我调节能力和组织紊乱的阈值进行详细的评估。检查通过一系列的操作增加婴儿的活力及触觉和前庭需求，以确定婴儿的自我调节能力。完成 APIB 评估可能需要 1 小时，但取决于婴儿的稳定程度，而评分可能需要 30~45 分钟。根据病史、发育问题和建议的复杂性，撰写 APIB 的临床评估报告可能需要长达 3 小时 [184]。为了评估期间的安全，在生理上婴儿必须稳定，并且婴儿应为妊娠 32 周或更大的婴儿。APIB 也可用于最大到母亲停经后 44~48 周出生的高危婴儿。临床医生和发育专业人员可以在 NICU 和后续临床环境中接受广泛的评估培训。更多信息请访问 www.nidcap.org。

NICU 网络神经行为量表（NNNs）

NNNs 是专为医学上稳定的药物暴露婴儿和其他高危婴儿，特别是胎龄在 30 周至母亲停经 46~48 周的婴儿所设计的神经行为评估量表 [145]。NNNs 被用来记录和描述发育和行为成熟、中枢神经系统完整性和婴儿应激反应。虽然在内容上与 NBAS 相似，但项目测试顺序不同。例如，如果婴儿没有处于适当的行为状态，则跳过项目，并记录测试中的偏差。此外，实施 NNNs 所需的时间比 NBAS 短，因为 NNNs 不太关注婴儿的最佳表现和婴儿与测试者的互动。NNNs 包括 115 个项目，其中 45 个项目需要对婴儿进行特殊处理，而其他 70 个项目可在检查过程中观察到。测试分为 3 个部分：①包括评估被动和主动肌张力、原始反射和反映中枢神经系统完整性的神经学检查量表；②包括状态、感觉和互动反应等行为项目的测试者评分量表；③压力 / 戒断量表，包括 7 类项目，旨在发现高危儿典型的压力行为迹象，以及药物暴露婴儿常见的新生儿戒断迹象 [145]。NNNs 也被用来描述暴露于甲基苯丙胺 [194,227]、可卡因 [213] 和大麻 [74] 婴儿的神经行为特征。

婴儿运动表现测试（TIMP）

TIMP 是一项对婴儿功能性运动行为的测试，供 NICU 的物理和作业治疗师及其他专业人员，以及早期干预或诊断随访机构使用 [55]。适用于妊娠 34 周至生后 4 月龄的婴儿。该测试检查了小婴儿完成功能性运动所需的姿势和选择性运动控制。TIMP 测试和评分过程需要 25~45 分钟的时间 [55]。包含自发运动和诱发运动构成的独立子量表。观察性量表由 13 个 2 分制评分的项目组成，这些项目评估婴儿自发地尝试调整身体方向、有选择性的移动身体各个部位以及进行定性运动的能力，如弹道或摆动运动 [57]。观察的行为包括：仰卧时手指和足踝的运动、头部的伸展和中线活动。诱发运动量表得分分为 5 分、6 分、7 分 3 个等级，共 29 个项目 [73]。诱发行为反映了婴儿对各种空间方位的定位和处理，以及对视觉和听觉刺激的反应。例如，当腿向身体对侧旋转时，出现翻身的倾向并伴有头部翻正反应；在俯卧位随着视觉刺激转动头部或者寻找声音。

TIMP 具有较好的重测和评分信度，具有良好的结构效度 [57,176]、同步效度 [56] 以及预测效度 [55,58,93,230]。TIMP 可用于早期识别运动能力低下 [58,93] 和脑性瘫痪的年幼婴儿，早至矫正月龄为 2 个月的婴儿 [29,30]。目前还有一个用于筛查的较短版本，婴儿运动表现筛查项目测试（Test of Infant Motor Performance Screening Items，TIMPSI）[59]。与 TIMP 相比，TIMPSI 测试时间减少了一半，而且对虚弱的婴儿或快速筛查均适用，TIMPSI 表现良好的婴儿就不需要再进行 TIMP 测试了。为保证能够更有效地使用 TIMPSI，测试者必须具备完整 TIMP 的知识并通过培训。有关 TIMP 和 TIMPSI 的更多信息，请访问 www.timp.com，其内包含了 TIMP 操作的教学视频。

全身运动质量评估

全身运动（General Movements，GMs）质量评估是一种用于识别可预测脑性瘫痪的运动和运动模式的评估手段[205]。其基本原理是，典型运动模式的出现遵循一个可预测的过程，婴儿的运动可以被描述为扭动运动（从足月到足月后 8 周）、不安和自发性运动（足月后 8~20 周）。GMs 评估的目的是观察婴儿的运动模式是否偏离这一理论化的典型轨迹。非典型运动的例子包括：出生前阶段（即足月前），动作模式单调或动作分化差；足月到足月后 8 周，僵硬、混乱、缺乏流畅性的动作（如痉挛同步性动作）；生后 6~20 周，不安运动缺乏或异常。GMs 评估是通过直接观察婴儿或观察婴儿处于清醒状态时的录像来完成的，对于最脆弱的 NICU 内的婴儿也适用。GMs 评估是特别为脑性瘫痪高危儿设计的，其评估的主要目的是预测脑性瘫痪的风险[205]。

不同的经过培训的评估人员通过录像来进行 GMs 评估时评估者间信度很好（90%）。此外，持续存在痉挛同步性运动及不安运动的缺乏对预测脑性瘫痪的敏感性达到 95%、特异性达到 96%，证明这是一种有效的预测手段[179,205]。GMs 评估可以通过基础课程和高级课程培训进行学习（http://general-movements-trust.info/46/invitation）。

早产儿神经行为评估（NAPI）

NAPI 旨在监测早期婴儿发育，评估新生儿期干预措施的效果。NAPI 适用于妊娠 32 周至足月的婴儿。NAPI 包括 7 个领域：运动发育、围巾征、腘窝角度、注意力和定向力、睡眠百分比、兴奋性，以及婴儿啼哭的活力[136]。随着时间的推移，NPAI 已被证明具有良好测试者间信度及稳定性。此外，NPAI 具有较强的结构效度，能够检测新生儿神经行为发育对干预的反应。然而，NAPI 似乎与新生儿的生理指标相关性较弱[179]。关于 NAPI 的更多信息，请访问：http://med.stanford.edu/NAPI/。

口腔运动评估量表（NOMAS）

对于物理治疗师而言，NOMAS 属于一项高级评估技能。NOMAS[46,94] 和 NCAFS[31,244] 是两种有效的测量方法。NOMAS 评估包含营养性和非营养性吸吮两部分内容。在吸吮过程中评估的变量包括速度、节律性、下颌偏移、舌形和舌的运动。已经有研究明确了口腔运动紊乱和功能障碍时 NOMAS 的分数。NCAFS 评估父母与婴儿的喂养互动，并评估父母对婴儿在喂养过程中给出的暗示、痛苦迹象和互动的反应。这两种评估工具都需要高度专业化的培训，但也都为新生儿喂养问题提供了良好的诊断框架。新生儿物理治疗师也可能发现早期喂养技能评估（Early Feeding Skills Assessment，EFS）是一种用来评估婴儿喂养准备程度和耐受性的有用工具，它还可以识别婴儿特定技能与口腔喂养能力发展进程之间的关系[250]。

一项对矫正月龄 4 个月以下早产儿的神经运动和神经行为评估的系统回顾表明，GMs 评估、TIMP 和 NAPI 具有较强的信度和效度[179]。特别是 NNNs 和 APIB 具有较强的信度和效度，非常适合用于研究。同样，GMs 评估、TIMP 和 NAPI 是有效和可靠的工具，非常适合临床应用。最后，系统回顾的结果表明 GMs 评估是预测脑性瘫痪最准确的方法[179]。

随着各种各样的评估和措施可供儿童物理治疗师在 NICU 实践，问题也会经常出现——什么是最好的评估工具？根据我们的经验，这个问题的答案取决于实施评估的目的和可用于支持该评估在临床实践中使用的资源。如上所述，评估工具的选择因从预测脑性瘫痪（GMs 评估）到促进亲子关系（NBO）等不同的目的而不同。如果评估的主要目的是促进亲子关系、记录婴儿的自我调节行为，在临床实践中则经常使用 NBO。如果主要目的是评估神经运动技能，特别是要应用可以在后续随访中重复使用的测量方法，在临床实践中一般会选择 TIMP。这些工具的组合通常用来描述儿童的发展能力。此外，因 TIMP 具有强大的心理测量学特性，适用于进行预测结果和干预效果相关的研究，在 NICU 科研工作中会经常使用。

在选择评估措施时，另一个重要的考虑因素是物理治疗师或发展及治疗团队选择的特定评估方法所需资金和时间问题。例如，一些评估项目不仅需要大量的资金来购买，而且需要与有经验的人员一起培训来保证操作的质量（如应用 NIDCAP 和 APIB 要求物理治疗师需由有资格的教师进行培训）。这些评估方法在执行、评分和记录方面也往往需要很长时间。因此，物理治疗师们必须考虑他们的人力需求和工作量，以及治疗团队将冗长的评估加入到繁忙的 NICU 工作中的可能性。根据经验，作为 NICU 发育专家的物理治疗师通常接受过NIDCAP和APIB培训，并且时间安排比较灵活，能够使用这些工具。此外，拥有NICU专业知识和指导的物理治疗师可以通过继续教育课程和培训学习TIMP，然后进行可靠性检查。TIMP可以作为临床检查的一部分，评估可以分2次进行，通常要与治疗师时间安排和人力要求很好地保持一致。因此，在选择临床评估工具时，还应考虑评估的目的、是否经过培训和物理治疗师的资源以及时间。

物理治疗师的干预策略

NICU的发育性干预措施的目的是为婴儿提供如下帮助：①根据婴儿的发育和生理能力提供不同类型、不同强度、个性化的感觉体验；②促进可能有益于神经可塑性的、积极的运动机会[203,226]；③为有信心和能力照护婴儿的照护者提供从NICU到家庭过渡期间的发育支持技术[83,84]。

在可能的情况下，应将发育干预措施纳入婴儿的照护和日夜常规活动中。成本效益是一个重要的考虑因素。我们建议物理治疗师的干预应该是个体化，在24小时持续照护的视角下进行，并且应作为跨学科团队的一部分。物理治疗师应仔细评估和反思NICU内提供的所有干预措施的相关性。事实上，任何形式的干预，尤其是那些只基于理论的干预，都可能是有害的，除非能够考虑到婴儿的生理、感觉和神经系统的能力以及环境因素。如果一个婴儿的睡眠无论白天还是晚上均被多次打断，那么目前该婴儿主要干预的措施应该是给予其充足的睡眠，他从睡眠中得到的好处可能比从感觉体验和运动机会中得到的好处更多。表29.4对NICU中与发展干预相关的综述进行了系统的总结。表29.5列出了下文中要涉及的关于发育性照护的一般建议、物理治疗师能够提供的直接干预措施和出院规划的摘要。但值得注意的是，目前的研究证据尚不足以支持某项具体的干预措施。

发育性护理

发育性护理（developmental care）是一个广义的术语，在许多NICU和研究中用于描述环境干预措施的实施，如减少声音和光线，以及睡眠保护或集群护理，以便达到支持婴儿发育的目的[248]。发育性护理还包括个性化的照护计划，包括物理治疗师在内的所有团队成员都应遵循该计划。作为NICU中提供照护的跨学科团队的一部分，物理治疗师在协调照护措施方面扮演着重要的角色。这包括与NICU整体环境或特定婴儿的环境相关的建议。

NIDCAP是一个高度结构化的系统，用于评估婴儿对照护事件的行为反应，随后要依此给出个体化的照护计划。NIDCAP通常由发育专家或物理治疗师提供个性化的评估和建议，由整个NICU实施。尽管没有关于使用发育性照护或NIDCAP的不良事件或负面后果的报告，但目前的研究结果在短期和长期结果方面却是相互矛盾的。一项系统综述报告的结果表明，接受或不接受NIDCAP治疗的婴儿在发育结果方面没有显著差异，这一结果是存在争议的[15,107,186,187]。虽然一些研究报告了短期内发育结果的改善，体重增加更快，在NICU停留的时间更短，但其他研究没有发现长期结果的改善。另有小型研究发现，长期发育结果有所改善[168]。NIDCAP是一种特殊的干预方法，但许多NIDCAP的特征在NICU中被整合，NICUS没有特别遵循NIDCAP方法和标准化的评估间隔。因此，针对NIDCAP的研究结果应被视为发育性照护的一个组成部分，而不是相互排斥的[107]。在NICU进行治疗的物理治疗师可以从NIDCAP培训中受益，因为它提供了一个了解关于如何与脆弱婴儿互动的理论知识的绝佳机会。

因为物理治疗师要支持NICU内发育性护理或NIDCAP的目标，他们就必须考虑环境因素，包括光、声音和疼痛，这些对NICU中的婴儿来说是潜在的压力源[100,101,140,152,198]。当婴儿在隔离床或婴儿床中休息时，以及在父母或治疗师与婴儿的互动过程中时，均需要考虑这些因素。NICU中关于光和声音的建议是：①环境光应该在10~600勒克斯范围内；②声音不能超过45分贝[152]；NICU里的婴儿被来自救生设备、工作人员、家属和其他婴儿的声音刺激着。早产会使婴儿过早暴露于超过250 Hz的声音中，而这些声音在整个妊娠期间通常会被子宫壁屏蔽或减弱。因此，早产儿需要应对可能引起生理压力的高频声音[198]。Cochrane关于使用降噪干预措施促进早产儿生长发育的综述只肯定了一项研究[4]。该研究报告称，在NICU使用婴儿耳塞与18~22月龄时更高

表 29.4　NICU 高危儿发育性干预相关主题的系统性综述

主题	结论
NICU 内降噪[a]	Cochrane 对早产儿使用降噪干预措施进行的一项综述发现只有一项研究完成了 RCT 或类 RCT 来确定降噪是否会影响婴儿的预后。该项研究报告称，在 NICU 使用婴儿耳塞与 18~22 月龄时较高的贝利心理发育指数有关。然而，Cochrane 综述中指出，因研究证据有限，不能考虑在临床实践中使用
发育性护理[b]	有证据表明，这些干预措施可能对早产儿的结局有一些好处；然而，在多项研究中仍然存在相互矛盾的证据。因此到目前为止，还没有明确的证据表明发育性护理干预对短期和长期发育结果的持续影响
发育性护理[c]	对于接受或不接受 NIDCAP 治疗的婴儿，其发育结果没有显著差异。虽然一些研究报告了短期内发育结果的改善，体重增加更快，在 NICU 内停留的时间更短，但其他研究没有发现长期的改善。因为实施 NIDCAP 的高昂成本使得我们需要慎重考虑这些没有取得任何发育成果的研究
循环照明[d]	一项针对循环照明进行的系统综述发现，循环照明可能比连续照明更有益。循环照明组的婴儿可能睡得更多，白天的活动水平增加，并表现出更早得做好进食准备或更少的呼吸机支持率。然而，这种结论是基于少数研究、有限的比较研究基础上的
降低光源在预防早产儿视网膜病变中的作用[e]	关于这一点已经做了大量的研究，有证据表明，强光并不是导致早产儿视网膜病变的原因，也不会加剧这一问题
机械通气时婴儿体位[f]	没有明确的证据表明，新生儿机械通气时的体位对获得相关改善是有效的。然而，让婴儿在短时间内以俯卧位的姿势进行辅助通气，可以稍微改善他们的氧合情况，而婴儿在俯卧位下，氧合不良的次数也会减少
非进饮性吸吮[g]	文献综述表明，无论使用或不使用安抚奶嘴，体重增加都是相似的。在两项研究中，使用奶嘴的早产儿住院时间较短（住院费用较低），在管饲期间表现出较少的防御行为，在管饲期间和之后处于烦躁和活跃状态的时间较短，并且比不使用安抚奶嘴的早产儿更快地进入睡眠状态。他们向全肠内（通过管或口）或奶瓶喂养（三项研究）的过渡一般更容易，奶瓶喂养时的表现更好（一项研究）。无不良结果报告
促进骨骼矿化和生长的活动计划[h]	这篇综述发现，在短期内，身体活动可能对骨骼发育和生长有一点好处。没有足够的数据来评估长期利益和危害。根据目前的知识，身体活动计划不能被推荐为早产儿的标准程序
抚触[i]	这项综述只包括随机对照试验，即婴儿分组接受按摩或“安静、轻柔地抚摸”，即护士将手放在婴儿身上，但不按摩或抚摸他们。在这篇综述的大多数研究中，婴儿被按摩或抚摸大约 15 分钟，一天 3~4 次，通常持续 5~10 天。研究发现，接受按摩的婴儿比接受“安静、轻柔地抚摸”的婴儿，平均每天体重增加更多（约 5g）。尽管这些研究的可靠性可能存在问题，但得出了按摩组的平均住院日更短、发育测试中得分略高、产后并发症也略少，且未发现任何按摩所致的负面影响
出院后的早期发育干预项目[j]	本研究中发育早期的干预计划必须在生后 12 个月内开始。关注点为亲子关系或婴儿的发展。虽然可以在婴儿还在医院的时候就开始，但医院方面必须有一个出院后计划在出院时给予父母。一项回顾性分析表明，这些针对早产儿的项目在中期、短期（直至学龄前）有效地改善了认知发展。一些有限的证据表明，早期发育干预改善了运动结果或长期认知结果（直到学龄期）。干预项目的多样化限制了关于早期发育干预有效性的结论
出院后的早期发育项目[k]	上述研究的更新表明，有更多的证据认为 NICU 出院后的干预项目能够在短期内改善运动结果，并在学前阶段改善认知结果
急性呼吸窘迫的体位[l]	一共总结了 21 项研究。436 名儿童中有 3/4 是早产儿，大部分（71%）使用呼吸机辅助通气。俯卧位比仰卧位更有利于血液供氧，但差异不大。有 8 项研究（183 名儿童、153 名早产儿和 95 名通气不良儿童）得出俯卧位血氧饱和度平均增加了 2% 的结论。有 5 项研究（100 名 1 月龄以下婴儿，其中 59 名应用呼吸机）认为俯卧位呼吸急促伴呼吸窘迫率略低（平均低 4 次 / 分钟）。与其他体位间无明显差异 注意：重要的是要注意这些患儿都住院。因此，鉴于俯卧位与婴儿猝死综合征（sudden infant death syndrome，SIDS）之间的联系，除非儿童住院并不断监测其呼吸，否则不应使用俯卧位
袋鼠护理降低低出生体重婴儿的发病率和死亡率[m,n]	袋鼠护理（kangaroo mother care, KMC）包括母亲和新生儿之间的皮肤接触，频繁的、完全或几乎完全的母乳喂养，以及早期出院。与传统照护相比，KMC 可以减少严重疾病、感染、母乳喂养问题和解决母亲对照护方法的疑问，并改善母婴关系。婴儿死亡率没有差异。然而，对纳入研究的方法学质量的严重担忧削弱了这些发现的可信度，还需要更多的研究进行探讨

[a]Almadhoob A, Ohlsson A: Sound reduction management in the neonatal intensive care unit for preterm or very low birth weight infants. *Cochrane Database Syst Rev* 1: CD010333, 2015.

[b]Symington A, Pinelli J: Developmental care for promoting development and preventing morbidity in preterm infants. *Cochrane Database Syst Rev* 2:CD001814, 2006.

[c]Ohlsson A, Jacobs SE: NIDCAP: a systematic review and meta-analyses of randomized controlled trials. *Pediatrics* 131(3):e881-893, 2013.

[d]Morag I, Ohlsson A: Cycled light in the intensive care unit for preterm and low birth weight infants. *Cochrane Database Syst Rev* 8:CD006982, 2013.

[e]Phelps DL, Watts JL: *Cochrane Database Syst Rev* 1:CD000122, 2001.

[f]Balaguer A, Escribano J, Roqué M: *Cochrane Database Syst Rev* 4: CD003668, 2006.

[h]Schulzke SM, Kaempfen S, Trachsel D, Patole SK: Physical activity programs for promoting bone mineralization and growth in preterm infants. *Cochrane Database Syst Rev* 4:CD005387, 2014.

[i]Vickers A, Ohlsson A, J. B. Lacy JB, Horsley A: Massage for promoting growth and development of preterm and/or low birth-weight infants. *Cochrane Database Syst Rev* 2:CD000390, 2004.

[j]Spittle AJ, Orton J, Doyle LW, Boyd R: Early developmental intervention programs post hospital discharge to prevent motor and cognitive impairments in preterm infants. *Cochrane Database Syst Rev* 18(2):2007.

[k]Spittle AJ, Orton P, Anderson R, et al.: Early developmental intervention programmes post-hospital discharge to prevent motor and cognitive impairments in preterm infants. *Cochrane Database Syst Rev* 12:CD005495, 2012.

[l]Wells DA, Gillies D, Fitzgerald DA: *Cochrane Database Syst Rev* 2:CD003645, 2005.

[m]Conde-Agudelo A, Belizán JM: Kangaroo mother care to reduce morbidity and mortality in low birthweight infants. *Cochrane Database Syst Rev* 2:CD002771, 2003.

[n]Engmann C, Wall S, Darmstadt G, et al.: Consensus on kangaroo mother care acceleration. *Lancet* 382:e26-27, 2013.

表 29.5 基于作者对 NICU 发展性照护和物理治疗有限证据的解释，对 NICU 实践的建议

发育性照顾	减少光和噪声 集中照护，尽量少打扰睡眠 父母参与照护，包括使用袋鼠护理 / 肌肤接触的拥抱、经常探访、和婴儿互动 疼痛管理
直接干预	四肢和头在中线位置，手臂和腿弯曲靠近身体 由父母以深压的方式提供按摩 根据婴儿对社交活动的准备程度，进行分等级的运动
出院计划	家庭支持 提供父母关于发育规律的教育和阅读资料，并且家庭内能够进行发育支持性照护 开展 NICU 后计划和早期干预

的贝利心理发育指数有关。然而，Cochrane 综述报告认为该研究证据太过局限，无法考虑在临床实践中使用[1,4]。

环境改造，包括使用单人婴儿房或家庭房，而不是带有多个床位的开放式单元，这种方式已经被证实可以减少环境噪声（图 29.4）[151]。然而，其他研究提出的担忧是，单个家庭病房中对于婴儿的刺激太过少，可能会导致大脑发育改变和语言发育延迟[202]。

作为 NICU 一般发育性护理或环境改变的一部分，照明的改变是常见的。然而，全天减少照明和使用循环照明哪个最佳，尚存在争议。隔离罩或调暗房间灯是减少灯光暴露的常见做法。循环照明通常包括夜间 12 小时的低亮度和白天 12 小时的无限制照明。一项系统综述发现，与连续的强光相比，循环光可能是有益的[175]。循环照明组的婴儿可能睡得更多，白天的活动水平增加，并有更早做好进食准备或更短呼吸机支持时间的表现。然而，这种解释是基于对每种结果测量的少数研究并且在减少照明和循环照明之间进行了有限的比较[100]。

袋鼠护理或肌肤直接接触的拥抱，是一种婴儿直接被抱在父母裸露的胸部的护理方法（通常由妈妈操作）（图 29.5）。袋鼠护理已被证明可以培养婴儿对母亲的依恋，提高母亲照顾早产儿的信心[125]，提高新生儿从 NICU 出院后到出生后第 1 年母乳喂养的概率[108,183]。对袋鼠护理的系统回顾表明，使用袋鼠护理后，母亲的压力和抑郁有所减轻[23]。此外，在 NICU 中，母亲和婴儿之间的互动也得到了改善。一些研究表明，这种护理应持续到婴儿 6 月龄时[23]。Feldman 的研究表明，在 NICU 接受袋鼠护理的早产儿与对照组婴儿相比，在 NBAS 的神经行为分析中表现得更成熟[89]。以袋鼠样姿势抱着婴儿（在妈妈的胸前面对着妈妈，用布带把婴儿固定在适当的位置，每天 8~12 小时）也可能促进躯干和腿部屈曲的发展。一项研究表明，婴儿经历 96 小时的袋鼠护理姿势后表面肌电的数值可以增加[77]。大量研究数据支持袋鼠护理有益且风险很小，这导致了 2013 年发表了鼓励在国际上对所有早产婴儿均采用袋鼠护理的共识[86]。虽然这一做法在 NICU 内已被广泛采用，但物理治疗师应该努力鼓励袋鼠护理作为日常照护的一部分。此外，物理治疗师可以与家庭合作，鼓励他们照护自己的婴儿，并在婴儿出生后的第 1 周内提供

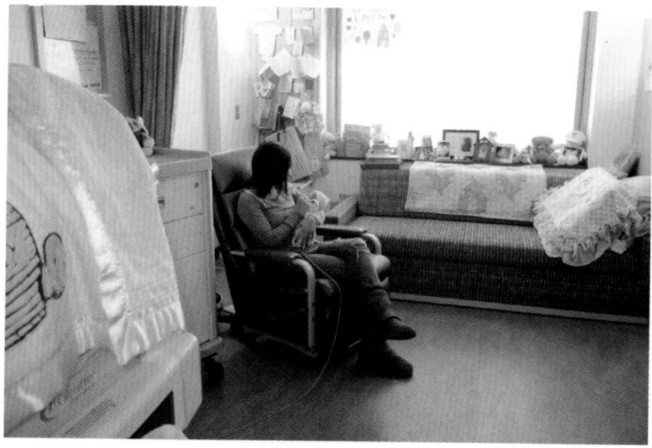

图 29.4 NICU 的单间病房［引自 Lester BM, Miller RJ, Hawes K, et al.: Infant neurobehavioral development. *Semin Perinatol* 35(1):8-19, 2011.］

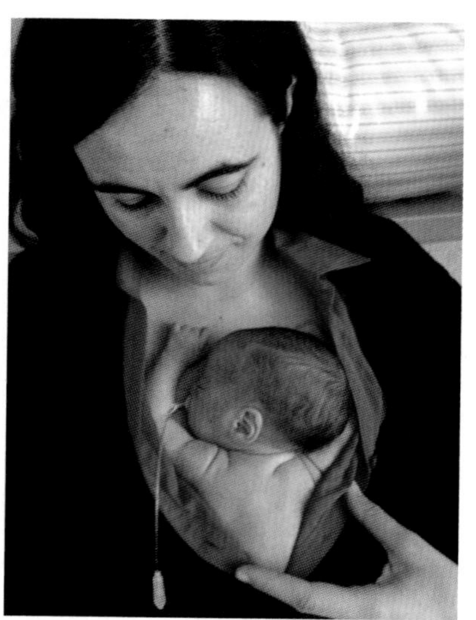

图 29.5 袋鼠护理［引自 Coughlin M: The Sobreviver (Survive) Project. *Newborn Infant Nurs Rev* 15(4):169-173,2015.］

发育支持。

一些 NICU 基于减少声音、减少灯光暴露或循环照明以及袋鼠护理的建议，已经改变了相关环境布置，从一个容纳多张床的大房间变成了单间家庭病房或婴儿房。一些研究表明，单间家庭病房增加了家庭对治疗的参与度和父母的控制感，降低了母亲的压力，袋鼠护理的采用有所增加，这使医疗和发育结果略有改善[109,146]。对家庭病房医疗和发育结果的系统回顾表明，患儿感染率较低，住院时间可能较短[221]。正如前面提到的，虽然大多数研究仍表明这样做有益，但同时有其他研究表明，单间家庭病房可能与患儿语言迟缓有关[101]。

物理治疗师的直接干预

在 NICU 的婴儿有一系列影响其后期发育的疾病，包括早产、新生儿癫痫、脑室内出血、脑梗死、脑积水、呼吸窘迫综合征、支气管肺功能不良、囊性纤维化、脊柱裂、关节挛缩、成骨不全。这些情况导致的损害，会影响婴儿的活动水平以及与父母和照护者的互动。物理治疗师可提供直接干预并帮助父母学习如何为早产儿提供运动机会，以解决身体功能或结构上的损伤和（或）活动受限。请参阅“出院计划”部分，了解家庭干预方法。

对 NICU 干预措施文献的回顾表明，干预措施的重点和范围各不相同。由于对有明确定义的干预措施的研究数量有限，所使用的结果测量方法多种多样，以及样本的异质性，很难就任何特定干预措施的有效性达成共识。我们将提供一个简要的关于干预措施的回顾，重点是摆位、按摩、促进发育的操作及促进骨密度的身体活动及家长教育，因为这些干预措施比其他任何干预措施都有更多的证据。通过系统回顾、精心设计的研究实验、由国际循证医学协作组（一个非营利性国际组织，提供关于医疗保健效果的最新系统回顾）发表的评论，就这些干预模式达成了一些共识（见表 29.5）。

体位管理

早产儿的肌肉骨骼系统非常容易因 NICU 内的固定体位而发生变形。此外，早产儿可能表现出自主神经系统功能的不稳定，以应对体位变化或缺乏姿势支持。物理治疗师在与照护团队和家长合作制订体位管理建议方面发挥着重要作用，特别是对于早产儿而言。虽然有一些证据支持特定的摆位设备或策略[128,159,252]，但目前尚没有足够的证据支持一种具体的方法。因此，物理治疗师通常采用一般的摆位原则，并与护理人员一起按摆位建议实施操作[195]。

一般来说，体位管理的目标是鼓励头部中立，手臂和腿屈曲并靠近身体。这模拟了有助于典型骨骼对称姿势的宫内环境（图 29.6）。这个体位通常是通过使用毛毯卷或摆位辅助来实现的，以鼓励对称姿势和帮助自主神经系统的调节[103,159]。婴儿在接受头部中立位支撑、四肢屈曲和支撑的照护后，在执行功能任务时腿部和肩部的对称性得到了改善，运动质量也得到了改善[90,174]。

对于一个身体脆弱的小婴儿来说，骨骼的对称性和体位对大脑血流的影响是摆位时重要的考虑因素。当把身体脆弱的婴儿颈椎旋转 90° 时，其颈静脉血流减少、组织氧合减少、脑血流速度增加。在分娩后 72 小时内维持头部中立并抬高 30° 的体位，被认为是减少 IVH 发生率的最佳做法[161]。出生 3 天后，建议采用各种姿势，包括俯卧位、仰卧位和侧卧位，以促进骨骼对称并减少骨骼变形的可能性（包括斜头畸形和扁头畸形）[253]。

尽管俯卧位被认为可以改善氧合，但 2012 年 Cochrane 的一项综述发现，在自然呼吸状态的婴儿中，任何体位都没有改善呼吸暂停、氧合或心动过

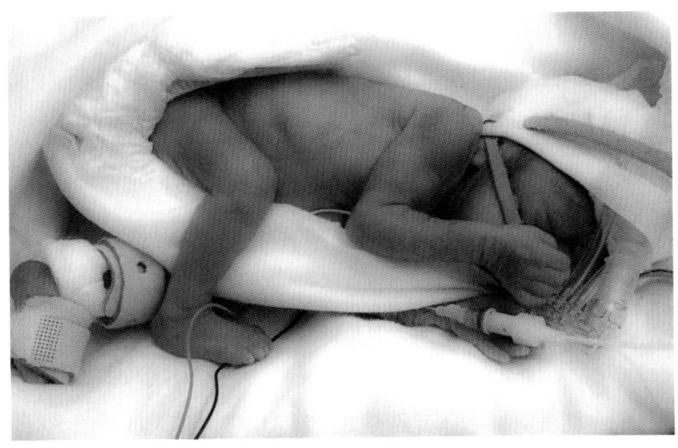

图 29.6 将早产儿置于左侧卧位，手臂和腿处于屈曲、中立、靠近身体的位置［引自 Gouna G, Rakza T, Kuissi E, et al.: Positioning effects on lung function and breathing pattern in premature newborns. *J Pediatr* 162(6):1133-1137, 2013.］

缓的证据[49]。然而，有证据表明，婴儿在俯卧位时胃排空更好，压力也更小[60,64]。需要光疗的婴儿无论在俯卧位或仰卧位均可以接受充足的光照，以降低胆红素[38]。

美国儿科学会建议所有婴儿采用仰卧位睡眠，以降低婴儿猝死综合征的发生率。然而，许多婴儿在NICU使用俯卧位进行照护。虽然没有循证证据来指导早产儿何时从俯卧位过渡到仰卧位，但必须在出院前的医院内完成，以帮助早产儿适应仰卧位，促进早产儿从医院向家庭照护的过渡[172]。实行仰卧位过渡策略的医院，能够在出院前1周更好地完成过渡工作。没有上述医院政策的婴儿更有可能在出院前24小时进行体位转换，这可能增加家庭在这段困难时期所承受的压力[173]。

按摩

NICU婴儿按摩的范围很广泛，从为年幼婴儿提供固定的轻压按摩，到为接近出院的婴儿提供全身按摩以促进视觉和前庭输入刺激的操作。按摩一般在喂食前60分钟进行，和所有互动一样，需要根据婴儿的行为线索进行操作。

Cochrane综述和最近的荟萃分析总结了大多数研究中关于按摩（包括触觉和运动知觉刺激）的证据。运动知觉刺激按摩能够增加体重，平均住院日能够缩短4.4天，但似乎不影响NBAS分数[258,264]。没有研究发现按摩干预的负面影响。只有少数研究将按摩与其他干预措施进行了比较。其中一项研究发现，按摩和袋鼠护理在减少婴儿住院时间和增加婴儿体重方面同样有效。虽然还需要进一步的研究来指明由工作人员和父母提供按摩的效果是否有不同，但按摩和袋鼠护理的相似结果表明，父母可以通过任何一种干预来支持婴儿的发育。

身体活动

早产儿骨质疏松的风险较高，在NICU中，由于身体活动受限，骨质疏松的风险可能会增加。已经有几项研究进行了身体活动与骨密度及体重的增加是否相关的探索。身体活动项目一般包含伸展和屈曲，关节活动范围训练，并要在活动范围末端保持屈曲，以引发婴儿上肢和下肢的自发向外伸展运动。每周要进行多次且每次几分钟的身体活动，至少持续2周。Cochrane综述的结论是，住院早产儿的身体活动对骨骼矿化和生长可能有短期的轻微影响，但没有长期的影响[64]。然而早产儿的身体活动训练在循证证据方面并不推荐，而且要花费工作人员大量的时间[218]。

促进性运动

物理治疗师和父母可以对早产儿在医疗过程中的发育起到促进作用。一些研究发现，在吸痰时促进屈曲体位可以减轻压力和疼痛，而在另一些研究中则没有这个结果[3,106,197]。在痛苦或紧张的护理程序中给婴儿提供支持，会使物理治疗师有机会观察婴儿的行为反应，依此来确定个性化的治疗策略、加强婴儿的自我调节能力。此外，促进性运动可能促进婴儿出现类似子宫内的运动模式，减少照护期间不适应的运动行为。

虽然在NICU中物理治疗师的主要角色是通过团队合作的干预来支持婴儿的发育，但有时也需要直接干预。然而，NICU的直接治疗需要基于婴儿是否已经做好互动准备，并在团队和家庭目标的支持下来促进发展。只有少数研究评估了NICU直接治疗干预的结局，提供了喜忧参半的初步结果[53,84,96]。将直接干预与家长教育相结合的干预措施，是使家长做好干预准备的理想办法[231]。Spittle等人发表了一篇Cochrane综述，总结了从NICU开始并持续到家庭的干预措施的结果。尽管还需要进一步的研究，但该综述的结论是，早期干预，包括父母和治疗师与婴儿的互动，至少在短期内可以改善婴儿认知结果[231,232]。与父母合作可以在NICU出院进入社区前，使婴儿实现每天积极运动及促进发育的目标。

出院计划

在大多数早产儿的生活中，父母是始终如一的存在，最适合支持婴儿的发育。这个过程必须从NICU入院时开始，并在NICU出院后过渡到家庭期间继续进行。在NICU，父母可以在照护孩子的许多方面发挥作用。如前所述，父母可以通过袋鼠护理、体位摆放，将感觉刺激实践融入他们的互动中。不管怎样，所有NICU的工作人员都必须参与这一目标，即让父母参与早产儿的发育护理[82]。

在为婴儿出院回家做准备的过程中，父母可能会受益于对支持发育的方法进行更集中的教育。许多父母表示，他们不知道如何在家里支持他们的孩子在最初的几周和几个月内的发育 [83]。为了减轻母亲的压力或增加母子互动，NICU 的护理人员或发育性护理团队已经制订并实施了照护者父母教育计划 [115,181,214]。然而，很少有干预措施专注于帮助父母在婴儿生命的最初几个月，通过社会互动和适合年龄的游戏来支持发育 [53,84]。在 NICU 工作的物理治疗师在帮助父母准备促进他们的孩子从医院向家庭过渡期间和之后的、与婴儿发育相关的技能方面，起着重要作用。物理治疗师可以帮助父母在出院前与婴儿建立一种发展支持关系，这种关系将延伸到家庭环境。与家长合作，在 NICU 识别婴儿社交互动的线索，会提高家长们识别适合开展俯卧、伸手和其他发育游戏的时机，这些游戏和动作对 1 岁以内的婴儿的运动和认知发育均有促进作用。

除了帮助父母支持婴儿的发育外，物理治疗师还在帮助父母参与 NICU 后续随访和社区干预方面发挥着关键作用。尽管 NICU 的工作者可能认为所有的父母出院后都会寻求发育服务，但有证据表明情况并非总是如此。在一项研究中，父母对发育的关注程度和获得早期干预服务的意愿与母亲因素的关系比与婴儿因素的关系更大（包括 IVH 或脑白质损伤）[201]。这表明，在出院前，NICU 工作人员就应与患儿父母针对危险因素和父母的观念进行沟通，并分享关于干预措施时效性的现有证据，同时承认父母有权在出院向家庭过渡期间选择接受或不接受发育支持性服务。

发育随访

对于许多高危婴儿及其家庭来说，NICU 出院后的生活可能需要转介给一些医学专家（如呼吸科、神经内科、神经外科、耳鼻喉科、胃肠科、颅颌面外科及骨科医师）、当地早期干预项目和以医院为基础的多学科的发展随访。美国第 108—446 号公共法案，即《残疾人教育法案》（IDEA）确保所有残疾儿童都能获得免费和适当的公共教育。该法律的 C 部分保证了从出生到 3 岁的儿童能够获得早期干预，其中可能包括家庭或当地允许的其他自然环境下的物理治疗服务。第 30 章讨论了 IDEA 下的早期干预服务。

在美国的一些州，早产儿因新生儿脑损伤或其他需要在 NICU 接受护理的情况，可以自动获得早期干预服务的资格。在其他州，要求婴儿表现出发育迟缓才能提供服务。对于符合条件的婴儿，在 NICU 出院前转介可以简化父母的医疗手续。物理治疗师在婴儿和家庭向早期干预服务过渡过程中发挥着重要作用。至关重要的是，治疗师要了解当地的法律和政策，能够接触到教育资料，并了解转诊过程。物理治疗师应与为婴儿和家庭提供早期干预服务的治疗师或机构进行沟通。理想情况下，当地早期干预机构的提供者应在婴儿从 NICU 出院前与他们的家庭见面，从而确保平稳、压力较小地过渡到家庭社区。当这种情况不可能发生时，物理治疗师可以与社区治疗师联系，提供尽可能多的关于婴儿当前发展以及在 NICU 期间的干预信息。在确定早期干预资格的过程中，医学和发育相关文件可能是有用的或必要的。对于不符合 NICU 出院条件但可能在未来出院的婴儿，建议家长了解什么是早期干预以及何时与当地项目联系。对于 NICU 提供者、家长和家庭来说，转诊到早期干预机构可能是一个复杂的过程。在很多情况下，在 NICU 出院前或出院后应有引导员帮助家庭完成早期干预的登记过程 [150]。

早产儿或 NICU 住院的婴儿有存在发育迟缓和需要持续随访的医疗并发症的风险。NICU 的工作人员有责任确保每个婴儿的父母都清楚地了解后续医学和发育护理建议 [78]。美国儿科学会和其他组织对早产儿的随访提出了建议 [17,78,118,263]。许多Ⅲ级和Ⅳ级新生儿病房，以及在医疗和物理治疗方面设有新生儿研究计划的医院都应有针对高危婴儿的发育门诊或 NICU 随访门诊。门诊在人员配备和随访标准上各不相同。通常使用的随访标准包括出生体重、妊娠年龄、Apgar 评分、呼吸机使用时间、IVH、癫痫发作以及母亲服用药物或饮酒等环境因素。这些随访计划有利于监测从 NICU 出院的患儿的健康结局 [238]。

随访门诊进行的发育评估结果有助于确定除了为家长提供发育相关的一般性建议及教育外，是否还需要专门的治疗服务。必要时也可转介到营养、听力和眼科方面的专科就诊。作为随访门诊或早期干预团队的一员，物理治疗师在检查和监测婴儿神经运动发育、家长提供教育和预见性指导、协助家庭进行护理工作和适时将患儿转诊到其他专业人员和社区机构等方面发挥着重要作用。

资源和专业发展

根据 APTA 认可的实践指南[245]，NICU 的物理治疗师应在高危儿临床实践的多个领域（从理论框架到社会政策管理）达到一系列的能力要求。物理治疗师需要接受至少 6 月的 NICU 内的训练。许多 NICU 缺乏一个既定的培训计划，应该由经验丰富的临床专家为缺乏经验的、负责新生儿照护的物理治疗师提供训练和持续指导。物理治疗师可能需要有更多的教育和培训资源。

专科医师和住院医师项目

通过 APTA 认证的儿科住院医师和新生儿专科培训，可以获得新生儿物理治疗方面的高级培训。目前，美国有 17 个 APTA 儿科住院医师培训机构。虽然儿科住院医师治疗的重点是普通儿科物理治疗，也有许多住院医师会有 NICU 的临床实践机会。更多关于 APTA 认证的儿科住院医师项目信息，请访问 http://www.abptrfe.org/apta/abptrfe/Directory.aspx?navID=10737432672。

此外，目前有 2 个 APTA 认证的新生儿专科医生培训项目，用于培养遵循循证证据、伦理和适当的新生儿物理治疗实践的物理治疗师。有关专科医生培训计划的更多信息，请访问 http://www.abptrfe.org/apta/abptrfe/Directory.aspx?ProgramType = Fellowship& navID = 10737432673。

NICU 特殊兴趣小组

在 NICU 工作的物理治疗师的另一个资源是 APTA 儿科部分的新生儿特殊兴趣小组。成员可以访问与新生儿物理治疗实践相关的临床指南、APTA 会议活动（如儿科年会）和资源列表等资源。也有许多机会通过社交媒体和小组成员与其他新生儿物理治疗师建立联系。有关新生儿特殊兴趣小组的更多信息，请访问：www.ricapta.org/special-interest groups/Neonatology /index.cfm。

新加入 NICU 的治疗师

许多在 NICU 工作的治疗师都有在门诊或早期干预环境中与婴儿接触的经验，也有在儿科重症监护病房与危重患儿接触的经验。鼓励将要开始 NICU 工作的治疗师们从 NICU 随访项目开始学起，这有助于治疗师了解有 NICU 治疗史婴儿的发育结局。从经验丰富的 NICU 治疗师那里得到的现场指导是至关重要的。从观察开始，逐渐过渡到监督下进行操作，然后与婴儿独立互动被认为是最佳实践。建议新入职的 NICU 治疗师先从观察开始，逐渐过渡到在监督下进行操作，然后再独立处理婴儿。经验不足的治疗师应该从治疗那些身体状况较好、即将出院的婴儿开始，然后逐渐提高处理难度。治疗师也会从跟随 NICU 的其他专业人员的学习当中获益，了解护士、医师和呼吸治疗师在 NICU 中的作用。

（单 玲 魏国荣 译，李文藻 审）

参考文献

1. Abou Turk C, Williams AL, Lasky RE: A randomized clinical trial evaluating silicone earplugs for very low birth weight newborns in intensive care, *J Perinatol* 29(5):358–363, 2009.
2. Al Tawil KI, El Mahdy HS, Al Rifai MT, et al.: Risk factors for isolated periventricular leukomalacia, *Pediatric Neurology* 26:149–153, 2012.
3. Peyrovi H, Alinejad-Naeini MP, Mohagheghi P, Mehran A: The effect of facilitated tucking during endotracheal suctioning on procedural pain in preterm neonates: a randomized controlled crossover study, *Glob J Health Sci* 6(4):278–284, 2014.
4. Almadhoob A, Ohlsson A: Sound reduction management in the neonatal intensive care unit for preterm or very low birth weight infants, *Cochrane Database Syst Rev* 1, 2015. CD010333.
5. Als H: Toward a synactive theory of development. Promise for the assessment and support of infant individuality, *Infant Ment Health J* 3:229–243, 1982.
6. Als H, Duffy FH, McAnulty G, et al.: NIDCAP improves brain function and structure in preterm infants with severe intrauterine growth restriction, *J Perinatol* 32:797–803, 2012.
7. Als H, Duffy FH, McAnulty G, et al.: Early experience alters brain function and structure, *Pediatrics* 113:846–857, 2004.
8. Als H: A synactive model of neonatal behavioral organization: framework for the assessment of neurobehavioral development in the premature infant and for support of infants and parents in the neonatal intensive care environment, *Phys Occupat Ther Pediatr* 6(3/4):3–54, 1986.
9. Als H, Butler S: Newborn individualized developmental care and assessment program (NIDCAP): changing the future for infants and families in intensive and special care nurseries, *Early Child Serv (San Diego)* 2:1–19, 2008.
10. Als H, Butler S, Kosta S, McAnulty GB: The Assessment of Preterm Infants' Behavior (APIB): furthering the understanding and measurement of neurodevelopmental competence in preterm and full-term infants, *Ment Retard Disabil Res Rev* 11:94–102, 2005.
11. Als H, Gilkerson L, Duffy FH, et al.: A three-center randomized

controlled trial of individualized developmental care for very low-birth weight infants: medical, neurodevelopmental, parenting and caregiving effects, *J Dev Behav Pediatr* 24(6):399–408, 2003.
12. Als H, Lawhon G, Duffy FH, et al.: Individualized developmental care for the very low birthweight preterm infant. *JAMA* 272(111):853–885, 1994.
13. Als H, Lester BM, Tronick EZ, Brazelton TB: Manual for the Assessment of Preterm Infants' Behavior (APIB). In Fitzgerald HE, Lester BM, Yogman MW, editors: *Theory and research in behavioral pediatrics*, New York, 1982, Plenum Press, pp 65–132.
14. Als H, Lester BM, Tronick EZ, Brazelton TB: Toward a research instrument for the assessment of preterm infants' behavior. In Fitzgerald HE, Lester BM, Yogman MW, editors: *Theory and research in behavioral pediatrics*, New York, 1982b, Plenum Press, pp 35–63.
15. Als H: Re: Ohlsson and Jacobs, NIDCAP: a systematic review and meta-analyses, *Pediatrics* 132(2):e552–e553, 2013.
16. Aly H, Hammad TA, Essers J, Wumg JT: Is mechanical ventilation associated with intraventricular hemorrhage in preterm infants? *Brain Dev* 34:201–205.
17. American Academy of Pediatrics Committee on Fetus and Newborn: Policy statement. Hospital discharge of the high-risk neonate, *Pediatrics* 122:1119–1126, 2008.
18. American Academy of Pediatrics Committee on Fetus and Newborn: Levels of neonatal care. Policy statement, *Pediatrics* 130:587–597, 2012.
19. American Lung Association (ALA): Lung disease data at a glance: respiratory distress syndrome (RDS). Available at: URL: www.lungusa.org/site/pp.asp?c=dvLUK900E&b=327819.
20. American Speech-Language-Hearing Association: Knowledge and skills needed by speech-language pathologists providing services to infants and families in the NICU environment [Knowledge and Skills]. Available at: URL: www.asha.org/policy.
21. Andiman SE, Haynes RL, Trachtenberg FL, et al.: The cerebral cortex overlying periventricular leukomalacia: analysis of pyramidal neurons, *Brain Pathol* 20:803–814, 2010.
22. Arul N, Konduri GG: Inhaled nitric oxide for preterm neonates, *Clin Perinatol* 36:43–61, 2009.
23. Athanasopoulou E, Fox JR: Effects of kangaroo mother care on maternal mood and interaction patterns between parents and their preterm, low birth weight infants: a systematic review, *Infant Ment Health J* 35(3):245–262, 2014.
24. Attar MA, Donn SM: Mechanisms of ventilator-induced injury in premature infants, *Semin Neonatol* 7:353–360, 2002.
25. Balinotti JE, Chakr VC, Tiller C, et al.: Growth of lung parenchyma in infants and toddlers with chronic lung disease of infancy, *Am J Respir Crit Care Med* 181:1093–1097, 2010, http://dx.doi.org/10.1164/rccm.200908-1190OC.
26. Ballabh P: Intraventrical hemorrhage in premature infants: mechanism of disease, *Pediatr Res* 67(1):1–8, 2010.
27. Ballabh P: Pathogenesis and prevention of intraventricular hemorrhage, *Clin Perinatol* 41(1):47–67, 2014.
28. Barbosa VM: Teamwork in the neonatal intensive care unit, *Phys Occupat Ther Pediatr* 33(1):5–26, 2013.
29. Barbosa VM, Campbell SK, Berbaum M: Discriminating infants from different developmental outcome groups using the Test of Infant Motor Performance (TIMP) item responses, *Pediatr Phys Ther* 19:28–39, 2007.
30. Barbosa VM, Campbell SK, Smith E, Berbaum M: Comparison of Test of Infant Motor Performance (TIMP) item responses among children with cerebral palsy, developmental delay, and typical development, *Am J Occupat Ther* 59:446–456, 2005.
31. Barnard KE, Eyres SJ: *Child health assessment. Part 2: the first year of life*, Washington DC, 1979, (DHEW Publication No HRA79–25), Bethesda, MD. US Government Printing Office.
32. Bassler D, Stoll BJ, Schmidt B, et al.: Using a count of neonatal morbidities to predict poor outcome in extremely low birth weight infants: added role of neonatal infection, *Pediatrics* 123:313–318, 2009.
33. Beck C: Postpartum depression: stopping the thief that steals motherhood. AWHONN, *Lifelines* 3:41–44, 1999.
34. Beligere N, Rao R: Neurodevelopmental outcome of infants with meconium aspiration syndrome: report of a study and literature review, *J Perinatol* 28:S93–S101, 2008.
35. Bellieni CV, Buonocore G, Nenci A, et al.: Sensorial saturation: an effective analgesic tool for heel-prick in preterm infants, *Biol Neonate* 80:15–18, 2001.
36. Berghella V, editor: *Obstetric and maternal-fetal evidence-based guidelines* (Vol. 2). UK, 2007, Informa Healthcare. Thompson.
37. Bersani I, Corsello M, Mastandrea M, et al.: Neonatal abstinence syndrome, *Early Hum Dev* 89S4:S85–S97, 2013.
38. Bhethanabhotla SA, Thukral MJ, Sankar R, et al.: Effect of position of infant during phototherapy in management of hyperbilirubinemia in late preterm and term neonates: a randomized controlled trial, *J Perinatol* 33(10):795–799, 2013.
39. Bhutta AT, Anand KJ: Vulnerability of the developing brain: neuronal mechanisms, *Clin Perinatol* 29(3):357–372, 2002.
40. Birch JL, Newell SJ: Managing gastro-esophageal reflux in infants, *Arch Dis Child Fetal Neonatal* 47:134–137, 2009.
41. Blanchard Y: Using the Newborn Behavioral Observations (NBO) system with at-risk infants and families: United States. In Nugent JK, Brazelton TB, Patrauskas B, editors: *The newborn as a person: enabling healthy infant development worldwide*, Hoboken, NJ, 2009, John Wiley Sons, pp 120–128.
42. Blanchard Y, Mouradian L: Integrating neurobehavioral concepts into early intervention eligibility evaluation, *Infants Young Child* 13(2):41–50, 2000.
43. Blanchard Y, Oberg GK: Physical therapy with newborns: applying concepts of phenomenology and synactive theory to guide interventions, *Physiother Theory Pract* 31(6):377–381, 2015.
44. Bolisetty S, Dhawan A, Abdel-Latif M, et al.: Intraventricular hemorrhage and neurodevelopmental outcomes in extreme preterm infants, *Pediatrics* 133(1):55–62, 2014.
45. Bradshaw WT: Necrotizing enterocolitis: etiology, presentation, management, and outcomes, *J Perinat Neonat Nurs* 23:87–94, 2009.
46. Braun MA, Palmer MM: A pilot study of oral-motor dysfunction in "atrisk" infant, *Phys Occupat Ther Pediatr* 5(4):13–26, 1985.
47. Brazelton TB, Nugent JK: The Neonatal Behavioral Assessment Scale, ed 4, *Clin Dev Med* 190, 2011.
48. Brazelton TB: Crying in infancy, *Pediatrics* 29:579–588, 1962.
49. Bredemeyer SL, Foster JP: Body positioning for spontaneously breathing preterm infants with apnoea, *Cochrane Database Syst Rev* 6, 2012. CD004951.
50. Browne JV, VandenBerg K, Ross ES, Elmore AM: The newborn developmental specialist: definition, qualifications and preparation for an emerging role in the neonatal intensive care unit, *Infants Young Child* 11(4):65–78, 1999.
51. Bruder MB: Working with members of other disciplines: collaboration for success. In Wolery M, Wilbers JS, editors: *Including children with special needs in early childhood programs*, Washington, DC, 1994, National Association for the Education of Young Children, pp 45–70.
52. Bruschweiler-Stern N: Mere a terme et mere prematuree (The full-term and preterm mother). In Dugnat M, editor: *Le monde relationnel du bébé (The relational world of the newborn)*, France: ERES, 1997, Ramonville Saint-Agne, pp 19–24.
53. Cameron EC, Maehle V, Reid J: The effects of an early physical therapy intervention for very preterm, very low birth weight infants: a randomized controlled clinical trial, *Pediatr Phys Ther* 17(2):107–119, 2005.
54. Campbell SK: Organizational and educational considerations in creating an environment to promote optimal development of high-risk neonates, *Phys Occupat Ther Pediatr* 6(3/4):191–204, 1986.
55. Campbell SK, Hedeker D: Validity of the Test of Infant Motor Performance for discriminating among infants with varying risk for poor motor outcome, *J Pediatr* 139:546–551, 2001.
56. Campbell SK, Kolobe THA: Concurrent validity of the Test of

Infant Motor Performance with the Alberta Infant Motor Scale, *Pediatr Phys Ther* 12:1–8, 2000.
57. Campbell SK, Kolobe THA, Osten ET, et al.: Construct validity of the Test of Infant Motor Performance, *Phys Ther* 75(7):585–596, 1995.
58. Campbell SK, Kolobe THA, Wright B, Linacre JM: Validity of the Test of Infant Motor Performance for prediction of 6-, 9-, and 12-month scores on the Alberta Infant Motor Scale, *Dev Med Child Neurol* 44:263–272, 2002.
59. Campbell SK, Swanlund A, Smith E, et al.: Validity of the TIMPSI for estimating concurrent performance on the Test of Infant Motor Performance, *Pediatr Phys Ther* 20:3–210, 2008.
60. Candia MF, Osaku EF, Leite MA, et al.: Influence of prone positioning on premature newborn infant stress assessed by means of salivary cortisol measurement: pilot study, *Rev Bras Ter Intensiva* 26(2):169–175, 2014.
61. Cardone IA, Gilkerson L: Family administered neonatal activities: a first step in the integration of parental perceptions and newborn behavior, *Infant Ment Health J* 11:127–131, 1990.
62. Carter JD, Mulder RT, Bartram AF, Darlow BA: Infants in a neonatal intensive care unit: parental response, *Arch Dis Child Fetal and Neonatal Ed* 90:F109–F113, 2005.
63. Chawla S, Natarajan G, Rane S, et al.: Outcomes of extremely low birth weight infants with varying doses and intervals of antenatal steroid exposure, *J Perinat Med* 38:419–423, 2010.
64. Chen S-S, Tzeng Y-L, Gau BS, et al.: Effects of prone and supine positioning on gastric residuals in preterm infants: a time series with crossover study, *Int J Nurs Stud* 50(11):1459–1467, 2013.
65. Cifuentes J, Carlo W: Respiratory system. In Kenner C, Lott JW, editors: *Comprehensive neonatal care: an interdisciplinary approach*, ed 4, Philadelphia, 2007, Elsevier, pp 1–15.
66. Cleveland LM: Parenting in the neonatal intensive care unit, *J Obstetr Gynecol Neonatal Nurs* 37:666–691, 2008.
67. Coalson JJ: Pathology of new bronchopulmonary dysplasia, *Semin Neonatol* 8:73–81, 2003.
68. Coalson JJ: Pathology of bronchopulmonary dysplasia, *Semin Perinatol* 30:179–184, 2006.
69. Committee on Perinatal Health: *Toward improving the outcome of pregnancy: recommendations for the regional development of maternal and perinatal health services*, White Plains, NY, 1976, March of Dimes National Foundation.
70. Corff KE, Seideman R, Venkataraman PS, et al.: Facilitated tucking: a nonpharmacologic comfort measure for pain in preterm neonates, *J Obstetr Gynecol Neonatal Nurs* 24:143–148, 1995.
71. Culhane JF, Goldenberg RL: Racial disparities in preterm birth, *Semin Perinatol* 35(4):234–239, 2011.
72. D'Apolito K: What is an organized infant? *Neonatal Netw* 10(1):23–29, 1991.
73. Das Eiden R, Reifman A: Effects of Brazelton demonstrations on later parenting, *J Pediatr Psychol* 21(6):857–868, 1996.
74. De Moraes Barros MC, Guinsburg R, de Araujo Peres C, et al.: Neurobehavior of full-term small for gestational age newborn infants of adolescent mothers, *Journal of Pediatrics* 149(6):781–787, 2006.
75. De Vries LS, Van Haastert IL, Rademaker KJ, Koopman C, Groenendaal F: Ultrasound abnormalities preceding cerebral palsy in high-risk infants, *J Pediatr* 144:815–820, 2004.
76. Deng W, Pleasure J, Pleasure D: Progress in periventricular leukomalacia, *Arch Neurol* 65:1291–1295, 2008.
77. Diniz KT, Cabral-Filho JE, Miranda RM, et al.: Effect of the kangaroo position on the electromyographic activity of preterm children: a follow-up study, *BMC Pediatr* 13:79, 2013.
78. Doyle LW, Anderson PJ, Battin M, et al.: Long term follow up of high risk children: who, why and how? *BMC Pediatr* 14:279, 2014.
79. Reference deleted in proofs.
80. Dubowitz L, Dubowitz V: *The neurological assessment of the preterm and full-term newborn infant*, London, 1981, Heinemann.
81. Dubowitz L, Dubowitz V, Mercuri E: *The neurological assessment of the preterm and full-term newborn infant*, ed 2, London, 1999, McKeith.
82. Dusing SC, Van Drew CM, Brown SE: Instituting parent education practices in the neonatal intensive care unit: an administrative case report of practice evaluation and statewide action, *Phys Ther* 92(7):967–975, 2012.
83. Dusing SC, Murray T, Stern M: Parent preferences for motor development education in the neonatal intensive care unit, *Pediatr Phys Ther* 20(4):363–368, 2008.
84. Dusing SC, Brown SE, Van Drew CM, et al.: Supporting play exploration and early development intervention from NICU to home: a feasibility study, *Pediatr Phys Ther* 27(3):267–274, 2015.
85. El Shahed AI, Dargaville P, Ohisson A, Soll RF: Surfactant for meconium aspiration syndrome in full term/near term infants, *Cochrane Database Sys Rev* 2, 2014. CD002054.
86. Engmann CS, Wall G, Darmstadt B, et al.: Consensus on kangaroo mother care acceleration, *Lancet* 382(9907):e26–e27, 2013.
87. Fanaroff AA, Graven SN: Perinatal services and resources. In Fanaroff AA, Martin RJ, editors: *Neonatal-perinatal medicine: diseases of the fetus and infant*, St. Louis, 1992, Mosby, pp 12–21.
88. Fanaroff AA, Stoll BJ, Wright LL, et al.: Trends in neonatal morbidity and mortality for very low birthweight infants, *Am J Obstetr Gynecol* 196(147):e1–e8, 2007.
89. Feldman R: Parent-infant synchrony and the construction of shared timing: physiological precursors, developmental outcomes and risk conditions, *J Child Psychol Psychiatry* 48(3/4):329–354, 2007.
90. Ferrari F, Bertoncelli N, Gallo C, et al.: Posture and movement in healthy preterm infants in supine position in and outside the nest, *Arch Dis Child Fetal Neonatal Ed* 92(5):F386–F390, 2007.
91. Finnegan LP: Neonatal abstinence syndrome: assessment and pharmacotherapy. In Nelson N, editor: *Current therapy in neonatal-perinatal medicine*, ed 2, Ontario, 1990, BC Decker.
92. Fitzgerald M, Beggs S: The neurobiology of pain: developmental aspects, *Neuroscientist* 7(3):246–257, 2001.
93. Flegel J, Kolobe THA: Predictive validity of the Test of Infant Motor Performance as measured by the Bruininks-Oseretsky Test of Motor Proficiency at school age, *Phys Ther* 82:762–771, 2002.
94. Gaebler C, Hanzlik R: The effects of prefeeding stimulation program on preterm infants, *Am Occup Ther* 50:184–192, 1996.
95. Gieron-Korthals M, Colon J: Hypoxic-ischemic encephalopathy in infants: new challenges, *Fetal Pediatr Pathol* 24:105–120, 2005.
96. Girolami G, Campbell S: Efficacy of a neuro-developmental treatment program to improve motor control in infants born prematurely, *Pediatr Phys Ther* 6(4):175–184, 1994.
97. Gomes-Pedro J, de Almeida JB, Costa Barbosa A: Influence of early mother-infant contact on dyadic behavior during the first month of life, *Dev Med Child Neurol* 26:657–664, 1984.
98. Gottfried AW: Environment of newborn infants in special care units. In Gottfried AW, Gaiter JL, editors: *Infant stress under intensive care*, Baltimore, 1985, University Park Press, pp 23–54.
99. Grave GD, Nelson SA, Walker WA, et al.: New therapies and preventive approaches for necrotizing enterocolitis: report of a research planning workshop, *Pediatr Res* 62:510–514, 2007.
100. Graven SN: Sound and the developing infant in the NICU: conclusions and recommendations for care, *J Perinatol* 20(8):S88–S93, 2000.
101. Graven SN: Early neurosensory visual development of the fetus and newborn, *Clin Perinatol* 31(2):199–216, 2004.
102. Green NS, Damus K, Simpson JL, et al.: Research agenda for preterm birth: recommendations from the March of Dimes, *Am J Obstetr Gynecol* 193:626–635, 2005.
103. Grenier IR, Bigsby R, Vergara ER: Comparison of motor self-regulatory and stress behaviors of preterm infants across body positions, *Am J Occup Ther* 57(3):289–297, 2003.
104. Grunau E, Holsti L, Whitfield M, Ling E: Are twitches, startles, and body movements pain indicators in extremely low birth weight infants? *Clin J Pain* 16:37–45, 2000.
105. Hall R, Anand KJS: Physiology of pain and stress in the newborn, *Neo Rev* 6:e61–e68, 2005.
106. Hartley KA, Miller CS, Gephart SM: Facilitated tucking to reduce

pain in neonates: evidence for best practice, *Adv Neonatal Care* 15(3):201–208, 2015.
107. Haumont D, Amiel-Tison C, Casper C: NIDCAP and developmental care: a European perspective, *Pediatrics* 132(2):e551–e552, 2013.
108. Heidarzadeh M, Hosseini MB, Ershadmanesh M: The effect of kangaroo mother care (KMC) on breast feeding at the time of NICU discharge, *Iran Red Crescent Med J* 15(4):302–306, 2013.
109. Heinemann AB, Hellstrom-Westas L, Hedberg Nyqvist K: Factors affecting parents' presence with their extremely preterm infants in a neonatal intensive care room, *Acta Paediatr* 102(7):695–702, 2013.
110. Henderson-Smart DJ, Cools F, Bhuta T, Offringa M: Elective high frequency oscillatory ventilation versus conventional ventilation for acute pulmonary dysfunction in preterm infants, *Cochrane Database Sys Rev* 18(3), 2007. CD000104.
111. Herzog M, Cerar LK, Srsen TP, et al.: Impact of risk factors other than prematurity on periventricular leukomalacia. A population-based matched case control study, *Eur J Gynecol Reprod Biol* 187:57–59, 2015.
112. Hintz SR, Kendrick DE, Vohr BR, et al.: Changes in neurodevelopmental outcomes at 18 to 22 months' corrected age among infants of less than 25 weeks' gestational age born in 1993-1999, *Pediatrics* 115:1645, 2005.
113. Hodgman JE: Introduction. In Gottfried AW, Gaiter JL, editors: *Infant stress under intensive care*, Baltimore, 1985, University Park Press, pp 1–6.
114. Hoehn T, Krause MF, Buhrer C: Meta-analysis of inhaled nitric oxide in premature infants: an update, *Klinische Pädiatrie* 218:57–61, 2006.
115. Holditch-Davis D, White-Traut RC, Levy JA, et al.: Maternally administered interventions for preterm infants in the NICU: effects on maternal psychological distress and mother-infant relationship, *Infant Behav Dev* 37(4):695–710, 2014.
116. Honrubia D, Stark AR: Respiratory distress syndrome. In Cloherty JP, Eichenwald EC, Stark AR, editors: *Manual of neonatal care*, ed 5, Philadelphia, 2004, Lippincott Williams Wilkins, pp 341-347.
117. Horton KK: Pathophysiology and current management of necrotizing enterocolitis, *Neonatal Netw* 24:37–46, 2005.
118. Hwang SS, Barfield WD, Smith RA: Discharge timing, outpatient follow-up, and home care of late-preterm and early-term infants, *Pediatrics* 132(1):101–108, 2013.
119. International Committee on Retinopathy of Prematurity (ICROP): An international classification of retinopathy of prematurity, *Pediatrics* 74:127–133, 1984.
120. International Committee on Retinopathy of Prematurity: The international classification of retinopathy of prematurity revisited, *Arch Ophthalmol* 123:991–999, 2005.
121. Jain NJ, Kruse LK, Demissie K, Khandelwal M: Impact of mode of delivery on neonatal complications: trends between 1997 and 2005, *J Matern Fetal Neonatal Med* 22:491–500, 2009.
122. Jansson LM, Velez M: Neonatal abstinence syndrome, *Curr Opin Pediatr* 24(2):252–258, 2012.
123. Jobe AH: The new bronchopulmonary dysplasia. *Curr Opin Pediatr* 23(2):167–172.
124. Jobe AH, Bancalari E: Bronchopulmonary dysplasia, *Am J Respir Crit Care Med* 163(7):1723–1729, 2001.
125. Johnson NN: The maternal experience of kangaroo holding, *J Obstetr Gynecol Neonatal Nurs* 36(6):568–573, 2007.
126. Kadhim H, Sebire G, Kahn A, et al.: Causal mechanisms underlying periventricular leukomalacia and cerebral palsy, *Curr Pediatr Rev* 1:1–6, 2012.
127. Keefer CH: The combined physical and behavioral neonatal examination: a parent-centered approach to pediatric care. In Brazelton TB, Nugent JK, editors: *Neonatal Behavioral Assessment Scale*, London, 1995, Mac Keith Press, pp 92–101.
128. Keller A, Arbel N, Merlob P, Davidson S: Neurobehavioral and autonomic effects of hammock positioning in infants with very low birth weight, *Pediatr Phys Ther* 15:3–7, 2003.
129. Reference deleted in proofs.
130. Keszler M: State of the art in conventional mechanical ventilation, *J Perinatol* 29:262–275, 2009.
131. Khwaja O, Volpe JJ: Pathogenesis of cerebral white matter injury of prematurity, *Arch Dis Child Fet Neonat Ed* 93(2):F153–F161, 2008.
132. Kinney HC: Human myelinization and perinatal white matter disorders, *J Neurol Sci* 228:190–192, 2005.
133. Klaus HH, Kennell JH, Klaus PH: *Bonding*. Reading, MA, 1995, Addison Wesley Longman.
134. Kleinman L, Rothman M, Strauss R, et al.: The infant gastroesophageal reflux questionnaire revised: development and validation as an evaluative instrument, *Clin Gastroenterol Hepatol* 4(5):588–596, 2006.
135. Kocherlakota P: Neonatal abstinence syndrome, *Pediatrics* 134(2): e547–e561, 2014.
136. Korner AF, Constantinou J, Dimiceli S, et al.: Establishing the reliability and developmental validity of a neurobehavioral assessment for preterm infants: a methodological process, *Child Dev* 62(5):1200–1208, 1991.
137. Kurinczuk JJ, White-Koning M, Badawi N: Epidemiology of neonatal encephalopathy and hypoxic-ischaemic encephalopathy, *Early Hum Dev* 86:329–338, 2010.
138. Lasswell SM, Barfield WD, Rochat RW, Blackmon L: Perinatal regionalization for very low-birth weight and very preterm infants: a meta-analysis, *JAMA* 304(9):992–1000, 2010.
139. Latal B: Prediction of neurodevelopmental outcome after preterm birth, *Pediatr Neurol* 40:413–419, 2009.
140. Lauderet S, Liu WF, Blackington S, et al.: Implementing potentially better practices to support the neurodevelopment of infants in the NICU, *J Perinatol* 27:S75–S93, 2007.
141. Lawhon G: Facilitation of parenting the premature infant within the newborn intensive care unit, *J Perinatal Neonatal Nurs* 16(1):71–83, 2002.
142. Leef KH: Evidence-based review of oral sucrose administration to decrease the pain response in newborn infants, *Neonatal Netw* 25:275–284, 2006.
143. Lemmons JA, Bauer CR, Oh W, et al.: Very low birth weight outcomes of the National Institute of Child Health and Human Development Neonatal Research Network, January 1995 through December 1996. NICHD Neonatal Research Network, *Pediatrics* 107(E1), 2001.
144. Lester BM, Tronick EZ, Brazelton TB: The Neonatal Intensive Care Unit Network Neurobehavioral Scale procedures, *Pediatrics* 113(3 Pt 2): 641–667, 2004.
145. Lester BM, Tronick EZ: *NICU Network Neurobehavioral Scale*, Baltimore, 2005, Brookes.
146. Lester B, Hawes K, Abar B: Single-family room care and neurobehavioral and medical outcomes in preterm infants, *Pediatrics* 134(4):754–760, 2014.
147. Levene MI, de Vries L: Hypoxic-ischemic encephalopathy. In Martin RJ, Fanaroff AA, Walsh MC, editors: *Neonatal-perinatal medicine*, Philadelphia, 2006, Mosby, pp 938–944.
148. Lightdale JR, Gremse DA: Section on gastroenterology, hepatology and nutrition: gastroesophageal reflux: management guidance for the pediatrician, *Pediatrics* 131(5):e1684–e1695, 2013.
149. Lin PW, Nasr TR, Stoll BJ: Necrotizing enterocolitis: recent scientific advances in pathophysiology and prevention, *Semin Perinatol* 32:70–82, 2008.
150. Little AA, Kamholz K, Corwin BK, et al.: Understanding barriers to early intervention services for preterm infants: lessons from two states, *Acad Pediatr* 15(4):430–438, 2015.
151. Liu WF: Comparing sound measurements in the single-family room with open-unit design neonatal intensive care unit: the impact of equipment noise, *J Perinatol* 32(5):368–373, 2012.
152. Liu WF, Laudert S, Perkins B, et al.: The development of potentially better practices to support the neurodevelopment of

infants in the NICU, *J Perinatol* 27:S48–S74, 2007.
153. Lobel M: Pregnancy-specific stress, prenatal health behaviors, and birth outcomes, *Health Psychol* 27:604–615, 2008.
154. Loftin RW, Habli M, Snyder CC, et al.: Late preterm birth, *Rev Obstet Gynecol* 3(1):10–19, 2010.
155. Long T: *Handbook of pediatric physical therapy*, Baltimore, 2001, Lippincott, Williams, Wilkins.
156. Loo KK, Espinosa M, Tyler R, Howard J: Using knowledge to cope with stress in the NICU: how parents integrate learning to read the physiologic and behavioral cues of the infant, *Neonatal Netw* 22(1):31–37, 2003.
157. Louie JP: Essential diagnosis of abdominal emergencies in the first year of life, *Emerg Med Clin North Am* 25:1009–1040, 2007.
158. Ludwig AK, Sutcliff AG, Diedrich K, Ludwig M: Post-neonatal health and development of children born after assisted reproduction: a systematic review of controlled studies, *Eur J Obstet Gynecol Reprod Biol* 127:3–25, 2006.
159. Madlinger-Lewis L, et al.: The effects of alternative positioning on preterm infants in the neonatal intensive care unit: a randomized clinical trial, *Res Dev Disabil* 35(2):490–497, 2014.
160. Malusky SK: A concept analysis of family-centered care in the NICU, *Neonatal Netw* 24(6):25–32, 2005.
161. Malusky S, Donze A: Neutral head positioning in premature infants for intraventricular hemorrhage prevention: an evidence-based review, *Neonatal Netw* 30(6):381–396, 2011.
162. Mantagos IS, Vanderveen DK, Smith L: Emerging treatments for retinopathy of prematurity, *Semin Ophthalmol* 24:82–86, 2009.
163. March of Dimes Perinatal Data Center: *Special Care Nursery Admissions*. Available at: URL: https://www.marchofdimes.org/peristats/pdfdocs/nicu_summary_final.pdf, 2011.
164. Marlow N, Wolke D, Bracewell MA, Samara M: Neurologic and developmental disability at six years of age after extremely preterm birth, *N Engl J Med* 352(1):9–19, 2005.
165. Martin JB: Prevention of intraventricular hemorrhages and periventricular leukomalacia in the extremely low birth weight infant. *Newborn Infant Nurs Rev* 11(3):148–152.
166. Matthews TJ, Menacker F, MacDorman MF: Infant mortality statistics from the 2002 period. Linked birth-death data set, *Natl Vital Stat Rep* 53:1–29, 2004.
167. McAnulty GB, Duffy FH, Butler S, et al.: Individualized developmental care for a large sample of very preterm infants: health, neurobehaviour and neurophysiology, *Acta Paediatr* 98(12):1920–1926, 2009.
168. McAnulty G, Duffy FH, Kosta S, et al.: School-age effects of the newborn individualized developmental care and assessment program for preterm infants with intrauterine growth restriction: preliminary findings, *BMC Pediatr* 13:25, 2013.
169. McCormick MC, McManus BM: Cognitive and behavioral interventions. In Nosarti C, Murray R, Hack M, editors: *Preterm birth: long-term effects on brain and behaviours*, Cambridge, UK, 2010, Cambridge University Press, pp 237–250.
170. McCormick MC, Richardson DK: Access to neonatal intensive care, *Future Child* 5(1):162–175, 1995.
171. McManus BM, Nugent JK: A neurobehavioral intervention incorporated into state early intervention programming improves parent's social interaction with their high risk newborn, *J Behav Health Serv Res* 39:1–8, 2012.
172. McMullen SL: Transitioning premature infants supine: state of the science, *MCN Am J Matern Child Nurs* 38(1):8–12, 2013. quiz 13-14.
173. McMullen SL, Wu YW, Austin-Ketch T, Carey MG: Transitioning the premature infant from nonsupine to supine position prior to hospital discharge, *Neonatal Netw* 33(4):194–198, 2014.
174. Monterosso L, Kristjanson LJ, Cole J, Evans SF: Effect of postural supports on neuromotor function in very preterm infants to term equivalent age, *J Paediatr Child Health* 39(3):197–205, 2003.
175. Morag I, Ohlsson A: Cycled light in the intensive care unit for preterm and low birth weight infants, *Cochrane Database Syst Rev* 8, 2013. CD006982.
176. Murney ME, Campbell SK: The ecological relevance of the Test of Infant Motor Performance Elicited Scale items, *Phys Ther* 78:479–489, 1998.
177. National Institute of Child Health and Development: Surgeon General's Conference on the Prevention of Preterm Birth. Washington, DC. June 16-17, 2008. Available at: URL: www.nichd.nih.gov/about/meetings/2008/SG_preterm-birth/agenda.clm. Presentations can be accessed at http://videocast.nih.gov/PastEvents.asp?c=1.
178. Neff JM, Eichner JM, Hardy DR, et al.: Family-centered care and the pediatrician's role, *Pediatrics* 112(3):691–696, 2003.
179. Noble Y, Boyd R: Neonatal assessments for the preterm infant up 4 months corrected age: a systematic review, *Dev Med Child Neurol* 54:129–139, 2012.
180. Nugent JK, Keefer CH, Minear S, et al.: *Understanding newborn behavior early relationships: the Newborn Behavioral Observations (NBO) system handbook*, Baltimore, 2007, Brookes.
181. Nugent JK, Blanchard Y: Newborn behavior and development: implications for health care professionals. In Travers JF, Thies KM, editors: *The handbook of human development for health care professionals*, Sudbury, MA, 2005, Jones Bartlett, pp 79–94.
182. Nugent JK, Petrauskas BJ, Brazelton TB: *The newborn as a person*, Hoboken, NJ, 2009, Wiley Sons.
183. Nye C: Transitioning premature infants from gavage to breast, *Neonatal Netw* 27(1):7–13, 2008.
184. Oh W, Gilstrap I: *Guidelines for perinatal care*, ed 5, Old Grove Village, IL, 2002, American Academy of Pediatrics, American College of Obstetrician and Gynecologists.
185. Ohlinger J, Brown MS, Laudert S, et al.: Development of potentially better practices for the neonatal intensive care unit as a culture of collaboration: communication, accountability, respect, and empowerment. *Pediatrics* 111(4):e471–e481, 2003.
186. Ohlsson A, Jacobs SE: Authors' response: NIDCAP: a systematic review and meta-analyses of randomized controlled trials, *Pediatrics* 132(2):e553–e557, 2013.
187. Ohlsson A, Jacobs SE: NIDCAP: a systematic review and meta-analyses of randomized controlled trials, *Pediatrics* 131(3):e881–e893, 2013.
188. Orenstein SR, McGowan JD: Efficacy of conservative therapy as taught in the primary care setting for symptoms suggesting infant gastroesophageal reflux, *J Pediatr* 152(3):310–314, 2008.
189. Palisano RJ: A collaborative model of service delivery for children with movement disorders: a framework for evidence-based decision making, *Phys Ther* 86(9):1295–1305, 2006.
190. Papile LS, Burstein J, Burstein R: Incidence and evolution of the subependymal intraventricular hemorrhage: a study of infants with weights less than 1500 grams, *J Pediatr* 92:529–534, 1978.
191. Parad RB: Bronchopulmonary dysplasia/chronic lung disease. In Cloherty JP, Eichenwald EC, Stark AR, editors: *Manual of neonatal care*, ed 6, Philadelphia, 2008, Lippincott Williams Wilkins.
192. Parker S, Zahr LK, Cole JCD, Braced ML: Outcomes after developmental intervention in the neonatal intensive care unit for mothers of preterm infants with low socioeconomic status, *J Pediatr* 120:780–785, 1992.
193. Pax Lowes L, Palisano RJ: Review of medical and developmental outcome of neonates who received extracorporeal membrane oxygenation, *Pediatr Phys Ther* 7:215–221, 1995.
194. Paz MS, Smith LM, LaGasse LL, et al.: Maternal depression and neurobehavior in newborns prenatally exposed to methamphetamine, *Neurotoxicol Teratol* 31(3):177–182, 2009.
195. Perkins E, Ginn L, Fanning JK, Bartlett DJ: Effect of nursing education on positioning of infants in the neonatal intensive care unit, *Pediatr Phys Ther* 16:2–12, 2004.
196. Peters KL, Rosychuk RJ, Hendson L, et al.: Improvement of short- and long-term outcomes for very low birth weight infants: Edmonton NIDCAP trial, *Pediatrics* 124(4):1009–1020, 2009.
197. Peyrovi H, Alinejad-Naeini M, Mohagheghi P: The effect of facilitated tucking position during endotracheal suctioning on

physiological responses and coping with stress in premature infants: a randomized controlled crossover study, *J Matern Fetal Neonatal Med* 27(15):1555–1559, 2014.

198. Philbin MK, Lickliter R, Graven SN: Sensory experience and the developing organism: a history of ideas and view to the future, *J Perinatol* 20(8 Pt 2):S2–S5, 2000.
199. Phillips-Pula L, Pickler R, McGrath JM, et al.: Caring for a preterm infant at home: a mother's perspective, *J Perinatal Neonatal Nurs* 27(4):335–344, 2013.
200. Pierrehumbert B, Nicole A, Muller-Nix C, et al.: Parental post-traumatic reactions after premature birth: implications for sleeping and eating problems in the infant, *Arch Dis Child Fetal and Neonatal Ed* 88:400–404, 2003.
201. Pineda RG, Castellano A, Rogers C, et al.: Factors associated with developmental concern and intent to access therapy following discharge from the NICU, *Pediatr Phys Ther* 25(1):62–69, 2013.
202. Pineda RG, Neil J, Dierker D, et al.: Alterations in brain structure and neurodevelopmental outcome in preterm infants hospitalized in different neonatal intensive care unit environments, *J Pediatr* 164(1):52–60, 2014. e52.
203. Pineda RG, Neil J, Dierker D: Alterations in brain structure and neurodevelopmental outcome in preterm infants hospitalized in different neonatal intensive care unit environments, *J Pediatr* 164(1):52–60, 2014. e2.
204. Polin RA, Carlo WA: Committee on Fetus and Newborn. From the American Academy of Pediatrics Clinical Report Surfactant replacement therapy for preterm and term neonates with respiratory distress, *Pediatrics* 133(1):156–163, 2014.
205. Prechtl HFR: General movement assessment as a method of developmental neurology: new paradigms and their consequences. The 1999 Ronnie MacKeith Lecture, *Dev Med Child Neurol* 12:836–842, 2001.
206. Radic JAE, Vincer M, McNeely PD: Outcomes of intraventricular hemorrhage and posthemorrhagic hydrocephalus in a population-based cohort of very preterm infants born to residents in Nova Scotia from 1993 to 2010, *J Neurosurg Pediatr* 15:580–588, 2015.
207. Ranger M: Current controversies regarding pain assessment in neonates, *Semin Perinatol* 31:283–288, 2007.
208. Rauh V, Achenbach T, Nurcombe B, et al.: Minimizing adverse effects of low birthweight: four-year results of an early intervention program, *Child Dev* 59:S44–S553, 1998.
209. Redshaw ME: Mothers of babies requiring special care: attitudes and experiences, *J Reprod Infant Psychol* 15(2):109–121, 1997.
210. Reference deleted in proofs.
211. Reference deleted in proofs.
212. Rudolph CD, Mazur LJ, Liptak GS, et al.: Guidelines for evaluation and treatment of gastroesophageal reflux in infants and children: recommendations of the North American Society for Pediatric Gastroenterology and Nutrition, *J Pediatr Gastroenterol Nutr* 32(Suppl 2): S1–S31, 2001.
213. Salisbury AL, Lester BM, Seifer R, et al.: Prenatal cocaine use and maternal depression: effects on infant neurobehavior, *Neurotoxicol Teratol* 29(3):331–340, 2007.
214. Sanders LW, Buckner EB: The NBO as a nursing intervention. *Ab Initio*, Spring, 2009. Available at: URL: www.brazelton-institute.com/abinitio2009spring.
215. Sarkar S, Shankaran S, Laptook AR, et al.: Screening cranial imaging at multiple times points improves cystic periventricular leukomalacia detection, *Am J Perinatol* 32(10):973–979, 2015.
216. Sarnat HB, Sarnat MS: Neonatal encephalopathy following fetal distress, *Arch Neurol* 33, 1976: 696–675.
217. Schechner S: Drug abuse and withdrawal. In Cloherty JP, Eichenwald EC, Stark AR, editors: *Manual of neonatal care*, ed 6, Philadelphia, 2008, Lippincott Williams Wilkins, pp 213–227.
218. Schulzke S, Trachsel D, Patole S: Physical activity programs for promoting bone mineralization and growth in preterm infants, *Cochrane Database Syst Rev* 2, 2007. CD005387.
219. Serane VT, Kurian O: Neonatal abstinence syndrome, *Indian J Pediatr* 75:911–914, 2008.
220. Shah PS, Aliwalas L, Shah V: Breastfeeding or breastmilk to alleviate procedural pain in neonates: a systematic review, *Breastfeeding Med* 2:74–82, 2007.
221. Shahheidari M, Homer C: Impact of the design of neonatal intensive care units on neonates, staff, and families: a systematic literature review, *J Perinat Neonatal Nurs* 26(3):260–266, 2012. quiz 267-268.
222. Shankaran S, Laptook AR, Tyson JE, et al.: Evolution of encephalopathy during whole body hypothermia for neonatal hypoxic-ischemic encephalopathy. *J Pediatr* 160(4):567–572, 2012.
223. Sheikh S, Stephen T, Howell L, Eid N: Gastroesophageal reflux in infants with wheezing, *Pediatr Pulmonol* 28(3):181–186, 1999.
224. Short BL: Extracorporeal membrane oxygenation: use in meconium aspiration syndrome, *J Perinatol* 28:S279–S283, 2008.
225. Silverman WA: Incubator-baby side shows, *Pediatrics* 64:127–141, 1979.
226. Smith GC, et al.: Neonatal intensive care unit stress is associated with *Brain Dev* in preterm infants, *Ann Neurol* 70(4):541–549, 2011.
227. Smith LM, Lagasse LL, Derauf C, et al.: Prenatal methamphetamine and neonatal neurobehavioral outcome, *Neurotoxicol Teratol* 30(1):20–28, 2008.
228. Soll R, Morley CJ: Prophylactic versus selective use of surfactant in preventing morbidity and mortality in preterm infants, *Cochrane Database Syst Rev* 2, 2001. CD00510.
229. Spiker D, Ferguson J, Brooks-Gunn J: Enhancing maternal interactive behavior and child social competence in low birthweight, premature infants, *Child Dev* 64:754–768, 1993.
230. Spittle AJ, Doyle LW, Boyd RN: A systematic review of the clinimetric properties of neuromotor assessments for preterm infants during the first year of life, *Dev Med Child Neurol* 50:254–266, 2008.
231. Spittle A, et al.: Early developmental intervention programmes post-hospital discharge to prevent motor and cognitive impairments in preterm infants, *Cochrane Database Syst Rev* 12, 2012. CD005495.
232. Spittle AJ, et al.: Early developmental intervention programs post hospital discharge to prevent motor and cognitive impairments in preterm infants, *Cochrane Database Syst Rev* 18(2), 2007.
233. Steinberg Z: Pandora meets the NICU parent or whither hope? *Psychoanal Dialogues* 16(2):133–147, 2006.
234. Stern DN: *The motherhood constellation*, New York, 1995, Basic Books.
235. Stevens B, Franck L: Special needs of preterm infants in the management of pain and discomfort, *J Gynecol Neonatal Nurs* 24:856–861, 1995.
236. Stevens TP, Blennow M, Myers EH, Soll R: Early surfactant administration with brief ventilation vs. selective surfactant and continued mechanical ventilation for preterm infants with or at risk for respiratory distress syndrome, *Cochrane Database Syst Rev* 4, 2007. CD003063.
237. Stevenson DK, Wright LL, Lemons JA, et al.: Very low birth weight outcomes of the National Institute of Child Health and Human Development Neonatal Research Network, January 1993 through December 1994, *Am J Obstet Gynecol* 179:1632–1639, 1998.
238. Stewart J: Early intervention and follow-up programs for the premature infant. In Brodsky D, Ouellette MA, editors: *Primary care of the premature infant*, Philadelphia, 2008, Saunders, pp 285–288.
239. Stoll BJ, Hanse NI, Bell EF, et al.: Neonatal outcomes of extremely preterm infants from the NICHD Neonatal Research Network, *Pediatrics* 126:443–456, 2010.
240. Stork EK: Extracorporeal membrane oxygenation. In Fanaroff AA, Martin RJ, editors: *Neonatal-perinatal medicine: diseases of the fetus and infant*, St. Louis, 1992, Mosby, pp 876–882.
241. Stout AU, Stout JT: Retinopathy of prematurity, *Pediatr Clin North Am* 50:77–87, 2003.
242. Strodtbeck F: Opthalmic system. In Kenner C, Lott JW, editors: *Comprehensive neonatal care*, ed 4, Philadelphia, 2007, Saunders/

Elsevier, pp 313–332.
243. Stroustrup A, Trasande L: Epidemiological characteristics and resource use in neonates with bronchopulmonary dysplasia, *Pediatrics* 126:291–297, 2010.
244. Sumner G, Spietz A: *NCAST caregiver/parent-infant interaction feeding manual*, Seattle, WA, 1994, NCAST Publications, University of Washington, School of Nursing.
245. Sweeney JK, Heriza HB, Blanchard Y: Neonatal physical therapy: clinical competencies and NICU clinical training models. Part I, *Pediatr Phys Ther* 21(4):296–307, 2009.
246. Sweeney JK, Heriza HB, Blanchard Y, Dusing S: Neonatal physical therapy. Part II: practice frameworks and evidence-based practice guidelines, *Pediatr Phys Ther* 2(1):2–16, 2010.
247. Sweeney J, Gutierrez T: Musculoskeletal implications of preterm infant positioning in the NICU, *J Perinatal Neonatal Nurs* 16(1):58–70, 2002.
248. Symington A, Pinelli J: Developmental care for promoting development and preventing morbidity in preterm infants, *Cochrane Database Syst Rev* 2, 2006. CD001814.
249. Thomas A, Chess S: *Temperament and development*, New York, 1977, Brunner-Maze.
250. Thoyre SM, Shaker CS, Pridham KF: The early feeding skill assessment for preterm infants, *Neonatal Netw* 24(3):7–16, 2005.
251. Vain NE, Szyld EG, Prudent LM, et al.: Oropharyngeal and nasopharyngeal suctioning of meconium-stained neonates before delivery of their shoulders: multicenter, randomized, controlled trial, *Lancet* 364:597–602, 2004.
252. Vaivre-Douret L, Golse B: Comparative effects of 2 positional supports on neurobehavioral and postural development in preterm neonates, *J Perinat Neonatal Nurs* 21(4):323–330, 2007.
253. Vaivre-Douret LK, Ennouri I, Jrad C, et al.: Effect of positioning on the incidence of abnormalities of muscle tone in low-risk, preterm infants, *Eur J Paediatr Neurol* 8(1):21–34, 2004.
254. Vandenplas Y, Rudolph CD, Lorenzo C, et al.: Pediatric gastroesophageal reflux clinical practice guidelines: joint recommendations of the North American Society for Pediatric Gastroenterology, Hepatology and Nutrition and the European Society for Pediatric Gastroenterology, Hepatology and Nutrition, *J Pediatr Gastroenterol Nutr* 49(4):498–547, 2009.
255. Vergara E, Anzalone M, Bigsby R, et al.: Specialized knowledge and skills for occupational therapy practice in the neonatal intensive care unit, *Am J Occupat Ther* 54:641–648, 2006.
256. Vergara ER, Bigsby R: *Developmental and therapeutic interventions in the NICIU*, Towson, MD, 2004, Brookes.
257. Verklan MT: The chilling details: hypoxic-ischemic encephalopathy, *J Perinatal Neonatal Nurs* 23(1):59–68, 2009.
258. Vickers A, et al.: Massage for promoting growth and development of preterm and/or low birth-weight infants, *Cochrane Database Syst Rev* 2, 2004. CD000390.
259. Volpe JJ: Neonatal encephalopathy: an inadequate term for hypoxic-ischemic encephalopathy, *Ann Neurol* 72(2):156–166, 2012.
260. Volpe JR: *Neurology of the newborn*, ed 5, Philadelphia, 2008, Saunders/Elsevier.
261. Walden M: Pain in the newborn and infant. In Kenner C, Lott JW, editors: *Comprehensive neonatal care*, Philadelphia, 2007, Saunders/Elsevier, pp 360–369.
262. Walsh MC, Szefler SS, Davis J, et al.: Summary proceedings from the bronchopulmonary dysplasia group, *Pediatrics* 117:S52–S56, 2006.
263. Wang CJ, McGlynn EA, Brook RH: Quality-of-care indicators for the neurodevelopmental follow-up of very low birth weight children: results of an expert panel process, *Pediatrics* 117(6):2080–2092, 2006.
264. Wang L, He JL, Zhang XH: The efficacy of massage on preterm infants: a meta-analysis, *Am J Perinatol* 30(9):731–738, 2013.
265. Ward-Larson C, Horn RA, Gosnell F: The efficacy of facilitated tucking for relieving procedural pain of endotracheal suctioning in very low birthweight infants, *Am J Matern Child Nurs* 29:151–156, 2004.
266. Watchko JF: Identification of neonates at risk for hazardous hyperbilirubinemia: emerging clinical insights, *Pediatr Clin North Am* 56:671–687, 2009.
267. Widmayer S, Field T: Effects of Brazelton demonstration on early interaction of preterm infants and their teenage mothers, *Infant Behav Dev* 3:79–89, 1980.
268. Wiedemann JR, Saugstad AM, Barnes-Powell L, Duran K: Meconium aspiration syndrome, *Neonatal Netw* 27:81–87, 2008.
269. Williamson D, Abe K, Bean C, et al.: Current research in preterm birth, *J Women Health* 17:1545–1549, 2008.
270. Wilson-Costello D, Friedman H, Minich N, et al.: Improved survival rates with increased neurodevelopmental disability for extremely low birth weight infants in the 1990s, *Pediatrics* 115:997–1003, 2005.
271. Wilson-Costello D, Friedman H, Minich N, et al.: Improved neurodevelopmental outcomes for extremely low birth weight infants in 2000-2002, *Pediatrics* 119:37–45, 2007.
272. Wiswell TE, Graziani LJ: Intracranial hemorrhage and white matter injury in preterm infants. In Spitzer AR, editor: *Intensive care of the fetus and neonate*, ed 2, St. Louis, 2005, Mosby (chapter 54).
273. Wolff PH: Observations on human infants, *Psychoanal Med* 221:110–118, 1959.
274. World Health Organization: *International Classification of Functioning, Disability and Health*, Geneva, 2001, WHO.
275. Xu H, Wei S, Fraser WD: Obstetric approaches to the prevention of meconium aspiration syndrome, *J Perinatol* 28:S14–S18, 2008.
276. Yeh TF, Lin HC, Chang CH, et al.: Early intratracheal instillation of budesonide using surfactant as a vehicle to prevent chronic lung disease in preterm infants: a pilot study, *Pediatrics* 121:e1310–e1318, 2008.
277. Yost CC, Soll RF: Early versus delayed selective surfactant treatment for neonatal respiratory distress syndrome, *Cochrane Database Syst Rev* 2, 2000. CD001456.

推荐阅读

Als H: A synactive model of neonatal behavioral organization: framework for the assessment of neurobehavioral development in the premature infant and for support of infants and parents in the neonatal intensive care environment, *Phys Occupat Ther Pediatr* 6(3/4):3–54, 1986.

Blanchard Y, Oberg GK: Physical therapy with newborns: applying concepts of phenomenology and synactive theory to guide interventions, *Physiother Theory Pract* 31(6):377–381, 2015.

Brazelton TB, Nugent JK: The Neonatal Behavioral Assessment Scale. *Clin Dev Med 190*, ed 4, London, 2011, MacKeith Press.

Campbell SK: Use of care paths to improve patient management, *Phys Occupat Ther Pediatr* 33:27–38, 2013.

Spittle AJ, Orton P, Anderson R, et al.: Early developmental intervention programmes post-hospital discharge to prevent motor and cognitive impairments in preterm infants, *Cochrane Database Syst Rev* 12, 2012. CD005495.

Sweeney JK, Heriza HB, Blanchard Y, Dusing S: Neonatal physical therapy. Part II: practice frameworks and evidence-based practice guidelines, *Pediatr Phys Ther* 2(1):2–16, 2010.

Sweeney JK, Heriza HB, Blanchard Y: Neonatal physical therapy: clinical competencies and NICU clinical training models. Part I, *Pediatr Phys Ther* 21(4):296–307, 2009.

Symington A, Pinelli J: Developmental care for promoting development and preventing morbidity in preterm infants, *Cochrane Database Syst Rev* 2, 2006. CD001814.

Volpe JR: *Neurology of the newborn*, ed 5, Philadelphia, 2008, Saunders/Elsevier.

第 30 章 婴幼儿及其家庭：《残疾人教育法案》中的早期干预服务

Lisa Chiarello, Tricia Catalino

本章重点介绍2004年美国《残疾人教育法案》（Individuals with Disabilities Education Improvement Act，IDEA）规定的家庭环境和社区环境中的早期干预服务[107]。IDEA 的 C 部分条例声明，美国联邦政府应支持各州为符合条件的婴幼儿（0~3 岁）及其家庭提供早期干预服务。为促进儿童的发展和参与日常活动，法律规定各州提供以家庭为中心的自然环境服务。家庭成员、提供者和管理者之间建立的关系是有成效的早期干预的照护基础[57]。随着联邦政府和州政府加大对早期干预项目的资金支持，C 部分的服务系统环境可能面临着挑战。若治疗师对幼儿和家庭进行高质量干预和服务，那么早期干预服务虽复杂却成效显著。早期干预治疗师在实践中有机会将科学和艺术与物理治疗融为一体。本章对早期干预服务提供的理论、政策和方法进行探讨并分析了研究成果，同时探讨了物理治疗师在服务系统中的作用，强调了其在团队中对合作决策和服务提供的独特贡献。本章描述了早期干预的物理治疗概念框架下的组成部分，如图 30.1 所示。这些组成部分包括影响儿童及家庭早期干预结果的因素（政策、理念和人）和过程（证据充分的服务提供、家庭参与、团队协作以及服务整合）。

背景信息

早期干预是一个支持发育迟缓和残疾的婴幼儿及其家庭的多层面过程。早期干预的基本理念是：婴幼儿时期是发育敏感时期，家庭在婴幼儿的养育和早期学习经验的过程中扮演着重要的角色。婴幼儿早期发育敏感期是指环境和经验对发育中的大脑有显著影响的时期[100]。Shonkoff 和 Meisels[130] 将早期干预定义为：

> 多学科协同服务，促进儿童全面健康成长，提升其潜力，尽可能减轻发育迟缓，补救现有或潜在的发育障碍，防止功能恶化，促进家庭养育适应性及提高家庭整体功能。为实现以上目标需要为儿童提供个性化发展的、教育性的和治疗性的服务，同时有计划地支持和配合他们的家庭（pp xvii–xviii）。

这一定义包括预防、补救、经验学习、个性化训练和以家庭为中心等概念。与 IDEA 的早期干预概念一致。IDEA 将早期干预定义为：

> 除了联邦或州法律规定由家庭支付的费用（包括费用滚动明细表），免费提供由公众监督的促进儿童发展性服务，旨在用于满足有障碍的婴幼儿在以下任一或多个领域的发展需求：体格发展、认知发展、沟通发展、社会情感发展以及适应性行为发展。

此外，IDEA 强调在早期干预服务提供方面鼓励治疗师在选择服务中与父母合作，基本前提是服务必须具有发展性且需与父母协作。Hebbeler 和其同事[70] 已经讨论过 C 部分多样化的早期干预项目——不仅包括减少中度至重度残疾对儿童影响的干预项目，还包括为高危发展迟缓或技能发展较弱（与同龄儿童相比）的儿童提供预防干预项目。

为实现早期干预的有效性，物理治疗师必须承担超出其技术知识和技能范围的职责。IDEA 要求早期干预服务提供者与家庭及其他服务提供者合作，提供多元环境服务，遵守联邦和州政策，并施行根据现有实证和原则的最佳干预方案。除了拥有在运动发育、功能适应和自我照护方面的专业知识，物理治疗师还应具备有关家庭生态学和儿童的社会、情感、认知、沟通和语言发展的实践知识[89,131]。

IDEA 法案 C 部分：婴幼儿

1986 年美国的《残疾人教育法修正案》[108] 为 0~3 岁的婴幼儿提供以家庭为中心的服务。这项法律

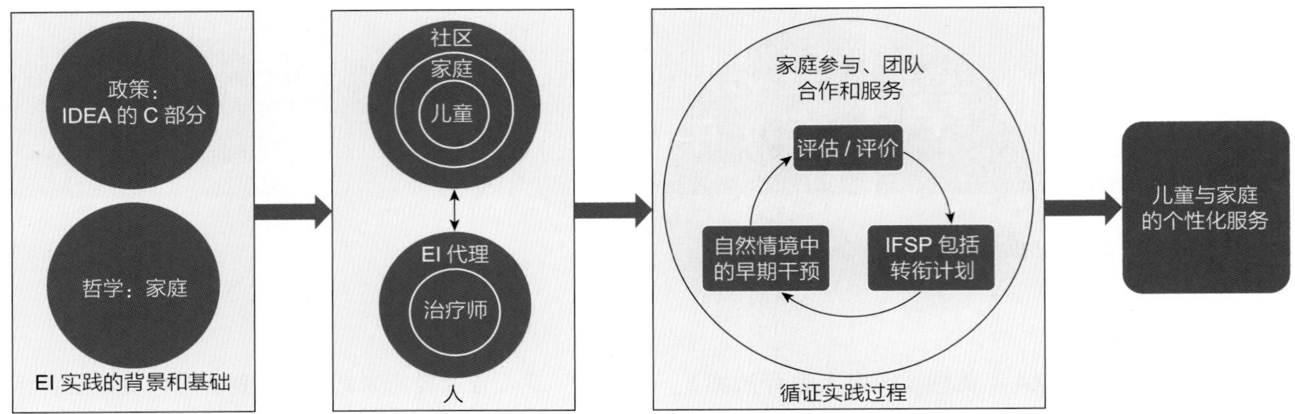

图 30.1 早期干预中物理治疗实践的概念框架

之后得以重新授权对1997年《残疾人教育法案》[106]以及2004年《残疾人教育法案》[107]中的C部分进行了修订，这两个法案通常都被称为IDEA。C部分规定干预服务如下：

> 该法案认为："国会认为需要解决一些紧迫实质的问题：①促进有功能障碍的婴幼儿的发展，减少潜在发展迟缓，并认识到大脑的发育关键期发生在儿童出生后的前3年；②减少社会的学龄障碍婴幼儿对特殊教育相关服务需求的教育成本，包括公立学校；③最大限度地发挥独立生存于社会的潜力；④提高家庭的应对能力，满足残疾婴幼儿的特殊需要；⑤提高国家和地方机构的服务能力，提供者能够识别、评估并满足所有儿童的需求，特别是少数族裔、低收入、市中心和农村寄养中心的儿童和婴幼儿（IDEA C 部分，631）。"

该法案详细规定了一个州获得联邦资金的必备条件。此外，C部分也很清楚地阐明了与个性化有关的特殊照护哲学：家庭照护、协调服务、自然服务情境。

C部分规定了早期干预服务是为满足有发育迟缓或障碍（或诊断出的身体或精神发育情况很可能导致发育迟缓的高风险者）婴幼儿的发育需要而设计。包含以下发育领域：体格、认知、沟通、社会、情感以及适应性。早期干预因州而异，各州均有资格定义发育迟缓[70]。在亚拉巴马州，儿童必须在5个方面中的某一方面表现出有低于正常水平25%的发育迟缓；在哥伦比亚特区，儿童必须在2个领域内表现出有低于正常水平25%的迟缓；在亚利桑那州，儿童必须表现出在某一领域有低于正常水平50%的迟缓。有关法例所阐述的早期干预服务的目录见专栏30.1。服务应由具备国家颁发的许可证或认证要求的合格人员（包括物理治疗师在内）提供。

C部分中标识的服务提供元素标注在专栏30.2中。5个主要组成部分如下：

- 公众意识项目
- 中心指导信息
- 全面的儿童筛查系统
- 综合评估和评价
- 个性化家庭服务计划（Indiviclualized Family Service Plan，IFSP）

为了获得C部分列表下的基金，各州必须一致遵守IDEA提供的所有详细条款。法律也有关于评估 / 评价的准则，个性化家庭服务计划以及干预措施必须在何时、如何和何处计划、实施和完成的规定。有关详细信息，建议治疗师们通过一些网站阅读相关法律法

专栏 30.1 《残疾人教育法案》中的早期干预服务

- 家庭培训、咨询、家访
- 特殊指导
- 语言病理学和听力服务，手语和暗示语言服务
- 作业治疗
- 物理治疗
- 心理服务
- 服务协调
- 仅用于诊断或评估目的的医疗服务
- 早期识别、筛选和评估服务
- 必须使婴幼儿受益于其他早期干预服务的健康服务
- 社会工作服务
- 视力服务
- 辅助技术设备和服务
- 接受早期干预服务所需的交通及相关费用

专栏 30.2 《残疾人教育法案》C 部分婴幼儿项目条例

- 为所有有功能障碍的婴幼儿（0~3 岁）及其家庭提供早期干预服务
- 儿童筛查系统：一个识别、定位和评估障碍儿童的系统
- 综合、多学科评估（multidisciplinany evdluation，MDE）
- 个性化家庭服务计划（IFSP）
- 程序性保障措施
- 公众意识项目
- 中心指导
- 全面的人才发展体系
- 领导机构的管理
- 州际协调委员会

规。在美国物理治疗协会发表并提供的关于《残疾人教育法案》(第 2 版)[95] 的 B 和 C 部分的解读中阐述了联邦法律规定的物理治疗师的作用。

以家庭为中心的照护

尽管以家庭为中心的照护被认为是为所有儿童提供医疗保健的最佳实践，但是早期干预过程中的照护价值观也很关键，因为家庭是服务的直接接受者。以家庭为中心的照护前提是家庭在儿童生活中扮演中心角色。父母的自我效能感会直接影响儿童发育、适应行为和心理幸福感[49,138]，其基本原则是最佳的家庭功能促进儿童的最佳发展[131]。以家庭为中心的照护是一个尊重个体权利和作用的过程——家庭成员同时提供干预，以实现儿童和家庭幸福的、有质量的生活。以家庭为中心的照护是一种全面尊重家庭成员权利和作用的过程——通过提供干预促进儿童和家庭的发展。以家庭为中心的照护是一种综合的服务方法——个性化家庭服务计划包括以儿童和家长为中心的方法，此外治疗师扮演支持儿童发展功能的角色，并努力解决家庭问题。

以家庭为中心的照护定义有若干种[3,50,82,87,94]，通常是基于核心信仰而提供服务的理念和方法：①尊重儿童和家庭；②认可家庭对儿童健康的影响；③家庭－专业协作。通过法律等被广泛应用[87] 的定义是：

“以家庭为中心的照护包括为有特殊需求的儿童及其家庭提供一系列有关价值观、态度和方法的建议。以家庭为中心的服务认为每个家庭是独一无二的，家庭在儿童的稳定生活中很重要，家庭成员应熟知特殊儿童的能力和需求。家庭与服务提供者共同制订关于服务和支持儿童和家庭的决议。以家庭为中心的服务需要考虑家庭成员所有人的优势和需求。”

以家庭为中心和以专家为导向的 2 种服务模式最重要的区别是：专家的角色是基于每位儿童和家庭的资源和优先需求来定位的，而不是仅以专家的学识和专长决定服务模式。最初，有限的角色定位可能会令一些专家无所适从，这些专家的知识和经验在认知儿童缺陷或活动受限方面存在偏见。在国际早期干预方法述评中，Dirks 和 Hadders-Algra[38] 认为：“提供以家庭为中心的服务需要态度和行为方面的重大改变。”

由美国儿科学会及以患者和家庭为中心的照护研究所提出[3] 以家庭为中心的照护的关键要素，影响着相关人员为家庭与儿童提供的服务。要素如下。

- 在提供服务过程中，倾听并尊重儿童和家庭的意见，尊重多样性，包容家庭喜好。
- 建立灵活的家庭选择服务机制系统，并提供与家庭需求、信仰及文化价值观一致的服务。
- 以有效的方式分享完整的、真实的信息，从而使家长参与决策及照护。
- 确保对儿童及家庭提供正式和非正式的支持。
- 鼓励家庭－专家开展健康照护的全方位合作。
- 发现、培养并发挥家庭优势与能力。

以上要素似乎是常识，常常隐藏了实践应用时的复杂性。服务提供者往往认为以家庭为中心的照护与其实践一致。以家庭为中心的照护隐含着家庭的作用不仅仅是参与照护孩子，而是成为干预方案的受益者[48]。支持家庭以促进儿童发展的前提是与家庭所需要的信息、教育和医疗保持一致。

父母－专家型合作关系是以家庭为中心的照护基础。Dunst、Trivette 和 Snyder 将父母－专家型合作关系定义为[51]：

> 为了达到共同目标，父母及其他家庭成员与专家建立的“协同决策、共担责任、相互信任、彼此尊重”的关系。

服务提供者需提供相关信息和支持，从而提升家庭的决策及育儿能力[48]。在双方信息共享的互惠过程中，应谨记家庭是最了解儿童的。诸多家庭分享了对儿童发展最关注的领域以及对早期干预的期望。同时，根据儿童的社区资源和未来发展，服务提供者询问儿童的健康状况、发育程度、日常例程以及家庭资

源和支持，从而使家庭未来能有效支持儿童发展。例如，治疗师如实地向家庭提供儿童诊断和预测，与家庭合作并发现各种可能和支持，从而使儿童在生活中发挥最大潜能。Dunst和Dempsey发现，积极的父母－专家型合作关系与父母的自我效能感及掌控感有关[46]。

父母非常看重服务提供者在服务家庭及儿童过程中体现出来的积极人际沟通技能[93]。为了提供以家庭为中心的照护，物理治疗师应从多个角度来了解家庭的文化价值观、关注事项、育儿实践、资源支持等。早期干预团队最重要的是解决家庭需求[127]。了解家庭需求很重要，避免以家庭为中心的照护专家对家庭期待值过高而给家庭造成压力——这与支持家庭的理念背道而驰[88,93]。

以家庭为中心的照护的有效性

很多文献综述支持以家庭为中心的照护有效性[37,47,49,50,60,62,85]。同其他领域研究早期干预一样，这些研究的全面性和综合性结果也受到挑战，主要体现在以家庭为中心照护的定义、家庭与儿童的特征、服务情境及结果测量都是可变的。如文献所述，对于以发展障碍的儿童与家庭为中心的照护的研究成果包括儿童发展知晓度、儿童行为感知度、干预项目参与度、服务满意度、家庭情境发展适宜度、育儿方式及能力、亲子关系、育儿乐趣、家庭功能、自我效能感、掌控感及权利赋予等。同时，以家庭为中心的照护还与儿童健康、发育、社交情感能力和功能息息相关。以家庭为中心照护的积极研究成果要素包括沟通、信息共享、合作、帮助家庭参与和选择、强化优势以及提供支持。虽然实证研究较多，但IDEA中C部分条例中以家庭为中心照护和早期干预服务的复杂性和多维性，使得研究成果转化为实践存在困难。

以家庭为中心照护的有效性需要深入考虑整个服务提供系统中儿童、家庭、治疗师和干预策略之间的联系[43]。以家庭为中心照护的研究进展表明，父母的自我效能感影响儿童和家庭干预成果[37,47,49,138]。服务提供者帮助父母参与和选择，比形成父母－专家型合作关系更能输出积极干预成果[50]。

父母的自我效能感、家庭投入和参与

因为父母的自我效能感是以家庭为中心照护的重要因素，所以服务重视优化父母的自我效能感：①父母能够获得资源和支持；②能够采取行动保证家庭需求。我们建议，治疗师应该与家庭沟通是否能够解决家庭最关注的事项。与此同时，重要的是了解家庭在育儿发展过程中的胜任感。通过沟通，治疗师知道如何最好地支持家庭，发挥家庭优势，提升家庭胜任力，促进合作进程。

以家庭为中心的照护扩展了家庭角色（尤其是父母的角色）以及服务提供者的角色。这可能包括学习使用一些技能，如倡导、谈判、合作和干预策略。由于儿童保健系统不够完善，父母不仅要与发育性服务合作，而且需要与主要的健康照护、公众健康项目、专业医疗照护以及行为健康服务相合作。一些家庭可能在获取服务和社区资源过程中没有获得相应服务。养育特殊需求儿童有困难的家庭需要来自早期干预团队更多的专业支持。

我们认为，家庭参与早期干预过程非常重要。King和Chiarello认为，家庭参与是以家庭为中心的实践和成果的中介因素。家庭参与是指家庭以伙伴的身份投入干预过程。参与反映了家庭对干预过程的接纳和承诺以及对参与干预的自信。参与是一个复杂而动态的过程，涉及家庭和服务提供者之间的关系。参与可能会随时间而变化，也可能受到家庭、服务提供者、干预方法和照护系统特征的影响。参与三维度是指情感、认知和行为投入。情感参与包括以积极的态度参与过程并信任服务提供者；认知参与需要认可目标、信任干预以及愿意投入时间和精力；行为参与强调在支持下参与干预任务的信心，“在创建一个安全、开放和全方位合作情境下，客户参与要求分享权利和治疗师技能”。

有研究认为[48,50,60,62]，治疗师应该在早期干预过程中为家庭参与及选择服务创造机会。参与程度及类型因家庭因素而不同。前提是家庭有权利及责任选择如何参与早期干预服务项目。家庭参与是一个连续体系而非分级系统，可能会随时间变化。有时，父母参与较少的原因，要么是不熟悉服务提供系统，要么是难以平衡工作与家庭的责任。需要工作的家庭成员可能会允许治疗师在儿童照护中心而不是在家中为儿童提供早期干预服务。父母可能会把儿童照护服务提供者视为儿童生命中的重要角色——为达成家庭对儿童的期望提供帮助和支持。治疗师根据家庭选择提供灵活的服务十分重要。家庭可能会向治疗师团队积极咨询儿童相关信息，如诊断、预后以及如何促进儿童发展。当家庭从治疗师处获取信息并提供反馈且积极发展并实施服务计划时，就达成了合作伙伴关系。服务协调及宣讲体现了家庭参与的水平，所提供的服务涉及管理及教育特殊需要儿童。家庭与治疗师之间持续沟通并重新考虑家庭需求和参与，这是家庭服务不可缺少的一部分。专栏 30.3 强调了家庭加入干预过程的注意事项。对物理治疗师来说，邀请父母参与、发现和讨论障碍并且为家庭参与提供支持非常重要。

早期干预的有效性

早期干预研究结果因每个儿童和家庭情况不同而变化，其是否有益于儿童尚不明确。这反映了早期干预本质的复杂性和多样性。对儿童及其环境的早期干预研究和因此而得出的成果有限，使得早期干预的方法受到挑战。研究重点是对因环境和高危因素引起发育迟缓的婴幼儿进行干预。通常早期干预中具体的策略及程序细节不够翔实，且并未探索儿童与家庭干预成果的发展可能。建议治疗师通过研究并了解儿童、家庭、情境和服务这些因素对儿童及家庭干预的重大成果会产生何种直接或间接的复杂影响。因此，基于儿童和家庭特征的何种干预最有效，其研究尚未定论。

物理治疗师发现综合应用早期干预研究成果有很大的挑战性，原因有三：①大量的文献和研究来自医学、心理学、社会学和幼儿教育领域，集中于健康、认知和行为；②作为早期干预小组的一部分，物理治疗的作用很少被提及；③精心设计的大样本研究，如“婴儿健康与发展计划”（Infant Health and Development Program）[18,110] 针对全面发育迟缓、语言障碍或社交情绪失调的“高危人群”中的高危婴儿 [25,61]。

参与 C 部分早期干预的儿童和家庭的干预成果一般是积极的。各州早期干预纵向研究 [69] 发现，参与 C 部分早期干预的婴幼儿的运动能力、社交能力和认知能力都有所提高，家庭成员感觉自己有能力满足儿童的基本需求以及帮助儿童学习和发展 [13]。各州收集的关于儿童干预的数据结果显示，66%~71% 的接受 C 部分早期干预的儿童在社交关系、知识技能的运用以及行为满足需求方面的发展超出预期，59%~61% 的儿童在这些领域的功能达到了预期而退出早期干预 [56]。各州报告 87%~90% 接受 C 部分服务的家庭知道自身的权利，能有效回应儿童需求，并帮助儿童发展与学习 [55]。据报道，父母对 C 部分服务的看法、各州收集的关于家庭干预成果的数据和高质量的家庭生活之间存在着积极的关系 [58]。虽然结果令人鼓舞，但随着各国继续加强其数据收集和报告发布的可靠性和有效性，其数据质量堪忧。

对身体有障碍儿童及其家庭进行早期干预的经验支持尚无定论。与其他方面发育迟缓的儿童相比，运动障碍儿童获得的功能进步较少 [68]。有障碍儿童的调查结果表明，严重程度（而非身体残疾的类型）是变化的有力预测指标。无论服务强度如何，有轻度障碍的儿童的服务效果都比有重度障碍儿童的更好 [68]。标准化的发育评估并不适合去评定肢体有重度障碍儿童的变化 [99]。文献综述和 Meta 分析表明 C 部分中早期干预对改善运动功能的有效性并不明确 [20,65,98,102]，早期干预广义上包括在新生儿重症监护室或其他特定情境下的干预，狭义上是指对有脑性瘫痪风险 [65,98] 的婴儿的早期干预。干预的异质性导致其成果很难一概而论 [20,65,98,102]。

例如，一项针对运动发育有效性的系统回顾研究就既包含高危因素儿童又包含有发育障碍儿童。这项研究认为在新生儿重症监护室就提供干预，与在婴幼儿早期再进行干预的有效性不同。相关研究表明在新

专栏 30.3 家庭参与：反思和考虑

在早期干预中提供服务的治疗师可能会遇到这样的情况：父母在治疗期间看电视、打电话或做家务。

我们鼓励治疗师反思这种情况，并考虑他们如何应对，而不是对父母做出判断。

父母可能不理解或对家庭参与有不同的看法。

父母可能需要休息、独处的时间或完成一项任务。

注意事项

- 与家人分享早期干预的理念，以及他们的角色有多重要。
- 讨论他们在治疗期间可以采用的各种方式。
- 询问他们希望治疗期间的重点是什么。
- 分享我们如何提供支持，让他们参与进来。
- 要有耐心，分享治疗期间的亮点，找时间与家人联系，并继续邀请家人参与。
- 将看电视和做家务纳入治疗活动中，创造与儿童互动的机会或制订让儿童参与游戏的策略。
- 达成一个平衡，让家庭成员有时间休息或完成任务，并有时间参与治疗活动。
- 讨论家庭对暂缓资源的兴趣或需要。

生儿重症监护室中进行某种特定或广泛的运动发育项目，可以取得积极的成果，然而并没有发现支持神经发育疗法或 Vojta 疗法的相关研究。研究转化为实践存在挑战，这是由于某种特定或广泛发育干预项目存在差异——从枯燥的训练到提升亲子互动，以及包含干预者在内的服务提供方式的差异。 关于研究早期干预对改善儿童的适应性、易于照护性、参与家庭和社区生活的有效性的证据有限。

决定早期干预服务时，治疗师和家庭及时了解儿童早期干预频次和类型是关键。然而，关于某种特定程序的干预成果和物理治疗服务频次的研究成果很难转化成早期干预实践。团队根据儿童和家庭需求决定早期干预服务的类型和数量。服务频次的相关研究不能解释陪伴儿童日常生活的家庭成员和其他照护者的学习与实践成果。需要进行研究以检查早期干预中各种服务提供计划的影响，如在儿童处于学习新技能阶段，团队行动一致增加探访次数，而在确定家庭能自如和自信地成功实施日常干预策略时则减少探访次数。

前景信息

提供早期干预服务

物理治疗师的角色

IDEA 的 C 部分和美国物理治疗协会[122]认可早期干预中物理治疗师的地位。学习运动技能是早期发育的重要组成部分，幼儿是感觉运动学习者[89]。早期干预团队中的物理治疗师，提供干预措施以促进儿童的参与和活动，如运动学习、情境适应、辅助技术、家庭支持和教育[5]。物理治疗师作为运动方面的保健专家[5]，他们知道如何促进身体功能的发育，了解神经肌肉、骨骼、心肺和皮肤各个系统的结构，以及这些系统损伤后对身体早期发育的影响。这使得治疗师能够为活动、活动适应性和环境设置提供个性化的建议，这些建议不仅有助于儿童的运动发育，同时也促进儿童的探索、社交和游戏的功能。物理治疗师同时在保健和预防方面发挥作用[124]，包含识别次要并发症的危险因素（如体力活动受限和肥胖）、营造安全的情境氛围（如使用婴儿防护带、婴儿座椅），以及识别一些需要转诊到其他保健专家的症状和体征（如嗜睡、体重减轻、持续发热）[15]。虽然物理治疗师在早期干预中地位独特[33]，但是服务提供者之间的专业知识存在交叉。因此，团队成员的沟通和协调至关重要。建议服务提供者公开讨论其专业领域的交叉之处，并尊重所有服务提供者的贡献。在运动性、适应性发展领域及辅助性技术方面，物理治疗师可能与作业治疗师之间存在职业角色与责任的重叠。物理治疗师与深谙幼儿认知发展和社交发展的幼儿教育专家合作也是非常重要的[39]。在儿童早期干预计划中团队成员的任务分配根据谁有能力为结果提供最佳支持来决定。

以消费者的视角来看，物理治疗师角色价值独特。36 名有功能障碍儿童的父母参加了聚焦小组，探讨他们对早期干预中称职的物理治疗师、作业治疗师和语言治疗师的理解[30,97]。家长们讨论了他们所关注的治疗师的重要技能和特点。这些讨论被录音、转译并分析出主题。专栏 30.4 描述了讨论的 9 个主题。这些主题反映了管理问题之间的相互作用、对“最佳实践”的期望，以及家庭与治疗师关系的重要性。

早期干预要素

本节介绍 IDEA 中 C 部分内容的主要干预要素：团队协作、评估和评价、IFSP、在自然情境中提供服务及过渡。这些要素要与特殊儿童理事会的儿童早期教育司（Division for Early Childhood，DEC）[40]为 0~5 岁有发育迟缓或残疾风险的儿童所提出的建议一

专栏 30.4 家庭对早期干预治疗师所需能力的观点

了解早期干预： 治疗师之前已经大致了解与家庭需求或与儿童需求相关的特定障碍信息。

团队协调能力： 治疗师积极支持团队成员（包括家庭成员）之间的协调和计划。

家庭作为治疗访问的一部分： 治疗师和家庭成员积极参与治疗。

治疗师和家庭之间的信息共享： 治疗师分享和支持儿童和家庭日常生活活动中使用的治疗技术。

治疗师的承诺： 治疗师将其角色看作是对家庭和儿童潜在的影响因素，而不仅仅是一份工作。

调度的灵活性： 治疗师愿意调整其时间表，以便与家庭和儿童一起工作。

尊重每个家庭： 治疗师尊重家庭成员，并随时对家庭环境和成员的变化保持敏感。使用家庭语言，积极倾听，并向家庭提供积极的反馈。

对儿童的欣赏： 治疗师运用基于儿童优势的干预方法来欣赏儿童，并有能力与儿童“协调一致”。

治疗师的人格： 治疗师拥有诚实、耐心、宽容、创新和幽默的性格。

致。正是通过这些服务提供要素，治疗师才能实施以家庭为中心的照护。

团队协作

团队协作是家庭成员、服务提供者、督导、管理人员、照护系统和社区之间形成伙伴关系的过程，其共同目标是促进儿童发育及提供家庭支持[104]。"团队协作交织成支持性系统，共同为儿童、家庭和扶助儿童和家庭的人提供支持。"[57] 从系统层面的视角来看，美国联邦立法要求各机构间进行协调，为家庭提供高效的机制，使家庭获得并利用多家机构的服务[107]。卫生保健专业人员、早期干预提供者和家庭之间协调服务的重要性早已得到公众的认可[22]。美国儿科学会提倡儿童的初级保健服务和 C 部分内容中早期干预服务之间进行合作[2]。照护协调是基于这样一种假设，即综合性和协调性的服务将为儿童和家庭带来更好的结果、更低的成本和更积极的服务体验[4]。IDEA 的 C 部分规定，服务协调员负责执行综合家庭服务计划，与其他机构协调，并协助家庭获取服务[107]。有研究支持团队协作和服务协调的需要。对团队协作和整合服务来说，人际特征和机构因素相互关联，既有推动也有阻碍作用[21,28,67,73,103]。

专栏 30.5 总结内容如下：由 Briggs[23] 描述，得到儿童早期教育机构[40] 支持，推荐在早期干预中团队协作的特点、整合服务综合性文献[103] 和相关有质量的研究[21]。团队成员彼此尊重——尊重文化价值观差异以及认可个体专长和能力。积极的人际关系和明确的行为预期对于有效合作非常重要。团队成员共享信息的机会和遵从个体境况的意愿被视为协作的重要因素。

沟通是有效合作的必备技能[111]。团队成员之间通过共享知识和信息实现有效沟通，协调服务。知晓重大事件是每位团队成员的责任。沟通始于倾听，这是理解和欣赏个体观点、促进关系、提升父母参与度和自信心的重要过程。对治疗师而言，"有意识的、敏锐而有针对性的倾听——即真诚地与客户同在"是很重要的[81]。King 与其同事[81] 提出四大倾听技巧：①接纳性倾听——加入客户谈话并对其所言持以开放态度；②探索性倾听——开启对话并促进更深层次的讨论；③共识性倾听——认识达成一致；④行动性倾听——决定照护计划。为避免误解，这个要点非常重要：重述所听内容表示已理解[81]；当信息模糊时，你有权要求澄清或举例说明。通过沟通及时跟进团队的进展。与此同时，耐心是对团队进程的理解。在讨论问题时提供建议和选择很重要，这是一种以解决方案为重点的方法和以聚焦问题为重点的方法的较量。幽默感有益于将人文主义融入团队日常奋斗。

以家庭为中心的文化组织能够开发和实践支持团队协作的组织结构和流程[21,67,73,103]，以下策略和实践建议会加强合作[2,4,21,28,67,73,103]：

- 沟通、团队合作、主张培训家庭成员和服务提供者
- 教育系统的照护包括适用可及的服务和资源
- 建立持续的、协作的推荐形式，包括共享的医疗和孩子的成长记录
- 定期团队成员合作的时间安排包括跨部门之间的沟通计划
- 协调服务中的综合政策、资金和照护资源
- 记录所有涉及 ISFP 的社区和系统服务
- 设定基于适当匹配支持家庭优先事项和关注点的服务协调员
- 制定合作目标和行动计划
- 维护家庭服务和资源列表
- 与家庭共享的服务选项
- 灵活安排和配备人员
- 服务形式的选项包括团队成员的共同访问、团体和个人治疗以及基于中心的项目

在系统层面，美国各州缺乏支持服务协调的政策和资金[4,67,103,127]。关于医疗和早期干预提供者之间的合作，家庭成员和医生注意到会存在沟通有限、缺乏信任和理解，以及因实践理念不同而面临的挑战[73]。有复杂医疗问题和发育条件的幼儿家庭会花

专栏 30.5　有效的团队和协作关系的特征

- 在发展阶段，团队成员会花时间互相了解。
- 成员表现出诚实、信任、响应和相互尊重。
- 成员关系稳定，所有成员都具备责任和领导力。
- 所有人都有一个共同的理念和目标。
- 团队结构具备互动性和团队性。
- 沟通开放，交流信息，开展的讨论和协商具备意义性。
- 鼓励平等参与，合作伙伴贡献特定的技能和优势。
- 计划、优先级和决策是共同制订的。
- 具有适当权限的行动计划以执行团队建议。

费大量时间和资源来协调照护和满足其儿童的健康、教育和发展需要[73]。在系统层面，大量案例、工作人员缺乏一致性以及与合同雇员之间的问题被认为会妨碍合作。尽管可能存在争夺领域、权力或权威的斗争，但更常见的问题似乎来自孤立服务提供者的工作结构，或者没有专门时间或程序来进行协作[71,73,103]。在自然情境中提供服务需要时间，并且减少了团队成员之间的直接接触。管理人员必须支持交流的程序和机制，如社区中心的小组会议、信息的共享以及电话咨询工作量的时间。

所有级别的逐级领导和管理对于清除团队合作的障碍和支持其实践至关重要[40,41,57,86]。领导建立跨部门的伙伴关系，促进服务协调[40]。管理者需要建立一种重视并支持深层次的团队合作、沟通和解决问题的基调。组织需要获得资金，以支持团队合作、计划、培训和监督等基本功能所需的非补偿时间[57]。尽管美国联邦政府授权在早期干预和医疗机构中进行服务协调[82]，决策者、行政人员、从业人员和家庭之间的伙伴关系对影响早期干预系统的建立（如资金、政策和跨学科教育）仍至关重要。鼓励治疗师接纳团队协作的人际关系促进者，提倡实施系统策略，并参与领导过程，使协调照护成为现实。

在早期干预中存在各种各样的团队互动方法。在跨学科方法中，团队协作是必要的，因为具有不同专业领域的多个团队成员与家庭一起工作，以达到一致目的。然而，团队协作的框架，特别是密集的团队交互，是服务交互的跨学科方法的一个基本特性[84,125]。跨学科方法包括一个主要的服务提供者，在与其他团队成员协商的情况下与家庭一起实现 IFSP。跨学科方法的一个优点是家庭和儿童主要与一个服务提供者相互沟通，并可以根据需要寻求其他团队成员的帮助。跨学科方法依赖于角色的共享和学科边界的跨越。这种方法的实际实施方式存在很大的可变性，治疗师可能需要提供适当的支持。如果服务的实施没有咨询和监督的机会，并且不包括额外的团队成员在需要时提供直接服务的选项，那么儿童可能不会获得支持 IFSP 所需的服务和策略。专栏 30.6 给出的例子，指明了团队在实现主要服务提供者的方法时如何处理挑战。

在早期干预中，还推广一种与跨学科照护（称为辅导）相关的团队互动的具体方法[63,115,116]。这种方法提倡家庭参与干预过程，尊重家庭的优势和专门知识，并支持家庭在其自然情境中扩大现有能力和学习新技能。辅导的特点是“成人学习坚持性、能力建设、非指令性、目标导向、解决重点方案、以表现为基础、反馈、协作、源头驱动性、及时性。”[116] Rush 和 Shelden[116] 综合了 5 个关键过程：联合规划、观察、行动、反思和反馈。经过合作讨论和观察，家庭和医生共同选择干预策略。医师和家庭共同与儿童互

专栏 30.6 解决主要服务提供者方法中的挑战：倡导有价值的决策

下面是一个例子，说明在实践主要服务提供者方法时，团队如何提倡个性化护理。

Megan 是一名物理治疗师，在一地区的早期干预系统中从事主要提供方法的工作。她重视这种方法，并发现它对许多儿童和家庭有益。目前，她是 Declan 的主要服务提供者。Declan 是一名患有脑性瘫痪的 2 岁男孩，他的肌肉运动功能分级系统达到了 4 级。Megan 正在与 Delcan 家人合作，为其设计一款电动骑行玩具。Megan 在促进 Delcan 语言交流和为准备他上学前班上感到力不从心。她的领队批准她与言语治疗师进行 1 个小时的沟通，但表示在 6 个月的治疗期间只有这 1 个小时的沟通。在访问期间，Megan、Delcan 的家人和语言治疗师共同评估了 Declan 目前的接受和表达沟通功能，并讨论了沟通系统的策略。Megan 很感激这次共同访问，但她不认为自己有能力在没有额外支持的情况下建立这个系统并教授 Declan 的家人。Megan、语言治疗师和孩子父母晚上在治疗师的私人时间里举行了一个额外的在线音频会议，来分享和讨论各种治疗选择：

- 语言治疗师记录了咨询访问，其中包括语言治疗师对额外服务的建议。
- Megan 作为主要的服务提供者，将为言语治疗师额外的服务访问和一次完整的团队会议写一份正式的请求。她指出，整个小组会议需要就这一新的沟通策略进行合作，并从幼儿教育专家和作业治疗师那里得到进一步的指导，以支持与学前准备有关的 IFSP 结果。
- 孩子家人将调查他们的医疗保险所覆盖的耐用医疗设备和门诊服务的范围。
- 言语治疗师将联系当地儿童医院，收集有关辅助沟通诊所和门诊服务的信息。
- 团队将在下一次 IFSP 评审会议上讨论在 3 个月内将主要服务提供者转为语言治疗师的可能性。这 3 个月的时间将为 Megan 提供机会，以确保 Declan 和家人有信心使用电动骑行玩具。

对主要服务提供者方法的实践反映：主要服务提供者方法的实现因不同地区而异，并且可能不包含 Rush 和 Shelden 解释的所有团队策略。例如，在这个小插曲中，Megan 利用她的私人时间与团队和家庭进行沟通和协调。在一些国家，这种合作时间是可以得到补偿的，因为这对方法和执行 IFSP 中概述的策略是至关重要的。另一个因地区而异的例子是根据儿童和家庭的需要切换主要服务提供者的选项。鼓励在使用主要服务提供者方法的地区工作的治疗师争取有效实施该方法所需的时间和资源。美国物理治疗协会儿科分会创建了一份情况说明，介绍了主要服务提供者方法的常见问题，可访问该分会网站并获取相关信息。

动，共同实践策略。关于要求以家庭为中心和支持的方式实施策略的建议见专栏 30.7。家庭在儿童的日常生活中随即实施这些策略。医生跟进患者家属的情况，反思这些策略，以及它们是否达到了预期的效果。从业者和家庭成员协作决定是否需要修改或更改，如果目标已经实现，则确定如何进行下一步。在这个过程中，当家庭成员在实践和掌握干预策略时，实践者可以提供建模、演示、直接教学以及指导和反馈。这种协作交互过程可以应用于服务交付的所有方面，也可以在与其他团队成员的交互过程中使用[63]。

评价和评估

这个想法涉及对儿童、家庭和服务需求的评估。专业的评估是由合格的、受过训练的人员撰写的，包括对儿童的相关医疗记录进行有理有据的分析，确定儿童的独特优势和需求以及 5 个发育领域的功能（身体、认知、沟通、社交或情感、适应性）。可采用综合发展测试及措施，以确定是否符合资格及记录发展进度。然而，对儿童功能进行的常规生态评估也被用来明确结果以及指导在自然情境中的干预。物理治疗师综合儿童在所有领域中运动和适应性功能范围内发展的结果：社会互动、活动及儿童和家庭的日常生活。对家庭的评估包括家庭自愿参与面谈，以确定①他们的资源、优先事项和关注事项；②他们需要的支持和服务，以提高他们满足儿童发展需要的能力。

评价和评估过程中的几个要点值得强调[10,40]：评价和评估必须是全面和非歧视性的；团队方法支持对儿童的整体看法；重视来自不同情况下的多种来源的信息，包括来自家庭的报告。治疗师的专业判断和家长与医师的共识是决定评估和评价过程的重要方面[9]。该小组使用儿童和家庭评估的结果来确定儿童最初和继续接受早期干预的资格。这一决定不能基于单一的评估程序作出。但是，如果医疗记录报告了关于儿童在 5 个发育领域的功能水平信息，则可以在不进行额外评估的情况下，使用医疗记录来确定其资格。如果一个儿童有资格接受早期干预，团队将评估其信息以确定儿童的服务需求。

评估和评价应以个性化、基于优势和协作的方式提供。评价的目的和过程应事先讨论。在决定由谁参加、将观察哪些活动和过程、应在何处进行评价或评估以及何时举行会议（日期和时间）时，要求家庭参与。在评估过程中，家庭成员可以扮演许多不同的角色。一些家庭成员可能会选择指导这个过程，在各种活动中与儿童互动。其他人可能更愿意帮助治疗师进行活动。家庭成员的另一种选择是作为一个叙述者，反思儿童的行为，并向其他团队成员提供评论和阐述。一些家庭乐于自发地交换意见，而另一些家庭则喜欢回答具体的问题。

有时，家庭成员可能只是想观察和倾听。家庭可以分享照片、视频和日志，突出儿童在日常生活中的表现。在评估和评价结束时，重要的是请家庭成员分享他们对这个过程的看法，以及儿童的表现是否代表了她或他目前的能力。

为了最大限度地发挥评估和评价的价值，应考虑就结果、干预计划以及如何监测和记录进展情况作出决定所需的资料[10]。这一过程首先确定儿童和家庭的能力，作为确定儿童是否准备学习新技能的基础。此外，了解家庭的文化和兴趣为决定有意义的干预策略提供了支持。这些信息最好通过最初的访谈中与家庭的持续对话以及在日常活动中对儿童和家庭的系统观察来收集[10,77,78]。

家庭访谈：评估过程的第一步是家庭访谈。最初的访谈是与家庭和儿童建立信任关系和伙伴关系的过程的开端[15]。访谈的目的是向家庭了解儿童的健康、发展和个性；儿童和家庭的日常事务和兴趣；家庭的优先事项和关注事项；何种资源和策略可以促进儿童的发展；家庭对治疗的看法；以及家庭对早期干预的

专栏 30.7 支持家庭实践和使用干预策略

治疗师可能会发现，让家长们尝试学一种虽然目前不易掌握但较新的干预策略很有帮助。治疗师可以为家庭提供他们最愿意学习和实践策略的选项：

- 你想一起试试吗？
- 我能做些什么让你在尝试这个策略时感到舒适呢？
- 你想让我试试这个策略吗？你可以先看然后问我问题吗？
- 你想试试这个策略吗？我可以告诉你具体的步骤吗？
- 制作策略视频会有帮助吗？
- 这周你愿意自己练习这个策略吗？

一旦一个家庭尝试了一种策略，寻求反馈是很重要的，以确保家庭成员有信心使用该策略。

- 你最喜欢的策略是什么？
- 你觉得使用这种策略舒服吗？
- 策略中有哪些部分是很难做到的？
- 什么能让这个策略更容易实施？
- 在何种情况下，该策略是更容易使用还是更难使用？

期望[15,96,133]。对于一些家庭来说，访谈过程可能是一种新的体验。因此，治疗师应鼓励、支持和尊重家长不同程度的参与，并重视家庭提供的信息[15]。重要的是，治疗师要认识到并尊重要求家庭分享的私人信息。

有效的访谈需要足够的时间，其特点是能够与家人进行对话、倾听、承认儿童和家人的优点，用适当的指导性问题扩大对话，使用友好的非语言沟通，并表现出同理心[15,96]。一个和蔼可亲的方法可以营造一个舒适的情境，促使家人分享想法。邀请父母分享故事，使用开放式的问题是一种非正式的、灵活的方法，并被家庭所接受。这种方法向家庭传达了治疗师对学习和理解家庭文化感兴趣的信息。对于一些有表述困难的家庭来说，治疗师提供指导很重要，同时要小心不要歪曲家庭的观点。

有效访谈的一个关键因素是积极倾听，也是与家庭建立伙伴关系以及 IFSP 合作的一个关键。积极倾听和承认家庭的关注事项，展示了对家庭优先事项的尊重和重视，并有助于治疗师对家庭的日常生活、合作机会、家庭如何构建其资源以及家庭支持网络区域有更深入的了解。另一个有效的访谈策略是保持沉默，有时候沉默比提问更有帮助。沉默，加上一些非语言的表示接受的手势，可以让家庭能够有时间反思和反应。

为了支持在自然情境中进行治疗，访谈的一个主要部分是收集关于儿童和家庭日常生活的资料，以便确定干预的背景，促进儿童参与家庭和社区生活。治疗师通过对话和开放式问题，如“告诉我儿童的情况”和“请向我描述你家庭中日常的一天”，收集家庭成员的角色、兴趣、优势、互动和日常经验等信息。Rosenbaum 提倡一种以优势为基础的方法，首先让家庭成员分享其喜爱的事物，并为儿童的成功分享感到自豪[112]。我们鼓励治疗师与家人仔细讨论目前的日常活动，包括游戏、自我照护和社区郊游。McWilliam 与其同事们[96]强调了确定所有家庭成员的需要并考虑家庭希望能够做些什么的重要性。Woods 和 Lindeman[144]讨论了访谈作为一个交互过程的重要性，在这个过程中，提供者分享关于自然学习机会价值的信息，家庭分享关于日常活动和历程的信息，包括儿童和家庭兴趣。围绕日常事务进行的访谈也是一个开始与家庭合作解决问题的机会，以发现家庭在照护和促进其儿童发展方面应对的挑战和具有的资源[144]。我们认为，访谈是一个关键的过程，值得付出时间和关注，在这个过程中，治疗师和家庭开始建立关系，互相学习，为家庭参与早期干预奠定基础。

观察：第二步是在自然情境中观察儿童。自然情境是一个广义的概念，指的是儿童的日常生活经历，是家庭和社区情境的一部分。对自然情境的观察可以集中在家庭日常事务、亲子互动、游戏和其他日常活动中，如喂食、洗澡和穿衣。在功能、残疾和健康国际分类（ICF）[146]框架内，生态评估包括参与、活动、身体功能和结构以及情境和个人因素之间的关系。

作为团队的一部分，物理治疗师的独特角色是专注于儿童在游戏中的姿势控制和移动，探索物理情境、自我照护以及与物体的互动[33]。家庭和治疗师选择对治疗师观察最重要的设置和活动。观察时，治疗师指出以下几点：

- 儿童喜欢做什么事情
- 儿童如何与他人互动
- 安全运动和知觉运动的探索机会
- 儿童移动频次和情境
- 儿童可触及的家庭区域
- 儿童更有成效时所需要的能力和资源
- 肌肉骨骼系统、神经肌肉系统、心肺系统、表皮结构系统以及儿童个体特征可能促进或阻碍儿童的参与

在观察过程中，物理治疗师与家庭成员进行对话，了解他们对儿童的典型表现、能力、优势和需求的看法。根据她或他的观察，治疗师也分享关于儿童和家庭优点的信息，并可能开始讨论或尝试简单的策略来优化儿童的能力。在访谈中可以收集有关儿童活动和参与情况的未观察到的信息，或者治疗师可以选择让儿童参与非日常常规背景下的某种活动。

最有意义的观察时刻是观察儿童和熟悉的大人或儿童做一些有趣的事情。亲子互动是一种知觉运动体验。运动控制、感觉整合和肌肉表现是亲子互动的一部分。除了观察互动的运动组成部分，还要考虑儿童和照护者之间互动的社会模式。Kelly 和 Barnard 全面概述了亲子互动评估。

游戏是儿童时期的主要行为，是儿童学习和发展新技能的自然现象。在观察儿童游戏时，观察儿童独立游戏以及与照护者、兄弟姐妹和同伴游戏都很重要。治疗师收集关于儿童所采用的玩具和游戏活动（感觉 / 探索游戏、操纵游戏、想象 / 戏剧游戏或运动 / 身体游戏）以及儿童的喜好信息，考虑运动能力和游戏技能之间的相互作用。儿童能开始游戏体验吗？儿童可以在什么位置玩？儿童是否可以自由地四处移动以接触玩具或进行感兴趣的活动？进一步地分析考虑儿童的运动是否有目标导向，运动的可变性以满足情境需求以及儿童对运动的反应（享受程度、安全程度和身体意识）。最后，关注游戏过程为洞察儿童游戏力提供了有价值的视角。游戏力与儿童参与活动的方式有关，包括观察儿童的快乐点、参与、反应、动机和控制点。

除了家庭访谈和生态观察，治疗师还使用各种测试和措施来评估儿童运动发育、功能和结构 [90,123,137]。这些评估工具已在第 2 章和其他章节进行了描述 [90,123,137]。值得注意的是，发育测量方法适用于评估正常儿童的发育水平和能力，但不适用于评估发育迟缓儿童的早期干预规划和其发育变化历程。由于采取的是自上而下的服务方式 [141]，服务提供者在先了解清楚家庭和儿童的目标及当前的能力，以及假设有障碍是参与活动受限的根源的相关信息之后，再考虑儿童的身体功能和结构。在观察和完成标准化措施的过程中，治疗师会注意到限制儿童活动和参与的障碍，随后会检查身体功能障碍和身体结构障碍，并确定何时需要进行深入评估。早期干预治疗师可以对审查的文件结果持有保留意见，但不写入团队报告 [6]。

最后，治疗师与小组合作，记录与 IDEA 中 C 部分有 3 个领域相关的儿童功能。这些领域包括“积极的社会情感技能（包括社会关系）、知识和技能的获取及使用（包括早期语言 / 沟通），还有使用适当的行为来满足他们的需求”。“这些结果代表了跨发展领域能力的整合，反映了儿童的适应行为、参与有意义的活动、与他人的关系和自主决定的价值”。当儿童退出早期干预时，将收集的数据汇总，以报告在这些领域取得进步的儿童相对于同龄儿童的百分比。这些资料是为了监测整个早期干预系统的进展情况，而不是为了获取个别儿童的经验。

个性化家庭服务计划

评估和评价过程的最后阶段是制定个性化家庭服务计划（IFSP）。IFSP 的基本原则是：家庭根据其价值观和生活状况确定优先关注事项。为了对儿童进行有意义的干预，治疗师必须考虑家庭特征。参与 IFSP 的团队成员包括家长、照护者、其他家庭成员、家庭倡导者、服务协调员、参与评估和评价的治疗师，以及在适当情况下提供服务的其他治疗师。

治疗师应向家庭提供资料，使他们能够在 IFSP 会议之前做出决定和选择，以便就他们所需要的支持类型进行协商，并确保在这一进程中保持平等的伙伴关系和所有权。这些资料可以在收集资料阶段与家庭成员当面分享，也可以在评价后的会谈中或以评价报告的形式书面分享。

在允许的情况下，对评价结果可能有质疑的家庭也应在 IFSP 会议之前提出，以便在会议期间能够充分讨论与服务提供后勤有关的问题。另一方面这也将有助于减少 IFSP 会议偶尔时间冗长的问题。在 IFSP 会议之前共享信息的另一个好处是家庭成员可以决定邀请谁参加会议，这是家庭认为有价值的支持形式。

必须在家庭方便的时间和地点及时制定初步的 IFSP。会议安排在晚上或周末会给后勤带来很大困难，因此认识到并非所有关键的家庭成员都能参与是很重要的。如果服务提供者不能出席，可以让代表参加或发送书面信息。当不是所有团队成员都能在场时，早期干预策略安排将会面临挑战并成为合作过程中关注的领域和障碍。在一些地区，当与 IFSP 服务不相干的独立团队参与评估 IFSP 的服务进程时，行政人员因极力保持政策无偏移和及时启动各项服务而导致会议时间延长 [1]。虽然这种做法符合法律要求，但是它并不代表 IFSP 的精神。家长往往需要在会议期间照顾孩子，而没有机会消化评价结果。此外，当专业人士忙于完成 IFSP 的文书工作时，与家人的接触和有意义的讨论可能会受到限制 [1,144]。

在由独立团队开展评估的地区，治疗师需要对这些可能出现的问题保持敏感。评估团队的治疗师应认识到在支持家庭积极参与评估的过程中，虽然治疗师与家庭的关系是暂时的，但是以有意义的方式与家庭持续接触仍然很重要。作为服务提供者的治疗师应意识到家庭现在必须开始与其他专业人员建立关系，否则会让家庭在重述故事时面临挑战。

虽然美国联邦法律规定了IFSP的内容（专栏30.8），但它没有规定文件的格式或其发展的过程。通常，服务协调者引导讨论并记录信息。但是，家庭成员可以选择担任团队组长。在会议期间，该团队讨论了评估结果，分享了早期干预理念信息，以确定这是否符合家庭期望和优先事项，并合作发展IFSP。团队促进家庭参与并协同决策。应用联邦法律一直具有挑战性，但报告显示家庭正在参与IFSP的发展[1,70]。但是，Aaron与其同事认为，家庭在服务类型和数量方面的参与有限。对IFSP文件质量指标的研究结果也是喜忧参半[76]。儿童优势被高度关注，并且86%的成果与家庭的关注事项和优先事项有关。但是，IFSP文件包含技术术语，家庭在IFSP过程中地位一般有限。

确定以家庭为中心和以参与为基础的IFSP结果对于基于证据的早期干预支持和服务至关重要。结果有2类：以儿童为中心和以家庭为中心。以儿童为中心的结果是以儿童生活中对家庭有意义的重要历程或活动为基础。以家庭为中心的结果基于家庭的优先事项和利益，并支持家庭获得社区资源和支持[92,128]。以家庭为中心的结果也提高了家庭照护儿童和支持儿童发展的能力。良好的IFSP结果反映了真实的情况，跨发展领域，学科学术自由，强调积极的方面，并使用积极的词汇[92,128]。IFSP团队通常不认同以家庭为中心的结果。然而，证据表明，与传统的IFSP做法相比，基于常规的访谈（routines-based interview，RBI）可显示更注重家庭[96]。

专栏30.8 个性化家庭服务计划内容

- 基于客观标准的当前发展水平陈述：认知、沟通、身体（运动、视觉、听觉、健康）、社交或情感、适应性。
- 说明与促进儿童发展有关的家庭资源、优先事项和关注事项
- 陈述可衡量的预期结果，包括确定进展的标准、程序和时间表。
- 基于同行评审研究的特定早期干预服务需要满足儿童和家庭的需求，包括频率、强度和交付的方法。
- 要提供服务的自然情境的陈述（如果服务不打算在自然情境中提供，则必须包括理由）。
- 确定促进儿童发展的其他服务，并制定通过其他公共或私人资源（如医疗资源）确保此类服务得以实施的计划。
- 服务启动的预计日期和服务期限。
- 服务协调员的身份识别。
- 转衔计划：应采取步骤确保顺利转衔到学前服务或其他适当的服务（在3岁时）。

2003年由美国教育部特殊教育项目办公室资助的儿童早期干预中心，已经为早期干预开发了一种家庭成果测量方法[53]。关于这一措施的全球性成果可帮助服务者在与家庭的讨论中确定具体的以家庭为中心的个体化成果，以指导家庭想要或需要的适当支持和服务决定。基于研究结果[12]认为家庭应该做到以下几点：

- 了解儿童的优势、能力和特殊需要
- 知道自身权利和对儿童的主张
- 帮助儿童有效地开发和学习
- 支持系统可以访问所需的服务和活动

认识到提供增强家庭能力和自决能力的服务的重要性[136]，我们鼓励物理治疗师拓展思维，使家庭参与对自身有意义且有成果的会话，并支持其自主性（控制和选择）、关联性（联系和支持）和胜任感（能干和自信）[105]。然而，确定以家庭为中心、以参与为基础的成果可能具有挑战性。在这个过程中经常会出现几个问题。表30.1概述了几种可能具有挑战性的情况，并给出了一些注意事项和对团队的建议。我们推荐Baldwin与其同事[14]所描述的协作过程——团队尊重家庭对儿童未来的期望，并与家庭开展深入会话，共同制定目标和策略。

当确认了儿童和家庭的众多需求，然后努力解决IFSP结果陈述中的所有优先事项时，团队成员可能会感到不知所措。优先安排对家庭重要的日常常规或活动，可能有助于团队为IFSP创建更具凝聚力和更有意义的成果。例如，若家庭认为当前活动具有挑战性，并且事项优先级高（如看望祖父母），团队可能会在一个或多个结果陈述中探究该活动具有挑战性的原因。在这种情况下，就关于看望祖父母的结果，陈述中应对沟通、流动性和自助方面存在的挑战合理作出解释的。在专家咨询中有一个重视IFSP结果的发展性和优先性的案例场景。

确定支持儿童和家庭成果的服务类型和数量（早期干预会议的频率和长度）需要公开讨论、团队协作、了解各种服务提供者的专业知识、了解家庭偏好和各种情境。这个讨论还包括选择服务提供方法、机构间合作、财务责任以及儿童3岁时的转衔计划。对于可能适合解决以家庭为中心的IFSP结果的支持和

表 30.1 促进以家庭为中心的个性化家庭服务计划成果的发展

情况	注意事项
在确定结果时，家庭向专业人员寻求指导	避免记录基于治疗师优先级或特定学科的结果陈述 反映治疗师确定的需求而非家庭认为的需求的个性化家庭服务计划通常不包括在以家庭为中心的护理中，特别是对于来自不同文化背景的家庭[147] 审查和讨论在家庭访谈中收集的信息以确定结果。了解家庭信仰、习俗和仪式不仅有助于团队确定有意义的且以家庭为中心的结果，而且还能建立信任和沟通
家庭优先考虑儿童可能没有准备或有潜能达成的以技能为基础的结果	确认家庭优先事项 探究结果对家庭之重要性的原因 讨论家庭对儿童可能准备去学习的内容（该内容是家庭与治疗师已确认的）的看法 分享儿童信息以便做出明智决定
家庭表达期望的方式是无法测量的	若一切顺利，请家庭成员描述一下儿童在 6 个月内将要做什么
家庭关注儿童的行为，想要停止并以消极的方式陈述结果	探究更多的信息，以确定儿童的行为所干扰的历程和活动，并协作创建一个积极的结果陈述

服务类型还知之甚少[139]。以家庭为中心的服务包括向家庭提供一系列支援，包括资讯、获取资源、照护协调、咨询服务、社会工作服务及临时照护。虽然不能期望早期干预小组提供一个家庭可能需要的所有支持，但是已经制订计划来协助家庭获取和协调适当的社区社会服务。

讨论支持策略和干预策略对于促进协调性和辅助性的照护至关重要。人们相互之间确定的策略——解决儿童和家庭事务、促进流动性、沟通、适应行为、自我照护和游戏——使所有团队成员能够贡献其知识并提供全方位支持。在选择策略时，团队应确认循证实践和在自然情境中提供的服务。例如，在建议唐氏综合征[140]儿童每天在跑步机上跑步之前，团队必须考虑家庭的优先级事项、偏好、日程和资源、儿童健康以及其他发展需求。

IFSP 不仅是一份法律文件，而且是家庭与治疗师之间共同合作来制订服务的计划——家庭认可且能满足儿童需求。IFSP 是服务协调手段、是干预指南、是评估结果的标准。应团队成员要求，IFSP 应每隔 6 个月或更频繁地接受审核，并每年举行一次正式会议。定期对 IFSP 进行审核可以重新协商或修订服务计划，并监督目标的实现。在 IFSP 审核期间，将讨论家庭满意度、IFSP 流程的有效性以及结果的状态。如果未实现结果，则需要反映结果、服务和策略的适当性，以有效地修订 IFSP。

在早期干预中执业的治疗师需要具备有效的人际关系和沟通技巧，才能邀请和支持家庭成员提出自己的见解、建议和优先事项。据说，IFSP 流程可能会使家庭不堪重负，尤其当家庭认为其意见不被重视时。为了确保家人的优先事项和关注事项得到重视，治疗师的任何建议都应与家庭访谈中收集到的信息保持一致。将提建议方式改为询问方式，使家庭有机会回答同意或不同意。使这些经验更加有效的其他策略包括关注儿童和家庭优势，使用通俗易懂的语言以及灵活地允许非正式对话和分享想法，而不是严格遵循预定格式。最后，重要的是要认识到，各州实施 IFSP 流程的方式存在差异。我们鼓励治疗师担任倡导者，以确保尊重以家庭为中心的照护和个性化精神。

在自然情境中提供服务

IDEA 将自然情境定义为“对没有身体障碍的同龄儿童来说是自然或正常的情境”。更有意义的是，自然情境是“儿童生活、学习和游戏的各种情境”[121]。国家儿童早期技术援助中心（National Early Childhood Technical Assistance Center，NECTAC）的使命和在自然情境中提供服务的主要原则是，“早期干预建立在家庭成员和照护者的基础上，并提供支持和资源，通过日常学习机会来帮助儿童学习和发展[145]。”“自然情境并不局限于家庭，可延伸至儿童参与活动和进行日常活动的任何地方，这些活动为促进儿童行为、功能和发展创造了学习机会。”自然情境场所包括托儿所、公园、商店、各类活动中心和图书馆。

虽然自然情境表面含义是物理位置，如操场，但是它超越了物理位置，它包括人和人际关系，儿童和家庭通常在该位置从事的活动和惯例，以及这些活动提供的学习机会。Dunst 和其同事已经确定了大多数家庭和社区情境中的常见活动，并探讨家庭活动和获得学习机会的方法。这些活动和学习机会包括家庭常规活动（家务和任务）、照护常规活动（沐浴、穿衣、吃饭、梳理、睡眠）、家庭仪式和庆祝活动（节日、生日、宗教事件）、户外活动（园艺、公园 / 动物园游玩）、社会活动（拜访朋友、聚会）、游戏活动（体育游戏和玩玩具）和学习活动（听故事、看图书 / 图片）。鼓励物理治疗师熟悉其服务的社区，包括为家庭和幼儿提供正式和非正式的休闲和娱乐机会。

发展体系和理论，如发展系统理论[64]、人类发展生态学理论[24]和交互理论[117]，以及 ICF[146]，都是基于这样的假设——即物理、社会和环境是儿童健康、发展和参与的中介。有证据表明：环境，特别是与社会经济地位有关的环境，是儿童早期发展的决定因素，因此与整个生命周期的健康和快乐显著相关[132]。住房危机、粮食不足、交通落后和社区暴力是发展性和支持性照护过程中给家庭带来压力的影响因素。例如，家庭在饮食、睡眠和健身方面常规受到家庭和社区情境中社会和物理因素的影响。家庭有压力时可能难以开展积极的亲子互动活动，从而影响婴儿心理健康[148]。在考虑儿童发展的影响因素以及家庭在决策注意事项和优先事项时，自然情境（家庭或社区）可能不是所有儿童的最佳选择——理解这一点至关重要。考虑到这一点，我们建议：对家庭自身情况保持敏感，讨论、优化和实施策略时，特别是优化儿童干预成果时，需要优化儿童发展情境。

自然情境符合早期干预目的："支持家庭以促进儿童在家庭和社区生活中的发展、学习和参与。"[121] 通过意识到家庭在儿童的养育、成长、发展和学习中的重要作用，认同以家庭为中心的照护方式。Campbell 和 Sawyer 发现，当服务关注自然学习情境时，照护者会积极参与以照护者 – 儿童为小组的会话互动[29]。在自然情境中干预时，治疗师可以很容易地关注儿童的功能，促进其与家人和朋友的社会化，并"加强和发展对儿童和家庭终生性的自然情境支持"[121]（图 30.2）。

对于婴幼儿来说，自主行为、亲子关系[80]和游戏是支持儿童在家庭中的角色和准备在学校与同龄人互动的基础（图 30.3）。Brotherson 和其同事[26]观察了有功能障碍儿童的家庭和家庭情境，发现家庭在促进儿童自主发展中机会很多。描述这些策略的主题包括选择和决策、自尊的支持与家庭情境和其他人的接触以及对家庭情境的控制和调节。治疗师可以在这些策略的基础上，与父母一起思考如何支持儿童所做之事、家庭所做之事以及在自然情境中提供何种支持以

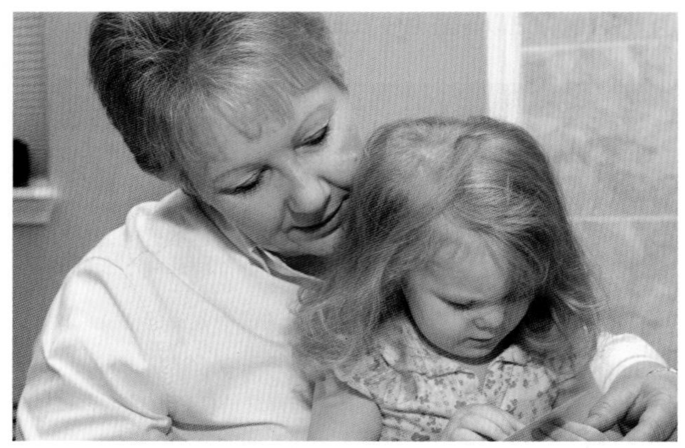

图 30.2 当在家中提供治疗时，家庭和治疗师可能会考虑邀请祖母参与访问，以支持她作为家庭抚养孙子（孙女）的角色（©iStock.com）

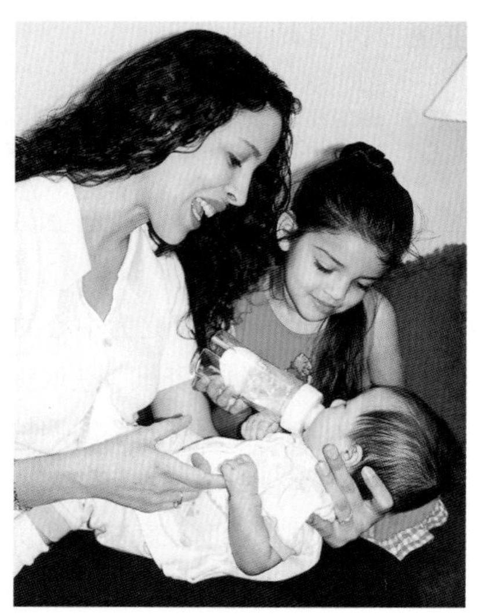

图 30.3 在治疗访问期间，兄弟姐妹参与照护活动有助于增进家庭联系和支持家庭生活（引自 Hokenberry M, Wilson D: *Wong's nursing care of infants and children*, ed 10, St. Louis, MO, 2015, Mosby）

促进儿童自主决定能力的发展[59]。Chai 和其同事[34]将基于社会和文化的互动确定为自然情境中各种概念体系的共同主题。治疗师与家庭建立关系，提供支持、反馈和指导，促进亲子互动，建立信任和提升能力[80]。支持游戏要把握儿童日常生活的本质。我们鼓励治疗师不仅规划游戏的物理元素，还要与团队成员合作以确定有趣且包含了所有发展领域的游戏活动，并让父母、兄弟姐妹和朋友参与以促进社交。

自然情境中的干预照护和自我照护活动是必不可少的，如睡眠、喂养、沐浴、穿衣和移动（图 30.4）。脑性瘫痪幼儿的家庭已经把自我照护安排作为优先事项[36]。然而，即使是在自然情境中，治疗师也更倾向

于在玩游戏的情境下使用教学策略，而非自然常规活动和活动情境[27]。喂养和营养的支持需求对物理治疗师很重要——因为这是家庭的重要关注事项，也是儿童活动和成长的关键[143]。作为卫生保健专业人员，物理治疗师具有关于鉴别诊断、进食障碍、药理学、口腔运动功能、辅助技术和社区资源方面的专业知识和技能。物理治疗师还通过父母教育促进幼儿和家庭的健康和伤害 / 疾病预防，包括与年龄相适应的日常体育活动和安全措施，如使用汽车座椅、婴儿安全防护措施以及照护者安全抱举婴儿的方法。

在自然情境中提供服务是根据运动学习[141]的原则和通过感知运动经验来获取的基础认知[89]。在自然情境中练习和重复活动对学习和泛化更有效。场所和活动有趣且有吸引力，因此能自然而然地激励儿童。这包括通过与周围情境[89]中的人和物互动，以及模仿同龄人和家庭成员来学习的机会。治疗师以家庭日常生活为基础，指导家庭如何组织实践，促进情境化的运动技能学习。治疗师借提示和线索来帮助家庭，并在必要时提供身体上的辅助，使儿童能够学习自理和行动方面的技能。Scales、McEwen 和 Murray[118] 发现，尽管家长们认为教育提供者的指导有益，但是他们认为指导可能给一些家庭带来压力。我们鼓励治疗师与家庭合作，优先考虑活动和策略，并在此过程中支持家庭。

治疗师还应与家庭合作，以适应物理情境、活动和材料，以提高儿童活动参与程度和获得学习的机会。例如，对房间的布局、玩具的使用、定位和移动设备的使用都略做改变。辅助技术是有严重身体残疾儿童干预的重要组成部分[135]。辅助技术，如仅仅打开玩具的开关，对 3 岁以下儿童来说是无意义的[42,91]。有功能障碍儿童可以成功地学会操纵开关，进而产生有意义的结果[32]。同样，电动轮椅或电动车玩具可能会为行动不便的婴幼儿提供独立行动的机会[72,75,109]。计划表格和图表可用来指导团队制订及调整决策[31]。

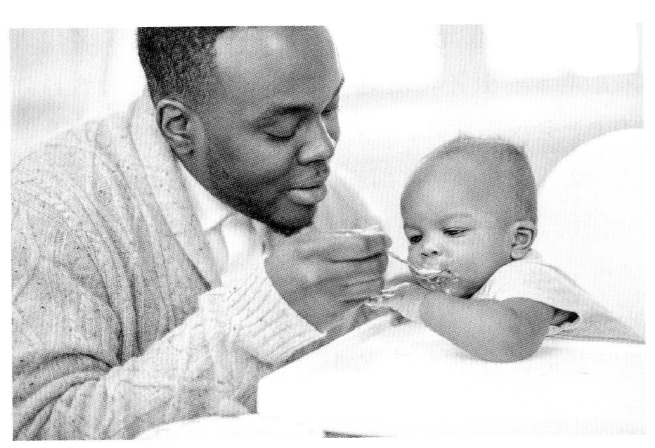

图 30.4　重要的是，治疗师要与父亲合作，支持他们在照护活动中的角色（©iStock.com）

一方面，消费者和专业人员重视自然情境服务。研究表明，家庭日常活动具有影响儿童成长结果的机制[133]。Bernheimer 和 Weisner[19] 收集了 102 位有功能障碍儿童的家庭日常生活信息并总结道："来自父母及纵向研究的结果给治疗师的提醒是，无论治疗师如何设计和实施干预方案，如果不能在机构、家庭或个体中找到日常常规活动的切入点，干预将毫无意义。"在一项全国性调查中，家庭和服务者确定了自然情境中服务的关键结果：儿童掌控、亲子互动、包容和提供儿童学习机会[43]。此外，具有趣味性、吸引性、能力增长性和掌控导向性的学习机会预示儿童的积极成果[44]。

另一方面，在自然情境中提供服务存在挑战，我们鼓励治疗师寻求创造性的解决方案[66]。挑战主要是后勤顾虑，如费用、安全、前往儿童自然情境的时间以及个性化方面的顾虑，即通过强制采用特定的服务提供方法，系统可能无法提供满足家庭的个性化需求和情境选择。重要的是，各机构应制订和实施政策，确保工作人员的安全，如使用手机、共同探访和社区观察组织的征集宣传工作。需要访问各种各样的社区，如图书馆、城镇中心和娱乐中心。当由社区托儿所提供服务时，重要的是定期安排对家庭的访问以及与托儿所服务者的合作。幼儿照护规则、理念和幼儿早期课程的信息将帮助治疗师与幼儿照护提供者之间形成合作伙伴关系（图 30.5）。

在自然情境中实施干预需要洞察力和规划力。第一步是考虑家庭关注的优先事项和 IFSP 结果。至关重要的是，家庭成员的关注事项、优先事项、资源和提供的服务资料必须相互匹配。下一步是和家庭成员讨论其日常生活中的活动、惯例和成员作为日常活动过程的主要角色。专栏 30.9 列出了在与家庭合作时确定活动需要考虑的问题。我们鼓励治疗师识别在每个活动中发生的功能性学习机会。如果一项以儿童为中心的 IFSP 结果是为了让儿童能在公园游戏，那么

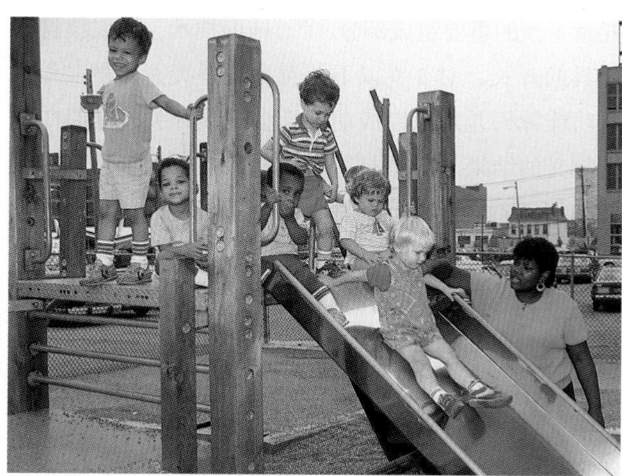

图 30.5 在儿童康复机构进行的治疗可以集中于促进与同龄人的社交互动和在参加操场运动的功能性活动（引自 Hokenberry M, Wilson D: *Wong's nursing care of infants and children*，ed 10, St. Louis, MO, 2015, Mosby）

专栏 30.9 与家庭讨论在自然情境中建立服务活动的问题

- 工作日和周末安排哪些活动？
- 哪些活动进展顺利，哪些不顺利？
- 你希望支持哪些活动？
- 儿童更喜欢参加什么活动？
- 什么活动提供了自然学习机会？
- 什么活动为儿童成长提供了机会？
- 什么活动为同伴互动提供了机会？
- 你有想尝试的新活动吗？

荡秋千可能是一项值得考虑的活动。治疗师可能会为儿童确定各种各样的学习机会，如用两只手抓物品、用力晃动他（她）的腿、抬起头和躯干、理解高和低的意义以及发出声音。治疗师把干预策略与家庭活动和学习机会结合起来。我们鼓励治疗师平衡以成人为导向的学习机会和以儿童为导向的活动，以促进儿童发展自我决定能力。治疗技术用于改善身体功能和结构，以实现功能能力，并防止与心肺、肌肉骨骼和神经肌肉系统有关的并发症。在可能的情况下，我们鼓励治疗师把以预防损伤作为重点的干预措施纳入实践活动中[141]。治疗师运用其专业知识指导家庭，并通过有意义的自然学习机会教导儿童。然而，家庭可能难以在自然情境中干预儿童。重要的是为治疗师提供支持和培训，使其能在自然情境中提供服务。某一特殊教育项目办公室工作组提供了支持自然情境干预实践的具体指南[145]。专栏 30.10 总结了物理治疗师在早期干预中的干预策略。

专栏 30.10 物理治疗师的早期干预策略

团队协作

- 根据需要定期安排早期干预小组会议。
- 对早期干预团队提供者进行联合访问。
- 通过社区地图识别和访问社区资源。
- 作为 IFSP 的一部分，建立跨部门协调计划。
- 拜访或打电话给参加会议的其他卫生保健专业人员。
- 在早期干预团队成员和其他服务于家庭的机构 / 从业者之间共享信息。

自然情境

- 提供关于家庭问题的信息和资源。
- 将干预策略嵌入儿童和家庭的日常生活活动中。
- 当儿童生命中重要的家庭成员能够参与时，进行访问。
- 在家庭确定的社区地点进行访问。
- 在室内外不同地点提供干预，以支持各种日常活动。
- 利用辅导过程让家庭和儿童参与干预过程，以培养自主性和自我效能感。
- 使用家庭材料和玩具，与家庭一起创造简单的物品，并帮助家庭获得其他玩具和设备，以支持 IFSP 的结果。
- 实施适应、功能培训和恢复 / 预防技术、支持自我调节、适应行为、亲子互动、自我照顾、流动性、游戏和兄弟姐妹 / 同伴互动。

转衔计划

值得特别注意的是，转衔计划是 IFSP 过程的一部分，因为它在确保儿童在教育系统中取得进步和社区参与方面发挥了至关重要的作用。转衔过程复杂且对家庭可能具有挑战性。儿童、家庭、项目和社区特征影响着转衔过程[113]，有效实践需考虑多方问题。作为早期干预小组成员的治疗师在转衔过程中发挥着积极作用。

第一，了解 B 部分学前服务（IDEA, 2004）[107]是如何实施的，以及社区的资源和服务选择。IDEA 提供了增强 C 部分和 B 部分项目之间的协调内容。家长可邀请或允许 C 部分涉及的一名或多名代表在儿童学前服务转衔时参加初始的个性化教育计划（IEP）会议。此外，IDEA 还灵活地为美国各州儿童进入幼儿园和小学之前提供 C 部分的服务。

第二，早期干预和学前教育团队合作非常重要。合作小组确定机构间的密切联系和交流是转衔过程中必不可少的因素[114]。对有益于儿童学习和发展的情境特征进行公开讨论，包括注意儿童在新情境和交通运输中的安全。治疗师在家庭的允许下分享信息，这将有助于工作人员制订满足儿童需要的学前项目。美国物理治疗协会（APTA）儿科分部开发了一个转衔工作表，以便在早期干预中学校的物理治疗师之间能共享信息[126]。

第三，治疗师与家庭合作，为他们提供资源、信息和支持，帮助他们为儿童的转衔做好准备。此支持使家庭在转衔进程中发挥积极作用。最重要的是，治疗师作为倡导者应牢记家庭对儿童抱有的梦想和愿景。专栏 30.11 概述了与家庭合作的策略。

第四，治疗师可以将干预重心置于为儿童创设学前环境，并发展其学校预备技能上。对早期学习指导方针（early learning guide-lines，ELGs）[119] 的认识和促进幼儿自主决定的策略[59,129] 有助于治疗师与家庭合作，使幼儿为学前环境做好准备。ELGs 是各州发布的文件，描述了儿童在进入幼儿园之前应该知晓和所做之事。ELGs 中最常用的 5 个领域是：健康和身体发展、社会和情感发展、学习方法、语言和沟通发展以及认知发展。自我决定的各个维度，如自我意识、自我调节、参与、自我启动、做出选择、解决问题、坚持不懈和自我效能感，都可以在幼儿时期得到培养。早期干预创设的机会在于从幼时起影响着儿童的自尊、自我表达、做出的选择，以及相信自身行为会对其环境产生影响的能力，而这些能力对生活幸福和质量至关重要。专栏 30.12 展示了物理治疗师可以在早期干预中纳入的策略示例。

专栏 30.11　与家庭合作以支持早期干预转衔的策略

- 倾听家庭成员的讲述。
- 为学前教育项目提供积极和现实的支持。
  - 引导家庭成员收集信息，而不要引入个人的偏见。
  - 为家庭成员提供学前教育项目的调查和访谈指南。
  - 与家庭成员一起参观一个项目，帮助家人和儿童熟悉新机构。
- 讨论将与儿童分离作为一个自然过程。
- 与家庭成员和儿童一起庆祝完成早期干预。
- 考虑在转衔后与家庭成员进行后续沟通。

专栏 30.12　为儿童上学前班做准备的策略

- 为儿童提供与其他儿童游戏的机会（如兄弟姐妹、邻居、游戏小组）。
- 增加独立的游戏时间。
- 鼓励儿童参与各种游戏体验。
- 鼓励儿童掌握自我照护技能。
- 给儿童一个机会练习简单的操作。
- 让儿童负责一些小事务，如收拾玩具。
- 让儿童做出选择，鼓励儿童表达自己的愿望和需求。
- 阅读学校相关主题的故事。

项目评估

早期干预中的项目评估决定了以高效和有效的方式提供何种服务的程度，包括利益相关者的满意程度和实现儿童和家庭期望的程度。各级早期干预人员（如州级和县级领导的机构管理员和治疗师）以及家庭通过项目评估信息，可以了解自身的优势领域和提升领域。研究者描述了项目评估四层法[74,142]：项目第 1 层是需求评估——确定被服务人群的需求，提出满足需求的政策或计划，并建立监督系统来记录进展；项目第 2 层是监测制和问责制——系统地记录服务，以协助方案规划和决策；项目第 3 层是质量流程——评判服务质量，从而为项目改进提供信息；项目第 4 层是干预成果分析——确定 IFSP 成果归功于早期干预服务的程度，为项目改进提供信息，并为知识库建设做出贡献。

我们建议进行项目评估以确定如何在实际中实施早期干预，并评估家庭和儿童的干预成果。如前所述，目前已建立国家问责制，以监测全国儿童和家庭的早期干预成果。但是，为了指导提供服务的决策，鼓励个性化项目参与项目评估过程。Stuberg 和 DeJong[134] 给予了一个实用性的案例——陈述如何在早期干预和学校情境中实施物理治疗服务的项目评估。他们汇报道：91% 的儿童个性化目标要么实现了，要么取得了进步。在早期干预中学龄前阶段儿童的成果高于大龄儿童，重度残疾儿童的成果低于轻度残疾儿童的成果。这些发现可以指导项目开发人员如何最好地确定适当性和意义性的个性化目标。

Bailey[11] 提出了一个早期干预项目评估体系，以评估家庭参与和支持。他讨论了三级问责制：①提供立法所要求的服务；②提供当前最佳治疗服务；③实现家庭干预成果。项目评估的挑战性仅次于早期干预的多维度、所服务的儿童和家庭特征的可变性以及家庭和儿童的个性化需求。然而，我们通过项目评估以确定协调者之间高质量且有效服务的障碍，并为项目改进提供建议。

专业发展

早期干预人员准备（入门级和实践级）是跨学科关注的领域，国家正在努力为功能障碍儿童及其家庭服务治疗师创建综合全面的专业发展模式[54]。早期干预物理治疗师面临着挑战：他们不仅要为执业许可而参与持续性专业发展，还要具备提供服务的能力——在自然情境中提供循证的且以家庭为中心的服务[33]。建议治疗师持续参与继续教育，并在与儿童、家庭成员和其他治疗师的相互交流过程中应用新知识和新技能。此外，我们亦建议学员在实践中反思，制订专业发展计划，以及寻求良师益友讨论专业发展机会。

经验不足的治疗师，特别是初涉早期干预的治疗师，应努力提升物理治疗早期干预实践的能力。该实践能力价值非凡——既可以衡量个体专业发展，也可以确定物理治疗师在早期干预团队中普遍又独特的角色。我们鼓励临床医师利用儿科网站（www.ricapta.org）的儿童人事中心[54]、儿科[40,41]和 APTA 部门的资源，倡导国家和机构资助的跨学科专业发展的活动。

总结

物理治疗师在早期干预中实施 IDEA 模式：通过与儿童、家庭成员和多学科治疗师建立合作伙伴关系，在自然环境中为儿童提供个性化、协调性、综合性的照护服务。物理治疗师需要整合其运动系统的专业技能并结合儿童早期发育、家庭生态情境和自然环境知识，以促进儿童早期发展和参与家庭和社区生活，同时也为家庭提供支持。这种独特的治疗模式使得治疗师深谙儿童的照护艺术，为儿童承担在学校的角色做好准备，并使儿童健康快乐地成长。

（连理枝 译，陈晓燕 审）

参考文献

1. Aaron C, et al.: Relationships among parent participation, team support and intensity of services at the initial individualized family service planning meeting, *Phys Occup Ther Pediatr* 34:343–355, 2014.
2. Adams RC, Tapia C, the Council on Children with Disability, American Academy of Pediatrics: Early intervention, IDEA part C services, and the medical home: collaboration for best practice and best outcomes, *Pediatrics* 132:e1073–e1087, 2013.
3. American Academy of pediatrics, Committee on Hospital Care and Institute for Patient- and Family-Centered Care: patient- and family-centered care and the pediatrician's role, *Pediatrics* 129:394–404, 2012.
4. American Academy of Pediatrics, Council on Children with Disabilities and Medical Home Implementation Project Advisory Committee: Patient- and family-centered care coordination: a framework for integrating care for children and youth across multiple systems, *Pediatrics* 133:e1451–e1460, 2014.
5. American Physical Therapy Association: *Guide to physical therapist practice 3.0*, Alexandria, VA, 2014, Author. Retrieved from: http://guide toptpractice.apta.org/.
6. American Physical Therapy Association: Defensible documentation: setting specific considerations: early intervention. Retrieved from: http://www.apta.org/Documentation/DefensibleDocumentation/.
7. An M, Palisano RJ: Family-professional collaboration in pediatric rehabilitation: a practice model, *Disabil Rehabil* 1–7, 2013.
8. Bagnato SJ: The authentic alternative for assessment in early intervention: an emerging evidence-based practice, *J Early Interv* 28:17–22, 2005.
9. Bagnato SJ, et al.: Valid use of clinical judgment (informed opinion) for early intervention eligibility: evidence base and practice characteristics, *Infants Young Child* 21:334–339, 2008.
10. Bagnato SJ, et al.: Identifying instructional targets for early childhood via authentic assessment: alignment of professional standards and practice-based evidence, *J Early Interv* 33:243–253, 2011.
11. Bailey DB: Evaluating parent involvement and family support in early intervention and preschool programs, *J Early Interv* 24:1–14, 2001.
12. Bailey DB, et al.: Recommended outcomes for families of young children with disabilities, *J Early Interv* 28:227–251, 2006.
13. Bailey DB, et al.: Thirty-six-month outcomes for families of children who have disabilities and participated in early intervention, *Pediatrics* 116:1346–1352, 2005.
14. Baldwin P, et al.: Solution-focused coaching in pediatric rehabilitation: an integrated model for practice, *Phys Occup Ther Pediatr* 33:467–483, 2013.
15. Banks RA, et al.: Discovering family concerns, priorities, and resources: sensitive family information gathering, *Young Exceptional Child* 6:11–19, 2003.
16. Barnett D, et al.: Building new dreams: supporting parents' adaptation to their child with special needs, *Infants Young Child* 16:184–200, 2003.
17. Bartlett DJ, Lucy SD: A comprehensive approach to outcomes research in rehabilitation, *Physiother Can* 56:237–247, 2004.
18. Beckman K, et al.: Summary of the infant health and development program. National Center for Children and Families. Teacher College Columbia University. Retrieved from: http://policyforchildren.org/wpcontent/uploads/2013/08/IHDP-Final-5.11.10.pdf. Accessed May 11, 2010.
19. Bernheimer LP, Weisner TS: "Let me just tell you what I do all day …" The family story at the center of intervention research and practice, *Infants Young Child* 20:192–201, 2007.
20. Blauw-Hospers CH, Hadders-Algra M: A systematic review of the effects of early intervention on motor development, *Dev Med Child Neurol* 47:421–432, 2005.
21. Blue-Banning M, et al.: Dimensions of family and professional partnerships: constructive guidelines for collaboration, *Exceptional Child* 70:167–184, 2004.
22. Brewer EJ, et al.: Family-centered, community-based, coordinated care for children with special health care needs, *Pediatrics* 83:1055–1060, 1989.
23. Briggs MH: *Building early intervention teams: working together for children and families*, Austin, TX, 2005, Pro Ed.
24. Bronfenbrenner U: Ecology of the family as a context for human development research perspectives, *Devel Psychol* 22:723–742, 1986.
25. Brooks-Gunn J, et al.: Early childhood intervention programs: what about the family? In Shonkoff JP, Meisels SJ, editors: *Handbook of early childhood intervention*, New York, 2000, Cambridge University Press, pp 549–577.
26. Brotherson MJ, et al.: Understanding self-determination and families of young children with disabilities in home environments,

J Early Intervention 31:22–43, 2008.
27. Campbell PH, Coletti CE: Early intervention provider use of child caregiver-teaching strategies, *Infants Young Child* 26:235–248, 2013.
28. Campbell P, Halbert J: Between research and practice: provider perspectives in early intervention, *Topics Early Child Spec Educ* 25:25–33, 2002.
29. Campbell P, Sawyer LB: Supporting learning opportunities in natural settings through participation-based services, *J Early Intervention* 29:287–305, 2007.
30. Campbell P, et al.: Preparing therapists as effective practitioners in early intervention, *Infants Young Child* 22:21–31, 2009.
31. Campbell P, et al.: Adaptation interventions to promote participation in natural settings, *Infants Young Child* 21:94–106, 2008.
32. Campbell P, et al.: A review of evidence on practices for teaching young children to use assistive technology devices, *Topics Early Child Spec Edu* 26:3–13, 2006.
33. Catalino T, et al.: Promoting professional development for physical therapists in early intervention, *Infants Young Child* 28:133–149, 2015.
34. Chai AY, et al.: Rethinking natural environment practice: implications from examining various interpretations and approaches, *Early Child Edu J* 34:203–208, 2006.
35. Chiarello L, Effgen S: Update of competencies for physical therapists working in early intervention, *Pediatr Phys Ther* 18:148–158, 2006.
36. Chiarello L, et al.: Family priorities for activity and participation of children and youth with cerebral palsy, *Phys Ther* 90:1254–1264, 2010.
37. Dempsey I, Keen D: A review of processes and outcomes in family-centered services for children with a disability, *Topics Early Child Spec Educ* 28:42–52, 2008.
38. Dirks T, Hadders-Algra M: The role of the family in intervention of infants at high risk of cerebral palsy: a systematic analysis, *Dev Med Child Neurol* 53(Suppl 4):62–67, 2011.
39. Division for Early Childhood: DEC position statement: the role of special instruction in early intervention. Retrieved from: http://dec.membership software.org/files/Position%20Statement%20and%20Papers/EI%20Position%20Statement%206%202014.pdf, 2014.
40. Division for Early Childhood: DEC recommended practices in early intervention/early childhood special education 2014. Retrieved from: http://www.dec-sped.org/recommendedpractices, 2014.
41. Division for Early Childhood: DEC position statement: leadership in early intervention and early childhood special education. Retrieved from: http://dec.membershipsoftware.org/files/Position%20Statement%20and %20Papers/LdrshpPositionStatement_final_Mar%202015%20(1)(1).pdf, 2015.
42. Dugan LM, et al.: Making decisions about assistive technology with infants and toddlers, *Topics Early Child Spec Edu* 26:25–32, 2006.
43. Dunst CJ, Bruder MB: Valued outcomes of service coordination, early intervention, and natural environments, *Exceptional Child* 68:361–375, 2002.
44. Dunst CJ, et al.: Characteristics and consequences of everyday natural learning opportunities, *Topics Early Child Spec Educ* 21:68–92, 2001.
45. Dunst CJ, et al.: Natural learning opportunities for infants, toddlers, and preschoolers, *Young Exceptional Child* 4:18–25, 2001.
46. Dunst CJ, Dempsey I: Family-professional partnerships and parenting competence, confidence, and enjoyment, *Int J Disabil Dev Edu* 54:305–318, 2007.
47. Dunst CJ, et al.: Modeling the effects of early childhood intervention variables on parent and family well-being, *J Appl Quantitative Methods* 2:268–288, 2007.
48. Dunst CJ, Trivette CM: Capacity-building family-systems intervention practices, *J Fam Soc Work* 12:119–143, 2009.
49. Dunst CJ, Trivette CM: Meta-analytic structural equation modeling of the influences of family-centered care on parent and child psychological health, *Int J Pediatr* 2009:1–9, 2009.
50. Dunst CJ, et al.: *Research synthesis and meta-analysis of studies of familycentered practices*, Ashville, NC, 2008, Winterberry Press.
51. Dunst CJ, et al.: Family-professional partnerships: a behavioral science perspective. In Fine MJ, Simpson RL, editors: *Collaboration with parents and families of children and youth with exceptionalities*, ed 2, Austin, TX, 2008, Pro Ed, pp 27–48.
52. Dunst CJ, et al.: Contrasting approaches to natural learning environment interventions, *Infants Young Child* 14:48–63, 2001.
53. Early Childhood Outcomes Center: *Considerations related to developing a system for measuring outcomes for young children with disabilities and their families*, Washington, DC, 2004, Department of Education: U.S. Office of Special Education Programs.
54. Early Childhood Personnel Center: Mission. Retrieved from: http://ecpcta.org, 2015.
55. ECTA Center: Family data: indicator C4 results and state approaches, FFY 2012. Retrieved from: http://ectacenter.org/eco/assets/pdfs/family outcomeshighlights.pdf, 2014.
56. ECTA Center: Outcomes for children served through IDEA's early childhood programs: 2012-13. Retrieved from: http://ectacenter.org/eco/assets/pdfs/childoutcomeshighlights.pdf, 2014.
57. Edelman L: A relationship-based approach to early intervention. Resources and Connections, 3, retrieved from: http://www.cde.state.co.us/earlychildhoodconnections/Technical.htm, 2004.
58. Epley P, et al.: Family outcomes of early intervention: families' perceptions of needs, services, and outcomes, *J Early Interv* 33:201–219, 2011.
59. Erwin EJ, Brown F: From theory to practice: a contextual framework for understanding self-determination in early childhood environments, *Infants Young Child* 16:77–87, 2003.
60. Espe-Sherwindt M: Family-centered practice: collaboration, competency and evidence, *Support Learning* 23:136–143, 2008.
61. Farran DC: Another decade of intervention for children who are low income or disabled: what do we know now? In Shonkoff JP, Meisels SJ, editors: *Handbook of early childhood intervention*, ed 2, New York, 2000, Cambridge University Press, pp 510–548.
62. Forry ND, et al.: *Family-provider relationships: a multidisciplinary review of high quality practices and associations with family, child, and provider outcomes, Issue Brief OPRE 2011-26a*, Washington, DC, 2011, Office of Planning, Research and Evaluation, Administration for Children and Families, U.S. Department of Health and Human Services. Retrieved from: http://www.acf.hhs.gov/sites/default/files/opre/family_provider_multi.pdf.
63. Friedman M, et al.: Caregiver coaching strategies for early intervention providers, *Infants Young Child* 25:62–82, 2012.
64. Griffiths PE, Gray RD: Discussion: three ways to misunderstand developmental systems theory, *Biol Philos* 20:417–425, 2005.
65. Hadders-Algra M: Early diagnosis and early intervention in cerebral palsy, *Frontiers Neurol* 5:1–13, 2014.
66. Hanft EH, Pilkington KO: Therapy in natural environments: the means or end goal for early intervention? *Infants Young Child* 12:1–13, 2000.
67. Harbin GL, et al.: Early intervention service coordination policies: national policy infrastructure, *Topics Early Child Spec Educ* 24:89–97, 2004.
68. Hauser-Cram P, et al.: Children with disabilities: a longitudinal study of child development and parent well-being, *Monogr Soc Res Child Dev* 66:i–viii, 1–114, 2001.
69. Hebbeler K, Barton L: The need for data on child and family outcomes at the federal and state levels, *Young Exceptional Child* 9:1–15, 2007.
70. Hebbeler K, et al.: *Early intervention for infants and toddlers with disabilities and their families: participants, services and outcomes*, Menlo Park, CA, 2007, SRI International.
71. Hinojosa J, et al.: Team collaboration: a case study, *Qual Health Res* 11:206–220, 2001.
72. Huang H-H, Galloway J: Modified ride-on toy for early power mobility: a technical report, *Pediatr Phys Ther* 24:149–154, 2012.
73. Ideishi R, et al.: Therapist's role in care coordination between early intervention and medical health services for young children with

special health care needs, *Phys Occup Ther Pediatr* 30:28–42, 2010.
74. Jacobs FH, Kapuscik JL: *Making it count: evaluating family preservation services*, Medford, MA, 2000, Tufts University.
75. Jones M, et al.: Effects of power wheelchairs on the development and function of young children with severe motor impairments, *Pediatr Phys Ther* 24:131–140, 2012.
76. Jung LA, Baird SM: Effects of service coordinator variables on individualized family service plans, *J Early Interv* 25:206–218, 2003.
77. Jung LA, Grisham-Brown J: Moving from assessment information to IFSPs: guidelines for a family-centered process, *Young Exceptional Child* 9:2–11, 2006.
78. Keilty B, et al.: Early interventionists' reports of authentic assessment methods through focus group research, *Topics Early Child Spec Educ* 28:244–256, 2009.
79. Kelly JF, Barnard KE: Assessment of parent-child interaction: implications for early intervention. In Shonkoff JP, Meisels SJ, editors: *Handbook of early childhood intervention*, New York, 2000, Cambridge University Press, pp 258–289.
80. Kelly JF, et al.: Promoting first relationships: a relationship-focused early intervention approach, *Infants Young Child* 21:285–295, 2008.
81. King GA, et al.: Development of a measure to assess effective listening and interactive communication skills in the delivery of children's rehabilitation services, *Disabil Rehabil* 34:459–469, 2012.
82. King G, Chiarello L: Family-centered care for children with cerebral palsy: conceptual and practical considerations to advance care and practice, *J Child Neurol* 29:1046–1054, 2014.
83. King G, Ziviani J: What does engagement look like? Goal-directed behavior in therapy. In Poulsen A, Ziviani J, Cuskelly M, editors: *Motivation and goal setting: engaging children and parents in therapy*, London, 2015, Jessica Kingsley, pp 70–79.
84. King G, et al.: The application of a transdisciplinary model for early intervention services, *Infants Young Child* 22:211–223, 2009.
85. King S, et al.: Family-centered service for children with cerebral palsy and their families: a review of the literature, *Semin Pediatr Neuro* 11:78–86, 2004.
86. LaRocco DJ, Bruns DA: It's not the "what," it's the "how": four key behaviors for authentic leadership in early intervention, *Young Exceptional Child* 16:33–44, 2013.
87. Law M, et al.: *What is family-centered services? FCS Sheet #1*, Can Child Centre for Childhood Disability Research, Hamilton, Ontario, 2003, McMaster University. http://www.canchild.ca/en/childrenfamilies/resources/FCSSheet1.pdf.
88. Leiter V: Dilemmas in sharing care: maternal provision of professionally driven therapy for children with disabilities, *Soc Sci Med* 58:837–849, 2004.
89. Lobo MA, et al.: Grounding early intervention: physical therapy cannot just be about motor skills anymore, *Phys Ther* 93:94–103, 2013.
90. Long T, Toscano K: *Handbook of pediatric physical therapy*, ed 2, Philadelphia, 2002, Lippincott Willliams & Wilkins.
91. Long T, et al.: Integrating assistive technology into an outcome-driven model of service delivery, *Infants Young Child* 16:272–283, 2003.
92. Lucas A, et al.: Enhancing recognition of high quality, functional IFSP outcomes. Retrieved from: http://www.ectacenter.org/~pdfs/pubs/rating-ifsp.pdf, 2014.
93. MacKean GL, et al.: Bridging the divide between families and health professionals' perspectives on family-centered care, *Health Expect* 8:74–85, 2005.
94. Maternal and Child Health Bureau: *Definition and principles of familycentered care*, Rockville, MD, 2005, Department of Health and Human Services.
95. McEwen I: *Proving physical therapy services under parts B & C of the Individuals with Disabilities Education Act (IDEA), Section on Pediatrics*, Alexandria, VA, 2000, American Physical Therapy Association.
96. McWilliam RA, et al.: The routines-based interview: a method for gathering information and assessing needs, *Infants Young Child* 22:224–233, 2009.
97. Milbourne S, et al.: *Competent therapist-reflective families: the crossroads of quality early intervention services*, Washington, DC, October 2003, Division for Early Childhood Conference.
98. Morgan C, et al.: Enriched environments and motor outcomes in cerebral palsy: systematic review and meta-analysis, *Pediatrics* 132:e735–e746, 2013.
99. National Research Council: *Early childhood assessment: why, what, and how.* Committee on Developmental Outcomes and Assessments for Young Children. In Snow CE, Van Hemel SB, editors: *Board on Children, Youth, and Families, Board on Testing and Assessment, Division of Behavioral and Social Sciences and Education*, Washington, DC, 2008, The National Academies Press.
100. National Scientific Council on the Developing Child: The timing and quality of early experiences combine to shape brain architecture: working paper #5. Retrieved from: http://www.developingchild.net, 2007.
101. Okimoto AM, et al.: Playfulness in children with and without disability: measurement and intervention, *Am J Occup Ther* 54:73–82.
102. Park H, et al.: Effects of early intervention on mental or neuromusculoskeletal and movement-related functions in children born low birthweight or preterm: a meta-analysis, *Am J Occup Ther* 68:268–276.
103. Park J, Turnbull AP: Service integration in early intervention: determining interpersonal and structural factors for its success, *Infants Young Child* 16:8–58, 2003.
104. Pilkington K, Malinowski M: The natural environment II: uncovering deeper responsibilities within relationship-based services, *Infants Young Child* 15:78–84.
105. Poulsen A, et al.: *Motivation and goal setting: engaging children and parents in therapy*, London, 2015, Jessica Kingsley.
106. Public Law 105-17: Individuals with Disabilities Education Act Amendments of 1997, 111 *Stat* 37–157.
107. Public Law 108-446: Individuals with Disabilities Education Improvement Act of 2004, 118 *Stat* 2647–2808.
108. Public Law 99-457: Education of the Handicapped Amendments Act of 1986, 100 *Stat* 1145–1177.
109. Ragonesi C, Galloway J: Short-term, early intensive power mobility training: case report of an infant at risk for cerebral palsy, *Pediatr Phys Ther* 24:141–148, 2012.
110. Ramey CT, et al.: Infant health and development program for low birth weight, premature infants: program elements, family participation, and child intelligence, *Pediatrics* 89:454–465, 1992.
111. Raver SA, Childress DC: Collaboration and teamwork with families and professionals. In Raver SA, Childress DC, editors: *Family-centered early intervention*, Baltimore, MD, 2015, Paul H. Brookes, pp 31–52.
112. Rosenbaum P: Communicating with families: a challenge we can and must address! *Phys Occup Ther Pediatr* 31:133–134, 2011.
113. Rous B, et al.: The transition process for young children with disabilities: a conceptual framework, *Infants Young Child* 20:135–148.
114. Rous B, et al.: Strategies for supporting transitions of young children with special needs and their families, *J Early Interv* 30:1–18.
115. Rush DD, et al.: Coaching families and colleagues: a process for collaboration in natural settings, *Infants Young Child* 16:33–47.
116. Rush D, Shelden M: *The early childhood coaching handbook*, Baltimore, MD, 2011, Paul H. Brookes.
117. Sameroff A: *The transactional model of development: how children and contexts shape each other*, Washington, DC, 2009, American Psychological Association.
118. Scales LH, et al.: Parents' perceived benefits of physical therapists' direct intervention compared with parental instruction in early intervention, *Pediatr Phys Ther* 19:196–202.
119. Scott-Little C, et al.: Infant-toddler early learning guidelines: the

content that states have addressed and implications for programs serving children with disabilities, *Infants Young Child* 22:87–99.

120. Scott-Little C, et al.: Early learning guidelines resource: recommendations and issues for consideration when writing or revision early learning guidelines. Retrieved from: www.earlylearningguidelines-standards.org, 2010.
121. Section on Pediatrics of the American Physical Therapy Association: Natural learning environments in early intervention services. Retrieved from: https://pediatricapta.org/includes/fact-sheets/pdfs/Natural%20Env %20Fact%20Sheet.pdf, 2008.
122. Section on Pediatrics of the American Physical Therapy Association: Early intervention physical therapy: *IDEA Part C*. Retrieved from: https://pediatricapta. org/includes/fact-sheets/pdfs/IDEA%20EI.pdf, 2010.
123. Section on Pediatrics of the American Physical Therapy Association: List of pediatric assessment tools characterized by the ICF. Retrieved from: https://pediatricapta.org/includes/fact-sheets/pdfs/13%20Assessment& screening%20tools.pdf, 2012.
124. Section on Pediatrics of the American Physical Therapy Association: The role and scope of pediatric physical therapy in fitness, wellness, health promotion, and prevention. Retrieved from: http://pediatricapta.org/includes/fact-sheets/pdfs/12%20 Role%20and%20Scope%20in%20Fitness %20Health%20Promo.pdf, 2012.
125. Section on Pediatrics of the American Physical Therapy Association: Using a primary service provider approach to teaming. Retrieved from: https://pediatricapta.org/includes/fact-sheets/pdfs/13%20Primary%20Service%20Provider.pdf, 2013.
126. Section on Pediatrics of the American Physical Therapy Association: Transition worksheet for early intervention and school-based physical therapy providers. Retrieved from: https://pediatricapta.org/includes/fact-sheets/pdfs/EI-SB%20 Transition%20Worksheet%20for%20Ped%20PTs.pdf, 2014.
127. Shannon P: Barriers to family-centered services for infants and toddlers with developmental delays, *Soc Work* 49:301–308, 2004.
128. Shelden ML, Rush DR: IFSP outcomes made simple, *Young Exceptional Child* 17:15–27, 2014.
129. Shogren KA, Turnbull AP: Promoting self-determination in young children with disabilities: the critical role of families, *Infants Young Child* 19:338–352, 2006.
130. Shonkoff JP, Meisels SJ: *Handbook of early childhood intervention*, ed 2, New York, 2000, Cambridge University Press.
131. Shonkoff JP, Phillips DA: *From neurons to neighborhoods: the science of early childhood development*, Washington, DC, 2000, National Academy Press.
132. Siddiqi A, et al.: *Total environment assessment model for early child development: evidence report for the Commission on the Social Determinants of Health*, Geneva, Switzerland, 2007, World Health Organization, Commission on the Social Determinants of Health.
133. Spagnola M, Fiese BH: Family routines and rituals: a context for development in the lives of young children, *Infants Young Children* 20:284–299, 2007.
134. Stuberg W, DeJong SL: Program evaluation of physical therapy as an early intervention and related service in special education, *Pediatr Phys Ther* 19:121–127, 2007.
135. Sullivan M, Lewis M: Assistive technology for the very young: creating responsive environments, *Infants Young Child* 12:34–52, 2000.
136. Swanson J, et al.: Strengthening family capacity to provide young children everyday natural learning opportunities, *J Early Child Res* 9:66–80, 2011.
137. Tatarka ME, et al.: The role of pediatric physical therapy in the interdisciplinary assessment process. In Guralnick MJ, editor: *Interdisciplinary clinical assessment of young children with developmental disabilities*, Baltimore, 2000, Paul H. Brookes, pp 151–182.
138. Trivette CM, et al.: Influences of family-systems intervention practices on parent-child interactions and child development, *Topics Early Child Spec Educ* 30:3–19, 2010.
139. Turnbull AP, et al.: Family supports and services in early intervention: a bold vision, *J Early Interv* 29:187–206, 2007.
140. Ulrich D, et al.: Effects of intensity of treadmill training on developmental outcomes and stepping in infants with Down syndrome: a randomized trial, *Phys Ther* 88:114–122, 2008.
141. Valvano J, Rapport MJ: Activity-focused motor interventions for infants and young children with neurological conditions, *Infants Young Child* 19:292–307, 2006.
142. Warfield ME: *Early intervention program evaluation workshop*, Philadelphia, May 14, 2002, MCP Hahnemann University.
143. Washington State Department of Health: *Nutrition interventions for children with special health care needs*, ed 3, Washington State Department of Health, 2010. Retrieved from: http://here.doh.wa.gov/materials/nutritioninterventions/15_CSHCN-NI_E10L.pdf.
144. Woods JJ, Lindeman DP: Gathering and giving information with families, *Infants Young Child* 21:272–284, 2008.
145. Workgroup on Principles and Practices in Natural Environments: OSEP TA Community of Practice: part C settings/Agreed upon mission and key principles for providing early intervention services in natural environments. Retrieved from: http://ectacenter.org/~pdfs/topics/families/Finalmissionandprinciples3_11_08.pdf, March 2008.
146. World Health Organization: *ICIDH2: International Classification of Functioning, Disability and Health*, Geneva, 2001, World Health Organization.
147. Xu Y: Developing meaningful IFSP outcomes through a family-centered approach using the Double ABCX Model, *Young Exceptional Child* 12:2–19, 2008.
148. Zeanah G: *The handbook of infant mental health*, New York, 2009, Guilford Press.

推荐阅读

Catalino T, et al.: Promoting professional development for physical therapists in early intervention, *Infants Young Child* 28:133–149, 2015. *Note: This article is part of a special edition of Infants & Young Children highlighting professional development for early intervention providers.*

Chiarello L, Effgen S: Update of competencies for physical therapists working in early intervention, *Pediatr Phys Ther* 18:148–158, 2006.

Division for Early Childhood: *DEC recommended practices in early intervention/early childhood special education 2014*. Available at: http://www.dec-sped.org/recommendedpractices, 2014.

Public Law 108-446: Individuals with Disabilities Education Improvement Act of 2004, 118 *Stat* 2647–2808. Available at: http://idea.ed.gov/explore/home.

第 31 章 教育环境

Susan Effgen, Marcia K. Kaminker

物理治疗在美国产生之始，物理治疗师就已经开始在教育行业中工作。然而，美国 20 世纪 60 年代的民权运动和 20 世纪 70 年代的联邦政府的立法政策，则在真正意义上标志着在学校环境中为所有有特殊需要的儿童提供服务的重大变革的开始。在联邦和州政府对残疾学生教育工作的持续支持下，学校已逐渐发展成为物理治疗师的实践场所，学校拥有着最大数量的儿童物理治疗师。自 1975 年以来，新一代的物理治疗师一直致力于倡导以学校为基础的实践和实践标准的制定 [46]。教育环境在强调学生参与教育计划的个性化结果方面发挥着举足轻重的作用，并持续地为儿童治疗师提供着更大的机遇和挑战。本章除了讨论联邦立法和法院案例，以及这些案例是如何改变残疾儿童接受教育和接受物理治疗的方式产生影响之外，也回顾了在教育环境中提供物理治疗的演变史。同时，本章还介绍了一些有关教育环境中物理治疗的关键课题，包括全纳教育、团队互动模型、服务提供模型、个性化教育计划（Individualized Educational Program，IEP）和干预策略。此外，本章也强调了物理治疗师在教育环境中工作所面临的一些严峻问题。

背景信息

尽管美国物理治疗的历史可以追溯到为一战后的伤员提供康复服务的“功能重建助手”项目，但事实上这种治疗方式可以追溯到更早的针对“残疾儿童”所提供的服务，尤其是对那些患有脊髓灰质炎儿童的治疗。20 世纪早期，主要城市中的医院和特殊学校通常负责为残疾儿童提供服务。这些儿童通常被诊断为患有各种各样的疾病，包括脊髓灰质炎和痉挛性麻痹 [23,56]、心脏疾病、“分娩性臂丛神经损伤”（臂丛神经损伤）、骨与关节结核、畸形足和骨髓炎 [16,23,95]。早在 20 世纪 30 年代之前，众多发表的文章里就已提出应该在这些特殊学校中提供物理治疗 [16,95,128,140]。流行性疾病脊髓灰质炎的蔓延更是增加了对特殊学校和物理治疗师的需求。20 世纪 50 年代，随着脊髓灰质炎疫苗的成功研发，社会对特殊学校的需求暂时有所减少，直到社会大众逐渐意识到那些患有其他残疾的儿童其实对特殊学校仍有很大的需求。

历史上，特殊学校里大多数儿童的智力是正常或接近正常水平的。许多学校要求孩子接受如厕训练，而有些学校则要求孩子能够独立行走。因此，当时的特殊学校只是针对性地为那些身体残疾但智力正常的孩子提供服务，这种趋势一直盛行在美国的很多地区。直到 1975 年，联邦政府通过颁布“94-142 公法”，即《所有残疾儿童教育法案》[116]，规定学校应确保为所有残疾儿童提供服务。

联邦立法和诉讼

一系列的社会与政治活动也为《所有残疾儿童教育法案》的颁布铺平了道路。布朗诉托皮卡教育委员会案 [21] 是美国历史上具有指标性意义的诉讼案。1954 年，美国最高法院对托皮卡教育委员会制定的关于种族隔离的教育措施做出了判决，并指出“隔离但平等”的学校的存在本身就是一种不平等。最高法院的判决结束了非裔美国儿童隔离教育，此外，该案宣判的原则和根据也同样适用于残疾人隔离学校。公众已经开始呼吁社会平等，所倡导的这种平等最终将包括残疾人。肯尼迪总统曾目睹其残疾胞妹的经历，这也促使他于 1961 年成立解决精神发育迟滞问题的专家组。电视纪录片揭发了纽约机构的黑幕，而 Blatt 和 Kaplan 的著作《炼狱中的圣诞节：一篇关于智力发育迟缓的摄影散文》（*Christmas in Purgatory: A Photographic Essay on Mental Retardation*）[18] 提高了国民对残疾人群体的“护理和治疗”的关注。在去机构化理论和正常化理论的所有提倡者中，不乏一些拥有巨大影响力的领导者，Wolfensberger 就是其中之一[144]。Cruickshank 指出，"正常化趋势与社会政策中重大变革的情况通常有相似之处，而并非基于经验数据。因为对于倡导者所提倡的变革，经验数据往往会夸大其有效性或效率"[31]。相反，它更注重个体的公民权利，是一种当今盛行的反机构态度，尤其指政府机构，同时也是一个对"民主主义、个人主义和人道主义"的承诺。《联邦发展障碍残疾人援助》和 1975 年《权利法案》(PL 94-103)[115] 中均载有一项条例，规定各州必须制订和纳入一项"去体制化计划和体制改革计划"[20]。倡导团体获得了权力，他们已利用司法系统赢得了自己的权利。

1971 年的宾夕法尼亚州残障人士联合会(Pennsylvania Association for Retarded Citizens，PARC)诉宾夕法尼亚联邦案[103] 是一桩具有历史性和决定性意义的诉讼案例，确立了所有残疾儿童都具有接受教育的权利，且该权利具有不可妥协性。这是一项集体诉讼，原告代表着 14 名特定儿童以及其他与智力障碍者相似的智力残疾儿童。在宾夕法尼亚州，如果心理学家或其他心理健康专业人员认为上学对该儿童无益，那么该儿童则将被排除在公立学校计划外。此外，当地学校董事会可以拒绝接受或保留智力年龄未达到 5 岁的儿童的入学申请。因此，即使是那些被认为是可训练的智力残疾儿童也无法在宾夕法尼亚州接受公共教育。而法庭是站在儿童一方的。

在宾夕法尼亚州残障人士联合会诉宾夕法尼亚联邦案中，法院裁定：所有 6~21 岁的儿童，无论其残疾程度如何，都有权获得学校提供的免费和适当性的公共教育[103]。残疾儿童应该在最少限制的环境中接受与非残疾儿童相同的教育。教育系统被禁止使用排他性法律，父母应参与到儿童计划中来，并进行重新评估。这一具有里程碑意义的法庭案件确立了许多重要原则，之后这些原则被纳入《所有残疾儿童教育法案》。与 PARC 案件同时发生的其他的重要诉讼案也都得到了法院的最终判决。1972 年，米尔斯诉哥伦比亚特区教育委员会案[92] 提交到法庭，诉讼方代表所有被公立学校排除在外的残疾儿童，也包括有行为问题的儿童。法院最终判决：全体残疾儿童，无论其智力发育迟缓、行为问题或残疾程度有多严重，都是可以接受教育的，公立学校必须为他们提供适当性的公共教育，包括物理治疗在内的其他相关服务，这也将成为这些学校教育计划的一部分。

在马里兰州智力迟钝公民协会诉马里兰州案(1972 年)[92] 中，法院裁定：残疾儿童具有获得学费补贴的权利、交通权以及与非残疾儿童一起接受教育的权利。这些案件和其他在美国全国范围内发生的一些案件，确立了所有残疾儿童都具有接受"免费和适当性的公共教育"的权利。也正是因为在这种社会环境下，"PL94-142"才最终得以颁布。

PL94-142:《所有残疾儿童教育法案》

法律条文

1975 年 11 月 29 日，美国国会通过了 PL94-142，即《所有残疾儿童教育法案》[116]。该法案包含了全国各个胜诉案件中的原则，并规定应为 6~21 岁的所有残疾儿童提供"免费和适当性的公共教育"(若某州为学龄 5 岁的非残疾儿童提供公共教育，则残疾儿童教育法案中所规定的最低年龄也应该相应地规定为 5 岁)。PL94-142 中的主要条款在现今法案中仍有保留，这些条款主要涉及零拒绝、最少限制的环境中的教育、正当法律程序、非歧视性评估、个性化教育计划、家长参与等权利，以及其他相关服务的权利，相关服务中包括物理治疗。

零拒绝

所有儿童，包括患有重度或极重度残疾的儿童，都应接受教育。鉴于当时那些残疾儿童可能没能享受到适当的服务，所以法案通过后这些孩子拥有优先获得服务的权利。

最少限制的环境

公共机构应确保以下几点。

尽可能地在最大限度上保证残疾儿童的教育，包括公共或私人机构或其他护理机构的残疾儿童，应尽可能与非残疾儿童一起接受教育。只有在由于儿童残疾的性质或严重程度已无法更好地接受常规教育提供的服务的情况下，才允许特殊班、隔离式教育或残疾儿童从正规教育环境中分离出来接受隔离式教育。[PL108-446，118Stat. 2677，§612（a）（5）（A）][112]

正当法律程序

法律赋予残疾儿童父母更多的权利。父母享有公平听证的权利和由律师代理的权利，同时还享有获得听证会逐字记录和书面调查结果的权利。他们有权上诉并获得独立评估。而后，根据PL99-372，即《残疾儿童保护法》[1986，20USC §1415（e）（4），（f）]，若残疾儿童父母在法律诉讼案件中胜诉，他们可以报销其法律费用[117]。

非歧视性评估

一些法院案件表明，许多学校系统中的评估和教育安置仍带有歧视性质。非歧视性评估需要应用于其中，因为没有一项评估标准可以作为教育安置所依托的唯一标准。非歧视性评估在语言和认知领域中发挥着至关重要的作用；然而，作为物理治疗师，在其评估的过程中也应保持谨慎以保证其评估的公正性。如果可能，标准化测试也可应用其中，该测试针对不同的种族和文化群体制定了不同的规范。

个性化教育计划

要求为每个接受特殊教育的残疾学生制订一份个性化教育计划（IEP）。IEP是一个综合性计划，包括为学生提供各种特殊教育、相关服务和辅助设施，同时也包括可衡量的年度目标。每年的IEP会议上会制订个性化教育计划。

家长参与

PL94-142提倡家长积极参与。家长是为孩子提供持续服务的个体，应该是孩子最强有力的拥护者，也是个性化教育计划发展的主要决策者。家长必须同意进行评估，同样有权限制信息的公布，有权查看孩子的记录，还可以申请正当程序的听证会。

相关服务

提供相关服务，如交通、语言病理学、听力学、心理、物理疗法、职业疗法、娱乐以及医疗和咨询等方面的服务。“对残疾儿童特殊教育援助有益的服务”[PL 94-142, 89 Stat. 775, PL 108-446, 118 Stat. 2657, §602（26）;][111,116]这句话来自法律，有很多种解读方式。在某些学校系统中，“对残疾儿童特殊教育援助有益”的物理治疗仅限于如何帮助孩子在课堂上写字或端坐的活动。然而，其他一些学校系统则更恰当地将该条法律解读为物理治疗，通过物理治疗帮助孩子探索自然，进行日常生活活动，改善其肢体功能，为职业培训做准备，提高其身体素质，为今后能够更好地学习和投入到社会生活中做准备。这种做法符合美国IDEA法案的目的，也为残疾儿童的继续教育、就业和独立生活做好准备[PL 108-446，Section 601（d）（1）（A）][112]。相关服务人员现在也被称为教学辅助人员（specialized instructional suport personnel，SISP）。

PL99-457：1986年《所有残疾儿童教育法修正案》；PL102-119：1991年《残疾人教育法修正案》；PL105-17：1997年《残疾人教育法修正案》；PL108-446：2004年《残疾人教育法案》或《残疾人教育改善法案》

美国国会必须定期重新授权法案，每次重新授权都会使公法的数量发生变化，PL之后的第1个数字表示第几届国会重新授权该法律，PL之后的第2个数字表示该届国会通过的第几项法案。1986年，第99届国会对第457项法案的重新授权，即《残疾人教育法修正案》[118]，具有极其重要的意义。因为该法案将服务对象扩展至患有身心障碍的婴儿、学步儿童和学龄前儿童及其家人。法案C部分的第30章讨论了婴幼儿早期疗愈服务。1991年10月7日，PL94-142和PL99-457重新授权，被修订为PL102-119，即1991年《残疾人教育法修正案》（IDEA）[108]。PL105-17于1997年6月签署成为法案[101]，PL108-446，即《残疾人教育改善法案》，于2004年12月3日签署成为法案[112]。原定于2010年重新授权的PL108-446已被推迟。建议读者查阅关于法案重新授权的资料和其他新的规章制度。本部分阐述了这些重新授权的法案的关键要素，包括之前修订案的改进和重组。

A 部分：总则

国会声明：

残疾是人类历程中的一个自然组成部分，绝不应被剥夺个人参与社会或贡献社会的权利。残疾儿童教育成果的改善是确保实现残疾人机会平等、充分参与社会、独立生活和经济上自给自足的国家政策的一个基本要素。[PL 108-446, 118 Stat. 2649, § 601（c）][112]

这一政策之所以至关重要，是因为它对教育的理解要比传统学者更加深刻，它旨在让残疾儿童在未来能够独立地生活和自给自足并使那些“与教育相关”的目标得到扩展。此外，作为 1998 年《辅助技术法案》一部分的通用设计原则[110]，这一政策已被加入 2004 年新修订的残疾儿童教育法案中。这些理念可应用于可供所有人使用的产品的设计上，在最大限度上满足最低限度的适应性和基本的居住需求。这些因素使那些为教育环境和教材提供辅助技术的物理治疗师的地位得到了提升。

B 部分：对所有残疾儿童的教育援助

法案第二部分对 3~21 岁儿童享有“免费和适当性公共教育”的权利进行了概括，并强调特殊教育和相关服务应满足残疾儿童的特殊需求，从而使残疾学生为未来的继续教育、就业和独立生活做好准备[20 USC 1400. Sec. 601.（d）（1）（A）][112]。若不符合州法律，则可能无法为 3~5 岁和 18~21 岁的残疾儿童提供特殊教育服务。该法案委托各州对所有残疾儿童进行鉴定、定位和评估。其中有资格获得特殊教育和相关服务的儿童一般患有以下 1 种或多种残疾。

智力发育迟缓（现在称为智力障碍）、听力障碍（包括失聪）、言语或语言障碍、视力障碍（包括失明）、情绪障碍、骨骼障碍、自闭症、颅脑损伤，其他健康障碍或特殊学习障碍。对于患有这些疾病的儿童，需要为其提供特殊教育和相关服务。[20USC1401.Sec.602.(3)(A)(i)]

州政府考虑，残疾儿童还应该包括发育迟缓的 3~9 岁的儿童。

3~5 岁的非学龄期儿童也应有一份与正常学龄期儿童相似的个性化教育计划。然而，1991 年重新授权修订的 PL102-119[108]，允许各州应为婴儿和幼儿拟定个性化家庭服务计划，这种早期疗愈服务适用于学龄前儿童。2004 年重新授权的法案同样允许各州继续为残疾的婴幼儿提供早期干预服务，一直服务到其上幼儿园或小学[PL 108-446, 118 Stat. 2746, § 632（5）（B）（ii）][112]。一些专业人员认为，早期干预服务中所体现出的以家庭为中心的原则可以更好地为学龄前儿童及其家庭成员提供服务。

最少限制的环境

国家正在努力为残疾儿童教育领域提供最少限制的环境（least restrictive environment，LRE）。在当地学校，儿童应尽可能地接受教育。由于当地学校和通识教育班级的接纳程度不同，所以应根据每个孩子的不同情况来决定。残疾儿童不仅要接受通识教育，而且要充分参与其中，并且应树立一些有关于学术和社会进步的目标。自 1990 年以来，将残疾儿童安排在单独的设施和隔离教室的情况有了显著改善，他们在普通教室里所待的时间也随之大幅增加[138]。

转衔

由于转衔计划这项重要的服务经常被忽略，因此 1997 年通过的《残疾人教育法修正案》对其进行了具体的论述。转衔计划和所需特殊服务必须包含在个性化家庭服务计划（IFSP）和个性化教育计划（IEP）中。从早期干预到学前班的过渡、从学前班到学校的转衔和学年期间的关键节点的转衔，尤其是从 16 岁到退出学校教育这一时期，对于这些节点我们必须尤其重视。物理治疗师和其他相关服务人员则将参与到帮助残疾学生走向社会的转衔计划中去。第 32 章对残障青少年向成年的转衔进行了介绍。

辅助技术

辅助技术装置和辅助技术服务使儿童能够从教育计划中充分获益。

“辅助技术装置”这个术语是指用来增进、维护或改善残疾儿童功能性的能力的任何事物、设备或产品，无论其是商用现货，还是经过改

> 良或量身定制的。"辅助技术服务"是指在选择、购买或使用辅助技术设备时直接帮助残疾儿童的任何服务。[PL 108-446, 118 Stat. 2652, § 602(1)] [112]

辅助技术服务包括评估、选择辅助技术设备、购买和协调教育、康复计划和方案。辅助技术服务是一个重要的领域，因为物理治疗师经常通过提供辅助技术设备来改善残疾儿童的功能性能力和提高其在学校的参与度。治疗师可以调整座位，让孩子能够更好、更安全地在课堂上活动。他们协助其他团队成员设计通信系统，同时提供交换设备和计算机的访问途径。辅助移动设备主要包括助行器、拐杖、手杖以及手动和电动轮椅，物理治疗师通常是参与移动设备选择和维护的一个重要的相关服务提供者。这些移动设备可以帮助残疾儿童进入教学楼和操场，从而使他们能够参与到教育计划的各个方面。辅助技术服务和辅助技术设备的购买程度因学校系统而异。更多相关信息，请参阅第 33 章。

早期干预服务和干预反应模式

早期干预服务（early intervening service，EIS）和干预反应模式（response to intervention，RTI）是 2004 年《残疾人教育法案》（IDEA）中的新内容。EIS 主要侧重于幼儿园到 3 年级的残疾儿童，他们将受益于额外的教育服务和行为支持服务，从而在普通教育环境中取得成功 [112]。RTI 涉及高质量的教学 / 干预，根据学生的学习速率和绩效水平进行决策。重要的教育决策基于学生对教学 / 多层次干预的反应 [10]。RTI 是一种评估和干预过程，用于监测学生的学习进度，并就教学修改的必要性和提供情况做出基于数据的决策和基于证据的干预，日益加强对有障碍的学生的服务。RTI 的目标是防止人们一味地认为残疾儿童应该接受特殊教育，特别是那些有潜在学习障碍的儿童。RTI 脱离了传统的基于不足的评估方式，不将重点放在学生本身的缺陷上，而是侧重于可能成功的干预措施。它是一种多层次的服务提供模式，采用差异化的教学方法以满足所有学生的需求，而不仅是那些有特殊障碍的学生的个人需求 [4]。

由于 RTI 的实施需要协作和团队建设，所以其发展前景仍十分广阔。RTI 是一种高质量的教学模式，提供了一种可应用于融合性教育环境中的课程结构 [70]。治疗师在获得特殊教育教师资格证之前，RTI 允许其参与到旨在满足学生需求的团队中去。治疗师可以提供许多领域的专业知识，如教室环境的布置、学习策略的建议、自适应性设备的提供或其他一些必要性干预。在最少受限的环境中，使学生在课程中取得成功也是 RTI 的目标之一。

与 RTI 有关的问题、需经父母书面批准才能进行评估的问题、所提供服务需经家长批准的问题，以及评估和干预所需的资料纪录问题有很多。这些问题的答案将由各州关于物理治疗的法规和条例决定 [5]；但是，无论是何种形式的评估和干预，获得父母的书面许可通常都是必要的。儿童互动的资料记录始终是道德实践中的一个重要因素。

《康复法案》第 504 条法规

1973 年《康复法案》（The Rehabilitation Act）（PL93-112）[114] 第 504 条法规，是一项全面的旨在消除对残障人士歧视的法规。该法规旨在确保包括学校在内的所有受联邦资助者能为残疾人提供平等机会。该法规被用来扩大学生在学校获得相关服务的资格范围，并规定那些接受联邦资金援助的教育机构禁止将有资格享受服务的残疾人排除在该机构任何计划之外。在《康复法案》第 504 条中，对于"符合资格的残障人士"的定义比 IDEA 中所给的定义更广泛。据第 504 条规定："符合资格的残障人士"是指：①具有身体或精神障碍，且会对其重要日常生活的 1 项或多项活动造成障碍的人；②有此类障碍记录的人；③被视为在身体或精神方面具有这种障碍的人 [34CFR104.3（j）（1）] [114]。"重要的生活活动是指某种能力，如生活自理、执行手工任务、行走、视、听、说、呼吸、学习和工作等能力" [34CFR104.3（j）（2）（ii）]。2008 年《美国残疾人法修正案》（Americons with Disabilities Amendmends Act of 2008，ADAAA）[113] 中包含有与第 504 条相似的条款，这意味着 ADAAA 的扩大范围也同样适用于《康复法案》第 504 条。虽然 ADAAA 保留了康复法案第 504 条中对于"残疾"的定义，但强调对这一概念定义应该有更加广义的解读 [139]：

> ADAAA 指出，在判定一个人是否残疾时，不

应将缓解措施（普通眼镜或隐形眼镜除外）所带来的改善效果考虑在内；通过拟定一份非详尽的日常活动清单和一份非详尽的主要机构名单清单的方式来扩大“重要日常活动”这一概念所涵盖的范围；并规定：那种会对重要日常活动造成影响的、属于偶发或处于缓解期的身心障碍也属于残疾的一种。[139]

因此，根据《康复法案》第504条，对于那些不在IDEA公认的“残疾”定义范围之内的、认为其可能不需要接受特殊教育的、但实际上符合残障者资格的儿童，他们有可能获得免费和适当性的公共教育所提供的一切帮助、服务和住宿。全国范围内，公立学校的学生中只有1.2%的人符合第504条中的规定，其中初中生和高中生所占比例最多，多患有注意缺陷多动障碍[64]。ADAAA第504条意味着将有更多的学生有资格获得支持。然而，对于第504条的解读通常也因州不同而异，甚至不同学区对该条款的解读也不尽相同；在某些地区，根据第504条，学生可获得直接的物理治疗服务或咨询，但在其他地区，他们可能就无法获得这些服务。

PL101-336:《美国残疾人法案》

《美国残疾人法案》（Americans with Disabilities Act，ADA）（PL101-336）[107]于1990年7月26日签署成为法律。该法案将全面的民权保护扩展到残疾人，类似于1964年《公民权利法案》（Civil Rights Act）基于种族、性别、国籍和宗教信仰所赋予的权利保护。法律条例中涵盖了就业、公共服务和一些杂项规定，其中公共服务包括公共交通、公共设施和电信服务。虽然该法案没能具体解决残疾儿童在学校的有关问题，但ADA中的法规可为残疾学生提供支持。该法律尤其适用于日托中心和向就业过渡时期的儿童。包括学校在内的公共建筑，必须是易进入的。这样残疾儿童就能够利用公共交通工具去上学、工作和进行社交活动。残疾儿童应该在无障碍的场所工作，从而发挥其在学校所学到的技能。ADA中对残疾青年向成年期的过渡的规定将在第32章进行介绍。

《中小学教育法》

1965年的《中小学教育法》（Elementary and Secondary Education Act，ESEA）作为“扶贫战争”（War on Poverty）的一部分获得通过。该法案强调所有儿童都应享有教育平等的权利，并鼓励高标准和问责制。法律还为由各州负责管理的教育计划提供联邦资助。

国会对ESEA进行修改，并重新授权为2001年《有教无类法案》（No Child Left Behind Act，NCLB）（PL107-110）[112]。该联邦立法旨在确保包括残疾儿童在内的所有儿童都能接受到高质量的教育。为实现这一目标，所有儿童都要在标准化测试中展示其“年度进步目标”。也有很多人对这项立法提出了批判。“这些批判主要涉及以下几方面：①过分强调标准化测试；②缩减课程和教学，过多地将关注点放在备考上，而不是帮助儿童学习更丰富的文化知识；③过度关注于有待改进的学校；④采用一些对学校改进无用的制裁；⑤学校为提高测试结果和获得更多资助，不恰当地将低分儿童排除在外。”[97]由于2001年的NCLB不能妥善解决残疾儿童的测试问题，也没能通过实现年度进步目标达到缩小学业成就差距的目的，所以2003年出台了新的联邦条款。依托于这些条款，地方教育机构（local educational agencies，LEA）在执行NCLB规定时更具有灵活性[50]。现在美国每个州负责对“严重认知障碍”进行定义。为了满足NCLB的要求，在学校系统工作的物理治疗师应确保为残疾儿童安排恰当的座位，并确保为其测试情况提供适当的书写用具或计算机访问服务。国会正在对ESEA进行审查，以重新授权该法案。读者可以寻求有关信息，了解重新授权的法律是如何影响物理治疗服务的。

判例法

与IDEA具有同样的综合性和复杂性的法案必然会引起一些争议。因为不是所有可能发生的情况都能预见，一些问题可能需要提交法院解决。涉及物理治疗的正当程序的听证会所产生的分歧意见一般集中表现在以下几方面：①物理治疗服务的充分性；②物理治疗工作人员的任职资格和培训；③夏季或学校放假期间的服务需求；④补偿性的物理疗法；⑤所提供的各种类型的干预[73]。由于正当程序的听证会中所产生的分歧，美国许多州案件和联邦法院案件都有助于法律范围的界定。物理治疗师感兴趣的案件主要包括那些与相关服务、最佳教育、延长学年和最少限制的环境有关的案例。

相关服务

Tatro 诉得克萨斯州案[84]是早期涉及 PL94-142 的案件之一。Amber Tatro 患有脊柱裂，并且在校期间需要进行几次清洁间歇性导尿。她的父母希望学校能够帮 Amber Tatro 进行导尿。学校官员拒绝了此要求，并声称导尿属于医疗程序。若其父母无法妥善解决该医学操作，那么 Amber 则无法上学。之后 Amber 父母打了一场持续 10 年之久的官司。在法律程序中，Amber 父母被告知尽管 Amber 需要依赖插管来维持生命，但没必要从特殊教育中受益；因此，学校没有义务提供这种服务。经过复杂的法律程序后，美国最高法院对此案进行了审理。Amber 本想出席此次诉讼审理，但发现轮椅无法进入法院大楼的内部。最高法院裁定，清洁间歇性导尿属于残疾儿童能够从特殊教育中受益的相关服务：

> 能够让残障儿童白天留在学校的这项服务是为学生提供由国会所设想的有意义的受教育机会的一个重要手段。该法案对相关服务进行了具体规定，如交通服务就可以为孩子本人出现在课堂上提供帮助。[69]

该案件使关于执业医师和非执业医师的规定更加明确，即学区不需要提供执业医师的服务（除非是出于诊断和评估目的），但必须提供护士或合格的非专业人员的服务。与“需要从特殊教育中受益”的意义的扩展类似，相关服务的涵盖领域也得到了扩展，所以说该案件对物理治疗师有重大的意义。

法院案件还涉及相关服务和那些身体虚弱且需要护士和其他人员服务的儿童。一些州主张采用程度测试和自然测试的方法。在这些测试中，决策的制定侧重于个案，并考虑到了服务的复杂性和服务需求。美国最高法院在 Cedar Rapids 社区学校诉 Garret F 案中（1999）[27]重申，根据 IDEA 规定，相关服务（本案中的护理服务）属于医疗服务，无论其强度或复杂程度如何，学校都必须提供该项服务。对于那些对复杂医疗保健有需求的儿童而言，该裁决为他们享有接受教育的权利提供了支持。

最佳教育

亨德里·哈德逊中部学区教育委员会诉 Rowley 案[19]涉及失聪女孩 Amy Rowley。Amy Rowley 在学校原本有一个特别的曾接受过基本手语训练的老师。学校为 Amy Rowley 提供了一个扩声器。通过在普通教育班上的测试后，学校决定不再为她提供手语教师服务。Amy Rowley 的父母则认为她需要手语翻译人员，并通过正当程序要求学校继续为其提供手语翻译服务。地区法院认定 Amy Rowley 没能接受免费和适当的公共教育，因为她“没有机会充分发挥自己的潜力，使之与提供给其他儿童的机会相称”。之后学区提出上诉，案件最终交由美国最高法院处理。1982 年最高法院的裁决认为，国会无意赋予残疾儿童接受最好教育的权利（即“最大限度地发挥其潜力”的教育）[19]。它拒绝下级法院使用的标准，即残疾儿童有权获得“与非残疾儿童所受教育相称”的教育机会。此次最高法院的裁决制定了 2 个标准：①要求各州为每个残疾儿童提供有意义的教育机会；②必须提供足够的具有支持性的相关服务，从而使残疾儿童从特殊教育中获益。

最高法院在应用这些标准处理 Amy Rowley 一案时发现，Amy 其实并不需要手语翻译服务。因为在广泛的特殊服务的帮助下，Amy 正不断在常规教育系统中取得示范性的进步。最高法院谨慎地指出，从一个年级到另一个年级的划分并不意味着孩子所受到的教育是恰当的。

关于 Amy Rowley 一案的裁决对提供包括物理治疗在内的相关服务产生了重大影响。不幸的是，基于学校没有提供“最佳服务”这一义务的前提，某些学校却利用该裁决来减少其应该提供的物理治疗服务。治疗师应该认识到，除非物理治疗的教育需求可以得到证实，“示范性进步”才可能成为其终止服务的理由。

延长学年

随着有特殊需要的孩子开始从他们的教育计划中

受益，一些家长意识到自己孩子所掌握的技能在暑假期间有所退化，并且在他们秋季返校后，孩子们则又需要用几个月的时间才能重新获得这些技能。由于美国国会已经意识到，对于残疾儿童可能需要比传统的12年教育制更长的时间，才能使他们发挥潜力。我们也许可以由此推断，如果孩子的技能在暑假期间倒退的话，那么则可能需要延长学年服务[84]。

一些法院案件解决了该问题。在宾夕法尼亚州残障人士联合会诉宾夕法尼亚联邦案（1981）[17]和乔治亚州智力发育迟缓公民协会诉Mc Daniel案（1981）[54]这2个诉讼案中，父母都试图争取延长学年。结果显示，宾夕法尼亚州将一学年定义为180天的政策并不能妨碍延长学年的规定。在乔治亚州，法院裁定延长学年必须以个案为基础。只有在儿童假期后表现出明显退步的情况下，延长学年才必须成为其个体教育计划的一部分。虽然延长学年并不意味着需要延长全年52周每周5天的时间，但延长学年一定要基于某个计划来实现其目标。

是否有资格获得延长学年（extended school year，ESY）服务通常会基于某些标准来判断，这些标准包括："个人需要、残疾的性质和严重程度、教育效益、技能退步和恢复、自给自足和独立能力，以及未能实现短期目标"（P. 16）[124]。全年接受服务的可能性对物理治疗也产生了一些启示。因为最可能需要获得延长学年服务的孩子往往是那些患有重度残疾的孩子，这些孩子通常需要进行物理治疗。还有一些孩子被认为可能有资格获得ESY教学服务，但不需要接受ESY的物理治疗服务。假期的技能退步记录以及恢复或重新习得技能所需的时间是判断是否能够获得ESY服务资格的一个标准。因此，物理治疗师在学校休假前后进行的测试和评估就显得至关重要。假期技能退步记录，特别是短假期间的退步记录，能够让孩子在夏季接受物理治疗。然而，如果孩子在暑假接受了私人物理治疗且阻止了其技能退化，那么若仍将暑假后孩子的情况作为判断ESY接受物理治疗服务的基础，就可能会形成混淆和困惑。

一些物理治疗师在ESY问题上可能会遇到道德困境。有一些学校里的物理治疗师会在暑假提供私人物理治疗，他们可能更希望学校在暑假不提供物理治疗服务。而一些其他学校里的物理治疗师可能不希望在暑假期间通过学校或私人提供义务服务。物理治疗师必须慎重地判断这些潜在的利益冲突。

最少限制的环境

最少限制的环境问题通常也被称为融合性问题，多年来引起诸多讨论；该问题还引发了许多正当程序听证会和诉讼案，其中结果也是好坏参半。在20世纪90年代早期，父母通常是提倡融合性教育的诉讼方，他们在一系列的法庭案件中胜诉，其中最著名的案件是Oberti诉教育委员会案（3d Cir.1993）和Daniel RR诉教育委员会案（5th Cir.1989）[146]。随后的案件被裁定为违反融合性原则，并将普通教育安置作为小学和严重残疾学生的最少限制的环境。在融合性问题上必须采用合理的方法。正如本章后面所讨论的那样，对于那些提供给儿童的、应随时间变化而做出改变的服务定位和服务类型，必须有多种选择。

教育环境

尽管多年来物理治疗师一直在普通教育环境中为残疾儿童服务，但学校管理人员和教师们对物理治疗的作用持有不同的看法。同样地，物理治疗师对其在教育环境中的作用也有不同的看法。因此，开放的沟通和协作至关重要。为了创造高效的工作环境，物理治疗师必须花时间与学校管理人员、教师和其他人员建立关系。同时对教育环境中的那些成文和不成文规则，他们也应该有所了解。

最少限制的环境

无论其残疾程度如何严重，在最少限制环境中对所有残疾儿童的教育都符合联邦法律的意图，被认为是"最佳实践"（PL 105-17；PL 108-446）[91,136]。最少限制的教育环境这一概念的框架形成于20世纪60年代，由Reynolds[125]提出，他提倡从最多限制到最少限制的阶梯式的教育安置模式。Deno[36]将这种安置模式命名为"瀑布式安置体系"。从最多限制到最少限制的环境级联包括居住环境、回归家庭服务、特殊学校、邻里学校的特殊班级、提供资源援助的邻里学校的普通班级，以及没有资源援助的邻里学校的普通班级。Taylor[136]长期倡导对严重残疾人士进行全面整合，并提出工作重点必须从期待个人适应现有计划转变为提供全面参与社区生活所必需的服务和支持。关于最少限制的环境的描述性用词已从主流性演变为综合性和融合性。这些用词上的差异不仅仅只是语言上的变化。

最好的融合教育涉及整个学校，在普通教育环境中为残疾儿童提供所需的“补充性援助和服务”[83]。融合性教育环境中满足学生需求的模式包括：①普通教育教师和特殊教育教师对全部或部分课程进行合作教学；②特殊教育教师提供间接支持和协商支持；③特殊教育教师的教材改编；④使特殊教育教师成为儿童服务团队中的一员；⑤由全校员工制定的教育方法应对全体学生负责[83]。在包括其他学生在内的学生教育计划的背景下，物理治疗师作为融合教育中的一分子，应鼓励他们提供服务。

全国范围内，对最少限制环境要求的遵守程度不同。物理治疗师需要与所有适当的人员建立协作的工作关系，最大限度地实现沟通和提高团队效率，并帮助学生获得最佳的学业成果。治疗师必须做好与管理人员、教师和其他工作人员协同工作的准备，因为他们对残疾儿童以及物理治疗师在教育环境中所起的作用可能知之甚少。这为治疗师提供了一个具有挑战性和潜在回报的机会，可以分享他们对残疾学生健康状况的了解，包括活动设施、辅助技术和环境改造，以便全面参与到教育计划中。当每所学校只有少数儿童接受物理治疗服务时，物理治疗师之间的互动往往是有限的。有时候治疗师甚至可能需要经过长途跋涉去看一个孩子，而安排服务和与老师见面的时间也是很困难的。建议读者参阅其他参考文献，以更深入地讨论积极成果支持和各个方面的融合[25,28,57,86,121,127]。

团队互动模型

团队互动模型已经发生演变。团队交互的层次结构见专栏31.1。单学科课程组织模型是一种非协作性的模型，很少应用于教学环境中。多学科课程组织模型包括若干专业人员进行独立评估，之后开会讨论他们的评估并确定教学目的、目标和行动计划。由于其在PL99-457[118]中的使用，自1986年以来“多学科”这一概念的含义发生了很大的变化。“多学科”这一术语在公法中用于描述跨学科教育模型，所以经常会在意义上引起混淆。

有关跨学科教育模型的定义和应用也是不明确的。一些人认为，不同学科之间的信息的持续共享对于跨学科模型来说就已经足够了。还有一些人认为，必须有完全的角色释放，这不仅涉及信息共享，还涉及绩效能力的共享。团队成员互相传授干预措施，以便所有人都能在满足儿童需求方面更具有一致性和频率性。在跨学科教育模型中，偶尔会出现只有一个人提供干预的情况，这样可以提高一致性，也能够与儿童及其家庭建立融洽关系。

随着团队流程的发展，一些作者开始提倡使用描述团队互动的动态术语，包括一些基于教育者、治疗师、儿童和家庭特定需求的模型组合的术语[61,66,122,131]。Rainforth和York-Barr[122]将协同团队合作概念化，其定义特征在专栏31.2中进行了总结。协作模型的优点源于教育团队中每个人所持有的不同观点、技能和知识。这种综合人才为解决问题和提供支持提供了巨大资源。在与患有多种残疾、重度或极重度残疾儿童一起工作时，团队协作至关重要。

物理治疗师加入团队时，应该对教育模型和团队

专栏31.1 团队交互模型

单学科： 独立于其他人的学科工作。
学科内： 同一学科的成员一起工作，不与其他学科的成员进行重要交流。
多学科： 特定学科的角色定义明确，专业人员虽独立工作，但承认并重视其他学科的贡献。学科专业人员之间互动很少。然而，PL99-457的规则和条例（Federal Register，June 22，1989，P.26313）对多学科进行了重新定义：“2个或多个学科或专业参与提供综合和协调服务，包括评估和评定。”
学科间： 特定学科的角色定义明确，但来自不同学科的专业人员在服务的规划、实施和评估方面合作。重点是团队合作，放宽了对角色定义的标准。
跨学科： 专业人员致力于跨学科工作和信息共享。当团队成员承担其他学科的服务职责时，就会发生角色释放。
协作： 跨学科教育模型中的团队互动与综合服务模型相结合。专业人员提供跨学科服务，将其作为学校和社区例行常规的一部分。

专栏31.2 团队协作的特质

- 家庭成员和服务提供者平等参与团队流程。
- 确定优先考虑的目的和目标的共识决策。
- 就干预的类型和数量达成共识决策。
- 包括运动技能和沟通技能在内的所有技能贯穿整个干预计划。
- 将来自不同学科的知识和技能灌输到干预的设计和应用中。
- 释放角色使团队成员能够培养孩子学习的信心和能力。

改编自Rainforth B, York-Barr J: *Collaborative teams for students with severe disabilities*, ed 2，Baltimore, 1997, Paul H. Brookes.

互动期望有所了解。所有团队成员都应有一致理解，以避免理解错误和冲突。

服务提供模型

服务提供模型是描述提供干预形式的框架[78]。常见模型包括直接模型、综合模型，咨询模型、监控模型、协作模型和关系目标导向模型。在全国范围内对校园物理治疗师的调查中，Kaminker 和其同事[76]在治疗师报告中发现他们通常会将这些模型组合起来以提供服务（表 31.1）。Effgen 和其同事发现，大多数服务是直接提供给学生的[42]，没有其他学生在场，也没有与学校的活动分开[47]。

直接模型

在直接模型中，治疗师是孩子服务的主要提供者。直接模型也是实践环境中最常见的物理治疗服务模型。当强调运动技能的获得或无法安全地授权治疗技术时，就应提供直接干预。直接干预可能发生在学生的自然环境中，或者，有必要的话可以在孤立的隔离环境中进行；但无论是何种情况，向父母、教师和其他团队成员的持续咨询都是必不可少的[61]。运用该模型对儿童进行直接干预以实现一个目标，而其他的服务提供模型则用于实现其他目标。多种服务提供模型的组合与集中和协作的服务提供模型是一致的。

综合模型

美国艾奥瓦州教育部[63]对综合模型进行了定义，在该模型中：①治疗师不仅应与孩子互动，还应与教师、助理和家长互动；②在学习环境中提供服务；③有多人参与治疗方案的实施。团队协作是该模型的主要特征。综合模型通常包括直接和咨询式物理治疗服务。应协作制订目的和目标，并对那些为残疾儿童提供服务的人员进行指导，指导他们将目标纳入儿童的教育计划。如恰当的话，应在最少限制的

表 31.1　教育环境中的物理治疗服务提供模型

	直接模型	综合模型	咨询模型	监控模型	协作模型	关系目标导向模型[72]
治疗师的主要联系人	学生	学生、老师、父母、助理	老师、父母、助理、学生	学生	整个团队、学生	整个团队、学生
提供服务的环境	避免注意力分散的环境（可能需要从学习环境中分离出来） 所需要的特定设备	学习环境和其他自然环境治疗区（如果特定儿童需要的话）	学习环境和其他自然环境	学习环境 治疗区（如果特定儿童需要的话）	学习环境和其他自然环境	学习环境和其他自然环境
干预方式	教育相关的功能性活动 无法被安全授权的治疗技术 注重新的运动技能的获得	教育相关的功能性活动 教学安置 注重日常生活中新获得的运动技能的发挥	与教育相关的活动 教学安置 合适的教材 强调适应学习环境和所获技能的推广	强调为孩子可以保持现状并从特殊教育中受益	与教育相关的活动	强调总体目标和期望的结果
实际服务时间	定期会议，通常每周 1 次	例行计划，取决于员工或学生需求的弹性时间	间歇性或根据员工或学生需求	间歇性或根据学生需求，可能是 6 个月 1 次	正在进行的干预团队成员之间共享学科相关的知识，因此相关活动贯穿于一天之中	定制的服务时间
活动执行者	物理治疗师、助理物理治疗师	物理治疗师、助理物理治疗师、教师、父母、作业治疗师	教师、父母、助理	物理治疗师	团队	团队
个性化教育计划目标	针对与教育需求有关的治疗方案	针对教育方案	针对教育方案	针对能够维持教育计划	围绕生活来组织生态课程	短期内使孩子有积极的体验；中期减少损伤，优化功能，增强参与度；长期优化适应和调整

改编自 Iowa Department Education：*Iowa guidelines for educationally related physical services*, Des Moines, IA，1996，Sate of Iowa，Department of Education。

环境中提供直接服务。只有在符合儿童最大利益的情况下，才能在限制性环境中提供干预，如特殊教室。因为在一种环境中学习的技能不一定能推广应用到其他环境中[22]。当孩子需要参加学术课程、需要大量设备、注意力极其不集中时，或出于对儿童安全的考虑时，在更多限制的环境中采用综合模型的做法是可取的。

咨询模型

在咨询模型中，治疗师在学习环境中与适当的教育团队成员（包括家长）互动，家长随后执行推荐的活动。物理治疗师在没有直接干预的情况下提供指导和示范。最后应对结果负责的是接受咨询者。

如表 31.1 所示，可以为特定儿童提供咨询服务，也包括向教育工作人员就安全、交通、建筑障碍、设备、记录、继续教育和提高方案质量等问题进行咨询[82]。计划性咨询是每个学年开始时治疗师的主要工作，并且往往比为儿童制订特定的目的和目标更为重要。只要环境安全，能够全天对孩子进行妥善安置并确定其安全的行动方式，就可以达成与技能发展相关的目标。

监控模型

在监控模型中，物理治疗师分享信息并向团队成员提供指导，与孩子保持定期联系，对其情况进行监控，并对干预的结果承担责任。与咨询模型类似，在监控模型中治疗师同样不直接进行干预。监测对于那些具有参与受限、活动受限或可能随着时间的推移障碍越来越加重的儿童来说非常重要。它还允许治疗师检查自适应性设备和辅助设备。监测可能是确定儿童是否在必要时取得进展的一个重要途径，以便向下一级的教育或职业服务过渡。它有助于从直接服务或综合服务到服务终止的过渡，由于儿童处于被观察状态，从而为家庭、儿童和治疗师提供了一种安全感。若确定需要直接服务，则启动服务，因为物理治疗已列入个性化教育计划中。

协作模型

“学校协作是一个交互式的团队流程，重点关注学生、家庭、教育和相关服务合作伙伴，以提高学校所有学生的学业成绩和功能表现”（P. 3）[61]。重点是团队操作和管理，以及如何与团队成员无缝交互以选择和协调服务。协作应该是所有服务提供模型的一部分，尽管并不是所有人都把它当作服务提供的模型[61]。然而，因为协作模型经常被定义为跨学科团队交互模型和综合服务提供模型的组合，所以这里对它进行了讨论并把它作为服务提供模型的一部分[122]。如专栏 31.2 和表 31.1 所述，协作模型中的服务和综合模型一样，也是由全体团队成员提供的，但协作模型的角色释放程度和学科交叉程度会更大。团队不仅应该负责与教育有关的目的和目标所达成的共识，还应该负责按照学校和社区的日常生活进行的计划活动的实施。从理论上讲，由于整个团队都参与了该计划，在协作模型中，孩子们应该会得到比其他模型更多的练习时间。但由于团队成员的能力水平不同，练习技能的自然机会不足，学生日程安排中的优先事项相互冲突，以及学生参与某些活动有困难，事实上情况可能并非如此。Hunt 和其同事[66]的研究表明，对于严重残疾的学生，协作式团队合作可以提高学术技能，增加课堂活动的参与度，增加与同伴互动，还可以增加学生发起的互动。研究人员指出，父母在项目的制订和实施中发挥了关键作用，灵活性对于建议的实用性和适用性至关重要。

过去，许多人认为国家物理治疗执业法案是禁止其他学校人员执行物理治疗实践范围内的程序的。一般来说，只要个人不自称是物理治疗师，不为物理治疗收费，也不进行物理治疗评估，情况就不同。Rainforth[120]的一项研究表明，事实上对他人进行物理治疗程序授权的局限性很小，特别是在教育环境中发生的可能性更小。团队成员实际上并不负责执行物理治疗，而是负责开展一些有助于儿童在多种环境下进行学习和运动技能练习的活动[89]。

关系目标导向模型

向儿童提供服务的关系目标导向模型（relational goal-oriented model，RGM）由 King[78]提出，并建立于儿科服务提供的生活需求模型框架上[80]。生活需求模型解决了服务提供的原因和内容，而 RGM 则侧重于服务提供的方式，并将基于关系的实践与目标导向结合起来。该模型由 6 个要素组成：①总体目标；

②期望结果；③基本需求；④关系过程；⑤方法、世界观和优先事项；⑥策略。这些元素适用于客户 – 从业者关系和从业者 – 组织关系。

项目发展

接受物理治疗的资格

如前所述，对于学龄儿童而言，运动迟缓或残疾并不一定是学生获得特殊教育和相关服务的必要条件，儿童一定要有接受特殊教育的需求。一旦儿童符合接受特殊教育的标准，相关服务的需求就被确定为“协助残疾儿童使其从特殊教育中获益”［PL 108-446,118 Stat. 2657，§602（26）］。[112] 联邦法律、各州法律和地方法律的规定中可能包括与接受物理治疗的资格相关的其他要素。

美国许多州都为学校实践制定了指南，以帮助物理治疗师做出与学生对物理治疗和服务提供的需求有关的决定。通常，这些指南均可在州教育部网站或州物理治疗协会网站上查到，有时候两者中都有。例如，2008 年 12 月出版的马里兰州文件（*Occupational and Physical Therapy Early Intervention and School-Based Services in Maryland: A Guide to Practice*）[85] 对确定以学校为基础的作业疗法和物理疗法的服务需求的过程进行了如下描述。

> IEP 团队一旦就学生的表现和 IEP 目的 / 目标的现有水平达成一致，随后团队就会确定该学生是否需要作业治疗师或物理治疗师所具备的独特专业知识，才能为其以后成功地进入、参与到高等教育生活中并从中取得进步而做好准备。根据学生的个人需求、现有水平、目的和目标，由作业治疗师和物理治疗师团队成员为 IEP 团队所提供的建议来确定必要的相关服务。[85]

肯塔基州公立学校关于作业治疗、物理治疗和言语 / 语言治疗的相关服务指南（*Guidance of the Related Services of Occupational Therapy, Physical Therapy, and Speech/Language Therapy in Kentucky Public Schools*）让治疗师思考一个基本问题：“作业治疗师、言语治疗师或物理治疗师的知识和专业技能是学生教育计划中的一个可使学生达到确定教育结果的必要组成部分吗？”[77] 肯塔基州学校实践指南中列出的与服务确定有关的其他关键问题如下。

- 挑战会严重影响到学生参与普通教育课程以及为就业和独立生活做准备的能力吗？
- 运动、感官或沟通领域的限制是否在确定的区域内形成了挑战？
- 基于研究的指导和干预服务是否成功地缓解了这些担忧？
- 教育团队能否在没有作业治疗师、物理治疗师或言语治疗师专业知识支持的情况下应对学生的缺陷？
- 在没有服务提供的情况下，学生是否能表现出稳定进步的潜力？
- 能否通过教室设备或教室整改来应对学生的缺陷？[77]

如果儿童没有资格接受特殊教育，根据《康复法案》第 504 条款，他（她）可能有资格获得相关服务 [114]。相关服务的必要性必须基于儿童的个人需求。一些学区试图制定普遍的排他性标准，如表现差异标准，也称为认知参照。表现差异标准限制了为那些认知发展低于运动发展的儿童提供服务 [24]。除了法律 [119] 和伦理问题，研究不支持认知参照 [14,29]。

评估

评估结果用于决定是否需要提供以学校为基础的物理治疗服务、IEP 目标、服务的频率和持续时间以及 ESY 服务。《物理治疗师实践指南》（*Guide to Physical Therapist Practice*）[3] 中的患者 / 客户管理的要素与联邦教育法中的有所不同。在学校环境中，进行评估以“协助确定儿童是否为残疾儿童”［PL 108-446, 118 Stat. 27045, § 614（b）（2）］[112]；它们还用于确定儿童的教育需求。因此，评估过程类似于《物理治疗师实践指南》中的考核和评估。

除非家长和当地教育机构同意不需要重新评估，否则至少应每 3 年进行一次全面的团队评估［PL 108-446, 118 Stat. 2704, § 614（a）（2）］[112]。除非父母和教育机构同意进行更频繁的评估，否则每年不得超过 1 次。根据个别州的执业法案和最佳实践指南的要求，可能需要更频繁地进行物理治疗评估。所有治疗师都应对他们所在州的要求有所了解。

教育环境中的物理治疗评估应与本文中讨论的世界卫生组织关于国际功能、残疾和健康分类框架[145]一致，并与2014年的修订版指南一致。考虑到个人和环境要素，评估应对学生的参与（生活情境中的参与）、学生的活动（任务）、身体功能（生理学）和结构（骨骼）进行描述。从教育计划的获取、参与和进展的角度报告这些要素。虽然评估的重点在于能做什么而不是不能做什么，但评估还是应该将参与受限（具有必要的适应和辅助）、活动受限以及身体功能和结构上的损伤包括在内[89]。评估还应该区分能力（学生在受控条件下可做到的）和表现（学生在日常生活的自然环境中实际做的）。为了满足学生的教育需求，可能有必要采取干预策略来减轻其在身体功能和结构上的损伤。检查还应包括从学校功能的角度检查身体系统：肌肉骨骼、神经肌肉、心血管/肺部和表皮[3]。

2004年IDEA要求，目标和干预应以教育环境中的课程要求和功能表现为基础[112]。然而，与同龄学生或同年级学生相比[35]，目前作业治疗师和物理治疗师应用于学校环境中的、用于制订目的和目标的许多评估都侧重于发展技能。这些发展评估几乎没有提供任何关于学生参与学校相关任务的能力的信息，并反映出其与2004年IDEA原则的冲突。此外，这些评估并未提供有关学生表现的信息。因此，并不属于恰当的结果评估。根据残疾学生融合教育模型，教育环境中使用的评估则更应侧重于学生参与和其功能性表现。作业治疗师和物理治疗师应该确定学生在多大程度上需要个人帮助、设施辅助或环境改善才能参与教育过程。

测试和评估在技术上应具有合理性，应由训练有素且知识渊博的人员按照指示并以儿童的母语进行，此外还不应带有种族或文化偏见［PL 108-446, 118 Stat. 2705, § 614（b）（3）］[111]。标准化测试的选择应基于专业判断，并由孩子的特征决定。治疗师应与学校人员合作，确定合适的测试和评估方式，以收集相关的功能信息和发展信息。同时，应尽可能在自然环境中评估孩子的能力，如在教室、走廊、操场、楼梯和其他学校环境中。

由Coster及其合作者提出的学校功能评估（School Function Assessment，SFA）[30]是一项贯穿幼儿园至六年级学生教育计划各个方面的标准化参与评估方式。研究结果可用于确定IEP目标和制订干预计划，包括服务的频率和持续时间。SFA涉及个人因素和背景因素，衡量促进学生在普通或特殊教育自然环境中参与的技能。它是一种基于判断和标准参照的评估方法，既有区别性（确定功能限制）也有评估性（评估方法随时间而变化）。它对学生在日常学习中的活动水平、所需支持和表现进行评估；相比之下，其他标准化评估衡量的是学生的能力（在受控条件下的最佳能力）。功能由表现的结果来定义，而不是由使用的方法来定义。例如，指定距离的行走是通过学生表现的一致性和所需协助的程度来评估的，而不是通过学生是走路还是使用轮椅来评估的，尽管这些因素也包括在内。SFA主要包括学生的3类表现——参与、任务支持和活动表现，包括21项在必要程度上需要帮助和适应的主要任务（12项体力任务和9项认知/行为任务）。为幼儿园至3年级和4~6年级的儿童提供标准分数线，也包括提供分数直观（图形）表现的项目地图。在学校团队中，熟悉学生任务及其在学校环境中的活动水平和表现水平的任何成员都可以完成SFA。它具有高度的内部一致性（范围从0.92至0.98）和高度的测试–再测试可靠性［Pearson相关系数r从0.80至0.99，组内相关系数（ICC）从0.80至0.99］；SFA是在学校环境中使用的有效工具[67]。

对于本章案例演示中的学生，SFA的5个流动任务由学校物理治疗师和课堂教师共同完成，因为他们对学生能力表现水平都很了解。这个过程大约需要20分钟。虽然整个测试由代表多个学科的工作人员进行，但其他工作人员选择不这样做；认为评估太浪费时间不愿参与全面评估的人也不少见。也许，随着时间的推移，学校物理治疗师可能会成功地说服团队中的其他成员承认通过校园功能评估获得的信息是具有价值的。儿童生活功能评估量表的计算机化适应性测试（Pediatric Evaluation of Disability Inventory Computer Adaptive Test，PEDI-CAT）在第2章中有所描述。

校园结果评估（School Outcomes Measure，SOM）是一项专门针对教育环境而开发的评估[11]。SOM是一种最小数据集，旨在衡量那些接受以学校为基础的作业治疗和物理治疗的学生的成果。SOM 包括 30 个功能状态项目，涵盖了传统上在学校实践中需要解决的学生的 5 个一般能力领域：自理、移动性、承担学生角色、表达学习和行为。数据记录在学生和治疗师的人口统计资料中，比如学生 IEP、提供的治疗服务和使用的治疗程序的详细信息中 [11]。SOM 侧重于衡量学生的功能状态，以加强其在学校、家庭自然环境和社区中的参与度。它允许教师、家长和其他对学生有了解的人就治疗师所不确定的学生能力的任何领域提供信息。研究支持 SOM 对于接受作业治疗和物理治疗的学生的内容有效性、评估者可靠性 [90] 和测试 – 再测试的可靠性 [11]。最小数据集对轻度 / 中度功能受限的儿童更为敏感，但对严重残疾儿童的变化反应较差 [12]。Arnold 和 McEwen[11] 报告说，SOM 与 IEP 的目标相结合适合评估年度学生结果，并且适用于结果研究。

SOM 为学校治疗师提供了几个有利条件。只要治疗师熟悉学生，那么执行该措施只需 10~15 分钟。对于那些需要平衡病例数量和必要的评估数据 / 结果数据的治疗师来说，这显然是一个优势。这种评估方式的另一个优势则在于它不需要任何教具或资源。

儿童生活功能评估量表（Pediatric Evaluation of Disability Invention，PEDI）[59] 是一种发生于 SFA 之前、基于判断和标准参照的评估。它的范围已经扩大到包括 20 岁的青年，属于 PEDI-CAT[58]。随着年龄范围的扩大，管理更加宽松和便捷，PEDI-CAT 应该被考虑用于学校环境中。它提供对日常活动、流动性、社会 / 认知功能和责任的全球评估。Wilson 和其同事 [143] 发现 SOM 和 PEDI 之间的同时效度相当一致，这表明儿童在家庭和学校环境中的运动表现也具有一致性。本文中讨论的其他标准化测试和评估可以帮助确定儿童身体功能的水平并帮助记录学生的结果。关于 PEDI-CAT 在第 2 章中进行了描述。

第 2 章描述了单项评估，如 6 分钟步行测试和起立 – 行走计时测试，可能对选定的学生有用。

个性化教育计划

《个性化教育计划》（Individualized Education Program，IEP）是指导 5~21 岁学龄儿童的特殊教育和相关服务计划的文件。它也是大多数州用于入学前 3~5 岁儿童教育计划的文件。IEP 是在父母参与的会议上制订的。参会人员还包括：至少有 1 名普通教育工作者（如果孩子将要进入普通教育环境中）；不少于 1 名特殊教育教师；有资格提供或监督特殊设计指导，并对普通教育课程和资源有所了解的当地教育机构代表；能够对评估的教学意义进行解释的个人；“由父母或代理机构决定，有儿童方面的知识或特殊专长的其他人员，也包括适当的相关服务人员；任何适当的时候都包括孩子”［PL 108-446,118 Stat. 2709，§614（d）（1）（B）］[112]。在有关物理治疗的决策制订时，物理治疗师有专业义务参与其中。物理治疗师对 IEP 的贡献必须与儿童的教育需求相关。在 IEP 会议上制订个性化的可衡量的年度学术目标和职能目标。2004 年 IDEA 规定不再需要制订短期目标，但那些接受替代评估的儿童除外；然而，短期目标在“最佳实践”指南下是必不可少的，许多学区仍然对短期目标充满期待 [112]。虽然教育系统对其不做要求，但根据照护计划的需要，治疗师也仍应制订短期目标，以监测和报告干预结果。物理治疗师必须坚持他们所属地区的物理治疗执业法案，法案所要求的文件可能比教育系统更多，包括详细的照护计划。表 31.2 描述了结果评估的不同要素。

并非所有的团队成员都必须参加 IEP 会议：

> 如果残疾儿童的父母和当地教育机构一致认为，若某团队成员的课程或相关服务领域无须进行修改或讨论，则不需要出席……［a］如果父母和当地教育机构都同意 IEP 团队的成员免除参加会议，则无须出席；在 IEP 会议召开之前，团队成员以书面形式向家长和 IEP 团队提交 IEP 的开发意见［PL 108-446, 118 Stat. 2710, § 614（d）（1）（C）］[112]。

为儿童提供服务的治疗师要么参加 IEP 会议，要么获得不用参加会议的批准，治疗师应以书面形式提交他们的建议。提交书面意见的新要求可能会鼓励治疗师更多地参与 IEP 会议。2004 年 IDEA 规定，IEP 文件必须包括以下内容。

1. 儿童目前的学业成绩和功能表现水平的描述，包括：

（1）儿童的残疾如何影响其在普通课程中的

表 31.2 结果评估要素

措施	个性化教育计划部分	可衡量性	时间框架	维度	专门课程
年度目标	是	是	学年	参与活动	否
长期目标	是	是	学年	参与活动	否
短期目标	联邦法对其不做要求，除了参加交替评估的孩子*	是	月、学期	参与活动 身体功能和结构	各不相同，一些目标可能包括在一个学科领域
基准	是，但不经常	是	学年或月	参与活动	否，尽管目标可能在一个学科领域

注：* 当地教育机构或州物理治疗师执业法案可能需要作为护理计划的一部分。

参与和进步；

（2）残疾如何影响学龄前儿童参与适当活动；

（3）与接受交替评估的残疾儿童相对应的不同成就标准、基准描述或短期目标描述。

2. 可衡量的年度目标的声明包括学术和功能目标，旨在：

（1）满足儿童由于残疾所致的需求，使儿童能够参与普通课程并取得进步；

（2）满足儿童因残疾所致的其他教育需求。

3. 描述如何评估儿童实现年度目标过程中所取得的进展，以及何时提供关于儿童在实现年度目标方面所取得进展的定期报告（例如，使用季度报告或其他定期报告，同时发放报告卡）。

4. 在可行范围内，根据同行评估的研究，向儿童或儿童代表提供特殊教育、相关服务、辅助设备和辅助服务的声明，以及关于学校工作人员为儿童提供的计划修订或计划支持的声明。

（1）适当推进以实现年度目标；

（2）参与普通课程并在普通课程中有所进步，以及参加课外活动和其他非学术性活动；

（3）接受教育并与其他残疾儿童和非残疾儿童一起参加活动。

5. 说明在普通班级中，儿童为何不与非残疾儿童一同参加（如有这种情况的话），等等。

6. （1）在州和地区范围内，评估儿童的学业表现和功能表现所需的便利设施的声明，等等；

（2）如果 IEP 小组确定某孩子需要替代评估……说明该孩子为何不能参加定期评估。

7. 服务和计划修订的预计开始日期……以及这些服务和修订的预期频率、位置和持续时间。

8. 不迟于孩子 16 岁时生效的第一个 IEP，此后每年更新一次。

（1）根据与培训、教育、就业和适当情况下独立生活技能有关的适龄过渡期评估，制订适当的可衡量的高等教育目标；

（2）帮助儿童实现这些目标所需的过渡服务（包括学习课程）；

（3）开始日期不得超过州法定年龄 1 年，说明本标题中已被告知的儿童权利［PL 108-446, 118 Stat. 2707-2709, § 614（d）（1）（A）］[112]。

IEP 是教育机构针对资源而制订的书面承诺，旨在为残疾儿童提供必要的特殊教育和相关服务。它也可以作为管理工具、合规性工具和监控工具，用于评估孩子实现目的和目标的进度。如果残疾儿童未达到 IEP 规定的目标，教师或其他学校工作人员也无须承担责任；然而，目前要求加强问责制的呼声越来越高。

过去，若不启动新的 IEP 会议，就无法对个体化教育计划进行变更；然而，2004 年 IDEA 中有一些涉及计划变更的法规。家长“和当地教育机构可同意不召集 IEP 会议而进行此类更改，同时制订一份书面文件来修改或变更儿童目前的 IDEA”［PL 108-446, 118 Stat. 2712, § 614（d）（3）（D）］[112]。这种改变可能会给儿童和服务提供者带来问题。例如，在没有治疗师参与的情况下添加或删除治疗服务。持续的团队沟通和协作对于确保修改 IEP 的灵活性同时带来积极结果至关重要。

制订目的和目标

物理治疗师作为协作团队的一员，协助制订适当的可衡量的年度目标，包括学术目标和职能目标。对于需要进行交替评估的儿童，还必须制订短期目标。短期目标将更多总体和综合的目标分解为可管理的要素。它们有助于确定儿童是否在适当的时间内取得进展，并帮助确定所需进展报告的标准。短期目标还有助于清楚地确定何时需要指明相关服务。例如，在普通教育教师或特殊教育教师的指导下足以实现儿童独立使用咖啡馆或图书馆的年度目标。然而，那些正在学校周围学习使用助行器的孩子，则可能需要物理治疗师的服务。这是由于普通教育和特殊教育教师可能不具备专业知识，无法指导孩子如何在使用助行器时打开图书馆和自助餐厅的门，进入拿起书本或托盘。实现年度目标可能需要物理治疗师来指导移动性活动和转移，作业治疗师指导进食活动，语言病理学家负责儿童在排队等候食物时或在图书馆中的沟通。

为了实现目的和目标，必须首先确定预期结果。确定预期结果可能仅像询问问题一样简单，或者可能需要多次团队会议。结果的报告无须具有可测量性，但应具有实用性。联邦法规中的“实用性”指的是“不被视为学术性活动和技能或与儿童学业成绩无关的活动和技能[49]。”选择预期结果后，IEP 团队必须明确规定学生所需实现的目标。目标应该符合具体情况，由相关的生活技能或学校环境中的学术任务来定义[88]。教育目标也应该是无严格要求的——也就是说，它们是学生的目标，而不是物理治疗或作业治疗的目标[89]。同时教育目标必须是可衡量的，反映最佳实践[3,81,88,123]和符合 2004 年 IDEA（PL108-446）的要求[112]。在教育环境中，所编写制定的目标在学年内应是可实现的。

根据美国州法律，对于那些需要替代评估的学生和其他人，在确定预期结果和年度目标后，就可以制订可衡量的短期目标。“目标是根据年度目标的主要组成部分的逻辑分类而制订的，可作为衡量实现目标的进展情况的里程碑[51]。”目标必须基于年度目标而不是特定学科的任务分析，与儿童的教育计划相关（见表 31.2）。目标应具有实用性和教育相关性，并且可能会写入 IEP 之中。在某些情况下，减少损伤的短期目标是有重大关系的，因为这一步骤限制了儿童年度目标的实现。减少损伤的短期目标对于记录实现年度目标的进展可能很重要，但由于它们与教育计划没有直接关系，因此不应成为 IEP 的一部分。

要解释损伤、活动受限和参与受限之间的关系，治疗师可能会将阅读作为类比。阅读是教育中一个非常重要的目标，很少有教师会质疑孩子初学时学习字母的重要性。字母表本身几乎没有什么价值，正如整个的膝关节活动范围本身作为一个客观物体几乎没有价值一样。然而，学习字母表对于阅读和写作却至关重要，膝关节活动范围对于步行和爬楼梯同样至关重要。行走或爬楼梯的能力扩展了孩子探索环境、学习，最重要的是实现 IDEA 中规定的实现“残疾人独立生活和经济上自给自足”的目标［PL 108-446, 118 Stat. 2649, Part A, § 601（c）（1）］[112]。消除 IEP 中的短期目标是令人遗憾的，因为短期目标为进度报告结果监测提供了一个极好的方法，而且它们往往比年度目标更好地指示所需的服务。无论学区是否仍需要短期目标，治疗师可能都需要根据他们所属州的物理治疗执业法案将短期目标纳入他们的护理计划中。

物理治疗师应参加 IEP 会议，帮助确定孩子下一年可衡量的年度目标。儿科专家和物理治疗专家的共识表明，结果应该：①与功能技能和活动有关；②增强儿童在学校的表现；③易于理解；④没有专业术语；⑤在 IEP 的时间范围内切实可行[37]。这些专家建议，如果某项技能或活动在一天的学校生活中无法被观察或测得，则可能说明该技能或活动与学生的教育需求无关，因此可能不适合作为 IEP 的目标。接受调查的治疗师对于教学环境中技能的泛化是否重要并未达成共识。专栏 31.3 对涉及独立爬楼梯、有关预期结果和目标的一个例子进行了说明。孩子要独立地在学校爬楼梯，需要做 90° 的膝关节屈曲，并且股四头肌应具有良好的力量。与教育相关的目标包含在儿童 IEP 中，（可能具有或可能不具有教育意义的）其他短期目标包含在治疗师的护理计划中。与孩子和家人分享每个目标实现过程中的进展记录很重要。短期目标的达成应该及时地得到认可和奖励，而不是为了实现

专栏 31.3 预期结果、年度目标、短期目标的示例

预期结果

Jonathan 说："我希望能够自己上台阶进入学校。"

可衡量且与教育相关的年度目标（长期目标）

Jonathan 能够在不需要扶栏的情况下在学校独立地上下楼梯。

可衡量的与教育相关的短期目标

1. 在旁人的监督下，Jonathan 将利用扶栏爬上 8 个台阶进入学校。
2. 在旁人的监督下，Jonathan 将在不使用扶栏的情况下爬上 8 个台阶进入学校。
3. 在旁人的监督下，Jonathan 将利用扶栏爬下 8 个台阶进入学校。
4. 在旁人的监督下，Jonathan 将在不使用扶栏的情况下爬下 8 个台阶进入学校。
5. 在没有任何旁人监督或不使用扶栏的情况下，Jonathan 将爬上 8 个台阶进入学校。
6. 在没有任何旁人监督或不使用扶栏的情况下，Jonathan 将爬下 8 个台阶进入学校。

可衡量的但不与教育直接相关的短期目标

这些短期目标与身体功能和结构的损伤有关，是实现与教育相关的短期目标和年度目标所必需的，是治疗师护理计划的一部分，但不在 IEP 中。

1.Jonathan 将从右膝可主动屈曲 30° 发展到可主动屈曲 50°。
2.Jonathan 的左股四头肌的肌肉力量等级将从较差（1/5）发展到中等（3/5）。
3.Jonathan 将实现右膝主动屈曲 90°。
4.Jonathan 的左股四头肌的肌肉力量将达到高等级（4/5）。

长期目标而等待很长时间。

可衡量的年度目的和目标应包含待实现的行为陈述、目标达成的条件，以及用于确定成就的标准[39,81]。"SMART"是一个常用的首字母缩略词，可以指导目的和目标的发展：S（specific）意为具体的，M（measurable）意为可衡量的，A（achievable）意为可实现的，R（realistic）意为现实的，T（time based）意为基于时间的[133]。在进行任务分析和制订短期目标时，应考虑几个变量：①行为本身的变化；②行为执行条件的变化；③所预期的最终绩效标准的变化[1]。行为本身的变化可能反映了从基本技能到更复杂技能或功能能力水平的提高。行为执行条件的变化可能从简单到复杂，如从能在无人的空走廊中行走变为能与其他学生一起在走廊中行走。

进展标准可能是定性或定量的。它们可能包括楼梯攀爬过程中感知到劳累的定性测量或步行速度的定量测量。定量标准的使用应仔细考虑其实用性，如通过 4 个试验中的其中 3 个试验结果进行判断或根据 80% 的成功概率进行判断。若顺利过马路的概率仅为 80%，那就说明还是会有致命危险。行为、条件和标准的选择是用于判断每个孩子目标的实现度，必须基于良好的专业判断。提供潜在目标清单的资料、计算机程序和其他资料并不能取代专业判断。除了任务变量外，还应考虑到反应能力的层次结构[1]。随着流畅性或熟练程度的提高，儿童将会进行行为习得，并不断完善其行为。随后他们必须保持这种技能，然后将其推广或转移到多个环境、个人和设施中。行为习得、行为熟练程度、行为保持和行为推广是教育者使用的术语，可应用于运动学习中。效率、灵活性和一致性的概念也被用来定义目标的技能构成。当需要传达在获取阶段之后提供服务的理由时，使用该术语非常重要。

使用目标达成量表（goal attainment scaling，GAS）是编写短期目标的一种选择或格式。如第 2 章所述，GAS 是一种个性化的标准参照结果评估方式，在儿童研究中表现出良好的内容有效性、可靠性和反应性。它已被用于校本治疗实践中[48,79]并被推荐作为一种评估学业成果的有效工具，用于治疗师绩效评估。表 31.3 提供了一个以参与为重点的学生 GAS 目标的示例。

鼓励治疗师考虑将提示机制作为实现目标的策略，并将其作为衡量目标实现情况标准的一个变量（图 31.1）。系统性地提示辅助级别可以通过两种方式实现。一种是"最大提示机制"，另一种是"最小提示机制"[1,39]。提示通常是言语或视觉提示、演示

表 31.3 年度目标在目标达成量表下的示例

−2：可能最差的效果	Alicia 在 5 天中有 3 天会提前 5 分钟离开教室，她利用助行器从教室走到操场［400 英尺（约 122m）］
−1：比预期较差的效果	Alicia 在 5 天中有 3 天会提前 2 分钟离开教室，她利用助行器从教室走到操场［400 英尺（约 122m）］
0：预期效果	Alicia 在 5 天中有 3 天会利用助行器在班级队伍的最后独立行走，从教室走到操场［400 英尺（约 122m）］
+1：比预期更好的效果	当从教室走到操场时，在 5 天中有 3 天 Alicia 能够独立地利用助行器和班级同学走在一起
+2：最佳效果	当从教室走到操场时，在 5 天中有 3 天 Alicia 能够独立地利用助行器并作为领头者走在班级队伍的最前方

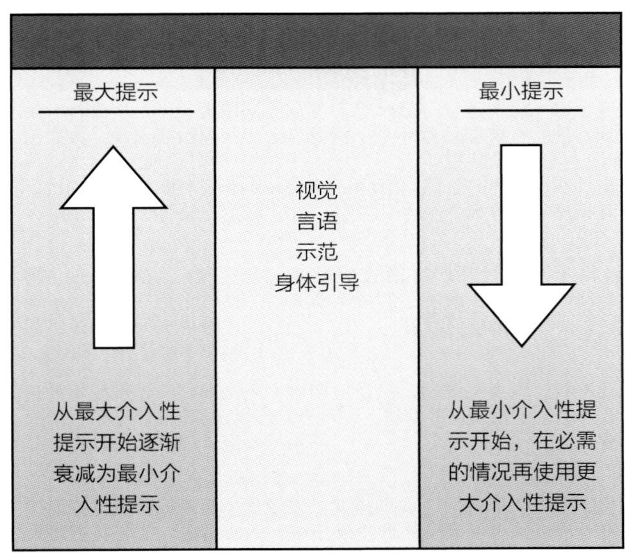

图 31.1　提示辅助的层次结构

或示范、部分协助或身体引导，以及最大协助。在最大提示机制中，治疗师最初会提供最大限度的辅助，然而在之后连续的治疗过程中，随着孩子获得更多的独立性，会相应地逐渐减少提供辅助。这也被称为衰减，是治疗师常用的一种手法，可以使学生在学习过程中取得最大成功。这一机制最适合用于技能获得，当避免不安全的行动和一系列复杂任务，如一些日常生活活动时，这是很重要的。

在最小提示机制中，孩子最初会得到最少量的辅助，通常是言语提示或视觉提示，然后根据需要进行示范、身体引导或提供最大提示辅助。这种方法可使孩子可在治疗师过早地提供不必要的帮助之前，尽他（她）的最大努力。最少提示机制最适合用于有一定能力的孩子参加的任务中或孩子正在提高对新环境、个人或器材的流畅性或普遍性的认知和使用任务中。

治疗师应将运动学习的其他原则纳入短期目标和干预治疗的制订当中。增加肌肉力量有助于改善运动控制能力和运动功能，特别是改善步行能力[94]。运动技能练习的安排应该考虑到以下因素：部分练习与整体练习、使用情境干扰、封闭练习与随机练习、集中练习与分散练习、反馈安排、表现情况和成绩，以此来促进学习[129]。将这些因素按照从简单技能到复杂技能的顺序进行分解，可以促成目标的实现。教育文献中将这称为鹰架教学（scaffolding）（见第 3 章）。

干预频率和强度

在 IEP 会议上，所有服务的频率和强度应由整个团队决定。美国物理治疗师协会（APTA）儿科分会用“剂量”这一术语表示干预治疗的频率、每次治疗的时长和每一阶段的护理时间[7]。物理治疗师与其他团队成员合作，确定适当的物理治疗干预量，这种治疗方式同时结合儿童的其他干预方法、教育课程和娱乐活动。治疗时需要考虑相冲突的优先事项，这样就不会忽视儿童接受治疗时的其他重要领域。教育、治疗和娱乐（游戏）之间的平衡是需要与家长探讨的一个重要问题，特别是那些持有“更多即更好”这一观点的家长。物理治疗师的可用性不应成为决定服务的一个因素。然而，Kaminker 和其同事[75]发现，学校物理治疗师提供的干预频率存在区域差异，与物理治疗师与学生的数量比相对应。

实现特定目标所需的物理治疗服务量既没有被充分理解，也没有被很好地记录[13,68]。在获得充分的同行评审证据之前，关于实现目标需要多少干预的决定很大程度上取决于专业判断和对个别儿童需要的考虑。许多因素影响决策，包括：①提升的可能性；②技能发展的关键时期；③进行干预所需的培训量（如果有人可以协助干预，那么治疗师的治疗时间就会缩短）；④这一问题对儿童教育的重要性；⑤物理治疗干预史；⑥学生的病理状况[68]。表 31.4 描述了决定物理治疗服务程度时要考虑的各项因素，为使用 4 种剂量强度提供了指导，这 4 种剂量强度包括：强化治疗、频繁治疗、定期治疗和不定期治疗[7]。根据这一量表可以看出，与一个以需要周期干预为主要迹象的学生相比较而言，如果一个学生多方面都表明需要强化干预，那么这个学生则需要更多的干预。

如果不使用公认的临床推理工具或客观的措施来确定教育需求，那么学校的物理治疗师在承受外界压力的同时，很难做出支持 IDEA 立法意义的决定。对作业治疗和物理治疗教育相关疗法解析（Considerations for Educationally Relevant Therapy for Occupational Therapy and Physical Therapy，CERT）[53]和相关治疗项目确定工具（Determination of Relevant Therapy Tool，DRTT）[26]是 2 个临床推理模型的例子，为学校治疗决策提供客观数据。

表 31.4 确定物理治疗强度和频率（剂量）时应考虑的因素

考虑因素	强化治疗	频繁治疗	定期治疗	不定期治疗
	进行高度集中的物理治疗干预，持续1个疗程 示例：每周治疗1次，治疗时长45分钟或45分钟以上，或一周治疗2次或2次以上	每隔一定时间，进行适当物理治疗干预，持续1个疗程 示例：每周或每个月治疗1次，治疗时长控制在45分钟之内	定期进行一定时长的少量物理治疗干预，持续1个疗程 示例：每季度治疗1~2次，每次20分钟	按照需要不定期进行少量物理治疗干预，每次治疗时长不定 示例：1年治疗2~5次，治疗总时长60分钟
治疗限制 学生有功能性技能或基本技能障碍，限制其参与治疗	进行强化物理治疗干预，促进学生参与治疗。学生积极性很高，有参与治疗的欲望	定期进行物理治疗干预，促使学生持续参与治疗	物理治疗师通过定期观察，解决限制学生参与治疗的因素	通过现有的住宿条件、辅助技术手段、课堂活动或由成人协助，解决限制学生参与治疗的因素
实足年龄/技能习得准备 服务数量必须体现学生发展关键期的技能习得潜力和学生参与的欲望	非常关键时期，学生表现出新的技能，需要进行物理治疗干预，促使其进一步发展	关键期，学生表现出新的技能，并且有不断发展的趋势，或者正向过渡期转变	脱离关键期，但是定期会出现一些问题	关键期之外，按照年龄进行物理治疗干预，学生进步有限
物理治疗干预的影响 物理治疗师根据学生接受物理治疗干预可能带来的效果来做决定	学生有潜力取得快速进步，达到设定目标或者有可能迅速倒退或丧失功能性技能	学生表现出积极性，不断靠近设定目标。治疗服务减少时，可能会出现倒退或技能丧失	学生目标达成率降低，或者仅因疾病的发展出现倒退	学生在目标达成度方面进步有限，或者接近最大治疗效果
学校可提供的支持 考虑其他可能支持学生的学校服务提供者的专业知识和能力	学生或员工需要物理治疗师协助学生参与这一教育背景下的活动，实现目标	学生需要这一教育背景下的定期物理治疗支持，提供支持的工作人员接受培训，帮助学生参与其中，实现目标。其他学校员工随时待命，帮助满足其他特定领域的需求	这一教育背景下的支持力度足够维持学生技能水平，足够应对新的问题，允许学生参与课程学习。但仍有必要定期审查所需的住宿条件或各项修改	在提供支持的工作人员的帮助下，学生能够参与到教育课程中或特殊课程中。不定期进行监控，以应对调整
过渡期 需要考虑学生的过渡情况、目前在新课程、新位置或新环境的表现，以及可获得的支持	学生需要物理治疗师的帮助，以获得重要额外技能，以便参与并通过过渡期	学生需要物理治疗干预，以完善或扩展与过渡相关的技能	学生在新课程或环境中接受的支持足以保持现有技能、迎接新挑战，使学生参与治疗	通过不定期的物理治疗，以审查设备、住宿条件或各项修改，使学生在新课程或新环境中接受的支持足以让他们参与治疗
专业知识、临床决策和需要物理治疗师帮助解决的问题 物理治疗师也是运动专家，可协助优化运动治疗	在重要的教育课程中，学生需要物理治疗师有临床技能和解决问题的能力	在部分教育课程中，学生需要物理治疗师的临床技能和解决问题的能力，其他方面可以由学生或员工安全完成	学生需要物理治疗师有临床技能和解决问题的能力，定期重新评估学生状态、更新教育计划	学生或员工能够安全完成教室活动
早期物理治疗干预 考虑前期物理治疗干预的程度和反应	通过物理治疗干预，学生依然进步显著	通过物理治疗干预，学生稳步前进	学生在技能学习上达到顶峰。可能需要定期检查是否准备好学习新技能、是否有技能泛化或技能退化的迹象	尽管进行物理治疗干预，学生进步仍然有限。需要不定期检查是否有倒退的迹象或检查器材/设备的管理情况
健康状况 如果学生的健康状况发生变化，需要对学校的物理治疗做出修改	健康状况发生重大变化的学生最初可能需要加强物理治疗干预，以适应学生需求、学校工作人员培训以及辅助技术的获取和安装的变化	学生健康状况发生稳健或持续变化，影响其功能性能力，需要频繁进行物理治疗干预	健康状况稳定或健康状况逐渐发生变化的学生需要定期进行物理治疗干预，以监测其功能性能力、辅助技术或员工培训	健康状况稳定或其需求可以由自己或学校员工适当管理的学生需要不定期通过物理治疗来进行监测
辅助技术 物理治疗服务的强度随着学生/员工熟练程度的提高而降低	学生需要接受集中物理治疗干预以确定其复杂的辅助技术需求。员工需要接受广泛的设备方面的培训，以确保安全	学生需要接受频繁的物理治疗干预，以确定其辅助技术需求。员工需要接受其不熟悉的设备方面的培训，以确保安全	学生或员工合理使用辅助技术。需要定期进行物理治疗干预，监测各项变化、安全情况和维持情况	学生或员工适当运用辅助技术。需要不定期进行物理治疗干预，监测设备/设施情况

改编自美国物理治疗协会儿科分会。剂量考虑因素：建议根据《身心障碍教育法案》（IDEA）资源手册进行学校物理治疗干预。检索自 https://pediatricapta.org/includes/fact-sheets/pdfs/15%20Dosage%20Consideration%20Resource%20Manual.pdf; Bailes A, Reder R, Burch C: Development of guidelines for determining frequency of therapy services in a pediatric medical setting, *Pediatr Phys Ther* 20:194-198, 2008; Iowa Department of Education: *Iowa guidelines for educationally related physical therapy services*, Des Moines, IA, 2001, State of Iowa, Department of Education.。

美国佛罗里达州的治疗师自 20 世纪 90 年代以来一直在开发 CERT[53]。CERT 不是一种评估，而是“基于学生记录、评估、观察、进度记录、家长 / 教师信息和其他数据，对各项教育考虑因素的一份总结”[53]。它包括一份总结表、一份学生简介和一份由治疗师填写的治疗概况。学生档案对学生在个人护理、行动能力、粗大运动技能、精细运动 / 视觉运动技能和感官处理方面的能力进行了评估。治疗概况描述了学生接受教育相关治疗的年限、对教育相关治疗的潜在反应、学生的学习环境、提供给学生的各项治疗服务以及为学校工作人员或家长提供的支持服务。有关 CERT 的具体信息，请访问 http://www.fldoe.org/ese/cert.asp 获取。

DRTT 是在马里兰州开发的，用于协助向 IEP 团队提供作业治疗和物理治疗服务建议[26]。对于刚接触这一教育背景的治疗师而言，此方法要求治疗师扮演多种角色，承担责任，并要求用户在作出决定之前，对治疗和教育规划的各个方面进行考虑。对于有教学经验的治疗师，相关 DRTT 为他们提供了一种方法来验证与模型和服务提供有关的决策，而不仅仅是基于临床判断。在任何管辖区，治疗师之间的一致服务提供有助于缓解家庭和团队之间可能出现的关于服务建议的争议，并在管理治疗师成本的同时，安排适当人员支持管理，以满足 IEP 的需要。

干预

干预必须基于儿童的需要，而不是系统的需要或专业人员的需要。干预的内容、目标、频率、地点和强度由 IEP 团队在 IEP 会议上共同决定。团队成员之间的有效沟通对于服务的规划、提供和协调至关重要，可以避免服务重叠、服务缺失和冲突[89]。《物理治疗师实践指南》[3] 描述了干预的 3 个组成部分，这 3 部分都是教育环境必不可少的，包括：协调、沟通和文件记录；与患者 / 客户相关的指导；程序干预。用在每个孩子身上的时间和精力取决于孩子的需要，并且可能需要不时地进行调整。

协调、沟通和文件记录

协调、沟通和文件记录在学校尤其重要，因为治疗师只是偶尔才出现在教学楼里，所以与其他团队成员的直接互动是有限的。必须建立并保持与家长、教师和其他相关服务人员的频繁沟通。可以通过定期会议、非正式对话和书面进度报告以及电话和电子通信来完成。

文件记录必须遵循当地、州和国家对教育和物理治疗的要求。这意味着，教育机构可能会要求向家庭提供进度报告的频率与向无残疾儿童提供进度报告的频率相同，但《国家物理治疗实践法》(The State Physical Therapy Practice Act) 可能要求每次干预治疗后都要提供文件记录。美国物理治疗师协会合理化文件记录资源 (Defensible Documentation Resoure)[9] 提出以下建议：①每次访问 / 会面都需要文件记录；②文件记录应说明各项取消事项；③文件记录必须符合相关监管要求；④条目必须用墨水书写并经过认证；⑤需要保证电子条目的安全；⑥儿科的文件记录应与家庭护理的文件记录相一致，并应突出儿童的功能性能力。针对学校环境，物理治疗师应“记录所有的策略、干预措施、员工 / 学生培训和教育，以及与学生家长 / 监护人或社区服务人员的沟通。”[9] 此外，尽管 IEP 团队可能决定不再需要物理治疗服务，但物理治疗师在最终总结中应对此进行记录，为这一阶段的护理画上句号。通过医疗补助和其他保险提供者支付的服务通常需要额外记录在文件中。全国不同地区的学校物理治疗服务的文件记录要求存在很大差异，物理治疗师必须参考各州的相关法案并严格遵守。

与儿童和家庭相关的指导

与儿童和家庭相关的指导，和对其他团队成员的指导，是学校环境中一个关键的实践领域。实践对于技能的习得、熟练程度和普及至关重要[32,141]；因此，家庭和个性化教育计划小组的主要职责应该是协助儿童执行或练习运动技能。父母和相关工作人员的指导应成为所有干预计划的主要组成部分。当每个学年开始时，开始提供物理治疗服务时，儿童进入新学校时，一名新工作人员参与照护新生时，应根据需要开始和继续进行指导。

在综合协作的服务提供模式中，教师、教职员工和家长参与其中某些方面的干预。他们的参与可以是简单的、恰当的体位摆放策略，也可以是复杂的转移和移动过程中的手法操作。所有这些参与者，都必须在学生的合理体位、照护者的省力策略、辅助策略、辅助器具的应用和鼓励选择性的运动方面得到正确指导。物理治疗师通常会在运动学习的初始获取阶段谨慎地提供基本指令，在熟练和泛化阶段减退对教师的指导。

选择教导其他护理员的活动是一项专业决定，必须要基于每个儿童的特点、具体活动以及其他个人的能力和兴趣进行决定。在一系列单一主题的设计研究中，Prieto[106] 发现，在受到正确指导的情况下，教师更有可能鼓励儿童进行粗大运动。Soccio[132] 比较了在个体物理治疗课程和小组早期干预课程中练习特定粗大运动技能机会的频率。当直接将物理治疗与针对重度残疾儿童的综合性组学习结果进行比较时，练习头控的机会没有差异。然而，与在课堂上进行综合训练时相比，2 名患有脑性瘫痪的儿童在接受直接的个别物理治疗期间会有更多的机会练习站立和行走活动。在针对学前班的研究中，学生们每小时大约坐 40 分钟，每小时大约保持稳定的姿势 50 分钟，这使得他们几乎没有时间去练习推荐的移动活动 [114,101]。这些结果表明，在教室里练习运动的机会因运动的类型和课堂惯例而异。治疗师必须仔细选择他们委派给他人的活动，因为在教室中进行粗大运动的机会可能非常有限 [101]。

过程干预

学校环境中的过程干预通常不如干预的其他 2 个部分那么重要。然而，如表 31.4 中所述，某些情况下建议需要直接干预：①当儿童处于技能获取或技能退步的关键阶段时；②当干预需要物理治疗师的专业知识时；③当综合治疗干预教育计划时。最佳实践、研究和联邦法律表明，大多数（即使不是全部）干预都应该发生在自然环境中，重点是提供多个实践特定技能的机会 [42,43,57,60,121,135]。学习粗大运动技能通常是在孤立的环境中进行，如物理治疗部门，而很少会涉及更自然的环境，如家庭、学校或娱乐设置中。[22]

对学校环境和安全考虑的评估优先于直接干预。除指导有关人员执行有关计划外，物理治疗师还应参与制订教学楼和校车紧急疏散的书面计划。物理治疗师应在疏散演习期间到场，并可能协助使用人体模型和不同型号轮椅进行安全技术的实践。

物理治疗师对学生所处环境的评估应该从公交车和教室里的正确安置开始。行走通道或轮椅移动通道的安全应予以考虑。物理治疗师必须对建筑障碍进行评估，并采取适当行动消除或减少这些障碍。教师和家人应该就他们关心的问题进行咨询，并在如何正确地处理、定位和应用人体力学方面受到指导。

如果需要直接干预，应该从教室的自然环境开始。这对学龄前儿童来说很容易做到 [57]。然而，对于那些接受主要由普通教育课堂的学科组成的教育方案的儿童来说，则会更加困难。经过初步咨询，在代数教室或学校图书馆进行物理治疗一般是不合适的。常识必须占上风。治疗也许可以在学龄前的粗大运动训练或体育教学期间进行。然而，这并不总是合适的，因为这两段时间可能是孩子唯一可以和同龄人自由玩耍和进行体育活动的时间。剥夺孩子的这种机会可能会影响他们在这些活动中的积极性、合作能力和重要社交技能的发展。

仅仅将传统干预从一个特殊的房间转移到一个更自然的环境中也不符合最佳实践的精神。治疗师必须根据自然环境提供的独特机会调整干预措施。治疗师应使用现有的家具或教室用品，而不是引进特殊设备。使用这些常见的物品增加了儿童在治疗师不在场的情况下练习和发展运动技能的可能性，治疗师也能借此为家长或教师示范这些物品的使用方法。治疗师所提供的具体干预类型取决于儿童个人的需要以及治疗师的教育、培训和经验。2004 年 IDEA 要求“在可行的范围内根据同行评审的研究”提供干预措施［PL 108-446, 118 Stat. 2707-2709, § 614（d）(1)（A）（IV）］[112]。虽然物理治疗干预措施已经向循证实践发展，但许多干预措施没有得到足够的同行评审研究的支持。如有可能，同行评审的研究和循证实践在这篇文章中会有介绍。Effgen 和 McEwen[44,45] 发表了关于教育环境中使用的常见干预措施的系统评价。治疗师必须学会在文献中寻找最新的研究进展，以支持他们所使用的干预措施。如果因为与教育无关，也与个性化教育计划的目标无关，不能为学龄儿童提供适当的干预，治疗师有专业义务通知父母。一旦家长意识到学校物理治疗的重点，他们可能会在其他地方获得额外的治疗。

认真监测进展情况对确定继续干预的有效性和必

要性至关重要。David[34] 概述了一个已开发供协作教育团队使用的测量系统。该系统包括：①确定学业业绩问题；②确定预期表现和结果标准；③制订系统、简单和省时的测量策略；④创建数据绘图系统；⑤提供干预措施；⑥监测进展；⑦参与系统决策和干预措施变化。David 说："没有通过决策的监测是在浪费宝贵的时间和精力。"[34] 该系统推荐的工具是一个简单但全面的使用自绘图形数据收集表的数据收集系统[39]。对于许多治疗师来说，笔记本电脑的普及也使得数据收集和图形呈现变得更加容易。在支持增加、减少或停止干预的需求方面，大量的文件是必需的。在确定是否需要提供延长学年服务时，记录儿童在短期和长期的学校假期之前和之后的状况是非常重要的。

物理治疗干预不是像学习、健身这样的终身活动。治疗师和家长都必须认识到，经历一段没有明显进展的服务提供期后，应停止干预或将其改为监测模式。例如，在努力实现目标的过程中，坚持步行的愿望并不能成为继续治疗的理由。治疗师报告说，成功终止服务的最重要因素是儿童实现功能目标[40]。当目标没有达到时，选择停止直接干预仍然是一个具有挑战性的决策领域，尽管教育相关疗法解析和相关治疗项目确定工具等应该在这个过程中有所帮助。

转衔计划

改变对于任何人来说都是困难的，从一个环境到另一个环境的转换对孩子和他们的父母来说都是有压力的，特别是那些反应能力有限的学生。所有的转衔都是很重要的，因此 IDEA 确定了必须注意转衔和提供转衔服务的 2 个关键时期。这两个关键时期分别是：①儿童准备从 C 法案中以家庭为中心的早期干预方案中的训练指导转衔到特殊教育学前方案的时期[62]；②学生准备从中学转衔到社区的时期[52]。

虽然从以家庭为中心的早期干预方案中的训练指导转衔到特殊教育学前方案应该是无缝衔接的，但转衔过程对儿童和家庭来说往往都是困难的。转衔过程通常伴随着提供服务的国家机构的变化，这些变化通常包括交付服务方法和人员的改变。以家庭为中心的早期干预方案中的训练指导被学校系统服务取代，后者减少家庭参与度，其服务提供者注重教育目标。父母和提供者之间的沟通也可能变得更加困难。物理治疗师并没有像他们应该做的那样参与儿童从早期干预到学龄前的过渡过程。他们很少参加过渡小组会议，也没有接受转衔方面的专门培训，但他们报告说，他们在转衔过程中与家人合作[137]。为更好地参与转衔计划过程，其实践包括支持沟通、协作以及让早期干预和学龄前方案建立牢固的积极关系[96]。学校物理治疗师和美国物理治疗师协会儿科分会的早期干预特殊兴趣小组合作编写了一份工作表，以促进早期干预治疗师与学校治疗师之间有关信息的交流[6]。

根据 2004 年 IDEA，高等教育的转衔服务包括：

"为残疾儿童提供一套协调活动，这套活动以结果为导向，重点是提高残疾儿童的学业成就和功能方面的成就，以促进儿童从学校到继续教育的发展，包括高等教育、职业教育、统筹就业（包括辅助就业）、继续教育和成人教育、成人服务、独立生活或社区参与；基于个人的需要，考虑到儿童的长处、喜好和兴趣；包括教学、相关服务、社区经验、发展就业和其他继续教育的成人生活目标，并适当获得每日生活技能和职能职业评估［PL 108-446, 118 Stat. 2658, § 602（34）］[112]。

如果个性化教育计划小组认为合理的话，16 岁[112] 或 16 岁以下儿童的过渡评估和服务一定不能迟于他们的第一次个性化教育计划的生效时间[49]。物理治疗师应在过渡小组中为目前正在接受服务的残疾儿童以及已停止服务的儿童提供服务。一个年轻的成人可能不再有与学校相关的物理治疗需求，但治疗师可以协助评估和干预，以促进继续教育的规划和服务。

所有的转衔计划都应该由学校团队以及学生和家庭共同决定。转衔计划的重心要放在自我决定、以人为本和职业方向上[52]。在转衔计划和为身体残疾学生提供服务方面，物理治疗师起到的作用包括：

- 与家庭成员和其他转衔小组成员就日常生活、身体期望和对预期新环境的要求进行沟通；
- 与学生的职业康复顾问、作业治疗师和教师沟通，为新环境下的活动能力和功能性活动做准备；
- 对新的物理环境进行现场评估和干预，以确保学生在整个环境中的身体活动能力；

- 评估学生所需的交通运输系统的可及性，并根据需要进行干预；
- 对学生、家庭和工作人员进行现场咨询和教育，了解学生在该环境中的身体功能；
- 现场评估和识别学生对新环境的辅助技术需求；
- 协助确保使用辅助技术和指导；
- 酌情出席个性化教育计划会议和其他会议；
- 在整个过渡过程中进行咨询，以确保给出适当建议，保证学生取得成功[130]。

与团队成员之间的协作和沟通的相关问题可能会阻碍有效的转衔服务。这些问题包括：

- 各机构之间缺乏信息共享；
- 可改进服务的随访数据；
- 关注医疗保险和接送；
- 与负责继续教育服务的机构进行系统的过渡规划；
- 预测学生的未来需求；
- 有效的管理实践[72]。

在转衔服务体系中，尽管物理治疗师通常不是一个可带来重大改变的领导者角色，但治疗师可以在所指出的几个问题领域中提供帮助。治疗师能够提供关于健康保险的信息，评估接送需求，提供移动设备、定位设备和自我护理设备，以及预期学生继续教育的身体需求。治疗师对诸如大学或工作环境等校外环境的物理需求的了解，将有助于团队帮助学生有效地转衔到这些环境中。本书第32章将讨论残疾青年为成人角色所做的准备，包括利用教育和医疗保健系统提供的过渡服务。

物理治疗服务管理

教育环境中成功的管理和服务提供取决于对团队过程重要性的理解。作为教育团队的一员，物理治疗师必须与儿童、家庭和其他学科的专业人员进行有效合作，通过教育过程的每个阶段促进儿童的整体幸福感。正如团队领导或个案经理对干预团队的重要性一样，在学校环境中也需要物理治疗的经理或主管。全国学校系统中大多数物理治疗服务的主管并不是物理治疗师，实际上他们也不是任何相关服务人员[43]，这会造成严重的影响。一个人要想了解职业人员的角色、责任以及如何培养专业人员，就必须要了解这个职业本身。如果有经验丰富的治疗师负责监督，也许就能够预防学校系统中遇到的许多问题的出现。治疗师经理了解该职业，并能够适当地处理问题。艾奥瓦州和北卡罗来纳州等地的治疗师受雇于美国教育部，这些州在为相关服务提供者制定政策方面已经处于领先地位。这些治疗师帮助协调整个州的服务，并就物理治疗师在教育环境中的作用对相关人员和教育工作者进行教育。

治疗师不同于教师，他们受过多学科教育，但很少有人有机会进行校本实践。一般来说，那些刚接触教育环境的和那些对特定学校体系不熟悉的人应该接受入职培训、指导和在职培训。治疗师和所有支持人员的角色和职责应在符合联邦法律和州法律以及州物理治疗执业法案规定的详细工作描述中明确标明。作为入职培训计划的一部分，应该把治疗师介绍给将在所有站点共事的整个专业团队成员。他们需要知道向谁询问成功干预所需的设备、空间和其他物品。治疗师需要知道如何接收和处理转诊；如何确定工作量和待处理案例量；如何组织以及何时举行团队会议；书面政策和程序；如何进行同行评审或质量改进；应急程序；以及继续教育的政策等各种问题。这些并非特殊要求，在任何系统中都可以轻松且经济有效地处理这些问题。

在将治疗师适当地介绍并安排到学区后，管理人员和治疗师必须在问题出现之前继续进行定期沟通，特别是那些非学校员工的治疗师。签约治疗师表示他们很少被纳入学校活动中[65]。校舍之间交通太不方便，以及缺乏继续教育的机会、同行联系、工作地点和分配给行政任务及行政会议的时间经常会引起不满[43,65]。更多的时间和精力应放在物理治疗师的留用上，以减少招聘的需要和学生连续性护理的需要。

目前，美国所有州的物理治疗执业法案都允许治疗师在没有医生转诊的情况下进行检查和评估，并且大多数州还允许治疗师在没有转诊的情况下进行一定的干预，虽然具体要求会因州而异[10]。在需要医师授权治疗师才能进行干预的州，应制定一个可以使治疗师获得转诊资格的制度。转诊能够允许治疗师确定并提供适当的干预。根据学生医疗问题的复杂性和获取相关信息的需要，即使在法律不做要求的情况下，治疗师也可以谨慎地获得转诊资格。与医师以及儿童医疗和教育团队的所有其他成员合作能够促进最佳服务提供。

学区需要制定指导方针以确定治疗工作量，并就谁应该接受干预和应为其提供多少干预做出决定。这可能是一项艰巨的任务。教育相关疗法解析、相关治疗项目确定工具和美国物理治疗师协会儿科部分治疗情况表（见表 31.4）应该有助于决策过程[7,26,53]。与需求较小的儿童相比，急需治疗的儿童需要更多干预。工作对象主要为需接受广泛治疗的儿童的治疗师，其服务的儿童数量要比工作对象主要为需接受最低治疗的儿童的治疗师的多。有关物理治疗服务分配的复杂性、敏感性决策，需要有一个清晰的文件系统来支持。美国作业治疗协会、美国物理治疗师协会和美国言语语言听力协会已经制定了一份关于工作量计算方法的联合文件，以便更有效地提供服务和评价学生成果[2]。

通过2009年《美国复苏与再投资法案》（American Recovery and Reinvestment Act，ARRA），“力争上游基金”提供了 43.5 亿美元的竞争性补助金，旨在提高学生的学习成绩。这项立法的一个主要组成部分侧重于根据专业表现和学生成绩评估教师的效率。在许多州，相关服务提供者，如物理治疗师，都包含在这项倡议中。每个州都制定了自己的指导方针，每个州的学区都选择了自己的评估工具。有些州使用的是 Danielson[33] 或 STRONGE[134] 的修改版模型。美国物理治疗师协会儿科分会的校本物理治疗特别兴趣小组根据 Effgen、Chiarello 和 Milbourne 所描述的能力，制定了一份文件，概述了物理治疗师的适当评估工具[46]。

校本实践中的问题

儿童物理治疗师的短缺

在教育环境中，为儿童提供服务的儿童物理治疗师数量不足是一个持续存在的问题。由于许多最初受雇于 PL94-142 的治疗师陆续开始退休，所以情况可能会变得更加糟糕。治疗师的短缺可归因于相对较低的工资、专业隔离、其他实践领域的利益以及与儿童一起工作所遇到的挑战。解决方案有很多，有时很复杂，但其中一个最简单的解决方案往往会被忽略。一个有效的培训和招募新物理治疗师的方法就是在教育环境中为学生提供临床附属机构。

物理治疗师并不是唯一一个存在短缺的校本职业。美国国家特殊教育及相关服务联合会（National Coalition on Personnel Shortages in Special Education and Related Services，NCPSSERS）指出，49 个州报告了特殊教育教师和专门教学支持人员的短缺[98]。该联合会代表来自 8 个不同学科的 30 个国家、州和地方专业组织。其声明的任务是“就所有利益攸关方之间就特殊教育、相关服务和早期干预的必要性和价值进行讨论；确定、传播和支持实施国家、州和地方战略，以弥补人员短缺和持续空缺，从而造福于所有儿童和青年。”[98]

服务提供系统

缺乏合格的学校物理治疗师影响了所使用的服务提供系统的类型和学校人员所承担的角色。文献支持集成或协作服务提供模型[61,122]。在所有与学生互动的人支持下的自然环境中，更频繁地练习具有明显的优势。在自然环境中，适当施行的治疗方案可能需要更多的人员，而不是更少的人员。以集成或协作的模式培训所有工作人员，需要利用大量时间对其进行指导并举行相关会议[55]。然而，有些人错误地认为这些模式可用于减少物理治疗所需的时间。我们应该注意到“团队需要时间（Teams Take Time）”（3 个 T）。没有治疗师的直接干预，不合格的工作人员可能在没有适当监督指导的情况下执行一些活动，或者教师可能会被迫提供一些他们没有经过适当培训的干预。干预应该在以自然环境的名义下利用教室或走廊进行，而不是在提供必要设备的房间内进行。足以支持任何特定的服务提供系统的经验数据很少见。

在校园物理治疗相关儿童结果量表（Physical Therapy Related Child Outcomes in the Schools，PT COUNTS）[41]这项全国性研究中，我们可以发现学生接受物理治疗的时间为平均每周 26.8 分钟。大多数物理治疗服务是单独提供的（平均每周 23.3 分钟），与学校活动分开（平均每周 19.6 分钟）。在学校活动上花费的时间很少（平均每周 9.5 分钟）。治疗师每周大约花费 13.2 分钟为学生提供服务，服务主要包括咨询、协作和归档。SFA 的测量结果显示，8 岁以下的粗大运动功能水平较高的学生比年龄较大、粗大运动功能水平较低的学生进步更多。基于粗大运动功能分类系统（Gross Motor Function Classification System，GMFCS）[102] 水平，存在统计学意义上的显著差异；处于 IV/V（最低功能能力）水平的学生在除旅行外的所有 SFA 子量表中所做的改善较少。在使用 GAS 测量的个体化目标结果中，平均而言，学生能达到并略微超过其预期的主要目标完成情况，以及姿势 / 灵活性、娱乐 / 健身和自理等类别的目标。大多数学生（75%）主要目标的完成情况有所改善，其中 35% 的学生达到了目标期望，40% 的学生超过了目标期望。按 GMFCS 水平、诊断组、接受或不接受门诊物理治疗的学生的目标达成情况没有显著差异。与 8~12 岁的学生相比，5~7 岁的学生的主要目标达成率更高。在为学生服务上用时更多（咨询 / 协作和归档）可以成为更高的姿势 / 灵活性的目标达成水平的前兆。为学生在自我照护活动和服务上用时更多均与超出目标期望有关。为学生增加 100 分钟的服务（每周 5 分钟）会使超出目标期望的概率增加 24%[47]。可能是因为通过了解学生的物理治疗目标并教育他人提高熟练程度和技能概括的实践机会的重要性，导致与教师、家长和其他人进行的咨询和合作可能对学生的成绩产生积极影响。归档要求仔细审查学生过去做的以及将来要做的。这种反思可能会产生更适当的干预，并产生积极的结果。

专业角色

在专业配置齐全的学校，专业人员共同讨论，决定每个团队成员的角色。需要认识到角色之间的重叠，并做好最适合儿童、学校体系和专业人员需求的责任划分 [142]。一般来说，当这些学科的专业人员为幼儿提供服务时，物理治疗、作业治疗和教育方面的重叠程度是最大的。对于年龄较大的儿童来说，专业角色的重叠程度低一些。作业治疗和物理治疗之间经常出现重叠的领域包括力量和耐力、教室布置、运动体验和感觉统合等项目。物理治疗师和教育工作者之间的重叠领域可能包括高级粗大运动技能、耐力训练和转移能力。

教育相关的物理治疗

几十年来，残疾儿童的父母、学校管理人员、教师和学校物理治疗师一直就校本物理治疗与临床服务的作用进行讨论。在有足够数量的治疗师的学区，如果承诺为残疾学生提供适当的服务，则教育相关物理治疗的定义是全面的；这取决于个性化教育计划会议上提到的儿童的个人需求。IDEA 明确指出，教育旨在为学生的独立生活和经济自给自足做好准备，这对提供物理治疗具有广泛的指导意义 [112]。

当个性化教育计划团队在目标和目的上达成一致时，物理治疗更有教育意义。教育制度从来就不是为了满足儿童的所有治疗需要而制定的。可根据需要在教育系统之外提供物理治疗；所有服务于儿童的治疗师都应协作和协调服务。治疗师和父母必须牢记，治疗会占用儿童接受其他教育机会的时间，也剥夺了儿童进行社会交流的机会，而这些机会对儿童的全面幸福至关重要。在做关于服务提供的决定时，必须考虑到这些相互竞争的优先事项 [8]。教育者和治疗师都必须不断地问自己，这些相互竞争的优先级是否真正满足了每个儿童的需要。

支付服务费用

在教育环境中提供相关服务的成本是项目管理人员最关注的一个问题。IDEA 为各州提供了一些联邦资金，但它从来都不足以涵盖特殊教育学生所需的全部服务。为了支付物理治疗费用，一些学区向第三方申请费用。这可能会造成问题，因为许多保险单有上限条件，治疗范围有限，如果费用太高，就会失去参与保险的机会。父母如果无须由保险公司支付这些服务费用，就不必担心如果没有保险金他们的孩子就得不到服务。学区也可以直接为物理治疗服务支付医疗补助；然而，报销通常要基于直接服务，咨询、团队干预和团体服务是不受鼓励的。有关医疗补助的规则和条例由每个州决定，治疗师应积极参与州级工作，确保这些规则和条例促进且不妨碍适当的学校干预。

接送

接送接受特殊教育的儿童是一项必要的相关服务。确保安全有效地接送他们是学区的责任。许多人协助接送过程，美国国家公路运输安全管理局[99]提供了许多解决儿童安全接送问题的资源。物理治疗师可能需根据要求评估残疾学生校车座位或轮椅座位、上下车、紧急疏散程序以及接送人员使用的抬举技巧的安全性。治疗师的核心角色是了解使轮椅适合接送的方法，以及如何固定轮椅和使用乘员约束系统。有关紧急疏散计划的小组的讨论问题应包括学生的体型、体重和身高；不同医疗诊断的影响（如成骨不全）；骨科问题；身体限制；学生的协助能力；学生是否使用轮椅；以及下车先后问题。接送能力是服务提供的一个重要组成部分，而这一点可能会被一些学校治疗师忽视。

不熟悉教育环境的治疗师

许多学校物理治疗师起初从事成人或其他儿科治疗工作。进入教育环境后，父母可以有和孩子一致的上学时间和假期安排。因此，在教育环境中寻求职位的治疗师，其可能经验丰富但只有很少或者几乎没有儿科背景，也缺乏对在 IDEA 的独特要求下进行工作的理解。不熟悉学校实践的治疗师必须立即学习 IDEA 的各种规章制度，本章中曾经提到过这些制度，也可以从相关的网站和参考资料中获取。此外，他们必须了解各州的教育法、特殊教育法和他们所在州的物理治疗法。就像治疗师应该了解医院的报销和实践规则那样，他们也有责任了解管理学校实践的法律。在这个资源有限的时代，由于费用支付问题，管理人员经常声称这些服务不适合有残疾的孩子。他们也可能会说因为找不到治疗师，所以不能在个性化教育计划（IEP）中推荐治疗。当然，这是不正确的，但大多数父母和许多治疗师都不会知道，除非他们精通法律。

学校治疗师需要使用本章所述的各种模型才能在团队中开展有效的工作。就像在康复场所工作的治疗师一样，那些在其他儿科环境中工作的人，如早期干预机构和儿科医院，可能习惯于与团队合作。然而，从事门诊物理治疗的治疗师可能不太熟悉团队运作以及学校环境中所需的角色释放和协作程度。

与其他环境相比，干预措施在教育环境方面也有所不同。如本章所述，目的和目标必须具有教育意义。干预措施基于指南[3]，包括协调、沟通、文件记录以及患者 / 客户相关的指导。对于表 31.4 中列出的需要物理治疗的儿童，可能会提供过程干预。然而，许多学生不需要直接干预；对于某些习惯于提供直接服务的治疗师来说，这种焦点变化可能有些困难。

在学校系统内或系统外寻求经验丰富的导师对于学校新手治疗师来说是明智的选择。许多学校治疗师孤立地工作，他们无法从其他临床环境中获得指导和支持。他们经常与老师一起工作，但却不一定与可以评估自己的知识与技能、一起讨论病例的其他治疗师一同工作。学校管理者需要认识到这种专业方面的隔离对经验丰富的治疗师和学校环境新手治疗师的影响，并且应该支持治疗师寻找导师。

治疗师，尤其是刚刚毕业的和那些刚接触教育环境的治疗师，应该努力获得专栏 31.4[46]所述的学校物理治疗师的能力。在对治疗师的绩效评估中，美国物理治疗师协会（APTA）儿科分会增加了宣传和管理能力。为了帮助确定学校物理治疗的作用、确定有效服务交付所需的资源，学校管理人员可能也需要这些能力。治疗师应不断阅读专业文献、接受继续教育、学习就职后课程、参加研讨会，并与同行进行对话。APTA 儿科分会为学校治疗师提供各种优秀的资源。雇主需要支持治疗师持续进行专业发展。

适合所有学生的体能训练

虽然学校物理治疗师通常被雇用来为 IEP 或《康复法案》第 504 条法规中的残疾学生服务，但是一些学区更具包容性，并且需要治疗师提供更广泛的服务。这可能包括确定建筑障碍、安全运输、预防运动损伤，以及推动促进发展的运动项目。关于所有学生的肥胖和体能训练的全国性危机报告表明，学校治疗师应该与体育教育者合作，以解决这些问题[87,93,104,126]。体能活动不足不仅威胁身体健康，还威胁到认知健康[63]。有充分证据证明，面向发育性残疾者的体育活动计划，可以改善有氧能力、总体运动表现和儿童 / 父母的满意度[71]。一项智力障碍儿童和成人研究的系统评价也发现，运动干预有助于减少挑战行为[100]。此外，体育活动已被证明可以改善自闭症和注意力缺陷多动障碍儿童的心理健康和课堂表现[105]。鼓励读者参阅相关国家网站（www.walk-biketoschool.org），了解鼓励学生养成健康习惯和定

专栏 31.4 学校物理治疗师需要具备的能力

内容 1：校内治疗环境

1. 描述学校物理治疗师需要具备的能力。
   a. 图解治疗师所在教育系统的功能性、监督组织。
   b. 确定学前班至高中的教育课程的目标与结果。
   c. 展示对独立工作、独立生活的最终目标的理解。
   d. 应用以结果为导向的教育课程的知识。
2. 展示关于联邦（例如，IDEA、1973 年《康复法》、ADA）、州以及地方法规的知识，这些法规会影响残疾学生的服务交付情况。
   a. 讨论国家、州以及地方法律的含义。
   b. 应用联邦、州以及地方制度。
   c. 识别并利用联邦、州和地方立法和法规变更的信息来源。
   d. 讨论并展示有关道德和法律责任的专业行为。
   e. 讨论由专业组织和州法规规定的专业能力。
   f. 倡导与教育权利相关的支持性服务。
3. 应用教育系统内为学生服务的各种专业人员的理论和职能方向的知识。
   a. 与同事开展对话，交流专业观点。
   b. 传播有关治疗服务的可用性、资格标准和转诊方法的信息。
   c. 描述心理学家、诊断教育者、课堂教师、语言病理学家、适应性体育教育者、护士、物理治疗师、作业治疗师以及其他与教育和健康相关学科的专业人员常用的评估和干预措施。
4. 协助学生接触社区组织、资源和活动。
   a. 展示对文化和社会差异的认识，这些差异与家庭和学生参与教育课程相关。
   b. 与教育团队合作，制订向社区活动或成人服务过渡的计划。
   c. 当学校服务无法满足儿童的所有需求时，判断是否需要将合适的学生转介到社区治疗和疗养服务。
   d. 将家庭纳入教育过程。
   e. 为家庭和其他团队成员提供信息和适当的社区资源（医疗、教育、金融、社交、疗养和法律等资源）。

内容 2：校内健康和预防

1. 与学校护士、体育老师和教师一起实施全校筛选计划。
   a. 应用影响成长、发展和学习的风险因素的知识。
   b. 确定常见儿科残疾的病因、体征、症状和分类。
   c. 确定影响儿童发育和学习的公认的生物和环境因素。
   d. 选择、管理和解释各种筛选仪器和标准化测量工具。
2. 利用关于环境安全措施的知识促进儿童安全和健康。
   a. 持有心肺复苏认证。
   b. 制订环境危害和事故预防计划。
   c. 觉察儿童被忽略与儿童受虐现象。

内容 3：团队合作

1. 与其他团队成员，特别是教师，建立伙伴关系并协同合作，以有效推行护理计划。
   a. 展示有效的沟通和人际交往能力。
   b. 在家庭、学校专业人员、医疗服务提供者和社区机构之间提供并协调服务。
   c. 实施团队发展和管理战略。
   d. 制订持续的团队协调机制。
2. 担任顾问职能。
   a. 确定影响顾问有效性的行政和人际因素。
   b. 实施有效的咨询策略。
   c. 向其他学校团队成员、社区机构和医疗服务提供者提供技术支持。
3. 教导学校人员和学生家庭，以促进学生获得教育体验。
   a. 协助学校管理者制订政策和程序。
   b. 为教师和助教提供指导。
   c. 提供在职课程。
   d. 开发信息资源。
4. 监督学校职工与各专业学生。
   a. 采用有效的监督策略。
   b. 监测其他团队成员对治疗建议的实施情况。
   c. 建立学生临床联系。
   d. 对治疗人员开展正式和非正式的授课或培训。
5. 作为学生、家庭和学校的倡导者。
   a. 参加公开听证会。
   b. 为特别工作组或决策委员会服务。
   c. 提供必要的信息以支持学生的权利。
   d. 积极参与 IEP 流程。

内容 4：学校检查和评估

1. 确定学生的优势和需求。
   a. 采访学生、家庭、教师和其他相关学校职工。
   b. 收集医务人员和记录信息。
   c. 在各种教育环境中观察学生。
2. 协同决定检查和评估过程。
   a. 指定适当的学科专业。
   b. 确定环境、学生活动和惯例。
   c. 选择仪器。
   d. 制订审查计划。
   e. 告知并让学生做好准备。
3. 通过检查和评估以下内容，确定学生参与有意义的学校活动的能力。
   a. 组织正式的自然观察活动，以确定学生的参与程度及其必要的援助和调整。
   b. 功能性能力，包括粗大运动、精细运动、知觉运动、认知、社交和情感，以及日常生活活动（ADLs）。
   c. 与功能性能力相关的损伤，包括肌肉骨骼状态、神经运动组织、感觉功能和心肺功能状态。
4. 利用有效、可靠、具有成本效益和非歧视性的仪器来实现以下目标。
   a. 鉴定和资格认定。
   b. 诊断的目的。
   c. 个人计划的规划。
   d. 进展情况记录。

内容 5：规划

1. 积极参与 IEP 的发展。
   a. 决定学生教育计划相关的资格认定。
   b. 与学生家庭、学生和其他团队成员合作，准确地解释和交流考试成绩。
   c. 讨论与课程期望相关的学生表现的预后。
   d. 根据当前与未来的环境需求和学生及其家庭的偏好与目标，讨论并优先考虑与学生教育需求相关的结果。
   e. 在限制性最小的教育环境中为学生的安置和职员需求提供适当建议，以便在包容性环境中为儿童提供服务。
   f. 与团队合作，确定治疗如何促进 IEP 的发展，包括以下内容。
      i. 有效的学生治疗效果。
      ii. 功能性和可衡量的目标。
      iii. 治疗服务建议。
      iv. 具体的干预方法和策略。
      v. 确定频率、强度和治疗时长。

专栏 31.4 学校物理治疗师需要具备的能力（续）

g. 制订有关以下方面的持续协调合作机制。
　i. IEP 的实施情况。
　ii. IEP 的更新或修订。
　iii. 移交计划和移交计划的实施。
　iv. 机构间活动。

内容 6：干预

1. 调整环境以方便学生接触和参与学生活动。
　a. 推荐自适应设备、辅助技术和环境适应。
　b. 检测自适应设备、辅助技术和环境适应。
　c. 能够指导学生和其他团队成员适当使用自适应设备和辅助技术。
　d. 确定用于获取、维护、修复和有自适应设备、辅助技术和环境适应的资金来源。
2. 使用各种服务提供方法和类型进行个性化的学生干预。
　a. 采用直接、个人、团体、综合、咨询、监督和协作方法。
　b. 制订通用的指导计划和干预计划，筛选策略并对策略进行排序，以实现学生 IEP 中列出的目标。
3. 促成学生技能的获取、熟练度的掌握及技能的普及，以提高学生的整体发展水平、学习能力和参与程度。
　a. 使用创造性策略解决问题，满足学生的需求。
　b. 解释基本的运动技能学习理论，并将其与治疗计划、教育计划联系起来。
　c. 治疗支持运动、社交、情感、认知和语言技能的神经肌肉功能、肌肉骨骼功能、讯息处理功能和心肺功能。
4. 将治疗干预措施纳入学生活动和日常的环境中。
　a. 在课程、课堂日程安排和学习日常中实施适当的定位策略、移动策略、环境策略和日常生活活动的策略。
　b. 制订矩阵，整合目标、日常、活动以及策略。

内容 7：文件记录

1. 通过以下操作做好相关文件记录。
　a. 用为人们所熟知的、有意义的术语撰写报告。
　b. 保持及时和一致的记录。
　c. 简要总结相关信息。
　d. 与学生家人和其他团队成员共享记录。
2. 协同监测和修改学生 IEP。
　a. 建立与学生家人以及其他团队成员持续沟通的机制并进行记录。
　b. 制订重新评估的行动计划。
　c. 安排预设团队会议，以审查学生在学年中的进展情况。
3. 评估并记录治疗教育计划的效果。
　a. 建立学生参与水平和功能状态的基线。
　b. 持续收集学生 IEP 进展相关数据。
　c. 汇总数据，确定学生的进度。

内容 8：学校的行政问题

1. 展示灵活性、优先级设置和有效的时间管理策略。
2. 获取证明建立新的治疗计划或改变现有计划所必需的资源和数据。
3. 起到领导作用。
　a. 整合影响治疗服务的教育、健康和社会趋势方面的知识。
　b. 确定并向他人讲解治疗服务的整体角色、职责和职能。
　c. 确定并区分满足治疗服务需求的不同方法的特征。
　d. 确定学校环境中治疗服务的管理需求。
　e. 成为其他治疗师职业责任的榜样。
4. 起到管理作用。
　a. 为治疗师提供和分析工作职责说明。
　b. 实施治疗师和员工的招聘、培训、指导和专业发展计划。
　c. 制订和实施指导治疗服务的政策和程序。
　d. 确定治疗案例量（工作量）和人员配备的需求。
　e. 评估治疗人员的表现。
　f. 计划并实施治疗质量保证计划和计划评估。
　g. 参与学校设施和教育活动的评估。
　h. 提出建议，尤其是与确保学校环境的便利性和合理通融相关的建议。
　i. 确定并使用适当的学校、家庭、社区、州和国家资源，尤其是资金来源。
　j. 展示规划和管理服务中治疗部分预算的能力。

内容 9：研究

1. 展示有关儿童发展、医疗保健、教育实践和治疗影响的研究现状的知识。
　a. 进行文献综述。
　b. 向经验丰富的研究人员寻求帮助，解释已发表的研究著作。
　c. 对已发表的研究进行批判性的评估。
2. 将研究知识应用于治疗干预策略、服务提供系统和治疗程序的选择。
　a. 使用客观标准进行评估。
　b. 证明临床决策的合理性。
　c. 将临床治疗病例报告扩展为单学科研究。
3. 在适当的监督下参与项目评估和临床研究活动。
　a. 确定研究主题。
　b. 确保支持临床研究的资源。
　c. 实施临床研究项目。
　d. 传播研究结果。

注：引自 Effgen SK、Chiarello L、Milbourne S：Updated competencies for physical therapists working in school，*Pediatr Phy Ther*，19:266-274。

期体能活动的有趣办法。本书第 6 章中包括了对身体健康的评估和干预。

总结

在美国，物理治疗被纳入为残疾婴儿、幼儿、儿童和青年提供服务的联邦政府计划。对于学龄前和学龄儿童，物理治疗是 IDEA 下针对需要接受特殊教育的儿童或《康复法案》第 504 条法规的教育计划中相关服务的一部分。学校环境不是高科技的、以医疗为中心的医疗环境，也不是以治疗为中心的康复机构环境。相反，学生的受教育需求是最重要的。为了提供有效的服务并获得个人满足感，治疗师必须了解教育环境，包括联邦、州和地方法律以及管理教育环境中物理治疗的法规。

在学校环境中的物理治疗师见证那些有特殊需求

的学生在参与学校环境中的日常生活中经历的成功和挑战。作为一个专业团队的成员，物理治疗师需要解决复杂的问题，以提高儿童参与教育项目的能力。对于那些愿意并且能够满足教育环境的独特需求的物理治疗师来说，这种实践环境是有益的。

（薛 婷 译，鲍 捷 审）

参考文献

1. Alberto PA, Troutman AC: *Applied behavior analysis for teachers*, ed 9, Boston, 2013, Pearson.
2. American Occupational Therapy Association, American Physical Therapy Association, American Speech-Language-Hearing Association: Workload approach: a paradigm shift for positive impact on student outcomes. Retrieved from: https://pediatricapta.org/specialinterest-groups/SB/pdfs/APTA-ASHA-AOTA-Joint-Doc-Workload -Approach-.pdf, 2014.
3. American Physical Therapy Association: *Guide to physical therapist practice 3.0*, Alexandria, VA, 2014, American Physical Therapy Association. Retrieved from: http://guidetoptpractice.apta.org/.
4. American Physical Therapy Association, Section on Pediatrics: FAQs on response to intervention (RTI) for school-based physical therapists. Retrieved from: https://pediatricapta.org/includes/fact-sheets/pdfs/11%20FAQs%20for%20School%20PTs.pdf, 2011.
5. American Physical Therapy Association, Section on Pediatrics: Schoolbased physical therapy: conflicts between Individuals with Disabilities Education Act (IDEA) and legal requirements of state practice acts and regulations. Retrieved from: https://pediatricapta.org/includes/fact-sheets/pdfs/14%20State%20Practice%20Acts%20IDEA.pdf, 2014.
6. American Physical Therapy Association, Section on Pediatrics: Transition worksheet for early intervention and school-based physical therapy providers. Retrieved from: https://pediatricapta.org/includes/fact-sheets/pdfs/EI-SB%20Transition%20Worksheet%20for%20Ped%20PTs.pdf, 2014.
7. American Physical Therapy Association, Section on Pediatrics: Dosage considerations: recommending school-based physical therapy intervention under IDEA resource manual. Retrieved from: https://pediatricapta.org/includes/fact-sheets/pdfs/15%20Dosage%20Consideration %20Resource%20Manual.pdf, 2015.
8. American Physical Therapy Association, Section on Pediatrics: Physical therapy for educational benefit. Retrieved from: https://pediatricapta .org/includes/fact-sheets/pdfs/15%20PT%20for%20Educational %20Benefit.pdf, 2015.
9. American Physical Therapy Association: Defensible documentation resource—an introduction. Retrieved from: http://www.apta.org, 2009.
10. American Physical Therapy Association: A summary of direct access language in state physical therapy practice acts. Retrieved from: http://www .apta.org/uploadedFiles/APTAorg/Advocacy/State/Issues/Direct_Access/DirectAccessbyState.pdf.
11. Arnold SH, McEwen IR: Item test-retest reliability and responsiveness of the school outcomes measure (SOM), *Phys Occup Ther Pediatr* 28:59–77, 2008.
12. Arnold SH, et al.: Assessing the discriminative ability and internal consistency of the School Outcomes Measure. ISRN rehabilitation, article ID 607416. Retrieved from: http://dx.doi.org/10.1155/2013/607416, 2013.
13. Bailes AF, et al.: Development of guidelines for determining frequency of therapy services in a pediatric medical setting, *Pediatr Phys Ther* 20:194–198, 2008.
14. Baker BJ, Cole, et al.: Cognitive referencing as a method of OT/PT triage for young children, *Pediatr Phys Ther* 10:2–6, 1998.
15. Reference deleted in proofs.
16. Batten HE: The industrial school for crippled and deformed children, *Phys Ther Rev* 13:112–113, 1933.
17. Battle v. Commonwealth of Pennsylvania, 629 F 269, 1981.
18. Blatt B, Kaplan F: *Christmas in purgatory: a photographic essay on mental retardation*, Boston, 1966, Allyn & Bacon.
19. Board of Education of Hendrick Hudson Central School District, Westchester County, et al. v. Amy Rowley, 347 U.S. 176, 1982.
20. Braddock D: *Federal policy toward mental retardation and developmental disabilities*, Baltimore, 1987, Paul H. Brookes, p 71.
21. Brown v. Board of Education of Topeka, 347 U.S. 488, 1954.
22. Brown DA, et al.: Performance following ability-focused physical therapy intervention in individuals with severely limited physical and cognitive abilities, *Phys Ther* 78:934–949, 1998.
23. Cable OE, et al.: The crippled children's guide of Buffalo, New York, *Phys Ther Rev* 16:85–88, 1938.
24. Carr SH: Louisiana's criteria of eligibility for occupational therapy services in the public school system, *Am J Occup Ther* 43:503–506, 1989.
25. Carter E, et al.: Peer interactions and academic engagement of youth with developmental disabilities in inclusive middle and high school classrooms, *Am J Ment Retard* 113:479–494, 2008.
26. Cecere SW, Williams JK: *Determination of relevant therapy tool (DRTT)*, unpublished manuscript, 2013.
27. Cedar Rapids Community School District v. Garret F., 526 U.S. 66, 1999.
28. Cole C, et al.: Academic progress of students across inclusive and traditional settings, *Ment Retard* 42:136–144, 2004.
29. Cole KN, et al.: Retrospective analysis of physical and occupational therapy progress in young children: an examination of cognitive referencing, *Pediatr Phys Ther* 3:185–189, 1991.
30. Coster W, et al.: *School function assessment*, San Antonio, TX, 1998, The Psychological Corporation.
31. Cruickshank WM: *Psychology of exceptional children and youth*, ed 4, Englewood Cliffs, NJ, 1980, Prentice-Hall, pp 65–66.
32. Damiano DL: Activity, activity, activity: rethinking our physical therapy approach to cerebral palsy, *Phys Ther* 86:1534–1540, 2006.
33. Danielson C: Danielson group: the framework. Retrieved from: http://danielsongroup.org/framework/, 2015.
34. David KS: Monitoring process for improved outcomes, *Phys Occup Ther Pediatr* 16:47–76, 1996.
35. Davies PL, et al.: Validity and reliability of the School Function Assessment in elementary school students with disabilities, *Phys Occup Ther Pediatr* 24:23–43, 2004.
36. Deno E: Special education as developmental capital, *Exception Child* 37:229–237, 1970.
37. Dole RL, et al.: Consensus among experts in pediatric occupational and physical therapy on elements of individualized education programs, *Pediatr Phys Ther* 15:159–166, 2003.
38. Reference deleted in proofs.
39. Effgen SK: Systematic delivery and recording of intervention assistance, *Pediatr Phys Ther* 3:63–68, 1991.
40. Effgen SK: Factors affecting the termination of physical therapy services for children in school settings, *Pediatr Phys Ther* 12:121–126, 2000.
41. Effgen SK, Chan L: Occurrence of gross motor behaviors and attainment of motor objectives in children with cerebral palsy participating in conductive education, *Physiother Theory Pract* 26:22–39, 2010.
42. Effgen SK, Kaminker MK: Nationwide survey of school-based physical therapy practice, *Pediatr Phys Ther* 26:394–403, 2014.
43. Effgen SK, Klepper S: Survey of physical therapy practice in educational settings, *Pediatr Phys Ther* 6:15–21, 1994.
44. Effgen SK, McEwen I: *Review of selected physical therapy interventions for school-age children with disabilities (COPSSE document Number OP-4)*, Gainesville, FL, 2007, University of Florida, Center on Personnel Studies in Special Education.

Retrieved from: http://www.coe.ufl.edu/copsse/docs/PT_CP_090707_5/1/PT_CP_090707_5.pdf.

45. Effgen SK, McEwen I: Review of selected physical therapy interventions for school-age children with disabilities, *Phys Ther Rev* 13:297–312, 2008.
46. Effgen SK, et al.: Updated competencies for physical therapists working in schools, *Pediatr Phys Ther* 19:266–274, 2007.
47. Effgen SK, et al.: Executive summary: relationship of student outcomes to school-based physical therapy service. PT COUNTS. Retrieved from: http://www.mc.uky.edu/healthsciences/grants/ptcounts/docs/Executive%20Summary%203-23-15%20revised.pdf, 2015.
48. Effgen SK, et al.: The PT COUNTS study: an example of practice based evidence research, *Pediatr Phys Ther* 28:47–56, 2016.
49. Federal Register, Part II, Department of Education: 34 CFR Parts 300 and 301, Assistance to states for the education of children with disabilities and preschool grants for children with disabilities; and service obligations under special education. Personnel development to improve services and results for children with disabilities: final rule. Retrieved from: http://idea.ed.gov/download/finalregulations.pdf, August 14, 2006.
50. Federal Register, Part II, Department of Education: 34 CFR Part 200, Title I—Improving the academic achievement of the disadvantaged, final rule, vol 68, no 236, pp 68697–68708. Retrieved from: http://www .ed.gov/legislation/FedRegister/finrule/2003-4/120903a.html, December 9, 2003.
51. Federal Register, Part II, Department of Education: 34 CFR Parts 300 and 301: assistance to states for the education of children with disabilities program and preschool grants for children with disabilities, final rule, vol 57, no 189, September 29, 1992.
52. Flexer RW, et al.: *Transition planning for secondary students with disabilities*, ed 4, Upper Saddle River, NJ, 2012, Prentice-Hall.
53. Florida Department of Education: Exceptional Education & Student Services: considerations for educationally relevant therapy (CERT). Retrieved from: http://www.fldoe.org/ESE/cert.asp, 2009.
54. Georgia Association of Retarded Citizens v. McDaniel, 716 F. 2d 1565 (1981), ed 13 Law Rep. 609.
55. Giangreco MF, et al.: Providing related services to learners with severe handicaps in educational settings: pursuing the least restrictive option, *Pediatr Phys Ther* 1:55–63, 1989.
56. Givins EV: The spastic child in the classroom, *Phys Ther Rev* 18:136–137, 1938.
57. Guralnick MJ: *Early childhood inclusion*, Baltimore, 2001, Paul H. Brookes.
58. Haley SM, et al.: Pediatric Evaluation of Disability Inventory Computer Adaptive Test (PEDI-CAT). Retrieved from: http://pedicat.com/category/versions/, 2015.
59. Haley SM, et al.: *Pediatric Evaluation of Disability Inventory (PEDI)*, San Antonio, TX, 1992, The Psychological Corporation.
60. Hanft BE, et al.: *Coaching families and colleagues in early childhood*, Baltimore, 2004, Paul H. Brookes.
61. Hanft B, Shepherd J, editors: *Collaborating for student success: a guide for school-based occupational therapy*, Bethesda, MD, 2008, American Occupational Therapy Association.
62. Hanson MJ, et al.: Entering preschool: family and professional experiences in this transition process, *J Early Interv* 23:279–293, 2000.
63. Hillman CH: I. An introduction to the relation of physical activity to cognitive and brain health, and scholastic achievement, *Monogr Soc Res Child Dev* 79:1–6, 2014.
64. Holler RA, Zirkel PA: Section 504 and public schools: a national survey concerning "Section 504-only" students, *National Association of Secondary School Principals Bulletin* 92:19, 2008. Retrieved from: http://bul.sagepub .com/cgi/content/abstract/92/1/19.
65. Holt S, et al.: School-based physical therapists' perceptions of schoolbased practices, *Phys Occup Ther Pediatr* 35:381–395, 2015.
66. Hunt P, et al.: Collaborative teaming to support students at risk and students with severe disabilities in general education classrooms, *Exception Child* 69:315–332, 2003.
67. Hwang J, et al.: Validation of school function assessment with elementary school children, *Occupation Participation Health* 22:48–58, 2002.
68. Iowa Department of Education: *Iowa guidelines for educationally related physical therapy services*, Des Moines, IA, 2001, Author.
69. Irving Independent School District v. Tatro, 468 U.S. 883 (1984).
70. Jackson S, et al.: Response to intervention: implications for early childhood professionals, *Lang Speech Hear Serv Sch* 40:424–434, 2009.
71. Johnson CC: The benefits of physical activity for youth with developmental disabilities: a systematic review, *Am J Health Promot* 23:157–167, 2009.
72. Johnson DR, et al.: Current challenges facing secondary education and transition services: what research tells us, *Exception Child* 68:519–531, 2002.
73. Jones M, Rapport MJ: Court decisions, state education agency hearings, letters of inquiry, policy interpretation, and investigations by federal agencies related to school-based physical therapy. In McEwen IR, editor: *Providing physical therapy services under parts B & C of the Individuals with Disabilities Education Act (IDEA)*, Alexandria, VA, 2009, Section on Pediatrics, American Physical Therapy Association, pp 147–159.
74. Kaloi L, Stanberry K: Section 504 in 2009: broader eligibility, more accommodations, *National Center for Learning Disabilities*, 2009. Retrieved from: http://www.ncld.org/on-capitol-hill/federal-laws-aamp-ld/adaaa-asection-504/section-504-in-2009.
75. Kaminker MK, et al.: Decision making for service delivery in schools: a nationwide analysis by geographic region, *Pediatr Phys Ther* 18:204–213, 2006.
76. Kaminker MK, et al.: Decision making for service delivery in schools: a nationwide survey of pediatric physical therapists, *Phys Ther* 84:919–933, 2004.
77. Kentucky Department of Education: Guidance of the related services of occupational therapy, physical therapy, and speech/language therapy in Kentucky Public Schools. Retrieved from: http://education.ky.gov/specialed/excep/documents/guidance%20documents/resource%20manual %20for%20educationally%20related%20ot%20and%20pt.pdf, 2012.
78. King G: A relational goal-oriented model of optimal service delivery to children and families, *Phys Occup Ther Pediatr* 29:384–408, 2009.
79. King GA, et al.: An evaluation of functional, school-based therapy services for children with special needs, *Phys Occup Ther Pediatr* 19:5–29, 1999.
80. King G, et al.: A life needs model of pediatric service delivery: services to support community participation and quality of life for children and youth with disabilities, *Phys Occup Ther Pediatr* 22:53–77, 2002.
81. Lignugaris-Kraft B, et al.: Writing better goals and short-term objectives or benchmarks, *Teach Exception Child* 34:52–58, 2001.
82. Lindsey D, et al.: Physical therapy services in North Carolina's schools, *Clin Manage Phys Ther* 4:40–43, 1980.
83. Lipsky DK: The coexistence of high standards and inclusion, *Sch Admin* 60:32–35, 2003.
84. Martin R: *Extraordinary children, ordinary lives: stories behind special education case law*, Champaign, IL, 1991, Research Press, pp 45–63.
85. Maryland State Steering Committee for Occupational and Physical Therapy School-Based Programs: Occupational and physical therapy early intervention and school-based services in Maryland: a guide to practice. Retrieved from: http://www.marylandpublicschools.org/nr/rdonlyres/954dfc2e-16d9-45fa-b5c4-e713b0134fea/19473/ot_pt_fulldocument_december11_final.pdf, 2010.
86. Mastropieri M, Scruggs T: *The inclusive classroom: strategies for effective differentiated instruction*, ed 4, Columbus, OH, 2010, Merrill.
87. McCambridge T, et al.: Active healthy living: prevention of

childhood obesity through increased physical activity, *Pediatrics* 117:1834–1842, 2006.

88. McConlogue A, Quinn L: Analysis of physical therapy goals in a schoolbased setting: a pilot study, *Phys Occup Ther Pediatr* 29:154–169, 2009.
89. McEwen I, editor: *Providing physical therapy services under parts B & C of the Individuals with Disabilities Education Act (IDEA)*, Alexandria, VA, 2009, Section on Pediatrics, American Physical Therapy Association.
90. McEwen IR, et al., editors: Interrater reliability and content validity of a minimal data set to measure outcomes of students receiving schoolbased occupational therapy and physical therapy, *Phys Occup Ther Pediatr* 23:77–95, 2003.
91. Meyer LH, et al.: *Critical issues in the lives of people with severe disabilities*, Baltimore, 1991, Paul H. Brookes.
92. Mills v. Board of Education District of Columbia, 348 F. Supp. 866 (D. DC. 1972).
93. Mitchell LE, et al.: Habitual physical activity of independently ambulant children and adolescents with cerebral palsy: are they doing enough? *Phys Ther* 95:202–211, 2015.
94. Mockford M, Caulton JM: Systematic review of progressive strength training in children and adolescents with cerebral palsy who are ambulatory, *Pediatr Phys Ther* 20:318–333, 2008.
95. Mulcahey AL: Detroit schools for crippled children, *Phys Ther Rev* 16:63–64, 1936.
96. Myers CT, et al.: Factors influencing physical therapists' involvement in preschool transitions, *Phys Ther* 91:656–664, 2011.
97. National Center for Fair and Open Testing: Joint organizational statement on No Child Left Behind (NCLB) Act. Retrieved from: http://www.fairtest.org/joint%20statement%20civil%20rights%20grps%2010-21-04.html, 2009.
98. National Coalition on Personnel Shortages in Special Education and Related Services (NCPSSERS): About the shortage. Retrieved from: http://specialedshortages.org/about-the-shortage/, 2015.
99. National Highway Traffic Safety Administration: Proper use of child safety restraint systems in school buses. Retrieved from: http://www .nhtsa.dot.gov/people/injury/buses/busseatbelt/, 2015.
100. Ogg-Groenendaal M, et al.: A systematic review on the effect of exercise interventions on challenging behavior for people with intellectual disabilities, *Res Dev Disabil* 35:1507–1517, 2014.
101. Ott DAD, Effgen SK: Occurrence of gross motor behaviors in integrated and segregated preschool classrooms, *Pediatr Phys Ther* 12:164–172, 2000.
102. Palisano RJ, et al.: Content validity of the expanded and revised gross motor function classification system, *Dev Med Child Neurol* 50:744–750, 2008.
103. PARC v. Pennsylvania, 334 F. SuppK. 1257 (ED PA 1972).
104. Pate RR, et al.: Promoting physical activity in children and youth: a leadership role for schools. A Council on Nutrition, Physical Activity, and Metabolism (Physical Activity Committee) in Collaboration with the Councils on Cardiovascular Disease in the Young and Cardiovascular Nursing, *Circulation* 114:1214–1224, 2006.
105. Pontifex MB, et al.: VI. The role of physical activity in reducing barriers to learning in children with developmental disorders, *Monogr Soc Res Child Dev* 79:93–118, 2014.
106. Prieto GM: *Effects of physical therapist instruction on the frequency and performance of teacher assisted gross motor activities for students with motor disabilities, unpublished master's thesis*, Philadelphia, 1992, Hahnemann University.
107. Public Law 101-336: Americans with Disabilities Act, 42 *USC* §12101, 1990. Retrieved from: http://library.clerk.house.gov/reference-files/PPL_101_336_AmericansWithDisabilities.pdf.
108. Public Law 102-119: Individuals with Disabilities Education Act Amendments of, 105 587–608, 1991. Retrieved from: http://www.gpo.gov/ fdsys/pkg/STATUTE-105/pdf/STATUTE-105-Pg587.pdf.
109. Public Law 105-17: Individuals with Disabilities Education Act Amendments of 1997, 111 Stat. 37–157. Retrieved from: http://www.gpo.gov/fdsys/pkg/PLAW-105publ17/pdf/PLAW-105publ17.pdf.
110. Public Law 105-394: Assistance Technology Act of 1998, 118 Stat. 1707. Retrieved from: http://www.gpo.gov/fdsys/pkg/PLAW-108publ364/html/PLAW-108publ364.htm.
111. Public Law 107-110: No Child Left Behind Act of, 115 Stat. 1425–2094, 2001. Retrieved from: http://www.ed.gov/policy/elsec/leg/esea02/107-110.pdf.
112. Public Law 108-446: Individuals with Disabilities Education Improvement Act of 2004, Retrieved from: http://www.copyright.gov/legislation/pl108-446.pdf.
113. Public Law 110-335: Americans with Disabilities Amendments Act, 42 *USC* §12101, 2008. Retrieved from: http://www.ada.gov/pubs/adastatute08. htm.
114. Public Law 93-112: Rehabilitation Act, 29 *USC Sec.* §794, 1973. Retrieved from: http://www.usbr.gov/cro/pdfsplus/rehabact.pdf.
115. Public Law 94-103: Developmental Disabilities Assistance and Bill of Rights Act, Stat. 89:486–507, 1975. Retrieved from: http://mn.gov/mnddc//dd_act/documents/75-DDA-USH.pdf.
116. Public Law 94-142: Education of All Handicapped Children Act, 89 Stat. 773–796, 1975. Retrieved from: http://www.gpo.gov/fdsys/pkg/STATUTE-89/pdf/STATUTE-89-Pg773.pdf.
117. Public Law 99-372: Handicapped Children's Protection Act, 20 USC §, 1986. 1415(e)(4)(f). Retrieved from: http://www.gpo.gov/fdsys/pkg/STATUTE-100/pdf/STATUTE-100-Pg796.pdf.
118. Public Law 99-457: Education of the Handicapped Act Amendments of 1986, 100 Stat. 1145–1177. Retrieved from: http://www.gpo.gov/fdsys/pkg/STATUTE-100/pdf/STATUTE-100-Pg1145.pdf.
119. Rainforth B: OSERS clarifies legality of related services eligibility criteria, *TASH Newsletter* 17:8, 1991.
120. Rainforth B: Analysis of physical therapy practice acts: implications for role release in educational environments, *Pediatr Phys Ther* 9:54–61, 1997.
121. Rainforth B, Kugelmass JW: *Curriculum instruction for all learners: blending systematic and constructivist approaches in inclusive elementary schools*, Baltimore, MD, 2003, Paul H. Brookes.
122. Rainforth B, York-Barr J: *Collaborative teams for students with severe disabilities*, ed 2, Baltimore, 1997, Paul H. Brookes.
123. Randall KE, McEwen IR: Writing patient-centered functional goals, *Phys Ther* 80:1197–1203, 2000.
124. Rapport MJ, Thomas SB: Extended school year: legal issues and implications, *J Assoc Pers Sev Handicaps* 18:16–27, 1993.
125. Reynolds M: A framework for considering some issues in special education, *Exception Child* 28:367–370, 1962.
126. Rowland JL, et al.: The scope of pediatric physical therapy practice in health promotion and fitness for youth with disabilities, *Pediatr Phys Ther* 15:2–15, 2015.
127. Ryndak DL, Fisher D: *The foundations of inclusive education: a compendium of articles on effective strategies to achieve inclusive education*, ed 2, Baltimore, MD, 2003, TASH.
128. Sever JW: Physical therapy in schools for crippled children, *Phys Ther Rev* 18:298–303, 1938.
129. Shumway-Cook A, Woollacott MH: *Motor control: translating research into clinical practice*, ed 4, Philadelphia, 2012, Lippincott Williams & Wilkins.
130. Smith J, Sylvester L: Transition. In McEwen I, editor: *Providing physical therapy services under parts B & C of the Individuals with Disabilities Education Act (IDEA)*, Alexandria, VA, 2009, Section on Pediatrics, American Physical Therapy Association.
131. Snell ME, Janney R: *Collaborative teaming*, Baltimore, MD, 2000, Paul H. Brookes.
132. Soccio CA: *Direct-individual versus integrated-group models of physical therapy service delivery,* unpublished master's thesis, Philadelphia, 1991, Hahnemann University.
133. Steenbeek D, et al.: Goal attainment scaling in paediatric rehabilitation: a report on the clinical training of an interdisciplinary team, *Child Care Health Dev* 34:521–529, 2008.

134. Stronge JH: Teacher effectiveness performance evaluation system. Handbook 2012-2013. Retrieved from http://fea.njpsa.org/documents/Stronge/Stronge%20NJ%20Training-district%20access/Tabs/Tab%205-Teacher%20Evaluation%20System%20Handbook.pdf, 2012.
135 TASH: *TASH resolution on inclusive quality education*, Baltimore, MD, 2000, Author.
136. Taylor SJ: Caught in the continuum: a critical analysis of the least restrictive environment, *J Assoc Pers Sev Handicaps* 13:41–53, 1988.
137. Teeters Myers C, Effgen SK: Physical therapists' participation in early childhood transitions, *Pediatr Phys Ther* 18:182–189, 2006.
138. U.S. Department of Education, Office of Special Education and Rehabilitative Services, Office of Special Education Programs: *30th annual report to Congress on the implementation of the Individuals with Disabilities Education Act, 2008*, Washington, DC, 2011, Author.
139. U.S. Department of Education: Civil rights discrimination. Retrieved from: http://ed.gov/policy/rights/guid/ocr/disability.html, 2009.
140. Vacha VB: History of the development of special schools and classes for crippled children in Chicago, *Phys Ther Rev* 13:21–26, 1933.
141. Valvano J, Fiss A: Neuromuscular system: the plan of care. In Effgen SK, editor: *Meeting the physical therapy needs of children*, ed 2, Philadelphia, 2013, FA Davis, pp 347–388.
142. Virginia Department of Education: *Handbook for occupational & physical therapy services in Virginia public schools*, Richmond, VA, 2010, Author. Retrieved from: http://www.doe.virginia.gov/special_ed/iep_instruct_svcs/related_services/handbook_occupational_physical_therapy.pdf.
143. Wilson RAA, et al.: Concurrent validity of the School Outcomes Measure (SOM) and Pediatric Evaluation of Disability Inventory (PEDI) in preschool-age children, *Phys Occup Ther Pediatr* 35:40–53, 2015.
144. Wolfensberger W: Will there always be an institution? The impact of new service models, *Ment Retard* 9:31–38, 1971.
145. World Health Organization (WHO: International Classification of Functioning, Disability and Health (ICF). Retrieved from: http://www .who.int/classifications/icf/en/, 2009.
146. Zirkel P: Inclusion: return of the pendulum? *Special Educator* 12(1):5, 1996.

推荐阅读

American Occupational Therapy Association, American Physical Therapy Association, & American Speech-Language-Hearing Association: Workload approach: a paradigm shift for positive impact on student outcomes. Retrieved from: https://pediatricapta.org/special-interest-groups/SB/pdfs/APTA-ASHA-AOTA-Joint-Doc-Workload-Approach-.pdf.

Effgen SK, et al.: Updated competencies for physical therapists working in schools, *Pediatr Phys Ther* 19:66–274, 2007.

Hanft B, Shepherd J, editors: *Collaborating for student success: a guide for school-based occupational therapy*, Bethesda, MD, 2008, American Occupational Therapy Association.

Kentucky Department of Education: Guidance of the related services of occupational therapy, physical therapy, and speech/language therapy in Kentucky Public Schools. Retrieved from: http://education.ky.gov/specialed/excep/documents/guidance%20documents/resource%20manual%20for%20educationally%20related%20ot%20and%20pt.pdf, 2012.

Maryland State Steering Committee for Occupational and Physical Therapy School-Based Programs: Occupational and physical therapy early intervention and school-based services in Maryland: a guide to practice. Retrieved from: http://www.marylandpublicschools.org/nr/rdonlyres/954dfc2e-16d9-45fa-b5c4-e713b0134fea/19473/ot_pt_fulldocument_december11_final.pdf, 2010.

McEwen I, editor: *Providing physical therapy services under parts B & C of the Individuals with Disabilities Education Act (IDEA)*, Alexandria, VA, 2009, Section on Pediatrics, American Physical Therapy Association.

第 32 章 残障青少年向成年期过渡

Nancy Cicirello, Antonette Doty, Robert J. Palisano

向成年期过渡是一个面向未来的过程。在此期间，青少年会表达出他们的诉求和目标，并开始为成年角色和责任做准备 [19]。这个过渡过程是多层面的，包含青少年转向成人的生活方式及转变过程中的健康、社会 – 心理和教育 – 职业需求 [146]。父母和残障青少年会优先考虑在适当的支持下尽可能独立，在高中毕业后进行有意义的活动以及建立支持性的社会关系 [113]。正如 Rutkowski 和 Riehie[118] 所分享的脑性瘫痪联合组织的愿景所述——脑性瘫痪人群和其他发育性残障者将融入他们的社区，拥有满意的生活和被尊重的社会角色，有充分的渠道获得所需的支持并能自主支配，使其可以帮助他们达成所希望的生活方式，并在所处环境中保持安全和健康的状态。2004 年美国颁布 108-446 公法《残疾人教育法案》（Individuals with Disabilities Education Improvement Act，IDEA），要求转衔计划应帮助青少年具备成年角色所需的知识和技能。美国儿科协会（American Academy of Pediatrics，AAP）、美国家庭医师协会（American Academy of Family Physicians）、美国医师协会（American College of Physicians）和美国内科协会（American Society of Internal Medicine）联合发表共识，倡导应在所有残障青少年 14 岁时为其制订书面的健康照护转衔计划 [2]。然而，综合全面的健康过渡服务与支持的实施仍未广泛达成共识 [2]。此外，智力残障和发育残障的青少年在就业、高等教育入学等方面与正常同龄人相比仍存在差距 [104]。

向成年的过渡对残障青少年及其家庭、卫生保健专业人员以及医疗卫生保健系统带来了严峻的挑战 [2,18,37,130]。Blomquist 等人的一项研究认为，家长和专业人员的低期望、对现有职业康复教育相关知识的缺乏、维护自我权益的技巧的缺乏是残障青少年在过渡过程中尤其凸显的问题 [19]。同样地，Stewart 将缺乏准备、信息有限、支持有限、缺乏成人角色的必备技能以及与成人卫生保健服务的脱节视为过渡过程中的潜在障碍 [126]。一项国家主导的调查显示，残障青少年认为他们最需要的过渡服务是职业训练、独立生存技能训练、入学 / 就职指导 [150]。只有 45% 的调查者说曾经有人与他们就医疗决策的制定进行过讨论，不足 50% 的人曾被他人问起过个人工作计划 [150]。在另一项国家调查研究中，只有 6% 的家庭反映了他们的有特殊健康照护需求的残障子女达到了向成年成功过渡的期望的结局 [109]。这些研究强调，需要采取计划与行动，以帮助残障青少年向成年角色过渡做准备。

帮助残障青少年向成年角色过渡做准备并且满足儿童期罹患残疾的成年患者的需求是物理治疗实践的新兴领域。残障青少年的需求通常包括：①个人辅助；②辅助技术；③维护自我权益的指导；④高等教育和职业相关技能的提升 [52,69,127,135]。根据本书第 1 章所述，国际功能、残疾与健康分类（The International Classification of Functioning, Disability and Health，ICF）[149] 是一个个体与环境交互作用的生物 – 心理 – 社会模式；这一模式对于理解健康、健康相关的状态以及活动参与的结局尤其重要。加拿大的青少年过渡经验也支持了这一观点：访谈和小组座谈会中出现的概括性主题正是“人与环境互动过程中的复杂性”[129]。

本章的目的在于：①描述残障青少年向成年期过渡过程中其个体与家庭面临的挑战；②对过渡方式、服务、支持和结局进行评估；③对于在教育、社区、医院环境下的物理治疗师在过渡过程中如何进行身份角色拓展提供建议。

背景信息

残障青少年向成人角色转变的准备

向成人的过渡包含了新的角色、责任与期待，这一过程也受个人 – 家庭 – 社会无数因素的影响。Havighurst 认为青少年（在这个过渡过程中）的任务包括：①与同龄男性 / 女性建立更加成熟的新关系；②接受自己的体格外形并有效使用自己的身体；③情感上独立于父母及其他成人；④为婚姻和家庭生活做准备；⑤获得经济独立；⑥期望并实现有社会责任的行为 [57]。Halfon[53] 等提出了一个全生命周期的健康发展模型，在这一模型中，健康被概念化为一套能够使个体适应事件及经验并达到生活目标的能力系统。健康的发展过程对环境体验的时机和社会结构异常敏感。这些观点强调了人与环境的交互对于过渡过程至关重要。

儿童期罹患残疾的青少年主要的生活任务是寻找有意义的工作，进入多重物理环境，独立生活或在自己选择的支持条件下生活，以及在社区实现成功过渡 [35]。Rosenbaum 和 Rosenbloom[115] 强调应注重社会系统和医疗系统的交叉性，并以此理念为儿童期罹患残疾的个体提供更好的服务。他们鼓励服务提供者与这些青少年及其家庭合作，倡导优势为本的方式与积极的角色参与。

家庭准备

残障青少年、家庭与专业人员间的合作对于成功的过渡非常重要 [8]。我们通常认为，随着青少年逐渐成熟，他们将变得更加自主并开始承担成人的角色和责任。而残障青少年的家庭则表现出对未来进行计划的需求 [107]，以及对未来的担忧——当家长不再有能力照顾成年子女时，他们会怎样 [21,48,98]？尽管残障学生的家长在孩子高中毕业后仍是孩子的主要支柱，但家长并不总是参与到转衔计划中。McNair 和 Rush 的研究发现，家长们想更多了解孩子的技能水平、工作选择、成人服务、社区生活、家庭支持类型等方面的信息；同时，他们渴望能更多地参与到转衔计划中 [99]。智力障碍或发育障碍的青少年的家长将成功的过渡与以下因素联系在一起：“在社会中拥有一份职业或一个功能角色”“离开父母或照护者独自居住”“和同龄人建立关系”“拥有在日常生活中取得成功所需的技能” [62]。这些发现强调了在制订转衔计划时将家庭纳入考量并将其置于优先位置的重要性。

自主性

自主性是青少年向成年角色过渡时应该具备的特质 [43,92,127]。自主性的定义为：“一种使个体能够进行目标导向、自我调节和自主行为的技能、知识和信念的结合”。自主性既是以人为中心、也是以人为导向的，同时彰显了残障人士对自我生活管理的权利和责任 [73]。一般来说，具备自主性特质的青少年更有能力掌控他们的生活，也更有能力胜任成年角色。患有脑性瘫痪的青少年认为，获得信任、自信和被他人接受是生活成功的重要体现 [77]。一项有关肢体残障的青少年的研究发现，社会自我效能感与独立性和毅力有关 [78]。Gall 等人建议，过渡过程中所涉及的责任主体应从服务提供者逐步转移到父母 / 家庭，最后到青少年自身 [49]。

如一项有关残障学生自主性的系统综述所述，自主性是可以训练的，在经历了综合的指导和课程学习后该能力可以得到提升 [30]。目标设定和自我管理是最常用的干预策略。其他要素还包括决策、计划、解决问题、学习技能并对其进行实践以及自我倡导。Evan 等人对一项多方面的过渡项目进行了评估，这一项目将儿童康复服务与自我发现、技能提升和社区体验相结合 [43]。在为期 12 个月的项目参与后，统计和临床结果表明，患有多重残障的青少年和年轻成人在自主性、个人控制力、更多地参与志愿活动和社交休闲活动等方面有明显提升。患有脑性瘫痪的成人的经验分享表明，态度上的障碍是比生理上的障碍更严重的问题，榜样作用、目标设定和自我认知，来自家庭、朋友、社会的支持，以及自主性的经验和实践都可优化改善这一过渡过程 [6]。

自我管理

鼓励残障青少年最大限度地积极参与从儿童康复到成人自我健康管理的过程。与医疗工作者（包括初级保健医生、专科医生、护士、治疗师、口腔科医生）的沟通能力是一项重要的技能。对于需要躯体帮助进行自我护理的青少年来说，还包括指导护理提供者的能力。健康促进、损伤预防、继发性损伤预防的技能同样重要。残障青少年可在与多种健康服务提供者的沟通、协调中获得有益经验。自我管理的例子包括确定一个家庭医疗提供者，并与之沟通协调制订她/他的专业护理策略，如进行健康、护理记录。这个过程同时包括将转衔计划与每个服务提供者进行分享。电子病历记录可有效提升照护过程中沟通协调效率。

健康状态及二级预防

《2020 健康人群计划》(*Healthy People 2020*，2010 版)[140] 由美国卫生和公众服务部首发，旨在促进健康和疾病预防。对于残疾人群的目标包括更易于获得健康、保健、辅助技术和治疗方案，以及降低在家庭、学校、工作、社区中遇到环境障碍的人群比例。综合和协调的健康照护、对健康状况的自我管理和体育活动对保健二级预防是重要的。在《2020 健康人群计划》中关于残障及二级预防部分中，两个新的目标是：①减少由于特定障碍造成医疗及周期性预防保健延迟而致残的人群比例；②增加 12~17 岁青少年的家长或其他照护者参与从儿童到成年的转衔计划的比例。这些目标再次强调了将成长期、过渡期的青少年转介至物理治疗教育和医疗服务的重要性。

寻找成人医疗康复机构

随着过去几十年医疗状况的进步，许多残疾儿童现已步入成年，在健康方面面临新的挑战[14]。Newacheck 等人的研究表明，在美国，18%(1260万)18 岁以下的儿童和青少年患有慢性疾病，较普通儿童需要更多的健康及相关服务[103]。据估计目前有 20 000~500 000 名患有终身残疾的个体年龄已经超过 60 岁，且这个数字预计在 2030 年时会翻倍[11]。

需要持续的、综合的、协调的服务是残障青少年在成年卫生保健系统的一个重要结局[2,34,147]。目前，美国的医疗保健系统并不是为促进儿童到成人过渡而设计的，这导致一种拼凑式的方法，且这在短期内可能不会改变[14]。一般来说，伴有终生残障的人群在社会中比普通人群更难获得医疗服务。此外，他们获得的预防性保健更少、紧急医疗就诊更多、保险覆盖更少，并且几乎没有自我健康管理的经验。在有特殊医疗需要的青少年中，45% 的人没有熟悉他们健康状况的医生。此外，在美国，18~24 岁的年轻人中有 30% 缺乏医疗保健的支付来源，年轻人也无法获得初级和专业医疗服务提供者的服务[14]。

Hepburn 等人[63] 在公开的政府文件范围内进行了一项有关过渡至成年的调查，结果显示，国际上很少有司法管辖区在卫生领域或更广泛的社会政策领域发布有关护理过渡的文件。绝大多数地区没有支持成功过渡或评估过渡策略所需的政策基础建设。在美国，医疗康复机构模式是一种通过确定初级保健提供者、协调卫生和社区服务来增强医疗服务的协调性，并降低成本的一种努力方向。然而，成人医疗保健系统缺乏为满足患有儿童期发病的慢性疾病(如脑性瘫痪)的成人所需要的初级保健提供者以及专科医疗保健和康复服务[15,34,91,125]。残障青少年和他们的家庭缺乏过渡准备将导致一系列向成人医疗过渡的问题[114]。

美国儿科协会、美国家庭医师协会、美国医师协会和美国内科协会联合发布了一项专家共识，推荐所有需要特殊医疗保健的青少年在 14 岁时都有一份书面的转衔计划，以确定合适的医疗专业人员，为初级保健和预防性保健提供指导，以确保有与其发展相适应的过渡服务[2]。在这些机构组织的一份临床报告中，提倡为 18~21 岁的青年在由儿童保健过渡到面向成人医疗保健时，提供一项及时的、协调的、个性化的转衔计划[2]。转衔计划应该包括：向成人医疗过渡的预期年龄；在过渡准备过程中青少年、家庭和(或)其他照护者的责任，以及医务工作者的责任。这个过程包括：①过渡准备的评估；②为实现现实的目标，规划一个动态和纵向的过程；③在计划实施过程中，对所有当事人展开教育，并授予青少年在自我照护领域的自主权；④利用文档促使持续的评估，并将这些信息与成人医疗提供者分享。美国儿科学会医疗之家国家中心的网站上包含针对青少年和家庭的关于寻找医疗之家和健康保健过渡服务的相关信息(https://medicalhomeinfo.aap.org/Pages/default.aspx)。向青少年提供的资源包括过渡手册、一份可携带的病历记录表，类似于“与医生和健康专家面对面”访谈视频以及对未来的计划。

Tonniges 和 Roberts 在对医疗保健和过渡的研究中发现，有特殊医疗保健需求的青少年需要花更多时间在危机管理上，故普通生活、娱乐活动时间更少[138]。从某种意义上说，有特殊医疗保健需求的青少年的生活更像患者而不是年轻人，因此导致错过学校课程、学习中断、动能减退、社会孤离，以及对能力和未来前景的期望过低。这类青少年表示他们希望独立生活和工作，但往往觉得他们“像个孩子一样被对待”，不能自我掌控生活。许多青少年认为他们并没有被视为与病情分开的独立个体，且医疗保健提供者往往会只听从父母的意见（而忽略了他们的感受）。有特殊保健需求的青少年家庭希望了解以下方面的更多信息：相关资源、转诊服务、书面健康转衔计划、专业人员协助开展并解释如何自我倡导以及能够从医疗康复机构获得的帮助[14]。

体育活动

体育活动的重要性是残障青少年教育的一项主题[47]。促进终生体质健康对于预防儿童期健康状况引起的继发性并发症至关重要。一项系统回顾的结论显示，在所有年龄和水平的运动功能中，患有脑性瘫痪的儿童和青少年的习惯性体育活动比同龄人少 13%~53%，活动水平比身体活动指南低约 30%，久坐时间是最大推荐量的 2 倍[25]。Maltais 等人[95]强调，低水平的体育活动可能会增加出现慢性疾病的风险，这将对健康状况造成损害。根据研究证据，Maltais 等人[95]推荐所有患有脑性瘫痪的儿童和青少年应该在身体能力允许的最大程度内定期参加有氧运动、无氧运动以及力量训练。

定期运动对健康的益处包括降低心脏病、癌症、年龄相关生理变化以及肥胖的风险，并且能够增加社会幸福感。美国外科医师协会的报告指出，对于患有慢性致残疾病的人来说，定期进行体育锻炼可以提高耐力、肌肉力量和生活质量，并可预防疾病[141]。该报告指出，健康和健身计划在可获得性和可及性方面仍是缺乏的，并建议这些项目在社区实施时，要营造安全、无障碍的环境并应促使残障人士和其家庭参与项目计划的制订。

养成定期锻炼的习惯对于终身残障的个人来说是一项挑战。Erson 表示，健身活动应该是有趣的、以目标为导向并有助于提升健康和幸福，以使健身成为一种习惯[42]。运动可以促进学习、减少不良适应性行为，并提升残障青少年的自尊和心理社会功能[40,132]。然而目前，处在教育系统中的青少年，体育课总体数量却在逐渐减少。

接触多元化的娱乐和休闲活动能够促使残障青少年做出明智的选择。选择可以增强自主性并减少问题行为[131]。此外，随着时间的推移，喜好的娱乐和休闲活动可为生活带来持续的愉悦体验。面对多元化的选择，残障青少年可以随时进行调整（如果最初的选择不合适）。《美国残疾人法案》（Americans with Disabilities Act，ADA）规定残障人士应公平地获得参与社区娱乐项目的机会。如果残障人士能够参与到与年龄相适的社区项目之中，将有助于形成这样一种公众意识——身体残疾并不等同于不健康。

体格健康的相关内容详见第 6 章。

社区生活

1997 年重新修订的《残疾人教育法案》申明了要促使残障青少年从高中向诸如高等教育、就业和社区生活等方面的良好过渡。Johnson 等人提出，向社区生活和就业的过渡过程中存在如下挑战：①获得全面系统的普通教育课程和学习经历；②以实用性学习和技能为导向的教学设置、课程安排和学位选择；③高等教育、社区生活和就业的选择；④学生和家庭的参与；⑤机构间的沟通和协作[71]。

除了家庭住所外，残障青少年还希望有社区生活的选择。按照依赖程度由高到低排序，这些选择包括群体寄宿（机构所有或经营）、辅助性住宿（具有灵活性支持服务的私人住房，如护工护理）和独立生活。Howe、Horner 和 Newton 对 40 名有认知障碍的成人进行了辅助社区生活与群体寄宿生活的比较[66]。Howe 等人将辅助生活定义为开发一套支持系统以最佳地匹配个人的偏好和需求。支持性独立生活的成人的室友人数从 0~2 人不等，而群体寄宿的成人的室友人数从 1~19 人不等。两种生活安排的住房供养费用相近。处于辅助性生活的年轻人要么是住所的所有者，要么是房屋承租人，并且室友由这些发育障碍的年轻人依照个人意愿选择。与生活在集体住宅中的年轻人相比，辅助生活中的年轻人在社区活动中经历了更多的变化，并且更喜欢活动。

美国高等教育研究中心（National Center for

the Study of Postsecondary Educational Supports，NCSPES）已经明确了成功从中学教育过渡所需的能力[102]。这些能力包括对自我的认知，如个人健康状况以及从社区生活获取所需的服务和支持的能力。无论个人认知能力如何，建议在中学教育中纳入生活技能相关的课程内容，如识别生活、高等教育或工作中所需的特定支持。课程内容包括可及性、交通以及社区生活和工作技能。社区生活技能可以包括膳食准备、食物的获取、账单支付、洗衣和（或）雇用、管理及解雇护工。工作技能包括与提供护理服务的人员进行互动、表达需求，以及必要时的辅助沟通技能。我们鼓励在教育环境中工作的物理治疗师在残障学生的生活技能课程中对可能的机会进行预估；同样，鼓励临床和医院实践环境中的物理治疗师与提供相关服务的教育工作者和专业人员（过渡协调员、学校治疗师）进行沟通和协调，并在社区组织和机构进行互动，以满足过渡需求。

高等教育

如今，残障学生比以往任何时候都更多地参加高等教育。高等教育的选择包括职业/技术学校、社区学院、文科学院以及州立或私立大学。申请和被高等教育机构录取的残障学生人数正在增加。Horn、Berktold和Bobbitt在1999年6月《国家教育统计中心：数据分析报告》中得出结论：总体而言，残障学生在高中学业阶段落后于正常同龄人，导致这些年轻人更难进入大学，对于大学课程的准备也更为欠缺。

高等教育的计划应始于高中时期对课程和专业的选择[45]。Hitchings、Retisch和Horvath的报告提出，残疾学生往往没有为高等教育做好准备[64]。他们对两所伊利诺伊州高中的110名10~12年级学生的转衔计划进行了研究：学生对高等教育的兴趣在3年期间从77%下降到47%；只有4名学生有4年的转衔计划，并为接受高等教育做准备。根据调查结果，作者针对成功过渡到高等教育提出以下建议：①学生必须成功完成普通教育课程以确定他们是否可以学习专业课程；无论是否有调整，他们都应满足教师和工作的要求；②转衔计划应该从小学后期开始，并持续整个中学时期；③学生必须是自己的主导者；④学生必须积极参与职业发展过程；⑤教育者和相关服务提供者必须具备关于转衔计划相关政策的知识。

Getzel[51]和Madaus[93]都明确表示，相较于《美国残疾人法案》规定的高等教育法律权利，IDEA中所规定的中学教育的法律权利使得残障学生的权力正在经历重大转变。Darrah等[36]研究了针对运动障碍青少年的社区服务，并将其专题研究结果描述为“服务悖论”。这些作者访谈了76名个体（平均年龄25岁，其粗大运动功能水平覆盖各个层次），目的是确定他们对教育、就业、交通和有保障收入领域的计划和服务的看法。他们认为自己接受高等教育机会受到限制的原因之一是“那些原本设计用于丰富他们社会经验的教育项目反而限制了他们对未来教育的选择”。

两项重要立法支持了残疾学生入读大学。1973年颁布的《康复法案》第504条和《美国残疾人法案》（ADA，101-336公法）明确要求高等教育学校应对残疾学生提供非歧视性的保护。第504条规定，任何获得联邦资助的机构必须确保所有残疾人都能获得教育机会，并特别规定了“其他方面均符合条件的残障人士”应享有平等机会。法律还要求高等教育机构具有“实施平权行动的义务”。ADA颁布的两个目的是“从国家授权角度消除对残疾人的歧视”，并提供强有力的“解决对该群体反歧视的可执行标准”（p 201）。

ADA要求所有公共和私营企业和机构为残疾人合理提供便利[61]。第31章介绍了与残障青少年有关的联邦立法，包括《残疾人教育法修正案》和《美国残疾人法案》。

大学招生与入学

在美国，所有孩子都有读完高中的机会，但大学教育则是自我选择进行的努力。在IDEA的主持下为残疾学生建立的免费、合适的公共教育（free and appropriate public education，FAPE）的保障并未延伸到高等教育机构。相反，学院和大学使用ADA对残疾的定义。ADA将残疾人定义为由于身体或精神损伤致1项或多项主要生活活动能力受限，或有此类损伤记录或被视为具有此类损伤的人群。因此，在高等教育环境下，有资格入学的残障学生被定义为能够达到专业的准入、学术和技术标准，不论是否有相应标准的调整[136]。第504条利用“除残障因素外其他方面均符合条件”一句将相同的认可扩展到潜在学生群体。Rothstein 提出了这样的问题：在入学前应向残障学生询问什么问题？残障学生什么时候应该说明自己的功能障碍[116]？例如，学生可能不希望在校园参观之前透露身体残疾；但是，如果不能得到这些信息，校园工作人员可能就不能及时做出相应改造以帮助他们顺利完成校园参观。

高等教育环境的合理改造包括无障碍设计、课程调整（放弃某些课程、减轻课程负荷和替代性测试的方法）以及特定的残障服务，如提供翻译、导师和阅读者。在这一过程中需重点考虑的因素是：是否可以在不改变学术课程本质，不对学生成绩或其他方面的安全性造成不利影响，也不会导致财务或行政上过度负担的情况下进行改造[116]？

ADA 强调了应帮助残障学生清楚地表达自己的特定需求，这点十分重要。对于残障高中生来说，可以将参与准备个性化教育计划（IEP）会议作为年度目标，这个会议将概括性地描述他们在大学入学后所需的技能。更具体地说，可以鼓励残障学生概括性地描述他们所需的调整及改造从而形成完整的 IEP 记录文档，并列出目标达成的相应指标。在高中演讲和交流课程中相应的 IEP 目标可以是学生制订一项行动计划，提出自己所需的环境改造，并参加模拟学生服务会议阐明自己的需求。Zadra 建议残障学生与大学辅导员进行预注册访谈，这是帮助学生传达他们自身需求、同时帮助辅导员收集准确且有意义的信息的一项绝佳策略。

校园可及性（无障碍）

Misquez、McCarthy、Powell 和 Chu 称，让残障学生融入校园是可及性改造工作的最大动力[101]。鼓励和支持残障高中学生进行大学校园参观可达到双重目的。首先，当要求参加大学课程时，学生可以游览校园，参观大学资源中心、图书馆和宿舍。此类参观帮助学生更好地理解大学校园的空间方位和时间周期，这与通常封闭式的高中校园是不同的。其次，随着越来越多的身体残疾学生参观和进入高等教育机构，大学 / 学院的教职员工和管理人员将更好地认识到校园在无障碍工作方面的不足。

针对高中低年级学生，其特定 IEP 目标可以利用多种资源（网页搜索、电话访问和现场访问）评估比较两个大学校园的无障碍性。威尔康辛大学密尔沃基分校的 Roger Smith、Jill Warnke 和 Dave Edyburn，以及堪萨斯大学的 Daryl Mellard、Noelle Kurth 和 Gwen Berry 开发了一套有关学生活动无障碍的检查表，该表目前正在专家论证阶段。该表为残障学生参观、申请和就读大学 / 学院提供了一个完整的问题清单。

对于许多学生来说，上大学意味着远离家乡。通常情况下，新生和大二学生将在大学宿舍中初次体验远离家庭的长时间独立生活。床、书桌和衣柜是标准配置，同时学生可以自带各种设施，如电脑、迷你冰箱和音箱。根据宿舍的配置，一名学生经常与其他学生或团体共用生活空间。对于残障学生来说，房间的无障碍性可能成为一项重大挑战。

物理治疗师在向小学和中学生提出干预措施的建议时需具备长远眼光，甚至可以推及至大学宿舍生活的独立性。“前瞻性指导（anticipatory guidance）”和“未来规划（future planning）”这两个名词描述了这一过程。物理治疗师应将宿舍和卫生间的无障碍性与相应的转移技巧（如何到达并使用床、淋浴 / 浴缸和厕所等）纳入评估范围。如果预期不能独立完成这些，那么目标就应定于学生指导护工辅助完成相关活动的能力。在高中健康或体育课程中，学生的 IEP 目标可包括无论何时何地当需要身体辅助时，能指导他人完成指定任务的能力。此外，招聘、面试、雇用和解雇护工等技能都是应该学习的内容。这些可通过在社会学或沟通课程中以场景角色扮演等方式进行实践。

保密性

与“隐性”残疾（如学习障碍）的学生不同，身体残疾的学生很容易被识别。尽管如此，学生的隐私仍应被尊重并保密。残障高中学生需要知道高等教育机构有保密政策。这些政策应界定为：①可以被告知的人；②应该被告知的人；③必须被告知的人；④不应被告知的人；⑤可以作为例外的情形[116]。高中教师和相关服务人员可以鼓励学生积极主动地就信息保密事宜进行沟通。积极主动的态度有助于残疾学生向大学的员工展示自我的自信、成熟和自尊。

与教师的互动

可以理解的是，由于大学教师与高中教师对学生有着不同的要求，因此可能越过学生的“舒适区”并导致学生和教师双方焦虑。Amsel 和 Fichten 比较了残障大学生和普通大学生与教师之间的互动[4]，结果显示残障学生往往不愿意求助或接受帮助。与之相反，普通学生和教师都认为残障学生提出调整并非不合理。因此作者得出结论：确保残障学生没有误解请求帮助的合理性，这点是至关重要的。

Patrick 和 Wessel[108]通过一项小型定性研究得出结论，大学一年级的残障学生会经历过渡问题，同时也能获得教师的指导和支持。高等教育的过渡包括学业方面和社会方面的过渡。此外，受访的学生认为自己在履行调整过程的责任方面仍有不足。对他们来说，一些新的领域包括：利用校园导航进行活动、与教师沟通进行学业调整以及雇用护工（考虑到许多人习惯于由家庭成员提供洗浴、如厕和穿衣辅助）。与教职工建立良好关系具有以下积极意义：①获得建议；②更好地了解校园资源；③了解教职工；④获得个人支持。受访学生说，教师的指导具有积极作用，有助于培养自己在大学生活中的独立性。

就业

青少年过渡到成年后的主要生活角色之一是经济独立[57]。有特殊医疗需求的年轻人中，90% 已经接近 21 岁，这是一个大多数同龄人已经在工作或者正在求职的年龄[20]。一项关于青少年的国家纵向过渡研究（National Longitudinal Transition Study，NLTS）表明，相较于同龄人高达 63% 的就业率而言，仅有 40% 患有儿童期始发健康问题的个体在高中毕业 2 年后就业[144]。1988 年，全国有 23 000 名严重残障者参加了辅助性就业；到 2002 年，这个数字达到 118 000 名[70]。Baker 等人[9]报告说，根据美国人口普查局的人口就业调查，处于工作年龄的美国残障人士只有 22% 就业，而没有残障的同龄人中有 76% 的人就业。目前仍没有关于“残障”这一概念清楚的描述范围。尽管进展缓慢，但许多有特殊医疗需求的年轻人仍然持续表达了对就业的需求。

Darrah 等人[36]描述了过渡时期残障青年就业时面临的矛盾。如研究报告所述，这一矛盾主要在于：就业准备（技能学习、工作申请、面试准备）是充足的，但一旦“准备性培训”完成之后，在实际寻找工作的过程中所获得的支持很小。就业机会，特别是与政府计划有关的机会，是有时间限制的。几位访谈参与者说，人们较少关注残障人士在就业工作方面需要哪些适应性改造。Michelson 等人[100]在丹麦的一项研究中表示，在诊断为 CP 的 819 名参与者中，只有 29% 的人具有就业竞争力，而对照组为 82%。Rutkowski 和 Riehie[118]确定了 3 个对工作识别和工作表现至关重要的功能区域：自我保健、身体功能 / 移动性和沟通。此外，为增强就业潜力，他们还鼓励将每个人的思维模式转变为“求职者”，而不是“病患者”。

残疾人就业选择可被视为一个从功能限制最小、没有辅助的工作（社会就业）到功能限制最大的工作（具有辅助的单一程序性工作）连续性系统（图 32.1）。在 20 世纪 60 年代到 80 年代，严重残障人士的主要就业选择是成人日间项目和庇护工场。辅助性就业是一种整合模式下的竞争性工作模式，面向那些未参加过竞争性工作或因为严重功能障碍而导致就业中断的残障人士。这些员工需要持续的辅助服务来执行此类工作[75]。辅助性就业包括以下内容：①提供个性化的职业发展；②在职培训；③持续的辅助服务；④个性化评估（与标准参照评估和分级相反）；⑤基于人际关系的“以人为中心”的工作选择；⑥采取有意义且相关的评价方式和活动。

辅助性就业采用就业导师、在职培训以及在必要时就业专家长期跟进等方式进行，同时鼓励朋友、家人和同事提供非正式的辅助。Rusch 和 Braddock 报告说，自 2000 年以来，辅助性就业模式有所停滞，

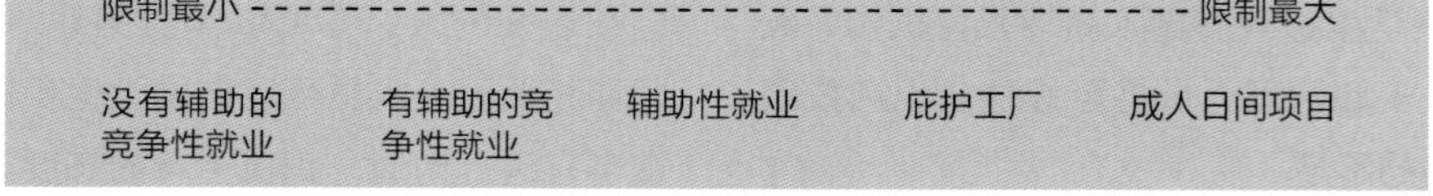

限制最小 - - - - - - - - - - - - 限制最大				
没有辅助的竞争性就业	有辅助的竞争性就业	辅助性就业	庇护工厂	成人日间项目

图 32.1 有关残障人士就业设置的连续性系统

仅限于残障人士的工作场所在整体数量上超过了社区工作场所[117]。辅助性竞争就业虽然不是传统的就业类别，但可视作一种定制的就业形式。这种类型的服务可以帮助那些有能力独立工作但缺乏求职技巧、面试技巧和组织技能的学生。通过职业指导，学生可以继续进行更具挑战性的工作和高等教育培训[45]。

Johnson[70] 和 Test[134] 与 Rusch 和 Braddock 得出了一致的研究建议：为了改善残障青年就业状况，应建立一个国家网络系统以协调其进入竞争性就业，通过机构间伙伴关系提供财政支持，扩大指导咨询服务的范围并提升长期辅助服务的可及性。[117] Johnson 总结说，残障人士是否能顺利从高等教育学校毕业或在庇护工场之外的职场中进行工作，取决于机构之间广泛的合作。Test 提出了实现成功和经济独立的五项策略："①面向所有学生教授自主技能；②扩大针对18~21 岁学生项目的使用范围；③注重机构间合作；④提高人员的准备；⑤关注辅助性就业的积极成果"（p 248）[134]。

残障人士向工作的成功过渡取决于其是否具备基本的岗位胜任力以及是否为其提供合适的辅助或工作环境改造。过渡服务使年轻人能够学习与其能力相适应的基本工作职能，促使成功就业。应将培养工作生活技能的机会纳入日程活动和惯例。工作生活技能的例子包括准备工作、通勤、制定时间表、学习恰当的工作行为和着装、培养与主管及工作伙伴间的沟通、就餐和如厕，以及在必要时对护工进行指导（图 32.2）。

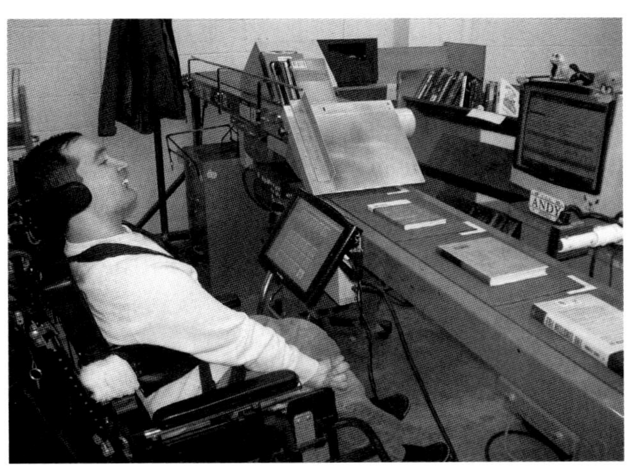

图 32.2 通过使用 Dynavox 沟通设备，Andy 将书籍入库存并输入定价，以便在 Powell's Books（全美最大的书店之一）上进行售卖。他按下他右侧头部的按钮，把一本书放上传送带并进行扫描。他的头部右侧按钮可以控制 Dynavox 系统，并充当键盘，向商店的计算机发送信号，从而打印出价格标签

物理治疗师可以将工作过渡所需的学习技巧融入到治疗干预过程中。例如，可以鼓励在门诊接受物理治疗的年轻人安排或取消他或她自己的治疗预约。通过让年轻人与治疗师进行角色扮演进行轮椅内外转移、穿衣、穿脱矫形器等活动，学习如何指导他人进行身体管理。应鼓励青年与当地职业介绍中心进行沟通，如职业康复（vocational rehabilitation）。为雇主提供咨询对于儿童物理治疗师来说是个陌生的领域，然而很多治疗师在从事成人康复的同时，已经涉及职业回归。应鼓励儿童物理治疗师将开展咨询的领域拓展至社区和相关机构，如在一个可以观察、分析职业特定行为的场所开展咨询以及提供相关建议。同样，儿童物理治疗师也可以考虑将其转介给进行成人康复的同事，他们在就业咨询方面更具有经验。Darrah 等人[36] 建议治疗师鼓励残障儿童积极参与到教育和职业机会中。此外，这些作者强调"教练角色"远不止健康照护这么简单，因此要求治疗师要在 ICF 模式下用更加广阔的视角来面对这些患者。

针对就业一项最大的挑战是，假如收入"过高"，残障人士会有失去个人补充保障收入（Supplemental Security Income，SSI）和残疾社会保障收入（Social Security Disability Income，SSDI）的潜在可能性。有限收入的要求会导致个人处于或低于贫困线，持续的依赖而非建立自主性，而自主性在本章中被强调为向成年过渡的重要因素。向工作过渡必须将工作有关的收入和补助统一考量。青年必须了解医疗补助或医疗保险等福利之间的微妙平衡，并在过渡过程中的适当时间工作并优化两者的利益。对于一些年轻人和家庭而言，探索长期安全性和支持方式的信任是未来规划的一个组成部分。治疗师可以考虑培养他们在地方、州和联邦政策下的自我权利主张能力和角色，无论收入如何，促使他们都能持续获得 SSI 福利。

交通

交通对所有成人角色至关重要：教育、工作、成人生活和社区参与。残疾青年往往缺乏可靠、经济的交通选择，这可能会限制社会参与、社交和工作机

会[145]。当在临床环境中提供治疗服务时，获得移动交通技能应作为学生的 IEP 和转衔计划或患者参与治疗目标的一部分来解决。在物理治疗师、项目人员和家人的帮助下，可以开发诸如独立和安全地使用移动设备、获取公共交通、识别地标和询问方向等技能，并将其作为基于社区的培训计划的一部分[45]。Lindsey[89] 认为交通是残疾青少年过渡到成年期就业的重要预测因素。Schmidt、Smith[121] 和 Magill-Evans 等人[94] 也确定了交通障碍，这指导治疗师更加关注独立移动性以及社区和工作场所之间的交通。

虽然《美国残疾人法案》的要求包括了公共交通可及性，但由于涵盖的路线有限，障碍仍然存在，这可能迫使残障人士迁徙到城市以获得更多的交通选择。使用辅助步行装置或轮式移动装置的学生可能无法驾驶汽车，因此他们需要获得其他交通方式，如搭乘同事或亲属的汽车、无障碍公交车、出租车或预约车[124]。2004 年，布什总统发布了一项关于公共事业运输协调的行政命令，以改善针对残疾人、老年人和低收入人群的服务。这是为了协调资助运输的 62 个计划，目的在于减少服务重复、顾客混淆和服务差距。移动与可及性协调委员会（Coordinating Council on Access and Mobility，CCAM）和 United We Ride 之间建立的协作关系为需要交通的每个人提供协调和通识解决方案[60]。在某些地区，交通资金可能作为州医疗补助豁免项目的一部分提供，并作为社会保障管理局损伤相关的工作费用。

过渡模式和过渡方式

转衔计划涉及多个系统和服务提供人员之间的沟通和协调。医疗保健系统内的重点是从儿童到成人医疗保健系统的过渡。在教育系统内的重点是培养毕业生的社会生活、高等教育、就业以及社会和社区参与能力。少数社区的儿童康复服务有一些方案可以解决过渡的两个方面。因此，多个系统和服务提供者之间的协作对于成功过渡是必不可少的。

当代青少年向成人生活过渡的方法具有生态取向，强调现实世界经验、支持和社区适应的重要性[76,80]。King 和其同事评价了相关文献，以确定残疾青少年，包括那些患有慢性疾病的青少年的过渡方法的主要类型和策略，并确定了 4 种方法：技能培训、职前 / 职业指导、以青年和家庭为中心的方法以及生态和经验选择。转衔计划一般不止一种方法，通常采用多种策略。

技能培训的重点是让残障青少年在选定的成人角色中获得独立和成功。Kingsnorth、Healy 和 Macarthur 进行了系统评价，并确定了 6 项研究，其中包括 1 个对照组[82]。其中 5 项研究报告了针对性技能的短期改善，如社交技巧、自信和自我效能。该计划使用了各种策略，包括目标设定、指导和体验式学习。

职前 / 职业指导旨在加强自我意识策略，包括规划和目标设定[50]。重点是支持和指导、求职技巧和在职技能培训[119]。研究结果支持了让青年参与关于他们在现实环境中与过渡相关的目标[120]和教学技能的决策的重要性[28,29]。

以青年和家庭为中心的方法的重点是通过情感支持和社区资源和支持的知识赋予青年和家庭权力。有证据表明社会支持在促进积极成果和提高自尊方面的有效性[58]。以青年和家庭为中心的过渡方法的有效性仍需要研究。

生态和经验选择基于现实世界的机会和经验优化技能发展的原则[10,23]。重点是发展生活技能、人际关系、环境改造和任务调整。策略包括将青年和家庭与社区支持联系起来，增加对社区机会的认识、辅导和指导，创造个性化的机会和经验，以及进行社区教育和宣传。国家纵向过渡研究表明，以社区为基础的工作经验比以学校为基础的课程更有用[142]。无论是否有残疾，高中有工作经历的学生与没有工作经历的学生相比，毕业后 1 年的竞争性就业成功率几乎要高出 1 倍[13]。

各种服务的协调和机构间协作是所有过渡方法的关键。在教育系统内，机构间过渡团队应由学生、家长、教育工作者、成人服务专业人员、雇主和社区服务机构组成。应在团队成员间鼓励分享信息、专业知识和解决问题的技能，以满足学生的高等教育目标。通过明确界定每个社区成员的角色、职责和策略的机构间协议，促进了协作实践。合作的潜在障碍包括无效的转衔计划会议、威胁性的语言以及机构程序的复杂性[84,85]。

可及性改造技术也被称为辅助技术或辅助技术

服务，是严重残疾青年过渡服务不可或缺的组成部分[88,112]。辅助技术被定义为适用于残疾人的技术，以实现生产力、通信、自我保健和移动性；减少个人援助的需要；促进自我倡导[83]。辅助技术的应用需要团队合作，以全面的评估为基础，包括评估个人的需求、能力、偏好和环境特征[26,65]。

教育系统中的转衔计划

1983 年，美国特殊教育和康复服务办公室助理秘书 Madeline Will 提出了一个桥梁模型（bridges model），用于描述残障青少年从学校到工作的过渡，强调了学校和毕业后环境之间的联系[26,65]，并确定了 3 个可能的桥梁：①无需特殊服务的转衔；②具有时间限制服务的转衔；③有持续服务的转衔[46]。随后，Halpern 提出了社区调整和工作准备模型[46]。社区调整模型基于社区的 3 大核心内容：就业、居住环境和社交网络。工作准备模型包括《残疾人教育法案》（IDEA）中描述的过渡服务的 4 个要素：①基于学生的需求、偏好和兴趣；②一系列协调活动；③以结果为导向的活动；④从学校到校后活动的发展[46,72]。倡导者、研究人员和决策者提出了成功过渡的几种有前途的实践[83,110]。这些实践包括：①学生自我效能和社会技能的培养；②社区及薪酬工作经验；③用信息技术促进可及性及改造；④中学课程改革；⑤职业生涯教育；⑥高等教育的支持；⑦服务协调性和整合性；⑧个性化的反向设计计划，先确定目标结局，再制订转衔计划。

1990 年的《残疾人法案》（Individuals with Disabilty Act，IDA）规定了一个以结果为导向的过程，其中包括转衔服务，从 16 岁开始。过渡服务声明也被称为个性化转衔计划（individualized transition plan，ITP），确保 IEP 活动有助于学生为中学后的角色做好准备。在大多数州，ITP 作为学生 IEP 的一部分包含在内。该计划每年进行一次审查，基于学生的需求和偏好进行协调[46]。活动可能包括教学、社区经验、职业发展、日常生活技能培训、职能职业评估以及与成人服务的联系[46]。IDA 自 1997 年开始将过渡服务的年龄降至 14 岁，并要求进行地区和州的测试，目的是让学校对学生在普通课程中的进步承担起责任。同时在过渡服务的定义中增加了相关服务要求，包括物理治疗。1998 年颁布的《帕金斯技术和职业法案》（Perkins Technical and Vocational Act）（PL105-332）强调了应为有特殊需求的残障人士提供有质量的职业教育以及必要的附加服务。

2004 年《残疾人教育法修正案》将过渡年龄重新定义为 16 岁，并转向“以结果为导向”的过程，重点是提高学生的学业和功能，以促进课后教育的成果。通过要求转衔计划包括适当的可衡量的高等教育目标，强调了问责制。过渡服务定义如下：

> 为残疾学生开展的一系列协调活动：（A）是在注重成果的过程中设计的，其重点是提高残疾儿童的学业和功能成就，以促进儿童从学校到毕业后的活动，包括高等教育、职业教育、综合就业（包括支持就业）、继续教育和成人教育、成人服务、独立生活或社区参与；（B）根据学生的需要，考虑学生的优势、偏好和兴趣；（C）包括教学、相关服务、社区经验、就业发展和其他课后目标，并在适当时获得日常生活技能和功能性职业评估（第 602，IDEA，2004）。

根据 IDEA 的规定，为高等教育、就业（包括支持就业）、独立生活和社区参与的准备应不迟于 16 岁开始，但可以提前。目标必须是可衡量的，并且进行跟踪和进度报告。当地教育机构必须向学生提供学业和功能表现的反馈，以及毕业后对高等教育环境的建议。数据库、协调转衔计划和成果报告的任务是巨大的，需要培养大量人员才能实施[111]。

转衔计划始于确定学生的兴趣、能力、优势和需求。家人和专业人士应与学生讨论未来的选择。转衔计划应在 IEP/ITP 会议上完成。应在学校团队内部以及与外部机构和组织协调中确定毕业后应达到的结局。应邀请学生参加 IEP / ITP 会议，令其积极参与并在有能力的情况下主持会议。成人服务机构的代表可出席协助学校团队为学生提供规划服务。该团队（包括学生）确定毕业后所必需的过渡服务类型（教学、相关服务、社区体验、日常生活技能和功能性职业评估）。最后，团队所制订的转衔计划应包括可衡量目标。针对在职业环境中使用电动移动设备和沟通设备的严重残疾学生的转衔计划，应开展专家咨询。

过去，虽然物理治疗师并不总是完全参与过渡过程，但他们扮演着重要的角色。应鼓励物理治疗师：①让青少年成为积极的参与者，并成为他们的IEP的理想领导者；②在学生邀请他们时参与转衔计划过程；③根据需要提供坐、转移、移动、自我保健、健康和健身、个人护工指导、辅助技术和环境改造的咨询服务和直接服务；④与学校人员合作，确保本校的ITP可以充分促进健康和身体功能。物理治疗师可参与转衔计划中的专家咨询环节。

教育系统的过渡结果

来自美国国会授权的两项国家纵向过渡研究的数据确定了改善过渡结局的领域。虽然由于受到数据收集的时间框架限制，调查结果可能无法推广到当前的过渡结果，但所确定的问题是相关的。

1983年，国会授权并资助了第一次NLTS。NLTS旨在收集高中毕业后3~5年内残疾学生的经历数据，对1990名学生和家庭完成了有关诸多过渡方面的访谈。虽然残疾青年取得了实质性进展，但他们的就业率、工资、高等教育和居民独立程度低于非残疾青年。根据调查结果，建议制订反映学生目标、优势、需求、特征和残疾的个性化转衔计划[17]。

2000—2005年，国会批准进行了第二次NLTS（NLTS2）。样本包括来自501个地方教育机构（Local Education Agencies，LEA）的11 272名学生。研究开始时，13~16岁的学生正在接受12个特殊教育类别的特殊教育。研究方法类似于NLTS。在NLTS2中，较少的学生被分类为智力发育迟缓（目前的术语是智力残疾），而被归类为有其他健康障碍的学生人数有所增加[143]。更多的残障青少年与父母中至少一人一起生活，并且户主的失业率或高中辍学率较低。1987—2001年期间，生活在贫穷家庭或户主失业的家庭中的智力障碍或情感障碍的学生人数增加。

两次NLTS中的父母都希望他们的残疾儿童能够从高中毕业并获得正规文凭。在NLTS2中，有言语或听力障碍的青少年的父母对高等教育的期望更高。总体而言，相较于1987年，2001年时更多的父母考虑让他们的孩子进入2年制大学，且就业期望更高。父母对智力障碍、听力障碍、其他健康障碍和多种残疾青年的就业期望呈增高趋势[143]。

在NLTS2中，残疾学生参加课外活动的比例仍低于没有残疾的同龄人。2001年，更多的残疾青年在毕业后1年就获得了工作。1年就业率为60%，与普通青年（63%）相似。青年人的勤工俭学和工资增加，但每周平均工作时数下降。在社会适应方面，相较于1987年，2001年有更多残疾青年被停职、开除、解雇或被捕[143]。

2010年，由Kessler基金会和国家残疾人组织的哈里斯民意调查（Harris Poll）显示，就业方面的差异仍然存在。在所有在职人员中，残疾人的就业率为21%，而一般人口为59%。接受访谈的大多数公司表示，他们在过去3年中雇佣过残疾人，其中大多数是通过朋友推荐或口头宣传招募的。最终，残疾人只占这些公司劳动力的2%，这再次显示出残疾人和健全人在就业方面的差距。

使用来自NLTS2的1510名肢体障碍（包括脑性瘫痪和脊柱裂）的学生样本，Bjornson等[16]研究了作业治疗与物理治疗服务和高等教育与就业之间的关系。在高中后续研究中，48%的样本参加了高等教育，24%的人有工作。在13~16岁接受治疗服务与19~21岁的高等教育入学率显著相关。社交互动和语言表达技能与就业显著相关，但中学治疗服务与就业并无显著相关性[16]。

目前，有几个因素已被确定作为接受转衔服务的学生的高等教育和就业的预测因素。对随机抽样的140名毕业生在毕业后1年和3年进行访谈，发现职业教育、就读于郊区学校、工作–学习参与度、是否有学习障碍（与其他情况相比）是毕业后是否能全职工作的预测因素[7]。是否就读于郊区学校和参加普通教育课程是高等教育的预测因素。Benz、Lindstrom和Yovanoff报告说，职业相关的工作经验和完成确定的过渡目标可提升毕业和就业结局[12]。学生重视服务的个性化和关注个性化。Halpern等人将成功完成高等教育的预测因素归纳为以下几点：①身体功能状态较好（评分较高）；②按要求完成课程；③参与转衔计划；④家长对中学教育满意；⑤学生对中学教育满意；⑥家长意识到学生在某项特定关键技能领域内不再需要帮助[54]。关键技能可能属于物理治疗领域，包括社会活动、使用公共交通工具、如厕、对个人护工进行姿势和转移技术指导、工作或大学教育活动中的姿势管理以及精通使用辅助技术。

基于社区和基于医院的转衔计划

基于社区和基于医院的转衔计划正在兴起，其重点和范围也各不相同。研究已经确定了服务提供的需求和流程。虽然已经描述了结果，但仍需要进行研究以概括研究发现。社区和医院转衔计划面临的一项艰巨挑战是与教育系统和社会组织及机构服务进行协调。在 Stewart 等人的系统评价中，技能开发、环境支持和个性化方法被确定为过渡服务的重要组成部分 [130]。Binks 等人对脑性瘫痪或脊柱裂患者从以儿童为中心到以成人为中心的医疗卫生过渡的结果进行了系统评价 [15]。成功过渡至以成人为中心的医疗卫生服务的要素包括：①准备；②在 14~16 岁期间，转衔计划的时间点可以灵活调整；③涵盖最新转衔计划的协作照护；④在进行过渡医疗咨询时，该服务同时由儿童和成人医疗卫生中心的服务者提供；⑤成人医疗卫生服务提供者给予关注。

生活需求模型（Life Needs Model）[79]（图 32.3）是一种服务提供的协作方法，旨在满足残疾儿童和青少年的社会参与和生活质量的长期目标。生活需求模型包含研究支持的过程。专栏 32.1 列出了针对身体残疾青少年的社区和医院转衔计划的核心价值观。以下内容描述了 4 个创新转衔计划的特点；每个都说明了机构间合作的重要性。

在俄亥俄州肯特州立大学的过渡与就业创新中心（Center of Innovation in Transition&Employment，CITE）领导下，该地区进行了为 18~21 岁残障青年提供过渡服务的研究生教育实践项目（http://www.kent.edu/ehhs/centers/cite）。当地的残障高中生在肯特州立大学校园接受了系列职业培训、职业探索和大学体验等活动。同时，来自数个学科的研究生们在提供过渡服务过程中获得实践经验。该项目合作的目标是为残障学生的竞争就业和高等教育做好准备，为他们提供未来规划、技能发展和自我倡导的机会，并以此为未来培养一批合格的过渡协调员。自 1985 年以来，该项目每年为 20~40 名严重残障的高中生提供职业探索和职业培训项目，这些学生大多成功过渡到支持性就业和社会生活。与此同时，100 多名参与该项目的研究生毕业后成为了整个州乃至国家在过渡服务领域的先驱者。

专栏 32.1 残疾青少年社区和医院转衔计划的核心价值观

- 以青少年及其家庭为中心
- 建立伙伴关系
- 基于优势
- 自主性
- 体验性学习

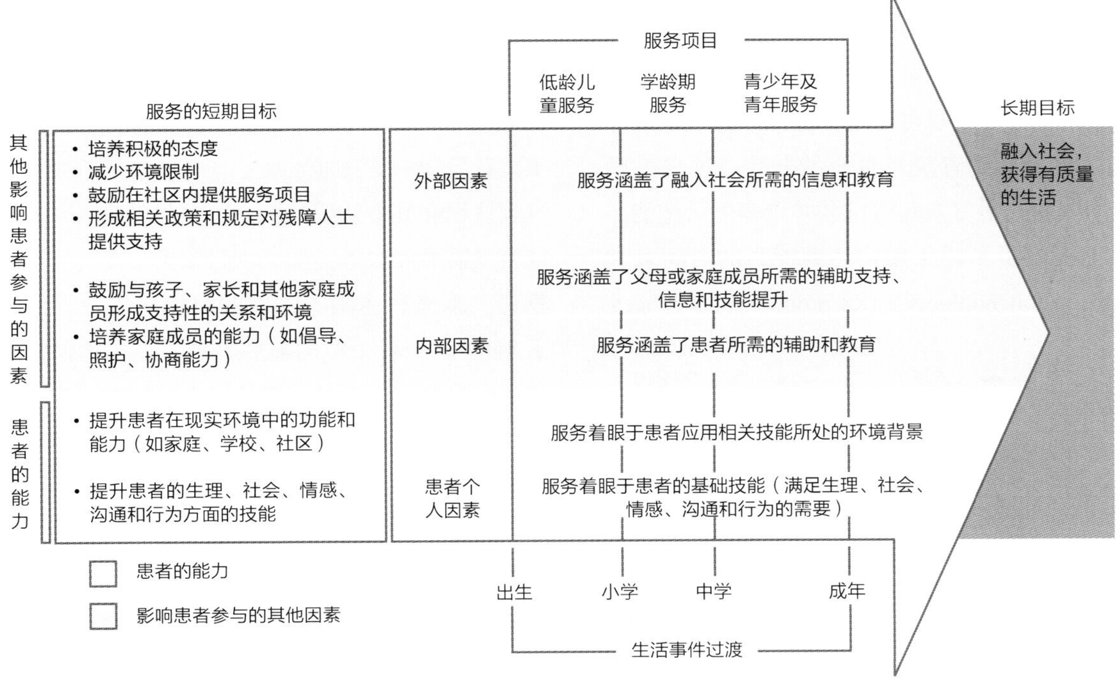

图 32.3 服务提供的生活需求模型

明尼苏达州的 Gillette 儿童专科医疗保健中心（http://www.gillettechildrens.org）长期以来为身体残障儿童提供全面服务。为了应对儿童期发病的身体残疾的成人的服务需求，以及儿童期接受过 Gillette 服务又返回继续接受护理的情况，它创建了针对年龄较大的青少年和成人的终身特殊医疗保健服务，为 16 岁及以上的青少年提供终身过渡服务[90]。过渡服务包括让青少年准备从儿童转到成人医疗保健、指导他们尽自己的最大能力管理自身健康状况并提供有关法律、医疗和独立生活的教育和资源。Gillette 的终身服务将与儿童医疗保健系统相关的服务扩展到成人，包括专业医疗和外科护理、物理治疗、作业治疗、言语治疗、矫形和假肢服务，以及座椅和适应性设备。住院护理和手术服务可延长至 40 岁。Linroth[90] 描述了为患有儿童期残障的成人提供服务的设施和设备以及住院治疗的考虑因素。

成长准备（Growing Up Ready）是加拿大安大略省多伦多市 Holland Bloorview 儿童康复医院的一个综合项目，旨在帮助家庭了解孩子如何成为成熟、自信的成人，以及孩子如何获得所需的日常经验和技能。这个项目是 Gall、Kingsnorth 和 Healy 为残疾青年提供过渡服务的共同管理方法的产物[49]。该共同管理方法基于的理念为：形成青年、家庭和医疗保健提供者之间的治疗联盟对于残疾青年成长为独立健康的成人至关重要。如图 32.4 所示，治疗联盟被概念化为一种动态关系，其中角色随着儿童的成长和发展而变化，且过渡的主导者应尽可能地完成从医疗卫生服务提供者到父母最后到青少年自身的转变。项目鼓励青少年使用体验式学习来获得机会并培养生活技能。项目网站上提供了不同年龄应达到能力的时间表和清单：http：//hollandbloorview.ca/programsandservices/ProgramsServicesAZ/Growingupready。

服务提供者 ⟶	家长 / 家庭 ⟶	青少年 / 青年
☐ 主要责任	☐ 提供照护	☐ 接受照护
☐ 为患者及家庭提供支持	☐ 管理	☐ 参与
☐ 咨询者	☐ 监管者	☐ 管理者
☐ 资源提供者	☐ 咨询者	☐ 监管者

图 32.4　共同管理模式（数据引自 Kieckhefer GM: Foundations for successful transitions: shared management as one critical component. Keynote presentation at the Hospital for Sick Children, Toronto, Canada, 2002.）

Holland Bloorview 儿童康复医院和大学健康网络 – 多伦多康复中心于 2008 年合作实施了 LIFEspan（Living Independently and Fully Engaged，LIFE 独立生活和完全参与）服务，旨在协调儿童和成人康复服务之间的医疗保健的过渡。该项目为患有脑性瘫痪和后天性脑损伤的青少年提供服务。讨论的主题包括：医疗保健提供者、学校、资助方、社区的参与和医疗保健知识。LIFEspan 项目中的 11 名临床工作者和 3 名管理人员接受了有关服务看法的访谈[55]。五项主要服务的主题被确定为：①过渡准备和能力；②将医疗保健管理责任从父母转移到青年；③根据资源的整合确定服务；④将儿童和成人康复服务联系起来；⑤与多部门服务联系。受访者表示，如何将服务与初级保健、教育、社会和社区服务整合，是提供良好的协调性照护的挑战。他们提出的建议包括：尽早给予过渡信息和实践技能相关机会的信息，以及在机构和系统之间建立正式伙伴关系。

加拿大安大略省伦敦区的“青年园地”项目是首批针对多重残障青少年，并对青少年和成人进行过程性和结果性系统评估的转衔计划之一[43]。物理治疗师 Jan Evans 和作业治疗师 Patricia Baldwin 致力于该项目的发展。该项目面向已完成中学教育的 16~29 岁多重残障青少年和年轻人。该计划最初是通过泰晤士河谷儿童中心和残疾成人社区机构——Hutton House 之间的合作实施的。该服务模式基于自主性和社区参与（图 32.5）并利用多元化的方法，包括：①自我发现；②技能发展；③社会经验。随着他们对自我认识和社会认识的深入，项目鼓励青年人自己决定自己需要的服务类型。项目致力于支持青年就业、教育、志愿和休闲等方面的目标。该项目测试评估了 34 位参与者 1 年的前后表现，显示他们在自主性和个人控制感方面具有统计学和临床意义上的显著改善。在后期测试中，参与者认为他们花了更多的时间在志愿者、工作和社会休闲活动上。作者强调灵活的、为青年提供自我发现技能发展和社会经验机会这一以客户为中心的方法的重要性。泰晤士河谷儿童中心（http://www.tvcc.on.ca/）是安大略省 21 个公共资助的儿童康复中心之一。目前该项目的模型基于青年探索服务和“青年园地”。

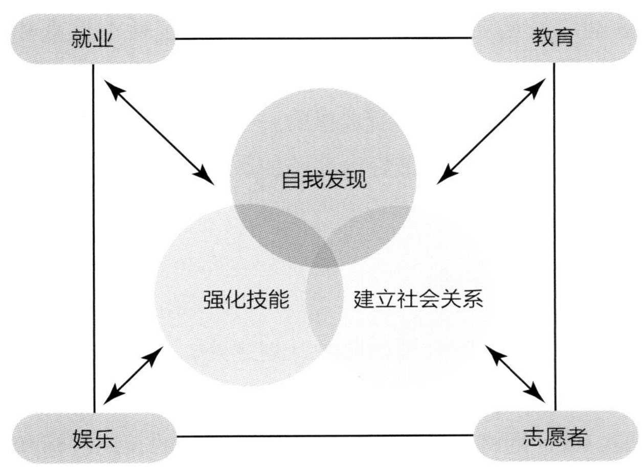

图 32.5 “青年园地”项目模式图（引自 Evans J, McDougall J, Baldwin P: An evaluation of the “youth en route” program. *Phys Occupat Ther Pediatr* 26[4]:63-87, 2006. Printed with permission of authors.）

前景信息

过渡过程中物理治疗师的角色

让身体残疾的青年准备过渡到成人照护系统和高等教育、工作和社区生活是物理治疗师的新兴角色。1997 年，Campbell 提出，从幼儿开始，残障人士即应为自己的健康承担责任[24]。虽然物理治疗师在公立学校工作已有 30 多年，但 1997 年的 IDEA 是第一次将有关服务作为过渡时期的强制性服务纳入教育法案。一些作者提出物理治疗师在过渡过程中的作用，包括以下[3,24,39,68,122,135]方面。

- 利用生态学的方法评估现在或将来的环境
- 评估辅助技术的需求，并指导他们使用辅助技术
- 对体位、坐、转移、移动和交通进行干预
- 协助职业发展，指导他们做出选择
- 预测学生对社区生活和工作的需求
- 促进社区休闲和健康相关的健身活动
- 促进向成人医疗保健服务的过渡
- 与其他专业人员、工作人员和社区合作

在教育机构中工作的物理治疗师可在个体化教育计划（individualized education program，IEP / ITP）会议期间提供咨询服务。治疗师可以在学生上学、在大学或参与社区娱乐期间提供直接服务。治疗师还可对护工、教师和家庭成员提供指导[3,122]。尽管由于第三方支付系统的性质，这项工作可能更具挑战性，但仍鼓励在非教育环境中工作的治疗师考虑这些普遍共享角色以促进青少年到成人的过渡。

《物理治疗师实践指南》指出，物理治疗师应在以下方面提供整个生命周期的干预措施：①环境壁垒；②自理和家庭管理（包括日常生活活动）；③工作（工作 / 学校 / 游戏）；④社区和娱乐融入；⑤矫形、保护和辅助性设备。

美国物理治疗师协会针对物理治疗师在儿童期残疾患者的连续性照护中所发挥的作用提供了建议[106]。作者强调了改进从儿童医疗到成人医疗过渡过程的重要性以及建立以健康生活为导向的医疗保健系统的重要性。他们总结了医疗保健系统过渡中遇到的挑战，并为物理治疗实践领域提供了一些意见。一个重要的挑战 / 障碍是，许多为成人提供服务的物理治疗师在为儿童期发病的成人提供服务时感到准备不足。关于物理治疗教育计划的建议是，将儿童期初发疾病的成人的案例研究嵌入到除儿科以外的身体系统和临床课程中，以便学生能够意识到，患有发育障碍的儿童将最终成长为成年人，他们与没有发育障碍的成人一样会经历相似的肌肉骨骼和神经肌肉损伤。另一项建议是物理治疗师可以为健身中心提供咨询，作为鼓励儿童期发病致残的成人就近参加健身活动的一种手段。作者强调，儿童期发病的残疾成人所寻求的并非针对其特定病症的服务，而是预防或纠正继发性损伤，这些损伤会限制其参与有意义的社会和生活活动，并对他们的健康生活方式造成影响。

物理治疗师的检查、评估和干预应根据青少年的关注、需求和偏好而调整，并在现在或未来特定的相关环境中实施。在过渡期间，物理治疗师应考虑的 3 种环境是：①工作或大学环境；②成人生活环境；③娱乐或社交的社区环境。此外，必须从未来社区生活 – 工作统一的角度来考察和干预，而不是将生活和工作分开看待。专栏 32.2 列出了物理治疗师在过渡过程中提供的干预。在过渡服务的描述中，我们倾向于使用“学生 / 青少年相关的指导”这样的短语。

检查和评估

检查始于对青年的参与目标的确立，这体现强调了以人为本的方针。在《物理治疗师实践指南》中，

这是访谈阶段的一部分。我们认为，对于青年人来说，表达出对自我发现、体验式学习和技能发展的兴趣是非常重要的，同时家庭表达出支持和参与各种活动的意愿对于帮助儿童向成人角色转变做好准备也很重要。

接下来，需进行任务分析以确定实现目标所需的内容。任务分析这一过程将明确检查和评估的内容，包括青年可以做什么（优势/能力）以及为实现目标必须解决的问题、挑战和障碍。检查应该是在与青年及其家人充分参与互动的情况下完成的。物理治疗师的检查领域通常是以最佳结局为目标，针对健康状况、功能能力和自我管理展开。通过评估以及对检查结果的解释以确定参与受限、活动受限以及在身体功能和结构中造成的损伤。物理治疗师的检查和评估结果有助于跨专业团队中的其他成员进行评价，包括未来的规划、知识、技能、支持、当前参与学校和社区活动以及向新环境的过渡。专栏 32.3 包括了检查和评估的考虑因素。专栏 32.4 列出了针对学生活动和参与角色的转衔计划所选择的一些措施。其中一些措施是面向团队的，最好由完整的教育团队完成，包括物理治疗师。

照护目标和计划

除了物理治疗师的照护计划之外，青年、家长和专业人士的合作还可以促进教育环境中的 ITP 的发展。该计划将包括以人为中心的可衡量的长期目标和

专栏 32.2 物理治疗师在治疗干预时的注意事项

协调、沟通和文档记录
- 参与 IEP 制订过程
- 与各机构合作：器材供应商、交通机构
- 数据收集，更新文档
- 多学科团队合作（学校、发育障碍专业机构、职业康复机构）
- （必要时）提供其他专业资源的转介（如辅具供应商、矫形器供应商）
- 帮助青少年识别目标并参与决策制订

学生/青少年相关指导

对青年和照护者提供关于以下方面的相关指导、教育和技能提升
- 了解健康状况
- 提升功能
- 身心健康项目
- 不同情景中的过渡
- 过渡至新的角色（就业、成人生活、社会参与）
- 体验现实环境中的机会

过程干预
- 为防止身体功能和结构的继发性损伤进行姿势干预
- 体育活动
- 在自我照护、家庭管理及工作方面的功能训练
- 进食、穿衣、梳洗、如厕等方面的任务适应
- 设备使用（如电动轮椅、沟通交流装置、电子日历等）
- 出行训练（公共交通和社区内活动）
- 购物、餐食准备、规划活动和约会时间
- 职业训练
- 在家中、工作场所、大学校园里的安全性
- 娱乐活动
- 定制、使用和装配辅助器具
- 使用辅助技术或康复工程技术进行环境控制
- 移动设备，包括一般助行器和电动助行器

专栏 32.3 物理治疗师在检查和评估时的注意事项

在制订转衔计划时物理治疗师应对哪些方面进行评估?
- 坐
- 转移
- 移动
- 自我照护
- 娱乐兴趣和活动
- 设备及辅具使用

在制订转衔计划时物理治疗师应怎样对学生进行检查?
- 定性及定量评估
- 清单/表格
- 日志、访谈（学生兴趣/偏好调查）
- 观察（生态评估/任务分析）
- 交通评估
- 问卷
- 视频/照片

在制订转衔计划时物理治疗师应在哪里进行评估?
- 家庭
- 社区环境，包括娱乐设施
- 高等教育环境，包括大学和社区
- 工作场所

在制订转衔计划时，物理治疗师的评估会形成哪些方面的数据/资料?
- 对环境和障碍的描述
- 学生在环境中的功能状态
- 环境中的参与能力
- 对辅具设备的需求

专栏 32.4 与转衔计划相关的一些措施
- 以生活为中心的职业教育 [22]
- 加拿大职业表现评估 [86]
- 儿童参与和喜好评估/儿童活动偏好评估 [81]
- Enderle-Severson 过渡等级量表 [41]
- 转衔计划清单 [27]
- 学生活动可及性检查表 [123]
- 选择与行动 [96]
- 过渡评估与目标制订 [97]
- 辅助程度量表（SIS）[137]
- 青少年“全人”项目 [128]

短期目标。鼓励治疗师应考虑长期的、以人为中心的活动和参与目标以及短期的、以人为本的目标，这些目标涉及身体功能和结构、个人和环境因素，假设这些因素会导致活动受限和参与受限。照护计划应包括与社区提供者、组织和机构的合作。结合过渡团队所有成员的评估对于确定以青年为中心的活动和参与目标至关重要。参与目标不太可能专注于单一领域（运动、认知、行为、自助）。应记录关键活动、服务、时间框架和负责实施的个人。鼓励治疗师确定社区合作者，他们将为转衔计划目标提供必要的支持。治疗师应尽可能让过渡青年参与这一过程，以进一步促进其自主性技能。

教育跨专业团队的成员将根据每位青年的优势、需求、计划人员和社区资源而有所不同。过渡协调员会确保团队与外部机构和组织之间的沟通和协调。虽然任何团队成员都可以担任过渡协调员，但对于社区资源和服务的认知非常重要。这些知识丰富了过渡过程的服务和支持阶段。青年和家庭学习方式以及首选的交流方法对于确定提供信息、自主性策略、教育材料和教学的方式非常重要。应鼓励治疗师将其职业角色视为促使残疾青年和（或）其家人更加独立的角色，在这个过程中应对青年进行引导，而非成为“专家”，这也是治疗师在过渡过程中角色的重点。

与成人期服务提供者（如职业康复、大学残疾服务中心和成人医疗服务提供者）的早期沟通是成功过渡的关键。物理治疗师接下来可以指引和指导残疾青年及其家庭获得这些资源。物理治疗师可以教育年轻人通过采取运动促进健康的生活方式来保持最佳的身体功能。社区和医院环境中的物理治疗师可以发展和利用与校园团队的联系和其他当地资源，以确保有效的沟通和协调服务。

物理治疗师可以提供摆位、转移、移动、自理、交通、娱乐和休闲活动等方面的咨询和干预。环境改造、辅助技术和任务调整对于家庭管理、高等教育和职业培训非常重要。服务的设计旨在帮助患者在现实环境中提高完成功能性任务的安全性、效率和独立性。在青年离开儿童保健系统之前，物理治疗师可以帮助他们确定治疗需求和服务，并与他们选择的成人医疗保健提供者进行沟通。专栏 32.2 总结了物理治疗师的干预领域。

针对过渡期脑性瘫痪学生的 4 项研究和案例报告提供了涉及或鼓励青年积极参与他们自己个性化的干预的例子。Hedgecock，Rapport 和 Sutphin[59] 描述了 ICF 连续体在力量和功能活动方面的改进，从而掌握了在学校和社区中个人目标的参与情况。他们还对 18 岁的脑性瘫痪（GMFCS Ⅱ级）青少年进行的为期 3 个月的功能训练和渐进抗阻运动的物理治疗的评估、干预和结果进行了描述。结果显示功能性力量、敏捷性和无氧功率的临床表现显著改善。随着残疾青少年明确与学校和社区移动相关的个人目标，患者的参与度会增加，从而为他在高等教育环境中的社区活动做好准备。

尽管不是转衔计划的一部分（但仍很有意义），Kenyon 等人 [74] 的案例报告阐述了自我探索和技能获取对于患有痉挛性四肢瘫（GMFCS Ⅴ级）和皮质盲的 18 岁女生的重要性。干预措施包括在一个专注于特定技能的参与性的环境中进行为期 12 周的电动轮椅训练。该受试者之前无法使用标准操纵杆一次性启动电动轮椅，但现在她可以使用一个头戴式开关来激活电动轮椅训练器。在培训后，学生对电动移动设备的使用能力和残疾生活健康指数的标准化测量得分有所提高，同时在某些有目的的驾驶技能方面得以改进，包括特定方向的停 / 走切换激活。此外，受试者的母亲注意到其对周围环境有了更好地了解。这也说明了在现实环境中将有目的的驾驶作为长期目标的重要性。

Lephart 和 Kaplan[87] 报道了一位 19 岁脑性瘫痪（GMFCS Ⅴ级）且存在脊柱侧凸的青少年通过辅助技术维持体位和移动来实现学生发起的沟通和电动移动的 IEP 目标。将单主体设计的标准平面轮椅与定制靠背轮椅进行了比较，评估其对血氧饱和度（oxygen saturation，SaO_2）、心率（hean rate，HR）、呼吸频率（respiratory rates，RR）、体温和激活开关的处理时间，以及在学校的反应准确性的影响。当受试者使用定制轮椅靠背保持姿势时，SaO_2 从受损恢复为正常，HR、RR 和体温波动减小。激活开关的处理时间减少且精度提高。受试者发起的交流也增加了，因为其在利用定制轮椅靠背维持姿势时更具互动性。定制轮椅靠背不仅改善了活动和参与，而且改善了生理功能，这一发现对于坐位舒适性和耐力性具有重要

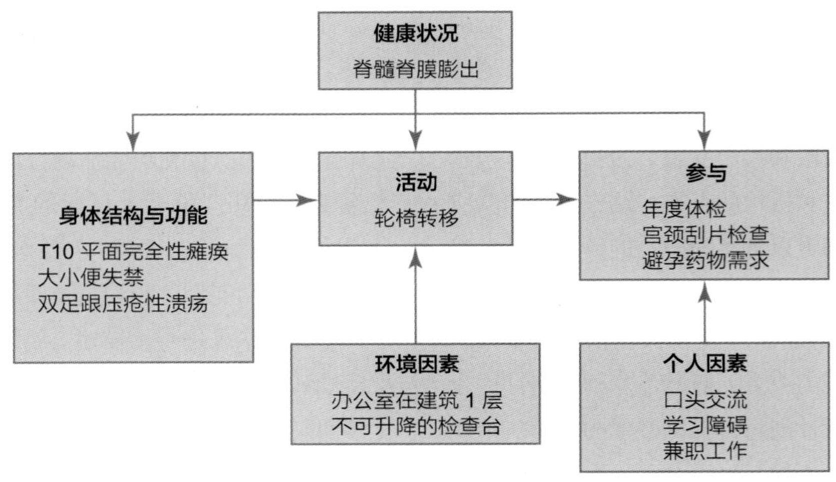

图 32.6 将 ICF 框架应用于一名进入成人医疗卫生系统的 18 岁女性

意义。

Sylvester 等人 [133] 研究了将自主性策略纳入物理治疗干预的效果，并发现这有利于改善有密集需求的年轻成人的移动结局。在为移动技能提供干预时，比较临床医师导向和患者导向这 2 种方法。尽管这 2 种干预措施都提高了移动技能，但使用患者选择的目标且以患者为中心的方法被证明更有效，特别是在技能泛化和保持期间。调查结果表明，患者更喜欢自主性课程，因为他们可以对干预作出选择和掌控。

ICF 框架是物理治疗师与青年及其家人合作、制订转衔计划和进行目标设定的一个方式。使用 ICF 框架的过渡服务有 3 种方案，如图 32.6、图 32.7 和图 32.8 所示。第 1 个案例为一名年轻女性进入成人医疗卫生系统，第 2 个案例为一名年轻男性进入大学，第 3 个案例为一名申请工作的年轻人。如第 1 章所述，健康、环境和个人 3 个组成因素之间的箭头都是每个案例特定的。

请考虑以下建议的说明，并将 ICF 框架应用于思维过程中，了解物理治疗师在转衔计划中的作用。思考除了活动和参与的组成部分之外的所有内容。每个案例的环境背景是什么？成人或青年过渡活动和参与实体是否有方向？以未来为导向并考虑类似案例的频率是多少？现在考虑并列出完全完成每项活动所需的所有步骤（任务分析）。为了避免先入为主的观念，先不要查看每个年轻人的健康状况。你会为每个病例做出哪些物理治疗决定？制订照护计划还需要哪些其他信息？你针对每个案例进行哪些测试和评估？哪些信息特定用于物理治疗，而哪些信息可以通过跨专业合作获得？

为每个案例写下长期目标和短期目标。目标是否以患者 / 客户为导向？患者 / 客户的目标是否可衡量？这是一个活动或者参与目标吗？达到长期目标的分目标是否可衡量？衡量标准是否合适？根据为每个案例所制订的目标，表明结果已经实现的指标是什么？

你目前面临的障碍是什么？你是否可以在未聚焦某个人健康状况的情况下使用图 32.6、图 32.7 和图 32.8 的示例进行这一过程？作为练习，可以交换每个例子中的病情。如果有的话，流程如何变化？

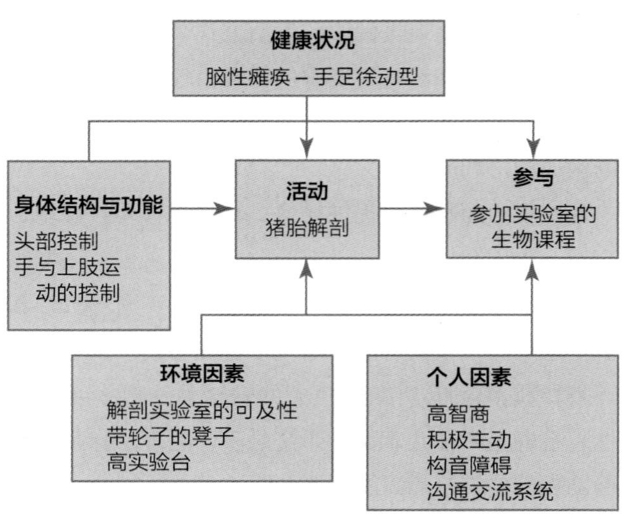

图 32.7 将 ICF 框架应用于一名参加大学生物课程的 21 岁男性

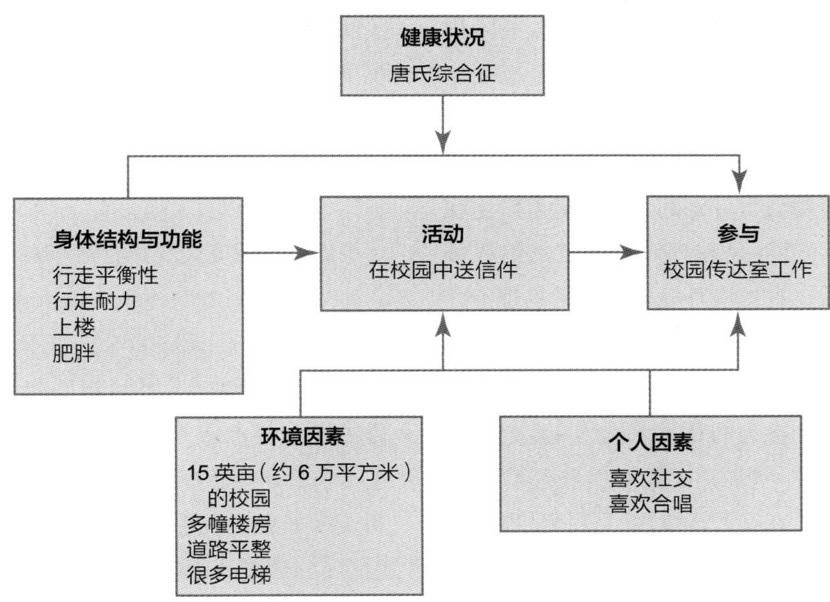

图 32.8 将 ICF 框架应用于帮助一名青年申请工作

物理治疗师在过渡过程中的角色

教育环境中物理治疗师参与转衔计划和服务的程度和方式尚不易被理解，在其他实践环境中甚至更少。早期研究的结果表明，作业治疗师和物理治疗师没有充分参与严重身体残疾学生的过渡过程 [52,135]。在审查 IEP 会议的出席情况时，Getzel 和 DeFur 报告说，尽管学生从这些学科中获得了用具的调整和辅助技术等服务，但作业和物理治疗师很少参加 IEP 会议 [52]。在涉及作业治疗师参与过渡的相关研究中，Inge[67] 和 Anderson[5] 发现，作业治疗师很少参与转衔计划和过渡服务。

一项针对为中学生治疗的物理治疗师的实践范围全国性调查结果发现，治疗师参与程度比过去高 [38]。1041 名受访者中有超过 50% 的人有为高中生提供治疗的经历。受访者表示，在转衔计划中与学校相关人员的合作比成人服务机构或大学更多，他们有时参加转衔计划会议。受访者表示，大部分时间他们使用观察 / 叙述摘要，并会考虑学生的偏好和兴趣。他们很少或从未使用生态法进行任务分析，观察社区中的学生，或使用已发布的清单 / 工具。IEP / ITP 开发中最常见的做法是制定目标 / 为目标提供参考建议，作为教育团队的成员作出决策，并与团队就干预想法进行合作。物理治疗师较少参与 IEP 会议和完成表现总结。作者得出结论认为，在二级转衔计划中工作的物理治疗师需要：①在有密集支持需求的学生中和各种未来环境中完成更全面的评估；②扩大协作服务的提供范围，包括学生的当地社区，并在社区提供干预措施，以提高技能的普遍性。行政支持和在职教育是治疗师参与过渡时期学生的最强预测因素。物理治疗方面的教育、多年的学校实践经验以及中学生的学校实践，都是治疗师是否具备参与过渡期学生指导的预测因素。

应鼓励物理治疗师增加在转衔计划和服务中的参与度，因为他们具有专业知识，可以对残疾青少年的就业、独立生活和娱乐方面的障碍进行干预 [24,122]。在 James 对 5 名多残疾学生过渡到成人的定性研究中，学生、家庭和老师表示，对辅助技术的需求、交通工具的使用以及如厕的困难是不可逾越的障碍 [69]。在一项针对儿童物理治疗师和作业治疗师的调查中，治疗师认为自己在促进残疾儿童和青少年以及他们的家庭在社区娱乐活动方面的实践低于最佳水平 [135]。例如，许多治疗师表示他们没有讨论交通选择、获取社区设施的障碍或收集有关社会障碍的信息。

目前尚缺乏物理治疗师参与中学教育中身体残疾学生过渡服务的原因以及物理治疗师干预结果的报道。与职业准备和服务成本相关的因素可能会影响物理治疗师参与此类实践环境（学校、医院、社区）的转衔计划和服务。儿童专业教育通常侧重于幼儿，对有发育障碍的青少年和成人的内容有限；在医院或门诊从事成人康复的物理治疗师往往不了解有发育障碍的成人的问题[31,32]。

实践环境通常决定干预的参数。与医院和诊所相比，以学校为基础的实践在美国以联邦和州立法为指导。重点是加强学生对教育计划的参与。随着学生在小学、中学的进步，过渡是教育计划的自然组成部分。由于住院的性质，在医院环境中工作的物理治疗师的干预可能会集中于身体功能和结构的损伤。门诊，无论是在医院还是私人诊所，通常都没有典型的现实环境，这是活动和参与的背景。虽然专业组织已经接受了 ICF 的理念，但 ICF 在任何实践环境中应用的程度都是未知的。在实践环境中，任何从业者之间的沟通在过渡时尤为关键。

儿童期发病致残的成人

对儿童期发病的成人的人口统计数据强调了优质服务对于残疾青年过渡到成人的重要性。自 20 世纪 80 年代后期以来，医疗保健的进步增加了患有儿童期发病的疾病的个体的寿命；50%~90% 的脑性瘫痪、脊柱裂和获得性脑损伤的青少年存活至成年期[151]。大约 200 000 名有发育障碍的个体年龄超过 60 岁，预计到 2030 年这一数字将增加 1 倍[32]。此外，更多的残疾学生正在追求比以往更佳的高等教育[64]。

由于儿童物理治疗师努力帮助身体残疾的青少年和年轻成人过渡到成人医疗保健系统，因此需要考虑许多问题。根据所参加的物理治疗教育计划和毕业后的年限，实践仅限于成人的物理治疗师可能对儿童期发病的疾病知之甚少。因此，他们可能不太适应对儿童期起病的成人的继发性损伤（如疼痛、疲劳和肌肉骨骼挛缩）进行干预。针对年龄已经超过儿童医疗保健系统的年轻人，鼓励儿童物理治疗师主动向在成人实践环境中工作的同事咨询或共享干预。鼓励治疗师积极地帮助青年与成人医疗保健提供者互动。对于一些年轻人来说，可能需要辅助沟通系统，以便在检查期间独立表达关注和回答问题。我们必须不断问自己：如何最好地帮助残疾青少年过渡到成年？

物理治疗师的专业资源

专家咨询包括一系列网站推荐，其中包括有关青年、家庭和专业人员的过渡资源。这些网站包括过渡手册、筛选和评估表格、清单以及过渡活动。多数情况下，对于心理测量属性以及规划和活动资源尚缺乏其效用的评估。

青少年和发育障碍成人特殊兴趣小组

青少年及成人发育障碍特殊兴趣小组（Adolescents and Adults with Developmental Disabilities Special Interest Group，AADD SIG）于 2001 年由美国物理治疗协会（APTA）儿科组发起，旨在满足为发育障碍的青少年和成人提供服务的治疗师的专业发展需求。目标是为治疗师提供一个论坛，通过教育、研究和实践来建立联系，促进发展优质照护。SIG 的重点包括：①检查和预防发育障碍成人的损伤，以确保他们最大限度地参与社会；②为发育障碍成人制订干预指南；③通过研究和教育促进对成年发育障碍者的宣教[33]。SIG 的成员资格和教育机会持续增加，相关资源可以在 www.pediatricapta.org 网站上获得。

总结

青少年过渡到成人是一个面向未来的过程，青少年开始计划承担成人角色和责任，包括寻找成人医疗之家，居住在家庭之外，获得高等教育和就业机会，以及参与社会和社区活动。过渡过程包括青少年在成人导向的生活方式和系统中的健康、社会心理和教育 – 职业需求。

当今的过渡服务方法是以青少年和家庭为中心，让青少年作为积极的参与者，并强调现实世界的经验、生活技能的发展、环境支持和社区住宿。虽然转衔计划和服务是针对残疾学生的，但在教育环境中工作的物理治疗师并没有完全参与过渡过程。越来越多的社区机构和儿童医院正在提供过渡服务，尽管为儿童期发病的残疾成人提供协调和全面的服务具有挑战性。

应鼓励儿童物理治疗师采用基于生活方式和面向未来的治疗流程，帮助身体残疾青少年做好成人角色的准备。除了针对身体损伤层面的干预之外，复杂的人与环境问题也是对于治疗师的严峻挑战。这包括指导青少年自我管理他们的健康状况和指导其他提供照护的人。根据需要应提供建议咨询和直接服务，用于指导座椅的选择、转移、移动、自我保健、健康和健身、辅助技术和环境改造。从业者在编写目标和行动计划时建议使用指定名词，如学生、员工、居民和运动员，而不是患者，应该直接关注参与式结局评估。可发展人员的实践领域包括：高等教育机构、雇用残疾人的工作场所、在会员招募中更具包容性的健康俱乐部，以及有意为儿童期残疾的成人提供服务的从事成人康复的物理治疗师，均可对这些人开展咨询和指导工作。

（段周瑛　译，宋琳琳　审）

参考文献

1. Reference deleted in proofs.
2. American Academy of Pediatrics, American Academy of Family Physicians, and American College of Physicians, Transitions Clinical Report Authoring Group: Supporting the health care transition from adolescence to adulthood in the medical home, *Pediatrics* 128(1):182–200, 2011.
3. American Physical Therapy Association: *Guide to physical therapist practice, 3.0*, 2014. Available at: URL: http://guidetoptpractice.apta.org/.
4. Amsel R, Fichten C: Interaction between disabled and nondisabled college students and their professors: a comparison, *J Postsecondary Educ Disabil* 8:125–140, 1990.
5. Anderson MA: *Survey of pediatric occupational therapists in the state of Oklahoma: is occupational therapy important for secondary level students to assist in successful transition into the community following graduation? Unpublished master's thesis*, Oklahoma City, 2000, University of Oklahoma.
6. Angell ME, Stoner JB, Fulk BM: Advice from adults with physical disabilities on fostering self-determination during the school years, *TEACHING Exceptional Children* 42:64–75, 2010.
7. Baer R, Goebel G, Flexer R, et al.: A collaborative followup study on transition, *Career Dev Except Individuals* 26(1):7–25, 2003.
8. Baer R, McMahan R, Flexer R: *Standards-based transition planning: a guide for parents and professionals*, Kent, OH, 2004, Kent State University.
9. Baker J, Mixner D, Harris D: *The state of disability in America: an evaluation of the disability experience by the life without limits project*, Washington, DC, 2009, United Cerebral Palsy.
10. Bandura A: *Social foundations of thought and action: a social cognitive theory*, Englewood Cliffs, NJ, 1986, Prentice Hall.
11. Barnhardt RC, Connolly B: Aging and Down syndrome: implications for physical therapy, *Phys Ther* 87(10):1399–1406, 2007.
12. Benz MR, Lindstrom L, Yovanoff P: Improving graduation and employment outcomes of students with disabilities: predictive factors and student perspectives, *Except Child* 66(4):509–529, 2000.
13. Benz MR, Yovanoff P, Doren B: School-to-work components that predict postschool success for students with and without disabilities, *Except Child* 63(2):151–166, 1997.
14. Betz C, Nehring W: *Promoting health care transitions for adolescents with special health care needs and disabilities*, Baltimore, 2007, Paul H. Brookes.
15. Binks JA, Barden WS, Burke TA, Young NL: What do we really know about the transition to adult-centered health care? A focus on cerebral palsy and spina bifida, *Arch Phys Med Rehabil* 88(8):1064–1073, 2007.
16. Bjornson K, Kobayashi A, Zhou C, Walker W: Relationship of therapy to postsecondary education and employment in young adults with physical disabilities, *Pediatr Phys Ther* 23(2):179–186, 2011.
17. Blackorby J, Wagner M: Longitudinal postschool outcomes of youth with disabilities: findings from the national longitudinal transition study, *Except Child* 62:399–413, 1996.
18. Blomquist KB: Healthy and ready to work-Kentucky: incorporating transition into a state program for children with special health care needs, *Pediatr Nurs* 32(6):515–528, 2006.
19. Blomquist KB, Brown G, Peersen A, Presler EP: Transitioning to independence: challenges for young people with disabilities and their caregivers, *Orthop Nurs* 17(3):27–35, 1998.
20. Blum RW: Transition to adult health care: setting the stage, *J Adolesc Health* 17(1):3–5, 1995.
21. Breslau N, Staruch KS, Mortimer Jr EA: Psychological distress in mothers of disabled children, *Am J Dis Child (1960)* 136(8):682–686, 1982.
22. Brolin DE: *Life Centered Education (version1.2)*, Arlington, VA, 2012, Council for Except Child.
23. Brollier C, Shepherd J, Markley KF: Transition from school to community living, *Am J Occup Ther* 48(4):346–353, 1994.
24. Campbell SK: Therapy programs for children that last a lifetime, *Phys Occup Ther Pediatr* 17(1):1–15, 1997.
25. Carlon SL, Taylor NF, Dodd KJ, Shields N: Differences in habitual physical activity levels of young people with cerebral palsy and their typically developing peers: a systematic review, *Disabil Rehabil* 35(8):647–655, 2013.
26. Chambers AC: *Has technology been considered? A guide for IEP teams*, Albuquerque, NM, 1997, Councils of Administrators in Special Education.
27. Clark GM, Patton JR: *Transition planning inventory*, ed 2, Austin, TX, 2014, PRO-ED.
28. Clark HB, Foster-Johnson L: Serving youth in transition into adulthood. In Stroul BA, editor: *Children's mental health: creating systems of care in a changing society*, New York, 1996, Brookes, pp 533–551.
29. Clement-Heist K, Siegel S, Gaylord-Ross R: Simulated and in situ vocational social skill training for youth with learning disabilities, *Except Child* 58:336–345, 1992.
30. Cobb B, Lehmann J, Newman-Gonchar R, Alwell M: Self-determination for students with disabilities: a narrative metasynthesis, *Career Dev Except Individuals* 32:108–114, 2009.
31. Compton-Griffith K, Cicirello N, Turner A: Clinicians' perceptions on incentives and barriers when providing physical therapy to adults with neuromotor disabilities: a preliminary study, *Phys Occup Ther Pediatr* 31(1):19–31, 2011.
32. Connolly B: Aging in individuals with lifelong disabilities, *Phys Occup Ther Pediatr* 21(4):23–47, 2001.
33. Connolly BH: Issues in aging in individuals with lifelong disabilities. In Connolly BH, Montgomery PC, editors: *Therapeutic exercise in developmental disabilities*, ed 3, Thorofare, NJ, 2005, Slack, pp 505–529.
34. Cooley WC: American Academy of Pediatrics Committee on Children with Disabilities: providing a primary care medical home for children and youth with cerebral palsy, *Pediatrics* 114(4):1106–1113, 2004.
35. Darrah J, Magil-Evans J, Adkins R: How well are we doing? Families of adolescents or young adults with cerebral palsy share their perceptions of service delivery, *Disabil Rehabil* 24(10):542–549, 2002.
36. Darrah J, Magil-Evans J, Galambos N: Community services for young adults with motor disabilities-a paradox, *Disabil Rehabil* 32(3):223–229, 2010.
37. Dornbush SM: Transitions from adolescence: a discussion of seven articles, *J Adolesc Res* 15:173–177, 2000.
38. Doty A, Flexer R, Barton L, et al.: *A national survey of school-based physical therapists and secondary transition practices.*

Unpublished Doctoral Dissertation, Kent, Ohio, 2010, Kent State University.
39. Doty A, Hamilton E, O'Shea R: *The continuum of care for individuals with lifelong disabilities: exploring the issues and roles for physical therapists*, Presentation at the Annual Conference of the American Physical Therapy Association, June, 2008.
40. Dykens EM, Rosner BA, Butterbaugh G: Exercise and sports in children and adolescents with developmental disabilities: positive physical and psychosocial effects, *Child Adoles Psychiatr Clin N Am* 7(4):757–771, 1998.
41. Enderle J, Severson S: *Enderle-Severson Transition Rating Scale*, ed 3, Moorehead, MN, 2003, ESTR.
42. Erson T: *Gross motor activities for inclusive and special needs classrooms: the Courageous Pacers Program*, Framingham, MA, 2003, Therapro.
43. Evans J, McDougall J, Baldwin P: An evaluation of the "youth en route" program, *Phys Occupat Ther Pediatr* 26(4):63–87, 2006.
44. Field S, Martin J, Miller R, et al.: Self-determination for persons with disabilities: a position statement of the division on career development and transition, *Career Dev Except Individuals* 21(2):113–128, 1998.
45. Flexer RW, Baer RM: Transition planning and promising practices. In Flexer RW, Baer RM, Luft P, Simmons TJ, editors: *Transition planning for secondary students with disabilities*, ed 3, Upper Saddle River, NJ, 2008, Prentice-Hall, pp 3–28.
46. Flexer RW, Baer RM: Transition legislation and models. In Flexer RW, Baer RM, Luft P, Simmons TJ, editors: *Transition planning for secondary students with disabilities*, ed 3, Upper Saddle River, NJ, 2008, Prentice-Hall, pp 29–53.
47. Frey GC, Buchanan AM, Rosser Sandt DD: I'd rather watch TV: an examination of physical activity in adults with mental retardation, *Ment Retard* 43(4):241–254, 2005.
48. Friedrich WN, Greenberg MT, Crnic K: A short-form of the questionnaire on resources and stress, *Am J Ment Defic* 88(1):41–48, 1983.
49. Gall C, Kingsnorth S, Healy H: Growing up ready: a shared management approach, *Phys Occupat Ther Pediatr* 26(4):47–62, 2006.
50. Gaylord-Ross R: Vocational integration for persons with handicaps. In Gaylord-Ross R, editor: *Integration strategies for students with handicaps*, Baltimore, 1989, Brookes, pp 195–211.
51. Getzel E: Preparing for college. In Getzel E, Wehman P, editors: *Going to college: expanding opportunities for people with disabilities*, Baltimore, MD, 2005, Paul H. Brookes Publishing Co, pp 69–87.
52. Getzel E, deFur S: Transition planning for students with significant disabilities: implications for student centered planning, *Focus Autism Other Dev Disabil* 12(1):39–48, 1997.
53. Halfon N, Larson K, Lu M, et al.: Lifecourse health development: past, present and future, *J Matern Child Health* 18:344–365, 2014.
54. Halpern AS: Quality of life as a framework for evaluating transition outcomes, *Except Child* 59(6):486–498, 1993.
55. Hamdani Y, Jetha A, Norman C: Systems thinking perspectives applied to healthcare transition for youth with disabilities: a paradigm shift for practice, policy and research, *Child Care Health Dev* 37(6):806–814, 2011.
56. Reference deleted in proofs.
57. Havighurst R: *Developmental tasks and education*, ed 3, New York, 1972, D. McKay.
58. Heal LW, Khoju M, Rusch FR: Predicting quality of life of youths after they leave special education high school programs, *J Spec Ed* 31(3):279–299, 1997.
59. Hedgecock J, Rapport M, Sutphin A: Functional movement, strength, and intervention for an adolescent with cerebral palsy, *Pediatr Phys Ther* 27(2):207–214, 2015.
60. Helfer B: *United we ride and safe-T-Lu: new freedom transportation opportunities*, Baltimore, November, 2006, Presentation at Annual TASH Conference.
61. Helms L, Weiler K: Disability discrimination in nursing education: an evaluation of legislation and litigation, *J Prof Nurs* 9(6):358–366, 1993.
62. Henninger NA, Taylor JL: Family perspectives on a successful transition to adulthood for individuals with disabilities, *Intellect Dev Disabil* 52(2):98–111, 2014.
63. Hepburn CM, Cohen E, Bhawra J, et al.: Health system strategies supporting transition to adult care, *Arch Dis Child* 100(6):559–564, 2015.
64. Hitchings WE, Retisch P, Horvath M: Academic preparation of adolescents with disabilities for postsecondary education, *Career Dev Except Individuals* 28(2):26–35, 2005.
65. Holder-Brown L, Parette H: Children with disabilities who use assistive technology: ethical considerations, *Young Child* 47(6):73–77, 1992.
66. Howe J, Horner R, Newton J: Comparison of supported living and traditional residential services in the state of Oregon, *Ment Retard* 36(1):1–11, 1998.
67. Inge K: *A national study of occupational therapists in the public schools: an assessment of current practice, attitudes and training needs regarding the transition process for students with severe disabilities*. Unpublished dissertation, Richmond, 1995, Virginia Commonwealth University.
68. Inge K, Shepherd J: Occupational and physical therapy. In De Fur SH, Patton JR, editors: *Transition and school based services: interdisciplinary perspectives enhancing the transition process*, Austin, TX, 1999, Pro-ed, pp 117–165.
69. James S: *I was prepared to do nothing; I will do nothing: why students with multiple disabilities do not have jobs after leaving high school*. Unpublished master's thesis, Oklahoma City, 2001, University of Oklahoma.
70. Johnson D: Supported employment trends: implications for transition-age youth, *Res Pract Persons Severe Disabl* 29(4):243–247, 2004.
71. Johnson D, Stodden R, Emanuel E, et al.: Current challenges facing secondary education and transition services: what research tells us, *Except Child* 68(4):519–531, 2002.
72. Johnson J, Rusch F: Secondary special education and transition services: identification and recommendations for future research and demonstration, *Career Dev Except Individuals* 16(1):1–18, 1993.
73. Kennedy M, Lewin L: Fact sheet: summary of self-determination. Available at: URL: http://thechp.syr.edu/fs_selfdetermination.doc.
74. Kenyon L, Farris J, Bockway K, et al.: Promoting self-exploration and function through an individualized power mobility training program, *Pediatr Phys Ther* 27(2):200–206, 2015.
75. Kiernan W, Schalock R: *Integrated employment: current status and future directions*, Washington, DC, 1997, American Association of Mental Retardation.
76. King GA, Baldwin PJ, Currie M, Evans J: The effectiveness of transition strategies for youth with disabilities, *Child Health Care* 35(2):155–178, 2006.
77. King GA, Cathers T, Polgar JM, et al.: Success in life for older adolescents with cerebral palsy, *Qual Health Res* 10(6):734–749, 2006.
78. King GA, Shultz IZ, Steel K, et al.: Self-evaluation and self-concept of adolescents with physical disabilities, *Am J Occup Ther* 47(2):132–140, 1993.
79. King GA, Tucker MA, Baldwin PJ, LaPorta JA: Bringing the life needs model to life: implementing a service delivery model for pediatric rehabilitation, *Phys Occup Ther Pediatr* 26(1/2):43–70, 2006.
80. King G, Baldwin P, Currie M, Evans J: Planning successful transitions from school to adult roles for youth with disabilities, *Child Health Care* 34(3):193–216, 2005.
81. King G, Law M, King S, et al.: *Children's Assessment of Participation and Enjoyment (CAPE) and Preferences for Activities of Children (PAC)*, San Antonio, TX, 2004, Harcourt Assessment.
82. Kingsnorth S, Healy H, Macarthur C: Preparing for adulthood: a systematic review of life skill programs for youth with physical

disabilities, *J Adolesc Health* 41(4):323–332, 2007.

83. Kohler PD: Best practices in transition: substantiated or implied? *Career Dev Except Individuals* 16:107–121, 1993.
84. Kohler PD: Implementing a transition perspective of education: a comprehensive approach to planning and delivering secondary education and transition services. In Rusch FR, Chadsey J, editors: *Beyond high school: transition from school to work*, New York, 1998, Wadsworth, pp 179–205.
85. Kohler PD, Field S: Transition focused education: foundation for the future, *J Spec Educ* 37(3):157–163, 2003.
86. Law M, Baptiste S, Carswell A, et al.: *Canadian occupational performance measure*, ed 3, Toronto, 2005, Canadian Association of Occupational Therapists.
87. Lephart K, Kaplan S: Two seating systems' effects on an adolescent with cerebral palsy and severe scoliosis, *Pediatr Phys Ther* 27(3):258–266, 2015.
88. Lindsey JD: *Technology and exceptional individuals*, ed 3, Austin, TX, 2000, Pro-Ed.
89. Lindsey S: Employment status and work characteristics among adolescents with disabilities, *Disabil Rehabil* 33(10):843–854, 2011.
90. Linroth R: Meeting the needs of young people and adults with childhoodonset conditions: Gillette Lifetime Specialty Healthcare, *Dev Med Child Neurol* 51(Suppl 4):174–177, 2009.
91. Lotstein DS, McPherson M, Strickland B, Newacheck PW: Transition planning for youth with special health care needs: results from the national survey of children with special health care needs, *Pediatrics* 115(6):1562–1568, 2005.
92. Luther B: Age-specific activities that support successful transition to adulthood for children with disabilities, *Orthop Nurs* 20(1):23–29, 2001.
93. Madaus J: Navigating the college transition maze: a guide for students with learning disabilities, *Teaching Except Child* 37(3):32–37, 2005.
94. Magill-Evans J, Galambos N, Darrah J, Nickerson C: Predictors of employment for young adults with developmental motor disabilities, *Work* 31:433–442, 2008.
95. Maltais DB, Wiart L, Fowler E, et al.: Health-related physical fitness for children with cerebral palsy, *J Child Neurol* 29(8):1091–1100, 2014.
96. Martin JE, Marshall LH, Wray D, et al.: *Choose and take action: finding the right job for you*, Longmont, CO, 2004, Sopris West.
97. Martin J, Hennessey M, McConnell A, et al.: TAGG technical manual. Available at: URL: from https://tagg.ou.edu/tagg/.
98. McGavin H: Planning rehabilitation: a comparison of issues for parents and adolescents, *Phys Occup Ther Pediatr* 18:69–82, 1998.
99. McNair J, Rusch FR: Parental involvement in transition programs, *Ment Retard* 29(2):93–101, 1991.
100. Michelson S, Uldall P, Hansen T, et al.: Social integration of adults with cerebral palsy, *Dev Med Child Neurol* 48:643–649, 2006.
101. Misquez E, McCarthy B, Powell B, Chu L: *University students with disabilities are the chief on-campus accommodation ingredient*, Northridge, Conference, 1997, Paper presented at the Annual California State University.
102. National Center for the Study of Postsecondary Educational Supports (NCSPES): *Technical report: postsecondary education and employment for students with disabilities: focus group discussions on supports and barriers to lifelong learning*, Honolulu, 2000, University of Hawaii at Manoa.
103. Newacheck P, Strickland B, Shonkoff J, et al.: An epidemiologic profile of children with special health care needs, *Pediatrics* 102:107–123, 1998.
104. Newman L, Wagner M, Knokey A, et al.: *The post-high school outcomes of young adults with disabilities up to 8 years after high school. A report from the National Longitudinal Transition Study-2 (NLTS2) (NCSER 2011-3005)*, Menlo Park, CA, 2011, SRI International.
105. Reference deleted in proofs.
106. Orlin M, Cicirello N, O'Donnell A, Doty A: Continuum of care for individual with lifelong disabilities: role of the physical therapist, *Phys Ther* 94(7):1043–1053, 2014.
107. Palisano RJ, Almasri N, Chiarello L, et al.: Family needs of parents of children and youth with cerebral palsy, *Child Care Health Dev* 36(1):85–92, 2009.
108. Patrick S, Wessel R: Faculty mentorship and transition experience of students with disabilities, *J Postsecondary Educ Disabil* 26(2):105–118, 2013.
109. McPherson M, Weissman G, Strickland BB, et al.: Implementing community-based systems of services for children and youths with special health care needs: how well are we doing? *Pediatrics* 113(5):1538–1544, 2004.
110. Phelps LA, Hanley-Maxwell C: School-to-work transitions for youth with disabilities: a review of outcomes and practices, *Rev Educ Res* 67(2):176–226, 1997.
111. Powers KM, Gil-Kashiwabara E, Geenen SJ, et al.: Mandates and effective transition planning practices reflected in IEPs, *Career Dev Except Individuals* 28(1):47–59, 2005.
112. Raskind MH: A guide to assistive technology, *Their World*, New York, NY, 1997/1998, National Center for Learning Disabilities, pp 73–74.
113. Rehm RS, Fuentes-Afflick E, Fisher L, Chesla C: Parent and youth priorities during the transition to adulthood for youth with special health care needs and developmental disability, *ANS Adv Nurs Sci* 35(3):E57–E72, 2012.
114. Reiss JG, Gibson RW, Walker LR: Health care transition: youth, family, and provider perspectives, *Pediatrics* 115(1):112–120, 2005.
115. Rosenbaum PL, Rosenbloom L: *Cerebral palsy: from diagnosis to adult life*, London, 2012, Mac Keith Press.
116. Rothstein L: Students, staff, and faculty with disabilities: current issues for colleges and universities, *J Coll Univ Law* 17:471–482, 1991.
117. Rusch F, Braddock D, Adult day programs versus supported employment (1988-2002): spending and service practices of mental retardation and developmental disabilities state agencies, *Res Pract Persons Severe Disabil* 29(4):237–242, 2004.
118. Rutkowski S, Riehle E: Access to employment and economic independence in cerebral palsy, *Phys Med Rehabil Clin N Am* 20:535–547, 2009.
119. Ryder BE, Kawalec ES: A job-seeking skills program for persons who are blind or visually impaired, *J Vis Impair Blind* 89:107–111, 1995.
120. Sands DJ, Spencer KC, Gliner J, Swaim R: Structural equation modeling of student involvement in transition-related actions: the path of least resistance, *Focus Autism Other Dev Disabil* 14(1):17–27, 1999.
121. Schmidt M, Smith D: Individuals with disabilities perceptions on preparedness for the workforce and factors that limit employment, *Work* 28:13–21, 2007.
122. Simmons T, Flexer RW, Bauder D: Collaborative transition services. In Flexer RW, Baer RM, Luft P, Simmons TJ, editors: *Transition planning for secondary students with disabilities*, ed 3, Upper Saddle River, NJ, 2008, Prentice-Hall, pp 203–229.
123. Smith RO, Warnke J, Edyburn D, et al.: Student Activity Accessibility Checklist. Lawrence, KS: University of Kansas, Division of Adult Studies. Available at: URL: http://das.kucrl.org/materials/html/studentactivity-accessibility-checklist.
124. Sowers J, Powers L: *Vocational preparation and employment of students with physical and multiple disabilities*, Baltimore, 1991, Paul H. Brookes.
125. Stein REK: Challenges in long-term health care for children, *Ambul Pediatr* 1(5):280–288, 2001.
126. Stewart D: Evidence to support a positive transition into adulthood for youth with disabilities, *Phys Occup Ther Pediatr* 26(4):1–4, 2006.
127. Stewart DA, Law MC, Rosenbaum P, Williams DG: A qualitative study of the transition to adulthood for youth with physical disabilities, *Phys Occup Ther Pediatr* 21(4):3–21, 2001.

128. Stewart D, Freeman M, Missiuna C, et al.: Keeping It Together™ for Youth. Hamilton, Ontario: CanChild Centre for Childhood Disability Research. Available at: URL: https://www.canchild.ca/en/researchin-practice/the-kit.
129. Stewart D, Law M, Young NL, et al.: Complexities during transitions to adulthood for youth with disabilities: person-environment interactions, *Disabil Rehabil* 36(23):1998–2004, 2014.
130. Stewart D, Stavness C, King G, et al.: A critical appraisal of literature reviews about the transition to adulthood for youth with disabilities, *Phys Occup Ther Pediatr* 26(4):5–24, 2006.
131. Strand J, Kreiner J: Recreation and leisure in the community. In Flexer RW, Simmons TJ, Luft P, Baer RM, editors: *Transition planning for secondary students with disabilities*, ed 2, Upper Saddle River, NJ, 2004, Prentice-Hall, pp 460–482.
132. Strong WB, Wiklmore JH: Unfit kids: an office-based approach to physical fitness, *Contemp Pediatr* 4:33–48, 1988.
133. Sylvester L, Martin J, Gardner J, et al.: *Comparison of clinician-directed and student-self-directed physical therapy interventions for youth with severe and multiple developmental disabilities.* Unpublished Doctoral Dissertation, Norman, Oklahoma, 2011, University of Oklahoma.
134. Test D: Invited commentary on Rusch and Braddock (2004): one person at a time, *Res Pract Persons Severe Disabil* 29(4):248–252, 2004.
135. Thomas AD, Rosenberg A: Promoting community recreation and leisure, *Pediatr Phys Ther* 15(4):232–246, 2003.
136. Thomas S: College students and disability law, *J Spec Educ* 33(4):248–258, 2000.
137. Thompson J, Bryant B, Campbell E, et al.: *Supports Intensity Scale—Adult*, Washington, DC, 2015, American Association on Intellectual and Developmental Disabilities.
138. Tonniges T, Roberts C: *Transitions: a lifelong process and everyone's responsibility.* Presentation for Oklahoma Health Sciences Center Grand Rounds, Oklahoma City, OK, 2007, Department of Pediatrics.
139. Reference deleted in proofs.
140. US Department of Health and Human Services: *Healthy people 2020*. Available at: URL: http://www.healthypeople.gov/.
141. US Department of Health and Human Services: *Surgeon General's report on physical activity and health*, Washington, DC, 1996, USDHHS.
142. Wagner M, Blackorby J, Cameto R, et al.: *The transition experiences of young people with disabilities: a summary of findings from the national longitudinal transition study of special education students*, Menlo Park, CA, 1993, SRI International.
143. Wagner M, Cameto R, Newman L: *Youth with disabilities: a changing population. A report of findings from the National Longitudinal Transition Study (NLTS) and the National Longitudinal Transition Study-2 (NLTS02)*, Menlo Park, CA, 2003, SRI International.
144. Wagner M, Newman L, Cameto R, et al.: *An overview of findings from Wave 2 of the National Longitudinal Transition Study-2 (NLTS2).* National Center for Special Education Research, Menlo Park, CA, 2006, SRI International.
145. Wehman P: *Life beyond the classroom: transition strategies for young people with disabilities*, ed 4, Baltimore, 2006, Paul H. Brookes.
146. White PH: Success on the road to adulthood: issues and hurdles for adolescents with disabilities, *Rheum Dis Clin North Am* 23(3):697–707, 1997.
147. White PH: Transition: a future promise for children and adolescents with special health care needs and disabilities, *Rheum Dis Clin North Am* 28(3):687–703, 2002.
148. Will M: *OSERS programming for the transition of youth with disabilities: bridges from school to working life*, Washington, DC, 1983, US Department of Education, Office of Special Education and Rehabilitative Services (ERIC Document Reproduction Service No. ED 256 132).
149. World Health Organization: *International Classification of Functioning, Disability and Health (ICF)*, Geneva, Switzerland, 2001, World Health Organization. Available at: URL: www.who.int/classifications/icf/en.
150. Wright B: Teens say job training their top need, *Point Depart* 2(2):8, 2001.
151. Young NL, McCormick A, Mills W, et al.: The transition study: a look at youth and adults with cerebral palsy, spina bifida, and acquired brain injury, *Phys Occup Ther Pediatr* 26(4):25–46, 2006.

推荐阅读

American Academy of Pediatrics, American Academy of Family Physicians, and American College of Physicians, Transitions Clinical Report Authoring Group: Supporting the health care transition from adolescence to adulthood in the medical home, *Pediatrics* 128(1):182–200, 2011.

Bjornson K, Kobayashi A, Zhou C, Walker W: Relationship of therapy to postsecondary education and employment in young adults with physical disabilities, *Pediatr Phys Ther* 23(2):179–186, 2011.

Compton-Griffith K, Cicirello N, Turner A: Physical therapists' perceptions of providing services to adults with childhood neuromotor disabilities, *Phys Occup Ther Pediatr* 31(1):19–30, 2011.

Darrah J, Magil-Evans J, Galambos N: Community services for young adults with motor disabilities-a paradox, *Disabil Rehabil* 32(3):223–229, 2010.

Doty A, Flexer R, Barton L, et al.: *A national survey of school-based physical therapists and secondary transition practices.* Unpublished Doctoral Dissertation, Kent, Ohio, 2010, Kent State University.

King G, Baldwin P, Currie M, Evans J: Planning successful transitions from school to adult roles for youth with disabilities, *Child Health Care* 34(3):193–216, 2005.

Orlin M, Cicirello N, O'Donnell A, Doty A: Continuum of care for individual with lifelong disabilities: role of the physical therapist, *Phys Ther* 94(7):1043–1053, 2014.

Rosenbaum PL, Rosenbloom L: *Cerebral palsy: from diagnosis to adult life*, London, 2012, Mac Keith Press.

Stewart D, Law M, Young NL, et al.: Complexities during transitions to adulthood for youth with disabilities: person-environment interactions, *Disabil Rehabil* 36(23):1998–2004, 2014.

第 33 章　辅助技术

Roberta Kuchler O'Shea, Brenda Sposato Bonfiglio

儿童物理治疗师在为具有身体功能和结构损伤的儿童和青少年提供辅助技术以改善活动和参与方面发挥了重要作用。辅助技术（assistive technology，AT）设备在联邦立法中被定义为任何增加、维持或改善个人功能状态的项目、设备或产品系统[45]。因而，AT 服务被法律定义为任何服务，如物理治疗、作业治疗或言语治疗，这些服务可以直接帮助残疾人士选择、获得或练习使用 AT 设备[45]。AT 涵盖了广泛的材料、设计和应用，从而在人体技能无法实现或不可能实现时，可以产生适应性的运动功能[39]。AT 也称为支撑技术，可以为个体的社会参与创造机会。自 20 世纪 90 年代以来，辅具的数量和类型出现了实质上的爆发式增长。

1972 年，美国联邦政府资助的康复工程中心成立，主要致力于新产品的研究和开发，以及向消费者提供服务[13]。这个过程汇集了来自生物医学和康复工程、物理治疗、作业治疗、言语和语言病理学和特殊教育等多个学科的专业人员。北美康复工程和辅助技术协会（Rehabilitation Engineering and Assistive Technology Society of North America，RESNA）是这个共同工作的产物，这是一个跨学科的专业协会，为有活动受限和参与受限的人提供应用技术。

自 1975 年以来，美国政府已经颁布了许多法律，以确保将残疾人的权利纳入自然教育和工作环境。这些法律包括公法 101-476,《特殊儿童教育法案》；1990 年《残疾人教育法修正案》（IDEA）；公法 101-47，1988 年《残疾人辅助技术法》（TRAIDA/技术法案）；公法 93-112,《康复法案》和公法 101-336,《美国残疾人法案》（ADA）。这些法律有助于把公众注意力集中在新技术和新产品上，并为其创造不断增长的市场。消费者对耐久性和性能的需求促使制造商应用航空航天、医疗和信息产业创造的技术进行研发和推广。

TRAIDA 是第一个定义 AT 设备和服务的联邦立法，并体现了技术在残疾人生活中的重要性[10]。给予各州和地区的捐款为那些改善技术的项目提供了资金，并推动将残疾人纳入社区和劳动力资源中。目前提供的服务因州而异，包括信息和转介服务（数据库和网站）、试验装置和设备中心、设备交换和回收项目、资金资源指南、金融贷款项目、移动面包车外联服务、保护和宣传服务以及关于资金和自我教育项目。1998 年《辅助技术法》规定开发与技术有关的综合项目。美国所有州和领土都有资格获得 10 年的联邦资助，已经获得 10 年资助的州也有资格获得额外 3 年的资助。1997 年的《IDEA 修正案》主张纳入所有个人教育计划的设备和服务。

本章讨论 AT 的主要因素和物理治疗师在选择和获得适合儿童及其家庭的设备方面的作用。这 5 个要素包括改良的座椅和体位管理、轮式移动、增强或替代沟通系统（augmentative and alternative communication，AAC）、计算机和日常生活电子辅助设备（electronic aids to daily living，EADL）。对研究结果进行评估，为决策过程提供依据。

辅助技术团队

大多数技术设备需要在设计、实施或附件方面进行修改或定制[31,46]。对于具有严重身体损伤和活动受限的个人，因其所需的 AT 设备的费用和复杂性，需要一个周密仔细的选择和构建过程。所有定期与儿童和设备互动的个人都需要被视为治疗团队的成员。专业人员、儿童、家庭成员和照护者各自贡献了特定领域的认知和专业知识。Lahm 和 Sizemore[30] 认为，尽管法律授权了 AT 评估团队，但团队成员可能有各自的议程。影响评估过程的因素很多，包括儿童和家庭的需要和偏好、团队成员的个人教育和经验水平、团队成员所代表的专业，以及每个评估员提倡的方法。团队需要认识到自己的优势和局限，包括团队来自多个学科的成员，还是只有一两个学科的成员？孩子和家庭成员是团队成员吗？针对这些问题的调查结果显示，经验最丰富的专业人员（治疗师）花在客户身上的时间最少，接受过最少残疾研究培训的专业人员（AT供应商）花在家庭身上的时间最多[30]。Lahm和Sizemore主张，职业教育项目应包括更多关于AT的信息，这些信息基于他们的研究结论，即应届毕业生不具备足够的AT和AT服务的知识。

AT团队的配置（图33.1）视儿童和家庭的需要以及提供服务的地点而定。团队的核心是儿童和家庭。以家庭为中心的服务强调让儿童和主要照护者参与目标制订和决策过程的重要性，以确保解决方案是可以实现的和有意义的[45]。核心团队应包括在以下领域（移动、座椅、增强或替代沟通系统、计算机和日常生活活动）受过检验的具有培训和有经验的专业人员。该团队通常包括以下部分或全部专业人员：物理治疗师、作业治疗师、言语和语言病理学家、康复工程师和康复技术供应商。

除了核心团队，其他专业人员、组织和机构也参与了AT的决策和采购。从事儿童教育和医疗保健的专业人员经常与核心团队分享角色，并提供决策所必需的信息。在教育环境中，这可能包括物理治疗师、作业治疗师、言语和言语治疗师、课堂教师和助手、行政人员、心理学家、职业顾问和工作监督员。目标和策略必须与其他服务提供者协调。在医疗环境中，儿童的家庭医生以及其他医疗专家和护士可能需要参与其中。需要与医务人员合作的问题包括畸形、挛缩、压疮、失禁、自残、安全以及视力和其他感觉器官损伤的管理。

资金问题涉及第三方贡献者，包括第三方付款人、国家资助的医疗设备项目、民间组织和其他资助机构。许多诊所聘用专家来帮助家庭识别并获得指定技术的资金。该团队还可包括其他社区和家庭成员，他们与儿童进行日常互动或提供特殊支持服务，如交

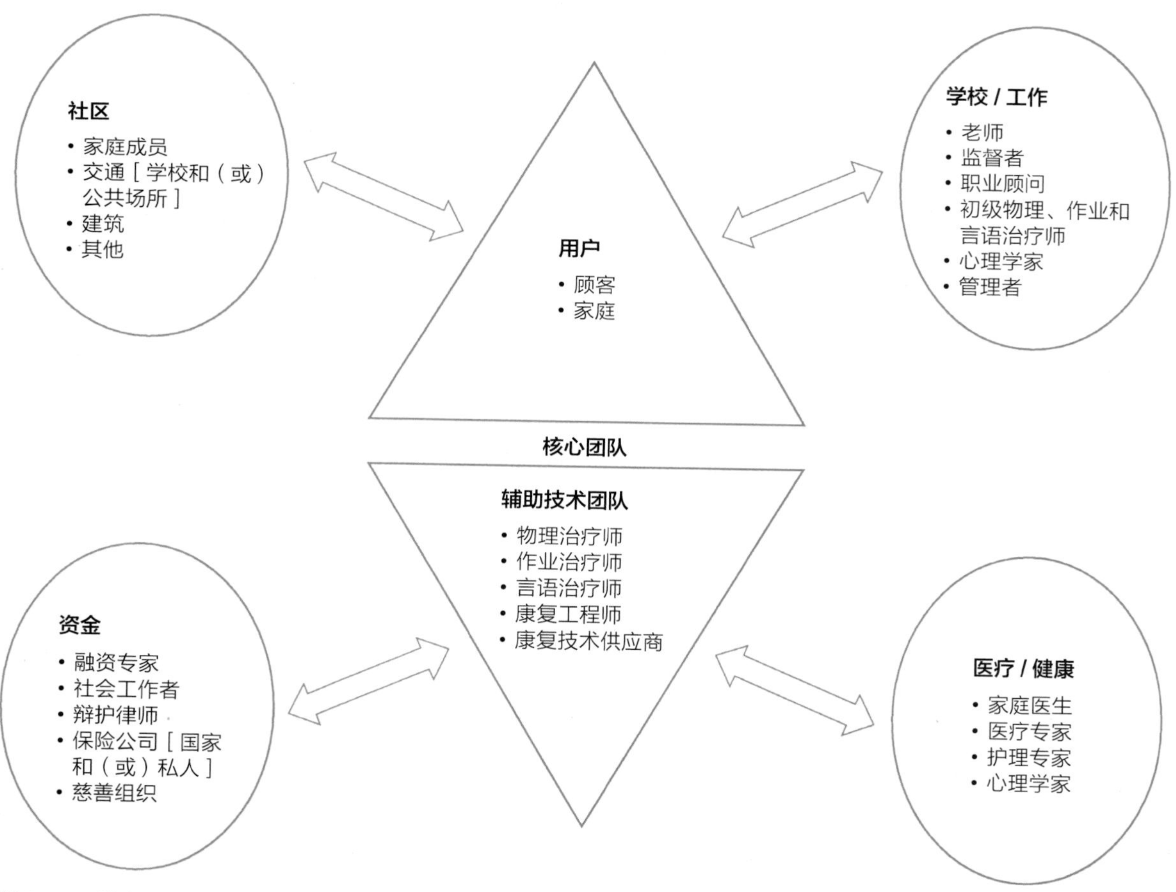

图33.1 核心团队互动对于选择和采购辅助技术产品非常重要。每个组成部分的成员和角色可能会有调整，这取决于特定的客户端问题和设置

通或修改建筑障碍。

团队组成和设置是灵活的。例如，在许多有综合技术服务提供方案的医院和康复中心，医师（特别是康复医师和骨科医师）是核心团队不可分割的一部分。在学校和居住中心，1个或多个客户的初级治疗师及设备供应商可以作为核心团队的成员。核心团队负责向相关人员提供有关设备的使用、培训、维护、责任分配和安全的信息。

有效的沟通和护理协调是干预的必要组成部分，以确保一旦获得该技术便可以使用。放弃AT对家庭和患儿来说代价是很昂贵的，涉及经济成本以及无法挽回的情感和时间成本[26]。4个因素与放弃AT有关：缺少认可、随意采购、性能和优先次序。缺少认可是指在选择过程中缺少儿童和家庭的意见。随意采购是第2个因素，直接从供应商处购买的物品（没有团队协商）最有可能被放弃。第3个因素是设备性能较差，这反映了用户对该技术是否可以以简单、可靠和舒适的方式提高其对功能的感知。第4个因素是随着时间而改变的用户需求和优先事项，包括功能的改变以及生活方式和活动的改变。

1995年，为了保障消费者权益和提高消费者满意度，RESNA开始给AT专业人员提供资格认证。证书表明，专业人员具有AT的专业培训和经验，并推广了认证资格的标准，以及验证了AT领域安全有效服务所需的广泛知识。活动技术职业（Activity Technology Professional，ATP）认证标志着一个服务提供者有分析残疾人的需求、协助选择合适的设备，并培训消费者如何正确使用特定的设备的能力（参见RESNA网站：www.resna.org/certification/index.php）。

为残疾人士提供AT服务的专业人员应考虑取得活动技术职业证书。专业人员包括但不限于物理治疗师、作业治疗师、言语和语言病理学家、康复工程师、特殊教育者和康复技术供应商。该证书对于向有座椅、摆位和行动需求的儿童和成人提供治疗的物理治疗师来说非常重要。越来越多的人需要在AT方面有专门的培训和专业知识的物理治疗师为残疾儿童及其家庭提供服务。

康复技术供应商（Rehabilitation Technology Supplier，RTS）是指在轮式移动、座椅和改良体位、移动辅助、环境控制和日常生活活动（请注意，不包括通信系统和计算机）方面提供支持技术的个人。美国康复技术服务商注册登记系统（National Registry of Rehabilitation Technology Suppliers，NRRTS）包括资格已通过评估过程核实的供应商的名称，评估过程包括工作经验、专业人员的参考、遵守《道德准则》和《实践和议定书》以及致力于继续教育。经认证的RTS（CRTS）是NRRTS中信誉良好的成员，并已成功完成RESNA辅助技术供应商的检查。

国际功能、残疾和健康分类决策框架

在这本书中，提供了如何利用AT来实现儿童和家庭活动以及参与的目标的例子。AT设备旨在提高用户活动的参与，否则可能会受到身体结构和功能损害的限制。ICF[60]是在作出关于AT的决定时应用的一个有用的框架。正确的规定和使用AT，特别是体位管理（自适应座椅），可以帮助防止继发性损伤，如皮肤破裂、脊柱侧凸或低头垂肩姿势导致的心肺功能受损，以及由于身体部分支撑不充分引起的关节挛缩或骨骼畸形。AT的好处还包括减少肌肉张力或过度的肌肉活动以及减少不自主运动。通过为儿童提供代偿姿势稳定性和预防身体转移障碍的手段，AT可以减少坐姿、活动、使用手和言语方面的活动受限。AT还可以提高孩子参与日常活动和常规活动的能力。电动轮椅可以让学生独立进入学校或工作地。增强或替代沟通可以促进与同伴的互动并促进社交技能。EADL可以用来区分患者是否住在受监管的公寓和养老院或中级护理机构中。

社会政策和态度是AT的可用性和可及性的重要决定因素。产品和服务提供商的高成本需求证据证明，其技术以合理的方式改善了用户的生活质量。降低住院费用，以及降低外科手术、户外居住和随行护理的费用将支持AT的有效性。技术还具有改善用户外观和可见性的潜力。这反过来可能使社会对严重残疾人士能力的态度产生积极影响。

对AT的评估通常是以观察和临床印象为基础的。文献中有很多针对个别客户问题的创造性解决方案的描述。对AT干预效果的对照研究较少。

生存期技术

身体功能和结构受损儿童的需求是随着生长和发

育而变化的，因此必须不断地重新评估。AT的谨慎选择、规划和实施可优化儿童和家庭成果，并有效利用医疗资源。在婴儿期，适当的体位管理有助于促进社会互动和早期认知的发育，如因果关系和物体的恒存性。在学龄前期，学习开关激活玩具和利用动力驱动移动玩具可以帮助孩子学习自发的运动和与环境互动。儿童需要一种可靠的方式来表明需求并做出选择。学龄儿童需要姿势支撑和舒适性，以实现学习和适应功能。青少年需要跟上同龄人，并在社会上被接受。青少年应尽可能参与移动性设备、座椅或通信设备选择的决策过程。年轻人需要能够进出工作或日常生活环境，并尽可能少地依赖他人来实现基本功能，如工位变化、沟通、饮食和如厕。由于行动不便的个人在适应一个岗位时需要用更多时间，因此卫生和皮肤护理成为优先考虑的事情。

科技正在迅速改变生活的各个方面。几年前梦寐以求的事情很快成为现实。个人数字助理（personal digital assistant，PDA）是一种存储数字信息的手持设备。学术机构在笔记本电脑和平板电脑以及基于互联网的课程平台上使用电子版教科书并不罕见。科技的应用在现今的教室里随处可见，不管孩子们能力如何，他们都可能从中受益。技术允许儿童在没有成人帮助的情况下积极参与他们的教育项目，而成人的过多帮助可能干扰了学生之间以及学生与教师之间的交流[39]。

选择过程

环境是指所处周围环境或某个人花较长时间所在的环境。Cooke 和 Polgar[13] 描述了人类/活动/AT模型（human/activity/AT model，HAAT模型）。该模型与ICF分类完全吻合。在HAAT模型中，人代表某人在某个地方做某事。活动是做某事的过程，是人类行为的功能结果。AT是在活动期间如何增强人类表现的基础[26]。因此，将HAAT模型转化为健康的组成部分，旨在最大限度地减少身体功能和结构的损伤，并最大限度地提高活动和社会参与。选择过程必须考虑将使用AT的所有环境。此外，轮椅本身具有自适应座椅和通信系统，是许多功能严重损伤儿童的微环境[14]。

《物理治疗师执业指南》[3] 中的患者/客户管理要素符合选择和实施AT的过程：

第1步：检查。检查是获取病史、实施系统性回顾、选择和管理测试和措施以获取相关客户信息的过程。这个过程始于一次面谈，以确定孩子/家庭的目标和对AT的影响。团队记录相关的病史和社会信息。检查包括测量肌节、皮节、皮肤、关节活动度、肌肉力量和运动功能，涉及坐姿、转移和活动。

第2步：评估。该团队根据在检查过程中收集的数据做出临床判断。记录步骤1中收集的信息，团队考虑AT的选项。

第3步：诊断。该团队决定患儿对AT的需求。

第4步：预后。该团队预估可通过AT获得的改进水平以及所需的指导和培训量。

第5步：干预。患儿和家人尝试选择AT。服务团队基于儿童的诊断和预后选择可以实现最大独立性的AT系统和服务。资金需要得到保障。该团队可能负责收集处方和书写医疗需要的信件。该系统是关于订购、交付的系统，并适合于用户。

第6步：结果。记录与AT相关的变化，包括活动和参与情况。

第7步：随访和重新评估。所描述的过程通常只是循环的多次重复中的一次。机电设备磨损和损坏，需要维修和更换。儿童的问题和需要随着年龄的增长、新技能的发展以及环境的变化而改变。随着技术的不断改进，新的解决方案成为可能。

座椅系统

座椅系统的使用目的是为儿童提供外部姿势支撑，改善因身体功能和结构受损而导致的坐姿活动受限。座椅是儿童和移动设备之间的联结[14]。目标是弥补儿童活动受限，从而使儿童最大限度地参与生活活动。座椅系统可分为3类：线性/平面、一般轮廓/模块化，以及定制成型/定制轮廓。

定制座椅系统时的理想结果是：舒适、神经肌肉管理、改进姿势控制和维持体被系统。对于所有使用坐姿和移动系统的人来说，舒适是一个理想的结果[35]。患有脑性瘫痪或创伤性脑损伤的个体需要管理肌张力和改善上半身姿势控制以增强头部控制和手部功能。为了实现稳定的坐姿，必须平衡所有平面的生物力学的力和力矩[14]。良好的姿势摆位通常包括整个身体处于直立中立位，躯干近端和头部对齐。在儿童中，90-90-90 原则通常用于将髋关节、膝关节和踝关节保持在屈曲 90°。随着孩子的成长，由于腿长变化，将膝关节保持在 90° 屈曲可能是不合理的。在这种情况下，必须采用不同角度的前绞索。此外，如果孩子存在腿或躯干的挛缩，可能无法实现髋关节、膝关节和踝关节的 90° 屈曲摆位。

一些专业人员质疑静态体位管理的基本原理，指出它不自然并且阻碍了功能发展[14]。具有异常肌张力的个体可能需要动态的轮椅组件，从而使他们适应移动。例如，悬架组件可以安放在椅座和椅背的连接处，以便使椅背独立于椅座框架移动。这使得轮椅框架部件承受由个人的外部运动施加的力。这些部件吸收能量，否则就会被传送到轮椅上。此外，该组件的弹性体部分的刚度可与个人产生的力相匹配，并可根据需要进行调整，减少或消除对框架的损害。

对有神经肌肉疾病的患儿的治疗座椅的研究主要集中在髋关节屈曲角度（或椅座 – 椅背的角度）以及躯干和头部（或空间中角度）的方向的影响。前者是通过独立改变椅背角度来实现的；后者是通过倾斜 / 旋转整个系统来实现的。前倾（或向前倾斜）座椅已经引起研究者相当大的兴趣，其中座椅的前边缘向下倾斜，因此增加了椅座到椅背的角度，同时保持近垂直的背部。大多数患有骨髓增生异常或脊髓损伤的患者在典型的直立位置耐受并且功能良好；然而坐位时压力是首先考虑的问题，预防溃疡是优先考虑的事项。为了降低压力和压疮的发生率，研究者研究了不同类型的坐面及调节方式以改善坐姿的策略。对于患有肌营养不良症的儿童，预防脊柱塌陷、保持手臂和手的功能，以及舒适性是理想的体位管理结果。据 Washington 和其同事的报告[59]，与普通的高脚座椅或带有薄泡沫层的高脚椅相比，患有神经肌肉损伤的婴儿坐在波点状泡沫座椅上时表现出更好的姿势并能更好地玩玩具。据婴儿的母亲说，波点状泡沫座椅可以在日常生活中使用。

座椅对人体功能和结构的影响

神经肌肉系统

一个长期存在的假设是，通过改变坐位的角度可以降低肌肉张力（这里定义为静止时的肌肉活动）。座椅的方向可以是水平定向，楔形（前缘抬高）或前倾（前缘降低）。背部可垂直放置、倾斜放置或向前倾斜（将髋关节屈曲至更大角度）。一些研究已经研究了坐位角对 CP 患儿的肌电图（EMG）活动的影响。在一项通过倾斜椅背或楔形的座椅来改变髋关节角度的研究中，腰部肌肉活动在垂直坐姿中最低，即水平椅座和髋关节屈曲 90° 时[14]。无论髋关节角度如何，位置越倾斜，腰部肌肉活动越高。当椅背垂直且座椅楔入 15° 时，髋内收肌活动降低[36]。

在 CP 儿童和没有神经肌肉损伤的儿童中，将座椅系统向后倾斜 30° 同时将髋关节角度保持在 90° 时，椎旁肌和髋内收肌群的电活动增加[36]。斜卧位还导致股直肌、长收肌、股二头肌和腓肠肌的电活动增加。外展矫形器的使用减少了所有位置的腿部肌肉活动。对于具有严重神经肌肉损伤的受试者，背伸肌和内侧腘绳肌的 EMG 活动因位置变化而出现的改变是个体化的[36]。

患有 CP 的儿童在没有背部支撑的情况下坐在前侧倾斜的座椅上[36]，显示胸部中段肌群活动减少，腰肌活动增加，表明下背部表面肌电活动增加与中背部肌群活动增加相关。Myhr 和 Von Wentt[40] 提倡使用前倾座椅，但是他们增加了一个外展矫形器和一个前倾的保证上肢支撑的带保险开关的平台。当佩带外展矫形器时，与垂直或倾斜坐姿相比，前倾姿势下腿部肌肉的肌电活动较低。与受试者自己的座位系统相比，前倾坐姿的痉挛或强直反射模式（受试者个性化定义）的频率较低[36]。

肌肉骨骼系统

姿势支撑系统可防止肌肉张力增加的儿童挛缩和骨骼畸形进展的假设已经被证明[33]。理论上，维持躯干和下肢的平衡，可以防止脊柱侧凸和髋关节脱位等结构性变化[14]。这个理论可能适用于那些具有不对称姿势，并且可以通过姿势摆位来减少异常不对称的儿童。对于肌肉张力严重增加、引起肌肉畸形的力过大的儿童，通过姿势控制系统维持平衡可能是不可行的。

心血管 / 肺系统

大多数研究都涉及了座椅位置对肺功能的影响。与有标准吊带座椅和靠背的轮椅相比，痉挛型 CP 儿童在可调节支撑组件的模块化座椅系统中的肺功能得到改善[14]。差异的原因在于：①胸部和腹部的形状、结构和容量的变化；②在支撑和直立的位置上改善了呼吸肌肉的控制。前倾座椅系统对中度 CP 患儿的呼吸功能有改善作用[14]。

皮肤系统

预防压疮是需要长时间保持坐位的儿童的管理目标。如存在感觉缺失，则久坐引发的问题更加复杂。对于使用轮式移动的患有神经肌肉损伤的儿童，压力缓解也是一个重要的考虑因素。骨骼不对称，如存在骨盆倾斜、髋关节脱位和脊柱侧凸，将使坐在轮椅上的儿童更容易出现压力问题。

压疮的形成受皮肤温度、水分、剪切力和压力等因素的影响[18]。压力（压缩力）是被研究最多的变量，因为它与压疮的发展有明显的关系，而且坐轮椅时比较容易检查和处理。压疮的风险与软组织受压的时长直接相关，并且与受压区域大小成反比。

压力映射设备（图 33.2）通常用于研究有运动障碍和无运动障碍个体的压力分布，使用不同的座椅表面以降低压力，以及预防压疮。没有身体损伤的成人表现为左右压力分布均匀，在坐骨结节的后部有一个压力集中的双相模式，其次集中在股骨远端。由于骨盆倾斜或脊柱侧凸造成“不平衡坐姿”的患者表现出明显的侧移和后移，从而增加了坐骨结节的压力[21,29]。

对于没有损伤的受试者，在轮椅上短暂的仰靠后再坐直，与直立姿势相比，会有更高的压力和剪切力[27,36]。当受试者俯身离开靠背时，力量回到初始值。当踏板升高时，坐骨结节下的压力增加。在无损伤的成人中，坐直与 10° 仰靠坐相比，坐骨结节下的压力没有差异，但是在有腰椎支撑时，两个位置的压力都有所下降[32]。对于脊髓损伤的患者，建议使用腰支撑式仰靠位，因为由于腘绳肌紧张或躯干肌群肌力不足，他们在直立的位置时容易从腰部支撑上滑脱或发生身体扭转。

磁共振成像（MRI）已用于评估负荷期间臀部的软组织轮廓。在截瘫患者中，在软组织被骨性突出压迫之前，需要减少坐姿压力，否则会增加臀肌的僵硬和侧移[33]。泡沫垫的轮廓要与臀部的形状相匹配，与扁平泡沫相比，可改善从臀部到垫子的负荷传递，因为总接触表面积更大[33]。在确定座椅轮廓时，泡沫的硬度也是一个考虑因素，在负荷作用下，高密度泡沫具有较小的挠度。当脊髓损伤的患者坐在不同硬度的扁平泡沫垫或轮廓泡沫垫上时，轮廓泡沫垫上的压力要低于扁平泡沫垫上的压力，而更柔顺的泡沫垫上的压力要低于更硬的泡沫垫上的压力[33]。臀部周围有柔软的垫子支撑时则组织变形更小。请注意，过软的泡沫垫变形太多，会很快“触底”，不利于减缓压力。相反，当截瘫患者躯干侧向弯曲时，泡沫垫上的左、右两侧坐骨结节上的平均压力差大于对照组商用气囊垫上的平均压力差[27]。

一些研究比较了坐在商用垫子上的受试者的坐压、皮肤温度和相对湿度[22,33,53]。调查结果表明，没有一个缓冲垫对所有客户都有效，并且需要根据各种缓冲选项来满足个人需求。

座椅对活动和参与的影响

坐姿稳定性与控制

已经有相关研究利用仪器系统和评定量表评估了前倾座椅对运动障碍儿童的姿势和稳定性的影响。前倾座椅的 2 种典型的设计是：①没有躯干支撑的平台，脚在地板上平放；②躯干前侧或上肢表面具有支撑的前倾系统。

患有 CP 的儿童和患有创伤性脑损伤的儿童坐在前倾座椅时，与平坦座椅相比，坐位更直立[14]。CP 患儿的姿势摇摆也有所减少[14]。跟踪 C7 棘突的位置以判断稳定半径，半径越小表示姿势摇摆越少，从而说明稳定性增加。在安静地坐在平长凳上时，神经肌肉损伤的儿童的姿势摆动与同龄对照组相比并无显著差异，尽管神经肌肉损伤的儿童表现出更多的变异性。当坐在前倾 10° 的座椅上时，一半患有 CP 的儿童（被描述为紧张性的腘绳肌痉挛）的摆动减少和姿势更直立（垂直测量 C7 的高度）。另外一半患有 CP 的儿童（被描述为低张力和腘绳肌紧张）在前倾座椅上的摆动增加，但姿势也更直立。

有趣的是，将座椅角度变化 10° 并不影响运动障碍儿童的姿势稳定性。当儿童坐在带有腿部支撑的前倾座椅上，通过膝关节和小腿负重时，躯干伸展最大[14]。此外，当儿童坐在前倾座椅上时，头部、躯

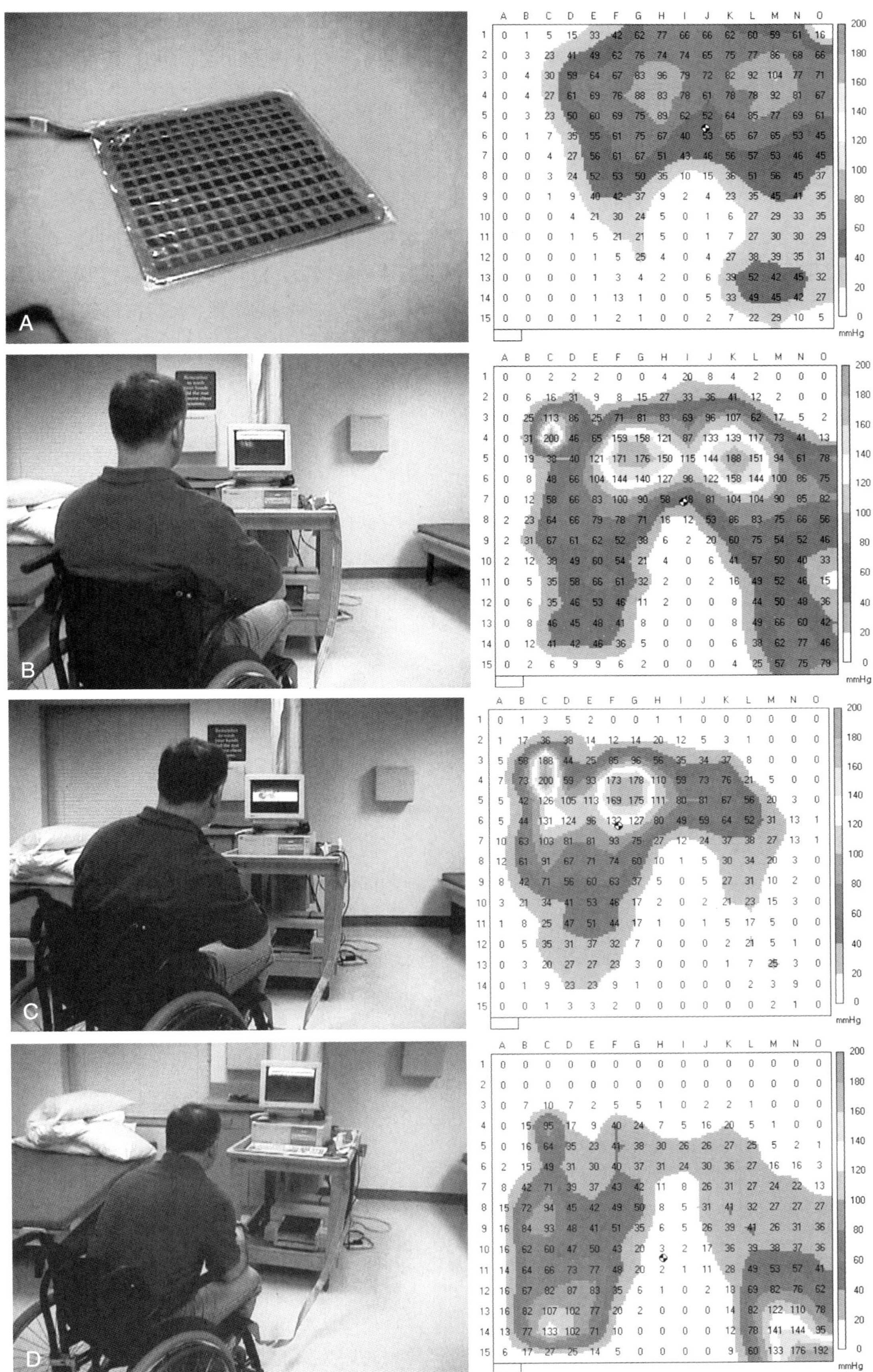

图 33.2　压力映射系统和输出。A. 压力测量装置（左）和计算机屏幕输出（右）。B. 坐在轮椅压力测量装置上的个人（左）和对称坐姿输出（右）。C. 个人向右倾斜的输出。D. 将肘部放在膝部上身体前倾时的输出

干和足部的姿势可以得到改善[14]。在使用座椅和动力移动系统至少3年后，在儿童中观察到独立坐姿能力、坐姿中的躯干姿势和动力活动性的改善。座椅和转移系统（seating and mobility system，SAM）的关键特征是马鞍型座椅，坚固的前胸部支撑和向前倾斜支撑的平台。

与坐在平长凳上相比，当CP患儿被放置在具有前倾、脚支撑和无躯干支撑的座椅上时，其姿势和手臂运动得到改善[14,32]。头部更直立，头部和躯干以及身体部分之间的对齐改善了脊柱伸展[14,35]。

对于大多数儿童来说，座椅与靠背面的角度为90°而没有任何倾斜（椅座与地面平行）是最实用的。如果患儿坐位时有骨盆后倾，那么座椅的前倾可能会促进躯干伸展。因此，可增加座椅与靠背的角度。对于肌张力增加的儿童，座椅后倾，即座椅前侧相对后侧较高，可以减少伸肌痉挛，使其能够处在一个恰当的坐位上。在这种情况下，座椅与靠背的角度是减小的。

臂部和手的功能

在有明显伸肌痉挛的儿童中，楔形坐位并没有改善其手功能[14]，也没有增加肩关节水平内收运动时间让CP患儿进行转换[15]。与楔形位置相比，当髋关节位于90°位置时，运动时间最快，髋关节角度为50°时最慢。当髋部保持90°屈曲，但整个系统向后倾斜15°或30°，或向前倾斜5°时，肩内收任务表现在直立位置最佳[14]，而在前倾位置最差。使用波状泡沫座椅系统的神经肌肉损伤的婴儿表现出姿势的改善和一些手臂使用的改进。

口腔运动、言语和交流

将在进食和饮水的多系统受损的低龄幼儿放置在个性化的治疗座椅装置中时，口腔运动控制方面有改善；然而，自我进食和独立饮水能力并没有改善[14,34]。

转移

研究人员研究了座椅位置对手动轮椅推进的影响[14,31,58]。改变个体受试者的座椅高度、坐位倾斜度或前后方向可改善上肢运动和转向效率。通过调整与后轮位置相关的座椅结构，优化了个体的推进[58]。此外，适当的座椅系统和移动基础可以减少继发性并发症，并增加社区和工作场所的参与。

社会参与

家庭报告说，在儿童或成人接受了包括轮椅、旅行椅和婴儿车在内的自适应座椅设备后，社会参与度增加，并根据需要进行定制调整[35]。在采用适应性座椅和活动后，报告的变化包括：坐姿和活动能力的提高、坐位时间的增加、卧位时间的减少、抓握物体能力的提高，以及使用勺子吃饭能力的提高。

据报道，社会行为的变化包括访问的社区数量增加，和其他人在一起的时间增多。

研究证据总结

学科特征和反应的变异性证明了个性化决策和姿势支撑系统模拟的重要性[14,58]。研究表明，提供外部体位支撑的坐姿系统可改善CP患儿的肺功能，减少肌肉萎缩症患儿的脊柱侧凸，改善CP患儿的手臂功能，提高口腔运动技能、发声能力和多重残疾儿童的社会互动能力[14,58]。更具体地说，直立方向与CP患儿伸肌活动减少、肌无力患儿肺功能改善、CP患儿肩关节内收任务上肢功能改善、有严重身体和认知损伤的患儿与成人互动的增加都有关[14,58]。

前倾座椅有效性的证据尚无定论[14]。以前认为前倾座椅增加了后伸，改善了脊柱体位管理和上肢功能，然而研究并未证明这一假设。目前的临床观点是，保持骨盆中立位是可取的。

有证据表明，轮廓坐垫改善了压力的分布，以及脊柱支撑和姿势[59]。商用减压垫的有效性因人而异，然而大多数制造商会采用块体、泡沫制作，或利用其他添加剂以提供定制轮廓的产品。

小结

需要进行相关研究，以确定姿势支撑系统的特点和组成部分，减少损伤发生，改善活动，并增加有严重身体受损的个人的社会参与[58]。必须更加一致地报告特定疾病和损伤的严重程度[58]。AT诊所和治疗计划对医疗保健费用的影响尚未确定。AT可以潜在地降低因继发性并发症而导致的住院费用。在某些情况下，AT和职业培训的费用可能会增加客户的就业能力，但会影响他（她）获得医疗补助或其他补充援助的资格。通过提供全面和协调服务的地方服务中心可能是向最多人提供先进技术的最有效途径，然而农村流动车可能会促进更广泛的介入。

座椅系统治疗的主要概念

辅助座椅技术正在迅速发展，这带来了术语上的融合。北美康复工程与辅助器具协会发布了一个标准化的术语列表，它有助于改善研究和服务中心、专业人员、用户和资金来源之间的沟通 [31]。AT 团队必须了解哪些组件可以帮助儿童和家庭实现其目的。如果推荐的系统不适当，儿童 / 用户可能会无法获得其想要的功能，并可能会有继发性的肌肉骨骼损伤，新的系统也可能无法获得资金支持 [14,58]。

检查和评估

作为选择座椅系统过程的一部分，物理治疗师对患者进行检查并对检测结果进行评估。物理治疗师在检查儿童时，可应用解剖学、运动学、生物力学和神经肌肉控制姿势和功能的知识。对于评估和推荐治疗性座椅系统而言，生物力学和运动方面的知识是必不可少的 [14]。检查儿童仰卧位和坐位情况，测量髋关节、膝关节、踝关节、躯干、肩关节、肘关节和腕 / 手关节的 ROM 是检查过程的一部分。也需要检查肌肉张力和肌肉力量。进行解剖线性测量。准确地测量和记录将有助于确定最适当的座位系统的大小和类型，也有助于向第三方付款人提供医疗必需品相关的文件。随着时间的推移，准确的文件记录可以提供关于患儿成长和发育的有价值的信息。

骨盆对齐和躯干直立对于优化头部、臂部和手的功能控制是必不可少的。对许多儿童来说，一个直立的躯干姿势是通过中立位骨盆对位对线来实现的。在座位系统中，对姿势的评估是从骨盆以及它与躯干和下肢的关系开始的 [14,58]。骨盆在所有 3 个平面的方向和活动范围将决定躯干、头部和下肢的协调和支撑情况。髋关节屈曲和膝关节伸展范围对骨盆垂直方向的影响是选择坐位角度和相关设备部件的关键因素之一。如果肌腱、髋伸肌和髋屈肌有轻微的挛缩，骨盆的被动活动应足够使躯干垂直对齐。如果肌肉缩短，骨盆可能无法进行前后向倾斜和左右向倾斜活动，患儿将需要一个更个性化的解决方案。

图 33.3~33.6 说明了用于设计和确定适当座位系统的线性测量。对患儿进行仰卧位的测量，包括髋关节和膝关节角度，大腿 / 髋部长度（图 33.3），以及小腿长度（图 33.4）。检查时，儿童坐在有较薄表面且带足部支撑的座位上，避免腿部悬垂（图 33.5）。患儿坐位测量还包括从髋部后侧至腘窝的距离，腘窝至足跟的距离，膝关节屈曲角度，坐位平面至髂嵴的距离，坐位平面至腋窝的距离，坐位平面至枕骨的距离，坐位平面至颅顶的距离，坐位平面至肘部（垂直悬挂时）的距离，躯干横向宽度、躯干长度、髋部横向宽度和足跟到足趾的距离（图 33.6）。

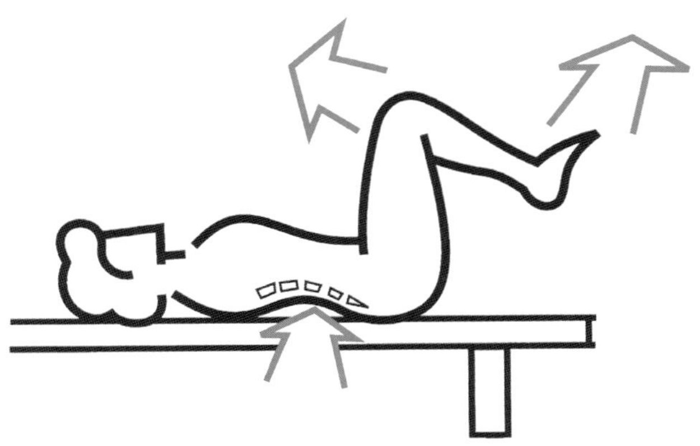

图 33.3 当髋关节屈曲和膝关节伸展时，检查人员必须监测腰椎曲线（经允许重绘自 Redrawn with permission from Bergen AF, Presperin J, Tallman T: *Positioning for function: wheelchairs and other assistive technologies*, Valhalla, NY, 1990, Valhalla Rehabilitation Publications.）

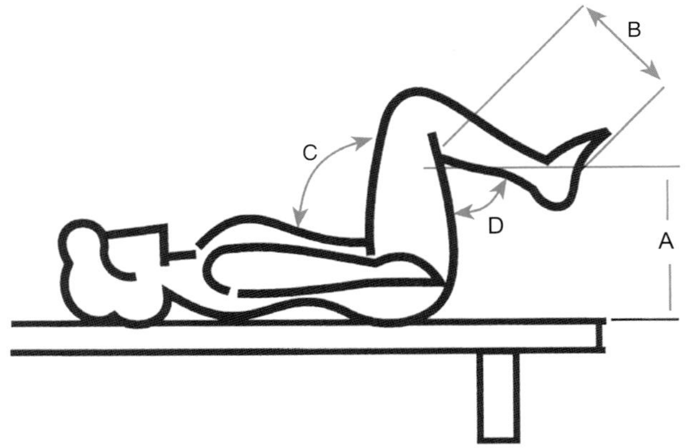

图 33.4 在仰卧位时，首先测量髋关节角度、膝关节角度、大腿 / 髋关节长和小腿长度（经允许重绘自 Redrawn with permission from Bergen AF, Presperin J, Tallman T: *Positioning for function: wheelchairs and other assistive technologies*, Valhalla, NY, 1990, Valhalla Rehabilitation Publications.）

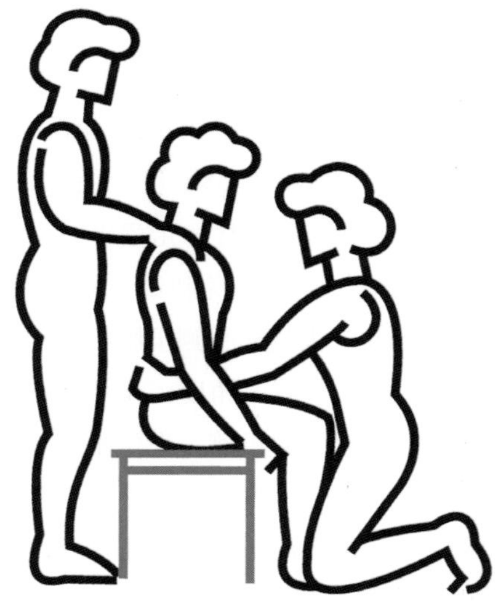

图 33.5 坐位测量时，患者必须坐在一个表面较薄的座位上。可在需要时屈曲膝关节（经许可重绘自 Redrawn with permission from Bergen AF, Presperin J, Tallman T: *Positioning for function: wheelchairs and other assistive technologies*, Valhalla, NY, 1990, Valhalla Rehabilitation Publications.）

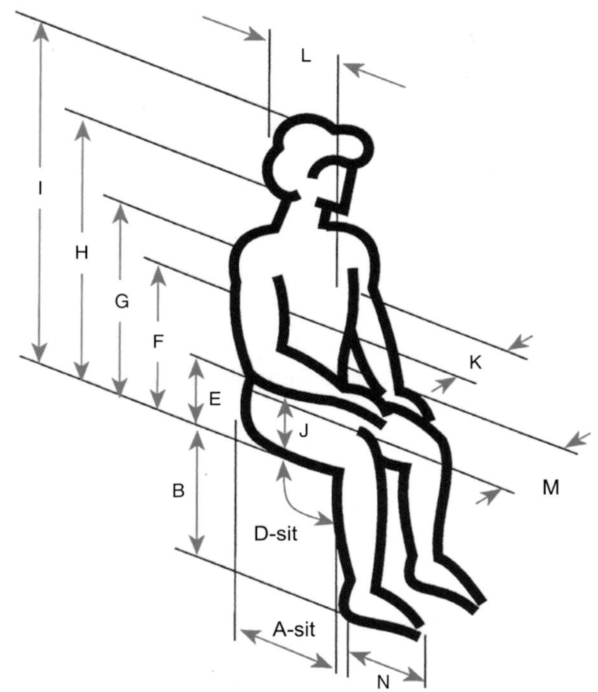

图 33.6 在患者仰卧位时，增加下列数据：A-sit，髋部后面到腘窝（左和右）的距离；B，腘窝到足跟的距离（左和右）；D-sit，膝关节屈曲角度；E，坐位平面至髂嵴的距离；F，坐位平面至腋窝的距离；G，肩的距离；H，坐位平面到枕骨的距离；I，坐位平面至颅顶的距离；J，坐位平面至肘的距离；K，躯干的宽度；L，躯干长度；M，髋部宽度；N，足跟到足趾的距离（Bergen AF，Presperin J, Tallman T：*Positioning for function: wheelchairs and other assistive technologies*, Valhalla, NY, 1990, Valhalla Rehabilitation Publications.）

畸形的类型和严重程度将影响座椅系统和部件的选择。使用适当的支撑部件，可以实现头部和躯干的垂直和对称协调，以矫正柔性畸形（可手动矫正并以合理的力度保持）。相反，固定畸形（使用过度的力量才能矫正）和严重的关节挛缩必须在座椅系统中进行调整。座椅系统并不是为了延长绷紧的肌肉或纠正骨骼的畸形，这样做必然会妨碍达到所需的姿势，因为患儿会试图移动和避免承受不舒适的力。

对于固定畸形，座椅系统将容纳和支持其畸形。如果存在固定的躯干不对称，则靠垫可以支持躯干的中立位对齐或形成代偿姿势。对于存在严重脊柱侧凸和骨盆倾斜的儿童来说，骨盆的中立位排列并不总是可以实现的，也不会形成可接受的躯干和头部协调。在这种情况下，最好从相对垂直的头部和水平的肩部开始，允许骨盆存在倾斜和旋转。

在另一种情况下，如果患儿无法以髋关节屈曲 90° 的形式保持体位，那将需要基于髋关节 ROM 确定座位 – 靠背的角度。如果患儿坐姿时髋关节内收，但可以实现中立位髋关节对齐，座位系统可以将髋关节固定在外展位置，或可以添加定位组件到座位，以防止内收。相反，如果孩子的髋关节极度外展，可以通过横向支撑使下肢保持在中立对齐的位置。如果膝关节的 ROM 受限，采用 60° 基座代替 90°，用来补偿活动范围的损失，也可以用调整和支撑弥补上肢缺乏的 ROM。

对于皮肤很容易破裂的儿童，应该在检查过程中测量座位和靠背的压力。压力测量系统在临床上越来越普遍地用于比较坐在不同垫子上的压力。手动座椅和动力座椅的可变倾斜和可变仰卧功能为一些儿童提供了在长时间保持坐位的过程中缓解压力的一种方式。

座椅系统可以配合儿童的需要

座椅系统和外部位置组件通常分为 3 个级别：平面或线性、一般轮廓造型、定制轮廓 / 定制成型系统。第一个级别，也是强度最低的级别，是平面或线性系统，它由一个平面座椅和靠背构成（图 33.7）。有良好的姿势稳定性和坐姿平衡、畸形最少的儿童最适合这种座椅系统。座椅和靠背由一个实心底座（胶合板或高密度塑料）组成，上面覆盖着泡沫，并以乙烯基或各种方向延伸的织物作软垫（如莱卡或 Dartex），可以横向增加躯干和骨盆的支撑。许多商业线性系统是可用的，或者在临床中构建一个线性系统。这个系统很容易改变和调整，它通常是最便宜的。

第二个级别是一般轮廓或模块化系统，它通过增加接触点（尤其是横向）提供外部姿势控制（图 33.8）。座椅和靠背表面是弧形的，覆盖泡沫层、空气层或黏性流体层，以适应身体的曲线。轮廓还有助于将压力更均匀地分布在整个座椅或背部表面。少量的轮廓设计通常可以提高舒适性和稳定性。对于有严重缺损的儿童来说，更多的轮廓结构是必需的。目前，几乎所有的一般轮廓组件都可以购买获得。一些一般轮廓或模块化系统还具有随着儿童生长而不断调整的能力。

第三个级别是定制轮廓 / 定制成型系统。它依据儿童的身体情况密切贴合身体外形，从而给予最好的姿势支撑（图 33.9）。理论上，通过适当的加工，定制成型系统提供了最大的压力释放量，因为它提供了最大的接触面积。在定制成型系统的制造过程中涉及的时间和费用是相当大的，并且成型过程需要大量的技术。该模具的生产包括将液体泡沫注入特殊模具中，其中涉及化学反应、真空固结法或计算机数字化法。几种定制系统是可用的，包括那些可以在现场完成和那些被送到中央制造中心的模压系统。

计算机辅助设计技术，通过直接使用映射和数字化人体形状数据，无须制作模具。信息被传送到计算机驱动的雕刻机器上，生产坐垫。通常，定制的系统不允许增加配件，也不能修改。此外，如果患儿没有被正确的放入压模坐垫中，产生的压力点将造成潜在的软组织损伤。

总之，选择系统的一般性经验法则是越少越好。如果患儿可以在不需要支撑或仅需要较少支撑便可以控制头和躯干，且没有发生过皮肤破损，并可以实现独立的减压，那么线性 / 平面的座位系统一般是可以接受的。然而，如果患儿在有支撑的情况下不能保持适当的位置，并有皮肤破损史或有皮肤破损的风险，那么要考虑使用一般轮廓 / 成型座位系统。可以改变或调整线性和一般成型系统，其难度不是很大。有广泛定位需求或存在高风险皮肤破损的患儿可能会受益于定制的座椅系统。定制成型系统是不可调节或修改

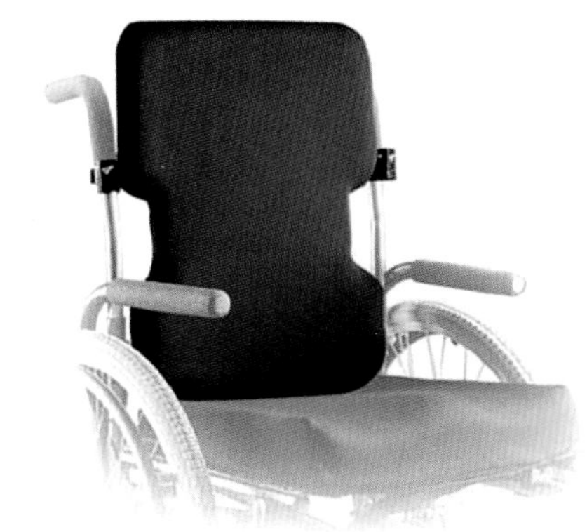

图 33.7　平面 / 线性后背支撑（Courtesy Invacare Corporation, Elyria, OH.）

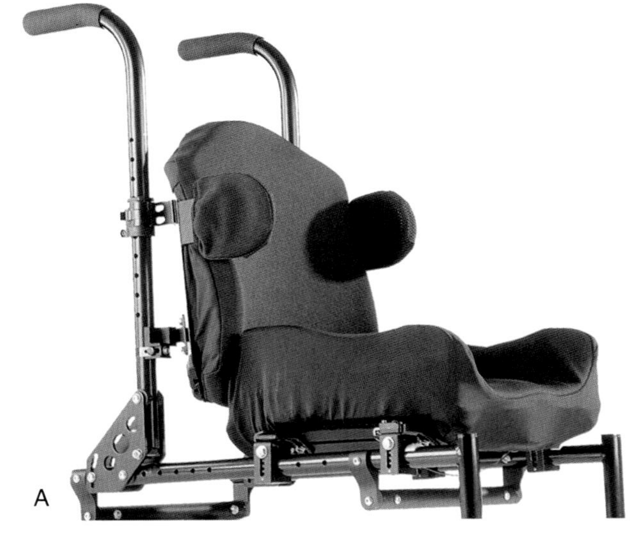

A

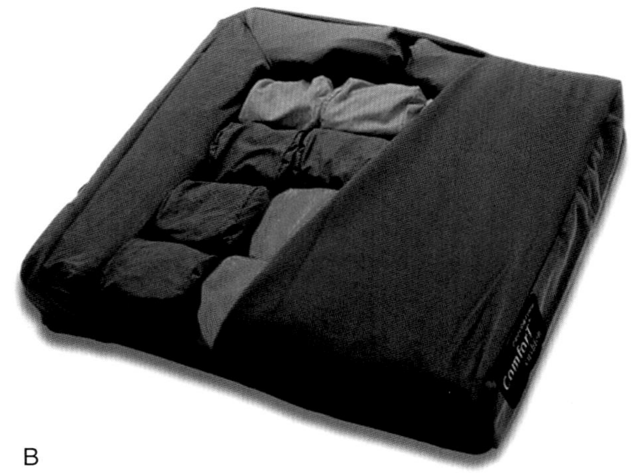

B

图 33.8　通用外形座椅系统。A. Jay-fit 可调轮廓系统。B. 舒适的靠垫（A. Courtesy Sunrise Medical, Boulder, CO. B. Courtesy Ottobock Health Care, Minneapolis, MN.）

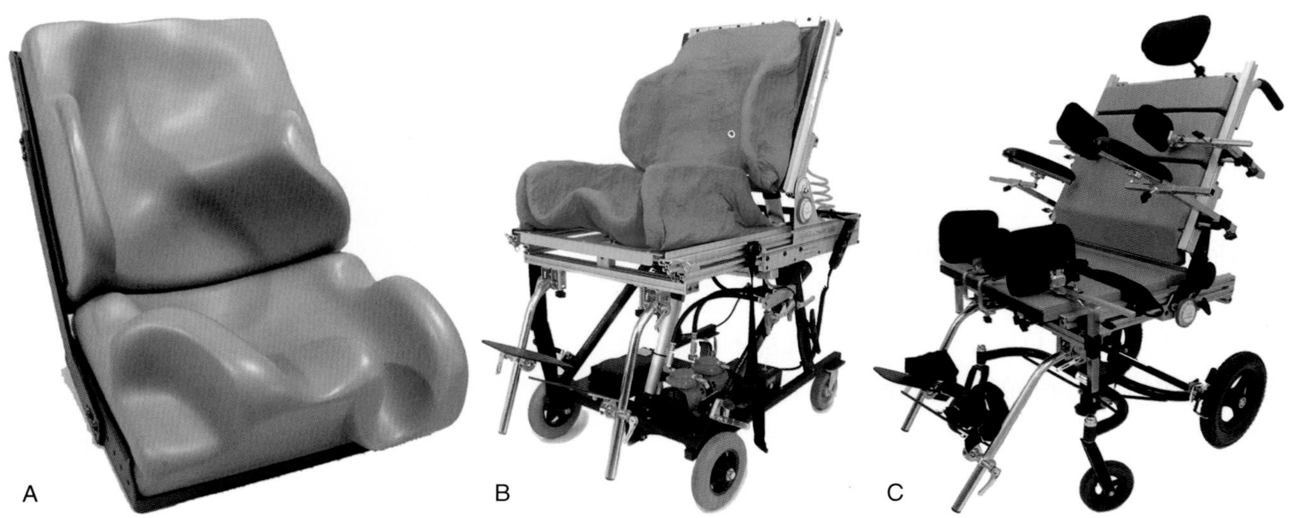

图 33.9 A. 定制成型的垫子。B. 商用成型框架，全动力倾斜，躺椅和座椅可调整深度，内置真空泵，踏板角度可调。C. 商用线性座椅，具有多种可调的平面部件和角度（Courtesy Prairie Seating Corporation, Skokie, IL.）

的，因此临床医师必须考虑可能发生的生长和肌肉骨骼变化情况。通常，推荐使用混合系统。混合式座椅系统包括不同类别的组件，如一个系统可能包括一个具有一般外形靠背的平面座椅，或者一个完全沿着脊柱旁区域定制的靠背，其外围平坦，这可以增加横向的躯干调整支撑。

座椅系统的选择

由于篇幅所限，以及技术的迅速发展，我们无法对姿势辅助系统的所有选择和特点进行彻底讨论。许多优秀的资源都提供了详细的描述，以及问题解决项目和图表[14,44]。不管需要多少等级的姿势支撑，都需要记住几个重要的考量点。本部分内容介绍了决策过程中的一些最突出的要点。

座椅坐垫。坐垫通常是座椅系统中最重要的部分。坐垫可以分为 3 种类别，如前面提到的线性 / 平面、一般轮廓或定制轮廓。实际的平面座椅的使用越来越少见，因为大多数治疗师已经发现，少量的外侧轮廓可以增加舒适度和稳定性[14]。许多商业上可用的坐垫，包括处理压力的空气或黏性流体的泡沫块和楔形垫，可以集成到定制的坐垫中。策略性地在定制成型的泡沫坐垫中放置商业黏性流体垫，可以根据需要帮助释放额外的压力。在止推座椅上，位于坐骨结节前方的一块高密度泡沫块阻止骨盆向前滑动，平衡了大腿周围的压力分布（图 33.10）。止推座椅也可以添加到平面轮廓系统，但最好是增加骨盆的深外侧轮廓设计和大腿外侧支撑（内收肌垫）。

座位在框架中的放置也是一个需要重点考虑的因素。厚的垫子或不适当地安装硬件可能会造成放置的座位太高，改变孩子的重心。这可能会降低头部和躯

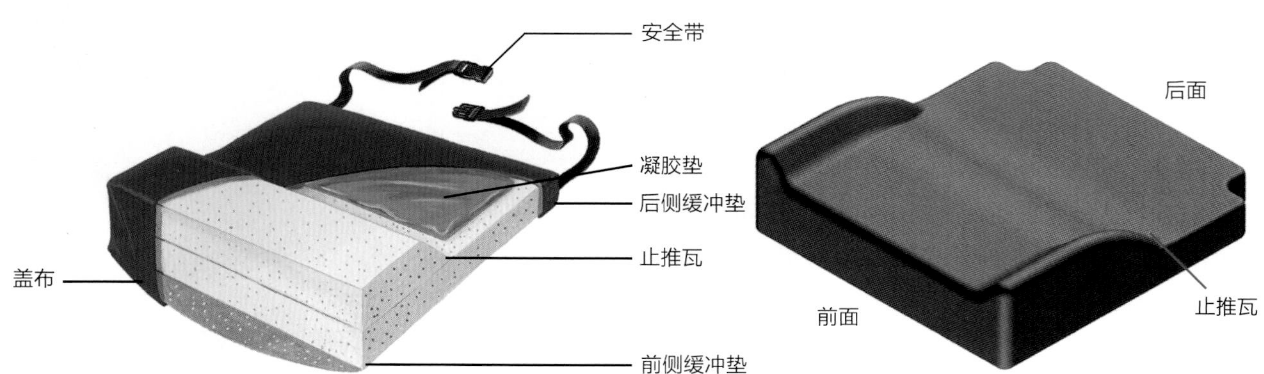

图 33.10 止推座椅可以通过阻止坐骨结节向前滑动来帮助保持骨盆向后靠在座椅上（左，Courtesy Skil-Care Corporation, Yonkers, NY；右，Courtesy Freedom Designs, Inc, Simi Valley, CA.）

干的稳定性，并失去独立转移或推动能力。向前或向后放置，特别是在幼儿中，会影响脚放在踏板上的膝关节角度，也会影响手接触轮圈推动轮椅的位置，以及前脚轮的装载或卸载。对于那些用下肢推进的人来说，重要的是保持较低的座椅到地面的高度和座椅坐垫的前缘平坦。这些调整减轻了座椅前边缘的压力，并允许在不刺激腘绳肌的情况下，使膝关节完全屈曲。

靠背。后侧支撑靠背也分为 3 类：线性 / 平面、一般轮廓和定制。一个背部支撑与一个温和的曲面可以改善躯干的侧向稳定性、姿势和舒适性。利用简单的轮廓和外侧支撑达到整体支撑的完整性。定制的支撑选项中，包括许多背部支撑。使用高密度泡沫块 / 楔形垫可以获得更多的轮廓造型。对于严重的固定脊柱畸形的儿童，应考虑采用定制型靠背。一些需要沿脊柱旁肌肉接触和支撑的儿童，由于其处于生长期，将受益于混合型背部支撑系统。定制成型的背部支撑可以沿着椎旁区域形成轮廓，外侧是平坦的，然后将线性躯干外侧支撑添加到轮廓中，这使得其可以在孩子的生长期使用，并维持脊柱上的支撑。

脊柱在矢状平面上的对齐传统上是用腰椎滚轴来调整的；然而，矢状曲线的控制从骨盆和骶骨开始，而不是从腰椎开始[14,58]。

骨盆稳定装置。改善骨盆控制的技术在很大程度上取决于临床意见和使用者的偏好。以 45° 角放置在椅背连接处的骨盆支撑，是骨盆稳定的最典型形式。腰带放置在大腿前部，刚好位于髋关节前面，允许躯干和骨盆有更多的自然活动[14,58]。骨盆定位带可以使用两点连接系统或四点连接系统。四点连接系统允许对骨盆对位对线有更多的控制和更大的压力分布（图 33.11）。髂前上棘带是一种刚性骨盆稳定形式，由连接到骨盆两侧安装板上的垫条组成[13]。骨盆必须保持垂直，否则患儿会滑到束带下方。动态骨盆稳定是通过在骨盆周围放置轮廓垫实现的，其枢轴机构允许

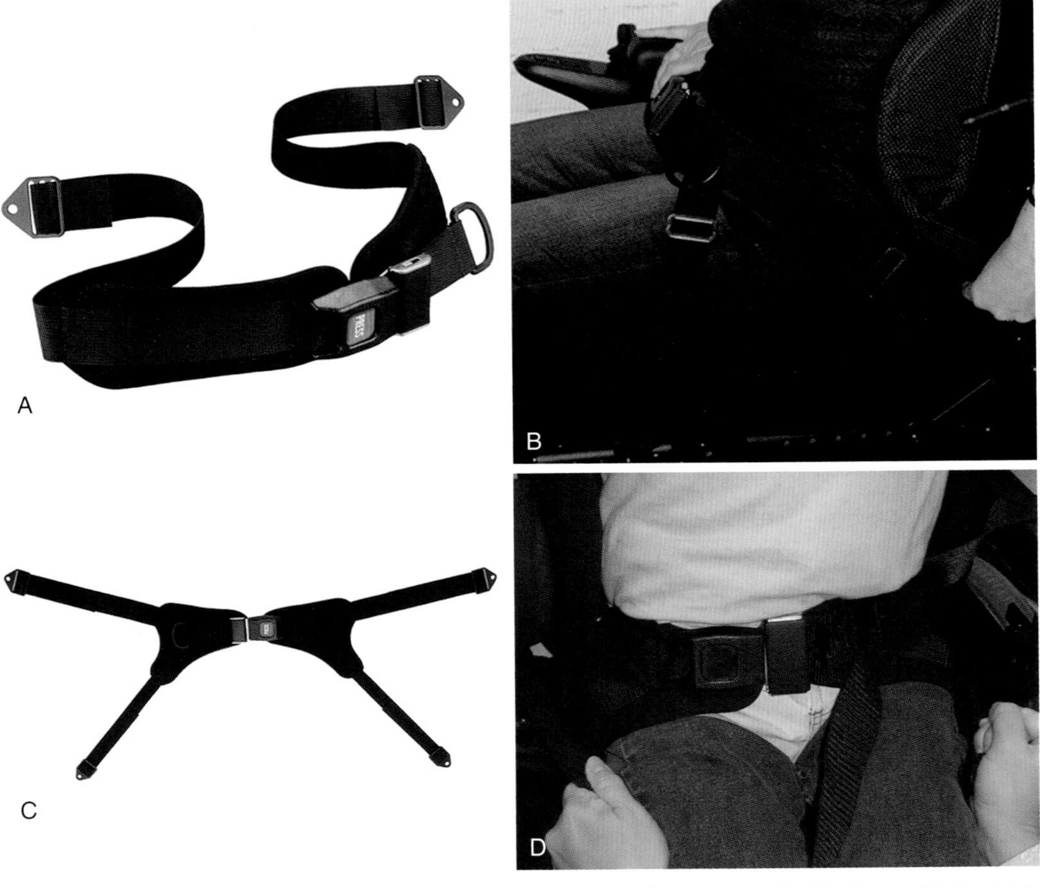

图 33.11 A. 两点式骨盆带。B. 两点式骨盆带连接到座椅系统。C. 四点式骨盆带。D. 四点式骨盆带连接到座椅系统（A 和 C，引自 Courtesy Adaptive Engineering Labs, Milwaukee；B，引自 Cook AM，Polgar JM：*Assistive technologies: principles and practice*, ed 4, St. Louis, 2015, Mosby.）

骨盆前后倾斜而不丧失稳定性[14,58]。调整装置以适应畸形的情况，控制方向和倾斜量并施加动态力作用，使骨盆恢复到中立位置。

角度。目前，就座椅和空间角度对排列和功能的影响，还没有达成共识。在确定座位角度时需要考虑的因素包括肌肉张力、关节挛缩、骨骼畸形的严重程度和损伤类型、坐姿控制，以及移动性基础的设计和用途。虽然 90-90-90 直立坐姿概念在理论上是正确的，但它并不总是最好的选择。轻微的前楔形座椅可改善头部协调或防止幼童发生滑动。当存在髋关节伸展挛缩时，打开髋关节角度（抬高前座椅边缘）可能是必要的。允许膝关节屈曲减少了骨盆的旋转力，从而最大限度减少了腘绳肌紧张的影响。

前倾的座椅对下肢肌肉延展能力不足但上半身控制良好的儿童有潜在的好处，他们可以“骶骨坐”在平坦的表面上。前倾座椅具有牢固的前胸部支撑，可用于有严重残疾的儿童。必须达到良好的骨盆稳定状态，以防止滑动。

可调节的座椅靠背角度，可以在全天中调整前后左右的倾斜角度。倾斜有助于释放压力和缓解躯干或颈椎的疲劳，且可以提供积极和舒适的坐姿和体位。在倾斜系统中，座椅与靠背的角度不会改变。如果儿童身上有导尿管或其他卫生程序必须在座椅上进行，斜倚有助于缓解疲劳，缓解臀部或背部疼痛。在倾斜座椅系统中，座椅向后的角度随着倾斜位置的变化而变化。

动态或顺应式座位系统可用于有严重和突然的伸肌痉挛的患者。通常，肌张力或痉挛的严重程度会因常规系统的僵化而加剧。动态或顺应性设备采用铰链、枢轴点和弹簧，允许儿童的座椅或靠背移动，并提供一个温和的回弹力。使用这些系统的患者在数周内痉挛或肌张力的严重程度有所减轻；转移时的舒适性和便捷性也得到了改善。

垫衬物。坐垫和靠背的垫衬可以用各种材料制成，是座椅系统的一个重要特征。在选择覆盖物时，必须考虑孩子是否有尿失禁、经常发热、对特定的织物过敏，以及打理覆盖物的人员。可以双向拉伸的织物是理想的，有益于充分发挥坐垫和背部支撑的作用。乙烯基是一种耐用的垫子覆盖物；然而它可能又热又滑，通常无法从座椅系统中拆除。此外，作为织物，它也非常坚硬。因此，通常不考虑完全使用不同密度的泡沫或黏性流体层。有防水底衬的合成纤维针织物也是一种流行的面料选择。它不那么光滑，从而减少了剪切力的形成，方便拆除，易于清洗。理想情况下，患者应该至少有 2 套坐垫，以替换清洁。

前索具。因为前索具或腿支撑是移动性底座的一个组成部分，它们直接影响到整个座椅系统，所以在本部分讨论。与非升降式搁腿架相比，升高的搁腿架在座椅前方的偏移量更大，这可能导致座椅向前滑动或足部承重位置不佳。只有在需要时，如控制坠积性水肿或需要固定下肢，才需要抬高腿部休息。选用小的儿科椅子上的踏板通常并不合适，因为可能会干扰脚轮的移动。当患者腘绳肌紧张时，在座椅下向后延伸的踏板会有助于缓解这种情况。踏板可以放置在与地面平行的位置或与足 / 足踝位置相匹配的角度。鞋架和足带将脚固定在所需的位置，有助于保持下半身稳定性和负重。对于畸形或关节活动受限的患者，强迫脚在搁脚架上处于中立位可能会对膝关节或髋关节造成不良的压力。能够在体位转移过程中进行姿势调整并主动放置脚的儿童不应该束缚双脚。如果患儿能够学习独立地或主动辅助地从坐到站的转移，前支架或踏板应该能够向两侧移动。如果儿童的座椅系统具有锥形的前索具和固定踏板，则可以通过跨过踏板或踩在踏板上然后再下来的方式进行转移。或者，通过将重心降低到踏板上，然后从那里转移。

外侧和中间侧支撑。躯干两侧的支撑有简单、平坦、轮廓衬块、环绕支撑各种形式。可旋转或摇臂式安装部件可使环绕式支撑更贴合身体，尤其可以适应不同季节的服装。此外，孩子能够在不受干扰的情况下顺利进出座椅系统。

轮廓座椅通常可以提供最有效的大腿外侧和骨盆支撑，以及良好的压力释放。用作大腿外侧支撑的方形或矩形垫可以保持腿部的位置并不影响腿的生长。大腿内侧支撑（外展楔形垫或马鞍形垫）保持髋部中立位或轻微外展，但不拉伸绷紧的内收肌或防止骨盆向前滑动。可拆卸或摇臂式手柄便于移动和使用小便器或导管。

前支撑。躯干前支撑的设计用以保持脊柱在骨盆上方的直立位。前支撑可通过 H 型安全带或水平胸前带实现。蝶形支架应小心使用，因为它们存在极大的安全隐患。通常下绑带固定在轮椅座椅框架或靠背上。然后上绑带用来调节合适的张力，防止垫子向颈部滑动。软垫腋带，有时被称为 Bobath 带或背包带，也有助于保持躯干在一个直立的姿态。它们连在胸部外侧支撑的下侧，指向腋窝前方的上方和中间，并连接背部的顶部，在不经过胸部的情况下控制肩部的前伸。据 Trefler 和 Angelo 报告，脑性瘫痪患儿使用的胸前支架类型并不影响开关激活任务的表现。他们的结论是，胸前支撑方式的采用应基于儿童的需要和偏好。

头枕。在自立控制能力较差的儿童中，促进良好的头部位置是很困难的。在姿势控制受限的儿童中，不良的头部定位会使原本有效的姿势支持系统失效。另一方面，钡吞咽研究表明，一些身体和认知障碍最严重的患者可能需要采取头部悬空姿势，以应对口腔分泌物增多或反流 [12]。对于这样的患者，把头部支撑在“美观”位置，可能增加吸入或窒息的风险 [12]。

枕骨下的支撑比脑后的平面接触能提供更好的头部支撑。带有与枕骨突出部分相适应和轮廓头支撑的护垫有多种选择。一些头部支撑可以包括一个静态或动态的前额带，以帮助头部保持直立位置。必须注意的是，头部支撑不要过度阻碍孩子的周边视力。头部支撑可以是控制其他 AT 的开关的理想安装位置，如增强通信系统。

上肢支撑。托盘是一种常见的上肢支撑，可设计为多种特殊用途。肘后挡板有助于减少手臂回缩的趋势，并使上肢保持向前的位置。有严重肌张力障碍的患者往往更喜欢在腕部或臂部加护套，以减少手臂不必要的运动。

轮式移动

移动底座的使用取决于孩子的功能水平。对于某些患者，主要目的是独立移动，团队必须确定如何最好地实现这一点。对其他人来说，底座的目的是方便护理人员运输，这必须以安全、舒适和有效的方式来完成。无论哪种情况，底座都起到支撑座椅系统的额外作用。选择移动性底座需要考虑座椅系统、儿童的生活方式以及使用该系统的环境的物理特征。由于整个系统的成功使用取决于所有部件的协同工作，因此对于新的移动底座的检查和评估应该与姿势支持系统的模拟同时进行。

移动过程中的过度能量消耗是运动功能障碍患者常见的障碍。身体残疾的人，如果行走速度降低、需要辅助设备或手动推动轮椅，则可能更倾向于电动移动，来减少能量消耗。据报道，患有脑性瘫痪的儿童步行速度几乎是无残疾儿童的一半，步行时每分钟每公斤体重消耗更多的氧气 [7]。对于患有脊髓脊膜膨出的儿童来说，轮式移动是一种比支架行走和辅助移动装置更有效的移动方法。50% 的脊髓脊膜膨出患儿在 10~20 岁之间停止行走 [49]。与无残疾儿童相比，脊髓脊膜膨出患儿的能量效率低 218%。肌肉控制在 L2 平面或以上的患儿在慢速行走时消耗的能量等于其最大有氧能力，而肌肉控制在 L3~L4 的患儿的能量消耗是其最大有氧能力的 85%[14]。相比之下，轮椅推进所需的能量要比在同样速度下用拐杖行走少 42%。轮椅推进时的耗氧量仅比无残疾儿童步行时的耗氧量高 9%[49]。脊髓脊膜膨出患儿轮椅推进过程中的能量消耗和移动速度与非残疾儿童行走一样有效和快速 [44a]。移动过程中过度消耗能量导致的疲劳可能会对学习成绩产生不利影响 [7]。一项针对 3 名患有脊髓脊膜膨出的初中学生进行的学业成绩（阅读流畅度、视觉运动准确性和手灵活性）的评价中，他们在整个学校日交替使用轮椅或辅助设备行走。结果表明 3 名受试者行走时视觉运动准确性都有所下降。其中 1 名受试者，在步行几天后手部灵活性下降，而对于所有受试者来说，阅读流畅度都没有改变。

许多因素影响手动推动轮椅的能力，包括体力和耐力等生理能力，这些能力取决于使用者的疾病诊断、年龄、性别、生活方式和体质 [14,42,58]。个人在轮椅内的位置，特别是与后轮的位置和接触手轮圈的位置，决定了使用者推动椅子的力学优势。影响移动的轮椅因素是滚动阻力、控制、可操作性、稳定性和运动动力学。这些因素取决于轮椅的质量和结构，如重量、车架的刚度、车轮排列、质量分布和悬挂。脊髓损伤儿童的轮椅推进与神经损伤一致的成人相似 [54]。成人的轮椅推进速度更快，但儿童在推进中用了相似的旋转周期，两组人肘部和肩部运动学的角度变化是相同的。因此，提高成人轮转效率的方法可能适用于儿童。

自我移动对发育具有重要意义。婴儿独立活动的经验会影响知觉、认知、情绪和社会参与过程[42]。对于缺乏活动能力的儿童来说，早期提供行动辅助设备有可能促进空间、认知、情感和社会功能的发展。对于一些手臂力量充足的儿童来说，俯卧滑板车、脚轮推车和助行器都是不错的选择。对于那些有更多参与活动的儿童来说，早期的动力移动是最好的选择，并且允许孩子在玩耍时增加自发运动[16]。

从过往历史看，直到儿童到了十几岁，所有有效移动的尝试都用尽了，电动移动才在最后被选择。电动轮椅对儿童来说太贵、太难控制了，但是步行对于他们来说又是一个很重要且不能放弃的目标。然而相关研究并不支持这种观点。研究表明，24 月龄的儿童能够在几周内成功地学会独立的电动移动[9,24]。有必要进行综合评估，以确定儿童是否适合电动移动设备。作为选择过程的一部分，动力底座的性能特征必须与儿童的预期用途、生活方式和舒适度相匹配[46]。评估应包括信息的收集和初步检查，以及对儿童在自然环境中的表现进行评估。影响孩子成功或失败的因素包括认知、行为、运动控制、资金、家庭支持和交通[24]。与电动移动相关的好处包括自发行为的增加，包括位置的改变、与物体的互动速度和交流频率增加[46]。据报道，对社会参与的好处是同伴互动的增加；对其他形式的运动，包括步行的兴趣增加；增加家庭融入感，如参加郊游[19]；影响电动移动表现的主要因素是认知、运动能力、将驾驶作为活动、移动设备的技术特征、环境特征以及这些因素的组合[42]。指导和训练是决定儿童电动移动设备选择的重要考虑因素。没有操作经验的患者在接受模拟培训后，可以改善他们的整体操作能力。

跨学科的美国轮椅标准委员会已通过 RESNA 管理，并获得了美国国家标准协会（American National Standards Institute，ANSI）的批准，已经制订了关于轮椅标准的文件。这些标准代表了测试和披露轮椅信息的全面方法。制造商、供应商和消费者可以使用这些信息来改进他们的产品，选择性价比最好并能够满足性能需求的座椅。

移动装置的选择

选择移动装置的目的在于提供一种从一个地点到另一个地点的适当且有效的方法。要求某个人单纯依靠其日常活动作为训练是不合适的。而且，如果禁止行走能力有限的儿童使用手动轮椅，以及禁止无法完全自主驱动轮椅的儿童使用电动移动装置可能会由于过度消耗体能而影响其身体功能和学习成绩，因此具有创造性且结构化的健身计划才是实现力量与心血管耐力目标更为合适的途径。

一般认为，在选择移动系统时，儿童的体位需求是最重要的因素。同时，座椅系统的设计还应最大限度地发挥轮椅独立功能的潜力。而这反过来又影响到轮椅的改进和所需的接口硬件。例如，如果一个 3 英寸（约 7.6cm）厚的模块化泡沫坐垫对于体位摆放和减压是必要的，但儿童肢体较短，如脊柱发育不良患儿，那无论是独立移动还是轮移移动都会比较困难。一个可能的解决方案是订购一个座位到地面高度较低的座架，且不带吊带的座椅内饰，这样一个坚固的座椅板和下降支架可用以调低坐垫与扶手之间的高度。

为了评估驾驶技能和控制器的位置，必须在动力基座上附加一个支持性试坐系统。随行控制可覆盖用户的控制，确保评估和训练期间的安全以及获得相应的反馈。应该给儿童提供机会，适当模拟体位支撑，以测试各种基座。

第一步是确定所需的移动装置的类型。儿童的移动装置包括手推车、手动轮椅和电动轮椅。根据儿童的需要和能力，手动轮椅有独立移动型（自驱式）或依赖移动型（另一个人推轮椅）两种配置。理想情况下，选择是基于儿童独立移动性的潜在水平。但是，通常还需考虑一些其他因素，包括住房的类型、出行交通方式、是否有培训或监督以及资金情况。

一旦选定了移动装置，接下来要考虑的就是基座的型式。每种类型中，都有几种具有不同特征和性能的样式可供选择。这一选择的影响因素是所需的座椅系统的水平和类型、移动和日常生活活动的独立性水平、座椅的使用环境、运输方式，以及照护者的需求。

移动装置的大小取决于儿童的体型、生长发育预期、座椅适应生长发育的能力以及座椅系统的大小和风格。为儿童设计的移动装置有各种尺寸和设计可供选择。移动装置扩展和适应身体生长发育的功能已有所提升，因为购买者需要延长所购买物品的使用期限。

最后要考虑的是座椅的型号和制造商。在这个阶段，细节构造通常是很重要的，如座椅的尺寸（座椅宽度和深度）、角度、方向、脚垫和扶手等部件的可调节性，以及摆动、拆卸或折叠机制。其他重要的因素包括性能特性、造型、舒适度、耐用性、零部件的可供性、服务记录和成本。显而易见的是，在北美地区对于各种型号的座椅和制造商都存在地域偏好。

推车

推车式移动装置适合婴幼儿（0~3 岁）和学龄前儿童（3~5 岁），主要是因为它们的设计与普通婴儿推车非常相似。基本型包含带有五点式安全带的吊带座椅和背部衬垫（图 33.12A）。为有较大身体受限的儿童设计的型式包括一个支撑座椅和靠背系统以及各种可整合的位置组件，以提供额外的体位支撑（图 33.12B）。这类装置还包括一个可调节的推手，让儿童面向或背向照护者。对于婴幼儿来说，推车式移动装置是普通大众可以接受的，乘车出行时很容易折叠起来，而且不会被当作医疗设备。从设计上来说，推车式移动装置还有置物区，可用于放置通气设备或抽吸设备等。此外，一些设计还包括可拆卸座椅系统，并可将之连接到一个可升降基座上，在家里作为高椅和地板椅使用。这种型式的装置的缺点在于，它不是为自主驱动设计的，也未考虑到孩子并不总是处于同级水平。而且，对于四五岁的儿童来说，这种车型看起来与年龄不适宜，让儿童显得比同龄人幼小。

在为推车选择移动装置时，必须考虑父母的偏好，因为是带有情感的决定。还必须考虑该装置将如何伴随儿童的成长基于学校程序部分，以及如何将之固定在校车中。推车被视为一种移动装置。家庭和供应商都需要谨慎使用保险费用购买推车式装置，因为这可能影响 5 年内手动轮椅的保险范围。

手动轮椅

标准手动轮椅有两个大轮子，通常在后面，可自主推动，前面还有两个小回转脚轮（图 33.13A）。有些样式是专为幼童（2~4 岁）设计的，座位离地的高度较低，轮胎更宽，便于独立移动，也更易于小手操作。此外，框架前端可以配置更大的车轮，而非后面，使幼儿更容易推动（图 33.13B）。

儿科用型式往往还包括吸引幼儿的设计和颜色（图 33.13C）。可以有 2 种配置，由照护者推动轮椅或独立移动，而是否能成功独立推动则取决于具体的尺寸和特征。对于独立推动型来说，20 世纪 80 年代和 90 年代是手动轮椅的新时代，当时设计用于娱乐和体育竞赛的轻型轮椅使用广泛。轻型和耐用的金属框架和织物、可选择的车轮位置、改进的框架尺寸和设计、可调节性和对定制座椅的适应性，都有助于简化手动轮椅，从而提高效率和控制，易于转移、携带，也更美观。对于好动的儿童，超轻型、高性能轮

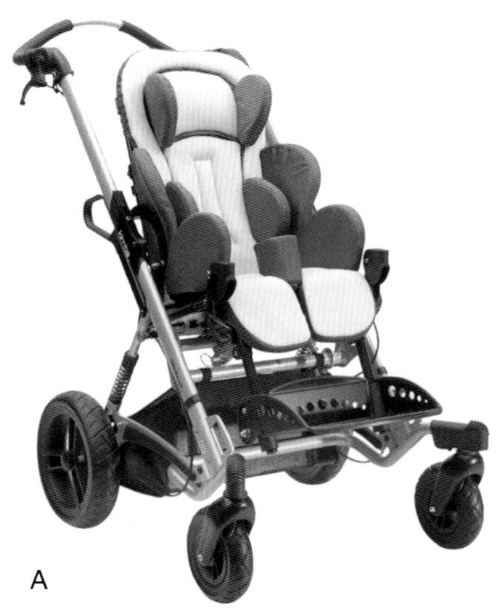
A

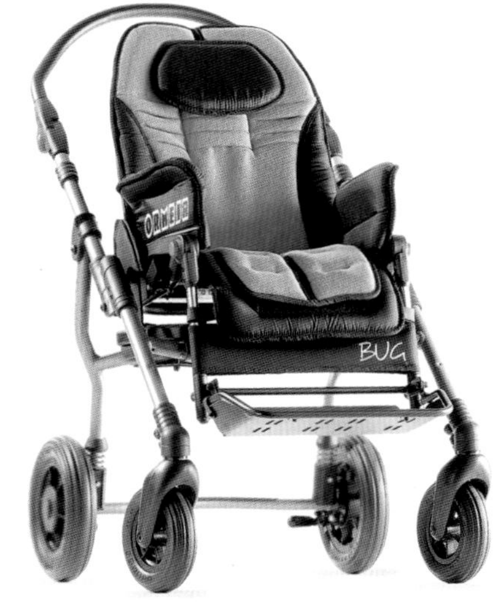

B

图 33.12 A. 带有模块化体位组件的 Ottobock Kimba 推车底座。B. 推车底座上的 Ormesa Bug 座椅系统（顶杆式底座和升降式底座也可使用）（A. Courtesy Ottobock Rehab, Austin, TX.；B. Courtesy ORMESA S.r.l., Foligno, Italy.）

椅结合刚性框架和轻质材料便能实现最佳性能。需求较高的运动员可以采用用以满足性能需求的特殊设计，几乎完全相异于传统轮椅概念（图 33.13D）。

单臂驱动轮椅是专为一只手臂功能受限、无法双手推动的个人设计的（图 33.14）。经典的型式是一侧双轮圈，与另一个车轮有连杆系统。利用杠杆和棘轮系统的泵送作用（虽然不常用）型式的轮椅一般可以更容易和更有效地推动和转向，但在由照护者推动的依赖型轮椅中，会产生更多的问题。在评估过程中，儿童必须尝试这种方式的基座。双轮圈的操作需要必要的认知能力以及良好的单侧上肢控制能力。观察推进的效率和附加运动模式的出现也很重要。对于像脑性瘫痪这样存在肌张力受损的儿童，单臂驱动轮椅的操作可能会加剧现有的不对称问题。

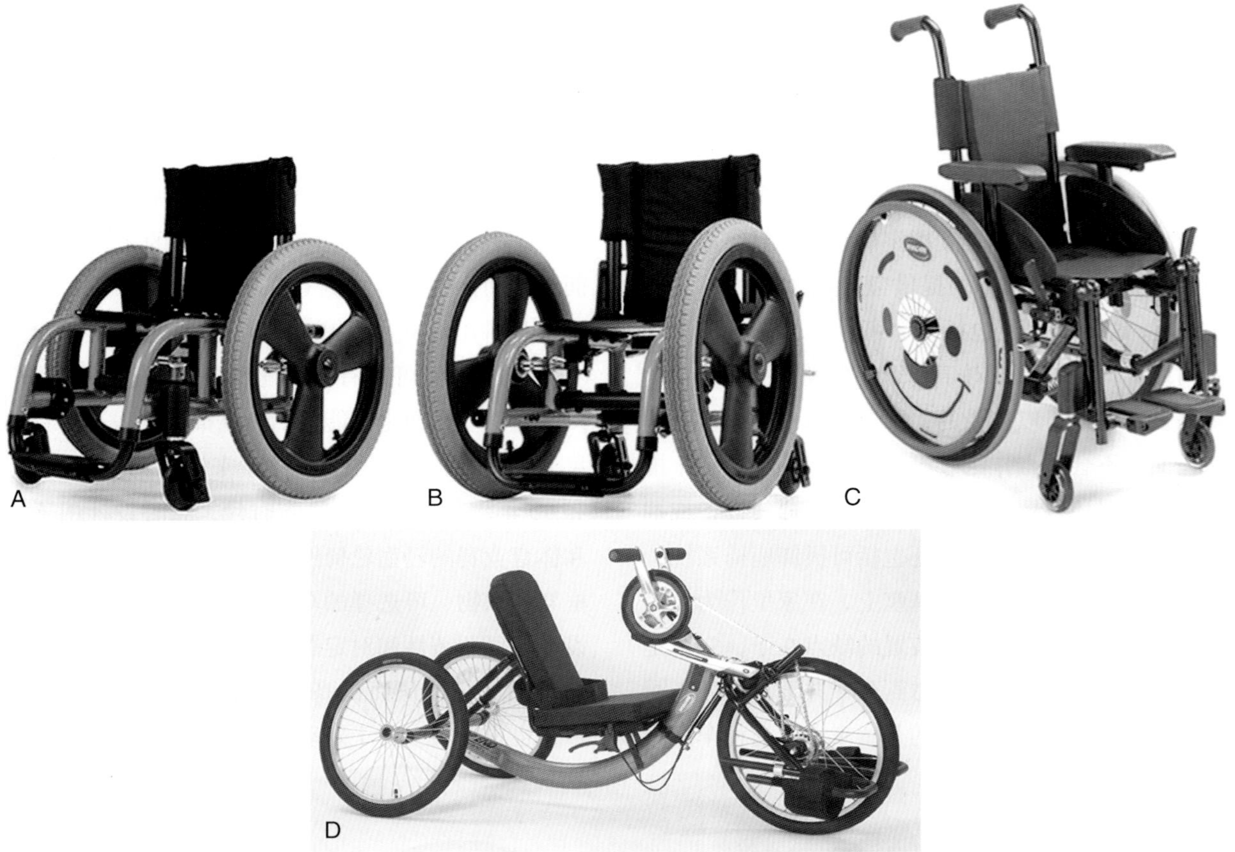

图 33.13 A. 标准后轮式 Zippie Kidz；B. 反向后轮配置式 Zippie Kidz；C. Invacare MyOn Jr. 儿童手动轮椅；D. Invacare TopEnd XLT Jr. 手动自行车（A 和 B. Courtesy Sunrise Medical, Boulder, CO.；C 和 D. Courtesy Invacare Corporation, Elyria, OH.）

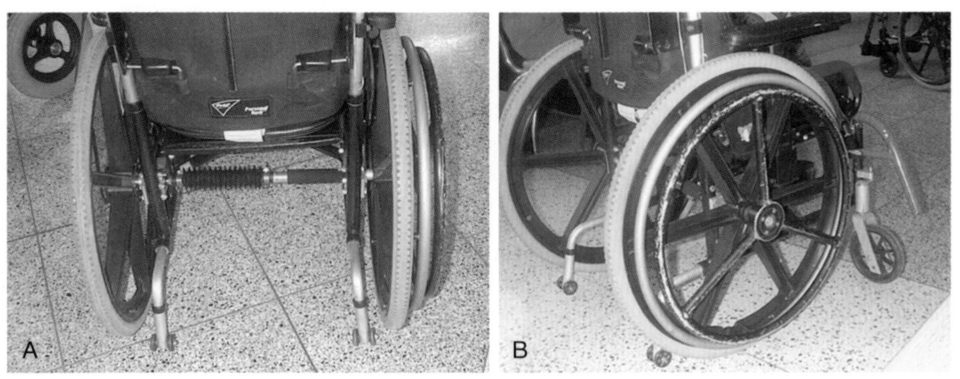

图 33.14 单臂手动轮椅。A. 手动轮椅单臂驱动连杆结构的后面观；B. 单臂驱动手动轮椅的双手轮圈

手动轮椅可以实现手动空间倾斜（也称为旋转系统）和躺椅功能。对于一些儿童来说，固定的倾斜角或仰角可以与座椅系统的设计及轮椅连接附件相整合。虽然这个角度不易改变，但可以增强功能。对一些患儿来说，在一天中改变倾斜程度的性能从功能和生理上来说都是至关重要的。在这种情况下，倾斜空间或躺椅集成到轮椅框架设计本身。尽管这些特性有相似的用途和好处，但重要的是要注意它们在设计上的不同。空间倾斜框架保持了整个倾斜调整阶段的所有坐姿角度，这意味着座椅系统组件所有的体位支撑会一直保持。当重心从臀部和大腿转移时，髋关节、膝关节和肘关节的角度保持不变。通过向后移动与座椅有关系的轮椅后手柄，使躺椅框架具备了改变坐姿角度的能力，从而改变了髋关节和肘关节的角度，使得整个重量在一个更大的表面区域范围内重新分配。坐位臀部和大腿的压力可分布在臀部、大腿、背部和头后部。躺椅框架通常包括腿部升降托架，以改变下肢的位置。

这两个功能提供了一个相对于重力的位置变化，可以增加对手术后或受伤后直立体位的耐受度，保持良好的皮肤完整性，以防止压疮、疲劳和不适。为了充分减轻臀部和大腿的重量，在倾斜系统中框架必须至少倾斜 45°。同样地，在躺椅框架中，必须从完全直立的位置向后倾斜至少 30°，以达到适当的减压效果。此外，这些功能还可以方便进入轮椅无障碍车内，但随着儿童成长，空间可能会是一个问题。

每个性能本身都可以显著增强轮椅功能特性。倾斜空间对于协助进出轮椅以及辅助重新摆位都必不可少，整个过程也允许利用重力作为辅助力。斜卧位也有助于转移、穿衣、肠道 / 膀胱的管理。它还提供髋关节、肘关节和膝关节处的被动活动范围（利用腿部升降托架）。了解设计的特点和功能很有必要，如此才能使功能特性与儿童的需求相匹配。例如，使用躺椅时儿童与座椅组件的关系会发生变化，这一点很重要，因此使用定制模制座椅和后支撑或模块化大轮廓组件是有问题的。此外，躺椅框架可能触发儿童的非典型运动模式与高张力，并对儿童的身体功能产生负面影响。

目前的技术设计使用重量转移旋转系统，而不是气体弹簧倾斜系统。重量转移系统可以使用户的重心在倾斜阶段保持在轴距范围内，从而使系统在儿童不在直立体位时更稳定。这种设计中的轴距较之前的气体弹簧倾斜系统短（图 33.15）。

电动移动装置

使用电动移动装置的儿童按其身体功能分为 4 类[9]。第一类包括无法行走或没有独立活动能力的儿童，使用动力装置的儿童除外。第二类包括行动不便的儿童，也就是说，他们可以步行或使用手动轮椅，但速度或耐力不足以完成日常活动和日常工作。第三类包括因疾病、脑损伤或脊髓损伤而丧失独立活动能力的儿童。对于这个群体来说，发展独立活动的意义

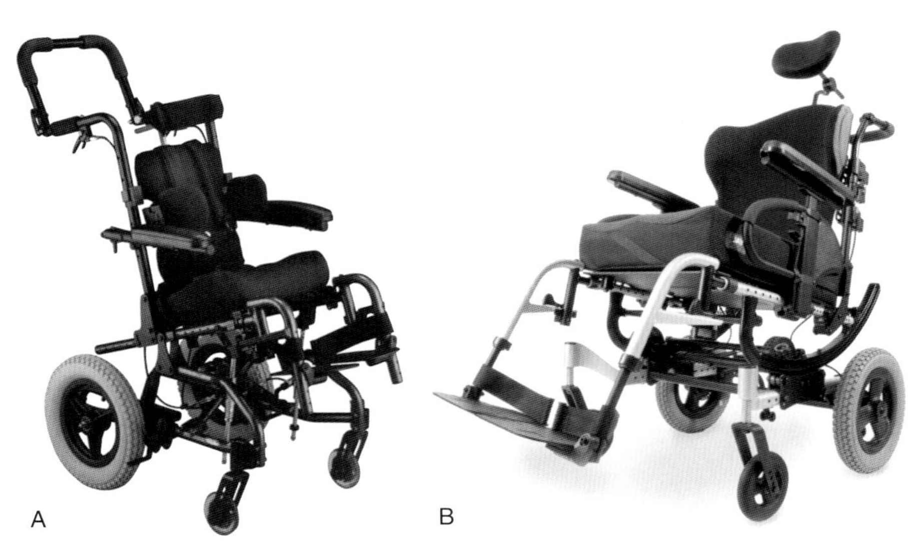

图 33.15 A. 带机械锁空间倾斜机制的手动轮椅；B. 带有重量转移、空间倾斜机制的手动轮椅（A.Courtesy Invacare, Elyria, OH.；B. Courtesy Sunrise Medical, Boulder, CO.）

可能不那么重要，而接受辅助活动的能力是主要问题。第四类则为暂时需要辅助活动的儿童，这包括随着年龄的增长有希望获得行走能力的幼儿、正在从手术中恢复的幼儿，以及正在从损伤或创伤（如脑损伤）中恢复的幼儿。

科技进步使众多重度残疾人士有机会具备独立动力移动装置。可用的动力基座及选件种类繁多，控制较之以往更可靠、更准确。主要有三种电动轮椅类型：传统设计结合整体座椅和底盘（由传统的管状手动轮椅框架演变而来，目前还很少见）；动力基座或模块化设计与独立座椅和底盘（目前的典型设计）；有三轮或四轮平台的摩托车。可在订购电动轮椅时附带倾斜的座椅、仰卧靠背、可倾斜的组件，具备座椅和腿部升降托架的组件单元并带有接触式开关。为了满足儿童专用电动轮椅日益增长的需求，制造商生产出了重量更轻、比例更适合儿童，并且更适应儿童成长的可调节的轮椅。随着电子技术的重大进步，控件的种类更多，这些控件更易获取、更耐用、更易调整和定制。电动轮椅可选择后轮、中轮或前轮驱动。每一个都会带来不同的操作感受。重要的是，在做出最终选择之前，个人有机会测试不同的驱动型式（图33.16A和B）。

所选择的动力移动装置的类型在一定程度上取决于孩子的上半身控制的能力。踏板摩托车利用舵柄来操控，这需要良好的坐姿平衡和手臂活动范围（图33.16C）。控制功能件通常安装在舵柄上，需要拇指或手指的握持式动作。踏板摩托车可以拆卸，放入汽车后备厢中，外形不同于一般轮椅。虽然此类轮椅基

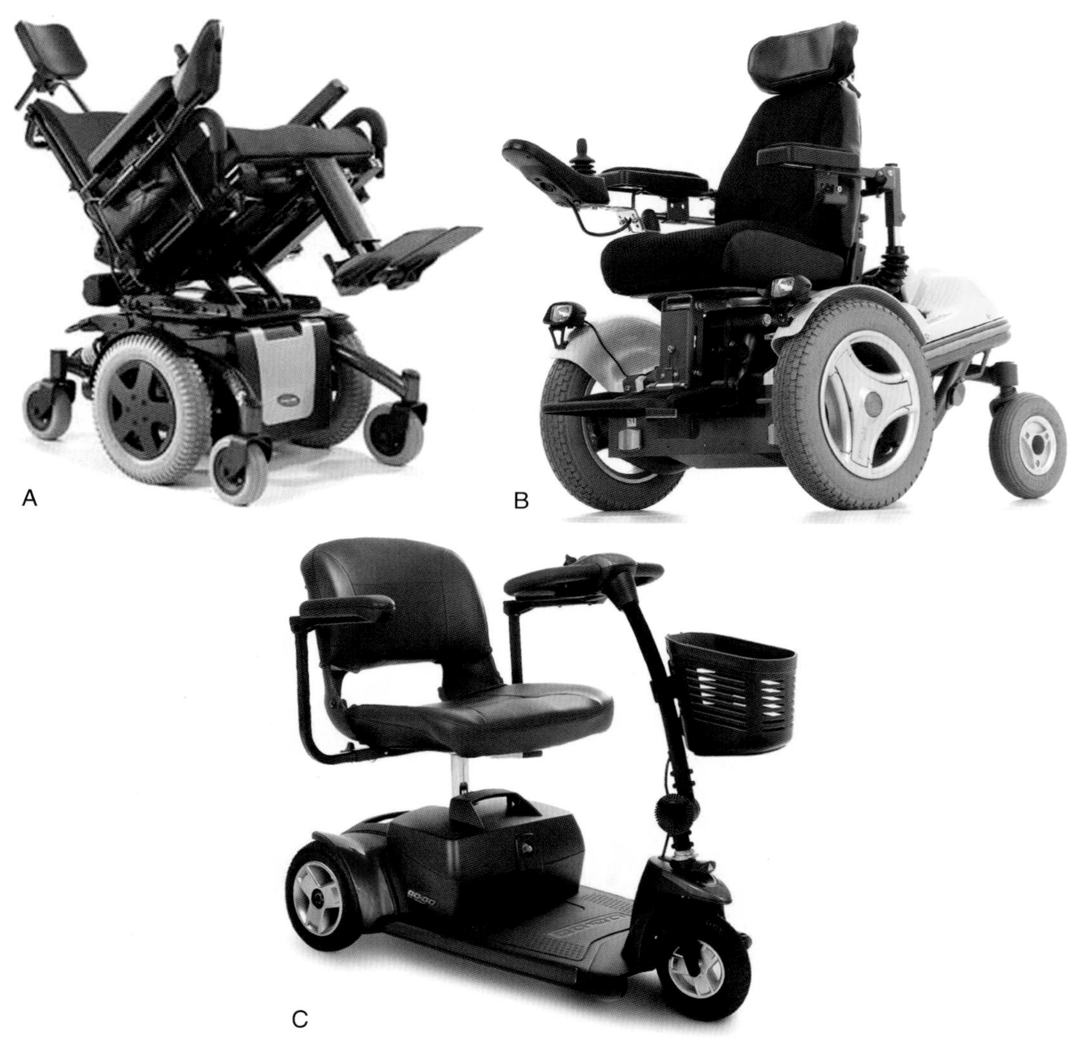

图 33.16　动力移动装置型式。A. 中轮驱动基座；B. 前轮驱动基座；C. 三轮摩托车（A. Courtesy Invacare Corporation, Elyria, OH；B. Courtesy Permobil, Timr, Sweden；C. Courtesy Pride Mobility Proudcts, Exeter, PA.）

座通常很容易适应座椅系统，但踏板摩托车的座椅系统可调节性和适应性有限。踏板摩托车也被认为是一种动力移动性设备。和推车一样，家庭和供应商在使用保险费用购买踏板型轮椅时需要谨慎，因为这可能会影响到未来购买电动轮椅时的保险费用支付。

现今的动力基座设计提供了各种座椅和控制选项。整个座椅单元可以从模块基座的底架上拆卸。传统的皮带驱动式座椅已经过时了。直驱电机可以提升动力，改善转向控制。前轮、中轮和后轮不同的驱动设计在行驶和停车时的稳定性、倾斜或依靠时的稳定性、狭窄空间的机动性以及爬坡能力等方面各有优缺点。在选用儿童使用的电动轮椅类型时必须像选择手动轮椅和座椅系统的所有其他部件一样谨慎。

动力倾斜和依靠调节功能为那些需要在久坐时变换体位的儿童提供了好的选择，这样便可以实现不同的功能，或者防止出现疼痛、疲劳或压疮。然而，由于儿童和座椅系统之间的不适配，倚靠会导致剪切力压迫组织。回到直立体位时，大多数用户会在轮椅系统中移动位置，而座椅系统越复杂，位置移动的可能性就越大。电动躺椅对于减少剪切模式是有效的，从而有助于解决这些问题。动力空间倾斜模式对于患有严重的痉挛或挛缩的儿童来说比较适用，这些儿童不能耐受座椅和靠背的角度被打开，因为一旦打开，他们很难在不出现滑动的情况下回到直立体位。

电动轮椅的控制有两种基本类型：比例式和数字式。前者操纵杆的运动与轮椅速度或转向角度成比例，而后者与轮椅的运动成开 / 关关系。比例控制的一个实例是在大多数电动轮椅上都能找到的标准操纵杆。它通常安装在左右扶手上，并以 360° 弧度移动。操纵杆的运动控制着轮椅的速度和方向。标准操纵杆的另一种选择是更小更紧凑的操纵杆。这使得操纵杆放置方面有很大的灵活性，但前提是使用坚固的安装硬件。比例操纵杆也可在需要较少的运动和力量来激活的短投模型中使用，也可以在能够承受大量的力量的重型模型上使用。部分轮椅则使用的是头部控制操纵杆。

数字多开关控制系统的一个实例是由 4 个独立的开关组成的系统，每个开关各控制一个方向以前进、后退和左、右移动。机械开关种类繁多，可以从中挑选最适合个人的开关。在评估过程中使用数字开关可以评估不同的配置。例如，开关可以分开并设置成阵列以评估头部控制，或者 4 个开关中可以分开放置在不同的身体位置。晶圆板和臂槽控制是轮椅驱动的替代（开关）控制的例子。由于每个方向都由一个单独的开关控制，因此在转动和改变方向时，开关驱动的轮椅往往不那么精确和顺畅。

随着人们认识到年龄不再是成功使用动力移动装置的决定性因素，因此有必要明确选择标准。2 岁以下的儿童已经可以成功地独立使用动力移动装置作为他们的主要活动方式 [28]。Furumasu、Teft 和 Guerette[20] 开发了一个评估工具，用以确定儿童动力移动装置的准备程度。该工具以 Piagetian 的发展理论为基础，在多个学习领域对儿童进行评估。Furumasu、Teft 和 Guerette 还开发了一个 6 小时幼儿指导方案。该方案包括在越来越复杂的环境中进行的活动，从开放的健身房中的自由游戏到在社区环境中进行活动，如商场或诊所。

另一种观点是，孩子们可以通过在动力装置上进行训练来潜移默化地学习空间关系。Jones 等人 [28] 根据移动性的重要性，而不是“驾驶准备”技能，为幼儿使用的动力移动装置提供了令人信服的论据。她建议允许孩子在一段时间内尝试利用装置运动，最初仅限于在一个小而安全的环境中向一个单独方向转动。随着孩子对动力装置控制能力的提高，以及可针对当下行动的语言提示的设置，独立移动的概念将得到发展。待此类装置能恰当地适配座椅和控制后，操纵杆或开关激活的玩具可在当地的玩具店购得，因而是幼儿操作训练的一个极好且廉价的替代品。

通过验证模拟装置是一种有效的训练工具 [1]。Hasdai 和其同事 [47] 发现，没有经验的操作者通过遵循模拟装置的操作程序，能提升准确性和表现。英国的 Whizz-Kidz 公司为手动和电动轮椅用户提供了培训计划，包括了基础、中级和高级培训。儿童可以与监护人和伙伴一起学习高级技能，让他们在社区里更安全、更独立地活动。该培训计划可以在 www.whizz-kidz.org.uk 找到。

虚拟现实（virtual reality，VR）技术使视频游戏体验成为轮椅操作培训体验 [43,47]。Harrison 等人 [25] 对利用虚拟环境实施轮椅训练的效果进行了调查，调查结果显示所有 6 名参与者都表现出技能得到了改善；然而，他们也认为VR轮椅比现实中的轮椅更难控制。因此，作者认为，VR训练环境仍然是有用的，但必须注意不要使环境过于复杂。安全操作的标准包括能够把座椅打开和关闭、沿着直线行驶、左右转向、把座椅靠背往后靠、绕着物体和人，并能迅速停下来[15,48]。

"边缘司机"（marginal driver）可以是任何年龄的人，他们可能表现出边缘认知或身体技能，或因视觉－知觉问题而影响驾驶能力。在监督下，这些人可能会在熟悉的环境下（如学校）驾驶得很好，但在新的或不可预测的社区环境中不能成功。在提升自尊和促进特定技能的独立性方面，电动轮椅的价值必须就所需的培训和监督费用和数量仔细权衡。

在选择动力移动装置时，需要考虑几个实际问题。建筑物是否有无障碍设施，空间大小也会影响装置的使用地点和使用方式。通常情况下，电动轮椅在学校保存和维护，而手动轮椅则在家里使用。电动轮椅的保养和维护比手动轮椅系统要复杂得多。交通也是一个更复杂的问题。一些学区拒绝运输某些类型的电动轮椅，如踏板式轮椅车。家庭可能需要一辆货车来运送座椅，还可能需要一个斜坡或电梯来装卸。较为昂贵的电动轮椅因资金问题可能会使用更受限。通常还需要备用手动轮椅，特别是在动力移动系统维护或维修期间。在订购电动轮椅之前，应先明确监督、培训和轮椅日常保养的责任。

动力移动系统的检测和评估过程通常比其他类型的轮椅复杂。首先，各种动力基座应可试用，最好可以调整速度，如加速、减速、转向速度，以及有灵敏度和操纵杆减震性能。儿童通常在儿童适用的轮椅上表现更好，而不是成人轮椅上。由于适当的支撑对电动轮椅的性能至关重要，治疗师需要使用各种座椅配件、支架和束带来提供稳定性，以优化儿童操作控制所需的运动功能。因此应该提供各种控件和安装选项供试用。评估可能需要数天到数周，最好是在各种预设的环境下进行，特别是对于年幼和没有经验的驾驶员而言，他们在作出决定之前可能需要就不同选项进行多次练习。

扶手上最好安装一个标准的比例控制装置，这样儿童可以主动控制手臂和手的运动，这是最简单和最便宜的控制方式。如果需操纵杆在更接近中线的位置，则在轮椅扶手内侧放置控制支架。

场所选择随远程操纵杆和适当的硬件的使用而增加。可以将操纵杆安装于中心位置，靠近用户，以弥补活动范围或力量的不足，或者将操纵杆安装于手臂伸长所能够到的膝上托盘处，以便为有运动障碍或肌张力波动的儿童提供支撑和增加稳定性，或者将操纵杆安装在下巴或脚可操作处。对于功能性动作和场地选择受限的儿童，集成控制不仅可以操作轮椅，还可以操作其他设备，如通讯辅助设备、EADL或计算机设备等。

交通安全

美国社会总体上是流动的、忙碌的。这包括使用轮式交通工具的儿童和成人。RESNA和ANSI制定了汽车运输中使用轮椅的联邦标准。最佳实践规定，如果可能的话，轮椅使用者应该从轮椅上转移到符合所有联邦安全标准的适合年龄或体重的汽车座椅和乘坐者约束系统中。轮椅应存放和固定在车辆内，以防止它成为有害的抛射物。坐在轮椅中的人应保持坐立姿势，背部倾斜不超过30°。头枕应该放置在支撑头部和颈部的位置，托盘应该拆除并固定。

如果乘坐者不能转移，则需要一个座椅系统，该系统可以连接到过渡轮椅框架上。运输轮椅符合ANSI/RESNA/WC19标准，已通过正面碰撞测试，相对于标准轮椅，具有几个优点可供车辆运输使用。WC19运输轮椅可以在车辆地板上的四个碰撞测试点固定，每个点在不到10秒的时间内，从轮椅的一侧进入封闭空间的区域内固定。运输轮椅有防撞框架、更适配的车辆锚带，以及作为汽车座椅使用的说明。轮椅和乘坐者都必须面朝车辆的前方。

WC19还为向前移动的汽车中的轮椅的横向稳定性设定了标准。这是由于实际情况下车辆急停或急转弯后轮椅易翻倒，使用者经常因此而受伤。该标准条例自2002年5月生效，规定轮椅乘员可以将一个防撞的骨盆带固定在轮椅框架上，其中可以插入一个单独的车载肩带。这种配置可以使约束系统安装更安全。有关WC19的信息可以在轮椅运输安全康复工程研究中心网站www.rercwts.org找到。

如果乘坐者不能移动并且无法使用运输轮椅，则应使用带有金属框架的轮椅和轮椅固定及乘坐者约束系统（wheelchair tie-down and occupant restraint system，WTORS）。满足 WTORS 标准的约束系统被标记为 SAE J2249。4 个束缚带连接在轮椅框架上比较坚固的部位，如框架焊接点。连接点应尽可能高，但应低于座椅表面。后系带应与车辆地板保持 30° ~ 45° 的角度。4 个束缚带应为通用系统。如果使用得当，4 个束缚带是有效和可支撑的。束缚带应符合 SAE J2249 标准。

就像轮椅框架需要固定在车辆上一样，乘坐者需要用防撞的膝部和肩部安全带来固定。轮椅上的标准姿势固定带和安全带并不是用来在车辆发生碰撞时固定乘坐者的。目前，大部分的膝部和肩部安全带都是固定在独立使用轮椅者的车辆上的。新型号的 WC19 轮椅有经碰撞测试的乘坐者约束装置，直接安装在车架上，并允许汽车上的肩带直接连接到膝部安全带上 [50]。

其他辅助技术的考核与评估

辅助技术为有身体残疾的儿童提供了更多充分参与日常生活并变得独立的机会。除了手动或动力移动和专用座椅，这些技术还包括专用交换机、通信设备、计算机和 EADL。通常，“辅助技术”一词被用来指代后 4 种类型的电动或电子设备，尽管在 AT 的定义中，《技术法案》（Tech Act）和 RESNA 包括了所有形式的移动、定位和相关设备。每种类型的 AT 评估和选择过程趋于相似。

物理治疗师作为 AT 团队的一员，负责完成技术使用所需的身体技能检查。无论缺损或功能受限，儿童应该在完成 AT 设备评估之前进行最佳体位管理。恰当的体位管理对于减少疲劳，以及对于选择合适的设备和服务而实现头部、躯干和上肢运动的最佳控制是必不可少的。综合体格检查包括但不限于 ROM、肌肉力量、肌肉张力、耐力、精细运动能力和感官损伤。治疗师也检查儿童的姿势控制能力和平衡反应，并注意是否有原始反射。这些数据为研究团队提供了有关儿童功能、运动能力的信息，如头部和躯干控制、活动动作的多样性和质量，以及将一个动作与另一个动作分离的能力。为了成功地使用辅助技术，功能运动必须是自愿的、可靠的、可重复的，并且在某些情况下是可持续的。儿童的运动模式不应该导致疲劳或疼痛，也不应该引起病理反射或增加姿势张力 [14,23,39,44]。

对于家庭和第三方付款人而言，专业保健人员和机构之间的合作对避免重复服务和不必要的费用支付是很重要的。儿童的物理治疗师最近的检查应该与团队中的咨询人员分享。一份详细的书面报告、视频或静态图像、远程医学视频会议纪要，以及儿童物理治疗师参与检查的过程记录，这些都可以分享体位固定建议和协调服务的不同方式。

物理治疗师和其他团队成员也会提供有关儿童感官、知觉运动和认知能力的信息。成功使用设备所需的感觉技巧，包括视觉和听觉辨别能力和对触觉、运动觉和本体感觉输入的反应。视觉敏锐度允许儿童聚焦于图像，如开关、操纵杆或计算机屏幕，视觉调节允许眼睛适应近处和远处的物体。评估儿童的视野对于放置控制装置或显示器很有必要。跟踪是指儿童用眼睛跟踪移动物体的能力，而扫视是眼睛移动以找到物体时的能力——这是成功使用辅助技术所必需的技能。听力障碍损害了儿童接收听觉信息的能力，以及产生和监控语音输出的能力 [14]。当 AT 团队的成员了解到儿童是如何处理感官信息时，他们就会选择能够激励儿童并确保他们成功使用的设备。提供各种感觉线索的装置，如听觉点击或鸣叫声，视觉光显示，或触觉和本体感觉线索，如纹理或振动开关，可以提高激励并促进学习。

了解儿童的认知功能水平和学习方式对于选择适当的访问、反馈、应用和各种设备的训练都很重要。在评估过程中，研究团队直接观察儿童的注意力持续时间、短期记忆，对因果关系的理解，能遵循指导、顺序和解决问题的能力，以及辅助技术使用的目的和动机 [17,26]。只要可能，儿童应该参与决策过程。这可能与选择移动装置、坐垫套或开关等的颜色一样简单。换句话说，团队应该留心出现“与我无关”的现象 [56]。

开关、控制和接入点

有运动障碍的儿童可能需要特殊的开关或控制来操作通信设备、计算机、电动轮椅或 EADL。开关也称为控制接口和输入设备。转换技术可以帮助教授因果关系，鼓励独立游戏，促进团队参与，并让孩子控制所在环境的一部分。

通常，先选一个接入点（能够产生长期运动的身体部位），然后选择操作设备的开关或控件。如果儿童可以有目的地控制身体任何部位的活动，团队便可以确定合适的开关设置部位。各种开关和控件都可从专门为有特殊需要的人提供技术辅助的制造商处获得。它们的大小、形状、成本、性能及激活方式各不相同。开关可以是单开关（执行开 / 关功能）、双开关（执行开 / 关功能和选择功能），也可以是多个开关（执行开 / 关功能和数个功能）。多开关配置的例子有操纵杆、晶圆板、槽控制、磁头阵列和键盘。激活开关的方法包括压力（直接触摸或呼吸）或信号传输（红外线、蓝牙等）。开关激活也可以定时（设置一个计时器）、锁定（动作始于第一次触摸直到再次触摸开关，类似于灯的开关）、瞬时（开关激活动作发生，开关释放动作停止，类似于门铃），或成比例（生成的速度与施与开关的压力直接相关，类似于汽车油门踏板）[54]。

6月龄婴儿能够使用手动或头部开关访问计算机[54]。使用手来激活开关是大多数儿童的典型模式；然而，其他身体部位如头部、下颌、舌、眉、肘部或下肢等也可以操作开关。有时，儿童将需要额外的支撑或扩展设备来使用开关或控件，如头部或下巴指示装置、口杆、手指或手夹板、触控笔、移动手臂支架或头顶吊索（图 33.17）。

有些开关是专门设计用于身体特定部位的，如眉开关、眨眼开关或舌触控键盘。当用户接近开关时，开关会激活，不需要实际的身体接触。这项技术的一个实际应用是将4个接近开关（各用于前、后、左和右）嵌入膝上托盘中来操作电动轮椅。重型接触开关对于肌张力波动、运动力量控制困难的儿童可能是最适合的选择，而微型光纤开关可能适合于活动范围和力量有限的儿童。在脊髓治疗机构，一旦患者稳定，即在床边进行开关评估。检查功能性动作，包括舌、嘴唇、眼睛、眼睑、眉和下颌的使用[4]。脊髓损伤严重的患者通常使用气动呼吸控制开关来操作 AT 设备，而

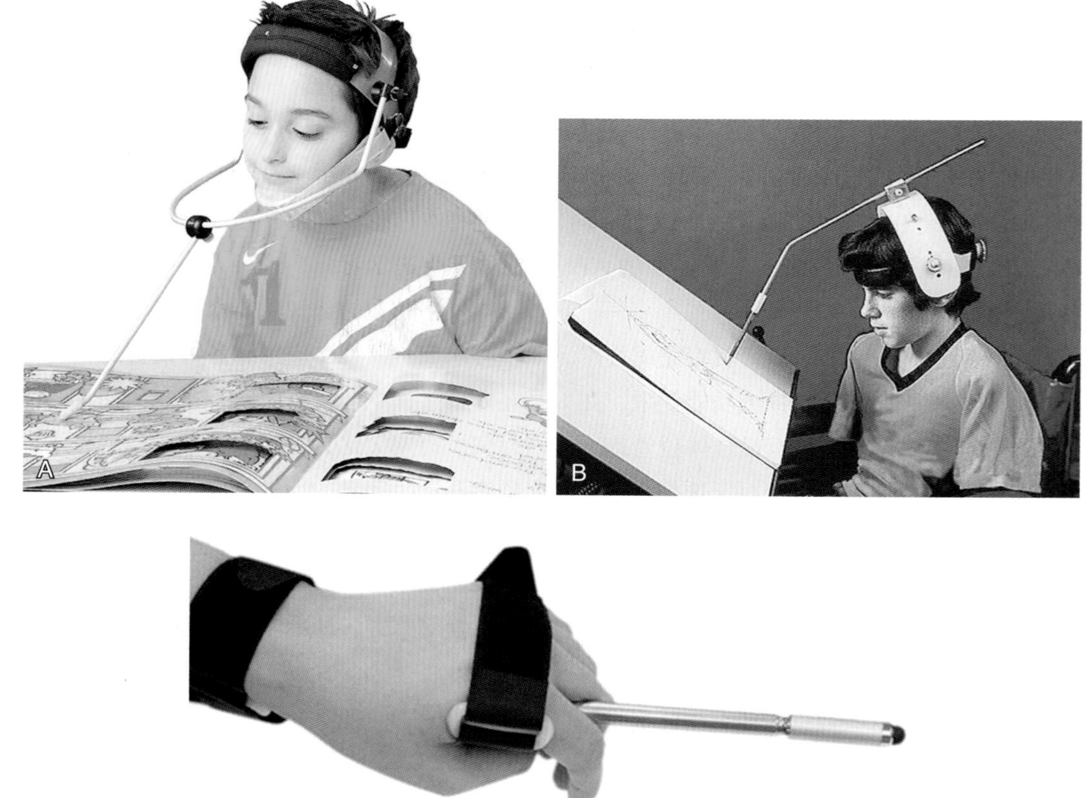

图 33.17 用于指向或指示且可与通讯辅助设备或日常生活电子辅助设备（EADL）一起使用的装置。下颌指示装置（A）、头部指示棒（B）和带自尼龙搭扣的可调式触控笔（C）（A 和 B. 引自 Courtesy Patterson Medical, Warrenville, IL.；C. 引自 Courtesy Enabling Devices, Hawthrone, NY.）

许多人发现集成控制系统为他们提供了多种技术接入。

集成控制系统是指使用单一输入设备（如开关、操纵杆）操作或控制多个 AT 设备的控制系统。例如，电动轮椅可以配置一个电子控制器，利用操纵杆来驾驶轮椅，以及操作通信设备、计算机设备或环境控制。确定集成控制何时是最佳选择的准则包括：①用户拥有一个单独且可靠的接入点；②所有使用的设备的接入方法是相同的；③速度、精度或者耐力提高；④儿童或家庭的偏好[4]。使用集成控制也有缺点，比如执行几个功能需要更复杂的电子技术，因而成本也更高。此外，由于个人利用同一输入设备来输入所有技术指令，所以在电动轮椅故障或需要维修时，个人将无法获得辅助技术。出于这个原因，对于所有技术准备备份系统是非常重要的。

辅助和替代沟通

除了口头或语言输出，沟通还包括肢体语言、手势、面部表情和书面输出。儿童的言语障碍可能是由于先天或后天失语症、发育性失语症、先天性异常、认知障碍、自闭症或听力障碍所致[44]。当口头沟通和互动能力有限或缺乏时，应开拓某种形式的 AAC（高级音频编码）。辅助沟通是任何促进言语或口语的程序或装置。替代沟通是指没有发声能力的人所使用的沟通方式[2]。理想情况下，AAC 可使个人能够在不同的社会环境中有效地进行沟通[37]。AAC 的使用者包括有认知障碍的人、需要书面强化的人，以及因疾病或损伤而暂时表达能力受限的人。

言语治疗师以及儿童和家庭成员在确定 AAC 系统的最佳选择方面承担着主导责任。物理治疗师在确定优化通信设备使用的位置方面发挥着重要的持续性作用。许多教室里有各种各样的座椅、角椅、俯卧或仰卧的立杆和侧板，这些都需要针对特定的孩子进行调整或适配。物理治疗师指导其他团队成员正确使用能增强孩子沟通的体位装置。从事早期干预的治疗师在影响婴幼儿沟通发展方面的作用不可或缺。治疗师应该制订干预目标，包括允许孩子做出选择，如区分头部和颈部运动与眼睛运动的能力。这就为孩子提供了一种表达需求的方法。此外，鼓励家庭成员在日常活动和生活中多与儿童交谈和朗读。

可以使用的辅助通讯的技术和设备有很多，分为高科技和低技术含量两类。低技术含量的设备包括由电池或电力提供动力的设备，或者完全无需供电的设备。高科技设备包括带有适配的计算机和交换系统的设备[44]。无辅助技术，如眼睛凝视、示意或手势等，都不需要外部设备或装置，而依靠孩子以某种一致的方式作出身体反应的能力。辅助技术包括使用外部设备，这些设备可能是电子设备，也可能不是。例如，通信表或笔记本（带有图片、符号或文字）都是非电子通信辅助工具。

电子通信辅助设备为用户提供了更广泛的功能和选择。简易设备的售价可能不到 100 美元（人民币约 700 元）；高端设备的价格高达几千美元。一些低成本的耐用设备只能播放一条或一系列信息，而另一些设备则可提供 4 条、8 条或更多信息。通常，信息可以按照需要快速更改。新设备不断发展，更紧凑，更耐用，更轻便，更容易运输。随着时间的推移，新的 AAC 设备的操作和编程已经简化。有数个应用程序可下载并添加到智能手机或平板电脑。鉴于 AAC 设备的种类越来越多，AT 团队应该能够识别出符合每个孩子运动和认知能力的设备。

高端设备很复杂，基于计算机的 AAC 设备可以使用各种输入方法（直接选择或扫描），具有高质量的语音输出、词汇和短语的存储能力，以及通过设备操作基于计算机的软件或 EADL 的能力。如果这些设备被视为学生当地教育机构应该提供的教育设备，第三方支付机构可能会拒绝为这些设备提供资金。

AAC 设备和计算机的输入，选择方法通常包括直接选择或扫描。直接选择是较快的，通常是操作通信系统的首选方法。轻度至中度损伤的儿童通常有足够的运动控制来进行直接选择。儿童只是简单地从所提供的选项中做出选择。例如，当一个孩子触摸一个通信设备上的有玻璃杯图片时，他的语言表达可能是“我可以喝杯水吗？”

有严重运动障碍的儿童可能需要依靠扫描来操作他们的 AAC 或计算机。设备运行一系列的选择（通常是行，然后列），重复序列直到用户做出选择。扫描速率可调，让初学者有足够的时间熟悉新设备，在提高速度之前建立信心和保证准确性。在大多数情况下，选择是通过使用一个特殊的开关进行的，该开关位于允许独立访问的位置。例如，一个压力开关安装于膝上托盘上，并通过手触摸激活，摇杆开关靠近头部的一侧，利用横向头部运动来操作，下颌开关安装在衣领上，并通过头部屈曲和伸展运动来操作。对某些用户来说，扫描对身体和认知都有要求，因为他们必须能够等待适当的选择，在正确的时刻激活开关，释放开关，并重复这些步骤，再做出下一个选择。

计算机技术

计算机通常用于文字处理，编写和编辑文字、收集和存储数据、绘制和发布图形，以及通过电子邮件、互联网和社交媒体进行沟通，以及进行各种学习和娱乐活动。一般而言，计算机是通过键盘、鼠标或两者同时操作的。计算机，以及许多基于计算机的设备，如通讯辅助设备、环境控制设备和动力移动性控制器，都易于适配，可以根据需要定制，并且可以使用各种输入方法接入。例如，语音激活允许个人使用语音命令作为他们的电子设备输入。典型的语音激活系统需要进行培训，以确保输出精度的一致性。商业上有数百种产品可用于为有特殊需要的个人改装计算机。这种多样性对需求可能会改变的用户来说很重要。计算机和通信设备的输入可以是直接的或间接的（扫描或摩斯电码），直接访问更快，通常也更简便。

键盘适配与替代品

为了成功地接入计算机，残疾儿童可能需要一些定制的接入方法来与计算机交互。这些接口通常由计算机的附加软件或硬件提供。软件可用来减少使用词组预测功能的额外击键需求，减少相同键的重复，并允许一次激活多个键。有些计算机系统标准软件包内置有可接入特性。

许多外部选项也是可用的。当精细动作控制或手指隔离受损时，键盘上的键盘保护装置用来防止不必要的击键（图 33.18）。人体工程学键盘或腕臂支架适用于需要远端支撑的儿童，也适用于因震颤、疼痛、疲劳或缺乏耐力影响打字的儿童。肌力不足的用户还可使用移动手臂和吊索支撑。

标准键盘的替代品包括迷你键盘、扩展键盘和单手键盘（图 33.19）。迷你键盘对于有肌肉萎缩症的儿童有好处，这些儿童有良好的运动控制，但 ROM 受限，力量降低或耐力低下。扩展或放大的键盘则对协调性和隔离手指运动能力较差的儿童有帮助。这些键盘有多达 128 个压力敏感区，称为键，这些键的数量、大小、形状和位置都可以调整，因此定制的可能性更大。例如，可以将扩展键盘设置为提供 4 个具有较大接触区域的选项，而不是 128 个选项。标准键盘、迷你键盘和扩展键盘可以设置为 QWERTY（典型全键盘）模式，按字母顺序排布或按使用频次排布。键盘模式可以定制，以便在主行附近设置常用的键，并且可以单手或双手模式使用。

计算机和平板电脑都有集成触摸屏。因为触摸屏使用的是直接选择，所以它们对认知要求较低，这对孩子们引入计算机技术很重要。

有视觉障碍的儿童需要特定的技术，如提供听觉反馈的软件或硬件适配、触觉键盘、光学字符识别系

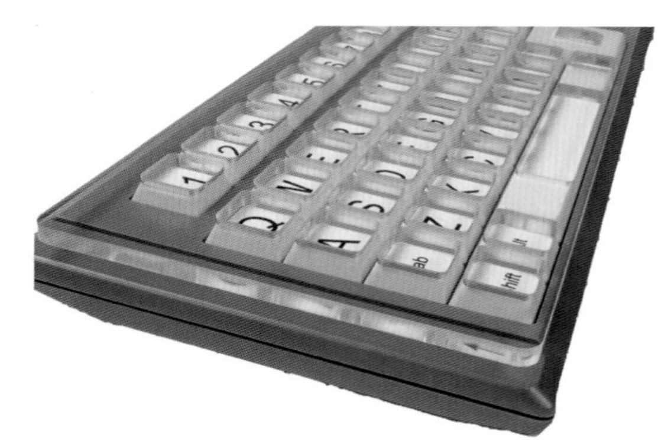

图 33.18 一个修改过的键盘，其上置有键盘保护装置，可以消除精细动作控制能力差或精度差的个人不必要的击键（Courtesy AbleNet, Inc, Roseville, MN.）

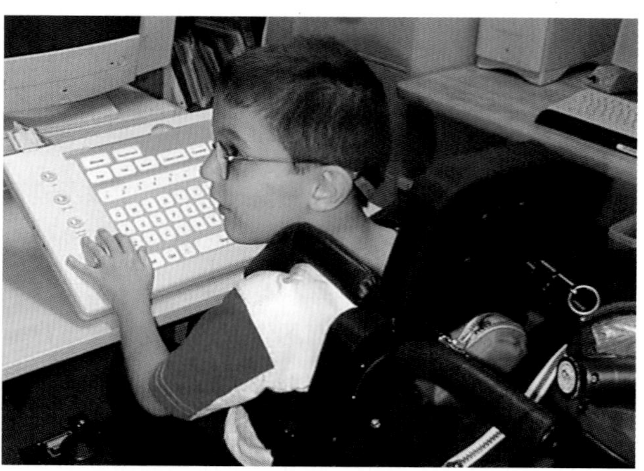

图 33.19 一个孩子正在使用扩展键盘（引自 Cifu DX: *Braddom's Physical Medicine and Rehabilitation*, ed 5, Philadelphia, Elsevier, 2016.）

统（屏幕阅读器，将文本转换为语音）、屏幕放大系统、文字放大软件、盲文技术。

鼠标替代设备

鼠标功能包括移动屏幕上的光标，拖动屏幕上选定的项目，点击或双击以选择项目和功能。调整光标大小、颜色或速度可能会使儿童更容易找到电脑屏幕上的光标。使用带有方向键或数字键的键盘可以帮助那些不能有效使用鼠标的儿童。一般市场和特殊设备制造商提供的鼠标替代选项都是可用的，包括操纵杆、轨迹球、鼠标垫、键盘鼠标和头控鼠标（图 33.20）。鼓励治疗师熟悉商业上可用的输入系统，以及那些为有特殊需要的用户开发的系统，因为它们通常比较便宜。

虚拟或屏幕键盘在显示器上显示键盘的图像，用户通过鼠标、操纵杆、轨迹球、头控鼠标或开关阵列将光标移动到所需的键上，然后使用另一个开关或在预定的时间内停留在按键上进行选择。依靠单独或双开关接入 AT 设备的儿童通常使用的是带有扫描程序的屏幕键盘。键盘和鼠标功能还可以使用光束、蓝牙、红外、超声波和语音识别技术来实现。

速率提高

鼓励治疗师不仅要熟悉不同的接入和输入方法，而且要尝试这些方法，因为每一种接入和输入方法都需要不同的运动反应和认知过程。考虑到一个受过训练的没有残疾的打字员能够以平均每分钟 100 字的速度输入文本。同一个人在写文章的时候平均每分钟打 50 个字。法庭书记员使用特殊键盘以每分钟 150 字的速度输入文本。与之形成对比的是，用一根手指打字的人每分钟输入 10~12 个字。使用扫描输入的人通常每分钟输入 3~5 个字 [14]。整体的产出速度，虽然不是所有用户的问题，但可能成为接受常规教育的学生的一个问题，他们的书面产出要求与同龄健康同学相当。如果精通计算机是就业的一个条件，产出力也会成为过渡规划中的一个问题。

当使用计算机或通信设备费时费力时，应该研究使用宏、缩写扩展或字词预测来提高效率。宏程序允许用户组合和自动化任务。当输入 2 个或 3 个字母时，缩写扩展会自动键入整个单词或短语。例如，每当用户使用词组预测软件输入“PT”时，用户可以命令计算机输出“物理治疗”。通过字词预测软件，

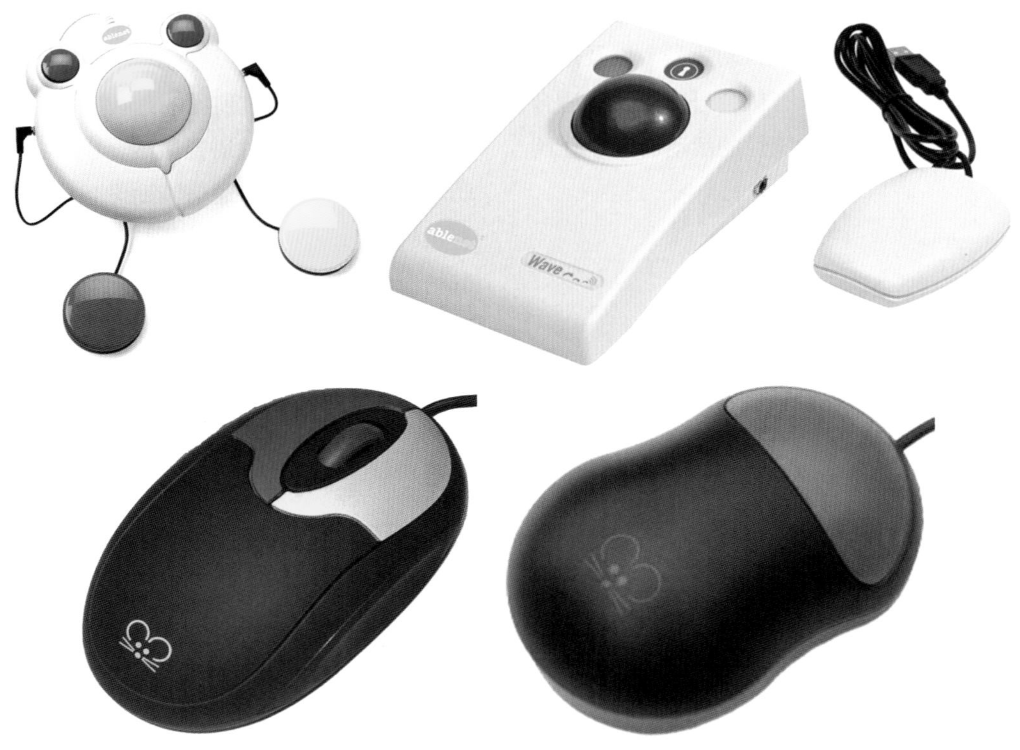

图 33.20　传统鼠标替代品（Courtesy AbleNet, Inc, Roseville, MN）

只输入 2~3 个字符后就会显示一个词。屏幕上还会出现一组可能的选项，然后选择正确选项对应的数字即可。

日常生活电子辅助设备

日常生活电子辅助设备（electronic aid to daily living，EADL），以前被称为环境控制单元（environmental control unit，ECU），是一种设备或设备系统，可以各种方式在不同地点操作电器或设备。EADL 的目的是应用技术促进用户对环境的控制，帮助独立获取日常生活所需的物品，提高生活质量和社会参与度 [32]。我们每个人每天都会用到这种技术，如电子车库开门器、手提电话、电视和音响设备的遥控器等节能和节省时间的设备。在这些价格低廉、可在市场上买到的产品中，有许多需要精确的手动控制，这往往使有运动障碍的儿童无法使用这些产品。然而，为有身体障碍的儿童和成人提供设备的制造商提供了一系列的环境控制装置。

年长儿童的环境控制单元可能包括操作一个带有头部激活开关的食物搅拌器来准备食物，或者年幼儿童在休闲时用手激活一个压力开关操作电动玩具（图 33.21）。儿童可以使用头棒操作电视遥控器选择频道，控制音量，并在结束时关闭设置。适配电话设备可以通过编程来存储多个号码、自动拨号，以及通过触摸开关回电话，从而让用户有机会进行重要且适合年龄的社交。这些独立的、功能性的活动有助于让照护者意识到儿童的责任感和独立性。

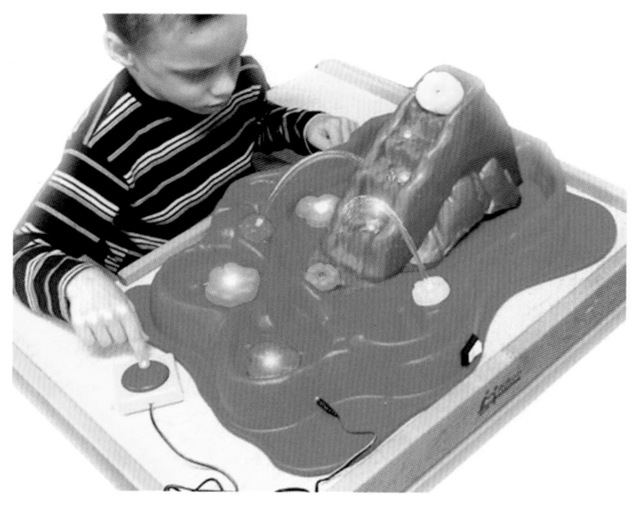

图 33.21　一个压力开关，可以用来激活电池驱动的玩具（Courtesy AbleNet, Inc, Roseville, MN）

对于年轻人来说，EADL 可增加个人满意度、加强对生活活动的参与、增加就业，以及降低个人的护理费用 [30]。在住宅设施中使用 EADL 来操作个人设备，如电视、收音机和照明，可使儿童每天所需的护理时间减少约 2 小时 [114]。居民和护理人员都报告说，EADL 引入后，沮丧的情况减少了。使用 EADL 的脊髓损伤患者更经常使用电话，更倾向于旅行，比不使用 EADL 的患者接受更多教育。

EADL 通常包括 3 个部分：主控制单元（中央处理器）、开关（传感器）和任何受到控制或激活的设备（外围设备）。大多数 EADL 会发出某种类型的触觉、视觉或听觉反馈，指示在激活功能之前选择哪个功能。给予用户反馈是一项必不可少的特性。

EADL 有 2 种基本类型：直接型和远程型。在直接系统中，被控制的设备直接插入主控制单元。在远程系统中，控制单元充当发射装置，向远程接收器发送信号，从而激活设备。远程系统的优点是可以用一个控制单元操作许多设备或器械，如轮椅或床，并且连接设备间的电线 [14]。

系统的功能各不相同，从简单地打开和关闭一个设备，到操作整个房间的设备配置和综合计算机系统。常见的功能包括小电器、电视、灯具、门锁、对讲机或呼叫设备、电动床、电话和计算机设备的操作。EADL 可以通过前面描述的各种各样的开关和控件来激活，可以通过语音激活，也可以通过用户的电动轮椅控制器、电子通信辅助设备或计算机来激活。Lange 已经制作了几个图表来帮助从业人员比较目前市场上常见的 EADL 的各种特性，包括输入选项、可控制的设备类型、EADL 将与哪些设备（如计算机或通信辅助设备）连接、是否包括备用电池、成本以及评论（http：//www.atilange.com/ Resources.html, accessed May 6, 2016）。

医疗管理对获取辅助技术的影响

国家资助的医疗补助计划，传统上是为残疾儿童提供资金的一个主要来源，但现在已经将大部分资金转移给私人管理的医疗保险组织，在许多情况下，这影响了对耐用医疗设备和特殊设备的可获得性 [12,24,52]。申请项目的拒绝情况可能会增加，这可能是因为在确定医疗需求时使用了更狭义的解释，或者不符合标准以及定制项目不符合付费规则。如果审核人员对残疾儿童的需求经验较少，需要更多的解释，便需要重复提请并证明请求的正当性，这样提出初步请求与最终获批准之间的时间间隔可能会延长。产品的选择可能因此受到限制，因为将支付的费用往往基于较为简易的成人设备设计，并未涵盖更昂贵或更定制化的儿科设计的全部费用。

支付给医疗设备供应商的费用往往不足以涵盖实际费用，从而使制造商利润率降低，这使提供和使用尖端或定制设备变得困难。残疾人的医疗和设备需求远远高于许多私营医疗公司的预期。如果一家管理式医疗公司终止了其与国家医疗补助（Medicaid）患者的合同，这可能会使这些患者几乎没有选择的保险范围，并可能需要更改设备提供方。在资金和供应方面的限制日益增加的情况下，往往难以协调各种可用于实现独立功能的设备。

总结

辅助技术（AT）是对身体功能与结构受损以及沟通、行动和自我照护方面受限的儿童进行干预的关键组成部分。AT 涉及的 5 个主要领域是座椅和体位固定装置、轮式移动、辅助和替代沟通设备、计算机接口、日常生活电子辅助设备。目前的最佳实践为一个多学科团队（涉及儿童和家庭、专业人员及儿童服务提供者，包括治疗师、教师和医务人员）以及多层次的评估。虽然存在关于 AT 的研究证据，但每个儿童和家庭的需求和偏好以及使用 AT 的环境是决策的基本考虑因素。此外，资金通常是首要考虑的问题。作为团队的一员，物理治疗师应该了解并意识到产品正在改进，新技术正在开发。AT 对儿童生活质量的潜在影响强调了基于证据决策的重要性，这些决策因儿童、家庭和环境而异，提高了儿童和青少年参与家庭、学校和社区活动的能力。

鸣谢昆明医科大学罗焕邦教授对本章术语的校对和指导。

（库尔巴诺夫・巴布尔　张冬梅　魏国荣　译，
张树新　审）

参考文献

1. Abellard P, et al.: Electric wheelchair navigation simulators: why, when, how? http://cdn.intechweb.org/pdfs/10190.pdf. Accessed June 5, 2015.
2. Accardo PJ, Whitman BY: *Dictionary of developmental disabilities terminology*, ed 2, Baltimore, 2002, Paul Brookes.
3. American Physical Therapy Association: *Guide to physical therapist practice*, Alexandria, VA, 2001, APTA.
4. Angelo J: Factors affecting the use of a single switch with assistive technology devices, *J Rehabil Res Dev* 37:591–598, 2000.
5. Bauer AM, Ulrich ME: I've got a Palm in my pocket: using handheld computers in an inclusive classroom, *Teach Excep Child* 35:18–22, 2002.
6. Reference deleted in proofs.
7. Bell KL, Davies PSW: Energy expenditure and physical activity of ambulatory children with cerebral palsy and of typically developing children, *Am J Clin Nutri* 92:312–319, 2010.
8. Reference deleted in proofs.
9. Butler C: Effective mobility for children with motor disabilities. www .global-help.org/publications/books/help_effectivemobility. pdf. Accessed June 7, 2015.
10. Cardon TA, Wilcox MJ, Campbell PH: Caregiver perspectives about assistive technology use with their young children with autism spectrum disorders, *Infants Young Child* 24:153–173, 2011.
11. Reference deleted in proofs.
12. Carlson SJ, Ramsey C: Assistive technology. In Campbell SK, Vander Linden DW, Palisano RJ, editors: *Physical therapy for children*, ed 2, Philadelphia, 2000, WB Saunders.
13. Cook A, Polgar JM: *Assistive technologies: principles and practice*, ed 4, St. Louis, 2015, Mosby.
14. Costigan FA, Light J: Functional seating for school-age children with cerebral palsy: an evidence-based tutorial, *Lang Speech Hear Serv Sch* 42:223–236, 2011.
15. Dawson DR, et al.: Power mobility indoor driving assessment (PIDA) manual. http://fhs.mcmaster.ca/powermobility/PIDA_Instructions_2006.pdf. Accessed June 7, 2015.
16. Deitz J, Swinth Y, White O: Powered mobility and preschoolers with complex developmental delays, *Am J Occup Ther* 56:86–96, 2002.
17. Desideri L, Mingardi A, Stefanelli B, et al.: Assessing children with multiple disabilities for assistive technology: a framework for quality assurance, *Technol Disabil* 159–166, 2013.
18. Dini V, Bertone MS, Romanelli M: Prevention and management of pressure ulcers, *Dermatol Ther* 19:356–364, 2006.
19. Effgen S, McEwen IR: Review of selected physical therapy interventions for school age children with disabilities, *Phys Ther Rev* 13:297–312, 2008.
20. Furumasu J, Tefft D, Guerette P: Pediatric powered mobility: readiness to learn, *Team Rehab* 29–36, 1996. Available at http://www.ranchorep. org/teamrehab.htm. Accessed March 20, 2010.
21. Gefen A: The biomechanics of sitting-acquired pressure ulcers in patients with spinal cord injury or lesions, *Int Wound J* 4:222–231, 2007.
22. Gil-Agudo A, De la Pena-Gonzalez A, Del Ama-Espinosa A, et al.: Comparative study of pressure distribution at the user-cushion interface with different cushions in a population with spinal cord injury, *Clin Biomechan* 24:558–563, 2009.
23. Goldstein DN, Cohn E, Coster W: Enhancing participation for children with disabilities: application of the ICF enablement framework to pediatric physical therapist practice, *Pediatr Phys Ther* 16:114–120, 2004.
24. Guerette P, Tefft D, Furumasu J: Pediatric powered wheelchairs: results of a national survey of providers, *Assist Technol* 17:144–158, 2005.
25. Harrison A, Derwent G, Enticknap A, et al.: The role of virtual reality technology in the assessment and training of inexperienced powered wheelchair users, *Disabil Rehabil* 24:599–606, 2002.

26. Hoppenbrouwers G, Stewart H, Kernot J: Assistive technology assessment tools for assessing switch use of children: a systematic review and descriptive analysis, *Technol Disabil* 26:171–185, 2014.
27. Jan YK, Jones MA, Rabadi MH, et al.: Effect of wheelchair tilt-in-space and recline angles on skin perfusion over the ischial tuberosity in people with spinal cord injury, *Arch Phys Med Rehabil* 91:1758–1764, 2010.
28. Jones M, McEwen I, Hansen L: Use of power mobility for a young child with spinal muscular atrophy, *Phys Ther* 83:253–262, 2003.
29. Lacoste M, Therrien M, Cote J, et al.: Assessment of seated postural control in children: comparison of a force platform versus a pressure mapping system, *Arch Phys Med Rehabil* 87:1623–1629, 2006.
30. Lahm EA, Sizemore L: Factors that influence assistive technology decision making, *J Special Ed Technol* 17:15–26, 2002.
31. Lau H, Tam EWC, Cheng JCY: An experience on wheelchair bank management, *Disabil Rehabil Assist Technol* 3:302–308, 2008.
32. Makhsous M, Lin F, Bankard J, et al.: Biomechanical effects of sitting with adjustable ischial and lumbar support on occupational low back pain: evaluation of sitting load and back muscle activity, *BMC Musculoskelet Disord* 10:17, 2009.
33. McDonald R, Sawatzky B, Franck L: A comparison of flat and reamped, contoured cushions as adaptive seating interventions for children with neurological disorders, *Health Psychol Behav Med* 3:69–81, 2015.
34. McDonald R, Surtees R, Wirz S: The International Classification of Functioning, Disability and Health provides a model for adaptive seating interventions for children with cerebral palsy, *Br J Occup Ther* 67:293–302, 2004.
35. McDonald RL, Wilson GN, Molloy A, Franck LS: Feasibility of three electronic instruments in studying the benefits of adaptive seating, *Disabil Rehabil Assist Technol* 6:483–490, 2011.
36. McNamara L, Casey J: Seating inclinations affect the function of children with cerebral palsy: a review of the effect of different seat inclines, *Disabil Rehabil Assist Technol* 2:309–318, 2007.
37. McNaughton D, Bryen DN: AAC technologies to enhance participation and access to meaningful societal roles for adolescents and adults with developmental disabilities who require AAC, *Augment Altern Commun* 23:217–229, 2007.
38. Reference deleted in proofs.
39. Murchland S, Parkyn H: Using assistive technology for schoolwork: the experience of children with physical disabilities, *Disabil Rehabil Assist Technol* 5:438–447, 2010.
40. Myhr U, von Wendt L: Influence of different sitting positions and abduction orthoses on leg muscle activity in children with cerebral palsy, *Dev Med Child Neurol* 35:870–880, 1993.
41. Reference deleted in proofs.
42. Nicolson A, Moir L, Millsteed J: Impact of assistive technology on family caregivers of children with physical disabilities: a systematic review, *Disabil Rehabil Assist Technol* 7:345–349, 2012.
43. Oregon Research Institute: Applied Computer Simulation Labs. Accessed at: http://www.ori.org/~vr/, 2003.
44. O'Sullivan SB, Schmitz T: *Physical rehabilitation: assessment and treatment*, ed 4, Philadelphia, 2001, FA Davis. 2001. 87a.

44a. Ozek MM, Cinalli G, Maxiner WJ: Spina bifida: management and outcomes, Milan, Italy, 2008, Springler-Verlag.

45. Parette P, McMahon GA: What should we expect of assistive technology? *Teach Excep Child* 35:56–61, 2002.
46. Peterson BC: Considerations for power mobility: making most of your choices, *Excep Parent* 33:143–145, 2003.
47. Reid DT: The use of virtual reality to improve upper-extremity efficiency skills in children with cerebral palsy: a pilot study, *Technol Disabil* 14:53–61, 2002.
48. RESNA: *Position on the application of power wheelchairs for pediatric users*, Arlington, Virginia, 2008, RESNA Publications.
49. Rungsinee AL, Widman LM, Abresch RT, et al.: Body composition and resting energy expenditure in patients aged 11-21 years with spinal cord dysfunction compared to controls: comparison and relationships among the groups, *J Spinal Cord Med* 30:S105–S111.
50. Safe Transport for Children with Special Needs: Connecticut Children's Medical Center, Injury Prevention Center. Available at: www.ccmckids .org/training, 2004.
51. Reference deleted in proofs.
52. Seelman KD: Blueprint for the millennium: an analysis of regional hearings on assistive technology for people with disabilities. Available at: http://resnaprojects.org/nattap/library/blueprint.pdf. Accessed March 20, 2010.
53. Shechtman O, Hanson CS, Garrett D, Dunn P: Comparing wheelchair cushions for effectiveness of pressure relief: a pilot study, *Occupat Ther J Res* 21:29–48, 2001.
54. Sullivan M, Lewis M: Assistive technology for the very young: creating responsive environments, *Infants Young Child* 12:34–52, 2000.
55. Reference deleted in proofs.
56. Vaccarella B: Finding our way through the maze of adaptive technology, *Comput Libr* 21:44–47, 2001.
57. Reference deleted in proofs.
58. Walls G, Rosen A: Wheelchair seating and mobility evaluation, *PT Magazine Phys Ther* 11:28–31, 2008.
59. Washington K, Deitz JC, White OR, et al.: The effects of a contoured foam seat on postural alignment and upper extremity function in infants with neuromotor impairment, *Phys Ther* 82:1064–1076, 2002.
60. World Health Organization: *International Classification of Functioning, Disability and Health*, Geneva, 2001, World Health Organization. Retrieved July 2010 at: http://www.who.int/classifications/icf/en/.

第 34 章 步态发育与分析

Jean Stout

在儿童被诊断出有运动障碍或被告知存在影响运动功能的损伤后，很多父母通常问的第一个问题是“我的孩子会走路吗？”，或者“我的孩子还能走路吗？”我认为，步行之所以比其他能力更被重视（有时这些能力更具有功能性），是因为步行能够衡量独立性和与步行相关的社会接纳度。让儿童独立行走是家庭的最终目标，有时也是儿童康复治疗师的最终目标。影响步行的因素很多且复杂，但儿童通常在 8~17 月龄（平均 12 月龄）时就能站起来行走了。加拿大婴儿运动量表（Alberta Infant Motor Scale，AIMS）的标准数据表明，50% 的婴儿在 10.5 月龄时能够独立站立，在 11 月龄时能够迈出第一步，在 11.5 月龄时能够独立行走[89]。典型发育的儿童到 3.5 岁时这种模式已经成熟[124]。自 Saunders[102] 和 Murray[78] 后，人们对步行的复杂性进行了广泛的研究，至今仍在继续。先进的计算机技术和新的运动控制及平衡理论也促进了对步行构成部分的研究。过去只有儿童发育和康复领域才会进行步行的研究，而今天许多学科都在研究步行，其中便包括人体工程学。

本章旨在为儿童物理治疗师提供步态重要性的概述，包括步态的发育及在儿童时期的不断完善过程、通过步态分析确定步行的基本组成部分、描述一些有身体残疾儿童的常见步态偏差。同时提供何时需要使用计算机进行步态分析的参考指导。对该主题有兴趣的读者可参阅优秀资源以获得更多信息[47-49,61,83,86,98,105,106,119,120,123-125,148-151]。

步态发育

Gage[49] 提出，典型的步行有 5 个主要特征：①支撑相稳定；②摆动相足部充分离地；③适当的初始接触预备位；④足够的步长；⑤节能。只有这些属性的先决条件存在，学步儿童才能开始独立行走。然而，先决条件对实现步行可能比属性本身更重要。这些属性会随着技能的成长、成熟和完善而发展。运动发育量表表明，在第一步到独立行走之间的一段时间内，平衡能力显得尤为重要[16,89]。这包括初始步态的基本预期姿势调整[2,6]。无法实现先决条件或先决条件属性丧失是非典型的特征。先决条件包括恰当的运动控制和成熟的中枢神经系统（神经系统完整）、足够的关节活动范围、肌力、适当的骨骼结构和组成以及完整的感觉系统（本体感觉）[57]。近期更多研究表明，稳定的骨盆肌肉活动模式也是步行的先决条件。运动模式（本部分为步行）的发展基于力学（包括结构）、神经、认知和感觉等多因素的结合。当这些因素得到控制时，实际年龄的重要性就降低了，但是身体尺寸和速度的改变依然很重要[1,2,56]。以下是对神经学和生物力学因素的简要描述，这些因素有助于发展和改善步行。

神经因素

运动的神经机制被假设包括一个位于脊髓或脑干的中央模式发生器（Central Pattern Generator，CPG）[33,52-54]。CPG 的调节既依赖于下行神经输入，也依赖于外周输入，后者调节输出，使运动的执行能够适应稳定性要求、特定任务和环境要求。大多数 CPG 研究涉及动物（包括哺乳动物和其他脊椎动物）。目前认为 CPG 存在于许多运动中，而步行的 CPG 被认为是在步态中组织肌肉的激活和放电序列。人类胎儿中的迈步现象，早产儿早期出现的踏脚现象，发育中的动物和人类之间的相似之处，以及有 / 无残疾的婴儿行走、踢脚和运动的顺序和时间之间的相似之处[15,46,130,134,135,139]，促使人们认为：与其他动物一样，人类运动的神经基础是在胚胎发育期间建立起来的[17,18,23]。出生后，大脑与身体生长的主要加速期发生在3~10月龄时，在这段时间内形成的髓鞘可能有助于形成独立运动所需的神经组织，同时中枢神经系统对内部和外部刺激信息的处理能力也需要足够成熟。

日益增多的研究关注CPG概念及神经系统组织协调产生动作和运动的运动模式的能力，并对康复产生了影响[30,31,62,138]。术语“肌肉协同”（muscle synergy），定义为“肌肉活动的协调模式灵活结合产生功能性运动行为”[138]，与Brunnstrom成人偏瘫患者康复基础中的“运动协同”概念惊人地相似[22]。肌肉协同作用是肌肉活动或模块的组合，这些活动或模块代表了包括运动在内的任何运动组成部分。每块肌肉有不同的“重量”或作用。构建模块或协同作用可以从肌电图（EMG）数据上识别出来。研究表明，出生后第一年使用步行运动的肌肉协同作用的数量会增加，并与步行模式的生物力学变化相关[39,129]。神经发育和生物力学因素之间的协调和相互作用将在下一节讨论。值得注意的是，肌肉协同作用已被用于描述残疾儿童步态模式的改变[109,118,128]。

生物力学因素

足够的关节活动范围、肌肉力量、适当的骨骼结构和组成、身体组成是影响步行发育和完善的力学因素。骨密度、肌力、骨结构以及下肢重力和惯性的控制能力都会影响早期的步行模式。这些力学变量的限制会改变步态模式；随着限制条件的改变，肌肉活动、关节运动学和动力学也随之改变。生长是周期性的，经常是突然发生的。在许多运动的发育中看到的变化可能是发育中儿童身体关键维度的变化和对这些变化的适应[72,73]。1984年，Thelen和其同事描述了身体成长或许可以解释踏步反射的消失。这项研究在2002年再次发表[132]。

更多近期的研究也证实了力学因素的重要性，婴儿的身体通常必须发育到最佳功能所需的尺寸，而神经传导速度也必须增加以激活CPG[1,33,63,64,122]。在第5章中可以找到关于肌肉骨骼发展和适应的相关综述。

步行的决定因素

Sutherland和其同事的开创性工作确定了成熟步行的5个重要决定因素：单腿站立时间、步行速度、步幅、步长以及骨盆跨度与踝关节扩张的比例。这些决定因素区分了“成熟”步行（3岁及以上）和“不成熟”步行（2.5岁及以下）。在13个变量中，鉴别力最小的变量是初次触地时是否存在足跟着地。

顾名思义，单腿站立的持续时间就是支持相单腿在地面上的时间。随着儿童姿势稳定性和运动控制能力的成熟，单腿站立的持续时间也随之增加。在1.5~3.5岁之间变化最快。步行速度、步频和步长是受生长影响的时间距离参数。在1~7岁，步长和腿长呈线性关系，在1~4岁，步长与年龄呈线性关系。步行速度随年龄增长而增加，但在4~7岁变化速度有所下降。在童年期，节奏随着年龄的增长逐渐减少，下降最迅速的时期是1~2岁。由于年龄、腿长和身高之间存在很强的相关性，采用归一化方法能更好地理解这些变量对时间距离参数的影响[60,82,106,115]。对Sutherland的数据使用几何归一化方法，结果表明，在3.5岁之前，偏好步幅和步频分别增加和减少，然后在成年后基本保持不变[59]。学步期婴儿步幅的可变性使人们对早期的平均步幅产生了疑问[8]。

年龄相关性的步态变化

出生~9月龄

在出生后的前8个月，脂肪含量对整个身体非比例性的影响导致了婴儿在发展独立行走时其运动控制和协调能力相对较弱[131,132]。由于这个原因，体型更大、体重更大的婴儿比体型较小的同龄人更晚达到运动发育里程碑[3]。从出生到6月龄，身体脂肪含量从体重的12%增加到25%[112]。在出生后的前4个月，脂肪是体重增加的主要组成部分，脂肪增加占总体重增加的40%以上[44]。在4~12月龄，脂肪含量增加约占体重增加的20%。随着年龄和活动的增加，脂肪含量下降，肌肉含量增加。

随着婴儿的成长，身体比例也会发生变化。在生命最初的几个月里，生长速度最快的部位是四肢，并非头部和躯干。从出生到2岁，腿长增加了130%，但同期从头部到臀部的长度只增加了69%[77]。身体节段的惯性特征随着生长和重力影响而改变。肢体节段的运动阻力（节段惯性力矩）在出生后前 6 个月增长超过两三倍 [63,122]。随着婴儿的成长，沿轴向骨骼重力力矩的变化速率会随着头尾的发育而降低。这表明，头部和躯干对抗重力的发展至少部分归因于体格因素 [64]。

当婴儿开始站立、行走时，他们的身体结构就会影响其姿势和运动模式。髋关节屈曲性“挛缩”，髋关节外旋范围略大于内旋范围。髋关节外展范围在出生后缓慢变小，但在 8~9 月龄时略有增加 [34,55,88,123,145]。还存在股骨前倾（股骨头颈部相对于冠状面的前倾）和股骨前扭转（股骨纵轴的扭转）[14,15,35,40,43]。股骨扭转的范围为 40°～50°（股骨前倾和股骨前扭转在骨科文献中通常是同义词，指的是股骨头颈轴与股骨髁轴之间的扭转或内侧扭转）。

从结构上看，冠状面的膝关节表现为膝内翻或胫股角弯曲（图 34.1）。胫骨和腓骨在纵轴上呈中线对齐，表明相对于成人，婴儿存在轻微的内部扭转。婴儿距胫关节内侧倾斜，产生距胫外侧踝外翻。在负重时关节的内侧倾斜表现为足跟位置的外翻。这个年龄支撑行走的特点是髋部外展，髋部外旋和屈曲 [16]，弓形腿，足跟外翻。

前 9 个月发育的姿势控制、抗重力肌肉力量和对重力的控制是独立行走的重要前提。站立平衡也是直立运动技能的必要前提。无论是否存在残疾，如踢腿等活动的频率和数量已被证明影响婴儿开始行走的年

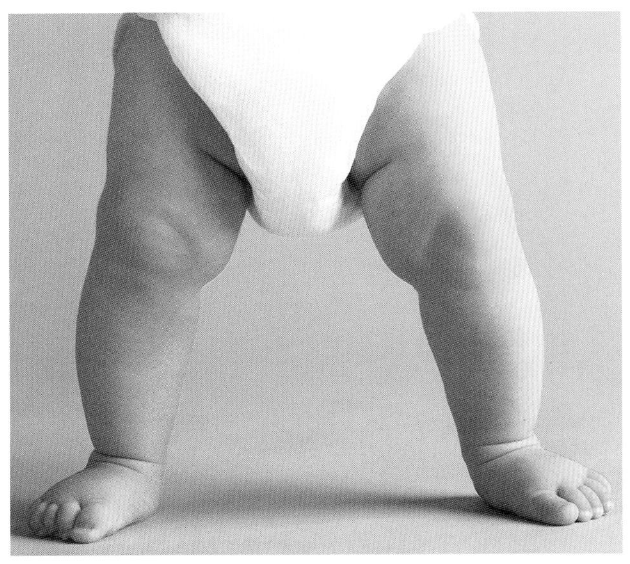

图 34.1　8 月龄婴儿，胫股角生理性内翻（引自 Shutterstock.com）

龄 [3,139]。髋屈肌的抗重力力量从仰卧位的踢腿运动开始发育。

向心性肌肉收缩和离心性肌肉收缩时的髋伸肌力量（类似于行走时的力量）在婴儿俯卧位活动时开始发展，并随着婴儿开始匍匐和屈膝活动的增加而逐渐增长 [64]。围栏行走发展了髋外展的力量 [16]。

8 月龄时，当婴儿以坐位姿势出现位移时，视觉、本体感觉和前庭系统共同作用，使身体的重心始终回到一个稳定位置 [152]。视觉反应的姿势矫正往往早于坐姿和站立的发育 [3,24,58,152]。例如，Butterworth 和 Hicks 证明，能独坐而不能独站的婴儿对模拟运动的视觉信息表现出了与能独立行走的婴儿相同的姿势调整。

9~15 月龄

在步行开始时，下肢对齐的特点是大范围的支撑基础，髋外展、屈曲和轻微外旋为特点。胫骨轻微向内扭转，胫股角内翻；由于踝关节的倾斜，承重时足跟的位置仍然是外翻的。与较大的儿童（其质心位于腰部）或成人（其质心位于骶节）相比，儿童的质心在比例上更接近头部和躯干上部（在胸廓下部）[84]。尽管四肢不同的生长速度使得头部相对于身体的其他部分变得更小，但头部仍然占比较大，导致了相对于直立姿势对脂肪需求减弱，而对抗重力的直立姿势增加了对肌肉功能的需求。而身体脂肪与肌肉质量的比例较高不足以满足直立位的需求而显得相对无力。肌肉（尤其是腹肌、髋屈肌、膝伸肌和踝背伸肌）必须以反重力姿势运动，这进一步加剧了功能性弱化。尽管有结构上的局限性，而且婴儿通常不能以恒定的向前或横向速度行走，但婴儿表现出必要的姿势反应，以补偿直立运动任务中固有的视觉和支持面变化 [12,24,103,110,133,152]。

与步行相关的速度限制因素有：①充足的伸肌力量以单腿支撑身体重量；②动态平衡；③以预期综合姿势调整来进行姿势控制 [6,33,133]。控制身体的关键是保证头部在支撑面稳定范围内。由于结构和稳定性的影响，婴儿开始行走时的支撑面较宽，可以实现中外侧（侧到侧）稳定，但前后稳定受限。平衡保持于矢状面，如果头部移动超出了支撑面的稳定范围，则失去平衡。最近的研究表明，即使婴儿能够向前走，他

们也不会以恒定的向前或横向速度、步长或其他关节参数行走[8,56,103]。在姿势阶段用于启动步态的预期性姿势调整（主要是身体重量向支撑肢体的横向移动）在步行开始时出现，而在运动阶段预期性姿势调整（控制摆动侧骨盆下降）则不是[6]。由于髋部是腿的运动和头–臂–躯干姿势控制的界面，因此髋部的力量和控制对步行非常重要。研究表明，在步行开始时，髋关节力量不足以控制步态中的重力和保持平衡，婴儿实际上是“通过跌倒实现行走”，他们从跌倒的经验中学到适应策略[21,65]。如果平衡受到干扰，则通过在多个关节上调整扭矩的基本机制来恢复控制[56,93]。

初学走路的人所表现出来的模式与会走路的人在打滑的地面上行走的表现相似（例如，步子小，支撑面加宽，身体和四肢保持伸展僵硬的直立状态）。利用整个身体的运动调整姿势。Sutherland 和其同事[123]将婴儿的步行特征描述为：宽大的支撑面、髋关节和膝关节屈曲增加、足跖屈时全足底接触、步幅短、步频增加，以及摆动相的相对足下垂。

在运动方面，初始的模式和最初几步的执行被认为与婴儿早期踏和踢的模式有关[130]，行走可能受到这种模式的限制。也就是说，就像身体结构组成驱动最初的姿势，踢腿和迈步的原始发生器也可能驱动早期行走的肌肉活动。与正常发育婴儿相比，唐氏综合征患儿走路年龄推迟与其踢腿频率降低有关[139]。踢腿和迈步都是四肢交替往复的运动模式。每个阶段都有一个屈曲阶段（类似于步态中的摆动相）和一个伸展阶段（类似于步态中的支撑相）。Thelen 和其同事[133]认为，产生类似迈步模式的能力是从新生儿时期开始到独立运动期就持续存在的。当开始行走时，这种模式被证明是一种可调整的、更灵活的早期模式（在力量、神经成熟度和直立姿势机制方面都有改变）。Dominic 和其同事的肌肉协同工作研究证实了这一点，他们已经证明，在肌电图中肌肉协同作用数量从新生儿时期的 2 个增加到学步时期的 4 个[38]。步行开始时的肌电图显示拮抗肌群，即摆动相的胫骨前肌和腓肠肌、站立相的股四头肌和腘绳肌的联合收缩。在单支撑相，相互模式的出现与拮抗肌群的联合收缩相一致，可以作为运动系统内冗余性和可变性的一个特征[28,39,79,80,123,124,130]。协调激活模式源于对稳定性的需求，并且在仅 1 个月的步行体验中就会出现下降。独立行走 3 个月后，随着肌肉协同作用的增加，过度的共同收缩得到进一步改善。稳定的模式通过探索、选择和实践而出现，随着练习时间的增加，高水平的共同收缩减少，相互模式增加。

如前所述，Thelen 和其同事认为限制产生步行的关键因素并不是产生步行模式或运动控制姿势的能力，而是足够的伸肌力量[133]。这一观点与其他关于步行要求的观点一致，包括支撑相的稳定性[49]，如 Winter 描述的需要保持净伸肌支撑力矩[149,151]，以及髋关节无法完全控制重力来保持平衡[21]。

18~24 月龄

在 18~24 月龄之间，神经成熟、身体结构生长变化、力量的增加和步行经验都在改变步行的方式。18 月龄时，冠状面胫股角的内翻角已经消失，肢体变直（图 34.2）[126]（参见第 5 章）。限制髋伸展的关

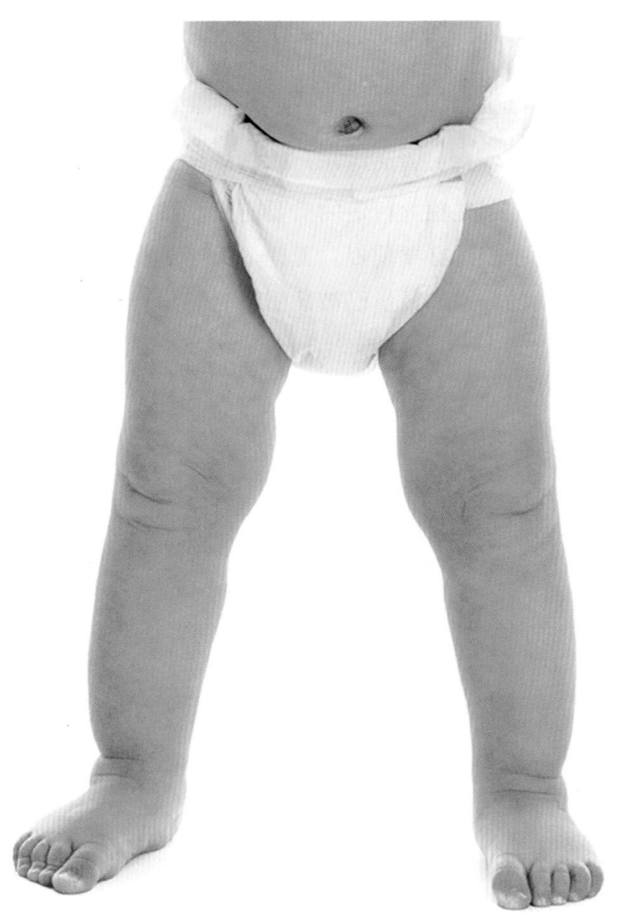

图 34.2 18 月龄幼儿的站立姿势。胫股角内翻已经消失，四肢也变直了（引自 iStock.com）

节活动范围平均减少到 4°，但过度的股前扭转没有变化，这表明重构正在发生[43,88]。不再出现髋过度外展，由于外展的减少和稳定性的提高，支撑面也在减小，动态平衡和力量也有所改善。18 月龄的儿童不会经常出现足跟着地[123,124]，但也有相关运动学的报道[56]。支撑面的减少，出现更多的前后移动，增加了踝关节跖屈力矩[56]。足跟保持外翻[94,140]，伸展肢体的黏弹性和惯性促进了摆动相中腿的推进[130]。在支撑相初期，随着足跟着地的发展和膝伸肌收缩吸收部分着地的冲击力，膝关节屈曲波开始出现[56,123,124]。在支撑相中期，出现膝关节伸展。支撑相持续时间延长，其步频增加，明显快于 12 月龄的婴儿[67]。

在 18~24 月龄这段时间里，身体重心从下肢上方高位下降到靠近腿部的近端肌肉位置，从而为步行提供动力，步行的效率慢慢提高。任何物体的稳定性都与其重心到支撑面的距离成反比。在 1~2 岁时，腿按比例增长，是身体增长最快的部分，重心更接近下肢近端[84]。在开始步行 3~5 个月内，步行经验结合重复和练习，早期高水平的肌肉联合收缩和能量恢复减少[28,67]。足跟着地是由于神经系统的成熟还是身体结构、支撑基础、力量的提高和稳定性的逐渐改变而引起的，目前仍然存在争议[45,46,130,133]，很可能每个变量都很重要。在 24 月龄时，足跟会形成持续的着地[123,124]，要求精细的运动控制、力量和动态平衡，以维持接触小区域（足跟）的稳定性。行走能力受损的儿童缺乏足跟首次着地，这可能是由于缺少运动控制或固有选择而使用较大的首次触地面积来保持稳定性造成的[49]。

通过 6~12 个月的行走，儿童会使用新的策略来维持平衡和控制姿势。在独立行走的前几周和前几个月期间，头部和躯干振荡峰值明显减少[75]。该年龄段会出现躯干的向后倾斜，大一些的儿童和成人出现的是向前倾斜[6]。此阶段内高度统一化速度在增加，髋部肌肉力量与重心垂直加速度之间的差距减小，从而改善了控制重力和整个肌肉骨骼系统姿势的能力[21]。这样，单腿站立就更稳定。

行走经验的作用非常重要。Adolph 和其同事已经证明，210 名不同年龄的婴儿过了控制身体尺寸和测试年龄的阶段后，他们的行走经验解释了在改善行走技能方面存在额外 19%~26% 的差异。先前的日记研究表明，在给定的 1 天内婴儿可以走 9000 步，行走距离相当于 29 个足球场长[2,4]。行走经验和跌倒经验都有助于发展姿势控制，以适应运动、环境对平衡的威胁[65]。

在 18~24 月龄时，肌电图显示拮抗肌共同收缩减少，这意味着控制性和稳定性增加。主要变化发生在支撑相[28,80,123,124]。与 12 月龄儿童相比，18~24 月龄儿童的支撑相内股四头肌、股内侧肌群和胫骨前肌活动的持续时间都有所减少。12~18 月龄的儿童在摆动相晚期 – 支撑相早期能观察到腓肠肌 – 比目鱼肌的肌电活动，而在 24 月龄时不再存在此现象[28,123,124]。

3~3.5 岁

在 3~3.5 岁时，与步行相关的关节角度已发展为成人模式，但关节扭矩和推进模式仍未成熟[28,101,123,124]。从结构上看，18 月龄时胫股角为中立位，3~3.5 岁时显示最大的外翻力线[100]（图 34.3）。髋关节股骨前扭转虽减少，但与成人相比角度仍然增加。随着下肢生长速度的稳定，身体重心更接近四肢[84]，负重时足跟外翻在减少。运动分析表明，在支撑相早期，足跟着地始终伴随着膝关节屈曲波[123,124]。该年龄段肌电图活动已趋于成熟。

在此年龄段，平衡机制继续完善。4 岁以下的儿童没有表现出完整的姿势发育，在步态开始和有其他

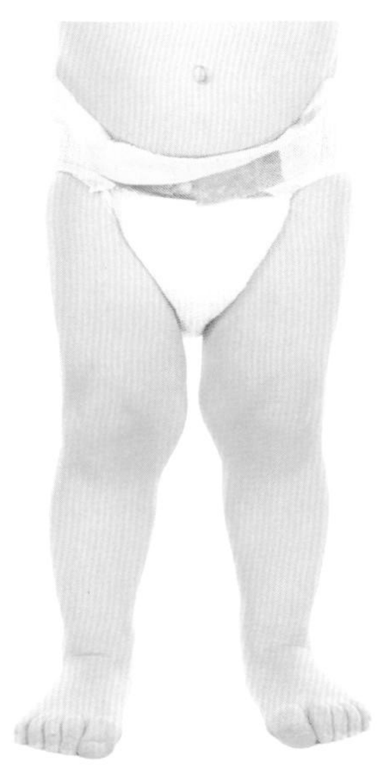

图 34.3 3 岁儿童胫股对齐，最大生理性外翻（引自 Shutterstock.com）

干扰时，经常与支撑面边界发生“碰撞”[6,7]。在这个年龄段，视觉系统和前庭系统都不成熟[25,51]。扰动响应的力矩曲线和外功计算表明，3~3.5 岁的儿童继续表现出不成熟的步态模式，但这种模式与较少行走的儿童明显不同[93,103]。足跟接触面质心的垂直加速度反映了支撑腿部肌肉控制平衡的能力有限。然而，几何归一化后，步行速度与成人一致[21]。

6~7 岁

到 7 岁时，儿童按照动作标准的步态模式已经完全成熟，与成人模式相比几乎无差异。无量纲时间和距离参数非常恒定[50,116,123,124]，关节扭矩和推进模式与成人模式相似，踝关节除外[29,50]。存在与速度相关的关节运动和关节力矩的变化[106]。经过一段时间的不平衡后，平衡和姿势控制能够重新恢复稳定。先前的研究表明，姿势控制在 7 岁时达到成熟，视觉、前庭和本体感觉系统变得更加协调[15,21,93,110]，而最近的研究表明，这些系统需要到 10~12 岁才会发育成熟[51,87]。一项自行车运动研究表明，限制运动速度的是肌肉间的协调而不是肌肉力量，10 岁以下的儿童并没有表现出成人的模式[70]。从结构上看，胫股角为中立位，股骨前扭转基本消失，但仍略高于成人[15,43]。7 岁时，距胫关节不再倾斜，足跟位置为中立位[140]。身体尺寸不成比例增长的时期也过去了，但质心仍然略高于成人，在 L3 水平[84]。

步态构成和步态分析

如前所述，步态的广泛研究一直在进行，许多教科书和基础研究文章都写过关于步态的文章[47-49,61,83,86,97,98,105,106,108,120,123-125,148-151,153]。本节通过使用三维电脑分析运动和力量、肌电图和功能背景下的能量消耗来描述成熟步态的组成部分。

一个完整的步行周期是指一次迈步——从一侧脚着地开始，到另一侧脚再次着地结束。步行周期分为两个主要阶段：支撑相和摆动相。支撑相与脚着地的时间有关；摆动相是指支撑脚完全离地的阶段。步行周期的支撑相约占周期的 60%，摆动相约占 40%。

Perry[86] 为步态的功能阶段建立了一个通用术语，并将步行周期进一步划分为 8 个亚阶段。每个子阶段都有一个功能性目标，帮助完成步行周期的 3 个基本任务之一：承重、单腿支撑和肢体前进[92]。Perry 描述的基本任务类似于 Gage[49] 论述的“属性”：承重和单腿支撑（支撑相稳定和首次着地准备位）和肢体前进（摆动相足离地、首次着地准备位和足够的步长）。

支撑相分为 5 个子阶段或瞬时事件（图 34.4）：

1. 首次着地期（周期的 0%~2%）
2. 承重反应期（周期的 0%~10%）
3. 支撑相中期（周期的 10%~30%）
4. 支撑相末期（周期的 30%~50%）
5. 摆动相前期（周期的 50%~60%）

对侧腿足趾离地和对侧首次着地分别发生在步行周期的 10% 和 50%。因此，当双脚都在地面上时，在步行周期中有 2 段双支撑期。这些发生在承重反应期（紧接在首次着地之后）和摆动相前期（在足趾离地前）。每部分大约占据步行周期的 10%。

摆动相开始于足趾离地，发生在站立肢体的单支撑期。分为 3 个子阶段（见图 34.4）：

1. 摆动相初期（周期的 60%~73%）
2. 摆动相中期（周期的 73%~87%）
3. 摆动相末期（周期的 87%~100%）

时空参数和常用术语

以下定义将有助于步态分析中对步行进行描述。

步频：在给定的时间内迈步的频率，通常以每分钟行走步数来衡量。

向心收缩：产生加速的收缩，正向做功并产生能量。

离心收缩：产生减速的延长性收缩。负向做功并吸收能量。负功或肌肉吸收能量的效率比正功高 3~9 倍[61]。

外负荷：地面反作用力、惯性和影响关节运动的重力。

等长收缩：一种不产生净力的稳定收缩，肌肉的长度不发生变化。

关节力矩：对物体产生绕某一轴转动作用的力称为力矩（力矩等于力乘以垂直距离）。在人体中，力矩是由地面反作用力、与重力有关的力和内部力产生的。身体内部的力矩是由肌肉力、韧带力或关节囊产生的力产生的。本章的关节力矩将根据 Ounpuu 等人

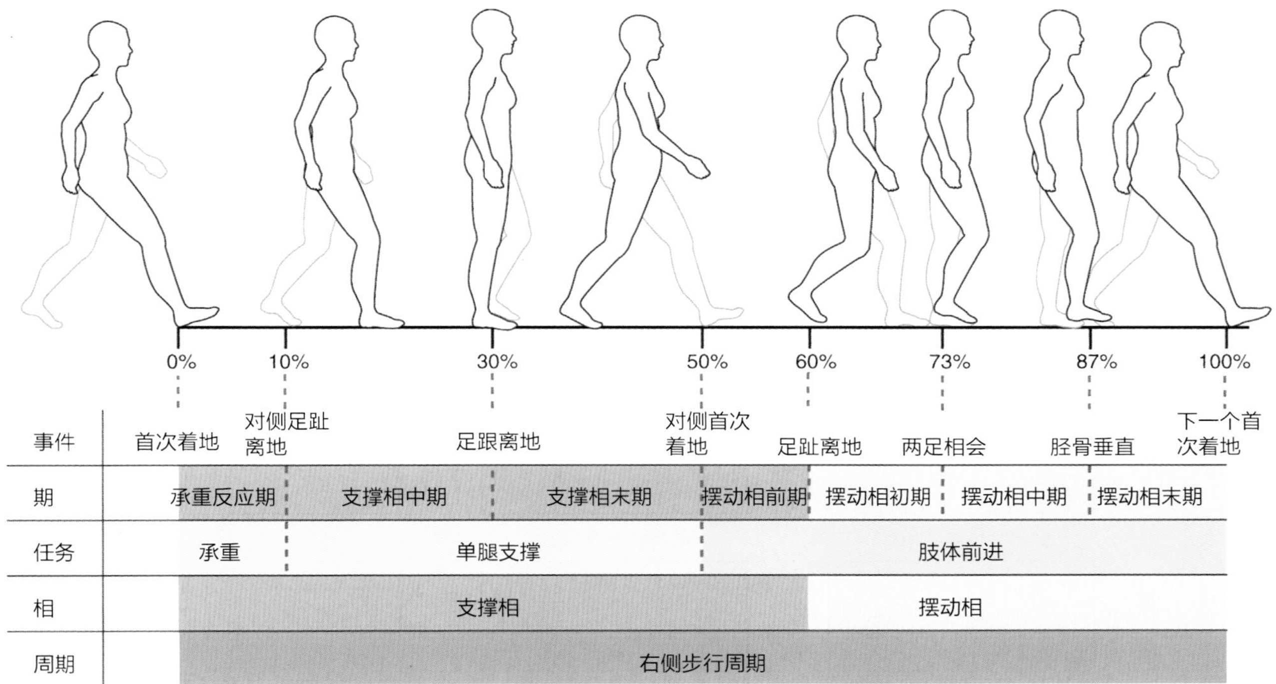

图 34.4　一个完整的步行周期包括支撑相和摆动相。此周期从右脚的第一次触地开始。首次着地后的支撑相分为 4 个子阶段；摆动相有 3 个子阶段。首次着地和足趾离地是瞬时事件（引自 Neumann DA: *Kinesiology of the musculoskeletal system: foundations for rehabilitation*. 3rd ed. St. Louis: Mosby, 2010.）

使用的定义，表示机体对外部负荷所产生的生理反应或净内部力矩[83]。

关节功率：吸收或产生能量的净比率。机械功率定义为每单位时间所做的功。关节功率定义为净关节力矩和关节角速度的乘积。肌肉是身体内部主要的动力生产者。肌肉也可以是内部能量吸收器，韧带通常吸收能量。

运动学：不考虑力的情况下用来描述运动的参数。包括线位移或角位移、速度和加速度。

动力学：描述运动原因的参数。包括外力和内力，如重力、地面反作用力、惯性力、肌肉或韧带力、关节力矩和关节力量。

步长：双脚之间的纵向距离。右步长是从左脚的首次着地点到右脚的首次着地点的之间的长度。

步幅：一侧足跟着地到该侧足跟再次着地的纵向距离。它是左步长和右步长的总和，代表一个完整步行周期中所行走的距离。

步速：步行速度或在一定时间内走过的距离。步速可以表示为步长除以循环时间或步长与步频的乘积。由于与腿长和年龄相关，通常采用归一化方法来进行不同速度的比较。

运动学

步态分析中的运动学是在二维空间或三维空间中进行，所有类型的计算机运动分析都是一个参考系统，使用外部标志物或将标志物放置在身体上，并与特定的解剖标志对齐。二维运动系统提供关节角度，直接对皮肤上标志物的运动进行测量。三维系统将基于解剖关节中心位置的内部坐标系统作为参考标志系统。无论二维或三维技术，其输出通常都显示为给定运动平面内单一步行周期内单关节的一系列图形。图 34.5 给出了三维运动数据的示例。目前的系统可以分辨足部较小的位点，使得多节段足部运动学在传统步态分析中变得更加常规（图 34.6）[74,111,117]。这项技术提高了人们对足部运动的复杂性以及足部运动在儿童足部疾病和平衡中的作用的了解[136]。

动力学

动力学是对运动原因的参数进行描述，包括外部和内部的力，如重力、地面反作用力、惯性力、肌肉或韧带力、关节力矩和联合力量。作为二维或三维步态分析的一部分，动力学数据是由测力台和运动学信

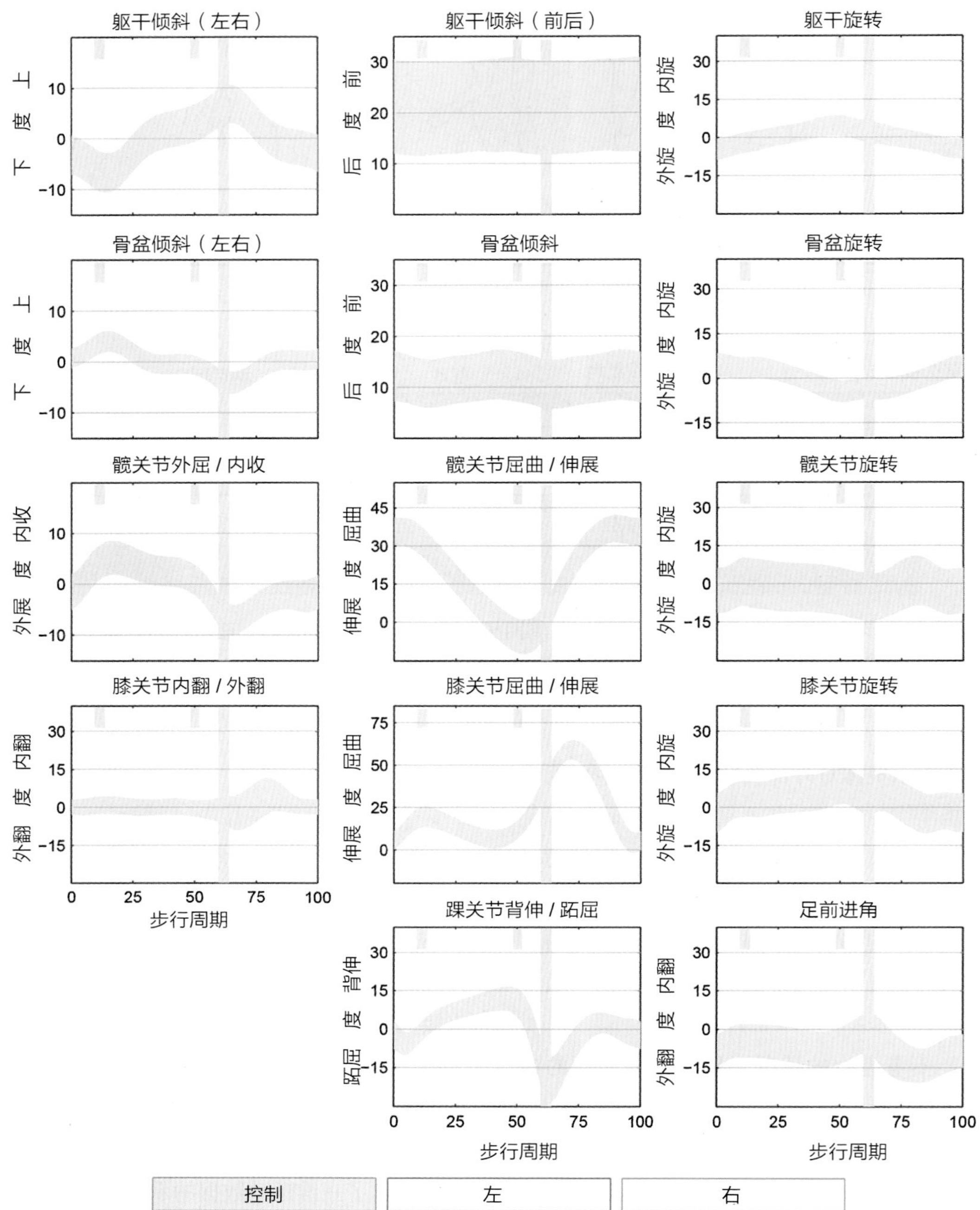

图 34.5 吉列儿童专科医疗保健中心 James R. Gage 步态和运动分析中心的典型三维运动学数据。在本图中，描述了一个完整的步行周期，并将其归一化为 100% 的步幅，纵坐标为运动角度，灰色带表示收集的 4~17 岁儿童的综合数据的平均值和正负一个标准差。在每个图中，支撑相和摆动相通过竖线分开。每个图都代表相同的步行周期。每一行显示一个不同的关节：从上到下分别是躯干、骨盆、髋、膝关节和足踝。每一列显示同一运动平面内不同关节的运动，从左到右依次为冠状面（前视图）、矢状面（侧视图）、横截面（旋转视图）。备注：骨盆是相对于实验室坐标测量的。测量躯干和髋关节参照骨盆，膝关节参照大腿，踝关节参照小腿的矢状面。足部旋转图表示足部相对于实验室坐标的进展角度，而不是足部相对于胫骨的旋转

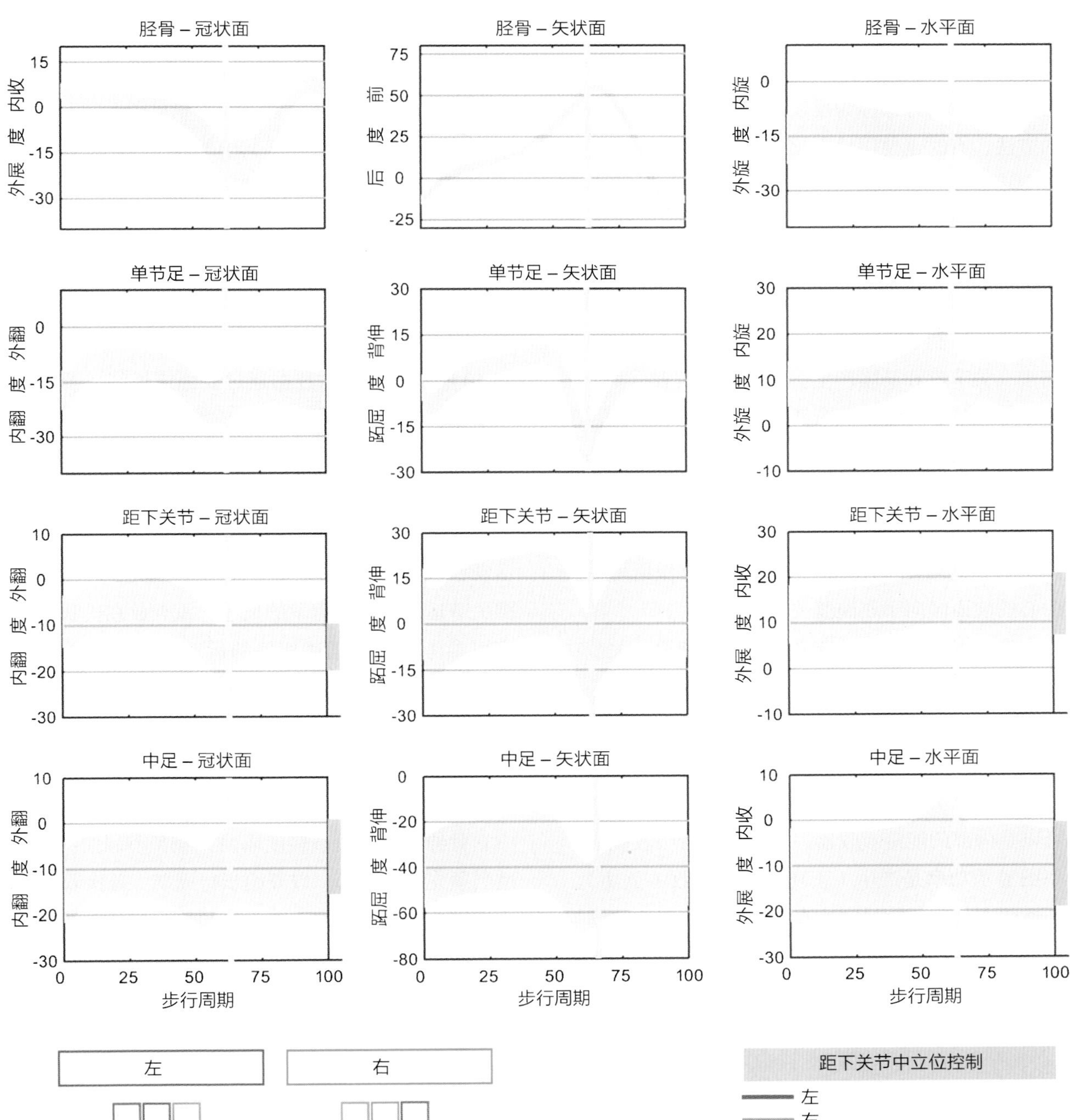

图 34.6 吉列儿童专科医疗保健中心 James R. Gage 步态和运动分析中心的多段足部运动数据。每个图都描述了一个完整的步行周期，x 轴为归一化为 100% 的步幅，y 轴为运动的程度。灰色带代表收集的 4~17 岁儿童的数据的平均值和正负一个标准差。在每个图中，支撑相和摆动相通过竖线分开。每个图都代表相同的步行周期。每行显示不同的关节：从上到下分别是小腿、单节足、距下踝关节和中足 / 前足。每列显示同一运动平面内的一段运动：从左到右依次为冠状面（前视图）、矢状面（侧视图）、横截面（旋转视图）。备注：小腿是在实验室坐标下测量的。在所有平面上踝距下关节参照小腿，而中足参照后足。垂直的蓝色条形代表由运动捕捉系统测量的后足相对于小腿（踝关节距下段）和前足相对于后足（中足）的非承重距下关节中立位

息结合得到的，表现为关节力矩和关节功率。测力台提供地面反作用力信息，运动学提供关节角速度信息。人体测量时需要确定关节中心位置，用于计算关节力矩和功率的方法称为反动力学，是基于链接段模型的方法，有时也使用地面反作用力法[149]。

力矩是在一定距离上作用使物体旋转的力，关节力矩表示机体对外界负荷作出的生理反应[83]。在吉列儿童专科医疗保健中心图上显示的是净关节力矩，表示特定平面上一个特定关节所有内部关节力矩的总和，主要指控制节段旋转的肌力，关节内力矩也可以由韧带、关节囊和筋膜产生。净关节力矩表示某个肌群占主导地位，不表示关节两侧肌群的相对作用。例如，在矢状面支撑相髋关节的净伸肌力矩表示髋伸肌占主导地位。髋屈肌可能有也可能没有发挥作用，但整体力矩是伸肌力矩。髋伸肌激活以抵消地面反作用力产生的外部力矩（图34.7），而地面反作用力在关节中心的前面倾向于屈曲髋关节。

在力学术语中功率被定义为做功的速率，关节功率定义为净关节力矩和关节角速度的乘积。肌肉是身体内部主要的动力生产者，肌肉产生力量的能力受其横截面积的影响，其他影响功率的因素包括肌纤维类型、长度－张力比和疲劳程度（参见第5章）。肌肉也可以是内部的能量吸收器，通常由韧带吸收能量。功率图显示功率是产生（正功）还是吸收（负功）。向心性肌肉收缩与能量产生有关，离心性肌肉收缩与能量吸收有关。在前面的例子中，髋关节在净伸肌力矩作用下伸展，因此存在做功（图34.8）。典型的矢状面运动学和动力学如图34.9。

肌电图学

肌肉的神经肌肉激活电信号是通过肌电图来测量的[11,149]，表示运动单元激活的模式。肌电图数据可以提供肌肉活动时间的信息，在某些情况下，还可以提供肌肉收缩强度的信息。在某些条件下，肌电图振幅已被证明与力有关[68,144]，但在步态评估方面其有用性是有限的，因为这个关系只有在等距条件下和没有共活化时才有效。

在给定时间内，肌电图信号幅度受运动单位放电速率和运动单位激活数量的影响。运动单位的类型和不同运动单位的比例也影响振幅。已证明步行速度影响肌肉活动时间和幅度[106]。此外，外部因素如电极位置、使用电极的类型、电极间距离、皮肤温度、皮下脂肪量等都会影响信号的幅度[11]。在比较肌肉间、受试者自身或受试者之间的肌电图振幅时，应格外谨慎，并需要充分理解其中的复杂性。使用工程学原理和神经网络表现来理解肌肉活动和力量与关节运动学和动力学的关系仍然是研究的重点[10,27,108,153]。

无论活动与否，每块肌肉在步行周期中都有其特定的活动时间及运动单位活动增加或减少的特定模式，在儿童和成人中都可记录到[83,86,106,123,147]，如图34.10所示，肌电图数据通过表面或细线（留置）电极收集，对每种方法的优缺点进行了综述[66]。

正常步态的运动学、动力学和肌电图

本部分详细描述了步行周期的每个阶段中下肢的活动，包括与相关肌肉活动有关的髋关节、膝关节和踝关节运动学和动力学的概述，重点放在矢状面。大家可参考与每种描述相关的运动学和动力学相关的资料。

矢状面

在初始接触时（步行周期的0%），踝关节处于中立背伸位，膝关节轻度屈曲，髋关节屈曲约35°，适当预先放置足部，以开始步行周期。首次着地时的反作用力穿过足跟，在膝关节和髋关节的前面。臀大肌和腘绳肌活动以控制髋外屈肌力矩。腘绳肌还协助防止膝过伸，而胫骨前肌和股四头肌活动引起承重反应（图34.11）。

承重反应期（图34.12）是在维持稳定和前进的同时承受体重的阶段，其目的是缓冲或吸收身体惯性力矩的影响，这是双支撑期的第一阶段，发生在步行周期的0%~10%，开始于首次着地后，结束于全足底着地时。此时踝关节在胫骨前肌离心收缩的控制下跖屈。踝关节的内力矩是净背伸力矩，因为背伸肌占主导地位。Rically Gage[48,49]、Gage和Schwartz[105]、Perry[86]将承重反应期称为踝关节支撑相的第一个“摇杆”。

在承重反应期，膝关节经历一个初始阶段的屈曲大约15°（平均值）。腘绳肌和股四头肌均有活动。因为股四头肌是离心运动以减缓膝关节屈曲，所以功

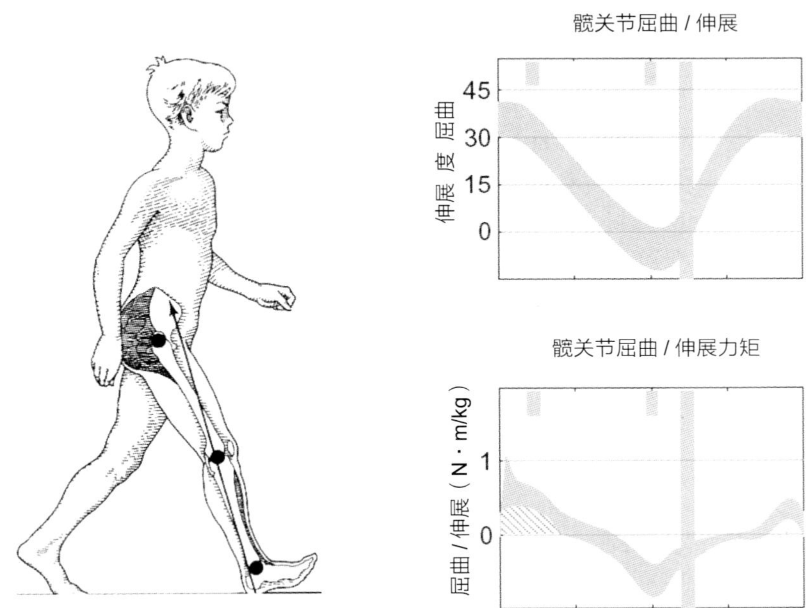

图 34.7 右髋关节产生的内部关节力矩示例。地面反作用力落在髋关节前方，关节屈曲而不产生内部阻力。关节力矩图显示了髋关节的净伸肌力矩（阴影部分），作为身体内部对外力的阻力。内部力矩是由髋关节伸肌主导产生的（部分改编自 Gage JR：*Gait analysis in cerebral palsy*. London：Mac Keith Press，1991）

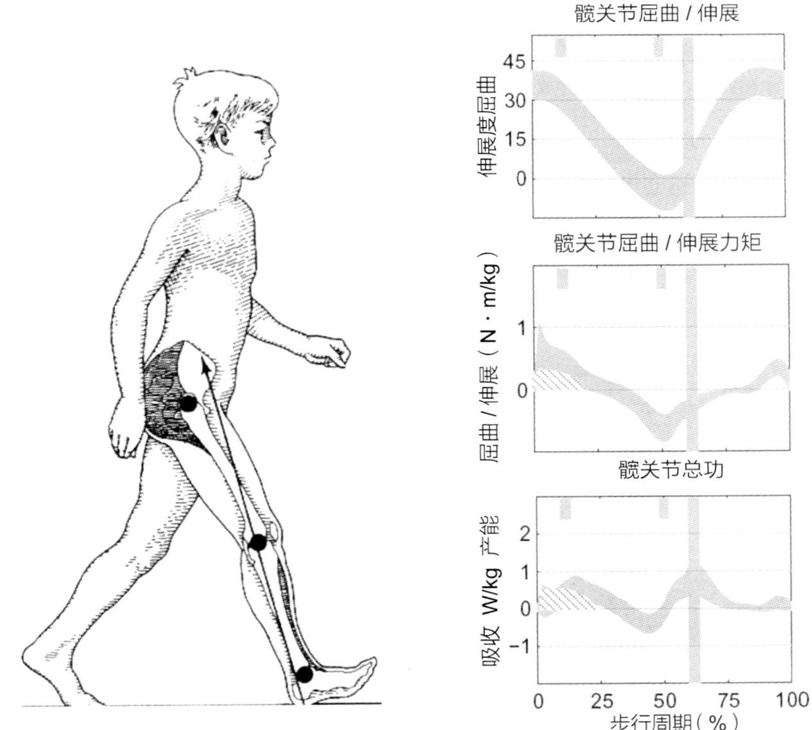

图 34.8 右侧髋关节的做功实例。髋关节正在伸展，存在净伸肌力矩，所以产生了能量。功率的单位是 W/kg。按照惯例，正偏转表示能量产生，负偏转表示能量吸收（部分改编自 Gage JR：*Gait analysis in cerebral palsy.* London：Mac Keith Press，1991.）

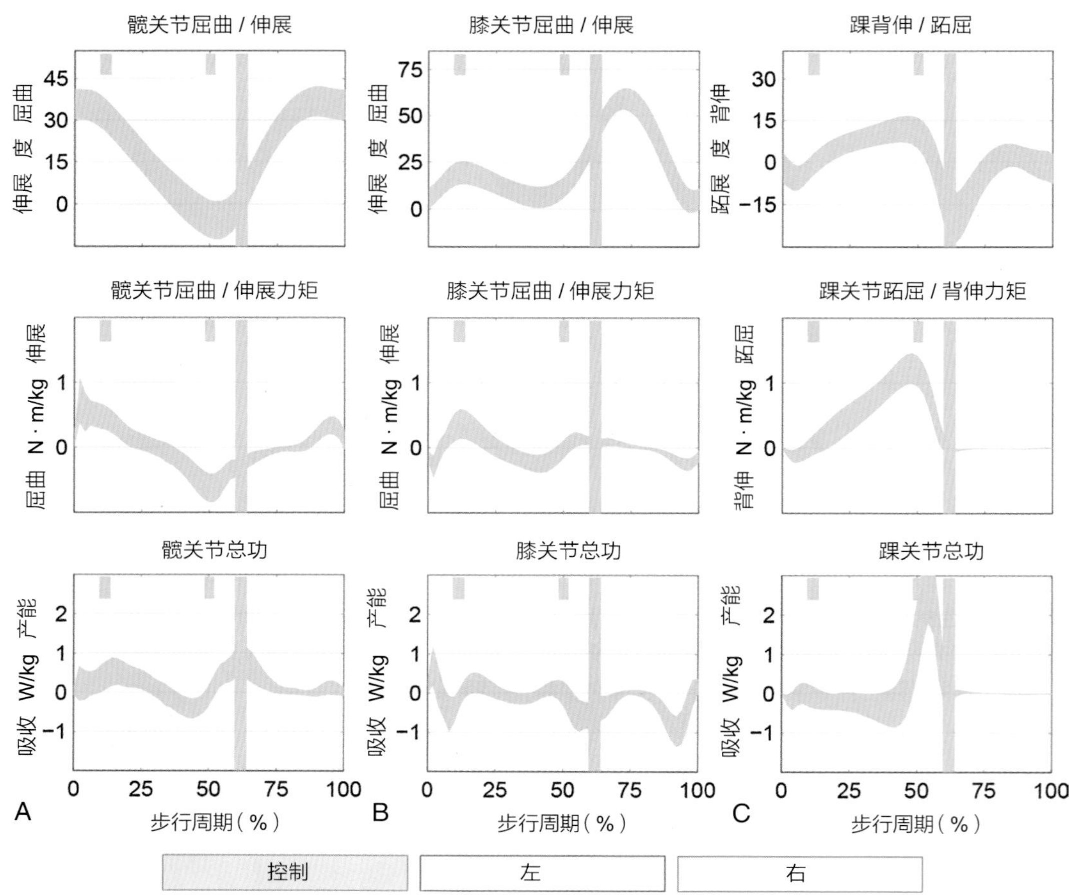

图 34.9　髋关节（A）、膝关节（B）和踝关节（C）矢状面运动学和动力学。每幅图表示相同的步行周期，平均值（实线）和一个标准差（虚线）。第一行为运动学图，第二行为关节力矩，第三行为关节做功。运动学的单位是度。关节力矩的单位（N · m/kg）和功率的单位（W/kg）是根据标准化的体重

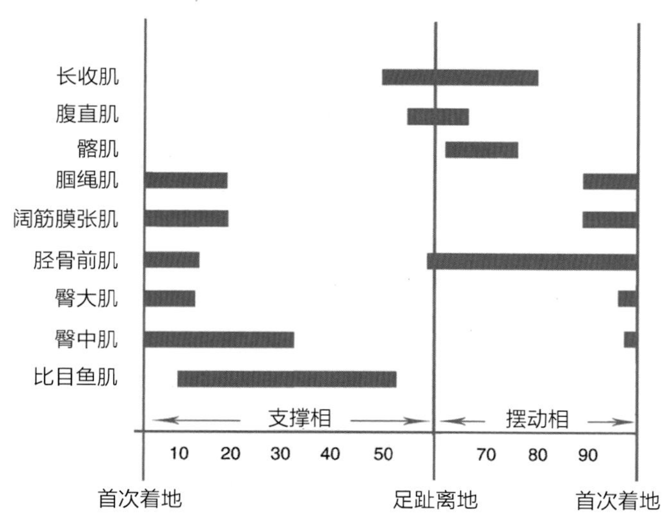

图 34.10　步行时主要肌肉的阶段性（开 / 关）肌电图活动（吉列儿童专科医疗保健中心步态和运动分析中心的数据）

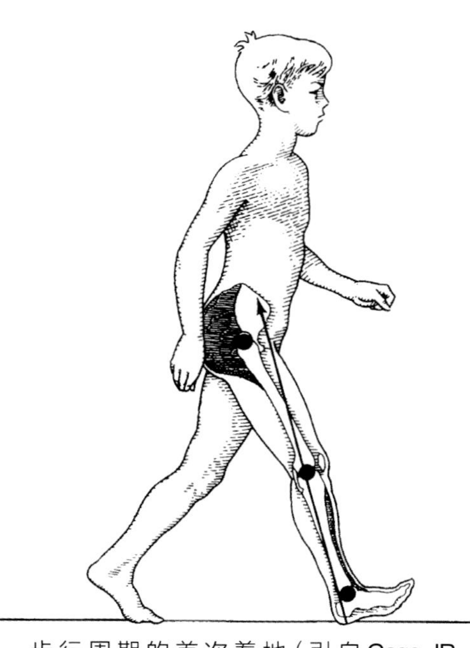

图 34.11　步行周期的首次着地（引自 Gage JR：*Gait analysis in cerebral palsy*. London：Mac Keith Press，1991.）

率图描述的是吸收。当关节运动和关节力矩相反时，就会发生功率吸收。在承重反应期，膝关节在初始阶段屈曲大约 15°（平均值），腘绳肌和股四头肌均有活动。股四头肌离心收缩以减缓膝关节屈曲，所以功率图显示为吸收。当关节运动和关节力矩方向相反时，就发生功率吸收。

臀大肌、臀小肌和大腿后肌群的向心运动导致伸髋。由于股四头肌的单关节肌肉起稳定膝关节的作用，所以腘绳肌作为髋关节的伸肌进行工作。关节内力矩为伸，功率图上显示为生成能量。由于地面反作用力落在髋关节前方，如果没有髋伸肌的作用，关节就会塌陷为屈曲。

支撑相中期（图 34.13）是步行周期中单支撑期的开始，占据步行周期的 10%~30%。支撑相中期的目标是保持躯干和四肢的稳定性。当整个足底与地面接触时，保证静止着地的一侧脚平稳推进。踝关节处于足背伸增加的时期，足背伸由比目鱼肌离心收缩控制。力矩图显示跖屈肌力矩占主导，而功率图显示能量吸收。踝关节支撑的第二个“摇杆”阶段发生在支撑相中期[47-49]。

支撑相中期膝关节伸展。最初，股内侧肌、股中间肌和股外侧肌起稳定膝关节的作用，直到地面反作用力通过膝关节前方。一旦地面反作用力位于膝关节前面，伸膝就是被动的。膝关节的关节力矩是伸肌力矩，功率图显示：最初为能量吸收逐渐下降，之后能量生成。在整个步行周期中，这是膝关节唯一产生的能量。

髋关节在支撑相中期持续伸展，关节力矩是伸肌，并产生力量，提示髋关节伸肌的向心收缩。在这段时间内髋伸肌力矩是减小的。当地面反作用力位于髋关节后部时，就会发生从向心（产生能量）伸肌力矩到离心（吸收能量）屈肌力矩的转变。

支撑相末期（图 34.14）是单支撑期的后半部分，占据步行周期的 30%~50%。这个阶段开始于地面反作用力通过膝关节前面和髋关节的后面，足跟抬离地面。在步行周期的这一阶段，胫骨向前受阻，之后背伸增加受限。腓肠肌和比目鱼肌向心收缩，踝关节背伸减少，产生力量。推动人体通过步行周期的主要动力是在支撑相末期足踝处产生的（占据步行周期总能量的 36%）[83,151]。足跟离地标志着足踝支撑的第三个“摇杆”阶段[47-49]。

在支撑相末期，膝关节从相对伸展到屈曲增加。

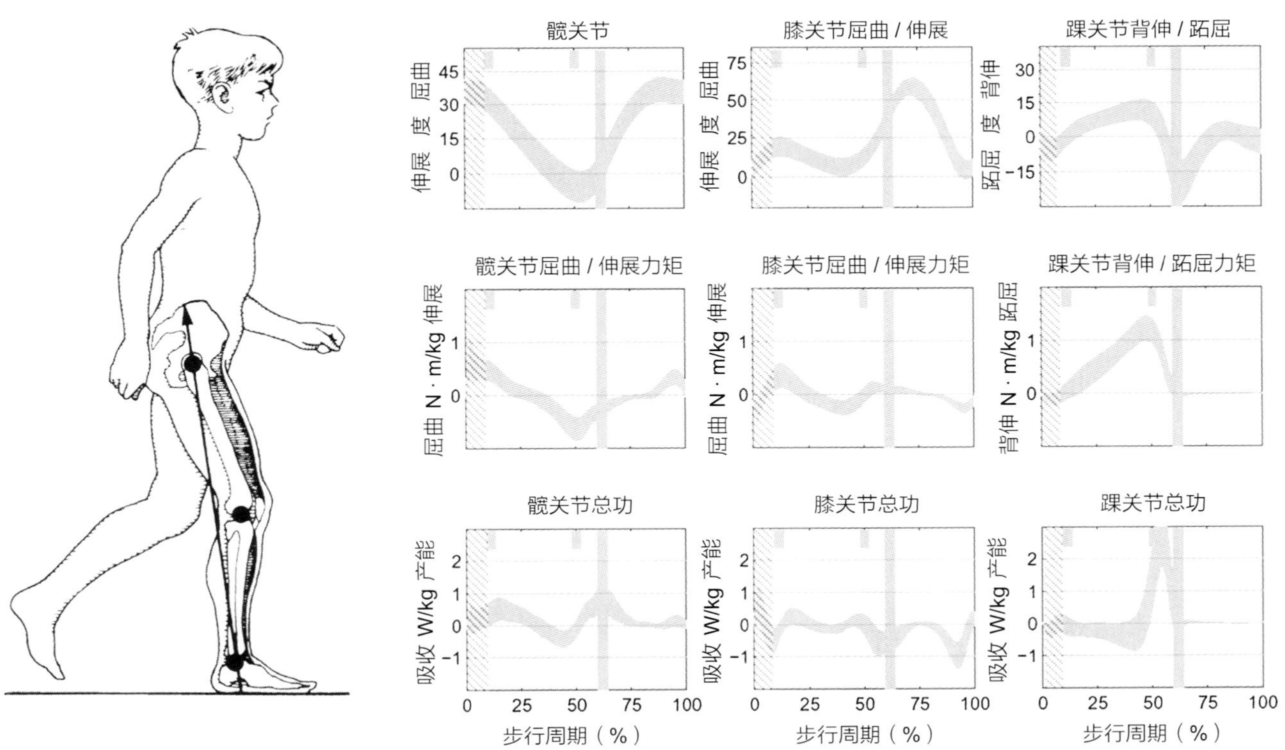

图 34.12　承重反应期（步行周期的 0%~10%）（改编自 Gage, JR: *Gait analysis in cerebral palsy*. London: Mac Keith Press, 1991.）

地面反作用力位于膝关节前面，内屈肌力矩占据主导，吸收能量。内屈肌力矩是由腓肠肌的韧带阻力和屈肌活动联合产生的。

髋关节在支撑相末期持续伸展，因为地面反作用力位于关节中心后，关节伸展被内屈肌力矩限制。能量被吸收，说明屈肌力矩是由髂股韧带的张力产生的。

摆动相前期（图 34.15）是步行周期中第二个双支撑期，发生在步行周期的 50%~60%。摆动相前期的作用是推动肢体进入摆动，结束于足趾离地时。支撑相时摆动侧肢体不负重，重量施加于支撑侧肢体上。摆动侧踝关节处于真正的跖屈，跖屈肌力矩仍然占主导地位，然而力矩正在迅速减小，能量也迅速降至零。膝关节在摆动相前期中屈曲，在足趾离地时达到大约 45°（平均值），内部肌肉力矩为伸肌力矩，吸收能量。这一活动可能是由股直肌引起的，协助降低小腿的惯性力矩。

摆动相前期髋关节开始屈曲，主导的力矩是屈肌力矩并产生力量。髋屈肌（主要是髂腰肌）的向心收缩产生活动，有时股直肌激活以增强屈髋，通常是在加速步行时发生。髋屈肌的峰值力量产生在足趾着地时。髋部肌肉（包括伸肌和屈肌）是步行周期中产生大部分正功的肌群（56%），其中大部分产生于支撑相 [83]。

摆动相初期（图 34.16）的目标是足趾离地和肢体前进，发生在步行周期的 60%~73% 之间。与此同时，膝关节屈曲达到峰值，是足抬离地面的最佳时机。踝关节在胫骨前肌的作用下开始背伸，支配肌力矩是背伸肌力矩，功率输出可以忽略不计。在摆动相初期髋屈曲，这也有助于足部离地，屈肌力矩仍然占主导地位，髋屈肌收缩产生能量。

摆动相中期（图 34.17）的目标是保持足趾离地和肢体前进，占据步行周期的 73%~87%。在此期间，踝关节因胫骨前肌的向心收缩而背伸，膝关节在没有肌肉活动的情况下靠惯性伸展，髋屈曲。

摆动相末期（图 34.18）的主要目的是预备肢体位置以承重，占步行周期的 87%~100%。胫骨前肌离心收缩，使踝关节跖屈并处于中立位。膝关节屈肌力矩占主导地位以吸收能量，因为膝关节伸展是由腘绳肌离心收缩控制以减缓大腿的前摆。股四头肌协助控制膝关节，此时髋关节活动最小。

冠状面

冠状面髋关节和骨盆运动的功能是优化质心的垂直移动（图 34.19 和图 34.5）。在首次着地时，骨盆在冠状面是水平的，髋关节处于中立位外展和内收。在

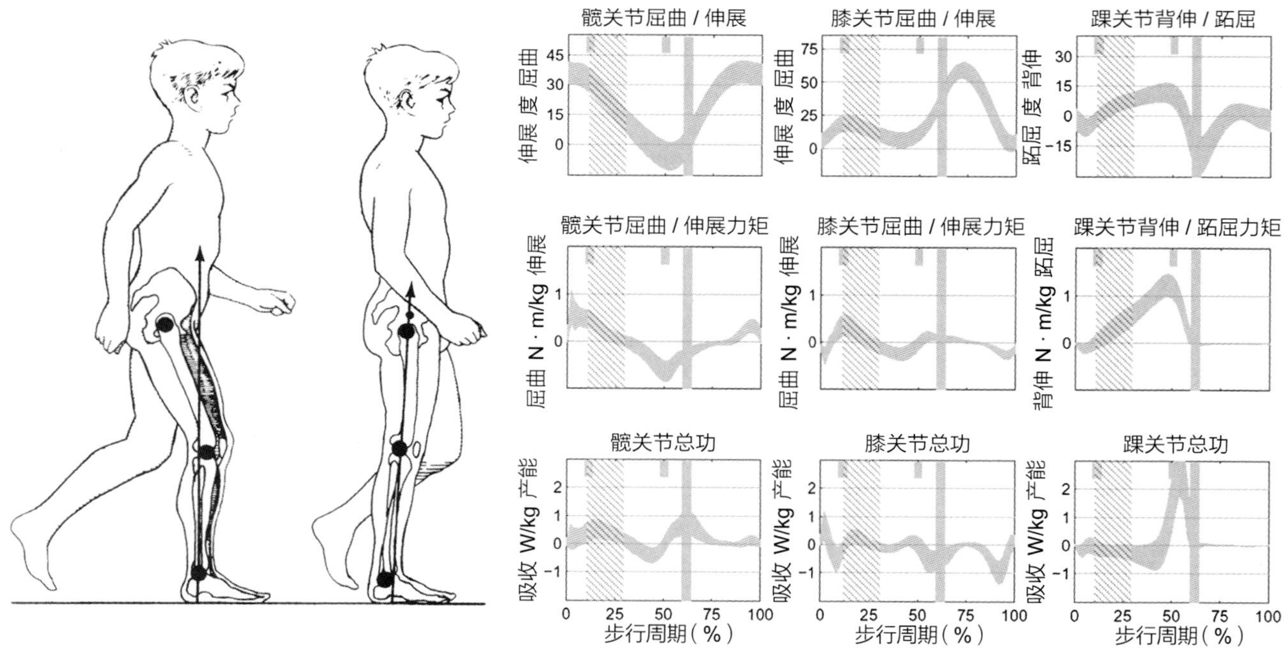

图 34.13 支撑相中期（步行周期的 10%~30%）（改编自 Gage JR: An overview of normal walking. In Greene WB, editor: *Instructional course lectures.* vol 39. Park Ridge, IL: American Academy of Orthopaedic Surgeons, 1990.）

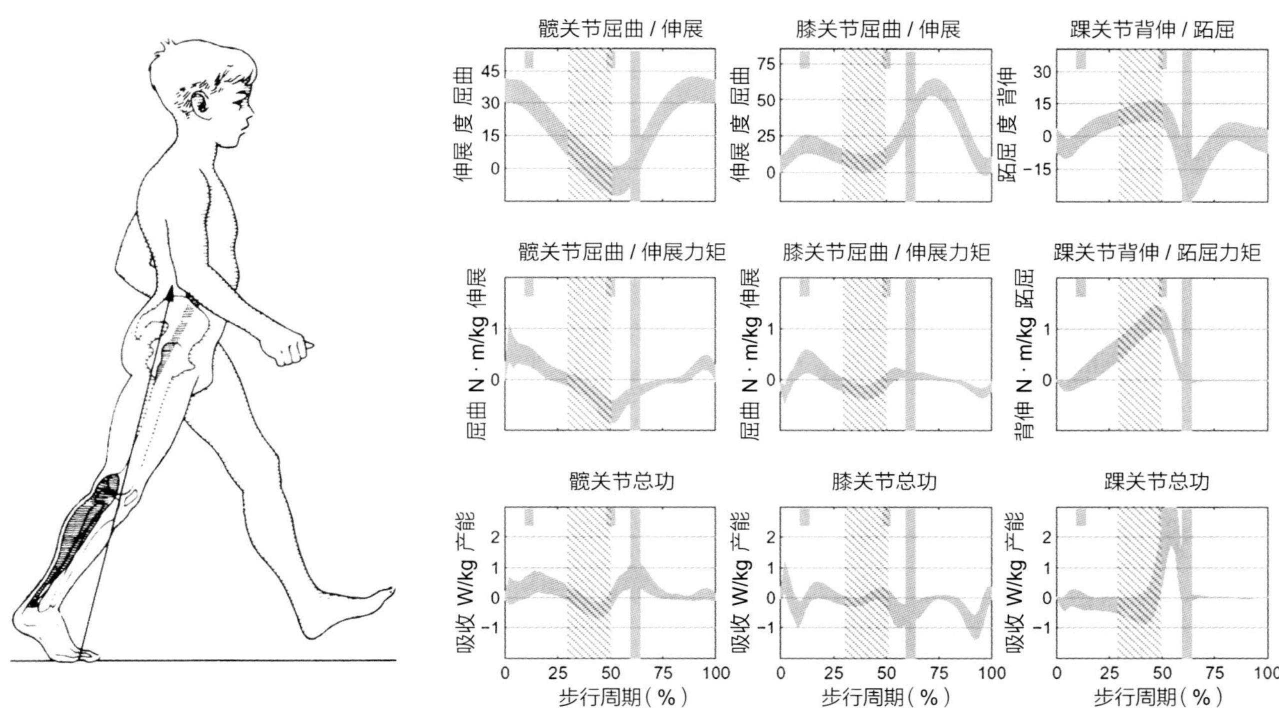

图 34.14 支撑相末期（步行周期的 30%~50%）（改编自 Gage JR: *Gait analysis in cerebral palsy.* London: Mac Keith Press, 1991.）

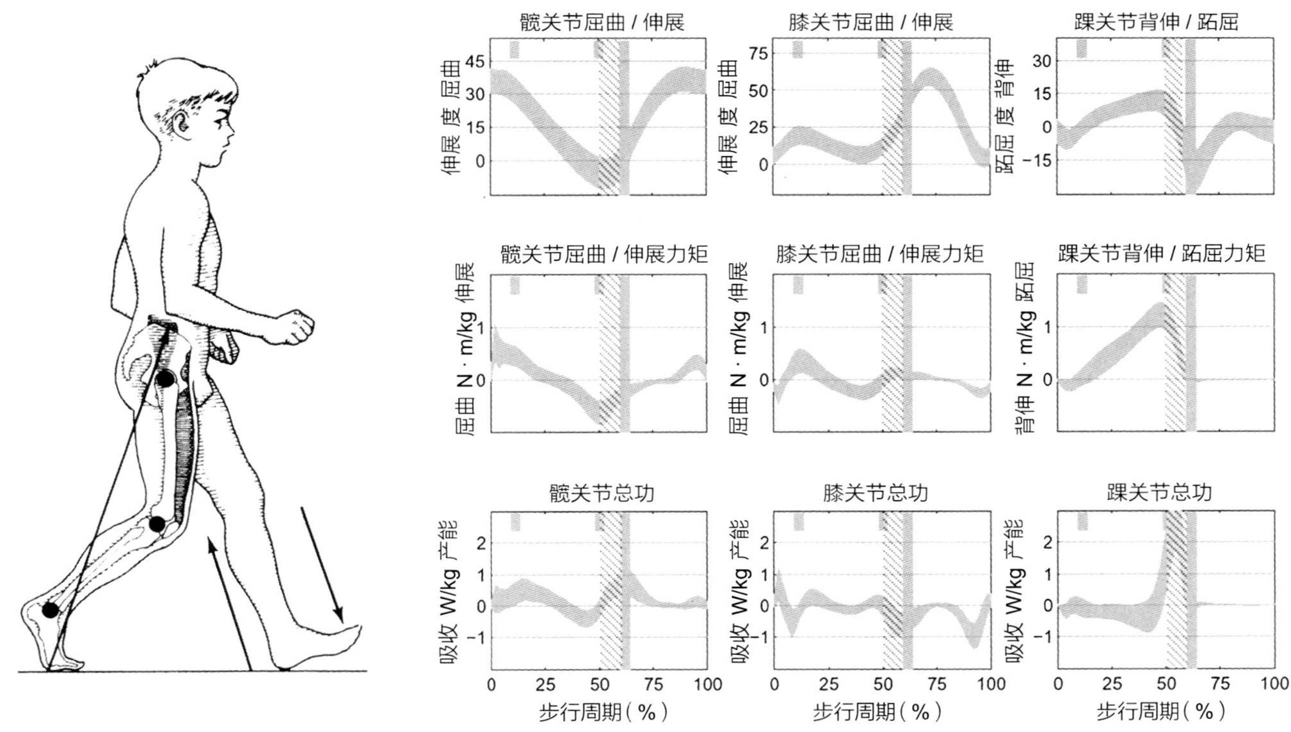

图 34.15 摆动相前期（步行周期的 50%~60%）（改编自 Gage JR: *Gait analysis in cerebral palsy.* London: Mac Keith Press, 1991.）

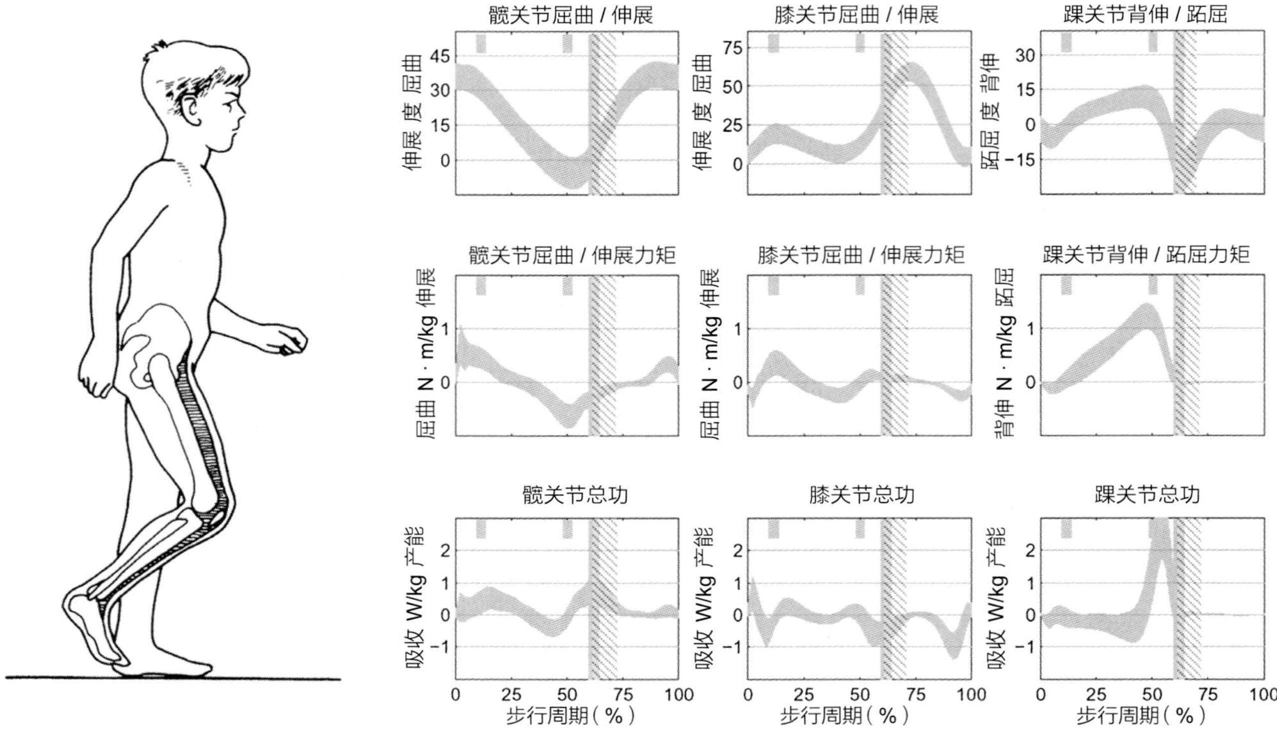

图 34.16 摆动相初期(步行周期的60%~73%)(改编自 Gage JR: An overview of normal walking. In Greene WB, editor: *Instructional course lectures.* vol 39. Park Ridge, IL: American Academy of Orthopaedic Surgeons, 1990.)

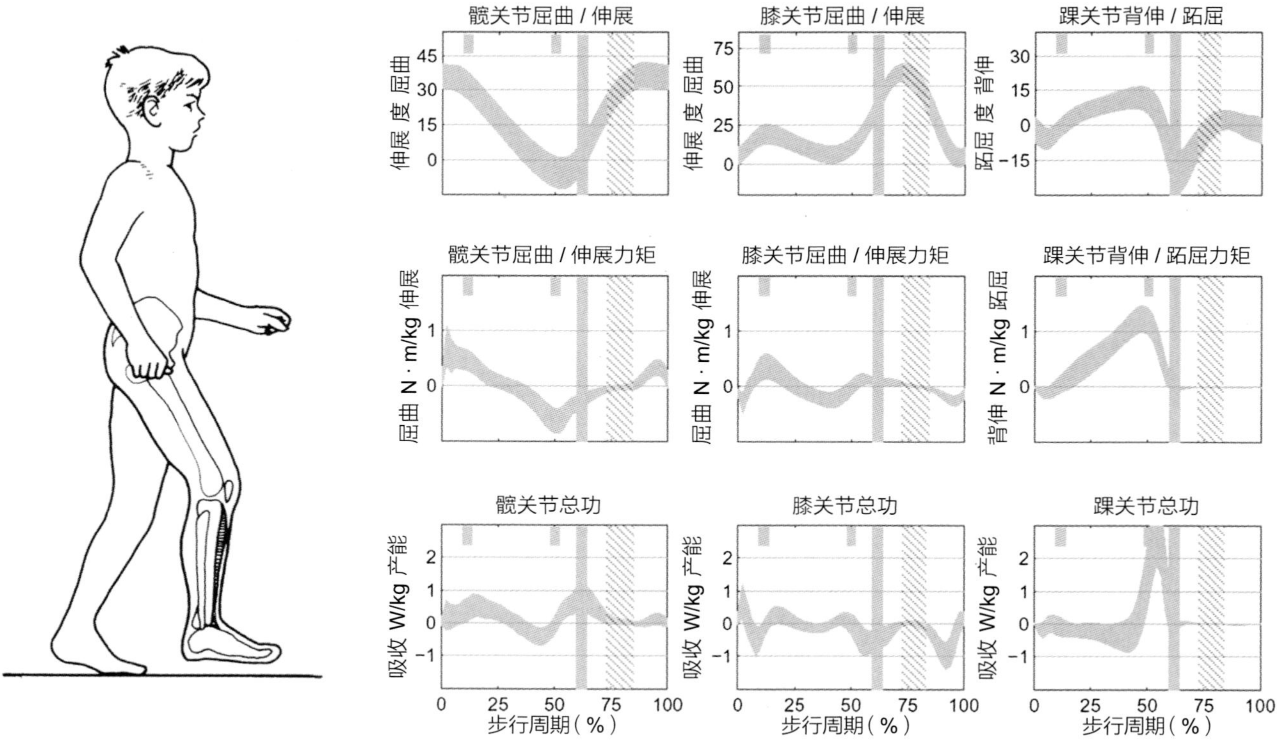

图 34.17 摆动相中期(步行周期的73%~87%)(改编自 Gage JR. An overview of normal walking. In Greene WB, editor: *Instructional course lectures*. vol 39. Park Ridge, IL: American Academy of Orthopaedic Surgeons, 1990.)

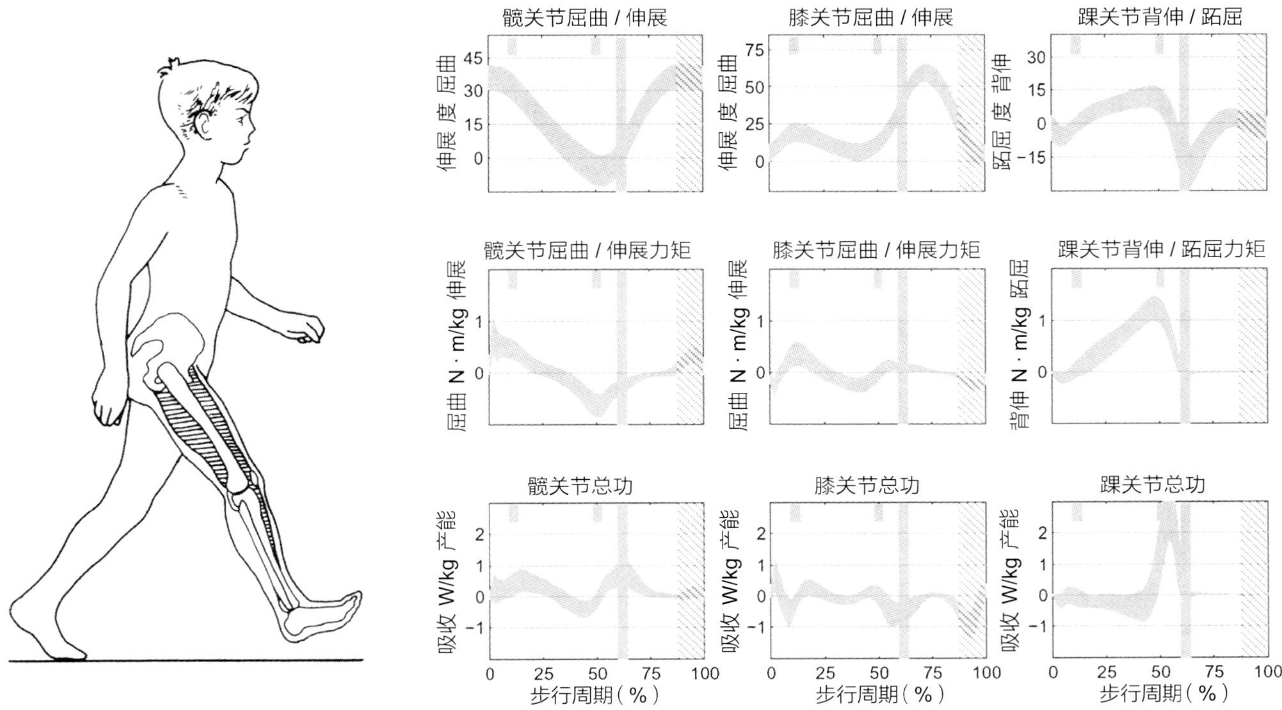

图 34.18 摆动相末期（步行周期的 87%~100%）（改编自 Gage JR: An overview of normal walking. In Greene WB, editor: *Instructional course lectures*. vol 39. Park Ridge, IL: American Academy of Orthopaedic Surgeons, 1990.）

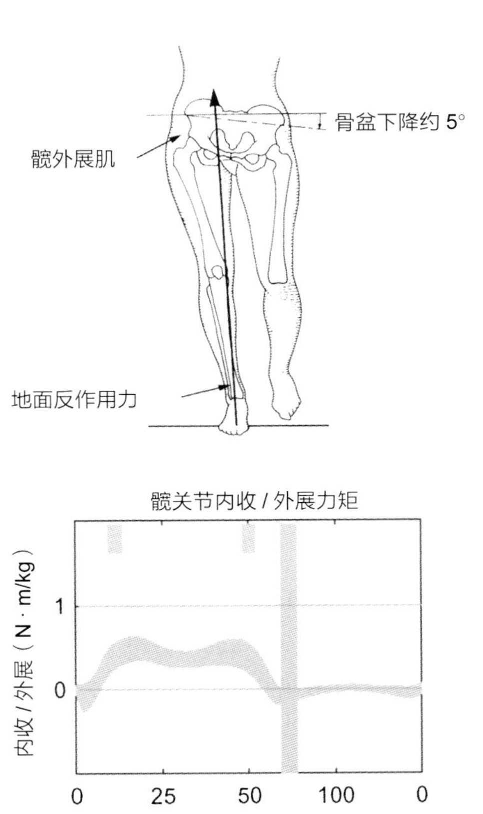

图 34.19 髋关节冠状面动力学（摘自 Gage JR: *Gait analysis in cerebral palsy*. London: Mac Keith Press, 1991.）

承重反应期开始时，支撑侧骨盆上升 5°，同时支撑侧下肢内收。非支撑侧骨盆下降是由于地面对被支撑侧肢体的反作用力造成的，它在髋、膝和踝处产生了外内收力矩。髋外展肌的离心控制与外内收力矩对抗，这使得支撑侧的骨盆上升，非支撑侧的骨盆下降。

在支撑相中期，骨盆和髋关节反向运动，通过支撑侧髋外展肌的向心收缩控制抬高骨盆，有助于摆动侧离地。在摆动相前期，支撑侧髋关节开始外展，为足趾离地做准备。

踝关节和足的冠状面运动非常复杂，但对有效步态来说非常重要。由于多节段足模型不适合用于有神经肌肉问题的儿童，所以在进行全身步态分析时不进行常规测量。不同参考文献中描述足运动的术语不同，未达成统一。以下的描述与 Perry 使用的命名法一致[86]。

如前所述，首次着地时踝关节和足部出现外内收力矩。跟骨位于胫骨外侧，与地面接触，将身体重量从上面传递到距骨，使得跟骨在距骨上外翻，减少了跟骨对距骨的支持（图 34.20A）。跟骨在距骨的外翻发生在步行周期的初始阶段（承重反应期和支撑相中期的早期）。它由距下关节周围的韧带及胫骨前肌和

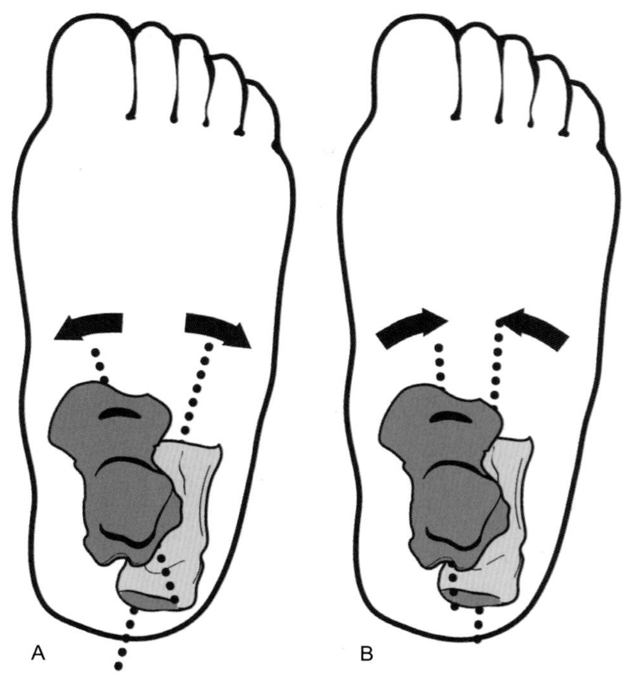

图 34.20 支撑相距下关节活动。(A)接触地面的跟骨与传递身体重量的胫骨之间的对齐偏移，导致跟骨在距骨上外翻。跟骨长轴和距骨长轴在距骨向内旋转时彼此分离。(B)支撑相末期距下关节反转使跟骨在距骨下方复位，两骨的长轴并拢但不平行

胫骨后肌的离心收缩控制。最大外翻发生在单支撑期开始时（步行周期的 15%）。在支撑相中期的剩余时间内，在胫骨后肌和比目鱼肌的作用下，运动反转，并逐渐将重心转移到前足。距下关节在步行周期的 40% 达到中立位：支撑相末期的中点。内翻锁住跗骨中部关节，在前足承受重量时增加足部的稳定性，还将跟骨移回距骨下方（图 34.20 B）。峰值倒置发生在支撑相末期结束时，此时踝关节产生的能量处于峰值。在支撑相末期和摆动相前期，腓骨肌（腓骨长肌和腓骨短肌）的共同收缩避免踝关节过度内翻。距下关节在摆动相通常处于中立位，直到步行周期的最后 20% 再次轻微反转。

水平面

水平面运动的最终结果是跨步延伸（见图 34.5），是在大收肌控制下通过骨盆和髋关节旋转来实现的。在支撑相前半阶段，骨盆和髋关节内旋，后半阶段则相反。在足趾离地时骨盆位置最靠后。在整个步行周期中，足位于前进直线外 5° ~ 10° （平均值）。作为踝关节闭链运动的一部分，距下关节这一榫卯结构关节，其活动产生胫骨旋转。踝关节和膝关节的水平面运动可参考其他文献 [68,86]。

能量消耗

在步行周期的 3 个运动平面中，许多运动的目的是优化能量消耗或减少质心的垂直移动。Gage[48,49] 将能量守恒作为正常步态的 5 个属性之一，并指出这个属性的变化包含了其他 4 个属性的偏差。人体保存能量的机制是优化质心的移动、运动控制以及身体各部分之间主动或被动的能量传递。在典型的步行过程中，质心的垂直和水平位移几乎是正弦的，是相等且相反的 [151]。身体推进通过骨盆旋转（旋转和倾斜）与膝关节、踝关节的运动相协调来实现。Inman 和其同事 [61] 证明，如果没有骨盆旋转且四肢僵硬，每一次跨步身体的质心可以被抬高 9.5cm，而身体正常的垂直偏移距离平均约为 4.5cm。

自 20 世纪 50 年代以来，步态中的能量消耗测定一直在被研究，各种方法被用来测量能量消耗 [32,85,91]。Ralston[91] 假设人体会自然选择一种步速来降低能耗，近来很多研究也支持这一假说 [26,37]，这将直接影响有运动障碍的儿童。

关于儿童能量消耗的研究表明，幼童会比青少年和成人消耗更多的能量［以质量为单位的总耗氧量，ml/（kg · min）］[37,69,141,146]。尽管儿童和成人步行的几何形状相似，但在成长过程中，体型、形态变化、肌肉效率和运动技能都可能对能量消耗产生影响。与体型较大的儿童相比，较小的儿童在单位质量和单位时间内要做更多功以保持给定的步行速度，而且基础代谢率的变化也更大。5 岁以下儿童有较多的瘦体重和较大的体表面积与身体质量比 [37,90]，导致较高的静息能量消耗，因此不同年龄人群的步行速度在功能上并不相同。当使用选择归一化方法来消除体型影响时，不同年龄的儿童和成人之间的差异就不存在了 [5,37,104]，这表明，3 岁以后神经肌肉系统的变化对能量消耗差异的影响相对较小。对于哪一种标准化方案最适用于临床人群仍存在争议——总支出（静息支出 + 运动支出）还是净支出（总支出 – 静息支出）[19,20,104,137]。在质量归一化的总耗氧率和净耗氧率与无量纲归一化方案之间的比较见图 34.21。

另一种方法是计算步行所需的机械功，而不是通

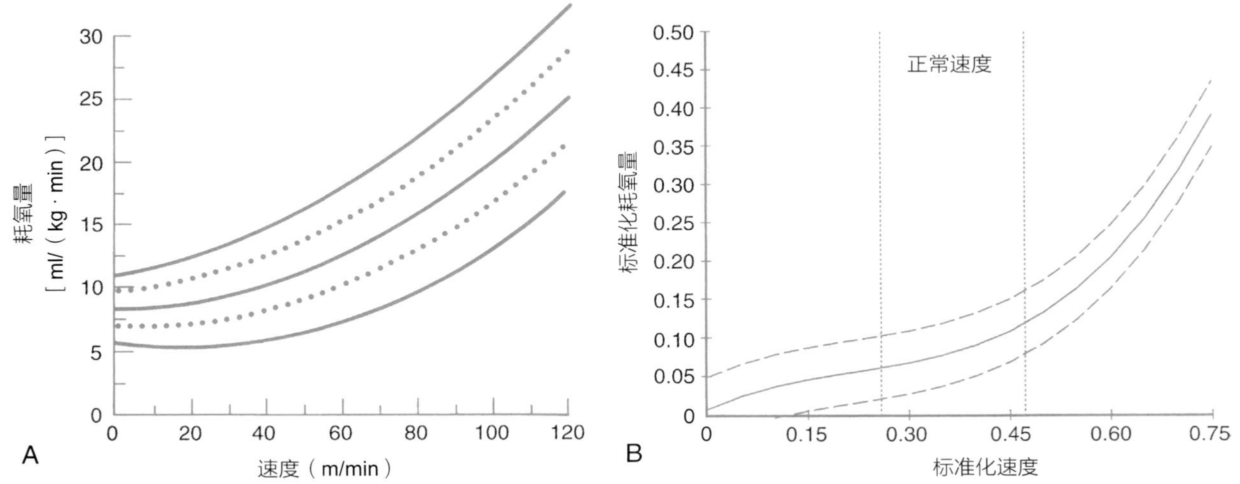

图 34.21 （A）150 名 2~19 岁儿童代谢耗氧速率与步行速度的经验值。耗氧量单位以体重为标准。没有对速度进行标准化，显示了平均值和 2 个标准差。（B）使用无量纲变量对耗氧量和速度进行标准化处理的相同数据

过测量氧气消耗来估计能量消耗，使用这种方法需要进行运动学测量、人体测量和内外负荷的动力学分析[81,149]。机械功估算的优点是可以计算单个关节的能量需求，但其中一个缺点是使用外部负荷来判断与步行相关的功，不能衡量身体有效响应外部负荷的能力，尤其在非典型步态的评估中更加突出。与痉挛相关的共收缩尚未解释[98]。关于能量消耗的机械和代谢估算的综述可以在其他地方找到[121]。

由于心率与摄氧量呈线性关系，心率经常被用作替代摄氧量和代谢能量消耗的临床测量指标[95,96]。然而，脑性瘫痪患儿低机械效益导致最大心率不成比例地过高，使次最大心率不能很好地预测其有氧能力[9]。近期研究表明，正常发育儿童的心率日变异性约为 6%[137]，而使用心率和直接测量耗氧量之间也缺乏相关性。我在不同的临床人群中（包括脑性瘫痪）观察到高且不一致的心率与摄氧量的关系，如果考虑使用这种估算能量消耗方法，应更加谨慎。了解更多关于有氧能力的信息请参阅第 6 章。

步态分析在损伤评估中的应用

步态分析是检查肢体残疾儿童行走障碍的有用工具，因为它提供了对偏差大小的客观测量，还可以分析单个步行周期所有运动平面的数据。步态分析改善了评估者的临床检查和视觉观察效果，核心评估人员手中的步态分析数据永远不会单独使用。 医生、物理治疗师或受过训练的运动学专家的临床检查以及 X 射线检查是评估的重要方法。儿童和家庭的干预目标也很重要。

推荐指南

在步行障碍儿童的护理计划中何时进行仪器化步态分析取决于许多因素。需要将儿童的年龄、诊断、物理治疗的进展以及干预目标考虑在内。当孩子的步态模式成熟时再进行分析是最好的，但并不能都等到步态模式完全成熟。要记住关键的一点是，当前的步态分析技术是提供一个当前的“概况”，在特定的一天中步态模式从一个周期到另一个周期是一致的，但如果它在下一个月的步行周期出现变化，那么将单个概况用于决策的价值就会受限。基于这点，对儿童、青少年或在康复方面进展较快的成人进行步态分析的效用范围就会有限。

通常，推荐进行步态分析的原因是观察儿童行走时步态模式和（或）功能的变化。决定是否进行该计划的目的可能是外科手术或药物治疗的需要，也可能不是。同时还需要考虑平衡和步行的支具、义肢、药物以及物理治疗等其他因素的影响。三维步态分析可能不是评估物理治疗项目的最佳测量工具，除非这项干预对孩子的行走影响特别明显。3 岁以下的儿童不适合进行三维步态分析，因为他们体型小、在测试期间依从性低，同时步态模式不成熟。如果 3~5 岁的儿童的体型、行为和步行能力足以满足测试过程的要求，则可以在实验室中对其进行测试。由于他们的年

龄和步态的成熟度都不理想，因此通常将步态分析结果作为外科手术之前的基线。选择性背侧根除术等干预措施增加了 5 岁内儿童进行步态分析的数量。

正式进行三维步态分析的最佳年龄通常从 6 岁开始。无论是对矫形器、义肢还是药物以及手术，步态分析都可以评估干预结果。干预之前的分析可以提供一个基线，有时，不建议进行特殊的治疗更改。治疗后的步态分析可用于评估治疗效果。许多人不理解治疗后评估的重要性，他们没有意识到如果不进行干预后的评估，就不能客观地评价干预后的变化。当出现新问题时，了解之前干预措施的结果对于决策护理计划是很有用的。

评估步态障碍

一个步态分析系统应该被认为是一种测量工具。步态分析的结果可以帮助区分原发性损伤和继发性损伤。原发性损伤是神经肌肉损伤（如痉挛）的直接结果。继发性损伤是肌肉骨骼损伤后，随着时间的推移，由于原发性损伤和代偿（个人用于规避原发性损伤的机制）而引起的软组织紧张。除了用于评估患有脑性瘫痪和脊髓脊膜膨出等疾病的儿童外，步态数据还可用于评估矫形器在不同人群中的作用或截肢患者使用不同义肢的作用。重复间隔的步态分析可帮助监测特定畸形或情况的进展或评估治疗方案（包括手术、药物和物理疗法）的效果。

步态分析过程中的评估通常仅包括有限的物理结果信息，而不是完整的物理治疗检查。大多数步态实验室的肌电图信息不能提供有关肌肉收缩强度的信息，不能用于确定哪些肌肉要加强以及如何加强。对肌肉力学和典型步态的全面了解与手动肌肉测试相结合，可使治疗师做出基于循证的决策。然而，肌电图活动可以确定是否存在肌肉活动以及该肌肉活动的时间，这对于确定是否可以选择加强力量以及推测强化的结果是有用的。动力学分析有时可提供关节活动和力量信息。肌肉协同运动的时间和共同收缩的数据也可以纳入治疗，并且对于决定物理治疗的重点很有用。总之，步态实验室可以成为物理治疗师的客观测量工具。

运动控制能力受损、痉挛、关节活动受限、肌力减弱、感觉障碍和骨骼畸形可能会导致步态偏离。上述原因都可能导致原发性或继发性损伤和产生或维持步行能力的代偿机制。步态分析可用于识别骨骼畸形和功能性关节活动受限的区域，并记录肌力相对较弱或痉挛的区域。这些信息总是与临床检查结合使用。本文将步态分析在脑性瘫痪儿童损伤评估中的应用，作为如何使用和理解步态分析信息的一个例子，同时还讨论了步态分析的局限性。

脑性瘫痪患儿常见的异常步态

骨骼畸形

临床检查和 X 线检查是评估骨骼畸形最好的方法。步态分析数据能评估骨骼畸形对个体步行功能的影响。骨骼畸形是一种继发性损害，因为它们不是由中枢神经系统损害直接引起的。骨骼畸形可能是由于生理性骨重塑障碍、痉挛、肌力不协调、肢体失用、功能代偿或这些原因共同作用引起的。这些畸形（腿长差异除外）最好在水平面上进行评估。 一旦出现骨性畸形，则治疗的重点是矫正畸形，因为保守疗法（如物理疗法）不能进行矫正。脑性瘫痪儿童常见的 3 种骨骼异常是股骨内扭转（股骨 + 前倾）、胫骨扭转和距下关节半脱位。

股骨内扭转（股前扭转）。在视觉上，股骨内扭转表现为步行过程中股骨的内旋，并可以通过运动学分析进行测量。股骨前扭转或股骨内扭转是股骨长轴的一种实质性的结构性扭转畸形。其原因包括：①婴儿早期因延迟负重而导致的对齐持续；②痉挛引起的肌肉力量异常 [15,48,49]。股骨内扭转与股骨颈轴角外翻成角（髋外翻）或股骨头的头部和颈部相对于冠状面的前向或向前位置（前倾）并不等同。在临床上，股骨前倾是股骨内扭转的替代测量方法。股骨前倾是指股骨在俯卧位内旋的程度，以使大转子最外侧或与支撑面平行 [99]。存在股骨内扭转时，往往会减少被动外旋范围，增大内旋范围。通常内旋与外旋的比率等于或大于 3∶1。股骨内扭转和根据运动学数据测量的内旋度有关，但它们具有不同的意义。并不是所有股骨内扭转的个体都表现出髋关节过度内旋步态，但是这种情况是很常见的（图 34.22）。

胫骨扭转。脑性瘫痪患儿胫骨外扭转比胫骨内扭转更常见，胫骨外扭转是胫骨长轴的外旋或外扭转。

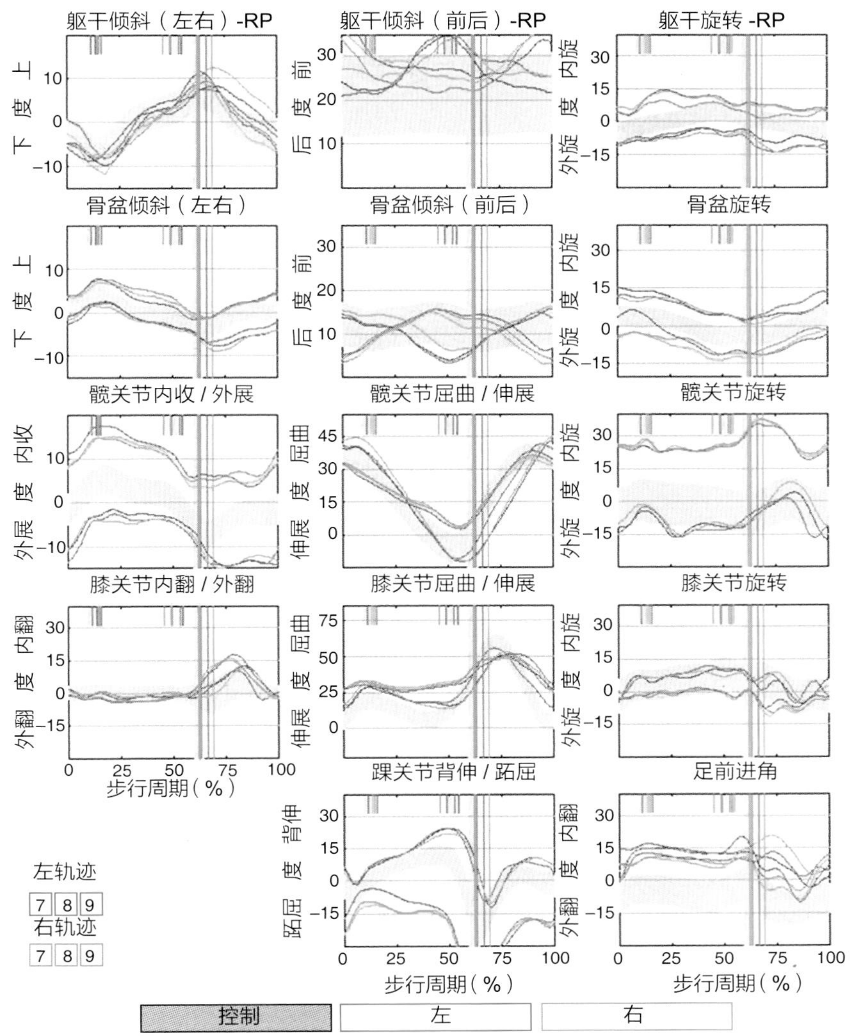

图 34.22　一名 14 岁痉挛性偏瘫脑性瘫痪患儿的运动学图例。横轴表示步行周期百分比，纵轴表示运动程度。在步行周期的 60% 左右，纵轴描绘了从摆动开始的姿势。灰色带表示典型运动的均值 ±1 标准差。红线代表左边，绿线代表右边。病变主要来自右侧。水平面（右列）表示右髋关节内旋。体格检查表明该患儿有股骨内扭转的表现。两侧均注明了内足的前进角度。因为左髋关节外旋，所以左足的内进角是胫骨内扭转或足畸形的结果。体格检查发现胫骨内扭转。矢状面运动学（中列）显示偏瘫儿童的典型表现（从最初渐进性前倾到跨步前期，支撑相髋关节和膝关节不完全伸展，摆动相膝关节屈曲和踝关节跖屈受限）

胫骨内扭转是指胫骨长轴的内旋或内扭转。这两种测量都是通过对经踝轴或大腿 – 足轴的物理检查进行的，但是这些测量在不同的检查者之间和不同次测量之间具有很高的变异性。使用运动捕捉系统确定膝关节轴的功能性测量方法提高了测量的精度 [107]。胫骨内、外扭转均为真正的骨骼畸形，胫骨外扭转通常是股骨内扭转的继发性损伤。膝关节活动受限，导致足部以外旋姿势反复拖动，也会导致畸形。存在股骨内扭转时，很难从视觉上观察到胫骨外扭转，因为足的前进角可能不会出现异常。膝关节有时会出现外翻，但不是冠状面的异常。股骨内扭转可通过胫骨外扭转代偿，从而使足保持在前进方向（图 34.23）。胫骨内扭转可能是由于婴儿期缺乏合适的重塑性造成的，并不断发展为继发性畸形（图 34.22）。

外翻足（距下关节半脱位）。痉挛性双瘫或痉挛性四肢瘫痪型的脑性瘫痪儿童最常发生足外翻，而痉挛性偏瘫的儿童较少发生。它由距骨相对半脱位引起，通常由于跖屈肌紧缩以及胫骨后肌和腓骨之间的肌肉相对失衡（以腓骨活动过度为主）而逐渐发展而来。体检和放射检查也是必不可少的检查。在视觉上，跟骨是外翻的。多节段足部运动学可以区分后足和小腿之间以及前足和后足之间的畸形。

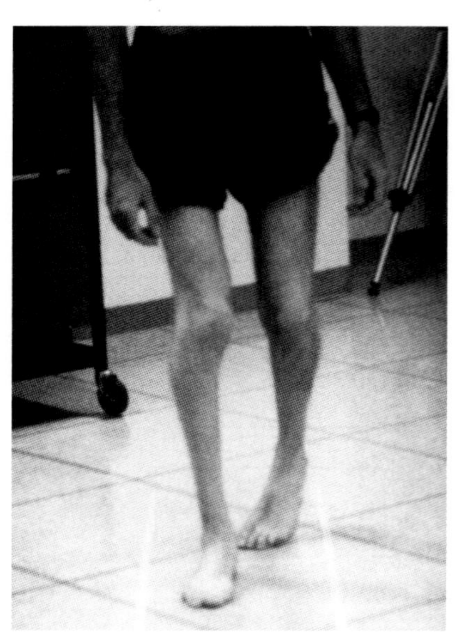

图 34.23 15岁痉挛型双瘫脑性瘫痪患者。注意右侧髋关节内（膝关节内）和足前进角相对前进线是中立的。而左足的前进角是向外的，大腿相对中线对齐。左右两侧都有胫骨外旋

活动范围不足和痉挛

Gage[49] 认为脑性瘫痪一般先影响双关节肌肉，因为痉挛主要发生于双关节肌肉中，并会导致步态异常。大多数双关节肌肉主要是通过快速收缩型肌纤维产生肌力的。关节活动受限会产生静态挛缩；由于抗拉伸性，痉挛会导致动态情况下的关节活动受限 [71,97]。关节活动受限和痉挛的影响可以在三个运动平面上进行测量，但最常见的是在矢状面上进行测量。 通过步态分析测量的示例包括异常的跖屈 - 伸膝、蹲伏步态和摆动相膝关节活动受限。

异常的跖屈 – 伸膝。在正常的步行过程中，跖屈 – 伸膝肌是一个力偶，比目鱼肌通过离心收缩控制前进的动力和地面反作用力向前行走。CP 患儿通常会因足底着地面使腓肠肌两端处于紧张状态。Gage[49] 认为，拉伸会引起痉挛并限制胫骨的前移，导致膝关节伸展（过伸），并减少背伸（跖屈）的程度。在支撑相的痉挛反应为一种双相模式，即背伸运动先增加后减少，并且在动力学循环中，跖屈肌的异常放电与背伸的第一次减少同时发生。有时肌电图活动也是双向的（图 34.24），异常放电会使身体的重心升高，并在功能上增加能量消耗。

蹲伏姿势。由于髋关节屈曲挛缩或紧绷、膝关节屈曲挛缩或紧绷、跖屈肌过度无力、运动控制障碍，或上述因素的组合，屈膝步态中矢状面所有关节屈曲增加（图 34.25）。

摆动相膝关节活动受限。摆动相膝关节的活动受限通常开始于摆动相前期的活动不足。在正常步态中，摆动相的动量是由腓肠肌的加速力产生的，该力使地面反作用力位于膝关节后方。当腓肠肌产生的力量减少时，就像脑性瘫痪中经常发生的情况一样，由髋屈肌提供肢体离地的动量。股直肌常代替髋屈肌发挥作用，如果这块肌肉出现痉挛，它会保持其作为膝伸肌的作用。在摆动相前期已经减弱的膝关节屈曲因痉挛进一步被抑制，使膝关节不能再屈曲（图 34.25）。

肌力不足

不能通过步态分析直接测量肌力不足情况，肌电图类型也不能提供有关肌力的信息。运动学数据只能测量被影响的结局，这取决于临床医师是否将该模式解释为无力或者强直。如果关节活动范围正常，动力学数据则可以进行肌力的测量。只有存在关节运动才能产生力量，体格检查是测量肌力的最好方法，尽管体格检查会因肌肉痉挛而复杂化。

使用步态分析方法对肌力不足的肌肉进行观察已经成为一个有前途的研究领域。计算机模拟技术也在支持临床结论——跖屈肌、髋伸肌和髋展肌的肌力不足对步态造成了不利影响。为了了解肌电活动与功能性肌力之间的关系，提出了新的肌电分析方法。深入研究动力学分析与肌力之间的关系可以进一步解释特定的动力学模式。总的来说，关于步态分析数据和肌力之间的关系的知识体系在不断发展，将有助于治疗师开发和设计更适合个人步态病理的干预措施。

髋外展肌肌力不足。与任何类型的步态障碍一样，脑性瘫痪患儿的髋外展肌肌力不足会导致摆动侧骨盆不受控制地下降，而支撑侧产生躯干侧移。冠状面的地面反作用力在支撑侧肢体所有关节处产生外内收力矩。如果外展肌肌力不足，躯干侧移就通过髋关节中心定位地面反作用力，因此不需要外展力矩。髋外展肌肌力不足在患有股骨内扭转的儿童中很常见，因为扭转造成臀中肌无法发挥杠杆臂的作用，造成功能性无力。在运动学图上，髋外展肌肌力不足表现为

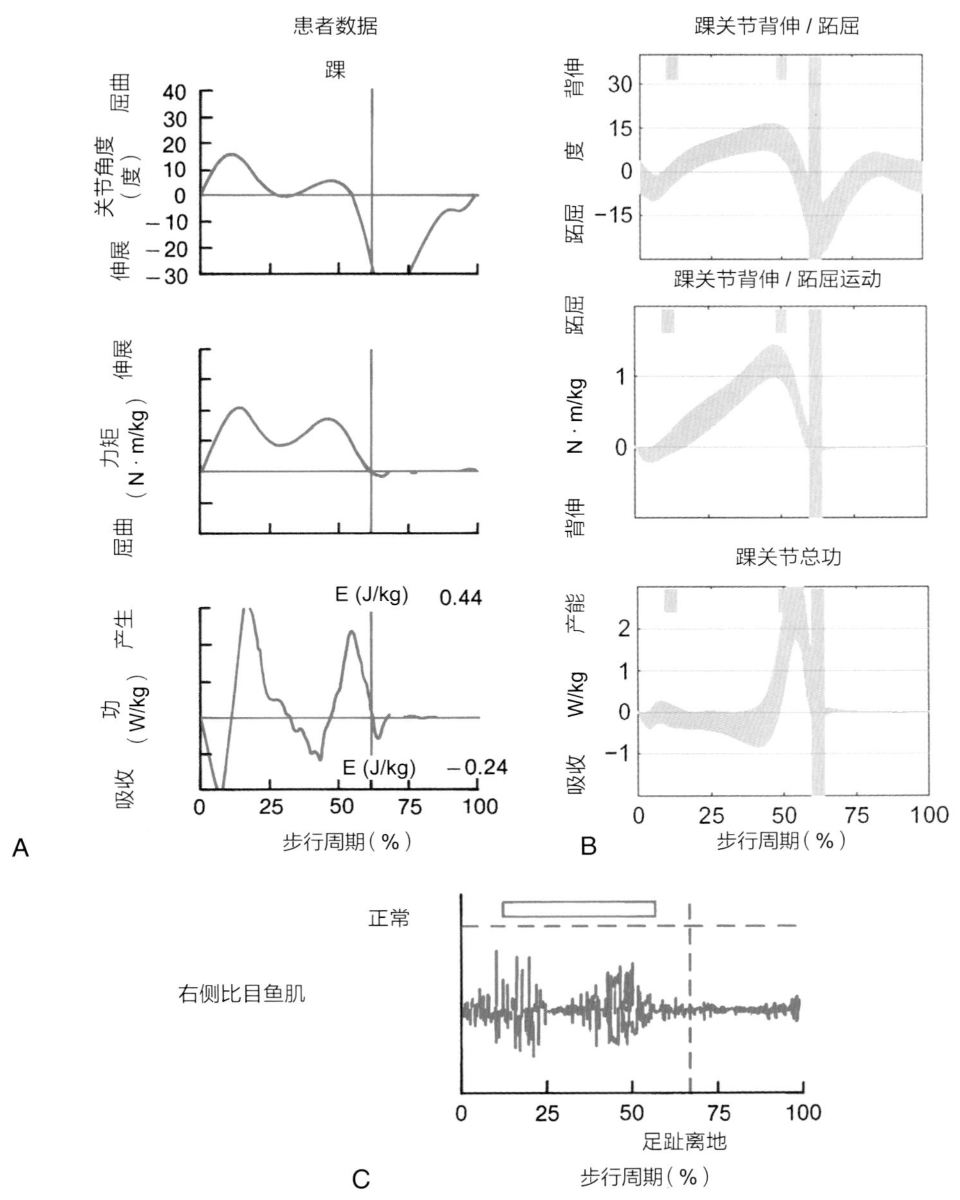

图 34.24　脑性瘫痪儿童（A）与正常儿童（B）相比，踝关节运动学和动力学显示异常的跖屈 - 伸膝。患者的踝关节运动学在支撑相呈现双相模式——增加背伸 – 减少背伸 – 重复。这导致了双相跖屈肌力矩以及不适当的支撑相中期的能量产生。（C）腓肠肌 – 比目鱼肌复合体的表面肌电记录也显示出与放电同时发生的两次活动

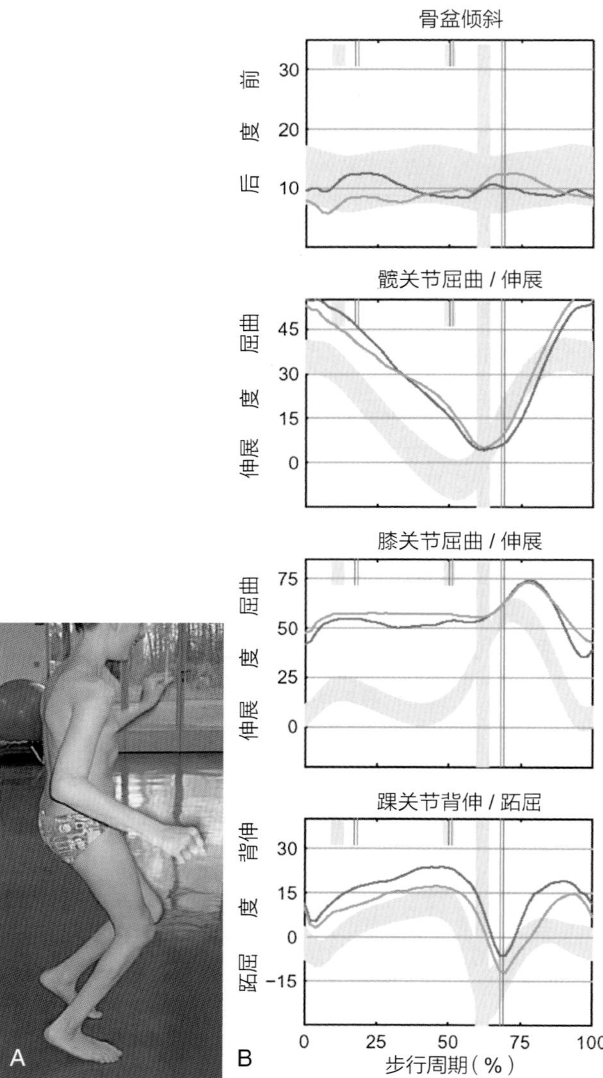

图 34.25 (A)13 岁脑性瘫痪患儿矢状面髋关节和膝关节屈曲增加的蹲伏姿势。(B)比较患儿右侧(绿色)与左侧(红色)。踝关节姿势不对称，左侧稍微背伸。双侧全膝关节活动范围受限[(灰色阴影代表控制)(A，引自 Hodgkinson I, Bérard C: Assessment of spasticity in pediatric patients. *Oper Tech Neurosurg* 7(3):109-112,2004)]

内收增加。如果要区分髋外展肌肌力不足和髋内收肌紧张，仅仅使用运动学数据是不够的。

腓肠肌－比目鱼肌肌力不足。跖屈肌肌力不足主要影响步行周期的支撑相末期和摆动相前期，也影响支撑相中期。在支撑相中期，比目鱼肌不能控制踝关节前方地面反作用力的发展，导致过度背伸。在支撑相末期由于腓肠肌肌力不足，导致足跟上抬延迟。过度的背伸也会增加膝关节屈曲。如果躯干是垂直的，则需要股四头肌激活来保持直立姿势，从而增加了耗能。通过近端屈曲来实现全足离地，因为仅靠跖屈肌是不够的，这就造成了在支撑相末期加速度不足和较慢的步行速度。

总结

本章概述了儿童步态的发展和完善，以及步态分析系统测量的步态成分，并简要介绍步态分析在步态损伤儿童检查中的应用。步态实验只是一种测量工具，对其他评估步态偏差的工具进行补充，而无法替代。

步态的研究一直是人们关注的热点。随着测量技术的提高，我们对步行的认识和研究也更加完善。清晰了解典型步态后，能更好地了解神经肌肉损伤和肌肉骨骼损伤儿童步态模式的改变。物理治疗师在解释儿童步态时所发挥的作用不仅依赖发育、步态生物力学和肌肉放电模式的知识，还依赖对力量、运动控制和痉挛评估等方面的综合。步态分析能力代表了物理治疗师知识的广度和深度，以及改善儿童步行功能的专业团队的作用。仪器分析的未来方向将继续依赖物理治疗师在运动方面的专业知识。

致谢

感谢 Jim Gage 博士和 Steven Koop 博士，他们对步态正常和步态异常儿童治疗的研究和理解对本章有重要贡献，很荣幸能与他们两人一起工作。

(黄浩宇 刘 芸 魏国荣 译，张铭龙 审)

参考文献

1. Adolph KE, Avolio AM: Walking infants adapt locomotion to changing body dimensions, *J Exper Psych Human Percep Perform* 26:1148–1166, 2000.
2. Adolph KE, Vereijken B, Shrout PE: What changes in infant walking and why, *Child Dev* 74:475–497, 2003.
3. Adolph KE: Learning in the development of infant locomotion, *Monogr Soc Res Child Dev* 62(3):I–VI, 1–158, 1997.
4. Adolph KE: Learning to keep balance, *Adv Child Dev Behav* 30:1–40, 2002.
5. Alexander RM: Optimization and gaits in the locomotion of vertebrates, *Physiol Rev* 69:1199–1227, 1989.
6. Assaiante C, Woollacott M, Amblard B: Development of postural adjustment during gait initiation: kinematic and EMG analysis, *J Motor Behav* 32:211–226, 2000.
7. Austad H, van der Meer ALH: Prospective dynamic balance control in healthy children and adults, *Exp Brain Res* 181:289–295, 2007.
8. Badaly D, Aldoph KE: Beyond the average: walking infants take steps longer than their leg length, *Inf Behav Dev* 31:554–558, 2008.

9. Bar-Or O: Neuromuscular diseases. In Bar-Or O, editor: *Pediatric sports medicine for the practitioner*, New York, 1983, Springer-Verlag, pp 227–249.
10. Barrett RS, Besier TF, Lloyd DG: Individual muscle contributions to the swing phase of gait: an EMG-based forward dynamics modeling approach, *Simul Model Pract Th* 15:1146–1155, 2007.
11. Basmajian JV, DeLuca CJ: *Muscles alive: their functions revealed by electromyography*, ed 5, Baltimore, 1985, Williams & Wilkins.
12. Berger W, Quintern J, Dietz V: Stance and gait perturbations in children: developmental aspects of compensatory mechanisms, *Electroencephalogr Clin Neurophysiol* 61:385–395, 1985.
13. Bernhardt DB: Prenatal and postnatal growth and development of the foot and ankle, *Phys Ther* 68:1831–1839, 1988.
14. Bleck EE: Developmental orthopaedics: III. Toddlers, *Dev Med Child Neurol* 24:533–555, 1982.
15. Bleck EE: *Orthopaedic management in cerebral palsy*, London, 1987, Mac Keith Press, pp 323–328.
16. Bly L: *Motor skills acquisition in the first year: an illustrated guide to normal development*, Tucson, AZ, 1994, Therapy Skill Builders.
17. Bradley NS, Bekoff A: Development of locomotion: animal models. In Woollacott MH, Shumway-Cook A, editors: *Development of posture and gait across the lifespan*, Columbia, SC, 1989, University of South Carolina Press, pp 48–73.
18. Bradley NS: Connecting the dots between animal and human studies of locomotion. Focus on "Infants adapt their stepping to repeated trip-inducing stimuli." *J Neurophysiol* 90:2088–2089, 2003.
19. Brehm MA, Becher J, Haarlar J: Reproducibility evaluation of gross and net walking efficiency in children with cerebral palsy, *Dev Med Child Neurol* 49:45–48, 2007.
20. Brehm MA, Knol DL, Haarlar J: Methodological considerations for improving the reproducibility of walking efficiency in clinical gait studies, *Gait Posture* 27:196–201, 2008.
21. Breniere Y, Bril B: Development of postural control of gravity forces in children during the first 5 years of walking, *Exp Brain Res* 121:255–262, 1998.
22. Brunnstrom S: Associated reactions in the upper extremity in adult patients with hemiplegia: an approach to training, *Phys Ther Review* 36:225–236, 1956.
23. Butt SJ, Lebret JM, Kiehn O: Organization of left-right coordination in the mammalian locomotor network, *Brain Res Brain Res Rev* 40:107–117, 2002.
24. Butterworth G, Hicks L: Visual proprioception and postural stability in infancy: a developmental study, *Perception* 6:255–262, 1977.
25. Casselbrant ML, Mandel EM, Sparto PJ, et al.: Longitudinal posturography and rotational testing in children three to nine years of age: normative data, *Otolaryngol Head Neck Surg* 142:708–714, 2010.
26. Cavagna GA, Franzetti P, Fuchimoto T: The mechanics of walking in children, *J Physiol* 343:323–339, 1983.
27. Chang CL, Jin ZP, Chang HC, et al.: From neuromuscular activation to end-point locomotion: an artificial neural network-based technique for neural prostheses, *J Biomech* 42:982–988, 2009.
28. Chang CL, Kubo M, Buzzi U, et al.: Early changes in muscle activation patterns of toddlers during walking, *Inf Behav Dev* 29:175–188, 2006.
29. Chester VL, Tingley M, Biden EN: A comparison of kinetic gait parameters for 3-13 year olds, *Clin Biomech* 21:726–732, 2006.
30. Cheung VCK, Turolla A, Agostini M, et al.: Muscle synergy patterns as physiological markers of motor control damage, *Proc Natl Acad Sci USA* 109:14652–14656, 2012.
31. Clark DJ, Ting LH, Zajac FE, et al.: Merging of healthy motor modules predicts reduced locomotor performance and motor complexity post-stroke, *J Neurophysiol* 103:844–857, 2010.
32. Coates JE, Meade F: The energy demand and mechanical energy demand in walking, *Ergonomics* 3:97–119, 1960.
33. Connelly KJ, Forssberg H, editors: *Neurophysiology and neuropsychology of motor development*, London, 1997, Mac Keith Press.
34. Coon V, Donato G, Houser C, et al.: Normal ranges of hip motion in infants six weeks, three months, and six months of age, *Clin Orthop Rel Res* 110:256–260, 1975.
35. Cusick BD, Stuberg WA: Assessment of lower-extremity alignment in the transverse plane: implications for management of children with neuromotor dysfunction, *Phys Ther* 72:3–15, 1992.
36. Dallmeijer AJ, Baker R, Dodd KJ, Taylor NF: Associations between isometric muscle strength and gait joint in adolescents and young adults with cerebral palsy, *Gait Posture* 33:326–332, 2011.
37. DeJaeger D, Willems PA, Heglund NC: The energy cost of walking in children, *Pflugers Arch* 441:538–543, 2001.
38. Deschamps K, Staes F, Roosen P, et al.: Body of evidence supporting the clinical use of 3D multisegment foot models: a systematic review, *Gait Posture* 338–349, 2011.
39. Dominici N, Ivanenko YP, Cappellini G, et al.: Locomotor primitives in newborn babies and their development, *Science* 334:997–999, 2011.
40. Engel GM, Staheli LT: The natural history of torsion and other factors influencing gait in childhood: a study of the angle of gait, tibial torsion, knee angle, hip rotation, and the development of the arch in normal children, *Clin Orthop* 99:12–17, 1974.
41. Epstein HT: An outline of the role of brain in human cognitive development, *Brain Cogn* 45:44–51, 2001.
42. Epstein HT: Stages of increased cerebral blood flow accompany stages of rapid brain growth, *Brain Dev* 21:535–539, 1999.
43. Fabray G, MacEwen GD, Shands AR: Torsion of the femur: a study in normal and pathological conditions, *J Bone Jt Surg (Am)* 55:1726–1738, 1973.
44. Fomon SJ: Body composition of the male referenced infant during the first year of life, *Pediatrics* 40:863–867, 1967.
45. Forssberg H: Evolution of plantigrade gait: is there a neuronal correlate? *Dev Med Child Neurol* 34:916–925, 1992.
46. Forssberg H: Ontogeny of human locomotor control: I. Infant stepping, supported locomotion and transition to independent locomotion, *Exp Brain Res* 57:480–493, 1985.
47. Gage JR, Schwartz MH: Normal gait. In Gage JR, Schwartz MH, Koop SE, et al., editors: *Identification and treatment of gait problems in cerebral palsy*, London, 2009, MacKeith Press, pp 31–64.
48. Gage JR: A qualitative description of normal gait. In Gage JR, editor: *The treatment of gait problems in cerebral palsy*, London, 2004, Mac Keith Press, pp 42–70.
49. Gage JR: *Gait analysis in cerebral palsy*, London, 1991, Mac Keith Press.
50. Ganley KJ, Powers CM: Gait kinematics and kinetics of 7-year-old children: a comparison to adults using age-specific anthropometric data, *Gait Posture* 21:141–145, 2005.
51. Godoi D, Barela JA: Body sway and sensory motor coupling adaptation in children: effects of distance manipulation, *Dev Psychobiol* 50:77–87, 2007.
52. Grillner S, Jessell TM: Measured motion: searching for simplicity in spinal locomotor networks, *Curr Opin Neurobiol* 19:572–586, 2009.
53. Grillner S: Biological pattern generation: the cellular and computational logic of networks in motion, *Neuron* 52:751–766, 2006.
54. Grillner S: Neurobiological bases of rhythmic motor acts in vertebrates, *Science* 228:143–149, 1985.
55. Haas SS, Epps Jr CH, Adams JP: Normal ranges of hip motion in the newborn, *Clin Orthop* 91:114–118, 1973.
56. Hallemans A, De Clercq D, Aerts P: Changes in 3D joint dynamics during the first 5 months after the onset of independent walking: a longitudinal follow-up study, *Gait Posture* 24:270–279, 2006.
57. Heriza C: Motor development: traditional and contemporary theories. In Lister MJ, editor: *Contemporary management of motor control problems: proceedings of the II STEP Conference*, Alexandria, VA, 1991, Foundation for Physical Therapy, pp 99–126.

58. Hirschfield H, Forssberg H: Epigenetic development of postural responses for sitting during infancy, *Exp Brain Res* 97:528–540, 1994.
59. Hof AL, Zijlstra W: Comment on normalization of temporal-distance parameters in pediatric gait, *J Biomech* 30:299, 1997.
60. Hof AL: Scaling gait data to body size, *Gait Posture* 4:222–223, 1996.
61. Inman VT, Ralston HJ, Todd F: *Human walking*, Baltimore, MD, 1981, Williams & Wilkins.
62. Ivanenko YP, Poppele RE, Laquaniti F: Five basic muscle activation patterns account for muscle activity during human locomotion, *J Physiol* 556:267–282, 2004.
63. Jensen JL, Bothner KA: Infant motor development: the biomechanics of change. In van Praagh E, editor: *pediatric anaerobic performance*, Champaign, IL, 1998, Human Kinetics, pp 23–43.
64. Jensen RK, Sun H, Treitz T, et al.: Gravity constraints in infant motor development, *J Motor Behav* 29:64–71, 1997.
65. Joh AS, Adolph KE: Learning from falling, *Child Dev* 77:89–102, 2006.
66. Kadaba MP, Wooten ME, Gainery J: Repeatability of phasic muscle activity: performance of surface and intramuscular electrodes, *J Orthop Res* 3:350–359, 1985.
67. Kimura T, Yaguramaki N, Fujita M, et al.: Development of energy and time parameters in the walking of healthy human infants, *Gait Posture* 22:225–232, 2005.
68. Komi PV: Relationship between muscle tension, EMG, and velocity of contraction under concentric and eccentric work. In Desmedt JE, editor: *New developments in electromyography and clinical neurophysiology*, Basel, Switzerland, 1973, Karger AG, Medical and Scientific Publishers, pp 596–606.
69. Koop SE, Stout JL, Luxenberg M: Energy expenditure in cerebral palsy during level walking, *Gait Posture* 18(Suppl 2):S77–S78, 2003.
70. Korff T, Jensen JL: Age-related differences in adaptation during childhood: the influence of muscular power production and segmental energy flow caused by muscles, *Exp Brain Res* 177:291–303, 2007.
71. Kruger MP, Gage JR: Stance phase foot rocker problems in spastic diplegia, *Dev Med Child Neurol* 28(Suppl 53):4, 1986.
72. Kugler PN, Kelso JA, Turvey MT: On the control and coordination of naturally developing systems. In Kelso JAS, Clark JE, editors: *The development of movement control and coordination*, New York, 1982, John Wiley & Sons, pp 79–93.
73. Lampl M: Evidence of saltatory growth in infancy, *Am J Human Biol* 5:641–652, 1993.
74. Leardini A, Benedetti MG, Berti L, et al.: Rearfoot, midfoot, and fore-foot motion during the stance phase of gait, *Gait Posture* 25:453–462, 2007.
75. Ledebt A, Bril B: Acquisition of upper body stability during walking in toddlers, *Dev Psychobiol* 36:311–324, 2000.
76. Reference deleted in proof..
77. Malina RM: Physical growth and maturation. In Thomas JR, editor: *Motor development during childhood and adolescence*, Minneapolis: Burgess, 1984, pp 2–26.
78. Murray MP, Drought AB, Kory RC: Walking patterns of normal men, *J Bone Jt Surg (Am)* 46:355–360, 1964.
79. Okamoto T, Okamoto K: Electromyographic characteristics at the onset of independent walking in infancy, *Electromyogr Clin Neurophysiol* 41:33–41, 2001.
80. Okamoto T, Okamoto K, Andrew PD: Electromyographic developmental changes in one individual from newborn stepping to mature walking, *Gait Posture* 17:18–27, 2003.
81. Olney SJ, MacPhail HEA, Hedden DM, et al.: Work and power in hemiplegic cerebral palsy gait, *Phys Ther* 70:431–438, 1990.
82. O'Malley M: Normalization of temporal-distance parameters in pediatric gait, *J Biomech* 29:619–625, 1996.
83. Ounpuu S, Gage JR, Davis III RB: Three-dimensional lower extremity joint kinetics in normal pediatric gait, *J Pediatr Orthop* 11:341–349, 1991.
84. Palmer CE: Studies of the center of gravity in the human body, *Child Dev* 15:99–180, 1944.
85. Passmore R, Durnin GA: Human energy expenditure, *Physiol Rev* 35:801–839, 1955. 86. Perry J: *Gait analysis: normal and pathological function*, Thorofare, NJ, 1992, Slack.
87. Peterson ML, Christou E, Rosengren KS: Children achieve adult-like sensory integration during stance at 12-years-old, *Gait Posture* 23:455–463, 2006.
88. Phelps E, Smith LJ, Hallum A: Normal ranges of hip motion of infants between 9 and 24 months of age, *Dev Med Child Neurol* 27:785–793, 1985.
89. Piper MC, Darrah J: *Motor assessment of the developing infant*, Philadelphia, 1994, WB Saunders.
90. Potter CR, Childs DJ, Houghton W, et al.: Breath-to-breath noise in the ventilatory and gas exchange responses of children to exercise, *Eur J Appl Physiol Occup Physiol* 80:188–124, 1999.
91. Ralston HJ: Energy-speed relation and optimal speed during level walking, *Internationale Zeitschr Ange Physiol* 17:277–283, 1958.
92. Rancho Los Amigos Medical Center, Pathokinesiology Department, Physical Therapy Department: *Observational gait analysis handbook*, Downey, CA, 1989, The Professional Staff Association of Rancho Los Amigos Medical Center.
93. Roncesvalles MNC, Woollacott MH, Jensen JL: Development of lower extremity kinetics for balance control in infants and young children, *J Motor Behav* 33:180–192, 2001.
94. Root ML, Orien WP, Weed JH, et al.: *Biomechanical examination of the foot*, vol. 1. Los Angeles, 1971, Clinical Biomechanics Corporation.
95. Rose J, Gamble JG, Burgos A, et al.: Energy expenditure index of walking for normal children and children with cerebral palsy, *Dev Med Child Neurol* 32:333–340, 1990.
96. Rose J, Gamble JG, Medeiros J, et al.: Energy cost of walking in normal children and in those with cerebral palsy: comparison of heart rate and oxygen uptake, *Pediatr Orthop* 9:276–279, 1989.
97. Rose SA, DeLuca PA, Davis III RB, et al.: Kinematic and kinetic evaluation of the ankle following lengthening of the gastrocnemius fascia in children with cerebral palsy, *J Pediatr Orthop* 13:727–732, 1993.
98. Rose SA, Ounpuu S, DeLuca PA: Strategies for the assessment of pediatric gait in the clinical setting, *Phys Ther* 71:961–980, 1991.
99. Ryder CT, Crane L: Measuring femoral anteversion: the problem and a method, *J Bone Jt Surg (Am)* 35:321–328, 1953.
100. Salenius P, Vankka E: The development of the tibiofemoral angle in children, *J Bone Jt Surg (Am)* 57:259–261, 1975.
101. Samson W, Desroches G, Cheze L, et al.: 3D joint dynamics analysis of healthy children's gait, *J Biomech* 42:2447–2453, 2009.
102. Saunders JB, Inman VT, Eberhart HD: The major determinants in normal and pathological gait, *J Bone Jt Surg (Am)* 35:543–559, 1953.
103. Schepens B, Detrembleur C: Calculation of the external work done during walking in very young children, *Eur J Appl Physiol* 107:367–373, 2009.
104. Schwartz M, Koop S, Bourke J, et al.: A non-dimensional normalization scheme for oxygen utilization data, *Gait Posture* 24:14–22, 2006.
105. Schwartz MH, Gage JR: *Normal gait: a gait analysis overview*, [DVD] Schwartz MH, Gage JR, producers. St. Paul, MN, 2009, Gillette Children's Specialty Healthcare and Meditech Communications.
106. Schwartz MH, Rozumalski A, Trost JP: The effect of walking speed on gait of typically developing children, *J Biomech* 41:1639–1650, 2008.
107. Schwartz MH, Rozumalski A: A new method for estimating joint parameters from motion data, *J Biomech* 38:107–116, 2005.
108. Sepulveda F, Wells DM, Vaughan CL: A neural network representation of electromyography and joint dynamics in human gait, *J Biomech* 26:101–109, 1993.

109. Shuman B, Goudriaan M, Bar-On L, Schwartz M, Desloovere K, Steele KM: Repeatability of muscle synergies within and between days for typically developing children and children with cerebral palsy, *Gait Posture* 45: 127–132, 2016.
110. Shumway-Cook A, Woollacott MH: The growth of stability: postural control from a developmental perspective, *J Motor Behav* 17:131–147, 1985.
111. Simon J, Doderlein L, McIntosh AS, et al.: The Heidelberg foot measurement method: development, description and assessment, *Gait Posture* 23:411–424, 2006.
112. Spady DW: Normal body composition of infants and children. In: *Ross Conference on Pediatric Research 98*, Columbus, OH, 1989, Ross Laboratories, pp 67–73.
113. Staheli LT, Corbett M, Wyss C, et al.: Lower extremity rotational problems in children, *J Bone Jt Surg (Am)* 67:39–47, 1985.
114. Staheli LT, Engel GM: Tibial torsion: a method of assessment and a survey of normal children, *Clin Orthop* 86:183–186, 1972.
115. Stansfield BW, Hillman SJ, Hazelwood E, et al.: Sagittal joint kinematics, moments, and powers are predominantly characterized by speed of progression, not age, in normal children, *J Pediatr Orthop* 21:403–411, 2001.
116. Stansfield BW, Hillman SJ, Hazelwood ME, et al.: Regression analysis of gait parameters with speed in normal children walking at self-selected speeds, *Gait Posture* 23:288–294, 2006.
117. Stebbins J, Harrington M, Thompson N, et al.: Repeatability of a model for measuring multi-segment foot kinematics in children, *Gait Posture* 23:401–410, 2006.
118. Steele KM, Rozumalski A, Schwartz MH: Muscle synergies and complexity of neuromuscular control during gait in cerebral palsy, *Dev Med Child Neurol* 57:1176–1182, 2015.
119. Stout JL, Hagen BT, Gage JR: *Principles of pathologic gait in cerebral palsy*, [videotape] Hagen BT, Stout JL, producers. St. Paul, MN, 1994, Gillette Children's Specialty Healthcare and Meditech Communications.
120. Stout JL, Hagen BT, Gage JR: *Normal walking: an overview based on gait analysis*, [videotape]. Hagen BT, Stout JL, producers. St. Paul, MN, 1993, Gillette Children's Specialty Healthcare and Meditech Communications.
121. Stout JL, Koop SE: Energy expenditure in cerebral palsy. In Gage JR, editor: *The treatment of gait problems in cerebral palsy*, London, 2004, Mac Keith Press, pp 146–164.
122. Sun H, Jensen R: Body segment growth during infancy, *J Biomech* 27:265–275, 1994.
123. Sutherland DH, Olshen RA, Biden EN, et al.: *The development of mature walking*, London, 1988, Mac Keith Press.
124. Sutherland DH, Olshen RA, Cooper L, et al.: The development of mature gait, *J Bone Jt Surg (Am)* 62:336–353, 1980.
125. Sutherland DH: *Gait disorders in childhood and adolescence*, Baltimore, 1984, Williams & Wilkins.
126. Tachdjian MO: *Pediatric orthopaedics*, ed 2, vol. 4. Philadelphia, 1990, WB Saunders, pp 2820–2835.
127. Tachdjian MO: *The child's foot*, Philadelphia, 1985, WB Saunders.
128. Tang L, Fei L, Cao S, Zhang X, Wu D, Chen X: Muscle synergy analysis in children with cerebral palsy. *J Neural Eng* 12: 046017
129. Teulier C, Lee DO, Ulrich BD: Early gait development in human infants: plasticity and clinical application, *Dev Psychobiol* 57:447–458, 2015.
130. Thelen E, Cooke DW: Relationship between newborn stepping and later walking: a new interpretation, *Dev Med Child Neurol* 29:380–393, 1987.
131. Thelen E, Fisher DM, Ridley-Johnson R, et al.: Effects of body build and arousal on newborn infant stepping, *Dev Psychobiol* 15:447–453, 1982.
132. Thelen E, Fisher DM, Ridley-Johnson R: The relationship between physical growth and a newborn reflex, *Infant Behav Dev* 7:479–493, 2002. (republished 25:72–85, 1984).
133. Thelen E, Ulrich BD, Jensen JL: The developmental origins of locomotion. In Woollacott MH, Shumway-Cook A, editors: *Development of posture and gait across the lifespan*, Columbia, SC, 1989, University of South Carolina Press, pp 25–47.
134. Thelen E, Ulrich BD: Hidden skills: a dynamic systems analysis of treadmill stepping during the first year, *Monogr Soc Res Child Dev* 56:1–98, 1991.
135. Thelen E: Treadmill elicited stepping in seven-month-old infants, *Child Dev* 57:1498–1506, 1986.
136. Theologis T, Stebbins J: The use of gait analysis in the treatment of pediatric foot and ankle disorders, *Foot Ankle Clin N Am* 15:365–382, 2010.
137. Thomas SS, Buckon CE, Schwartz MH, et al.: Walking energy expenditure in able-bodied individuals: a comparison of common measures of energy efficiency, *Gait Posture* 29:592–596, 2009.
138. Ting LH, Chiel HJ, Trumbower RD, et al.: Neuromechanical principles underlying movement modularity and their implications for rehabilitation, *Neuron* 86:38–52, 2015.
139. Ulrich BD, Ulrich DA: Spontaneous leg movements of infants with Down syndrome and nondisabled infants, *Child Dev* 66:1844–1849, 1995.
140. Valmassy RL: Biomechanical evaluation of child. In Ganley JV, editor: *Symposium on podopediatrics*, Philadelphia, 1984, WB Saunders, pp 563–579.
141. Van de Walle P, Desloovere K, Truijen S, et al.: Age-related changes in mechanical and metabolic energy during typical gait, *Gait Posture* 31:495–501, 2010.
142. van der Krogt MM, Delp SL, Schwartz MH: How robust is human gait to muscle weakness? *Gait Posture* 36:113–119, 2012.
143. Van Gestal, Wambacq H, Aertbelien E, et al.: To what extent is mean EMG frequency during gait a reflection of functional muscle strength in children with cerebral palsy? *Res Dev Disabil* 33:916–923, 2012.
144. Vredenbregt J, Rau G: Surface electromyography in relation to force, muscle length, and endurance. In Desmedt JE, editor: *New developments in electromyography and clinical neurophysiology*, Basel, Switzerland, 1973, Karger AG, Medical and Scientific Publishers, pp 607–622.
145. Walker JM: Musculoskeletal development: a review, *Phys Ther* 71:878– 889, 1991.
146. Waters RL, Lunsford BR, Perry J, et al.: Energy-speed relationship of walking: standard tables, *J Orthop Res* 6:215–222, 1988.
147. Winter DA, Yack HJ: EMG profiles during normal human walking: stride to stride and intersubject variability, *Electroencephalogr Clin Neurophysiol* 67:402–411, 1987.
148. Winter DA: Biomechanical motor patterns in normal walking, *J Motor Behav* 15:302–330, 1983.
149. Winter DA: *Biomechanics and motor control of normal human movement*, ed 2, New York, 1990, John Wiley & Sons.
150. Winter DA: *The biomechanics of human movement*, New York, 1979, John Wiley & Sons.
151. Winter DA: *The biomechanics of motor control and human gait*, Waterloo, Ontario, 1987, University of Waterloo Press.
152. Woollacott MH, Shumway-Cook A, Williams HG: The development of posture and balance control in children. In Woollacott MH, Shumway-Cook A, editors: *Development of posture and gait across the lifespan*, Columbia, SC, 1989, University of South Carolina Press, pp 77–96.
153. Zajac FE, Gordon ME: Determining muscle's force and action in multiarticular movement, *Exerc Sci Sports Sci Rev* 17:187–231, 1989.
154. Zelazo PR: McGraw and the development of unaided walking, *Dev Rev* 18:449–471, 1998.
155. Zelazo PR: The development of walking: new findings and old assumptions, *J Motor Behav* 15:99–137, 1983.

索引

（纪任欣　译，余　波　审）